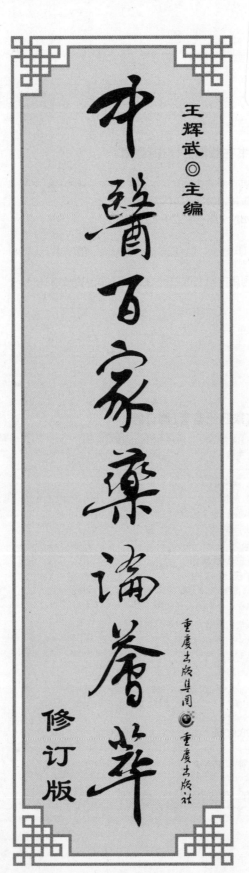

中医百家药论荟萃

王辉武◎主编

修订版

重庆出版集团◎重庆出版社

图书在版编目(CIP)数据

中医百家药论荟萃 / 王辉武主编. — 修订本. —重庆：
重庆出版社,2017.2(2018.5重印)
ISBN 978-7-229-11801-3

Ⅰ.①中…　Ⅱ.①王…　Ⅲ.①中药学　Ⅳ.①R28

中国版本图书馆CIP数据核字(2016)第288818号

中医百家药论荟萃(修订版)

ZHONGYI BAIJIA YAOLUN HUICUI(XIUDINGBAN)

王辉武　主编

责任编辑:吴向阳　陈 冲
责任校对:何建云
装帧设计:烟台企艺设计
书名题写:王辉武

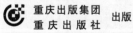 重庆出版集团
重庆出版社　出版

重庆市南岸区南滨路162号1幢　邮政编码:400061　http://www.cqph.com

重庆市鹏程印务有限公司印刷
重庆出版集团图书发行有限公司发行

邮购电话:023-61520646　61520608

全国新华书店经销

开本:787mm×1092mm　1/16　印张:85　字数:1620千
1997年1月第1版　2017年2月第2版　2018年5月第3次印刷
ISBN 978-7-229-11801-3

定价:198.00元

如有印装质量问题,请向本集团图书发行有限公司调换:023-61520678

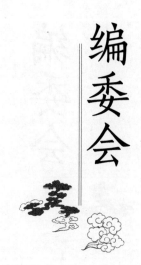

《中医百家药论荟萃》（修订版）编委会

主编：王辉武

编委：庞国荣　唐声武　包明儒　吴行明

　　　孙成超　李群堂　陶　红　田生望

　　　刘荣满

审阅：邓文龙

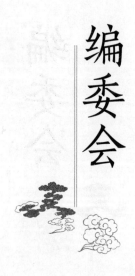

1997年1月第一版编委会

主编

王辉武(重庆医科大学附属第二医院)

编委：

庞国荣(重庆医科大学附属第二医院)

唐声武(成都中医药大学中药系)

包明儒(四川染料厂职工医院)

吴行明(重庆医科大学附属第二医院)

孙成超(四川省资阳市药品检验所)

审阅：

邓文龙(四川省中药研究所)

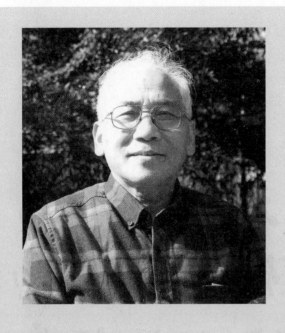

王辉武

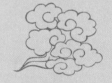

四川资阳人

重庆医科大学附属第二医院教授、主任中医师

全国中医药传承博士后合作导师

首届全国名中医、重庆市名中医

历任中华中医药学会科普分会主任委员、重庆市
中医药学会副会长兼秘书长

著有《实用中医禁忌学》《老医真言》《伤寒论使
用手册》《病家百忌》《中药临床新用》等

说不定本书中还有与
"青蒿素"类似的宝藏！

归元老人 二〇一五年十月六日屠呦呦所为
诺奖公布之日 於香港

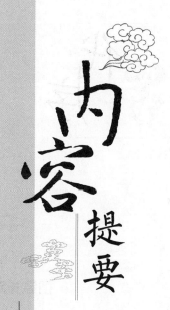

内容提要

《中医百家药论荟萃》是一本中药临床工具书，收录了古今名家临床用药经验。通过它可以一览历代药论精华，发掘中药新用，启迪用药思路，拓展新药研究，提高临床疗效。

本书分上、下两编，搜集历代名医临证典籍、本草专著、经史百家、文学札记等六百余种，总结近代临床和药理研究的主要成果，经精选撰编，条分缕析而成。上编为单味中药药论，收载最常用的中药四百余味，以及能体现单味中药独特疗效的验方、单方、秘方五千余个；下编为专题中药药论。书后附有《历代剂量对照表》《引用书目一览表》。

本书专论中药的临床效用，有三分之二的内容是首次整理问世，具新颖、实用的特色。

适宜于临床医生、院校师生、中药专业人员、科研工作者和中药爱好者参阅。

◆ 本书自一九九七年出版发行以来，成为不少临床医生的案头常用之书，《李可老中医急危重症疑难病经验专辑》称之为「王氏药论」，颇受读者好评。

◆ 本次修订，增补了近年新兴中草药，如红景天、绞股蓝、灵芝等十余味，对原版书中错漏进行了必要的增补与修正。

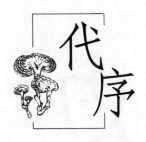

千淘万漉始到金
——《中医百家药论荟萃》联想录
□温长路　中华中医药学会学术顾问

　　由著名中医专家、名老中医王辉武教授主编的《中医百家药论荟萃》一书修订出版，对于这样一部以中国历代中医药临床专著、本草专著、经史百家、文学札记等600余种文献为依据编写成的工具书，集的是先贤哲言，传的是道上文章，我不敢说三道四，只能谈谈读后的一些联想。

文化的趋向性　中医药文化的复兴，带火了中医绝版书

　　2015年11月10日，《重庆晚报》上出现一条醒目的标题：《青蒿素带火中医绝版书，50元定价炒到3000元》。报道中称："随着屠呦呦获得诺贝尔医学奖，青蒿素一时成为热搜词。一本20年前由重庆著名中医师编著的中医药书，因为'青蒿'的热潮火爆起来。"这里所说的，正是1997年1月由重庆出版社出版、王辉武教授主编的《中医百家药论荟萃》一书。书中收录有葛洪《肘后方》中的治疟方："治疟疾寒热：青蒿一握，以水二升渍，绞取汁，尽服之。"像这样具有独特疗效的验方、单方、秘方，书中收录有5000余个，仅与治疟有关的就有"大黄一钱""人参一两""巴豆一分""半夏一升""马钱子水磨浓汁"等多个。屠呦呦获奖的消息，给中医人带来了惊喜，给中国人带来了震动，人们再一次升华了对中医药的认识，开始重新审视和定位中医药在社会、家庭、个人生活中的分量。

　　趋向性，亦称"导向性"，是文化传播中的普遍规律。正能量的传播，带来的必然是积极向上的思想、奔涌不息的潮流。屠呦呦，作为中医药人的代表，她的荣誉带给中医药人的是光耀，更是希望；青蒿素治疟，作为中医药的一项成

果、一条研究途径，带给中医药人的是思路，更是思考。中医药文化要实现"创造性转化、创新性发展"的目标，需要更鲜明的导向和引领。

传承的连续性　中医药经典的回归，拓展了中药研究路

中医药典籍浩如烟海，这是老祖先留给中国人的法宝，留给全人类的法宝。一个人的精力有限，一生要全部读完这些书是不可能的事。因此，一方面要精选、精读部分重要典籍，一方面要借助他人对典籍的整理、辑录、摘编来接收更多的信息。群体间的这种互助、互动、互补，成为人们更多地接触经典、了解经典、应用经典的重要方式之一。《中医百家药论荟萃》瞄准的，是后一种传播方式，试图让更多的人通过读工具书这种捷径来扩大自己的视野。全书分上、下两编。上编从单味中药入论，把400多种临床常用药物的各家论述、验方举要尽列其中，每味药均以概说开篇、按语结尾，论中见真言，前后有提示，让人一目了然；词条按笔画分列，内容以递层表述，纲目分明，逻辑清晰，普通人皆可掌握。下编为专题中药论语，历代医家用药法则、诸病主药、诸候主治、采集鉴别、药剂炮制、煎药分量、用药宜忌等内容应有尽有，跨越时空自《黄帝内经》以降，群星璀璨，高论迭出，代有精华，光亮耀人。读这些文献，既有快速猎取相关知识的便利，一览群书之精要，即可直接使用，又得引人入室的钥匙，打开万千宝典之门，方便寻找原著。一部书，概括了诸多学问，浓缩了漫长历史，对后世学者的人梯作用是功不可没的。

保证中医传承的连续性，关键是要把功夫下到根子上，踏踏实实地把历代的原典弄通、弄懂。有一些东西，之所以在传承中出现变味、变性和被遗弃的现象，归根结底是未能遵循传承的规律，流变中歪曲或阉割了古人的原义，在一知半解中就言医道药。《中医百家药论荟萃》跳出人们惯用的"以药论药"的提纯法套路，从立体的"药论"切入，说的是药与人、药与医、药与病、药与方的纵横关系，系统集成了古人对中药药理的阐释，充分再现了药物活的灵性，体现了"凡药之用，或取其气，或取其味，或取其色，或取其形，或取其质，或取其性情，或取其所生之时，或取其所成之地，各以其偏胜而即资之疗疾，故能补偏救弊，调和脏腑，深求其理，可自得之"的思想（见清·徐大椿《神农本草经百种录》）。

文献的严谨性　中医药学者的睿智，收获了学术精品书

"千淘万漉虽辛苦，吹尽狂沙始到金。"（唐·刘禹锡《浪淘沙》）《中医百家药论荟萃》一书，的确是王辉武教授和由他带领的团队在千辛万苦、千难万困、

千锤百炼中完成的。

开始动笔的1987年，文献检索和辑录都是要靠原始的方法去完成的："一张桌凳、一堆古籍、一支钢笔、一沓稿纸"是基本办公条件；挑灯夜读天天干，节假日集中打硬仗，是铁定工作法则。编者追求的是"历代临床中原汁原味的'大实话'、有效的'干货'"，履行的是不放过一条重要信息、不放走一个明显讹误的承诺。对历史负责，必须严肃、严谨。《本草》之外，他们把重点放在搜集历代医家临床专著中对中药的论述上，大海捞针，工作量之大是可想而知的。十个年头，天天都在摘编中，收获的手稿有几大箩筐；三千多个日夜，无日不操纸和笔，摘录的卡片有几大麻袋。用智慧删繁就简、去粗存精，用心血分类编目、画龙点睛，终于把古人对中药应用中有创建的认识、有价值的处方、有启迪的思路熔为一炉、编为一书。

二十年后的今天，他们初心不改、目光一新，借助现代网络检索和电脑办公的先进手段，对原书进行了一次重新校阅、核正、补充，再次把一本与时俱进的修订本捧到了读者面前。

中医药文化是中华优秀传统文化的代表，传承中医药首先要从文化传承开始，从对历代文献的整理入手。如何把这项守真固本的大事做好，需要认真研究，绝不能以"想当然"的态度去对待它。"言必有主，行必有法，亲人必有方。"（《大戴礼·曾子立事》）离开了这条基本原则，文献整理就不可能出精品。而要做到这一点，没有静下心、坐得住、甘受寂寞、磨破屁股、忘我奉献的吃苦精神和认死理、当书虫、如醉如痴、字句斟酌、一丝不苟的严谨学风，是万万办不到的。

中医药传承任重道远，需要手拉手的接力、心贴心的合力。每个中医人都必须树立高度的文化自信、文化自觉，敢于担当，善于作为，像王辉武教授这样，用自己的实际行动心甘情愿当好中医药发展的铺路石，点亮一盏灯，照亮一片人。

《中医百家药论荟萃》一书体现出了中医人传承中医药的决心和行动，铿锵轰鸣、落地有声，既使人精神振奋，又让人肃然起敬。

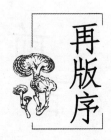

再版序

2015年10月，中国科学家屠呦呦因"有关疟疾新疗法的发现"——青蒿素荣获诺贝尔生理学或医学奖，这一消息激发了全世界对中医药的极大兴趣，令早已绝版的《中医百家药论荟萃》（下称本书）在网上一度炒至三千元一本的高价。本书中除收录有《肘后方》"治疟疾寒热：青蒿一握，以水二升渍，绞取汁，尽服之"之外，还有如"大黄一钱""人参一两""巴豆一分""半夏一升""马钱子水磨浓汁"等上万种药方与用法。

本书出版多年来，因其宏富的资料、实用的价值，受到读者的赞许，很多中医临床家、研究者、中医药爱好者珍置案头，爱不释手。如曾经43次印刷的《李可老中医急危重症疑难病经验专辑》称本书为"王氏药论"。

"板凳要坐十年冷，文章不写一句空"，历史学家范文澜这副精巧之联用来形容本书的编辑情境确是恰如其分。当年没有电脑、没有经费，更没有课题资助，仅有一张桌凳、一堆古籍、一支钢笔和一叠稿笺纸。书中辑录的都是历代临床中原汁原味的"大实话"、有效的"干货"，没有一句空话；所有编写人员皆自愿参加，书信联络，大家都认真履诺，字句查证，一丝不苟，十年如一日。回忆过去的编写方法，手工抄写，原始粗笨，工作量之大是当今难以想象的，但却能彰显当时中国知识界的那种冷静的心态和精神！

鉴于原版编委大多年事已高，无力承担繁重的修订校阅任务，本次再版特邀请了李群堂、陶红、田生望、刘荣满等中医临床专家参加，并得到重庆出版集团领导和编辑们的指导，还有重庆晚报陈雪莲、杨京等同志的热情相助，对他们所付出的艰辛劳动，在此一并表示感谢！

本次修订工作，经历了文字扫描录入、五次校阅，还增添了红景天、灵芝菌、绞股蓝、水红花子、九香虫等十几味药物，并对原版的版式进行了调整优化，对扫描录入之误进行了修正。本书所涉及的文献量大，有的资料已无力找到原著查证，我等虽经努力，但仍错漏难免，恳请读者指正！

王怀古

岁在丙申中秋

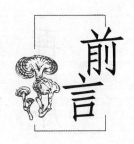

前言

古云：良医用药如用兵。欲为医者，必先知药，犹将帅之洞悉其士卒也。医之一世，有立异标新者鲜，然对药物的效用则均有体验，如遣药之准绳，用药之宜忌，配伍之诀窍，剂量之增损，真伪之鉴别，炮制之工艺，等等，或散载于其医论、医话、医案、方解、药论之中；或体现在秘方、单方、验方之中，皆为医者经验之结晶，中医药学之瑰宝。

惜历代本草略于临床专著中有关中药药论的收载，使不少宝贵的用药经验流散在野，未能充分发挥其作用。有鉴于此，本书参阅历代中医药临床专著、本草专著、经史百家、文学札记等六百余种，重点就中药的临床效用进行了全面系统的搜集整理，并包罗今人的临床、药理研究成果和编者的用药体验等，通过删繁就简，去粗取精，突出其中有创见的认识，旨在继承前人经验，发掘中药新用，启发用药思路，拓展新药研究，促进中药现代化，提高临床疗效。

本书分上、下两编，上编为常用单味中药药论，收载临床上最常用的中药四百余味，以及能体现单味中药独特疗效的验方、单方、秘方五千余个；下编为专题中药药论，收载历代有关中药遣用法则、诸病主药、证候主治、煎服分量、药剂炮制、采集鉴别、用药宜忌等专题药论。书后附有《历代剂量对照表》《引用书目一览表》等，以备查阅。

本书对古籍中"杀鬼""效如神"等与临床表现和药物效用有关的描述，为了尊重历史，忠实原著，未作删节，读者应留心玩味，不可与迷信之鬼神相混。对书中所载的药与方，必要时，宜在医生指导下选用，不可滥施。

本书从资料搜集到撰编成文，历时五载，曾得到著名中药学家凌一揆教授指导，蒙受全国各地中医药同道和图书馆的热情相助，熊永厚、杨昶、唐贤俊、余昌湖、王沁奕、李小莉、张晓明、王钧涛、张瑾、廖素平等曾作了部分文摘工作，为本书的问世付出了艰辛的劳动，在此谨致谢忱。

限于条件和水平，本书所搜集的资料还欠全面，撰编错漏不妥之处在所难免，诚望广大读者指正。

王惔古

1993 年 8 月 25 日于橘井书屋

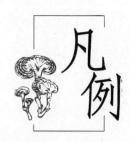

凡例

一、本书分上、下两编，上编系常用中药药论，下编系专题中药药论。

二、上编以单味中药药名首字笔画为序，每味药条下有概说、各家论述、验方举要、按语；下编按文章的主要论点，各从其类。

三、本书按所见文献的时代先后排列，同时代内不分先后，国外文献排在最后。每一个中心内容为一条，每条前加"○"符号，以之醒目。每条后注明所见文献出处或原书引文出处，本书不再重录。专业本草书籍只注明书名，省略章节。

四、本书药物正名、学名，主要依据《中华人民共和国药典》1990版一部。药物异名、别名，仅收录临床处方常用的，或重要典籍中常用的，对地方性的或罕用名称一般未收。

五、本书概说中的"常用剂量"，为成人水煎剂一日量，如有特殊用法一律注明，倘用于小儿或作其他用途者，须临证斟酌。为尊重前人经验，引用文献中的剂量、单位和数字均保留原貌，如需折算，请参照本书附录一《历代剂量对照表》。

六、本书文字一律以1965年国务院公布的简化字为准，少数古体字，则照录原样。对于原书中因时代不同所出现的异体字或有明显印刷错误，以及标点断句不当，本书根据上下文义，谨慎改之，概不加注，如"眩运"改"眩晕"，"耑"改"专"，"傅"改"敷"、"钟"改"盅"，"右药"改"上药"，等等。

七、为了节省篇幅，文中若有省略部分，一律用"……"表示。凡方剂解说中之药论，引文后加用"※"号，注明方剂名称，如系不常见的方剂，则加注药物组成和该方主治功用等。

八、本书上编中的附药，不专列项，一并在正药中代为叙述。

目录

上编　常用中药药论

下编　专题中药药论

遣用法则论

药剂炮制论

采集鉴别论

用药宜忌论

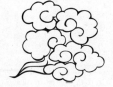

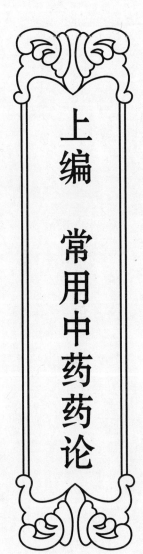

上编 常用中药药论

二 画

丁香
Dingxiang

丁香系桃金娘科常绿乔木植物丁香 *Eugenia caryophy llata* Thunb. 的干燥花蕾，称公丁香，常用别名有丁子香、雄丁香等。味辛，性温。归脾、胃、肺、肾经。有温中降逆，补肾助阳之功效。多用于脾胃虚寒，呃逆呕吐，食少吐泻，心腹冷痛，肾虚阳痿等病症。常用剂量为 1～3 克。不宜与郁金配伍。果实称母丁香。

【各家论述】

○治冷气腹痛。（《药性本草》）

○疗呕逆甚验。（《蜀本草》）

○主风疳䘌，骨槽劳臭。治气，乌髭发，杀虫，疗五痔，辟恶去邪。治奶头花，止五色毒痢，正气，止心腹痛。（《海药本草》）

○治口气、反胃，疗肾气、奔豚气、阴痛，壮阳，暖腰膝，杀酒毒，消痃癖，除冷劳。（《日华子本草》）

○……能发诸香，其根疗风热肿毒。（《证类备用本草》）

○温脾胃，止霍乱。治壅胀，风毒诸肿，齿疳䘌。（《开宝本草》）

○阴冷，用母丁香为末，缝纱囊如小指大，实药末，纳阴中，愈。（《丹溪治法心要·卷七·妇人科》）

○丁香与五味子、广茂同用，亦治奔豚之气，能泄肺，能补胃，大能疗肾。（《汤液本草》）

○治虚哕，小儿吐泻，痘疮胃虚灰白不发。（《本草纲目》）

○温中快气。治上焦呃逆，除胃寒泻痢，七情五郁。（《景岳全书·本草正》）

○……温燥脾胃，驱逐胀满，治心腹疼痛，除腰腿湿寒。最止呕哕，善回滑溏，杀虫解蛊，化块磨坚。起丈夫阳弱，愈女子阴冷，用母丁香，雄者为鸡舌香。（《医学摘粹·本草类要·热药门》）

○丁香暖胃，辛热而燥，非虚寒者勿用。（《罗氏会约医镜·卷十七·本草》）

○大母丁香，同姜汁涂拔去白发孔中，即生黑发，异常。（《良朋汇集·卷五》）

○温胃进食，止呕定泻，虚冷下痢白沫之要药……厥冷脉沉者并宜服之，胃寒肝虚，呃逆呕哕，在所必用。但渴欲饮水，热哕呃逆，不可误投……凡胃逆呕吐者，健胃消痰药中，加三五粒甚效，不宜多用。（《本经逢原》）

○丁香畏郁金，忌火……气血盛，火盛呕，口气盛三者禁用。（《得配本草》）

○温中健胃，须于丸制中同润药用乃佳。独用多用，易于僭上，损肺伤目。（《本草通玄》）

○丁香辛温纯阳，泄肺温胃，大能疗肾，壮阳事，暖阴户。治胃冷壅胀，呕哕呃逆……腹痛口臭。（丹溪曰：脾有郁火，溢入肺中，浊气上行，发为口气，治以丁香，是扬汤止沸耳，唯香薷最捷。）（《本草从新》）

○开九窍，舒郁气，去风，行水。（《本草再新》）

○丁香以辛味能发香之臭，即就香气转致辛之用。故于脾胃冷气诸证，治有殊功。夫由气热之专钟为辛味，由味辛之烈归于香臭，是入肺，肺气归于胃，则元气无壅阏之处，而自下行入肾。其所以治血风肿毒者，以风为热化，风胜即病血，热已病乎营，而风更伤其卫，故营卫不宜，蕴积而成肿也。他味之散风肿者，未若此味极辛极香，更以热而从治之。大能开腠理宣荣卫耳。非虚寒弗用，火热证忌之。（《本草述钩元》）

○丁香体柔弱，乱结枝犹垫（下也，凡物之下坠）。细叶带浮毛，疏花披素艳。深栽小斋后，庶近幽人占。晚堕兰麝中，休怀粉身念。（《广群芳谱·卷一百·杜甫丁香诗》）

○功专去胃寒，得甘蔗、生姜治朝暮吐，得柿蒂治呃逆，得五味子治奔豚，得生姜治食蟹致伤。性热而燥，症非虚寒者忌用。雌者为母丁香，即鸡舌香也。（《本草撮要》）

【验方举要】

○丁香熟水，治冷气心痛不止，腹胁胀满，坐卧不安，用丁香一二粒，捶碎，入壶，倾上滚水，其香芬芳，最能快脾利气，定痛辟寒。（《食鉴本草》）

○治痈疽恶肉：丁香末敷之，外用膏药护之。（《怪证奇方·卷三》）

○治胃寒和泛酸证，用丁香粉二分，开水送服。（《中医临证备要·口多清水》）

○龋齿牙痛：取丁香油滴入蛀孔，或用棉球蘸丁香油塞填孔中。（《食物中

药与便方》）

【按】

药理研究表明，丁香具有抗菌、驱虫、止痛、麻醉、降低血压、抑制呼吸、抗惊厥、健胃和促进胃液分泌等作用。单味丁香外用敷脐治疗麻痹性肠梗阻有满意疗效；以丁香为主的复方临床用于治腹泻、早泄、阳痿、神经痛、腋臭、乳头皲裂等病症，亦有较好疗效。此外，丁香配伍肉桂，研细，外敷穴位，治疗胃痛、肝炎、食道炎、胆囊炎、腰痛等有良效。

Renniao
人尿

人尿系健康人的尿液，去前后段，用中间一段。以10岁以下男童的尿液为佳，称童便。性凉，味咸。归肺、肝、肾经。功能滋阴降火，止血消瘀。主要用于治疗阴虚发热，劳伤咳血，吐血，衄血，产后血瘀，血晕，跌打损伤，血瘀作痛等病症。内服10~50毫升，外用适量。脾胃虚寒者慎服。

【各家论述】

○人尿……疗寒热，头疼，温气。（《名医别录》）

○主卒血攻心，被打内有瘀血，煎服之，一服一升。又主癥积腹满，诸药不差者服之皆下血片肉块。亦主久嗽上气失声。（《新修本草》）

○人尿……主明目益声，润肌肤，利大肠，推陈致新，去咳嗽肺痿。（《本草拾遗》）

○止劳渴、嗽，润心肺。疗血闷热狂、扑损瘀血运绝及困乏。揩洒皮肤治皲裂，能润泽人。蛇犬等咬，以热尿淋患处。难产及胞衣不下，即取一升，用姜、葱各一分煎三两沸，乘热饮，便下。吐血，鼻洪，和生姜一分，绞汁，乘热顿饮瘥。（《日华子本草》）

○人尿须童男者。产后温一杯饮，压下败血恶物。有饮过七日者；过多，恐久远血脏寒，令人发带病，人亦不觉。气血虚无热者，尤不宜多服。此亦性寒，故治热劳方中亦用。（《本草衍义》）

○降火最速。（《本草衍义补遗》）

○齿龈间血出不止……温童子小便半升，取三合含之，其血即止。（《千金宝要·卷之三·舌耳心目等大小便第十一》）

○杀虫解毒，疗疟、中暍……小便性温不寒，饮之入胃，随脾之气上归于肺，下通水道而入膀胱，乃其旧路也。故能治肺病，引火下行……小便与血同类也，故其味咸而走血，治诸血病也。按褚澄遗书云：人喉有窍，则咳血杀人，喉不停物，毫发必咳。血既渗入，愈渗愈咳，愈咳愈渗，唯饮溲尿，则百不一死，若服寒凉，则百不一生……诸虚吐衄咯血，须用童子小便，其效甚速。（《本草纲目》）

○童便善清诸血妄行，止呕血，咳血，衄血，血闷热狂，退阴火，定喘促，降痰滞，解烦热，利大小便，疗阳暑中暍声喑，扑损瘀血，晕绝难产，胎衣不下，及蛇犬诸虫毒伤，若假热便溏，胃虚作呕者俱不可妄用。（《景岳全书·卷

四十九·本草正》）

○生津解渴，能通二便。（《雷公炮制药性解》）

○童便气凉，扑损瘀血，虚劳骨蒸，热嗽尤捷。（《万病回春·卷之一·药性歌》）

○杖后，即饮童便和酒一盅，以免血攻心，再用热豆腐铺在杖紫色处，其气如蒸，其腐即紫，复易之。须得紫血散尽，转淡红色为度。（《万病回春·卷之八·杖疮》）

○盖溲尿滋阴降火，清瘀血，止吐衄诸血，但取十二岁以下童子，绝其烹炮咸酸，多与米饮，以助水道，每用一盏，入姜汁或韭汁三五点。徐徐缓服，日进二三服，寒天则炖温服，久自有效也。（《红炉点雪·卷一·痰火失血》）

○南京吏侍章公纶在锦衣狱六七年，不通药饵，遇胸膈不利，眼痛、头痛，辄饮此物，无不见效。（《菽园杂记摘抄·卷五》）

○痰带血丝出，童便、竹沥主之。（《医学纲目·卷之十七·诸见血门》）

○本草言童便主久嗽失音，故治喑多用童便，由童便能降火故也。（《医学纲目·卷之二十七·喑》）

○凡生产毕，令饮童便一盏，不得便卧，且宜闭目而坐，须臾上床仰卧，不宜侧卧，宜竖膝，未可伸足，高倚床头，厚铺茵褥，遮围四壁，使无孔隙，免致贼风……不问腹痛不痛，有病无病，以童便和酒半盏，温服五七服，妙。（《医学纲目·卷之三十五·产后症》）

○溺……不可见火，见火则腥臊难服……疗寒热头疼，取其咸寒降泄也，有客邪，冲热葱头汤服之，汗出即止。（《本经逢原》）

○童尿咸寒降肺邪，久嗽阴虚止吐血，跌损劳伤散瘀蒸，催生下胞产难厄，血晕血运丈夫尿，内伤积瘀已便捷。（《草木便方》）

○温热咽痛，频含之。骨蒸发热，同蜜煎服，后当服自己小便，二十日愈。久嗽涕唾，浸甘草，露一宿，平旦服，日一次。牙缝出血，温热含之。绞肠痧痛，服之良。（《本草易读》）

○瓶盛热浸，治人咬伤；和酒饮，治跌扑损伤；调竹沥，治胁胀作痛……行瘀入韭汁，目赤痛，乘热抹之。（《得配本草》）

○法当热饮，热则于中尚有真气存在，其行自速，冷则唯存咸味寒性矣。（《本草经疏》）

○凡一切伤损，不问壮弱及有无瘀血，俱宜服此。若胁胀作痛，或发热烦躁口渴，唯服此一瓯，胜似他药，万无一失。（《本草述钩元》）

○凡产后血运，败血入肺，阴虚火嗽，火热如燎者，唯此可以治之……降火甚速，降血甚神，此物虽臭秽败胃，犹胜寒凉诸药。（《本草从新》）

○益阴清热消瘀，愈显其用……唯系曾经府藏输化之物，与人身阴气相得，

非他物咸寒可比。(《本草思辨录》)

〇童便乃人身之元气所成，名曰还元丹，唯能降火，盖以补人之义……产后血晕，因虚火引血上行，渐觉昏晕，急以鹿角烧灰，出火毒研极细末，煮酒童便调和灌下即醒，行血最快。(《女科切要·卷六·产后门》)

〇童便尤能自还神化，服制火邪以滋肾水，大有功用。故世医云：服童便者，百无不生，不服童便者，百无不死。(《血证论·卷二·吐血》)

〇用童便者，可以益阴除热，引败血下行，故通耳。(《成方便读·经产之剂·生化汤》)

〇诸虚吐衄等血证药中，每入童便半合，其效甚速，或单用童便，无不应效……凡溺下却以瓷器盛之，少顷每一盅少入姜汁二三点搅匀，徐徐服之，日进二三次，如天寒却以重汤温之服此，但与饮食相远为妙。(《不居集·上集·卷之十三》)

〇产后戒服童便。胎产须知曰：新产后，童便不宜乱服。大全云：产毕，可饮热童便一盏，即一热字，或与药同服，或与酒同服，童便有益阴降火之功，无寒凉凝瘀之患，则童便不宜单服明矣。况童便必择清白无臭味者佳，若黄浊不堪，则气既混杂，味亦腥膻，此时产母气血已虚，胃气甚薄，饮之必至呕恶泄泻，非徒无益，而反害之。(《女科经纶·卷五·产后证上》)

〇阴虚火动，热蒸如燎，服药无益者，用童便滋阴清热。(《蒲辅周医疗经验·方药杂谈·童便》)

〇为强壮消炎药……以十二岁以下男孩者为佳，去最初及最后排出者用之。(《科学注解本草概要》)

〇为滋补强壮药，有止血作用，内服治肺结核之咯血，发潮热，及慢性呼吸系统疾病等，老人或病后衰弱以及神经衰弱者用之有效。(《现代实用中药》增订本)

〇治劳瘵取饮之极效。古人云：服凉药百无一生，饮溲尿万无一死。唯脾胃虚及气血弱者，必以滋补中量入以代降火之药，服时入姜汁和甘草末少许和服尤佳。(《东医宝鉴·内景篇·卷三》)

〇人尿体滋润而降伏为之用……白通加猪胆汁汤降伏腹中也。按：幼男者为佳，不可用经日者，须临用新取之。(《皇汉医学丛书·伤寒用药研究·卷下》)

【验方举要】

〇绞人尿汁饮一升即活……中野芋毒亦同。(《华佗神方·卷十七·救中菌毒方》)

〇补肾劳方：男子劳伤而得疾瘵，渐见瘠瘦。用童子小便两盏，无灰酒一盏，以新瓦瓶贮之，全猪肾一对在内，密封泥。日晚以慢火养熟，至中夜止，五更初更以火温之，……饮酒食腰子。病笃者只一月效，平日瘦怯者亦可服。此药盖以血养血，全胜金石草木之药也。（《永乐大典·卷八千零二十一》）

○治腋臭：用自己小便洗一次，米泔洗二次，自然姜汁每日擦十次，一月之后，可以断根。（《万病回春·卷之四·体气》）

○手足烦者，小便三升，盆中温渍手足。（《医学纲目·卷之二十八·厥》）

○脱肛：童便二盏，白矾三分，炖热即上。（《疡医大全·卷之二十三》）

○油蜜煎：童便、香油、蜂蜜各一碗，和匀，铜锅慢火煎三沸，掠去浮沫，调白滑石末一两，或益母草末亦可，搅匀顿服。外以油蜜于母脐上下摩之。此治难产沥浆胞胎不下最妙。（《胎产秘书·卷中》）

○救苦散：桂心为末，童便酒调服一钱，神效。（《济阴纲目·卷之十·治难产杂方》）

○治胞衣不下，一二时即用此方，可保无忧，石灰（炒红）入童便煮干，再加炒三次为度，研细，半酒半水调服三钱三分，极验如神。（《达生要旨·卷三·下胞简便法》）

○凡跌打筋骨损伤，无论轻重，先取童便半碗，以醇黄酒半碗煎热冲服，虽昏迷欲绝，亦能复苏。每日进二三服，伤轻的不过数日即愈……童便黄酒行瘀止痛，兼且固本，故有起死回生之妙。（《镜花缘·第二十九回》）

○治脚气痛不可忍。取自己尿或童尿，令暖盛桶，浸两脚，以脚盖覆，勿泄气。（《东医宝鉴·外形篇·卷四》）

【按】

从男性尿中提取的一种蛋白水解酶，称"尿激酶"，具有较强的抗凝血、溶血栓、抗癌防癌作用；由绝经期妇女尿中提取制得的绝经促性素（人尿促性激素），主要具有促卵泡成熟素的作用，对女性能促卵泡的发育和成熟，对男性则能促使睾丸曲细精管发育，促进造精细胞分裂和精子成熟。临床主要用于治疗无排卵性不孕症、原发性或继发性经闭、男性精子缺乏症等。此外，临床使用原人尿，略经处理后即可用于治疗损伤血肿、各种出血、崩漏、银屑病，预防麻疹、流行性腮腺炎等有确切疗效。近发现人尿中尚含松果体重要激素之一——褪黑激素，具有镇痛、镇静、促进应激适应等作用，尤以童尿晨尿含量为高。

人参

人参系五加科多年生草本植物人参*Panax ginseng* C.A.Mey的根。常用别名有白参、红参、野山参、吉林参、别直参等。味甘、微苦，性微温。归脾、肺经。有大补元气、补脾益肺、生津止渴、安神益智之功效。多用于气虚欲脱、脾气不足、肺气亏虚以及心神不安、失眠多梦、惊悸健忘等病症。作汤剂宜另煎兑服，每日5～10克。研末吞服，每次1～2克。抢救虚脱，可用到30克，水煎顿服。凡肝阳上亢、肺热痰多等热证、实证者忌用。不宜与藜芦、五灵脂配伍。

【各家论述】

○人参，味甘小寒。主补五藏，安精神，定魂魄，止惊悸，除邪气，明目，开心益智。久服轻身延年。一名人衔、一名鬼盖。生山谷。（《神农本草经》）

○疗肠胃中冷，心腹鼓痛，胸胁逆满，霍乱吐逆，调中止消渴。（《名医别录》）

○通血脉，破坚积，令人不忘。（《证类备用本草》）

○孙思邈《千金方》人参汤言，须用流水煮，用止水即不验。（《苏沈内翰良方校释·卷第一》）

○凡虚而多梦纷纭者加之。（《药性本草》）

○人参补五脏之阳，沙参补五脏之阴。（《汤液本草》）

○保中守神，生津益气。（《本草品汇精要》）

○补气活血，止渴生津，肺寒可服，肺热伤肺。去芦用。（《雷公炮制药性解》）

○……消胸中痰，主肺痿吐痰及痫疾，冷气逆上，伤寒不下食，患人虚而多梦，加用之。（《增广和剂局方·药性总论·草部上品之上》）

○……主虚烦吐逆，益元气，生津液，补阳温寒退热。（《丹溪手镜·卷之中·发明五味阴阳寒热伤寒汤丸药性第二》）

○诸痛不可用人参。盖人参补气，气旺不通，而痛愈甚矣。（《金匮钩玄·卷第二·腰痛》）

○一人气脱而虚，顿泻不知人，口眼俱闭，呼吸甚微，殆欲死者，急灸气海，饮人参膏十余斤而愈。（《丹溪治法心要·卷二·泄泻》）

○大病虚脱，本是阴虚……不可用附子，可用人参多服。（《丹溪治法心要·卷一·时病》）

○善治短气，非升麻为引用不能补上升之气，升麻一分，人参三分，可为相得也。若补下焦元气，泻肾中之火邪，茯苓为之使。（《医学启源·卷之下·用药备旨》）

○〔弘景曰〕人参为药切要，与甘草同功。〔杲曰〕……能补肺中元气，肺气旺则四脏之气皆旺，精自生而形自盛，肺主诸气故也。张仲景云，病人汗后身热之血脉沉迟者，下痢身凉脉微血虚者，并加人参。古人血脱者益气，盖血不自生，须得生阳气之药乃生，阳生则阴长，血乃旺也。若单用补血药，血无由而生矣……故补气须用人参，血虚者亦须用之。本草十剂云：补可去弱，人参、羊肉之属是也。盖人参补气，羊肉补形，形气者，有无之象也……人参生用气凉，熟用气温，味甘补阳，微苦补阴……人参气味俱薄，气之薄者，生降熟升；味之薄者，生升熟降。如土虚火旺之病，则宜生参，凉薄之气以泻火而补土，是纯用其气也；脾虚肺怯之病，则宜熟参，甘温之味，以补土而生金，是纯用其味也。东垣以相火乘脾，身热而烦，气高而喘，头痛而渴，脉洪而大者，用黄柏佐人参。孙真人治夏月热伤元气，人汗大泄，欲成痿厥，用生脉散以泻热火而救金水。君以人参之甘寒，泻火而补元气……此皆补天元之真气，非补热火也。白飞霞云：人参炼膏服，回元气于无何有之乡。凡病后气虚及肺虚嗽者并宜之。若气虚有火者，合天门冬膏对服之。（《本草纲目》）

○……唯其气壮而不辛所以能固气，唯其味甘而纯正，所以能补血，故凡虚而发热，虚而自汗，虚而眩晕而困倦，虚而惊怯，虚而短气，虚而遗泄，虚而泻利，虚而头疼，虚而腹痛，虚而饮食不运，虚而痰涎壅滞，虚而咳血吐血，虚而淋沥便闭，虚而呕逆躁烦，虚而下血失气等证，是皆必不可缺者……故扁鹊曰：损其肺者益其气，须用人参以益之……人参之性，多主于气，而凡脏腑之有气虚者，皆能补之。然其性温，故积温亦能成热，若云人参不热则可，云人参之性凉，恐未必然。虽东垣云：人参、黄芪为退火之圣药；丹溪云：虚火可补，参术之类是也，此亦皆言虚火也……是以阴虚而火不盛者，自当用参为君，若阴虚而火稍盛者，但可用参为佐，若阴虚而火大盛者，则诚有暂忌人参，而唯用纯甘壮水之剂，庶可收功一证，不可不知也。予非不善用人参者，亦非畏用而不知人参之能补阴者，盖以天下之理，原有对待，谓之曰阴虚必当忌参固不可，谓之曰阴虚必当用参亦不可，要亦得其中和，用其当而已矣，观者详之。（《景岳全书·卷四十八·本草正上》）

○若大吐血后，毋以脉诊，当急用独参汤救之，其发热潮热，咳嗽脉数，乃是元气虚弱，假热之脉也，尤当用人参之类。（《女科撮要·卷上·经漏不止》）

○有中年人，脏腑久虚，大便常滑，忽得疟疾，呕吐异常，唯专用人参，为能止呕，其他疟剂，并不可施。（《普济方·卷一九七·诸疟门》）

○人参甘苦，阳中微阴，养血补胃气，泻心火，喘嗽勿用之，短气用之。

（《普济方·六经药性》）

○人参味甘，气温，虽补五脏之元气，独入手太阴一经者为最，故劳瘵而成肺经嗽咳者，非人参不能疗。（《质疑录·卷之一》）

○……殊不知凡大疮每日脓出一碗，用参必至三钱，以此为则，况本病出脓日有三碗，用参二钱，谓之大损小补，岂不归死？又外科乃破漏之病，最能走泄真气，如损补两不相敌，无以抵当，往往至于不救者多矣。此为不信于补而执俗见，自取败亡者也。（《外科正宗·卷之一》）

○一男子每劳肢体时痛，或用清痰理气之剂，不劳常痛，加以导湿，臂痛漫肿，形体倦怠，内热盗汗，脉浮大，按之微细，此阳气虚寒，用补中益气加人参五钱，附子一钱，肿痛痊愈。琇按：尝见病非姜、附所宜，医以重剂人参入之多，不为患，参能驱驾姜、附信哉。（《名医类案·卷二·内伤》）

○一男子五十余，病伤寒咳嗽，喉中声如鼾，与独参汤一服而轻，再服而鼾声除，至三四服，咳嗽亦渐退。凡服参三斤而愈。（《名医类案·卷三·咳嗽》）

○幼子佛护三岁，病痰喘，医不能治。凡五昼夜不乳食，症危。辑忧惶。后急取新罗人参寸许，胡桃一枚，不暇剥治，煎成汤，灌儿一蚬壳许，喘即定，再进，遂得醒，明日以汤剥去胡桃皮，取净肉入药与服，喘复作。乃只如昨夕法治之，信宿而瘳。此药不载方书，盖人参定喘，而带皮胡桃则敛肺也。（《名医类案·卷三·喘》）

○人参，外感风邪，元气未漓审用。人参大补元气，冲和粹美，不偏不倚，故在阴补阴，在阳补阳，能温能清，可升可降，三焦并治，五脏咸调，无所不可。故其治病也，除元气充实，外感有余，无事于补者，则补之反成壅塞，所谓实实也。若夫虚劳之病，或气血、阴阳、水火、寒热、上下诸症，与夫火、痰、燥、湿、滞、胀、吐、利、冒厥、烦渴及胎前、产后、痘疹、久病、病后，一经虚字，则无不宜，而不可少。此人参之所以能回元气于无何之乡，而其功莫大也。自东垣、丹溪先后发明并无异议。庸医不察，执节斋之瞽说，以为人参补阳，沙参补阴，若补阳则助其火，甚至云虚劳人服参者，必致不救。以致举畏参如砒鸩而不敢试，岂不误哉。（《理虚元鉴·卷下·治虚药讹十八辨》）

○肺受寒邪及短气虚喘宜用。肺受火邪喘嗽，及阴虚火动劳嗽吐血者勿用。仲景治亡血脉虚，以人参补之，气虚血弱，必补其气而血自生。阴生于阳，甘能生血也。故产后大热，须用干姜佐之，方能补其血而退热，不独产后为然，凡虚弱之甚皆然也。（《古今医统大全·卷之九十四·本草集要》）

○古人血脱益气，盖血不自生，须得补阳气之药乃生……若单用补血药，血无由而生也……故补气必用人参，补血须兼用之……凡人面白面黄面青羸悴者，皆脾肺肾气不足，可用也。面赤面黑者，气壮神强，不可用也。脉浮而芤濡，虚大迟缓无力，沉而迟涩，弦细微弱结代，或右手关部无力，皆可用也。若弦强紧实，滑数洪盛，长大有力，或右手独见脉实，皆火郁内实，不可用也。洁古谓喘嗽勿用者，痰实气壅之喘也。若肾虚气短喘促者，必用也。仲景谓肺寒而嗽勿用者，寒束热邪，壅滞在肺之嗽也。若自汗恶寒而嗽者，必用也。东垣谓久病郁热在肺勿用者，乃火郁于内，宜发不宜补……能食脉强，服人参则阳愈旺，阴愈消，未有不引血大脱也……古今治劳，莫过于葛可久，其独参汤、保真汤，未尝废人参而不用。唯麻疹初发，身发热而斑点未形，伤寒始作，证未定而热邪方炽，不可用耳。喻嘉言曰：伤寒有宜用人参入药者，发汗时元气大旺，外邪乘势而出，若元气素弱之人，药虽外行，气从中馁，轻者半出不出，留连致困，重者随元气缩入，发热无休。所以虚弱之人，必用人参入表药中，使药得力，一涌而出，全非补养之意。即和解药中，有人参之大力居间，外邪遇正，自不争而退舍，亦非偏补一边之意。（《本经逢原》）

○忌铁……续气通脉，止渴生津，汗后肤热，痢久身凉，非此莫疗；脉微欲绝，血脱欲死，非此罔效。回阳于气几息，益气于热所伤。（《本草易读》）

○人参得茯苓泻肾热，得当归活血，配广皮理气，配磁石治喘咳（气虚上浮），配苏木治血瘀发喘，配藜芦涌吐痰在胸膈，佐石菖蒲、莲肉，治产后不语。佐羊肉补形。使龙骨摄精，入峻补药崇土以制相火，入消导药运行益健，入大寒药，扶胃使不减食，入发散药，驱邪有力（宜少用以佐之）。去芦隔纸焙熟用，土虚火旺，宜生用，脾虚肺怯宜熟用。补元恐其助火，加天冬制之。恐气滞，加川贝理之。加枇杷叶并治反胃。久虚目疾者，煎汁频洗自愈。肺热精涸火炎，血热妄行者，皆禁用。（《得配本草》）

○此味由元气以补五脏，由五脏以益形躯，正经所谓，形与气俱，使神内藏者也。形不离气，神不去形，甄权谓参能守神者，职是故耳。（《本草述钩元》）

○破坚积，消痰水。气壮而胃自开，气和而食自化，治虚劳内伤自汗，多梦纷纭，虚咳喘促，心腹寒痛。（《本草从新》）

○大抵人参补虚，虚寒可补，虚热亦可补；气虚宜用，血虚亦宜用。（《本草蒙筌》）

○人参论：天下之害人者……先破人之家而后杀其身者，人参也。夫人参用之而当，能补养元气，拯救危险，然不可谓天下之死皆能生之也。其为物气盛而力厚，不论风寒暑湿痰火郁结，皆能补塞。故病人如果邪去正衰，用之固宜，或邪微而正亦惫，或邪深而正气怯弱，不能逐之于外，则除邪药中，投之以为驱邪之助。然又必审其轻重而后用之，自然有扶危定倾之功。乃不审其有邪无邪，是虚是实，又佐以纯补温热之品，将邪气尽行补住。轻者，邪气永不复出，重者即死矣。夫医者之所以遇疾即用，而病家服之，死而无悔者，何也？盖愚人之心，皆以价贵为良药，价贱为劣药，而常人之情，无不好补而恶攻，故服参而死，即使明知其误，然以为服人参而死，则医者之力已竭，而人子之心已尽，此命数使然，可以无恨矣。若服攻消之药而死，即使用药不误，病实难治，而医者之罪，已不可胜诛矣。故人参者，乃医家邀功避罪之圣药也。病家如此，医家如此，而害人无穷矣。更有骇者，或以用人参为冠冕，或以用人参为有力量。又因其贵重，深信以为必能挽回造化，故毅然用之。孰知人参一用，凡病之有邪者，死者即死，其不死者，亦终身不得愈乎。其破家之故何也？盖向日之人参不过一二换，多者三四换，今则其价十倍。其所服，又非一钱二钱而止。小康之家服二三两，而家已荡然矣。夫人情于死生之际，何求不得，宁恤破家乎？医者全不一念，轻将人参立方，用而不遵，在父为不慈，在子为不孝，在夫妇昆弟，为忍心害理，并有亲戚朋友责罚痛骂，即使明知无益，姑以此塞责，又有孝子慈父，幸其或生，竭力以谋之，遂使贫窭之家，病或稍愈，一家终身冻馁；若仍不救，棺殓俱无，卖妻鬻子，全家覆败。医者误治，杀人可恕，而逞己之意，日日害人破家，其恶甚于盗贼，可不慎哉！吾愿天下之人，断不可以人参为起死回生之药，而必服之。医者必审其病，实系纯虚，非参不治，服必万全，然后用之。又必量其家业，尚可以支持，不至用参之后，死生无靠，然后节省用之，一以惜物力，一以全人之命，一以保人之家，如此存心，自然天降之福。若如近日之医杀命破家于人不知之地，恐天之降祸，亦在人不知之地，可不慎哉！（《医学源流论·卷上》）

　　○伤寒宜用人参，其辨不可不明，盖人受外感之邪，必先汗以驱之，唯元气旺者，外邪始乘势以出，若素弱之人，药虽外行，气从中馁，轻者半出不出，重者反随元气缩入，发热无休矣，所以虚弱之体，用人参三五七分，入表药中，少助元气，以为驱邪之主，使邪气得药，一涌而出，全非补养衰弱之意也。即和解药中，有人参之大力者居间，外邪自不争而退舍，否则邪气之纵悍，安肯听命和解耶。不知者，谓伤寒无补法。邪得补而弥炽。即痘疹疟痢，以及中风、中痰、中寒、中暑、痈疽、产后，初时概不敢用，而虚人之遇重病，可生之机，悉置不理矣。古方表汗，用五积散、参苏饮、败毒散、小柴胡汤、白虎汤、竹叶石膏汤，皆用人参领内邪外出，乃得速愈，奈何不察耶。外感体虚之人，汗之热不退，下之和之热亦不退，大热呻吟，津液烁尽，身如枯柴，医者技穷，正为元气已漓，药不应手耳。倘元气未漓，先用人参三五七分，领药深入驱邪，何至汗和不应耶。东垣治内伤外感用补中益气汤，加表药一二味，热服而散外邪，有功千古。伤寒专科，从仲景至今，明贤方书无不用参，何为今日医家，单除不用，全失相传宗旨，使体虚之人百无一治，曾不悟其害之也。盖不当用参而杀人者……安得视等砒毒耶。嘉靖己未，江阴大疫，用败毒散倍人参，去前胡、独活，服者尽效，万历己卯大疫，用此方复效。崇祯辛巳壬午，大饥大疫，道馑相望，汗和药中加人参者多活。更有发斑一症最毒，唯加参于消斑药中用之全活甚众。（《不居集·下集·卷之三·论人参》）

○妇人产理失顺，用力过度，用之可以益气而达产。若久病元虚，六脉空大者；吐血过多，面色萎白者；疟痢日久，精神萎顿者；中热伤暑，汗竭神疲者；血崩溃乱，身寒脉微者；内伤伤寒，邪实心虚者；风虚眼黑，旋晕卒倒者，皆可用也。（《本草汇言》）

○肺家本经有火，右手独见实脉者，不宜骤用（人参），即不得已而用之，必须盐水焙过，秋石更良。（《本草通玄》）

○人参必须有辅佐之品，相济成功，未可专恃一味。（《本草新编》）

○心痞最不宜参，然以参佐旋覆、姜、夏，则参可用于散痞矣。腹胀最不宜参，然以参佐厚朴、姜、夏，则参可用于除胀矣。参能实表止汗，故有表证者忌之，若汗出后烦渴不解，于寒剂中用之何妨。参能羁邪留饮，故咳证忌之，若肺虚而津已伤，于散邪蠲饮中用之何妨。参治往来寒热，似疟皆可用参矣，然外有微热即去参。《外台》于但寒但热，寒多热少之疟亦俱无参，唯疟病发渴者用之。盖补虚则助邪，寒热不均，则不可遽和。人参止渴，辅芩、栝之不逮也。参唯益阴，故能生津。利不止，虽脉微欲绝亦不加参，以利则阴盛，而参复益之也。然下与吐兼，或吐下之后，其中必虚，津必伤，参又在所必须。（《本草思辨录》）

○甘、微寒，无毒，浮而升阳也，入手太阴经而能补阴火，用本脏药相佐使，随所引而相补一脏，入脾亦归其所喜。（《本草择要纲目》）

○但辽参禀性醇正，绝无刚烈气象，是滋养阴津，尤其独步，而高丽参则已有刚健姿态，温升之性，时时流露，所以能振作阳气，战胜阴霾。二者所主之病，虽同为阴枯血耗之候，唯阴虚之体，相火易升，则宜于辽参而不宜于高丽参；若阴液既耗，而真阳亦衰，则宜高丽参，而不宜辽参。（《本草正义》）

○人参，生用气凉，熟用气温，味甘补阳，微苦补阴。如土虚火旺之病，则宜生参凉薄之气，以泻火而补土，是纯用其气也；脾虚肺怯之病，则宜熟参甘温之味，以补土而生金，是纯用其味也。（《月池人参传》）

○杨起曰：人参载本草，人所共知，近因病者吝财薄医，医复算本惜费，不肯用人参疗病，以致轻者至重，重者至危。然有肺寒、肺热、中满、血虚四证，只宜散寒消肿补营，不用人参，其说近是。殊不知加人参在内，护持元气，力助群药，其功甚捷。若曰气无补法则谬矣。古方治肺寒以温肺汤，肺热以清肺汤，中满以分消汤，血虚以养营汤，皆有人参在焉……又曰养正邪自除，阳旺则生阴血，贵配合得宜耳。庸医每谓人参不宜轻用，诚哉其为庸也。（《红炉点雪·卷一·痰火玄解》）

○止自汗，喘咳，泻火，退热。（《罗氏会约医镜·卷十六·本草》）

○补气用人参，然苍黑人服之，反助火邪而烁真阴，可以白术代之，若肥白人多服最好，又必加陈皮同用。肥白人发热用人参、黄芪，瘦人发热用四物加地

骨皮。(《不居集·上集·卷之七》)

○咳嗽气急，喉声如鼾者，大虚之症，独参汤。(《不居集·上集·卷之十四》)

○丹溪云：咽痛必用荆芥，阴虚火炎上者，必用玄参，气虚人参加竹沥，血虚四物加竹沥。阴气大虚，阳气飞越，痰结在上，遂成咽痛，脉必浮大，重取必涩，去死为近，宜补阴敛阳，人参一味浓煎细细饮之。(《不居集·上集·卷之二十三·咽痛治法》)

○独参汤，催生第一方，人参二三钱或四五钱。论曰：人参固为催生之妙品，然用之不得其法，往往有失误之处，而人不知觉也。若生产之痛阵未来，儿生必转胎腹痛，人未明此理，以为将生之时，即煎参汤与饮，助其气力，未免失之过早。如产母平素气血亏虚，则有益无害，若遇壮实妇人，并非因虚难产，致提固胎气，上逼心胸，胀闷不下，反成难产矣。如生阵已来，腰酸腹痛，谷道迸迫，目中流火，适值儿正出户，方饮参汤，且一饮而尽，岂不失之过迟而急？及产下之后，正欲逐瘀之时，其参力方锐，瘀血受补凝滞不行，势必上行奔心等患，且用至一二两者，尤宜慎之。是以古人治产后非急证不用人参，且多以芎归合用，其意深矣。予谓临产之时，预备上好人参四五钱，如产妇少壮，临盆安顺，亦无须参汤以助其力。如中年产妇，产育过多，或平素瘦弱，或生产艰难，经日不下，或错过生阵，或乱用气力，以致气乏力倦，及至正产之时反无力送胎，可用人参二钱或三钱煎服，自然易产。至于寻常生育，恐临期艰难，预用人参二三钱煎就，用重汤温着，俟浆胞破时，令产妇饮二三口以助气力，少停再饮二三口，频与慢服，不过助其气力以催生耳。生下即已，不必多参尽饮以招尤也。或用上好人参一枚，含口内，生津助气亦妙。至于横逆等生，须用前论手法施治，再参汤以助之。盖人参能补气升提，使产母不至倦乏，亦能令儿升举，转身为顺，自易生矣。(《胎产心法·卷中·催生论》)

○人参性禀中和，不寒不燥，补肺兼补肾，益元气开心益智，添助精神，定惊止悸，解渴除烦。发热，自汗，盗汗，多梦纷纭，呕秽反胃，虚咳喘逆，久病滑泄，中暑中风，一切气虚血损之症，皆所必用……唯初起咳喘，因于痰壅者不宜用……今参以辽东为上，高丽可抵人参十分之二，然性微热。党参清肺无甚补益。(《医方十种汇编·药性摘录》)

○方中所用皆辛平，更以人参大力者，负荷其正，驱逐其邪，所以活人百千万亿，奈何庸医俗子，往往减去人参不用，曾与众方有别而能活人耶？(《医门法律·卷四·活人败毒散》)

○唯咳嗽一症方由饮邪，方中人参味甘苦属阴，其质柔润，多液助湿，非饮证所宜。故仲景于咳嗽症去人参加干姜、五味，或再加细辛，三味为主寒热燥湿之药，随宜加入。其法最妙，不可不知。如肺燥肺热，人参又为要药。(《时方

妙用·卷一》）

○经云：肺恶寒。又云：形寒饮冷则伤肺。仲景不用人参，以参之性微寒也。然此为新病而言，若久嗽之人，肺必干燥，且以多咳而牵引诸火而刑金，人参又为要药。（《时方妙用·卷二》）

○此方妙在用人参之多，能下达气原，挽回于无何有之乡。※方：人参二两，熟地一两，山萸、牛膝、补骨脂、枸杞各三钱，麦冬五钱，胡桃三个（去皮），五味子二钱，水煎服。三剂气平喘定。主治：气短似喘。（《傅青主男科注释·喘证门·气短似喘》）

○人参补五脏之真元，五脏真元有一脏不足者，即用之。若水火不交，心肾之真元不足也，天地不交，脾肺之真元否塞也；气血不和，阴阳之真元不济也，急用之，犹恐无裨矣。凡饮食不进，胃口不开者，必用人参。盖五脏六腑之气，俱至于胃……有一脏一腑之气不至于胃，其人必不能食，虽食亦勉强不多，别药补止一脏一腑，独人参备天地人三才之气，能补五脏六腑之元神，故必用之，其余之用不可胜说，若欲尽说，罄竹难书，善悟可耳。（《医学真传·用药大略》）

○丹溪云：痉比痫为虚，宜带补，多是气虚有火兼痰，用人参、竹沥治之，不用兼风之药。此论实发前人之未发，前辈虽云十无一生，盖未尝有此法施于人也。（《幼科释谜·卷二·痫痉之分》）

○凡脏腑之有气者，皆能补之，生阴血亦泻阴火，凡服参不投者，服山楂可解，一补气一破气也。按，老山真参近时绝少，唯行条参，其性味与人参虽同，而力极薄……参芦能涌吐痰涎，虚者用之，以代瓜蒂，然亦能补气，未见尽吐也。（《本草分经·通行经络·补》）

○又有水津不灌，壮火食气，则用人参滋脾以益气……凡治气者，亦必知以脾为主，而后有得也。（《血证论·卷一·阴阳水火气血论》）

○若脾阴不足，津液不能融化水谷者，则人参、花粉，又为要药。试观回食病，水谷不下，由于胃津干枯，则知津液，尤是融化水谷之本。（《血证论·卷二·吐血》）

○或问：证不属虚，何以服参汤能稍定？答曰：人参甘温益气之功最著，夫痰阻气机，胸阳郁闭，而参汤温养助气之力，能暂辟痰阻，稍振胸阳，从而喘亦能因之稍定。（《回春录新诠·咳嗽》）

○独用人参之甘温，天园之甘润。味极纯正，饲之儿喜，况人参之力，在阴益阴，在阳益阳，荣卫气血，精神意智，无不补者，而且昼夜不彻，则真元阴受其长养之功，乌得不效……如禀受先亏，胎元怯弱者，有不得不用之势。独惜前医偏执己见，即数分之参，断不肯用，孰知用六两之多始收全效，可见辨证不真，误人非浅。（《幼幼集成·卷三》）

○从仲景至今（清代），明贤方书，无不用参，何为今日医家单除不用，全失相传宗旨，使体虚之人，百无一治，曾不悟其害之也。盖不当用参而杀人者，是与芪、术、归、桂、姜、附等药同行温补之误。不谓与羌、独、柴、前、芎、半、枳、芩、膏等药，同行汗和之法所致也。安得视等砒鸩也。（《成方切用·卷三上·人参败毒散》）

○人参……理中第一，止渴非常，通少阴之脉微欲绝，除太阴腹满而痛，久利亡血之要药，盛暑伤气之神丹。（《长沙药解·卷一》）

○盖人参原是气分之主剂，而亦消痰之妙药。（《重订石室秘录·卷一·分治法》）

○若寒吐必须加人参，量须较大，而杂之辛热之品，始能止呕而定吐；但人参可以暂用，而不可日日服之。吐多则伤阴，暂服人参止吐则可，若日日服之，必至阳有余而阴不足，胃中干燥，恐成闭结之症矣。（《重订石室秘录·卷一·重治法》）

○丹溪云：客寒暴痛，兼有食积者，可用桂附，不可遽用人参。盖温即是补，予遵其法，先用姜桂温之，审其果虚，然后用参术辅之，是以屡用屡验，无有差忒，此温之贵量其证也。（《医学心悟·首卷》）

○俗见不用人参，恐胎气上逆也，不知当归数倍于人参，则不能上逆，只可助药力下行耳，且用之，浆水已行时尤为稳当。※加味八珍汤，治临产惊惶，用力太早，致浆水去多，干涩难生者。（《医学心悟·第四卷》）

○薛立斋云：三生饮，乃行经络，治寒痰之良药，斩关夺旗之神剂，每服必用人参两许驾驭而行，庶可驱外邪而补真气，否则不唯无益，适以取败。（《医学心悟·第三卷·三生饮》）

○何伯庸治邵某者，吐血数斗而仆，气已绝矣。何见其血色，曰：未死也。以独参汤灌之而愈。（《续名医类案·卷十二·吐血》）

○昔扬州一产妇血晕用参一两，附子一钱而愈。又一产妇亦用此方，遍身紫黑而亡。盖一因血虚而晕，补之而痊，一因恶露不清，误补而死。一症也，一药也，而病源不同，利害之判。是在临期细心斟酌……总之，以生化汤为主，虚则多加人参，七日以前不可骤加，此要诀也。（《胎产秘书·卷中》）

○娄全善治一男子肿疡，呕，诸药不止，用独参汤一服，呕即止。（《疡医大全·卷之六》）

○气虚舌短，人参煎汤服。（《疡医大全·卷之十五》）

○疮不收口，因于虚者，须大补之，外用人参、珍珠等分为末掺之，即痂。（《外科大成·卷一·溃疡外治附余》）

○人参……退虚火，止烦渴，所谓甘温能除大热也……参条：补力稍减，有横行手臂之功。参芦：涌吐虚痰。参须：降泄虚逆……参叶：苦寒，虽有泻热生津之用，而苦寒之性，不甚益人，虚甚者，忌之。（《徐大椿医书全集·上册·

药性切要》）

○高丽参性温气浮，味甘纯补，大能退表虚寒热，稍逊人参之引用灵活耳。（《徐大椿医书全集·上册·药性切用》）

○高丽参即人参，同是长白山所产，在山之阳为人参，在山之阴为高丽参，高丽在山阴，其被阳光之气，自不及山阳之盛，故所出之参，性亦稍寒。（《笔记小说大观·浪迹丛谈·卷八》）

○服参不投者，服生莱菔，姚浣云《本草分经》谓服山楂可解，《本草纲目拾遗》谓粟子谷煎汤服，解参之力尤胜。余谓疾之轻者独叫解，重则无药叫解，要在审所当用，勿妄投而已。（《冷庐医话·卷五·药品》）

○吴人患弱，日日引镜视颜色，问人曰：何以得强？人曰：药之其可也。乃购参苓，制芪术，早暮服之，毒发暴死。或曰：药亦死人乎？曰：虑其死而药之，不能已于药者也，可以不药而药，焉得而不？（《金壶七墨·醉墨·卷一》）

○人参之须以坚硬者为贵，盖野参生于坚硬土中，且多历岁月，其须自然坚硬。若秧参则人工种植，土松年浅，故其须甚软也……人参之性，用之得当，又善利小便。（《医学衷中参西录·上册·药物》）

○产后日久不食，闻药即吐，须用独参二三钱，或姜少许，米一大撮水煎服，以安胃气，如听其胃虚不能受药，危矣。（《胎产秘书·产后》）

○肾脏所主者，真气也，故以人参益元气为主。（《七松岩集·气门·肾与膀胱之气》）

○单养贤曰：凡产后服生化汤加人参，须血崩血晕形色俱脱者加之。若无虚脱形证不可加。（《女科经纶·卷五》）

○若产妇劳役，乳汁涌下，此阳气虚而厥也，独参汤补之。（《女科经纶·卷六》）

○人参不仅大补元气，而且能够除邪气；不仅除风寒，而且除毒热；不仅除痰，而且除燥邪；不仅运滞气，而且通血脉，破坚积……《本经》言人参补五脏除邪气，是得人参效用之真谛。（《百药效用奇观》）

○人参为强壮药，并有强心及矫正自主神经失调之作用。（《科学注解本草概要》）

○人参止燥证之渴……人参润金土之燥，蒸清气而为雾，甘露自降。（《经证证药录·卷五》）

○人参药效：强壮，健胃，滋润。用途：疲劳，出血，虚脱，胃肠虚弱，阴痿。（《临床应用汉方处方解说》）

○人参主治心下痞坚，痞硬，支结。兼治不食，呕吐，喜唾，心痛，腹痛，烦悸。（吉益东洞《药征》）（《汉方治疗百话摘编·论说选》）

○参之功效甚多，对久病胃虚不思食，用之有殊功。（《沈绍九医话·药物

及方剂》）

○人参性味：微甘，有特异香气。效用：为强壮兴奋药，对一般虚弱者、神经衰弱、贫血、消化不良、妇人病等有效。性神经衰弱更适用之，并作祛痰剂。（《现代实用中药》增订本）

○前人谓此方之妙，全在人参一味，其力能致开阖，始则鼓舞羌、独、柴、前各走其经，而与热毒以分解之门；继而调协精津血气各守其乡，以断邪气复入之路；与桂枝汤中芍药护营之意相同，能启协济表药之作用。喻昌说："虚弱之体，必用人参三五七分；入表药中少助元气，以为驱邪之主，使邪气得药一涌而出，全非补养衰弱之意也；即和解药中，有人参之大力者居间，外邪遇正自不争而退舍，否则邪气之纵悍，安肯听令和解耶？"（《岳美中医案集·人参败毒散治惯生疮疖》）

○人参……明目……止霍乱、呕哕，治肺痰吐脓，消痰……和细辛密封亦久不坏，……夏月少使，发心痃之患也。（《东医宝鉴·卷二·汤液篇》）

○人参治气虚喘，人参一寸，胡桃二个，去壳不去皮，锉入姜，加水煎服，名人参胡桃汤。盖人参定喘，带皮胡桃敛肺也。（《东医宝鉴·卷五·杂病篇》）

○人参体通畅而和逐，融荡为之用。和逐：小柴胡汤……和逐胸胁也……和逐心胃间……黄连汤和逐胸腹也……吴茱萸汤和逐虚实间也……和逐胃中也。融荡：半夏泻心汤……融荡心下也；新加汤……融荡表里；理中丸……融荡腹中也。（《皇汉医学丛书·伤寒用药研究·卷下》）

【验方举要】

○丙字独参汤：止血后此药补之。大人参二两去芦，每服一盏枣五枚，服后方知气力宏。旧注凡失血后不免精神怯弱，神思散乱，前方（指十灰散）虽有止血之功而无补益之力，故有形之阴不能即复，而几微之气不当急固乎，顿使独参汤不但脱血益气，亦且阳生阴长……此证用至二两以失血之后，脏阴大虚，阴虚则不能维阳，阳亦随脱，故用二两任专力大，可以顷刻奏功。但人参虽有补虚之功，而咳嗽者忌之……然人参补阴与地黄、龟板之一于补阴者不同，按其字义，参者参也，其功与天地人并立为参，且能入肺……（《十药神书注解·卷全二》）

○治脾虚盗汗。人参、当归各等分，每服称五钱，先用猪心一枚，破作数片，并心内血煎汤，澄清汁，煎前药服。（《仁斋直指方论·卷之九·虚汗》）

○一物汤：治卒吐暴逆，虚弱困乏无力，及久病人呕吐，饮食入口即吐者。黄栋人参一两，擘破。水一大碗，煎五分，服之。（《古今医统大全·卷之二十四·呕吐哕门》）

○咽痛，有阴气大虚，阳气飞越，痰结在上，遂成咽痛，脉必浮大，重取必涩，去死为近。宜补阴阳，人参一味浓煎汤细细饮之（此证皆是劳嗽日久者有之，如用实喉痹条下诸方，非徒无益而反害之）。（《医学纲目·卷之十五·咽喉》）

○治吐血，以人参一味为末，鸡子清投新汲水调下一钱服之。（《医学纲目·卷之十七·诸见血门》）

○一老人病目，暴不见物，它无所苦，起坐饮食如故。予曰：大虚。急煎人参膏二斤，服二日，目方见。（《医学纲目·卷之十三·目疾门》）

○一男子五十余岁，病伤寒咳嗽，喉中声如鼾，与独参汤一服而鼾声除，至二三帖咳嗽亦渐退，凡服二三斤病始痊愈。（《医学纲目·卷之二十六·咳嗽》）

○治咳嗽上气喘急，以人参一味为末，鸡子清投新水调下一钱。昔有二人同走，一含人参，一不含，俱走三五里许，其不含者大喘，含者气息自如。此乃人参之力也。（《医学纲目·卷之二十六·喘》）

○人参，酒浸服之，治风软脚弱，可逐奔马，故曰奔马草，曾用有效。（《医学纲目·卷之二十八·厥》）

○一小儿患胎惊，诸药不应……用大剂独参汤服数斤，然后举发稍缓，乃用人参二两，附子一钱，数服顿止，仍用前药，间用独参汤而痊。（《保婴撮要·卷三·胎惊》）

○独参汤：治阳气虚弱，痘疮不起发，不红活……用好人参一两，生姜五片，大枣五枚，水二盅，煎八分，徐徐温服。婴儿乳母亦服。（《保婴撮要·卷十七·不治五症》）

○独参汤：治元气虚弱，恶寒发热，或作渴，烦躁，痰喘气促，或气虚卒中不语，口噤，或痰涎上涌，手足逆冷，或难产产后不省喘急，用好人参二两，或三四两加炮姜五钱，水煎徐徐服，盖人参性寒故以姜佐之，如不应急加附子。（《证治准绳·女科·卷二》）

○愚鲁汤：主劳热，人参、柴胡，等分㕮咀，每服三钱，姜三片，枣一枚煎，不拘时。（《永乐大典·医药集·卷之八千零二十一·蒸》）

○人参粥：治翻胃吐酸及病后脾弱，用人参末、姜汁各五钱，粟米一合，煮粥，空心食。（《食鉴本草》）

○治消渴引饮，人参为末，鸡子清调服一钱，日三四服。（《本草纲目》）

○人参汤：治吐血、咯血，并吐血不止。人参一两为细末，有火者，用鸡蛋清投新汲井水，调和稀糊服，无火者用人乳调和温饮之。（《不居集·上集·卷之十四》）

○丙字独参汤：治吐血后，虚弱无动作者，此药补之。大拣人参一两，上㕮咀同，水二盏，枣五枚煎一盏，不拘时细细服之，服后宜熟睡一觉，后服药除根。（《不居集·上集·卷之四》）

○独参汤：脾气虚衰，色欲伤肾，饮酒不消，精神潦倒，呕泄不食，以人参浓煎呷之。（《不居集·下集·卷之十二·酒伤例方》）

○催生，若气血无力艰于传送者，必用独参汤，人参（二两，去芦），水煎浓汁乘热顿服，频频服之，补接乏力。（《竹林女科证治·卷三·催生》）

○独参汤：治临产如神，脉虚软者。人参三钱，水煎，去渣温服。（《女科指要·卷五·产后门》）

○独参汤：人参二两，浓煎细咽熟睡，取养胃之阴，安护其气，气不脱则血不奔矣。人参柔润甘寒，乃滋养中宫津液之药。人之真气，入于肾中，全赖水阴含之，出纳于肺，又赖水津以濡之，故肾中水阴足，则气足而呼吸细，肺中之水津足，则气足而喘息平……世人不知气为水之所化而以属阳，妄指参为阳药，幸陈修园力辨其诬，谓壮水食气，参泄壮火故补气。（《血证论·卷七》）

○独参汤：治产后乳汁涌下。人参随证多少用之，水煎浓汤，作茶饮。（《胎产心法·卷下·乳少无乳并乳汁自出论》）

○长生活命丹：治过服消导之药，致令少食，或本思食之人，反令绝食。人参三钱，用新罐或银铫，水盅半，煎七分。再用饭锅焦研粉，先用少许，以参汤调送二三茶匙。引开胃口后，渐渐加多，渐加参汤，陆续调服。煎参不可用药罐，恐闻药发呕。此方曾活数十余命，神效。（《胎产心法·卷下·伤食论》）

○治反胃垂死者，人参锉一两，水煎顿服，日再。（《东医宝鉴·卷五·杂病篇》）

【按】

人参是一味众所周知的良药，也是一种抗衰延寿的佳品。药理研究表明，人参具有适应原样作用，能显著增强机体对多种物理的、化学的、生物学的以及精神性的伤害性刺激的抵抗力，如人参能抗休克、抗衰老，对抗严寒、酷暑、缺氧、放射性物质、四氯化碳等有害刺激对人体的影响。还具有抗疲劳、抗癌、抗炎，调节神经系统功能，调节心血管、物质代谢、内分泌系统，促性腺功能，兴奋造血系统，提高人体免疫力，保护肝脏等功能。此外，人参还具有祛痰、强心、抗过敏、抗利尿、降低血糖、改善肠胃消化吸收功能，增进食欲，促进蛋白质合成，降低血清胆固醇，提高大脑的分析能力等作用。

大量的临床研究证实，以人参为主的制剂治疗多种恶性肿瘤、急性呼吸功能不全、重型肝炎因激素所致不良反应、哮喘、危重症的急救、性机能障碍、高血压、动脉粥样硬化症、神经衰弱、糖尿病、肝炎、贫血、胃溃疡等病症确有良效。

《神农本草经》明确提出人参"久服轻身延年"，历代医家对人参的抗衰老作用均有记述，疗效比较肯定。但人参虽好，不可滥用。据报道，口服3%人参酊

100毫升，有轻度不安和兴奋反应，如一次服200毫升或大量人参粉可致中毒，出现玫瑰疹、瘙痒、头痛、眩晕、体温升高或出血等。有人平素无病，一次顿服40克人参水煎汁约200毫升，致左心衰竭，消化道大出血而死亡。健康壮实者，如过量服用人参，常有闭气、胸闷、腹胀等不适反应。因此，人参不论是用于治病，还是用于保健防病，都应掌握其适应症和禁忌症，尤其是欲求延年益寿而用人参者，只可缓图，不可过急。

人参与党参都为补气要药，临床常以党参代替人参。然党参甘平，药力和缓，偏于补益中气，兼能益肺、生津、养血。而人参为峻补之品，能补五脏，尤善大补元气，固脱复脉，安神益智。如肺虚欲脱者只能用人参，不可用党参代替。

现代研究表明，人参主要有效成分为人参皂苷。人参皂苷在口腔黏膜的吸收较胃肠道显著为高，故以人参作保健应用时，缓缓嚼服较之煎汤顿服似更合理。

Ercha

儿茶

儿茶系豆科植物儿茶 *Acacia catechu*（L.）Willd. 的去皮枝、干的干燥煎膏。常用别名有孩儿茶、乌丁泥、西谢等。味苦、涩，性微寒。归肺经。功能收湿、生肌、敛疮。主要用于治疗溃疡不敛，湿疹，口疮，跌扑伤痛，外伤出血等病症。常用剂量为 1 ~ 3 克，包煎，多入丸散服；外用适量。

【各家论述】

○甘苦，微寒，无毒。去痰热，止渴，利小便，消食下气，清神少睡。（《饮膳正要》）

○消血，治一切疮毒。（《医学入门》）

○苦涩，平，无毒。清膈上热，化痰生津，涂金疮、一切诸疮，生肌定痛，止血，收湿。（《本草纲目》）

○能降火生津，清痰涎咳嗽，治口疮喉痹，烦热，止消渴，吐血，衄血，便血，尿血，湿热痢血及妇人崩淋，经血不止，小儿疳热，口疳，热疮，湿热诸疮，敛肌长肉，亦杀诸虫。（《景岳全书·卷四十九·本草正下》）

○一名乌爹泥。苦涩微寒，清膈化痰，收涩止血，为咽喉口齿专药。（《徐大椿医书全集·药性切用·卷之五下》）

○清膈上烦热，化痰生津。治金疮流血，及一切诸疮，生肌，定痛。又主渗湿收敛。（《罗氏会约医镜·卷十六·本草上》）

○孩儿茶，清上膈热化痰，治口疮，喉痹，时行瘟瘴，烦躁口渴，并吐血、衄血、尿血、便血、血痢及妇人崩淋不止，阴干痔肿诸症服之有效。（《医方十种汇编·药性摘录》）

○苦、涩，微寒。清上膈热，化痰生津，止血收湿，定痛生肌。涂金疮口疮，阴疳痔肿。出南番，以细茶末纳竹筒，埋土中，日久取出，捣汁熬成。块小润泽者上，大而枯者次之。（《本草从新》）

○治时行瘟瘴。（《本草求真》）

【验方举要】

○治牙疳口疮：孩儿茶、硼砂等分。为末搽。（《本草纲目》）

○治胎毒：儿茶五钱焙研，猪胆汁调匀，煎滚冷定，将疮用甘草汤洗净，敷之。（《疡医大全·卷之三十》）

○下疳初起流脓：儿茶一钱，冰片三分，研匀，冷茶洗净，以鸡翎将药扫上。（《疡医大全·卷之二十四》）

○治一切痈疽、诸疮破烂不敛者：儿茶、乳香、没药各三钱，冰片一钱，麝香二分，血竭三钱，旱三七三钱。上为末撒之。（《医宗金鉴·腐尽生肌散》）

【按】

药理研究表明，儿茶具有显著止泻、抗菌、抗炎、收敛等作用。儿茶的水溶液能抑制家兔十二指肠和小肠的蠕动而具止泻作用；对金黄色葡萄球菌、绿脓杆菌、变形杆菌、痢疾杆菌、流感病毒、皮肤真菌等均具抑制作用；儿茶鞣质能增强毛细血管抵抗力；右旋儿茶精可收缩离体兔耳血管，对离体蟾蜍心振幅先抑制后兴奋，且能增强酪氨酸酶的活性，抑制酪氨酸脱羧酶之活性，因而降低体内肾上腺素含量，这种现象也许是其降压的机理所在。儿茶研碎口服，1～2岁小儿每次服0.15～0.2克，治疗小儿消化不良有显著疗效。

九香虫

Jiuxiangchong

九香虫系蝽科昆虫九香虫*Aspongopus chinensis* Dallas 的全虫体。常用别名有打屁虫、黑兜虫、瓜黑蝽、蜣螂虫、屁巴虫等。味咸，性温。归肝、脾、肾经。功能行气止痛，温中壮阳。主要用于治疗胃脘冷痛胀闷，胁肋疼痛，阳痿，腰痛等。常用剂量：内服：煎汤，3～9克；或入丸散0.6～1.2克。凡阴虚内热者慎服。

【各家论述】

○主治膈脘滞气，脾肾亏损，壮元阳。（《本草纲目》）

○专兴阳益精，且能安神魂。入丸散中，以扶衰弱最宜。但不宜入于汤剂，以其性滑，恐动大便耳。（《本草新编》）

○壮脾肾之元阳，理胸膈之凝滞，气血双宣。阴虚有火，阳事易举及气滞者勿用。（《本草用法研究》）

○为镇痛药，有强壮之效。（《现代实用中药》）

○凡肝胆火升，阴虚舌红者均需慎用，或佐以养阴柔肝之品始妥。（《虫类药的应用》）

【验方举要】

○利膈间滞气，助肝肾亏损：九香虫一两（半生半熟），车前子四钱（微炒），陈皮四钱，白术五钱，杜仲八钱（酥炙）。以上细末，炼蜜丸为梧桐子大小。每服一钱五分，盐白汤或盐酒下，空心服，临卧仍服一次。（《摄生众妙方·乌龙丸》）

○治慢性肝炎之胁痛：九香虫150克，炙全蝎100克，参三七200克。研极细末，水泛为丸如苏子大。每服1.5克，早晚各1次，温开水送下。（《虫类药的应用·宁痛丸》）

○治喘息性慢性气管炎：将九香虫用火焙焦，研成粉与鸡蛋搅匀，再用芝麻油或棉油煎鸡蛋（不用猪油），每日1次，每次用鸡蛋、九香虫各1个。（《中华本草》）

【按】

药理研究表明，九香虫对金黄色葡萄球菌、伤寒杆菌、甲型副伤寒杆菌及福氏痢疾杆菌有较强的抑制作用。并有抗癌、促进机体新陈代谢等作用。在川西、成都等地有将九香虫作食物伴酒者，很香。如无香气者，则无疗效。临床用治胃癌有一定疗效。

三 画

Sanqi
三七

三七系五加科多年生草本植物三七 *Panax notoginseng*（Burk.）F.H.Chen 的干燥根。常用别名有田七、参三七、人参三七、田三七、山漆、金不换、血参等。味甘、微苦，性温。归肝、胃经。功能散瘀止血，消肿定痛。主要用于治疗咯血，吐血，衄血，便血，崩漏，外伤出血，胸腹刺痛，跌扑肿痛等病症。常用剂量为 3～10 克。研末吞服，每次 1～1.5 克。外用适量。孕妇慎用。本品性温，凡阴虚火旺出血者，宜配伍凉血滋阴药同用。

【各家论述】

○止血散血定痛，金刃箭伤跌扑杖疮血出不止者，嚼烂涂，或为末掺之，其血即止。亦主吐血衄血，下血血痢，崩中经水不止，产后恶血不下，血晕血痛，赤目痈肿，虎咬蛇伤诸病……若受杖时，先服一二钱，则血不冲心，杖后尤宜服之，产后服之亦良……大抵此药气温，味甘微苦，乃阳明、厥阴血分之药，故能治一切血病。（《本草纲目》）

○治时眼火眼，用三七磨浓水涂眼眶，即愈。（《仙方合集·上卷·杂治门》）

○人参补气第一，三七补血第一，味同而功亦等，故人并称曰人参三七，为药品中之最珍贵者……竹节三七即昭参，解醒第一，有中酒者，嚼少许，立时即解……味甘苦，同人参，去瘀损，止吐衄，补而不峻。以末掺诸血中，血化为水佳，大能消瘀，疗跌扑损伤，积血不行，以酒煎服之，如神。（《本草纲目拾遗·昭参》）

○入足厥阴肝经。和营止血，通脉行瘀，行瘀血而敛新血。凡产后、经期、跌打、痈肿、一切瘀血皆破。凡吐衄、崩漏、刀伤、箭射，一切新血皆止。血产之上药也。（《玉楸药解·卷一》）

○三七根，止血之神药也。无论上、中、下之血，凡有外越者，一味独用亦

效，加入于补血补气药中则更神。盖此药得补而无沸腾之患，补药得此而有安静之休也。（《本草新编》）

○南方阳气上浮，而阴气凝于下，故所产多有益于血阴者。有草名三七……为治血之上药，刀斧伤，血方喷流，以其屑糁之即止。孕妇产前产后皆可服。盖其性能去瘀生新，故产前服之可生血，产后服之又可去瘀。（《檐曝杂记·卷三》）

029

○三七，世人仅知功能止血住痛，殊不知痛因血瘀则疼作，血因敷散而血止。三七……能于血分化其瘀血。（《本草求真》）

○能损新血，吐衄无瘀者勿服。（《徐大椿医书全集·上册·药性切用·卷之一》）

○得生地阿胶治吐衄，得当归、川芎治恶血……血虚吐衄，血热妄行，能损新血，无瘀者禁用。（《得配本草》）

○三七之性，既能化血，又善止血，人多疑之，然确有可征之处。如破伤流血者，用三七末擦之则其血立止，是能止血也；其破处已流出之血，着三七皆化为黄水，是能化血……诸家多言性温，然单服其末数钱，未有觉温者。善化瘀者，又善止血妄行，为吐衄要药，病愈后不至瘀血留于经络，证变虚劳。兼治……痢疾下血鲜红久不愈（宜与鸦胆子并用），肠中腐烂，寖成溃疡，所以下之痢色紫腥臭，杂以脂膜，此乃肠烂欲穿……化瘀血而不伤新血，允为理血妙品……凡疮之毒在于骨者，皆可用三七托之外出也。（《医学衷中参西录·上册·药物》）

○参三七为止血、强心药，并有消肿、镇痛作用。（《科学注解本草概要·植物部》）

○三七气味与参相类，试尝即可知之，因知此药还具有补气之功。同补药用则补，入行瘀药则攻。（《沈绍九医话·药物及方剂》）

【验方举要】

○赤痢血痢：三七三钱，研末，米泔水调服，即愈。（《本草纲目》）

○一切毒疮方，三七田州者真，醋磨汁涂，即散。破者研末干掺，屡效。（《寿世汇编·普济良方·卷二》）

○跌打之后，凡大小便通利者，广三七二三钱，酒煎饮。（《疡医大全·卷之三十六》）

○打得青肿过腿面者，三七鲜梗、叶捣烂，敷在青处，瘀血即消。（《疡医大全·卷之三十六》）

○田七汽锅鸡：熟三七粉6～9克，母鸡1只约1.5公斤重，绍酒6克，白胡椒、精盐、葱、姜适量。将鸡去毛和内脏，切成4厘米见方的鸡块，放入汽锅内，加入盐、胡椒、清汤（淹过鸡块即可），投入葱段、姜片，把汽锅放在蒸笼上蒸八成熟时，加入熟三七粉再蒸至熟即可。此方大补气血，对产妇及久病者非常适宜。健康人食用，能增强体质，益寿延年。（《益寿中草药选解》）

【按】

　　三七与人参同是五加科人参属植物，不仅形态相似，而且化学成分、药理作用和临床应用等都有相似之处。人参补气较好，而三七在活血、止血及抗炎镇痛方面见长。它与人参一样尚有强壮益寿作用。临床上用单味三七治重症肝炎、慢性肝炎、高脂血证、冠心病、上消化道出血、前列腺肥大、颅脑外伤和眼前房出血等病症疗效很好。用其止血剂量宜偏大，其性平和，量大也不会破血，如吞粉不便，可用粉浸水服用。

Sanleng

三棱

　　三棱系黑三棱科植物黑三棱 *Sparganium stoloniferum* Buch.-Ham. 的干燥块茎。常用别名有京三棱、荆三棱、黑三棱、光三棱、红蒲根等。味辛、苦，性平。归肝、脾经。功能破血行气，消积止痛。主要用于治疗癥瘕痞块，瘀血经闭，食积胀痛等病症。常用剂量为 4.5～9 克。月经过多及孕妇忌用。

【各家论述】

　　○三棱甘平，温，总有三四种，京三棱黄色体重。(《本草拾遗》)

　　○味甘涩，凉。治妇人血脉不调，心腹痛，落胎，消恶血，补劳，通月经，治气胀，消扑损瘀血、产后腹痛、血晕并宿血不下。(《日华子本草》)

　　○味苦，平，无毒。主老癖癥瘕结块。(《开宝本草》)

　　○主心膈痛，饮食不消，破气……破气损真，气虚人不用。(《医学启源》)

　　○补五劳……色白，破血中之气，肝经血分药也。三棱、莪术，治积块疮硬，乃坚者削之也。(《汤液本草》)

　　○制宜醋浸炒熟入药，此与蓬术稍同，但蓬术峻而此则差缓耳。(《景岳全书·下册·卷四十八·本草正》)

　　○三棱能破气散结，故能治诸病，其功可近于香附而力峻，故难久服……下乳汁。(《本草纲目》)

　　○三棱，从血药则治血，从气药则治气。(《本草经疏》)

　　○妊娠不可服。(《品汇精要》)

　　○素有血证者禁用。(《得配本草》)

　　○按三棱泻真气，东垣五积诸方，皆有人参赞助，如专用克削，脾胃愈虚，不能运行，积安得去乎！(《罗氏会约医镜·卷十六·本草》)

　　○荆三棱苦平，大破肝经血分之气。治血瘀气积、疮硬食停、老块坚积，须和以补气健脾之药，不可专用。(《医方十种汇编·药性摘录》)

　　○三棱气味俱淡，微有辛意；莪术味微苦，气微香，亦微有辛意，性皆微温，为化瘀血之要药……若与参、术、芪诸药并用，大能开胃进食，调血和血。若细核二药之区别，化血之力三棱优于莪术，理气之力莪术优于三棱……药物恒有独具良能，不能从气味中窥测者，如三棱、莪术性近和平，而以治女子瘀血，虽坚如铁石亦能徐徐消除，而猛烈开破之品转不能建此奇功，此三棱、莪术独具之良能也……而愚于破血药中，独喜用三棱，莪术者，诚以其既善破血，尤善调气。被药剂中以为佐使，将有瘀者瘀可徐消，即无瘀者亦可借其流通之力，以行补药之滞，而补药之力愈大也。（《医学衷中参西录·上册·药物》）

【验方举要】

○治癥瘕：三棱草（切）一石，以水五石，煮取一石，去渣，更煎取三斗，于铜器中重釜煎如稠糖，出，纳密器中，且以酒一盏服一匕，日二服，每服常令酒气相续。（《千金翼方·三棱草煎》）

○治乳汁不下：京三棱三个，水二碗，煎汁一碗，洗奶取汁出为度，极妙。（《外台秘要》）

○治疟癖不瘥，胁下硬如石：京三棱一两，炮，川大黄一两，为末，醋熬成膏。每日空心生姜橘皮汤下一匙，以利下为度。（《圣惠方》）

○治反胃恶心，药食不下：京三棱炮一两半，丁香三分，为末。每服一钱，沸汤点服。（《圣济总录》）

○治妇人、室女血瘕，月经不通，脐下坚结大如杯，久而不治，必成血蛊：京三棱、蓬莪术各二两，芫花半两，青皮（去瓤净）一两半。上锉如豆大，用好醋一升，煮干，焙为细末，醋糊丸，如桐子大，每服五十丸，食前用淡醋汤下。（《济生方·三棱煎丸》）

○治产后癥块：京三棱一两（微煨，锉），木香半两，硇砂三分（细研），芫花半两（醋拌炒干），巴豆一分（去心、皮，纸裹压去油）。上药，捣罗为末，研入硇砂、巴豆令匀，以米醋二升，熬令减半，下诸药，慢火熬令稠可丸，即丸如绿豆大，每服，空心以醋汤下二丸。（《圣惠方·三棱丸》）

○下乳汁：以京三棱三个，水二碗煎取一碗洗。取汁下为度，极妙。（《医学纲目·卷之三十五·产后症》）

○治气癖：三棱汁作羹粥以米面为之，与乳母食儿，每日服一枣大，作粥，十岁内及新生，无问痫热无辜，疟癖皆理。（《众妙仙方·卷四·小儿杂法门》）

○治癥癖腹胀：用三棱蓬莪酒煎服之，下黑物如鱼而愈。（《本草述钩元·卷八·芳草部》）

○主治老癖癥瘕结块：取三棱浓煎成膏，每朝取一匕，酒服，日二。（《东医宝鉴·杂病篇·卷六》）

【按】

荆三棱一药，善治老癖癥瘕、积聚结块等症。近人用治肝硬化、癌肿者，常与蓬莪术配合同用，而三棱破血之力较强。实验表明，三棱具有显著的抗凝、抗血小板聚集，改善微循环及抗炎镇痛作用。

Gan jiang

干姜

（附：炮姜）

干姜系姜科多年生草本植物姜 *Zingiber officinale* Rosc. 的干燥根茎。常用别名有均姜、干生姜等，取干姜片或块，用沙烫至鼓起，表面棕褐色者称炮姜；炒至表面黑色，内部棕褐色称姜炭。味辛，性热。归脾、胃、肾、心、肺经。干姜功能温中散寒，回阳通脉，燥湿消痰。主要用于治疗脘腹冷痛，呕吐泻泄，肢冷脉微，痰饮喘咳等病症。炮姜功能温中散寒，温经止血。用于脾胃虚寒，腹痛吐泻，吐衄崩漏，阳虚失血等病症。常用剂量为 3～10 克。孕妇慎用。

【各家论述】

○干姜，味辛温。主胸满，咳逆上气，温中止血，出汗，逐风湿痹，肠澼下痢。生者尤良，久服去臭气，通神明。（《神农本草经》）

○治寒冷腹痛，中恶霍乱胀满，风邪诸毒，皮肤间结气，止唾血。（《名医别录》）

○治腰肾中疼冷、冷气，破血去风，通四肢关节，开五脏六腑，去风毒冷痹，夜多小便。治嗽……消胀满冷痢，治血闭。病人虚而冷，宜加用。（《药性论》）

○治风，下气，止血，宣诸络脉，微汗。（《新修本草》）

○消痰下气，治转筋吐泻，腹藏冷，反胃干呕，瘀血，扑损，止鼻洪，解冷热毒，开胃，消宿食。（《日华子本草》）

○辛温大热，其性止而不移，属阳，可升可降，补下焦虚寒，温手足厥冷，同附子温里，共甘草复阳。（《丹溪手镜·卷之中》）

○其用有二：生则逐寒邪发表，炮则除胃冷而温中。（《珍珠囊补遗药性赋·主治指掌》）

○干姜，气热，味大辛。治沉寒痼冷，肾中无阳，脉气欲绝，黑附子为引，用水同煎二物，姜附汤是也。亦治中焦有寒……《主治秘要》云其用有四：通心气助阳一也；去脏腑沉寒二也；发散诸经之寒气三也；治感寒腹疼四也。（《医学启源·卷之下·用药备旨》）

○干姜能引血药入血分，气药入气分，又能去恶养新，有阳生阴长之意，故血虚者用之；而人吐血、衄血、下血，有阴无阳者，亦宜用之。乃热因热用，从治之法也……李杲曰：多用则耗散元气，辛以散之，是壮火食气故也，须以生甘草缓之。辛热以散里寒，同五味子用以温肺，同人参用以温胃也……好古曰：主心下寒痞，目睛久赤……或言：干姜辛热而言补脾。今理中汤用之，言泄不言补，何也？盖辛热燥湿，泄脾中寒湿邪气，非泄正气也。又云：服干姜以治中者，必僭上，不可不知。震亨曰：干姜入肺中利肺气，入肾中燥下湿，入肝经引血药生血，同补阴药亦能引血药入气分生血，故血虚发热，产后大热者用之，止唾血、痢血，须炒黑用之。有血脱色白而夭泽脉濡者，此大寒也，宜干姜之辛温以益血，大热以温经。（《本草纲目》）

○产后发热，多属阴虚寒，唯干姜加入补药中，神效。此丹溪法也。（《医学纲目·卷之五》）

○理中汤治伤胃吐血，皆用干姜为君。丹溪治大吐血不止亦用干姜一味，炮为末，童便调服从治之者，可见干姜亦为吐血要药也。（《医学纲目·卷之十七·诸见血门》）

○干姜生者能散寒发汗，熟者能温中调脾，善通神明，去秽恶，通四肢，开窍，开五脏六腑，消痰下气，除转筋霍乱，逐风湿冷痹，阴寒诸毒，寒痞胀满，腰腹疼痛，扑损瘀血，夜多小便，孙真人曰，呕家圣药是生姜，故凡脾寒呕吐，宜兼温散者，当以生姜煨熟用之；若下元虚冷而为腹痛泻痢专宜温补者，当以干姜炒黄用之……若阴虚内热多汗者皆忌用姜。（《景岳全书·卷四十九·本草正》）

○干姜久服损阴伤目。阴虚内热，阴虚咳嗽吐血，表虚有热汗出，自汗盗汗，脏毒下血，因热呕恶，火热腹痛，法并忌之……炮姜，辛可散邪理结，温可除寒通气，故主胸满咳逆上气，温中出汗，逐风湿痹，下痢因于寒冷，止腹痛。其言止血者，盖血虚则发热，热则血妄行，干姜炒黑，能引诸补血药入阴分，血得补则阴生而热退，血不妄行矣。（《本草经疏》）

○干姜干久，体质收束，气则走泄，味则含蓄，比生姜辛热过之，所以止而不行，专散里寒……君参术以温中气，更有反本之功。生姜主散，干姜主守，一物大相迥别……炮姜退虚热。（《药品化义》）

○《神农本草经》只有生姜、干姜，而无炮姜……炮过是辛味稍减，主治产后血虚生热及里寒吐血、衄血、便血之症。若炮制太过，本质不存，谓之姜炭，其味微苦不辛，其质轻浮不实，又不及炮姜之功能矣。即用炮姜，亦必三衢开化之母姜，始为有力。（《本草崇原》）

○干姜入足阳明胃，足太阴脾，足厥阴肝，手太阴肺经。燥湿温中，行郁降浊，补益火土，消纳饮食，暖脾胃而温手足，调阴阳而定呕吐，下冲逆而平咳嗽，提脱陷而止滑泄。真武汤加减下利者去芍药加干姜……干姜燥热之性甚与湿寒相宜，而健径之力又能助其推迁复其旋转之旧。盖寒则凝，而温则转，是以降逆升陷之功两尽其妙。仲景理中用之之回旋上下之机全在于此。故善医泄利而调霍乱，又咳逆齁喘，食宿饮停，气膨、水胀、反胃、噎膈之作，非重用姜苓无能为功。诸升降清浊，转移寒热，调养脾胃，消纳水谷之药无以易此也……五脏之性金逆则升上热，木陷则生下热，吐、衄、呕、哕、咳嗽、喘促之症，不无上热，崩、漏、带、浊、淋涩、泄利之条，不无下热，而得干姜则金降木升，上下之热俱退，以金逆而木陷者，原于中宫之湿寒也……干姜温中散寒，运其轮谷，自能复升降之常，而不至于助邪，其上下之邪盛者，稍助以清金润木之品，亦自并行而不悖。若不知温中而但清上下，则愈清愈热，非死不止……血藏于肝而源于脾，调肝畅脾，暖血温经。凡女子经行腹痛，陷漏紫黑，失妊伤胎，久不产育者，皆缘肝脾之阳虚，血海之寒凝也，悉宜干姜补温气而暖血海。温中略炒用，勿令焦黑。（《长沙药解·卷一》）

○古人于血证中，每每用干姜，而今人率用炮姜，则孰是而孰非也，若谓入肺则宜干姜；入肝则宜生姜；入脾温中，则宜炮姜，以其有守有走有从之不同也。今用炮姜须，炮得十分极黑乃妙。（《济阴纲目·卷之十三·发热》）

○干姜，辛热燥脾湿，开五脏六腑，通四肢关节，宣诸络脉，逐寒发表，温经定呕，消痰去滞，炒黄用……炮姜，辛苦大热，除胃冷而守中，兼补心气，祛脏腑沉寒锢冷，去恶生新，能回脉绝无阳，又引血药入肝而生血退热，引以黑附则入肾祛寒湿。（《本草分经·通行经络·热》）

○若下利者，去芍药……加干姜二两……芍药收阴而停液，非下利之所宜；干姜散寒而燠土，土燠则水有制。（《医门法律·卷二·真武汤》）

○澄按：大无炮姜一味，最能清胃脘之血，丹溪又以山栀一味，能清胃脘之血，师弟二人一用寒，一用热，何其反。如此，但胃脘之血，亦各有因，求其故而施之，二者均有神效。（《不居下集·卷之七·和痰吐血》）

○入脾胃而祛寒止痛，温胃燥脾，为暖中散冷专药，伤寒阴盛必需之……炮姜入脾胃而守中逐冷，救急回阳，为温中止血专药。产后虚冷必需之，即设假热外浮，非炮姜导之不可……煨姜温胃气而和中止呕，与生姜，并可同大枣，以行胃气而和营卫。切片，湿纸包，煨熟用。（《徐大椿医书全集·药性切用·卷之四》）

○干姜凡胃中虚冷，元阳欲绝，合以附子同投，则能回阳立效，故书有附子无姜不热之句，仲景四逆、白通、姜附汤皆用之。且同五味则能通肺气而治寒嗽，同白术则能燥湿而补脾，同归芍则能入气而生血，故凡因寒内入，而见脏腑痼蔽，关节不通，经络阻塞，冷痹寒痫，反胃隔绝者，无不借此以为拯救除寒。（《本草求真》）

○再以炮姜之温中散寒，能入血分者，引领熟地、鹿胶，直入其地，以成其功。（《成方便读·外科之剂·阳和汤》）

○盖干姜辛热，能引血药入血分，气药入气分，且能去恶生新，有阳生阴长之道，以热治热，深合《内经》之旨。※当归羊肉汤：当归、人参、黄芪、干姜，羊肉一斤。主治：产后发热自汗，肢体疼痛等证。（《成方切用·卷十下》）

○煨姜，辛温和中止呕，不散不燥，与大枣并用以行脾胃之津液而和营卫最为平安。（《本草分经·脾》）

○干姜治寒湿诸痛，痞满癥积阴寒诸毒，扑损瘀血。得北味摄膀胱之气，配良姜温脾以祛疟，佐人参助阳以复阴，合附子回肾中之阳……孕妇服之，令胎内消，气虚者服之伤元，阴虚内热多汗者禁用。（《得配本草》）

○炮之则苦，专散虚火，用治里寒，止而不移，非若附子行而不守也。（《本经逢原》）

○丹溪治产后发热，以芎归四君子加黄芪，不用芍地者，以新产后用血脱益气之法，不宜敛降凉血以伐生气也。热甚者加干姜，若产后阴血弱发热，四物加茯苓，热甚加炮姜，此方全不用气药，是血虚气不虚也。加茯苓者，使天气降而阴自生，阴生则热自退。热甚加炒干姜者，不从阳引阴，亦可以阴引阳，微乎微乎……王节斋曰：妇人产后阴虚阳无所依，浮散于外，故发热。用四物汤补血，以炙干姜之苦温，从治，收其浮散以归于阴也……薛立斋曰：新产妇人阴血暴亡，阳无所附而外热，四物加炮姜，补阴以配阳。（《女科经纶·卷六》）

○干姜为其味至辛，且具有宣通之功，与厚朴同用，治寒饮阻塞胃脘，饮食不化；与桂枝同用，治寒饮积于胸中，呼吸短气；与黄芪同用，治寒饮渍于肺中，肺痿咳嗽；与五味子同用，治感寒肺气不降，喘逆迫促；与赭石同用，治因寒胃气不降，吐血、衄血；与白术同用，治脾寒不能统血，二便下血，或脾胃虚寒，常作泄泻；与甘草同用，能调其辛辣之味，使不刺激，而其温补之力，转能悠长……有谓炮黑则性热，能助相火，不知炮之则味苦，热力即减，且其气轻浮，转不能下达。（《医学衷中参西录·上册·药物》）

○《药性论》言干姜能"破血"，《本经》言主"肠澼下痢"，确属精辟之语。干姜是治肠澼下痢之要药，尤以寒痢、久痢为宜。即使是热痢新发者，亦可配用于苦寒药中，则有相反相成之妙。（《百药效用奇观·〈千金方〉驻轨》）

○干姜为健胃及兴奋药，功能逐寒邪，温中止嗽。炮姜为镇痛药，功能止血定痛。（《科学注解本草概要·植物部》）

○药以苓术甘扶土渗湿为主，而以干姜一味温中去冷，谓肾之气不病，止在肾之外府，故治其外之寒湿而自愈也，若用桂附，则反伤肾之阴矣。（《金匮要略诠解·甘草干姜茯苓白术汤》）

○尤在泾曰：形寒饮冷则伤肺，故加五味子酸以收逆气，干姜之温以却肺寒，参枣甘壅，不利于逆，生姜之辛，亦恶其散也。（《伤寒论讲义·太阳病·九十八条》）

○姜虽常用之品，不论干姜、生姜、煨姜，凡血虚液亏者不可使用，因太辛

耗血之故。如血寒者可用炮姜，但分量亦不宜太重。（《沈绍九医话·药物及方剂》）

○程老还常用干姜和五味子同捣，温化痰饮，对老慢支的排痰，很起作用，捣的目的，是使五味得姜之辛，不致酸收太过。姜得五味之敛也不致辛温太甚，二味融合一起，可以相互约制。（《程门雪医案·咳喘（二）》）

○干姜多用则耗散正气，须以生甘草缓之。（《东医宝鉴·汤液篇·卷二》）

○干姜药效：热性刺激。用途：新陈代谢机能衰退，厥冷，呕吐。（《临床应用汉方处方解说》）

○干姜体披靡而消解、温散为之用。消解表位及心下也……消解胸胁……消解虚实间也。温散虚实……温散腹中也。（《皇汉医学丛书·内科学·伤寒用药研究·卷下》）

【验方举要】

○疗卒上气，气不复报肩息方：干姜三两㕮咀，上一味，以酒一斗渍，服一升，日三服。（《外台秘要·卷十·卒上气方》）

○虚劳不得眠又方：干姜四两末，汤和顿服，覆取汗愈。（《千金宝要·卷之三·中风大风水气第十二》）

○《葛氏肘后》妇人崩中漏下青黄赤白，使人无子方：干姜、经墨各一两。上末为丸，酒下日三丸，神效。（《幼幼新书·卷第十一·求端探本》）

○治丹毒恶疮，五色无常，干姜末，蜜调敷之。（《丹溪治法心要·卷八·小儿科》）

○治小儿蝎螫方：干姜嚼敷之。（《永乐大典·医药集·卷一千零三十六·儿》）

○治妇人血瘕痛方：干姜、乌贼骨各一两，上二味治下筛，酒服方寸匕，日三。（《永乐大典·医药集·卷之一万四千九百四十九·妇》）

○治水泻无度：干姜末，粥饮调一钱服，立效。（《医学纲目·卷之二十三·泄泻》）

○治血痢神效：干姜于火上烧黑，不令成灰，瓷碗合放冷，为末。每服一钱，米饮调下。（《医学纲目·卷之二十三·滞下》）

○痈疽初起，干姜一两，研末，醋调敷四围留头，愈。（《疡医大全·卷之八》）

○诸般牙痛，干姜、炮川椒等分，为末掺之。（《疡医大全·卷之十六》）

○一切诸疮发痒，干姜、枯矾各等分，研细，先用细茶、食盐煎洗，再干掺。（《疡医大全·卷之三十五》）

○《伤寒》干姜附子汤：干姜一两，生附子一枚，治太阳伤寒，下后复汗，昼日烦躁不得眠，夜而安静，不呕不渴，脉沉无表证，身无大热者，以火土俱

败，寒水下旺，微阳拔根不得宁宇。干姜温中以回脾胃之阳，附子暖下以复肝肾之阳也。(《长沙药解·卷一》)

○干姜治鼻塞，为末，蜜丸，塞鼻中。(《东医宝鉴·外形篇·卷二》)

○干姜主卒心痛，为末，米饮调二钱服。(《东医宝鉴·外形篇·卷三》)

【按】

《本经》云干姜"通神明"，后世临床应用证实，干姜善通神明之使道，有通心气助阳之功，用于郁病、焦虑、真心痛、胸痹之神志失于所主者确有疗效。

Ganqi
干漆

干漆系漆树科植物漆树 *Toxicodendron Vernicifluum*（Stokes）F.A.Barkl.的树脂经加工后的干燥品。常用别名有漆渣、山漆、漆底等。味辛，性温，有毒。归肝、脾经。功能破瘀血，消积，杀虫。主要用于治疗妇女闭经，瘀血癥瘕，虫积腹痛等病症。常用剂量为2.4～4.5克。孕妇及体虚无瘀者慎用。

【各家论述】

○味辛温无毒，主绝伤，补中，续筋骨，填髓脑，安五脏，五缓六急，风寒湿痹。生漆去长虫，久服轻身耐老。（《神农本草经》）

○疗咳嗽，消瘀血痞结，腰痛，女子疝瘕，利小肠，杀蛔虫。（《名医别录》）

○半夏为之使。畏鸡子。（《本草经集注》）

○杀三虫，主女人经脉不通。（《药性论》）

○上等清漆色黑如瑿，若铁石者好，黄嫩若蜂窝者不佳。（《蜀本草》）

○入药须捣碎炒熟，不尔，损人肠胃。若是湿漆煎干更好。（《日华子本草》）

○能削年深坚结之积滞，破日久凝聚之瘀血……若外著其毒而生漆疮者，唯杉木汤、紫苏汤、蟹汤浴之可解，或用香油调铁锈涂之。（《景岳全书·下册·卷四十九·本草正》）

○漆性毒而杀虫，降而行血，所主诸证虽繁，其功只在二者而已……凡人畏漆者，嚼蜀椒涂口鼻则可免……漆花，治小儿解颅、腹胀、交胫不行方中用之。（《本草纲目》）

○入胃、大小肠三经。（《雷公炮制药性解》）

○干漆，能杀虫消散，逐肠胃一切有形之积滞，肠胃既清，则五脏自安，痿缓痹结自调矣。又损伤一证，专从血论。盖血者有形者也，形质受病，唯辛温散结而兼咸味者，可入血分而消之。瘀血消则绝伤自和，筋骨自续，而髓脑自足矣。其主痞结腰痛，女子疝瘕者，亦指下焦血分受寒，血凝所致。利小肠者，取其通行经脉之功耳。至于疗咳嗽，虽非正治，然亦有瘀血停积，发为骨蒸劳瘵，以致咳嗽者，得其消散瘀血之力，则骨蒸退而咳嗽亦除也。（《本草经疏》）

○性畏漆者，入鸡子清和药（干漆）内。（《医学正传》）

○无积血者切忌，以大伤营血。损胃气，故胃虚人服之，往往作呕……妇人

血虚经闭，为之切禁……产后血晕，以旧漆器烧烟熏之即醒，盖亦取下血之义，而破经络中血滞。(《本经逢原》)

○虚人及惯生大疮者戒之。(《本草从新》)

○胃虚人忌之。(《本草求原》)

○专入肝、脾。有降无升，专破日久凝结之血……缘人感受风寒暑湿，郁而为病，则中外不舒，胃中有物，留滞不消，久而生虫，血积不化，结而为瘀。由是阳气竭泽，津液枯槁，瘫痪风痹，因之不免用此辛温毒烈之性，铲除瘀积，中气得复，绝阳皆续，而缓急和矣。按血见漆化水，故能化虫破血，千金三虫方皆赖以之为君。(《本草求真》)

○辛温毒烈，功专破血杀虫……炒令烟尽，血非陈年久积勿用。漆得蟹汁，亦化为水，其蟹黄尤胜。(《徐大椿医书全集·药性切用·卷之三中》)

○五六月，刻木取汁液干之，即曰干漆。状如蜂房，但性急易躁，热则难干，无风阴润，虽严寒亦易燥也……味辛苦咸，气温有毒，气味俱厚，通行肠胃……方书于虚劳传尸，反胃蓄血，心痛胃脘痛，胀满着痹，拘挛盗汗等证用之。(《本草求真》)

○为杀虫、通经药，攻坚，破瘀，止崩漏。(《科学注解本草概要·植物部》)

【验方举要】

○治下部生疮：生漆涂之良。(《葛洪肘后备急方》)

○治五劳七伤：干漆、柏子仁、山茱萸、酸枣仁各等分。为末，蜜丸如梧子大。服二七丸，温酒下，日二服。(《千金方》)

○治小儿蛔虫心痛：干漆一两(捣碎，炒令烟出)。捣细，罗为散，每服以新汲水一合，生油一橡斗子，空心调下一字，不过三服，当取下虫。(《圣惠方》)

○治胞衣不出及恶血不行：干漆(碎，炒令烟)，当归(切，焙)一两。上二味捣罗为散。每服二钱匕，用荆芥酒调下，时一服，以下为度。(《圣济总录·干漆散》)

○治喉痹欲绝不可针药者：干漆烧烟，以筒吸之。(《圣济总录》)

○万病丸：治经事不来，绕脐痛：干漆(杵碎，炒烟尽)，牛膝(去苗，酒浸一宿，焙干，一两)，为末，以生地黄汁一升，入二味药末银器内，慢火熬可丸，即丸如桐子大。每服二丸，空心，米饮或温酒下。(《医学纲目·卷之三十四·调经》)

○疗蛔虫心痛，恶心吐水。干漆，熬，捣蜜丸，服十五丸，日再服。(《医学纲目·卷之十六·心痛》)

○治妇人血气疼痛不可忍，丈夫大小肠气撮痛：干漆一两（为末），湿漆一两。先将湿漆入铫子内熬，如一食饭间已来住火，与干漆末一处拌和，丸如半皂子大。每服一丸，温酒吞下，无时。如小肠膀胱气痛，牙关紧急，但斡开牙关，温酒化一丸灌下。（《经验方·二圣丸》）

○治妇人脐下结物，大如杯升，月经不通，发作往来，下痢羸瘦，此为气瘕，按之若牢强肉症者不可治，未者可治：末干漆一斤，生地黄三十斤（捣绞取汁），火煎干漆，令可丸，食后服，如梧子大三丸，日三服。（《补缺肘后方》）

○漆毒：捣蟹汁涂。（《医碥·卷二·杂症》）

○干漆，治九种心痛，及瘀血心痛：干漆炒烟尽为末，醋糊和丸，梧子大，热酒或醋汤下五七丸。（《东医宝鉴·外形篇·卷三》）

【按】

近代研究报道，有用本品为主治疗丝虫病有效。但干漆有毒，其性沉降，易损肠胃，耗伤营血，不宜多服久服，对年深日久，虚劳瘤疾恐不相宜。近时一般药房多不备。故罕用。

Tufuling

土茯苓

土茯苓系百合科植物光叶菝葜 *Smilax glabra* Roxb. 的干燥根茎。常用别名有禹余粮、刺猪苓、过山龙、仙遗粮、土萆薢、土苓等。味甘、淡，性平。归肝、胃经。功能除湿，解毒，通利关节。主要用于治疗湿热淋浊，带下，痈肿，瘰疬，疥癣，梅毒及汞中毒所致的肢体拘挛，筋骨疼痛等病症。常用剂量为 15～60 克。肝肾阴虚者慎服。

【各家论述】

○草禹余粮，根如盏连缀，半在土上，皮如茯苓，肉赤味涩……调中止泄。（《本草拾遗》）

○味甘，性凉，无毒……敷疮毒。（《本草图经》）

○能健脾胃，强筋骨，去风湿，利关节，分水道，止泻痢。治拘挛骨痛，疗痈肿喉痹，除周身寒湿恶疮，尤解杨梅疮毒及轻粉留毒、溃烂疼痛诸证。凡治此者，须忌茶酒、牛羊、鸡鹅及一应发风动气等物。（《景岳全书·下册·卷四十八·本草正》）

○赤茯苓破结血，独利水道以无毒。（《珍珠囊补遗药性赋·总赋·平性》）

○性平，味苦微涩……治五淋白浊，兼治杨梅疮毒、丹毒。（《滇南本草》）

○病杨梅毒疮，药用轻粉，愈而复发，久则肢体拘挛，变为痈漏，延绵岁月，竟致废笃。唯锉土萆薢三两，或加皂荚、牵牛各一钱，水六碗，煎三碗，分三服，不数剂多瘥。《内经》所谓湿气害人皮肉筋骨是也。土萆薢甘淡而平，能去脾湿，湿去则营卫和从而筋脉柔，肌肉实而拘挛痈漏愈矣。（《本草会编》）

○土茯苓，有赤白二种，入药用白者良……土茯苓能健脾胃，去风湿，脾胃健则营卫从，风湿去则筋骨利。（《本草纲目》）

○土茯苓，利湿去热，能入络，搜剔湿热之蕴毒。（《本草正义》）

○土茯苓，甘淡去阳明湿热，以利筋骨，利小便。（《本草分经·大肠》）

○土茯苓……最养脾胃，甚止泄利。燥土泄湿，壮骨强筋，止泄敛肠极有殊效。（《玉楸药解·卷一》）

○分清去浊，扶脾健胃……按土茯苓主治与萆薢同。（《罗氏会约医镜·卷十六·本草》）

○治瘰疬疮肿。（《本草备要》）

○土苓甘平健脾强，筋骨拘挛风湿尝，痈疽疔疡恶毒妙，杨梅结毒阴疳良。

（《草木便方》）

【验方举要】

○治小儿杨梅疮，起于口内，延及遍身：以土萆薢末，乳汁调服。月余自愈。（《外科发挥》）

○治杨梅疮毒：土茯苓去粗皮为细末一斤，白蜜一斤，糯米粉一斤，三味和匀，蒸糕食之。常以茯苓煎服当茶吃，不可饮茶水。（《万病回春·卷之八·杨梅疮》）

○治赤白带下：赤茯苓五钱为末，空心豆腐浆调服。（《良朋汇集·卷七》）

○土萆薢汤，治杨梅及瘰疬咽喉恶疮，痈漏溃烂筋骨拘挛疼痛皆效。即土茯苓二三两，以水三盅，煎二盅，不拘时徐服之。若患久或服攻击之剂，致伤脾胃气血等症，以此一味为主外，加对症之药，无不神效。（《不居集·下集·卷之十八》）

○治结毒久烂：土茯苓一斤、生姜四两，共煎数碗服之，不十日而愈。（《疡医大全·卷之三十四》）

【按】

土茯苓资源丰富，平淡无奇，但它是一味用途广泛的良药。据报道，用单味土茯苓制剂治疗银屑病、钩端螺旋体病，以土茯苓为主的复方治疗疥疮、骨结核、菌痢等均有较好疗效。药理研究表明，土茯苓具有抗菌、抗炎及解毒作用。

Tubiechong

土鳖虫

土鳖虫系鳖蠊科昆虫地鳖 *Eupolyphapa sinensis* Walker 或冀地鳖 *Steleophaga plancyi*（Boleny）的雌虫干燥体。常用别名有䗪虫、地鳖、土鳖、地乌龟等。味咸，性寒，有小毒。归肝经。功能破血逐瘀，续筋接骨。主要用于治疗经闭，产后瘀阻腹痛，癥瘕痞块，骨折损伤，瘀滞疼痛，腰部扭伤等病症。常用剂量为3～9克；研末吞服，每次1～1.5克。孕妇禁用。

【各家论述】

○䗪虫，味咸、寒。主心腹寒热洗洗，血积癥瘕，破坚，下血闭，生子大良。一名地鳖。（《神农本草经》）

○月水不通，破留血积聚。（《药性本草》）

○今人谓之簸箕虫，为其象形也。通乳脉，用一枚，擂水半合，滤清服。勿令知之。（《本草衍义》）

○䗪虫破坚癥，磨血积，伤寒方内不曾无。（《珍珠囊补遗药性赋》）

○行产后血积，折伤瘀血，治重舌、木舌、口疮，小儿腹痛夜啼。（《本草纲目》）

○土鳖专主血证。心主血，肝藏血，脾统血，故三入之。今跌打损伤者，往往主此，或不效，则加而用之。殊不知有瘀血作疼者，诚为要药，倘无瘀血而其伤在筋骨脏腑之间，法当和补。愚者不察，久服弗已，其流祸可胜数耶。（《雷公炮制药性解》）

○䗪虫，治跌扑损伤，续筋骨有奇效。乃足厥阴经药也。夫血者，身中之真阴也，灌溉百骸，周流经络者也。血若凝滞，则经络不通，阴阳之用互乖，而寒热洗洗生焉。咸寒能入血软坚，故主心腹血积，癥瘕血闭诸证。血和而营卫通畅，寒热自除，经脉调匀，月事时至而令妇人生子也。（《本草经疏》）

○破一切积血，跌打重伤，接骨。（《本草通玄》）

○䗪虫……畏皂荚。肝经药也……疗跌扑伤损如神。（《罗氏会约医镜·卷十八·本草》）

○善化瘀血，最补损伤，炒枯存性研细用。（《医学摘粹·本草类要·攻药门》）

○消水肿，败毒。（《本草再新》）

○䗪虫伏土而善攻隙穴，伤之不死，与鲮鲤不殊，故能和伤损，散阳明积

血。(《本经逢原》)

○畏皂荚、菖蒲、屋游……破宿血积聚，敷重舌木舌，配乳香、没药、自然铜、龙骨等分，加麝香少许，每服三分，酒下，治折伤接骨。去足，或炒或酒醉死用。如无瘀血，不宜用。(《得配本草》)

○䗪虫味咸入肾，气寒泻心，而湿生血肉之品，尤能下冲行任，通心肝血滞之原，故经方用破癥瘕，下干瘀诸血，与《本经》主治符合。(《经证证药录·卷十四》)

○为通经、镇痛药，功能下乳通经。去坚积癥瘕。(《科学注解本草概要·动物部》)

○药效：驱瘀血剂，驱陈旧性瘀血。用途：经水不行，子宫肌瘤。(《临床应用汉方处方解说》)

【验方举要】

○大黄䗪虫丸：治五劳虚极羸瘦，腹满，不能饮食，食伤，忧伤，饮伤，房室伤，饥伤，劳伤，经络荣卫气伤，内有干血，肌肤甲错，两目黯。缓中补虚。方用䗪虫半升，大黄十分（蒸），黄芩二两，甘草三两，桃仁一升，杏仁一升，水蛭百枚，蛴螬一升，芍药四两，干地黄十两，干漆一两，虻虫一升。上十二味，末之，炼蜜和丸，小豆大。酒饮服五丸，日三服。(《金匮要略·血痹虚劳病脉证并治第六》)

○下瘀血汤：产妇腹痛，腹中有干血着脐下，亦主经水不利。方用䗪虫二十枚（熬，去足），大黄二两，桃仁二十枚。三味末之，炼蜜和为四丸，以酒一升，煎一丸，取八合顿服之，新血下如豚肝。(《金匮要略·妇人产后病脉证治第二十一》)

○折伤接骨：用土鳖焙存性，为末，每服二三钱，接骨神效。(《本草纲目》)

【按】

土鳖虫专入肝经，其功与水蛭相似，尚有咸而不峻，能行能和，接骨续筋的特殊功效，为发挥其软坚之功，将土鳖研细，醋调外敷，用于肝癌、肝硬化等肝区疼痛有较好疗效。药理研究表明，土鳖虫具有较强的抑制血小板聚集、扩张血管及抗炎、镇痛作用。

Dazao
大枣

大枣系鼠李科落叶灌木或小乔木植物枣 *Ziziphus jujuba* Mill. 的干燥成熟果实。常用别名有红枣、干枣、良枣等。味甘，性温。归脾、胃经。功能补中益气，养血安神，缓和药性。主要用于脾虚食少，乏力便溏，血虚萎黄，妇人脏躁等病症。常用剂量为 10～30 克。为丸，当去核捣烂。湿热所致的脘腹胀满，舌苔厚腻，痰黄咳嗽者慎用。

【各家论述】

○大枣，味甘平。主治心腹邪气，安中养脾，助十二经，平胃气，通九窍，补少气少津液，身中不足，大惊，四肢重。和百药。久服轻身长年。叶覆麻黄，能令出汗。生平泽。（《神农本草经》）

○补中益气，强力除烦闷，疗心下悬，肠澼，久服不饥。（《名医别录》）

○主补津液，养脾气，强志……洗心腹邪气，和百药毒，通九窍，补不足气……生者食之过多，令人腹胀，蒸煮食之，补肠胃，肥中益气……小儿患秋痢，与虫枣食，良。（《食疗本草》）

○干枣润心肺，止嗽，补五脏，治虚劳损，除肠胃癖气。（《日华子本草》）

○今先青州，次晋州，此二等可晒曝入药，益脾胃为佳，余止可充食用。（《本草衍义》）

○降也，阳也。其用有二：助脉强神，大和脾胃。（《珍珠囊补遗药性赋·主治指掌·逐段锦》）

○主心腹邪气，安中养脾，助十二经，平胃气……补少气少津液……四肢重。（《增广和剂局方药性总论·果部三品》）

○主养脾气，补津液，强志。三年陈者核中仁，主腹痛，除恶气卒疰忤，治心悬……中满者勿食甘，甘者令人中满，故大建中汤心下痞者，减饴、枣与甘草同例。（《汤液本草》）

○安中缓脾润经，益胃补养不足，调和百药。（《丹溪手镜·卷之中·发明五味阴阳寒热伤寒汤丸药性第二》）

○温以补脾经不足，甘以缓阴血，和阴阳，调营卫，生津液。（《用药法象》）

○去乌头毒，不宜合生葱食……牙齿病者忌之。（《古今医统大全·卷之九十五·本草集要》）

○大枣煮汁去渣炼膏，救小儿脾虚胃寒不能药者。（《韩氏医通·药性裁成章第七》）

○大枣甘温可壮神，又能助脉健天真，大和脾胃安中脘，中满之时忌入唇。（《医经小学·卷之一·药性指掌》）

○养血补肝。（《药品化义》）

○鲜者甘凉，利肠胃，助湿热，多食患胀泻、热渴，最不益人，小儿尤忌。干者甘温，补脾养胃，滋营充液，润肺安神。食之耐饥，亦可浸酒……卧时口含一枚，可解闷香。以北产大而坚实肉厚者，补力最胜，名胶枣，亦曰黑大枣。色赤者名红枣，气香味较清醇，开胃养心，醒脾补血……南枣，功力远逊，仅供食品……多食皆能生虫、助热、损齿、生痰。（《随息居饮食谱·果食类第五》）

○加入补剂与姜并行，能发脾胃升腾之气，风疾痰疾俱非所宜。（《本草分经·通行经络·补》）

○佐以生姜，为调和营卫专药……佐以浮麦为止自汗盗汗专药。（《徐太椿医书全集·药性切用·卷之四》）

○补中益气，滋肾暖胃，治阴虚。（《本草再新》）

○甘润膏凝，善补阴阳、气血、津液、脉络、筋俞、骨髓，一切虚损，无不宜之。（《本草汇言》）

○味甘、微苦、微辛、微酸、微咸，气香……补太阴己土之精，化阳明戊土之气，生津润肺而除燥，养血滋肝而息风，疗脾胃衰损，调经脉虚芤。（《长沙药解·卷一》）

○土人喜枣，贵贱老少尝置枣于怀袖间，等闲探取食之，缘食枣故齿多黄……味甘伤脾，故齿黄也。（《坚瓠集·续集·卷三》）

○素问言枣为脾果，脾病宜食之，指治病和药说，若无故频食，则生虫损齿。丹溪云：补脾者不常用甘，食甘多脾必受病。（《本草述钩元》）

○悦颜色。（《本草从新》）

○嵇康论：齿居晋而黄，谓枣故也。（《神农本草经赞》）

○属土而有火，味甘性缓……与葱同食，令人五脏不和；与鱼同食，令人腰腹痛。（《本草择要纲目》）

○诸疮久坏不愈，以枣膏煎洗，效。食枣闭气，食椒即解。（《本草撮要》）

○太阴湿土贵乎湿润，湿润太过则宜白术，湿润不及则宜大枣，大枣肉厚含津不能挤泌而分，正有似乎湿土……胁下者，少阳厥阴往来之路，而肝血脾实统之，枣补脾而性腻亦能滞肝，故胁下至于痞硬亦忌之，但满不忌。（《本草思辨录》）

○后天生气，借此充溢，久服可以轻身也……按枣虽补脾，然味过甘，中满者、小儿疳病者、痰热者、齿痛者俱忌之。（《罗氏会约医镜·卷十七·本草

中》)

○补脾胃中气血，通脉利九窍，治肠澼。（《医方十种汇编·药性摘录》）

○大枣加生葱相刑，不宜合食。乌梅与黄精相反，岂可同餐！（《医方捷径·卷四》）

○其津液浓厚滑润，最能滋养血脉，润泽肌肉，强健脾胃，固肠止泻，调和百药，能缓猛健悍之性，使不伤脾胃……其味甘美，其性和平，可以多服久服，不至生热。（《医学衷中参西录·上册·药物》）

○为滋养强壮及缓和药。（《科学注解本草概要·植物部》）

○人参之补土，补气以生血也；大枣之补土，补血以化气也。是以偏入己土，补脾精而养肝血。凡同伤肝脾之证，土虚木燥，风动血耗者，非此不可。（《经证证药录·卷五》）

○又为镇咳药，治咳嗽声嘎，胸痛，并有缓下利尿作用。又解秦椒之中毒，及缓和诸药之刺激，与甘草相仿。（《现代实用中药》增订本）

○若方中大枣，无论中外医家，则多忽而不谈，不知此方用大枣30枚之多，绝非偶然，在《伤寒》、《金匮》诸方中，大枣用量居多者，唯此方为最……在仲景十枣汤、皂荚散、葶苈大枣泻肺汤，也用枣膏，大枣量很重，都是恐峻药伤津，为保摄津液而设。（《岳美中医案集·炙甘草汤治脉结代》）

○药效：缓急，强壮，利尿。用途：筋肉急迫，咳嗽上逆，知觉过敏，身痛、腹痛。（《临床应用汉方处方解说》）

○体和润而缓通，安定之为用。（《皇汉医学丛书·内科学·伤寒用药研究》）

【验方举要】

○疗耳聋，鼻塞，不闻音声、香臭者，取大枣十五枚，出皮核；蓖麻子三百颗，去皮，二味和捣，绵裹塞耳鼻。日一度易，三十余日闻声及香臭，先治耳，后治鼻，不可并塞之。（《食疗本草·卷上》）

○治妊娠三五月以来，忽心腹绞痛。大枣14枚烧令焦，取小便调服之。（《经效产宝·卷上·妊娠安胎方论第一》）

○独枣汤：治大便积日不通。大好枣一枚，劈开，入轻粉半钱。上以枣相合，麻线扎缚，慢火煮熟，嚼细，以枣汁送下。（《仁斋直指方论·卷之十五》）

○治脏躁自悲自哭自笑，以红枣烧存性，米饮调下。（《证治准绳（六）·女科·卷四》）

○有以患疳证之小儿来治者，出一方，则唯大枣百十枚，去核，像核之大小，实以生军，外裹以面，煨透熟捣为丸，如小枣核大，每服七丸，日再服，神效。此亦一通一补法也。（《温病条辨·卷六·疳疾论》）

○治卒心痛诀云：一个乌梅二个枣，七枚杏仁一处捣，男酒女醋送下之，不害心疼直到老。（《得配本草》）

○治吐血、咳嗽、虚劳等症：小红枣二斤拣好者，用水煮熟，去皮核。黑糖一斤拣净，芝麻油四两。三味合一处剁成一团不见油星，做一饼，瓷盒盛。每早晚一二两，白滚水调服。（《良朋汇集·卷三》）

○耳内肿痛出脓出水：红枣一枚去核，入雄黄三分，烧干研末，用管吹入耳内。（《疡医大全·卷之十三》）

○口疳：红枣十枚烧存性，冰片二分，研吹患处。（《疡医大全·卷之十四》）

○肠风下血：黄芩炒黑，四两研细，黑枣头半斤，煮烂去皮、核。和捣为丸，桐子大，每早晚各服二钱，终剂即愈。（《疡医大全·卷之二十三》）

【按】

大枣是一种滋养强壮药物，有增强人体抵抗能力的作用，主要表现在改善人体适应能力方面，如对大多数体质过敏的人，比较长期地服用大枣对防治过敏性紫癜、过敏性哮喘、荨麻疹、过敏性湿疹、过敏性血管炎及其他过敏性疾病都有一定疗效。药理研究表明，大枣具有抗过敏、降低血清胆固醇、增加血清总蛋白及白蛋白、抑癌抗癌、镇静催眠、降血压、增强心肌收缩力、调节免疫功能、强壮、保肝护肝、镇咳祛痰等作用。至于大枣甘能壅中增胀满之说，与普通甘味食物多食过食亦能致胀同理，辨证施治，量体遣用，有益无害，不必为临床设过多禁忌。

大黄

Dahuang

大黄系蓼科多年生草本植物掌叶大黄 *Rheum Palmatum* L.、唐古特大黄 *Rheum tanguticum* Maxim.ex Balf. 或药用大黄 *Rheum officinale* Baill. 的干燥根及根茎。常用别名有将军、川军、锦纹。味苦，性寒。归脾、胃、大肠、肝、心包经。功能泻下攻积，清热泻火，解毒，活血祛瘀。多用于实热便秘，积滞腹痛，泻痢不爽，湿热黄疸，血热吐衄，目赤咽肿，肠痈腹痛，痈肿疔疮，瘀血经闭，跌打损伤，外治水火烫伤，上消化道出血。常用量为3～12克。外用适量，研末调敷患处。用于泻下不宜久煎。孕妇慎服。

【各家论述】

○大黄，味苦寒有毒。主下瘀血，血闭，寒热，破癥瘕积聚，留饮宿食，荡涤肠胃，推陈致新，通利水谷，调中化食，安和五藏。生山谷。（《神农本草经》）

○平胃，下气，除痰实，肠间结热，心腹胀满，女子寒血闭胀，小腹痛，诸老血留结。（《本草经集注》）

○主寒热，消食，炼五脏，通女子经候，利水肿，破痰实，冷热积聚，宿食，利大小肠，贴热毒肿，主小儿寒热时疾，烦热，蚀脓，破留血。（《药性本草》）

○大黄损益，前书已具。仲景治心气不足，吐血衄血，泻心汤用大黄……或曰心气既不足矣，而不用补心汤，更用泻心汤何也？答曰：若心气独不足，则不当须吐衄也，此乃邪热因不足而客之，故吐衄。以苦泄其热，就以苦补其心，盖两全之。有是证者用之无不效，量虚实用药。（《本草衍义》）

○通宣一切气，调血脉，利关节，泄壅滞，水气，四肢冷热不调，温瘴热痰，利大小便，并敷一切疮疖痈毒。（《日华子本草》）

○或曰：吐血衄血之症，乃心气不足所致，仲景治法不用补心而反用泻心汤何也？余曰：若心气独不足则不止吐衄也，此乃邪热因不足而客之，谓虚火妄动，故有吐衄之证。得大黄之寒以苦泄其热，以苦补其心则火亦有制而妄动之害，一举而两得之矣。（《医说·下册·卷五·续医说》）

○大黄苦寒，名号将军，夺壅滞去陈垢荡涤。（《丹溪手镜·卷之中·发明五味阴阳寒热伤寒汤药性第二》）

○眩晕不可当者，以大黄酒浸，炒三次为末，茶调服。气实人有痰，或头

重，或眩晕者，皆治之。（《丹溪治法心要·卷三·眩晕第三十八》）

○热郁结，则内外气液不通成燥，大黄苦寒而能荡涤燥热，滑石性滑味淡，将以利窍解结，通气液以润燥，二者一阴一阳为使。（《丹溪治法心要·卷一·时病第十三》）

○头痛如破，酒炒大黄半两为末，茶调。（《丹溪治法心要·卷三·头痛第三十六》）

○伤食微加大黄……脓血相夺而下者，制大黄。（《医学启源·卷之上·主治心法》）

○大黄，味苦气寒，其性走而不守，泻诸实热不通，下大便，荡涤肠胃中热，专治不大便……须煨，恐寒伤胃气。（《医学启源·卷之下·用药备旨》）

○伤热物以大黄为君。（《医学启源·卷之上·主治心法》）

○阴中之阴药。泻满……去陈垢而安五脏，谓如勘定祸乱以致太平无异，所以有将军之名。入手足阳明，以酒引之，上至高巅；以舟楫载之，胸中可浮；以苦泄之，性峻至于下。以酒将之，可以至高之分，若物在巅，人迹不及，必射以取之也。故太阳阳明、正阳阳明承气汤中俱用酒浸，唯少阳阳明为下经，故小承气汤中不用酒浸也。杂方有生用者，有面裹蒸熟者，其制不等。（《汤液本草》）

○余治吐血诸药不止者，用金匮泻心汤百试百效，其效在生大黄之多以行瘀血也。（《十药神书注解·卷一》）

○大黄夺诸郁而无壅滞……但恐久病虚弱不可用此……此药利痰顺气，荡肚中凝滞之寒热。（《西游记·六十九回》）

○大黄（黄芩为之使，无所畏之）……其性沉而不浮，其用，走而不守，夺土郁而通壅滞，定祸乱而致太平。（《珍珠囊补遗药性赋·主治指掌·逐段锦》）

○大黄之入脾胃大肠，人所解也，其入心与肝也，人多不究，昔仲景百劳丸、蟅虫丸都用大黄以理劳伤吐衄，意最深微，盖以浊阴不降则清阳不升者，天地之道也，瘀血不去则新血不生者，人身之道也，蒸热日久，瘀血停于经络，必得大黄以豁之，则肝脾通畅，推陈而新致矣。（《雷公炮制药性解》）

○下痢赤白，里急腹痛，小便淋沥，实热燥结，潮热谵语，黄疸，诸火疮。（《本草纲目》）

○夺土郁壅滞，破积聚坚癥，疗瘟疫阳狂，除斑黄谵语，涤实痰，导瘀血，通水道，退湿热，开燥结，消痈肿。因有峻烈威风，积垢荡之顷刻。欲速者，生用，汤泡便吞；欲缓者，熟用，和药煎服。气虚同以人参，名黄龙汤；血虚同以当归，名玉烛散。佐以甘草、桔梗可缓其行；佐以芒硝、厚朴，益助其锐。用之多寡，酌人虚实，假实误用，与鸩相类。（《景岳全书·本草正》）

○大黄……快膈通阳……酒炒上达巅顶，酒洗中至胃脘，生用，下行。（《万病回春·卷之一·药性歌》）

○仲景云：伤寒十余日，热结在里，复往来寒热者，与大柴胡汤，三服而病除。大黄荡涤蕴热，伤寒中要药。王叔和云：若不用大黄，恐不名大柴胡。须是酒洗，生用为有力。（《名医类案·卷一·伤寒》）

○大黄……引苦性上行至巅，驱热而下，以为使。投剂之后，肿消痛减，大便利。（《名医类案·卷一·大头天行》）

○军医范真言：镇守太监蠡县柏玉，巡抚右副都御史祥符王宇，两人貌皆丰厚而所禀实不同。然每治疾欲宣泄，王服大黄三分重即一二行不止，若柏则须一两重才行也，不同如此。柏之寿七十余，王仅中寿，岂亦由禀受有厚薄而然欤？（《纪录汇编·水东日记摘抄》）

○内经曰：燥淫所胜，苦以下之，热气内胜，则津液消而肠胃燥，苦寒之物荡涤邪，故以大黄为使，是大黄有将军之号也。（《普济方·卷一百二十二·伤寒门》）

○疟家多蓄痰涎黄水，恒山为能吐之利之，是故然耳。其有纯热发疟，或蕴热内实之证，投以恒山，大便点滴而下，仍泄不泄，须用北大黄为佐，大泄数行，然后获愈。（《普济方·卷一百九十七·诸疟门》）

○头痒风屑发黄，用酒炒大黄茶调服。（《医学纲目·卷之十五·头风痛》）

○大黄治痈疽之要药，以其宣热拔毒……疮始作，皆须以大黄等汤，极转利之，且排便不废。（《医学纲目·卷之十八·痈疽》）

○大黄……性禀直遂，长于下通，故为泻伤寒、温病、热病、湿病，热结中下二焦，二便不通，及湿热胶痰滞于中下二焦之要药，祛邪止暴，有拨乱反正之殊功。（《神农本草经疏》）

○大黄苦寒无毒……破瘀血韭汁制，虚劳吐血，内有瘀积，韭汁拌炒黑用之，大肠风秘燥结，皂荚绿矾酒制……妊娠产后，慎勿轻用，实热内结，势不可缓，酒蒸用之。凡服大黄下药，须与谷气相远，得谷气则不行矣……气味俱厚，沉降纯阴，乃脾胃大肠肝与三焦血分之药。凡病在五经血分者宜之，若在气分者用之，是诛伐无过也……至于老人血枯便秘，气虚便难，脾虚腹胀少食，妇人血枯经闭，阴虚寒热，脾气痞积，肾虚动气及阴疽色白不起等证，不可妄用，以取虚虚之祸。（《本经逢原》）

○大黄……得酒良……泻热行瘀，决壅开塞，除阳亢之谵语，解实结之满痛，下阳明之结燥，除太阴之湿蒸，通经脉而破癥结，消痈疽而排脓血，乃荡涤肠胃之峻剂，通利二便之灵丹。（《本草易读》）

○仲景百劳丸用大黄以理劳伤，盖内热既久，瘀血停于经络，必得将军开豁其路，则肝脾通畅，推陈而致新，清升而浊降，骨蒸自除，痨症自愈也，然须蒸熟，入滋补之剂以治之，庶几通者通，补者补，两收其效。（《得配本草》）

○火气著于血液津溺涕唾，则血液津溺涕唾结而不行，遂不能泄泽骨节，滑利诸窍，用大黄去著于血液津溺涕唾之火，使……得复其常可已……大黄固将军，随所往而有所督率，乌得以卒伍卑贱视之哉，后之人鉴乎此，则知大黄实斡旋虚实通和气血之良剂，不但以攻坚破积责之矣。（《本经疏证》）

○……总之，此味专功湿热。（《本草述钩元》）

○汤火伤，捣生者醋调敷，立即止痛无瘢，服大黄而泻，饮粥半盏即止，男患偏坠，以大黄末醋调涂亦效。（《本草撮要》）

○大黄色黄臭香，性与土比，故用于脾胃病极合，其能行火用，上下表里咸到，则人多忽之，然有一言可以蔽之者，曰荡实涤热而已。（《本草思辨录》）

○咸病疫，以大黄疗之，全活甚众……则大黄洵治疫之妙品也。又可温疫论，赞大黄为起死神丹，原非杜撰。（《温热经纬·卷四·薛生白湿热病篇》）

○考本经首推大黄通血，再以六微旨大论，"亢则害，承乃制"之义参之，则承气者非血而何。夫气者血之帅，故血随气行，亦随气滞，气滞血不随之滞者，是气之不足，非气之有余。唯气滞并波及血，于是气以血为窟宅，血以气为御侮，遂连衡宿食，蒸逼津液，悉化为火，此时唯大黄能直捣其巢，倾其窟穴，气之结于血者散，则枳朴遂能效其通气之职，此大黄所以为承气也。（《温热经纬·卷五·方论》）

○大黄大泻阳邪内结宿食不消……若痛在上脘，虽或宿食不消，只须黄连、枳实等药以消痞热，宿食自通，倘误用大黄，推荡不下，反致热结为害。（《医方十种汇编·药性摘录》）

○可知大黄亦能开脾气之闭，而使散精于肺，通调水道，下输膀胱矣。※大黄甘草汤，主治食已即吐者。（《金匮要略浅注·卷八》）

○用大黄以荡涤风火湿热之邪。（《金匮要略浅注·卷二·风引汤》）

○以大黄之走下焦血分，荡涤邪热者为君。又恐其直下之性，除其下而遗其上，故必以酒洗之。但大黄虽能攻积推陈，不能软坚润燥，所有胃中坚结之燥屎，仍不能除。（《成方便读·攻里之剂·大承气汤》）

○此药能去先天胎毒，永不出痘，百试百验。大黄三钱，以无灰酒半盏入铜锅内煎成浓汁，将绢袋滤过，小儿初生未开口时，每服挑一二分，不拘遍数，任其恶心，不妨出尽胎粪，永无胎毒，屡试屡验，勿以大黄伤小儿元气为疑。（《良朋汇集·卷八》）

○大黄泄热行瘀，决壅开塞，下阳明之燥结，除太阴之湿蒸，通经脉而破癥瘕，消痈疽而排脓血。（《长沙药解·卷一》）

○大黄治疫，疗时疾者，服大黄良。宋史载陈宜中梦神人语曰："天灾流行，人多死于疫疠，唯服大黄得生，宜中遍以示人。"时果疫，因食大黄得生者甚众。（《清代笔记丛刊·坚瓠集·秘集》）

○仲景云：太阴病，脉弱便利，设当用大黄、芍药者宜减之，以其人胃气弱，易动故也。即是观之，肠胃锢冷之滑泄，而可恣用大黄耶？不用则温药不能下，而久留之邪，非攻不去；多用则温药恐不能利，而洞泄之势，或至转增。裁酌用之，真足法矣。※温脾汤：治锢冷在肠胃间，泄泻腹痛之证。（《医门法律·卷二》）

○蒋仲芳治吴氏母，年六十余，患腹痛，日泻四五行，已三四年，遍治不效，诊之二尺沉紧，曰内有沉积也，用熟大黄三钱，入本药中，煎服一帖，而痛如失。（《续名医类案·卷十九·腹痛》）

○袭子才治刘司寇，年近七十患痢，脓血腹痛，诸药弗效。诊之六脉微数，此肥甘太过，内有积热，当服酒蒸大黄一两清利之……逾日而愈。（《续名医类案·卷八·痢》）

○故治血者，必治脾为主，仲景炙甘草汤皆是此义，以及大黄下血，亦因大黄秉土之色，而大泄地道故也。（《血证论·卷一·阴阳水火气血论》）

○而大黄一味，既是气药，亦是血药，止血而不留瘀，尤为妙药……且大黄一味，能推陈致新，以损阳和阴，非徒下胃中之气也。即外而经脉肌肤躯壳，凡属气逆于血分之中，致血有不和处，大黄之性，亦无不达。盖其药气最盛，故能克而制之。使气之逆者，不敢不顺，既速下降之势，又无遗留之邪。（《血证论·卷二·吐血》）

○传尸之证，与其所感之病人无异，《金鉴》谓宜服传尸将军丸，方载《丹溪心法》中，今查《丹溪心法》不载此方，然以将军名丸，其主用大黄可知。夫传尸虫蟚，袭染人身，急宜除去，故主攻下，亦如仲景攻干血法，以免留邪为患也。（《血证论·卷五·瘀血》）

○泻火即是止血，得力大黄一味，逆折而下，兼能破瘀逐陈，使不为患，此味今人多不敢用，不知气逆血升，得此猛降之药，以损阳和阴，真圣药也……凡属气逆于血分之中者，大黄之性无不达，盖其气最盛，凡人身气血凝聚，彼皆能以其药气克而治之，使气之逆者，不敢不顺。今人不敢用，往往留邪为患。（《血证论·卷七·仲景泻心汤》）

○产后便秘戒轻用大黄。陈无择曰，产后不得利，利者百无一生，去血过多脏燥，大便秘涩，固当滑之，大黄似难轻用，唯葱涎调腊茶为丸，复以腊茶下之。（《女科经纶·卷六·产后证下》）

○倘以大黄为可畏，或不用改为别味，则虽有前药，亦用之而不当。盖有病则病受之，用大黄之药，始能消去其瘀血，而终不能大下其脾中之物，又何必过忌哉……况大黄不特去瘀血，亦能逐瘀而生新，瘀去，而各活血之品，必能补缺以遮其门路。（《重订石室秘录·卷四·论跌仆断伤》）

○食积，心酸腹满，大黄、牵牛之类，甚者礞石、巴豆。（《医碥·卷二·杂证·积聚》）

○《精要》云：大黄治痈疽之要药，以其宣热拔毒……疮始作，皆须以大黄等汤，极转利之。（《疡医大全·卷之五》）

○嘴痛，莫把大黄又要忘了……林之洋用麻油敷在面上，过了两天，果然痊愈。（《镜花缘·第二十六回》）

○治风热积壅，一切牙痛，兼蠲口气，大有奇效。好大黄，瓶内烧存性为末，早晚擦漱。（《疡医大全·卷之十六》）

○大黄……能入血分，破一切瘀血。为其气香故兼入气分，少用之亦能调气，治气郁作疼……又善解疮疡热毒，以治疔毒尤为特效之药……凡气味俱厚之药皆忌久煎，而大黄尤甚，且其质经水泡即软，煎一两沸药力皆出，与他药同煎宜后入，若单用之开水浸服即可，若轧作散服之，一钱之力可抵煎汤者四钱……大黄之力虽猛，然有病则病当之，恒有多用不妨者。是以治癫狂其脉实者，可用至二两；治疗毒之毒，热甚盛者，亦可用至两许。盖用药以胜病为准，不如此则不能胜病，不得不放胆多用也。（《医学衷中参西录·上册·药物》）

○治疔宜重用大黄……疮疡以疔毒为最紧要，因其毒发于脏腑，非仅在于经络……其大便实者，用大黄杂于解毒药中下之，其疔即可暗消于无形。（《医学衷中参西录·下册·医论》）

○为缓下药及苦味健胃药，并有消炎作用。（《科学注解本草概要》）

○可见大黄，力沉而不浮，以攻决为用，不仅通大便，亦能利小便。※大黄汤《圣济总录》主治水肿。大黄（锉碎，醋炒）二两，桂（去粗皮）、甘草（炙锉）、人参、细辛（去油研）各一两，桑根的皮（炒黄色锉）二两。（《百药效用奇观》）

○明是有物伤胃，荣气闭而不纳，故以大黄通荣分已闭之谷气，而兼以甘草调其胃耳。《外台》治吐水，大黄亦能开脾气之闭，而使散精于肺，通调水道，下输膀胱也。（《金匮要略诠解·大黄甘草汤方》）

○性味：特异芳香，微苦，收敛性。效用：为泻下药，有消炎健胃作用。（《现代实用中药》增订本）

○大黄体震荡而放逐，转输为之用。放逐：放逐胃中也……放逐胸中也……放逐血道也……放逐虚实间也。转输：转输胸胁……转输胃中也……转输心下，转输腹中也。（《皇汉医学丛书·内科学·伤寒用药研究·卷下》）

○大黄通利水谷，荡涤肠胃，锉，取五钱，煎服，或作丸服之亦可。（《东医宝鉴·杂病篇·卷一》）

○大黄……酒浸入太阳，酒洗入阳明，余经不用酒。盖酒浸良久，稍薄其味，而借酒力上升至高之分。酒洗亦不至峻下，故承气汤俱用酒浸，唯小承气汤生用。或面裹煨热，或酒浸蒸熟，量虚实用。（《东医宝鉴·汤液篇·卷三》）

○大黄主通利结毒也，故能治胸、腹满、腹痛及便闭，小便不利，旁治发黄

瘀血肿脓……张仲景氏用大黄者，特以利毒而已，故各陪其主药，而不单用焉。（《药征》）

【验方举要】

○治暴热毒，心肺烦而呕血方：大黄二两，为末，以地黄汁拌匀，湿即焙干，上为末。每服二钱，地黄汁调下，以利为度。（《中藏经校注·华氏中藏经·卷下》）

○必效疗癣方：大黄十两，上一味捣筛，醋三升和煎调，内白蜜两匙，煎令为丸如梧子，一服三十丸，以利为度，小者减之。（《外台秘要·卷十二·疗癣方》）

○千金疗黄疸大黄丸方：大黄二两，葶苈三两，上二味捣筛为末，蜜和为丸，如梧子大，未食服十丸，日三服，病瘥便止。（《外台秘要·卷四·诸黄方》）

○疗胃反吐水及吐食方：大黄四两，甘草二两，上二味切，以水三升，煮取一升，去滓，分温再服，如得可则隔两日更服一剂，神验千金不传。忌海藻菘菜。（《外台秘要·卷八·胃反方》）

○《产乳》疗产后恶血冲心，或胞衣不下，腹中血块等疾。大黄一两为末，以好醋半斤熬成膏，以药末收膏为丸如梧桐子大，温醋汤吞五丸，良久取下恶物，不可多服。（《妇人大全良方·卷之十八·胞衣不出方论第四》）

○血极膏：治妇人干血气。川大黄为末用酽醋熬成膏子，丸如鸡头大，每服一丸，酒化开，临卧温服，大便利一二行后，红脉自下，是妇人之仙药也，加当归头。（《证治准绳·女科·卷一》）

○大黄散：治惊风，贴囟。大黄、芍药各等分，上为末，猪胆汁调贴之。（《永乐大典·医药集·卷之九百七十五·儿》）

○治小儿丹毒肿痛如火。大黄、朴硝，上等分为末，水调敷肿处。（《永乐大典·医药集·卷之一千零三十七·儿》）

○大黄膏子：治闺女经闭。大黄四两酒浸焙干。上为末以醋一碗，熬成膏为丸，如芡实大，每服一丸，空心酒调服。（《丹台玉案·下册·五卷·经闭》）

○奇效膏：真香油一斤二两，大黄六两入油，炸浮滤去渣，慢火下净黄丹半斤，慢火再熬；滴水成珠，下古石灰炒过五钱，乳香四钱，没药四钱，黄蜡二两。成膏，用油单纸摊膏贴。贴瘰疬，未破内消，已破则合。（《万病回春·卷之八·瘰疬》）

○三因熟大黄汤：治坠堕闪肭，腰痛不能屈伸。大黄炒、生姜各半两，上咬咀，水浸一夜，五更去滓，顿服之。（《玉机微义·卷之三十一·腰痛门》）

○大风年深不愈，至眉毛堕落，鼻梁坍坏……轻者疏风和血，以二圣散治

之。大黄半两，皂角刺三钱，烧灰。上将皂角刺一二个，烧灰研细，用大黄半两煎汤，调下二钱。（《医学纲目·卷之十一·疬风》）

○头痛如破，酒炒大黄半两，茶煎服。上以酒炒大黄下头痛，盖病在胃而头痛者，必下之方愈也。（《医学纲目·卷之十五·头风痛》）

○如神散：治冻疮皮烂不可忍。用川大黄不拘多少为细末，新水调扫冻破疮上，痛止立效。（《医学纲目·卷之二十·丹𤏳瘭疹》）

○大黄汤：治冷涎翻胃。其候欲发时，先流冷涎，次则吐食。此乃劳证，治不早，死在旦夕。用大黄一两，生姜自然汁半茶盏，炙大黄令燥，又淬入姜汁中，如此淬汁尽，切焙为末。每服二钱，陈米一撮，葱白二茎，水一大盏，煎至七分，先食葱白，次服其药，不十日去根。（《医学纲目·卷之二十二·呕吐膈气总论》）

○治泄痢久不安，脓血稠黏，里急后重，日夜无度，宜大黄汤。用大黄一两锉，用好酒两大盏浸半日，同煮至一盏半，去渣，分为二次顿服之。痢止停服，未止再服，以利为度。（《医学纲目·卷之二十三·滞下》）

○阳明热牙痛。大黄烧灰存性，香附烧存性，为末，入青盐少许，无时擦之。（《医学纲目·卷之二十九·牙齿痛》）

○秋水丸：专治湿热痰火积滞，并一切疮疡肿毒，瘀阻停经等证。燥结者服之能下，而泻痢者服之能止，是乃升清降浊之妙方也。生军十斤，煮酒一百五十斤。法用锦纹大黄一味，置于缸内，煮酒一坛，泡而晒之，使其浸透发软，切作厚片，日晒夜露，历百日夜方可用。以黑透为度，干则加酒，时刻移缸就日，并须时刻翻动，以免上干下湿之患，恐其积酒过夜而酸，至交霉之时，须晒令极干，装入坛中。使交伏天之后，再行取置缸中，照前加酒翻晒。伏天风燥日烈，可以日日加酒。交秋之后，得酒已多，一经夜露，即觉潮润，而加酒亦宜酌减。到九十月间，色已黑透，然后杵和为丸，如桐子大，贮瓶内。每服三四钱，开水送下，甚者奇效。凡制此丸，晒则贵于伏天，露则重于秋夜。最宜慎者，黄霉阴湿之时，秋雨淋漓之候，日间尚易经心而昏，夜更难留意。一或凄风苦雨，任其飘零，烈日炎天，听其霉湿，则不得其法，往往发酸而臭，甚至霉变生虫，以致全功尽弃。（《良方集腋·卷之下·膏丹门》）

○大黄一物汤：大黄四两，酒浸宿，煎分三服，必数日后，方可与食，但得宁静，方为吉兆，不可见其瘦弱减食，便以饮食温药补之，犯必再发。（《证治汇补·卷之五·癫狂选方》）

○大黄膏：治干血气，月信不通，脉数大。大黄十两，醋煮糜烂，熬成膏，丸如豆大，酒化一丸，临卧温酒服。（《徐大椿医书全集·下·杂病证治·卷七》）

○治赤眼，用四物汤每服加熟大黄一块如粟子大者，同煎服，食后。（《当

归草堂医学丛书·传信适用方·卷二》)

　　○清凉膏：敷痈肿烦痛，生大黄研末，醋调敷……治痈疽热毒，大黄酒洗，锉二钱，甘草一钱，煎服。脉实，膏粱之人宜服。（《东医宝鉴·杂病篇·卷八》）

　　○耳边腮肿，生大黄末，葱汁调敷四围，中一顶，自消……粉刺：硫黄、大黄研末，凉水调敷。（《疡医大全·卷之十二》）

　　○龈常出血，渐至崩落口臭，极效。大黄米泔浸软，生地黄各旋切一片合定，贴上一夜，未愈再贴……齿血，三制大黄研末三钱，用枳壳煎汤，加童便调下，即止。（《疡医大全·卷之十六》）

　　○杨梅疮愈后红黑疤不退。生大黄，白矾各等分同研，擦之即消，肉色如旧。（《疡医大全·卷之三十四》）

　　○脓窠疮：生大黄二两，生石膏一两，研细麻油调擦。（《疡医大全·卷之三十五》）

　　○杖疮：生大黄末，红糖调敷，候干，温汤洗去，又敷。（《疡医大全·卷之三十六》）

　　○伤损肿痛，瘀血流注紫黑。大黄为末，生姜汁调敷患处，即消。（《疡医大全·卷之三十六》）

　　○痔疮肿痛：大黄二两。水十二碗煎至八碗，再入朴硝一两，略滚，倾桶内熏洗之。（《疡医大全·卷之二十三》）

　　○刀伤：生大黄炒黑，研细掺……火疮疼不可忍，大黄朴硝各等分，菜油调搽。（《疡医大全·卷之三十七》）

　　○预防冻疮最便法，倘已发生硬块，用棉花浸火油包护，亦可消散。如已皮破作痛，用大黄细末，水调敷上，立愈。（《不费钱的奇验方》）

　　○治痔疮方：大黄250克。制法：药切碎，用水酒各半，入砂锅内文火煮二日，待半干，即搓成丸，如梧桐子大。用法：另用腊酒，取黑铅125克，化开投入酒中，如此七次。每次服20丸，将此酒空心送下，一料除根。（《马培之医案论精要·第四卷》）

【按】

　　药理研究表明，大黄具有泻下、抗菌、抗病毒、抗寄生虫、保肝、利胆、抗肾功能衰竭、抗肿瘤，以及较强的收敛止血等作用。临床用单味大黄治疗急性上消化道出血、急性胰腺炎、胆囊炎、急性肠梗阻、急性重症肝炎、高脂血证、急性扁桃体炎、甲沟炎等疗效很好；以大黄为主的制剂用于多种急性感染性疾病、急慢性肾功能衰竭、尿毒症、消化不良、精神分裂症、绦虫病、烧烫伤、淋巴结核等病症，亦有较好疗效。大黄用途广泛，功效卓著，如果仅把大黄作为清热通便药用，是远远不够的。经验认为，大黄之性缓和，泻下不猛烈，同时又具有收敛止泻作用，能使大便次数增加，但不会导致峻泻失水。小剂量（0.5克）不会因苦寒而败胃，反而有健胃、增进食欲、防老抗衰等作用。水煎剂在10克以上，内服可出现短暂的腹痛反应，如在方中加入青木香10克，则不会出现腹痛副反应。此外，于临床应用时尚须注意剂量的个体化，并注意选择优质生药供用。

大戟

Daji

大戟系大戟科植物大戟 *Euphorbia pekinensis* Rupr. 或茜草科植物红芽大戟 *Knoxia Valerianoides* Thorel 的根。常用别名有下马仙、无头狮子草等。味苦、辛，性寒，有毒。归肺、肾、大肠经。功能泻水逐饮，消肿散结。主要用于治疗身面浮肿，大腹水肿，胸胁积液，热毒痈肿疮毒，痰火凝滞，瘰疬痰核等病症。常用剂量为 1.5～3 克；散剂每次 1 克。体弱及孕妇忌用。不宜与甘草配伍应用。

【各家论述】

○主十二水，腹满急痛，积聚，中风皮肤疼痛，吐逆……味苦，寒。(《神农本草经》)

○甘，大寒，有小毒……主颈腋痈肿，头痛，发汗，利大小肠。(《名医别录》)

○下恶血癖块，腹内雷鸣，通月水，善治瘀血，能堕胎孕……反芫花、海藻。毒，用菖蒲解之。(《药性本草》)

○畏菖蒲、芦草、鼠屎。(《新修本草》)

○泻毒药，泄天行黄病、温疟，破癥瘕。小豆为之使。恶薯蓣。(《日华子本草》)

○治隐疹风及风毒脚肿。(《本草图经》)

○大戟，苦甘，阴中微阳，泻肺，损真气。(《医学启源·卷之下·用药备旨》)

○味苦甘寒，通十二水，利大小肠，故十枣汤下热而泄水。(《丹溪手镜·卷之中·发明五味阴阳寒热伤寒汤丸药性第二》)

○大戟苦寒除蛊毒，专工利水治诸风，苗名泽漆同消肿……(《医经小学·卷之一·药性指掌》)

○性峻利，善逐水邪痰涎，泻湿热胀满。(《本草正》)

○大戟用枣同煮软，去骨，晒干用。(《本草通玄》)

○得枣则不损脾……大戟能泄脏腑之水湿，甘遂能行经隧之水湿，白芥子能散皮里膜外之痰气，唯善用者能收奇功也。(《本草纲目》)

○凡使大戟勿用附生者，若服，令人泄气不禁，即煎荠苨子汤解。(《雷公炮炙论》)

○大戟，性禀阴毒，峻利首推，苦寒下走肾阴，辛散上泻肺气，兼横行经

脉……脾胃肝肾虚寒，阴水泛滥，犯之立毙，不可不审。（《本经逢原》）

○能通能散，专主逐水行瘀。（《成方便读·攻里之剂·玉枢丹》）

○下恶血，通经堕胎……非体之坚实者勿用。（《罗氏会约医镜·卷十六·本草上》）

○治十二种水毒蛊结，腹满急痛等症。（《医方十种汇编·药性摘录》）

○畏菖蒲，反甘草。（《本草求真》）

○治壮实体质之腹水，全身水肿，胁肋膜积水等。（《现代实用中药》）

○疗中风皮肤疼痛吐逆……禀天地阴毒之气以生，性善下走而入肾肝，逐诸有余之水，辛则横走，无所不到。

○大戟体陵夺，而泻下为之用。泻心下及胸中也。（《皇汉医学丛书·内科学·伤寒用药研究》）

【验方举要】

○治太阳中风，下利呕逆，表解里未和。其人漐漐汗出，发作有时，头痛，心下痞鞕满，干呕，短气，汗出不恶寒：芫花（熬）、甘遂、大戟。上三味等分，各别捣为散，以水一升半，先煮大枣肥者十枚，取八合，去滓，纳药末，强人服一钱匕，羸人服半钱，温服之，平旦服。若下少病不除者，明日更服，加半钱，得快下利后，糜粥自养。（《伤寒论·十枣汤》）

○治忽患胸背、手脚、颈项、腰胯隐痛不可忍，连筋骨牵引灼痛，坐卧不宁，时时走易不定：甘遂（去心）、紫大戟（去皮）、白芥子（真者）各等分。上为末，煮糊丸如梧子大。食后临卧，淡姜汤或热水下五七丸至十丸，如疾猛气实，加丸数不妨。（《三因方·控涎丹》）

○治通身肿满喘息，小便涩：大戟（去皮，细切，微炒）二两，干姜（炮）半两。上二味捣罗为散，每服三钱匕，用生姜汤调下，良久，糯米饮投之，以大小便利为度。（《圣济总录·大戟散》）

○大戟与芫花、黄药子等分，水糊为丸，桐子大，每服十丸，伤风、伤寒，葱白汤下；伤食，陈皮汤下。或十五丸，微加至止，亦可。（《汤液本草·卷之四》）

○治水气肿胀：大戟一两、广木香半两。为末，五更酒服一钱半，取下碧水，后以粥补之。忌咸物。（《本草纲目》）

○治黄疸小水不通：大戟一两，茵陈二两。水浸空心服。（《本草汇言》）

○治颈项腋间痈疽：大戟三两（浸酒炒，晒干），当归，干白术各二两。共为末，生半夏（姜水炒）为末，打糊丸如梧桐子大。每服二钱，食后白汤下。（《本草汇言》）

○大戟，治胀，取大枣一斗，置锅内，与大戟同水煮熟，去大戟不用，旋旋

吃枣，无时枣尽即效。（《东医宝鉴·杂病篇·卷六》）

【按】

药理研究表明，大戟有泻下、抑菌作用。红芽大戟具有与大黄相似的抑菌作用，对金黄色葡萄球菌、绿脓杆菌、痢疾杆菌、肺炎双球菌、溶血性链球菌等有抑菌作用。据考证，茜草科红芽大戟是目前使用最广的一种，其消肿解毒功用较强。

大蒜

Dasuan

大蒜系百合科植物*Allium sativum* L.的干燥鳞茎。常用别名有胡蒜、葫、独蒜、独头蒜等。味辛，性温。归脾、胃、肺经。功能消肿、解毒、杀虫。主要用于治疗痈疖肿毒，癣疮，肺痨，顿咳，痢疾，泄泻，钩虫，蛲虫等病症。常用剂量为3~5克，生食、煎汤、煮食均可。外用适量，捣敷，切片擦或隔蒜灸。阴虚火旺者慎服。外敷不宜过久，以防皮肤灼热起泡。

【各家论述】

○味辛，温，有毒……散痈肿䘌疮，除风邪，杀毒气。（《名医别录》）

○下气，消谷，化肉。除风破冷。（《新修本草》）

○去水恶瘴气，除风湿，破冷气，烂痃癖，伏邪恶；宣通温补，无以加之；疗疮癣。（《本草拾遗》）

○大蒜，性热善散，善化肉，故人喜食，多用于夏月。其伤脾伤气之祸，积久自见，化肉之功，不足言也。（《本草衍义补遗》）

○健脾，治肾气，止霍乱转筋、腹痛，除邪辟温，疗劳疟、冷风、痃癖、温疫气，敷风损冷痛，蛇虫伤，并捣贴之。（《日华子本草》）

○燥脾胃。（《日用本草》）

○祛寒痰，兴阳道，泄精，解水毒。（《滇南本草》）

○捣汁饮，治吐血心痛。煮汁饮，治角弓反张。同鲫鱼丸，治膈气。同蛤粉丸，治水肿。同黄丹丸，治痢疟、孕痢。同乳香丸，治腹痛。捣膏敷脐，能达下焦消水，利大小便。贴足心，能引热下行，治泄泻暴痢及干湿霍乱，止衄血。纳肛中，能通幽门，治关格不通……胡蒜，其气熏烈，能通五脏，达诸窍，去寒湿，辟邪恶，消痈肿，化癥积肉食，此其功也……化臭腐为神奇，调鼎俎，代醯浆，携之旅途，则炎风瘴雨不能加，食蝎腊毒不能害，夏月食之解暑气，北方食肉面，尤不可无……日用之多助者也。盖不知其辛能散气，热能助火，伤肺、损目、昏神、伐性之害，荏苒受之而不悟。久食伤肝损眼。（《本草纲目》）

○葫，大蒜也。辛温能辟恶散邪，故主除风邪，杀毒气及外治散痈肿䘌疮也。辛温走窜，无处不到，故主归五脏。脾胃之气最喜芳香，熏臭损神耗气，故久食则伤人。肝开窍于目，目得血而能视，辛温太过，则血耗而目损矣。总之，其功长于通达走窍，去寒湿，辟邪恶，散痈肿，化积聚，暖脾胃，行诸气……凡肺胃有热，肝肾有火，气虚血弱之人，切勿沾唇。（《本草经疏》）

○脚气、风病及时行病后忌食。(《本经逢原》)

○阴虚内热，胎产，痧痘，时病，疮疟血证，目疾，口齿喉舌诸患，咸忌之。(《随息居饮食谱》)

○大蒜，通窍辟秽，导滞杀腥，为中暑卒厥通窍专药……大蒜梗：能治疝连宗筋。(《徐大椿医书全集·药性切用·卷之四中》)

○凡夏月受暑昏迷，用大蒜数瓣，用街心土各等分，捣烂，用井水一碗和匀，澄清去渣，服之立时即苏……是济世仙丹。(《镜花缘·第二十七回》)

○入肝、肾二经，忌蜜。开胃健脾，消谷化食……治中暑不醒、鼻衄不止、关格不通。捣纳肛中，能通幽门。捣贴脐，能达下焦，消水肿，利二便。切片烁艾，解一切痈疽恶疮肿核……按：性热气臭，凡虚热之人勿用，即宜用者亦勿过用。(《罗氏会约医镜·卷十七·本草中》)

○消食辟秽，去寒滞解暑气……须用独头者佳。至百补俗说，不足信也。(《本草分经》)

○解毒散痰，消肿败毒，并能破坚，化卤杀虫。多食恐生疾动火……(《陈修园医书四十八种·食物秘书》)

○因味辛则气可通，性温则寒可辟，而诸毒诸恶诸湿诸热诸积诸暑，莫不由此俱除矣。(《本草求真》)

○治肺结核，白痢，及崩中带下。(《四川中药志》)

○烂痃癖，可常食之。(《东医宝鉴·杂病篇·卷六》)

【验方举要】

○凡背肿，取独颗蒜横截一分，安肿头上，炷艾如梧子大，灸蒜百壮，不觉渐消，多灸为善。(《肘后备急方》)

○治五色丹毒无常色及发足踝者：捣蒜厚敷，干即易之。(《肘后备急方》)

○喉痹肿痛：大蒜塞耳、鼻中，日二易之。(《肘后备急方》)

○治臌胀：大蒜，入自死黑鱼肚内，湿纸包，火内煨熟，同食之。忌用椒、盐、葱、酱。多食自愈。(《食疗本草》)

○治关格胀满，大小便不通：独头蒜烧熟去皮，绵裹纳下部，气立通也。(《外台秘要》)

○治金疮中风，角弓反张：取蒜一升去心，无灰酒四升煮极烂，并渣服之，须臾得汗即瘥。(《外台秘要》)

○治牙齿疼痛：独头蒜煨，乘热切熨痛处，转易之。亦主虫痛。(《外台秘要》)

○血逆心痛：生蒜捣汁，服二升即愈。(《备急千金要方》)

○治鬼毒风气：独头蒜一枚，和雄黄、杏仁研为丸，空腹饮下三丸。静坐少

时，当下毛出即安。（《食疗本草》）

○治蛇咬伤：取蒜去皮一升，捣以小便一升，煮三四沸，适人即入渍损处。（《食疗本草》）

○治冷毒风气：蒜一升去皮，以乳二升，煮使烂。空腹顿服之，随后饭压之。明日依前进服。（《食疗本草》）

○治暴下血病：用葫（蒜）五七枚，去皮研膏，入豆豉捣，丸梧子大。每米饮下五六十丸，无不愈者。（《本草衍义》）

○治背疽漫肿无头者（用湿纸贴肿处，但一点先干处，乃是疮头）：用大蒜十颗，淡豉半合，乳香钱许。研烂，置疮上，铺艾灸之，痛者灸令不痛，不痛者灸之令痛。（《外科精要》）

○治狗咽气塞，喘息不通，须臾欲绝：用独头蒜一枚，削去两头，塞鼻中。左患塞右，右患塞左，候口中脓血出，立效。（《圣济总录》）

○治头风苦痛：用大蒜七个去皮，先烧红地，以蒜逐个于地上磨成膏子。却以僵蚕一两，去头足，安蒜上，碗覆一夜，勿令透气。只取蚕研末，噙入鼻内，口中含水，甚效。（《圣济总录》）

○泄泻暴痢：大蒜捣贴足心，亦可贴脐中。（《千金方》）

○治肠毒下血，蒜连丸：用独蒜煨捣，和黄连末为丸，日日米汤服之。（《济生方》）

○治夜啼腹痛，面青，冷证也：大蒜一枚（煨、研、日干），乳香五分。捣，丸芥子大。每服七丸，乳汁下。（《世医得效方》）

○治脚转筋：急将大蒜磨脚心，令……热。（《摄生众妙方》）

○水气肿满：大蒜、田螺、车前子等分，熬膏摊贴脐中，水从便漩而下，数日即愈。（《仇远稗史》）

○治中风口眼㖞斜：橡斗盛蒜泥，涂合谷穴。右㖞合左，左㖞合右。（《古今医统·卷之八·中风门》）

○心腹冷痛：法醋浸至二三年蒜，食至数颗，其效如神。（《李时珍濒湖集简方》）

○有一妇，衄血一昼夜不止，诸治不效。时珍令以蒜敷足心，即时血止，真奇方也。（《本草纲目》）

○寒湿气痛：端午日收独蒜，同辰粉捣，涂之。（《唐瑶经验方》）

○鱼骨哽咽：独头蒜塞鼻中，自出。（《十便良方》）

○产后中风，角弓反张，不语：用大蒜三十瓣，以水三升，灌之即苏。（《张杰子母秘录》）

○治冻风、冻根、冻耳，每逢冬寒则发，用独胜膏。六月初六、十六、二十六，用独蒜捣膏，日中晒热，在于遇冬所发之处搽之，忌下汤水，一日共搽三次

不发。又每常冻风用茄根同葱汤浸洗，再不重发。（《外科正宗》）

○一人眉毛摇动，目瞪不能视，唤之不能应，但能饮食，用蒜三两取汁，酒调下即愈。（《名医类案·卷七·鼻》）

○治腹满不能服药导引方。取独蒜煨熟、去皮、纳下部，冷即易。（《医学纲目·卷之二十四·小腹胀》）

○治膈气噎不下饮食：用陈皮去白，不拘多少，用大蒜研细和丸，如绿豆大。每服二十丸至三十丸，温米饮下，食后，日三服。（《医学纲目·卷之二十二·呕吐膈气总论》）

○治蛇蝎蜈蚣等恶虫所伤，用大蒜切片置痛处，以艾壮灸之，毒气顿解，痛即止。（《保婴撮要·卷十六·风犬伤》）

○痈疽灸法，病疽者，但有痛处，或有头，或无头，但用大瓣蒜，切令厚二分许，贴疮上，用麦粒大艾柱灸。每灸至十五六壮，可换一饼子，极甚者可灸至二百壮许，但灸胜不灸也。（《焦氏笔乘·卷五》）

○妇人阴肿作痒：蒜汤洗之，效乃止。（《永类钤方》）

○治食蟹中毒：干蒜煮汁饮之。（《姚僧坦集验方》）

○治小脐风：独头蒜，切片，安脐上，以艾灸之，口中有蒜气即止。（《简易方论》）

○治蜈蚣咬人，痛不止：独头蒜，摩螫处，痛止。（《梅师集验方》）

○治疮成管：用大蒜梗烧灰存性搽患处，其管自消。（《本草纲目拾遗》）

○治坐板疮：用蒜梗烧灰为末，先洗净去靥，将药末擦上。（《本草纲目拾遗》）

○熏痔疮：蒜梗阴干，以火盆置微火，将梗投入移火盆于木桶中，令患者坐熏之四围，以衣被塞紧勿走泄烟，三次自愈。（《本草纲目拾遗》）

○治冻疮：大蒜煎汤洗之。（《本草纲目拾遗》）

○治毒疮：肿毒号叫，眠卧不得，人不得别者，取独头蒜两颗捣烂，麻油和，厚敷疮上，干即易之，屡用神效。（《本草纲目拾遗》）

○专治蛊胀屡验，救活人多矣。西瓜一个切去顶，如满瓢，挖去瓢三成，入蒜瓣以满为度，将厚顶盖之，放在新砂锅内，又著新砂锅合上，用煤火蒸熟，瓜蒜汤尽食。三日之内尽消，不忌盐酱。（《良朋汇集》）

○治疝气：大蒜梗煎汤，入罐内熏之。（《疡医大全·卷之二十四》）

○治冻疮久烂不愈：独蒜煨，杵烂贴。（《疡医大全·卷之三十五》）

○治喉风奇验方，咽喉燥痛，在喉痧将发时，用大蒜杵烂如泥，贴大拇指与食指之凹中，上用膏药盖住，隔一夜即起水泡，其时喉间肿痛，即可全消矣。（《不费钱的奇验方》）

【按】

　　药理研究表明，大蒜具有抗菌、抗原虫、抗滴虫、抗肿瘤、降血脂、降血压、兴奋子宫等作用。临床单用大蒜制剂治疗深部霉菌感染、晚期癌肿、高脂血证、肺结核、急性菌痢、婴儿腹泻、大叶性肺炎、百日咳、咯血、黄疸型肝炎等有显效；以大蒜为主的复方制剂可以治疗支气管哮喘、肾功能衰竭、急性阑尾炎等；此外，大蒜生吃还可预防流行性脑脊髓膜炎，近有报道，用大蒜制剂治疗艾滋病也有一定疗效。

Daji

大蓟

大蓟系菊科植物蓟 *Cirsium japonicum* DC.的干燥地上部分或根。常用别名有虎蓟、刺蓟、鸡脚刺、野红花、恶鸡婆等。味甘、苦，性凉。归心、肝经。功能凉血止血，祛瘀消肿。主要用于治疗衄血，吐血，尿血，便血，崩漏下血，外伤出血，痈肿疮毒等病症。常用剂量为9~15克，鲜品可用30~60克；外用鲜品适量，捣烂敷患处。

【各家论述】

○根，味甘，温。主养精保血，女子赤白沃，安胎，止吐血鼻衄。（《名医别录》）

○味苦，平。根，止崩中血下。（《药性本草》）

○根，疗痈肿。（《新修本草》）

○叶，凉。叶，治肠痈，腹脏瘀血，血运扑损，可生研，酒并小便任服；恶疮疥癣，盐研窨敷。（《日华子本草》）

○大蓟功同小蓟，治痈肿血崩吐衄。（《珍珠囊补遗药性赋·草部》）

○消瘀血，生新血，止吐血、鼻衄。治小儿尿血，妇人红崩下血，生补诸经之血，消疮毒，散瘰疬结核，疮痈久不收口者，生肌排脓。（《滇南本草》）

○大蓟根，陶云有毒，误也。女子赤白沃，血热所致也，胎因热则不安，血热妄行，溢出上窍则吐衄。大蓟根最能凉血，血热解，则诸证自愈矣。其性凉而行，行而带补，补血凉血，则荣气和，荣气和故令肥健也。（《本草经疏》）

○大蓟……行瘀血；亦行瘀血而敛新血。吐衄、崩漏，痈疽，跌打及肠痈、血积、金疮、蛊毒俱治。小蓟性同而犹薄，不能疗痈消肿，但破血耳。（《玉楸药解·卷一》）

○大小蓟甘苦性凉，俱能凉血散瘀。但小蓟力微，不能如大蓟之能消痈毒。（《徐大椿医书全集·药性切用·卷之一下》）

○夫小蓟退热固以止血，而大蓟下气更是止血妙理，盖气之不下者，多由于阴之不降，以致阳亢而不下也，气下则血归经矣，此非气为血先之义欤？（《本草述》）

○二蓟主治，皆以下行导瘀为主，《别录》以大蓟根止吐血鼻衄者，正以下行为顺，而上行之吐衄可止。又谓安胎，则破瘀导滞之性适得其反，恐不可从。甄权谓主下血，亦殊未允。（《本草正义》）

○大蓟为止血、消炎药，功能凉血、安胎。（《科学注解本草概要·植物部》）

○大蓟根及叶为利尿剂，又为止血剂，治热性出血病。叶治肠痈、腹脏瘀血，研细，酒冲服。又外用治恶疮、疥疮，鲜者捣汁冲服，效更著。（《现代实用中药》增订本）

○大蓟性平，味苦，无毒，治瘀血，止吐、衄血，疗痈肿、疥癣，主女子赤白带，养精保血。（《东医宝鉴·汤液篇·卷三》）

【验方举要】

○治阴冷，阴肿，昼夜疼闷不得眠：煮大蓟汁服，立瘥。（《医学纲目·卷之十四·前阴诸疾》）

○治吐血衄血，崩中下血：大蓟一握，捣，绞取汁，服半升。（《本草汇言》）

○治妇人红崩下血，白带不止：大蓟五钱，土艾叶三钱，白鸡冠花子二钱，木耳二钱，炒黄柏五钱（如白带，不用黄柏）。引水酒煨服。（《滇南本草》）

○治肠痈、内疽诸症：大蓟根叶、地榆、牛膝、金银花。俱生捣汁，和热酒服。如无生鲜者，以干叶煎饮亦可。（《本草汇言》）

○治吐血衄血便血溺血：大蓟鲜者绞汁一盅服。如干者三两，水二碗煎盅，研京墨于汁内服。（《良朋汇集·卷四》）

○舌上忽出血如簪孔：大小蓟，捣汁和酒服。（《疡医大全·卷之十五》）

【按】

大蓟有降血压、退黄疸之功效，临床可用于治疗高血压、黄疸型肝炎、胆囊炎等。

大风子

Dafengzi

大风子系大风子科植物大风子 *Hydnocarpus anthelmintica* Pier. 的成熟种子。常用别名有大枫子。味辛，性热，有毒。归肝、脾、肾经。功能祛风燥湿，攻毒杀虫。主要用于治疗麻风，梅毒，疥癣等。外用适量，捣敷或煅存性研末调敷。内服一次量0.3~1.0克。大风子毒烈，内服宜慎。阴虚血热者忌服。

【各家论述】

○能治风癣疥癞，攻毒杀虫，亦疗杨梅诸疮。(《景岳全书·下册·卷四十九·本草正》)

○味辛、苦，气热有毒。辛能散风，苦能杀虫燥湿，温热能通行经络，世人用以治大风疠疾及风癣疥癞诸疮，悉此意耳。(《本草经疏》)

○大风油治疮，有杀虫劫毒之功，盖不可多服，用之外涂，其功不可没也……凡取大风子油法，用子三斤，去壳及黄油者，研极烂，瓷器盛之，封口，入滚汤中，盖锅密封，勿令透气，文武火煎至黑色如膏，名大风油，可以和药。(《本草纲目》)

○入足厥阴肝经，辛热发散。(《玉楸药解·卷二》)

○行痰，杀虫，劫毒。用霜，亦可劫顽痰，行积水。(《医林纂要》)

○用之外治，其解毒杀虫之功最验。(《罗氏会约医镜·卷十七·本草中》)

○大枫子专入肝脾，本属毒药耳。按据诸书皆载味辛性热，其药止可取油以杀疮疥。若用此以治大风病，则先伤血而失明矣。故凡血燥之病，宜用苦寒以胜，纵有疮疥宜辛宜热，而血有受损，不更使病益剧乎。即或效以骤成，功以劫致，然烈毒之性，不可多服。唯用外敷，不入内治，其功或不没也。凡入丸药汤药，俱宜除油为妙。(《本草求真》)

○为制菌药。治麻风，梅毒，肺结核，淋巴腺结核等慢性传染病。(《科学注解本草概要·植物部》)

○大风子，多服燥痰伤血。(《东医宝鉴·汤液篇·卷三》)

【验方举要】

○治风刺赤鼻：大风子仁、木鳖子仁、轻粉、硫黄为末，夜夜水调涂之。(《本草纲目》)

○治诸癞大风疾：苦参三两，大枫油一两。将苦参为细末，入大风油及少酒

糊为丸，如梧桐子大。每服五十丸，无时，用温酒送下。仍将苦参煎汤，带热洗之为佳。(《普济方·换肌丸》)

○治大风疮裂：大风子烧存性，和麻油、轻粉研涂，仍以壳煎汤洗之。又治杨梅恶疮。(《岭南卫生方》)

○治手背破裂：大枫子肉捣泥涂之。(《疡医大全·卷之十九》)

○治麻风病：取大枫子去壳，放铜锅内炒至三分红色，七分黑色，太过无力，不及伤目。炒后研成膏，入红沙糖等分，用铜勺盛内，火上熬四五滚，倒在纸上，放在地上，以物盖之令出火气，贮存待用。功效祛风、燥湿、杀虫。春秋用0.25克，夏月用0.2克，冬月用0.3克，同麻风丸同服。(《马培之医案论精要·第二篇》)

【按】

本品有祛风燥湿杀虫的作用，临床常配合苦参、白蒺藜、大胡麻、苍耳子、防风、白花蛇、草乌等药做成丸剂，内服治疗麻风；又可配合土槿皮、地肤子、硫黄、樟脑等药，外用治疥癣等症。本品所含大风子油酸是经典抗麻风药，能显著抑制麻风杆菌生长。

Daqingye
大青叶

大青叶系十字花科植物菘蓝 *Isatis indigotica* Fort. 的干燥叶。常用别名有大青等。味苦，性寒。归心、胃经。功能清热解毒，凉血消斑。主要用于治疗温邪入营，高热神昏，发斑发疹，黄疸，热痢，痄腮，喉痹，丹毒，痈肿等病症。常用剂量为9～15克。脾胃虚寒者忌用。

【各家论述】

○味苦，大寒，无毒……疗时气头痛，大热、口疮……蓝叶汁，杀百药毒，解狼毒、射罔毒。（《名医别录》）

○疗伤寒方多用此，除时行热毒为良。蓝汁，至解毒。以汁涂五心，又止烦闷。甚疗蜂螫毒。（《本草经集注》）

○味甘。（《药性本草》）

○大青，春生，青紫茎，似石竹苗叶，花红紫色，似马蓼，亦似芫花，根黄。古方治伤寒、黄汗、黄疸等有大青汤，又治伤寒头身强、腰脊痛。葛根汤亦用大青，大抵时疾药多用之。（《本草图经》）

○疗伤寒热毒时行。（《珍珠囊补遗药性赋·草部》）

○气寒，味微苦咸……主热毒痢，黄疸，喉痹，丹毒……蓝叶汁，解斑蝥、芫青，樗鸡、朱砂、砒石毒……大青，能解心胃热毒，不特治伤寒也。（《本草纲目》）

○治瘟疫热毒发狂，风热斑疹，痈疡肿痛，除烦渴，止鼻衄、吐血，杀疳蚀、金疮箭毒。凡以热兼毒者，皆宜蓝叶捣汁用之。（《本草正》）

○甄权云大青味甘，能去大热，治瘟疫寒热。盖大寒兼苦，其能解散邪热明矣……时行热毒，头痛大热口疮，为胃家实热之证，此药乃对病之良药也……不可施之于虚寒脾弱之人。（《本草经疏》）

○治天行时疾、热狂阳毒发斑……脾胃虚弱泄泻者勿用。（《罗氏会约医镜·卷十六·本草上》）

○无实热者忌。（《徐大椿医书全集·药性切用·卷之一下》）

○大青，泻肝胆之实火，正以祛心胃之邪热，所以小儿疳热、丹毒为要药。（《本经逢原》）

○为清热解毒之上品，专主温邪热病，实热蕴结，及痈疡肿毒诸证，可以服食，可以外敷，其用甚广……鲜者，大寒胜热而不燥，尤为清火队中驯良品也。

（《本草正义》）

○入肝、脾二经。（《本草再新》）

○入足厥阴、少阴经。（《本草撮要》）

○非心胃热毒勿用。（《本草从新》）

○虚作泻者禁用。（《得配本草》）

○蓝叶与茎，即名大青叶。大泻肝胆实火，以祛心胃热毒，故于时疾阳毒发斑喉痹等症最利。（《本草求真》）

○蓝叶汁。系蓼蓝，味苦甘气寒，涂五心，止烦闷。（《本草述钩元》）

○为清凉性解热解毒药，用于斑疹伤寒、扁桃腺炎、急性喉头炎及各种传染性热病，如丹毒、猩红热、高热……细菌性赤痢等有效。（《现代实用中药》增订本）

○治各种传染性热病。（《科学注解本草概要·植物部》）

○治天行热疾大热……及金石药毒，兼涂肿毒。（《东医宝鉴·汤液篇·卷三》）

【验方举要】

○治小儿口疮不得吮乳：大青十八铢，黄连十二铢。上二味细切，以水三升，煮取一升二合，一服一合，日再夜一。（《千金方》）

○凡蛇伤虫咬，仓卒无药去处，以大蓝汁一碗，雄黄末二钱调匀点在所伤处，并令细细服其汁，神验。（《医说·下册·卷七》）

○喉风喉痹，大青叶捣汁灌之，取效止。（《卫生易简方》）

○肚皮青黑，小儿卒然肚皮青黑，乃血气失养，风寒乘之，危恶之候也。大青为末，纳口中，以酒送下。（《保幼大全方》）

○治风疹，丹毒：大青捣烂，罨之即散（先以磁锋砭去恶血）。（《本草汇言》）

○治小儿赤痢：捣青蓝汁二升，分四服。（《子母秘录》）

○治热盛时疟，单热不寒者：大青嫩叶捣汁，和生白酒冲饮。（《方脉正宗》）

○治肺炎高热咳喘：鲜大青叶一至二两。捣烂绞汁，调蜜少许，炖热，温服，日二次。（《泉州本草》）

○治血淋，小便尿血：鲜大青叶一至二两，生地五钱。水煎调冰糖服。日二次。（《泉州本草》）

○治大头瘟：鲜大青叶洗净，捣烂外敷患处，同时取鲜大青叶一两，煎汤内服。（《泉州本草》）

○治上气咳嗽，呷呀息气，喉中作声，唾黏：蓝实叶浸良久，捣绞取汁一

升，空腹顿服，须臾以杏仁取汁煮粥食之，一两日将息，依前法更服，吐痰方瘥。（《梅师集验方》）

〇有人病呕吐，服玉壶诸丸不效，用蓝汁入口即定。（《本草述钩元》）

【按】

药理研究表明，大青叶具有抗病原微生物、解热、抗炎等作用。临床用大青叶制剂治疗上呼吸道感染、流行性乙型脑炎、腮腺炎、麻疹、病毒性肝炎、单纯疱疹等病毒感染性疾病有明显疗效。

大腹皮

Dafupi

大腹皮系棕榈科植物槟榔 *Arecaca techu* L. 的干燥果皮。常用别名有槟榔皮、大腹毛、茯毛、槟榔衣、大腹绒等。味辛，性微温。归脾、胃、大肠、小肠经。功能下气宽中，行水消肿。主要用于治疗湿阻气滞，脘腹胀闷，大便不爽，水肿胀满，脚气浮肿，小便不利等病症。常用剂量为4.5～9克。

【各家论述】

○下一切气，止霍乱，通大小肠，健脾开胃，调中。（《日华子本草》）

○主冷热气攻心腹，大肠壅毒，痰膈，醋心。并以姜盐同煎，入疏气药良。（《开宝本草》）

○降逆气，消肌肤中水气浮肿，脚气壅逆，瘴疟痞满，胎气恶阻胀闷。（《本草纲目》）

○大腹皮功专下气，健脾开胃更通肠。（《医经小学·卷之一·药性指掌》）

○大腹皮，即槟榔皮也。其气味所主，与槟榔大略相同，第槟榔性烈，破气最捷，腹皮性缓，下气稍迟。（《本草经疏》）

○大腹皮，宽中利气之捷药也……消上下水肿之气四体虚浮，下大肠壅滞之气二便不利，开关格痰饮之气阻塞不通，能疏通下泄，为畅达脏腑之剂。（《本草汇言》）

○治虚肿者，用大补气之味，而少入腹皮。又见有治痰火者，常以此味少少入健脾之剂，或皆取其能导壅顺气而不甚酷烈乎？用者审之。（《本草述》）

○槟榔性沉重，泄有形之积滞；腹皮性轻浮，散无形之滞气。故痞满膨胀，水气浮肿，脚气壅逆者宜之。唯虚胀禁用，以其能泄真气也。（《本经逢原》）

○通大小便，理脚气胎气。子似槟榔，腹大形扁，故与槟榔同功，但破气之力为少缓耳。鸩鸟多集树上，恐遗涎有毒，宜以大豆汁多洗，火焙用，去外黑皮及内粗硬者为妙。（《罗氏会约医镜·卷十七·本草中》）

○凡用时必须酒洗炒过，恐其有鸩鸟毒也。（《景岳全书·下册·卷四十九·本草正》）

○辛温泄肺和脾下气行水，宽胸通肠。（《本草分经·脾》）

○为健胃、整肠及利尿药。（《科学注解本草概要·植物部》）

○治鼓胀，腹膜炎。（《临床应用汉方处方解说》）

【验方举要】

○治脚气，肿满腹胀，大小便秘涩：大腹皮一两（锉），槟榔一两，木香半两，木通二两（锉），郁李仁一两（汤浸去皮，微炒），桑根白皮二两（锉），牵牛子二两（微炒）。上药捣筛为散。每服四钱，以水一中盏，入生姜半分，葱白二七寸，煎至六分，去滓。不计时候，温服，以利为度。（《圣惠方》）

○治漏疮恶秽：大腹皮煎汤洗之。（《仁斋直指方》）

○治乌癞风疮：大腹子生者或干者，连全皮勿伤动，以酒一升浸之，慢火熬干为末，腊猪脂和敷。（《圣济总录》）

【按】

大腹皮性善下行，兼能利水消肿，故适用于湿阻气滞所致的脘腹胀闷或水气外溢于皮肤的水肿、脚气等症。在临床上，以其行气宽中，常与厚朴、陈皮等药配伍同用；以其利水消肿，常与桑白皮、茯苓皮、生姜皮等配伍同用。

山药

Shanyao

山药系薯蓣科薯蓣属多年蔓生草本植物薯蓣 *Dioscorea opposita* Thunb. 的干燥块根。常用别名有薯豫、薯蓣、淮山药、淮药、白薯、白苕等。味甘，性平。归脾、肺、肾经。功能补脾养胃，生津益肺，补肾涩精。主要用于脾虚食少，久泻不止，肺虚咳喘，肾虚遗精带下，尿频，虚热消渴等病症。常用剂量为15～30克。

【各家论述】

○薯豫味甘小温，主治伤中，补虚羸，除寒热邪气，补中益气力，长肌肉。久服耳目聪明，轻身不饥延年。一名山芋。生山谷。(《神农本草经》)

○薯蓣，晒干捣细筛为粉，食之大美，且愈疾而补。(《新修本草》)

○补五劳七伤，去冷风，止腰痛，镇心神，补心气不足。(《药性本草》)

○薯蓣治头疼，利丈夫，助阴力。和面作馎饦，则微动气，为不能制面毒也。熟食和蜜，或为汤煎，或为粉，并佳。干之入药更妙也。(《食疗本草》)

○助五脏，强筋骨，长志安神，主泄精健忘。(《日华子本草》)

○按本草上一字犯英庙讳，下一字曰蓣，唐代宗名豫，故下一字为药……此物贵生干方……所以用干之意，盖生湿则滑，不可入药，熟则只堪啖，亦滞气。(《本草衍义》)

○主头面游风，风头眼眩，下气，止腰痛，补虚劳羸瘦，充五脏，除烦热，强阴。(《增广和剂局方药性总论·草部上品》)

○益肾气，健脾胃，止泄痢，化痰涎，润皮毛。(《本草纲目》)

○一切肿毒，山药捣成泥，涂之立消。(《仙方合集·上卷·外症门》)

○山药能健脾补虚，滋精固肾，治诸虚百损，疗五劳七伤，第其气轻性缓，非堪专任，故补脾肺必主参、术，补肾水必君萸、地，涩带浊须破故同研，固遗泄仗菟丝相济。诸丸固本丸药，亦宜捣末为糊。(《景岳全书·卷之四十九·本草正》)

○薯蓣甘温，理脾止泻，益肾补中，诸虚可治。(《寿世保元·卷一·本草》)

○丹溪云：山药补阳气，生者能消肿硬，经曰虚之所在……(《医学纲目·卷之十九·痈疽所发部位不同》)

○干淮山药……开达心孔，多记事……凡人体虚而羸者加而用之。又曰，利

丈夫助阴力，熟煮和蜜，或为汤煎，或为粉并佳……唯不宜同面食……亦治皮肤干燥以此润之。（《红炉点雪·卷三·六味丸方论》）

○山药温补而不骤，微香而不燥，循循有调肺之功，治肺虚久嗽，何其稳当。因其味甘气香，用之助脾，治脾虚腹泻，怠惰嗜卧，四肢困倦。又取其甘则补阳，以能补中益气，温养肌肉……但性缓力微，剂宜倍用。（《药品化义》）

○聪耳明目，镇心安神，健脾立胃。止腰痛而补心神，除泻痢而化痰涎，长肌肉而强筋骨，除泄精而起健忘。甚涂痈疮，最消肿硬。（《本草易读》）

○零馀子（山药藤上所结子）甘温，功用强山药，益肾强腰脚，补虚损，食之不饥。（《本草从新》）

○山药本属食物，古人用入汤剂，谓其补脾益气除热。然气虽温而却平，为补脾肺之阴……不似黄芪性温能补肺阳，白术苦燥能补脾阳也……至云补阳消肿，补气除滞，理虽可通，语涉牵混，似非正说。至入汤剂以治火虚危症，难图近功，必多用之方愈，以其秉性和缓故耳。（《本草求真》）

○功专健脾，得羊肉补脾阴，得熟地固肾精，以矾水煮山药晒干，同茯苓等分为末，治小便数，山药半生半炒米饮下，治噤口痢。（《本草撮要》）

○凡上品俱是寻常服食之物，非治病之药……法宜久服，多则终身，少则数年，与五谷之养相佐，以臻寿考。若大病而需用此药，如五谷为养脾第一品，脾虚之人，强令食谷，即可毕补脾之能事，有是理乎！（《本草经读》）

○薯蓣所主之虚之邪，须审定其由伤中伤气，方得无误。不然伤血及他伤亦能致虚羸、成寒热又何别焉。（《本经疏证》）

○味甘，性湿……清虚热，化痰涎，固肠胃，涩精气……助心气。（《本草分经·脾》）

○生用则补虚退热，炒黄则健脾益阴。为滋补脾阴良药。子性稍温和，功用不下山药，救荒可以充饥。（《徐大椿医书全集·药性切用·卷之四》）

○养戊土而行降摄，补辛金而司收敛。善息风燥，专止疏泄。（《长沙药解·卷三》）

○山药能涩精补脾，有回生再造之功，坚命速购食之。（《万病疗法大全·内科疗法·遗精病》）

○山药色白入肺，味甘归脾，液浓益肾，能滋润血脉，因摄气化，宁嗽定喘，强志育神，性平可以常服多服。宜用生者煮汁饮之，不可炒用，以其含蛋白质甚多，炒之则其蛋白质焦枯，服之无效。若作丸散，可轧细蒸熟用之。……至治泄泻，必变饮为粥者，诚以山药汁本稠黏，若更以之作粥，则稠黏之力愈增，大有留恋肠胃之功也。（《医学衷中参西录·上册·药物》）

○山药以滋胃之阴，胃汁充足，自能纳食。（《医学衷中参西录·上册·医方》）

○唯山药脾肾双补，在上能清，在下能固，利小便而止大便，真良药也。且又为寻常服食之物，以之作粥，少加沙糖调和，小儿多喜食之。（《医学衷中参西录·上册·医方》）

○效用：为滋养强壮药，微有收敛性，对于虚弱者消化不良者之慢性肠炎、遗精、夜尿、盗汗、糖尿病等有效。（《现代实用中药》增订本）

○为滋养强壮及消化药，功能补虚羸，镇心神，止痢，涩精。（《科学注解本草概要·植物部》）

○药效：滋养、强壮。用途：副肾机能减退，阴痿，小便不利，下利。（《临床应用汉方处方解说》）

○能肥人。生者磨如泥，和酪作粥服甚佳……治吹乳肿痛，捣烂敷上即消，速去之，恐肉腐。（《东医宝鉴·外形篇·卷三》）

【验方举要】

○造山药面法：取山药去皮薄切，日中暴干，柳箕中挼为粉，下筛。如常面食之，加酥蜜为淳面尤精。益气力，长肌肉，久服轻身，耳目聪明，不饥延年。（《养老奉亲书·食治老人脾胃气弱方第六》）

○项后侧少阳经中疙瘩，不辨肉色，不问大小及月日深远，或有赤硬肿痛，用生山药一块，去皮，萆麻子一个。（《医学纲目·卷之十九》）

○治盗汗出，山药一味为末，临卧酒调下三钱效。（《医学纲目·卷之十七·汗》）

○治心下虚胀，手足厥冷，或饮苦寒之剂过多，未食先呕，不思饮食。山药不拘多少，半炒半生，研为细末，米饮调服二钱，一日两次，大有功效。切忌铁器生冷。（《良朋汇集·卷三》）

○一切肿块湿痰流注。鲜山药、天麻各五钱，酒水各一盏煎服，三剂全消。（《疡医大全·卷之二十九》）

○救饥：掘取根蒸熟食甚美，或火烧熟食之，或煮食皆可，其实亦可煮食。（《救荒本草》）

○山药粥：甚补下元，治脾泻，淮山药四五两，配米煮食。（《食鉴本草》）

○下痢噤口，半生半炒为末，每米饮下二钱。（《本草易读》）

○一味薯蓣饮：治劳瘵发热，或喘或嗽，或自汗，或心中怔忡，或因小便不利，致大便滑泻，及一切阴分亏损之证。生怀山药四两切片，煮汁两大碗，以之当茶，徐徐温饮之。山药之性，能滋阴又能利湿，能滑润又能收涩。是以能补肺、补肾，兼补脾胃……在滋补药中诚为无上之品，特性甚和平，宜多服常服耳。（《医学衷中参西录·上册·医方》）

【按】

山药在历代文献中都被视为补虚佳品。临床上确有增进食欲，改善消化功能，增强抗病能力等作用，常服有补肾涩精，延缓衰老之功。生山药水煎外洗，对皮肤灼热瘙痒有明显疗效。药理研究发现，山药具有诱生干扰素、促进巨噬细胞吞噬活性，促进体液及细胞免疫等增强机体的免疫功能效果，还能促进肺组织核酸合成，促进性功能、改善冠状动脉及微循环的血流，镇咳、祛痰、平喘等作用，用于湿疹皮炎、冠心病心绞痛有一定疗效。唯本品在入煎剂时，易使药液黏稠焦煳，影响其他药物饮片有效成分的溶解，因此，临床宜打细末药液冲服为好。

山楂

Shanzha

山楂系蔷薇科植物山里红 *Crataegus pinnatifida Bge.var.major* N.E.Br. 或山楂 *Crataegus pinnatifida* Bge.的干燥成熟果实。常用别名有山里红果、赤爪实、棠棣子、酸查、映山红果、海红等。味酸、甘，性微温。归脾、胃、肝经。功能消食健胃，行气散瘀。主要用于治疗肉食积滞，胃脘胀满，泻痢腹痛，瘀血经闭，产后瘀阻，心腹刺痛，疝气疼痛，高脂血症。炒至表面焦褐色，内部黄褐色，为焦山楂，其消食导滞作用增强，用于肉食积滞，泻痢不爽。常用剂量为9～12克。

【各家论述】

○汁服主水痢，沐头及洗身上疮痒。（《新修本草》）

○治痢疾及腰疼。（《本草图经》）

○消食积，补脾，治小肠疝气，发小儿疮疹。（《日用本草》）

○化饮食，消肉积癥瘕，痰饮痞满吞酸，滞血痛胀……震亨曰：山楂健胃，行结气。治妇人产后儿枕痛，恶露不尽，煎汁入沙糖服之，立效……大能克化饮食。若胃中无食积，脾虚不能运化，不思食者，多服之，则反克伐脾胃生发之气……凡脾弱食物不克化，胸腹酸刺胀闷者，于每食后嚼二三枚，绝佳。但不可多用，恐反克伐也。按物类相感志言：煮老鸡、硬肉，入山楂数颗即易烂。（《本草纲目》）

○性善消滞，用此者，用其气轻，故不甚耗真气。善消宿食痰饮吞酸，去瘀血疼痛，行结滞，驱膨胀，润肠胃，去积块，亦祛颓疝。仍可健脾，小儿最宜……肠滑者少用之。（《景岳全书·卷四十九·本草正》）

○山楂，味中和，消油垢之积，故幼科用之最宜。若伤寒为重症，仲景于宿滞不化者，但用大、小承气，一百一十三方并不用山楂，以其性缓不可为肩弘任大之品。核有功力，不可去也。（《本草通玄》）

○山楂味甘，磨消肉食，结气能行，削除坚积。（《明医指掌·卷一·药性歌》）

○脾胃虚，兼有积滞者，当与补药同施，亦不宜过用。（《本草经疏》）

○俱宜炒熟，生用能发痧斑、痘疹。（《徐大椿医书全集·药性切用·卷之四》）

○治脾虚湿热，消食磨积，利大小便。（《本草再新》）

○盖山楂多服，最能通利。（《幼幼集成·卷三》）

○山楂所谓健脾者，因其脾有食积，用此酸咸之味，以为消磨，使食行而痰消，气破而泄化，谓之为健，止属消导之健矣。（《本草求真》）

○山楂消食磨肉积，祛痰。亦伐胃伐脾……核亦化食消积，多食则燥烦易饥损齿。（《医方十种汇编·药性摘要》）

○冻疮涂之。（《本草撮要》）

○产后虚弱之妇，误用山楂煎酒以攻血块，必伤元气以致汗出不止。（《胎产秘书·卷下》）

○核化食磨积，治疝催生。（《本草分经·脾》）

○解酒……除痞积，已泻痢。大者去皮核，和糖蜜捣为糕，名楂糕，色味鲜美，可充方物……多食耗气、损齿、易饥，空腹及羸弱人，或虚病后忌之。（《随息居饮食谱》）

○得紫草煎酒调服，发痘疹。得茴香，治偏坠疝气。配鹿茸治老人腰痛，入艾汤调服，治肠风下血……气虚便溏，脾虚不食二者禁用，服人参者忌之。（《得配本草》）

○山楂入足阳明、太阴、厥阴三经血分。大能克化饮食。《本经》言其酸冷，然其功长于消肉积，行滞血，性温可知……若外感风寒，兼伤饮食，举世以发表消导并进，中气实者幸而获痊，虚者表邪乘虚陷入于府，而生内变者多矣。（《本经逢原》）

○多食令人嘈烦易饥，反伐脾胃生发之气。（《家庭医师·第六章·药物》）

○山楂皮赤肉红黄，故善入血分，化瘀血之要药。能除疹癖癥瘕，女子月闭，产后瘀血作疼……其化瘀之力更能蠲除肠中瘀滞，下痢脓血，且兼入气分以开气郁痰结，疗心腹疼痛。若以甘药佐之，化瘀血而不伤新血，开郁气而不伤正气，其性尤和平也。（《医学衷中参西录·药物》）

○山楂肉为收敛镇痛药，用于产妇之腹痛，能收缩子宫，止流血崩带。又用于肠疝痛、脾脏肿大、睾丸疝肿、老人腰痛、肠风便血等症。健脾，开膈，破气，消积，散瘀，化痰，去腥膻油腻之积，生产后儿枕痛，治积块血块。（《现代实用中药》增订本）

○为健胃消化药，功能健脾消食，并有补心作用。（《科学注解本草概要》）

○理肠。用途：消化不良症，慢性下利，腹痛，产后腹痛。（《临床应用汉方处方解说》）

○兼催疮痛。（《东医宝鉴·汤液篇·卷二》）

【验方举要】

○治产后血痛方：山楂二两，水煎浓汁，入糖若干，再煎之，乘热服下。（《华佗神方·卷七》）

○独圣散：家秘治小儿下红积，产妇血痢，神效。楂肉一斤，研末，每服二两，煎汤服。（《症因脉治·卷四·痢疾论》）

○治水泻不止，兼治红白痢疾、霍乱吐泻神效，山楂炒黑为末，每服三钱，调沙糖五钱，滚汤调匀，食之即止。（《仙方合集·下卷·泄泻痢症》）

○治风虫牙痛：山楂为末铺纸上，卷作筒烧，灯吹灭乘热和药，吹入鼻内，即止痛。（《疡医大全·卷之十六》）

○鸡鹅猪鱼骨鲠：山楂根烧灰存性研细，吹入喉中三四次，即下。（《疡医大全·卷之十七》）

○乳痈：山楂核研末，每服三钱，无灰酒调服。（《疡医大全·卷之二十》）

○独圣散：治产后心腹绞痛欲死，南山楂肉炒，一两，水煎，用童便沙糖和服。山楂不唯消食健脾，功能破瘀止儿枕痛。（《医宗金鉴·卷三十·删补名医方论五》）

○治腰痛方：山楂核，瓦上煅焦存性，研末，每服三钱。十服，用老陈酒冲服，专治腰痛。（《慈禧光绪医方选议》）

【按】

药理研究表明，山楂具有扩张血管、降血脂、降血压、强心、收缩子宫、抗菌、镇静等作用。临床治疗冠心病、心绞痛、高血压、闭经、痛经、克山病、细菌性痢疾、肝炎、呃逆、肾盂肾炎等病症有较好疗效。有人发现山楂对人脑中的衰老物质单胺氧化酶（B型）有明显抑制作用，显示山楂具有抗衰老、益寿年的功效。

山豆根

Shandougen

山豆根系豆科植物越南槐 *Sophora tonkinensis* Gapnep. 的干燥根及根茎。亦称广豆根，常用别名有山大豆根、苦豆根等。味苦，性寒，有毒。归肺、胃经。功能清热解毒，消肿利咽。主要用于治疗火毒蕴结，咽喉肿痛，齿龈肿痛等病症。常用剂量为3~9克。脾胃虚寒，少食便溏者慎用。

【各家论述】

○解诸药毒，止痛，消疮肿毒，人及马急黄发热，咳嗽，杀小虫……味甘，寒，无毒。(《开宝本草》)

○采根用。今人寸截含之，以解咽喉肿痛极妙。(《图经本草》)

○山豆根，味极苦，《本草》言味甘者，大误也。※《本草》：指宋代《开宝本草》。(《苏沈内翰良方校释·卷第一·论山豆根》)

○研末汤服五分，治腹胀喘满。酒服三钱，治女人血气腹胀，又下寸白诸虫。丸服，止下痢。磨汁服，止卒患热厥心腹痛，五种痔痛。研汁涂诸热肿秃疮，蛇狗蜘蛛伤。(《本草纲目》)

○山豆根苦，敷蛇虫伤，可救急用，俗名金锁匙。(《寿世保元·卷一·本草药性歌括》)

○山豆根，甘所以和毒，寒所以除热，凡毒必热必辛，得清寒之气，甘苦之味，则诸毒自解，故为解毒清热之上药。凡痛必因于热，毒解热散，则痛自止，疮肿自消。急黄，乃血热极所发，故必发热，热气上熏则发咳嗽。诸虫亦湿热所化，故悉主之，而多获奇效也……入散乳毒药中，能消乳癌……虚寒者勿服。(《本草经疏》)

○山豆根，苦寒清肃，得降下之令，善除肺胃郁热，凡见一切暴感热疾，凉而解毒，表里上下，无不宜之。(《本草汇言》)

○山豆根，大苦大寒，清心降火，为咽喉肿痛要药。(《医方十种汇编·药性摘录》)

○消疮疽，化痘毒，退内热喘满……若虚火上炎，食少泄泻，而咽喉肿痛者忌服。(《罗氏会约医镜·卷十六·本草上》)

○虚火炎肺，咽喉肿痛者禁用。(《得配本草》)

○山豆根，功专泻心保肺，及降阴经火逆，解咽喉肿痛第一要药。(《本草求真》)

○为解热解毒消炎药，应用于各种急性喉炎、扁桃腺炎、气管炎、喉痛及炎性肿毒、疮疡等。又用于热利及胃肠诸般炎症……有轻泻之功。（《现代实用中药》增订本）

○山豆根，治咽痛，癌肿，肉瘤。（《临床应用汉方处方解说》）

【验方举要】

○治五般急黄：山豆根末，空心以水调服二钱。（《备急千金要方》）

○治热肿：山豆根，水研浓汁涂，干即更涂。（《备急千金要方》）

○治疮癣：山豆根，捣末，腊月猪脂调涂。（《备急千金要方》）

○治狗咬，蚍蜉疮，蛇咬，蜘蛛咬，秃疮：山豆根，水研敷。（《备急千金要方》）

○治赤白下痢：山豆根末，蜜丸梧子大。每服二十丸，空腹白汤下，三服自止。（《备急千金要方》）

○山豆根方，治咽喉上隔热毒，患瘰疬者。常含汁咽下，仍以山豆根、紫苏叶细锉煎汤，临卧服。（《仁斋直指方论·卷之二十二·瘰疬证治》）

○治水蛊腹大有声，而皮色黑者：山豆根末，酒服二钱。（《圣惠方》）

○治咽喉肿闭：山豆根洗净，新汲水浸少时。上以一块，入口中含之，咽下苦汁，未愈再用。（《玉机微义·卷之二十七·喉痹门》）

○患秃疮：以水研山豆根，敷疮上。（《医学纲目·卷之二十·丹熛瘰疹》）

○患头上白屑极多，山豆根油浸涂，以孩儿乳汁调涂效。（《医学纲目·卷之十五·头风痛》）

○患头风：山豆根，捣末，油调涂之。（《医学纲目·卷之十五·头风痛》）

○胸宿食冷，多寸白虫，每朝空心热酒调山豆根末三钱，服之其虫自出。（《医学纲目·卷之十六·心痛》）

○患牙痛，含山豆根一片于痛处。（《医学纲目·卷之二十九·牙齿痛》）

○治牙痛：山豆根切三分长，以滴醋浸一时，噙于口中，将苦汁咽下，久而又换一块，连换数次，自愈。（《疡医大全·卷之十六》）

○喉痹：取山豆根汁含咽即开。（《疡医大全·卷之十七》）

○喉中发痈，山豆根磨醋噙之，追涎即愈。（《本草述钩元》）

【按】

药理研究表明，山豆根具有抗肿瘤、抗菌、抗心律失常、抗溃疡、保肝、平喘、升高白细胞等作用。临床用山豆根制剂治疗癌症、肝炎、银屑病、宫颈糜烂等疑难病症均有显著疗效。山豆根同名异物者较多，不仅药效有异，且毒性相差甚大，故临床应用时当注意鉴别。

Shanzhuyu

山茱萸

山茱萸系山茱萸科灯台树属落叶小乔木植物山茱萸 *Cornus officinalis Sieb.et Zucc.* 的干燥成熟果肉。别名有萸肉、山萸肉、枣皮等。味酸、涩，性微温。归肝、肾经。功能补益肝肾，涩精固脱。主要用于治疗眩晕耳鸣，腰膝酸痛，阳痿遗精，遗尿尿频，崩漏带下，大汗虚脱，内热消渴等病症。常用量：水煎剂6～12克；散剂5克；大剂量可用25～30克。素有湿热及小便不利者慎用。

【各家论述】

○山茱萸，味酸无毒，主治心下邪气寒热，温中，逐寒湿痹，去三虫。久服轻身。一名蜀枣。生山谷。（《神农本草经》）

○肠胃风邪，寒热疝瘕，头风，风气去来，鼻塞，目黄，耳聋，面疱，温中，下气，出汗，强阴，益精，安五脏，通九窍，止小便利，明目强力。（《名医别录》）

○治脑骨痛，止月水不定，补肾气，兴阳道，添精髓，疗耳鸣，除面上疮，主能发汗，止老人尿不节。（《药性本草》）

○补养肾脏，无一不宜。（《本草衍义》）

○暖腰膝，助水脏，除一切风，逐一切气，破癥结，治酒齇。（《日华子本草》）

○山茱萸酸，阳中之阴，温肝。（《医学启源·卷之下·用药备旨》）

○滑则气脱，涩剂所以收之，山茱萸止小便利，秘精气，取其酸涩以收滑也，仲景八味丸用之为君，其性味可知也。（《汤液本草》）

○山茱萸治头晕遗精之药。（《珍珠囊补遗药性赋·总赋·热性》）

○添精益肾，治风痹无疑……一名石枣，味酸，平，微温，无毒，疗耳聋，调女人月水。（《珍珠囊补遗药性赋·木部》）

○壮元阳，固精髓，利小便……雷公云：能壮元气秘精，核能滑精。（《雷公炮制药性解》）

○涩精益髓，肾虚耳鸣，腰膝痛止（酒蒸，去核取肉，其核勿用为要，恐其滑精难治）。（《寿世保元·卷一·本草·药性歌括》）

○治酒齇鼻，用山茱萸暖腰膝，助水脏，除一切风，逐一切气，破癥。（《医学纲目·卷之二十七·鼻塞》）

○能固阴补精，暖腰膝，壮阴气，涩带浊，节小便，益髓，兴阳，调经收

血，若脾气大弱而畏酸者，姑暂止之，或和以甘草煨姜亦可。（《景岳全书·下册·卷四十九·本草正》）

○滋阴益血，主治目昏耳鸣，口苦舌干，面青色脱，汗出振寒，为补肝助胆良品……治遗精，白浊，阳道不兴，小水无节，腰膝软弱，足酸疼。（《药品化义》）

○兴阳道，坚阴茎，添精髓，止老人尿多不节……久服明目，强力，轻身延年。（《红炉点雪·卷三·六味丸方论》）

○详能发汗，当是能敛汗之误，以其酸收，尤发越之理。仲景八味丸用之，盖肾气受益，则封藏有度，肝阴得养，则疏泄无虞，乙癸同源也。命门火旺，赤浊淋痛，及小便不利者禁服。（《本经逢原》）

○山茱萸去核酒蒸。蓼实为使，恶防风、防己、桔梗……强阴益精，破积通窍，缩小便而温肝，暖腰膝而助水，除一切风，解诸般气。（《本草易读》）

○总之，山茱萸之长，在结实于春而备受夏秋冬之气，不吐不茹，能常保其酸温之气味，常布其煦育之清标，在阴则能使阴谐而阳不潜，在阳则能使阳秘而阴不耗，山茱萸之功毕于此矣。（《本经疏证》）

○方书治中风虚劳，眩晕，伤燥咳嗽，消瘅自汗，恐，腰痛胁痛，挛痹着痹，痿，脚气，遗精，浊淋，泄泻，大便不通，疝痔……凡久泻初用参术姜桂罔功……而用山萸茨实取其收肝肾之阴气，以资脾阴之化原也；凡心血虚，致虚火外淫而汗出不止者，不用黄芪固表，但君此味以敛于中，使真阴之气不泄，而真阳乃固，则心血可益，虚火可静也。（《本草述钩元》）

○陈久者良。（《本草从新》）

○功专助阳固阴，得熟地补肾虚，得五味摄精气。（《本草撮要》）

○今人用山茱萸，唯取其强阴益精，原非不是……而实酸温，足以温肝祛风宣窍，故又治鼻塞耳聋，目黄面疱；至主心下邪气寒热与出汗之文，或疑其无是能矣……汗为心液，焉得不溱溱以出汗，汗出则寒热之邪亦去，凡此又当于补益之外详究其义也。（《本草思辨录》）

○温乙木而止疏泄，敛清液而缩小便……助壬癸蛰藏之令，收摄精液，以秘阳根，八味中之要药也。（《长沙药解·卷二》）

○强阴助阳……涩带浊，调经收血。唯便涩阳旺者忌之。（《罗氏会约医镜·卷十七·本草》）

○入肾而固精秘气，补肾养肝，为肾虚精滑酸涩专药。（《徐大椿医书全集·药性切用·卷之三下》）

○山萸肉大能收敛元气，振作精神，固涩滑脱。因得木气最厚，收敛之中兼具条畅之性，故又通九窍，流通血脉，治肝虚自汗，肝虚胁疼腰疼，肝虚内风萌动，且敛正气而不敛邪气，与他酸敛之药不同……其核与肉之性相反，用时务须将核去净。近阅医报，有言核味涩，性亦主收敛，服之恒使小便不利，椎破尝之，果有涩味者，其说或可信……酸收之中，大具开通之力，以本性喜条达故也……其性不但补肝，而兼能利通气血可知，若但视为收涩之品，则浅之乎视山茱萸矣。

山茱萸之性，又善治内部血管，或肺络破裂，以致咳血吐血，久不愈者……又善熄内风。

山茱萸之核原不可入药，以其能令人小便不利也。

又山萸肉之功用，长于救脱，而所以能固脱者，因其味之甚酸，然间有尝之微有酸味者，此等萸肉实不堪用。用以治险证者，必须尝其味极酸者，然后用之，方能立建奇功。（《医学衷中参西录·上册·药物》）

○萸肉救脱之功，较参、术、芪更胜。盖萸肉之性，不独补肝，凡人身之阴阳气血将散者，皆能敛之，故救脱之药，当以萸肉为第一。而《神农本草经》载于中品，不与参、术、芪并列者，窃忆古书竹简韦编，易于错简，此或错简之误钦！……再合此方重用之，最善救脱敛汗，则山茱萸功用之妙，真令人不可思议矣。

※来复汤：萸肉二两去净核，生龙骨一两捣细，生牡蛎一两，捣细，生杭芍六钱，野台参四钱，甘草二钱，蜜炙。主治寒温外感诸证，大病瘥后不能自复，寒热往来，虚汗淋漓。

……至萸肉为补肝之妙药，凡因伤肝而吐血者，萸肉又在所必需。（《医学衷中参西录·上册·医方》）

○李士材治肝虚作疼，萸肉与当归并用。愚治肝虚腿疼，曾重用萸肉随手奏效。盖萸肉……善于治脱，尤善于开痹也。大抵其证原属虚痹，气血因虚不能流通而作疼。医者不知唯事开破，迨开至阴阳将脱，而其疼如故，医者亦束手矣。而投以此汤，唯将萸肉加倍，竟能救脱之外，更将心疼除根。※既济汤：萸肉一两，去净核，大熟地一两，生山药六钱，生龙骨六钱（捣细），生牡蛎六钱（捣细），茯苓三钱，生杭芍三钱，乌附子一钱。主治阳欲上脱，或喘逆，或自汗，或目睛上窜，或心中摇摇如悬旌；阴欲下脱，或失精，或小便不禁，或大便滑泻。一切阴阳两虚，上热下凉之证。（《医学衷中参西录·上册·医方》）

○五味入胃，酸先走肝。凡消渴、鬲洞、泄遗之证，皆缘太阴开而厥阴不阖，少阴失其闭藏之职，此肾气丸之用山茱萸，以治消渴亡精，胞系了戾，小便反多也。唯性温和而酸中含甘，故入胃走脾，能滋液以益精，异乎纯酸之味，走筋缩胞而绝脾也，故又兼治转胞不得溺之证。（《经证证药录·卷十一》）

○山茱萸药效：滋养、强壮、收敛。用途：阴痿、尿频、脚气。（《临床应用汉方处方解说》）

○为强壮药及收敛药，功能添精，补肾，缩小便，通九窍，除湿痹。（《科

学注解本草概要》）

○为收敛性强壮药……又治肺结核潮热盗汗。（《现代实用中药》增订本）

○萸肉酸涩，最易敛固正气，正脱于外，脱于上者，用之能收能回，脱于下者，能固能回。《本经》云本品"逐寒湿痹"，人以其酸、涩多不用，不知本品，补肝肾，益肾则精充骨壮，补肝则疏泄，筋健，收涩之中兼有条畅之性，疏通血脉其性又温，是以逐寒湿痹。（《百药效用奇观》）

○山萸肉……坚长阴茎……除头风。（《东医宝鉴·汤液篇·卷三》）

【验方举要】

○人有五更泄泻，用山茱萸二两为末，米饭为丸，临睡之时，一刻服尽，即用饭压之，戒饮酒行房，三日而泄泻自愈。（《本草新编》）

○肾囊风：山萸肉核煎汤温洗。（《疡医大全·卷之二十四》）

【按】

山茱萸是一种滋补性强壮药，少量常服能增强体力，预防感冒和提高工作效率，每次30～60克，水煎顿服能益气固脱。临床用于肝肾阴虚诸证极为合拍，如治疗糖尿病（消渴）、肩关节周围炎（肩凝症）、骨质疏松、骨质增生、慢性风湿性关节炎（痹证）等单用本品打粉装胶囊吞服有效；多种慢性疾病恢复期以及夏日酷暑，气阴耗伤所致的气短、心悸、多汗等症，用本品配伍五味子、麦冬、甘草、人参水煎服也有较好疗效。现代药理研究表明，山茱萸具有降低血糖、利尿、降血压、抑制金黄色葡萄球菌、抑制伤寒杆菌、抑制痢疾杆菌和杀死腹水癌细胞等作用，对因化学疗法及放射线所致的白细胞下降有升高作用。山茱萸"久服轻身"的益寿抗衰老作用机理尚不清楚，值得进一步研究。

Shancigu
山慈菇

山慈菇系兰科植物杜鹃兰 *Cremastra appendiculata*（D.Don）Makino、独蒜兰 *Pleione bulbocodioides*（Franch.）Rolfe 或云南独蒜兰 *Pleione yunnanensis* Rolfe 的干燥假鳞茎。常用别名有毛慈菇、冰球子、金灯、山茨菇、毛菇等。味甘、微辛，性凉。归肝、脾经。功能清热解毒，化痰散结。主要用于治疗痈肿疔毒，瘰疬痰核，淋巴结结核，蛇虫咬伤等病症。常用剂量为 3～9 克，外用适量。

【各家论述】

○主痈肿疮瘘，瘰疬结核等，醋磨敷之，亦除奸黚绳瘢。（《本草拾遗》）

○消阴分之痰，止咳嗽，治喉痹，止咽喉痛。治毒疮，攻痈疽，敷诸疮肿毒，有脓者溃，无脓者消。（《滇南本草》）

○宜醋磨敷之除黚斑，剥人面皮宜捣汁涂之，并治诸毒虫、毒蛇、狂犬等伤，或用酒调服，或干掺之，亦治风痰瘤疾，以茶清研服取吐可愈。（《景岳全书·下册·卷四十八·本草正上》）

○慈菇辛苦。疗肿痈疽，恶疮瘾疹，蛇虺并施。（《寿世保元·卷一·本草》）

○主疗肿，攻毒破皮。解诸毒，蛇虫狂犬伤。（《本草纲目》）

○山慈菇，专入肺。味苦微辛，气寒微毒，功专泻热消结解毒……但性寒凉，不可过服，根与慈葱小蒜相类，去毛壳用。（《本草求真》）

○入肝、肺二经……治烦热痰火，疮疔瘰痘，瘰疬结核。（《本草再新》）

○山慈菇味甘微辛，能散坚消结，化痰解毒，其力颇峻，故诸家以为有小毒……且气味俱淡，以质为用，所以古来未入煎剂。近人不知古意，遂有用入煎方，以为消积攻坚之法，如瘰疬痞积之类，皆喜用之，而不能取效者，则以此物质坚重，独颗无枝，只能直下，而不能旁行，其力虽峻，而无宣络通经之性，何能行于肤体脉络。且瘰疬结核，病在上部，而此物又专于下趋，更无气味蒸及上，又属背道而驰，何能中病。（《本草正义》）

○涌吐风狂痰涎。（《玉楸药解·卷一》）

○缓和滋养药，有解毒及强心作用。（《现代实用中药》增订本）

【验方举要】

○治粉滓面黚：山慈菇根，夜涂旦洗。（《普济方》）

○治目中起星……山茨菇、人乳磨汁，入冰片末少许点之，并治翳障甚效。（《冷庐医话·卷四·目》）

○治痈疽、疔疮、瘰疬、结核：醋磨频涂，内用酒煎服。（《罗氏会约医镜·卷十六·本草》）

○牙龈肿痛：山慈菇根茎，煎汤漱吐。（《疡医大全·卷之十六》）

【按】

山慈菇一药，原植物品种较为复杂，有兰科的杜鹃兰及独蒜兰，百合科的老鸦瓣，防己科的金果榄等。上海地区习用的山慈菇是杜鹃兰的假球茎，而将独蒜兰的假球茎称为"冰球子"。一般认为"冰球子"也有清热解毒、消肿散结的功效，可用于痈肿疔毒、瘰疬结核及癌肿等病症。

千里光

Qianliguang

千里光系菊科千里光多年生草本植物 *Senecio scandens* Bunch. –Ham. 的全草。常用别名有千里及、九里明、大头艾纳香等。味苦，性寒。归肝经。功能清热解毒，杀虫止痒，清肝明目。主要用于治疗痈肿疮毒，痢疾，肠炎，痔疮，丹毒，烫伤，阴囊湿痒，头癣湿疮，烂睑眼痛等病症。常用剂量，内服：9～15克，鲜品30克。外用：适量，煎水洗，捣敷或熬膏涂。脾胃虚寒者慎用。

【各家论述】

○主疫气，结黄，疟瘴，蛊毒，煮服之吐下，亦捣敷疮、虫蛇犬等咬伤处。（《本草拾遗》）

○洗疥癫癣疮，去皮肤风热。（《滇南本草》）

○同小青煎服，治赤痢腹痛。（《本草纲目》）

○治疳疔，清热毒。治小儿胎毒，黄脓白泡，敷疮毒，捣汁和猪胆熬膏，擦腐烂患疮，生肌去腐。（《生草药性备要》）

○治时疫，赤鼻，聤耳，火眼，治疮疖肿毒破烂及鹅掌风。（王安卿《采药志》）

○治目不清，去红丝白障，迎风流泪。（《百草镜》）

○杀虫止痒。治瘰疬及一切皮肤瘙痒（外洗）。（《四川中药志》）

【验方举要】

○明目：与甘草煮作饮服，退热明目。（《本草图经》）

○烂睑风眼：笋箬包九里光草煨熟，捻汁滴入眼中。（《经验良方》）

○治癣疮、湿疹日久不愈：千里光水煎二次，滤过，再将两次药汁混合，文火浓缩成膏，用时稍加开水或麻油，稀释如稀糊状，涂搽患处，每日两次。（《江西民间草药》）

【按】

药理研究表明，千里光水煎剂，有广谱抗菌作用，对阴道滴虫有抑制作用。此外，还有抗肿瘤及小肠解痉作用。

Qian jinzi
千金子

千金子系大戟科植物续随子 *Euphorbia lathyris* L. 的干燥成熟种子。常用别名有千两金、续随子等。味辛，性温，有毒。归肝、肾、大肠经。功能逐水消肿，破血消癥。主要用于治疗水肿，痰饮，积滞胀满，二便不通，血瘀经闭；外治顽癣、疣赘等。常用剂量为 1~2 克；去壳，去油用，多入丸散服。外用适量，捣烂敷患处。孕妇及体弱便溏者忌服。

【各家论述】

○治积聚痰饮，不下食，呕逆及腹内诸疾。（《蜀本草》）

○辛，温，有毒。主妇人血结月闭，癥瘕疰癖，瘀血蛊毒，心腹痛，冷气胀满；利大小肠。（《开宝本草》）

○续随下水最速，然有毒损人，不可过多。（《本草图经》）

○宣一切宿滞，治肺气水气，敷一切恶疮疥癣。（《日华子本草》）

○续随与大戟、泽漆、甘遂茎叶相似，主疗亦相似，其功皆长于利水，唯在用之得法，亦皆要药也。（《本草纲目》）

○逐水杀虫。（《本草正》）

○续随子……实攻击克伐之药也。长于解蛊毒，以致腹痛胀满，攻积聚，下恶滞物及散痰饮。至于妇人月闭、癥瘕、疰癖、瘀血、大小肠不利诸病，则各有成病之由，当求其本而治，不宜概施。盖此药之为用，乃以毒攻毒之功也……病人元气虚，脾胃弱，大便不固者禁用。（《本草经疏》）

○虚损人不可多服。（《品汇精要》）

○有毒，入肺、胃二经。（《本草再新》）

○攻专行水破血，导滞通肠。（《成方便读·攻里之剂·玉枢丹》）

○若脾胃虚寒泄泻服之必死。或以煮线系赘疣，时时紫之渐脱。（《医方十种汇编·药性摘录》）

○宣一切宿滞，下水最速，及腹内诸疾，研碎酒服，不过三颗，当下恶物，去壳取白者，研烂，以纸包压去油，取霜用。有毒损人，不可轻用，唯在用之得法，亦要药也。（《得配本草》）

○千金子，一名续随子，利大小肠，为末，饮调一二钱，或作丸服。（《东医宝鉴·杂病篇·卷一》）

【验方举要】

〇治小便不通，脐腹胀痛不可忍：续随子（去皮）一两，铅丹半两。上二味，先研续随细，次入铅丹，同研匀，用少蜜和作团，盛瓷罐内密封，于阴处掘地坑埋之，上堆冰雪，唯多是妙。腊月合，至春末取出，研匀，别炼蜜丸如梧桐子大。每服十五丸至二十丸，煎木通汤下，不拘时，甚者不过再服，要效速，即化破服。病急旋合亦得。（《圣济总录·续随子丸》）

〇治积聚癥块及涩积等：续随子三十枚（去皮），腻粉二钱，青黛（炒）一钱匕（研）。上三味，先研续随子令烂，次下二味，合研匀细，以烧糯米软饭为丸，椎破并枣同用，冷腊茶清下。服后便卧并不搜搅，至中夜后，取下积聚恶物为效。（《圣济总录·续随子丸》）

〇解一切药毒，恶草、菰子、菌蕈、金石毒，吃自死马肉、河豚发毒，时行疫气，山岚瘴疟，急喉闭，缠喉风，脾病黄肿，赤眼疮疖，冲冒寒冒，热毒上攻，或自缢死、落水、打折伤死，但心头微暖未隔宿者，痈疽发背未破，鱼脐疮，诸般恶疮肿毒，汤火所伤，百虫、犬、鼠、蛇伤，打扑攧损伤折：文蛤三两（淡红黄色者，捶碎，洗净），红芽大戟一两半（洗净），山茨菇二两（洗），续随子一两（去壳秤，研细，纸裹压去油，再研如白霜），麝香三分（研）。上将前三味焙干，为细末，入麝香、续随子研令匀，以糯米粥为丸，每料分作四十粒。（内服）用生姜、蜜水磨一粒灌之，（外用）水磨涂。（《外科精要·紫金锭》）

〇治黑子，去疣赘：续随子熟时坏破之，以涂其上，便落。（《普济方》）

【按】

千金子所含的油有峻泻作用，且有毒，故临床应用大都是去油后用它的残渣，通称为千金子霜，配入丸散内服。它的毒性虽较巴豆略小，但也只能少用、暂用，不可多服，久服。

Chuanwu
川乌

川乌系毛茛科植物乌头 *Aconitum carmichaeli* Debx. 的干燥母根。常用别名有川乌头、乌头，野生者称草乌，炮制后为制川乌。味辛、苦，性热，有大毒。归心、肝、肾、脾经。功能祛风除湿，温经止痛。主要用于治疗风寒湿痹，关节疼痛，心腹冷痛，寒疝作痛等。还可用于麻醉止痛。一般炮制后用，常用剂量1.5～3克，宜先煎，久煎。孕妇忌用。不宜与贝母、半夏、白及、白蔹、天花粉、瓜蒌、犀角同用。

【各家论述】

○远志为使。忌豉汁。（《药性本草》）

○川乌头，性热，味辛甘，气厚味浓，浮而升，阳也。其用有六：除寒疾一也；去心下坚痞二也；温养脏腑三也；治诸风四也；破积聚滞气五也；治感寒腹痛六也。先以慢火炮制去皮，碎用。（《主治秘要》）

○川乌头，疗半身不遂，引经药也。（《医学启源》）

○川乌……浮也，阳中之阳。其用有二：散诸风之寒邪；破诸积之冷痛……去寒湿风痹、血痹。（《珍珠囊补遗药性赋》）

○川乌大热，搜风入骨，湿痹寒疼，破积之物。（《万病回春·卷之一·药性歌》）

○治头风喉痹，痈肿疔毒……助阳退阴，功同附子而稍缓。乌头有两种：出彰明者即附子之母，今人谓之川乌头是也……其产江左、山南等处者，乃《本经》所列乌头，今人谓之草乌头是也。（《本草纲目》）

○川乌辛热，走而不守，通行经络。姜附辛甘大热，助阳而退阴，亦善清湿之邪。（《普济方·卷二百四十·脚气门》）

○气味轻疏，善祛风寒湿痹，不能如附子有顷刻回阳之功，痹症气实者宜之。姜汁炒或生用。寒疾宜附子，风痰宜乌头。乌附尖：性专达利，用以涌吐湿痰最捷。（《徐大椿医书全集·上册·药性切用·卷之二上》）

○川乌头性轻疏，温脾去风……（《本草述钩元》）

○川乌……降也，阴也。（《医方捷径·卷三》）

○川乌，为麻醉药，专用于镇痛目的。（《科学注解本草概要·植物部》）

【验方举要】

○治产后中风，身如角弓反张，口噤不语方：川乌五两，锉如豆大，右取黑豆半升，同炒半黑，以酒三升泻于铛内急搅，以绢滤取酒，微温服一小盏，取汗。若口不开者，拗开口灌之。未效加乌鸡粪一合炒，内酒中服之，以瘥为度。（《妇人大全良方·卷之十九·中风口噤角弓反张方论附》）

○治风寒湿痹、麻木不仁：川乌（生，去皮尖为末）。用香熟白米粥半碗，药末四钱，同米用慢火熬熟，稀薄，不要稠，下姜汁一匙许，蜜三大匙，搅匀，空腹啜之，温为佳，如是中湿，更入薏苡仁末二钱，增米作一中碗服。（《本事方·川乌粥法》）

○治冷气下泻：木香半两，川乌（生，去皮）一两。上为细末，醋糊丸如梧子大，陈皮、醋汤下三五十丸。（《本事方·木香丸》）

○治风、荣卫不行，四肢疼痛：川乌头二两（去皮切碎，以大豆同炒，候豆汁出即住），干蝎半两（微炒）。上件药，捣罗为末，以酽醋一中盏，熬成膏，可丸，即丸如绿豆大，每服以温酒下七丸。（《圣惠方》）

○治风腰脚冷痹疼痛，宜用贴熁：川乌头三分，去皮脐，生用。上捣细罗为散，以酽醋调涂，于故帛上敷之，须臾痛止。（《圣惠方》）

○治久赤白痢及泻水：川乌头二枚，一枚豆煮，一枚生用为末。上以黑豆半合，入水同煮，黑豆熟为度，与豆同研烂，丸如绿豆大。每服，以黄连汤下五丸。（《圣惠方》）

○治牙痛：川乌头一分（生用），附子一分（生用）。上件药，捣罗为末，用面糊和丸，如小豆大。以绵裹一丸，于痛处咬之，以瘥为度。（《圣惠方·乌头丸》）

○治久生疥癣：川乌头七枚（生用），捣碎，以水三大盏，煎至一大盏，去滓，温温洗之。（《圣惠方》）

○治风湿寒痹，挛痛不能步握：五灵脂、川乌（炮去皮脐）、苍术（薄切酒浸，干）各二两，自然铜（烧熟）一两。上为细末，水糊为丸，如梧桐子大，每服七丸，温酒下，渐加丸数；服至病除。（《普济方·乌术丸》）

○治瘫缓风，手足軃曳，口眼㖞斜，语言蹇涩，履步不正：川乌头（去皮脐）、五灵脂各五两。上为末，入龙脑、麝香，研令细匀，滴水丸如弹子大。每服一丸，先以生姜汁研化，次暖酒调服之，一日两服，空心晚食前服。（《梅师集验方·神验乌龙丹》）

○治阴毒伤寒，手足逆冷，脉息沉细，头痛腰重：川乌头（炮）、干姜各半两。上二味同为粗散，炒令转色，放冷，再捣细末，每服一钱，水一盏，盐一捻，煎半盏、去渣、温服。（《博济方·退阴散》）

○治小儿慢惊，搐搦涎壅厥逆：川乌头（生，去皮脐）一两，全蝎十个（去尾）。分作三服。水一盏，姜七片煎服。（《婴孩宝书》）

○治脾寒疟疾：川乌头大者一个（炮良久，移一处再炮，凡七处炮满，去皮脐），为细末，作一服。用大枣七个，生姜七片，葱白七寸，水一碗，同煎至一盏。疾发前，先食枣次温服。（《苏沈良方·七枣散》）

○理囟门陷：绵川乌（生用），雄黄二钱。上件为末，用生葱和根叶细切烂杵，入前药末同煎，空心作成膏，贴陷处。（《活幼心书·乌附膏》）

○治痈疽肿毒：川乌头（炒），黄柏（炒）各一两。为末，唾调涂之，留头，干则以米泔润之。（《僧深集方》）

○治年久头痛：川乌头、天南星等分。为末，葱汁调涂太阳穴。（《经验方》）

○治中风瘫痪：手足颤抖，语言謇涩，左经丸：用草乌头炮去皮四两，川乌头炮去皮二两，乳香、没药各一两，为末。生乌豆一升，以斑蝥三七个，去头翅，同煮，豆熟去蝥，取豆焙干为末。和匀，以醋面糊丸梧子大。每服三十丸，温酒下。（《简易方》）

○治疔毒初起：草乌头七个，川乌头三个，杏仁九个，飞罗面一两，为末。无根水调搽，留口以纸盖之，干则以水润之。（《唐瑶经验方》）

○治一切风证，不问头风痛风，黄鸦吊脚风痹：生淮乌头一斤，生川乌头一枚，生附子一枚，并为末。葱一斤，姜一斤擂如丸，和作饼子，以草铺盘内，加楮叶于上，安饼于叶上，又铺草叶盖之。待出汗黄一日夜，乃晒之，舂为末，以生姜取汁煮面糊和丸梧子大。初服三十丸，日二服。服后身痹汗出即愈。避风。（《乾坤秘韫》）

○治瘫痪顽风，骨节疼痛，下元虚冷，诸风痔漏下血，一切风疮：草乌头、川乌头、两头尖各三钱，硫黄、麝香、丁香各一钱，木鳖子五个，为末。以熟蕲艾揉软，合成一处，用钞纸包裹，烧熏病处。名雷丸。（《孙天仁集效方》）

○治左瘫右痪，筋骨疼痛，手足拘挛：川乌一斤为细末，用隔年陈醋入砂锅内慢火熬如酱色，敷患处。如病有一年，敷后一日发痒；如病二年，二日发痒。痒时令人将手拍痒处，以不痒为度。先用升麻、皮硝、生姜煎水洗患处，然后敷药，不可见风。（《万病回春·卷之二·中风》）

○治风寒湿痹，麻木不仁粥法：川乌生，为末，用白米作粥半碗，药末四钱，同米用慢火熬熟，稀薄不要稠，下姜汁一茶匙许，蜜三大匙，搅匀空心啜之，温为佳。如是湿，更入薏苡仁二钱，增米作一盏服。此粥治四肢不随，痛重不能举者，有此证，预宜防之。左氏曰：风淫末疾，谓四肢为末也。脾主四肢，风邪客于肝则淫脾，脾为肝克，故疾在末……此汤剂极有力，予常用此方以授人，服者良验。（《医学纲目·卷之十二·诸痹》）

○治风脚腰冷痹疼痛：川乌头三分，去皮脐，生为末，好醋调涂于布帛上贴之，痛即止。（《医学纲目·卷之二十八·腰痛》）

○治痛疽，敷药神功散：川乌、黄柏，研细，滴醋调，无头漫敷，有头敷四围留顶。（《疡医大全·卷之七》）

○治牙痛：川乌头生研，川附子生研，面糊丸小豆大，每绵包一丸咬之。（《疡医大全·卷之十六》）

○治杨梅疮：川乌、黄柏各五钱，研细，猪胆调搓。（《疡医大全·卷之三十四》）

○凡恶疮肿毒，日久不出头，用此即穿：木鳖子、川乌，水磨以鹅翎扫疮上。（《疡医大全·卷之八》）

○治诸风瘫疾：生川乌头去皮二钱半，五灵脂半两。为末，猪心血丸梧子大，每姜汤化服一丸。（《本草述钩元》）

○治心痛疝气：川乌、山栀各一钱，为末。顺流水入姜汁一匙调下。此湿热因寒郁而发，栀子降湿热，乌头破寒郁，乌头为栀子所引，其性急速，不留胃中也。（《本草述钩元》）

【按】

药理研究表明，乌头具有消炎、镇痛、局部麻醉、降血压、扩张血管、抑制呼吸中枢和抗肿瘤等作用。单用川乌头制剂临床用治癌症、胁痛、神经性耳鸣、跟骨骨刺，用于手术麻醉，都有确切疗效。川乌有大毒，但如用之得当，临床疗效颇为明显。作煎剂时，不论剂量大小均应先煎，应用大剂量时，可用高压锅加温2小时。

Chuanxiong
川芎

川芎系伞形科藁本属多年生草本植物川芎 *Ligusticum chuanxiong* Hort. 的干燥根茎。常用别名有芎䓖、胡䓖、贯芎、抚芎、台芎、西芎等。味辛，性温。归肝、胆、心包经。功能活血行气，祛风止痛。主要用于月经不调，经闭痛经，癥瘕腹痛，胸胁刺痛，跌扑肿痛，头痛，风湿痹痛等病症。常用剂量为3～10克；研末吞服每次1～1.5克。阴虚火旺，月经过多及出血性疾病慎用。

【各家论述】

○芎䓖味辛温，主中风入脑头痛，寒痹筋挛缓急，金疮，妇人血闭无子。（《神农本草经》）

○除脑中冷动，面上游风去来，目泪出，多涕唾，忽忽如醉，诸寒冷气，心腹坚痛，中恶卒急肿痛，胁风痛，温中内寒。（《名医别录》）

○腰脚软弱，半身不遂，胞衣不下。（《药性本草》）

○一切风，一切气，一切劳损，一切血。补五劳，壮筋骨，调众脉，破癥结宿血，养新血，吐血鼻血溺血，脑痈发背，瘰疬瘿赘，痔瘘疮疥，长肉排脓，消瘀血。（《日华子本草》）

○今出川中，大块，其里色白，不油色，嚼之微辛甘者，佳。他种不入药，只可为末，煎汤沐浴。此药今人所用最多，头面风不可缺也，然须以他药佐之。（《本草衍义》）

○予一族子，旧服芎䓖，医郑叔熊见之云："芎䓖不可久服，多令人暴死。"后族子果无疾而卒。又予姻家朝士张子通之妻，因病脑风，服芎䓖甚久，亦一旦暴之。（《梦溪笔谈·卷十八》）

○古方单用芎䓖含嘴，以主口齿疾，近世或蜜和作指大丸，欲寝服之，治风疾殊佳。（《本草图经》）

○肝欲散，急食辛以散之，川芎……头痛须用川芎。（《医学启源·卷之上》）

○川芎补血，治血虚头痛之圣药。妊娠胎动，加当归，二味各二钱，水二盏，煎至一盏，服之神效……《主治秘要》云：川芎气厚味薄，浮而升，阳也。其用有四：少阳引经一也；诸头痛二也；助清阳之气三也；去湿气在头四也。（《医学启源·卷之下·用药备旨》）

○川芎祛风湿，补血清头……主筋挛……明目，疮家止痛……白芷为之

使……其用有二：上行头角，助元阳之气而止痛；下行血海，养新生之血以调经。（《珍珠囊补遗药性赋》）

○川芎，气中之血药也，反藜芦，畏硝石、滑石、黄连者，以其沉寒而制其升散之性也，芎归俱属血药，而芎之散动尤甚于归，故能散风寒治头痛，破瘀蓄，通血脉、解结气，逐疼痛，排脓消肿，逐血通经。同细辛煎服治金疮作痛，同陈艾煎服，验胎孕有无（三四月后服此微动者胎也）。以其气升故兼理崩漏眩晕，以其甘少，故散则有余，补则不足，唯风寒之头痛极宜用之，若三阳火壅于上而痛者得升反甚，今人不明升降而但知川芎治头痛，谬亦甚矣，多服久服，令人走散真气。（《景岳全书·卷四十八·本草正》）

○大概胃口有热而作痛，非山栀不可，须姜汁佐之，多用台芎开之。用山栀炒去皮，每十五枚，煎浓汤一呷，入姜汁令辣，再煎少沸，吞九枚，加川芎一钱尤妙。（《医学纲目·卷之十六·心痛》）

○痰火不可用行气药，如头脑不可轻用川芎，川芎能走人真气，只宜以玄参清热自止，一切木香……之类，俱不可饵，饵之非徒无益，而又害之，川芎唯于春三月用药略加分方以降上升之气可也。（《国医宗旨·卷之一·痰火药戒》）

○燥湿、止泻痢，行气开郁……杲曰：头痛必用川芎，如不愈加各引经药，太阳羌活，阳明白芷，少阳柴胡，太阴苍术，厥阴吴茱萸，少阴细辛是也。震亨曰：郁在中焦，须抚芎开提其气以升之，气升则郁自降。故抚芎总解诸郁，直达三焦，为通阴阳气血之使……左传言麦曲鞠莽御湿，治河鱼腹疾。予治湿泻每加二味，其应如响也。血痢已通而痛不止者，乃阴亏气郁，药中加芎为佐，气行血调，其病立止……虞搏曰：骨蒸多汗及气弱之人不可久服……五味入胃，各归其本脏，久服则增气偏胜，必有偏绝。（《本草纲目》）

○川芎气温味本辛，上行头角清阳经，止头痛能行血室，养新生血有神灵。（《医经小学·卷之一·药性指掌》）

○川芎除胁痛，养胎前，益产后……同归芍可以生血脉而贯通营阴，若产科、眼科、疮肿科，此为要药。（《本草汇言》）

○治一切气，温中散寒，开郁行气燥湿。（《医药绪余·下卷》）

○治中风入脑，头痛寒痹，除脑中冷痛，面上油风，一切风气，劳损血病……苏轼和子由记园中草木：芎䕲生蜀道，白芷来江南，漂流到关辅，犹不失芳甘。（《广群芳谱·卷九十五》）

○治胎前诸症，戒用川芎，以其能升易动胎气也，又言桂圆产后不可轻服，味甘易令人呕，恐瘀血因之而升也。（《冷庐医话·卷四·胎产》）

○行血散血，无如川芎，然川芎之性升而散，凡火载血上者忌之。（《成方切用·卷一上·四物汤》）

○芎䕲辛烈升发，善达肝郁，行结滞而破瘀涩，止疼痛而收疏泄，肝气郁陷

者宜之。其诸主治痈疽发背，瘰疬瘿瘤，痔漏疥疬，诸疮皆医。口鼻牙齿，便溺诸血皆止。（《长沙药解·卷二》）

○川芎独入肝家，行气走血，流而不滞，带引知茯，搜剔而无余。（《成方便读·和解之剂·酸枣仁汤》）

○升阳开郁，润肝燥，补肝虚，上行头目，下行血海，和血行气，搜风散瘀，调经疗疮，治一切风木为病。（《本草分经·胆》）

○芎劳有纹如雀脑，质虽坚实，而性最疏通，味薄气雄，功用专在气分；上升头顶，旁达肌肤，一往直前，走而不守。（《本草正义》）

○乃搜风散滞，止痛调经之专药。但辛窜之剂，气升火炎者，忌单服、久服，令人暴亡。（《徐大椿医书全集·药性切用·卷之一》）

○至川芎一味，辛窜上行，吐衄固宜远之，而血痹、血寒，及清阳下陷下血者，亦不可不酌用。（《徐大椿医书全集·杂病证治·卷之二》）

○凡骨蒸盗汗，阴虚火炎，咳嗽吐逆，及气弱之人不可服。其性辛散，令真气走泄，而阴愈虚也……抚芎产江左抚州，中心有孔者是。抚芎升散，专于开郁宽胸，通行经络，郁在中焦，则胸膈痞满作痛，须抚芎开提其气以升之，气升则郁自降。故抚芎总解诸郁，直达三焦，为通阴阳气血之使。（《本经逢原》）

○白芷为之使，畏黄连，伏雌黄……得麦麹治湿泻，得牡蛎治头风吐逆，得腊茶，疗产风头痛，配地黄，止崩漏，配参芪补元阳，配薄荷、朴硝为末，少许吹鼻中，治小儿脑热，目闭赤肿，佐槐子治风热上冲，佐犀角、牛黄、细茶去痰火清目疾。单服久服，肝木反受金气之贼，气升痰喘，火剧中满，脾虚食少，火郁头痛，皆禁用。（《得配本草》）

○其用有二，上行头角助清阳之气，止痛；下行血海，养新生之血，调经。（《医方捷径·卷三》）

○若其人阴虚火升，头上时汗出者，芎劳即不宜用。（《医学衷中参西录·药物》）

○刘宗厚曰：胎痛丹溪以血虚治之，故四物去川芎倍加熟地，此心法也。（《女科经纶·卷三》）

○川芎善达肝郁，而升脾陷，故止疼痛，而收脱泄，凡本经主病，足经不能统治者，如顶背肩胁，佐以通经之药，无不奏效，故为肝气郁陷之圣药。（《经证证药录·卷十一》）

○血瘀生风而致半身不遂者，川芎质虽坚实，而性最疏通，味辛性温，行气活血通瘀，尤善上升头顶，行脑络之瘀，血行风自灭也。芎劳能引脏腑之精气上达脑部，自能排挤重浊之气下降，而脑部之充血亦可因之下降，半身不遂可除。（《百药效用奇观》）

○为芳香性通经药，有镇静、镇痛之效，用于胃痛、头痛、眩晕脑胀等，为

平降血压（治逆上性）之效药，并治子宫痉挛，及脏躁症等。（《现代实用中药》增订本）

○药效：驱瘀血，补血，强壮。用途：贫血，血脉症之头痛。（《临床应用汉方处方解说》）

○治一切风，一切气，一切劳损，一切血，破宿血，养新血，止吐，衄血，及尿血、便血，除风寒入脑，头痛，目泪出，疗心、腹、胁冷痛。（《东医宝鉴·汤液篇·卷二》）

【验方举要】

○妇人崩中，昼夜十数行，各药不效。宜急用芎䓖八两，以酒四升，煎取三升，分三服，不饮酒者，水煮亦得。（《华佗神方·卷六》）

○治堕胎忽倒地，举动掣促，损腹中，不安，及子死腹中不出。芎䓖一两，为末服寸匕，须臾三服，立出。（《经效产宝·卷上》）

○治男子妇人小儿鼻血。川芎一两，甘草一分，为细末，每服半钱水煎乘热服，不以时。（《鸡峰普济方·第十卷·川芎散》）

○治崩中不止，芎䓖八两，清酒五升，煎至二升半，分三服，不耐者，徐徐进之。义云：芎不可久服，令人暴死。上大举大升之剂治崩，脉沉弦而洪，或沉细而数者，皆胃气下陷也。或崩而又久泻者，亦胃气下陷也。故举之升之，其病愈也。（《医学纲目·卷之三十四·调经》）

○验胎散：川芎为末，每服一钱，空心艾叶煎汤调下。觉腹内微动，则有胎也。若服后一日不动，非胎，必是经闭。（《万病回春·卷之五·妊娠》）

○治妊娠小腹痛，胎动不安。川芎为细末，酒调下。（《济阴纲目·卷之八·小腹痛》）

○老妇齿败口臭，用川芎含口中，即不臭。（《女科切要·卷八·附妇人杂病诸方》）

○救急散：川芎（研末一两）每取二钱酒调下，日二三服（生胎即安，死胎即下）。（《竹林女科证治·卷二·跌扑伤胎》）

○口臭秽及䘌齿肿痛。川芎泡汤，日漱五七次，半月愈。（《疡医大全·卷之十四》）

○芎活汤：治孕妇风痉，脉浮细涩者。芎䓖三两，羌活三两，为末，水煎三钱，去渣入酒一杯，温服。（《徐大椿医书全集·女科指要·卷三》）

○芎䓖治鼻多涕，或煎或末服，并佳。（《东医宝鉴·外形篇·卷二》）

【按】

药理研究表明，川芎具有强心、增加冠脉流量、扩张冠脉、降低心肌耗氧、降血压、抗血栓、改善微循环、镇静、抗放射和使子宫收缩增强等作用。川芎和川芎有效成分的制剂临床治脑血管病、冠心病、三叉神经痛、新生儿硬皮病、慢性肾炎氮质血证、非菌性炎症，以及防治青少年近视眼等均有较好疗效。关于川芎验胎之说，有人用此法诊断早期妊娠188例，结果诊断准确率达100%（刘耀驰，河北中医，1986（2）：29）。川芎久服暴死之说，历代均有记载，据我们对川芎的临床经验，其暴死者乃疾病发展之必然，断非川芎之过。

川贝母

Chuanbeimu

川贝母系百合科多年生草本植物川贝母 *Fritillaria cirrhosa* D.DON、暗紫贝母 *Fritillaria unibracteata Hsiao* et K.C.Hsia、甘肃贝母 *FritillariaPrzewalskii* Maxim. 或梭砂贝母 *Fritillaria delavayi* Franch. 的干燥鳞茎。常用别名有尖贝、贝母、川贝、苦花等。味苦、甘，性微寒。归肺、心经。功能清热润肺，化痰止咳。主要用于治疗肺热燥咳，干咳少痰，阴虚劳嗽，咯痰带血等病症。常用剂量为3～10克；研细粉冲服，每次1～1.5克。不宜与乌头类药材同用。

【各家论述】

○贝母味辛平。主伤寒烦热，淋沥邪气疝瘕，喉痹乳难，金疮风痉。一名空草。(《神农本草经》)

○疗腹中结实，心下满，洗洗恶风寒，目眩项直，咳嗽上气，止烦热渴，出汗，安五脏，利骨髓。(《名医别录》)

○主胸胁逆气，时疾黄疸。研末点目，去肤翳。以七枚作末酒服，治产难及胞衣不出。与连翘同服，主项下瘤瘿疾。(《药性本草》)

○江左有商人左膊上有疮如人面，亦无它苦，商人戏滴酒口中，其面亦赤色……有善医者，教其历试诸药，不以草木之类悉试之，无苦。至贝母其疮乃聚眉闭口，商人喜曰：此药可治也，因以小苇筒毁其口灌之，数日成痂遂愈，然不知何疾也。(《医说·下册·卷七》)

○消痰，润心肺。末和砂糖丸含，止嗽。烧灰油调，敷人畜恶疮，敛疮口。(《日华子本草》)

○贝母治心中气不快多愁郁者殊有功……能散心胸郁结之气。(《本草别说》)

○主伤寒烦热，心胸痞满，故曰散下结气，散实。(《丹溪手镜·卷之中》)

○妊娠咳嗽，贝母炒为末，砂糖和末丸，夜含化妙。(《丹溪治法心要·卷七·妇人科》)

○专治腿膝人面疮及诸痈毒。(《珍珠囊补遗药性赋·草部》)

○治虚劳咳嗽，吐血咯血，肺痿肺痈，妇人乳痈，痈疽及诸郁之证。(《本草会编》)

○贝母微寒，宁嗽消痰，肺痈肺痿，开郁除烦。(《明医指掌·卷一·药性歌》)

○善解肝脏郁愁，亦散心中逆气……降胸中因热结胸及乳痈流痰结核……并止消渴烦热……半夏、贝母俱治痰，但半夏兼治脾肺，贝母独善清金。半夏用其辛，贝母用其苦；半夏用其温，贝母用其凉；半夏性速，贝母性缓；半夏散寒，贝母清热，性味阴阳大有不同。俗有代用者，其谬孰甚。（《景岳全书·卷四十八·本草正》）

○贝母寒平咳逆气，主除烦热疗伤寒，更消腹结心下满，止汗和中解郁烦。（《医经小学·卷之一·药性指掌》）

○寒湿痰及食积痰火作嗽，湿痰在胃恶心欲吐，痰饮作寒热，脾胃湿痰作眩晕及痰厥头痛，中恶呕吐，胃寒作泄并禁用。（《本草经疏》）

○贝母，开郁、下气、化痰之药也。润肺消痰，止咳定喘，由虚劳火结之证，贝母专司首剂。故配知母可以清气滋阴；配芩连可清痰降火；配芪参可以行补不聚；配归芍可以调气和营；又配连翘可解郁毒，治项下瘰核；配二陈代半夏用，可以补肺消痰，和中降火者也。以上修用必以川者为妙。若解痈毒，破癥结，消实痰，敷恶疮，又以土者为佳。然川者味淡性优，土者味苦性劣，二者以分别用。（《本草汇言》）

○又取其性凉能降，善调脾气，治胃火上炎，冲逼肺金，致痰嗽不止，此清气滋阴，肺部自宁也。（《药品化义》）

○疗肿瘤疡，可以托里护心，收敛解毒。（《本草述》）

○贝母苦寒之性，泻热凉金，降浊消痰，其力非小，然轻清而不败胃气，甚可嘉焉。其诸主治疗喉痹，治乳痈，消瘿瘤，去翳肉，点翳障，敷疮痈，止吐衄，驱痰涎，润心肺，解燥渴，清烦热，下乳汁，除咳嗽，利水道。（《长沙药解·卷三》）

○若胃寒脾虚，恶心泄泻，及肾虚水泛为痰者，均忌之。（《罗氏会约医镜·卷十六·本草上》）

○川贝母辛甘微寒，泻心火，散肺郁，入肺经气分，润心肺、化燥痰。像贝母味苦去风痰，土贝母大苦，外科治痰毒。（《本草分经·肺》）

○贝母主淋沥邪气，以肺之治节行于膀胱，则邪热之气除，而淋沥愈矣。此兼清水液之源也。※当归贝母苦参丸方：当归、贝母、苦参各四两。主治：妊娠小便难，饮食如故。（《金匮要略浅注·卷八》）

○川贝母厚朴、白薇为之使，畏秦艽、莽草、矾石，恶桃花……得厚朴化痰降气，配白芷，消便痈肿痛，配苦参、当归治妊娠尿难，配连翘治瘿瘤，配瓜蒌开结痰，配桔梗下气止嗽……寒痰停饮，恶心冷泻，二者禁用。（《得配本草》）

○为镇咳祛痰药，功能止嗽，润肺，消痰。（《科学注解本草概要·植物部》）

○效用：为镇咳祛痰药，治气管炎或肺结核的咳嗽。又为止血及催乳剂，治

衄血、咯血、乳汁郁积而发乳腺炎等。（《现代实用中药》增订本）

○贝母开胸中之郁结，以利巴豆之峻攻，而急破其脓，驱毒外出；桔梗开提肺气，载药上行，以尽驱胸肺之毒……盖此等证危在呼吸，以悠忽遗祸不可胜数，故确见人强或证危，正当以此急救之，不得嫌其峻，坐以待毙也。※外台桔梗白散是治肺痈的峻方，方用桔梗、贝母各三分，巴豆一分去皮，熬研如脂。（《金匮要略诠解》）

○药效：镇咳、祛痰、排脓。用途：肺痈，肺痿，支气管炎，小便不利。（《临床应用汉方处方解说》）

○贝母体透彻，而排达为之用。排达胸中也。（《皇汉医学丛书·伤寒用药研究·卷下》）

【验方举要】

○消痰热，润肺止嗽，或肺痈肺痿，乃治标之妙剂。贝母一两，为末，用沙糖或蜜，和丸龙眼大，或噙化，或嚼服之。若欲劫止久嗽，每贝母一两，宜加百药煎、蓬砂、天竺黄各一钱，佐之尤妙。如无百药煎，即炒醋文蛤一钱亦可，或粟谷亦可酌用。若治肺痈，宜加白矾一钱，同贝母丸服如前，最妙。（《虚损启微·卷下·列方》）

○治一切蛇虫所伤，用贝母为末酒调，令病人尽量饮之……酒自伤处为水流出，候水尽，却以药渣敷疮上，即愈。（《医学纲目·卷之二十·毒蛇咬》）

○紫、白癜风。贝母为末，以胡桃肉蘸，洗浴后擦之，神效。（《医学纲目·卷之二十·丹熛瘢疹》）

○二仙散：发背痈疽，未成已成，已溃未溃，痛不可忍者。贝母（未溃用五钱，已溃用一两），白芷（未溃用一两，已溃用五钱）。作一剂，水酒同煎服。（《疡医大全·卷之九》）

○耳轮赤烂，贝母，轻粉，研匀干掺。（《疡医大全·卷之十三》）

○痔疮，川贝母、五倍子等分，研末擦之。（《疡医大全·卷之二十三》）

○妇人鱼口，川贝三钱，甘草一钱，无灰酒煎服。（《疡医大全·卷之二十四》）

○人面疮痛甚者，川贝母研，芦筒灌疮口。（《疡医大全·卷之二十四》）

○消三十六种痰块仙方：川贝母、九头狮子草各一斤，共磨细末，无灰酒为丸，大人每服三钱，小儿减半。（《疡医大全·卷之二十九》）

○奶癣疮，川贝母去心，金银花各等分，共为末，炼蜜为丸，每重一钱，白汤调下。（《疡医大全·卷之三十》）

○治乳痈初发，贝母为末，每服二钱，热酒下，即以二手覆按桌上，揉捏乳道。（《仙方合集·上卷·产后》）

○专治痰火，贝母不拘多少，以童便秋冬浸三日，春夏浸二日，夜捞起，水淋洗净，晒干研末，糖霜和成。不拘时滚白汤下。（《良朋汇集·卷之一》）

【按】

药理研究表明，川贝母碱对呼吸中枢和咳嗽中枢有抑制作用，故可镇咳平喘，西贝母碱对气管平滑肌、胃肠平滑肌、子宫等均有松弛作用。其解痉作用类似罂粟碱。贝母还有轻度降压、抗溃疡、促进组织增生等作用。

Chuanlianzi

川楝子

川楝子系楝科落叶乔木植物川楝 *Melia toosendan* Sieb.et Zucc. 的干燥成熟果实。常用别名有川楝、苦楝子、金铃子、楝实等。味苦，性寒，有小毒。归肝、小肠、膀胱经。功能舒肝行气，止痛，驱虫。主要用于治疗胸胁、脘腹胀痛、疝痛，虫积腹痛等病症。常用剂量为3~10克。外用适量。脾胃虚寒者不宜单用。

【各家论述】

○主温疾伤寒，大热烦狂，杀三虫疥疡，利小便水道。（《神农本草经》）

○主人中火热，狂，失心躁闷，作汤浴。（《药性本草》）

○入心及小肠，止上下部腹痛。（《用药法象》）

○止下部腹痛……金铃子，酸苦，阴中之阳，心暴痛，非此不能除。（《医学启源·卷之下·用药备旨·药类法象》）

○泻肝火、小肠膀胱湿热，诸疝气疼痛，杀三虫、疗癞，亦消阴痔。丸、散、汤药任意可用。甄权言，其不入汤使则失之矣。苦楝根，味大苦，杀诸虫，尤善逐蛔、利大肠，治游风热毒、恶疮，苦酒和涂疥癣甚良。（《景岳全书·下册·卷四十九·本草正》）

○金铃子治疝气而补精血……主心暴痛。（《珍珠囊补遗药性赋》）

○因引心胞相火下行，故心腹痛及疝气为要药。（《本草纲目》）

○苦楝根寒……积聚立通……利水之剂。（《明医指掌·卷一·药性歌》）

○楝实，主温疾伤寒，大热烦狂者，邪在阳明也，苦寒能散阳明之邪热，则诸证自除。膀胱为州都之官，小肠为受盛之官，二经热结，则小便不利，此药味苦气寒，走二经而导热结，则水道利矣。（《本草经疏》）

○川楝……人但知其有治疝之功，而不知其荡热止痛之用。（《本经逢原》）

○能入肝舒筋。（《罗氏会约医镜·卷十七·本草》）

○炒研用。楝根皮，专主杀虫。（《徐大椿医书全集·药性切用·卷之三》）

○楝根皮出土者杀人，朱氏子腹痛，取楝子东南根，煎汤服之，少顷而绝。余按：本草谓楝树雄者根赤有毒杀人，雌者色白入药用，是楝根之有毒，不得仅以出土者概之矣。（《冷庐医话·卷五·药品》）

○若脾胃虚寒，症属阴疝者切忌。川产者良，去皮去核取肉用。（《医方十种汇编·药性摘录》）

○止腹痛溺癃，癞病痔瘘，大便下血。（《玉楸药解·卷二》）

○泻心火，坚肾水，清肺金，清肝火。核：治疝，去痼冷。（《医林纂要》）

○治淋病茎痛引胁，遗精，积聚，诸逆冲上，溲下血，头痛，牙宣出血，杀虫。（《本草求原》）

○根皮为肠寄生虫驱除药，对绦虫、蛔虫、蛲虫都有效，并利大便。果实有收敛作用，治心腹疝痛、蛔虫腹痛。（《现代实用中药》增订本）

○楝实，酒浸湿蒸软，剥取肉，去皮核，晒干用。（《东医宝鉴·汤液篇·卷三》）

【验方举要】

○治腹中长虫：楝实以淳苦酒渍宿，绵裹，塞入谷道中三寸许，日二易之。（《外台秘要》）

○治肾消膏淋，病在下焦：苦楝子、茴香等分。为末，每温酒服一钱。（《圣惠方》）

○治耳有恶疮：楝子，捣，以绵裹塞耳内。（《圣惠方》）

○治小儿秃疮及恶疮：以苦楝皮烧灰，以猪脂调敷，大人恶疮亦可用。（《千金宝要·卷之一·小儿第二》）

○金铃子散，治七疝，寒注下焦，少腹引外肾疼痛，大便多闭。川楝子去皮核，取肉一两，用巴豆七枚，去壳，同炒令黄色，去巴豆。（《重订严氏济生方·诸疝·诸疝论治》）

○治蛔虫方，以楝树根为君，佐以二陈汤煎服。（《丹溪治法心要·卷八小儿科·诸虫第七》）

○治脏毒下血：以苦楝子炒黄为末，蜜丸，米饮下，十九至二十丸甚妙。（《医学纲目·卷之十七·诸见血门》）

○治似痢非痢，挟热者，用苦楝根皮。去粗皮，晒干。为末，粳米饮为丸，米饮下。（《医学纲目·卷之二十三·滞下》）

○治背疮……若结成者，用川楝子七枚，烧灰酒下，次与十四枚，二次与二十一枚。三帖后，虽结亦小之。（《医学纲目·卷之十八·痈疽》）

○治虫咬心痛：用苦楝根皮，煎汤服之。（《万病回春·卷之五·胃脘痛·苦楝汤》）

○用苦楝根刮去外粗皮，取内白二两，以水三碗，煮取一碗半，去渣。用晚粳米三合煮粥，空心，先以炒肉一二片吃，引虫向上，然后进药粥一二合；少顷，又吃一二口；渐渐加一碗或二碗，其虫尽下而愈。（《万病回春·卷之四·诸虫·治蛔虫方》）

○治孕妇小腹疼痛，脉弦紧数者，回令丸：川楝子五两，酒炒，小茴三两，盐水炒，为末，炼蜜丸，淡盐水下三钱。（《徐大椿医书全集·下·女科指要卷

三·心痛》)

〇苦楝根取新白皮一握，切焙入麝少许，水二碗煎至一碗，空心服之……自后下虫三四条，……而渴顿止。乃知消渴一症，有虫耗其精液者。(《续名医类案·卷九·消》)

〇治钓肾气，膀胱偏坠，痛不可忍：川楝子，去核，同破故纸炒香焙干为末，酒糊丸如桐子大，每服三十丸，温酒空心送下。(《疡医大全·卷之二十四》)

〇治疝气，大小便不通，痛不可忍：川楝子肉四十九个，巴豆肉四十九个，同炒，以楝子黄色为度，去巴豆，只取楝子为末，每二钱，温酒调下。(《东医宝鉴·外形篇·卷四》)

【按】

川楝子具有镇痛、抗炎作用。川楝素为川楝驱虫的有效成分，主要储存于川楝皮中，川楝子含量低，其作用缓慢而持久，在人体中有一定的积蓄作用，故不能过量用和久用，以免中毒。

广藿香

Guanghuoxiang

广藿香系唇形科多年生草本植物广藿香 *Pogostemon Cablin*（Blanco）Benth. 的干燥地上部分。常用别名有藿香、枝香。藿香又名排香草、野藿香、土藿香 *Agastache rugosa*（Fisch.et Mey.）O.Ktze.。味辛，性微温。归脾、胃、肺经。功能芳香化浊，开胃止呕，发表解暑。主要用于治疗湿浊中阻，脘痞呕吐，暑湿倦怠，胸闷不舒，寒湿闭暑，腹痛吐泻，鼻渊头痛等病症。常用剂量为 3～9 克。鲜品加倍。

【各家论述】

○藿香主治风水毒肿，去恶气，止霍乱心腹痛。（《名医别录》）

○治脾胃吐逆，为最要之药。（《本草图经》）

○藿香叶……可升可降，阳也。其用有二：开胃口，能进饮食；止霍乱，仍除呕逆。（《珍珠囊补遗药性赋·主治指掌·逐段锦》）

○温中快气，肺虚有寒，上焦壅热，饮酒口臭，煎汤漱口。（《汤液本草》）

○杲曰：芳香之气助脾胃，故藿香能治呕逆，进饮食。好古曰：手、足太阴之药。故入顺气乌药散则补肺；入黄芪四君子汤，则补脾也。（《本草纲目》）

○此物香甜不峻，善快脾顺气，开胃口宽胸膈，进饮食，止霍乱呕吐，理肺化滞，加乌药等剂，亦能健脾，入四君同煎，能除口臭，亦疗水肿，亦解酒秽。（《景岳全书·卷四十八·本草正》）

○散寒湿、暑湿、郁热、湿热。治外感寒邪，内伤饮食，或饮食伤冷湿滞，山岚瘴气，不服水土，寒热作疟等症。（《本草述》）

○藿香叶甘气本温，温中快气治心疼，开胃口能进饮食，止霍乱除呕逆攻。（《医经小学·卷之一·药性指掌》）

○善行胃气，以此调中。治呕吐霍乱，以此快气。除秽恶痞闷，且香能和五脏，若脾胃不和，用之助胃而进饮食，有醒脾开胃之功。辛能通利九窍，若岚瘴时疫用之，不使外邪内侵，有主持正气之力。凡诸气药，独此体轻性温，大能卫气，专养肺胃。但叶属阳，为发生之物，其性锐而香散，不宜多服。（《药品化义》）

○产后诸症兼呕者，俱宜加藿香一钱，痰多加半夏八分。（《胎产秘书·卷下·产后》）

○藿香清芬微温，善理中州湿浊痰涎，为醒脾快胃，振动清阳妙品……芳香能助中州清气，胜湿辟秽，故为暑湿时令要药。然性极和平，力量亦缓，止可以治霍乱轻症，而猝然大痛，吐泻并作，肢冷脉绝者，非大剂四逆不为功，断非此淡泊和平，所能独当大任……藿香芳香而不嫌其猛烈，温煦而不偏于燥热，能祛除阴霾湿邪，而助脾胃正气，为湿困脾阳，怠倦无力，饮食不甘，舌苔浊垢者最捷之药。亦辟秽恶，解时行疫气。盖疠疫以气染人，无非湿浊秽腐之熏蒸，感之者由口鼻吸入，胃气先受之，芳香得清气之正，而藿香气味和平，不嫌辛燥，故助脾胃而无流弊。但必以广产者为佳，虽以气胜，而冲和可爱，今江浙间遍地产之，则味苦涩而气亦恶劣。石顽谓伐胃消食，且能耗气，而世俗以为能解暑气，瀹茶多饮，未尽善也……仲醇谓阴虚火旺，胃弱欲呕及胃热作呕者弗用。按藿香虽不燥烈，然究是以气用事，唯舌有浊垢，而漾漾欲泛者最佳。若舌燥光滑，津液不布者，咸非所宜。（《本草正义》）

○广藿香力能醒脾，祛暑快胃，辟秽，为吐泻腹痛专药。梗：主和胃化气，而少温散之力。土藿香：但能温胃，殊欠芳香之用。鲜藿滴露：气味清彻，善能达邪，暑症寒热最宜。（《徐大椿医书全集·药性切要·卷之一》）

○解表散邪，利湿除风，清热止渴。治呕吐、霍乱、疟、痢、疮疥。梗：可治喉痹，化痰，止咳嗽。（《本草再新》）

○藿香甘温开胃气，霍乱呕泻胃寒枯，心腹绞痛能思食，辛苦一种治不异。（《草木便方》）

○藿香得滑石治暑月吐泻，配豆仁治饮酒口臭。（《得配本草》）

○性味：特异芳香。效用：为清凉解热药，有健胃镇呕作用……本品应用范围广，如消化器系及神经系等感冒头疼、体痛、胃肠病、胸闷、吐泻、精神沉郁、疲倦……均有卓效，价廉，服用便（可用开水泡，作药茶饮）效果好……可减轻常山之副作用，可与常山配伍应用。（《现代实用中药》增订本）

○药效：芳香健胃。用途：胃痞，呕吐，食欲不振，胃肠病。（《临床应用汉方处方解说》）

【验方举要】

○升降诸气，藿香一两，香附炒五两，为末，每以白汤点服一钱。（《本草纲目》）

○胎气不安，气不升降，呕吐酸水，香附、藿香、甘草二钱为末。每服二钱，入盐少许，沸汤调服之。（《本草纲目》）

○治小儿牙疳溃烂出脓血，口臭，嘴肿：土藿香，入枯矾少许为末，搽牙根上。（《滇南本草》）

○治刀伤流血：土藿香、龙骨，少许为末，外敷。（《滇南本草》）

○回生散：治孕妇呕泻，脉虚者。藿香三两，陈皮两半，为散，水煎三钱，

去渣温服。（《徐大椿医书全集·女科指要·卷三》）

【按】

药理研究表明，藿香所含挥发油对肠胃神经有祛风、镇静作用，并能扩张微血管，促进胃液分泌，帮助消化，抑制胃肠运动亢进而缓解痉挛。藿香中所含的少量鞣酸有收涩止泻的作用。临床发现，藿香能有效刺激舌体味蕾产生敏感的味觉，增进食欲，对治疗口淡、口臭、口甜、口中味觉异常等有较好疗效。

Weimao
卫矛

卫矛系卫矛科植物卫矛 Euonymus alatus（Thunb.）Sieb. 的具翅状物的枝条或翅状附属物。常用别名有鬼箭羽、鬼见愁等。味苦，性寒。功能破血，通经，杀虫。主要用于治疗瘀血崩漏，产后恶露不尽，腹胀疼痛，乳汁不行，虫证腹痛，疟疾寒热等。常用剂量为4.5～9克。孕妇慎服。

【各家论述】

○苦，寒，无毒……女子崩中下血，腹满汗出，除邪，杀鬼毒蛊疰。（《神农本草经》）

○中恶腹痛，去白虫，消皮肤风毒肿，令阴中解。（《名医别录》）

○破陈血，落胎，主中恶腰腹痛。（《药性本草》）

○通月经，破癥结，止血崩带下，杀腹脏虫及产后血绞肚痛。（《日华子本草》）

○大抵其功精专于血分，如女子固以血为主，较取效于男子者更为切中耳。（《本草述》）

○今人治贼风历节诸痹，妇人产后血晕，血结聚于胸中，或偏于胁肋少腹者，四物倍归，加鬼箭羽、红花、玄胡索煎服。以其性专破血，力能堕胎。（《本经逢原》）

○一名鬼箭羽，乃天麻之苗，遣邪祟，隔瘟疫，通月经，破癥结，下胎妊，消风肿，去白虫。但无补益，不可多服。（《罗氏会约医镜·卷十六·本草》）

○为镇痛、通经、驱虫药，功能行血，辟恶，去癥结。（《科学注解本草概要·植物部》）

○能落胎。（《东医宝鉴·汤液篇·卷三》）

【验方举要】

○治产后败血，儿枕块硬，疼痛发歇，及新产乘虚，风寒内搏，恶露不快，脐腹坚胀。当归散：用当归（炒）、鬼箭（去中心木）、红蓝花各一两。每服三钱，酒一大盏，煎七分，食前温服。（《和剂局方》）

○治鬼疟日发：鬼箭羽、鲮鲤甲（烧灰）各二钱半，为末。每以一字，发时搐鼻。又法：鬼箭羽末一分，砒霜一厘，五灵脂一两，为末。发时冷水服一钱。（《圣济总录》）

【按】

　　药理研究表明，卫矛煎剂中提取的草酰乙酸钠，有降低血糖及尿糖的作用，这些作用主要是通过刺激β-细胞，调整不正常的过程，加强胰岛素的分泌。但临床尚未用于糖尿病，有待进一步研究。

Nǚzhenzi

女贞子

女贞子系木犀科女贞属常绿乔木植物女贞 *Ligustrum lucidum* Ait. 的干燥成熟果实。其叶、根、皮均可入药。常用别名有女贞实、冬青子、爆格蚤等。味甘、苦，性凉。归肝、肾经。功能滋补肝肾，明目乌发。主要用于眩晕耳鸣，腰膝酸软，须发早白，目暗不明，阴虚发热等病症。常用剂量为 10～15 克。

【各家论述】

○女贞实，味苦平。主补中安五藏，养精神，除百疾。久服肥腱、轻身、不老。生川谷。（《神农本草经》）

○能养阴气，平阴火，解烦热骨蒸，止虚汗消渴及淋浊、崩漏、便血、尿血，阴疮痔漏疼痛，亦清肝火，可以明目止泪。（《景岳全书·下册·卷四十九·本草正》）

○女贞子苦，黑发乌须，强筋壮力，去风补虚。（《寿世保元·卷一·本草·药性歌括》）

○女贞实乃上品无毒妙药，而古方罕知用者，何哉？典术云：女贞木乃少阴之精，故冬不落叶。观此，则其益肾之功，尤可推矣。（《本草纲目》）

○盖肾本寒，因虚则热而软，此药气味俱阴，正入肾除热补精之要品。（《神农本草经疏》）

○此药黑发乌须，强筋力……多服补血去风，久服返老还童。（《良方集腋·卷之上·虚劳门》）

○甘苦性凉，入少阴而益阴退热，为阴虚有火，不胜腻补之良药。退热生用，益阴炒用。（《徐大椿医书全集·卷之三下·药性切用》）

○女贞实固入血海益血，而和气以上荣……由肾至肺，并以淫精于上下，不独髭须为然也，即广嗣方中，多用之矣。（《本草述》）

○甘苦凉，益肝肾，除火，纯阴至静，必阴虚有火者方可用。（《本草分经·肝》）

○女贞子缓则有功，而速则寡效，故用之速，实不能取胜于一时，而用之缓，实能延生于永久，亦在人之用之得宜耳。（《本草新编》）

○禀天地至阴之气，凌冬不凋……冬至采，酒蒸用。按脾胃虚寒，久服作泄。（《罗氏会约医镜·卷十七·本草》）

○入足少阴肾，足厥阴肝经。强筋健骨，秘精壮阳。（《医学摘粹·本草类

要·补药门》）

○性禀纯阴，味偏寒滑，脾胃虚人服之，往往减食作泻。（《本经逢原》）

○养阴气，平阴火，一切烦热骨蒸，虚汗便血，目泪虚风，因火而致者，得此治之，自无不效，其能黑须发，善行水，乃补肾补脾之力也。配补脾暖胃药，不致腹痛作泻……脾胃虚寒，肾阳不足，津液不足，内无虚热，四者禁用。（《得配本草》）

○养阴益肾，补气舒肝。治腰腿疼，通经和血。（《本草再新》）

○白蜡叶皮味苦平，除风散血止痛灵，汤火恶疮久烂贴，口舌疮肿捣汁噙。按：爆格蚤树又名白蜡树。（《草木便方》）

○补中养神，强阴明目扫除百病，平安五脏，健腰膝而变发，肥肌肤而轻身。（《本草易读》）

○得旱莲草、桑椹治虚损百病，唯阴虚者宜之……叶苦平，除风散血消肿，治头痛目昏，诸恶疮肿，以水煮叶，汤贴胻疮溃烂神效。（《本草撮要》）

○是故中之可以补，五脏之所以安，精神之所以养，百疾之所以除，皆人于热气耗败之余之大效。（《本草思辨录》）

○治病与金樱子同功。（《医方捷径·卷四》）

○为滋养强壮药，兼有镇静作用。（《科学注解本草概要·植物部》）

【验方举要】

○女贞子丹：女贞实去梗叶，酒浸一昼夜，粗布袋擦去皮，晒干为末，待有旱莲蓬草出，多取数石，捣汁熬浓丸，前末如桐子大，少则以蜜炼过，加入，其功，不旬日使膂力加数倍，又能变白发为黑……强阴不走，初服后，便能使老者无夜起之功，每夜酒送百丸。（《众妙仙方·卷一·补养门》）

○乌须神方：女贞实一斗，如法去皮，每斗用马料黑豆一斗，拣净淘洗晒干，同蒸透，九蒸九晒，先将女贞实为末，加生姜自然汁三两，好川椒去闭口者及蒂，为末三两，同黑豆末和匀，蜜丸如梧子大，先食服四五钱，白汤或酒吞。（《先醒斋广笔记·杂证》）

○舌肿胀出口外：冬青叶煎浓汁浸之。（《疡医大全·卷之十五》）

【按】

女贞子历代都视为养阴佳品，有祛病强身延年益寿之功。临床上用于阴虚有热的失眠多梦，重用女贞子30克有养心安神的特殊疗效。从临床研究的资料表明，女贞子治高脂血证、白细胞减少症、病毒性肝炎、慢性气管炎等有效；女贞叶治疗冠心病、心绞痛、急性菌痢、烧烫伤等有良效。药理研究表明，女贞子有升高白细胞、抗癌、增强体液免疫、增加冠脉血流等作用；女贞叶有镇咳、抗菌、抑制病毒的作用。

小蓟

Xiaoji

小蓟系菊科植物刺儿菜 *Cirsium setosum*（Willd.）MB. 的干燥地上部分。常用别名有青刺蓟、刺蓟菜、刺儿菜、青青菜、小恶鸡婆等。味甘、苦，性凉。归心、肝经。功能凉血止血，祛瘀消肿。主要用于治疗衄血、吐血、尿血、便血，崩漏下血，外伤出血，痈肿疮毒等病症。常用剂量为10～15克；鲜品可用30～60克。外用适量。

【各家论述】

○取菜煮食之，除风热。根，主崩中，又女子月候伤过，捣汁半升服之。金疮血不止，挼叶封之。夏月热，烦闷不止，捣叶取汁半升服之。（《食疗本草》）

○破宿血，止新血，暴下血，血痢，金疮出血，呕吐等，绞取汁温服；作煎和糖，合金疮及蜘蛛蛇蝎毒，服之亦佳。（《本草拾遗》）

○大、小蓟皆能破血，但大蓟兼疗痈肿，而小蓟专主血，不能消肿也。（《新修本草》）

○凉，无毒。根，治热毒风并胸膈烦闷，开胃下食，退热，补虚损。苗，去烦热，生研汁服。（《日华子本草》）

○生捣根绞汁服，以止吐血、衄血、下血。（《本草图经》）

○沈则施云：按，二蓟治血止血之外无他长，不能益人。如前人云养精保血，补虚开胃之说，不可依从。（《本草汇言》）

○清火疏风豁痰，解一切疔疮痈疽肿毒。（《纲目拾遗》）

○大蓟、小蓟二味，根、叶俱苦甘气平，能升能降，能破血，又能止血。小蓟则甘平胜，不甚苦，专以退热去烦，使火清而血归经，是保血在于凉血。（《本草求原》）

○大、小蓟甘，苦，凉。皆能破血退热，治吐衄肠痈。小蓟力微，能破瘀生新，不能如大蓟之消痈毒。丹溪曰：小蓟治下焦之热结血淋。（《本草从新》）

○鲜小蓟根……为其气腥与血同臭，且又性凉濡润，故善入血分，最清血分之热……又善治肺病结核，无论何期用之皆宜，即单用亦可奏效。并治一切疮疡肿疼，花柳毒淋，下血涩疼，盖其性不但能凉血止血，兼能活血解毒，是以有以上种种诸效也。（《医学衷中参西录·上册·药物》）

○大、小蓟皆能清血分之热，以止血热之妄行，而小蓟尤胜。凡因血热妄行之证，单用鲜小蓟根数两煎汤，或榨取其自然汁，开水冲服，均有捷效，诚良药也。小蓟茎中生虫，即结疙瘩如小枣。若取其鲜者十余枚捣烂，开水冲服，治吐衄之因热者甚效。（《医学衷中参西录·上册·医方》）

【验方举要】

○疗鼻窒，气息不通：小蓟一把，上一味，以水三升，煮取一升去滓，分服。（《外台秘要·卷二十二·鼻窒塞不通利方》）

○疗妇人阴痒不止：小蓟不拘多少，水煮作汤热洗，日三用之。（《妇人大全良方·卷之八·妇人阴痒方论第十六》）

○治下焦热结血淋：生地黄（洗）四两，小蓟根、滑石、通草、蒲黄（炒）、淡竹叶、藕节、当归（去芦、酒浸）、山栀子仁、甘草（炙）各半两。上细切，每服四钱，水一盏半，煎至八分，去滓温服，空心食前。（《济生方》）

○治崩中下血：小蓟茎、叶（洗，切）研汁一盏，入生地黄汁一盏，白术半两，煎减半，温服。（《千金方》）

【按】

大蓟与小蓟功效有相似之处，常配伍同用，但大蓟力雄，更长于破血，解毒消痈肿；小蓟力差一些，而长于止血和利尿退肿。

小茴香

Xiaohuixiang

小茴香系伞形科植物茴香 *Foeniculum vulgare* Mill. 的干燥成熟果实。常用别名有茴香、蘹香、野茴香、大茴香、小香等。味辛，性温。归肝、肾、脾、胃经。功能散寒止痛，理气和胃。主要用于治疗寒疝腹痛，睾丸偏坠，痛经，少腹冷痛，脘腹胀痛，食少吐泻，睾丸鞘膜积液。盐小茴香功能暖骨散寒止痛。主要用于治疗寒疝腹痛，睾丸偏坠，经寒腹痛等病症。常用剂量为3～6克。

【各家论述】

○主蛇咬疮久不瘥，捣敷之。又治九种瘘。（《千金要方·食治》）

○辛，平，无毒。主诸瘘、霍乱。（《新修本草》）

○主膀胱，肾间冷气及盲肠气，调中止痛，呕吐。（《开宝本草》）

○治干、湿脚气并肾劳癫疝气，开胃下食，治膀胱痛，阴疼。（《日华子本草》）

○茴香，气平味辛，破一切臭气，调中、止呕、下食。须炒黄色，捣细用。（《医学启源·卷之下·用药备旨》）

○大茴香，最暖命门，故善逐膀胱寒滞疝气腰痛，亦能温胃止吐，调中止痛，除霍乱、反胃、齿牙口疾，下气解毒，兼理寒湿脚气，调和诸馔，逐臭生香。（《景岳全书·下册·卷四十九·本草正》）

○蘹香子是小茴香，开胃调中得酒良，主治腹疼并霍乱，更通肾气及膀胱。（《医经小学·卷之一·药性指掌》）

○蘹香，温中快气之药也。（《本草汇言》）

○茴香之并入肝肾，暖丹田而祛冷气。（《成方便读·理气之剂·导气汤》）

○小茴香……多食伤目，有火人勿食。（《陈修园医书四十八种·食物秘书》）

○小茴香一名莳萝。味辛微温，醒脾，治疝，殊胜大茴。盐水炒用。（《徐大椿医书全集·药性切用·卷之四中》）

○大茴香，暖丹田，补命门。治小肠冷气疝痛、阴肿、腰痛……按大茴辛温，若阳旺及得热则吐者均戒……小茴香，如粟米而扁者，功用与大茴略同，亦治疝痛。凡化膀胱之气，而使小便通畅，更为优耳。（《罗氏会约医镜·卷十六·本草》）

○治水土湿寒，腰痛脚气，固瘕寒疝。（《玉楸药解》）

○大茴香，功专入肝燥肾。凡一切沉寒痼冷……并肝经虚火从左上冲头面者用之，服皆有效……此则体轻能入经络也，必得盐引入肾，发出阴邪，故能治疝有效。(《本草求真》)

○杀虫辟秽，制鱼肉腥臊冷滞诸毒。(《随息居饮食谱》)

○肺、胃有热及热毒盛者禁用。(《得配本草》)

○其性温燥，能昏目发疮，若胃肾多火，阳道数举，得热则吐者，均戒。大茴香，性热功用略同。(《本草害利》)

○茴香，宁夏出者，大如麦粒，轻而有细棱，为大茴香。他产小者，为小茴香。自番舶来者，子大如柏实，裂成八瓣，瓣核如豆，褐色味甜，曰八角茴香，即舶茴香……子，治腰腹胁痛泄泻，积聚伤饮食虚劳咳喘呃逆，诸逆冲上恶寒，水肿霍乱脚气滞下，小便数遗精淋小便不禁，前阴诸疾。(《本草述钩元》)

○按茴香之主治在疝症，世医漫谓癞疝有湿热不宜用，殊不知疝之初起，皆由寒水之郁，而气化不宣，乃有湿，由湿郁不化，乃有热，是初起之疝，固即宜用之矣。(《本草述》)

【验方举要】

○治蛇咬久溃：小茴香捣末敷之。(《千金要方》)

○生捣茎叶汁一合，投热酒一合，服之治卒肾气冲胁，如刀刺痛，喘息不得。(《食疗本草·卷上·蘹香》)

○治小肠气腹痛：茴香、胡椒等分。上为末，酒糊丸，如梧子大。每服五十丸，空心温酒下。(《三因方·小茴香丸》)

○治小便夜多及饮水不止：茴香不以多少，淘净，入少盐，炒为末，用纯糯米餐一手大，临卧炙令软熟，蘸茴香末啖之，以温酒送下。(《普济方》)

○治肾虚腰痛，转侧不能，嗜卧疲弱者：茴香(炒)研末。破开猪腰子，作薄片，不令断，层层掺药末，水纸裹，煨熟，细嚼，酒咽。(《证治要诀》)

○大小便闭，鼓胀气促：八角茴香七个，大麻仁半两，为末，生葱白三七根，同研煎汤，调五苓散服之，日一服。(《本草述钩元》)

○治小便频数：茴香不拘多少，淘净，入盐少许，炒研为末，炙糯米糕蘸食之。(《本草述钩元》)

○肾消饮水，小便如膏油：用茴香、苦楝子等分，炒为末。每食前，酒服二钱。(《本草述钩元》)

○腰痛如刺：八角茴香、杜仲各炒研三钱，木香一钱，水一盏，酒半盏，煎服。(《本草述钩元》)

○小肠气坠：八角茴香、小茴香各三钱，乳香少许，水服取汗。(《本草述钩元》)

○治膀胱疝痛：舶茴香、杏仁各一两，葱白焙干五钱，为末，每酒服二钱，嚼胡桃送下。（《本草述钩元》）

○治疝气膀胱小肠痛：茴香、晚蚕沙等分，俱盐炒为末，炼蜜丸，弹子大，每服一丸，温酒嚼下。（《本草述钩元》）

○疝气偏坠：大小茴香末各一两，用牙猪尿胞一个，连尿，入二末于内，系定入罐，以酒煮烂，连胞捣丸。如梧子大，每服五十丸，白汤下。（《本草述钩元》）

○治胁下刺痛：小茴香炒一两，枳壳麸炒五钱，为末，每服二钱，盐酒调服，神效。（《本草述钩元》）

○治阳水便秘，脉实者，禹功散：黑丑三两，小茴三两炒为末，生姜自然汁调服二三钱。（《徐大椿医书全集·下·杂病证治卷三·水肿》）

○治小肠疝痛，不省人事：茴香盐炒、枳壳各一两，没药五钱，为末，酒下二钱。（《东医宝鉴·外形篇·卷四》）

○茴香，除口气臭，取苗茎煮作羹饮，及生食并得。（《东医宝鉴·外形篇·卷二》）

【按】

药理研究表明，小茴香为健胃驱风药，有祛痰催乳之效，其含茴香油适用于胃肠疝痛、鼓肠、腹膨等。内服本品，能促使嗳气及放屁。又用于腰部冷痛，小腹疝气痛，以及神经衰弱之消化不良，功能刺激胃肠神经血管，使精神兴奋，全身血液流量增加。

马勃

Mabo

马勃系灰包科真菌脱皮马勃 *Lasiosphaera fenzlii* Reich.、大马勃 *Calvatia gigantea* (Batsch ex Pers.) Lloyd 或紫色马勃 *Calvatia lilacina*（Mont.et Berk.）Lloyd 的干燥子实体。常用别名有马屁勃、马屁包、牛屎菇、地烟等。味辛，性平。归肺经。功能清肺利咽，止血。主要用于治疗风热郁肺咽痛，咳嗽，音哑；外治鼻衄，创伤出血等病症。常用剂量为1.5～6克；外用适量，敷患处。

【各家论述】

○味辛，平，无毒……主恶疮马疥……盖能散毒，又能燥湿，以疗湿疮，固得其宜，故弘景亦谓敷诸疮甚良。今人用以为金疮止血亦效。寇宗奭治喉痹咽疼，盖既散郁热，亦清肺胃，确是喉症良药……内服外敷，均有捷验，诚不可以微贱之品而忽之。（《名医别录》）

○治喉闭咽痛。（《本草衍义》）

○清肺散血，解热毒……马勃轻虚，上焦肺经药也。故能清肺热咳嗽、喉痹、衄血、失音诸病。（《本草纲目》）

○马勃，俗人呼为麻勃。紫色虚软，状如狗肺，弹之粉出，敷疮用之甚良也。（《普济方·卷二百七十二·诸疮肿门》）

○治骨鲠吐血。（《玉楸药解》）

○每见用寒凉药敷疮者，虽愈而热毒内攻，变生他病，为害不小，唯马勃辛平而散，甚为稳妥。（《本草从新》）

○散血止嗽，治喉痹咽痛，鼻衄，失音，外用敷诸疮。（《本草备要》）

○治时疫大头痛。（《本草述钩元》）

○治喉痹久嗽。外用敷一切毒疮。（《罗氏会约医镜·卷十六·本草上》）

○为收敛性消炎止咳药，内服适用于喉头炎、扁桃腺炎、咳嗽失音等症。对于黏膜诸炎症，有收敛消炎之功……外用治刀伤出血及疮疥等，以蜜调涂之。（《现代实用中药》增订本）

○主喉闭，咽痛，及恶疮。（《东医宝鉴·汤液篇·卷三》）

【验方举要】

○咽喉肿痛，咽物不得：马勃一分，蛇退皮一条烧，细研为末。绵裹一钱，含咽立瘥。（《圣惠方》）

○妊娠吐衄不止：马勃末，浓末饮服半钱。（《圣惠方》）

○走马喉痹（急喉闭）：马屁勃（即灰菰）、焰消一两，为末。每吹一字，吐涎血即愈。（《经验良方》）

○久嗽不止：马勃为末，蜜丸梧子大。每服二十丸，白汤下，即愈。（《普济方·马屁勃丸》）

○声失不出：马勃、马牙消等分，研末，沙糖和丸芡子大。噙之。（《摘玄方》）

○鱼骨哽咽：马勃末，蜜丸弹子大。噙咽。（《圣济总录》）

○积热吐血：马屁勃为末，沙糖丸如弹子大。每服半丸，冷水化下。（《袖珍方》）

○臁疮不敛：葱盐汤洗净拭干，以马屁勃末敷之，即愈。（《仇远稗史》）

○治痈疽：马勃擦粉，米醋调敷即消；并入连翘少许，煎服亦可。（《外科良方》）

○治吐血不止：马乞勃用生布擦为末，浓末饮调下。（《证治准绳六·女科》）

○治一切疮毒方：马勃（择肥大而未灰者研细末），初起醋调敷，已溃将末略炒，蜜调敷。（《达生要旨·卷二·妊娠疮毒》）

○喉痹乳蛾：马屁勃研末吹咽喉，立效。（《疡医大全·卷之十七》）

○席疮：马屁勃垫之。（《疡医大全·卷之三十五》）

○治冻疮溃烂：用马勃末少许，搽于疮上，外以棉布包裹，经二三日，即愈。比任何西药，尤为灵效。（《不费钱的奇验方·续辑》）

○马勃同白矾等分为末，以鹅翎管吹入喉中，吐痰妙。（《东医宝鉴·外形篇·卷二》）

【按】

药理研究表明，马勃所含的磷酸钠有机械性止血作用；对皮肤真菌有抑制作用。内服清热解毒，利咽。外用可治手足冻疮溃破，取少许掺于疮口，外用纱布、橡皮膏固定，颇为效验。

Machixian
马齿苋

马齿苋系马齿苋科马齿苋属一年生草本植物马齿苋 *Portulaca oleracea* L. 的干燥地上部分。常用别名有马齿草、九头狮子草、长寿菜等。味酸，性寒。归肝、大肠经。功能清热解毒，凉血止血。主要用于治疗热毒血痢，痈肿疔疮，湿疹，丹毒，蛇虫咬伤，便血，痔疮，崩漏下血等病症。常用剂量为9～15克，鲜品30～60克；外用适量捣敷患处。

【各家论述】

○延年益寿，明目……主马毒疮，以水煮，冷服一升，并涂疮上。患湿癣白秃，取马齿膏涂之。若烧灰敷之，亦良。作膏：主三十六种风，可取马齿苋一硕，水可二硕，蜡三两，煎之成膏。治疳痢及一切风敷杖疮良。及煮一碗，和盐、醋等空腹食之，少时当出尽白虫矣。又可细切煮粥，止痢，治腹痛。（《食疗本草》）

○主诸肿瘘疣目，捣揩之；饮汁主反胃，诸淋，金疮血流，破血癖癥癖，小儿尤良；用汁洗紧唇、面疱、马汗、射工毒涂之瘥。（《新修本草》）

○苋菜实味甘寒涩无毒，主青盲白翳，明目除邪气，利大小便，去寒热，杀蛔虫，久服益气力，不饥轻身，一名马苋，一名莫实，即马齿苋菜也，治反花疮。（《备急千金要方·卷二十六》）

○马齿苋人多食之，然性寒滑。（《本草衍义》）

○服之长年不白。治痈疮，杀诸虫。生捣汁服，当利下恶物，去白虫。和梳垢，封丁肿。又烧灰和陈醋滓，先灸后封之，即根出。（《开宝本草》）

○马齿苋散血敷疮敷火丹，杀虫磨翳……味酸、寒，无毒，止渴，攻血痢，磨眼翳，利便难。（《珍珠囊补遗药性赋·蔬菜部》）

○治痔疮下血，用马齿苋洗去土，捣碎绞汁，缓火煎成膏，停冷，每日取少许作丸，纳所患处。（《众妙仙方·卷二·下血门》）

○散血消肿，利肠滑胎，解毒通淋，治产后虚汗……马齿苋所主诸病，皆只取其散血消肿之功也。颂曰：多年恶疮，百方不瘥，或痛痒不已者，并捣烂马齿敷上，不过三两遍。（《本草纲目》）

○益气，清暑热，宽中下气，润肠，消积滞。（《滇南本草》）

○凡脾胃虚寒，肠滑作泻者勿用；煎饵方中不得与鳖甲同入。（《本草经疏》）

○治癣翻肿，极痒不可忍者，百药不治，马齿苋嫩叶连根，捣烂敷患处，其痒即止。（《良朋汇集·卷九》）

○马齿苋散血解毒，疮科尤善。拔疔、治痢、丹毒、恶疮。（《罗氏会约医镜·卷十七·本草》）

○马齿苋功专散血消肿，故能治血瘤……不可同鳖食，令成鳖瘕。（《本经逢原》）

○退寒热，治疳痢，疗虚汗。得五加皮、苍术治筋骨痛，汁和鸡子白煎服，治赤白带下……脾胃不实，血虚气浮者禁用。（《得配本草》）

○马齿苋为解毒治疮药，有消炎利尿作用，对于细菌性痢疾有著效。（《现代实用中药》增订本）

【验方举要】

○腋臭方：马齿草一束，捣碎，以蜜和作团，以纸裹之，以泥糊纸厚半寸，暴干，以火烧熟破取，更以少许蜜和使热，勿令冷，先以生布揩之，夹药腋下，痛久忍不能得，然后以手巾勒两臂差。（《外台秘要·卷二十三》）

○崔氏疗丹毒，或发背及诸肿方：取马齿草熟捣敷之，数数易，勿住，若得蓝淀和之，更良。（《外台秘要·卷三十·赤丹方》）

○疗产后血气暴虚，汗出：马齿苋研取汁三大合。如无，干者亦可，煮一沸，投蜜一匙令停，顿服。（《妇人大全良方·卷之十九》）

○疗产后血痢，小便不通，脐腹痛。生马齿苋，捣取汁三大合，煎一沸，下蜜一合调，顿服。（《妇人大全良方·卷之二十二》）

○治小儿脐疮，久不愈方：用马齿苋，曝干为末敷之。（《幼幼新书·卷第五·初生有病》）

○赤白带下，无论老幼妇，皆可服之：马齿苋捣烂拧汁三大合，和鸡子清一枚，先温令热，次下苋汁，微温顿饮之，不过再服即愈。（《仙方合集·上卷·妇人门》）

○腹中白虫。用马齿苋和盐醋炒，空心食之，少顷即下。（《仙方合集·下卷·虫症》）

○治痔疮初起，痛痒不止，马齿苋煮熟服之，以汤洗痔疮，一日二次，连服六七日，其孔自闭，其痔自消。（《仙方合集·下卷·痔疮》）

○治反花疮，马齿苋一斤，烧灰细研，猪脂调敷。（《医学纲目·卷之二十·丹㷔痤疹》）

○马毒疮，马齿苋以水煎，令服一升，一半涂疮上。（《医学纲目·卷之二十·通治诸般恶虫咬》）

○治多年恶疮，用马齿苋捣烂敷之。（《众妙仙方·卷二·诸疮门》）

○唇紧口小不能开，马齿苋煎汁洗之。(《疡医大全·卷之十四》)

○痘毒久不收功：鲜马齿苋，生捣烂取汁服之，以渣敷痘毒上。(《疡医大全·卷之三十三》)

○天泡疮，马齿苋捣浓汁，擦。(《疡医大全·卷之三十五》)

○风热牙痛，马齿苋一把，嚼汁渍之，即日肿消。(《疡医大全·卷之十六》)

○治撮口脐风，马齿苋烧存性为末，蜂蜜调敷脐上。(《良朋汇集·卷八》)

○马齿苋膏：治发背诸毒。苋一握，酒煎或水煮，冷服，自能出汗。一服退热去腐，三服良愈，再杵苋敷之。(《外科大成·卷一·肿疡敷贴类方》)

○杨梅愈后，遍身如癞，喉硬如管者，取苋碗粗一握，酒水煎服出汗。(《外科大成·卷一·肿疡敷贴类方》)

○恶疮有肉如饭粒突出，破之流血随生。马齿苋烧枯研末，以猪脂油调敷，神效。永禁戒食鹅肉。(《寿世汇编·普济良方·卷二》)

○顽疮肿焮多年不已，马齿苋生捣敷之，三次即愈，奇效。(《寿世汇编·普济良方·卷二》)

○解毒胶：治小儿痘疹后余毒结成痈疽，连珠不已，兼治年久恶疮，并头上秃疮。马齿苋捣汁，猪油白蜜各一钱，熬膏涂之即效。(《寿世汇编·普济良方·卷八》)

○马齿苋洗方：马齿苋二两(鲜马齿苋半斤)，净洗，用水四斤，煎煮20分钟，过滤去渣(鲜者煮10分钟)。用净纱布6~7层沾药水湿敷患处，每天2~3次，每次20~40分钟。主治急性湿疹、过敏性皮炎、接触性皮炎(湿毒疡)、丹毒、脓疱病(黄水疮)。(《赵炳南临床经验集·洗剂》)

○马齿苋杀诸虫及寸白虫，生捣汁服，或煮熟和盐醋空腹食之，虫自下。(《东医宝鉴·内景篇·卷三》)

【按】

药理研究表明，马齿苋具有抗菌、收缩子宫等作用。临床上单用治疗钩虫病有效；以马齿苋为主的复方治疗滴虫性肠炎、慢性结肠炎、扁平疣、结核病、单纯性肥胖等也有较好疗效。文献记载马齿苋子有明目、延年益寿之功，目前研究和应用较少，值得注意。

Maqianzi
马钱子

马钱子系马钱科植物马钱 Strychnos nux-vomica L. 或云南马钱 Strychnos pierriana A.W.Hill 的干燥成熟种子。常用别名有番木鳖、苦实、马前等。味苦，性寒，有大毒。归肝、脾经。功能通络止痛，散结消肿。主要用于治疗风湿顽痹，麻木瘫痪，跌扑损伤，痈疽肿痛；小儿麻痹后遗症，类风湿性关节痛等病症。常用剂量为 0.3～0.6 克，炮制后入丸散用。不宜生用、多用、久用，以防中毒。孕妇禁用。

【各家论述】

○伤寒热病，咽喉痹痛，消痞块，口含咽汁，或磨水噙咽。（《本草纲目》）

○治热病喉痹作痛，和山豆根、青木香磨汁咽之。（《本经逢原》）

○治咽喉痹痛，消痞块。（《本草从新》）

○木鳖子，味苦甘大寒，有大毒。散血热，除疮毒。治痈疽、乳肿、痔漏、一切无名肿痛及喉痹毒肿。但宜外用，不可内服。试看毒狗者，能使毙于顷刻，人之肠胃，安能受此毒乎！番木鳖，大寒大毒，功用与木鳖同。形较小，而毒性更甚。（《罗氏会约医镜·卷十七·本草》）

○马钱子，其毒甚烈，而其毛与皮尤毒。然治之有法，则有毒者，可至无毒。而其开通经络，透达关节之力，实远胜于他药也……用制过马钱子者，取其能眴动脑髓神经使之灵活也……马钱子为健胃妙药。马钱子性虽有毒，若制至无毒，服之可使全身眴动，以致肢体麻痹；若少少服之，但令胃腑眴动有力，则胃中之食必速消。（《医学衷中参西录·上册·医方》）

【验方举要】

○喉痹作痛：番木鳖、青木香、山豆根等分，为末吹之。（《杨拱医方摘要》）

○治流火：马钱子，水磨浓汁，鸡翎扫红肿上，一日五七次。（《疡医大全·卷之二十五》）

○治口烂喉肿舌干：马钱子一两，麻油煎黑色，取起去毛研细，吹入喉中即凉，妙甚。（《疡医大全·卷之十四》）

○三厘抽筋散，专治半身不遂：番木鳖不拘多少，用香油炸，待浮起取出乘热去皮，为末。每服三分，黄酒下，汗出即愈。（《良朋汇集·卷二》）

○治脚气，手足麻痹，半身不遂，小便不禁或自遗：番木鳖（去皮，磨细粉）六分，甘草（细粉）六分。炼蜜为丸40粒，每日三次，每次1~2粒，食后温水送服，连服七日，停七日再服。（《现代实用中药》）

【按】

药理研究表明，马钱子所含士的宁具有兴奋中枢神经、增加胃液分泌、促进食欲、镇咳等作用。临床用单味马钱子制剂治疗面神经麻痹、重症肌无力、呼吸肌麻痹、癃闭、脱肛、手足癣、慢性气管炎、子宫颈糜烂等有效。马钱子所含马钱子碱具有显著的镇痛作用，以其为主的复方制剂治疗神经痛、椎间盘突出症、痹证、癫痫、不射精症等有显效。马钱子有大毒，务必依法炮制，并严格控制剂量。一旦中毒按士的宁中毒解救。

马兜铃

Madouling

马兜铃系马兜铃科植物北马兜铃 *Aristolochia contorta Bge.* 或马兜铃 *Aristolochia debilis Sieb.et Zucc.* 的干燥成熟果实。常用别名有马兜零、马兜苓、兜铃、蛇参果等。味苦，性微寒。归肺、大肠经。功能清肺降气，止咳平喘，清肠消痔。主要用于肺热喘咳，痰中带血，肠热痔血，痔疮肿痛等病症。常用剂量为3~9克。

【各家论述】

○主肺气上急，坐息不得，咳逆连连不可。（《药性本草》）

○味苦，寒，无毒。主肺热咳嗽，痰结喘促，血痔瘘疮。（《开宝本草》）

○治痔瘘疮，以药于瓶中，烧熏病处。（《日华子本草》）

○马兜铃，苦，阴中之阳，主肺湿热，清肺气，补肺。（《医学启源·卷之下·用药备旨》）

○利小便。（《珍珠囊补遗药性赋》）

○马兜铃苦，能熏痔漏，定喘消痰，肺热久咳。（《明医指掌·卷一·药性歌》）

○马兜铃寒能清肺热，苦能降肺气。钱乙补肺阿胶散用之，非取其补肺，乃取其清热降气也，邪去则肺安矣。（《本草纲目》）

○治声音不清……小儿麻疹内陷，喘满声喑，宜加用之。（《本草求真》）

○肺寒喘嗽失音者切忌，去筋膜取子用。（《医方十种汇编·药性摘录》）

○马兜铃……降肺气兼清大肠经热，亦能行水，汤剂用之多吐。根涂肿毒。（《本草分经·肺》）

○能解蛇虫之毒。（《玉楸药解·卷一》）

○马兜铃……轻虚像肺……为湿热伤肺专药。根：名土青木香，涂诸毒热肿，亦治疝疾。（《徐大椿医书全集·药性切用·卷之二》）

○肺虚挟寒者，畏之如螫……寒痰作喘者，勿服。（《本草害利》）

○马兜铃根，气味辛苦冷，有毒。服多，则吐利不止。治气下膈，止刺痛。捣末涂疔肿。（《本草述钩元》）

○治咯血。（《现代实用中药》）

○为镇咳祛痰药。（《科学注解本草概要·植物部》）

○本品含马兜铃酸，可引起肾脏损害等不良反应；儿童及老年人慎用；孕

妇、婴幼儿及肾功能不全者禁用。（《中华人民共和国药典·2015年版一部》）

【验方举要】

○治疔肿复发：马兜铃根捣烂，用蜘蛛网裹敷，少时根出。（《肘后方》）

○治水肿腹大，喘急：马兜铃煎汤，日服之。（《千金要方》）

○治痔瘘肿痛：以马兜铃于瓶中烧烟，熏病处良。（《日华子本草》）

○治中草蛊毒：人中此毒，入咽欲死者，用马兜铃苗一两，为末。温水调服一钱，即消化蛊出，神效。（《圣惠方》）

○治肠风漏血：马兜铃藤、谷精草、荆三棱用乌头炒过，三分各等分，煎水，先熏后洗之。（《普济方》）

○凡虫毒蛇毒，干饮食中得之，咽不下吐不出者，以一两煎服，则吐。（《罗氏会约医镜·卷十六·本草》）

○一切心痛，不拘大小男女，马兜铃一个，烧存性为末，温酒服立效。（《仙方合集·三卷·内症门》）

○马兜铃，主咳嗽喘促，气急，坐息不得，兜铃二两去壳，只取里面子，童便拌炒。甘草炙一两，右为末，每一钱，水煎温呷，或含末咽汁亦得。（《东医宝鉴·杂病篇·卷五》）

【按】

药理研究表明，马兜铃具有镇咳、祛痰、抗菌、抗癌、增强吞噬细胞的活性、增加机体耗氧量等作用。桑白皮与马兜铃均能清肺化痰，止咳，利水，但马兜铃长于降气，兼能利水，适用于水气阻滞之腹水喘急，且善疏通壅滞，心痛而兼痰热者宜之。临床用单味马兜铃水煎服治疗高血压有较好疗效。市面上常有以百合果实充马兜铃用者，需注意鉴别。

四 画

Wangbuliuxing
王不留行

王不留行系石竹科植物麦蓝菜 *Vaccaria segetalis*（Neck.）Garcke 的干燥成熟种子。常用别名有不留行、王不流行、留行子、麦蓝子等。味苦，性平。归肝、胃经。功能活血通经，下乳消肿。主要用于治疗乳汁不下、经闭、痛经、乳痈肿痛等病症。常用剂量为 4.5～9 克。孕妇慎用。

【各家论述】

○主金疮，止血逐痛，出刺，除风痹内寒；久服轻身耐老增寿。味苦，平。（《神农本草经》）

○止心烦鼻衄，痈疽恶疮，瘘乳，妇人难产……甘，平，无毒。（《名医别录》）

○治风毒，通血脉。（《药性本草》）

○治发背、游风、风疹、妇人血经不匀及难产。（《日华子本草》）

○王不留行，甘苦，阳中之阴，下乳引导用之。（《医学启源·卷之下·用药备旨》）

○王不留行是名剪金花。可催生产，利月经。（《珍珠囊补遗药性赋·草部》）

○除风湿痹痛，止心烦鼻衄，发背痈疽疮瘘，……及金疮止血，亦能定痛。（《景岳全书·下册·卷四十八·本草正》）

○利小便……王不留行能走血分，乃阳明冲任之药，俗有"穿山甲、王不留，妇人服了乳长流"。（《本草纲目》）

○失血病、崩漏病并须忌之。（《本草汇言》）

○入肝，肝固血脏，更司小水，故治淋不可少，且风脏即血脏，绎甄权治风毒、通血脉二语，乃见此味于厥阴尤切。（《本草述》）

○治疗疮。（《本草从新》）

○王不能留，喻其走而不守也。（《罗氏会约医镜·卷十六·本草》）

○王不留行，其性甚急，下行而不上行者也。凡病逆而上冲者用之可降，故可恃之以作臣使之用也。但其性过速，宜暂而不宜久，又不可不知也。或问：王不留行之可下乳，是亦可上行之物也。不知乳不能下而下之，毕竟是下行，而非上行也。上中焦有可下者，皆可下通，非止行于下焦而不行于上焦也。（《本草新编》）

○王不留行，性走而不守……血瘀不行，得此则行，血出不止，得此则止，非故此也，得其气味以为通达，则血不于疮口长流，而血自散各经，以致其血自止，其痛即定，岂必以止为止哉。（《本草求真》）

○王不留行，唯热结者为宜……除风痹者，风热壅于经络也，而风寒寒湿非其治矣。（《本草正义》）

○盖人身温气，蒸而为水，随卫气以行，气停则水滞，水滞则血凝。此经方治血所以先行水也……王不留行下乳、催胎、止血……皆利气行水之功也。（《经证证药录·卷八》）

○王不留行，治淋最有效。（《东医宝鉴·汤液篇·卷三》）

【验方举要】

○治诸淋及小便常不利，阴中痛，日数十度起，此皆劳损虚热所致：石韦（去毛）、滑石、瞿麦、王不留行、葵子各二两。捣筛为散。每服方寸匕，日三服之。（《外台秘要》）

○治粪后下血：王不留行末，水服一钱。（《圣济总录》）

○治头风白屑：王不留行、香白芷等分为末。干掺一夜，篦去。（《圣惠方》）

○治竹木刺不出……方：服王不留行即出，兼取根末贴之。（《千金宝要·卷之二·蛇蝎毒等第六》）

○治乳痈初起：王不留行一两，蒲公英、瓜蒌仁各五钱，当归梢三钱。酒煎服。（《本草汇言》）

○一妇人患淋久，诸药不效……用剪金花十余叶煎汤，遂令服之，明早来云：病减八分矣。再服而愈……剪金花……一名王不留行。（《续名医类案·卷二十·淋浊》）

○治竹刺入咽：王不留行，此味生能软簸，煎服，再吞糯米丸，即下。（《疡医大全·卷之十七》）

○主治一切金疮，王不留行散方：王不留行十分，蒴藋细叶十分，桑东南根白皮十分，甘草十八分，黄芩二分，川椒三分，厚朴二分，干姜二分，芍药二分。（《金匮要略浅注·卷八》）

【按】

药理研究表明，王不留行具有抗癌、镇痛、收缩子宫、抗凝血等作用。临床用王不留行研细末，用鸡蛋清调成糊状，涂抹患处，治疗带状疱疹有一定疗效。

Tianma
天麻

天麻系兰科多年生寄生草本植物天麻 *Gastrodia elata* Bl. 的干燥块茎。常用别名有赤箭、明天麻、神草、定风草、赤箭芝等。味甘，性平。归肝经。功能平肝息风止痉。主要用于治疗头痛眩晕，肢体麻木，小儿惊风，癫痫抽搐，破伤风等症。常用剂量为3~9克，研末吞服每次1~1.5克。

【各家论述】

○味辛温。主杀鬼、精物蛊毒恶气，久服益气力，长阴肥健，轻身增年。一名离母，一名鬼督邮。生川谷。(《神农本草经》)

○消痈肿，下支满，疝，下血。(《名医别录》)

○治冷气顽痹，瘫缓不遂，语多恍惚，多惊失志。(《药性本草》)

○助阳气，补五劳七伤，通血脉，开窍。(《日华子本草》)

○主诸风湿痹，四肢拘挛，小儿风痫，惊气，利腰膝，强筋力。(《开宝本草》)

○赤箭，即今天麻也……草药上品，除五芝（五种颜色的灵芝）之外，赤箭为第一，此神仙补理、养生上药。世人惑于天麻之说，遂止用之治风，良可惜哉! (《苏沈内翰良方校释·卷第一·论赤箭》)

○天麻味辛平，无毒。主诸风湿痹，四肢拘挛，小儿风痫惊气，利腰膝，强筋力。(《增广和剂局方药性总论·草部中品之下·天麻》)

○天麻……其用有四：疗大人风热头眩，治小儿风痫惊悸，祛诸风麻痹不仁，主瘫痪语言不遂。(《珍珠囊补遗药性赋·主治指掌》)

○天麻，乃肝经气分之药。《素问》云，诸风掉眩，皆属于木。故天麻入厥阴之经而治诸病。按罗天益云：眼黑头旋，风虚内作，非天麻不能治。天麻乃定风草，故为治风之神药。(《本草纲目》)

○治风虚眩晕，头旋眼黑、头痛、诸风湿痹、四肢拘挛、利腰膝，强筋骨，安神志，通血脉，止惊恐恍惚，杀鬼精虫毒及小儿风痫惊气。然性懦，力须加倍或以别药相佐，然后见功。(《景岳全书·卷四十八·本草正》)

○天麻，辛平微温，气升宣散。肝经气郁虚风，通脉强筋，疏痰利气。治诸风眩掉，头旋眼黑，语言不遂及小儿惊痫等症。若肝虚在血，证见口干便闭及犯类中风等症切忌。(《医方十种汇编·药性摘录》)

○天麻……通关透节，泄湿除风。(《医学摘粹·本草类要·效药门》)

○眩晕，非天麻不治，不可缺。（《医碥·卷三·杂症·眩晕》）

○味辛性温，入肝经气分。诸风掉眩，头旋眼黑，属风痰滞伏者，非此不除。湿饭包，煨熟用。子名还筒筒子，能定风益虚。若血液衰少，非真有风邪者，忌用。（《徐大椿医书全集·药性切用·卷之一上》）

○……按天麻是治风神药，但能燥血，须兼养血药用之。（《罗氏会约医镜·卷十六·本草上》）

○风热邪甚，壅塞经络血脉之间，天麻疗风去热，则经络血脉流畅，此通血脉一也……天麻味甘，和缓坚劲，使肝疏泄正常，血气和平，此通血脉二也。天麻体重降下，味薄通利，条达血脉，故有瘀滞经脉者，此能疏畅，此通血脉三也。（《百药效用奇观》）

○天麻为兴奋药，功能逐诸风，益气，强筋。（《科学注解本草概要·植物部》）

○天麻加补血补肝肾的药有促进生发的作用。（《赵炳南临床经验集·医案选·斑秃》）

○效用：1.为治眩晕及头痛之效药，缓解四肢之筋肉痛，并治上下肢知觉钝麻，言语障碍之因卒中所起者。2.主诸风湿痹，四肢拘挛，小儿风痛惊气，益气强阴，通血脉，强筋力，疏痰气。（《现代实用中药》增订本）

○天麻主四肢拘挛，水煎服，或蒸熟食，或生食并佳。（《东医宝鉴·外形篇·卷四》）

○药效：强壮，镇静。用途：头痛，眩晕，惊痫，癜病。（《临床应用汉方处方解说》）

【验方举要】

○眼黑头旋，同川芎服。腰脚痛，同半夏、细辛，绢盛蒸热熨之。消风化痰，清头目，同川芎丸服。肝虚不足，同川芎服。（《本草易读》）

【按】

药理研究表明，天麻具有镇静、镇痛、抗惊厥、降低冠脉血管阻力、增加血流量、诱生干扰素等作用。临床用天麻制剂治疗癫痫、脑外伤综合征、神经衰弱、神经性头痛、眩晕等有显著疗效。《神农本草经》和《开宝本草》记有天麻具有延年益寿之功，验之临床对于老年人常见的脑梗塞、脑血管硬化诸症确有作用，但对其抗衰老机理，研究较少。

Tiandong

天冬

天冬系百合科多年生攀援状草本植物天冬 *Asparagus cochinchinensis*（Lour.）Merr. 的干燥块根。常用别名：天门冬、明天冬、大当门根。味甘、苦，性寒。归肺、肾经。功能：养阴润燥，清肺生津。主要用于肺燥干咳，痰黏，劳嗽咯血，热病舌干口渴，肠燥便秘等病症。常用量为5～15克，水煎服。脾胃虚寒，食少便溏者慎服。

【各家论述】

○天门冬，味苦平。主治诸暴风湿偏痹，强骨髓，杀三虫，去伏尸。久服轻身益气延年。一名颠勒。生山谷。（《神农本草经》）

○保定肺气，去寒热，养肌肤，益气力，利小便，冷而能补。（《名医别录》）

○主肺气咳逆，喘息促急，除热，通肾气，疗肺痿生痈吐脓，治湿疥，止消渴，去热中风，宜久服。（《药性本草》）

○蒯道人年近二百，而少常告皇甫谧云：但取天门冬，去心皮，切，干之，酒服方寸匕，日三，令人不老，补中益气，愈百病也。天门冬生奉高山谷，在东岳名淫羊食，在中岳名天门冬，在西岳名管松，在南岳名百部，在北岳名无不愈，在原陆山阜名颠棘，虽然处处有之，异名其实一也，在北阴地者佳。取细切，烈日干之，久服令人长生，气力百倍，治虚劳绝伤，年老衰损，羸瘦，偏枯不随，风湿不仁，冷痹心腹积聚恶疮痈疽肿癞疾。重者周身脓坏，鼻柱败烂，服之皮脱虫出，颜色肥白，此无所不治，亦治阴痿耳聋目暗，久服白发黑，齿落生，延年益命。入水不濡，服二百日后，恬泰疾损，拘急者缓，羸劣者强，三百日身轻，三年走及奔马，三年心腹固疾皆去。（《备急千金要方·卷二十七·养性》）

○补虚劳，治肺劳，止渴，去热风。可去皮心，入蜜煮之，食后服之。若曝干，入蜜丸尤佳。亦用洗面，甚佳。（《食疗本草》）

○镇心，润五脏，益皮肤，悦颜色，补五劳七伤，治肺气并嗽，消痰，风痹热毒，游风，烦闷吐血。（《日华子本草》）

○大风疾……天门冬，酒服百日愈。（《千金宝要·卷之三·中风大风水气第十二》）

○气寒，味微苦，保肺气，治血热侵肺，上喘气促，加人参，黄芪，用之为

主，神效。（《医学启源·卷之下·用药备旨》）

○止吐血衄血，性寒而能补大虚……悦人颜色。（《珍珠囊补遗药性赋·草部》）

○降也，阴也。其用有二：保肺气不被热扰，定喘促陡然康宁。（《珍珠囊补遗药性赋·主治指掌·逐段锦》）

○主诸暴风湿，保定肺气，去寒热，养肌肤，益气力，利小便，冷而能补……去心用。垣衣、地黄为之使。畏：曾青。忌鲤鱼。误食中毒，浮萍解之。患人体虚而热加用妙。（《增广和剂局方·药性总论·草部上品》）

○苦平。利小便泄而不收，通肾气冷而能补，保肺气止嗽，撤虚热，祛痰。（《丹溪手镜·卷之中·发明五味阴阳寒热伤寒汤丸药性第二》）

○除虚劳内热其味苦寒，故上定热喘，下去热淋，苦杀三虫，润滋骨髓，解渴除烦，消痰止嗽，降火保肺，退热滋阴，大润血热燥结，虚寒假热，脾肾溏泄最忌，使宜贝母、地黄。去皮去心方用。（《景岳全书·下册·卷四十八·本草正上》）

○天门冬苦性大寒，保肺不得热相干，涸枯营卫宜斯润，定喘宁神躁闷安。（《医经小学·卷之一·药性指掌》）

○能除热淋，止血溢妄行……天、麦门冬……功用似同，实亦有偏胜也。麦门冬兼行手少阴心，每每清心降火，使肺不犯于贼邪，故止咳立效；天门冬复走足少阴肾，屡屡滋肾助元，令肺得全其母气，故消痰殊功。盖痰系津液凝成，肾司津液者也。燥盛则凝，润多则化。天门冬润剂且复走肾经，津液纵凝，亦能化解。麦门冬虽药剂滋润则一，奈经络兼行相殊，故上而止咳不胜于麦门冬，下而消痰必让于天门冬尔。先哲亦云，痰之标在脾，痰之本在肾。又曰半夏唯能治痰之标，不能治痰之本。以是观之，则天门冬唯能治痰之本，不能治痰之标，非但与麦门冬殊，亦与半夏异也。（《本草蒙筌》）

○润燥滋阴，清金降火。（《本草纲目》）

○清金化水，止渴生津，消咽喉肿痛，除咳吐脓血……水生于金，金清则水生。欲生肾水，必清肺金。清金而生水者，天冬是也。庸工以地黄血药而滋肾水，不通极矣……清金化水之力十倍麦冬，土燥水枯者，甚为相宜。（《长沙药解·卷三》）

○益水之上源，为虚劳挟热，润燥治咳之专药。脾虚泄泻者非宜。（《徐大椿医书全集·药性切用·卷之二》）

○止血杀虫，去肾家湿热，治喘嗽骨蒸，一切阴虚有火诸症。（《本草分经·肺》）

○天门冬阴润寒补，使燥者润，热者清，则骨髓坚强，偏痹可利矣。然必以元虚热盛者宜之。（《本草汇言》）

○孙真人亦谓阳事不起，宜常服之，正以阴精消烁，废而不用，故宜益阴以滋其燥。(《本草正义》)

○天冬润养肺金，使之金水相生，则肝得所养。(《成方便读·治目之剂·地芝丸》)

○其天门冬，虽能保肺，然味苦而气滞，恐反伤胃阻痰，故不用也。(《医门法律·卷四·自制清燥救肺汤》)

○治湿疥，除身上一切恶气不洁之疾。久服令人肌体滑泽洁白。《孙真人枕中记》云：八九月采天门冬根，曝干为末，每服方寸匕，日三服。久服补中益气，治虚劳绝伤，年老衰损，偏枯不随，风湿不仁，冷痹，恶疮，痈疽，癫疾……酿酒服，去癥病积聚，风疾癫狂……令人不饥，百日还童耐老。酿酒初熟微酸，久停则香美，诸酒不及也。(《万有文库·广群芳谱·卷九十八》)

○天门冬虽为滋阴之品，实兼能补益气分……愚尝嚼服天门冬毫无渣滓，尽化津液，且觉兼有人参气味，盖其津浓液滑之中，原含有生生之气，其气挟其浓滑之津液，以流行于周身，而痹之偏于半身者可除，周身之骨得其濡养而骨髓可健。(《医学衷中参西录·上册·药物》)

○为强壮药，有解热、镇咳、利尿之效。又治痛风及心脏病水肿。(《现代实用中药》增订本)

○为缓和滋养药，功能润燥，止咳嗽，利二便。(《科学注解本草概要》)

○天门冬药效：滋养强壮，缓和止渴。用途：劳咳、肺炎、支气管炎、肾盂肾炎。(《临床应用汉方处方解说》)

○天门冬补肾益阴，滋水涵木，润肺保金，金能抑木，则风阳自息，半身不遂自可挽治。况天门冬，津浓液滑之性，能通二便，流通血脉，畅达经络，血行风自灭也。(《百药效用奇观》)

○久服轻身延年不饥，取根去皮心，捣末和酒服，或生捣绞汁为膏和酒服一二匙。汉甘始太原人服天门冬在人间三百余年。(《东医宝鉴·卷一·养性延年药饵》)

【验方举要】

○天门冬膏：治血虚肺燥，皮肤坼裂及肺痿咳血。天门冬（鲜者不拘多少），洗净，去皮心，细捣绞取汁，澄清以布滤去渣，用砂锅慢火熬成膏。每用一二匙，空心温酒服下。(《古今医统大全·卷之十九·燥证门》)

○不畏寒方：天冬、茯苓等分为末，酒服二钱，日再服，虽腊月衣单，汗流浃背。(《古今说部丛书·贮香小品·卷八》)

○胎前咳嗽，由津血聚养胎元。肺乏濡润，又兼郁火上炎所致。法当润肺为主，天冬汤主之。(《女科经纶·卷四》)

　　○天门冬酒：补五脏，调六腑，令人无病。天门冬三十斤，去心捣碎，以水二石，煮汁一石，糯米一斗，油曲十斤，如常炊酿酒熟，日饮三杯。（《万有文库·广群芳谱·卷九十八》）

　　○治阴虚牙痛、耳鸣、耳聋等症，天门冬、熟地，此二味不拘多少，煎汤代茶饮效。（《不费钱的奇验方·续辑》）

【按】

　　药理研究表明，天冬具有抗菌、抗衰老、抗肿瘤、镇咳、祛痰及杀灭孑孓的作用。认为天门冬与生地黄都具有很强的清除导致组织老化的超氧自由基的作用，为历代所载天门冬延年益寿的功效找到了理论依据。此外，前人有关天门冬"煮食之，令人肌体滑泽白净，除身上一切恶气不洁之疾"的论述，说明天门冬还是一种美容护肤的佳品，颇有开发应用价值。

Tianxianzi
天仙子

　　天仙子系茄科植物莨菪 *Hyoscyamus niger* L.的干燥成熟种子。常用别名有莨菪子、莨蓎子、牙痛子等。味苦、辛，性温，有大毒。归心、胃、肝经。功能解痉止痛，安神定痛。主要用于治疗胃痉挛疼痛，喘咳，癫狂等病症。常用剂量为0.06～0.6克。心脏病、心动过速、青光眼患者及孕妇忌服。

【各家论述】

　　○齿痛出虫，肉痹拘急……强志益力……多食令人狂走。(《神农本草经》)

　　○疗癫狂风痫，颠倒拘挛。(《名医别录》)

　　○食莨菪，闷乱如卒中风者，饮甘草汁、蓝青汁即愈。(《千金宝要·卷之二·解百药毒第五》)

　　○苦，寒，有毒……治邪疟，疥癣，杀虫……莨菪之功，未见如所说，而其毒有甚焉。煮一二日而芽方生，其为物可知矣。莨菪、云实、防葵、赤商陆皆能令人狂惑见鬼，昔人未有发其义者。(《本草纲目》)

　　○莨菪毒：荠苨、甘草、升麻、犀角、蟹汁并解之。(《医碥·卷二·杂证·中毒》)

　　○主齿痛。(《东医宝鉴·汤液篇·卷三》)

【验方举要】

　　○疗乳痈坚硬，痛不可忍方：莨菪子半大匙，当年新者，服时不得嚼破，以清水一大盏和顿服，痛即止。(《外台秘要·卷三十四·乳痈肿方》)

　　○疗积年咳嗽脓血方：莨菪二升，大枣一百颗，上二味，以水三大升，取马粪烧火煎熟之，令汁尽取枣，早晨服一枚，日中一枚，日暮一枚，不觉渐加……(《外台秘要·卷九·久咳脓血方》)

　　○疗牙齿有孔方：莨菪子数粒，内齿孔中，以腊封之即愈。(《外台秘要·卷二十二·疳虫食齿方》)

　　○治风毒咽肿，咽水不下，及瘰疬咽肿：水服莨菪子末两钱匕，神良。(《外台秘要》)

　　○治石痈坚硬，不作脓者：莨菪子为末，醋和，敷疮头，根即拔出。(《千金方》)

　　○治恶疮似癞，十年不愈者：莨菪子烧研敷之。(《千金方》)

○治打扑折伤：羊脂调莨菪子末敷之。（《千金方》）

○治恶犬咬伤：莨菪子七枚吞之，日三服。（《千金方》）

○治疟疾不止：莨菪根烧炭，水服一合。量人强弱用。（《千金方》）

○治恶癣有虫：莨菪根捣烂，蜜和敷之。（《千金翼方》）

○治恶刺伤人：莨菪根水煮汁浸之，冷即易。（《千金方》）

○狂犬咬人：莨菪根和盐捣敷，日三上。（《外台秘要》）

○治癣：捣莨菪根，蜜和敷之。（《千金方》）

○治风痹厥痛：天仙子三钱炒，大草乌头、甘草半两，五灵脂一两，为末，糊丸梧子大，以螺青为衣。每服十丸，男子菖蒲酒下，女子芫花汤下。（《圣济总录》）

○治积冷痃癖，不思饮食，羸困者：莨菪子三分，水淘去浮者，大枣四十九个，水三升，煮干，只取枣去皮核。每空心食一个，米饮下，觉热即止。（《圣济总录》）

○治水泻日久：青州干枣十个去核，入莨菪子填满扎定，烧存性。每粟米饮服一钱。（《圣惠方》）

○治脱肛不收：莨菪子炒研敷之。（《圣惠方》）

○治久痢不止，变种种痢，兼脱肛。莨菪丸：用莨菪子一升，淘去浮者，煮令牙出，晒干，炒黄黑色，青州枣一升，去皮核，酽醋二升，同煮，捣膏丸梧子大。每服二十丸，食前米饮下。（《圣惠方》）

○治赤白下痢，腹痛，肠滑后重：大黄煨半两，莨菪子炒黑一撮，为末。每服一钱，米饮下。（《普济方》）

○治趾间肉刺：莨菪根捣汁涂之。（《本草纲目》）

【按】

天仙子有显著镇痛作用，临床实践表明，凡齿痛有孔，石痈无脓，恶癣有虫，打扑折伤，用天仙子外治有效。但因有大毒，内服宜慎，外用也不可轻试。中毒者饮甘草汁、蓝青汁可解。

天花粉

Tianhuafen

天花粉系葫芦科栝楼属多年生宿根草质藤本植物栝楼 *Trichosanthes kirilowii Maxim.* 或日本栝楼 *Trichosanthes japonica Regel* 的干燥根。常用别名有栝楼根、蒌根、白药、瑞雪、天瓜粉、花粉等。味甘、微苦，性微寒。归肺、胃经。功能清热生津，消肿排脓。主要用于治疗热病烦渴，肺热燥咳，内热消渴，疮疡肿毒等病症。常用剂量为10~15克。不宜与乌头类药材同用。脾胃虚寒，大便溏薄者慎用。

【各家论述】

〇栝楼根，味苦寒。主消渴，身热，烦满，大热，补虚安中，续绝伤。一名地楼。生川谷及山阴。（《神农本草经》）

〇除肠胃中痼热，八疸身面黄，唇干，口燥，短气。通月水，止小便利。（《名医别录》）

〇通小肠，排脓，消肿毒，生肌长肉，消扑损瘀血。治热狂时疾，乳痈，发背，痔瘘疮疖。（《日华子本草》）

〇瓜蒌根，气寒味苦，主消渴，身热烦满大热，补虚安中，通月水，消肿毒、瘀血及热疖毒。（《医学启源·卷之下·用药备旨》）

〇天花粉大治膈上热痰。（《丹溪治法心要·卷二·痰第十九》）

〇栝楼根……沉也，阴也。其用有二：止渴退烦热，补虚通月经。（《珍珠囊补遗药性赋·主治指掌》）

〇有升有降，阴中有阳，最凉心肺，善解热渴，大降膈上热痰，消乳痈肿毒、痔瘘疮疖，排脓生肌长肉，除跌扑瘀血，通月水，除狂热，去黄疸，润枯燥，善解酒毒，亦通小肠，治肝火疝痛。（《景岳全书·卷四十八·本草正》）

〇栝楼根，味甘微苦酸，酸能生津，故能止渴润枯，微苦降火，甘不伤胃，昔人只言其苦寒，似未深察。（《本草纲目》）

〇天花粉寒，止渴去烦，排脓消毒，善除热痢。（《寿世保元·卷一·本草药性歌括》）

〇天花粉，退五脏郁热，如心火盛而舌干口燥，肺火盛而咽肿喉痹，脾火盛而口舌齿肿，痰火盛而咳嗽不宁。若肝火之胁胀走注，肾火之骨蒸烦热，或痈疽已溃未破，而热毒不散，或五疸身目俱黄，而小水若淋若涩，是皆火热郁结所致，唯此剂能开郁结，降痰火，并能治之。又其性甘寒，善能治渴，从补药而治

虚渴，从气药而治郁渴，从血药而治烦渴，乃治渴之要药也。（《本草汇言》）

○治膈上热痰、时疾热狂，止消渴、疸黄、口燥，疗肿毒、乳痈，排脓生肉。按天花粉气味清寒，可以治渴，但宜于有余之阳证；若汗下后亡阳作渴，阴虚火动，津液不升作渴，病证在表作渴，及脾胃虚寒泄泻者，并宜深戒。（《罗氏会约医镜·卷十六·本草上》）

○天花粉……入手太阴肺经。清肺生津，止渴润燥。舒痉病之挛急，解渴家之淋癃。（《长沙药解·卷三》）

○天花粉，较之栝楼，其性稍平，不似楼性急迫……至《经》有言安中续绝，似非正说，不过云其热除自安之意。（《本草求真》）

○天花粉，为其能生津止渴，故能润肺，化肺中燥痰，宁肺止咳，治肺病结核。又善通行经络，解一切疮家热毒，疗痈初起者，与连翘、山甲并用即消；疮疡已溃者，与黄芪、甘草（皆须用生者）并用，更能生肌排脓，即溃烂至深，旁串他处，不能敷药者，亦可自内生长肌肉，徐徐将脓排出。（《医学衷中参西录·上册·药物》）

○天花粉为清凉药，功能止渴，退烦热，排脓消肿。（《科学注解本草概要·植物部》）

○花粉清热生津，养阴护心。（《赵炳南临床经验集·医案选》）

【验方举要】

○治耳肿：栝楼根削可入耳，以腊月猪脂煎之，三沸，冷以塞耳中，取差，日三作，七日愈。（《华佗神方·卷十·治耳肿方》）

○治消渴利方：生栝楼根三十斤，上一味切，以水一石，煮取一斗半去滓，以牛脂五合，煎取水尽，以暖酒先食后服如鸡子大，日三服。（《外台秘要·卷十一·渴利虚经脉涩成痈脓方》）

○治痈肿：栝楼根，苦酒熬燥，捣筛之。苦酒和涂纸上摊贴。（《食疗本草》）

○治痈未溃：栝楼根、赤小豆等分。为末，醋调涂之。（《证类本草》）

○《千金》乳无汁方：瓜楼根切一升，酒四升，煮三沸，去滓，分三服。（《幼幼新书·卷第四·形初保者》）

○肠随肛出者，生栝楼根取粉，以猪脂为膏，温涂，随手抑按，自得缩入。（《千金宝要·卷之五·痔第十七》）

○治小儿面目皮肉并黄：栝楼根捣烂取汁二合，入蜂蜜一大匙，暖服。（《良朋汇集·卷八》）

○治臁疮：天花粉五钱，熟石膏八钱研匀，麻油调搽。（《疡医大全·卷之二十五》）

○产后乳汁不通，用天花粉炒黄为细末，每用二钱，以红饭豆煎浓汤调服，每日二次。其乳流溢。（《幼幼集成·卷一》）

○栝蒌散治乳汁不行，脉涩数者。栝蒌根粉八两，薄荷梗叶八两，为散，葱丝牛蹄羹下三钱。（《徐大椿医书全集·女科指要·卷五》）

○发黄烦渴，蜜煎服之。一切烦渴水煎服。小儿发黄，同蜜服之。小儿壮热头痛，乳汁合末服。小儿囊肿，佐炙草水煎服。耳卒烘烘，削尖，以猪油煎三沸塞之。耳聋未久，用三十斤煮汁，如常酿酒服之。乳汁不下，酒水煎。痈肿初起，同亦小豆末醋合敷。折伤肿痛，热捣敷之。箭镞不出，捣敷口三易。针入肉中，方同上。痘后目障，同蝉蜕焙末，将羊肝批开，入药末，米泔煮熟食之。（《本草易读》）

○瓜蒌根悦泽人面，疗手面皱，作粉常涂之，妙。（《东医宝鉴·外形篇·卷一》）

【按】

药理研究表明，天花粉具有致流产、抗早孕、抗癌、降低血糖、抗菌等作用。临床用天花粉制剂治疗癌症、流行性腮腺炎，局部用于中期妊娠流产、抗早孕、过期流产及死胎等均有一定疗效。注意：孕妇慎用；不宜与川乌、制川乌、草乌、制草乌、附子同用。

天南星

Tiannanxing

天南星系天南星科植物天南星 *Arisaema erubescens* （Wall.）Schott.、异叶天南星 *Arisaema heterophyllum* Bl. 或东北天南星 *Arisaema amurense Maxim.* 的干燥块茎。常用别名有虎掌、半夏精、南星、野芋头等。味苦、辛，性温，有毒。归肺、肝、脾经。功能燥湿化痰，祛风止痉，散结消肿。主要用于治疗顽痰咳嗽，风疾眩晕，中风痰壅，口眼歪斜，半身不遂，癫痫，惊风，破伤风。生用外治痈肿，蛇虫咬伤。一般炮制后用3~9克；外用生品适量，研末以醋或酒调敷患处。孕妇慎用。

【各家论述】

○主心痛，寒热，结气，积聚，伏梁，伤筋，痿，拘缓，利水道。（《神农本草经》）

○除阴下湿，风眩。（《名医别录》）

○治风眩目转，主疝瘕肠痛，伤寒时疾，强阴。（《药性本草》）

○主金疮伤折瘀血。碎敷伤处。（《本草拾遗》）

○窨蛇、虫咬、疥癣恶疮。（《日华子本草》）

○主中风，除痰，麻痹，下气，破坚积，消痈肿，利胸膈，散血堕胎。（《开宝本草》）

○去上焦痰及头眩晕。（《医学启源·卷之下·用药备旨》）

○味苦，辛，有毒。可升可降，阴中之阳也。其用有二：坠中风不省之痰毒，主破伤如尸之身强。（《珍珠囊补遗药性赋·主治指掌》）

○胆星，降痰因火动如神，治小儿急惊必用。总之实痰实火壅闭上焦，而气喘烦躁焦渴胀满者，所当必用，较之南星味苦性凉，故善解风痰热滞。（《景岳全书·下册·卷四十六·外科钤》）

○南星，性烈有毒，姜汁制用。治惊痫，口眼㖞斜，喉痹，口舌疮糜，结核，解颅……虎掌天南星，味辛而麻，故能治风散血；气温而燥，故能胜湿除涎；性紧而毒，故能攻积拔肿而治口㖞舌糜……南星得防风则不麻，得牛胆则不燥，得火炮则不毒。（《本草纲目》）

○南星性热，大治风痰，破伤自强，风搐皆安。（《明医指掌·卷一·药性歌》）

○痰火痰甚禁用南星半夏，此二味乃化风痰湿痰之药，若用之，不唯血受伤而反性燥，令人痰愈甚……只宜用天冬、天花粉、贝母之类。本草云，天冬治痰之本，半夏治痰之标。（《国医宗旨·卷之一·痰火药戒》）

○造牛胆南星法：腊月，南星中大者为末，用黄牛胆汁拌匀，仍入胆壳内，以线扎口，悬挂当风处，阴干隔年方可用，重制二三次者尤妙。（《保婴撮要·卷十九·痘风》）

○天南星，开结闭、散风痰之药也……半夏之性，燥而稍缓，南星之性，燥而颇急；半夏之辛，劣而能守，南星之辛，劣而善行。若风痰湿痰，急闭涎痰，非南星不能散。（《本草汇言》）

○胆制味苦性凉，能解小儿风痰热滞，故治小儿急惊最宜……天南星味辛而麻，气温而燥，性紧而毒……性虽有类半夏，然半夏专走肠胃，故呕逆泄泻得之以为向导。南星专走经络，故中风麻痹亦得以之为向导。半夏辛而能散，仍有内守之意，南星辛而能散，决无有守之性，其性烈于半夏也。南星专主经络风痰，半夏专主肠胃湿痰，功虽同而用有别也。但阴虚燥痰服之为切忌耳……畏附子、干姜、防风。（《本草求真》）

147

○南星……降气行瘀，化积消肿。水浸二三日，去其白涎。用牛胆丸套者，治痰郁，肺热甚佳。（天南星研末，装入牛胆中阴干，每年换牛胆一次，九年方可入药。）（《医学摘粹·本草类要·攻药门》）

○南星……平肝疗风……（《罗氏会约医镜·卷十六·本草》）

○诸痫发不能言者，盖咽喉为气之道路，风伤其气，以掩声音道路之门，抑亦血滞于心，心窍不通所致耳。南星炮为末，猪胆汁调和少许唉之，极效。（《幼科释谜·卷二·痫症治法》）

○天南星……入肝、脾、肺……矾汤泡炒用……陈胆星，腊月取南星末，入黄牛胆中，和汁风干，专化风痰，以益肝胆，年久弥佳。（《徐大椿医书全集·药性切用·卷之二》）

○治猝中暴厥，痰饮咳嗽，痫狂颠悸，痞噎呕吐，头痛心痛，胃脘腰背肩臂痛，脚气鹤膝风破伤风，颤振谵妄不能食，及耳目鼻舌等症。（《本草述钩元》）

○为镇痉、镇痛、祛痰药……（《现代实用中药》增订本）

○天南星，治风痰……牛胆制者尤佳。（《东医宝鉴·汤液篇·卷三》）

【验方举要】

○治痰核：大者谓之恶核，小者谓之痰结，毒根最深，极不易治，末溃之前，忌贴凉膏，忌服凉药，法以天南星磨酸醋调敷数次自消，或捉蝙炙成灰，和菜子油涂之，二三次即愈。（《华佗神方·卷五·治痰核方》）

○俗名偷针眼（睑肿如粟），取生南星、生地黄各等分，同研成膏，贴二太阳穴，肿自渐消。（《华佗神方·治睑肿如粟方》）

○治口疮：大天南星去皮，只取中心如龙眼大，为细末。上用醋调，涂脚心。（《小儿药证直诀·阎氏小儿方论·药方》）

○治囟开不合，鼻塞不通：天南星大者，微炮去皮为细末，淡醋调，涂绯帛上，贴囟上，火炙手频熨之。（《小儿药证直诀·卷下·诸方》）

○治嗽，潮烦卧不安，随咯唾有清血。天南星，拣不坚硬绝白大者，不洗生用。上不以多少捣为细末，每服秤半两，用水两大盏，生萝卜大指大十块同煮。水用尽，温汤洗净萝卜用温热饮嚼下，不以时。（《鸡峰普济方·第十卷·方十》）

○治诸风口噤：天南星（炮，锉），大人三钱，小儿三字，生姜五片，苏叶一钱。水煎减半，入雄猪胆汁少许，温服。（《仁斋直指方》）

○治小儿走马疳，蚀透损骨：天南星大者一枚，雄黄皂子大。上二味，先用天南星当心剜作坑子，次安雄黄一块在内，用大麦面裹合，炭火内烧令烟尽，取出候冷，入麝香一字同研为细末。先以新绵揾血，然后于疮上掺药，一日三次。（《圣济总录·天南星散》）

○治头面及皮肤生瘤，大者如拳，小者如粟，或软或硬，不疼不痒，不可辄用针灸：生天南星一枚（洗，切。如无生者，以干者为末），滴醋研细如膏，将小针刺瘤处，令气透，将膏摊贴纸上如瘤大贴之，觉痒即易，日三五次。（《圣济总录·天南星膏》）

○脑风流涕，邪风入脑，鼻内结硬，遂流髓涕。大白南星切片，沸汤泡二次，焙干。每用二钱，枣七个，甘草五分，同煎服。三四服，其硬物自出，脑气流转，髓涕自收。以大蒜、荜茇末作饼，隔纱贴囟前，熨斗熨之。或以香附、荜茇末频吹鼻中。（《仁斋直指方》）

○治破伤中风：胡氏夺命散，又名玉真散：治打扑金刃伤，及破伤风伤湿，发病强直如痫状者。天南星、防风等分，为末。水调敷疮，出水为妙。仍以温酒调服一钱。已死心尚温者，热童便调灌二钱；斗殴内伤坠压者，酒和童便连灌三服即苏。亦可煎服。（《三因方》）

○风痰头晕，目眩，吐逆烦满，饮食不下。玉壶丸：用天南星、生半夏各一两，天麻半两，白面三两，为末，水丸梧子大。每服三十丸，以水先煎沸，入药煮五七沸，漉出放温，以姜汤吞之。（《惠民和剂局方》）

○痰迷心窍，寿心丸：治心胆被惊，神不守舍，或痰迷心窍，恍惚健忘，忘言忘见。天南星一斤。先掘土坑一尺，以炭火三十斤烧赤，入酒五升，渗干。乃安南星在内，盆覆定，以灰塞之，勿令走气。次日取出为末。琥珀一两，朱砂二两，为末。生姜汁打面糊丸梧子大。每服三十丸至五十丸，煎人参、石菖蒲汤下。一日三服。（《惠民和剂局方》）

○温中散滞，消导饮食。天南星炮，高良姜炮各一两，砂仁二钱半，为末，

姜汁糊丸梧子大。每姜汤下五十丸。（《惠民和剂局方》）

〇治解颐脱臼，不能收上：用南星末，姜汁调涂两颊，一夜即上。（《医说》）

〇风痫痰迷，坠痰丸：用天南星九蒸九晒，为末，姜汁面糊丸梧子大。每服二十丸，人参汤下。石菖蒲、麦门冬汤亦可。（《卫生宝鉴》）

〇儿生百日之内，伤风鼻塞，服药不退，乃是出浴时被风吹，所以有此，用天南星末，姜汁调，贴囟门上，鼻不塞去之。（《丹溪治法心要·卷七妇人科·妇人杂病第十一》）

〇通关散：治小儿惊风已退，只是声哑不能言，百药不效者。以大天南星一个，炮为末，每服一钱，猪胆汁调下，入喉便能言语。（《医学纲目·卷之三十九·肺主燥》）

〇治吐泄不止：醋调南星末，贴足心。（《普济方》）

〇治肠风泻血，诸药不效：天南星石灰炒焦黄色，为末，酒糊丸梧子大。每酒下二十丸。（《普济方》）

〇治痫利痰：天南星煨香一两，朱砂一钱，为末，猪心血丸梧子大。每防风汤化下一丸。（《普济方》）

〇治小儿吐泻初，定当服醒脾散。天南星沸汤浸洗七遍，为细末，一岁儿，每服半钱匕，以河水七分盏，冬瓜子七粒，同煎至三分，温服，不拘时候。（《当归草堂医学丛书·传信适用方·卷四》）

〇治一切肿痛，敷方：天南星，生大黄，各等分。（《疡医大全·卷之八》）

〇治重腭重龈：天南星（生），去皮、脐。研极细末，用醋调涂男女左右脚心，厚皮纸贴。如干再用醋润。（《疡医大全·卷之十五》）

〇治小儿牙关不开：天南星煨熟，乘热纸裹，不要透气。将纸剪茨实大一窍，透气，塞于儿鼻孔中，牙关即开。（《疡医大全·卷之十六》）

〇治湿热生癣：生天南星，生草乌，各等分研细，用土大黄汁调擦。（《疡医大全·卷之二十九》）

〇治吐泻不止，四肢逆冷，不省人事，南星为末，每三钱，入大枣三枚，同煎服，四肢渐暖，神识便省，神妙。（《东医宝鉴·杂病篇·卷五》）

〇治结胸久不差，狂言，大、小便不通，取牛胆南星末二钱，人参汤调服，少顷更以热人参汤投之，便尿下黄黑物是效。（《东医宝鉴·外形篇·卷三》）

【按】

药理研究表明，天南星具有镇静、镇痛、祛痰、抗惊厥、抗心律失常、抗肿瘤等作用。临床用单味天南星治多种癌症有效。以天南星为主的复方治高脂血证，外用治腮腺炎、小儿流涎等也有较好疗效。

Mugua
木瓜

木瓜系蔷薇科植物贴梗海棠 *Chaenomeles speciosa*（Sweet）Nakai 的干燥近成熟果实。常用别名有木瓜实、铁脚梨等。味酸，性温。归肝、脾经。功能平肝舒筋，和胃化湿。主要用于治疗湿痹拘挛，腰膝关节酸重疼痛，吐泻转筋，脚气水肿等病症。常用剂量为6~9克。胃酸过多者慎服。

【各家论述】

○香，甘酸。调营卫，助谷气。（《雷公炮炙论》）

○味酸，温，无毒。主湿痹邪气，霍乱大吐下，转筋不止。（《名医别录》）

○治呕哕风气，吐后转筋，煮汁饮之。（《食疗本草》）

○下冷气，强筋骨，消食，止水痢后渴不止，作饮服之。又脚气冲心，取一颗去子，煎服之，嫩者更佳。又止呕逆，心膈痰唾。（《本草拾遗》）

○敛肺和胃，理脾伐肝，化食止渴。（《海药本草》）

○止吐泻奔豚及脚气水肿，冷热痢，心腹痛，疗渴。（《日华子本草》）

○木瓜治转筋，非益筋也，理脾而伐肝也，土病则金衰而木盛，故用酸温以收脾胃之耗散，而借其走筋以平肝邪，乃土中泻木以助金也。木平则土得令而金受荫矣。（《本草纲目》）

○木瓜，用此者用其酸敛，酸能走筋，敛能固脱，得木味之正，故尤专入肝益筋走血。疗腰膝无力，脚气，引经所不可缺，气滞能和，气脱能固。以能平胃，故除呕逆、霍乱转筋，降痰，去湿，行水。以其酸收，故可敛肺禁痢，止烦满，止渴。（《本草正》）

○木瓜酸涩而温。醒脾胃筋络之湿，收脾肺耗散之气，理脾舒筋，敛肺平肝，治霍乱吐泻交作及转筋足痹。过食损齿与骨及犯癃闭。若病伤寒湿者勿用。陈者良，忌铁。（《医方十种汇编·药性摘录·收敛》）

○木瓜酸涩而温，和脾理胃，敛肺伐肝。化食止渴，调营卫，利筋骨，去湿热，消水胀，气脱能收，气滞能和。酸收太甚多食病癃闭。（《本草分经·肝》）

○若有余热烦渴，甘寒或甘酸救津，故木瓜之酸，制暑通用要药。（《幼科要略·痔》）

○木瓜……其主治诸病，总皆寒湿之邪，但用木瓜终难成效。本草谓其性温，止泄而溏积。瓜汁寒脾，冷饮立生泄痢。虽能泄肝止痛，而土虚木贼，最忌酸收，功止治标，未能无弊，何如苓桂姜甘温燥之品，效大而力捷也。（《玉楸

药解·卷四》）

〇木瓜为兴奋药，功能化湿，舒筋，消肿。（《科学注解本草概要·植物部》）

〇效用：为酸味收敛剂，有强壮作用。治腓肠肌之痉挛及霍乱时所发之筋抽。配合他药，用于衰弱性脚气，痿弱无力，以及因贫血而来之足腓抽筋，及四肢拘挛掣痛，腰膝酸痛等，有兴奋强壮镇痛之功。（《现代实用中药》增订本）

〇木瓜药效：利尿，理肠。用途：脚气，风湿病。（《临床应用汉方处方解说》）

〇木瓜入肝，故益筋，能强筋骨。凡筋病皆治之。煮服、丸服皆佳。（《东医宝鉴·外形篇·卷三》）

〇木瓜，木实如瓜，良果也。入手足太阴经，益肺而去湿，和胃而滋脾。（《东医宝鉴·汤液篇·卷二》）

【验方举要】

〇脚膝筋急痛，煮木瓜令烂，研作浆粥样，用裹痛处。冷即易，一宿三五度，热裹便瘥。煮木瓜时，入一半酒同煮之。（《食疗本草·卷上》）

〇脐下绞痛，可以木瓜一片，桑叶七枚炙，大枣三个中破，以水二大升，煮取半大升，顿服之即瘥。（《食疗本草·卷上》）

〇小儿洞注下痢……又方：木瓜捣汁饮之。（《千金宝要·卷之一·小儿第二》）

〇木瓜汤，治脚气不仁，膝劳冷痹疼痛。木瓜四个蒸熟去皮，研烂如泥，白砂蜜二斤炼净，上二味调和匀入净瓷器内盛之，每服二匙，空心白汤兑服。（《众妙仙方·卷一·补益门》）

〇治吐后转筋，煮木瓜汁饮之甚良。（《医学纲目·卷之十四·筋》）

〇木瓜散，治孕妇霍乱转筋，脉紧细者。吴茱萸一两，醋泡炒，鲜生姜一两，宣木瓜二两，捣为散，水煎三钱，去渣服。（《徐大椿医书全集·女科指要卷三·霍乱》）

〇木瓜丹治脚膝疼重，不能远行久立。常服补肾气，调血脉。宣州木瓜一个，杜木瓜大者亦可用。取出瓤隔，切去盖子，用好熟艾填在木瓜内，须满实，却用盖子覆之，竹枝签定，饭甑上蒸烂。入羌活一两，独活一两，附子半两炮。同为末。先杵木瓜令烂，下药末，捣成膏子丸如梧桐大。食前温酒或盐汤下三五十粒。（《当归草堂医学丛书·传信适用方·卷二》）

〇木瓜煎治痰，益脾胃。木瓜蒸烂取肉研捣筛，去滓置入炼蜜、姜汁、竹沥搅和作煎，每取一大匙嚼下，日三四次。（《东医宝鉴·内景篇·卷二》）

【按】

药理研究表明，木瓜具有减轻肝细胞坏死、减轻肝细胞脂肪变，防止肝细胞肿胀，促进肝细胞修复等作用，并能显著降低转氨酶，改善肝功能，还有抗癌、催乳、助消化等作用。临床单用木瓜制剂治疗急性病毒性肝炎、小儿尿频、肠粘连等有显著疗效。

Muxiang
木香

　　木香系菊科植物木香 *Aucklandia lappa* Decne. 的干燥根。常用别名有川木香、广木香、蜜香、云木香等。味辛、苦，性温。归脾、胃、大肠、三焦、胆经。功能行气止痛，健脾消食。主要用于治疗胸脘胀痛，泻痢后重，食积不消，不思饮食等病症。煨木香实肠止泻，用于泄泻腹痛。常用剂量为1.5～6克。阴虚火旺者慎用。

【各家论述】

　　○主邪气，辟毒疫，强志，主淋露；久服不梦寤魇寐。（《神农本草经》）

　　○疗气劣、肌中偏塞。主气不足，消毒，（治）温疟，行药之精。（《名医别录》）

　　○疗毒肿，消恶气。（《本草经集注》）

　　○治女人血气刺心，心痛不可忍，末，酒服之。治九种心痛，积年冷气，痃癖癥块，胀痛，逐诸壅气上冲烦闷。治霍乱吐泻，心腹疗刺。（《药性本草》）

　　○治心腹一切气，止泻，霍乱，痢疾，安胎，健脾消食。疗羸劣，膀胱冷痛，呕逆反胃。（《日华子本草》）

　　○木香味辛苦，除肺中滞气。若疗中下焦气结滞，须用槟榔为使。（《医学启源·卷之下·用药备旨》）

　　○行肝脾气滞如神，止心腹胁气痛甚捷，和胃气止吐泻霍乱，散冷气除胀疼、呃逆。顺其气，癥积恶逆自除，调其气，安胎月经亦用……亦可缩小便，亦能通秘结，亦能止气逆之动血，亦能消气逆之痈肿。（《景岳全书·下册·卷四十八·本草正上》）

　　○主气劣气不足，补也；通壅气导一切气，破也；安胎健脾胃，补也；除痃癖块，破也。与本条补破不同何也？易老以为破气之剂，不言补也。（《汤液本草》）

　　○木香，乃三焦气分之药，能升降诸气。诸气膹郁，皆属于肺，故上焦气滞用之者，乃金郁则泄之也；中气不运，皆属于脾，故中焦气滞宜之者，脾胃喜芳香也；大肠气滞则后重，膀胱气不化则癃淋，肝气郁则为痛，故下焦气滞者宜之，乃塞者通之也。（《本草纲目》）

　　○木香，与补药为佐则补，与泄药为君则泄也。（《本草会编》）

　　○广木香，《本草》言治气之总药，和胃气、通心气、降肺气、疏肝气、快脾气、暖肾气、消积气、温寒气、顺逆气、达表气、通里气，管统一身上下内外诸气，独推其功。然性味香燥而猛，如肺虚有热者，血枯脉躁者，阴虚火冲者，心胃痛属火者，元气虚脱者，诸病有伏热者，慎勿轻犯。（《本草汇言》）

〇木香……和胃行肝气有功，调和诸气为神妙，泻肺无斯治不中。（《医经小学·卷之一·药性指掌》）

〇治卫脉为病，及一切气病心疼。香燥恐动火邪。（《本草分经·三焦》）

〇入三焦气分，升降诸气，力能泄肺疏肝，和脾安胎。调气生摩；厚肠煨用……马兜铃根，亦名青木香亦可治疝，性稍凉耳。（《徐大椿医书全集·上册·药性切用·卷之一·中》）

〇木香行中下焦气。（《疡医大全·卷之三》）

〇生磨，消肿病。（《医学摘粹·本草类要·攻药门》）

〇呕恶者忌木香，无表证者忌柴葛。（《温热经纬·卷三·薛生白湿热病篇》）

〇肺邪盛则侮脾，故以木香之辛温，疏肝和脾，通理上下诸气。（《成方便读·理气之剂·导气汤》）

〇按木香香燥而偏于阳，肺虚有热，血枯而燥者，慎勿犯之。（《罗氏会约医镜·卷十六·本草上》）

〇泻三焦猛将。畏火。（《本草害利》）

〇经络中气滞痰结皆用之。（《本草述钩元》）

〇脏腑燥热，胃气虚弱者禁用。（《得配本草》）

〇木香，香能通气……以此治痞闷噫气，水肿腹胀，痢疾脚气，皆调滞散气之功。但辛香属阳，阳则升浮，如中焦、下焦结滞，须佐槟榔堕之下行；固性香燥，同黄连、黄芩治痢疾，同黄柏、防己治脚气，皆借寒药而制其燥，则用斯神矣。若怒气拂逆攻冲，遍身作痛，以此使肺气调，则肺气自伏；若肝气郁，致胁肋小腹间痛，同青皮疏之，令肝气行，则血顺痛止。（《药品化义》）

〇广木香，止可少用之为佐使，使气行即止，而不可谓其能补气而重用之也。大约用广木香，由一分、二分至一钱而止，断勿浮于一钱之外，过多反无功效，佐之补而不补，佐之泻而亦不泻也。（《本草新编》）

〇木香，下气宽中，为三焦气分要药。然三焦则又以中为要。故凡脾胃虚寒凝滞，而见吐泻停食；肝虚寒入，而见气郁气逆，服此辛香味苦，则能下气而宽中矣。中宽则上下皆通，是以号为三焦宣滞要剂。至书所云能升能降，能散能补，非云升类升柴，降同沉香，不过因其气郁不升，得此气克上达耳。况此苦多辛少，言降有余，言升不足，言散则可，言补不及，一不审顾，任书混投，非其事矣。（《本草求真》）

〇木香，以气用事，沏上沏下，能升能降……故专治气滞诸痛，于寒冷结痛，尤其所宜……近人更用之于滋补药中，恐滋腻重滞，窒而不灵，加此以疏通其气，则运行捷而消化健，是亦善于佐使之良法。疝瘕积聚，带下肠澼，此为必须之药。(《本草正义》)

○木香……无毒，降也，阳也。其用有二，调诸气不可无，泄肺气不可缺。(《医方捷径·卷三》)

○有利尿、发汗、祛痰、驱虫、防腐之效。(《现代实用中药》增订本)

○木香，专泄决胸腹间滞塞冷气，得橘皮、肉豆蔻、生姜相佐，绝佳。(《东医宝鉴·外形篇·卷三》)

【验方举要】

○治耳卒聋闭：昆仑真青木香一两切，以苦酒浸一夜，入胡麻油一合，微火煎，三上三下，以绵滤去滓，日滴三四次，以愈为度。(《外台秘要》)

○治天行发斑赤黑色：青木香二两，水二升，煮一升服。(《外台秘要》)

○腋臭阴湿，凡腋下、阴下湿臭，或作疮：青木香以好醋浸，夹于腋下、阴下。为末敷之。(《外台秘要》)

○治中气不省，闭目不语，如中风状：南木香为末，冬瓜子煎汤灌下三钱。痰盛者，加竹沥、姜汁。(《济生方》)

○治气胀难食：即青木香丸……热者牛乳下，冷者酒下。※青木香丸，用昆仑青木香、六路诃子皮各二十两，捣筛，糖和丸梧子大。空腹酒下三十丸，日再，其效尤速。主阳衰诸不足。(《圣惠方》)

○治气滞腰痛：青木香、乳香各二钱，酒浸，饭上蒸，均以酒调服。(《圣惠方》)

○治小儿天行，壮热头痛：木香六分，白檀香三分，为末，清水和服。仍温水调涂囟顶上取瘥。(《圣惠方》)

○治耳内作痛：木香末，以葱黄染鹅脂，蘸末深纳入耳中。(《圣济录》)

○治牙齿疼痛：青木香末，入麝香少许，揩牙，盐汤漱之。(《圣济录》)

○治霍乱转筋腹痛：木香末一钱，木瓜汁一盏，入热酒调服。(《圣济总录》)

○治小便浑浊如精状：木香、没药、当归等分，为末，以刺棘心自然汁和丸梧子大，每食前盐汤下三十丸。(《普济方》)

○治一切痈疽、疮疖、痔瘘、恶疮，下注、臁疮溃后，外伤风寒，恶汁臭败不敛，并主之。木香、黄连、槟榔等分，为末，油调频涂之，取效。(《和剂局方》)

○治肠胃虚弱，冷热不调，泄泻烦渴，米谷不化，腹胀肠鸣，胸膈痞闷，胁肋胀满；或下痢脓血，里急后重，夜起频并，不思饮食；或小便不利，肢体怠惰，渐即瘦弱：黄连（去芦、须）二十两（用茱萸十两同炒令赤，去茱萸不用），木香（不见火）四两八钱八分。上为细末，醋糊为丸，如梧桐子大。每服二十丸，浓煎米饮下，空心日三服。（《和剂局方·大香连丸》）

○治下痢脓血，里急后重，日夜无度：芍药一两，当归五钱，大黄、黄连、木香各一钱半，槟榔一钱。为末。每服三五钱，水一盏，煎至七分，去滓，温服；如未止，再服，不后重则止。（《素问病机保命集·导气汤》）

○治妇人血气刺痛不可忍：木香末，酒调服。（《丹溪治法心要·卷七妇人科·产后第三》）

○治一妇人右乳内结三核，年余不消，朝寒暮热，饮食不甘，此乳岩，以益气养荣汤，百余剂，血气渐复，更以木香饼熨之，喜其谨疾，年余而消。（《女科撮要·卷上·乳痈乳岩》）

○治耳忽聋蔽：木香，研末，酒浸一宿，取酒滴入耳中，少顷倒出，二三次即瘥。（《良方集腋·卷之上·耳目门》）

○打仆伤损及一切痛肿未破，贴令内消：生地黄研如泥，广木香研细末。先以地黄膏摊于纸上，掺木香末一层，又再摊地黄膏贴肿上。（《疡医大全·卷之三十六》）

○治一切气不和，走注疼痛：木香，温水磨浓汁，热黄酒冲服即愈。（《良朋汇集·卷二》）

○治胎前痢：多用木香以调气，多用当归以养血，此二药乃为胎前痢疾妙剂。（《女科经纶·卷四》）

【按】

药理研究表明，木香具有扩张支气管平滑肌、扩张血管、降低兔离体肠管的紧张性和抑菌等作用。木香行气耗气，服用剂量过大，可有致眩晕等副反应。

Muzei
木贼

　　木贼系木贼科多年生常绿草本隐花植物木贼 *Equisetum hiemale* L. 的干燥地上部分。常用别名有木贼草、锉草、节节草等。味甘、苦，性平。归肺、肝经。功能散风热、退目翳。主要用于治疗风热目赤，迎风流泪，目生云翳等病症。常用剂量为3~9克。

【各家论述】

　　○味甘微苦，无毒。主目疾，退翳膜。又消积块，益肝胆，明目，疗肠风，止痢及妇人月水不断。（《嘉祐本草》）

　　○木贼……攻积块、肠风下血，止女人赤白带，开眼翳。（《珍珠囊补遗药性赋·草部》）

　　○木贼草去目翳，崩漏亦医。（《珍珠囊补遗药性赋·总赋》）

　　○解肌，止泪，止血，去风湿，疝痛，大肠脱肛。（《本草纲目》）

　　○木贼味甘，益肝退翳，能止月经，更消积聚。（《寿世保元·卷一·本草药性歌括》）

　　○发汗，解肌。治伤寒、疟疾。去风湿，散火邪。（《本草正》）

　　○木贼味甘，益肝退翳，能止月经，更消积聚。（《万病回春·卷之一·药性歌》）

　　○木贼明目退翳，清风止崩……解肌发汗与麻黄同性。（《玉楸药解》）

　　○木贼味甘微苦，中空轻扬，表散风热。专治目翳，并治疝痛、脱肛、肠风、痔漏、赤痢、崩带诸血等症……风热而成用此方效。治目每用木贼、谷精，然气血亏损，须兼芍药、熟地等滋补，仅加当归无益。（《医方十种汇编·药性摘录》）

　　○中空而轻，去节能发汗，有升散之力。治目疾，退翳障，止肠风下血，赤痢、崩带，脱肛、风湿疝痛。但多服损肝，不宜久用。（《罗氏会约医镜·卷十六·本草上》）

　　○木贼专主眼目风热，暴翳，止泪，取发散肝肺风邪也。（《本经逢原》）

　　○效用：1. 为收敛止血剂，治肠出血、痔出血。又为利尿发汗药，对于浮肿及眼疾等有效。可作"麻黄"代用品，与麻黄同其形性，亦能发汗解肌。2. 治目疾，退翳膜及疝痛、脱肛、肠风、痔瘘、赤痢、崩中、诸出血病。（《现代实用中药》增订本）

○为止血、利尿药，并有发汗作用。（《科学注解本草概要·植物部》）

○木贼草一药可散肝胆风热，一般作明目去翳之用，程老在此用来利肝胆，去积块，防治早期肝硬化。（《程门雪医案·胁痛》）

○木贼益肝胆，明目，治目疾，退翳膜，童便浸一宿，晒干，去节，为末，丸服或煎服并佳。（《东医宝鉴·外形篇·卷一》）

【验方举要】

○治舌血方：木贼草煎汤漱之立止。（《华佗神方·卷四·治舌血神方》）

○木贼散治脱肛不热。木贼烧存性为末，糁以按之。（《仁斋直指方论·卷之十四·脱肛》）

○食积血痞，木贼三四分研末，白汤空心服即消。年远者连服三日。（《寿世汇编·普济良方·卷四》）

○木贼散：木贼、香附、芒硝等分，为末，每二钱。治血崩，黑色酒下，红色水下。痛加乳没、当归。（《本草易读》）

【按】

据临床报道，用木贼流浸膏，每日口服2次，每次10毫升（每日量相当于生药100克），治疗矽肺，有显著疗效。

Mutong
木通

木通系马兜铃科藤本植物木通马兜铃 *Aristolochia manshuriensis* Kom. 或毛茛科常绿攀援性灌木小木通 *Clematis armandi* Franch. 及同属绣球藤 *C.montana* Buch.-Ham. 的藤茎。常用别名有通草、丁翁、丁父、萬藤、王翁等。味苦，性寒。归心、小肠、膀胱经。功能利水通淋，泄热，通乳。主要用于治疗膀胱湿热，小便短赤，淋沥涩痛，或心火上炎，口舌生疮，心烦尿赤，产后乳汁不通等病症。常用剂量为3～6克。孕妇慎用。

【各家论述】

○味辛，平。主去恶虫，除脾胃寒热，通利九窍血脉关节，令人不忘。（《神农本草经》）

○甘，无毒。疗脾疸常欲眠，心烦哕，出音声，疗耳聋，散痈肿诸结不消，及金疮、恶疮、鼠瘘、踒折，鼻息肉，堕胎，去三虫。（《名医别录》）

○主治五淋，利小便，开关格。治人多睡，主水肿浮大，除烦热。（《药性本草》）

○煮饮之，通妇人气血，又除寒热不通之气，消鼠瘘、金疮、踒折，煮汁酿酒妙。（《食疗本草》）

○主诸瘘疮，喉咙痛及喉痹，并宜煎服之，磨亦得，急即含之。（《海药本草》）

○主理风热淋疾，小便数急疼，小腹虚满，宜煎汤并葱食之有效。（《食性本草》）

○安心除烦，止渴退热，治健忘，明耳目，治鼻塞，通小便，下水，破积聚血块，排脓，治疮疖，止痛，催生下胞，妇人血闭，月候不匀，天行时疾，头痛目眩，赢劣乳结及下乳。（《日华子本草》）

○木通味甘，平，无毒。降也，阳中之阴也。其用有二：泻小肠火积而不散，利小便热闭而不通。泻小肠火，无他药可比，利小便闭，与琥珀同功。（《珍珠囊补遗药性赋·主治指掌》）

○木通，上能通心清肺，治头痛，利九窍，下能泄湿热，利小便，通大便，治遍身拘痛……盖其能泄心与小肠之火，则肺不受邪，能通水道，水源既清，则津液自化，而诸经之湿与热，皆由小便泄去。故古方导赤散用之。（《本草纲目》）

○能利九窍，通关节，消浮肿，清火退热，除烦渴黄疸，治耳聋目痛、天行时疾、头痛鼻塞目眩，泻小肠火郁，利膀胱热淋，导痰湿呕哕，消痈肿壅滞，热毒恶疮，排脓止痛，通妇人血热经闭，下乳汁，消乳痈、血块，催生下胎。若治小水急数疼痛，小腹虚满，宜加葱煎饮；若治喉痹咽痛，宜浓煎含咽。（《景岳全书·卷四十八·本草正》）

○木通辛甘淡平，上通心包，下通大小肠、膀胱、降心火，而因清肺热导诸湿热由小便出，兼通大便、利九窍血脉关节，治上中下三焦火症及脾热好眠。（《本草分经·小肠》）

○木通泻心经大肠湿热，利水道。治火在上，口燥眼赤鼻干咽痛。火在中，心烦呕哕。火在下，淋闭足肿，并行经下乳，破血除蒸，止烦住痛，排脓生肌，开关利节。凡因湿热而成者，皆宜用此开导。唯神气亏损，汗多外出及虚弱孕妇切忌。君火动宜木通，相火动宜泽泻。（《医方十种汇编·药性摘录》）

○木通为利尿药，功能行水，下乳，通淋。（《科学注解本草概要·植物部》）

○效用：1.为消炎性利尿药，有镇痛、排脓等作用。治孕妇浮肿及肾脏炎，去胃火之热，可为眼炎症之洗涤剂。2.除脾胃寒热，消水肿，通大小肠膀胱，导诸湿热由小便出。（《现代实用中药》增订本）

○用途：善行血，关节炎，小便不利。（《临床应用汉方处方解说》）

【验方举要】

○张氏家传通奶方：以木通为散，葱酒调下。（《幼幼新书·卷第四·形初保者》）

○三痹通用，木通不见水者二两，以长流水二碗煎一碗，热服取微汗。昔人入梦得此方，而痹痛愈，此谓通则不痛也。不愈，再三服，视所胜照前方加味。（《医碥·卷二·痹》）

【按】

药理研究表明，木通有显著的利尿作用，尚有抗菌、抗肿瘤、强心等作用。古之通草即今之木通，今之通草性与木通相似，唯功力稍缓。而今之木通实有四类，即关木通、川木通、淮木通和白木通四类，其中使用最广的关木通为马兜铃科者，而历代本草所记载的木通则为木通科木通 Akebia quinata (Thunb)、Decne，而今很少见有用者。

但关木通古代不作药用，我国东北地区多用，后来 1963 年《中华人民共和国药典》也收载，并替代川木通等用于临床。近年国内外临床报道，关木通以及含关木通的中成药，用量过大，服用过久，或未经辨证作必要配伍，可导致毒副反应，如上腹不适，呕吐，腹痛，腹泻等，或见全身浮肿，尿少或无尿，肾功能异常，严重者可致急性肾衰竭而死亡。除此之外，关木通对心脏、肺脏亦有损害。为确保用药安全，有关部门已决定停用关木通，2005年版《中华人民共和国药典》已不收载关木通。临床处方当注明川木通。

Mujinpi

木槿皮

木槿皮系锦葵科落叶灌木植物木槿 *Hibiscus syriacus* L. 的根皮或茎皮。常用别名有槿皮、川槿皮等。味甘、苦，性凉。功能清热，杀虫，止痒。主要用于治疗皮肤疥癣，泻痢带下等病症。常用剂量为3～10克；外用适量，酒浸搽擦或煎水熏洗。

【各家论述】

○止肠风泻血，痢后热渴。（《本草拾遗》）

○治赤白带下，肿痛疥癣。（《本草纲目》）

○杀虫，为治癣良药。（《本草纲目拾遗》）

○活血润燥，清热滑利之品……治夜卧少睡。（《罗氏会约医镜·卷十七·本草中》）

○味苦气寒，清热滑利之药……苦寒能除诸热，滑利能导积滞。（《本草经疏》）

○为消炎，整肠药。（《科学注解本草概要·植物部》）

○有苛烈刺激性。外用为疗皮肤癣疮之要药，对于顽癣，煎汤洗之，有制痒灭菌之功。其花名"白槿花"，治赤白痢有效。（《现代实用中药》增订本）

【验方举要】

○治赤白带下：槿根皮二两（切），以白酒一碗半，煎一碗，空心服之。白带用红酒甚妙。（《纂要奇方》）

○治头面钱癣：槿树皮为末，醋调，重汤炖如胶，敷之。（《王仲勉经验方》）

○治黄水脓疮：木槿子，烧存性，猪骨髓调涂之。（《本草纲目》）

○治湿热生癣：木槿皮研细，醋调敷。（《疡医大全·卷之二十九》）

○治年久阴癣：木槿皮五钱，露水、烧酒各四两，同浸七日，抓破癣皮，用毛笔涂之，每日数次。（《疡医大全·卷之二十九》）

【按】

药理研究表明，木槿茎和根有抑制革兰氏阴性菌、痢疾杆菌及伤寒杆菌作用，所以木槿皮有显著的杀虫治癣功用。治皮肤疥癣，一般多作外用，以木槿皮浸液磨雄黄，治疥疮；用醋调涂可治顽癣。

Muhudie
木蝴蝶

木蝴蝶系紫葳科植物木蝴蝶 *Oroxylum indicum*（L.）Vent. 的干燥成熟种子。常用别名有千张纸、玉蝴蝶、云故纸、白故子等。味苦、甘，性凉。归肺、肝、胃经。功能清肺利咽，疏肝和胃。主要用于治疗肺热咳嗽、喉痹、音哑，肝胃气痛等病症。常用剂量为 1.5～3 克。

163

【各家论述】

○定喘，消痰，破蛊积，除血蛊、气蛊之毒，又能补虚宽中，进食。（《滇南本草》）

○治心气痛，肝气痛，下部湿热。又项秋子云，凡痈毒不收口，以此贴之。（《本草纲目拾遗》）

○治肝气诸书不载，近多用之，盖取木喜疏散蝴蝶善动之意尔。（《本草分经·肝》）

○为缓和黏滑药，用于神经性胃痛。并用作镇咳药，治百日咳及干性气管炎等。又下肢浅溃疡不敛，亦可外用。治胃脘肝气痛，烧灰酒服。下部湿热浸淫恶疮，痈疽不敛，贴之。（《现代实用中药》增订本）

○为消炎药及镇痛药，治气管炎，咳嗽不止，胃神经痛，胃痉挛。（《科学注解本草概要》）

【验方举要】

○治肝气痛：木蝴蝶二三十张，铜铫上焙燥研细，好酒调服。（《本草纲目拾遗》）

【按】

木蝴蝶临床用治干咳少痰、咽痒不适有特效，凡久咳伤阴，外感温燥，慢性咽炎等均可遣用。有的人误将木蝴蝶作破故纸（补骨脂），用作补肾温阳，这是不正确的，应予纠正。

Mubiezi

木鳖子

木鳖子系葫芦科植物木鳖 *Momordica cochinchinensis*（Lour.）Spreng.的干燥成熟种子。常用别名有木蟹、木鳖藤、土木鳖、壳木鳖等。味苦、微甘，性温，有毒。归肝、脾、胃经。功能散结消肿，攻毒疗疮。主要用于治疗疮疡肿毒，乳痈，瘰疬，痔漏，干癣，秃疮等病症。常用剂量为0.9~1.2克；外用适量，研末，用油或醋调涂患处。孕妇及体虚者忌服。

【各家论述】

○甘，温，无毒。主折伤，消结肿恶疮，生肌，止腰痛，除粉刺䵟䵟，妇人乳痈，肛门肿痛。（《开宝本草》）

○醋摩消肿毒。（《日华子本草》）

○苦微温，有小毒。治疳积痞块，利大肠泻痢，痔瘤瘰疬。（《本草纲目》）

○木鳖甘寒，能追疮毒，乳痈腰痛，消肿最速。（《寿世保元·卷一·本草》）

○木鳖子气雄劣，性大寒，有大毒。本草言其甘温无毒，谬也。今见毒狗者，能毙之于顷刻，使非大毒而有如是乎。人若食之则中寒，发噤，不可解救……若其功用则唯以醋磨，用敷肿毒、乳痈、痔漏肿痛及喉痹肿痛，用此醋漱于喉间引痰吐出，以解热毒，不可咽下；或同朱砂、艾叶卷筒熏疥杀虫最效；或用熬麻油擦癣亦佳。（《景岳全书·卷四十八·本草正》）

○木鳖子味苦微带甘辛，性大寒。引吐热毒从痰外出，狗食即毙，人勿误食。（《医方十种汇编·药性摘录》）

○力能利肠，治疮，消肿追风。仅可外科敷治，不入汤药。（《徐大椿医书全集·药性切用·卷之二·上》）

○忌食猪肉……宜外用，勿轻服。和黄柏、芙蓉叶，捣敷阴疝；得肉桂，敷脚气肿痛……若服之中毒，立即发噤而死。（《得配本草》）

【验方举要】

○治小儿泄泻方：木鳖子一枚，煨熟去壳，加小丁香三粒，共为末，米糊丸，入小儿脐中，封以膏药自愈。（《华佗神方·卷八·治小儿泄泻方》）

○木鳖膏，治瘰疬，经年发歇无已。木鳖仁二个，用厚纸揩去油，研碎。上以乌鸡子清调和，瓷盏盛之，甑内蒸熟，每日食后吃一次，服之半月，自然消

靡。(《仁斋直指方论·卷之二十二·瘰疬证治》)

〇痔疮：木鳖子净仁七个，研，加白矾二钱，水煎熏洗。(《疡医大全·卷之二十三》)

〇痔疮疼痛不可忍者，用番木鳖子一个，凉水磨搽疮上，立止疼痛效。(《良朋汇集·卷十》)

【按】

药理研究表明，木鳖子种子皂苷有增加乙酰胆碱对豚鼠回肠的兴奋作用及抗炎作用。

166

Wu jiapi
五加皮

五加皮系五加科植物细柱五加 *Acanthopanax gracilistylus* W.W.Smith 的干燥根皮。常用别名有南五加皮、刺五加皮等。味辛、苦，性温。归肝、肾经。功能祛风湿，补肝肾，强筋骨。主要用于治疗风湿痹痛，筋骨痿软，小儿行迟，体虚乏力，水肿，脚气等病症。常用剂量为4.5~9克。

【各家论述】

○味辛，温。主心腹疝气，腹痛，益气疗躄，小儿不能行，疽疮阴蚀。（《神农本草经》）

○疗男子阴痿，囊下湿，小便余沥，女人阴痒及腰脊痛，两脚疼痹风弱，五缓虚羸，补中益精，坚筋骨，强志意。（《名医别录》）

○能破逐恶风血，四肢不遂，贼风伤人，软脚，醫腰，主多年瘀血在皮肌，治痹湿内不足，主虚羸，小儿三岁不能行。（《药性本草》）

○明目，下气，治中风骨节挛急，补五劳七伤。（《日华子本草》）

○五加皮……味辛，苦，温，微寒，无毒，治风寒湿痹，止心痛，益精神，通疝气，治阴疮，小儿幼小不能行，服之良。（《珍珠囊补遗药性赋·木部》）

○治风湿痿痹，壮筋骨。（《本草纲目》）

○五加皮寒。祛痛风痹，健步坚筋，益精止沥。此皮浸酒，轻身延寿。宁得一把五加，不用金玉满车。（《寿世保元·卷一·本草》）

○除风湿，行血脉，壮筋骨，明目下气，治骨节四肢拘挛，两脚痹痛，风弱五缓，阴痿囊湿，疝气腹痛，小便遗沥，女人阴痒。凡诸浸酒药，唯五加皮与酒相合，大能益人，且味美也。（《景岳全书·卷四十九·本草正》）

○化痰除湿，养肾益精，去风消水，理脚气腰痛，治疮疥诸毒。（《本草再新》）

○五加皮除风寒湿脚气，并治筋骨拘挛，男子阴痿囊湿，女子阴痒虫生，小儿脚软，均须以滋补之药同用。芳香五叶者佳，远志肉为使，恶玄参。（《医方十种汇编·药性摘录》）

○辛苦性温，入肝肾而祛风理湿，壮骨强筋，为损伤及风痹专药。酒炒用。（《徐大椿医书全集·药性切用·卷之三·下》）

○五加皮……顺气化痰，坚肾益精，养肝，祛风胜湿，逐皮肤瘀血，疗筋骨拘挛，有火者勿服。（《本草分经·肝》）

○用皮浸酒，久服轻身耐老，明目下气，补中益精，坚筋，强志意，黑须

发，令人有子。或只为散代茶饵之亦验。（《广群芳谱·卷一百》）

○效用：1.南五加皮及香加皮为强壮药，治阴痿，及筋骨疼痛，疝气腹痛。制成五加皮酒，治风湿筋骨痛，并有增加精力之效。2.顺气化痰，坚骨益精，去风胜湿，逐皮肤之瘀血，疗筋骨之拘挛。（《现代实用中药》增订本）

○为强壮药及镇痛药，功能祛风湿，坚筋骨，益志气。（《科学注解本草概要·植物部》）

○五加皮疗痿躄脚弱，酿酒服，或水煎如茶饮之。（《东医宝鉴·外形篇·卷四》）

○久服轻身耐老，煮根茎如常法，酿酒服，主补益，或煮汤以代茶饮亦可。（《东医宝鉴·内景篇·卷一》）

167

【验方举要】

○治一切风湿痿痹，壮筋骨，填精髓：五加皮，洗刮去骨，煎汁和曲米酿成饮之；或切碎袋盛，浸酒煮饮，或加当归、牛膝、地榆诸药。（《本草纲目》）

○治湿入肾经，腰痛不能伸：以鲜五加皮同三白草根捣烂煎酒，空心服，三次而愈。（《古今医统大全·卷之十七·身重证》）

○五加皮浸酒方：治一切风湿相搏，腰腿疼痛，并风痹，四肢挛急，皮肤瘙痒，大补五劳七伤，和气生血，久服神效。五加皮五两，南木香二两，上为粗末，用生绢袋盛之，以好酒一坛浸，用箬裹封口，入锅内煮一时，取出浸廿七日，开坛。空心临卧随意饮二杯。（《古今医统大全·卷之十一·痹证门》）

○油煎散：加皮、丹皮、赤芍、当归，为末。每服一钱，用青钱一文，蘸油入药煎之。治妇人风血劳，憔悴困倦，喘满虚烦，少气有汗，口干舌涩，不思饮食是也。（《本草易读》）

○接骨方：五加皮四两，雄鸡一只（黑者更妙），去毛连皮、骨、血合五加皮捣烂敷患处，用布包裹，一周时揭去，不可太过时，内自完好。再用五加皮五两，用酒浓煎，尽量饮醉，熟睡为妙。（《浪迹丛谈·卷八》）

○五加酒方：五加皮、枸杞子各一斗。主治虚劳不足。（《百药效用奇观》）

○五加皮治小儿三岁不能行：取皮细末，每服一钱，粥饮调次，入好酒少许服，日三，便行走。（《东医宝鉴·杂病篇·卷十一》）

【按】

药理研究表明，五加皮具有抗炎及镇痛、抗疲劳、增加抗病能力、对放射性损伤的保护、调整血压、兴奋性腺、降低血糖、抑制肿瘤等作用。同属植物刺五加皮有补益壮强作用，近年有人曾把其制成太空保健饮品，据称有特殊的改善适应能力的作用，并在运动医学、军事医学中也广为应用。

Wulingzhi
五灵脂

五灵脂系鼯鼠科动物复齿鼯鼠 *Trogopterus xanthipes* Milne-Edwards 的干燥粪便。常用别名有药本、寒号虫粪、灵脂米、寒雀粪等。味咸、甘，性温。归肝经。功能活血，化瘀，止痛。主要用于胸胁、脘腹刺痛，痛经，经闭，产后血瘀疼痛，跌扑肿痛，蛇虫咬伤等病症。常用剂量为3～10克。包煎，或入丸、散用。外用适量。孕妇慎用。

【各家论述】

○味甘，温，无毒。主疗心腹冷气，小儿五疳，辟疫，治肠风，通利气脉，女子月闭。(《开宝本草》)

○治伤冷积聚及小儿女子方中多用之。(《本草图经》)

○五灵脂行经血有功，不能生血。尝有人病眼中翳，往来不定，如此乃是血所病也。盖心生血，肝藏血，肝受血则能视，目病不治血为背理。(《本草衍义》)

○凡血崩过多者，半炒半生，酒服，能行血止血，治血气刺痛等症。(《本草衍义补遗》)

○大能行气，逐瘀止痛。凡男子女人，有血中气逆而腹胁刺痛，或女人经水不通，产后血滞，男子疝气，肠风血痢，冷气恶气，心腹诸痛，身体血痹，胁肋筋骨疼痛，其效甚捷。若女中血崩，经水过多，赤带不止，宜半炒半生，酒调服之。亦治小儿气逆、癫痫，杀虫毒，解药毒，行气极速。但此物气味俱厚，辛膻难当，善逐有余之滞，凡血气不足者，服之大损真气，亦善动吐，所当避也。制用之法，当用酒飞去砂石，晒干入药。(《景岳全书下册·卷四十九·本草正·下》)

○止胎前产后，血气诸痛……身体血痹刺痛，肝疟发寒热，反胃，消渴及痰涎挟血成窠，血贯瞳子，血凝齿痛，重舌，小儿惊风，五痫，癫疾……五灵脂，足厥阴肝经药也，气味俱厚，阴中之阴，故入血分。肝主血，故此药能治血病，散血和血而止诸痛……失笑散不独治妇人心痛血痛，凡男女老幼一切心腹胁肋少腹痛疝气，并胎前产后血气作痛及血崩经溢，俱能奏功……五灵脂治崩中，非止治血之药，乃去风之剂。(《本草纲目》)

○行血宜生，止血须炒，通经闭及治经行不止；定产妇血晕，除小儿疳蛔。(《本草蒙荃》)

○五灵脂，其功长于破血行血，故凡瘀血停滞作痛，产后血晕，恶血冲心，少腹儿枕痛，留血经闭，瘀血心胃间作痛，血滞经脉，气不得行，攻刺疼痛等症，在所必用……血虚腹痛，血虚经闭，产妇去血过多发晕，心虚有火作痛，病属血虚无瘀滞者，皆所当忌。（《本草经疏》）

○血中之气药也……生用行血，炒熟和血，炒黑止血。恶人参。（《罗氏会约医镜·卷十八·本草·下》）

○五灵脂，苦寒泄火，生用行血而不推荡，非若大黄之力迅而不守。以此通利血脉，使浊阴有归下之功，治头风，噎膈，痰痫，癫疾，诸毒热痈，女人经闭，小腹刺痛，产后恶露，大有功效。炒用以理诸失血证，令血自归经而不妄行，能治崩中胎漏及肠红血痢，奏绩独胜。（《药品化义》）

○主损伤接骨。（《本草述》）

○其气腥臭难闻，其味苦酸而辛。唯其腥秽难闻，故能入血凝臭秽之处而疗其病。唯其味苦酸而辛，故能入心与肝而泄其滞。（《本草求真》）

○寒号虫所遗也……味甘、气温，气味俱厚，阴中之阴，浊阴归下，降也。入足厥阴手少阴经。（《本草述钩元》）

○五灵脂能行能止。（《济阴纲目·卷之一·论崩漏难治法》）

○入肝经血分，专降浊阴，行血破血，止痛调经……入肝醋炒。无淤者忌。（《徐大椿医书全集·药性切用·卷之六·上》）

○五灵脂最破瘀血，善止疼痛。凡经、产、跌打诸瘀，心、腹、胁、肋诸痛皆疗。又能止血，凡吐衄崩漏诸血皆收。（《玉楸药解·卷五》）

○得半夏治痰血凝结，得蒲黄治心腹疼痛，佐胡桃、柏子仁治咳嗽肺胀。（《得配本草》）

○外用于齿痛为涂布剂……涂敷疥疮。（《现代实用中药》增订本）

○五灵脂，此物入肝最速……治妇人血气刺痛甚效。（《东医宝鉴·汤液篇·卷二》）

【验方举要】

○治产后心腹痛欲死：蒲黄（炒香）、五灵脂（酒研，淘去砂土）等分。为末，先用酽醋调二钱，熬成膏，入水一盏，煎七分，食前热服。（《太平惠民和剂局方·失笑散》）

○治肺胀：五灵脂（研）二两，柏子仁半两，胡桃八枚（去壳研）。上三味研成膏，滴水为丸，如小豆大，煎木香甘草汤下十五丸。（《圣济总录·皱肺丸》）

○治肠风下血，神曲丸：五灵脂五两水飞去滓熬成膏，神曲一两炒。右为细末，将五灵脂熬成膏，入神曲末，丸梧桐子大，每服十丸，男子酒下，妇人淡醋

汤下。(《鸡峰普济方·第十七卷》)

○治男妇心脾痛,秘传槟榔散:五灵脂、槟榔,上为末。煎菖蒲汤调三钱服。隔夜先将猪肉盐酱煮熟,令患人细嚼,休吞了,吐出,却服前药,空心食前服。(《仁斋直指方论·卷之六》)

○治心腹卒痛,灵脂酒:川五灵脂去砂石,略炒,上为末。每二钱,温酒调下。加延胡索,没药尤妙。(《仁斋直指方论·卷之六》)

○治损伤,接骨:五灵脂一两,茴香一钱。上二味为细末;另研乳香为细末,于极痛处掺上,用小黄米粥涂了,后用二味药末掺于上,再用帛子裹了,用木片子缠了。(《儒门事亲·接骨丹》)

○治虫牙:江应宿在燕京,见小儿医东吏目患齿痛,脸腮肿起,痛楚难支,闻一匠夫能治虫牙,试召视之,与五灵脂如米粒者三颗。令咬在痛齿上,少顷以温水漱出,得小白蛀虫三条,痛止肿消。(《名医类案·卷七》)

○治产枕痛不可忍,立效散:用五灵脂慢火炒令干,为末。二钱,温酒下,瘥。(《医学纲目·卷之二十二》)

○治赤白带:用五灵脂半生半熟为末,酒调服。(《医学纲目·卷之三十四》)

○治产后恶露未尽,小腹作痛:五灵脂,香附末,以上合和醋为丸,甚者入留尖桃仁。一方加蛤粉。(《医学纲目·卷之二十二》)

○治男妇小儿远年近日翻胃吐食方:用五灵脂一味,不拘多少为细末,用黄犬胆汁为丸,如龙眼大。每服一丸,好酒半盏温服。不止再服,不过三服即效。(《医学纲目·卷之二十二》)

○有人被毒蛇所伤,已昏困,有老僧以酒调药二钱,灌之,遂苏。及以药渣涂患处,良久复灌二钱,其苦皆去。问之,乃五灵脂一两,雄黄半两同为末,止此耳。后有中毒者用之,无不效验。(《医学纲目·卷之二十》)

○治产后血晕昏迷不省,冲心闷绝,独行散:五灵脂二两,半生半炒,右为细末。每服二钱,温酒调下,噤口者拗开口灌之,入喉即愈。一方加荆芥为末,童便调服。如白崩不止,加当归酒、童便煎,不拘时服。(《证治准绳·卷五》)

○治血妄行入胃,吐不止:五灵脂一两,黄芪半两。为末,新汲水服二钱。(《本草纲目》)

○治丈夫脾积气痛,妇人血崩诸痛:飞过五灵脂(炒烟尽),研末。每服一钱,温酒调下。(《永类钤方·灵脂散》)

○治虫心痛欲绝:五灵脂(末)二钱匕,白矾(火飞)半钱匕。同研,每服一二钱,水一盏,煎五分,温服,无时。(《阎氏小儿方论》)

○治骨折肿痛:五灵脂、白及各一两,乳香、没药各三钱。为末,熟水同香油调涂患处。(《乾坤生意秘韫》)

○治火风疮癞：油调五灵脂末涂之。（《摘元方》）

○治蜈蚣蛇蝎毒虫伤：以五灵脂末涂之。（《金匮钩玄》）

○治目生浮翳：五灵脂、海螵蛸各等分。为细末，熟猪肝日蘸食。（《明目经验方》）

○治产后恶露不快，腰痛，少腹如刺，时作寒热，头痛不思饮食；又治久有瘀血，月水不调，黄瘦不食；亦疗心痛：五灵脂水淘净，炒末一两，以好米醋调稀，慢火熬膏，入真蒲黄和丸龙眼大。每服一丸，以水与童子小便各半盏，煎至七分，温服，少顷再服；经闭者，酒磨服下。（《产乳集验方·紫金丸》）

○治血崩不止，及昏不省，五灵脂散：五灵脂，不拘多少，炒令烟尽研末。右为末，每服一钱，温酒调下。一方治血崩不止，五灵脂二钱，炒热，加当归酒同煎或水酒童便各半盏，同煎服。一方五灵脂半生半熟，为末酒调服。一方水煎五灵脂半干，去渣，澄清，再煎成膏，入神曲末为丸，如桐子大，空心温酒下二三十丸便止。一方每服三钱，水酒童便各半盏，煎至八分，通口服，名抽刀散，治产后有病。服三服，散恶血，或心腹胁脚痛不可忍者，或止用童子小便尤佳。或中风，即入草乌头半钱同煎，亦治肠风下血，如不饮酒者，煎乌梅柏叶汤调下。如心烦口干渴者，加蒲黄炒减半。一方同蒲黄各炒等分，名失笑散，治失血，及产后半产恶血攻心，昏迷不省，及心腹绞痛，欲死者，其效如神，真急救之良方也。（《济阴纲目·卷之二·治崩漏血瘀昏晕疼痛》）

○治诸般牙痛：五灵脂一粒，咬痛处一热茶时，凉水漱吐。（《疡医大全·卷之十六》）

○治五疳潮热，肚胀发焦，不可用大黄、黄芩损伤脾胃，五灵脂水飞一两，胡黄连半两，为末，猪胆汁和丸黍米大，每服一二十丸，米饮下。（《本草述钩元》）

【按】

五灵脂活血散瘀止痛的功效，与乳香、没药相似，是一味治疗血滞诸痛的要药。近年来临床上常用本品配合活血行气药治冠心病引起的心绞痛，有一定疗效。据现代药理研究，五灵脂有缓解平滑肌痉挛作用，故配以止痛的香附，可治疗神经性或溃疡性胃痛。

五味子

Wuweizi

五味子系木兰科五味子属多年生落叶木质藤本植物五味子 *Schisandra chinensis*（Turcz.）Baill. 或华中五味子 *Schisandra sphenanthera* Rehd.et Wils. 的干燥成熟果实。前者称"北五味子"，后者称"南五味子"。常用别名有玄及、会及、五梅子等。味酸、甘，性温。归肺、心、肾经。功能收敛固涩，益气生津，补肾宁心。主要用于治疗久嗽虚喘，梦遗滑精，遗尿尿频，久泻不止。自汗盗汗，津伤口渴，短气脉虚，内热消渴，心悸失眠等病症。常用剂量为 1.5～6 克。

【各家论述】

○味酸，温。主益气，咳逆上气，劳伤羸瘦，补不足，强阴，益男子精。（《神农本草经》）

○养五脏，除热，生阴中肌。（《名医别录》）

○明目，暖水脏，治风，下气，消食，霍乱转筋，痃癖奔豚冷气，消水肿，反胃，心腹气胀，止渴，除烦热，解酒毒，壮筋骨。（《日华子本草》）

○五味子（苁蓉为之使，恶葳蕤，胜乌头）……降也，阴也。其用有四：滋肾经不足之水；收肺气耗散之金；除烦热，生津止渴；补虚劳，益气强阴。（《珍珠囊补遗药性赋·主治指掌》）

○五味子味酸、甘、咸、苦、辛，故名五味子、性温，无毒。止渴消酒毒……北五味补虚下气，止嗽强筋。（《珍珠囊补遗药性赋·草部》）

○强阴涤热，逐冷止嗽。（《丹溪手镜·卷之中·发明五味阴阳寒热伤寒汤丸药性第二》）

○黄昏嗽多者，火气浮于肺，不宜用凉药，宜用五味子敛以降之。（《丹溪治法心要·卷一·咳嗽第十八》）

○肺虚则五味子补之。（《医学启源·卷之上·主治心法》）

○五味子气温味酸，大益五脏气。孙真人曰：五月常服五味子，以补五脏之气……锉，煎汤服之，使人精神、元气两足，筋力涌出。生用。（《医学启源·卷之下·用药备旨》）

○五味子，入补药熟用，入嗽药生用……五味子酸咸入肝而补肾，辛苦入心而补肺，甘入中宫益脾胃。（《本草纲目》）

○五味治喘嗽，须分南北。生津液止渴，润肺，补肾，劳嗽，宜用北者；风寒在肺，宜用南者。（《本草会编》）

○五味子，敛气生津之药也……然在上入肺，在下入肾，入肺有生津济源之益，入肾有固精养髓之功。故孙真人用生脉散，以五味配人参、麦门冬，夏月调理元虚不足之人，意在其中矣。（《本草汇言》）

○五味子，五味咸备，而酸独胜，能收敛肺气，主治虚劳久嗽。盖肺性欲收，若久嗽则肺焦叶举，津液不生，虚劳则肺因气乏，烦渴不止，以此敛之、润之，遂其脏性，使咳嗽宁，精神自旺。但嗽未久不可骤用，恐肺火郁遏，邪气闭束，必至血散火清，用之收功耳。（《药品化义》）

○……五味不但以收敛肺为功，兼能坚固心肾，为虚劳必用之药。乃在用之不当者，反咎五味酸能引痰致嗽，畏而弃之。殊不知病至伏火乘金，金气耗越之际，除却此味，更用何药以收之耶！（《理虚元鉴·卷下·治虚药讹一十八辨》）

○春夏痰火咳嗽，不可遂用北五味子收敛，盖春夏乃阳气发抒之时，用之则反郁火邪于肺，而肺痈、喉痛等证从此作矣，若诃子、兜铃、粟壳尤所当禁者。唯秋冬乃气内凝之候，久咳宜加北五味敛而降之，咳将愈而经年者，即诃子等药稍用亦可，莫用天门冬、百部、百合更稳。（《国医宗旨·卷之一·痰火药戒》）

○皮甘肉酸性平而敛，核仁味辛苦性温而暖，俱兼咸味，故各五味，入肺肾二经。南者治风寒咳嗽，北者疗虚损劳伤。整用者用其酸生津解渴，止泻除烦，疗耗散之肺金，滋不足之肾水，能收敛虚火，亦解除酒毒。敲碎者，用其辛温补元阳，壮筋骨，助命门，止霍乱。但感寒初嗽当忌，恐其敛束不散；肝旺吞酸当忌，恐其助木伤土。（《景岳全书·卷四十八·本草正》）

○五味俱备，酸咸为多。性温，入手太阴血分，足少阴气分。敛肺滋肾，专收耗散之气，为喘嗽虚乏多汗之专药。（《徐大椿医书全集·药性切用·卷之二中》）

○五味酸收涩固，善敛金气，降辛金之上冲而止咳逆，升庚金之下脱而止滑泄，一物而三善备焉。金收则水藏，水藏则阳秘，阳秘则上清而下温，精固而神宁，是亦虚劳之要药也。（《长沙药解·卷三》）

○五味子一名会及，一名玄及。皮肉甘酸，核中辛、苦，都有咸味，此则五味俱也……五味者，五行之精，其子有五味……服之十六年，面色如玉女。（《广群芳谱·卷九十八》）

○五味子……凡入煎剂宜捣碎，以其仁之味辛与皮之酸味相济，自不至酸敛过甚，服之作胀满也。邹润安曰：《伤寒论》中凡遇咳者，总加五味子、干姜，义甚深奥……五味使肺气下归于肾，是治咳之去路，去路清则气肃降矣。（《医学衷中参西录·上册·药物》）

○凡用五味子，必须捣破，五味乃全。（《蒲辅周医疗经验·方药杂谈·五味子》）

○为强壮药，并有兴奋、收敛及调整血压之作用。（《科学注解本草概要·

植物部》）

○效用：1.为收敛性镇咳药，有滋养强壮之效。2.主治咳逆上气，劳伤，羸瘦，补虚，明目，退热，敛汗，止呕，治泻，宁嗽定喘。（《现代实用中药》增订本）

○《本经》云五味子"主益气……补不足"，五味子气温益胆，味酸益肝，肝胆生发，则余脏从之宣化，五味益胆气而滋肝血，所以补不足也，故于惊悸、头晕、失眠、乏力等肝胆气虚者多用。（《百药效用奇观》）

○五味子止消渴最良，作饮常啜之，又作丸久服，生津止渴。（《东医宝鉴·杂病篇·卷六》）

○药效：收敛、镇咳，滋润。用途：支气管炎，喘气，上气。（《临床应用汉方处方解说》）

【验方举要】

○治肠风（因饮酒过多得之者效甚），专服北五味子，打碎，蜜蒸，为细末蜜丸，每清晨服三钱，服至半年。因味酸甚，服后喉中觉吞酸，加熟地黄等分为丸，服久，肠风顿止。（《先醒斋医学广笔记·杂症》）

○五味膏，治精不禁危急者：北五味子一斤，洗净，水浸一宿，以手拔去核，再用温水将核洗。取余味通置砂锅内，用布滤过。入好冬蜜二斤，炭火慢熬成膏，待数日后略去火性。每服一二茶匙，空心白汤调服。（《众妙仙方·卷二·下血门》）

○五味子汤，治五更泄泻，腹痛脉弱者：五味子三两，焙，吴茱萸一两，醋泡炒，为散，米饮调化，温服三钱。（《徐大椿医书全集·杂病证治·泄泻》）

○五味子散，治气泄，脉弦细涩者：北五味五两，吴茱萸两半，醋泡炒，制为散，米饮下三钱。（《徐大椿医书全集·女科指要·产后门》）

○治疮疡溃烂，皮肉欲脱者：北五味子炒焦，研末，敷之，可保全如故。（《本草新编》）

○赤游风丹，渐渐肿大，为末服之。烂弦风眼，同荆子煎汤洗。女人阴冷，五味子四两为末，口中玉泉合丸，纳阴中。五更肾泻，五味子二两，吴萸半两，炒末，每旦陈米汤下。白浊，胁脊穿痛，醋丸服。遗精，为末，蜜煎膏服。阳事不起，每酒下一钱，用一斤。忌猪、鱼、蒜、醋。痰嗽且喘，同白矾末，每三钱，以猪肺尖熟蘸食之。久咳不止，佐甘草、五倍子、风化硝，末，干含咽。久咳肺胀，同粟壳蜜丸弹子大，每煎服一丸。（《本草易读》）

【按】

药理研究表明，五味子具有兴奋中枢、保护肝脏、舒张血管、强心、抗菌等作用。国外研究认为五味子有与人参相似的适应原样作用，能增强机体对非特异性刺激的防御能力。临床单用五味子制剂治疗病毒性肝炎、神经衰弱、急性菌痢、肠炎、克山病、滞产等病症有较好疗效。

Wubeizi
五倍子

五倍子系漆树科落叶灌木或小乔木植物盐肤木 *Rhus chinensis* Mill.、青麸杨 *Rhus potaninii* Maxim. 或红麸杨 *Rhus pun jabensis* Stew.var.sinica（Diels）Rehd.et Wils.叶上的虫瘿，主要由五倍子蚜 *Melaphis chinensis*（Bell）Baker 寄生而形成。常用别名有文蛤、百虫仓、木附子等。性寒，味酸涩。归肺、大肠、肾经。功能敛肺降火，涩肠止泻，敛汗止血，收湿敛疮。主要用于肺虚久咳，肺热痰嗽，久泻久痢，盗汗，消渴，便血痔血，外伤出血，痈肿疮毒，皮肤湿烂等。常用量为3~6克，入丸、散剂用，外用适量。凡外感咳嗽、湿热泻痢慎服。

【各家论述】

○肠虚泄利，为末，熟汤服之。（《本草拾遗》）

○齿宣疳䘌，肺脏风毒流溢皮肤，作风湿癣疮，瘙痒脓水，五痔下血不止，小儿面鼻疳疮。（《开宝本草》）

○生津液，消酒毒，治中蛊毒，毒药。（《日华子本草》）

○今染家亦用。口疮以末掺之，便可饮食。（《本草衍义》）

○五倍子佐他药大治顽痰。（《丹溪治法心要·卷二·痰第十九》）

○治脱肛用五倍子为末，托而上之。一次未收，至五七次必收，乃止。（《丹溪治法心要·卷六·脱肛第九十七》）

○敛肺降火，化痰饮，止咳嗽、消渴、盗汗、呕吐、失血、久痢、黄病、心腹痛、小儿夜啼、乌须发，治眼赤湿烂，消肿毒，喉痹，敛溃疮、金疮，收脱肛、子肠坠下……盐麸木子及木叶，皆酸咸寒凉，能除痰饮咳嗽，生津止渴，解热毒酒毒，治喉痹下血血痢诸病。五倍乃虫食其津液结成者，故所主治与之同功。（《本草纲目》）

○煎汤洗眼目，消赤目止疼，专为收敛之剂。（《本草蒙筌》）

○五倍苦酸，疗齿疳䘌，痔痈疮脓，兼除风热。（《寿世保元·卷一·本草·药性歌括》）

○治痢用五倍子为丸。赤痢，甘草汤下；白痢，干姜汤下，各十丸。（《医学纲目·卷之二十三·滞下》）

○五倍一名文蛤是，主除齿䘌及疮脓，更攻五痔多便血，洗眼独能去热风。（《医经小学·卷之一·药性指掌》）

○主风湿癣疮及小儿面鼻疳疮者，皆从外治，取其苦能杀虫，酸平能敛浮

热，性燥能主风湿，疮痒脓水。五痔下血者，大肠积热也。大肠与肺为表里，肺得敛肃，则大肠亦自清宁也。（《本草经疏》）

○五倍主消渴血痔，生津止汗。（《何氏药性赋》）

○酸涩咸寒，涩肠敛汗，止嗽化痰。百药煎功近五倍，但经酿造，尤能化热解毒，收敛顽痰，为久嗽痰结劫药。（《徐大椿医书全集·卷之六·药性切用》）

○敛肺降火生津化痰，止血敛汗，治泄痢下血，散热毒，敛涩之功敏于龙骨牡蛎……百药煎功用相同，治上焦心肺，痰嗽热温之病尤为相宜。（《本草分经·肺》）

○嗽由外感，泻非虚脱者禁用……百药煎其味稍纯，能清痰解渴，止嗽。凡耗散诸病，俱能收敛，作丸噙化尤佳。及治下焦滑泄，亦更优也。（《罗氏会约医镜·卷十七·本草》）

177

○气寒能敛肺经浮热，为化痰渗湿，降火收涩之剂；又言主于风湿，凡风癣痒瘙，目赤眼痛，用之亦能有效。得非又收又散，又升又降之味乎？讵知火浮肺中，无处不形。在上则有痰结、咳嗽、汗出、口干、吐衄等症；在下则有泄痢、五痔、下血、脱肛、脓水湿烂、子肠坠下等症；溢于皮肤，感冒寒邪，则必见有风癣痒瘙，疮口不敛；攻于眼目，则必见有赤肿翳障。用此内以治脏，则能敛肺止嗽，固脱住汗，外以治肤熏洗，则能祛风除湿杀虫。药虽一味，而分治内外，用各不同。非谓既能入肺收敛，又能浮溢于表，而为驱逐外邪之药耳。（《本草求真》）

○五倍子属金与水，噙之善收顽痰，解热毒佐他药尤良……黄昏咳嗽，乃火气浮入肺中，不宜用凉药，宜五倍、五味敛而降之（丹溪）。（《本草述钩元》）

○痰饮内盛者误用，则聚敛于中，往往令人胀闭而死……百药煎性浮，味带余甘，治上焦痰嗽热渴诸病……煅过主下血，乌须发，消肿毒，敛金疮，治喉痹口疮。（《本经逢原》）

○五倍子得盐梅治小便尿血，得乌梅疗赤痢不止……配蔓荆子治风毒攻眼，配鲫鱼治藏毒，配白矾治肠风下血，和荞麦面治寐中盗汗，合全虫掺聤耳，合黄丹敷风眼赤烂，合腊茶叶末，搽阴囊湿疮……百药煎得槐花治酒毒血痢，佐荆炭治大便下血，合生白矾末，油调，搽小儿炼眉疮癣。（《得配本草》）

○五倍酸寒散毒热，收敛疮口痔漏灭，肠风下血水湿烂，生津化痰能止咳。（《草木便方》）

○龚之才治小儿脱肛，因久患泻痢所致……或以五倍子末敷而托入，又以五倍子煎汤洗亦可。（《续名医类案·卷三十三》）

【验方举要】

○治小儿下血神方：五倍子捣末，蜜和丸小豆大，米饮下，每服二十丸。

（《华佗神方·卷八》）

〇治牙痛方：用五倍子放在新瓦上用火炒存性，研为末，磨牙。（《众妙仙方·卷一》）

〇治泄泻用五倍子为末，白汤调服。（《众妙仙方·卷一》）

〇五倍子佐他药，大治顽痰，宜作丸服。（《明医杂著·痰饮》）

〇治虚劳久嗽咯血。用五倍子焙为细末，每服一钱，用温茶一大口许调匀。食后米饮半盏调服。（《医学纲目·卷之十七》）

〇下痔疮，用五倍子末敷之。（《医学纲目·卷之二十》）

〇脱肛，五倍子为末，每三钱，水二碗，煎减半，入白矾一块，安小桶内，洗之立效。（《医学纲目·卷之二十七》）

〇治聤耳脓出不止。用五倍焙干一两，及全蝎烧灰成性三钱，为末，掺耳中。（《医学纲目·卷之二十九》）

〇化痰生津噙化丸（治胶痰，不治阴虚痰火）：五倍子拣粗大者，安大钵头内，用煮糯米粥汤浸，盖好安静处。七日后常看，待发芽黄金色，又出黑毛，然后将箸（筷子）试之，若透内无硬，即收入粗瓦钵中，擂如酱，连钵日中晒至上皮干了，又擂匀，又晒，晒至可丸，方丸弹子大，晒干收用，其味甘酸，能生津化痰。（《先醒斋广笔记·脾胃》）

〇鹅掌风，五倍子研，桐油调搽，炭火烘三次愈。（《仙方合集·上卷》）

〇治耳边腮肿，五倍湿纸包，烧存性研末，鸡蛋清调搽。（《仙方合集·下卷》）

〇治刀伤斧斫：五倍子一味为末，干贴，神效。桑叶，阴干为末，干贴。如无，旋熨干末贴之，妙。（《玉机微义·卷之四十三·损伤门》）

〇自汗，用五倍子为末，用津唾调，填满脐中，以绢帛系敷一宿即止。加白矾末尤妙。（《万病回春·卷之四》）

〇治脱肛，用五倍子炒黄为末，放热鞋底上，抵之即收。（《万病回春·卷之四》）

〇五倍子为细末，陈醋调稀，熬成膏，贴脐上即止。（《万病回春·卷之七·泄泻》）

〇河豚毒：五倍子、白矾等分为末，水调服，或多饮清油吐之。（《医碥·卷二·杂症》）

〇封脐膏：治产后虚汗不止。五倍子不拘多少，为末，津吐调匀，填脐内，封固，用绵缚之。（《女科秘书·产后门》）

〇鼻衄不止，五倍子为末吹鼻。（《疡医大全·卷之十二》）

〇鹅口疮：五倍子去虫，打碎，炒黑色，硼砂各二钱。共研细末，略吹少许。（《疡医大全·卷之十四》）

○牙动欲脱，五倍子取一孔，以白矾填满，煅过为细末擦之。（《疡医大全·卷之十六》）

○虫牙，五倍子、胡椒，研末为丸，塞虫蚀孔中，即止。（《疡医大全·卷之十六》）

○牙疼，五倍子研细，每用三钱，火酒半饭碗，和匀，重汤炖一炷香，漱患处。（《疡医大全·卷之十六》）

○外痔，五倍子五个，焙，冰片五厘，研细，麻油调搽。（《疡医大全·卷之二十三》）

○偏坠疝气：五倍子五六个，煅火存性，研末，好酒调服以醉。（《疡医大全·卷之二十四》）

○子宫大痛不可忍，五倍子、白矾，煎汤熏洗，又为末掺之。（《疡医大全·卷之二十四》）

○臁疮并诸疮不收口：五倍子（焙）、百草霜各等分，研细，入黄蜡化匀，摊隔纸膏贴。（《疡医大全·卷之二十五》）

○冻疮久烂不愈：五倍子研末和牛骨髓填缝内。（《疡医大全·卷之三十五》）

○金疮：生五倍子为末，干掺，血不止者神效。（《疡医大全·卷之三十七》）

○治小儿面上一切诸疮，五倍子一个，炒黄为细末，以香油调上。（《良朋汇集·卷八》）

○眼癣方：五倍子煨炭，研细末，用麻油调敷数次，可以不发。（《经验良方·卷下》）

○治手足皲裂，五倍子捣为末，调牛脑髓，填封即愈。（《东医宝鉴·外形篇·卷四》）

○治风毒上攻，眼肿痒痛，两睑赤烂，浮翳瘀肉侵睛，五倍子一两，蔓荆子一两半，为末，每二钱，水二盏，铜石器煎至一盏，澄，热淋洗目，日二三，大能明目，去涩痒。（《东医宝鉴·外形篇·卷一》）

○治紧唇：五倍子、诃子肉，等分为末，敷贴唇上立效。（《东医宝鉴·外形篇·卷二》）

○口疮糜痛，五倍子一两，蜜炙黄柏、滑石各五钱，铜绿二钱，麝香二分半，为末掺之极效。（《东医宝鉴·外形篇·卷二》）

【按】

药理研究表明，五倍子具有收涩、抗菌等作用。临床用五倍子治疗宫颈糜烂、糖尿病、痔疮、上消化道出血、急性细菌痢疾等有效。

Walengzi
瓦楞子

瓦楞子系蚶科动物毛蚶 *Arca subcrenata* Lischke、泥蚶 *Arca granosa* Linnaeus 或魁蚶 *Arca inflata* Reeve 的贝壳。常用别名有蚶壳、瓦垄子、蚶子壳、魁蛤壳等。味咸，性平。归肺、胃、肝经。功能消痰化瘀，软坚散结，制酸止痛。主要用于治疗顽痰积结，黏稠难咯，瘿瘤，瘰疬，癥瘕痞块，胃痛泛酸等病症。常用剂量为9～15克，作煎剂宜先入煎。

【各家论述】

〇魁蛤壳烧过，醋淬，醋丸服，治一切血气、冷气、癥癖。（《日华子本草》）

〇治痰之功最大，凡痰隔病用之。（《日用本草》）

〇瓦楞子咸，妇人血块，男子痰癖，癥瘕可瘥。（《寿世保元·卷一·本草药性歌》）

〇连肉烧存性研，敷小儿走马牙疳有效……咸走血而软坚，故瓦垄子能消血块，散痰积。（《本草纲目》）

〇治一切气血癥瘕。（《罗氏会约医镜·卷十八·本草·下》）

〇治积年胃脘淤血疼痛。（《本经逢原》）

〇泻肝经血分积块，为妇人血闭癥瘕，男子痰癖积聚之要药。能消疟除积，与鳖甲略同。（《医方十种汇编·药性摘录》）

〇去一切痰积，血积，气块……攻瘰疬。（《医林纂要》）

〇消老痰、血块。（《徐大椿医书全集·药性切用·卷之六》）

〇用粉，用于由月经不调所致之下腹部硬结。又用于胃酸过多之嘈杂吐酸，为制酸药。又为强肺、化痰及补骨药。并可用于小儿佝偻病、肺结核、淋巴结核等症。（《现代实用中药》增订本）

【验方举要】

〇治胃痛吐酸水，噫气，甚则吐血者：瓦楞子（醋煅七次）九两，乌贼骨六两，广皮三两炒，研极细末，每日三次，每次服二钱，食后开水送下。（《经验方》）

【按】

据化学分析，泥蚶的贝壳中含碳酸钙90%以上，煅后即产生氧化钙。临床以瓦楞子为主治疗胃及十二指肠溃疡、胃炎，凡日久不愈，瘀血阻滞者有显著疗效。

Cheqianzi

车前子

（附：车前草）

车前子系车前科植物车前 *Plantago asiatica* L. 或平车前 *Plantago depressa* Willd. 的干燥成熟种子。常用别名有车前实、凤眼前仁等。味甘，性微寒。归肝、肾、肺、小肠经。功能清热利尿，渗湿通淋，明目，祛痰。主要用于治疗水肿胀满，热淋涩痛，暑湿泄泻，目赤肿痛，痰热咳嗽等病症。常用剂量为 9～15 克，入煎剂宜布包。肾虚精滑者慎用。车前草甘，寒，长于解毒，凉血。

【各家论述】

○味甘，寒。主气癃，止痛，利水道小便，除湿痹；久服轻身，耐老。一名当道。（《神农本草经》）

○男子伤中，女子淋沥，不欲食。养肺强阴益精。明目疗赤痛。（《名医别录》）

○甘，平。能去风毒，肝中风热，毒风冲眼目，赤痛障翳，脑痛泪出，去心胸烦热。（《药性论》）

○通小便淋涩，壮阳。治脱精，心烦。下气。（《日华子本草》）

○车前子味甘咸，寒，无毒。主气癃，止痛，利水道小便，除湿痹。男子伤中，女子淋漓，不欲食，养肺强阴，益精，令人有子，明目，疗赤痛。叶及根，味甘寒，主金疮止血，衄鼻，瘀血，血瘕下血，小便赤。止烦下气，除小虫。（《增广和剂局方药性总论·草部上品之上》）

○车前子气寒味甘，阴癃气闭，利水道，通小便，除湿痹，肝中风热冲目赤痛，捣细用。（《医学启源·卷之下·用药备旨》）

○车前子，其主气癃、止痛，通肾气也。小便利则湿去，湿去则痹除。伤中者必内起烦热，甘寒而润下，则烦热解，故主伤中。女子淋漓不欲食，是脾肾交病也，湿去则脾健而思食，气通则淋漓自止，水利则无胃家湿热之气上熏，而肺得所养也……肾气固即是水脏足，故明目及疗赤痛。肝、肾、膀胱三经之要药也。（《本草经疏》）

○车前子，行肝疏肾，畅郁和阳，同补肾药用，令强阴有子；同和肝药用，治目赤目昏。同清热药用，止痢疾火郁；同舒筋药用，能利湿行气，健运足膝，有速应之验也。（《本草汇言》）

○车前子，子主下降，味淡入脾，渗热下行，主治痰泻、热泻，胸膈烦热，周身湿痹，盖水道利则清浊分，脾斯健矣。取其味淡性滑，滑可去暑，淡能渗热，用入肝经，又治暴赤眼痛，泪出脑疼，翳瘼障目及尿管涩痛，遗精溺血，癃闭淋沥，下疳便毒，女人阴癖作痛，或发肿痒，凡此俱属肝热，导热下行，则浊自清矣。（《药品化义》）

○用车前以分消其势……车前能通窍而安脏气，亦不止分消已也。（《重订石室秘录·卷一·正医法》）

○……车前子分利其水湿而又不耗其真阴之水，所以功胜于茯苓也。（《寿世汇编·普济良方卷一》）

○车前子清肝肺风热，以导膀胱水邪。治泻利暴作，水道不通，并湿脾五淋，暑热泻利，难产目赤等症。渗利而不走气，与茯苓同功。但气虚下陷，肾气虚脱者切忌。（《医方十种汇编·药性摘录》）

○车前子甘寒清肺肝风热，渗膀胱湿热，利水而固精窍。车前草甘寒，凉血去热，通淋明目，能解肝与小肠之湿热，须取叶用。（《本草分经·膀胱》）

○车前利水而泻肝肾邪热也。车前子清肝明目，利小便而不走气，以此泻邪，则补药更为得力。张子和曰："目赤肿，是厥阴肝经风热，利小便，能去肝经风热。"（《成方切用·卷十二上》）

○性味甘寒，入膀胱而兼入肺肝，为利水清热之药。开水窍以安精窍，令人生子、强壮。炒研用。肾虚气陷及精窍滑泄者切忌。车前叶性味相近，清热功能，兼能凉血明目。茎叶勿可并使。（《徐大椿医书全集·药性切用·卷之一下》）

○养肺益精，除湿痹，利水道。治产难，压丹石毒。去心胸烦热，久服轻身，明目耐老，令人有子。（《广群芳谱·卷九十六》）

○盖用车前者，以其能利水，即能利痰，且性兼滋阴，于阴虚有痰者尤宜。而仍不敢多用者，恐水道过利，亦能伤阴分也……按：车前子能利小便，而骤用之亦无显然功效。唯将车前子炒熟，嚼服少许，须臾又服，约六点钟服尽一两，小便必陡然利下，连连不止。（《医学衷中参西录·上册·医方》）

○车前子不但能利水，而且还有养阴的作用。（《赵炳南临床经验集·经验方及常用方·祛湿健发汤》）

○车前子功能利水，尽人皆知，而不知于利水之外，且能益精。（《实用简明药物学·车前子之功能》）

○车前仁为镇咳祛痰及利尿药，功能清热，利尿，通淋，止泻痢。（《科学注解本草概要·植物部》）

○车前子药效：消炎，利尿。用途：肾及膀胱炎，淋疾，尿道炎。（《临床应用汉方处方解说》）

【验方举要】

○治石淋方：取车前子二升，用绢囊盛之，以水八升，煮取三升，去滓，顿服之，移日又服，石当下也，宿勿食服之神良。（《外台秘要·卷二十七·石淋方》）

○治阴痛方：车前子末酒服之佳。（《外台秘要·卷二十六·阴痛方》）

○治尿血方：车前草捣绞，取汁五合，空腹服之瘥。（《外台秘要·卷二十七·尿血方》）

○治易产滑胎方：其药性滑利小便。车前子，上为末，酒调方寸匕服。不能饮者，水调。（《妇人大全良方·卷之十六·滑胎例第三》）

○车前子饮：食治老人赤白痢，日夜无度，烦热不止。车前子五合，绵裹，用水二升，煎取一升半汁，青粱米三合。上取前汁煮作饮，空心食之，日二服，最除热毒。（《养老奉亲书·食治老人泻痢诸方第七》）

○小儿隐疹入腹，体强舌干……车前子作末敷之。（《千金宝要·卷之一·小儿第二》）

○又方治泻：车前子（不以多少），上为细末，每服二钱，米饮汤调下服之，水谷分，吐泻止。（《儒门事亲·卷十五·诸杂方药第十七》）

○治冷风丹：车前子叶捣汁调伏龙肝敷之，或服尤妙。（《丹溪治法心要·卷八小儿科·赤游丹毒第十七》）

○治瘰疬：车前草一大握，汤内捞过，姜醋拌吃。（《丹溪治法心要·卷八小儿科·杂方第二十三》）

○治小水不通：生车前草捣取自然汁半盏大，蜜一匙调下。（《众妙仙方·卷三·大小便不通门》）

○治脏毒下血：车前草连根一握，生姜一小块，新水研碎去渣，候血欲下时，腰间必觉重，便服此药一盏。少坐渐觉冷下腹中，即登厕，已不见血矣，甚者不过再服。（《医学纲目·卷之十七·诸见血门》）

○治小儿脐汁不干：车前子炒焦为末，敷之即干。（《疡医大全·卷之二十》）

○崔氏方：疗产后血渗入大小肠。蜜一大合，车前草捣汁一升，相和煎沸，分两服。（《济阴纲目·卷之十四·小便出血》）

○崔氏方治溺血，脉涩者。炼白蜜一合，车前子一斤为末，入蜜炼丸。血余炭浓汁调三钱，温服。（《徐大椿医书全集·女科指要卷五·产后门》）

○治热淋：车前草水洗净，连根捣烂，以井花水搅匀，滤其清汁，空心服之效。（《良朋汇集·卷四》）

○专治小儿疳疾：车前子一两，焙研极细末，每日用鸡肝一个切片，用药末

一钱拌肝内，饭锅上蒸熟，给小儿食尽此药末一两即愈。（《良朋汇集·卷十》）

○小便下血用清利药不效者，宜用补中益气汤加车前子。（《普救回生草·小便门》）

○明目，用车前草自然汁调朴硝末，临睡涂眼胞上，来早洗去。（《当归草堂医学丛书·传信适用方·卷二》）

○车前草最治黄疸，捣取汁服之。（《东医宝鉴·杂病篇·卷六》）

【按】

药理研究表明，车前子及车前草均有利尿、祛痰、镇咳、调节胃液分泌等作用，车前草还具有明显的抗菌及杀灭钩端螺旋体的作用。临床用单味车前子治疗小儿腹泻和高血压有效，以车前子为主的复方治疗肺心病心衰有显效。此外，单味车前草制剂治疗慢性气管炎和细菌性痢疾、急性黄疸性肝炎等均有较好疗效。

Niuhuang

牛黄

牛黄系牛科动物牛 *Bos taurus domesticus* Gmelin 干燥的胆结石，称天然牛黄，又称犀黄。性凉，味甘。归心、肝经。功能清心、化痰、开窍、凉肝、息风、解毒。主要用于热病神昏，中风痰迷，惊痫抽搐，癫痫发狂，咽喉肿痛，口舌生疮，痈肿疔疮等病症。常用剂量为0.15～0.35克，多入丸散服用；外用适量，研末敷患处。孕妇及非实热证者慎用。

【各家论述】

○牛黄，味苦平，主治惊痫寒热，热甚狂痉。除邪逐鬼，牛角䚡，下闭血，瘀血疼痛，女子带下血。髓，补中填骨髓，久服增年。胆，可丸药，生平泽。（《神农本草经》）

○疗小儿诸痫热，口不开；大人狂癫。又堕胎，久服，轻身增年，令人不忘。（《名医别录》）

○主中风失音口噤，妇人血噤，惊悸，天行时疾，健忘虚乏。（《日华子本草》）

○安魂定魄，辟邪魅，卒中恶，小儿夜啼。（《药性本草》）

○牛黄治风痫惊热……味苦、平，有小毒。除狂躁，治天行时气。（《珍珠囊补遗药性赋·主治指掌》）

○牛黄忌常山，入心、肺、肝经。能清心退热化痰，凉惊，通关窍，开结滞，治小儿惊痫客忤，热痰口噤，大人癫狂，痰壅，中风，发痉，辟邪魅，中恶，天行疫疾……清神志不宁，聪耳明目壅闭，疗痘疮紫色，痰盛躁狂，亦能堕胎，孕妇少用。（《景岳全书·下册·卷四十九·本草正》）

○牛吐生黄味苦平，主除狂躁治天行，安魂定魄除邪恶，更治风痫及热惊。（《医经小学·卷之一·药性指掌》）

○牛黄味苦，大治风疾……惊悸灵丹。（《明医指掌·卷一·药性歌》）

○痘疮紫色，发狂谵语者可用……牛之黄，牛之病也，故有黄之牛，多病而易死。（《本草纲目》）

○牛黄为治心之药，必酌佐使得宜而后可。故得丹砂而有宁镇之功，得参、苓而有补养之妙，得菖蒲、山药而有开达心孔之能，得枣仁、远志而有和平脏腑之理，得归、地而有凉血之功，得金、银而有安神之美。凡诸心疾，皆牛黄所宜也。（《本草汇言》）

○味苦，甘平，入心、肝二经。人参为使，恶龙骨、胆草、地黄、常山，畏牛膝、干漆。牛食百草，其精华凝结而成。清心、退热、化痰、平惊（急惊当用）、通窍……治中风入脏、口噤癫痫。疗小儿百病，如急惊热痰壅塞、麻疹余毒，牙疳、喉肿，一切实证垂危者，可使之夺命。（《罗氏会约医镜·卷十八·本草》）

○性味甘凉，清心利窍，豁痰安神，为惊痫入脏专药。吐出者为"活黄"，最胜。杀死者次之。（《徐大椿医书全集·药性切用·卷之六上》）

○牛黄得日月之精，通心主之神。（《温病条辨·卷之一·安宫牛黄丸方》）

○李东垣曰：中风入脏，始用牛黄，更配脑麝，从骨髓透肌肤以引风出；若中于腑及中经脉者，早用牛黄，反引风邪入于骨髓，如油入面，不能出矣。（《本草崇原》）

○牛黄甘凉清心入肝，解热利痰，凉惊通窍，治痰热惊痫胎毒诸病，中风入脏者用以入骨追风，若中腑中经者，用之反引风入骨莫之能出。（《本草分经·肝》）

○清心肝痰热……及痰涎上壅，中风不语，然必邪已入脏，九窍多滞方可投服。若风中腑而见四肢不遂，中经而见口眼㖞斜，急宜开痰顺气养血，不可用此引邪深入。小儿急惊痰热服之有效，凡脾胃虚寒者切忌。（《医方十种汇编·药性摘录》）

○得天竹黄发声音，得犀角末治诸惊，得竹沥，治口噤热惊。（《得配本草》）

○益肝胆，清心化热，利痰定神，治惊痫寒热，热盛狂痉，中风失音口噤，疗小儿痫热百病。（《本草述钩元》）

○盖牛之有黄，因其病在心及肝胆之间，凝结成黄也，故还能治心及肝胆之病。（《本草择要纲目》）

○产后肥人多痰，宜生化汤加花粉、竹沥、姜汁或加橘红四分，毋轻用牛黄及寒冷等味。（《胎产秘书·卷下》）

○效用：本品适宜于伤寒、肺炎等病。（《现代实用中药》增订本）

○为镇静、解热、解毒药，具有肠内消毒的退热作用。（《科学注解本草概要》）

○药效：解热、镇痉、补心、强心。用途：心脏病，心脏神经症，贫血，白血病。（《临床应用汉方处方解说》）

【验方举要】

○治小儿胎热撮口方：牛黄细研一钱，竹沥一合，上药调令匀，时时与少许服之。（《幼幼新书·卷第五·初生有病》）

　　○治初生胎热或身体黄者：真牛黄一豆大。入蜜调膏，乳汁化开，时时滴儿口中，形色不实者，勿多服。（《小儿药证直诀·卷下》）

　　○弄舌舒舌：以西牛黄一厘涂舌上，即止。（《疡医大全·卷之十五》）

　　○治小儿惊痫、迷闷、目直口噤，取牛黄大豆许，研和，蜜水灌之。（《东医宝鉴·杂病篇·卷十一》）

【按】

　　天然牛黄来源少，价格昂贵，故常以人工牛黄作代用品。人工牛黄是用牛羊胆酸、猪胆酸、胆固醇、胆红素与无机盐（硫酸镁、硫酸亚铁和磷酸三钙），加淀粉混合制成。药理研究表明，牛黄与人工牛黄口服均有镇静、抗惊、解热、抗炎作用，牛黄对乙型脑炎病毒有直接灭活作用，此外，还具有强心、降压、促进造血、利胆、促进巨噬细胞吞噬、抗过敏、解毒、祛痰、镇咳、平喘、抗癌以及通便等作用。

牛膝

Niuxi

　　牛膝系苋科植物牛膝 *Achyranthes bidentata* Bl. 的干燥根。常用别名有百倍、怀牛膝、鸡胶骨等。味苦、酸，性平。归肝、肾经。功能补肝肾，强筋骨，逐瘀通经，引血下行。主要用于治疗腰膝酸痛，筋骨无力，经闭癥瘕，肝阳眩晕等病症。常用剂量为 4.5～9 克。孕妇慎用。

【各家论述】

　　○主寒湿痿痹，四肢拘挛，膝痛不可屈伸，逐血气，伤热火烂，堕胎。久服轻身耐老。(《神农本草经》)

　　○疗伤中少气，男肾阴消，老人失溺，补中续绝，填骨髓，除脑中痛及腰脊痛，妇人月水不通，血结，益精，利阴气，止发白。(《名医别录》)

　　○恶萤火、龟甲、陆英。畏白前。(《本草经集注》)

　　○治阴痿，补肾填精，逐恶血流结，助十二经脉。(《药性本草》)

　　○治腰膝软怯冷弱，破癥结，排脓止痛，产后心腹痛并血运，落胎，壮阳。(《日华子本草》)

　　○与苁蓉浸酒服，益肾；竹木刺入肉，捣烂罨之，即出。(《本草衍义》)

　　○能引诸药下行。(《本草衍义补遗》)

　　○忌牛肉，酒渍呹咀，走十二经络，助一身元气。主手足血热痿痹，血燥拘挛，通膀胱涩秘，大肠干结，补髓填精，益阴活血……其性下走如奔，故能通经闭，破血癥，引诸药下降，同麝香用堕胎尤速。凡脏寒便滑，下元不固者忌用之。(《景岳全书·下册·卷四十八·本草正上》)

　　○治久疟寒热，五淋尿血，茎中痛，下痢，喉痹，口疮，齿痛，痈疽恶疮，伤折……牛膝乃足厥阴、少阴之药。所主之病，大抵得酒则能补肝肾，生用则能去恶血……牛膝，处处有之，谓之土牛膝，不堪服，唯北土及川中人家栽莳者为良……入药不如留皮者力大也。(《本草纲目》)

　　○牛膝，走而能补，性善下行，故入肝肾……经闭未久，疑似有娠者勿用；上焦药中勿入；血崩不止者忌之。(《本草经疏》)

　　○止筋骨疼，强筋舒筋，止腰膝酸麻，破瘀坠胎，散结核，攻瘰疬，退痈疽、疥癞、血风、牛皮癣、脓窠。(《滇南本草》)

　　○性主下行，且能滑窍……梦遗失精者，在所当禁。(《本草通玄》)

　　○除小便淋沥。(《寿世保元·卷一·本草》)

〇牛膝趋下，不合太阴证之用。（《温病条辨·卷一·上焦篇》）

〇若肺分气薄遗脱泄泻者忌之。川产良，怀庆亦佳。恶龟版，畏白前。（《医方十种汇编·药性摘录》）

〇起男子宗筋软缩……瘾疹风癞皆效……肝脾郁陷者勿用。（《玉楸药解·卷一》）

〇同麝香捣纳阴中，下胎甚速……且性滑，若梦遗失精，气虚下陷血崩，因而腿膝肿痛者禁用……川牛膝，去脚膝风湿，非补剂可用。（《罗氏会约医镜·卷十六·本草上》）

〇淮牛膝，炒用性温，益肝肾，强筋骨……生用利二便，散恶血。酒炒入肝，盐水炒入肾。川产，长于利湿；杜产，名天明精，一名地松，去瘀功胜。（《徐大椿医书全集·上册·药性切用》）

〇土牛膝所禀薄，故短而细，主破血气。春夏用叶，秋冬用根，唯叶汁效尤速。川牛膝所禀厚，故肥而长，主补精髓。（《本草述钩元》）

〇川牛膝，服之可无精滑之弊。（《本草求真》）

〇若泻痢脾虚而腿膝酸痛不宜用。（《药品化义》）

〇中气不足，小便自利，俱禁用。（《得配本草》）

〇痿与痹皆筋节间病……牛膝之治此，妙在不必问其已化未化，但执定其病在筋节间痛而不可屈伸者皆能已之。（《本经续疏》）

〇牛膝，疏利泄降，所主皆气血壅滞之病……其治湿流关节之痿痹，四肢拘挛，膝痛不可屈伸，固疏通壅滞之专职，要非气血枯竭之拘急不遂，可以并论……牛膝曲而能达，无微不至，逐邪者，固倚为君，养正者，亦赖以辅佐，所以痿弱痹著，骨痛筋挛诸证，皆不可一日无此也……手臂肩背之病，亦非怀庆牛膝所能呈功，则以根茎下达，固不能横行而上升也……牛膝之川产者，不专以滑泄见功，而宣通关节之力则一，颇为有利无弊，肝肾阴虚，而机关不利者宜之。但今时市肆中之所谓川牛膝，则其形甚大，而性质空松，又与石顽之说不类，然用之于肩背手臂，疏通脉络，流利关节，其效颇著。盖其质空疏，则其力能旁行上达，以视怀牛膝之坚实直下者，功用大有区别。（《本草正义》）

〇牛膝，原为补益之品，而善引气血下注……故善治肾虚腰疼腿疼，或膝疼不能屈伸，或腿痿不能任地。（《医学衷中参西录》）

〇牛膝下达，因病之月经，固痛经有功，因孕之月经，反足以堕胎，苟坐蓐已久，胎不下降，乃气虚不能送胎，血虚不能滑胎，大补气血药中，佐以下达之味牛膝，又为孕妇催生之要品也。（《万病疗法大全》）

〇土牛膝含咽，乃是吐法。（《外科全生集·卷一·咽喉口舌门》）

〇为利尿药，有强精通经作用……对打扑刀伤、淋疾、腹痛等，有缓和疼痛之效，并治间歇热……散恶血、止尿、治血茎中痛。（《现代实用中药》增订本）

○治脚气，腰痛，中风，脊髓炎。（《临床应用汉方处方解说》）

○牛膝，腰腿之疾必用药也。（《东医宝鉴·外形篇·卷四》）

【验方举要】

○治卒暴症疾，腹中有如石刺，昼夜啼呼：牛膝二斤，以酒一斗渍之，密封，于灰火中温令味出。每服五合至一升，随量饮。（《肘后方》）

○治痢下肠蛊：凡痢下应先白后赤，若先赤后白为肠蛊。牛膝二两捣碎，以酒一升渍经一宿。每服一两杯，日三服。（《肘后方》）

○治口舌疮烂：牛膝浸酒含漱，亦可煎饮。（《肘后方》）

○治老疟不断：牛膝茎叶一把切，以酒三升渍服，令微有酒气。不即断，更作，不过三剂止。（《肘后方》）

○治溪毒寒热：初病恶寒发热烦懊，骨节强痛。不急治，生虫食脏杀人。用雄牛膝茎紫色节大者一把，以酒、水各一杯同捣，绞汁温饮，日三服。（《肘后方》）

○治小便不利，茎中痛欲死，兼治妇人血结腹坚痛：牛膝一大把并叶，不以多少，酒煮饮之。（《肘后方》）

○治风瘙隐疹、骨疽、癞病及痞瘕：牛膝为末，酒下方寸匕，日三。（《千金方》）

○治痨疟积久不断：长生大牛膝一虎口。切，以水六升，煮取二升，分再服，第一服取未发前一食顷服，第二服临发服。（《千金方》）

○治妇人阴痛：牛膝五两，酒三升，煮取一升半，去滓，分三服。（《千金方》）

○治牙齿疼痛：牛膝研末含漱。亦可烧灰致牙齿间。（《千金方》）

○治卒得恶疮，人不识者：牛膝根捣敷之。（《千金方》）

○治室女月经不通，脐下坚结，大如杯升，发热往来，下痢羸瘦，此为血瘕，干漆（杵细，炒令烟尽），牛膝（酒浸一宿）各一两六钱（为末）。生地黄四两八钱，取汁，慢火熬，丸如桐子大。空心，米饮或温酒下二丸，日再，勿妄加，病去止药。（《三因方·万病丸》）

○治风湿痹，腰痛少力：牛膝一两（去苗），桂心三分，山茱萸一两。上件药，捣细罗为散。每于食前，以温酒调下二钱。（《圣惠方》）

○治气湿痹痛，腰膝痛：用牛膝叶一斤切，以米三合，于豉汁中煮粥，和盐酱空腹食之。（《圣惠方》）

○治眼生珠管：牛膝并叶捣汁，日点三四次。（《圣惠方》）

○生胎欲去：牛膝一握，捣，以无灰酒一盏，煎七分，空心服。仍以独根土牛膝涂麝香，插入牝户中。（《妇人良方》）

○治产后卒心痛……又腹中苦痛：生牛膝五两，酒五升，煮取二升，去滓，分二服。若干牛膝根，即酒浸一宿方可煮。（《千金宝要·卷之三·舌耳心目等大小便第十一》）

○治漏疮多年不瘥：捣末敷之。亦治骨疽、癫疾、瘰疬，绝妙。（《千金宝要·卷之一·小儿第二》）

○治血瘕脐腹坚胀，下痢羸瘦，用牛膝丸：牛膝四两酒浸一宿，焙为末；干漆半两硾碎炒烟出。上为细末酒煮面糊为丸，如梧桐子大，每服五丸，空心米饮下，日二三服。（《鸡峰普济方·第十卷·方十》）

○治湿痹拘挛：可用汤浴之。（《珍珠囊补遗药性赋·草部》）

○治胎不出：牛膝八两，葵子一两。以水九升，煎取三升，分三服。（《梅师集验方》）

○治消渴不止，下元虚损：牛膝五两为末，生地黄汁五升浸之，日曝夜浸，汁尽为度，蜜丸梧子大，每空心温酒下三十丸。久服壮筋骨，驻颜色，黑发，津液自生。（《经验后方》）

○治妇人血块：土牛膝根洗切，焙捣为末，酒煎温服，极效。（《图经本草》）

○治喉痹、乳蛾：新鲜牛膝根一握，艾叶七片。捣，和人乳，取汁灌入鼻内，须臾痰涎从口鼻出。无艾叶亦可。（《本草纲目》）

○治老人淋疾：百药不效，偶见临汀《集要方》用牛膝者，服之而愈。又叶朝议亲人患血淋，流下小便在盆内，凝如蒟蒻，百治不效，一村医用牛膝根煎浓汁，日饮五服，名地髓汤，虽未即愈，而血色渐淡，久乃复旧。后十年病又作，服之又瘥。（《本草纲目》）

○治喉痹，或有鼻中垂血丝，结成小血珠垂在咽喉中，用杜牛膝，即鼓槌草直而独条者，捣碎，用好米醋少些和研，取汁三五滴滴入鼻中，即破。（《丹溪治法心要·卷六》）

○小便血淋，牛膝一两，煎浓汁服之。（《仙方合集·下卷·淋症》）

○锁喉风喉痹不能吞物，数年不愈者：用牛膝草不拘多少，扁柏叶一把，用井水浸透捣取汁大半碗，加牛乳一酒杯和匀，含吞数口，二三次即愈。（《疡医大全·卷之十七》）

○治诸般牙痛：牛膝研末，或烧灰擦漱。（《疡医大全·卷之十六》）

○治溺血，脉涩滞微数者，用补遗方：杜牛膝一斤，为末，生地汁下三钱。（《徐大椿医书全集下·女科指要·卷五》）

○子呛者何也，胎中之水火，上干于肺故也。养胎全赖水与血二者，若水不足以濡血，则血燥，血不足以济水，则气热。燥热相合，是为胎火。胎火循冲脉而上，干犯肺金，则咳喘交作，两颊发赤，咽喉不利，气呛咳嗽，故名子呛……

时方玉女煎，加五味子亦妙。方中牛膝，正取其降冲逆，降水也，牛膝降冲逆，降火也。皆以堕胎之药安胎，用之得宜，正无畏缩。※玉女煎方：熟地五钱，石膏三钱，知母三钱，麦冬三钱，牛膝三钱。此方治冲逆，是降火之剂，出于《景岳全书》。（《血证论·卷五·胎气》）

○治脑充血：牛膝……用以治脑充血，伍以赭石、龙骨、牡蛎诸重坠收敛之品，莫不随手奏效，治愈者不胜记矣。（《医学衷中参西录·上册·药物》）

○产后百节疼痛，乃败血入于关节之中，聚结虚胀不能还原，故耳用酒半盏、牛膝一钱，煎汤入童便三分和末药服。（《仁寿镜·卷三下》）

○除腰脊痛：牛膝煮汁饮或酒浸服并良。（《东医宝鉴·外形篇·卷三》）

○填骨髓：牛膝或煎，或丸，或酿酒服皆佳。（《东医宝鉴·外形篇·卷三》）

○止发白：牛膝煎服或酿酒服之佳。（《东医宝鉴·外形篇·卷四》）

【按】

药理研究表明，牛膝具有较强的蛋白合成促进作用，并有降血压、兴奋子宫、抑制胃肠运动、抗炎、镇痛、利尿等作用。据报道，试用牛膝扩张子宫颈管以达人工流产目的，认为对早孕之人工流产、过期流产、葡萄胎等比用金属棒扩张宫颈管有一定优点。

牛蒡子

Niubangzi

牛蒡子系菊科二年生草本植物牛蒡 *Arctium lappa* L. 的干燥成熟果实。常用别名有恶实、鼠粘子、大力子、毛锥子等。味辛、苦，性寒。归肺、胃经。功能疏散风热，宣肺透疹，解毒利咽。主要用于治疗风热感冒，咳嗽痰多，麻疹，风疹，咽喉肿痛，痄腮丹毒，痈肿疮毒等病症。常用剂量为6～12克。气虚便溏者忌用。

【各家论述】

○味辛，平。明目补中，除风伤。（《名医别录》）

○除诸风，利腰脚，又散诸结节筋骨烦热毒。（《药性本草》）

○牛蒡子一名恶实，又名鼠粘……其用有四：主风湿瘾疹盈肌，退寒热咽喉不利，散诸种疮疡之毒，利腰膝凝滞之气。（《珍珠囊补遗药性赋·主治指掌》）

○鼠粘子，气平味辛，主风毒肿，消利咽膈。（《医学启源·卷之下·用药备旨》）

○消斑疹毒。（《本草纲目》）

○治风毒斑疹诸瘘，散疮疡肿毒喉痹及腰膝凝寒痹滞之气，以其善走十二经而解中有散也。（《景岳全书·卷四十八·本草正》）

○恶实，为散风除热解毒之要药。辛能散结，苦能泄热，热结散则脏气清明，故明目而补中。风之所伤，卫气必壅，壅则发热，辛凉解散则表气和，风无所留矣。（《本草经疏》）

○牛蒡子能升能降，力解热毒。味苦能清火，带辛能疏风，主治上部风痰，面目浮肿，咽喉不利，诸毒热壅，马刀瘰疬，颈项痰核，血热痘，时行疹子，皮肤瘾疹，凡肺经郁火，肺经风热，悉宜用此。（《药品化义》）

○辛苦微寒，入肺而疏风散结，泻热清咽，消斑疹，利二便，肠滑者忌。（《徐大椿医书全集·药性切用·卷之一下》）

○牛蒡子发散风湿，清利咽喉，表隐疹郁蒸，泄气臌水胀，历节肿痛之证。（《玉楸药解·卷一》）

○牛蒡子辛苦冷滑，清肺经风热。凡感受风邪热毒而见面目浮肿，咳嗽痰壅，咽间肿痛，痈肿疮疡斑疹及痧闭便闭，痘疮紫黑等症，用此表解里清。然多服则损中气，脾虚泄泻尤忌。酒拌蒸或炒用。（《医方十种汇编·药性摘录》）

○解咽痛疮肿，治斑疹、诸瘘，疗痘红紫，热盛便结。按：牛蒡子性寒而

滑，虚寒者勿服。（《罗氏会约医镜·卷十六·本草上》）

○牛蒡子体滑气香，能润肺又能利肺，与山药、玄参并用，尤能止嗽定喘，以成安肺之功。（《医学衷中参西录·上册·医方》）

○效用：1.牛蒡子为利尿解热药，治浮肿及咽喉疼痛、肿胀、肺炎、流行性感冒、猩红热、流行性耳下腺炎等。对于疮毒化脓病，及颈淋巴腺炎，有促进化脓穿溃而愈。又对痘疹有快发之效。根为利尿剂、驱风剂、泻剂。2.治风湿瘾疹、咽喉风热、疮疡肿毒、腰膝气滞。（《现代实用中药》增订本）

○药效：解毒，清热，强壮。（《临床应用汉方处方解说》）

【验方举要】

○疗疝瘕冷气方：采鼠粘子日干，九蒸九曝，酒浸服三合，日两服，渐加至三服，能下血及碎肉积滞物。（《外台秘要·卷七·寒疝腹痛方》）

○风火虫牙：牛蒡子生研，绵裹塞痛处，流出苦水，即愈。（《疡医大全·卷之十六》）

○风虫牙痛：鼠粘子炒，煎水含漱吐去。（《疡医大全·卷之十六》）

○浮肿咽塞，酒下末。头痛连睛，同石膏末，茶下。头痛有痰，同旋花末，茶下。咽膈壅涎，同炙草、荆穗末，汤下缓之。喉痹肿痛，同马蔺子末服。咽中痘疹，同桔梗、甘草煎。风热瘾疹，同浮萍炒，末，薄荷汤下。痘热狂，咽塞便秘，同荆穗、甘草煎。便痈肿痛，炒末，同芒硝蜜水下。蛇蝎虫毒，煎服。水肿腹大，炒末丸服。手指肿疼麻木，或连肩膝，同羌活末服。（《本草易读》）

○牛蒡子治喉痹，取子一合，半生半炒，为末，热酒调下一钱。又牛蒡子六分，马兰子八分，为末，暖水调一钱服，立瘥。（《东医宝鉴·外形篇·卷二》）

○牛蒡子主皮肤风热，遍身生瘾疹瘙痒，牛蒡子、浮萍等分为末，以薄荷汤调下二钱，日二服。（《东医宝鉴·外形篇·卷三》）

【按】

牛蒡子与连翘均可清热解毒、疏散风热，散结。但是牛蒡子长于走气分，疏散风热，利咽散结，又能通便；而连翘长于走血分，散结化瘀。

Shengma

升麻

升麻系毛茛科植物大三叶升麻 *Cimicifuga heracleifolia* Kom. 兴安升麻 *Cimicifuga dahurica*（Turcz.）Maxim. 或升麻 *Cimicifuga foetida* L. 的干燥根茎。常用别名有周升麻、周麻、鸡骨升麻、鬼脸升麻、绿升麻等。味辛、微甘，性微寒。归肺、脾、胃、大肠经。功能发表透疹，清热解毒，升举阳气。主要用于治疗风热头痛，齿痛，口疮，咽喉肿痛，麻疹不透，阳毒发斑，脱肛，子宫脱垂等病症。常用剂量为3～9克。上盛下虚，阴虚火旺，麻疹已透者忌服。

【各家论述】

○味甘辛。主解百毒，辟温疾、瘴邪毒蛊，久服不夭。（《神农本草经》）

○主中恶腹痛，时气毒疠，头痛寒热，风肿诸毒，喉痛，口疮。（《名医别录》）

○治小儿风，惊痫，时气热疾。能治口齿风䘌肿疼，牙根浮烂恶臭，热毒脓血。除心肺风毒热壅闭不通，口疮，烦闷。疗痈肿、豌豆疮，水煎绵沾拭疮上。（《药性本草》）

○安魂定魄，游风肿毒，口气疳䘌。（《日华子本草》）

○升麻，气平，味微苦，足阳明胃、足太阴脾引经药。若补其脾胃，非此为引用不能补。若得葱白、香芷之类，亦能走手阳明、太阳，能解肌肉间热，此手足阳明经伤风之初萌也。（《医学启源·卷之下·用药备旨》）

○《主治秘要》云：性温味辛，气味俱薄，浮而升，阳也。其用有四：手足阳明引经一也；升阳于至阴之下二也；阳明经分头痛三也；去风邪在皮肤及至高之上四也。又云：甘苦，阳中之阴，脾痹非升麻不能除。刮去黑皮腐烂者用，里白者佳。（《医学启源·卷之下·用药备旨》）

○味甘苦平，主瘟疫时行热疾，止头痛寒热瘴疟。葱白为引散太阳风寒，石膏为使止阳明齿痛。升阳气于至阴之下，发浮热表实可已。（《丹溪手镜·卷之中·发明五味阴阳寒热伤寒汤丸药性第二》）

○升麻消风热肿毒，发散疮痍。（《珍珠囊补遗药性赋·总赋·寒性》）

○升麻……主解百毒……辟温疫瘴气邪气，蛊毒入口皆吐出，中恶腹痛，时气毒疠，头痛寒热，风肿诸毒，喉痛口疮。（《增广和剂局方药性总论·草部上品之上》）

○消斑疹，行瘀血，治阳隔眩晕，胸胁虚痛，久泄下痢后重，遗浊，带下，

崩中，血淋，下血，阴痿足寒。（《本草纲目》）

○表小儿痘疹，解疮毒，咽喉（肿），喘咳音哑，肺热，止齿痛，乳蛾，疟
腮。（《滇南本草》）

○凡诸用承气等药推积之后，仍后重者，乃阳不升也，药中当加升麻，升其
阳其重自去也。（《医学纲目·卷之二十三·滞下》）

○脾胃不足之证须少用升麻，乃足阳明太阴经之药也，使行阳道自脾胃中右
迁。（《普济方·卷二十四·脾脏门》）

197

○绿升麻，性最审捷，治痢疾下伤……升麻色绿者佳，非另一种也。（《本
草纲目拾遗》）

○生用表散风邪，升散火郁；炒用能升阳气于至阴之下，引甘温之药上行，
以补卫气之散而实其表。阴虚火升者忌之。按：柴胡、升麻均是升药，但柴胡从
左升，引少阳清气上行；升麻从右升，引阳明清气上行，为异。（《徐大椿医书
全集·药性切用·卷之一上》）

○升麻……利咽喉而止疼痛，消肿毒而排脓血。（《医学摘粹·本草类要·
散药门》）

○手阳明自手走头，足阳明自头走足，二经升降不同。升麻升提之性，入手
阳明为顺，入足阳明为逆。咽喉之病以及口舌牙齿其位在上，须升麻而加清降之
药，自高下达引火归根。若足阳明他病悉宜降药，不宜升麻，唯用于涌吐方中乃
可。后世庸工以之升提足阳明胃腑清气，足阳明顺下则治，逆上则病，何可升
乎？（《长沙药解·卷一》）

○夫升麻者，痔症必用之药也。（《外科大成·卷二·痔漏附馀》）

○效用：解热，解毒，净血，解麻疹、痘疮及诸疮疡之毒，及伤寒之热。能
镇静前额之头痛。煎汤为含漱料，治口内炎、咽喉肿痛、扁桃腺炎等。（《现代
实用中药》增订本）

○升麻为变质、解热药，并略有强心作用。（《科学注解本草概要·植物
部》）

○药效：发汗，解热，解毒。用途：感冒，麻疹，咽喉肿痛，痔疾。（《临
床应用汉方处方解说》）

○升麻，阳气下陷者宜用。若发散，生用。补中，酒炒。止汗，蜜炒。
（《东医宝鉴·汤液篇·卷二》）

【验方举要】

○治痱子方：升麻煎服，并洗患处自愈，或以绿豆粉、蛤粉各二两，滑石一
两和匀扑之，亦效。（《华佗神方·卷十四·治痱子方》）

○伤风者恶风……目痛鼻干及痛，升麻一钱。（《医学启源·卷之上·主治

心法》）

○治产后恶血不尽，或经月半岁。升麻三两，清酒五升，煮取二升半，分温再服。（《医学纲目·卷之三十五·产后症》）

○予尝治老人虚闭，数至圊而不能便者，用四物汤及滋润药加升麻，屡试屡验。此亦救急之良法也。（《医学心悟·第三卷》）

○千金搜露散，治恶露不止，脉浮者。升麻三两，醋浸，炒黑，研细，每服钱半，乌梅肉五钱煎浓汁调下。（《徐大椿医书全集·女科指要卷五·产后门》）

○小儿脱肛不收，用不落水猪腰子破一缺，如荷包，中入升麻，湿纸厚包煨熟后去升麻，令儿吃腰子，俟药性到后，以温水洗肛自收。（《浪迹丛谈·卷八》）

○胃火牙痛肿痛：升麻煎汤，漱咽之。（《疡医大全·卷之十六》）

○急锁喉风：升麻四两锉碎，水四碗煎一碗，灌服。（《疡医大全·卷之十七》）

○口舌疮，升麻一两，黄连三分，末，绵包含咽。小儿尿血，水煎服。解莨菪毒，水煎多服。（《本草易读》）

○治咽喉痹，（升麻）锉煎取汁含之。治口疮及口气疳𧏾，浓煎汤，入盐，频频含漱。（《东医宝鉴·外形篇·卷二》）

【按】

药理研究表明，升麻具有解热降温、抗炎、镇痛、抗惊厥、抗菌、减慢心率、降低血压等作用。升麻与柴胡，其发表、升阳作用相近，但升麻长于散瘀解毒，泻阳明胃火。

乌药

Wuyao

乌药系樟科山胡椒属植物乌药 Lindera aggregata（Sims）Kosterm. 的干燥块根。常用别名有旁其、矮樟、香叶子树、天台乌药、台乌等。味辛，性温。归肺、脾、肾、膀胱经。功能顺气止痛，温肾散寒。主要用于治疗胸腹胀痛，气逆喘急，膀胱虚冷，遗尿尿频，疝气痛经等病症。常用剂量为3～10克，水煎服。

【各家论述】

○主治中恶心腹痛，蛊毒疰忤鬼气，宿食不消，天行疫瘴，膀胱肾间冷气攻冲背膂，妇人血气，小儿腹中诸虫。（《本草拾遗》）

○小便不禁有何难，寻取天台乌药研，饭后服时宜米饮，日须两次每三钱。（《孙真人海上方》）

○乌药，和来气少，走泄多，但不甚刚猛，与沉香同磨作汤，点治胸腹冷气，甚稳当。（《本草衍义》）

○治一切气，除一切冷，霍乱，反胃吐食泻痢，痈疖疥疠，并解冷热，其功不可悉载。猫犬百病，并可磨服。（《日华子本草》）

○治中气脚气疝气，气厥头痛，肿胀喘气，止小便频数及白浊……能散诸气，故《惠民和剂局方》治中风中气诸证，用乌药顺气散者，先疏其气，气顺则风散也。严用和《济生方》治七情郁结，上气喘急，用四磨汤者，降中兼升，泻中带补也。其方以人参、乌药、沉香、槟榔各磨浓汁七分，合煎，细细咽之。朱氏《集验方》治虚寒小便频数，缩泉丸，用同益智子等分为丸服者，取其通阳明、少阴经也。（《本草纲目》）

○消胸膈肚腹胀，下气，利小便，消水肿，止气逆腹痛。（《滇南本草》）

○乌药气雄性温，故快气宣通，疏散凝滞，甚于香附。外解表而理肌，内宽中而顺气。以之散寒气，则客寒冷痛自除；驱邪气则天行疫瘴即却；开郁气，中恶腹痛，胸膈胀满，顿然可减；疏经气，中风四肢不遂，初产血气凝滞，渐次能通，皆借其气雄之功也。（《药品化义》）

○丹溪每于补阴剂内入乌药叶，岂非灼见此味，于达阳之中而有和阴之妙乎？达阳而能和阴，则不等于耗剂矣。香附血中行气，乌药气中和血，离血而行气，是谓之耗，不谓之理，盖气本出于阴中之阳，达于阳中之阴也。（《本草述》）

○台乌药辛温香窜，入脾肺而下及肾、膀胱，善疏邪逆之气，以致其平，为

降气疏逆专药。血虚火炎者并忌。（《徐大椿医书全集·药性切用·卷之三》）

○乌药，产妇虚而胎气不顺者，切不可用，用则胎立堕。人以为顺气用之，谁知乌药能顺胎气之实，而不顺胎气之虚乎？不独胎气，凡气虚者，俱不能顺，唯血虚而带郁滞者宜之耳。（《本草新编》）

○气血虚而无内热者勿用。（《罗氏会约医镜·卷十七·本草》）

○凡病之属气者，皆可治，顺气则风散，理气则血调。（《本草分经·肺》）

○乌药功与木香、香附同为一类。但木香苦温，入脾爽滞，用于食积则宜；香附辛苦，入肝、胆二经，开郁散结，每于忧郁则妙；此则逆邪横胸，无处不达，故用以为胸腹逆邪要药耳。（《本草求真》）

○大抵能治气血凝滞，霍乱吐泻，痰食稽留，但专泄之品，施之藜藿相宜，若膏粱之辈，血虚内热者服之，鲜不蒙其害也。（《本经逢原》）

○破瘀泄满，止痛消胀。（《玉楸药解》）

○配小青皮，去五积切痛。（《得配本草》）

○缪氏云：冷气暴气宜用，气虚气热者忌之，凡妇人月事先期，小水短赤，及咳嗽内热，口干舌苦，不得眠，皆不宜服。（《本草述钩元》）

○乌药开郁散结，疏畅经气，自能调肝，宽中顺气，入脾爽滞，故为调理肝脾之良品。气为血之帅，本品理气而和血，气顺血自归经，故于血泻、血痢而宜。※小乌沉汤：乌药一两，炙甘草二钱，香附四两（酒制）。主治：泻血、血痢。（《百药效用奇观》）

○对充血性头痛，轻症之脑溢血，夜尿症，腹痛，霍乱等有效。（《现代实用中药》增订本）

○台乌为芳香健胃及镇痛药，功能温中，顺气，宽膨。（《科学注解本草概要·植物部》）

○兴奋，镇痛。用途：腹痛、吐泻、头痛，产后调血。（《临床应用汉方处方解说》）

【验方举要】

○治孕痛立效，乌药，研……香辣者良，用水一盏，牛皮胶一片，同煎至七分，温服。（《妇人大全良方·卷之十五》）

○治浑身胀痛，气血凝滞者，香附（盐、酒、便、醋四分制之）、乌药共细末，酒下四五分。（《慎斋遗书·香附散》）

○补肾丸：治肾虚腰痛，累效。乌药叶（乌药嫩叶，补中益气）、侧柏叶，酒蒸晒干为末，粥为丸，如桐子大。（《医学纲目·卷之二十八》）

○疝气：乌药六钱，天门冬五钱，以水煎服。（《疡医大全·卷之二十四》）

○血疯疮：乌药切碎，以屋上阴阳瓦焙为末，醋调以鸡翎扫上。（《疡医大

全·卷之二十五》）

【按】

药理研究认为，乌药对胃肠平滑肌有双重作用，并能增加消化液的分泌，乌药干粉能明显缩短家兔血浆再钙化时间，促进血凝，有止血作用。体外抑菌试验结果表明，鲜乌药叶煎剂对金黄色葡萄球菌、炭疽杆菌、乙型溶血性链球菌、白喉杆菌、大肠杆菌、痢疾杆菌等有抑制作用。

Wumei

乌梅

乌梅系蔷薇科樱桃属植物梅Prunus mume（Sieb.）Sieb.et Zuec.的干燥近成熟果实。常用别名有梅实、熏梅、春梅等。经炮制有乌梅肉、乌梅炭之称。味酸、涩，性平。归肝、脾、肺、大肠经。功能敛肺，涩肠，生津，安蛔。主要用于治疗肺虚久咳，久痢滑肠，虚热消渴，蛔厥呕吐腹痛，胆道蛔虫症等。常用剂量为6～12克。实热积滞者不宜服。

【各家论述】

○味酸，平。主下气，除热烦满，安心，肢体痛，偏枯不仁，死肌，去青黑痣、恶肉。（《神农本草经》）

○止下痢，好唾口干……利筋脉，去痹。（《名医别录》）

○去痰，主疟瘴，止渴调中，除冷热痢，止吐逆。（《本草拾遗》）

○除劳，治骨蒸，去烦闷，涩肠止痢，消酒毒，治偏枯皮肤麻痹，去黑点，令人得睡。又入建茶、干姜为丸，止休息痢。（《日华子本草》）

○乌梅酸缓，主劳热虚烦，收肺气喘急，治下利不止，除口干好唾，故乌梅丸以安蛔厥。（《丹溪手镜·卷之中》）

○味酸，平，无毒。可升可降，阴也。其用有二：收肺气除烦止渴，主泄痢调胃和中。（《珍珠囊补遗药性赋·主治指掌》）

○敛肺涩肠，治久嗽，泻痢，反胃噎膈，蛔厥吐利，消肿，涌痰，杀虫，解鱼毒、马汗毒、硫黄毒。（《本草纲目》）

○除烦热，明目益气……白梅主伤寒、痰厥、头痛、折伤、下痢肠垢，今呕吐者服之尤验。（《永乐大典·卷二千八百十》）

○除烦热，止消渴、吐逆、反胃、霍乱，治虚劳骨蒸，解酒毒，敛肺痈肺痿咳嗽喘气，消痈疽、疮毒、喉痹、乳蛾，涩肠止冷热泻痢、便血尿血、崩淋带浊、遗精梦泄，杀虫伏蛔，解虫鱼、马汗、硫黄毒，和紫苏煎汤解伤寒时气瘴疟，大能作汗。取肉烧存性研末敷金疮、恶疮，去腐肉胬肉死肌。（《景岳全书·卷四十九·本草正》）

○疟多用乌梅，以酸泄木实土之意。（《临证指南医案·卷十·幼科要略》）

○乌梅……下冲气而止呕，敛风木而杀蛔。醋浸一宿，去核米蒸。（《医学摘粹·本草类要·攻药门》）

○乌梅酸涩而温，入脾肺血分，涩肠敛肺，止血生津，止渴安蛔，涌痰解

毒。白梅酸涩咸平，功用略同，兼治痰厥喉痹，牙关紧闭，敷痈毒刀箭伤。多食则齿龋，嚼胡桃肉即解。（《本草分经·肺》）

○乌梅之酸以收之，使阴气得令，则阳气秘密，而血自归经，溺血无不止也。

○小弟幼时，忽从面上生一肉核，非疮非疣，不痛不痒，起初小如绿豆，渐渐大如黄豆，虽不疼痛，究竟可厌。后来遇人传一妙方，用乌梅肉去核烧存性，研末，清水调敷，搽了数日，果然全消。（《镜花缘·第二十六回》）

○乌梅……其用有二，用之于上，退两目之翳膜；用之于下，除六腑之沉寒。（《医方捷径·卷三》）

○乌梅性味酸涩，最能敛缩脏气，收肺金以滋水源，敛心液以滋营血，故尤能泻肺燥，降冲逆，兼止呕、杀虫、开噤口、理转筋之效，而为厥阴主药之长。（《经证证药录》）

○乌梅为健胃、解热、收敛药，功能化痰，止渴，调中，解烦热。（《科学注解本草概要·植物部》）

○乌梅生津而肝不犯燥，其味又酸而收敛，则肝急缓，脾无肝犯，则能统血，止血崩，治尿血。血得酸即敛，得黑则止，乌梅烧存性，止血尤妙，安能忽视之。（《百药效用奇观》）

○乌梅药效：清凉，收敛。用途：蛔虫，肺结核，下利。（《临床应用汉方处方解说》）

【验方举要】

○治阴囊湿痒方：乌梅十四枚，钱四十文，盐三指撮，右三味，以苦酒一升，于铜器中浸九日，洗之效。（《华佗神方·卷四·治阴囊湿痒方》）

○肘后疗水下积久不瘥，肠垢已出方：乌梅二十枚，上一味，以水二升，煮取一升顿服之。（《外台秘要·卷二十五·久水痢不瘥肠垢方》）

○大便不通，气奔欲死：以乌梅十颗置汤中，须臾挼去核，杵为丸，如枣大。纳下部，少时即通。（《食疗本草·卷上·梅实》）

○瘅热兼痢苦渴者，乌梅饮方。乌梅，二十枚取好者擘破，上一味，以水一大升，煮取一大盏，去梅和一匙蜜，细细啜之，近方验。（《外台秘要·卷五·山瘅疟方》）

○肘后疗心腹俱胀痛烦满，短气欲死，或已绝方。乌梅二七枚，水五升，煮一沸，内青大钱二七文，煮取一升半，强人可顿服，羸人分再服，当下愈。（《外台秘要·卷七·心腹痛及胀满痛方》）

○又疗痰饮头痛，往来寒热方。乌梅三十枚，盐三指撮，上二味，以酒三升，煮取一升，一服当吐愈。（《外台秘要·卷八·痰饮方》）

○乌梅醋法，治代指、手指甲头肿。乌梅捶去壳肉，只取仁，上研细，米醋调得所，入指渍之自愈。（《仁斋直指方论·卷之二十四·诸疮证治》）

○治血痢用盐（乌）梅去核研一枚合茶汤加醋汤服之。（《众妙仙方·卷一·痢疾门》）

○小儿脐风锁口，乌梅，煎汤濯之即愈。（《仙方合集·上卷·小儿门》）

○乌梅肉烧存性为末，敷恶肉一夜即消。（《仙方合集·下卷·杂方》）

○治妇人血崩方：用乌梅烧灰研末，以乌梅汤调下，酒调亦可。（《证治准绳·女科·卷一》）

○鸡眼膏：乌梅肉、荔枝肉各等分，捣膏贴之。（《疡医大全·卷之二十七》）

○瘥后喜唾，胃虚而有余热也。乌梅十个，北枣五枚。俱去核，共杵如泥。加炼蜜丸弹子大，每用一丸噙之。（《温热经纬·卷四·疫证条辨》）

○必效散治痢后大渴，脉虚数者。麦门冬三两，去心，糯粉拌蒸乌梅肉五两为散，米饮下五钱。（《徐大椿医书全集·女科指要卷五·产后门》）

○产后喜笑不休……用乌梅肉二个，煎汤服立效。（《续名医类案·卷二十五》）

○落下颏，口噙乌梅一二枚，茶顷自上。（《疡医大全·卷之三十六》）

○面生雀子斑，取梅肉、樱桃枝、猪牙皂角、紫背浮萍等分为末，如常法洗面，其斑自去。（《东医宝鉴·外形篇·卷一》）

○白梅治口臭，常含之，可以香口。（《东医宝鉴·外形篇·卷二》）

○乌梅治骨蒸，去烦闷，水煮作茶饮。（《东医宝鉴·杂病篇·卷三》）

○乌梅治食面不消，膨胀，取肉作丸，白汤下三十丸。（《东医宝鉴·杂病篇·卷四》）

○乌梅治霍乱烦渴，水渍和蜜饮之，妙。（《东医宝鉴·杂病篇·卷五》）

○乌梅，治不眠作茶饮令得睡。（《东医宝鉴·内景篇·卷二》）

○乌梅疗口干，止消渴，作汤，和少蜜常啜。（《东医宝鉴·杂病篇·卷六》）

【按】

药理研究表明，乌梅对多种致病菌有抑制作用，并具有抗过敏和缓解平滑肌痉挛等作用。临床以乌梅为主治疗各种息肉、白癜风、皮肤划痕症、细菌性痢疾、胆囊炎、胆道蛔虫症、钩虫病、牛皮癣等有显效。

乌梢蛇

Wushaoshe

乌梢蛇系游蛇科动物乌梢蛇 Zaocys dhumnades（Cantor）的干燥体。常用别名有剑脊乌梢、黑花蛇、乌蛇等。味甘、咸，性平。归肺、脾经。功能祛风，通络，止痉。主要用于治疗风湿顽痹，麻木拘挛，中风口眼喎斜，半身不遂，抽搐痉挛，破伤风，麻风疥癣，瘰疬恶疮等病症。常用剂量为9～12克。

205

【各家论述】

○治热毒风，皮肤生疮，眉须脱落，瘑痒疥等。（《药性本草》）

○主诸风顽痹，皮肤不仁，风瘙瘾疹，疥癣。（《开宝本草》）

○乌蛇肉功与白花蛇同，而性善无毒，膏主治耳聋，绵裹豆汁塞之，神效。胆主治大风疬疾，木舌胀塞。（《本草纲目》）

○按李（时珍）氏谓此种（乌梢蛇）与白花蛇同功，但性善尔。此两种虽味俱甘，皆入血，而白花蛇独兼有咸，则入血而驱风者，乌梢蛇似难与之间，故本草所列主治，即有轻重之别也。（《本草述》）

○乌蛇之用，专主去风，以理皮肉之症，肺主皮毛，脾主肌肉，故两入之……雷公云：凡一切蛇，须认取雄雌及州土，有蕲州乌蛇，只重三分至一两者妙也……凡修事一切蛇，并去胆并上皮了，干湿须酒煮过用之。（《雷公炮制药性解》）

○乌梢蛇，得酒良……疗风淫热毒……白花蛇主肺风，为白癜风之要药，乌梢蛇主肾风，为紫云风之专药，配麝香荆芥治小儿撮口……误用，反能引风入骨。（《得配本草》）

○剑脊细尾者佳，忌犯铁器。蛇性主风，而黑色属水，故治诸风顽痹，皮肤不仁。（《本经逢原》）

○商州有人患大风，家人恶之。为起茅屋，有乌蛇堕酒瓶，时病人不知，饮酒渐瘥，瓶底见有蛇骨，始知其由。（《随息居饮食谱》）

○乌梢蛇治癫疾及疥癣，作羹汤内服有效。（《现代实用中药》增订本）

【验方举要】

○广济疗痔下血方：以蛇不问多少煎煮，肉消尽，去滓，用汁和婆罗粥着少盐食之，大效，一无所忌。（《外台秘要·卷二十六·肠痔方》）

○乌鸡丸：治大风，乌梢蛇，三条洗刷净，蛇煮熟，去骨取肉，焙干为细末。用蒸饼丸如米大，以喂乌鸡，待鸡食尽蛇肉后，却以鸡煮取肉为末，或丸或散，酒服之。凡时仍要加蒸饼，每服五十丸。甚者不过五鸡而愈。（《古今医统大全·卷之九·厉风门》）

【按】

乌梢蛇肉味道鲜美，营养丰富，含有蛋白质、脂肪、糖类、钙、铁、磷、维生素等成分，在世界各地都用作保健延年的食品。临床用乌梢蛇配伍黄芪等治疗寒痹重症有较好疗效。

Danshen
丹参

丹参系唇形科多年生草本植物丹参*Salvia miltiorrhiza* Bge.的干燥根及根茎。常用别名有赤参、逐马、山参、紫丹参、红根等。味苦,性微寒。归心、肝经。功能祛瘀止痛,活血通经,清心除烦。主要用于治疗月经不调,经闭痛经,癥瘕积聚,胸腹刺痛,热痹疼痛,疮疡肿痛,心烦不眠,肝脾肿大,心绞痛等病症。常用剂量为9~15克。酒炒可增强其活血之功。不宜与藜芦配伍同用。

【各家论述】

○丹参味苦,微寒。主心腹邪气,肠鸣幽幽如走水,寒热积聚,破癥除瘕,止烦满,益气。(《神农本草经》)

○养血,去心腹痼疾结气,腰脊强,脚痹;除风邪留热,久服利人。(《名医别录》)

○治脚弱,疼痹,主中恶;治腹痛,气作声音鸣吼。(《药性本草》)

○养神定志,通利关脉。治冷热劳,骨节疼痛,四肢不遂;排脓止痛,生肌长肉;破宿血,补新生血;安生胎,落死胎;止血崩带下,调妇人经脉不匀,血邪心烦;恶疮疥癣,瘿赘肿毒,丹毒;头痛,赤眼,热温狂闷。(《日华子本草》)

○丹参补胎气,利月经为吉。(《珍珠囊补遗药性赋·草部》)

○丹参色赤味苦,气平而降,阴中之阳也。入手少阴、厥阴之经,心与包络血分药也。按《妇人明理论》云,四物汤治妇人病,不问产前产后,经水多少,皆可通用,唯一味丹参散,主治与之相同。盖丹参能破宿血,补新血,安生胎,落死胎,止崩中带下,调经脉,其功大类当归、地黄、芎䓖、芍药故也。(《本草纲目》)

○养血活血,生新血,行宿血……此心脾肝肾血分之药,所以亦能养阴定志,益气解烦,疗眼疼脚痹,通利关节及恶疮疥癣、赤眼丹毒、排脓止痛、长肉生肌。(《景岳全书·卷四十八·本草正》)

○丹参味苦,破积调经,生新去恶,祛除带崩。反藜芦。(《寿世保元·卷一·本草》)

○补心定志,安神宁心。治健忘怔忡,惊悸不寐。(《滇南本草》)

○丹参破心包血,去瘀生新,调经除烦,养神定志……无故大便不实者切忌。畏盐水,忌醋,反藜芦。(《医方十种汇编·药性摘录》)

○味苦色赤,气平而降,入心与心包,破宿血,生新血,兼四物,为女科要

药。虽能补益，长于行血，血虚无瘀者勿用。（《徐大椿医书全集·药性切用·卷之一·上》）

○丹参《本经》治心腹邪气，肠鸣幽幽如走水等疾，皆瘀血内滞而化为水之候。止烦满益气者，瘀积去而烦满愈，正气复也。（《本经逢原》）

○丹参，书载能入心包络破瘀一语，已尽丹参功效矣。然有论其可以生新安胎，调经除烦，养血定志及一切风痹、崩带、癥瘕、目赤、疝痛、疮疥肿痛等症，总皆由其瘀去，以见病无不除。（《本草求真》）

○效用：1.为强壮性妇科要药，治子宫出血、月经不调、腹痛、疝痛、关节痛等。2.心腹邪气，寒热积聚，破癥除瘕，益气养血，止烦满，强腰脊。（《现代实用中药》增订本）

【验方举要】

○堕胎溢血方：丹参十二两，以清酒五升煮取三升，分三服，日三。（《华佗神方·卷七·治堕胎溢血方》）

○肘后疗为沸汤煎膏所烧，火烂疮方：丹参细切，以羊脂煎成膏，敷疮上。（《外台秘要·卷二十九·火灼烂坏方》）

○治寒疝，小腹及阴中相引而痛，自汗出欲死：丹参一两，杵为散，每服热酒调下二钱匕。（《医学纲目·卷之十四·诸疝》）

○治中热油及火烧，除扑痛。以丹参八两细锉，以水微调，取羊脂二斤煎。三上三下，以敷疮上愈。（《医学纲目·卷之二十·撷扑伤损》）

○油烫痛急，丹参二两，捣细以水调敷，后用羊油八两糊涂之。（《仙方合集·下卷·杂方》）

○凡通经不受胎者，取丹参晒干磨粉，日以二钱，热酒送下，两月内即孕。（《外科全生集·卷二·附家秘内科经验速效方》）

○治乳痈：同白芷、白芍，醋淹一宿，猪脂煎成膏，去渣敷之。（《本草易读》）

【按】

药理研究表明，丹参能使冠脉血流量明显增加，冠脉阻力明显下降，改善心肌缺血和心功能，并有降低血压、降胆固醇及抑菌等作用。临床单用丹参治疗冠心病、脑血管病、百日咳脑病、暴发型流脑、慢性迁延性肝炎、肝脾肿大、子宫内膜异位、血栓闭塞性脉管炎、硬皮病、青光眼、痤疮等有较好疗效。以丹参为主的复方制剂治疗高脂血证、颅内血肿、肾小球肾炎、慢性肾功能不全、功能性子宫出血、宫外孕等也有显著疗效。丹参有明显的止痛效果，几乎临床各种疼痛均可应用。

火麻仁
Huomaren

　　火麻仁系桑科植物大麻 *Cannabis sativa* L. 的干燥成熟果实。常用别名有麻仁、麻子仁、大麻子、白麻子、冬麻子、麻蕡等。味甘，性平。归脾、胃、大肠经。功能润燥滑肠通便。主要用于治疗血虚津亏，肠燥便秘等病症。常用剂量为9～15克。

【各家论述】

　　○麻蕡：味辛平。主五劳七伤，利五脏，下血寒气，多食令见鬼狂走；久服通神明轻身。一名麻勃。麻子：味甘平。补中益气；久服肥健不老神仙。（《神农本草经》）

　　○主中风汗出，逐水，利小便，破积血，复血脉，乳妇产后余疾。（《名医别录》）

　　○畏牡蛎、白薇，恶茯苓。（《本草经集注》）

　　○治大肠风热结涩及热淋。（《药性本草》）

　　○主五劳。（《新修本草》）

　　○取汁煮粥，去五脏风，润肺。治关节不通、发落，通血脉……多食损血脉，滑精气，妇人多食发滞疾。（《食疗本草》）

　　○下气，利小便，去风痹皮顽，炒令香捣碎，小便浸取汁服；妇人倒产吞二十七枚。（《本草拾遗》）

　　○补虚劳，长肌肉，下乳，止消渴，催生。治横逆产。（《日华子本草》）

　　○凡病多燥涩者宜之，若下元不固及便溏、阳痿、精滑多带者所忌用。（《景岳全书·下册·卷四十九·本草正》）

　　○入足太阴、手阳明。汗多胃热便难，三者皆燥湿而亡津液，故曰脾约。约者，约束之义，《内经》谓：燥者润之，故仲景以麻仁润足太阴之燥及通肠也。（《汤液本草·卷之三》）

　　○利女人经脉，调大肠下痢；涂诸疮癞，杀虫；取汁煮粥食，止呕逆。（《本草纲目》）

　　○麻子，性最滑利。甘能补中，中得补则气自益，甘能益血，血脉复则积血破，乳妇产后余疾皆除矣。风并于卫，则卫实而荣虚，荣者，血也、阴也。《经》曰，阴弱者汗自出。麻仁益血补阴，使荣卫调和，风邪去而汗自止也。逐水利小便者，滑利下行，引水气从小便而出也。（《本草经疏》）

○麻子仁，非血药而有化血之液，不益气而有行气之用，故于大肠之风燥最宜。麻仁之所疗者风，然属血中之风，非漫治风也，而其所以疗风者，以其脂润而除燥，盖由于至阳而宣至阴之化，非泛泛以脂润为功也。（《本草述》）

○麻仁，能润肠，体润能去燥，专利大肠气结便闭。凡老年血液枯燥，产后气血不顺，病后元气未复，或禀弱不能运行皆治。大肠闭结不通，不宜推荡，亦不容久闭，以此同紫菀、杏仁润其肺气，滋其大肠，则便自利矣。（《药品化义》）

○麻仁甘平滑利，柔中有刚，能入脾滋其阴津，化其燥气。但脾至于约，其中坚结可知，麻仁能扩之不能破之，芍药乃脾家破血中之气药，合施之而脾其庶几不约矣乎。（《本草思辨录》）

○入药微炒研用，入丸汤泡去壳取仁用。（《医方十种汇编·药性摘录》）

○缓脾润燥滑肠，治胃热便难去壳用。（《本草分经·脾》）

○性滑利下行，走而不守……久服肥健不老，下气逐水气，专利大肠风热结燥，治血痢。（《本草述钩元》）

○治跌打损伤，去瘀血，生新血。（《分类草药性》）

○经方主治脾约、佐治脉涩、以麻去壳则色黄白而味香甘，入太阴之脏、滋脾精而润肺燥，亦俱行水滋木之功。（《经证证药录·卷十六》）

【验方举要】

○治大便不通：研麻子，以米杂为粥食之。（《肘后方》）

○治妇人月水不利，或至两三月、半年、一年不通者：桃仁两升，麻子仁二升，合捣，酒一斗，渍一宿，服一升，日三夜一。（《肘后方》）

○疗风狂百病：麻仁四升，水八升，猛火煮令牙生，去滓，煎取七升，旦空心服，或发或不发，或系言语，勿怪之……凡进三服。（《外台秘要·卷十五·风狂方》）

○疗呕逆：麻仁三合熬捣，以水研取汁，着少盐吃，立效。（《外台秘要·卷六·呕逆吐方》）

○治虚劳，下焦虚热，骨节烦疼，肌肉急，小便不利，大便数少，吸吸口燥少气：大麻仁五合，研，水二升，煮去半分，服。（《外台秘要》）

○治脚气肿渴：大麻子熬令香，和水研，取一大升，别以三大升水煮一大升赤小豆，取一升汁，即纳麻汁，更煎三五沸，渴即饮之，冷热任取，饥时啖豆亦佳。（《外台秘要》）

○治五淋，小便赤少，茎中疼痛：冬麻子一升，杵研，滤取汁二升，和米三合，煮粥，着葱、椒及熟煮，空心服之。（《食医心镜》）

○治风水腹大，脐腰重痛，不可转动：冬麻子半升，碎，水研滤取汁，米二合，以麻子汁煮作稀粥，着葱、椒、姜、豉，空心食之。

○治妊娠损动后腹痛：冬麻子一升，杵碎熬，以水二斗，煮取汁，热沸，分为三四服。（《食医心镜》）

○治小儿头面疮疥：麻子五升末之，以水和绞取汁，与蜜和敷之。（《千金方》）

○治金疮腹中瘀血：大麻子三升，大葱白二十枚。各捣令熟，着九升水，煮取一升半，顿服之。若血出不尽，腹中有脓血，更合服，当吐脓血耳。（《千金方·二物汤》）

○治瘰疬着手足肩背，忽发累累如赤豆，剥之汁出者：麻子熬作末，摩上良。（《千金方》）

○治赤流肿丹毒：捣大麻子水和敷之。（《千金方》）

○治产后郁冒多汗，便秘：紫苏子、大麻仁各半合，净洗，研极细，用水再研，取汁一盏，分二次煮粥啜之。此粥不唯产后可服，大抵老人、诸虚人风秘皆得力。（《本事方·麻子苏子粥》）

○治聤耳，脓水不止：麻子一合，花胭脂一分。都研为末，满耳塞药，以绵轻拥。（《圣惠方》）

○麻子粥方：治老人脚气，烦闷或吐逆，不下食、痹弱。麻子（火麻仁）一升，熬研，水滤取汁。粳米四合，净淘。上以麻子汁作粥，空心食之，日一服尤益，亦中治冷气。（《养老奉亲书·食治老人喘嗽诸方第十》）

○麻子饮方：治老人中风汗出，四肢顽痹，言语不利。麻子五合，熬，细研，水淹取汁。粳米四合，净淘研之。煮饮食之。（《养老奉亲书·食治老人诸风方第十六》）

○治发落不生，令长：麻子一升，熬令黑，压油以敷头发上，妙。（《医学纲目·卷之二十九》）

○治产后血不去：麻子五升，酒一升，浸一宿，明旦去渣，温服一升。不瘥，再服一升。不吐不去，不得与男子通，一月保养如初，瘥。（《医学纲目·卷之三十五·产后症》）

○疗妊娠心痛：大麻子三升研水八升煮取五升分五服。（《证治准绳·六·女科·卷四》）

○治肠胃结热，通利大小便，捣取汁，煮作粥服之。（《东医宝鉴·杂病篇·卷一》）

○止消渴：麻仁一升，捣碎之，水三升，煮取汁，温凉任服。（《东医宝鉴·杂病篇·卷六》）

【按】

　　药理研究表明，火麻仁含多量脂肪（约30%），并含有蛋白质、维生素、卵磷脂等。其所含的脂肪对肠壁有润滑和刺激肠黏膜的作用，使黏液分泌增多，胃肠蠕动加快，润肠通便，适用于久病、老人、产妇等津虚肠燥便秘患者。此外，火麻仁主消渴，月经不利、痒疹丹疮之属血瘀者，确有实效。

Badou

巴豆

（附：巴豆霜）

巴豆系大戟科植物巴豆 *Croton tiglium* L.的干燥成熟果实。常用别名有巴菽、刚子、江子、老阳子、巴米等，经炮制后为巴豆霜，巴豆油亦供药用。味辛，性热，有大毒。归胃、大肠经。功能外用蚀疮。主要用于恶疮疥癣，疣痣。外用适量，研末涂患处，或捣烂以纱布包擦患处。巴豆霜功能峻下积滞，逐水消肿，豁痰利咽。主要用于治疗寒积便秘，乳食停滞。下腹水肿，二便不通，喉风喉痹等。常用剂量为0.1～0.3克，多入丸，散用。孕妇禁用，不宜与牵牛子同用。

【各家论述】

○主伤寒温疟寒热，破癥瘕积聚坚积，留饮痰癖，大腹水胀，荡涤五脏六腑，开通闭塞，利水谷道，去恶肉，除鬼毒蛊疰邪物，杀虫鱼。（《神农本草经》）

○疗女子月闭，烂胎，金疮脓血不利，丈夫阴癞，杀斑蝥毒……芫花为之使。恶蘘草。畏大黄、黄连、藜芦。（《名医别录》）

○主破心腹积聚结气，治十种水肿，痿痹，大腹。（《药性本草》）

○主癥癖，痃气，痞满，腹内积聚。冷气血块，宿食不消。痰饮吐水。（《本草拾遗》）

○通宣一切病，泄壅滞，除风补劳，健脾开胃，消痰破血，排脓消肿毒，杀腹藏虫。治恶疮息肉及疥癞疔肿。（《日华子本草》）

○导气消积，去脏腑停寒，消化寒凉及生冷硬物所伤，去胃中寒湿。（《医学启源》）

○巴豆，若急治为水谷道路之剂，去皮心膜油生用；若缓治为消坚磨积之剂，炒去烟令紫黑，研用。可以通肠，可以止泄，世所不知也。（《汤液本草》）

○无寒积者忌之。（《本草衍义补遗》）

○巴豆禀阳刚雄猛之性，有斩关夺门之功，气血未衰，积邪坚固者，诚有神功，老羸衰弱之人，轻妄投之，祸不旋踵。巴豆、大黄，同为攻下之剂，但大黄性冷，腑病多热者宜之；巴豆性热，脏病多寒者宜之。故仲景治伤寒传里恶热者，多用大黄。东垣治五积属脏者，多用巴豆。（《本草通玄》）

○治泻痢，惊痫，心腹痛，疝气，风㖞，耳聋，喉痹，牙痛，通利关窍……巴豆，生猛熟缓，能吐能下，能止能行，是可升可降药也。盖此物不去膜则伤胃，不丢心则作呕，以沉香水浸则能升能降，与大黄同用泻人反缓，为其性相畏也……巴豆，峻用则有劫病之功，微用亦有调中之妙。（《本草纲目》）

○巴豆破结宣肠，理心膨水胀。味辛、温，生温熟寒，有毒。生巴郡，故名巴豆，性急通利，因名江子……浮也，阳中之阳也。其用有二：削坚积，荡脏腑之沉寒；通闭塞，利水谷之道路。斩关夺门之将。不可轻用。（《珍珠囊补遗药性赋》）

○荡涤肠胃，宣通闭塞，破积聚留饮，下十种水气，故三物白散治寒实结胸者用之。（《丹溪手镜·卷之中·发明五味阴阳寒热伤寒汤丸药第二》）

○虞若善用之则有戡乱调中之妙，用者所当慎察。（《景岳全书·下册·卷四十九·本草正》）

○大伤脾胃，非少年元气强旺，无治理矣。（《祖剂·云起堂诊籍》）

○解巴豆毒以龙脑薄荷汁调沙糖服，或芭蕉根汁服。（《普济方·卷三百五十九·婴孩门》）

○巴豆……攻关拔固，功过牵、黄，摧滞逐实，力浮硝、戟，追逐一切有形留着、久顽不逊之疾，如留饮痰癖、死血败脓、休息结痢、寒痰哮喘及一切生、冷、鱼、面、油腻、水果、积聚、虫积，或水肿大腹、寒疝、死胎、痞结、癥瘕诸证，下咽即行。（《本草汇言》）

○巴豆，能荡练五脏六腑，不特破癥瘕结聚之坚积，并可治伤寒湿疟之寒热，如仲景之治寒实结胸用白散，深得《本经》之旨……去油用霜，则推陈致新，随证之缓急，而施反正之治。（《本经逢原》）

○巴豆，去脏腑沉寒冷积，通大便塞秘……外用拔疔头。中毒者用大黄、黄连、凉水或绿豆黑豆汁解之。凡热积热秘等症，当用大黄等药，若用巴豆祸不旋踵。（《医方十种汇编·药性摘录》）

○巴豆……治喉痹急症，生用急治，炒黑缓治。（《本草分经·通行经络·攻》）

○巴豆，无坚石破，无闭不开。腐化一切有形之物，由大便荡涤而下，方能剿寇擒巨，悉无遗类。（《成方便读·外科之剂·九龙丹》）

○滞寒虽开，真阴随损。以少许着肌肤，须臾起泡，况肠胃柔薄之质，能不溃烂乎！万不得已，亦须炒熟，或醋煮，或烧用，研去油，名巴豆霜。入少许，不得多用。（《罗氏会约医镜·卷十七·本草》）

○能下，浮中得沉，升中得降，气薄味厚，阳中阴也，入手足阳明经……若急治为水谷道路之剂，去皮心膜油生用；若缓治为消坚磨积之剂，炒去烟令紫黑用，可以通畅，亦可以止泻。（《本草述钩元》）

○伤寒风湿，痘疮，产后用之，下膈不死亦危……巴豆之为害，可畏也……凡一切汤剂丸散，切无妄投……中病即止。（《本草害利》）

○顽固便秘之峻下药，唯作用猛烈，须注意。急性喉头肿闭，及白喉窒息时，用此能吐出黏液及义膜。（《现代实用中药》增订本）

○巴豆体燥热，而峻奔为之用。峻奔，桔梗白散，峻奔胸中也。（《皇汉医学丛书·内科学·伤寒用药研究卷下》）

【验方举要】

○治寒实结胸，无热症者：桔梗三分，巴豆一分（去心皮，熬黑，研如脂），贝母三分。三味为散，以白饮和服，强人半钱匕，羸者减之。病在膈上必吐，在膈下必利。不利，进热粥一杯，利过不止，进冷粥一杯。（《伤寒论·白散》）

○治腹大动摇水声，皮肤黑，名曰水臌：巴豆九十枚（去皮心），杏仁六十枚（去皮尖）。并熬令黄，捣和之，服如小豆大一枚，以水下为度，勿饮酒。（《补缺肘后方》）

○食疟积疟：巴豆（去皮、心）二钱，皂荚（去皮、子）六钱，捣丸绿豆大。一服一丸，冷汤下。（《肘后方》）

○治寒癖宿食，久饮不消，大便秘：巴豆仁一升，清酒五升。煮三日三夜，研，令大熟，合酒微火煎之，丸如胡豆大，每服一丸，水下，欲吐者服二丸。（《千金方》）

○治喉痹垂死，止有余气者：巴豆去皮，线穿，内入喉中，牵出即苏。（《千金方》）

○治风瘙隐疹，心下迷闷：巴豆五十粒去心、皮，水七升，煮三升，以帛染拭之，随手愈。（《千金翼方》）

○治飞尸鬼击，中恶，心痛腹胀，大便不通。走马汤：用巴豆二枚（去皮、心，熬黄），杏仁二枚，以绵包椎碎，热汤一合，捻取白汁服之，当下而愈。量老小用之。（《外台秘要》）

○治身体暴肿如吹方：巴豆，三十枚合皮呚咀，上一味，以水五升，煮取三升，绵内汁中以拭肿上，随手减矣。（《外台秘要》）

○治阴毒伤寒心结，按之极痛，大小便秘，但出气稍缓者：巴豆十粒，研，入面一钱，捻作饼，安脐内，以小艾炷条五壮。气达即通。（《仁斋直指方》）

○治癣神效方：巴豆十粒，黑枣五个，共捣为烂，搽之立效。（《仁斋直指方论·卷之二十四》）

○治伏暑伤冷，冷热不调，霍乱吐利，口干烦渴：巴豆大者二十五枚（去皮膜，研取油尽，如粉），黄丹（炒，研，罗过）取一两一分。上同研匀，用黄蜡熔作汁，为丸如梧桐子大，每服五丸，以水浸少顷，别以新汲水吞下，不拘时候。（《和剂局方·水浸丹》）

○治耳聋：巴豆十四个，成炼松脂半两，合治丸如黍米大，绵裹，以簪头着耳中，一日一易，药如硬，微火炙之，以汁出乃愈，妙。（《千金宝要·卷之三·舌耳心目等大小便第十一》）

○治喉闭：开德府士人携仆人入京，其一忽患喉闭，胀满气塞不通，命在顷刻……乃于笥中取一纸捻用火点着才烟起吹灭之，令仆张口刺于喉间，俄顷吐出紫血半合，即时气宽能言及啖粥饮，掺药付之立愈……五脏则受毒牢深，手法药力难到唯用纸捻为第一，然不言所以用之之意，后有人拾得其残者，盖以巴豆油涂纸故施火即着，借其毒气径赴病处。（《医说·上卷·第四》）

○治寒痰气喘：青橘皮一片，展开，入刚子一个，麻扎定，火上烧存性，研末，姜汁和酒一盏，呷服。（《医说》）

○转食方：衡阳试院中同官赵傅传转食方：以巴豆一粒，用枳壳一枚，切作两片，去穰，内巴豆，以麻皮系合。不拘多少，水煎令枳壳软烂，只去巴豆，焙干枳壳为末，面糊丸以桐子大。食后热水下十五丸，老小皆可服。（《退斋雅闻录·见〈说郛·卷四十八〉》）

○治夏月水泻不止：大巴豆一粒（去壳）。上以针刺定，灯上烧存性，研细，化蜡和作丸，水下，食前服。（《世医得效方·针头丸》）

○治一切恶疮：巴豆三十粒，麻油煎黑，去豆，以油调雄黄，轻粉末，频涂取效。（《普济方》）

○治伤寒舌出：巴豆一粒，去油取霜，以纸捻卷，内入鼻中。舌即收上。（《普济方》）

○治喉咽痛，牙关紧急，用巴豆去壳，以纸压出巴豆油在纸上，以此纸作捻子，点火吹灭，以烟熏入鼻中，即时口鼻涎流，牙关开矣。（《医学纲目·卷之十五·咽喉》）

○治中风口歪：用巴豆七枚，去皮烂研，过左涂右手心，过右涂左手心，仍以暖水一盏，安向手心，须臾便正。洗去药，并频抽击中指。（《医学纲目·卷之十·中风》）

○治中风痰厥，昏迷卒倒，不省人事欲绝者：用巴豆去壳，纸包捶油，去豆不用，用纸捻作条，送入鼻内，或加牙皂末尤良，或用前纸条烧烟熏入鼻内亦可。（《万病回春·卷之二·中风》）

○用巴豆一枚，去壳捣烂，作一丸，以棉花包裹，男左女右，塞鼻中，痰即坠下而愈。治小儿喉中痰壅喘急。（《万病回春·卷之七·咳嗽》）

○神应丸：用巴豆一百十粒、面一斤。同炒尽油，连面一处为细末，醋糊丸绿豆大。冷水下一二十丸。治心腹胀满，宿食不消，饮食所伤，不喜饮食，诸药不效。（《祖剂·卷之二》）

○乌金膏，解一切疮毒，及腐化瘀肉，最能推陈致新。用巴豆一味，去壳炒焦,研如膏,点肿处,则解毒,涂瘀肉上则自化,加乳香少许亦可。如纵疮内能搜脓化毒,加香油少许,调稀可用。若余毒深伏,不能收敛者,宜用此纴之,不致成痛。(《外科发挥·卷二·发背》)

○许学士叔微云:一乡人伤寒身热,大便不通,烦渴郁冒,医者用巴豆药下之,顷得溏利,宛然如归。予视之,阳明结热在里,非大柴胡承气等不可。巴豆止去积,不能荡涤邪热蕴毒。亟进大柴胡等,三服得汗而解。(《名医类案·卷一·伤寒》)

○治急锁喉风:巴豆去壳取仁,绵纸微裹,随左右塞鼻孔中,立通。(《疡医大全·卷之十七》)

○治顽疖久不出头:生巴仁半粒,同饭捣成饼,贴疖上。(《疡医大全·卷之三十》)

○治疔疮怕动刀针:巴豆仁一粒,饭一粒,研贴疮上,立时拔出疔根。(《疡医大全·卷之三十四》)

○治风火虫牙:巴豆一粒,灯上烧去壳,花椒三粒,捣丸口含患处立止。(《疡医大全·卷之十六》)

○治牙痛:巴豆半粒塞牙缝,立止。(《疡医大全·卷之十六》)

○治喉风:巴豆仁三尖粒,明矾三两,同以大银罐内煅枯冷定,取粘巴豆的丸,研细末。(《疡医大全·卷之十七》)

○盖热盛则生风,属肝,阳盛阴虚也,故下之以除其痰也。小儿痰热客于心间。无怪乎骤用巴豆甘遂,以逐心间之痰,岂知小儿作搐,纵使有痰,不过阻于脾之大络,塞其气道耳。何尝能入心间,而以大毒之物。伐及无辜,伤其神明之脏,欲不成痛。其可得乎?(《幼幼集成·卷二》)

○治肿胀。无颜录云:宋会工,杭州人,元时名医也。鲜于枢记其治水蛊法:以干丝瓜一枚,去皮煎碎,入巴豆十四粒同炒,以巴豆黄为度,去丝瓜,研为末,和清水为丸,如桐子大。每服百丸,愈。其言曰:巴豆,逐水者也;丝瓜,像人脉络也,去而不用,借其气以引之也,末,投胃气者也。(《浪迹丛谈·卷八》)

○治乳鹅:巴豆一粒去皮,放葱孔中,男左女右塞鼻内愈。(《良朋汇集·卷五》)

○治火牙疼:巴豆去皮一粒捣如泥,用灯花纸包,左边牙疼塞左耳,右边牙疼塞右耳。(《良朋汇集·卷五》)

○化腐去瘀:巴豆去壳,不拘多少,新瓦上炒黑研末。随用,自然穿溃,去腐,不伤新肉,最为平善。(《普救回生草·痈疽门》)

○治耳猝聋闭:巴豆一粒,纸裹,针刺孔通气,塞之取效。(《本草述钩元》)

○治急喉痹：同白矾枯过，去巴豆，单用矾，研细，吹入喉，流出热毒涎，喉即宽。（《本草述钩元》）

○治二便不通：巴豆连油黄连各半两，捣作饼子，先滴葱盐汁在脐内，安饼子上，灸二七壮，取利为度。（《本草述钩元》）

○治积滞泻痢，腹痛里急：杏仁去皮尖，巴豆去皮心，各四十九个，同烧存性，研泥溶蜡和丸绿豆大，每服二三丸，煎大黄汤下。间日一服，一加百草霜三钱。（《本草述钩元》）

【按】

药理研究表明，巴豆有促进肠蠕动、抗菌、抗肿瘤、镇痛等作用。巴豆有大毒，但用法得当，疗效迅捷。临床用巴豆制剂于支气管哮喘、肠梗阻、胆道蛔虫症、颜面神经麻痹、乳癖、骨髓炎、结核病、疟疾等均有一定疗效。外用对皮肤黏膜有强烈的刺激作用，有水泡反应。内服过量巴豆霜可致咽喉肿痛、呕吐、肠绞痛、腹泻等严重反应。

Bajitian
巴戟天

巴戟天系茜草科多年生藤本植物巴戟天 *Morinda officinalis* How 的干燥根。常用别名有巴戟、不凋草、鸡肠风等。味甘、辛，性微温。归肾、肝经。功能补肾阳，强筋骨，祛风湿。主要用于治疗阳痿遗精，宫冷不孕，月经不调，少腹冷痛，风湿痹痛，筋骨痿软等病症。常用剂量为 10～15 克。阴虚火旺或素有湿热者均不宜服。

【各家论述】

○巴戟天味辛，微温。主大风邪气，阴痿不起，强筋骨，安五脏，补中增志，益气。（《神农本草经》）

○疗头面游风，小腹及阴中相引痛，补五劳，益精，利男子。（《名医别录》）

○治男子夜梦鬼交精泄，强阴下气，治风癫。（《药性本草》）

○安五脏，定心气，除一切风。疗水肿。（《日华子本草》）

○有人嗜酒，日须五七杯。后患脚气甚危，或教以巴戟半两，糯米同炒，米微转色。不用米，大黄一两，锉、炒同为末，熟蜜为丸，温水服五七十丸，仍禁酒，遂愈。（《本草衍义》）

○巴戟天添精补髓主延年，解去腰疼诚有效……除风强筋益力，治梦与鬼交。（《珍珠囊补遗药性赋·草部》）

○治脚气，去风疾，补血海……之才曰：覆盆子为之使，恶雷丸、丹参、朝生。（《本草纲目》）

○巴戟天阴中阳也，虽曰足少阴肾经之药，然亦能养心神，安五脏，补五劳，益志气，助精，强阴痿不起，腰膝疼痛及夜梦鬼交，遗精，溺浊，小腹阴中相引疼痛等证，制宜酒浸去心，微炒或滚水浸剥亦可。（《景岳全书·卷四十八·本草正》）

○巴戟天性能补助元阳，而兼散邪，况真元得补，邪安所留，此所以愈大风邪气也……其能疗少腹及阴中引痛，下气，并补五劳，益精，利男子者。五脏之劳，肾为之主，下气则火降，火降则水升，阴阳互宅，精神内守，故主肾气滋长，元阳益盛，诸虚为病者，不求其退而退矣……凡病相火炽盛，便赤，口苦，目赤目痛，烦躁口渴，大便燥秘，法咸忌之。（《本草经疏》）

○巴戟之温，本专补肾，而肺乃肾之母也。且其味辛，故兼入之以疗风。凡

命门火旺，以致泄精者；忌之。（《雷公炮制药性解》）

○巴戟天为肾经血分之药。盖补助元阳则胃气滋长，诸虚自退，其功可居萆薢、石斛之上，但其性多热，同黄柏、知母则强阴，同苁蓉、锁阳则助阳，贵乎用之之人，用热远热，用寒远寒耳。（《本草汇言》）

○巴戟性非大热，不能温中，用之纯阴之中何害？反得其既济之功也。（《重订石室秘录·卷二·本治法》）

○补肾阴兼除风湿，治五劳七伤，腰膝疼痛，风气水肿等症。川产良，去心酒浸焙用。（《医方十种汇编·药性摘录》）

○化痰，治嗽喘，眩晕，泄泻，食少。（《本草求原》）

○强阴益精，禁梦遗、精滑、虚损劳伤，健筋壮骨……养心安神，安五脏，若相火炽者勿用。（《罗氏会约医镜·卷十六·本草》）

○巴戟天入肾命血分，除风气，脚气，强腰壮膝。（《徐大椿医书全集·药性切用·卷之一》）

○夫命门火衰，则脾胃寒虚，即不能大进饮食，用附子、肉桂以温命门，未免过于太热，何如用巴戟天之甘温，补其火而又不烁其水之为妙耶？或问巴戟天近人止用于丸散之中，不识亦可用于汤剂中耶？曰：巴戟天，正汤剂之妙药，温而不热，健脾开胃，既益元阳，复填阴水，真接续之利器，有近效而又有速功。（《本草新编》）

○治一切风湿水肿……得纯阴药有既济之功，君大黄治饮酒脚气……火旺泄精，阴水虚乏，小便不利，口舌干燥，四者禁用。巴戟、锁阳，暖肾经之寒，熟地、杞子，制肾脏之热，肾脏虚多热，肾经虚多寒，经脏不同，水火判别，毋得误用。（《得配本草》）

○巴戟天严冬不凋，肾经血分及冲脉药也，故守真地黄饮用之……又治脚气，补血海，病人虚寒加用之。（《本经逢原》）

○为强壮药，功能除风益筋，助肾添精。（《科学注解本草概要·植物部》）

○为强壮药，能增强脑力，旺盛淫欲。用于男子阳痿早泄，女子生殖机能减退，子宫冷感，月经不调等。（《现代实用中药》增订本）

【验方举要】

○治虚赢阳道不举，五劳七伤百病，能食，下气；巴戟天、生牛膝各三斤，以酒五斗浸之，去滓温服，常令酒气相及，勿至醉吐。（《千金要方》）

○戒酒巴戟糖水：巴戟15克，酒制大黄30克，巴戟切片用糯米拌炒至米焦，去米，共研粉，用蜜糖适量调服，每次3克，每日一次，能戒酒。（《中国药膳学》）

【按】

历代医家均认为巴戟天具补肾壮阳之功，但药理研究未发现有雄性激素样作用。据生药学家考证，肯定古代用的巴戟天非近代所用之品种，故现市售巴戟天有否滋补壮阳作用，还待进一步研究。

Shuizhi

水蛭

水蛭系环节动物水蛭科蚂蟥 *Whitmania Pigra* Whitman、水蛭 *Hirude nipponica* Whitman 或柳叶蚂蟥 *Whirmania acranulata* Whitman 的干燥全体。常用别名有蚂蟥、马蜞、马蛭等。味咸、苦，性平，有毒。归肝、膀胱经。功能破血逐瘀，散癥通经。主要用于血滞经闭，癥瘕积聚，跌打损伤等病症。常用剂量为 3~6克；研末吞服每次 0.3~0.5 克。孕妇忌服。

【各家论述】

○水蛭味咸平。主逐恶血瘀血月闭，破血瘕积聚，无子。利水道。生池泽。（《神农本草经》）

○又堕胎。（《本草经集注》）

○主破女子月候不通，欲成血劳癥块，能治血积聚。（《药性本草》）

○治伤折有功。（《本草衍义》）

○咸苦有毒，苦走血，咸胜血，破蓄血之证，逐恶血，消瘀血，通月经之闭。（《丹溪手镜·卷之中》）

○治痈疽，通经破血。（《珍珠囊补遗药性赋·主治指掌》）

○能逐恶血瘀血，破血癥积聚，通经闭，和水道，堕胎，咂赤白游疹，痈疽肿毒及折伤跌扑瘀血不散。制用之法，当取田间啮入腹中有血者佳，须晒干细锉，以微火炒黄熟方可用，或以冬收猪脂煎令焦黄用之亦可。（《景岳全书·下册·卷四十九·本草正》）

○水蛭最喜食人之血，而性又迟缓善入，迟则生血不伤，善入则坚积易破，借其力以攻积久之滞，自有利而无害也。（《温热经纬·卷五·方论》）

○水蛭以蠕动唼血之物，治血之蓄而不行者，与虻虫功用相似，故仲景方往往相辅而行……而后来治蓄血诸证不因于伤寒者，亦不能外此二味，只随证以为加减而已，简成方治痛风血结，亦有用水蛭者。（《本草述钩元》）

○凡人身瘀血方阻，尚有生气者易治，阻之久则无生气而难治。盖血既离经，与正气全不相属，投之轻药，则拒而不纳，药过峻，又反能伤未败之血，故治之极难。水蛭……自有利而无害也。（《本草经百种录》）

○水蛭……为其气腐，其气味与瘀血相感召，不与新血相感召，故但破瘀血而不伤新血。且其色黑下趋，又善破冲任中之瘀，盖其破瘀血者乃此物之良能，非其性之猛烈也……最宜生用，其忌火炙。

凡破血之药，多伤气分，唯水蛭味咸专入血分，于气分丝毫无损，且服后腹不觉疼，并不觉开破，而瘀血默消于无形，真良药也。（《医学衷中参西录·上册·药物》）

○总论破瘀血之药，当以水蛭为最。然此物忌炙，必须生用之方有效。乃医者畏其猛烈，炙者犹不敢用，则生者无论矣。不知水蛭性原和平，而具有善化瘀血之良能。（《医学衷中参西录·下册·医论》）

○水蛭……《本经》"利水道"之经验欲失，其主中风又为多家本草所不载，余故阐而补之。

肿有血分、水分之分……水蛭逐瘀通经，膀胱瘀塞自去，气化自行，水道则通。《本草经疏》："血蓄膀胱，则水道不通，血散而膀胱得气化之职，水道不求其利而自利矣。"更有肝水者，腹水胀大，胁下支满，小便黄少，面色晦黯，腹皮青筋暴露，舌暗有瘀色。此肝疏泄失职，水道闭塞。水蛭入肝、膀胱经，通瘀塞而水道利矣。（《百药效用奇观·当归丸》）

○为抗血凝药，治月经不顺、月经困难、子宫筋肿、血肿、癫痫之因于月经障碍而起者，及跌仆打损部之疼痛有效。活水蛭外用为炎肿局部充血之吸血剂。癫痫，用其黑烧。（《现代实用中药》增订本）

○水蛭出于水而善蚀血，故具有行血利水之功。（《经证证药录》）

○药效：溶解凝血，驱瘀血。用途：驱瘀血，陈旧瘀血证。（《临床应用汉方处方解说》）

○水蛭体穿窬，而败坏为之用，败坏血道也。（《皇汉医学丛书·伤寒用药研究·卷下》）

223

【验方举要】

○杖丹方：用水蛭为末，和朴硝少许，以水调敷疮上，屡施于人良验。（《志雅堂杂钞·卷上》）

○治折伤，用水蛭新瓦上焙干为细末，热酒调下一钱。食顷痛，更一服。痛止，便将接骨药封，以物夹定，直候至好。（《医学纲目·卷之二十·撷扑伤损》）

○治瘀血成积证。生水蛭60克，生山药240克，共为细末，每服9克，开水冲，早晚各1次。（《岳美中医案集·第135页》）

○缩阳秘方：水蛭寻起九条，入水，碗养住，至七月七日，取出阴干，秤有多少，入麝香、苏合香，三味一般细研为末，蜜少许为饼，遇阳兴时，即将少许擦左脚心，即时萎缩，过日复兴再擦。（《东医宝鉴·卷一·内景篇》）

○堕扑、落伤、折伤，内有瘀血，水蛭炒黑为末，入麝香少许，每一钱，热酒调服，当下瘀血。（《东医宝鉴·卷九·杂病篇》）

【按】

水蛭属"血肉有情"之品，善破血消瘀，无伤阴之弊，临床上用于肺心病、冠心病、心绞痛、脑出血、高脂血证等。采用水蛭粉装胶囊吞服效果较好，剂量由小量开始逐渐加大，除气味腥臭难服外，一般无不良反应，凡无出血倾向及胃炎溃疡者，可以放胆使用。药理研究表明，水蛭素能阻止凝血酶对纤维蛋白元的作用，阻碍血液凝固。《东医宝鉴》用水蛭外用缩阳，令人耳目一新，值得研究。

Shuihonghuazi
水红花子

水红花子系蓼科植物红蓼 *Polygonum orientale* L. 的果实。常用别名有荭草实、水荭子、河蓼子、川蓼子、水红子。味咸、微辛，性微寒。归肝经。功能散瘀软坚，行气消积，利水。用于治疗胁腹癥积，水臌，胃脘痛，食少腹胀，火眼，疮肿，瘰疬等病症。常用剂量内服：煎汤，3～10克；研末、熬膏或浸酒。外用：适量，或捣烂外敷。凡血分无瘀滞，脾胃虚寒者慎服。孕妇忌服。

【各家论述】

○主消渴，去热，明目，益气。（《名医别录》）

○治瘰疬。（《本草衍义》）

○破血，治小儿痞块积聚，消年深积久坚积，疗妇女石瘕症。（《滇南本草》）

○明眼目，消疮毒。（《品汇精要》）

○消血积，化癖散疬之药也。善消磨，能入血分，逐留滞，去痹气，清血障，明目疾。（《本草汇言》）

○主治脾肿大，肝硬化腹水。（《全国中草药汇编》）

【验方举要】

○治腹中痞积：水红花子一碗，以水二碗，用文武火熬成膏，量痞之大小摊贴，仍以酒调膏服。忌荤腥油腻。（《保寿堂验方》）

○治瘰疬，破者亦治：水红花子不拘多少，微炒一半，余半生用，同为末，好酒调二钱，日三服，食后夜卧各一服。（《本草衍义》）

○消胃脘血气作痛：水红花为末，白汤调服。（《本草汇言》）

【按】

药理研究表明，水红花子具有利尿、抗菌和抗癌作用。本品全草入药治胃脘痛有一定疗效。

五 画

Yuzhu
玉竹

玉竹系百合科多年生草本植物玉竹 *Polygonatum odoratum* (Mill.) Druce 的干燥根茎。常用别名有女萎、葳蕤、黄芝、萎蕤、女草、葳参、萎香、连竹等。味甘，性微寒。归肺、胃经。功能养阴润燥，生津止渴。主要用于治疗肺胃阴伤，燥热咳嗽，咽干口渴，内热消渴等症。常用剂量为 10～15 克。脾虚有湿痰者不宜服。

【各家论述】

○味甘，平。主中风暴热，不能动摇，跌筋结肉，诸不足。久服去面黑黚，好颜色，润泽，轻身不老。生山谷。（《神农本草经》）

○主心腹结气虚热，湿毒腰痛，茎中寒及目痛眦烂泪出。（《名医别录》）

○主时痰寒热，内补不足，去虚劳客热，头痛不安。（《药性本草》）

○主聪明，调气血，令人强壮。（《本草拾遗》）

○除烦闷，止渴，润心肺，补五劳七伤，虚损，腰脚疼痛，天行热狂。（《日华子本草》）

○味甘，平，无毒。降也，阳中之阴也。其用有四：风淫四肢不用，泪出两目皆烂，男子湿注腰疼，女子面生黑䵟，皆能疗治。（《珍珠囊补遗药性赋·主治指掌·逐段锦》）

○主风湿自汗灼热及劳疟寒热，脾胃虚乏，男子小便频数，失精，一切虚损。（《本草纲目》）

○补气血，补中健脾。（《滇南本草》）

○萎蕤，性平，味甘，柔润可食。故朱肱《南阳活人书》治风温自汗身重，语言难出，用萎蕤汤以之为君药。予每用治虚劳寒热、痁疟及一切不足之症，用代参、芪，不寒不燥，大有殊功。不止于去风热湿毒而已，此昔人所未阐者也。（《本草纲目》）

○甘平性润，补中益气，为风温咽痛专药。用代参、芪，功力稍缓。(《徐大椿医书全集·药性切用·卷之一上》)

○葳蕤性钝，其功甚缓，不能救一时之急，必须多服始妙。用之于汤剂之中，冀目前之速效难矣。且葳蕤补阴，必须人参补阳，则阴阳有既济之妙，而所收之功用实奇。故中风之症，葳蕤与人参并服，必无痿废之忧；惊狂之病，葳蕤与人参同饮，断少死亡之痛。盖人参得葳蕤而益力，葳蕤得人参而鼓勇也。(《本草新编》)

○玉竹，甘平补气血而润，去风湿润心肺，用代参地，不寒不燥，大有殊功。(《本草分经·手太阴肺·补》)

○玉竹和平滋润，化气生金，解渴除烦，清金利水，益气润燥。其诸主治，止消渴，通淋涩，润皮肤，去黑黵，疗目眦赤烂，治眼睛昏花。(《长沙药解·卷三》)

○葳蕤阴阳并资，未有专功，性缓力薄，难图急效。倘证属迫促，虽用斤许，不及参、芪数分。若大便溏者，更为忌之。或生用，或蜜水拌蒸，随宜。(《罗氏会约医镜·卷十六·本草上》)

○玉竹甘平，质润，补肺阴止嗽，兼入肝脾肾，除风湿，然气平力薄……昔有可当人参之说，未免过誉。(《医方十种汇编·药性摘录》)

○……后人妄称葳蕤有人参之功，不审阴阳寒热，用为补剂，若阴盛阳虚，宜温补者，此药大忌。(《医学真传·辨药大略》)

○葳蕤补益之功逾黄精，方家称黄芝……可以延寿。(《南越笔记·卷十五》)

○补中益气，润心肺，悦颜色，除烦渴，治风淫湿毒，目痛眦烂，寒热痁疟，中风暴热不能动摇，头痛，腰痛，茎寒，自汗，一切不足之证，用代参芪，不寒不燥，大有殊功。(《家庭医师·第六章·药物》)

○效用：为滋养强壮药，治尿利频数、遗精、多汗症，并治腰膝部疼痛，除颜面之黑黵。又葳蕤能使血糖减少，可治糖尿病。外用治打扑伤。(《现代实用中药》增订本)

○《本经》主面黑好颜色。以五脏之色生于肝，玉竹、甘草能启太阴之气，合水土之化，以生金滋肝，故久服则筋润而肉泽。(《经证证药录·卷六》)

○玉竹为滋养强壮药，并具有强心作用……蕤仁为消炎药，及点眼料，功能消风清热。(《科学注解本草概要·植物部》)

【验方举要】

○治男妇虚证，肢体酸软，自汗，盗汗：葳蕤五钱，丹参二钱五分。不用引，水煎服。(《滇南本草》)

○治秋燥伤胃阴：玉竹三钱，麦冬三钱，沙参二钱，生甘草一钱。水五杯，煮取二杯，分二次服。（《温病条辨·玉竹麦门冬汤》）

○去面皱，和颜色，强筋骨，导气脉，兼治中风湿毒，用萎蕤根切碎，熬取汁，渣再焙末，丸弹大，每汤下一丸。目赤涩痛，同当归、赤芍、黄连煎洗。眼花赤痛，少佐薄荷、生姜煎服。发热口干，小便涩，水煎服。小便卒淋，同芭蕉根煎服。（《本草易读》）

【按】

药理研究表明，玉竹具有强心、降低血糖等作用。临床治疗心力衰竭、高脂血证、心绞痛、糖尿病有较好疗效。

Aiye
艾叶

艾叶系菊科多年生灌木状草本植物艾 *Artemisia argyi* Lévl.et Vant. 的干燥叶。常用别名有艾、医草、蕲艾、黄草、家艾、甜艾、香艾等。味辛、苦，性温，有小毒。归肝、脾、肾经。功能散寒止痛，温经止血。主要用于治疗少腹冷痛，经寒不调，宫冷不孕，吐血，衄血，崩漏经多，妊娠下血；外治皮肤瘙痒。醋艾温经止血。用于虚寒性出血证。常用剂量为 3 ~ 10 克。外用适量。

【各家论述】

○味苦，微温，无毒。主灸百病。可作煎，止下痢，吐血。下部蛋疮，妇人漏血。利阴气，生肌肉，辟风寒，使人有子。（《名医别录》）

○止崩血，安胎止腹痛。止赤白痢及五脏痔泻血。（《药性本草》）

○主下血，衄血，脓血痢，水煮及丸散任用。（《新修本草》）

○（主）金疮，崩中，霍乱；止胎漏。春初采。为干饼子，入生姜煎服，止泻痢。（《食疗本草》）

○止霍乱转筋，治心痛，鼻洪并带下。（《日华子本草》）

○艾叶，苦，阴中之阳，温胃。（《医学启源·卷之下·用药备旨·药类法象》）

○艾叶，生则微苦大辛，熟则微辛大苦，生温熟热，纯阳也。可以取太阳真火，可以回垂绝元阳。服之则走三阴而逐一切寒湿。转肃杀之气为融和；灸之则透诸经而治百种病邪，起沉疴之人为康泰，其功亦大矣。苏恭言其生寒，苏颂言其有毒，一则见其能止诸血，一则见其热气上冲，遂谓其性寒、有毒，误矣。盖不知血随气而行，气行则血散，热因久服，致火上冲之故尔。夫药以治病，中病则止，若素有虚寒痼冷，妇人湿郁滞漏之人，以艾和归、附诸药治其病，夫何不可，而乃妄意求嗣，服艾不辍，助以辛热，药性久偏，致使火燥，是谁之咎欤？艾附丸治心腹、少腹诸痛，调妇人诸病，颇有深功；胶艾汤治虚痢及妊娠产后下血，尤著奇效。老人丹田气弱，脐腹畏冷者，以熟艾入布袋兜其脐腹，妙不可言。寒湿脚气，亦宜以此夹入袜内。（《本草纲目》）

○生用微温，熟用微热，能通十二经而尤为肝脾肾之药。善于温中逐冷除湿，行血中之气，气中之滞，凡妇人血气寒滞者最宜用之，故能安胎，止心腹痛，带下血崩，暖腰膝，止吐血下痢，辟风寒寒湿，瘴症霍乱转筋及一切冷气鬼气，杀蛔虫并下部蛋虫疮，或生用捣汁，或熟用煎汤，或用灸百病，或炒热敷

熨，可通经络；或袋盛包裹，可温脐膝，表里生熟俱有所宜。（《景岳全书·卷四十八·本草正上》）

○艾叶温平，祛邪逐秽，漏血安胎，心疼即愈。（《明医指掌·卷一·药性歌》）

○艾叶生寒熟则温，灸除百病可延生，温中暖胃和肝气，调血能令下吐平。（《医经小学·卷之一·药性指掌》）

○艾叶暖命门而通于冲任，使奇经上下之循环赖其温养。（《成方便读·补养之剂·胶艾四物汤》）

○其性纯阳，能通十二经脉，善理女人气血寒滞，温中开郁，调月经，暖子宫，使孕早结，安胎止漏，治崩带，疗腹痛、冷痢、霍乱、转筋、杀蛔、治癣、下部䘌虫疮及一切冷气为患。或捣汁，或煎汤，或揉熟灸火，能透诸经而治诸毒百病。或炒热敷熨，可通经络。脐腹冷痛，寒湿脚气，以熟艾装袋、装袜温之，甚效。若血热生燥者忌之。（《罗氏会约医镜·卷十六·本草上》）

○艾叶和煦通畅，逐湿除寒，暖补血海而调经络，瘀涩既开，循环如旧，是以善于止血，而治疮疡。其诸主治，止吐衄便血，胎产崩带，淋沥痔漏，刀箭跌损诸血。治发背痈疽、疔毒、痔疮、臁疮、风癞、疥癣诸疮。除咽喉牙痛，眼目心腹诸痛。灭奸黵，落赘疣，调胎孕，扫虫蟿。（《长沙药解·卷二》）

○味苦大辛，生温熟热。入三阴而祛寒理血，止痛调经，为暖子宫专药。灸火通十二经阳气，治寒湿痹痛。野艾：但能灸火，不入汤剂。（《徐大椿医书全集·药性切用·卷之一下》）

○艾叶，温暖子宫，撑动子宫，则胎灵动。（《医学心悟·第四卷》）

○艾叶，辛苦性温气芳烈，入肝脾兼入肾，能除沉寒固冷，起阳气将绝。凡因寒湿而见血衄崩带，腹痛冷痢，霍乱转筋，胎动腰痛，气阴经水不调，子宫虚冷，虫动疮疥，服之俱能立效。以其因于寒湿也。若气虚血热者忌禁。同干姜蜜丸除冷恶鬼邪诸气。同阿胶治虚痢及胎前后下血。若阳气将绝灸之可回阳。证非寒湿忌用。用陈者良。（《医方十种汇编·药性摘录》）

○曝干收叶以灸百病。凡用陈久者良，治令细软谓之熟艾。若生艾灸火，伤人肌脉。作煎治诸血病，温中，逐冷，除湿。捣汁服，止伤血，杀蛔虫，治心腹一切冷气。（《广群芳谱·卷九十五》）

○为强壮，镇静，止血药。功能温中理气，开郁调经，止崩安胎。（《科学注解本草概要·植物部》）

○性味：有特异芳香，味苦，平。效用：为止血剂，治吐血、衄血、直肠出血、子宫出血、腹痛吐泻、经闭、月经不调、少女萎黄病、孕妇胎动不安等。兼有强壮作用，治寒性虚脱性之出血。外用作灸疗法之燃烧料。（《现代实用中药》增订本）

○艾叶性温，味苦，无毒。主灸百病，主妇人崩漏，安胎，上腹痛，止赤白痢，五脏痔泻血，疗下部蜃，生肌肉，辟风寒，令人有子。（《东医宝鉴·汤液篇·卷三》）

○陈艾叶，治卒心痛，取熟艾浓煎，服之即瘥。（《东医宝鉴·外形篇·卷三》）

○药效：收敛，止血。用途：诸出血，痛经，湿疹，灸之艾。（《临床应用汉方处方解说》）

【验方举要】

○产后泻血不止：取干艾叶半两灸热，老生姜半两，浓煎汤，一服便止，妙。（《食疗本草·卷上·艾叶》）

○疗食诸肉骨梗方：生艾叶数升，水酒共一斗，煮取三四升，稍稍饮之。（《外台秘要·卷八·诸骨梗方》）

○肘后疗卒心痛方：白艾成熟者三升，以水三升，煮取一升，去滓，顿服之。若为客气所中者，当吐虫物出。（《外台秘要·卷七·心背彻痛方》）

○文仲疗白癞方：干艾叶浓煮，以渍曲作酒如常法，饮之令醺醺。（《外台秘要·卷三十·白癞方》）

○胎动日夜叫呼，口噤唇青及下痢不止者，熟艾一两，酒五盏，煮四盏，去渣，再煎至二盏服，口闭者灌之。亦治腰痛下血。（《卫生家宝产科备要·卷四》）

○蛇伤灸法：遭恶蛇虺所螫处，贴之艾柱，当上灸之，立瘥，不然即死。凡蛇咬即当咬处灸之，引去毒气即止。（《太平广记·卷二百二十》）

○妊娠尿血方：生艾叶一斤，研，冬用茎，干者亦得。右以酒五升，煮取二升，分三服。（《妇人大全良方·卷之十五·妊娠尿血方论第七》）

○治妊娠因感外风，如中风状，不省人事：熟艾三两，右以米醋炒，令极热，乘热以绢帛裹，熨脐下，良久即省。（《妇人大全良方·卷之十四·妊娠中风方论第一》）

○胎动不安，或但胀痛，或胎转抢心，或下血不止：艾叶，鸡子大，酒四升，煮二升，分二服，大妙。（《丹溪治法心要·卷七妇人科·胎孕第二》）

○小儿生后三日，啼哭不乳……乃脐腹痛也。取蕲艾杵烂，火上烘热，掩其脐上，以帛勒之，须臾吮乳而不啼矣。（《幼科发挥·卷之一·脐风》）

○治喉痹：青艾和茎叶一握，用醋同杵敷痹处，冬月用干者。一法用青艾汁灌下。（《医学纲目·卷之十五·咽喉》）

○治妊娠中恶心腹绞急切痛……或吐血或衄血者用熟艾如拳大煮汁顿服。（《证治准绳·女科·卷四》）

○孙真人治粪后有血，浓煎艾叶汤和生姜汁三合服之。（《医学纲目·卷之十七·诸见血门》）

○艾姜汤，治大便下脓血：艾叶一握，黑豆百粒，新水一大盏，煎六分，入生姜汁三大匙，稍热服。（《仁斋直指方论·卷之二十六·血疾证治》）

○治破伤风……以荆芥、黄蜡、海鳔（鱼鳔炒黄色），三味各五钱，艾叶三升，入无灰酒一碗，重汤煮一炷香，热饮之，汗出而愈。唯百日以内不得食鸡肉。（《阅微草堂笔记·卷十二》）

○疮一月不治则有虫，用艾煎汤投白矾三钱洗之，为艾性能杀虫也。（《外科大成·卷一·洗涤类方》）

○治白蛇串：干艾叶搓为纸捻，烧烟熏至黄色即住。（《疡医大全·卷之三十》）

○又有一种肉核，俗名"猴子"，生在面上，虽不痛痒，亦甚可嫌。若用铜钱套住，以祁艾灸三次，落水永不复发。（《镜花缘·第二十六回》）

○治鹅掌风：蕲艾四五两，水煎入大口瓶内，上用麻布盖之，以手心放瓶口熏之。（《疡医大全·卷之十九》）

○治风火虫牙：蕲艾一两，大蜂窝一个，用好醋煎浓漱口，一日愈。（《疡医大全·卷之十六》）

○治单双蛾：新艾叶绞汁，和童便服。（《疡医大全·卷之十七》）

○治鹤膝风：真蕲艾每次半斤煎汤，乘热熏洗。（《疡医大全·卷之二十四》）

○治狐惑疮：生艾、川楝根，煎汤熏洗。（《疡医大全·卷之十四》）

○治胎漏：生艾叶二盏，阿胶、白蜜各二两，煎至半服之。（《东医宝鉴·杂病篇·卷十》）

○治痔漏、虫蚀肛门：熟艾一团，雄黄少许，同烧火，以竹筒纳下部，引烟熏之良。（《东医宝鉴·外形篇·卷四》）

【按】

药理研究表明，艾叶具有平喘、镇咳、祛痰、抗过敏、抗菌、镇静、兴奋子宫、抑制肿瘤细胞等作用。艾叶制剂治疗慢性肝炎、肝硬化、肿瘤、慢性气管炎、哮喘、瘙痒症、黄水疮、细菌性痢疾、乳腺增生病、鼻炎等有效。但其性温，煎剂口服，约有30%的病例出现口干、恶心、呕吐、胃部不适、腹泻和头昏等反应，故阴虚血热者慎服。

Gansong
甘松

甘松系败酱科植物甘松 *Nardostachys chinensis* Batal. 或匙叶甘松 *Nardostachys jatamansi* DC. 的干燥根及根茎。常用别名有香松、甘松香等。味辛、甘，性温。归脾、胃经。功能理气止痛，开郁醒脾。主要用于治疗脘腹胀满、食欲不振，呕吐；外治牙痛，脚肿。常用剂量为 3～6 克；外用适量，泡汤漱口或煎汤洗脚或研末敷患处。

【各家论述】

○甘，温，无毒。主恶气，卒心腹痛满。（《开宝本草》）

○治心腹胀，下气。（《日华子本草》）

○味甘，温，无毒。善除恶气，浴体香肌，治心腹痛。（《珍珠囊补遗药性赋·草部》）

○甘松，芳香能开脾郁，少加入脾胃药中，甚醒脾气……治脚气膝浮，煎汤淋洗。（《本草纲目》）

○甘松，醒脾畅胃之药也。（《开宝方》）

○主心腹卒痛，散满下气，皆取温香行散之意。其气芳香，入脾胃药中，大有扶脾顺气，开胃消食之功。入八珍散、三合粉中，治老人脾虚不食，火泻虚脱，温而不热，香而不燥，甘而不滞，至和至美，脾之阳分用药也，与山柰合用更善。（《本草汇言》）

○甘松，虽有类山柰，但山柰气多辛窜，此则甘多于辛，故书载能入脾开郁也。（《本草求真》）

○芳香理气，能开脾郁。治腹满痛、齿䘌、脚膝气肿。但芳香散气，多用晕人。（《罗氏会约医镜·卷十六·本草上》）

○甘松，近东瀛医家谓此药善通经络，专治转筋，为霍乱转筋必需之药。颐自定霍乱药酒方，用伊打和酒精，浸取浓汁，合姜、附、萸、连诸味，治真寒霍乱、转筋入腹危急重症，极有捷效，知此物温运，活络通经，无出其右。此固向来治药物学者之所未知者也。（《本草正义》）

○甘松，即西药中之缬草，其气香，味微酸……则以为兴奋之品，善治心脏麻痹、霍乱转筋。东人又以为镇静神经之特效药，用治癫狂、痫痉诸病。盖为其气香，故善兴奋心脏，使不至于麻痹，而其馨香透窍之力，亦能开痹通瘀也。为其味酸，故能保安神经，使不至于妄行，而酸化软坚之力，又自能化多年之癥结，使尽消融也。至于其能补痿，能治霍乱转筋者，即心脏不麻痹，神经不妄行之功效外著者也。孰谓中西医理不相贯通哉？（《医学衷中参西录·上册·医方》）

○至于甘松，其性在中医用之以清热、开瘀、逐痹；在西医则推为安养神经之妙药，而兼能治霍乱转筋，盖神经不失其所司，则筋可不转，此亦足见安养神经之效也。（《医学衷中参西录·上册·医方》）

○性味：特异芳香，味微甜而略苦，似樟脑。效用：芳香健胃药，有镇痉镇静作用，适用于头痛、腹痛及精神忧郁等症，并能驱蛔，凡因蛔虫而发惊痫者，用此有效。又神经易受感情触动而发搐搦者亦效。（《现代实用中药》增订本）

【验方举要】

○肾虚牙肿火痛：甘松、硫磺等分匀末，泡汤漱之吐之，神效。（《疡医大全·卷之十六》）

○风疳虫牙蚀肉至尽，（甘松）同轻粉、焙芦荟，猪肾一对，炙末煎漱。（《本草易读》）

○治各种肠胃疼痛：甘松香、木香、厚朴。煎服。（《四川中药志》）

【按】

药理研究表明，甘松具有镇静、抗心律不齐等作用。临床上以甘松为主的复方制剂治疗癫痫、心律失常有效。

Gancao
甘草

甘草系豆科植物甘草 *Glycyrrhiza uralensis* Fisch.、胀果甘草 *Glycyrrh inflata* Bat. 或光果甘草 *Glycyrrhiza giabra* L. 的干燥根及根茎。常用别名有美草、蜜甘、蜜草、国老、灵通、粉草等。味甘，性平。归心、肺、脾、胃经。功能补脾益气，清热解毒，祛痰止咳，缓急止痛，调和诸药。主要用于治疗脾胃虚弱，倦怠乏力，心悸气短，咳嗽痰多，脘腹、四肢挛急疼痛，痈肿疮毒等，缓解药物毒性、烈性。炙甘草功能补脾益气复脉。主要用于治疗脾胃虚弱，倦怠乏力，心动悸，脉结代等。常用剂量为1.5~9克。不宜与大戟、芫花、甘遂配伍同用。实证，中满腹胀者慎服。

【各家论述】

○味甘，平。主五脏六腑寒热邪气，坚筋骨，长肌肉，倍力，金创肿，解毒。久服轻身延年。（《神农本草经》）

○温中下气，烦满短气，伤脏咳嗽，止渴，通经脉，利血气，解百药毒。（《名医别录》）

○主腹中冷痛，治惊痫，除腹胀满；补益五脏；制诸药毒；养肾气内伤，令人阴（不）痿；主妇人血沥腰痛；虚而多热，加而用之。（《药性本草》）

○甘草解百药毒，此实如汤沃雪，有同神妙，有人中乌头巴豆毒，甘草入腹即定。（《备急千金要方·卷二十四》）

○安魂定魄。补五劳七伤，一切虚损、惊悸、烦闷、健忘。通九窍，利百脉，益精养气，壮筋骨，解冷热。（《日华子本草》）

○甘平，安和药石，解诸药毒，调和脏腑神养脾胃。治五劳七伤，通九窍百脉；发散方解表，厥逆方温里，承气汤调胃，白虎汤清肺，柴胡汤缓中，泻心汤导热。中满相反不用，内外上下中无所不至。（《丹溪手镜·卷之中·发明五味阴阳寒热伤寒汤丸药性第二》）

○甘草气味甘，生大凉，火炙之则温，能补三焦元气，调和诸药相协，共为力而不争，性缓，善解诸急，故有"国老"之称。（《医学启源·卷之下·用药备旨·药类法象》）

○《主治秘要》云：（甘草）性寒味甘，气薄味厚，可升可降，阴中阳也。其用有五：和中一也；补阳气二也；调诸药三也；能解其太过四也；去寒邪五也。腹胀则忌之。又云：甘苦，阳中阴也，纯阳、养血、补肾；梢子去肾茎之

痛。胸中积热，非梢子不能除，去皮，碎用。（《医学启源·卷之下·用药备旨·药类法象》）

○甘草……恶远志，反大戟、芫花、甘遂、海藻。用宜去皮。服此，忌猪肉及菘菜……生之则寒，炙之则温。生则分身梢而泻火；炙则健脾胃可和中；解百毒而有效，协诸药而无争；以其甘能缓急，故有国老之称。（《珍珠囊补遗药性赋·主治指掌·逐段锦》）

○寒伤荣，荣主肝，肝苦急，以甘（草）缓之。（《丹溪手镜·卷之中·伤寒方论第一》）

○治肺痿之脓血，而作吐剂；消五发之疮疽，与黄芪同功。（《汤液本草》）

○解小儿胎毒、惊痫，降火止痛。（《本草纲目》）

○甘草甘平生泻火，炙之健胃可和中，解诸药毒无争竞，养血通经更有功。（《医经小学·卷之一·药性指掌》）

○其味至甘，得中和之性，有调补之功，故毒药得之解其毒，刚药得之和其性，表药得之助其升，下药得之缓其速。助参芪成气虚之功人所知也，助熟地疗阴虚之危谁其晓焉？祛邪热、坚筋骨、健脾胃、长肌肉，随气药入气，随血药入血，无往不可，故称国老，唯中满者勿加，恐其作胀，速下者勿入，恐其缓功，不可不知也。（《景岳全书·卷四十八·本草正上》）

○心实以甘草泻之，如无他证，以钱氏方中重则泻心汤，轻则导赤散。（《医学纲目·卷之四·论五脏虚实》）

○甘草，和中益气，补虚解毒之药也。健脾胃，固中气之虚赢，协阴阳，和不调之营卫。故治劳损内伤，脾气虚弱，元阳不足，肺气衰虚，其甘温平补，效如参、芪并也。又如咽喉肿痛，佐枳实、鼠粘，可以清肺开咽；痰涎咳嗽，共苏子、二陈，可以消痰顺气。佐黄芪、防风，能运毒走表，为痘疹气血两虚者，首尾必资之剂。得黄芩、白芍药，止下痢腹痛；得金银花、紫花地丁，消一切疔毒；得川黄连，解胎毒于有生之初；得连翘，散悬痈于垂成之际。凡用纯热纯寒之药，必用甘草以缓其势，寒热相杂之药，必用甘草以和其性。高元鼎云，实满忌甘草固矣，若中虚五阳不布，以致气逆不下，滞而为满，服甘草七剂即通。（《本草汇言》）

○《伤寒类要》治伤寒心悸脉结代；《圣济总录》治舌肿塞口；《外科精要》治一切痈疽诸发及丹石烟火药发；《兵部手集》治悬痈；《直指方》治痘疮烦渴及虫毒药毒；《金匮玉函》治小儿撮口及小儿赢瘦；《得效方》治小儿遗溺，皆以一味甘草为方。妙用良多，总不外乎养阴缓急，清热化毒也。（《温热经纬·卷五·方论·甘草汤》）

○甘草……入和剂则补益，入汗剂则解肌，入凉剂则泻热，入峻剂则缓急，入润剂则养血，能协和诸药使之不争。（《本草分经·通行经络·和》）

○甘草甘平。缓脾气不足，能调诸药，并解药毒，生用泻火，炙用补脾，唯水气胀满等症忌之。反大戟、甘遂。（《医方十种汇编·药性摘录》）

○甘草不特协和诸药，且赖其为九土之精英，百毒遇土则化耳。（《成方便读·外科之剂·阳和汤》）

○甘草体具五德，辅以血药则左行己土而入肝木，佐以气药则右行戊土而入肺金。肝血温升则化神气，肺金清降则化精血。脾胃者，精神气血之中室，凡调剂气血交媾精神，非脾胃不能，非甘草不可也。（《长沙药解·卷一》）

○甘草，前人中满与呕家之忌。甘草者非通论也，上行用头，下行用梢，熟用甘温培土而补虚，生用甘凉泄火而消满。凡咽喉疼痛及一切疮疡热肿，并宜生甘草泄其郁火。熟用去皮蜜炙。（《长沙药解·卷一》）

○甘草得茯苓则不资满而反泄满，本草亦曰甘草能下气，除烦满，故用之也。（《医门法律·卷四》）

○补脾胃，泻心火，益三焦，散表寒，解诸毒，和百药，止泻痢，生肌止痛，除咳嗽、咽痛、肺痿……随气药补气，随血药补血，无往不利，故称国老。须宜重用，而今人只用二三分，何也？但其性和缓，若病势急，欲见速效，可不必用。按甘草味甘，凡中满者，呕逆者，俱忌用。（《罗氏会约医镜·卷十六·本草》）

○心火乘脾，故用炙草泻火而补脾，少用，恐滋满也。中满者去之。若腹中急痛而急缩者，却宜多用。（《成方切用·卷七上》）

○凡治蛔，不可用甘草及甜物。盖蛔得甘则动，得苦则安，得酸则静故也。（《医学心悟·首卷》）

○尤妙用甘草一分，以引群药之入于满处，盖中满最忌甘草，而余偏用之。成功于在忌之中也。（《重订石室秘录·卷二·塞治法》）

○甘草梢者，取其径达茎中，甘能缓痛也，虽治下焦而不专于治下，必三焦通利，水乃下行也。（《成方切用·卷七下》）

○最为众药之主。治七十二种乳石毒，解一千二百种草木毒。调和众药，故有国老之号。生用泻火。熟用散表寒。其性能缓能急，而又协和诸药，使之不争，唯中满、呕吐、嗜酒者忌用……梢生用，治胸中积热，去茎中痛，加酒煮玄胡索、苦楝子尤佳。（《广群芳谱·卷九十三》）

○古方治肺痈初起，有单用粉甘草四两，煮汤饮之者，恒有效验。愚师其意，对于肺结核之初期，咳嗽吐痰，微带腥臭者，恒用生粉甘草为细末，每服钱半，用金银花三钱煎汤送下，日服三次，屡屡获效。若肺病已久，或兼吐浓血，可用粉甘草细末三钱，浙贝母、三七细末各钱半，共调和为一日之量，亦用金银花汤送下。若觉热者，可再加玄参数钱，煎汤送服。皮黄者名粉甘草，性平不温，用于解毒消火剂中尤良……甘草熟用则补，生用则补中仍有流通之力，故于

237

霍乱相宜也。至于生用能流通之说，可以事实证之。（《医学衷中参西录·上册·药物》）

○甘草主治缓急和胃，协助诸药，解百药毒。人所知也。然未知以此一品治他病。凡小儿啼哭逾时不止者，以二钱许，热汤浸后去滓与之即止。又初生芽儿，咽喉痰壅，声不出者。频与生甘草如前法。又伤寒经日不省人事，谵语烦躁，不得眠者，每服五六钱水煎，昼夜陆续与人，神效。（《青囊琐探·上卷》）

○甘草能治外疡，乃甘为土之正味，百毒入土而化，故甘草能消外科之毒。然甘者必腻，若湿病痰病得之，必满必呕。古人成方多以甘草调和诸药，而今人则用之甚少，诚有见于此中弊窦，况在外疡，湿痰为病最多，故患疡者舌苔多厚浊黏腻，甘味皆是禁药，况大甘大腻如国老乎。又俗医每谓甘草节专治疡患，其说不知何本？考李氏濒湖《本草纲目》引书最博，辨药极详，于甘草有梢有头，而独无节，可知明代尚无此谬说。（《疡科纲目》）

○甘草主治、佐治之证，多在脾肾两经，生血藏精之脏。凡虚而多热者加用之。（《经证证药录·卷三》）

○悉原中气之虚，气虚滞于中，不能上宣而下达，是以有痞满、闷胀之病。上逆者，养中补土，盖以达郁而升陷，则呕吐与胀满，未始不宜。前人中满与呕家忌甘草者，非通论也。（《经证证药录·卷三》）

○仲景炙甘草汤以炙甘草为名，显然是以甘草为君，乃后世各注家都不深究仲景制方之旨，竟退甘草于附庸地位，即明如柯韵伯，清如尤在泾……也只认甘草留中不使违下，或囫囵言之，漫不经意。不知甘草具通经脉、利血气之功能，载在陶弘景《名医别录》而各注家只依从甘草和中之说法，抛弃古说不讲。顾甘草命方，冠诸篇首，日人丹波元坚还知注意。（《岳美中医案集·炙甘草汤治脉结代心动悸》）

○甘草，体柔顺而和缓，融彻宽道为之用。和缓：桂枝汤、麻黄汤、葛根汤……和缓表位也；小柴胡……和缓胸胁也；柴胡桂枝汤和缓表里也；芍药甘草汤和缓虚实间也。融彻：半夏泻心汤……融彻心下也；调胃承气汤……融彻胃中也；小建中……融彻腹中也；栀子蘖皮汤融彻表里间也；桂枝加附子汤……融彻表里；茯苓甘草汤……融彻心胃间；桃核承气汤融彻血道也。宽道：宽道喉咙也……宽道心胸……宽道胸腹也……宽道心胃间也……（《皇汉医学丛书·内科学·伤寒用药研究·卷下》）

○药效：缓急，镇痛，矫味。用途：诸急迫症状，急痛挛急，咽痛，矫味。（《临床应用汉方处方解说》）

【验方举要】

○治小儿胎毒方：甘草一指节长，炙碎，以水二合，煎取一合，以绵染点儿口中，与以一蚬壳。当吐出胸中恶汁，嗣后俟儿饥渴，更与之，能令儿智慧无病，长生寿考。（《华佗神方·卷八·治预解小儿胎毒神方》）

○救中诸毒方：取甘草煮浓汁，多饮之，或煮大豆汁令浓，多饮之，无大豆，豉亦佳。又煮荠苨令浓，饮一二升。如卒无可煮，嚼食之亦可作散服之，又凡煮此类药汁解毒者，不可热饮，因诸毒得热更甚也。宜使小冷为良。（《华佗神方·卷十七·救中诸毒方》）

○甘草汤，解与药毒。甘草十二两，上件锉碎水二斗，煎至一斗，取清，温冷徐服。（《中藏经校注·华氏中藏经·卷下》）

○古今录验疗阴下痒湿，汤洗方：甘草一尺，以水五升，煮取三升渍洗之，日三四度便愈。（《外台秘要·卷二十六·阴下痒湿方》）

○千金疗肺痿，涎唾多出，心中温温液液，甘草汤方：甘草二两炙，上一味切，以水三升，煮取一升半，分温三服。忌海藻菘菜。（《外台秘要·卷十·肺痿方》）

○救急疗瘦疾方：甘草三两炙。每旦以小便煮甘草三数沸，顿服甚良。（《外台秘要·卷十三·瘦病方》）

○甘草散，治疮痘略出，烦渴不止。粉甘草，栝蒌根等分。上为末，煎服一钱。甘草通血脉，发疮痘。（《仁斋小儿方论·卷之五·疮疹证治》）

○治诸痈疽大便秘方：生甘草一两，上锉碎，井水浓煎，入酒温服。能疏导恶物。（《仁斋直指方论·卷之二十二·痈疽证治》）

○《圣惠》治小儿撮口及发噤方：用生甘草一分，细锉，以水一小盏，煎至六分去渣，微温与儿服之。（《幼幼新书·卷第五·初生有病》）

○解诸热病，用粉甘草五两，切细微妙，捣细，随病人酒量多少，以无灰好酒一起研，去渣，温服。（《丹溪治法心要·卷一·时病第十三》）

○食毒马牛肉，用大甘草四两，研末，以无灰酒调服尽，病人须臾大吐大泻。（《丹溪治法心要·卷六·中毒第一百二十》）

○治阳证肿毒并金疮：大粉草，锉细，用竹一段，刮去青，两头留节，开一小窍，入草在内，满后却用油灰塞窍。从冬至日放粪缸内，待立春日先一日取起，竖在有风无日阴处二十一日，验两窍好，却破竹取草为细末，用水调敷。（《医学纲目·卷之十八·痈疽》）

○甘胆丸：治吃醋呛喉，因成咳嗽不止，诸药无效。用甘草二两，去赤皮，作二寸段，中半擘开，用猪胆汁五枚，浸三日，取出火上炙干，为细末，炼蜜丸，每服四十丸，茶清吞下，卧服神效。（《医学纲目·卷之二十六·咳嗽》）

○制甘草法，治悬痈，不拘肿溃。上每用大甘草一两，切至寸许，用涧水一碗浸透，以慢火炙干；仍投前水浸透再炙，主水干为度，却锉细，用水二盏，煎八分，空心腹。（《外科枢要·卷四·治疮疡各症附方》）

○仲景甘草汤：治少阴病二三日，咽痛者，可与甘草汤……又治伤寒，脉代，心悸动危困者。甘草二两，上一味，以水三升，煮服一升半，去滓，温服七合，日二服。（《祖剂·卷之一》）

○治服药过多，不省人事：甘草一两煎汤，入生姜汁半杯和服。（《古今医统大全·卷之八·中风门》）

○解百般饮食毒：生粉甘草二两，绿豆一升，水煎，频频服之。（《疡医大全·卷之三十九》）

○治眼丹：皂矾五钱，大粉草二两，同熬浓膏，加冰片少许，用鸭毛蘸润眼眶上。（《疡医大全·卷之十》）

○治小儿生疮：甘草熬膏，空心服之自愈。（《疡医大全·卷之二十三》）

○治冻疮：甘草、甘遂，煎汤热洗二次。（《疡医大全·卷之三十五》）

○银花甘草汤：一切恶毒肿痛，初起立消，诚外科捷法。鲜金银花五两，甘草节一两。（《疡医大全·卷之七》）

○治乳悬七八寸，甘草二两为末调服，外用甘草熏洗。（《达生要旨·卷四·产后乳病》）

○《千金》甘草汤：治肺痿。甘草一味，以水三升，煮减半，分温三服。（《金匮要略讲义·肺痿肺痈咳嗽上气病脉证治第七》）

○甘草一两，香油十两，将甘草浸入油内一昼夜，文火将药炸至焦黄，去渣备用。涂敷患处。主治：清洁疮面，或做赋形剂用。（《赵炳南临床经验集·药油·甘草油》）

【按】

药理研究表明，甘草具有肾上腺皮质激素样作用以及抗炎、抗变态反应、抗肿瘤、镇咳、祛痰、镇痛、解毒、抗惊厥、保肝、解热、抗利尿、抗溃疡、解痉、抑制胃酸分泌、降脂、抗动脉粥样硬化、抗病毒及调节免疫功能等多方面作用。甘草制剂临床用于胃及十二指肠溃疡、腰腿痛、脑垂体前叶机能减退症、阿狄森病、肝炎、支气管哮喘、肺结核、尿崩症、腓肠肌痉挛、血栓性静脉炎、室性早搏等病症均有显著疗效。

Gansui
甘遂

甘遂系大戟科植物甘遂 *Euphorbia kansui* T.N.Liou ex T.P.Wang 的干燥块根。常用别名有主田、甘泽、肿手花根等。味苦，性寒，有毒。归肺、肾、大肠经。功能泻水逐饮。主要用于治疗水肿胀满，胸腹积水，痰饮积聚，气逆喘咳，二便不利等病症。常用剂量为0.5~1.5克，炮制后多入丸散用。孕妇禁用，不宜与甘草同用。

【各家论述】

○味苦，寒。主大腹疝瘕，腹满，面目浮肿，留饮宿食，破癥坚积聚，利水谷道。（《神农本草经》）

○下五水，散膀胱留热，皮中痞，热气肿满。（《名医别录》）

○能泻十二种水疾，治心腹坚满，下水，去痰水，主皮肤浮肿。（《药性本草》）

○甘遂毒，大豆汁解。（《千金宝要·卷之二·解百药毒第五》）

○甘遂，苦，纯阳。水结胸中，非此不能除。（《医学启源·卷之下·用药备旨·药类法象》）

○可以通水，而其气直透达所结处。（《汤液本草·卷之四》）

○甘遂味苦，甘，寒，有毒。能消肿破癥。反甘草。（《珍珠囊补遗药性赋·草部》）

○甘遂……其功决水，使气直达下十二水。大反甘草，散膀胱留热、胸腹坚满。（《丹溪手镜·卷之中》）

○泻肾经及隧道水湿，脚气，阴囊肿坠，痰迷癫痫，噎膈痞塞。（《本草纲目》）

○专于行水，能直达水结之处，如水结胸者，非此不除。若留痰、留饮、宿食、癥坚积聚，无不能逐，故善消腹脚阴囊肿胀，去面目浮肿，通二便，泻膀胱湿热及痰逆癫痫噎膈痞塞。然性烈伤阴不宜妄用。（《景岳全书·卷四十六·外科》）

○甘遂，其味苦，其气寒而有毒，善逐水。其主大腹者，即世所谓水蛊也。又主疝瘕腹满、面目浮肿及留饮，利水道谷道，下五水，散膀胱留热，皮中痞气肿满者。谓诸病皆从湿水所生，水去饮消湿除，是拔其本也……甘遂性阴毒，虽善下水除湿，然能耗损真气，亏竭津液。元气虚人，除伤寒水结胸不得不用外，其余水肿鼓胀，类多脾阴不足，土虚不能制水，以致水气泛滥，即刘河间云诸湿肿满属脾土，法应补脾实土，兼利水便。不此之图，而反用甘遂下之，是重虚其虚也。（《本草经疏》）

○性味苦寒，入肾经，泻隧道水饮，直达水饮所结之处。面里煨熟。非大水大实，不可轻用。（《徐大椿医书全集·药性切用》）

○直达水气所结之处，以攻决为用，为下水之圣药。治湿热积饮、水肿水蛊、疝瘕，消阴囊肿胀，去面目浮肿。按甘遂攻逐极效，损真元亦速，非大实大水，不得轻投。（《罗氏会约医镜·卷十六》）

○甘遂苦寒迅利，专决积水，凡宿痰留饮，经腑停瘀，皮肤肿胀，便尿阻涩之证，一泄而下，其力甚捷。并下癥瘕积聚，一切陈菀之物。（《长沙药解·卷四》）

○甘遂大泻经隧水湿，凡因实邪元气壮盛而致隧道阻塞，见为水肿蛊胀，疝瘕腹痛，皆仗此以开决水道。然非症属有余，只因中气衰弱小便不利者切忌。（《医方十种汇编·药性摘录》）

○甘遂性猛烈走窜，后世本草，称其以决为用，为下水之圣药。痰亦水也，故其行痰之力，亦百倍于他药……彼盖不知，甘遂三钱之力，远胜于大黄六两之力也。（《医学衷中参西录·上册·医方》）

○甘遂破积聚，利水谷道，为末，调饮服，或作丸服。（《东医宝鉴·杂病篇·卷一》）

○甘遂：体降散而泻下为之用。泻下胸中及心下也。（《皇汉医学丛书·内科学·伤寒用药研究·卷下》）

【验方举要】

○疗妊娠子淋，大小便并不利，气急，已服猪苓散不瘥，宜服甘遂散下之。太山赤皮甘遂二两，右一味为末，以白蜜二合，和服如大豆粒，多觉心下烦，得微下者，日一服，下之后还将猪苓散。不得下，日二服，渐加至半钱，以微利为度。（《妇人大全良方·卷之十五》）

○小儿痫狂，用甘遂末一钱，猪心血和煨熟，加朱砂末一钱捣为丸，麻子大，每服十数粒。（《丹溪治法心要·卷八小儿科·痫狂第十一》）

○子和益肾散：甘遂为末，每三钱，獖猪腰子细劈开，以盐、椒等物淹透烂切，掺药在内，荷叶裹烧熟，酒送嚼下。（《玉机微义·卷之三十一·腰痛门》）

○治耳作脓者：用甘遂一块如枣核大，以绵裹塞耳中，以甘草含口中渐渐嚼下。（《仁斋直指方论·卷之二十一》）

○气道闭塞两耳聋：甘遂削成枣核大，绵裹塞耳，即以甘草含口中，咽汁数次，即通。（《疡医大全·卷之十三》）

○甘遂散：治五种癫痫及妇人心风血迷神效。甘遂末一钱，以猪心血和匀，将猪心批作两片，入在内，再合以线扎缚，皮纸包湿，慢火煨熟，取药出，研细入辰砂水飞末一钱，和匀分作四丸，每一丸将所煨猪心煎汤化下，如大便下恶物即止，不效再服一丸。(《东医宝鉴·卷一·内景篇》)

【按】

甘遂根含三萜类。药理研究表明，其醇浸膏有显著的泻下作用，能强烈刺激肠黏膜，引起炎症性充血和蠕动增加，致峻泻，还可引起呕吐腹痛、呼吸困难、血压下降等。临床上对体虚腹水胀满者，可用甘遂配伍葱白外用敷脐，能起到缓泻逐水又不伤正气的功效。

Shiwei

石韦

石韦系水龙骨科植物庐山石韦 *pyrrosia sheareri*（Bak.）Ching、石韦 *pyrrosia lingua*（Thunb.）Farwell 或有柄石韦 *pyrrosia Petiolosa*（Christ）Ching 的干燥叶。常用别名有石韀、石皮、石苇、石兰、生扯拢等。味甘、苦，性微寒。归肺、膀胱经。功能利尿通淋，清热止血。主要用于治疗热淋，血淋，石淋，小便不通，淋沥涩痛，吐血，衄血，尿血，崩漏，肺热咳喘等病症。常用剂量为 5~15 克。

【各家论述】

○味苦，平。主劳热邪气，五癃闭不通，利小便水道。（《神农本草经》）

○止烦下气，通膀胱满，补五劳，安五脏，去恶风，益精气。（《名医别录》）

○治淋沥遗溺。（《日华子本草》）

○炒末，冷酒调服，疗发背。（《本草图经》）

○石韦透膀胱小便。味苦，甘，平，无毒。去热除邪。临用刷去毛，不然，令人咳嗽不已。（《珍珠囊补遗药性赋·草部》）

○主崩漏，金疮，清肺热。（《本草纲目》）

○止玉茎痛。（《滇南本草》）

○石韦，主治劳热邪气者，劳热在骨，邪气在皮，肺肾之所主也。五癃者，五液癃闭，小便不利也。石韦助肺肾之精气，上下相交，水精上濡，则上窍外窍皆通，肺气下化，则水道行而小便利矣。（《本草崇原》）

○石韦，其性寒利，故《本经》治劳热邪气，指劳力伤津，癃闭不通之热邪而言，非虚劳之谓。治妊娠转胞，同车前煎服。（《本经逢原》）

○通膀胱，清肺火。治淋沥遗溺，疗痈疽发背。配槟榔姜汤，治气热咳嗽；配滑石末，治淋痛。（《得配本草》）

○石韦清肺金以滋化源，故通膀胱而利水道。治五劳、崩淋、发背。（《罗氏会约医镜·卷十六》）

○石韦，清金泄热，利水开癃，《金匮》鳖甲煎丸用之治疟日久结为癥瘕，以其泄水而消瘀也。（《长沙药解》）

○石韦，苦，甘，微寒……《别录》谓其补五脏，益精气，亦止清热利湿之功，非真有补性也。无湿热者勿与……杏仁、滑石、射干为使。得菖蒲良。生右瓦上者名瓦韦，治淋亦佳。（《本草从新》）

○效用：收敛性利尿药，适用于急性淋病，尿道炎，膀胱炎，小便出血，淋痛等症。（《现代实用中药》增订本）

○治五淋，胞囊结热不通，膀胱热满，淋沥，遗尿，利小便水道。（《东医宝鉴·汤液篇·卷三》）

【验方举要】

○治血淋：石韦、当归、蒲黄、芍药各等分。上四味治下筛，酒服方寸匕，日三服。（《千金方·石韦散》）

○治石淋：石韦（去毛）、滑石各三分。上二味，捣筛为散，用米汁若蜜服一刀圭，日二服。（《古今录验·石韦散》）

○治崩中漏下：石韦为末，每服三钱，温酒服。（《本草纲目》）

【按】

药理研究表明，石韦有抗病毒、祛痰、镇咳、平喘作用。庐山石韦煎剂对小鼠有明显的镇咳祛痰作用。有柄石韦的水煎醇提取物，具有显著的镇咳作用，其强度与可待因相近。此外，石韦煎剂对金黄色葡萄球菌、变形杆菌、大肠杆菌等有不同的抑制作用。对因化疗及放疗所引起的白细胞下降，具有升白细胞作用。

石灰

Shihui

石灰系石灰岩 *Limestone* 经加热煅烧而成。常用别名有垩灰、希灰、石垩、白灰、煅石、石煅、矿灰等。味辛，性温，有毒。归肝、脾经。功能燥湿杀虫，止血定痛，蚀恶肉。主要用于治疗疥癣湿疮，创伤出血，汤火烫伤，痔疮，脱肛，赘疣等病症。外用研末调敷，或以水溶化澄清涂洗。内服入丸散，或加水溶解取澄清液服。

【各家论述】

○味辛，温。主疽疡疥瘙，热气恶疮，癫疾，死肌堕眉，杀痔虫，去黑子息肉。(《神农本草经》)

○疗髓骨疽。(《名医别录》)

○治痫疥，蚀恶肉，不入汤服，止金疮血，和鸡子白、败船茹甚良。(《药性本草》)

○生肌长肉，吐血，白癜，疬疡，瘢疵，痔瘘，瘿赘，疣子，妇人粉刺，产后阴不能合，解酒酸，治酒毒，暖水脏，治气。(《日华子本草》)

○石灰风化方为胜，不堪服食，可疗金疮。(《珍珠囊补遗药性赋·玉石部》)

○散血定痛，止水泻血痢，白带白淫，收脱肛阴挺，消积聚结核，贴口㖞，黑须发。(《本草纲目》)

○石灰味辛，性烈有毒，辟虫立死，堕胎极速。(《寿世保元·卷一·本草》)

○石灰，《本经》不言其毒，观所主皆不入汤，其为毒可知矣。火气未散，性能灼物，故主去黑子息肉及堕眉也。其主疽疡疥瘙，热气恶疮，癫疾死肌，髓骨疽者，皆风热毒气浸淫于骨肉皮肤之间，辛温能散风热毒气，且能蚀去恶肉而生新肌，故为诸疮肿要药也。辛而燥，故又能杀痔虫。古方多用合百草团末治金疮殊胜者，以其性能坚物，使不腐坏，且血见石灰，则止，而百草又能活血凉血故也。(《本草经疏》)

○石灰禀壮火之烈，性非温柔，味非甘缓，其治亦属肌肤骨髓，疮疡恶毒，时行热气，刀刃金疮伤，疰思肿毒等症，其药只属外敷，而内竟不用及，则知性气之烈，无是过也……其用敷治，务必视症酌施，如杀痔虫等症，则必用以乌头炮等为丸；敷刀斧伤，则必用以牛胆，以灰纳于胆内阴干；点疣痣去根，则必和白糯米蒸透，止泻痢崩带阴挺，则必煎水洗取；造酒味酸，则必投以少许即解；救溺死，则必用化过洗灰下衬，以渗其水，总得燥湿止血散血之味耳。风化自裂者良，圹灰火毒已出，主顽疮脓水淋漓，敛疮尤妙。（《本草求真》）

〇石灰疗金疮甚良，人为金刃所伤，以石灰末裹之，定痛止血神效。又石灰和鸡子白煅为末，敷疮立瘥。（《东医宝鉴·杂病篇·卷九》）

【验方举要】

〇有人脚肚上生一疮，久遂成漏，凡经二年百药不效，自度必死，一村人见之云："此鳝漏耳，但以石灰二三升百沸汤泡熏洗，如觉疮痒即是也。"病者如其言，用灰汤淋洗果痒，竟用此洗不三两次遂干。（《医说·上册·卷六》）

〇治风虫牙痛：百年陈石灰为末四两，蜂蜜三两，拌匀盐泥固济，火煅一日，研末擦之。（《疡医大全·卷之十六》）

〇治蝼蛄咬：用石灰、醋和涂之。（《保婴撮要·卷十六》）

〇治中风口眼㖞斜：石灰一合，醋炒，调如泥，右㖞涂左，左㖞涂右，候绕正即洗去。（《东医宝鉴·杂病篇·卷二》）

〇卒发瘾疹：石灰和醋浆水涂之。（《东医宝鉴·外形篇·卷三》）

【按】

石灰以陈久者良。民间常用陈石灰配伍孩儿茶，捣细末，用于外伤，确有止血消炎、防止感染的作用，不失为一首简、便、验的单方。

Shihu

石斛

石斛系兰科植物环草石斛 *Dendrobium loddigesii* Rolfe、马鞭石斛 *Dendrobium fimbriatum* Hook.*var.oculatum* Hook.、黄草石斛 *Dendrobium chrysanthum* Wall.、铁皮石斛 *Dendrobium candidum* Wall.ex Lindl. 或金钗石斛 *Dendrobium nobile* Lindl. 的新鲜或干燥茎。常用别名有林兰、杜兰、金钗花、黄草、吊兰花等。味甘，性微寒。归胃、肾经。功能益胃生津，滋阴清热。主要用于治疗阴伤津亏，口干烦渴，食少干呕，病后虚热，目暗不明等病症。常用剂量为6~12克，鲜品15~30克。入汤剂宜先煎。

【各家论述】

○味甘，平。主伤中，除痹，下气，补五脏虚劳羸瘦，强阴，久服厚肠胃。轻身延年。一名林兰。（《神农本草经》）

○益精，补内绝不足，平胃气，长肌肉，逐皮肤邪热痱气，脚膝疼冷痹弱，定志除惊。（《名医别录》）

○益气除热。主治男子腰脚软弱，健阳，逐皮肌风痹，骨中久冷，虚损，补肾积精，腰痛，养肾气，益力。（《药性本草》）

○治虚损劣弱，壮筋骨，暖水脏，益智，平胃气，逐虚邪。（《日华子本草》）

○石斛平胃气而补肾虚，更医脚弱。（《珍珠囊补遗药性赋·总赋》）

○甘淡微咸……治发热自汗，痈疽排脓内塞。（《本草纲目》）

○石斛，甘可悦脾，咸能益肾，故多功于水土二脏。但气性宽缓，无捷奏之功，古人以此代茶，甚清膈上。（《本草通玄》）

○石斛气味轻清，合肺之性，性凉而清，得肺之宜。肺为娇脏，独此最为相配。主治肺气火虚，咳嗽不止，邪热痱子，肌表虚热。其清理之功，不特于此，盖肺出气，肾纳气，子母相生，使肺气清则真气旺，顺气下行，以生肾水，强阴益精……且上焦之势，能令肺气委曲下行，无苦寒沉下之弊。（《药品化义》）

○石斛有二种，力皆微薄，圆细而肉实者，味微而甘淡，其力尤薄。《本草》云圆细者为上，且谓其益精强阴，壮筋补虚，健脚膝，驱冷痹，却惊悸，定心志。但此物性味最薄，焉能滋补如此？唯是扁大而松，形如钗股者，颇有苦味，用除脾胃之火，去嘈杂善饥及营中蕴热，其性轻清和缓，有从容分解之妙，故能退火、养阴、除烦、清肺下气，亦止消渴热汗。而诸家谓其厚肠胃、健阳

道、暖水脏，岂苦凉之性味所能也？不可不辨。（《景岳全书·卷四十九·本草
正下》）

○石斛入脾除虚热，入肾涩元气，能坚腰膝强筋骨。凡骨痿痹弱，囊湿精
少，小便余沥者最宜用。润如金钗股中实者良。去头根，酒浸用。味淡难出，须
久煎或熬膏良。（《医方十种汇编·药用摘录》）

○退火养阴，除脾胃之热，除烦止渴，理脚膝痹弱，安神定惊，长肌止泄。
按石斛如金钗，股短而中实，生石上味甘者良。但体瘦味淡，煎难见功，熬膏乃
效。若长虚味苦，名木斛，误用损人。（《罗氏会约医镜·卷十六·本草上》）

○石斛下气通关，泄湿逐痹，温肾壮阳，暖腰健膝。治发热自汗，排痈疽脓
血，疗阴囊湿痒，通小便淋漓。（《玉揪药解·卷一》）

○性味甘淡，微咸微寒，平胃气而除虚热，益肾阴而安神志，为胃虚挟热伤
阴专药。出霍山者，功用相仿，兼能开胃。鲜者大寒，尤能泄热益阴。味苦、梗
方、质硬者，名木斛，不堪用。（《徐大椿医书全集·药性切用·卷之二下》）

○石斛，入脾而除虚热，入肾而涩元气。但形瘦无汁，味淡难出，非经久
熬，气味莫泄，故止可入平剂以治虚热。补性虽有，亦难在人谅病轻重施用可
耳。（《本草求真》）

○川石斛甘平而不寒凉，能养胃阴，胃通大肠，肠中阴足，则肠厚而泻止。
（《万病疗法大全》）

○石斛甘、淡、微寒而气寒……本品甘滋轻灵，人多用之养胃，其除痹之
功，近人有所忽视，不知本品亦除痹之良药，尤宜于久痹虚羸者。（《百药效用
奇观》）

○效用：能促进分泌液，使口腔滋润，用于热病之唇齿干燥、口渴需饮等。
又为强壮剂，治阴痿、盗汗、消耗性诸病。并为镇静剂，治关节炎之疼痛。凡经
久之热性者，舌红口干者，用之有清凉滋润之效。久服不害胃。（《现代实用中
药》增订本）

○为解热药，并有整肠及滋养作用。功能平胃气，补虚羸，逐皮肤邪热。
（《科学注解本草概要·植物部》）

○赵老医生善用耳环石斛，他体会本品味甘养阴作用大于清热，在气阴两亏
而有高烧时，用之最为相宜。（《赵炳南临床经验集·医案选》）

○石斛性平，味甘，无毒。治腰膝软弱，补虚损，壮筋骨，暖水脏，补肾填
精，养肾气，止腰痛。（《东医宝鉴·汤液篇·卷二》）

○石斛治骨中久冷虚损，丸服、煎服皆佳。（《东医宝鉴·外形篇·卷三》）

○药效：解热，镇痛，健胃，强壮。用途：口渴，阴痿，关节痛。（《临床
应用汉方处方解说》）

【验方举要】

○治眼目昼视精明，暮夜昏暗，视物不见，名曰雀目：石斛、仙灵脾各一两，苍术（米泔浸，切，焙）半两。上三味，捣罗为散，每服三钱匕，空心米酒调服，日再。（《圣济总录·石斛散》）

○耳闭：石斛五钱，荔枝三十个，连壳、肉、核，水煎服。（《疡医大全·卷之十三》）

【按】

药理研究表明：石斛所含的石斛碱具有止痛退热、升高血糖等作用，大剂量可使心脏、呼吸抑制，降低血压。石斛煎剂有健胃作用，对热病伤阴、胃阴不足的慢性萎缩性胃炎有显著疗效。此外，石斛还能调节胃肠道运动机能，增强巨噬细胞吞噬能力。

Shigao
石膏

石膏系硫酸盐类矿物硬石膏族石膏，主含含水硫酸钙（CaSO$_4$·2H$_2$O）。常用别名有细石、软石膏、寒水石、白虎等。味甘、辛，性大寒。归肺、胃经。生用功能清热泻火，除烦止渴。主要用于治疗外感热病，高热烦渴，肺热喘咳，胃火亢盛，头痛，牙痛。煅石膏功能收湿，生肌，敛疮，止血。主要用于治疗溃疡不敛，湿疹瘙痒，水火烫伤，外伤出血等病症。常用剂量为内服生石膏15～30克，宜先煎；外用煅石膏研末撒敷患处。脾胃虚寒及阴虚内热者忌服。

【各家论述】

○味辛，微寒。主中风寒热，心下逆气，惊喘，口干舌焦，不能息，腹中坚痛，产乳，金疮。（《神农本草经》）

○甘，大寒，无毒。除时气头痛身热，三焦大热，皮肤热，肠胃中膈热，解肌发汗，止消渴烦逆，腹胀暴气喘息，咽热。亦可作浴汤。（《名医别录》）

○治伤寒头痛如裂，壮热，皮如火燥，烦渴，解肌，出毒汗，主通胃中结，烦闷，心下急，烦躁，治唇口干焦。和葱煎茶去头痛。（《药性本草》）

○治天行热狂，下乳，头风旋，心烦躁，揩齿益齿。（《日华子本草》）

○石膏治头痛，解肌而消烦渴。（《珍珠囊补遗药性赋·总赋》）

○石膏辛甘微寒，解肌发汗，彻热除烦，入少阳主三焦皮肤大热。入阳明疗身热、目痛鼻干。（《丹溪手镜·卷之中》）

○石膏，气寒，味辛甘，治足阳明经中热、发热、恶热、燥热、日晡潮热、自汗，小便浊赤，大渴引饮，身体肌肉壮热……善治本经头痛，若无此有余之证，医者不识而误用之，则不可胜救也。（《医学启源·卷之下》）

○《主治秘要》云：（石膏）性寒味淡，气味俱薄，体重而沉降，阴也，乃阳明大寒药，能伤胃气，令人不食，非腹有极热者，不宜轻用。又云：辛甘，阴中阳也，止阳明头痛，胃弱者不可服，治下牙痛，用香芷为引，捣细用。（《医学启源·卷之下》）

○治食积痰火，又能大泻胃火。（《丹溪治法心要·卷二》）

○软石膏研末，醋糊丸服，能泻胃火、食积、痰火。（《医学纲目·卷之二十一》）

○生用……善祛肺胃三焦之火，而尤为阳明经之要药。辛能出汗解肌，最逐温暑热证而除头痛；甘能缓脾清气，极能生津止渴而却热烦。邪火盛者不食，胃火盛者多食，皆其所长，阳明实热牙疼，太阴火盛痰喘及阳狂热结，热毒发斑发黄，火载血上大吐大呕，大便热秘等证，皆当速用。胃虚弱者忌服，阴虚热者禁尝，若误用之则败阳作泻反必害人。（《景岳全书·卷之四十九》）

○石膏甘辛性大寒，清金制火肺宁安，除头痛渴日晡热，更安胃热夺其餐。（《医经小学·卷之一·药性指掌》）

○南方多以寒水石为石膏，以石膏为寒水石与京师相反，乃大误也。盖石膏洁白坚硬有墙壁，而寒水石则软烂，以手可碎，外微有黑细纹。方书中寒水石则煅用之，石膏则坚硬不可入水，如白虎汤用石膏则能解肌热，破痰，治头痛，若用寒水石则误矣。（《普济方·卷三百六十二·婴孩五脏门》）

○生石膏甘淡微辛，大寒，而入足阳明，兼入手太阴、少阳。质重降火，气轻泄热，为伤寒、温热表里不解、热郁烦渴专药。煨热则不伤胃气，但可清火，不能泄热为异。（《徐大椿医书全集·药性切用·卷之五上》）

○因读本草，言石膏性寒，大清胃热，味淡气薄，能解肌热，体沉性降，能泄实热，恍然大悟。非石膏不足以治热疫，遇有其证则投之，无不得心应手。（《温热经纬·卷五·清瘟败毒饮》）

○古人以表邪口渴，即加葛根，以其升阳明胃津；热盛烦渴，用石膏辛寒解肌，无汗忌用。（《临证指南医案·卷十·痧疹》）

○石膏之甘寒，清其内烦，解其郁热，使其阳气暴冲，表里通畅。（《成方便读·发表之剂·大青龙汤》）

○石膏味辛气寒，入手太阴肺，足阳明胃经。清金而止燥渴，泄热而除烦躁。伤寒白虎汤石膏一斤，知母六两，甘草二两，粳米六两，治太阳伤寒，表解后，表有寒，里有热，渴欲饮水，脉浮滑而厥者。（《长沙药解·卷三》）

○石膏色白体重，降天气以下行，天气降则喘满自平。得桂枝为助，化气而蒸动水源，使决渎无壅塞之患。（《金匮要略浅注》）

○石膏清热解肌发汗消郁。治伤寒邪入胃腑，日晡热蒸，口干舌焦，唇燥坚痛不解，神昏谵语，气逆惊喘，尿闭，渴饮，及中暑、自汗、牙痛、发斑等证皆效。然中病则止，切勿过服，以损生气。（《医方十种汇编·药性摘录》）

○入肺胃二经，兼入三焦。辛能发汗，甘能缓脾益气，寒能清热，为去胃经实热之主药。治伤寒寒热无汗、头痛牙疼、大渴舌焦、便赤、日晡潮热、肌肉壮热、目痛、鼻干、不得卧。疗发斑、发疹，皆胃热也。逐温暑热证、痰喘阳狂、大呕吐血、大便秘结、不思食、多食。然能寒胃，若胃弱血虚，及病邪未入阳明者禁用。热重生用，轻热煅用。味淡难出，若入煎剂，分量宜重。先煎数十沸，鸡子为使，忌巴豆与铁。（《罗氏会约医镜·卷十八》）

○虽石膏、知母原是去火神剂，不可偏废，然而用之于火腾热极之初，可以救阴水之熬干，不可用之于火微热退之后，减阳光之转运。（《重订石室秘录·

（《卷三》）

○大渴之症，必用石膏，往往有一昼夜而用逾常量者；盖热之极，药不得不用之重。（《重订石室秘录·卷一·重治法》）

○石膏……盖气味辛甘，而体质疏松如肌理，但其性沉重，色白若金，故从阳明而达于外也。后人咸谓清内热而降下，乃不明经义物性故耳。（《吕山堂类辨·卷下》）

○夫石膏之质甚重，七八钱不过一大撮耳。以微寒之药，欲用一大撮扑灭寒温燎原之热，又何能有大效。是以愚用生石膏以治外感实热，轻者亦必至两许；若实热炽盛，又恒重用至四五两，或七八两，或单用，或与他药同用，必煎汤三四茶杯，分四五次徐徐温饮下，热退不必尽剂……愚尝用煅石膏为末，敷金疮出血者甚效……石膏生用之功效，不但能治病，且善于治疮，且善于解毒。（《医学衷中参西录·上册·药物》）

○石膏之性，又最宜与西药阿司匹林并用。盖石膏清热之力虽大，而发表之力稍轻。阿司匹林味酸性凉，最善达表，使内郁之热由表解散，与石膏相助为理，实有相得益彰之妙也……用阿司匹林治关节肿痛之挟有外感实热者，又必与石膏并用，方能立见奇效。（《医学衷中参西录·上册·药物》）

○石膏……虽系石药，实为平和之品。且其质甚重，六钱不过一大撮耳。其凉力，不过与知母三钱等。而其清火之力则倍之，因其凉而能散也。尝观后世治温之方，至阻明府实之时，始敢用石膏五六钱，岂能知石膏哉!然必须生用方妥，煅者用至一两，即是偾事……重用石膏以退火之后，大便间有不通者，即可少用通利之药通之。（《医学衷中参西录·上册·医论》）

○生石膏若服研细之末，其退热之力一钱可抵煎汤者半两。若以之通其大便，一钱可抵煎汤者一两。（《医学衷中参西录·下册·医论》）

○煅石膏清胃热力大于生用，其性凉甚，每服二三钱即可，因其煅去辛味，只剩甘寒，乃成守而不走之药性也。解肌退热宜用生石膏，熟石膏不行。（《蒲辅周医疗经验·方药杂谈》）

○石膏入胃，寒重能清燥土之热，辛凉能散风淫之疾。燥热清则脾精布，心液生，金令行，而天气下降。故青龙、白虎、越婢证中，皆用以清烦喘躁渴诸疾也。（《经证证药录·卷五》）

○冉雪峰曰：热不大，所以石膏与麻黄配伍同用，浅层训释，石膏能缓解麻黄在生理上所引起的郁勃遏抑，其作用反应剧烈。深层言，使麻黄作用于外的血管怒张，则出汗；使麻黄作用于内，内的血管怒张，则又止汗。（《冉注伤寒论·四》）

○石膏效用：清热，降火，解肌，缓脾，益气，生津，止渴。（《现代实用中药》增订本）

○石膏为清凉解热药，功能解肌，生津，止大渴，理风热。（《科学注解本草概要·矿物部》）

○药效：解热，镇静，止渴。用途：实证，热甚而烦渴者。（《临床应用汉方处方解说》）

○石膏性寒，味辛甘，无毒。主时气头痛身热，三焦大热，皮肤热，口干舌焦咽热，止消渴，解肌发汗，能泻胃火。（《东医宝鉴·汤液篇·卷三》）

○石膏，善能去脉数，病退而脉数不退，可煎汤服之。（《东医宝鉴·外形篇·卷三》）

○石膏，体清凉，而冷解，销沉为之用。即冷解表，冷解胃也。销沉表里，销沉虚实间也。（《皇汉医学丛书·伤寒用药研究·卷下》）

【验方举要】

○疗天行热病口苦，下气除热，喉口鸣，石膏蜜煎方。石膏半斤碎，蜜一升，上二味，以水三升，煮石膏取二升，乃内蜜复煎取一升，去滓，含如枣核许，尽更含。（《外台秘要·卷三·天行口疮及口干苦方》）

○《千金翼》治妇人乳无汁：用石膏四两，碎，以水二升煮三沸，稍稍服，一日令尽。（《幼幼新书·卷第四·形初保者》）

○石膏散：治卒急中风痰厥，舌强不语，不知人事。石膏醋淬七次不拘多少，为细末，每服二钱，温水调灌即醒。（《众妙仙方·卷二·诸风门》）

○越婢加术汤：麻黄六两，石膏半斤，甘草二两，生姜三两，大枣十二枚，白术四两。治里水一身面目黄肿，小便自利而渴者。以皮毛外闭，湿气在经，不得泄路，郁而生热，湿热淫蒸，是以一身面目黄肿。（《长沙药解·卷一》）

○金匮小青龙加石膏汤：麻黄三两，桂枝三两，芍药三两，甘草二两，半夏半升，五味半升，细辛三两，干姜二两，石膏二两。治心下有水，咳而上气，烦躁而喘，肺胀脉浮者。以水饮内阻，皮毛外阖，肺气壅遏而生咳喘。小青龙发汗以泄水饮，石膏清热而除烦躁也。（《长沙药解·卷三》）

○生石膏，生明矾各等分，共研细末，擦牙，固齿如神。（《疡医大全·卷之十六》）

○治漆疮：石膏、轻粉，韭汁调搓。（《疡医大全·卷之三十五》）

○治汤火伤：石膏研细，桐油调敷。（《疡医大全·卷之三十七》）

○胃热发吐，面赤唇红，烦渴溺赤，口气蒸手，宜用熟石膏七分八分研细末，神茶送下。（《幼科铁镜·第四卷·辨吐》）

○石膏除三焦火热及胃热、身热、烦渴，石膏四两，甘草二钱半，研如粉，水服二钱，日再。亦治骨蒸热。（《东医宝鉴·杂病篇·卷三》）

○乳痈初发，（石膏）煅为末，取三钱；温酒调下。（《东医宝鉴·外形篇·

卷三》）

○石膏，主消渴，捣末取五钱，和粳米煮取汁饮。（《东医宝鉴·杂病篇·卷六》）

【按】

药理研究表明，生石膏具有解热、解渴及增强人体免疫功能等作用。临床上可用生石膏为主治疗流行性感冒、流行性乙型脑炎、腮腺炎等急性热病。还可以用治口炎、烧烫伤、酒渣鼻、结肠炎、阑尾炎等，有较好疗效。

生石膏退热之力胜过犀角，临床应用的关键在于权衡剂量，如果常规用20～30克水煎服，多难见效，确属实热气盛，必须重用，重症发热用180～380克，其疗效始著。

Shijueming

石决明

石决明系鲍科动物杂色鲍 *Haliotis diversicolor* Reeve、皱纹盘鲍 *Haliotis discus hannai* Ino、羊鲍 *Haliotis ovina* Gmelin、澳洲鲍 *Haliotis ruber*（Leach）、耳鲍 *Haliotis asinina* Linnaeus 或白鲍 *Haliotis laevigata*（DonoVan）的贝壳。常用别名有真珠母、鳆鱼甲、九孔螺等。味咸，性寒，归肝经。功能平肝潜阳，清肝明目。主要用于治疗头痛眩晕、目赤翳障、视物昏花、青盲雀目等病症。常用剂量为3～15克，宜先煎。

【各家论述】

○味咸，平，无毒。主目障翳痛，青盲。（《名医别录》）

○主青盲内障，肝肺风热，骨蒸劳极。（《海药本草》）

○明目磨障。（《日华子本草》）

○通五淋。（《本草纲目》）

○石决明，乃足厥阴经药也。足厥阴开窍于目，目得血而能视，血虚有热，则青盲赤痛障翳生焉。咸寒入血除热，所以能主诸目疾也。咸寒又能入肾补阴，故久服益精轻身也。研细水飞，主点外障翳。（《本草经疏》）

○石决明一名千里光，得水中阴气以生，其形如蚌而扁，味咸气寒无毒，入足厥阴肝经。除热为磨翳消障之品，缘热炽则风必生，风生则血破风阻，而障以起，久而固结不解，非不用以咸寒软坚、逐瘀、清热、祛风，则热何能祛乎。故《本事》真珠母丸，与龙齿同用，皆取清散肝经积热也，但此须与养血药同入，方能取效。且此气味咸平，入服消伐过当，不无寒中之弊耳。亦治骨蒸劳热五淋，研细水飞点目，能消外障；痘后眼障，可同谷精草等分研细，猪肝蘸食即退。七孔九孔者良，盐水煮，面裹煨熟，为末水飞。恶旋覆。（《本草求真》）

○性味咸凉，平肝清热，明目去翳。生研用。肉亦同功。（《徐大椿医书全集·药性切用·卷之六中》）

○石决明咸凉，除肺肝风热，治骨蒸，疗疡疽，明目通淋。（《本草分经·肝》）

○软坚，滋肾，治痔漏。（《本草求原》）

○石决明咸平，除肺肝风热、青盲内障，水飞点目外障，亦治骨蒸劳热，通五淋，解酒酸。（《本草备要》）

○石决明，除热，磨翳，消障，须与养血药同入方效。（《医方十种汇编·

药性摘录》）

○咸寒入血，除肝经风热。内服治目青盲内障；细研水飞点目，消外障、痘后目翳。亦疗劳热，并泄精，解酒酸。得水中之阴气以生，如蚌而扁，唯一片无对，七孔、九孔者佳。（《罗氏会约医镜·卷十八·本草下》）

○石决明味微咸，性微凉，为凉肝镇肝之要药。肝开窍于目，是以其性善明目。研细水飞作敷药，能治目外障；作丸、散内服，能消目内障。为其能凉肝，兼能镇肝，故善治脑中充血作疼作眩晕，因此证多系肝气、肝火挟血上冲也。是以愚治脑充血证，恒重用之至两许。（《医学衷中参西录·上册·药物》）

○石决明为镇静、变质药，功能潜阳，熄风，明目。（《科学注解本草概要·动物部》）

257

○石决明味咸气寒，入肝肾二经以除热软坚。肝热去则疏泄行，瘀浊去，水道通；肾热去则气化布，开合司。味咸又能软坚，由砂石等有形之物而致者，可软而消之。此石决明通五淋之理明矣。（《百药效用奇观》）

○效用：1.壳：为拟副交感神经药，治视力障碍，及绿内障（由玻璃体脉络膜网膜视神经疾患所起者）。又解肺结核之消耗热，并为利尿剂，治淋疾。肉之功效与壳同，且为美味食品。2.肝肺风热、青盲内障、骨蒸劳极。（《现代实用中药》增订本）

○石决明，面裹熟煨，或盐水煮一沸时，然后磨去外黑皱皮，乃细研如面，方堪用。（《东医宝鉴·汤液篇·卷二》）

【验方举要】

○治眼生丁翳，根脚极厚，经久不瘥：石决明三分（捣碎细研，水飞过），乌贼鱼骨半两，龙脑一钱，真珠末三分，琥珀三分。同研令细，每以铜箸取如大豆大，日三度点之。（《圣惠方·石决明散》）

○治锁喉风：石决明火烧醋炙三次，研细末，用米醋调，鹅羽蘸擦喉内，吐痰效。（《本草汇言》）

○治囊子大：九孔石决明煅研，生姜汁调敷。（《疡医大全·卷之二十四》）

○石金汤，主治：通五淋。石决明一两（先煎1小时），鸡内金五钱，穿山甲六钱，王不留行、路路通各四钱，小茴三钱。（《百药效用奇观》）

【按】

石决明与珍珠母都有益阴潜阳功效。然石决明专入肝经，平肝潜阳力量很强，是珍珠母不能比拟的。眼科名医陈达夫所拟石决明散以石决明配伍草决明、青葙子、木贼、山栀子等，对角膜翳等多种眼病有显著疗效。

石菖蒲

Shichangpu

石菖蒲系天南星科植物石菖蒲 *Acorus tatarinowii* Schott 的干燥根茎。常用别名有菖蒲、昌羊、九节菖蒲、水剑草、苦菖蒲、剑叶菖蒲等。味辛、苦，性温。归心、胃经。功能化湿开胃，开窍豁痰，醒神益智。主要用于治疗脘痞不饥，噤口下痢，神昏癫痫，健忘耳聋等病症。常用剂量为3～9克，外用适量。

【各家论述】

○辛，温。主风寒湿痹，咳逆上气，开心孔，补五脏，通九窍，明耳目，出声音。久服轻身，不忘不迷，或延年。（《神农本草经》）

○无毒。主耳聋、痈疮，温肠胃，止小便利，四肢湿痹，不得屈伸，小儿温疟，身积热不解，可作浴汤。聪耳目，益心智。（《名医别录》）

○治风湿顽痹，耳鸣，头风，泪下，杀诸虫，治恶疮疥瘙。（《药性本草》）

○除风下气，除烦闷，止心腹痛，霍乱转筋。治客风疮疥，涩小便，杀腹藏虫。耳痛：作末，炒，承热裹窨，甚验。（《日华子本草》）

○菖蒲，开心，明耳目，去湿痹风寒。（《珍珠囊补遗药性赋·草部》）

○治中恶卒死，客忤癫痫，下血崩中，安胎漏，散痈肿，捣汁服，解巴豆、大戟毒……菖蒲气温，心气不足者用之，虚则补其母也。肝苦急，以辛补之是矣。（《本草纲目》）

○石菖蒲，利气通窍，如因痰火二邪为眚，致气不顺、窍不通者，服之宜然。若中气不足，精神内馁，气窍无阳气为之运动而不通者，屡见用十全大补汤，奏功极多，石菖蒲不必问也。（《本草汇言》）

○菖蒲性温，开心利窍，去痹除风，出声至妙。（《寿世保元·卷一·本草》）

○石菖蒲水之精，善破坚硬，生血止痛，破风消肿。（《外科正宗·卷之一》）

○石菖蒲散风寒湿痹，除烦闷，咳逆上气，止心腹痛，霍乱转筋，癫痫客忤，开心气胃气，行滞气，通九窍，益心智，明耳目，去头风泪下，出声音，温肠胃，暖丈夫水脏，妇人血海……杀虫疗恶疮瘙疥，欲治痈毒宜捣汁服，用渣贴之；若治耳痛，宜作末炒热绢裹窨之。（《景岳全书·卷四十九·本草正下》）

○补肝益气，去湿逐风，除痰消积，开胃宽中。疗噤口毒痢，风痹惊痫。（《本草备要》）

○开心益志，下气行郁。辛烈疏通，开隧窍瘀阻，除神志迷塞，消心下伏梁，逐经络湿痹，治耳目聤聋，疗心腹疼痛，止崩漏带下，胎动半产，散痈疽肿毒，疥癣痔瘘。生石中者佳，四川道地莱阳出者亦可用。（《玉楸药解·卷一》）

○辛苦温香而散，开心孔利九窍，去湿除风，消痰积，治惊痫，疗热闭胸膈，解毒杀虫。（《本草分经·心》）

○疗恶疮，散痈肿，开耳聋，发声音，去头风，止小便，安胎，并止产后下血。按菖蒲香燥，阴血不足者忌之。（《罗氏会约医镜·卷十六·本草上》）

○辛苦而温，芳香而散。入心宣气，通窍醒脾逐痰。治寒湿痹并咳逆上气，开心孔九窍，明耳目出声音，解痈毒，止小便不禁，霍乱转筋，伏梁癫痫，噤口下痢，半产漏下或抢心下血及产后崩中不止。但阳亢阴虚禁用。（《医方十种汇编·药性摘录》）

○菖蒲石上生，一寸九节已上，紫花者尤善。韩终服之十三年，身生毛，日视书万言，皆诵之，冬袒不寒……细嚼饮水，腹无痛疾。（《古今图书集成·草木典·卷六十八》）

○菖蒲辛温，能散风寒湿之外邪，温能利气血之壅遏，开痹之功，实不可没。（《万病疗法大全》）

○石菖蒲为兴奋、健胃及肠驱风药，功能逐湿饮，开烦闷，通九窍，明耳目，除健忘，解酒。（《科学注解本草概要·植物部》）

○石菖蒲，味辛气温……能开发脾气之力，升举下陷之气，脾湿不得下注，带下自能收摄。心为君主之官，系于五脏，菖蒲清芬之气，能助人振奋精神，通神明，振奋五脏之功能，亦益于祛邪疗带而复正气。（《百药效用奇观》）

○效用：开心孔，补五脏，通九窍，明目，出声音，温肠胃，止小便利。（《现代实用中药》增订本）

【验方举要】

○治身疮头疮：菖蒲末敷上，日三夜二。（《千金宝要·卷之五·头面头足瘰疬疮漏第十六》）

○菖蒲酒：治产后崩中不止，下血。菖蒲一两半，细锉，以酒二盏，煮取一盏，去滓，分温三服，食前。（《妇人大全良方·卷之二十二·产后血崩方论第七》）

○治病后耳聋：生菖蒲捣细，取汁滴耳自明。（《仙方合集·下卷·杂方》）

○治妇人血气垂死者，并败血不尽：石菖蒲一两，米泔浸洗，切，焙；当归一两，酒浸一宿，火炙。上为末，每二钱热酒下。（《永乐大典·医药集·卷之一万四千九百四十九》）

○菖蒲散：治鼻内窒塞不通，不得喘息。菖蒲、皂角等分，上为末。每用一

钱，绵裹塞鼻中，仰卧片时。（《仁斋直指方论·卷之二十一·鼻》）

○治一切肿毒，初红之际，以水菖蒲头擂烧油涂之即愈。（《众妙仙方·卷二·诸疮门》）

○治热毒湿疮方：菖蒲二三斤晒干为末，掺布席上卧之，仍以被盖卧，且不粘衣，又能得睡，五六日即愈。（《寿世汇编·普济良方·卷二》）

○治牙痛：鲜菖蒲根捣汁，左牙痛滴在左耳中，右牙痛滴在右耳中。（《疡医大全·卷之十六》）

○延年益寿方：取菖蒲根泔浸一宿，曝干捣末，以糯米粥入炼蜜和丸，梧子大，酒饮任下，朝服30丸，夕服20丸。又菖蒲酒方：菖蒲根绞汁五斗，糯米五斗炊熟，细曲五斤拌匀如常酿法，酒熟澄清，久服通神明，延年益寿。（《东医宝鉴·卷一·养性延年药饵》）

【按】

药理研究表明，石菖蒲具有镇静、抗惊厥、弛缓胃肠平滑肌痉挛等作用。石菖蒲制剂临床用于肺性脑病、癫痫大发作、提高智力、支气管哮喘等有效。石菖蒲古有名"九节菖蒲"者，现用之九节菖蒲系毛茛科植物阿尔泰银莲花 *Anemone altaica* Fisch，不应混淆。

Shiliupi

石榴皮

石榴皮系石榴科植物石榴 *Punica granatum* L. 的干燥果皮。常用别名有石榴壳、酸石榴皮、酸榴皮、西榴皮等。味酸、涩，性温。归大肠经。功能涩肠止泻，止血，驱虫。主要用于治疗久泻，久痢，便血，脱肛，崩漏，白带，虫积腹痛等病症。常用剂量为3~9克，煎汤或入丸散；外用适量，研末调敷或煎水熏洗。泻痢初起忌服。

【各家论述】

○疗下痢，止漏精。（《名医别录》）

○味酸，无毒。治筋骨风，腰脚不遂，步行挛急疼痛。主涩肠，止赤白下痢。取汁止目泪下，治漏精。（《药性本草》）

○主蛔虫。（《本草拾遗》）

○治日久水泻，同炒砂糖煨服，又治痢脓血，大肠下血。（《滇南本草》）

○止泻痢，下血，脱肛，崩中带下。（《本草纲目》）

○石榴皮酸，能禁精漏，止痢涩肠，染须尤妙。（《寿世保元·卷一本草·药性歌括》）

○洗瘟疥癫。（《本草求原》）

○酸涩收敛，治下痢遗精，脱肛便血，崩中带下之病。点眼止泪，涂疮拔毒。（《玉楸药解·卷四》）

○石榴皮酸涩性温，涩肠止久痢，醋炒用。浸汁可染须。石榴肉：酸甘性涩，能止崩中、久痢，多食损肺坏齿。石榴花：凉心止衄，千叶者良。（《徐大椿医书全集·药性切用·卷之四上》）

○石榴皮性酸而涩，有断下之功。止泻痢、下血、崩带、脱肛、漏精。洗眼止泪，煎服下蛔。子味甘酸，生津止渴，过食伤肺损齿。（《罗氏会约医镜·卷十七·本草中》）

○其性微凉，能敛戢肝火，保合肺气，为治气虚不摄肺劳喘嗽之要药。又为治肝虚风动相火浮越之要药。（《医学衷中参西录·上册·药物》）

○效用：绦虫、蛔虫驱除剂。果实之煎汁作"扁桃腺炎"及"咽头加答儿"之含漱料，除口臭有效。（《现代实用中药》增订本）

【验方举要】

○治肠滑久痢神妙。以石榴一个劈破，炭火簇烧令烟尽，急取出，不令作白灰，用碗盖一宿，出火毒，为末，用酸石榴一个，煎汤调二钱。（《医学纲目·卷之二十三·滞下》）

○治粪前下血：石榴皮为末煎茄子汤调一钱服。（《国医宗旨·卷二·杂方》）

○脓耳：大红千叶石榴花瓣，研细吹。（《疡医大全·卷之十三》）

○鼻衄不止：千瓣红石榴花，晒干，研极细，用少许吹鼻中，即止。（《疡医大全·卷之十二》）

○小儿风痫，大榴一枚，去顶剜空，入全蝎五枚，黄泥固济，煅之为末，每半钱乳汁下，或防风汤下。（《本草易读》）

○脚肚生疮，痒痛黄水，用（石榴）皮煎汤，日日扫之……金疮出血，榴花、石灰等分，捣合阴干，为末敷之。（《本草易读》）

【按】

药理研究表明，石榴皮有驱杀绦虫作用，对多种细菌有抑制作用。石榴根皮的作用与石榴皮相似，但杀虫力较强，主要用于虫积腹痛，有一定毒性，素有胃病者慎服。

龙骨

Longgu

　　龙骨系古代哺乳动物如三趾马、犀类、鹿类、牛类、象类等的骨骼化石。味甘、涩，性微寒。归心、肝经。功能平肝潜阳，镇静安神，收敛固涩。主要用于治疗阴虚阳亢，烦躁易怒，头晕目眩，神志不安，心悸失眠，惊痫癫狂，遗精、带下，虚汗，崩漏；外用有吸湿敛疮作用，用于湿疮痒疹，疮疡溃久不愈合等病症。常用剂量为15～30克，宜先煎，外用适量。

【各家论述】

　　○味甘，平。主咳逆，泄痢脓血，女子漏下，癥瘕坚结，小儿热气惊痫。（《神农本草经》）

　　○微寒，无毒。疗心腹烦满，四肢痿枯，汗出，夜卧自惊，恚怒，伏气在心下不得喘息，肠痈内疽，阴蚀，止汗，缩小便，尿血，养精神，定魂魄，安五脏。（《名医别录》）

　　○逐邪气，安心神，止冷痢及下脓血，女子崩中带下，止梦泄精，梦交，治尿血，虚而多梦纷纭加而用之。（《药性本草》）

　　○健脾，涩肠胃，止泻痢，渴疾，怀孕漏胎，肠风下血，崩中带下，鼻洪，吐血，止汗。（《日华子本草》）

　　○甘平微寒，涩可去脱，固气，安定神志，涩肠。（《丹溪手镜·卷之中·发明五味阴阳寒热伤寒汤丸药性第二》）

　　○益肾镇惊，止阴疟，收湿气，脱肛，生肌敛疮。（《本草纲目》）

　　○能安神志，安魂魄，镇惊悸，涩肠胃，逐邪气，除夜梦鬼交，吐血衄血，遗精梦泄，收虚汗，止泻痢，缩小便，禁肠风下血尿血，虚滑脱肛，女子崩淋带浊，失血漏胎，小儿风热惊痫，亦疗肠痈、脏毒、内疽、阴蚀，敛脓、敛疮、生肌长肉。涩可去脱，即此属也。（《景岳全书·卷四十九·本草正》）

　　○味甘涩微寒，入心、肝、肾、大肠四经。忌鱼与铁，畏石膏。火炼、水飞、酒煮。性主收敛，凡滑脱之病，俱可为治……白地锦纹，舐之粘舌者真。（《罗氏会约医镜·卷之十八·本草下》）

　　○涩可以去脱，龙骨入肝敛魂，收敛浮越之气。其治咳逆，泄痢脓血，女子漏下，取涩以固上下气血也。其性虽涩，而能入肝破结。癥瘕坚结，皆肝经之血积也；小儿热气惊痫，亦肝经之病，为牛黄以协济之，其祛邪伐肝之力尤捷。其性收阳中之阴，专走足厥阴经，兼入手足少阴，……为收敛精气要药……但收敛

太过，非久痢虚脱者，切勿妄投；火盛失精者误用，多致溺赤涩痛，精愈不能收摄矣。(《本经逢原》)

○龙骨功与牡蛎同，但牡蛎咸涩入肾，有软坚化痰清热之功，此属甘涩入肝，有收敛止脱镇惊安魄之妙，如徐之才所谓涩可止脱，龙骨牡蛎之属。(《本草求真》)

○龙骨甘涩咸平，入手足少阴、手阳明、足厥阴。涩精敛汗，收脱安神。龙齿：性味涩平，镇心安魂，治惊痫癫疾，俱煅研用。龙角：辟邪治心病，亦可生用者。(《徐大椿医书全集·药性切用·卷之六中》)

○龙骨、牡蛎最能摄血之本源……龙骨善化瘀血，牡蛎善消坚结。二药并用，能使血之未离经者，永安其宅，随之已离经者，尽化其滞。加于升陷汤中，以治气陷兼吐血之证，非至稳善之妙药乎。(《医学衷中参西录·上册·医方》)

○龙骨……其性又善利痰，治肺中痰饮咳嗽，咳逆上气，其味微辛，收敛之中仍有开通之力……龙骨若生用之，凡心中怔忡、虚汗淋漓、经脉滑脱、神魂浮荡诸疾，皆因元阳不能固摄，重用龙骨，借其所含之元阴以翕收此欲涣之元阳，则功效立见。若煅用之，其元阴之气因煅伤损，纵其质黏涩，煅后其黏涩增加，而其翕收之力则顿失矣。(《医学衷中参西录·上册·药物》)

○效用：为镇静剂，用于因精神激动而起之心悸、动悸、恶梦不安，并止虚汗出、餐时头汗，及遗精、下痢，子宫出血、带下等，有镇静收敛之功。外用作局部撒布剂，止血有卓效。(《现代实用中药》增订本)

○若肝气上逆挟痰犯肺，木火刑金，以致咳逆，龙骨敛火降逆，逐痰肃肺，咳逆可平。更有劳肾，阴阳乖离，水亏火旺，龙骨益肾镇心，潜火下归，启水上济，自可收功。(《百药效用奇观》)

○龙骨为镇静药，亦为止血收敛药。(《科学注解本草概要·动物部》)

○龙骨体镇固而沉坠为之用。沉坠胸胁、虚实间也。(《皇汉医学丛书·伤寒用药研究·卷下》)

○龙骨味甘，无毒。主养精神，定魂魄，安五脏，逐邪气，安心神，止泻痢，疗梦泄，治一切失血，收汗缩尿。(《东医宝鉴·汤液篇·卷一》)

○药效：镇静，镇痉。用途：心悸亢进，异常兴奋，不眠症，阴痿。(《临床应用汉方处方解说》)

【验方举要】

○治休息痢方：龙骨四两，上一味，捣如小豆，以水五升，煮取二升半，冷之，分为五服，又以米饮和为丸，服十丸。(《外台秘要·卷二十五·休息痢方》)

○治小便出血：龙骨细末之，温水服方寸匕，日五六服。(《千金宝要·卷

之五·疫瘴渴淋第十五》）

○三因龙骨散，治衄过多。龙骨不以多少，研为末，以少许吹入鼻中。凡九窍出血，皆可用。（《玉机微义·卷之十七·血证》）

○治耳内出血：用龙骨为末，吹些入耳即止。（《众妙仙方·卷二·出血门》）

○治木石打伤：水龙骨煅研，桐油调搽。（《疡医大全·卷之三十六》）

○治金疮：真白龙骨研细掺之，血即止。（《疡医大全·卷之三十七》）

○聤耳，千金不换丹：水龙骨一钱，硼砂五分，研末，吹入耳窍，以绵塞之，二次除根。（《疡医大全·卷之十三》）

○治耳衄：白龙骨研细吹耳内。（《疡医大全·卷之十三》）

○取痛牙法：白龙骨三钱研，用大蒜一瓣捣烂，入末一二分拌匀，贴痛处。半支香时即落。（《疡医大全·卷之十六》）

○治小儿脐汁不干：白矾煅，白龙骨煅，各等分，研细掺上。（《疡医大全·卷之二十》）

○固下丸，治孕妇溺血久不能止，脉虚涩者。龙骨八两，煅，蒲黄八两，炒黑，为末，蜜丸，生地汁下三钱。（《徐大椿医书全集·下·女科指要卷三》）

○乌金散，治崩带，脉软涩者。败棕灰三两，白龙骨五两，煅为散。乌梅汤下三钱。（《徐大椿医书全集·杂病证治卷七·崩漏》）

○劳心梦泄，（龙骨）同远志炼蜜为丸，朱砂为衣，服之。久痢脱肛，为末敷之。阴囊汗痒，同蛎粉扑之。（《本草易读》）

【按】

龙骨与牡蛎功效相似，常配伍同用，二者比较，龙骨长于镇心安神，生肌敛疮，消痰治咳逆，治疗失眠健忘、惊痫癫狂、中风、脱肛、咳嗽喘逆较好，而牡蛎其专长在清热益阴，软坚散结。

Longdan

龙胆

龙胆系龙胆科植物条叶龙胆 *Gentiana manshurica* Kitag.、龙胆 *Gentiana scabra* Bge.、三花龙胆 *Gentiana triflora* Pall. 或坚龙胆 *Gentiana rigescens* Franch. 的干燥根及根茎。常用别名有草龙胆、龙胆草、苦龙胆草、地胆草、胆草等。味苦，性寒。归肝、胆经。功能清热燥湿、泻肝胆火。主要用于治疗湿热黄疸，阴肿阴痒，带下，强中，湿疹瘙痒，目赤，耳聋，口苦，惊风抽搐等病症。常用剂量为3～6克，煎服或入丸散。外用适量。脾胃虚寒者慎服。

【各家论述】

○味苦涩。主骨间寒热，惊痫邪气，续绝伤，定五脏，杀蛊毒。久服益智不忘，轻身耐老。(《神农本草经》)

○除胃中伏热，时气温热，热泄下利，去肠中小虫，益肝胆气，止惊惕。(《名医别录》)

○主小儿惊痫入心，壮热骨热，痈肿；治时疾热黄，口疮。(《药性本草》)

○治客忤，疳气，热病狂语，疮疥，明目，止烦。(《日华子本草》)

○气寒，味大苦，治两目赤肿睛胀，瘀肉高起，痛不可忍，以柴胡为主，龙胆为使，治眼中疾必用药也……《主治秘要》云：性寒味苦辛，气味俱厚，沉而降，阴也。其用有四：除下部风湿一也；除湿热二也；脐下以至足肿痛三也；寒湿脚气四也。(《医学启源·卷之下·用药备旨·药类法象》)

○退肝经之邪热，除下焦之湿肿。(《珍珠囊补遗药性赋·主治指掌·逐段锦》)

○益肝明目，最治疳。(《珍珠囊补遗药性赋·草部》)

○治咽喉疼痛，洗疮疥毒肿。(《滇南本草》)

○相火寄在肝胆，有泻无补，故龙胆之益肝胆之气，正以其能泻肝胆之邪热也。但大苦大寒，过服恐伤胃中生发之气，反助火邪，亦久服黄连反从火化之义。(《本草纲目》)

○乃足厥阴少阳之正药，大能泻火，但引以佐使则诸火皆治，故能退骨蒸疳热，除心火惊痫狂躁、胃火烦热、黄疸、咽喉肿痛、肝肾膀胱伏火、小水淋闭、血热泻痢、下焦湿热、痈肿疮毒疼痛、妇人血热崩淋、小儿热疳客忤，去目黄睛赤肿痛，杀蛊毒、肠胃诸虫，及风热盗汗，凡肝肾有余之火皆其所宜。(《景岳全书·卷四十八·本草正上》)

○草龙胆味既大苦，性复大寒，纯阴之药也，虽能除湿热，胃虚血少之人不可轻试。空腹饵之令人溺不禁，以其大苦则下泄太甚故也。（《本草经疏》）

○胆草专泻肝胆之火，主治目痛颈痛，两胁疼痛，惊痫邪气，小儿疳积，凡属肝经热邪为患，用之神妙。其气味重而沉下，善清下焦湿热，若囊痈、便毒、下疳，及小便涩滞，男子阳挺肿胀，或光亮出脓，或茎中痒痛，女人阴癃作痛，或发痒生疮，以此入龙胆泻肝汤治之，皆苦寒胜热之力也。亦能除胃热，平蛔虫，盖蛔得苦即安耳。（《药品化义》）

○龙胆草，味苦涩大寒。禀纯阴之气，能涤肝胆实热，兼入膀胱肾经，除下焦湿热。退骨蒸，治惊痫，去目赤，杀肠内诸虫，除小儿疳热、咽痛、痈肿，一切肝肾有余之火。按胆草性寒，非气壮实热者禁用。（《罗氏会约医镜·卷十六·本草上》）

○龙胆草，其功专于利水，消湿，除黄疸，其余治目、止痢、退肿、退热，皆推广之言也。但此种过于分利，未免耗气败血，水去而血亦去，湿消而气亦消，初起之水湿黄疸，用之不得不亟，久病之水湿黄疸，用之不可不缓，正未可全恃之为利水神丹，消湿除瘅之灵药也。（《本草新编》）

○龙胆草，味苦微酸，为胃家正药。其苦也，能降胃气，坚胃质；其酸也，能补益胃中酸汁，消化饮食。凡胃热气逆，胃汁短少，不能食者，服之可以开胃进食……微酸属木，故又能入肝胆，滋肝血，益胆汁，降肝胆之热使不上炎，举凡目疾、吐血、衄血、二便下血、惊痫、眩晕，因肝胆有热而致病者，皆能愈之。其泻肝胆实热之力，数倍于芍药，而以敛辑肝胆虚热，固不如芍药也。（《医学衷中参西录·上册·药物》）

○为苦味健胃药及消炎药，功能清湿热，明目，止痢，杀虫。（《科学注解本草概要·植物部》）

○药效：健胃（消炎性苦味健胃剂）。用途：肝热，下焦膀胱热。（《临床应用汉方处方解说》）

○龙胆治眼疾必用之药也。酒浸则上行，虚人酒炒黑用之。（《东医宝鉴·汤液篇·卷二》）

【验方举要】

○集验疗卒下血不止方：草龙胆一握，上一味切，以水五升煮，取二升半，分为五服，如不瘥更服。（《外台秘要·卷二十五·久赤痢方》）

○治卒心痛：龙胆草四两，酒三升，煮一升半，顿服。（《医学纲目·卷之十六·心痛》）

○胆草十斤，水煎，第一次加水20升，开锅后煮小时，第二次加水1升，开锅后煮40分钟。两次药液合并过滤浓缩为9.6升，装瓶。涂于患处。主治：急性亚急性湿疹、过敏性皮炎、日光性皮炎、小儿痱子、丘疹性荨麻疹、急性荨麻疹、毛囊炎等。(《赵炳南临床经验集·水浸剂·龙胆草擦剂》)

○龙胆丸:黄连、龙胆草等分为末,糊丸,如小豆大。三岁三十丸,或作散子,以浓盐水送下。主治小儿衄血不止。(《百药效用奇观》)

【按】

药理研究表明,龙胆有抑菌、解热、利胆作用,小剂量有健胃作用。单用龙胆制剂治疗流行性乙型脑炎有效。

Longyanrou
龙眼肉

龙眼肉系无患子科常绿乔木植物龙眼 *Dimocarpus longan* Lour. 的假种皮。常用别名有益智、蜜脾、龙眼干、桂圆肉等。味甘，性温。归心、脾经。功能补益心脾，养血安神。主要用于治疗气血不足，心悸怔忡，健忘失眠，血虚萎黄等病症。常用剂量为9～15克。湿热盛，腹胀胸满者慎用。

【各家论述】

○味甘，平。主五脏邪气，安志，厌食，久服强魂魄，聪明，轻身不老，通神明。一名益智。生山谷。（《神农本草经》）

○除虫，去毒。（《名医别录》）

○归脾而能益智。（《开宝本草》）

○养血安神，长智敛汗，开胃益脾。（《滇南本草》）

○龙眼大补心血，功并人参，然究为湿热之品。故肺有郁火，火亢而血络伤者，服之必剧。世医但知其补，而昧于清温之别，凡遇虚劳心血衰少，夜卧不宁之类辄投之。殊不知，肺火即清之后，以此大补心血，信有补血安神之效；若肺有郁伏之火，服之则反助其火；或正当血热上行之时，投此甘温大补之味，则血势必涌溢而加行。不可不慎也。（《理虚元鉴·卷下·治虚药讹一十八辨》）

○食品以荔枝为贵，而资益则龙眼为良，盖荔枝性热，而龙眼性和平也。严用和《济生方》治思虑劳伤心脾有归脾汤，取甘味归脾，能益人智之义。（《本草纲目》）

○桂圆，大补阴血，凡上部失血之后，入归脾汤同莲肉、芡实以补脾阴，使脾旺统血归经。如神思劳倦，心经血少，以此助生地、麦冬补养心血。又筋骨过劳，肝脏空虚，以此佐熟地、当归，滋补肝血。（《药品化义》）

○桂圆，甘能益脾，润可生津，滋肝木而清风燥，降心火而消热烦，补阴生血而不至滋湿伐阳，伤中败土，主佳之品，胜归地诸药远矣。以有益智之名。本草谓其宁神益智，神归于血，智生于神，此亦固有之理也。至于惊悸不寐，根因湿旺胃逆，阳泄不藏，严氏归脾以为血虚而用龙眼，则难效矣。（《玉楸药解·卷四》）

○龙眼肉，甘温。补心补气血。治健忘惊悸，益神志。凡中满气壅痰喘滑泄者忌之。（《医方十种汇编·药性摘录》）

○养心葆血。治怔忡健忘，安神长智，且甘能补脾，治思虑劳伤心脾，并疗

肠风下血。按龙眼不寒不热，养肌肉，美容颜，久服轻身不老。（《罗氏会约医镜·卷十七·本草中》）

○龙眼肉，味甘能补脾，气香能醒脾，诚为脾家要药。且心为脾母，龙眼肉色赤入心，又能补益心脏，俾母旺自能荫子也，愚治心虚怔忡，恒单购龙眼斤许，饭甑蒸熟，徐徐服之，皆大有功效，是能补心之明证。又大便下血者，多因脾虚不能统血，亦可单服龙眼肉而愈，是又补脾之明证也。（《医学衷中参西录·上册·医方》）

○效用：为滋养强壮剂，治健忘、神经性心悸亢进、神经衰弱之不眠症等。（《现代实用中药》增订本）

○药效：补血，滋养，强壮。用途：诸出血，贫血，神经衰弱，不眠症。（《临床应用汉方处方解说》）

【验方举要】

○扶中汤：于术一两炒，生山药一两，龙眼肉一两。主治泄泻久不止气血俱虚，身体羸弱。（《医学衷中参西录·上册·医方》）

○头酽好烧酒一坛，龙眼去壳二三斤入酒内浸之，日久则颜色娇红，滋味香美，专补心血，善壮元阳，疗怔忡惊悸不寐等症。早晚各随量饮数杯，悦颜色，助精神，大有补益，故名仙酒。（《万病回春·卷之四·补益·徐国公仙酒方》）

○治腋气（狐臭）方：桂圆核六枚，胡椒二十七粒，共研细末，每觉有汗，用棉蘸药扑之，轻者药一料即断根。（《陶说·卷二》，见《说库·五十三册》）

【按】

药理研究表明，龙眼肉可增强机体非特异抵抗力，促进生长，增强免疫功能，抑制 B 型单胺氧化酶及抗肿瘤。龙眼肉煎剂在体外对痢疾杆菌有抑制作用；1∶2的水浸剂在试管内对奥杜盎氏小芽胞癣菌有抑制作用。历代都把龙眼肉作滋补佳品，对于病后体虚、脑力衰退，以及产后调补，均可单用常服。临床治疗神经衰弱导致的心悸，每天取龙眼肉 30～60 克，煎服，有良效。

Sheng jiang

生姜

生姜系姜科多年生草本植物姜 *Zingiber officinale*（Willa.）Rosc. 的新鲜根茎。味辛，性微温。归肺、脾、胃经。功能解表散寒，温中止呕，化痰止咳。主要用于治疗风寒感冒，胃寒呕吐，寒痰咳嗽等病症。常用剂量为3～10克，煎服或捣汁冲服。阴虚内热及热证慎用。

【各家论述】

○生者尤良，久服去臭气，通神明。生川谷。（《神农本草经》）

○味辛，微温。主伤寒头痛鼻塞，咳逆上气。（《名医别录》）

○主痰水气满，下气；生与干并治嗽，疗时疾，止呕吐不下食。生和半夏主心下急痛；若中热不能食，捣汁和蜜服之。又汁和杏仁作煎，下一切结气实，心胸壅隔，冷热气。（《药性本草》）

○去痰下气……除壮热，治转筋，心满。食之除鼻塞，去胸中臭气，通神明……止逆，散烦闷，开胃气。姜屑末和酒服之，除偏风。汁作煎，下一切结实冲胸膈恶气。（《食疗本草·卷上·生姜》）

○汁解药毒，破血调中，去冷除痰，开胃。（《本草拾遗》）

○生姜，性温，味辛甘，气味俱厚，清浮而生升，阳也。其用有四：制厚朴、半夏毒一也；发散风邪二也；温中去湿三也；作益胃脾药之佐四也。（《医学启源·卷之下·用药备旨·药类法象》）

○辛温，主伤寒头痛鼻塞，治咳逆痰水，温中安和胃气，游行诸经，仲景诸汤以发散风寒而通神明。（《丹溪手镜·卷之中·发明五味阴阳寒热伤寒汤丸药性第二》）

○恶心者，无声无物，但心中欲吐不吐，欲呕不呕。虽曰恶心，非心经心病，皆在胃口上，宜用生姜，盖能开胃豁痰故也。（《丹溪治法心要·卷二·恶心第二十六》）

○治嗽大抵多用姜汁以辛散也。（《丹溪治法心要·卷一·咳嗽第十八》）

○干姜大热，生则呕家圣药，而干者除霍乱肚疼。（《珍珠囊补遗药性赋·草部》）

○生用发散，熟用和中，解食野禽中毒或喉痹；浸汁点赤眼；捣汁和黄明胶熬，贴风湿痛……姜，辛而不荤，去邪辟恶，生啖、熟食，醋、酱、糟、盐、蜜煎调和，无不宜之，可蔬可茹，可果可药，其利溥矣。凡早行、山行宜含一块，

不犯雾露清湿之气，及山岚不正之邪。（《本草纲目》）

○生姜辛窜，药用善豁痰利窍，止寒呕，去秽气，通神明。助葱白头大散表邪一切风寒湿热之症；合黑枣、柴、甘，所谓辛甘发散为阳，治寒热往来及表虚发热；佐灯心通窍利肺气，宁咳嗽；入补脾药，开胃补脾，止泄泻。（《药品化义》）

○孙真人言生姜为呕家圣药，谓上焦气壅表实之病而言，非以泻气而言也。若脾胃虚弱，谷气不行，荣卫下流，是中气不利，清气津液不上，胸中闭塞，气道不开，亦令人哕，唯宜益胃推扬谷气而已。勿作外实，以辛药生姜之类，泻其壅滞，及妄以泻气、泻血药下之。（《医学纲目·卷之二十二·呕吐膈气总论》）

○生姜性温，能通神明，痰嗽呕吐，开胃极灵。（《明医指掌·卷一·药性歌》）

○生姜辛制半夏毒，佐大枣有厚肠功，温经散表除风气，止哕之能效最工。（《医经小学·卷之一·药性指掌》）

○痰饮者，必下之，呕家多服生姜，此为呕家圣药，是要散其逆气也。（《普济方·卷一百三十七·伤寒门》）

○生姜……荡腹中之瘀满，排胃里之壅遏，善通鼻塞，最止腹痛，调和脏腑，宣达营卫，行经之要品，发表之良药。（《医学摘粹·本草类要·散药门》）

○生姜性味辛温，入肺而散寒止呕，解郁祛痰，通神明，去秽恶，杀半夏、南星一切毒。姜叶：捣汁温饮，能消症疾。姜汁：辛温微润，能治噎膈反胃，救诸卒中，宜灌之。姜皮：辛凉行水，治皮肤浮肿效。（《徐大椿医书全集·药性切用·卷之四中》）

○疫邪散漫，唯恐下不胜下，下之而仍不能尽除者，故于苦寒直下之中，复加生姜之辛温解散，通神辟恶，以搜散漫之邪，为之先导。（《成方便读·攻里之剂·槟芍顺气汤》）

○东垣云，生姜之治呕，但治上焦气壅表实之病，若胃虚谷气不行，胸中闭塞而呕者，唯宜益胃推扬谷气而已，此大半夏汤之旨也。（《成方便读·除痰之剂·大半夏汤》）

○昔有消渴者日饮数斗，刘元素以生姜自然汁一盆，……病人渴甚，不得已而饮之，饮尽渴减，得《内经》辛以润之之旨。（《续名医类案·卷八·消》）

○生姜，通神明去秽恶，散寒止呕，所以撑扶正气而安胃气。（《医学心悟·第四卷》）

○生姜宣散之力，入口即行，故其治最高，而能清膈上之邪。合半夏并能降其浊涎，故主之。与茱萸之降浊阴，干姜之理中寒不同。盖彼乃虚寒上逆，此唯客邪搏饮于至高之分耳。然此即小半夏汤，彼加生姜煎，此用汁而多，药性生用则上。（《金匮要略浅注·卷八》）

○生姜味辛热，入肺、胃二经。要热去皮，要冷留皮。辛温，行阳分而祛寒。治伤寒头痛身疼、畏寒无汗、伤风鼻塞、咳嗽。开胃下食，祛痰止呕，腹胀疟症悉除。疗痢疾，救暴卒，凡中风、中暑、中气、中恶、中毒等症，用姜汁和童便服，以姜汁开痰，童便降火也。辟雾露、山岚瘴气。按阴虚火盛、汗症、血证、心气耗散、火热腹痛，并切忌之。（《罗氏会约医镜·卷十七·本草·中》）

○生姜皮，辛凉，和脾行水，治浮肿胀满……煨姜，生姜去皮，湿纸包煨。治胃寒泄泻吞酸。（《罗氏会约医镜·卷十七·本草中》）

○表虚多毒者休使生姜。（《幼幼集成·卷五·天元赋》）

○《千金》生姜甘草汤，主治肺痿咳涎沫不止，咽燥而闷。按：此方即从前甘草一味方中，而广其法，以治肺痿，胃中津液上竭，肺燥已极，胸咽之间，干槁无耐之证。以生姜之辛润上行为君，合之人参、大枣、甘草，入胃而大生其津液，于以回枯泽槁，润咽快膈，真神方也。（《医门法律·卷六》）

○生姜……食料中少少加之，可为健胃进食之品。疮家食之，致生恶肉，不可不知。（《医学衷中参西录·上册·药物》）

○鲜姜之辛辣开通，热而能散，故能温暖肌肉，深透筋骨，以除其凝寒痼冷，而涣然若冰释也。（《医学衷中参西录·上册·医方》）

○生姜，味辛，性温，无毒，升也，阳也。其用有四，制半夏有解毒功，佐大枣有厚肠益，温经散表邪风，益气吐翻胃哕。（《医方捷径·卷三》）

○生姜为健胃药，并有镇吐作用，功能去秽恶，散风寒。（《科学注解本草概要·植物部》）

○生姜通神明之用来自《本经》，此后注家多有阐发。本品通神明之理可概为四：生姜辛窜入心，有开豁冲散之力，善豁痰利窍，此豁痰而通神明；生姜辛而不荤，去邪辟秽。凡中风、中暑、中气、中毒、中恶、干霍乱，一切卒暴之病，用姜汁与童便服，立可解散，此去秽气而通神明；生姜辛散温通，能破血滞，通血脉心气；生姜辛温扶阳抑阴，则亦能通神明。故叶天士云："神者阳之灵也，明者阳之光也。辛温为阳，久服阳胜，所以通神明也。"（《百药效用奇观》）

○经方首治胃中不和，心下痞，干噫食臭；中治胃反呕逆；终治脉结代，微绝，皆重用生姜，以其降浊下逆，功侔半夏，而又去臭恶，通神明，入胃之大络，温行瘀滞，发散寒结。（《经证证药录·卷五》）

○药效：健胃，矫味。用途：增强胃肠功能。呃逆，呕吐。（《临床应用汉方处方解说》）

○生姜，性微温，味辛，无毒。归五脏，去痰下气，止呕吐，除风寒湿气，疗咳逆上气，喘嗽。（《东医宝鉴·汤液篇·卷二》）

○生姜体启开而扬散，排达疏通为之用。扬散表位也……扬散表里也。排达表位也……排达心胃间也，排达胸胁也，排达心下也，排达表里也，疏通心下

也，疏通心胃间也，疏通心肾间，疏通腹中也。（《皇汉医学丛书·内科学·伤寒用药研究·卷下》）

【验方举要】

○产后血上冲心：生姜五两，切，以水八升，煮三升，分三服。（《产乳集验方·产后》）

○治脚转筋方：生姜一两，拍碎水煎五合，服之即愈。（《太白阴经》，见《守山阁丛书》）

○千金疗霍乱引饮后辄干呕方：生姜五两，水五升，煮取二升半，分二服，又煮高良姜饮之，大佳。（《外台秘要·卷六·霍乱干呕方》）

○集验疗天行病上气咳嗽，多唾黏涎，日夜不定，生姜煎方：生姜，三两去皮，切如豆粒大，上一味，以饧半斤和微煎令烂，每日无问早晚，少少含，仍嚼姜滓，一时咽之。（《外台秘要·卷三·天行咳嗽方》）

○救急疗卒患心腹胀满刺痛方：生姜大有功能，远行宜将自随，煮汁服良。患久痢虚损呕逆不下食，见食则吐，取三两细切，捣绞取汁，微暖点少多蜜，顿一服则下食，大效。（《外台秘要·卷七·卒心腹胀满方》）

○《刘氏家传》治小儿夜啼：生姜自然汁，临时涂背上、心头。（《幼幼新书·卷第七·蒸忤啼哭》）

○姜糖煎方：食治老人上气咳嗽，喘息气急，烦热，不下食，食即吐逆，腹胀满：生姜汁五两，沙糖四两，上相和，微火温之，一二十沸即止。每度含半匙，渐渐咽汁尤益。（《养老奉亲书·食治老人喘嗽诸方第十》）

○小儿咳嗽，用生姜四两煎汤沐浴。（《丹溪治法心要·卷八·小儿科·风痰喘嗽第十》）

○治呃逆久不愈，连连四五十声者，用生姜捣汁一合，加蜜一匙温热服。（《古今医统大全·卷之二十七·咳逆门》）

○连须葱白汤，治已汗未汗，头痛如破。生姜二两，连须葱白切半斤，水三盏，煎一盏半，分二服。（《古今医统大全·卷之十四·伤寒药方》）

○治产后秽污不尽，腹满：生姜二斤，以水煮取汁服，即出。（《医学纲目·卷之二十四·小腹胀》）

○治妇人喘促虚肿快利小便即瘥。用生姜二两取汁，白面三两以姜汁搜作小剂，大半夏十个打研入面中作饼，炙熟作黄色为末，温熟水调下一钱，以小便通利为度。（《证治准绳·女科·卷二》）

○头风痛甚难忍：用生姜一具，中雕一孔，用桐油于孔中，以火煨至桐油极热，将油倾去，以姜切两边，贴太阳，其痛即止。（《仙方合集·下卷·头病·眼病》）

○治鼻血常发者，于发时，用生姜杵碎，合额上一日，如痒就搔之，永不再发。（《医学纲目·卷之十七·诸见血门》）

○凡觉中暑，急嚼生姜一大块，水送下，如已迷闷，嚼大蒜一大瓣，水送下，如不能嚼，水研灌之立醒。（《玉机微义·卷之一·中风门》）

○冷痢，生姜汁，蜜水各半煎服。仍兼木香、生豆蔻为佐。蜜最治痢。（《仁斋直指方论·卷之二·简径治痢》）

○治久嗽方：白蜜一斤，生姜二斤，取汁……以微火煮令姜汁尽，……旦服如枣大含一丸，日三服。忌一切杂食。（《医学纲目·卷之二十六·咳嗽》）

275

○有热嗽咽痛失声，服冷药而声愈哑者，宜以生姜汁调消风散，少少进之，或只一味姜汁亦好。（《不居集·卷之二十二·咽痛治法》）

○姜蜜煎，治孕妇溺血，脉浮弦者。生姜七片，白蜜一盏，茅根一盏，浓汁。姜、茅煎汁去渣，入蜜煎炼，噙下。（《徐大椿医书全集·女科指要·卷三·溲血》）

○姜茶饮，治寒暑下痢，脉弦涩者。生姜一两，芽茶一两，水煎去渣，温服。（《徐大椿医书全集·杂病证治·卷七·泄泻》）

○治腋气，生姜不拘多少，湿纸裹煨过烂研如泥，擦腋下立效。（《当归草堂医学丛书·传信适用方·卷三》）

○一切疼痛，或寒或热，或积食，或积血，证莫能辨，药不能施。用生姜一斤，捣烂，略挤去汁，入锅内炒热，用布分作二包。先以一包熨痛处，冷则换热者，勿令间断。如姜已干，略加前汁拌之，又炒又熨，痛止乃已。（《幼幼集成·卷四》）

○长头发法：生姜切片，擦落发光皮上，数日即长。（《疡医大全·卷之十》）

○治风火虫牙：鲜生姜切片，噙在疼处，流涎则住痛。（《疡医大全·卷之十六》）

○治顽癣：先用生姜汁搓，再用柏油擦。（《疡医大全·卷之二十九》）

○治蜈蚣咬伤：生姜汁调雄黄搽。（《疡医大全·卷之三十八》）

○姜胶膏：鲜姜自然汁一斤，明亮水胶四两，共熬成稀膏，摊于布上，贴患处，旬日一换。主治肢体受凉疼痛，或有凝寒阻遏血脉，麻木不仁。（《医学衷中参西录·上册·医方》）

【按】

药理研究表明，生姜具有镇吐、抗炎、镇痛以及促进胃液分泌等作用。临床以生姜为主的制剂治疗蛔虫性肠梗阻、胆道蛔虫症、遗尿、烫伤、风湿痛和急性菌痢等有一定疗效。此外，生姜还具有显著的抗氧化作用。

仙茅

Xianmao

仙茅系石蒜科多年生草本植物仙茅 *Curculigo orchioides* Gaertn. 的干燥根茎。常用别名有独茅根、独脚仙茅、风苔草、小地棕根、独脚丝茅等。味辛，性热，有毒。归肾、肝、脾经。功能补肾阳，强筋骨，祛寒湿。主要用于治疗阳痿精冷，筋骨痿软，腰膝冷痹，阳虚冷泻等病症。常用剂量为3~9克。

【各家论述】

○味甘，微温，有小毒。主风，补暖腰脚，清安五脏，强筋骨，消食……宣而复补，主丈夫七伤，明耳目，益筋力，填骨髓，益阳。（《海药本草》）

○治一切风气，补五劳七伤，开胃下气。（《日华子本草》）

○主心腹冷气不能食，腰脚风冷挛痹不能行，丈夫虚劳，老人失溺。（《开宝本草》）

○仙茅伸风冷人脚挛，补虚坚骨。味辛，温，无毒。治虚劳，逐冷气，益阳坚骨，生长精神。（《珍珠囊补遗药性赋·草部》）

○茅具六味，能致五养：咸能养气，酸能养筋，辛能养节，滑能养胃，甘能养肉。人得茅煮而饮之，可以已疾疠，和荣卫，延年却老。（《揭文安公文粹·卷二》）

○治妇人红崩下血，攻痈疽，排脓。（《滇南本草》）

○仙茅，性热。补三焦、命门之药也。唯阳弱精寒、禀赋素怯者宜之。若体壮相火炽盛者，服之反能动火。（《本草纲目》）

○能助神明，强筋骨，益肌肤，培精血，明耳目，填骨髓，开胃消食，助益房事，温利五脏，补暖腰脚。此西域婆罗门僧献方于唐明皇服之有效，久秘而后得传。按许真君书云，仙茅久服可以长生，其味甘能养肉，辛能养节，苦能养气，咸能养骨，滑能养肤，酸能养筋，宜和苦酒服之必效也。然仙茅性热，唯阳弱精寒禀赋素怯者宜之……（《景岳全书·卷四十八·本草正》）

○仙茅辛温有毒，主心腹冷气不能食，腰脚冷，挛痹不能行，丈夫虚劳，老人失溺无子，益阳道，久服通神强记，助筋骨，长精神明目。一名独茅根，一名茅瓜子。一名婆落门参。（《普济方·卷二百六十四·服饵门》）

○仙茅……入命门补火散寒，除痹暖精。若相火炽盛者忌用。（《医方十种汇编·药性摘录》）

○入肾命而助火兴阳，治虚劳失溺，或阳虚溺闭。专于补火助阳，唯精寒火

衰者宜之，有火者切忌。糯米泔浸去毒用。（《徐大椿医书全集·药性切用·卷之二上》）

○中仙茅毒者，含大黄一片即解，不须多用大黄也。此种药近人最喜用之，以《本草》载其能助阳也，然而全然不能兴阳。盖仙茅气温，而又入肾，且能除阴寒之气，以止老人之失溺，苟非助阳，乌能如此。而予独谓全不兴阳者，以仙茅之性，与附子、肉桂迥异，仙茅虽温，而无发扬之气，长于闭精，而短于动火，闭精则精不易泄，止溺则气不外走，无子者自然有子。予辨明其故，使世之欲闭其精者，用之固守其精，而元阳衰备痿弱而不举者，不可惑于助阳之说，错用仙茅，归咎于药之不灵也。（《本草新编》）

○仙茅是补阳温肾之专药，亦兼能祛除寒痹，与巴戟天、仙灵脾相类，而猛烈又过之，唯禀性阴寒者，可以为回阳之用，而必不可以为补益之品。（《本草正义》）

○效用：1.为兴奋性强壮药，对于性机能减退之早衰、神经衰弱、步行无力、老人失溺等，能旺盛性欲，奋发精神，同时并能促进消化，振起食欲。2.补火，散寒，除痹，暖精，壮阳，助筋骨，益肌肤。（《现代实用中药》增订本）

277

【验方举要】

○治妇人红崩下血，已成漏症：仙茅三钱（为末），全秦归、蛇果草各等分，以二味煎汤，点水酒将仙茅末送下。（《滇南本草》）

○治冲任不调症状的高血压病：仙茅、仙灵脾、巴戟、知母、黄柏、当归。六味等分，煎成浓缩液。日服二次，每次五钱至一两。（《中医研究工作资料汇编·二仙汤》）

【按】

药理研究表明，仙茅具有促进抗体形成和抑制金黄色葡萄球菌等作用。前人有谓仙茅有毒者，也有服之"延年不老"的称颂，但均无确切依据，留待日后研究。

Xianhecao
仙鹤草

仙鹤草系蔷薇科龙芽草属多年生草本植物龙芽草 *Agrimonia pilosa* Ledeb. 的干燥地上部分。常用别名有龙牙草、瓜香草、黄龙尾、脱力草等。味苦、涩，性平。归心、肝经。功能收敛止血，截疟，止痢，解毒。主要用于治疗咳血，吐血，崩漏下血，疟疾，血痢，脱力劳伤，痈肿疮毒，阴痒带下等病症。常用剂量为 10～15 克，水煎服，大剂量可用 30～60 克，外用适量。

【各家论述】

○黄龙尾，出滇南嵩明州邵甸里为最。味苦、涩，性微温。调治妇人月经或前或后，红崩白带，面寒背寒，腹痛腰痛，发热气胀，赤、白痢。（《滇南本草》）

○消宿食，散中满，下气，疗吐血各病，翻胃噎膈，疟疾，喉痹，闪挫，肠风下血，崩痢，食积，黄疸，疔肿痈疽，肺痈，乳痈，痔肿。（《本草纲目拾遗》）

○理跌打伤，止血，散疮毒。（《生草药性备要》）

○仙鹤草（乌脚鸡），别名涩疙瘩。乌脚鸡平养阴血，妇女调经清血热，滋阴养血风热退，生血活血瘀血灭。（《草木便方》）

○下气活血，理百病，散痞满，跌扑吐血，血崩，痢，肠风下血。（《百草镜》）

○治瘰疬。（《伪药条辨》）

○治风痰腰痛。（《植物名实图考》）

○仙鹤草乃止血之要药，广泛用于多种出血证道理何在？本品益气补虚，故虚者出血宜用，补血止血，如肺痨咯血……尤能活血止血，盖因辛以行散。（《百药效用奇观》）

○为止血、强心药，功能止血，止痢，去脱力劳乏。（《科学注解本草概要》）

○仙鹤草为强壮性收敛止血剂，兼有强心作用。适用于肺病咯血，肠出血，胃溃疡，胃出血，子宫出血，齿科出血，痔血等，古来用治赤痢及肝脓疡等症。（《现代实用中药》增订本）

【验方举要】

○治白带：黄龙尾三钱，川芎一钱，香附一钱，白芷二钱（酒炒），陈木瓜五钱，点白酒汁服，如白带黄色，加椿皮。（《滇南本草》）

○治乳痈，初起者消，成脓者溃，且能令脓出不多。龙芽草一两，白酒半壶，煎至半碗，饱后服。（《百草镜》）

○治贫血衰弱，精力委顿，民间治脱力劳伤。仙鹤草一两，红枣十个。水煎，一日数回分服。（《现代实用中药》）

○治疗盗汗：仙鹤草30～90克，大枣15～30克，水煎服，每日一剂。（《中药新用》）

279

【按】

药理研究表明，仙鹤草具有止血、强心、升高血压、抗炎、抗菌、降血糖等作用。临床上用仙鹤草为主的制剂治疗咳嗽、癌症、痢疾、梅尼埃病（眩晕）、糖尿病、白细胞减少、阴道滴虫等病症均有较好疗效。经验认为仙鹤草治久咳、痉咳效果特别好，可以单用，常用剂量为30～50克。关于仙鹤草（脱力）可以益气补虚，前人已有记载，江苏中医干祖望用仙鹤草、仙茅、仙灵脾为"三仙汤"，用于非外感的神疲怠惰疗效很好，堪称"中药之激素"。也可与鸡肉、猪肉煨服，一般剂量在30～60克方能现其功能。

Baiji

白及

　　白及系兰科白及属多年生草本植物白及 *Bletilla striata*（Thunb.）Reichb.f. 的干燥块茎。常用别名有甘根、白根、白给、白芨等。味苦、甘、涩，性微寒。归肺、肝、胃经。功能收敛止血，消肿生肌。主要用于治疗咳血吐血，外伤出血，疮疡肿毒，皮肤皲裂，以及肺结核咳血，溃疡病出血等病症。常用剂量为6～15克，研末吞服3～6克，外用适量。不宜与乌头类药材同用。

【各家论述】

　　○味苦，平。主痈肿恶疮败疽，伤阴死肌，胃中邪气，贼风鬼击，痱缓不收。（《神农本草经》）

　　○辛，微寒，无毒。除白癣疥虫。（《名医别录》）

　　○治结热不清，主阴下痿，治面上皯疱，令人肌滑。（《药性本草》）

　　○止惊邪、血邪、痫疾、赤眼、癥结、发背、瘰疬、肠风、痔漏，刀箭疮扑损，温热疟疾，血痢，汤火疮，生肌止痛，风痹。（《日华子本草》）

　　○治金疮不瘥，痈疽方中多用之。（《本草图经》）

　　○破痈疽并合跟皲。味苦、辛、甘、平，无毒。反乌头。（《珍珠囊补遗药性赋·草部》）

　　○白及，苦甘，阳中之阴，止肺血，涩，白蔹同。（《医学启源·卷之下·用药备旨》）

　　○治痨伤肺气，补肺虚，止咳嗽，治肺痨咳血，收敛肺气。（《滇南本草》）

　　○白及，性涩而收，故能入肺止血，生肌治疮也。（《本草纲目》）

　　○白及，苦能泄热，辛能散结，痈疽皆由荣气不从，逆于肉里所生；败疽伤阴死肌，皆热壅血瘀所致，故悉主之也。（《本草经疏》）

　　○白及味苦，功专收敛，肿毒疮疡，外科最善。（《明医指掌·卷一·药性歌》）

　　○治痈疽败烂，恶疮，刀箭汤火损伤，生肌止痛，俱可为末敷之。凡吐血不能止者，用白及为末米饮调服即效。（《景岳全书·卷四十八·本草正》）

　　○白及主消痈肿毒，性同白蔹反乌头，去除白癣并破裂，更疗邪风缓不收。（《医经小学·卷之一·药性指掌》）

　　○白及入肺涩血，散瘀生新，并治跌扑损伤折骨。敷汤火伤，恶疮痈肿，败疽死肌。恶杏仁，反乌头。（《医方十种汇编·药性摘录》）

　　○治肺损吐血，肺痈肺痿，疗恶疮败烂，鼻衄火伤，去腐生新，排脓止痛，

跌打骨折。按白及性寒，痈疽溃后，不宜用苦寒药服。（《罗氏会约医镜·卷十六·本草上》）

○苦辛性平，气涩而收，质润兼补，入肺，止吐血、衄血。肺损者，能复生之。（《徐大椿医书全集·药性切用·卷之一上》）

○效用：为胶黏性止血药，内服治吐血，肺病咳血，胃溃疡呕血等，用其粉末服有效。外用于痈肿溃疡，能促肉芽之发生。用其粉末麻油调涂汤火伤，又作创伤皲裂之黏合剂。（《现代实用中药》增订本）

○为收敛药，并有黏滑作用。功能破痈疽，化瘀，止血。（《科学注解本草概要·植物部》）

【验方举要】

○白及末调服大治吐血，山茶花阴干为末，用童便半盅调服效。（《国医宗旨·卷二·杂方》）

○治鼻血不止：白及末，唾津调涂山根便止。（《仙方合集·上卷·内症门》）

○治手足皲裂，俗名开冰口，白及磨水涂之，勿犯水。（《仙方合集·下卷·杂方》）

○治各项肿毒：用白及末，以无根井水调摊纸上，贴患处，已成者，加大黄少许。（《众妙仙方·卷二·论疮门》）

○治咯血：用白及一两，藕节半两，为细末，每一钱，汤调服，神效。（《医学纲目·卷之十七·诸见血门》）

○治腰带痈：白及、雄黄各一两，研细末，鸡蛋清调敷。（《疡医大全·卷之二十》）

○治白蛇串：白及八钱，水龙骨一两，共研细，无根水调敷。（《疡医大全·卷之三十》）

○治杖后：白及研细，每日米饮调下三钱。（《疡医大全·卷之三十七》）

○护膜散：白蜡、白及各等分，研末，轻者用一钱，微重用二钱，重者用三钱，或酒或米汤调下。（《疡医大全·卷之二十二》）

○治肺痈肺痿：白及研细末，每服三钱。（《疡医大全·卷之二十一》）

○治冻疮久烂不愈：白及末调敷裂处。（《疡医大全·卷之三十五》）

【按】

药理研究表明，白及具有止血、保护溃疡、抑制结核杆菌等作用。临床以白及为主治疗慢性结肠炎、肺结核、痔疮、口腔黏膜病、干槽症、上消化道出血、鼻出血、手术后出血、肿瘤等病症有明显疗效。根据白及的成分特性，不宜水煎，宜入散剂吞服或冲服较合理。

Baizhu
白术

白术系菊科多年生草本植物白术 *Atractylodes macrocephala* Koidz. 的干燥根茎。常用别名有术、于术、山精、山连、冬白术等。辛温，味苦、甘。归脾、胃经。功能健脾益气，燥湿利水，止汗，安胎。主要用于脾虚食少，腹胀泄泻，痰饮眩晕，水肿，自汗，胎动不安等病症。常用剂量为6～12克。凡阴虚内热，津液亏耗燥渴慎服。

【各家论述】

○主风寒湿痹死肌，痉、疸，止汗除热，消食，作煎饵，久服轻身，延年不饥。一名山蓟。(《神农本草经》)

○主大风在身面，风眩头痛，目泪出，消痰水，逐皮间风水结肿，除心下急满，及霍乱吐下不止，利腰脐间血，益津液，暖胃，消谷嗜食。(《名医别录》)

○主大风顽痹，多年气痢，心腹胀痛，破消宿食，开胃，去痰涎，除寒热，止下泄，主面光悦，驻颜去黯，治水肿胀满，止呕逆，腹内冷痛，吐泻不住，及胃气虚寒痢。(《药性本草》)

○利小便。(《新修本草》)

○治一切风疾，五劳七伤，冷气腹胀，补腰膝……止反胃呕逆，及筋骨弱软，疬癖气块，妇人冷癥瘕，温疾，山岚瘴气，除烦长肌肉。(《日华子本草》)

○《主治秘要》云：白术性温味微苦，气味俱薄，浮而升，阳也。其用有九：温中一也；去脾胃中湿二也；除脾胃热三也；强脾胃，进饮食四也……；治四肢困倦，目不欲开，怠惰嗜卧，不思饮食七也；止渴八也；安胎九也……脾苦湿，急食苦以燥之，白术……和中益气，利腰脐间血，除胃中热。(《医学启源·卷之下·用药备旨》)

○有汗则止，无汗则发。能消虚痰。(《本草衍义补遗》)

○白术甘平，利水道有分渗之功，强脾胃有进食之效。(《丹溪手镜·卷之中》)

○其用有四：利水道，有除湿之功；强脾胃，有进食之效；佐黄芩，有安胎之能；君枳实，有消痞之妙。(《珍珠囊补遗药性赋·主治指掌》)

○其性温燥，故能益气和中，补阳生血，暖胃消谷，益津液，长肌肉，助精神，实脾胃，止呕逆，补劳倦，进饮食，利小水，除湿运痰，消浮去胀，治心腹冷痛，胃虚下痢，疬癖，癥瘕，制以人乳欲润其燥，炒以壁土欲助其固，佐以黄芩清热安胎，以其性涩壮气，故能止汗实表，而痈疽得之必反多脓，奔豚遇之，恐反增气，及上焦燥热而气多壅滞者皆宜酌用之。然冬术甘而柔润，夏术苦而燥烈，此其功用大有不同，不可不为深辨也。若于饥时择肥而甘者，嚼而服之，久久诚为延寿之物，是实人所未知。（《景岳全书·下册·卷四十八·本草正》）

○术甘壅补，使正气收而不泄也。或曰湿胜则濡泄，术专除湿，是以下多者加之……渴欲得水者加术，津液不足者则渴，术甘以补津液。（《普济方·卷一百二十二·伤寒门·理中丸》）

○詹公，春得痎疟，累试劫药，绵延至冬，来求治。予知其久未得汗，唯胃气未充，非补不可，一味白术末之粥丸，与二斤，尽药大汗而安。（《玉机微义·卷之一·中风门》）

○白术宜用，初病审用：虚劳初治，未有不以清金之品，生地、阿胶、丹皮、白芍之外，又有如麦冬之清心保肺，玄参之甘寒清火，为虚劳所必须。然有一种中土素弱之人，脾胃不实，并麦冬亦微恶其冷，玄参亦且嫌其寒，久久渐妨饮食，渐陷中气。于斯时也，又宜以培土调中为主，其法在杂症门中用药颇多，唯虚症内培土之剂，止有黄芪、白术、茯苓、山药，有功而无过。夫虚劳之培土也，贵不损至高之气，故二陈之燥，平胃之烈，固万万不可；即扁豆之健脾，苡仁之胜瘴，独未免于走血，俱未尽善。若乃四味之中，茯苓、山药虽冲和而无峻补回生之力，即芪、术二种并用，又以术为土部专经之剂，兼有益气之品，故能培土以生金，而至高之部，胥有类也。夫术性微燥，于虚症似当缓投，然却喜其燥而不烈，有合中央之土德，且补土自能生金，如山岳之出云蒸雾，降为雨露，以濡万物，而何病燥之有哉！缪仲淳谓其燥能伤阴，殊不知伤阴为苍术、厚朴之类，岂可以白术微燥中和之品同语耶！且治法收功之时，非培中则浮火终不归根，知白术之功大矣。（《理虚元鉴·卷下·治虚药讹一十八辨》）

○耳齿日长，渐至难食，名髓益病，用白术土炒，水煎服之效。（《仙方合集·下集·牙齿咽喉》）

○一人牙齿日长，渐渐胀开口，难为饮食，盖髓溢所致，只服白术愈，可见肾虚者不宜服术（卫生十全方）。（《名医类案·卷七》）

○脾恶湿，湿胜则气不得施化，津何由生？故曰：膀胱者，津液之府，气化则能出焉。用白术以除其湿，则气得周流而津液生焉。（《本草会编》）

○养胎全在脾胃，譬之钟悬于梁，梁软则钟下坠，梁断则钟下堕。故白术补脾，为安胎要药。胎中痛者，非缩砂不止，必择连壳者研用之。（《万氏妇人科·卷二·确论胎养数条》）

○凡病属阴虚，血少，精不足，内热骨蒸，口干唇燥，咳嗽吐痰，吐血，鼻衄，齿衄，咽塞便秘滞下者，法咸忌之。术燥肾而闭气，肝肾有动气者勿服。（《本草经疏》）

○又如血虚而漏下不止，白术可以统血而收阴；阳虚而汗液不收，白术可以回阳而敛汗……温中之剂无白术，愈而复发，溃疡之证用白术可以托脓。（《本草汇言》）

○白术气味浓郁，汁浆淳厚，既养胃气亦补脾气，最生津液而止燥渴。仲景用之于桂枝麻黄之内汗去津液不伤至妙之法也。盖湿淫之病善津液。以土燥金，清则肺气降，洒而化雨露，其露气之氤氲而游溢者，浸润滑泽，是谓之津液渗灌脏腑，活濡是以不渴，湿则气滞，津凝淫生痰涎，脏腑失滋，每生燥渴。津液无多再经汗泄湿愈而燥伤矣，加白术去湿而养津，此除湿发汗之金绳也……仲景治水五苓、真武、附子、泽泻诸方，俱用白术，所以培土而制水也……白术性颇壅滞宜辅之以疏利之品，肺胃不开加生姜半夏以驱浊肝脾不达。加砂仁桂枝以宣郁，令其旋补而旋行则美善而无弊矣。（《长沙药解·卷一》）

○白术守而不走，苍术走而不守，故白术善补，苍术善行。其消食纳谷，止呕住泄，亦同白术，而泄水开郁，则苍术独长。盖木为青龙，因己土而变色，金为白虎，缘戊土而化形，白术入胃，其性静专，故长于守，苍术入脾，其性动荡故长于行。（《玉楸药解·卷一》）

○白术味苦而甘，既能燥湿实脾，复能缓脾生津。且其性最温，服则能以健食消谷，为脾脏补气第一要药也。（《本草求真》）

○白术补脾土，脾土虚者必用之，类之山药、石斛、苡仁、干姜、炙甘草皆脾土药也，其余尚有运脾消导之药不可胜记矣。（《医林指月·医学真传·用药大略》）

○天生术……善补气，亦能生血，化胃经痰水，有火者宜生用，按野术可代真参，而真野术者极难得。种白术健脾燥湿，只可调理脾胃常病。（《本草分经·脾》）

○白术健脾胃，温分肉，培土即以宁风也。夫以防风之善驱风，得黄芪以固表，则外有所卫，得白术以固里，则内有所据，风邪去而不复来，当倚如屏，珍如玉也。（《不居下集·卷之七·玉屏风散》）

○白术乃脾经药也，何以为正治肾经？不知白术最利腰脐，腰脐利，则水湿之气不留于肾宫……上利胃而下健脾，且能祛湿以生肾……用白术以利腰脐之气血，用车前以分其水势……然而白术亦能健脾，脾健则水湿自分，原不必借重车前。（《重订石室秘录·卷一》）

○白术健脾胜湿，不特能利腰脐之血结，且可使离经之血，仍统于脾。（《成方便读·理血之剂·秦艽白术丸》）

○血风者，经水逆行，上攻于脑，头目旋闷，不省人事，甚至满头满面皆发赤斑者……用白术，以其能去面上游风，及利腰脐间血故也。（《女科切要·卷一·血风》）

○白术之扶土胜湿，宣之于中，使少阴之枢机有主，则开阖得宜，小便得利，下利自止。（《成方便读·祛寒之剂·真武汤》）

○邵宝以蜜术问南沙：医家白术重天台，郡守曾将蜜浸来，嚼罢不仅香满室，桃化流水梦瑶台……以术作饮，甚香甘。（《广群芳谱·卷九十三》）

○服术：紫微夫人《吐纳经》曰：吾察草木之精速益于己者，并不及术之多验也。可以长生、久视，远而更灵。山林隐逸，得服术者，五岳比肩……《抱朴子内篇》曰：南阳文氏，其先祖汉中人，值乱逃华山中，饥困欲死。有二人教之食术，云遂不饥。数十年乃来还乡里，颜色更少，气力转甚。故术一名山精。故《神药经》曰：必欲长生，当服山精。（《渊鉴类函·卷三百九十六·药部》）

○《神仙传》：汉武帝东巡，见老翁锄于道旁，头上白光高数尺，怪而问之，对曰：臣年八十五时，头白齿落，遇有道者，教臣绝谷，但服术饮水，并作神枕。臣行之，转老还少，黑发更生，齿落复出，日行三百里。臣今一百八十岁矣。帝受其方，赐玉帛。（《古今图书集成·草木典·服食部》）

○此方妙在君白术，盖人之脾胃健，而后皮毛腠理始得开合自如，白术健脾去湿，而邪已难存。※方：白术五钱，荆芥、防风、甘草、桔梗、苏叶各一钱，云苓三钱，陈皮五分，水煎服。功用：发汗。（《傅青主男科注释·伤寒门·发汗》）

○即用寻常白术，土炒焦最妙，以其能理气行血也。于白术味过甘，不能理气行血，用者知之。（《傅青主女科·下卷·妊娠跌损》）

○浊气下流，为赤、白浊。赤者升柴二术二陈最妙。白者，黄柏、当归、知母、白芍。丹溪谓二术二陈能使大便润而小便长。（《女科切要·卷二·便浊》）

○生用豁痰利水；炒焦燥湿健脾；制熟补脾润燥；炒黑止血醒脾。（《徐大椿医书全集·上册·药性切用》）

○越婢加术，是治其水，非治其渴也。以其身面悉肿，故取麻黄之发表，以其肿而且黄，知其湿中有热，故取石膏之清热，与白术之除湿，不然，则渴而小便利者，而顾犯不可发汗之戒耶。或云此治小便利，黄肿未去者之法，越婢散肌表之水，白术止渴生津也，亦通。（《金匮要略浅注·卷六·越婢加术汤》）

○白术入诸补气药，饭上蒸数次用；入肺胃久嗽药，蜜水拌蒸；入脾胃痰湿药，姜汁拌晒；入健脾药，土炒；入泻痢虚脱药，炒存性用；入风痹、痰湿、利水、破血药，俱生用。（《本经逢原》）

○冬白术……得当归、白芍补血……配姜桂治五饮，配莲肉止泻利……君枳实化癥瘕；佐人参、黄芪止汗；佐川连去湿火……合车前除肿胀，入广皮，生津液……胸腹嘈杂，肝肾动气，怒气伤肝，脾阴不足，溃疡，奔豚，哮喘，烦渴，痘已成脓，九者禁用。（《得配本草》）

○白术除脾湿固中气，为中流之砥柱，其散表邪，非辅以麻黄桂枝附子之属，不能由肌肉而透皮毛，盖其味厚而甘，擅长于守也，麻黄桂枝附子为走表散风寒之剂，加以白术除湿，则为治风湿、治寒湿，无湿不加……而术唯有水气始用之。（《本草思辨录》）

○于术色黄气香，乃浙江于潜所产之白术也。色黄则属土，气香则醒脾，其健补脾胃之功迥异于寻常白术，若非于潜产而但观其色黄气香，用之亦有殊效，此以色味为重，不以地道为重也……治脾虚作胀，脾湿作渴，脾弱四肢运动无力，甚或作疼。与凉润药同用，又善补肺；与升散药同用，又善调肝；与镇安药同用，又善养心；与滋阴药同用，又善补肾……为后天资生之要药。（《医学衷中参西录·上册·医方》）

○故白术为补脾安胎之要药也，若因气者，多加砂仁，少佐木香以行气。（《女科经纶·卷四》）

○治能食而不能化者，庶几相宜。（《万病疗法大全·实用简明药物学》）

○药之去湿者，每伤于燥，唯求渗湿而润土，生津以止渴。盖脾性恶湿，术性善燥，燥则驱太阴之湿，与脾之性合。而其气质浓郁，如雨露之润，尤足以滋生土精……渗土金之湿，散湿气而还清，真液自滴。（《经证证药录·卷五、卷七》）

○加白术，以身重著，湿在肉分，用以佐附子，逐湿气于肌也。（《冉注伤寒论·桂枝附子汤》）

○蒲老（蒲辅周）用玉屏风散，白术量每超过黄芪量。考白术是脾胃药而资其健运之品，脾健则运化有权，慢性病注重培本，是关键问题，此方加重白术用量，是有其意义的。生黄芪120克，白术180克，北防风60克，共为粗末（不宜碾细）每服9克，煎两次，早晚服。（《岳美中医案集·玉屏风散治疗表虚自汗证》）

○泻胃火生用，补脾胃虚，黄土同炒。（《东医宝鉴·汤液篇·卷二》）

○药效：健胃，利尿。用途：胃内停水，身痛、尿不利，浮肿，下利。（《临床应用汉方处方解说》）

○体条理而通利，分别为之用。通利肌肉间……通利心下……通利腹中，分别心、胸下……分别腹中……分别表里间。（《皇汉医学丛书·内科学·伤寒用药研究》）

【验方举要】

○面部不净，状如雀卵者甚多，俗名雀斑，可用苦酒煮白术，常以拭面，渐渐自去。（《华佗神方·卷十四·治面多皯黯方》）

○治盗汗：白术三两，茯苓二两。上咬咀，每服一两，水一盏，生姜三片，枣一枚，煎八分，去滓温服，食前。（《仁斋直指方论·卷之九·虚汗证治》）

○治盗汗：白术四两，一两用黄芪同炒；一两用石斛同炒，一两用牡蛎末同炒；一两用麸皮同炒。各微黄色，余药不用，只用白术。上为细末。每服三钱，用粟米汤调下，尽四两效。（《金匮钩玄·卷第一·盗汗》）

○白术丸：南京给事鲁，年至七十犯脾泄三载，容颜憔悴，身体枯朽将危，后遇道人刘一清，赐一药方，如此制度，服不数日，饮常进再无他病。用上好白术二斤，去皮芦，米泔水浸，切碎，用人乳三四盅，先用盆一个，盛白术在内，将人乳拌匀湿，晒干，夜取净地一块，倾白术在地，以盆覆之，如七日完，研末荷叶水煮，老米饭为丸，如梧桐子大，每日进三服，米饮送卜。（《众妙仙方·卷一·补养门》）

○足跟疮久不愈，毒气攻注，用白术为细末，先以盐浆温洗干贴，二日一换，可以负重涉险。（《医学纲目·卷之二十·丹瘭痤疹》）

○大枣汤：治四肢肿满。用白术三两，㕮咀。每服半两，水一盏半，大枣三枚，拍破同煎，至九分，去渣温服，日三四服，不拘时候。（《医学纲目·卷之二十四·水肿》）

○张文仲疗产后中风风痉，偏身冷，直口噤，不识人方：白术四两细切，以酒三升，煮取一升，顿服，效。（《证治准绳·卷五》）

○白术酒：治中风，口噤，不知人。白术一两，酒二盏，煎一盏服，不饮酒者，水煎。（《古今医统大全·卷之十七·湿症门》）

○一妇人苦腰痛，数年不愈，薛用白术一味大剂服，不三日而痊，乃胃气虚之症，故用白术也……一孕妇疟疾，右脉微滑，左脉微弦，曰脾虚生痰也，以白术五钱，生姜三钱，井河水煎，露一夜温服而愈……一产妇，腰痛腹胀善噫，诸药皆呕，薛以为脾虚弱，用白术一味炒黄，每剂二两，米泔浸，时饮匙许，四剂后渐安，服百余剂而愈。（《续名医类案·卷十九、二十四、二十五》）

○枳术丸：治孕妇伤食，脉弦滑者。白术二两（炒），枳壳一两（炒），为末，面糊为丸，砂仁汤下三钱……姜术散：呕吐，脉虚弦者。白术五两，生姜三两，炒为散，酒煎三钱，去渣温服。（《徐大椿医书全集·卷五·女科指要》）

○雀斑由水亏不能制火，火滞结而斑也……一醋浸白术擦之，半月验。（《外科大成·卷三·分治部下》）

○顽癣：生白术、土槿皮，晒干为末，滴醋调搓。（《疡医大全·卷之二十九》）

○白术膏：补土不伤于水，治脾虚、久痢甚效，下焦阴气不脱，而上焦阳气骤脱者，大有起死回生之功。制膏法：用于术十斤切片，米饮浸一昼夜，煎浓汁去渣，再煎至滴水成珠，入白蜜四两，煎数百滚，取起，置瓷盆，候凝裂片，焙燥听用。（《得配本草》）

○白术膏治慢性湿疹、下肢慢性溃疡、手足汗疱疹（见苍术条）。

○术，煎饵，久服轻身延年，一名山精，神农药经曰：必欲长生，常服山精，采根泔浸去黑皮，炒捣作末一斤，入蒸过茯苓八两，蜜丸服，或取汁煎和酒服，或煎令稠，作丸服。（《东医宝鉴·卷一·养性延年药饵》）

○治四肢肿满，白术三两，锉，大枣三枚，水煎服。（《东医宝鉴·卷六·杂病篇》）

【按】

白术自唐以后，被视为补养之品。脾为后天之本，白术能益气健脾，故有延年益寿之功，从这一点看来，《本经》载"久服轻身，延年不饥"是言白术的功效。研究发现白术具有调节肠道的功能，临床上对于一部分肠道乏力的习惯性便秘患者，重用白术确有疗效，白术焦用可燥湿，生用可生津，治疗肝硬化、慢性肝炎具有补而不滞，滋而不腻的优点。药理研究表明，白术具有强壮、升高白细胞、利尿、降血糖、抗凝血、扩张血管、抗肿瘤、保肝等作用。

Baishao
白芍

白芍系毛茛科芍药属多年生草本植物芍药 *Paeonia lactiflora* Pall. 的干燥根。常用别名有白芍药、金芍药等。味苦、酸，性微寒。归肝、脾经。功能平肝止痛，养血调经，敛阴止汗。主要用于治疗头痛眩晕，胁痛，腹痛，四肢挛痛，血虚萎黄，月经不调，自汗，盗汗等病症。常用剂量为6～15克，大剂量可用到15～30克。阳衰虚寒之证不宜单独使用。不宜与藜芦配伍同用。

【各家论述】

○味苦，平。主邪气腹痛，除血痹，破坚积寒热，疝瘕，止痛，利小便，益气。生川谷及丘陵。（《神农本草经》）

○通顺血脉，缓中，散恶血，逐贼血，去水气，利膀胱、大小肠，消痈肿，（治）时行寒热，中恶腹痛，腰痛。（《名医别录》）

○治肺邪气，腹中疠痛，血气积聚，通宣脏腑拥气，治邪痛败血，主时疾骨热，强五脏，补肾气，治心腹坚胀，妇人血闭不通，消瘀血，能蚀脓。（《药性本草》）

○治风补痨，主女人一切病，并产前后诸疾，通月水，退热除烦，益气，治天行热疾，瘟瘴惊狂，妇人血晕及肠风泻血，痔瘘发背，疮疥，头痛，明目，目赤，胬肉。（《日华子本草》）

○味苦酸，专入太阴经，除湿益津液，缓中通五脏，止腹痛，利膀胱，赤者泻，白者补。（《丹溪手镜·卷之中·发明五味阴阳寒热伤寒汤丸药性第二》）

○《主治秘要》云：（白芍药）性寒味酸，气厚味薄，升而微降，阳中阴也。其用有六：安脾经一也；治腹痛二也；收胃气三也；止泻利四也；和血脉五也；固腠理六也。又云：酸苦，阴中之阳，白补赤散，泻肝补脾胃，酒浸引经，止中部腹痛。去皮用。（《医学启源·卷之下·用药备旨》）

○白芍药气微寒，味酸，补中焦之药，炙甘草为辅，治腹中痛，如夏月腹痛，少加黄芩；若恶寒腹痛，加肉桂一分，白芍药二分，炙甘草一分半，此仲景神品药也。如冬月大寒腹痛，加桂一钱半，水二盏，煎至一盏服。（《医学启源·卷之下·用药备旨》）

○白芍药泻肝火。（《医学启源·卷之下·用药备旨》）

○芍药苦平，赤者破血通经，而白者可安胎止痛。（《珍珠囊补遗药性赋·草部》）

○白芍药益脾，能于土中泻木；赤芍药散邪，能行血中之滞。《日华子》言赤补气，白治血，欠审矣。产后肝血已虚，不可更泻，故禁之。酸寒之药多矣，何独避芍药耶？（《本草纲目》）

○产后不可用芍药，以酸寒伐生发之气故也。（《医学纲目·卷之三十五·产后症》）

○白芍药酸，微寒，补金、泻木，以防热伤肺气为佐也，不数服良愈。（《名医类案·卷一·中寒》）

○芍药有小毒，白者味甘补性多，赤者味苦泻性多，生者更凉，酒炒微平，其性沉阴，故入血分，补血热之虚，泻肝火之实，固腠理，止热泻，消痈肿，利小便，除眼疼，退虚热，缓三消诸证，于因热而致者为宜，若脾气寒而痞满难化者忌用。止血虚之腹痛，敛血虚之发热，白者安胎热不守，赤者能通经破血。此物乃补药中之稍寒者，非若极苦大寒之比……若产后血热而阴气散失者，正当用之不必疑也。（《景岳全书·卷四十八·本草正》）

○议曰：芍药赤性寒，能泻荣气；白芍药性平，能补荣气。虽皆芍药，补泻不同。仲景桂枝汤中只言芍药，不言赤白。《圣惠方》用赤芍，孙尚方用白芍，许叔微亦用白芍。且寒伤荣，风伤卫，此桂枝汤乃救风伤卫气者也。卫气既伤，荣气有强有不强，不可尽以为荣弱始发热也。若证果恶风自汗，脉皆阳浮而阴弱，又复迟缓，此乃荣弱无疑，此必用白芍药以补荣而固其卫，如经中所云，荣弱卫强，故使汗出是也。如症自汗恶风，脉却阳浮而阴盛，荣脉反壮，其内热甚，又更其人禀质素壮，血气有余，此必用赤芍药以泻其盛经之气也，岂可反补哉？……如桂枝加芍药汤，乃下之腹满时痛，属太阴，此脾虚也，故用白芍以补之。如桂枝加大黄汤，乃下之因少腹大实痛，乃脾气实也，故用赤芍药加大黄以利之。如建中汤、当归四逆汤、真武汤等，皆用白芍；如大柴胡汤、葛根汤、麻黄升麻汤，皆用赤芍，此皆古人所蕴未言之妙也，唯智者能推究之。（《金镜内台方议·桂枝汤（一）·议芍药》）

○下利用炒，后重用生。（《万病回春·卷之一·药性歌》）

○芍药味酸，微苦，微寒。入足厥阴肝，足少阳胆经。入肝家而清风，走胆腑而泄热，善调心中烦悸，最消腹里痛满，散胸胁之痞热，伸腿足之挛急。吐衄悉疗，崩漏骨断，泄痢与淋带皆灵，痔漏共瘰疬并效。（《长沙药解·卷二》）

○泻肝火，安脾肺，固腠理，止虚汗。治热泻、痈肿目疼、胁痛鼻衄，除烦安胎、血虚发热，除痢疾后重，止血虚腹痛，消中满喘咳，凡一切肝血不足之证。（《罗氏会约医镜·卷十六·本草》）

○若其下痢初作，湿热正盛者，白芍酸敛滞邪断不可投。（《温热经纬·卷三·薛生白湿热病篇》）

○白芍去恶血，生新血，且能调血中之气也。（《温病条辨·卷二·中焦

篇》）

○……丹溪独谓芍药酸寒，伐生发之气，禁而不用，何欤曰：新产之妇，血气俱虚，但存秘冬肃杀之令，少春夏生发之气，故产后诸病，多不利于寒凉之剂……若用于产后，必取白芍，以酒重复制炒，去其酸寒之性，但存生血活血之能……（《女科经纶·卷五·产后证上》）

○白芍药酸寒，敛津液而护营血，收阴气而泻邪热，盖泻肝之邪热。所以补脾之阴，即本经主邪气腹痛益气之谓，故仲景以为补营首药……补中下二焦，能于土中泻木。（《本经逢原》）

○白芍……可升可降，阴也。其用有四，扶阳气，除腹痛；收阴气，健脾经；堕胎能逐血，揖肝能缓中。（《医方捷径·卷三》）

○芍药……与当归、地黄同用，则生新血；与桃仁、红花同用，则消瘀血；与甘草同用则调和气血，善治腹疼；与竹茹同用，则善止吐衄；与附子同用，则翕收元阳下归宅窟。（《医学衷中参西录·上册·药物》）

○或问：药之健脾胃者，多不能滋阴分，能滋阴分者，多不能健脾胃，此方中芍药、甘草同用，何以谓能兼此二长？……究之，芍药之味苦酸皆有……若取其苦味与甘草相合，有甘苦化阴之妙，故能滋阴分。若取其酸味与甘草相合，有甲己化土之妙，故能益脾胃。此皆取其化土之性以为用也。（《医学衷中参西录·上册·医方》）

○……有因血虚致痹者，白芍补血，血旺则血痹、坚积亦去……小便不利有因肝之疏泄失常而致者，白芍柔肝以敛横逆，则疏泄正常，下达宗筋，小便畅利。（《百药效用奇观》）

○效用：为镇痉镇痛通经药，对妇人诸病、腹痛、胃痉挛、眩晕、痛风、利尿等有效。因寄生虫而起之腹痛，添莪术。因胃冷而起之腹痛，加肉桂为通则。（《现代实用中药》增订本）

○芍药，体收敛而缓舒，融荡镇固为之用。缓舒表位也……缓舒表里也……缓舒虚实间也。融荡胸胁……融荡腹中……融荡表里也。镇固心胃间……镇固虚实间也。（《皇汉医学丛书·内科学·伤寒用药研究·卷下》）

○芍药酒浸炒，与白术同用，则能补脾；与川芎同用，则泻肝；与参、术同用，则补气；治腹痛下痢者，必炒；后重则不炒。又云收降之体，故能至血海，入于九地之下，得至足厥阴经也。（《东医宝鉴·汤液篇·卷二》）

○药效：收敛，缓急，镇痛，镇痉。用途：肌痉挛，腹痛，身痛，腹满。（《临床应用汉方处方解说》）

【验方举要】

○《广济》治带下病方：芍药七两，炒，令黑，为末。每服三钱匕，以酒调

下。（《妇人大全良方·卷之一·崩中漏下生死脉方论第十七》）

〇凡痢疾腹痛，以白芍药、甘草为君。（《医学启源·卷之上·主治心法·泻痢水泄》）

〇活血散，治痘疮出不快。白芍药炒，一钱，上为末，酒调服。腹痛，温热水调下。（《玉机微义·卷五十·小儿门》）

〇治骨鲠，白芍切片细嚼咽之。（《疡医大全·卷之十七》）

〇痘痛为实，此为吉兆，用生白芍为细末，酒调下一钱五分立止，甚者不过二服。（《疡医大全·卷之三十二》）

〇治金疮，白芍药一两炒黄，研细末，酒调服二钱，止痛。（《疡医大全·卷之三十七》）

【按】

药理研究表明，白芍具有促进机体免疫系统功能，解痉、降血压、镇痛、镇静、抗惊厥、抗炎、抗溃疡、抗菌、解热等作用。临床以白芍为主治疗骨质增生症、腹水、便秘等病症有效。根据汉代《伤寒论》方的加减习惯，验之临床颇有道理，故凡脉促胸满，心动悸欲按，血压过低者慎用。

Baizhi

白芷

白芷系伞形科当归属多年生草本植物白芷 *Angelica dahurica*（Fisch.ex Hoffm.）Benth.et Hook.f. 或杭白芷 *Angelica dahurica*（Fisch.ex Hoffm.）Benth.et Hook.f.var. *formosana*（Boiss.）Shan et Yuan 的干燥根。常用别名有芳香、白茝、香白芷等。味辛，性温。归胃、大肠、肺经。功能散风除湿，通窍止痛，消肿排脓。主要用于治疗感冒头痛，眉棱骨痛，鼻塞，鼻渊，牙痛，白带，疮疡肿痛等病症。常用剂量为 3~10 克。

【各家论述】

○味辛，温。主女人漏下赤白，血闭阴肿，寒热，风头（头风）侵目泪出，长肌肤，润泽。可作面脂。一名芳香。生川谷。（《神农本草经》）

○疗风邪久渴，呕吐，两胁满，风痛头眩，目痒。（《名医别录》）

○治心腹血刺痛，除风邪，主女人血崩及呕逆，明目，止泪出，疗妇人沥血、腰腹痛；能蚀脓。（《药性本草》）

○治目赤胬肉，及补胎漏滑落，破宿血，补新血，乳痈、发背、瘰疬、肠风、痔瘘，排脓，疮痍、疥癣，止痛生肌，去面皯疵瘢。（《日华子本草》）

○香白芷，气温，味大辛，治手阳明头痛，中风寒热，解利药也。以四味升麻汤中加之，通行手足阳明经。（《医学启源·卷之下·用药备旨·药类法象》）

○《主治秘要》云：（香白芷）味辛性温，气味俱轻，阳也，阳明经引经之药，治头痛在额，及疗风通用，去肺经风。（《医学启源·卷之下·用药备旨·药类法象》）

○白芷能除血崩，专攻头痛，亦用排脓……专治蛇咬，研末掺咬处，或捣汁浸伤处并效。（《珍珠囊补遗药性赋·草部》）

○白芷（当归为之使，恶旋覆花）……升也，阳也。其用有四：去头面皮肤之风；除皮肤燥痒之痹；止足阳明头痛之邪；为手太阴引经之剂。（《珍珠囊补遗药性赋·主治指掌·逐段锦》）

○头疼连眼痛，此风痰上攻，须用白芷开之。（《医学纲目·卷之十五·头风痛》）

○治鼻渊、鼻衄、齿痛、眉棱骨痛，大肠风秘，小便出血，妇人血风眩晕，翻胃吐食；解砒毒，蛇伤，刀箭金疮。（《本草纲目》）

○祛皮肤游走之风，止胃冷腹痛寒痛，周身寒湿疼痛。（《滇南本草》）

○其性温散，败毒，逐阳明经风寒邪热，止头痛头风、头眩目痛、目痒泪出，散肺经风寒、皮肤斑疹燥痒，治鼻衄鼻渊、齿痛、眉棱骨痛、大肠风秘、肠风尿血。其气辛香达表，故治疮疡，排脓止痒定痛，托痈疽、肺痈、瘰疬、痔瘘，长肉生肌。炒黑用之，提女人血崩、漏下赤白、血闭、阴肿。欲去黯斑，宜以生用，可作面脂，亦治蛇伤、砒毒、金疮伤损。（《景岳全书·卷四十八·本草正上》）

○白芷，色白味辛，行手阳明；性温气厚，行足阳明；芳香上达，入手太阴肺经。如头、目、眉、齿诸病，三经之风热也；如漏、带、痈疽诸病，三经之湿热也；风热者辛以散之，湿热者温以除之。为阳明主药，故又能治血病、胎病，而排脓生肌止痛。（《本草纲目》）

○白芷……辛散风，温除湿，芳香通窍发表，逐阳明经风寒邪热。止头痛、头风、目痛、齿痛、眉棱骨痛，除皮肤斑疹燥痒、鼻渊、大肠风闭、肠风尿血，疮科止痛排脓，女人赤白带漏。炒黑用。按白芷辛散，血热有虚火者禁之。（《罗氏会约医镜·卷十六·本草》）

○白芷发散皮毛，驱逐风湿。温辛香燥，行经发表，散风泄湿。治头痛、鼻渊、乳痈、背疽、瘰疬、痔瘘、疮痏、疥癣、风痹瘙痒，肝疱疵瘕之证。兼能止血行瘀，疗崩漏、便溺诸血，并医带淋之疾。刀伤、蛇咬皆善，敷肿毒亦善。（《玉楸药解·卷一》）

○白芷独入阳明，芳香辛苦，其温燥之性，为祛风逐湿之专药。以阳明为五脏六腑之海，水谷之所藏，湿浊之所聚，故以为君。（《成方便读·经产之剂·白芷散》）

○盖白芷为产后疏风妙药，青蒿乃产后却热最宜，秦艽、荆芥活血散风……（《时病论·卷五·产后伏暑》）

○性味：有特异芳香性之苛烈味。效用：为镇痛药，对头痛有卓效，用于流行性感冒及产前产后之头痛、眩晕、齿痛、颜面神经痛等。并有止血作用，对便血、鼻衄等亦有效。又可作痔及诸疮之浴汤料，并为分娩时阵缩催进剂。（《现代实用中药》增订本）

○药效：镇静，镇痛。用途：头痛，牙痛，鼻病，血脉病，神经病。（《临床应用汉方处方解说》）

【验方举要】

○治鹤膝风方：可用新鲜白芷煮成膏，每日以膏二钱，陈酒送服，再用以涂患处，至消乃止。（《华佗神方·卷四·治鹤膝风方》）

○治风火牙痛方：白芷焙末。蜜丸，朱砂为衣，每服一粒，荆芥汤下。（《华佗神方·卷十二·治风火牙痛方》）

○白发还黑……又方：陇西白芷、旋覆花、秦椒各一升，桂心一尺，治下筛，以井花水服方寸匕，日三。三十日白发还黑，禁房事。（《千金宝要·卷之四·头风吐逆第十四》）

○蛇咬伤：……此药不难得，亦甚易辨，吾不惜传诸人，乃香白芷一物也。法当以麦门冬汤调服，适事急不暇，姑以水代之。（《夷坚乙志·卷十九》）

○都染丸方：香白芷，择大块白色新洁者，先以棕刷去尘土，用沸汤泡洗四五次。为细末，炼蜜丸如弹子大。每服一丸，多用荆芥点蜡茶细嚼下，食后常服；只干嚼下亦可，都无所忌。此药大治中风眩晕，妇人产前产后乍伤风邪，头目昏重及血风头痛，服之令人目明。凡浴沐后服一二粒尤佳。暴寒乍暖，神思不清，伤寒头目昏晕，并宜服之。（《妇人大全良方·卷之四·妇人项筋强痛方论第六》）

○一妇血崩，用白芷、香附，等分为末，作丸服。（《丹溪治法心要·卷七·妇人科·崩漏第五》）

○治一切蛇伤：用香白芷嚼碎敷患处，又用温酒调服，效。（《医学纲目·卷之二十·毒蛇咬》）

○凡人或盗汗不止，用香白芷一味，不拘多少为末，将自己唾津涂脐上。（《众妙仙方·卷三·杂治门》）

○都良丸，治头风痛甚效。用白芷洗净炼蜜，为丸如弹子大，每服以荆芥煎汤调服，若因虚烦疼，以人参一两，川芎五钱煎汤服之甚妙。（《众妙仙方·卷三·头痛门》）

○痈疽方：白芷、桑白皮，上煎汤洗，以桑白皮末掺效。（《仁斋直指方论·卷之二十二·痈疽证治》）

○治痔方：白芷末，用米饮调，食前服。（《仁斋直指方论·卷之二十三·诸痔证治》）

○治白带：用白芷以石灰炒去皮，茜草少许，粥糊丸服。（《医学纲目·卷之三十四·调经》）

○吹乳红肿：白芷一两，郁金七钱，研匀，水调敷。（《疡医大全·卷之二十》）

○白芷治口臭，以白芷为末，食后服一钱，白开水下，芳香解秽。（《蒲辅周医疗经验·方药杂谈·中药部分》）

○鹤膝散：治鹤膝，因受风湿肿者。白芷125克，陈酒625升，将白芷入酒内煎稠去渣，以笔蘸酒涂。（《马培之医案论精要·第二篇》）

○白芷治痔：以白芷煮白苎作线，快上紧系痔上，微痛不妨，其痔自然干瘪而落。（《东医宝鉴·外形篇·卷四》）

【按】

药理研究表明，白芷水煎剂对大肠杆菌、痢疾杆菌、伤寒、副伤寒杆菌、绿脓杆菌等均有抑制作用。小量白芷毒素可兴奋呼吸中枢、血管运动中枢，大量可致惊厥。白芷长于芳香化浊，温中散寒止痛，用治胃痛有良效。

Baifan

白矾

　　白矾系硫酸盐类矿物明矾石经加工提炼制成。主含硫酸铝钾 $KAl(SO_4)_2 \cdot 12H_2O$。常用别名有涅石、矾石、理石、白君、明矾等，经明煅法者为枯矾。味酸、涩，性寒。归肺、脾、肝、大肠经。外用功能解毒杀虫，燥湿止痒；内服止血止泻，祛除风痰。外用主要用于治疗湿疹，疥癣，聤耳流脓；内服主要用于治疗久泻不止，便血，崩漏，癫痫发狂。枯矾功能收湿敛疮，止血化腐。主要用于治疗湿疹湿疮，聤耳流脓，阴痒带下，鼻衄齿衄，鼻息肉等病症。常用剂量：外用适量，研末敷或化水洗患处；内服0.6~1.5克。体虚胃弱、无湿热痰火者忌服。

【各家论述】

　　○味酸寒。主寒热泄利，白沃阴蚀，恶疮，目痛，坚筋骨齿。炼饵服之，轻身不老，增年，一名羽碮。（《神农本草经》）

　　○治鼠漏，瘰疬，疗鼻衄，治齆鼻，生含咽津，治急喉痹。（《药性本草》）

　　○除风去劳，消痰止渴，暖水脏。治中风失音，疥癣。和桃仁、葱汤浴，可出汗。（《日华子本草》）

　　○吐下痰涎饮澼，燥湿解毒，追涎，止血定痛，蚀恶肉，生好肉，治痈疽疔肿，恶疮，癫痫，疸疾，通大小便，口齿眼目诸病，虎犬蛇蝎百虫伤。（《本草纲目》）

　　○矾石之用有四：吐利风热之痰涎，取其酸苦涌泄也；治诸血痛，脱肛，阴挺，疮疡，取其酸涩而收也；治痰饮，泄痢，崩、带，风眼，取其收而燥湿也；治喉痹痈疽，蛇虫伤螫，取其解毒也。（《本草纲目》）

　　○白矾味酸，善解诸毒，一切痰壅，鼻中息肉。（《明医指掌·卷一·药性歌》）

　　○能吐下痰涎，治癫痫、黄疸。其性收涩可固脱滑，故能治崩淋带下、肠风下血、脱肛阴挺，敛金疮、止血。烧枯用之，能止牙缝出血，辟狐腋气，收阴汗脚汗。其性燥可治湿邪，故能止泻痢，敛浮肿，汤洗烂弦风眼。其性毒大，能解毒定痛，故可疗痈疽疔肿，鼻齆息肉，喉痹瘰疬，恶疮疥癣，去腐肉生新肉及虎犬蛇虫蛊，或丸或散，或生或枯，皆有奇效。（《景岳全书·卷四十九·本草正·下》）

　　○白矾酸咸而寒，能化顽痰，能除痼热。（《成方便读·除痰之剂·礞石滚

痰丸》）

〇久服……于精血有损。（《本草求真》）

〇酸涩微寒，化痰燥湿，解毒杀虫，性能却水，去浊澄清。解毒生研；涩涩煨熟。（《徐大椿医书全集·药性切用·卷之五》）

〇入肺、脾二经。酸能收，寒胜热。善用，有大功效于人。其用有四：能吐风热痰涎，治癫痫、黄疸；疗崩带、脱肛、肠风、阴挺、牙缝出血，止狐腋臭气、脚汗、阴汗；除泻痢，敛浮肿、烂弦风眼；散痈疽疔肿、鼻息喉痹、瘰疬恶疮疥癣及蛇虫蛊毒。或丸或散，或生或枯，皆效。多服损心伤骨。甘草为使。恶牡蛎、麻黄。生用解毒。煅用生肌。（《罗氏会约医镜·卷十八·本草下》）

〇生石矾，长于治顽痰热痰，急证用之，诚有捷效。唯凉痰凝滞者，断不可用。（《医学衷中参西录·上册·医方》）

〇为收敛药，有制止分泌之作用。（《科学注解本草概要·矿物部》）

【验方举要】

〇治干咳神方：用熟瓜蒌捣汁，入蜜加白矾熬膏，含化极效。（《华佗神方·卷四·治干咳神方》）

〇《颅囟》治孩子脐中不干。白矾一钱，龙骨一分，上为末。入麝香少许，每使拭脐干，掺之，用帕裹避风。（《幼幼新书·卷第五·初生有病》）

〇胡氏孤凤散：治产后闭目不语。白矾，研细，上每服一钱，以熟水调下。（《妇人大全良方·卷之十八·产后不语方论第八》）

〇心疼或有痰者，以明矾溶开就丸，如芡实大，热姜汁吞下一丸。

〇阴中恶疮：枯矾末敷之，男阴亦用此。（《丹溪治法心要·卷七妇人科·妇人本病第十一》）

〇小儿口疮，白矾末糁之。（《丹溪治法心要·卷八小儿科·口糜第十三》）

〇以白矾牙茶，捣而为末，冷水服，凡一切毒皆可治。（《名医类案·卷十二》）

〇治口疮不能饮乳：白矾，鸡子，醋敷儿足底。（《仙方合集·下卷·小儿》）

〇治鼻中息肉垂下，枯矾为末，猪油绵裹塞鼻，次日息肉随药自出。（《仙方合集·下卷·鼻病耳病》）

〇治缠喉风：用白矾末半钱，乌鸡子清一个，二味调匀，灌入喉中，立效如神。（《医学纲目·卷之十五》）

〇治五淋：用白矾为细末填在脐中，以井水通即去。（《众妙仙方·卷二·遗精门》）

〇治脚气风湿，虚汗少力，多痛及阴汗。枯白矾二匙，投沸汤，淋洗痛处。

（《古今医统大全·卷之十一·易简诸方》）

○治耳内出血出脓，用枯白矾为末，吹此入耳内即止。（《众妙仙方·卷二·出血门》）

○白矾散治急喉风。白矾三钱，巴豆二个去壳，作六瓣。止将矾于铫内，慢火熬化为水，置巴豆其内，候干，去巴豆，取矾，研为末。每用少许，吹入喉中，立愈。（《玉机微义·卷之二十七·喉痹门》）

○治痔漏疮方。鸡子一个，煮熟，去黄，取白，切炒。白矾，明者如皂角子大，匙上枯过，用三分。为末。先用温汤洗净，拭干，用纸捻点药，送入疮孔内，立效。日三易。（《医学纲目·卷之二十七·痔》）

○治肠风痔漏。用鲫鱼一个，破开去肠，入白矾令满，合之，瓦上烧过为细末。用鸡毛卷药敷之，立效。（《医学纲目·卷之二十七·痔》）

○巴石丸治气痢。以白矾飞令霜白，谓之巴石。以煮猪肝作丸，空心米饮下，量力加减服之，牛肝尤佳。如食素人蒸饼丸服。（《普济方·卷二百十·泄痢门》）

○生白矾三钱，新汲水调服，解砒毒奇效。（《拙老笔记》，见《说库》）

○白矾熔化，热滴之，内服末一钱，黄酒送下：治蛇蝎毒虫咬伤。（《良朋汇集·卷十》）

○月蚀疳疮：黄连、枯矾，研细，干掺或油调擦。（《疡医大全·卷之十三》）

○初起热疖：枯矾，研细，香油调敷。（《疡医大全·卷之三十》）

○鼻痔鼻生息肉：硇砂五分、枯矾二钱，研细，每用少许点鼻痔上即消。（《疡医大全·卷之十二》）

○牙疳方：明矾少许，研细末，用桐油调之，以笔搽患处。（《经验良方·卷下》）

○凡小儿痰嗽上气喘气，有升无降，喉中牵锯之声，须引而下行。用生白矾一两研末，少入面粉，米末亦可，将醋和作两饼，贴两足心，用布包之，一宿其痰自下。（《经验良方·卷下》）

○华佗危病方治霍乱神效。白矾一钱为末，百滚汤调服。（《寿世汇编·普济良方·卷一》）

○毒蛇咬伤：白矾、甘草各等分为末，每服二钱。（《疡医大全·卷之三十八》）

○肛门起窠作痛：野薄荷、明矾各等分，煎汤熏洗自消。（《疡医大全·卷之二十三》）

○肛门四边肿硬痒痛不可忍者，白矾三分研碎，用童便化开洗痔上，每日二三次。（《疡医大全·卷之二十三》）

○阴肿大如斗，核痛：白矾二两，雄黄一两，甘草五钱，水煎，先熏后洗。（《疡医大全·卷之二十四》）

○止脚汗：白矾、干葛各五钱，煎汤，速洗五日，其汗自止。（《疡医大全·卷之二十七》）

○解砒霜毒：明矾三钱研末，冷水搅匀送下，一吐即愈。（《疡医大全·卷之三十九》）

○白口疮：生白矾一钱，石朱砂二分，共研末搽之。（《疡医大全·卷之十四》）

○二生散：生明矾、生雄黄各等分，研为极细末，喉闭吹入，吐出毒水，日三次。疮毒醋调或凉水调敷。（《疡医大全·卷之十七》）

○一单验方，白矾每次服玉米粒大，日两次，治疗心区疼痛。（《蒲辅周医疗经验·方药杂谈》）

○阴痒，白矾、蛇床子煎水淋洗。（《东医宝鉴·外形篇·卷四》）

○治牙齿肿痛，枯白矾、露蜂房等分为末，每二钱，水煎，热漱痛处。（《东医宝鉴·外形篇·卷二》）

○治目翳及胬肉：取明矾黍米大，纳眼中，泪出拭干，日久自消。（《东医宝鉴·外形篇·卷一》）

【按】

药理研究表明，白矾具有抑菌（杀阴道滴虫）、收敛、固脱、利胆、止血等作用。白矾内服刺激性较大，能引起反射性呕吐、胃腹痛，不宜久服重用。古有言："矾石生入腹，破人心肝。"清代黄宫绣说多服久服"于精血有损"，据临床所见，《本经》所载"坚筋骨齿……轻身不老，增年"，难以令人置信。

Baiguo

白果

301

白果系银杏科落叶乔木银杏 *Ginkgo biloba* L.的干燥成熟种子。常用别名有银杏、灵眼、佛指甲，原植物又名公孙树等。味甘、苦、涩，性平，有毒。归肺经。功能敛肺定喘，止带浊，缩小便。主要用于治疗痰多喘咳，带下白浊，遗尿尿频等病症。常用剂量为4.5～9克。大量或生食易中毒；咳嗽痰稠不畅者慎用。

【各家论述】

○味甘，平，性寒……大疮不出头者，白果肉同糯米蒸合蜜丸；与核桃捣烂为膏服之，治噎食反胃，白浊，冷淋；捣烂敷太阳穴，止头风眼疼，又敷无名肿毒。（《滇南本草》）

○熟食温肺益气，定喘嗽，缩小便，止白浊；生食降痰，消毒杀虫；（捣）涂鼻面手足，去皶疱，黯黮，皱皱及疥癣疳蜃、阴虱。（《本草纲目》）

○银杏，宋初始著名，……其气薄味厚，性涩而收，益肺气，定喘嗽，缩小便，又能杀虫消毒。然食多则收令大过、令人气壅颅胀昏顿。（《本草纲目》）

○补气养心，益肾滋阴，止咳除烦，生肌长肉，排脓拔毒，消疮疥疽瘤。（《本草再新》）

○白果通任督之脉，又走膀胱，引参桂之气，直奔于膀胱之中。（《重订石室秘录·卷三·腑治法》）

○白果甘苦涩，生食降浊痰杀虫，熟食敛肺益气定哮喘，缩小便，止带浊壅气发疳。小儿多食白果吐涎沫不知人，急用白鲞头煎汤灌之可解。（《本草分经·肺》）

○白果生用除痰祛垢，解酒，消毒，杀虫。以浆涂鼻面手足则去皶疱黯黮油腻。熟用则不同，偶食稍可，多食令人气壅颅胀，食至十枚者死。（《医方十种汇编·药性摘录》）

○银杏苦涩，敛肺，降痰涎，止喘嗽，缩小便，除白浊，收带下，更去皶疱黯黮，平手足皱裂，疗头面癣疥，杀虫去风，皆效。银杏即白果，熟食益人。叶辟诸虫。（《玉楸药解·卷四》）

○效用：敛肺，定痰喘，涩收，止带浊，温肺益气，平喘咳，缩小便。生食降痰，消毒杀虫。嚼浆涂疥癣，阴虱，去皶、疱、黯、皱。（《现代实用中药》增订本）

○银杏，性寒，味甘，有毒。清肺胃浊气，定喘止咳。（《东医宝鉴·汤液

篇·卷二》)

【验方举要】

○治头眩昏倒：用白果二个去壳，生冲烂，开水服，至重者，五服即安，老年更妙。（《仙方合集·下卷·杂方》）

○遗白带方：酒煮白果三升，去心去膜，晒干为末，每服二钱，白水下。（《万氏妇人科·卷一·白浊、白淫、白带辨症》）

○狗咬成疮，银杏嚼细涂之。（《仙方合集·上卷·杂治门》）

○治下身阴虱，用生白果研烂，擦之愈，又治阴癣。（《众妙仙方·卷三·诸虫门》）

○手裂，用白果嚼烂，夜夜涂之甚妙。（《女科切要·卷八·附妇人杂病诸方》）

○二神丸，治火衰滑泄，脉细者。补骨脂三两，盐水炒，白果肉三两，面包煨，为末，糯米糊丸，空心伏龙肝汤下三钱。（《徐大椿医书全集·杂病证治·卷之二》）

○赤鼻，生白果嚼烂敷鼻上。（《疡医大全·卷之十二》）

○耳内肿痛出脓出水，鲜白果捣烂，用棉裹绞汁入耳，脓血自止。（《疡医大全·卷之十三》）

○蛇头疔，白果叶，入灯窝油内浸透贴之，腐尽肌生。（《疡医大全·卷之十九》）

○乳吹，生白果八两，一半用酒研服，一半研敷自消。（《疡医大全·卷之二十》）

○汤火伤，银杏研末掺之。（《疡医大全·卷之三十七》）

○祛虱，白果捣碎浆衣。（《疡医大全·卷之三十八》）

○哮喘痰嗽，白果一个，麻黄二钱，炙草二钱，水煎卧时服。（《本草易读》）

【按】

药理研究表明，白果酸在试管中能抑制结核杆菌生长，此外，对葡萄球菌、白喉杆菌、链球菌、炭疽杆菌、枯草杆菌、大肠杆菌、伤寒杆菌等有不同程度的抑制作用。果肉的抗菌力较果皮强。据报道，用食用生菜油浸渍白果鲜果，对改善肺结核病所致的发热、盗汗、咳嗽咳血、食欲不振等症，有一定疗效。

白前

Baiqian

白前系萝藦科植物柳叶白前 *cynanchum stauntoni*（Decne.）Schltr.ex Levl.或芫花叶白前 *Cynanchum glaucescens*（Decne.）Hand.Mazz.的干燥根茎及根。常用别名有石蓝、嗽药、白前根等。味辛、苦，性微温。归肺经。功能降气，消痰，止咳。主要用于治疗肺气壅实，咳嗽痰多，胸满喘急等病症。常用剂量为3~10克。

【各家论述】

○味甘，微温，无毒。主胸胁逆气，咳嗽上气。（《名医别录》）

○主上气冲喉中，呼吸欲绝。（《新修本草》）

○治奔豚肾气，肺气烦闷及上气。（《日华子本草》）

○降气下痰……白前，长于降气，肺气壅实而有痰者宜之。若虚而长哽气者不可用。张仲景治嗽而脉沉者，泽漆汤中亦用之。（《本草纲目》）

○白前，肺家之要药。甘能缓，辛能散，温能下，以其长于下气，故主胸胁逆气，咳嗽上气。二病皆气升、气逆，痰随气壅所致，气降则痰自降，能降气则病本立拔矣……白前性温，走散下气，性无补益。深师方中所主久嗽上气，体肿短气，胀满，当是有停饮、水湿、湿痰之病，乃可用之，病不由于此者，不得轻施。（《本草经疏》）

○白前，较白薇稍温，较细辛稍平。专搜肺窍中风水，非若白薇之咸寒，专泄肺、胃之燥热，亦不似细辛之辛窜，能治肾、肝之沉寒也。（《本经逢原》）

○白前，专主肺家，为治咳嗽降气之要药。《别录》谓其微温，以其主治寒嗽，则能疏散寒邪，其性质必含温养之气也。然白前治嗽，亦不专于寒嗽一面，即痰火气壅，上逆咳嗽，亦能定之，则又有似乎寒降，是以苏恭竟作微寒。然其所以能止嗽者，则在于平逆顺气，使膈下之浊气不上凌而犯肺金，斯肺气得顺其清肃之性，而咳自除，此以静肃为用，必不可遽谓其温。（《本草正义》）

○治气逆咳嗽，不能睡卧，疗喘呼欲绝、喉中作水鸡声。总之，能清肺家湿痰停饮、体肿胀满，大有神功。按白前无补益，肺实邪壅者宜之，否则忌用。（《罗氏会约医镜·卷十六·本草上》）

○白前善降胸胁逆气，心肺逆痰，嗽喘冲阻，呼吸壅塞之证，得之清道立通，浊瘀悉下，宜入补中之剂并用乃效。（《长沙药解·卷三》）

○辛甘微寒，入肺而消痰降气，能除肺实气壅。肺虚者忌之。（《徐大椿医

书全集·药性切用·卷之一上》）

○白前，除风祛痰，治痰气胶固咳嗽喘促，体肿之病。去头须，甘草水浸一夜，焙用。忌羊肉。（《医方十种汇编·药性摘录》）

○为降气祛风除痰要药。缘人气实则痰壅，痰壅则风作，风与痰气胶固，则肺因而不宁，而有喘嗽气促体肿之病矣。若不用此泄肺中实痰风邪，则气曷降，而嗽曷止。是以金匮用以治咳嗽脉沉，深师白前汤，用此以治久咳上气，皆取降肺降痰之意。（《本草求真》）

○为祛痰镇咳药，并有利尿作用。（《科学注解本草概要·植物部》）

○效用：为祛痰镇咳药，适用于感冒之咳嗽、胸闷、气急喘息，以及慢性支气管炎（痰饮）、肺结核之咳嗽等。（《现代实用中药》增订本）

【验方举要】

○治久患暇呷咳嗽，喉中作声不得眠，取白前捣为末，温酒调二钱匕。《衍义》云：白前保定肺气。（《医学纲目·卷之二十六·咳嗽》）

○久咳唾血，同桔梗、双皮、炙草煎服，忌猪肉。久嗽上气，体肿短气，满胀不卧，作水鸣声，同紫菀、半夏、大戟、先渍后煎，忌羊肉。（《本草易读》）

【按】

药理研究认为，白前所含皂苷有明显的祛痰作用。白前与前胡二者均降气消痰，但白前性偏温，用于肺气壅滞之痰多喉鸣，胸满喘急者最为适宜；而前胡性凉清热，咳痰黄稠兼有风热表证者更为合拍。

Bailian
白蔹

白蔹系葡萄科植物白蔹 *Ampelopsis japonica*（Thunb.）Makino 的干燥块根。常用别名有白草、白根、猫儿卵、鹅抱蛋等。味苦，性微寒。归心、胃经。功能清热解毒，消痈散结。主要用于治疗痈疽发背，疔疮，瘰疬，水火烫伤等病症。常用剂量为4.5～9克；外用适量，煎汤洗或研细粉敷患处。不宜与乌头类药材配伍同用。

【各家论述】

○味苦，平。主痈肿疽疮，散结气，止痛。除热，目中赤，小心惊痫，温疟，女子阴中肿痛。（《神农本草经》）

○下赤白，杀火毒。（《名医别录》）

○味苦，平，有毒。治面上疱疮。（《药性本草》）

○止惊邪，发背，瘰疬，肠风，痔漏，刀箭疮，扑损，温热疟疾，血痢，烫火疮，生肌止痛。（《日华子本草》）

○治风，金疮。（《本草图经》）

○解狼毒毒。（《本草纲目》）

○取根捣敷痈毒及面上疮疱、刀箭伤、汤火毒、诸疮不敛，生肌止痛俱宜，为末敷之。若为丸散亦治眼目赤痛、小儿惊痫，妇人阴中肿痛、赤白带下。（《景岳全书·卷四十八·本草正上》）

○白蔹，苦则泄，辛则散，甘则缓，寒则除热，故主痈肿疽疮，散结止痛。（《本草经疏》）

○白蔹苦寒疏利，入肝胆之经。散结滞而清郁热。其诸主治消瘰疬，平痔漏，清赤口，止血痢，除酒皶，灭粉刺，理痈肿，收带浊，解女子阴中肿痛。（《长沙药解·卷二》）

○敷一切痈疽恶毒，及面上疮疱、刀箭伤，杀火毒，搽冻耳，生肌止痛。敛疮方多用之。亦治妇人阴肿，系外科要药。若痈疽已溃，不宜服，以其性寒也。（《罗氏会约医镜·卷十六·本草上》）

○苦辛甘寒，泻火散结，为敛疮专药。赤者同功，但走血分为异。（《徐大椿医书全集·药性切用·卷之二中》）

○白蔹，性寒解毒，敷肿疡疮，有解散之功，以其味辛也。《本经》治目赤惊痫温疟，非取其解热毒之力欤？治阴中带下，非取其去湿热之力欤？《金匮》

薯蓣丸用之，专取其辛凉散结以解风气百疾之蕴蓄也。世医仅知痈肿解毒之用，陋哉。同地肤子治淋浊失精，同白及治金疮失血，同甘草解狼毒之毒，其辛散之功可知。（《本经逢原》）

○效用：1.为止痛消肿药，治疗疮、痈肿、汤火灼伤。2.……小儿惊痫温疟，女子阴中肿痛，带下赤白，杀火毒。（《现代实用中药》增订本）

【验方举要】

○疗金刃中骨脉中不出方：白蔹、半夏各等分。上为末，酒服方寸匕。日三服，至二十日自出立愈。（《太白阴经》）

○疗疮用白蔹为末，水调敷之。（《医学纲目·卷之十九·痈疽所发部分名状不同》）

○补遗方，治遗溺脉涩者。白蔹三两，白芍三两，炒为散，淡盐水煎三钱，去渣温服。（《徐大椿医书全集·女科指要卷五·产后门》）

○汤火伤，白蔹末搽。（《疡医大全·卷之三十七》）

【按】

药理研究表明，白蔹水浸剂对部分皮肤致病性真菌有抑制作用。临床可单用治癫痫，配伍阿胶等治疗吐血、咳血有效。外用贴敷治疗各种炎性肿块，有显著疗效。

Baiwei

白薇

白薇系萝藦科植物白薇 *Cynanchum atratum* Bge. 或蔓生白薇 *Cynanchum versicolor* Bge. 的干燥根及根茎。常用别名有芒草、白微、白幕等。味苦、咸，性寒。归胃、肝、肾经。功能清热凉血。利尿通淋，解毒疗疮。主要用于治疗温邪伤营发热，阴虚发热，骨蒸劳热，产后血虚发热，热淋，痈疽肿毒等病症。常用剂量为5～10克，水煎服或入丸散剂。

【各家论述】

○味苦，平。主暴中风，身热肢满，忽忽不知人。狂惑邪气，寒热酸疼，温疟洗洗，发作有时。生川谷。（《神农本草经》）

○咸，大寒，无毒。疗伤中淋露，下水气，利阴气，益精，久服利人。（《名医别录》）

○白薇大寒，疗风治疟，人事不知。（《寿世保元·卷一·本草·药性歌括》）

○治风温灼热多眠，及热淋，遗尿，金疮出血。（《本草纲目》）

○白薇，古人多用，后世罕能知之。按张仲景治妇人产中虚烦呕逆，安中益气，竹皮丸方，云有热者倍白薇，则白薇性寒，乃阳明经药也。徐之才《药对》言白薇恶大枣，而此方又以枣肉为丸，盖恐诸药寒凉伤脾胃尔。（《本草纲目》）

○白薇，《本经》所主诸证，皆由热淫于内之所发。《经》曰，热淫于内，治以咸寒。此药味苦咸而气大寒，宜其悉主也。《别录》疗伤中淋露者，女子荣气不足则血热，血热则伤中，淋露之候显矣，除热益阴，则血自凉，荣气调和，而前证自瘳也。水气亦必因于湿热，能除热则水道通利而下矣。终之以益精者，究其益阴除热功用之全耳。（《本草经疏》）

○白薇苦咸寒，阳明冲任之药，利阴气，清血热，调经。（《本草分经·奇经》）

○利阴气，下水气。治中风身热昏迷、血厥、温疟，寒热酸痛、妇人淋露、胎前产后遗尿不知，调经多子。按性寒，脾虚作泻者忌用……酒洗用。恶大黄、山茱、姜、枣。（《罗氏会约医镜·卷十六·本草上》）

○长于清金除烦热，利水而通淋涩。其诸主治，通鼻塞、止血淋、清膀胱热涩，断胎产遗尿。（《长沙药解·卷三》）

○阳明冲任之药，退热益阴，宜于血热。血虚者，忌之。（《徐大椿医书全

集·药性切用·卷之一上》）

○泻肺燥热，治妇人尿孔郁结、淋露不净并血枯热盛而见虚浮上呕等症。古方人蒌蕤汤，治风热汗出。又有白薇芍药汤，治妇人遗尿。但胃虚泄泻，阳气外越者切禁。（《医方十种汇编·药性摘录》）

○白薇功用，善能杀虫，用之于补阴之中，则能杀劳瘵之虫也。用之健脾开胃之中，则能杀寸白蛔虫也。以火焚之，可以辟蝇而断虱。以水敷之，可以愈疥而敛疮也。（《本草新编》）

○白薇，治妇人遗尿，不拘胎前产后，有白薇芍药汤，取其补阴之功，而兼行手太阴，以清膀胱之上源，殊非虚寒不禁之比也。（《本经逢原》）

○效用：为解热利尿剂，治间歇热发作之灼热，及卒中患者之四肢浮肿有效。又用于组织细胞酸化机能兴奋之虚热，如急性热病中末期，及衰弱病之消耗热、肺结核之骨蒸潮热等，有清凉性滋养之效。又用于小溲赤涩、淋痛、肺热、咳嗽等症。（《现代实用中药》增订本）

○白薇苦咸，经曰：苦涌泻，咸涌泄，皆为阴。故能助脾阴以清阳明之气，实则阳明表药也。故经方与菖、桂、草、石相需并用也。（《经证证药录·卷六》）

【验方举要】

○治金疮血不止，用白薇末贴之，立止。（《儒门事亲·卷十五·疮疡痈肿第一》）

○千金遗溺方：治遗溺，脉微数者。白薇三两，白芍三两，炒，水煎，去渣温服。（《徐大椿医书全集·女科指要卷五·产后门》）

○鼻不知香臭，（白薇）同贝母、冬花、百部末，每米汤下一钱。（《本草易读》）

○白薇散：白薇、芍药等分，为细末，每服二钱，用酒调下，立效。主治：血淋，热淋。（《百药效用奇观》）

【按】

药理研究表明，白薇油能直接加强心肌的收缩。

Baitouweng
白头翁

白头翁系毛茛科白头翁属多年生草本植物白头翁 *Pulsatilla chinensis*（Bge.）Regel 的干燥根。常用别名有野丈人等。味苦，性寒。归胃、大肠经。功能清热解毒，凉血止痢。主要用于治疗热毒血痢，阴痒带下，阿米巴痢等病症。常用剂量为9～15克。

【各家论述】

○味苦，温。主温疟狂易寒热，癥瘕积聚，瘿气，逐血止痛，疗金疮。（《神农本草经》）

○（主）鼻衄。（《名医别录》）

○止腹痛及赤毒痢，治齿痛，主项下瘤疬……主百骨节痛。（《药性本草》）

○治一切风气及暖腰膝，明目，消赘。（《日华子本草》）

○白头翁味苦，无毒。可升可降，阴中之阳也。其用有四：消男子阴疝偏肿，治小儿头秃膻腥，鼻衄非此不效，痢赤全赖收功。（《珍珠囊补遗药性赋·主治指掌·逐段锦》）

○苦寒，主赤毒下痢，仲景用散热厚肠。（《丹溪手镜·卷之中·发明五味阴阳寒热伤寒汤丸药性第二》）

○能外治温疟、寒热、瘰疬诸疮，内治热毒、血痢、牙疼、鼻衄、诸血。并疗阳狂、癥瘕、积聚、腹痛、阴疝、偏肿、百节骨痛。（《罗氏会约医镜·卷十六·本草上》）

○白头翁苦寒之性，并入肝胆，泄相火而清风，是之以善治热痢，其诸主治消瘿瘤，平瘰疬，治秃疮，化癥块，清咽肿，断鼻衄，收血痢止腹痛。医外痔，疗偏坠。（《长沙药解·卷二》）

○苦坚肾，寒凉血，入阳明血分，兼入厥阴，除热痢下重。血分无热者忌之。（《徐大椿医书全集·上册·药性切用·卷之一上》）

○仲景治产后血痢，取白头翁平木息风，盖肝为藏血之脏。风气散而不藏，则必平之使安，而从血乃得安也。（《血证论·卷二·吐血》）

○白头翁，《本经》言苦温者，传写之误也。其治温疟狂易寒热等症，皆少阳、阳明热邪固结之病，结散则积血去而腹痛止矣。《别录》止鼻衄，弘景止毒痢，亦是热毒入伤血分之候。（《本经逢原》）

○白头翁，何以用此治温疟寒热、齿痛、骨痛、鼻衄、秃疮、疝瘕等症？亦因邪结阳明，服此热解毒清，则肾不燥扰而骨固，胃不受邪而齿安，毒不上侵而止衄，热不内结而疝与瘕皆却，总皆清热解毒之力也。（《本草求真》）

○故以白头翁无风而摇者，禀甲乙之气，透发下陷之邪，使之上出；又能有风而静，禀庚辛之气，清能除热，燥能除湿，湿热之积滞去而腹痛自止。（《温病条辨·卷二·中焦篇·加味白头翁汤》）

○白头翁不但治因热之带证甚效也。剖取鲜根，以治血淋、溺血与大便下血之因热而得者甚效，诚良药也。（《医学衷中参西录·上册·医方》）

○白头翁为解热药，并有强心、利尿作用，亦外用为刺激药。（《科学注解本草概要》）

○效用：1.根为消炎性收敛止泻药，用于热性病之下痢，及月经闭止等。又为止血剂，治赤痢之里急后重。其草治浮肿及心脏病。2.治热痢，疗咽肿，涂外痔肿痛。（《现代实用中药》增订本）

○白头翁温疏甲乙二木，泻君相之火，降君气通于肾阴，《本经》所以主温疟寒热，癥瘕积聚也……白头翁能利转阴阳二枢，开胃关以通肝府，《本经》所以主狂疟、瘿气、逐血止痛也。（《经证证药录·卷十五》）

○药效：消炎，收敛，止血。用途：热性下利。（《临床应用汉方处方解说》）

○白头翁体轻摇，而疏利为之用，疏利虚实间。（《皇汉医学丛书·内科学·伤寒用药研究·卷下》）

【验方举要】

○伤寒白头翁汤：白头翁三两，黄连三两，黄柏三两，秦皮三两，治厥阴病，热痢下重，欲饮水者。（《长沙药解·卷二》）

○阴癞偏肿，用根捣敷，当作疮，二十日愈。外痔肿痛，以根捣敷。小儿秃疮，以根捣敷，一宿作疮，半月愈。（《本草易读》）

【按】

药理研究表明，白头翁具有抗菌、抗阿米巴原虫，以及抗癌、镇静、镇痛等作用。临床上以白头翁为主治疗胃痛、神经性皮炎、崩漏等疗效很好。新鲜白头翁有强烈的刺激性，故临床均用其干燥根，仅特殊情况下才用鲜者。

Baihuashe

白花蛇

白花蛇系蝮蛇科动物五步蛇 *Agkistrodon acutus*（Günther）或眼镜蛇科动物银环蛇 *Bungatrus multicinctus* Blyth 幼蛇等除去内脏的全体。常用别名有蕲蛇、寸白蛇等。味甘、咸、性温，有毒。归肝经。功能祛风，活络，定惊。主要用于治疗风湿痹痛，筋脉拘挛，口眼㖞斜，肢体麻木，中风后半身不遂，麻风、顽癣、皮肤瘙痒、破伤风，小儿急慢惊风等病症。常用剂量为 3～10 克。研末服 1～1.5克。若系眼镜蛇科银环蛇，用量应较轻，研末服每次 0.5～1 克。

【各家论述】

○除肺风鼻塞，身生白癜风、疬疡、斑点及浮风瘾疹。（《药性本草》）

○主中风湿痹不仁，筋脉拘急，口眼㖞斜，半身不遂，骨节疼痛，大风疥癞及暴风瘙痒，脚弱不能久立。（《开宝本草》）

○用之，去头尾换酒浸三日，弃酒不用，火炙，仍尽去皮骨。此物毒甚，不可不防也。（《本草衍义》）

○有大毒，入肺、肝二经……主四肢不仁，骨节疼痛……癞麻风，白癜风，髭眉脱落，鼻柱塌坏，鹤膝风筋骨拘挛。凡使，须火烧一尺砖令通红，醋沃之，使热气熏蒸，将蛇头尾各一尺去净，置砖，以盆覆一宿，如此三过，去骨取肉用……雷公云：凡使，即云治风，元何治风，缘蛇性窜，即令引药至于有风疾处，因定号之。（《雷公炮制药性解·虫鱼部》）

○通治诸风，破伤风，小儿风热，急慢惊风搐搦，瘰疬漏疾，杨梅疮，痘疮倒陷……能透骨搜风，截惊定搐，为风痹惊搐、癜癣恶疮要药。取其内走脏腑，外彻皮肤，无处不到也。凡服蛇酒、药，切忌见风。（《本草纲目》）

○白花蛇，味虽甘咸，性则有毒。《经》曰，风者百病之长，善行而数变。蛇性走窜，亦善行而无处不到，故能引诸风至病所，自脏腑而达毛皮也。凡病风疥癣，㖞僻拘急，偏痹不仁，因风所生之证，无不借其力以获瘥。（《本草经疏》）

○花蛇温毒，瘫痪㖞斜，大风疥癞，诸毒称佳。口有四獠牙，头戴二十四朵花，尾上有个佛指甲是。出蕲州者佳。（《寿世保元·卷一·本草药性歌括》）

○味甘咸性温有毒。诸蛇鼻俱向下，唯此蛇鼻向上，而龙头虎口黑质白光……诸蛇之性皆窜，而此蛇尤速，故善于治风，能透骨髓走脏腑彻肌肤，无所不到，疗中风湿痹、骨节疼痛、手足拘挛、不能行立、暴风瘙痒、破伤风、大风癞癣及小儿惊风、搐搦、瘰疬、杨梅、风毒、恶疮，俱为要药，凡服蛇酒者切忌

见风。(《景岳全书·卷四十九·本草正下》)

○中风病，因木郁风动，血燥筋枯，外风虚邪，表闭筋缩四肢而成。而木郁之由，全缘水寒土湿生发不遂。白花蛇外达筋脉，则益其枯燥，内行脏腑不能去其湿寒，非善品也。庸工习用诸方，标本皆背，无益于病而徒杀生灵，甚无益也。(《玉楸药解·卷六》)

○白花蛇入肝肾，按风定搐。治风湿瘫痪，大风，疗癫，若阴虚血少，内热生风者，不宜。(《医方十种汇编药性摘录·药性摘录》)

○白花蛇能内走脏腑，外彻皮肤，透骨搜风，截惊定搐，治风湿瘫痪，大风疥癞，走窜有毒，唯真有风者宜之。(《本草从新》)

○食之治风疾极验。(《渊鉴类函·卷四百三十九》)

○阴虚血少，内热生风者，非其所宜。(《本经逢原》)

○白花蛇得酒良……凡癫麻鹤膝鸡距并宜之。虚弱者禁用。(《得配本草》)

○祛风湿，治半身不遂，口面㖞斜……麻痹不仁，霉疮，疥癣。头尾甚毒，去尽用之。(《随息居饮食谱》)

○内服治癞疾（麻疯）癞性白斑，恶性肿疡、梅毒风温、半身不遂、关节痛、神经痛等。(《现代实用中药》增订本)

○为变质药，似有强壮神经作用。(《科学注解本草概要》)

【验方举要】

○治疥癞遍体，诸药不能及者：生白花蛇，取中剂断……令过熟，与病者顿啖之，瞑眩一昼夕乃醒，疮疕随皮便退。(《本草图经》)

○驱风膏：治风瘫疬风，遍身疥癣。用白花蛇肉四两，酒炙，天麻七钱半，薄荷、荆芥各二钱半，为末。好酒二升，蜜四两，石器熬成膏，每服一盏，温汤服，日三服。急于暖处出汗，十日效。(《本草纲目》)

○治杨梅疮，先服发散药后服此：花蛇肉（酒炙），龟版（酥炙）、穿山甲（炙）、蜂房（炙）、轻粉、朱砂各一钱。为末，红枣肉捣丸梧子大。每服七丸，冷茶下，日三。忌鱼肉。服尽即愈。后服土茯苓药调之。(《本草纲目》)

○白花蛇治一切风，㖞斜瘫痪疼痛，取蛇浸酒，取酒饮。又肉作末，和酒服之。(《东医宝鉴·杂病篇·卷二》)

【按】

药理研究认为，五步蛇主要是血循毒，银环蛇属剧烈的神经毒，中医用其毒，以毒攻毒，为治疥癣恶疮要药。近年用于银屑病、癌症有显著疗效。白花蛇与乌梢蛇祛风定惊功用相同，二者相须为用，但治疗恶疮，以白花蛇为优。剂型以低温干燥法研粉最好。

Baijiezi
白芥子

白芥子系十字花科植物白芥 *Brassica alba*（L.）Boiss. 或芥 *B.juncea*（L.）Czern.et Coss. 的成熟种子。常用别名有辣菜子等。味辛，性温。归肺经。功能温肺祛痰，利气散结，通络止痛。主要用于治疗寒痰壅滞，咳嗽气喘，胸满胁痛，肢体关节疼痛，麻木，阴疽流注，胸腔积液等病症。常用剂量为 3～10 克。外用适量，研末醋调敷。外敷有发泡作用，皮肤过敏者忌用。

【各家论述】

○发汗，主胸膈痰冷上气，面目黄赤。又醋研敷射工毒。（《名医别录》）

○痰在胁下，非白芥子不能达。（《金匮钩玄·卷第一·咳嗽》）

○白芥子辛，专化胁痰，皮里膜外，痞块能安。（《明医指掌·卷一·药性歌》）

○辛，温，无毒……利气豁痰，除寒暖中，散肿止痛，治喘嗽反胃，痹木脚气，筋骨腰节诸痛。（《本草纲目》）

○白芥子辛能入肺，温能发散，故有利气豁痰，温中开胃、散痛消肿辟恶之功。按韩愗《医通》云：凡老人苦于痰气喘嗽，胸满懒食，不可妄投燥利之药，反耗真气，愗因人求治其亲，静中处三子养亲汤治之，随试随效。盖白芥子主痰，下气宽中；紫苏子主气，定喘止嗽；萝卜子主食，开痞降气。（《本草纲目》）

○善开滞消痰，疗咳嗽喘急、反胃呕吐、风毒流注、四肢疼痛，尤能祛辟冷气，解肌发汗，消痰癖疟，痞除胀满极速。因其味厚气轻，故开导虽速，而不甚耗气，既能除胁肋皮膜之痰，则他处者不言可知。善调五脏，亦熨散恶气，若肿毒、乳癖、痰核初起，研末用醋或水调敷甚效。（《景岳全书·卷四十九·本草正》）

○白芥子辛温入肺，通行经络，发汗散寒，温中利气，豁痰，痰在胁下及皮里膜外者非此不行。煎太熟则力减。芥菜子主治略同。（《本草分经·肺》）

○温中开胃，利气疏痰。治胸胁冷滞胀痛、喘急、咳嗽、反胃，发汗解肌，治痈肿痛。按久嗽肺虚，阴虚火亢者禁用。煎汤不可过熟，熟则力减。茎叶动风，有疮疡便血者忌用。（《罗氏会约医镜·卷十七·本草中》）

○白芥子辛温，利气。扫寒痰冷涩，破胸膈支满。治咳逆喘促，开胃止痛，消肿辟恶，皆良。（《玉楸药解·卷四》）

○辛温。入手太阴经气分。通经络，散水饮，除疟癖，治喘嗽。痰在胁下皮里膜外，非此不达。炒研，蒸饼丸，治腹中冷气。生研，水调贴足心，引毒归下。令痘疹不入目。肺气虚、胃中热者，禁用。（《得配本草》）

○白芥子，辛温微毒。痰在胁下及皮里膜外，非此不能达。控涎丹用白芥子，正此义也。温能散表，故有利气豁痰，散痛消肿辟恶之功。昔有胁痛，诸治不效，因食芥齑而愈者，偶中散结开痰之效。其治射工疰气，上气发汗者，亦取辛散祛毒力耳。此虽日用常品，然多食则昏目动火，泄气伤精，肺经有热，虚火亢者切忌。陈年碱芥卤治肺痈，吐尽臭痰秽毒即愈，然唯初起未溃宜之。（《本经逢原》）

○白芥子为祛痰药，功能下气，宽胸膈，除冷气，攻反胃。（《科学注解本草概要·植物部》）

○效用：白芥子为刺激药，内服祛痰、发汗，治喘咳，及慢性湿性气管炎。加小量之水捣烂如泥，外用作皮肤刺激引赤药……黑芥子为刺激药，治神经痛，旺盛食欲，大量能致吐。（《现代实用中药》增订本）

【验方举要】

○《千金》疗上气方：芥子三升，上一味末之，蜜和为丸，寅时井华水服如梧子七丸，日二服，散亦佳，禁如药法，尤忌油面等。（《外台秘要·卷十·上气方》）

○《肘后》疗卒不得语方：以苦酒煮芥子，敷颈一周，以衣包之，一日一夕乃解，即瘥。（《外台秘要·卷十四·风失音不语方》）

○又疗气，小芥子酒方：小芥子一升捣碎，以绢袋盛，好酒二升浸之七日，空腹温服三合，日二服，渐渐加之，以知为度，酒尽旋旋添之，无所忌。（《外台秘要·卷七·腹内诸气及胀不下食方》）

○治一切肿毒：芥菜子研末，用扁柏叶捣敷，即消。（《疡医大全·卷之八》）

○治青腿牙疳：芥菜子捣细，烧酒调敷。（《疡医大全·卷之十六》）

○治乳痈：白芥子一两，炒黄研末，白酒冲服，尽量饮，自消。（《疡医大全·卷之二十》）

○走注风毒疼痛：小芥子研末，和鸡子清调敷。（《疡医大全·卷之二十八》）

○反胃上气，白芥子末，每酒下二钱。小儿乳癖，白芥子为末，水合摊膏贴之。防痘入目，白芥子末，醋合敷足心。肿毒初起，为末醋合敷之。耳卒聋，黑芥子末，以乳汁合，绵包塞之。霍乱吐泻，黑芥子为末，水合敷脐。一切痈肿，猪胆汁合黑芥子末敷之。热毒瘰疬，黑芥子末醋合敷之，消即愈。（《本草易

读》)

○芥子治心痛，酒醋研取汁服之。(《东医宝鉴·外形篇·卷三》)

○芥菜子治疫气传染，初觉头痛，取子为末，填脐中，以热物，隔衣一层熨之，即汗而愈。(《东医宝鉴·杂病篇·卷七》)

○治扑损瘀血作痛：芥子和生姜研，微暖涂贴患处，即效。(《东医宝鉴·杂医篇·卷九》)

○芥子治痘出不快，色不红润，宜内服紫草饮，外用芥子为末，白汤调如膏，涂儿脚心，干则再涂，即快出红活。(《东医宝鉴·杂病篇·卷十一》)

【按】

药理研究表明，白芥子具有显著的局部刺激作用，此外还具有促进消化液分泌、抑制甲状腺功能、促进肾上腺皮质功能、祛痰及抑制皮肤真菌等作用。临床用于百日咳、肺结核、哮喘、慢性支气管炎等有效。白芥子贴耳穴，用于减肥，有显效。

白附子

Baifuzi

白附子系天南星科多年生草本植物独角莲 *Typhonium giganteum* Engl. 的干燥块茎。常用别名有禹白附、牛奶白附、鸡心白附等。味辛，性温，有毒。归胃、肝经。功能祛风痰，定惊搐，解毒散结止痛。主要用于治疗中风痰壅，口眼㖞斜，语言涩謇，痰厥头痛，偏正头痛，喉痹咽痛，破伤风症；外治瘰疬痰核，毒蛇咬伤等病症。炮制后一般剂量为3~6克；外用生品适量，捣烂、熬膏或研末以酒调敷患处。孕妇慎用。生品内服宜慎。

【各家论述】

○主心痛血痹、面上百病，行药势。（《名医别录》）

○诸风冷气，足弱无力，疥癣风疮，阴下湿痒，头面斑痕，入面脂用。（《海药本草》）

○中风失音，一切冷风气，面䵟瘢疵。（《日华子本草》）

○治风痰。（《本草衍义补遗》）

○白附子，阳，温，主血痹，行药势。（《医学启源·卷之下·用药备旨·药类法象》）

○有小毒，其性升能引药势上行，辟头风、诸风冷气、心疼、风痰眩晕、带浊，疗小儿惊风痰搐及面鼻游风，䵟斑风刺，去面痕，可作面脂，亦治疥癣风疮、阴下湿痒，风湿诸病。凡欲入药炮而用之。（《景岳全书·卷四十八·本草正上》）

○白附辛温，治面百病，一切痰涎，中风诸证。（《明医指掌·卷一·药性歌》）

○白附子感阳气而生，故其味应辛微甘，气大温，有小毒，性燥而升，风药中之阳草也。东垣谓其纯阳，引药势上行是已。其主心痛血痹者，风寒之邪逐心，以致痰壅心经则作痛，寒湿邪伤血分则成血痹，风能胜湿，辛温散寒，故主之也。风性升腾，辛温善散，故能主面上百病而行药势也。（《本草经疏》）

○辛甘性热，入阳明而善祛游走之风，能引药势上行，治头面百病。虚者忌之。（《徐大椿医书全集·药性切用·卷之二上》）

○白附子……入足太阴脾、足厥阴肝经。驱风泻湿，逐痹行痰，温燥发泄，表散风温。治中风失音，鼻口偏斜，耳聋喉痹，疥癣疝瘕，面上䵟黯，阴下湿痒。行痰涎，止唾。（《玉楸药解·卷一》）

○性热纯阳，能引药上行，去头面游风，消面斑疵。治中风失音、风痹痰厥，去湿逐寒，小儿急惊之要药也。但性温燥，凡阴虚似中风证，小儿脾虚慢惊，并宜切忌。（《罗氏会约医镜·卷十六·本草上》）

○白附子，辛甘，大温，有小毒。入足阳明经气分，能引药势上行，逐风痰，驱寒湿，一切头面百病，心痛血痹，阴囊湿痒，急慢惊风，痘疮风寒不解，四肢头面不起者，用以散解甚效。配南星、半夏，生研猪胆丸，治小儿暑风痰迷抽搐。（《得配本草》）

○性味：味微甘而辛，有麻舌性。效用：为镇痉药，治中风失音，及偏正头痛、喉痹肿痛等。本品有作用于神经之效用，与乌头相同。（《现代实用中药》增订本）

【验方举要】

○去面黚黯：白附子末，酒和敷之即落。（《千金宝要·卷之五·头面手足瘰疬疮漏第十六》）

○治汗斑紫白色者，用白附子、硫黄各等分，为细末，以茄蒂醮醋粘末擦。（《仁斋直指方论·卷之二十四·汗斑方》）

○中风口斜，同僵蚕、全虫，酒下末。偏坠疝气，为末，津合敷脐，艾灸三五壮。慢惊风，同南星、黑附子为末，姜水下。（《本草易读》）

○白附子主心痛，炮为末，每二钱，温水调服即瘥。（《东医宝鉴·外形篇·卷三》）

【按】

据考证，正品白附子应为禹白附，但历代《本草》所载的白附子均为今之关白附。关白附为毛茛科的黄花乌头 *Aconitum coreanum*（Levl.）Raipaics，药效有不同，毒性较大，不应与禹白附混淆。药理研究表明，禹白附具有降低胆固醇，抗癌、祛痰、镇咳，抗惊厥、镇静止痛等作用。用于风痰型脑血管意外、高脂血症、破伤风等有效；关白附具有抗心律失常、消炎、止痛、改善睡眠及提高缺氧耐受力等作用。用于痰湿型冠心病、室性或快速型窦性心律失常等有效。本品毒性较大，治疗量与中毒量接近，临床上须从小量开始，严密观察，切勿妄用。

Baimaogen

白茅根

白茅根系禾本科植物白茅 *Imperata cylindrica Beauv.var major*（Nees） C.E. Hubb.的干燥根茎。常用别名有茅根、地筋、白花茅根、地节根、茅草根等。味甘，性寒。归肺、胃、膀胱经。功能凉血止血，清热利尿。主要用于血热吐血，衄血，尿血，热病烦渴，黄疸，水肿，热淋涩痛；急性肾炎水肿等病症。常用剂量：干品9～30克，鲜品30～60克。

【各家论述】

○味甘，寒。主劳伤虚羸，补中益气，除瘀血，血闭寒热，利小便。其苗，主下水。（《神农本草经》）

○下五淋，除客热在肠胃，止渴，坚筋，妇人崩中。（《名医别录》）

○主妇人月经不匀，通血脉淋沥。（《日华子本草》）

○止吐衄诸血，伤寒哕逆，肺热喘急，水肿，黄疸，解酒毒。（《本草纲目》）

○白茅根，甘能除伏热，利小便，故能止诸血、哕逆、喘急、消渴，治黄疸水肿，乃良物也。（《本草纲目》）

○止吐血、衄血，治血淋，利小便，止妇人崩漏下血。（《滇南本草》）

○善理血病，凡吐血、衄血、瘀血、血闭及妇人经水不调，崩中漏下，且通五淋，除客热，止烦渴，坚筋骨，疗肺热、哕逆、喘急，解酒毒及黄疸水肿、久服大是益人……茅根数种，处处有之，唯白者为胜。（《景岳全书·卷四十八·本草正》）

○白茅根清胃火，消瘀血，利水道。凡吐血、衄血、血瘀、血淋、血闭并哕逆、喘急、烦渴、黄疸、水肿等症，因火因热而成者皆宜用此，且能解酒毒，溃痈疽，外敷疔毒诸疮。入药水煎或酒煮。（《医方十种汇编·药性摘录》）

○白茅根清金止血，利水通淋……初生茅针，止衄血、便血，收金疮流血，消肿败毒，下水，溃痈，酒煎服……花，止吐血，治金疮流血。（《玉楸药解·卷一》）

○除内热，性入血分，下达州都，引热下行。治吐、衄诸血，扑损瘀血、血闭寒热、淋沥、崩中，伤寒呃逆，解喘急、烦渴、黄疸水肿，疗疽毒疖毒。用根捣敷，或酒煮服，俱效……按血有因于虚者，非所宜也。（《罗氏会约医镜·卷十六·本草·上》）

○白茅根，《本经》主治劳伤虚羸者，以甘寒能滋虚热，而无伤犯胃气之虞也。含补中益气，胃热去而中气复，是指客邪入伤中州，渐成虚羸而言，非劳伤本病所宜。（《本经逢原》）

○茅根鲜者煮稠汁饮之，则其性微凉，其味甘而且淡。为其凉也，故能去实火。为其甘也，故能清虚热。为其淡也，故能利小便。又能宣通脏腑，畅达经络，兼治外感之热，而利周身之水也。然必须如此煮法，服之方效。若久煮，其清凉之性及其宣通之力皆减，服之即无效矣。所煮之汤，历一昼夜即变绿色，若无发酵之味，仍然可用。（《医学衷中参西录·上册·医方》）

○愚治伤寒温病，于大便通后，阳明之盛热已消，恒俾浓煮鲜茅根汤，渴则饮之，其人病愈必速，且愈后即能饮食，更无反复之患。盖寒温愈后，其人不能饮食与屡次复病者，大抵因余热未尽，与胃中津液未复也。白茅根甘凉之性，既能清外感余热，又能滋胃中津液。至内热郁热，外转觉凉者，其性又善宣通郁热使达于外也。（《医学衷中参西录·上册·医方》）

○茅根善清虚热而不伤脾胃，藕善化瘀血而兼滋新血，合用之为涵养真阴之妙品。且其形皆中空，均能利水，血亦水属，故能引泛滥逆上之血徐徐下行，安其部位也。（《医学衷中参西录·上册·医方》）

○茅根……兼理气分之郁，诸家本草皆未言及。（《医学衷中参西录·上册·医方》）

○效用：为缓和营养利尿剂，用于淋疾、肾脏病、妊娠浮肿等。（《现代实用中药》增订本）

○茅根为利尿药，功能通血闭，下五淋，除肠胃客热。（《科学注解本草概要·植物部》）

【验方举要】

○崔氏疗黄疸年六十以上方：茅根一把，猪肉一斤，上二味合作羹，昼一服愈。（《外台秘要·卷四·黄疸方》）

○疗伤肺唾血方：茅根，上一味捣筛为散，服方寸匕日三，亦可绞取汁饮之，主热渴。（《外台秘要·卷九·咳嗽脓血方》）

○《肘后》疗唯腹大动摇水声，皮肤黑，名曰水蛊方。白茅根一大把切，小豆三升，上二味，以水二升，煮取干，去茅根，食豆，水随小便下。（《外台秘要·卷二十·水蛊方》）

○茅花汤，治吐血、衄血。茅花三钱，紫苏茎叶二钱，新汲水一碗，煎七分，乘热调生蒲黄二钱，旋服。（《仁斋直指方论·卷之二十六·血痰证治》）

○治妇人吐血方：白茅根一握，长六寸。以水一大盏，煎取七分，去渣温服。（《妇人大全良方·卷之七·妇人吐血方论第六》）

○治伤寒鼻中出血不止：用茅草花一大把，无花用根，以水煎浓汁食后服。（《众妙仙方·卷二·诸寒门》）

○白茅根汤：白茅根一斤，掘取鲜者去净皮与节，小根细切。主治阳虚不能化水，小便不利。（《医学衷中参西录·上册·医方》）

○治水臌浮肿方：每日用鲜茅根六两，锉碎，和水三大碗，以小锅煎一沸，即移炉旁，仍近炉眼徐徐温之，待半点钟，再煎一沸，犹如前置炉旁，须臾，茅根皆沉水底，可得清汤两大碗，为一日之量，徐徐当茶温饮之。用于水臌之浮肿。（《医学衷中参西录·下册·医论》）

【按】

药理研究表明，白茅根具有利尿、抑菌、止血、抗癌等作用。临床以白茅根为主治疗病毒性肝炎、流行性出血热、钩端螺旋体病、乳糜尿、皮炎等有效。

白鲜皮

Baixianpi

白鲜皮系芸香科多年生草本植物白鲜 *Dictamnus dasycarpus* Turcz. 的干燥根皮。常用别名有北鲜皮。味苦，性寒。归脾、胃、膀胱经。功能清热燥湿，祛风解毒。主要用于湿热疮毒，黄水淋漓，湿疹，风疹，疥癣疮癞，风湿热痹，黄疸尿赤等病症。常用剂量为5～10克，外用适量，煎汤洗或研粉敷。虚寒证慎用。

321

【各家论述】

〇味苦，寒。主头风，黄疸，咳逆，淋沥，女子阴中肿痛，湿痹死肌，不可屈伸、起止、行步。生川谷。（《神农本草经》）

〇疗四肢不安，时行腹中大热，饮水、欲走、大呼，小儿惊痫，妇人产后余痛。（《名医别录》）

〇治一切热毒风，恶风，风疮、疥癣赤烂，眉发脱落，皮肌急，壮热恶寒；主解热黄、酒黄、急黄、谷黄、劳黄等。（《药性本草》）

〇通关节，利九窍及血脉，并一切风痹筋骨弱乏，通小肠水气，天行时疾，头痛眼疼。根皮良，花功用同上。（《日华子本草》）

〇白鲜皮去风治筋弱，而疗足顽痹。（《珍珠囊补遗药性赋·总赋·寒性》）

〇白鲜皮，气寒善行，味苦性燥，为诸黄风痹要药，世医止施之疮科，浅矣。（《本草纲目》）

〇解热黄、酒黄、急黄、壳黄、劳黄，通关节九窍，利血脉小水，治时行大热饮水狂躁叫呼及妇人阴中肿痛，小儿风热惊痫，尤治一切毒风、风疮、疥癣赤烂、杨梅疮毒、眉发脱落，此虽善理疮疡，而实为诸黄风痹要药。（《景岳全书·卷四十八·本草正上》）

〇白鲜皮，入肺经，故能去风，入小肠经，故能去湿，夫风湿既除，则血气自活而热亦去。（《本草原始》）

〇白鲜皮，苦能泄热，寒能除热，故主头风有火证。性寒而燥，能除湿热，故主五疸。咳逆者，实火上冲也，得寒而散，则咳逆止矣。淋沥及女子阴中肿痛，亦皆下部湿热，乘虚客肾与膀胱所致也。湿痹死肌不可屈伸、起止、步行者，地之湿气，感则害人皮肉筋脉也，脾主四肢，恶湿而喜燥，今为湿邪所干，故四肢不安也。时行腹中大热，因而饮水、大呼、欲走者，邪热盛也。小儿惊痫，亦热则生风之候也。散湿除热，蔑不济矣。妇人产后余痛，应是血虚而热，非所宜也。（《本草经疏》）

○味甘性燥，气寒散行，入脾胃而除湿热，兼入小肠、膀胱，行水道利窍通关，为诸风顽痹专药。下部虚寒，虽有湿症，勿用。（《徐大椿医书全集·药性切用·卷之一上》）

○白鲜皮，味苦咸寒，无毒。除疬通淋，主风瘫手足不举，调经水，疗阴痛。（《医方捷径·卷四》）

○为解热、变质药，功能通淋去湿，调经解热。（《科学注解本草概要·植物部》）

○效用：为变质药，治风疮、疥癣、皮肤赤烂，眉发脱落，及黄疸、阴部肿痛、产后余痛，又为通经药。（《现代实用中药》增订本）

【验方举要】

○白鲜皮酒，治中风，脉沉弦涩者。白鲜皮三两，川独活三两，醇酒五六升蒸窨，空心随量饮。（《徐大椿医书全集·女科指要卷五·产后门》）

○鼠瘘已破，出脓血，（白鲜皮）煎服。产后中风，人虚不可服他药，一味白鲜皮，新水煎服。（《本草易读》）

【按】

药理研究表明，白鲜皮具有抑制真菌、抗癌、兴奋心脏、收缩子宫和解热等作用。临床用治多种过敏性疾病有效，如荨麻疹、湿疹、银屑病、过敏性哮喘及咽痒干咳等，配伍白鲜皮能提高疗效。近用白鲜皮配伍白附子治疗肿瘤，以对中晚期肝癌疗效为著。

Guadi

瓜蒂

瓜蒂系葫芦科植物甜瓜 *Cucumis melo* L. 的果蒂。常用别名有甜瓜蒂、瓜丁、苦丁香、甜瓜把等。味苦，性寒，有毒。归胃经。内服功能涌吐热痰、宿食；外用研末吹鼻，可引去湿热。主要用于治疗癫痫发狂，喉痹喘息，烦躁不眠，胸脘胀痛，湿热黄疸、头痛等病症。常用剂量：水煎服2.5～5克；入丸散0.3～1.0克。外用小量，研末畜鼻。体虚、失血及上部无实邪者忌服。

【各家论述】

○味苦，寒。主大水，身面四肢浮肿，下水，杀蛊毒，咳逆上气，及食诸果，病在胸腹中，皆吐下之。（《神农本草经》）

○去鼻中息肉，疗黄疸。（《名医别录》）

○治脑塞热齆，眼昏，吐痰。（《日华子本草》）

○瓜蒂苦寒有毒，吐心胸填塞，咽喉不得息，湿家头中风寒湿，内药鼻中即愈。（《丹溪手镜·卷之中·发明五味阴阳寒热伤寒汤丸药性第二》）

○吐风热痰涎。治风眩、头痛、癫痫、喉痹，头面有湿气。（《本草纲目》）

○瓜蒂，乃阳明经除湿热之药，故能引去胸脘痰涎，头目湿气，皮肤水气，黄疸湿热诸证。凡胃弱人及病后、产后用吐药，皆宜加慎，何独瓜蒂为然。（《本草纲目》）

○甜瓜蒂有毒，阴中有阳，能升能降，其升则吐，善涌湿热顽痰积饮，去风热头痛、癫痫、喉痹、头目眩晕、胸膈胀满，并诸恶毒在上焦者，皆可除之。其降则泻，善逐水湿痰饮，消浮肿水膨，杀蛊毒、虫毒，凡积聚在下焦者，皆能下之。盖其性峻而急，不从上出，即从下出也。（《景岳全书·卷四十九·本草正下》）

○瓜蒂苦寒，善能吐痰，消身肿胀，并治黄疸……散用则吐，丸用则泻。（《寿世保元·卷一·本草·药性歌括》）

○仲景一物瓜蒂散，即前方止用瓜蒂二七个，以水一升，煎取五合，去滓顿服。治太阳中暍，身热疼重，而脉微弱。此以夏月伤冷水，水行皮中所致也。又治伤寒三四日者，或觉心满坚硬，脚手心但热，变黄，不治而欲死者，用瓜蒂为细末，每用一字吹鼻，令黄水出。余残末水调服之，得呕黄水一二升乃愈。

按：《衍义》云：瓜蒂即甜瓜蒂也。瓜蒂成熟自落，其蒂在蔓茎上，采得曝干，不拘多少为细末，量病轻重，每服一二钱匕，腻粉一钱匕，以水半合调匀灌之。又治偏正头痛久不愈，服诸药及针刺不效者，以其湿在头也。瓜蒂一味为细末，以少许畜之鼻中，清水徐徐出一昼夜，湿尽痛止为度，此亦吐之意也。（《祖剂·卷之二》）

○瓜蒂苦寒，能吐能下，去身面四肢水气，水去而暑无所依，将不治而自解矣，此治中暑兼湿之法也。（《温热经纬·卷五·方论》）

○性味苦寒，入阳明而能吐风热痰涎、上膈宿食。无实邪者忌之。甜瓜性冷，过食损阳。（《徐大椿医书全集·药性切用·卷之四上》）

○瓜蒂……利水而泄湿淫，行瘀而涌腐败，亡血家忌之。（《医学摘粹·本草类要·攻药门》）

○瓜蒂苦寒，泄水涤痰，涌吐腐败以清气道，荡宿食停饮，消水肿黄疸，通脑闷鼻齆，止咳逆齁喘，湿热头痛，风涎喉阻，一切癫痫蛊胀之病皆医，亡血家忌之。（《长沙药解·卷一》）

○甜瓜蒂，阳明经药。能吐上焦实邪，如膈上之风热痰涎、宿食停饮、头目眩晕、湿气水肿、头痛、懊憹、癫痫、喉痹、黄疸、痞硬、胀满。按瓜蒂苦寒，损胃伤血，上部无实邪者勿投。（《罗氏会约医镜·卷十七·本草中》）

○瓜蒂为催吐药，治伤食胸闷，痰涎涌盛，食物中毒，喉痹痉息。（《科学注解本草概要·植物部》）

○瓜蒂内服治疗60例迁慢肝炎，不仅能改善症状，缩小肝脾肿大，而且退黄降酶效果好，对蛋白系统也有一定改善，获得较满意的近期疗效。但瓜蒂有毒，升举阳气，实证体强者可用；血虚肝旺者忌用，量宜小不宜大。（《金匮要略诠解》）

○性味：瓜味甜，蒂味苦，寒无毒。效用：为含有甜瓜蒂苦毒素之催吐药，内服适量，则刺激胃神经而起呕吐；并不起吸收作用，故无虚脱及中毒等流弊。对于食伤之胃卡他儿，有催吐黏痰之效。亦可作救治服毒之催吐药。（《现代实用中药》增订本）

【验方举要】

○治诸黄方：瓜蒂，二七枚，上一味，以水一升，煮取五合，作一服。（《外台秘要·卷四·诸黄方》）

○《圣惠》小儿断脐敷之。免脐风撮口方：以瓜蒂烧灰研，敷之良。（《幼幼新书·卷第五·初生有病》）

○治通身黄肿：瓜蒂（焙干三四钱），上为细末，每用半字，于鼻内吹上，日一度，并吹三日，如不愈，后用黄芩末之，煎汤五钱下。（《儒门事亲·卷十五·水肿黄疸第十五》）

○头风痛方：瓜蒂、好茶二味，等分为末，每服二钱，齑汁调下，空心用

之。(《医学纲目·卷之十五·头风痛》)

○太阳中暍浓者，身热疼重而脉微弱，此由夏月伤冷水，水行皮中所致也，一物瓜蒂汤主之。用瓜蒂二十七个，以水一升，煮取五合，去渣顿服。(《医学纲目·卷之三十三·四时伤寒不同》)

○鼻中有瘜肉，不闻香臭。瓜蒂、细辛等分为细末，以绵包如豆许，塞鼻中，须臾即通。有人患瘜肉垂出鼻外，用此药即化为黄水，点滴至尽，三四日愈。《圣惠方》单用陈瓜蒂，以羊脂和敷上，日三次，效。(《医学纲目·卷之二十七·鼻塞》)

○元戎搐药瓜蒂散，治偏头痛久不愈，服药及针灸不效者，以其湿气在头也。瓜蒂一味为末，少许吹鼻中，清水徐徐出，一昼夜湿尽病止为度。(《玉机微义·卷之三十四·头痛门》)

○治伤湿鼻塞头痛；用甜瓜蒂为末，令病人口含水，搐一字在鼻中，流出黄水，效。(《众妙仙方·卷二·中湿门》)

【按】

药理实验表明，瓜蒂具有保护肝脏、增强细胞免疫功能、抗癌、催吐等作用，动物内服甜瓜素后，可致呕吐腹泻，但皮下及静脉注射后无反应。近年单用瓜蒂治疗急性黄疸型肝炎、迁延性及慢性肝炎、原发性肝癌、慢性鼻炎等有一定疗效。

瓜蒌

Gualou

瓜蒌为葫芦科栝楼属多年生草质藤本植物栝楼 *Trichosanthes kirilowii* Maxim. 或双边栝楼 *Trichosanthes rosthornii* Harms 的干燥成熟果实。常用别名有栝楼、地楼、天圆子、柿瓜、野苦瓜、药瓜等。味甘、微苦，性寒。归肺、胃、大肠经。功能清热涤痰，宽胸散结，润燥滑肠。主要用于治疗肺热咳嗽，痰浊黄稠，胸痹心痛，结胸痞满，乳痈，肺痈，肠痈肿痛，大便秘结等病症。常用剂量为9～15克。不宜与乌头类药材同用。

【各家论述】

○主胸痹。（《名医别录》）

○主消渴。（《本草图经》）

○苦寒，主胸痹，悦人面，润心肺，止血痰。（《丹溪手镜·卷之中·发明五味阴阳寒热伤寒汤丸药性第二》）

○（瓜蒌）实治乳痈。（《珍珠囊补遗药性赋·草部》）

○润肺燥，降火。治咳嗽，涤痰结，利咽喉，消痈肿疮毒。（《本草纲目》）

○张仲景治胸痹痛引心背，咳唾喘息，及结胸满痛，皆用瓜蒌实，乃取其甘寒不犯胃气，能降上焦之火，使痰气下降也。（《本草纲目》）

○能降实热痰涎，开郁结气闭，解消渴定胀喘，润肺止嗽，但其气味悍劣，善动恶心呕吐，中气虚者不宜用，本草言其补虚劳，殊为大谬。（《景岳全书·卷四十八·本草正》）

○夫瓜蒌味甘寒，《经》云："泄其肝者，缓其中。"且其为物，柔而滑润，于郁不逆，甘缓润下，又如油之洗物，未尝不洁。考之本草，瓜蒌能治插胁之痛，盖为其缓中润燥，以至于流通，故痛自然止也。（《医药诸余·上卷》）

○古名栝楼。甘苦性寒，入肺、胃而消痰解热，荡涤胸中垢腻。壳：主宽胸除热。仁：主润燥豁痰，为治咳专药。炒研去油用，亦有生用者。肠滑均忌。（《徐大椿医书全集·药性切用·卷之二中》）

○瓜蒌实肃清凉润，善解郁烦，浊气郁蒸，涎沫黏连，心绪烦乱，不可言喻者。得之肺腑清洁，神气慧爽，洗心涤肺之妙药也。其绪主治，消咽痛，治肺痿，涤痰涎，止咳嗽，通乳汁，下胞衣，理吹奶，调乳痈，解消渴，疗黄疸，通小便，润大肠，断吐血，收脱肛，平痈肿，医疮疡。（《长沙药解·卷三》）

○经云：损其肝者，缓其中。瓜蒌为物，甘缓而润，于郁不逆，又如油之洗

物，滑而不滞，此其所以奏功也。（《医学心悟·第三卷》）

○瓜蒌甘苦寒，润肺清上焦之火，使热痰下降，又能荡涤胸中郁热垢腻，理嗽，治痢，止渴，止血，滑肠。近多用仁，名蒌仁，虽取油润嫌浊腻尔。（《本草分经·三焦》）

○以栝蒌滑而润下，能治插胁之痛。（《冷庐医话·卷三·胁痛》）

○是知栝蒌实之治，大旨在火与痰结于阳位，不纯乎虚，亦不纯实者。皆能裹之而下，此其擅长矣。（《温热经纬·卷五·方论》）

○瓜蒌……最洗瘀浊，善解懊憹。（《医学摘粹·本草类要·攻药门》）

327

○瓜蒌，本名栝楼，甘凉滑润之品也。润肺，止咳嗽，消痰火郁结，皆取其凉润之功。因其甘凉滋润，故又生津止渴。是但宜于燥、火二气之病，若寒若湿，断非所宜，《本草》言其能涤荡胸中痰腻，亦是火燥二气，郁蒸津液所成之痰，非湿蕴之痰，此不可不辨也。

且古方所用，皆瓜蒌实，未有单用仁者。为因其仁多油，《本草》言熬取可以点灯，则油重可知。油既重，则不但不能涤荡，而反滋其痰腻矣。后世有将其油去净，名蒌霜，用治阴虚肠燥痰火之病，亦罕见有用仁者。

头湿热之邪，黏滞难化……或见大便不解，不知开泄，而用蒌仁，欲其滑肠。岂知蒌仁甘凉油润，凉不足以去热，而油润助湿，甘更壅气。故不能退病，反碍其胃。或遇脾气虚滑之人，便虽得解，而湿热因之内陷，为其止能滑肠，不能开泄湿热，遂至清阳不振。上则胃闭不食，下则滑利不休，变证多端，或至昏沉，不省人事，余盖屡见之矣。此皆由《本草备要》之误，而不考究古方之故也……

总而言之，蒌仁气味，大不宜于脾胃、温暑等证，固不当用，而痢疾乃脾胃俱困，因之其实更大。余故聊述其弊，非以追咎已往，窃欲补救将来，知我罪我，亦所不计也。（《医门棒喝·卷之四·蒌仁辨》）

○瓜蒌仁，除痰清火，止渴生津。治喘急胸满，咳嗽咽闭口渴，去油用。畏牛膝，恶干姜，反乌头。虚寒泄泻者忌之。（《医方十种汇编·药性摘录》）

○瓜蒌……若但用其皮，最能清肺、敛肺、宁嗽、定喘；若但用其瓤，最善滋阴、润燥、滑痰、生津；若但用其仁，其开胸降胃之功较大，且善通小便。（《医学衷中参西录·上册·药物》）

○瓜蒌能导热痰，通胸膈之闭塞，肺得清肃，土能健运，故能治疗黄疸。瓜蒌甘寒养阴，兼清肺胃之热，故为治消渴之神药。（《百药效用奇观》）

○瓜蒌为祛痰、整肠药，功能下气，止痰嗽，消痈毒。（《科学注解本草概要·植物部》）

○药效：消炎，镇咳，祛痰，镇静。用途：结胸，胸痹，咳嗽，胸痛，喘息，冠心病。（《临床应用汉方处方解说》）

○瓜蒌实性冷，味苦，无毒。主胸痹，润心肺，疗手面皱，治吐血，泻血，肠风，赤白痢，并炒用。（《东医宝鉴·汤液篇·卷三》）

○瓜蒌根与实：根体润和，而散泄为之用，实体散泄，而润和为之用。散泄胸胁也，润和心下也。（《皇汉医学丛书·内科学·伤寒用药研究·卷下》）

【验方举要】

○热游丹肿：瓜蒌子仁末二大两，酽醋调涂。（《产乳集验方·产后》）

○治吹乳或儿绝乳后肿痛不可忍方：瓜蒌一个，去皮，先取子研破壳，次同瓤烂研，以酒渍同熬数沸，去渣浸冷酒和令可饮，随量饮之，令微醉睡醒，痛当顿除去。（《卫生家宝产科备要方·卷七》）

○疗胞衣不下：瓜蒌实一个，取子，研令细，酒与童子小便各半盏，煎至七分，去渣温服。（《妇人大全良方·卷之十八·胞衣不出方论第四》）

○治乳痈：老瓜蒌一个捣，酒一斗煮四升，日三服。（《丹溪治法心要·卷六·乳痈第一百二》）

○治腹胀，小便不通：用瓜蒌仁，不以多少为末，每服三钱，温酒调下，不饮酒，以米汤调服，以通为度。（《众妙仙方·卷三·大小便不通门》）

○下乳汁：瓜蒌子淘洗控干，炒令香熟，瓦上擂令白色，为末，酒调下一匕，令卧少时。（《医学纲目·卷之三十五·产后症》）

○治脱肛：若肠随脱肛出，转久不可收入，捣生瓜蒌汁浸之，猪肉汁中洗手，随按之令暖，自得入。（《医学纲目·卷之二十七·脱肛》）

○瓜蒌散，治五色痢疾，久不愈者。瓜蒌一枚黄色者，以炭火炙存性，用碗盖地上一宿去火毒，研为细末，作一服，温酒调服。（《普济方·卷二百十·泄痢门》）

○治咳嗽痰多服药久不愈者，用全瓜蒌一个，带子又须要经霜者捣烂，水二茶盅，煎八分露天露一夜，五更空心温服即愈，其痰嗽甚者，亦只消二三服神效。（《众妙仙方·卷一·补益门》）

○《圣惠方》治歪斜：瓜蒌汁和大麦面作饼，贴手心，右灸左，左灸右。（《古今医统大全·卷之八·中风门》）

○一味瓜蒌子炒热，连皮煎，或丸，最能荡涤胸中垢腻。（《医碥·卷二·杂症·痞满》）

○乳吹已成，瓜蒌一个，明乳香二钱，酒煎服。（《疡医大全·卷之二十》）

○瓜蒌实治痰嗽，利胸膈，取实，肥大者，割开取子，净洗捶破，瓜细切焙干。半夏四十九枚，汤洗十遍，切焙为末。用洗瓜蒌水并子瓤同熬成膏，研细为丸，梧子大，姜汤下二十丸。（《东医宝鉴·杂病篇·卷五》）

○瓜蒌实治胸痹痛，不得卧，心痛彻背，黄瓜蒌大者一枚，薤白三两，半夏

制四两，并锉，白酒七升，煮取二升，分再服。（《东医宝鉴·外形篇·卷三》）

【按】

药理研究表明，瓜蒌具有扩张冠状动脉、增强耐缺氧能力、祛痰、泻下、抗菌、抗癌等作用。临床用瓜蒌为主治疗冠心病、气管炎、肺心病、乳腺增生等有良效。

Dongguazi

冬瓜子

冬瓜子系葫芦科植物冬瓜 *Benincasa hispida*（Thunb.）Cogn. 的种子。常用别名有白瓜子、瓜子、瓜瓣、冬瓜仁等。味甘，性凉。归肝经。功能润肺，化痰，消痈，利水。主要用于治疗痰热咳嗽，肺痈，肠痈，淋病，水肿，脚气，痔疮，鼻面酒皶等病症。常用剂量为3～12克。外用适量。

【各家论述】

○味甘平。主令人悦泽，好颜色，益气不饥，久服轻身耐老。（《神农本草经》）

○寒，无毒。主烦满不乐。（《名医别录》）

○主益气耐老，除心胸气满，消痰止烦。（《食疗本草·卷下·冬瓜》）

○去皮肤剥风黑皯，润肌肤。（《日华子本草》）

○治肠痈。（《本草纲目》）

○味甘寒，能开胃醒脾。（《本草经疏》）

○冬瓜子补肝明目。（《本草备要》）

○冬瓜仁气味甘平，治心经蕴热，小水淋痛，并鼻面酒皶，又疗肠痈，主腹内结聚，破溃脓血，凡肠胃内壅，最为要药。（《本草述钩元》）

○甘，平，无毒。泽面除皯，润肌耐饥，祛烦解忧，补肝明目。（《本草易读》）

○主治心经蕴热，小水淋痛，并鼻面酒皶如麻豆，疼痛，黄水出。（《本草述》）

○《续博物志》：冬瓜仁七升，以绢袋盛之，投三沸汤中。曝干。如此三度，苦酒浸一宿，为末，日服方寸匕，令人不老。（《古今图书集成·草木典·卷四十六》）

○瓜仁，经方佐治肠痈，以其滋脾经，润肺燥，养心液也……瓜仁甘香入脾，多脂滋胃，所以润肺而养心也。（《经证证药录·卷十六》）

○冬瓜子为利尿、整肠药，功能除热，散痈，利小便。（《科学注解本草概要·植物部》）

○效用：1.（冬瓜子）为消炎性缓下剂，适用于内脏脓疡，如盲肠炎、肺脓疡等。皮及瓢用于肾脏炎，利尿作用颇著。2.益脾利水，润大肠，消肠痈，清热淋，治肺痈。皮利湿，消暑，和脾。（《现代实用中药》增订本）

○冬瓜子药效：消炎，利尿，排脓。用途：瘀血，痈肿，阑尾炎。（《临床应用汉方处方解说》）

○冬瓜仁令面光泽，好颜色，去黑癍、黑默，可作面脂常用。（《东医宝鉴·外形篇·卷一》）

○冬瓜仁主慢惊风，或末服，或煎服皆效。（《东医宝鉴·杂病篇·卷十一》）

【验方举要】

○冬瓜子七升，（以）绢袋盛（之），投三沸汤中，须臾（出），曝干，又内汤中，如此三度乃止。曝干。与清苦酒浸之一宿，曝干为末，服之方寸匕，日二服，令人肥悦。（《食疗本草·卷下·冬瓜》）

○治白带（亦治男子白浊）：冬瓜子仁（用隔年陈者炒末），每服五钱，空心白滚汤送下。（《仙方合集·上卷·妇人门》）

○食鱼中毒：冬瓜仁煎汁饮之。（《疡医大全·卷之三十九》）

○取冬瓜仁三五升，去皮，捣为末，蜜丸，空心服三十丸，久服令人白净如玉。（《东医宝鉴·外形篇·卷一》）

【按】

俗有"若要长生，肠中常清"，说的是大便通畅是健康长寿的前提。冬瓜仁健脾润肠，通便而有补益之功，故前人称冬瓜仁延年，也是有一定道理的。

冬葵子

Dongkuizi

冬葵子系锦葵科一年生草本植物冬葵 *Malva verticillata* L. 的成熟种子。常用别名有葵子、葵菜子等。味甘，性寒。归大肠、小肠、膀胱经。功能利水通淋，下乳，润肠。主要用于治疗小便不利，水肿，淋漓涩痛。乳汁不行，乳房胀痛，大便燥结等病症。常用剂量为 10~15 克。孕妇慎用。

【各家论述】

○味甘，寒。主五脏六腑寒热羸瘦，五癃，利小便。久服坚骨长肌肉，轻身延年。（《神农本草经》）

○疗妇人乳难内闭。（《名医别录》）

○滑，平。治五淋，主奶肿，下乳汁。（《药性本草》）

○通大便，消水气，滑胎，治痢……气味俱薄，淡滑为阳，故能利窍通乳，消肿滑胎也，其根叶与子，功用相同。（《本草纲目》）

○冬葵子寒，滑胎易产，癃利小便，善通乳难。（《寿世保元·卷一·本草》）

○味甘，微寒，性滑，入足太阳膀胱经，滑窍而开癃闭，利水而泄膀胱。《金匮》葵子茯苓散，葵子一升，茯苓二两，为末饮服方寸匕，沿妊娠有水气身重，小便不利，洒淅恶寒，起即头眩。（《长沙药解·卷四》）

○气味俱淡薄，利水、通淋、催生、落胎，下乳汁，润大肠，消水肿。蜀葵花，赤者治赤带赤痢，亦治血燥；白者治白带白痢，亦治气燥；黄者并治恶疮、脓水不瘥。为末敷之，为疮家要药。浸油，可涂汤火疮。按性寒野，无故服之，必有损真之害。（《罗氏会约医镜·卷十六·本草上》）

【验方举要】

○葵子汤：治子死胎干，脉虚涩者。冬葵子一升，阿胶八两，水一升，煮葵子，得三升，去渣，内胶烊得二升，温分二服。（《徐大椿医书全集·女科指要·卷四·临产门》）

○治乳汁不行，脉涩滞者：冬葵子三两，缩砂仁两半，为散酒煎，去渣温服。（《徐大椿医书全集·女科指要·卷五·产后门》）

○下胞葵子汤：治瘀阻胞干，脉涩者。冬葵子一两，杜牛膝一两，水煎浓汁，去渣，入白蜜三匙，煎沸温服。（《徐大椿医书全集·女科指要·卷五·产

后门》）

○治子息方：冬葵子一升，用水三升煮取二升，分二次服，如无葵子，葵根亦可。（《仁寿镜·卷三上》）

○冬葵子主难产，取子一合，捣碎，水煮服，立产。又死胎不下，捣为末，和酒服。（《东医宝鉴·杂病篇·卷十》）

【按】

冬葵子配伍熟地等养阴之品在临床用于盗汗口渴、大便秘结等有较好疗效。

Dongchongxiacao

冬虫夏草

冬虫夏草系麦角菌科真菌冬虫夏草菌 *Cordyceps sinensis*（Berk.）Sacc. 寄生在蝙蝠蛾科昆虫幼虫上的子座及幼虫尸体的复合体。常用别名有虫草、夏草冬虫等。味甘，性平。归肺、肾经。功能补肺益肾，止血化痰。主要用于久咳虚喘，劳嗽咯血，阳痿遗精，腰膝酸痛，体弱盗汗等病症。常用剂量为5～10克。

【各家论述】

○保肺益肾，止血化痰，已劳嗽。（《本草从新》）

○夏草冬虫，乃感阴阳二气而生，夏至一阴生，故静而为草。冬至一阳生，故动而为虫。辗转循运，非若腐草为萤，陈麦化蝶，感湿热之气可比，入药故能治诸虚百损，以其得阴阳气全也。张子润云：夏草冬虫，若取其夏草服之，能绝孕无子……性温，治蛊胀，近日种子丹用之。（《本草纲目拾遗》）

○冬虫夏草，性味甘平，滋肾保肺，功专止血化痰，能已劳嗽。冬在土中，身活如老蚕，有毛能动，至夏则毛出土上，连身俱化为草，若不取，则至冬复化为虫。（《徐大椿医书全集·药性切用·卷之一》）

○冬虫夏草……近人恒喜用之，皆治阴虚劳怯咳嗽失血之证……然却未见其果有功效。《四川通志》明谓之温暖，其说甚是，又称其补精益髓，则盛言其功效耳，不尽可凭也。赵氏又引潘友新说，入房中药用，用兼士亦谓其性温，治蛊胀，近日种子丹用之云云。则此物补肾，乃兴阳之作用。宜于真寒，而不宜于虚热，能治蛊胀者，亦脾肾之虚寒也……患怯而汗大泄，盛夏密室犹畏风寒，以此和作肴馔，食之而愈，则此之怯症，洵是真寒之证，大汗亡阳，而常畏寒，本是当用参、附者，乃冬虫夏草能愈之，其温补又可知。此种虚劳，恰与阴虚劳怯咳嗽痰红之相火上凌者相反，乃吴氏竟谓其止血化痰已劳嗽，遂使今人如法施治，而相火愈肆，甚至咳愈甚而血愈多，不于釜中注水，而但于釜底添薪，苟其阴血未枯，则泛溢沸腾，不尽不止；若果津液已竭，唯有燔灼成灰而已。（《本草正义》）

○冬虫夏草具温和平补之性……凡阴虚阳亢而为喘逆痰嗽者，投之悉效，不但调经种子有专能也。（《重庆堂随笔·卷下·论药性并附解诸毒药》）

○冬虫夏草为强壮剂，适用于肺结核、老人衰弱之慢性咳嗽气喘、吐血、盗汗、自汗等，有强壮而兼收敛镇静之功。又用于贫血虚弱、神经性胃病、胃痉挛、呕吐反胃、食不下，及坐骨神经痛、腰膝痛、阳痿、遗精、病后虚弱、老人

畏寒、涕多泪出等症，为温和之壮补药。益肺肾，补精髓，吐血，化痰，疗劳嗽、膈症。（《现代实用中药》增订本）

○夏草冬虫为强壮药。（《科学注解本草概要》）

【验方举要】

○炖老鸭法：用夏草冬虫三五枚，老雄鸭一只，去肚杂，将鸭头劈开，纳药于中，仍以线扎好，酱油酒如常蒸烂食之。其药气能从头中直贯鸭全身，无不透浃。凡病后虚损人，每服一鸭，可抵人参一两。（《本草纲目拾遗》）

○虫草红枣炖甲鱼：活甲鱼一只（2斤），虫草10克，红枣20克，料酒30克，盐、葱节、姜片各6克，味精0.6克，蒜4瓣，鸡清汤2斤。将宰好的甲鱼切成4块，放入锅中煮沸，捞出割开四肢，去掉腿油，洗净。把甲鱼放入汤碗中，上放洗净的虫草和用开水浸泡过的红枣，加料酒、盐、葱节、姜片、蒜和鸡清汤，隔水蒸2小时，拣去葱姜即成。此方具有滋阴益气，补肾固精之功效。用于腰膝酸软、遗精、阳痿、早泄、乏力、痔疮、月经不调、白带多等患者，健康人常食用能增强体质，益寿延年。（《益寿中草药选解》）

○冬虫夏草酒：冬虫夏草二两，白酒八两。冬虫夏草浸酒内七昼夜备用。外用，用牙刷拈酒外戳1～3分钟，早晚各1次。主治：圆形脱发、脂溢性脱发、神经性脱发、小儿头发生长迟缓。（《赵炳南临床经验集·酒浸剂》）

【按】

冬虫夏草《药性考》云其"性温"，《本草再新》云"有小毒"，经临床应用，未见明显温性，更未见有毒性，以"平性"较为恰当，使用安全，不必禁忌。研究表明，虫草含有丰富的蛋白质、脂肪、糖、矿物质、维生素等，含氨基酸达19种。药理研究认为，虫草具有增强机体免疫功能、平喘、降血压、降血清胆固醇、抗菌、抗肿瘤等作用。以虫草为主临床治疗晚期恶性肿瘤、慢性肾功能衰竭、心律失常、病毒性肝炎等病症有效。水煎常饮可预防感冒。

Xuanshen
玄参

　　玄参系玄参科多年生草本植物玄参 *Scrophularia ningpoensis* Hemsl. 的干燥根。常用别名有重台、玄台、逐马、黑参、元参等。味甘、苦、咸，性微寒。归肺、胃、肾经。功能凉血滋阴，泻火解毒。主要用于治疗热病伤阴，舌绛烦渴，温毒发斑，津伤便秘，骨蒸劳嗽，目赤，咽痛，瘰疬，白喉，痈肿疮毒等病症。常用剂量为10～15克。不宜与藜芦同用。脾胃虚寒，胸闷少食者慎服。

【各家论述】

　　○味苦，微寒。主腹中寒热积聚，女子产乳余疾，补肾气，令人明目。（《神农本草经》）

　　○主暴中风，伤寒身热，支满狂邪，忽忽不知人，温疟洒洒，血瘕下寒血，除胸中气，下水，止烦渴，散颈下核、痈肿、心腹痛，坚症，定五脏。（《名医别录》）

　　○能治暴结热，主热风头痛，伤寒劳复，散瘤瘿瘰疬。（《药性本草》）

　　○治头风热毒游风，补虚劳损，心惊烦躁，劣乏骨蒸，传尸邪气，止健忘，消肿毒。（《日华子本草》）

　　○玄参气寒味苦，治心中懊恼，烦而不能眠，心神颠倒欲绝，血滞，小便不利。（《医学启源·卷之下·用药备旨·药类法象》）

　　○阴火炎者，必用玄参。（《丹溪治法心要·卷六·诸目疾第九十一》）

　　○玄参攻喉痛，苦参攻肠风，并可消痹破癥结……味苦、咸，微寒，无毒。除风热，明眼目。（《珍珠囊补遗药性赋·草部》）

　　○滋阴降火，解斑毒，利咽喉，通小便血滞……肾水受伤，真阴失守，孤阳无根，发为火病，法宜壮水以制火，故玄参与地黄同功。（《本草纲目》）

　　○能退无根浮游之火，散周身痰结热痈，逐颈项咽喉痹毒、瘰疬、结核……解温疟寒热往来，治伤寒热斑支痛，亦疗女人产乳余疾或肠中血瘕热症，并疗劳伤痰嗽热烦，补肾滋阴明目解。（《景岳全书·卷四十八·本草正上》）

　　○戴人谓肾本寒，虚则热。如纵欲耗精，真阴亏损，致虚火上炎，以玄参滋阴抑火。凡头疼、热毒、耳鸣、咽痛、喉风、瘰疬、伤寒阳毒、心下懊恼，皆无根浮游之火为患，此有清上澈下之功。凡治肾虚，大有分别，肾之经虚则寒而湿，宜温补之；肾之脏虚则热而燥，宜凉补之；独此凉润滋肾，功胜知、柏，特为肾脏君药。（《药品化义》）

○元参苦咸微寒，纯阴入肾，泻无根浮游之火，凡相火上炎之症用此水以制之。（《本草分经·肾》）

○玉女煎去牛膝熟地加细生地元参方，主治太阴温病，气血两燔者……加元参者，取其壮水制火，预防咽痛失血等证也。（《温病条辨·卷一·上焦篇》）

○元参味苦甘微咸，气寒，入肾经，尤走肺脏。恶黄芪、干姜、大枣、山茱萸、反藜芦，忌铜……苦能清火，甘能滋阴，咸能补肾。益精明目，退骨蒸，除痰嗽，清手心足心之热，此属无根浮游之火，唯元参清除甚捷。解烦渴，利咽喉肿痛，治阳毒发斑，化瘰疬，妇人产后余疾。按性寒滑，脾虚呕逆泄泻者禁之。（《罗氏会约医镜·卷十六·本草》）

○元参，清肺金，生肾水。涤心胸之烦热，凉头目之郁蒸。瘰疬、斑疹、鼻疮、喉痹皆医。清金补水，凡疮疡热瘤，胸膈烦渴，溲便红涩，膀胱癃闭之证俱善。清肺与陈皮、杏仁同服，利水合茯苓、泽泻同服。轻清飘洒，不寒中气最佳之品。（《玉楸药解·卷一》）

○苦甘微寒，入肺肾二经。除烦止渴，解毒利咽，泻无根浮游之火。脾虚泄泻忌。亦有焙熟用者。（《徐大椿医书全集·药性切用·卷之一上》）

○元参味苦咸微寒，壮水制火通二便，启肾水上潮于天，其能治液涸，固不待言，本经称其主治腹中寒热积聚，又能解热结可知。（《成方便读·润燥之剂·增液汤》）

○玄参制肾经浮游之火攻于咽喉，有言益精明目，消痰除嗽及治骨蒸传尸、阳毒发斑、懊憹烦渴、瘰疬痈疽等症皆因浮游火熄，非能补真阴也。若病非火起及脾虚泄者切忌。（《医方十种汇编·药性摘录》）

○玄参……因其性凉而不寒，又善滋阴，且兼有补性，故产后血虚生热及产后寒温诸证，热入阳明者，用最宜。愚生平治产后外感实热，其重者用白虎加人参汤，以玄参代方中知母，其轻者用拙拟滋阴养胃汤（玄参两半，当归三钱，生杭芍四钱，茅根三钱，甘草钱半）亦可治愈。诚以产后忌用凉药，而既有外感实热，又不得不以凉药清之，唯石膏与玄参，《本经》皆明载治产乳，故敢放胆用之……《本经》又谓玄参能明目，诚以肝窍于目，玄参能益水以滋肝木，故能明目。且目之所以能视者，在瞳子中神水充足，神水固肾之精华外现者也，以玄参与柏实、枸杞并用，以治肝肾虚而生热，视物不了了者，恒有捷效也。又外感大热已退，其人真阴亏损，舌干无津，胃液消耗，口苦懒食者，愚恒用玄参两许，加潞党参二三钱，连服数剂自愈。（《医学衷中参西录·上册·药物》）

○性味：味苦咸，性微寒，气腥，无毒。效用：为强心、解热、消炎药，治咽头炎，扁桃腺炎、结膜炎、巩膜炎、颈淋巴结炎及各种热性病口干舌燥时，有退热止渴生津之功。（《现代实用中药》增订本）

○玄参为消炎药，并略有强心作用。（《科学注解本草概要·植物部》）

○元参气寒益肾，味苦清心，心火下而肾水上，升者升而降者降，寒热积聚自散矣。张元素云：玄参，乃枢机之剂，管领诸气上下，肃清而不浊。暴中风者，有因于内，亦有因于外者，……属温毒速入营血，心肝热炽动风者。本品苦入心，咸入肾，寒能解毒消火故亦治之。（《百药效用奇观》）

○药效：消炎。用途：咽痛，发疹，肾盂肾炎，肿瘤，瘰疬。（《临床应用汉方处方解说》）

○玄参……治热毒游风，补虚劳骨蒸，传尸邪气，消肿毒，散瘿瘤瘰疬，补肾气，令人明目……肾伤心用之，足少阴肾经之君药也。（《东医宝鉴·汤液篇·卷三》）

【验方举要】

○治三焦积热：玄参、黄连、大黄各一两，为末，炼蜜丸梧子大。每服三四十丸，白汤下。小儿丸粟米大。（《丹溪心法》）

○治阳明温病，无上焦证，数日不大便，当下之，若其人阴素虚，不可行承气者：玄参一两，麦冬（连心）八钱，水八杯，煮取三杯，口干则与饮令尽。不便，再作服。（《温病条辨·增液汤》）

○治瘰疬初起：元参（蒸），牡蛎（醋煅，研）、贝母（去心，蒸）各四两，共为末，炼蜜为丸。每服三钱，开水下，日二服。（《医学心悟·消瘰丸》）

○治瘰疬经年不瘥者：生玄参捣碎敷上，日一易之。（《医学纲目·卷之十九·痈疽所发部分名状不同》）

○治伤寒初起方，不拘男女老少皆宜：玄参一两二钱，水二盅，煎一盅去渣，趁热服，盖暖衣被出汗即愈，小儿减半用之。（《仙方合集·上卷·内症门》）

【按】

药理研究表明，玄参具有降血压、中枢抑制、镇静、抗惊厥、降血糖、解热、杀菌、抑菌等作用。玄参与生地黄功效相似，但生地黄偏入血分，而玄参偏入阴分，尤长于清肺润燥止咳、解毒利咽。

Banxia
半夏

半夏系天南星科半夏属多年生草本植物半夏 *Pinellia ternata*（Thunb.）Breit.
的干燥块茎。常用别名有地文、宋田、羊眼半夏、和姑、麻芋子、地珠半夏等，
据炮制不同又有生半夏、清半夏、姜半夏、法半夏之称。味辛，性温，有毒。归
脾、胃、肺经。功能燥湿化痰，降逆止呕，消痞散结。主要用于治疗痰多咳喘，
痰饮眩悸、风痰眩晕、痰厥头痛、呕吐反胃、胸脘痞闷、梅核气症；生用外治痈
肿痰核。姜半夏多用于降逆止呕；法半夏多用于燥湿化痰等病症。常用剂量为
3~9克；外用适量，磨汁涂或研末以酒调敷患处。不宜与乌头类药材同用。

【各家论述】

○辛，平。主伤寒寒热，心下坚，下气，喉咽肿痛，头眩胸胀，咳逆，肠
鸣，止汗。（《神农本草经》）

○生微寒，熟温，有毒。消心腹胸膈痰热满结，咳嗽上气，心下急痛坚痞，
时气呕逆；消痈肿，堕胎，疗痿黄，悦泽面目。生令人吐，熟令人下。（《名医
别录》）

○消痰涎，开胃健脾，止呕吐，去胸中痰满，下肺气，主咳结。新生者摩涂
痈肿不消，能除瘤瘿。气虚而有痰气，加而用之。（《药性本草》）

○治吐食反胃，霍乱转筋，肠腹冷，痰疟。（《日华子本草》）

○半夏今人唯知去痰，不言益脾，盖能分水故也。（《医说·上册·卷六》）

○主胃冷，呕哕。（《本草图经》）

○半夏辛平，生微寒，熟温，有毒，润无形有形则燥，同柴胡主表虚恶寒，
共黄芩退里实发热，入足阳明止吐，行手太阴除痰，表里之中用此，故有半夏之
称。（《丹溪手镜·卷之中·发明五味阴阳寒热伤寒汤丸药性第二》）

○半夏……治寒痰及形寒饮冷伤肺而咳，大和胃气，除胃寒，进饮食。治太
阳痰厥头痛，非此不能除……《主治秘要》云：（半夏）气味俱薄，沉而降，阴
中阳也。其用有四：燥脾胃湿一也；化痰二也；益脾胃之气三也；消肿散结四
也。渴则忌之。（《医学启源·卷之下·用药备旨·药类法象》）

○治腹胀，目不得瞑，白浊，梦遗，带下。（《本草纲目》）

○脾无留湿不生痰，故脾为生痰之源，肺为贮痰之器。半夏能主痰饮及腹胀
者，为其体滑而味辛性温也，涎滑能润，辛温能散亦能润，故行湿而通大便，利
窍而泄小便，所谓辛走气能化痰，辛以润之是矣。洁古张氏云，半夏、南星治其

痰，而咳嗽自愈。丹溪朱氏云，二陈汤能使大便润而小便长。聊摄成氏云，半夏辛而散，行水气而润肾燥。又《和剂局方》用半硫丸，治老人虚秘，皆取其滑润也。世俗皆以南星、半夏为性燥，误矣。湿去则土燥，痰涎不生，非二物之性燥也。古方治咽痛喉痹，吐血下血，多用二物，非禁剂也。二物亦能散血，故破伤打扑皆主之。唯阴虚劳损，则非湿热之邪，而用利窍行湿之药，是乃重竭其精液。（《本草纲目》）

○半夏有毒，其质滑润，其性燥湿降痰，入脾胃胆经，生嚼戟喉，制用生姜。下肺气，升胃健脾，消痰饮痞满，止咳嗽上气、心痛胁痛，除呕吐反胃、霍乱转筋、头眩腹胀不眠、气结痰核肿突，去痰厥头痛，散风闭喉喑，治脾湿泄泻、遗精带浊，消痈疽肿毒，杀蜈蚣蜂戟虫毒。性能堕胎，孕妇虽忌，然胃不和而呕吐不止加姜汁微炒但用无妨，若消渴烦热及阴虚血证最忌。（《景岳全书·卷四十六·外科钤》）

○痰分之病，半夏为主。脾主湿，每恶湿，湿生痰，而寒又生湿。故半夏之辛，燥湿也。然必造而为曲，以生姜自然汁、生白矾汤等分，共和造曲，楮叶包裹，风干，然后入药。（《韩氏医通·药性裁成章第七》）

○（半夏）化痰如神，若不信，将半夏七八粒研入痰碗内，化为清水；有痰疾中风不语，研七八粒用井花水送下，以手摩运腹上一炷香时，即醒能语。（《万病回春·卷之二·痰饮》）

○夫咳之为病，有一咳即出痰者，脾胜湿而痰滑也。有连咳十数不能出痰者，肺燥胜痰湿也。滑者，宜南星、半夏、皂角灰之属燥其脾，若利气之剂，所当忌也。涩者，宜枳壳、紫苏、杏仁之属利其肺，若燥肺之剂，所当忌也。（《医学纲目·卷之二十六·咳嗽》）

○用半夏者，以去其水，水去，呕则止。是要下其痰饮也。（《普济方·卷一百三十七·伤寒门》）

○大抵小儿诸病，非热则痰，治痰唯半夏为上药。（《仁斋小儿方论·卷之四·风痰证治》）

○半夏，同苍术、茯苓治湿痰；用栝蒌、黄芩治热痰；同南星、前胡治风痰；同芥子、姜汁治寒痰；唯燥痰宜栝蒌、贝母，非半夏所能治也。（《本经逢原》）

○半夏之辛开，以通络拒秽结之气，用治呕哕，其效如神。（《温热经纬·卷五·方论·黄连竹茹橘皮半夏汤》）

○半夏为妊娠所忌，以其燥阴液也。若恶阻之证，则有当用者。故孙真人养胎之剂，用半夏者，盖五方焉。（《成方切用·卷十下》）

○按半夏亦脾胃药，能燥能润，以能行水故燥，以味辛故润也。仲景治咽痛不眠，皆屡用之，今人率以为燥疑之，则误矣。（《医方集解·润燥之剂·麦门

冬汤》）

○古时未有炮制之法，凡方用半夏无不兼用姜者，又取制半夏之毒，其所以治病者，功在半夏，不在姜也。今所用半夏，必先以姜制，可不必兼用姜也。后人不察，但见古方用姜者不少，遂不论何证，随手妄施，其中必有误人而不自觉者，戒之。（《温热经纬·卷五·方论·黄芩加半夏生姜汤》）

○半夏……下冲逆而除咳嗽，降浊阴而止呕吐，排决水饮，清涤涎沫，开胸膈胀塞，消咽喉肿痛。平头上之眩晕，泄心下之痞满。善调反胃，妙安惊悸。（《医学摘粹·本草类要·攻药门》）

○半夏虽生于盛夏，然得夏至阴气而始生。能和胃而通阴阳，为呕家圣药。其辛温之性，能散逆豁痰。（《成方便读·和解之剂·小柴胡汤》）

○半夏能和胃而通阴阳，于是饮入胃中，听胃气之敷布，或协黄连以除其上热，或偕姜桂以温其下寒。然此法止可治有邪之关格。（《成方便读·和解之剂·进退黄连汤》）

○半夏辛温有毒，体滑性燥，和胃健脾，补肝润肾，散肠胃湿痰。他如气逆，能下郁结，能开异死者，吹鼻能救。不眠者汤服得卧。胸胀合瓜蒌等药服即除。少阴咽痛生疮，声音不出，合鸡子苦酒煎汤服有效。但阴虚火盛热结胎滑痰涌等症及汗多口渴者忌之。（《医方十种汇编·药性摘录》）

○半夏……体滑性燥，能走能散，能燥能润。和胃健脾，补肝润肾，除淫化痰，发表开郁，下逆气，止烦呕，发声音，利水道，救暴卒，治咳逆头眩，痰厥头痛，眉棱骨痛，咽痛胸胀，伤寒发热，痰疟不眠，反胃吐食，散痞除瘿，消肿止汗。（《家庭医师·第六章·药物》）

○娄全善曰：大全方谓半夏动胎不用，今观仲景用人参半夏干姜丸，罗谦甫用半夏茯苓汤，朱丹溪用二陈加减，并治胎前恶阻痰逆呕吐、心烦、头眩、恶食俱效，独不知此乎，予治恶阻，用之未尚动胎。正经云：有故无殒是也。（《女科经纶·卷三》）

○半夏、橘红皆为利痰之药，然宜于湿寒之痰，不宜于燥热之痰，至阴虚生热有痰，外感温热有痰，尤所当忌。（《医学衷中参西录·下册·医话》）

○半夏和胃降逆，以蠲寒饮。二药相配，有一宣一降之功。《金匮要略心典》指出：半夏蠲饮气，麻黄发阳气，妙在作丸与服，缓以图之，则麻黄之辛甘，不能发越津气，而但升引阳气；即半夏之苦辛，亦不特蠲除饮气，而并和养中气，非仲景神明善变者，其孰能与于此哉。半夏麻黄丸：半夏、麻黄等分，末之蜜丸。主治寒饮而心下悸者。（《金匮要略诠解》）

○性味：初缓和，后有刺激性。效用：1.有镇呕、祛痰、镇静作用，为治恶心呕吐之要药，用于妇人怀孕期呕吐有良效，并治咽喉肿痛。2.（治）肠鸣、白带下、梦精、不眠。（《现代实用中药》增订本）

○半夏辛温，用竹沥制则滑痰而温性可以减轻。（《程门雪医案·湿温（二）》）

○药效：镇呕，镇吐，镇咳祛痰。用途：胃内停水，恶心呕吐，吐痰咳嗽。（《临床应用汉方处方解说》）

○半夏，三消及血虚者，干咽痛者，肠燥大便难者，汗多者，皆勿用。（《东医宝鉴·汤液篇·卷三》）

○半夏：体运转而启开疏散为之用。启开咽喉也……启开心胸也……启开表位及心下也。疏散胸胁也……疏散心胃间也……疏散心下……疏散表里……疏散虚实间也。（《皇汉医学丛书·内科学·伤寒用药研究·卷下》）

【验方举要】

○治五绝：一曰自缢，二曰墙壁压，三曰溺水，四曰魇魅，五曰产乳，凡五绝，皆以：半夏一两，捣筛为末，凡如大豆，内鼻中，愈。（《子母秘录·妊娠》）

○积冷在胃，呕逆不下食，宜合半夏等二味丸服之方。半夏一升制，小麦面一升。捣半夏为散，以水溲面丸如弹子大，以水煮，令面熟，则是药成。初吞四五丸，日二服，稍稍加至十四五丸，旋煮旋服，服此觉病减，欲更重合服亦佳，忌羊肉汤。（《外台秘要·卷六·许仁则疗呕吐方》）

○小儿暴胀欲死，半夏随多少微炮之为末，酒丸如粟米大，五丸，日三。（《千金宝要·卷之一·小儿第二）》

○产乳晕绝者，制半夏一两，末之，丸如大豆，内鼻孔中愈。（《千金宝要·卷之一·妇人第一》）

○舌卒肿，满口溢出，须臾不治杀人……又方：半夏十二枚洗，熟，以酢一升，煮取八合，稍稍合嗽之吐出。加生姜一两佳。（《千金宝要·卷之三·舌耳心目等大小便第十一》）

○油炒半夏，大治湿痰，亦治喘嗽心痛，粥丸姜汤下三十丸。（《丹溪治法心要·卷二·痰第十九》）

○治小儿蝎螫方：以半夏水研涂之，立定止。（《永乐大典·医药集·卷之一千零三十六》）

○小半夏汤：治黄疸，小便色不变，自利腹满而喘者，不可除热，热去必哕。半夏汤洗七次，上每服二三钱，姜三片，水煎服。（《保婴撮要·卷六·黄疸》）

○愚因药房半夏制皆失宜，每于仲春季秋之时，用生半夏数斤，浸以热汤，日换一次，至旬日，将半夏剖为两瓣，再入锅中，多添水煮一沸，速连汤取出，盛盆中，候水凉，净晒干备用。每用一两，煎汤两茶盅，调入净蜂蜜二两，徐徐咽之。无论呕吐如何之剧，未有不止者。盖古人用半夏，原汤泡七次即用，初未有用白矾制之者也。（《医学衷中参西录·上册·药物》）

○治牛皮癣，用生半夏磨醋搽之效。（《仙方合集·下卷·杂方》）

○治心痛，亦能治哮喘。半夏研碎香油炒，姜汁炊饼为丸，姜汤下二十丸。（《医学纲目·卷之十六·心痛》）

○半夏丸，治吐血，下血，崩中带下，喘急痰呕，中满虚肿，亦消宿瘀，百病通用。圆白半夏，刮净，捶扁，以生姜汁调和飞白面作软饼，包掩半夏，慢火炙令色黄，去面，取半夏为末。上末，米糊丸绿豆大，日干。每三四十丸，温热水下。（《仁斋直指方论·卷之二十六·血痰证治》）

○半夏丸，治难产子产，脉弦滑者。半夏三两，生；白蔹三两，姜汁炒。为末，滴水丸，葱白汤下三四钱。（《徐大椿医书全集·下·女科指要·卷四·临产门》）

○产母肠不收：用半夏末搐鼻中，则肠立收上。（《女科切要·卷五·娄氏十产论》）

○半夏，生研细末，立疗刀斧跌破止血。（《外科全生集·卷三·诸药法制及药性》）

○腮肿及口疮难痊：半夏、香附各等分，用鸡子清共捣如泥，左病贴右涌泉穴，右病贴左涌泉穴。（《疡医大全·卷之十四》）

○面目跌仆青紫，生半夏磨汁涂消。（《疡医大全·卷之三十六》）

○少阴病，咽中伤，生疮，不能语言，声不出者，苦酒汤主之。半夏（洗，破如枣核）十四枚，鸡子一枚（去黄，内上苦酒，着鸡子壳中）。上二味，内半夏苦酒中，以鸡壳置刀环中，安火上，令三沸，去渣，少少含咽之。不瘥，更作三剂。（《伤寒论讲义·少阴病·312条》）

○治反胃呕吐：半夏一两，制生姜二两，锉，分二贴水煎服。（《东医宝鉴·杂病篇·卷五》）

○治眉发落不生：先用生姜擦三次后，半夏生为末，麻油调涂之即生。（《东医宝鉴·外形篇·卷四》）

【按】

药理研究表明，半夏具有镇吐、镇咳、抗癌、降低眼压等作用。临床以半夏为主治疗慢性咽炎、宫颈糜烂、宫颈癌、扁平疣、病毒性心肌炎、重症失眠、牙痛和中耳炎等有效。

Banzhilian

半枝莲

半枝莲系唇形科植物半枝莲 *Scutellaria barbata* D.Don 的干燥全草。常用别名有通经草、赶山鞭、牙刷草等。味辛、苦，性寒。归肺、肝、肾经。功能清热解毒，化瘀利尿。主要用于治疗疔疮肿毒，咽喉肿痛，毒蛇咬伤，跌扑伤痛，水肿，黄疸等病症。常用剂量为 15～30 克，鲜品 30～60 克；外用适量，捣敷患处。

【各家论述】

○破血通经。（《南京民间草药》）

○消炎，散瘀，止血。治跌打伤，血痢。（《广西药植图志》）

○消肿，止痛。治跌打，刀伤，疮疡。（《南宁市药物志》）

○主要用于肺癌、声带癌、胃癌、膀胱癌、绒毛膜癌、肝癌……此外，尚可用感冒、肝炎、胆囊炎、乳腺炎、恶疮、痈肿等。（《抗癌中草药制剂》）

○清热解毒，祛风散血，行气利水，通络，破瘀止痛。内服主血淋，吐血，衄血；外用治毒蛇咬伤，痈疽，疔疮，无名肿毒。（《泉州本草》）

○微苦，凉，清热解毒，活血祛瘀，消肿止痛，抗癌。主治肿瘤，阑尾炎，肝炎，肝硬化腹水，肺脓疡……毒蛇咬伤。（《全国中草药汇编·上册》）

【验方举要】

○乳痈，半枝莲，捣汁冲热酒服，渣敷患上。（《疡医大全·卷之二十》）

○烂皮湿热，半枝莲捣烂敷之。（《疡医大全·卷之二十七》）

○胎毒，鲜半枝莲，捣汁扫上，以渣煎汤洗。（《疡医大全·卷之三十》）

○肺癌：半枝莲、白英各1两，水煎服。（《全国中草药汇编·上册》）

【按】

药理研究表明，半枝莲对小鼠S_{180}、Ec、脑瘤B_{22}等均有一定抑制作用。此外，尚有较广谱的抑菌作用，以及利尿、止咳、祛痰、平喘等作用。临床可广泛用于各种肿瘤，如消化道癌、肝癌、肺癌、宫颈癌、恶性葡萄胎、绒毛膜上皮癌、乳腺癌等。

Sigua

丝瓜

（附：丝瓜络）

丝瓜系葫芦科植物丝瓜 *Luffa cylindrica* （L.） Roem. 或粤丝瓜 *Luffa cutangula* Roxb. 的鲜嫩果实，或霜后干枯的老熟果实。其干燥成熟果实的维管束称丝瓜络专供药用。其叶、子、皮、藤、根均可供药用。丝瓜络味甘，性平。归肺、胃、肝经。功能通络、活血、祛风。主要用于痹痛拘挛，胸胁胀痛，乳汁不通。常用量为4.5～9克。

鲜丝瓜性味甘、凉，归肝、胃经。功能清热化痰，凉血解毒。主要用于热病身热烦渴，痰喘咳嗽，肠风痔漏，崩滞，血淋，疔疮，乳汁不通等病症。常用剂量鲜者2～4两。

【各家论述】

○丝瓜甘，平，无毒。煮食除热利肠。老者烧存性服，去风化痰，凉血解毒，杀虫，通经络，行血脉，下乳汁；治大小便下血，痔漏崩中，黄积，疝痛卵肿，血气作痛，痈疽疮肿，齿䘌，痘疹胎毒。（《本草纲目》）

○治男妇一切恶疮，小儿痘疹余毒，并乳疽、疔疮。（《医学入门》）

○生津止渴，解暑除烦。治热病口渴，身热烦躁。（《陆川本草》）

○丝瓜性属寒物，味甘体滑。凡人风痰湿热，蛊毒血积，留滞经络，发为痈疽疮疡，崩漏肠风，水肿等症者，服之有效，以其通经达络，无处不至。但过服亦能滑肠作泄，故书有言，此属荣中不足，食之当视脏气以为可否也。（《本草求真》）

○味甘冷，入诸经。凉血解毒，除风化痰，治肠风、崩漏，诸疮、脑漏，解痘毒（出不快者，烧存性，少入朱砂，蜜水调服）。滑肠，下乳。但胃寒者不相宜。（《罗氏会约医镜·卷十七·本草》）

○丝瓜甘平。凉血解毒，化痰消肿，治肠风，疗崩漏，通脏腑脉络，利大小肠闭……入凉血药，治吐衄不止。（《得配本草》）

○一名天罗，一名蛮瓜。性味甘冷，通经凉血，解毒除风。肠滑者忌。老丝瓜，筋络贯串，力能通经活络，热痹宜之。酒炒用。（《徐大椿医书全集·药性切用·卷之四》）

○效用：老丝瓜络为清凉性活血、通经、解毒药，能通乳汁，发痘疮及痈疽不敛等症。又为止痛、止血药，用于肠出血、赤痢、妇人子宫出血、睾丸炎肿、

痔疮流血等，作黑烧内服。（《现代实用中药》增订本）

○为利尿及止血药，并有通经作用。功能凉血，行乳，通经络。（《科学注解本草概要·植物部》）

【验方举要】

○治肛门酒痔：丝瓜烧存性，研末，酒服二钱。（《本草纲目》）

○治风热腮肿：丝瓜烧存性，研末水调搽之。（《本草纲目》）

○治天疱湿疮：丝瓜汁调辰粉频搽之。（《本草纲目》）

○治血枯气痛，血气冲心等症：丝瓜一条烧存性，研末，每服二钱，酒调下。（《达生要旨·卷一·血枯门》）

○治鼻渊兼脑痛者：丝瓜藤近根处三五尺，烧存性为末，每服二三钱，黄酒调服。（《外科大成·卷三·鼻部》）

○通乳方：丝瓜连子，烧存性研末，酒调服二三钱，覆被取汗。治妇人乳汁不通，其效甚速。（《搏沙拙老笔记·闲处光阴·卷下》）

○痘出不快，老丝瓜烧末，砂糖水下。痈疽不敛，捣取汁频涂之。肺热面疮，同皂角烧末，油合敷。玉茎疮溃，取汁同五倍子末搽之。手足冻疮，烧末同猪脂合敷。肠风下血，霜后干丝瓜，烧末酒服。下血危笃，烧，同槐花共末，每米饮下二钱。酒痢脓血，烧末酒下。崩血不止，同棕烧末，盐酒下。乳胀不通，烧末酒下出汗。腹痛，绕脐冲心。小肠气也，烧末酒下。腰痛不止，用子仁烧末酒下，以渣敷之，又取根烧末酒下。化痰止嗽，烧末，枣肉丸弹大，每酒下一丸。风虫牙痛，霜丝瓜烧末搽之。小儿浮肿，同灯草、葱白煎服，煎洗之。偏坠，丝瓜叶、鸡子壳共烧末酒下。刀疮神药，古石灰、新石灰、丝瓜根叶、韭菜根等分，捣千下作饼阴干，为末搽之，止血定痛生肌如神。鼻流臭黄，丝瓜藤烧末酒下。（《本草易读》）

○蛀虫痛：先以温米醋含漱出虫，又以丝瓜烧存性，为末擦之。（《东医宝鉴·外形篇·卷二》）

○风虫牙痛：霜杀老丝瓜，烧存性，为末，擦痛处立止。（《东医宝鉴·外形篇·卷二》）

【按】

丝瓜全身是宝，花可清热解毒；瓜蒂可治喉痛；丝瓜络能通经通络，清热化痰；种子利水除热；鲜果实清热化痰凉血解毒；茎中之汁可以镇咳、解毒、美容，治鼻渊。

六 画

Dilong
地龙

地龙系巨蚓科动物参环毛蚓 *Pheretima aspergillum*（Perrier）或缟蚯蚓 *Auolobophora caliginosa*（SaVigny）trapezoides（Ant.Duges）的干燥体。常用别名有蚯蚓、蟮蚓、丘蟥、曲蟮、土龙、地龙子、虫蟮等。味咸，性寒。归肝、脾、膀胱经。功能清热定惊，平喘利尿，通络。主要用于治疗高热神昏，惊痫抽搐，关节痹痛，肢体麻木，半身不遂，肺热咳喘，尿少水肿，高血压等病症。常用剂量为5～15克；鲜品10～20克。研末吞服，每次1～2克。外用适量。

【各家论述】

〇白颈蚯蚓，味咸寒。主治蛇瘕，去三虫，伏尸、鬼注蛊毒，杀长虫。仍自化作水。生平土。（《神农本草经》）

〇疗伤寒，伏热狂谬，大腹黄疸。（《名医别录》）

〇温病，大热狂言，饮汁皆瘥，炒作屑，去蛔虫。去泥，盐化为水，主天行诸热，小儿热病癫痫，涂丹毒，敷漆疮。（《本草拾遗》）

〇葱化为汁，疗耳聋。（《新修本草》）

〇干者炒为末，主蛇伤毒。（《药性本草》）

〇治中风并痫疾，去三虫，天行热疾，喉痹，蛇虫伤。（《日华子本草》）

〇治脚风……脚风药必须此物为使，然亦有毒。有人因脚病药中用此，果得奇效……中病即当止也。（《图经本草》）

〇若治肾脏风下疰病，不可缺也，仍须盐汤送。（《本草衍义》）

〇蚯蚓气寒，伤寒瘟病，大热狂言，投之立应。（《寿世保元·卷一·本草药性歌括》）

〇能解热毒，利水道，主伤寒，瘴疟，黄疸，消渴，二便不通……射罔毒，疗癫狂喉痹风，热赤眼，聤耳，鼻瘪，瘰疬，阴囊热肿，脱肛，去泥，盐化为水，治天行瘟疫，大热狂躁或小儿风热，癫狂急惊，饮汁最良，亦可涂丹毒漆疮，炒为末服，可去蛔虫，亦可敷蛇伤肿痛，蜘蛛伤毒，入葱管化汁可治耳聋及蚰蜒入耳，若中蚯蚓毒者，唯以盐汤浸洗或饮一杯皆可解之。（《景岳全书·下册·卷四十九·本草正》）

○主伤寒疟疾，大热狂烦，及大人、小儿小便不通，急慢惊风、历节风痛，肾脏风注，头风齿痛，风热赤眼，木舌喉痹……卵肿脱肛。（《本草纲目》）

○祛风，治小儿瘈疭惊风，口眼歪斜，强筋治痿。（《滇南本草》）

○清热利水，解毒制狂。（《徐大椿医书全集·药性切用·卷之六》）

○老者颈白……得土中阴水之气。治伤寒狂热，小水不通，腹肿黄疸。救跌打损伤垂危者（用酒煎服，真神方也）耳卒聋秘。（《罗氏会约医镜·卷十八·本草》）

○治伤寒谵语，以蚯蚓凉水调服，如有腮肿者，用赤小豆为末，水调敷之。（《良朋汇集·卷之一》）

○能引诸药直达病所……配枯矾末，搽齿血。（《得配本草》）

○为解热、平喘药，并有利尿作用。（《科学注解本草概要·动物部》）

○为著名之解热药，有舒展支气管作用，用于惊风头痛、关节痛及排尿困难、支气管喘息等。又高血压血管硬化亦有效。（《现代实用中药》增订本）

【验方举要】

○治外肾肿硬成疝：干蚯蚓为细末，用唾调涂。常避风冷湿地。（《小儿药证直诀·阎氏小儿方论·药方》）

○小儿天火丹齐腰起者，名赤溜，用蚯蚓泥油调敷。（《丹溪治法心要·卷八·小儿科》）

○龙香散：治偏正头痛不可忍并宜服之。地龙，去土微炒为末，乳香各半两，二味为细末，每用一钱，掺在纸上作纸捻子，灯上烧，令烟出，鼻内闻烟气。（《御药院方·卷一·风药门》）

○治风赤眼，干蚯蚓十个，炙为末，冷清茶下二钱，临卧与服。（《医学纲目·卷之十三·目疾门》）

○治中蛊毒，或吐下血者，若烂肝。取蚯蚓十四枚，以苦酒三升渍之，蚓死但服其汁，已死者皆可治。（《医学纲目·卷之十七·诸见血门》）

○治耳聋，立效：以干地龙入盐，贮在葱尾内，为水点之。（《医学纲目·卷之二十九》）

○治交接劳复，阴卵肿。或缩入腹，腹绞痛，或便绝。蚯蚓数条，绞取汁，服之良。（《医学纲目·卷之三十三·劳复门》）

○治乳疮红肿，蚯蚓泥（要韭菜土中者，不拘多少）研细末，醋调厚敷乳上，干则再换，不二三次，红肿即消。（《达生要旨·卷四·产后乳病》）

○治喉闭，取蚯蚓汁吞之，咽喉即开。（《东医宝鉴·外形篇·卷二》）

○天行热疾，取生地龙涂盐化成水，取饮之。（《东医宝鉴·杂病篇·卷七》）

○治小儿热病、癫痫，取少许饮之……治小儿丹毒流肿及月蚀疮，取地龙水，和涂之，妙。（《东医宝鉴·杂病篇·卷十一》）

【按】

参环毛蚓又名广地龙，药理研究证实，广地龙具有平喘、降压、解热、镇静、兴奋子宫平滑肌、抗惊厥、抗心律失常、抗血栓形成、杀精、抗肿瘤等作用。临床上以地龙为主治疗"乙脑"后遗症、癫痫、精神分裂症、高血压、慢性气管炎、支气管哮喘、流行性腮腺炎、三叉神经痛等病症有显效。近用地龙为主的复方于中风、癌症等高凝血瘀证有突出疗效。

Dihuang

地黄

地黄系玄参科植物地黄 *Rehhmannia glutinosa* Libosch. 的新鲜或干燥块根。新鲜者称鲜地黄，干燥者称生地黄，经蒸晒酒制者称熟地黄。常用别名有干地黄、原生地、干生地、生地、熟地等。

鲜地黄：味甘、苦，性寒。归心、肝、肾经。功能清热生津，凉血，止血。主要用于治疗热风伤阴，舌绛烦渴，发斑发疹，吐血，衄，咽喉肿痛等病症。

生地黄：味甘，性寒。归心、肝、肾经。功能清热凉血，养阴，生津。主要用于治疗热病舌绛烦渴，阴虚内热，骨蒸劳热，内热消渴，吐血，衄血，发斑发疹等病症。

熟地黄：味甘，性微温。归肝、肾经。主要用于治疗肝肾阴虚，腰膝酸软，骨蒸潮热，盗汗遗精，内热消渴，血虚萎黄，心悸怔忡，月经不调，崩漏下血，眩晕，耳鸣，须发早白等病症。常用剂量鲜地黄12～30克，生地黄9～15克；熟地黄9～15克。鲜地黄、生地黄性寒而滞，脾虚湿滞，腹满便溏者不宜用。熟地黄其性黏腻，凡气滞痰多，脘腹胀痛，食少便溏者忌服。

【各家论述】

○干地黄：味甘寒。主折跌绝筋伤中，逐血痹，填骨髓长肌肉；作汤除寒热积聚，除痹，生者尤良；久服轻身不老。一名地髓。（《神农本草经》）

○干地黄主男子五劳七伤，女子伤中胞漏下血，破恶血，溺血，利大小肠，去胃中宿食，饱力断绝，补五脏内伤不足，通血脉，益气力，利耳目。（《名医别录》）

○生地黄主妇人崩中血不止，及产后血上薄心闷绝。伤身胎动下血，胎不落，堕坠腕折，瘀血留血，鼻衄吐血，皆捣饮之。（《名医别录》）

○地黄以少蜜煎，或浸食之，或煎汤，或入酒饮，并妙。生则寒，主齿痛，唾血，折伤。叶可以羹。（《食疗本草·卷上》）

○干地黄主产后腹痛，久服变白延年。（《药性本草》）

○生地黄主解诸热。通月水，利水道。捣贴心腹，能消瘀血。（《药性本草》）

○月水不断，服地黄酒良。（《千金宝要·卷之一·妇人第一》）

○齿根动欲落，生地黄绵裹着齿上，咋之及哎咀，以汁渍齿根，日四五，并咽汁，十日大佳。（《千金宝要·卷之三·舌耳心目等大小便第十一》）

○崔元亮海上方治一切心痛，无问久新，以生地黄一味，随人所食多少，捣取汁，搜面作馎饦或作冷淘良，夕当利出虫长一尺许，头似壁宫，后不复患……面中忌用盐。（《医说·上册·卷五》）

○助心胆气，强筋骨长志，安魂定魄，治惊悸劳劣，心肺损，吐血鼻衄，妇人崩中血晕。（《日华子本草》）

○生地黄性寒味苦，气薄味厚，沉而降，阴也。其用有三：凉血一也；除去肤燥二也；去诸湿热三也。（《医学启源·卷之下·用药备旨》）

○生地黄……凉血补血，补肾水真阴不足，此药大寒，宜斟酌用之，恐损人胃气。（《医学启源·卷之下·用药备旨》）

○生地黄……手太阴益阴之剂，撤肾经虚热，导心膈虚烦，故炙甘草汤润经而复脉。（《丹溪手镜·卷之中》）

○生地黄能行血，兼止吐衄折伤……亦治产后血攻心及女人经水闭绝……沉也，阴也。其用有四：凉心火之血热；泻脾土之湿热；止鼻中之衄热；除五心之烦热。（《珍珠囊补遗药性赋》）

○熟地黄能补血，更治虚劳焦躁……净洗，酒浸，蒸两三次，焙干……熟干则温补，生干则平宣。熟者止崩漏，安魂魄，治惊悸，补内伤。（《珍珠囊补遗药性赋》）

○熟地黄（恶贝母，畏芜荑，忌铁器，犯之令人肾消，亦忌食莱菔，令人发白）……沉也，阴也。其用有四：活血气，封填骨髓；滋肾水，补益真阴；伤寒后腰股最痛；新产后脐腹难禁。（《珍珠囊补遗药性赋·主治指掌》）

○生地气凉，气薄味厚，沉也，鲜者更凉，干者微凉，能生血补血，凉心火，退血热，去烦躁，骨蒸热痢下血，止呕血衄，脾中湿热，或妇人血热而经枯，或上下三消而热渴，总之，其性颇凉，若脾胃有寒者用宜斟酌。（《景岳全书·卷四十八·本草正》）

○熟地黄味甘微苦，味厚气薄，沉也，阴中有阳。《本草》言其入手厥阴，少阴经，大补血衰，滋培肾水，填骨髓，益真阴，专补肾中元气，兼疗藏血之经。此虽泛得其概，亦岂足以尽是之妙。夫地黄产于中州沃土之乡。得土气之最厚者也。其色黄，土之色也，其味甘，土之味也。得土之气，而曰非太阴、阳明之药，吾弗信也。唯是生者性凉，脾胃喜暖，故脾阳不足者，所当慎用。至若熟则性平，禀至阴之德，气味纯静，故能补五脏之真阴，而又于多血之脏为最要，得非脾胃经药耶？

且夫人之所以有生者，气与血耳，气主阳而动，血主阴而静，补气以人参为主，而芪术但可为之佐；补血以熟地为主，而芎、归但可为之佐。然在芪、术、芎、归，则又有所当避，而人参、熟地则气血之必不可无。故凡诸经之阳气虚者，非人参不可，诸经之阴血虚者，非熟地不可。人参有健运之功，熟地禀静顺之德。此熟地之与人参，一阴一阳，相为表里，一形一气，互主生成，性味中正，无逾于此，诚有不可假借而更代者矣。

凡诸真阴亏损者，有为发热，为头疼，为焦渴，为喉痹，为嗽痰，为喘气，或脾肾寒逆为呕吐，或虚火载血于口鼻，或水泛于皮肤，或阴虚而泄利，或阳浮而狂躁，或阴脱而仆地。阴虚而神散者，非熟地之守不足以聚之；阴虚而火升者，非熟地之重不足以降之；阴虚而躁动者，非熟地之静不足以镇之；阴虚而刚急者，非熟地之甘不足以缓之。阴虚而水邪泛滥者，舍熟地何以自制？阴虚而真气散失者，舍熟地何以归源？阴虚而精血俱损，脂膏残薄者，舍熟地何以厚肠胃？

且犹有最玄最妙者，则熟地兼散剂方能发汗，何也？以汗化于血，而无阴不作汗。熟地兼温剂始能回阳，何也？以阳生于下，而无复不成干也。然而阳性速，故人参少用亦可成功；阴性缓，熟地非多难以奏效。而今人有畏其滞腻者，则崔氏何以用肾气丸而治痰浮？有畏其滑湿者，则仲景何以用八味丸而医肾泄？有谓阳能生阴，阴不能生阳者，则阴阳之理，原自互根，彼此相须，缺一不可，无阳则阴无以生，无阴则阳无以化，故《内经》曰：精化为气，得非阴亦生阳乎？孰谓阳之能生，而阴之不能长也。

又若制用之法，有用姜汁拌炒者，则必有中寒兼呕而后可；有用砂仁制者，则必有胀满不行而后可；有用酒拌炒者，则必有经络壅滞而后可。使无比数者，而必欲强用制法，是不知用熟地者正欲用其静重之妙，而反为散动以乱其性，何异画蛇而添足。

今之人即欲用之补阴，而必兼以渗利，则焉知补阴不利水，利水不补阴，而补阴之法不宜渗。即有用之补血，而复疑其滞腻，则焉知血虚如燥土，旱极望云霓，而枯竭之阳极喜滋。设不明此，则少用之尚欲兼之以利，又孰敢单用之而任之以多？单用而多且不敢，又敢敢再助以甘而尽其所长？是又何异因咽而废食也。嗟，嗟！熟地之功，其不申于时用者久矣，其有不可以笔楮尽者尚多也，予今特表而出之，尚祈明者之自悟焉。（《景岳全书·卷之四十八大集·本草正》）

○生地，宜用，初病审用。世人以生地为滞痰之物，而不敢轻用，是不知痰之随症而异也。杂症之痰，以燥湿健脾为主。伤寒之痰以去邪清热，交通中气为主。唯虚症之痰，独本于阴虚血少，火失其制，乃上克肺金，金不能举清降之令，精微不彻于上下，滞而为痰作咳。治宜清肺，则邪自降；养血，则火自平。故余于清金剂中，必兼养营为主。营者，血也。阴者，水也。润下之德也。清金若不养营，如吹风灭火，风势愈逆，烈焰愈生。清金养营者，为引水制火，沾濡弥漫，烟气永息。故桔梗、桑皮、贝母之类，清金之品也。生地、丹皮、当归之类，养营之品也。而养营剂中，又以生地为第一。以生地治杂症之痰，则能障痰之道，能滞化痰之气，且其力滋补，反能助痰成。苦若加之虚劳剂中，则肺部喜其润，心部喜其清，肾部喜其滋，肝部喜其和，脾部喜其甘缓，而不冷不滑，故劳嗽、骨蒸、内热、吐血、咯血剂中，必无遗生地之理。除劳嗽初起，客邪未清，痰嗽盛时，亦暂忌生地滞泥。若表症既除，内热蒸灼，非生地之清润以滋养化源，则生机将绝矣。若畏其滞而始终不用，乃是不明要义也。（《理虚元鉴·卷下·治虚药讹一十八辨》）

○熟地主填骨髓。长肌肉，生精血，补五脏内伤不足，通血脉，利耳目，黑须发，男子五劳七伤，女子伤中胞漏，经候不调，胎产百病……男子多阴虚，宜用熟地黄，女子多血热，宜用生地黄。生地黄能生精血，天门冬引入所生之处；熟地黄能补精血，用麦门冬引入所补之处。生地黄生血，而胃气弱者服之，恐妨食；熟地黄补血，而痰饮多者服之，恐泥膈。生地黄酒炒则不妨胃，熟地黄姜汁炒则不泥膈。此皆得用地黄之精微者也。（《本草纲目》）

○生地黄寒甘苦味，瘀血衄血皆捣餐，凉血泻脾之湿热，清心乃治五心烦。（《医经小学·卷之一·药性指掌》）

○一人患眼疾，每睡起则眼赤肿，良久却愈，百治莫效。师曰：此血热，非肝病也。卧则血归肝，故令眼赤肿也。良久却愈者，人卧起，血复散于四肢故也。遂用生地黄汁，浸粳米半升，渗干，曝令透骨干。三浸三干。用瓷瓶煎汤一升会沸。下地黄米四五匙，煎成薄粥汤放温，食半饱后饮一二盏即睡，如此两日遂愈。生地黄汁，凉血故也。（《名医类案·卷七》）

○衄血已数斗，昏困欲绝，使人扶掖至，鼻血如檐滴，张谓治血莫如生地黄，遣人觅之，得十余斤，不暇取汁，因使生服，渐至三四斤，又以其滓塞鼻，须臾血定……病吐血，有医者教用生地黄自然汁煮服，此治热血妄行。日服数升，三日而愈。（《名医类案·卷八》）

○干地黄，乃补肾家之要药，盖阴血之上品，……凡阴虚咳嗽，内热骨蒸或吐血等候，一见脾胃薄弱，大便不实，或天明肾泄，产后泄泻，产后不食，俱禁用生地黄、当归……慎之。凡胸膈多痰，气道不利，升降窒塞，药宜通不宜滞，汤液中禁入地黄。（《本草经疏》）

○地黄设有气证当用而不可无者，则以桂心少佐可也。痰证当用而不可少者，则以姜汁拌炒可也。（《本草汇言》）

○熟地……专入肝脏补血……兼主温胆，能益心血，更补肾水。凡内伤不足，苦志劳神，忧患伤血，纵欲耗精，调经胎产，皆宜用此。（《药品化义》）

○唯破恶血一层，似乎寒凉黏滞性质，必无破瘀导滞之功，然凡跌仆敲扑，肌肉血瘀，发肿青紫者，以鲜生地捣烂厚敷，自能去瘀消肿，活血定痛，知地黄去瘀自有天然作用，不可误认其腻滞物质，而遂疑古人之言……地黄，为补中补血良剂。古恒用其生而干者，故曰干地黄，即今之所谓原生地也。……有制为熟地黄之法，以砂仁和酒拌之，蒸晒多次，至中心纯黑，极熟为度，则借太阳之真阳，以变化其阴柔性质，使中虚者服之，不患其凝滞难化，所以熟地黄且有微温之称，乃能补益真阴，并不虞其寒凉滑泄，是以清心胃之火者，一变而为滋养肝、脾、肾之血，性情功效，已非昔比，而质愈厚重，力愈充足，故能直达下焦，滋津液，益精血。凡精枯血少，脱汗失精，及大脱血后、产后血虚未复等证，大剂频投，其功甚伟……熟地之补阴补血，功效固不可诬，然亦唯病后元虚，及真阴素薄者，可以为服食补养之用。今人多以入之滋补膏方中，正是恰到好处。（《本草正义》）

○地黄，味甘微苦，入足太阴脾，足厥阴肝经。凉血滋肝，清风润木。疗厥阴之消渴，调经脉之结代，滋风木而断疏泄，血脱甚良，泽燥金而开约闭，便坚亦效……肾气者坎中之阳，难经所谓肾间动气，生气之根，呼吸之门也。方以肾气为名，则君附子而不君地黄。地黄者，淮阴之兵多多益善，究非主将也。仲景于地黄无作君之方，无特加之法。肾气丸用之治消渴淋癃，君附子以温肾气，地黄滋风木之枯燥也……衄家唯阳明伤寒，卫郁莫泄，逆循上窍，冲逼营血，以致鼻流于表汗之中。加生地凉营之味，使之顺达皮毛，乃为相宜。至于内伤吐衄，悉缘土湿，更非燥证，以及种种外热烦蒸，无非土湿阳飞，火奔水泛，久服地黄无有不死。盖丁癸同宫，戊己并行，人之衰也。火渐消而水渐长，燥日减而湿日增，阳不胜阴，自然之理。阳旺则壮，阴旺则病，阳纯则仙，阴纯则鬼。抑阴扶阳，不易之道，但至理幽元，非上智不解。后世庸工，以下愚之资，而谈上智之业，无知妄作，遂开补阴滋水之派。群儿冒昧，翕习成风，著作流传，遍于寰海，使抱病之家，死于地黄者十九，念之可为痛心也。晒干生用，仲景方中生地是用鲜者取汁，熟地之制，庸工妄作，不足用也。（《长沙药解·卷二》）

○熟地以滋胞宫之阴，使阳明之燥平，冲脉之气息，亢逆之证乃愈矣。（《血证论·卷八·玉女煎》）

○熟地黄补血而疗虚疼。（《何氏药性赋》）

○生地通二便……主三消热渴。（《罗氏会约医镜·卷十六·本草》）

○齿挺长出分许，常咋生地黄，良……牙动欲脱，生地黄绵裹，咂令汁渍牙龈并咽，日五六次。（《疡医大全·卷之十六》）

○改熟地为细生地者，亦取其轻而不重，凉而不温之义，且细生地能发血中之表也。（《温病条辨·卷一·上焦篇·玉女煎》）

○熟地一味，若胃火炽盛者，尤宜斟酌用之，即虚火一证，亦宜改用生地为是，在用方者神而明之变而通之可也。（《成方便读·清火之剂·玉女煎》）

○鲜生地入心肾二经，凉血散瘀，泻热益阴，为血瘀热结之专药，血分无实热者忌之……干生地沉阴主降，入手足少阴、厥阴，兼入手太阳经。滋阴退热，凉血生血，调经安胎，利大小便，为阴虚挟热之专药。脾虚泄泻，胃虚食少者均忌。然亦有炒松、炒炭用者。盖炒松能去血中之湿；炒炭能止湿热伤阴之血也。

（《徐大椿医书全集·药性切用·卷之一》）

〇熟地黄入足三阴经，滋肾水，封填骨髓……为补阴壮水之专药，阴虚无热者最宜之。（《徐大椿医书全集·药性切用·卷之一》）

〇景岳尚论熟地，最为明确，独中所论脾肾寒逆为呕，可用地黄以治，是亦千虑之失耳……虽曰熟地性温，寒从温散，然寒至上逆为呕，则寒已甚，岂有熟地之温，而可令寒外散乎。（《本草求真》）

〇四物汤以补血，内有熟地，若心有火而血热，以生地易熟地，却是慧思；若心无火，血不热，而亦以生地易熟地，便是鄙见。（《幼科铁镜·第一卷·汤方内更换药味说》）

〇张与之令堂，久患痰嗽碍卧，素不投补药。孟英偶持其脉曰：非补不可。与大剂熟地药，一饮而睡。与之曰：吾母有十七载不能服熟地矣。君何所见而重用颇投？孟英曰：脉细痰咸，阴虚水泛，非此不为功。（《回春录新诠·咳嗽》）

〇生地能交心肾，而益肝胆兼能行水，佐归身解火郁……熟地亦补脾阴，利血脉，益真阴，除痰退热，止泻，治一切肝肾阴亏虚损百病，为壮水之主药，兼散剂亦能发，兼温剂又能回阳。（《本草分经·肾》）

〇干地黄，内专凉血滋阴，外润皮肤荣泽，病人虚而有热者宜加用之。戴元礼曰，阴微阳盛，相火炽强，来乘阴位，日渐煎熬，阴虚火旺之症，宜生地黄以滋阴退阳。浙产者专于凉血润燥，病人元气本亏，因热邪闭结，而舌干焦黑，大小便秘，不胜攻下者，用此于清热药中，通其秘结最佳，以其有润燥之功，而无滋腻之患也……熟地黄，假火力蒸晒，转苦为甘，为阴中之阳，故能补肾中元气。必须蒸晒多次，若但煮熟，不加蒸、曝，虽服奚益……脐下痛，属肾脏精伤，胫股酸，系下元不足，目䀮䀮如无所见，乃水亏不能鉴物，皆肾所主之病，非熟地黄不除。（《本经逢原》）

〇补心包络用地黄。（《疡医大全·卷之四》）

〇治折伤断筋损骨，生地捣取汁，好酒和服。（《疡医大全·卷之三十六》）

〇生地得酒、麦门冬、姜汁、缩砂良，畏芜荑、莱菔子，恶贝母，忌葱、蒜、萝卜、诸血……其生血以清阴火，举世皆知，能生气以行阳分，人多不晓，一切惊悸怔忡，掌中热劳，劣瘥厥吐衄，崩漏便闭等症，均此治之，消谷实，实脾胃，亦奏其功。得元参，定精意；得竹茹息惊气；麦冬为佐复脉内之阴；当归为佐和少阳之血；配地龙治鼻衄交流；佐天门冬引肺气入生精之处；使羚羊角，起阴气，固封蛰之本；使通草导小肠郁郁；调鸡子白，治胎动；调蜜酒治热传心肺；君茯苓除湿热伤脾；和车前汁治血淋……胃气虚寒，阳气衰少，胸腹痞闷，三者禁用……世人动云生地妨胃，其能开胃人实不晓……若胃阴虚而胃土干燥，致胃气不运者，生地滋其阴以清其火，而胃气从此运行，饮食自然渐进……至时行热症，生地尤有切要。邪火郁于胃，胃阴干涸，势难救药。若胃中阴血未干，断无不可救药之理，唯生地实所滋胃阴也，阴汁上充，则汗涌于肌表而经邪解，阴血下润，则秽泄于二便，而腑邪出，所谓金令一行，酷热顿消也。故火邪溢于阳明经，冲生地汁于白虎汤中，战汗而顿解，邪热入于阳明腑，冲生地汁于陷胸汤中，便通而自退；更有火生痰，痰生火，交结于中，和生地汁于竹油姜汁中，则谵语直视等症即除……熟地黄得乌梅引入骨髓，得砂仁纳气归阴，得炒干姜，治产后血块，得丹皮滋阴凉血，使元参消阴火，合当归治胎痛，加牛膝治胫股腹痛，和牡蛎消阴火之痰。（《得配本草》）

○有肥人脂满者，导痰汤和川芎、黄连，不用地黄，泥膈故也。（《女科经纶·卷一》）

○地黄生用，其凉血退热之功，诚优于玄参。而人谓其中函铁质，人之血中，又实有铁锈。地黄之善退热者，不但以其能凉血滋阴，实有以铁补铁之妙，使血液充足，而蒸热自退也。又劳瘵之热，大抵因真阴亏损，相火不能潜藏，地黄善引相火下行，安其故宅……地黄虽系生用，经水火煎熬，其汁浆仍然黏腻，恐于脾胃有不宜也。至热甚者，其脾胃必不思饮食，用地黄退热，则饮食可进，而转有辅助脾胃之效。（《医学衷中参西录·上册·医方》）

○用熟地治寒温，恒为医家所訾。然遇其人真阴太亏，不能支持外感之热者，于治寒温药中，放胆加熟地以滋真阴，恒能挽回人命于顷刻……《张氏八阵》、《赵氏医贯》、《冯氏锦囊》皆喜重用熟地，虽外感证，亦喜用之……冯氏所著本草，谓熟地能大补肾中元气，此亦确论。凡下焦虚损，大便滑泻，服他药不效者，单服熟地即可止泻。然须日用四两，煎浓汤服之亦不作闷（熟地少用则作闷，多用转不闷），少用则无效。（《医学衷中参西录·上册·药物》）

○地黄甘寒滋润，能降上炎之火，清燥热之土，益虚耗之精，润枯槁之木，使并上之阳，下交于阴，所以生者尤良也。若脾湿胃寒，火衰木泄，妄资补益，是盲医耳。（《经证证药录·卷十一》）

○鲜生地为滋养解热药，治衄血，吐血，热性病之高热烦躁、舌绛口渴、病后津枯，脑充血之便秘，妇人月经不调……干地黄为滋养强壮药及止血药，并有利尿作用……熟地黄功能补血、益肾水、乌须发。（《科学注解本草概要》）

○地黄效用为强壮药，常用于虚弱者，有补血强心之效……糖尿病、肺结核之潮热用之，均佳。生地黄主治妇人崩中血不止……干地黄……久服延年……熟地黄……乌须黑发。（《现代实用中药》增订本）

○地黄补血、强壮、解热。用途：贫血，虚弱，疲劳，产褥热。（《临床应用汉方处方解说》）

【验方举要】

○左慈真人千金地黄煎：生地黄一秤，取汁，于石器中熬成膏，入熟地黄

末，看硬软剂，杵干下。上丸如桐子大，每服20丸，空心服，久服断欲。神仙不死。（《中藏经校注·华氏中藏经·卷下》）

○治妊娠血出不止方：干地黄十两，以酒三升，煮得二升，分二服，良。（《产经·妊娠》）

○治妊娠腹痛方：取鲜生地黄三斤，捣碎绞取汁，用清酒一升合煎，减半顿服。（《华佗神方·卷七》）

○漆叶麦面散：青面（一名地节，又名黄芝，即今之熟地）十四两，漆叶（即漆树之叶）屑一斗，以是为率。云久服去三虫，利五脏，轻体，使人头不白，阿从之，寿百余岁。（《华佗神方·卷二·治发白要诀》）

○治产后遍身肿方：生地黄汁一升，酒二合，温，顿饮之。（《子母秘录·产后》）

○疗马坠损有瘀血在腹内方：生地黄五升，研烂，以酒捎汁一盏，日三服愈。（《太白阴经》）

○腰痛方：生地黄，上一味捣绞取汁三升，煎得二升，内蜜一斤，和煎之三五沸，日服一升，亦可一日尽三升，以瘥止，甚效。（《外台秘要·卷十七》）

○喉痹：生地黄汁二升，蜜二升，合微火煎之，取二升，稍稍含之。（《外台秘要·卷二十三》）

○痈疖诸肿有热方：地黄三斤洗细切，上一味，以水一斗，煮取三升，去滓煎汤，令小厚，以涂纸，当疮中央贴之，日再三易，数用大良。（《外台秘要·卷二十四》）

○疗乳痈肿方：从验醋研地黄涂上，干即易，不过三五遍，服，以酒研之。（《外台秘要·卷三十四》）

○治内障眼方：本草云：熟地黄、麦门冬、车前子相杂，治内障眼有效。屡试信然。其法：细捣箩，蜜为丸，如桐子大。三药皆难捣箩，和合异常甘香，真奇药也。（《仇池笔记》）

○目昏多泪，客教用生熟地黄切焙，椒去目及闭口者微炒，三物等分为末，蜜丸桐子大五十丸，盐米饮，空心下。如方治药，不一月，目明，夜能视物，年八九十，耳目聪明，精力如壮。（《夷坚志再补》）

○治聋明目，黑发驻颜。地黄酒，地黄择肥实大者（每米一斗，生地黄一升），用竹刀切，略于木石臼中捣碎，同米拌和，上甑蒸熟，依常法入酝。黄精亦依此法……每饥即饮，常服尤妙。（《北山酒经·卷下》）

○小儿赤白痢，单服生地黄汁一合。（《千金宝要·卷之一·小儿第二》）

○热暍著，热死者……地黄汁一盏服之即愈。（《千金宝要·卷之一·中毒第三》）

○吐血：生地黄肥者五升，捣，以酒一升，煮沸，三上三下，去滓，顿服

之。(《千金宝要·卷之三·霍乱吐泻第九》)

○食治老人嗽咳，烦热，或唾血，气急，不能食，生地黄半斤，研，加水取汁，上以地黄汁煎作膏，空心渐食之，日一服，极效。(《养老奉亲书·食治老人喘嗽诸方第十》)

○治妇人血风劳，心忪，发热不退：生干地黄，熟干地黄，右二味等分，为细末，用生姜自然汁入水相和，打糊为丸如梧桐子大，每服三十丸，用地黄汤下。(《妇人大全良方·卷之五》)

○妇人小便出血，或时尿血：以生地黄捣取汁，每服一小盏，日三服。(《妇人大全良方·卷之八》)

○漏胎下血不止，胞干即死，宜急治之：生地黄汁一升，酒五合，同煎三五沸，分温三服，以止为度。(《妇人大全良方·卷之十二》)

○疗落胎，下血不止方：以生地黄汁一小盏，调代赭末一钱，日三服。(《妇人大全良方·卷之十三》)

○妊娠尿血方：生地黄一升，切。以酒四升，煮取二升，分温三服。亦疗落身后血。(《妇人大全良方·卷之十五》)

○治烧烫方：生地黄，旋取新者烂捣，取自然汁，入小油黄蜡少许，银石器中熬成膏子，用鸡翎扫疮上。(《儒门事亲·卷十五·疮疡痈肿第一》)

○地黄饼子：治牙齿痛。地黄五斤，一味净择去苗，干甑内蒸，先铺布一重以上二层，密闭令熟，出暴之当日干，如经三度，以生地黄汁二升，洒之却暴干，然后捣为饼子，每服一饼，嚼化咽津，一治齿，二生津液，三变白髭鬓为黑，其功极妙。(《御药院方·卷九·治咽喉口齿门》)

○治温毒发斑呕逆：生地黄二两六钱，好豉一两六钱。猪膏十两，合露之，煎，令三分减一，绞去滓，入雄黄豆大，麝香少许，搅和匀，分三服。毒从皮中出则愈。(《古今医统大全·卷之十四·伤寒药方》)

○治暗风，远年日久不愈，皆可服。用地黄，广南道地者，不计多少，火煅醋淬七次，为细末，每服二钱，温酒调下，年深者亦治。(《医学纲目·卷之十一·眩》)

○治鼻衄，昏迷不省：生地三五斤，不暇取汁，使患者生吃。呷汁三斤许，又以其渣塞鼻，须臾血止。(《医学纲目·卷之十七·诸见血门》)

○痴犬咬人：捣地黄汁饮之，并涂疮口愈。(《医学纲目·卷之二十》)

○治牙齿动摇，髭鬓黄赤，一服，妙。生地一斤，生姜半斤，各洗净，研取自然汁，渣留用。用不蛀皂角十茎，刮去黑皮并筋，将前药汁蘸皂角慢火炙令黄，以药汁尽为度，并前药同入瓷罐，用火煅留性为末。牙齿动摇，用药揩齿龈上。髭黄，用银器盛药末三钱，汤调，将药汁蘸须，临睡时用，次早已黑，三夜三次用之，其黑如漆。(《医学纲目·卷之二十九》)

○坠马伤折手足，痛甚：取生地黄一斤，生姜四两，捣研细，入糟一斤同炒匀，乘热以布裹罨伤处，冷即易之，先能整痛，后整骨，大有神功。（《永乐大典·卷一万三千一百三十九》）

○地黄煎，扶衰之要药。每年十月用生地黄十斤，浮洗漉出一宿，后捣压汁，鹿角胶一大斤半，生姜半斤，绞取汁，蜜二大升，酒四升。以文武火煎地黄汁数服，即以酒研紫苏子滤取汁下之。又煎二十沸……下胶，胶尽，下酥蜜同汁煎。良久候稠如饧，贮洁器中。凌晨取一匕，以温酒调服之。（《永乐大典·卷一万一千六百二十》）

○地黄粥，大能利血生精，吐血者，宜常食之妙，用怀庆生地黄，以铜刀切二合，与粳米二合，同入罐中煮之候熟，以酥二合，白蜜一合，同炒香入内，再煮熟食。（《红炉点雪·卷一·痰火失血》）

○交加散：治妇人荣卫不通，经脉不调，腹中撮痛，气多血少，结聚为瘕，及产后中风。生地黄、生姜各五两研取汁，上交互取汁，浸渣一夕，汁尽为度，各炒黄末之，寻常腹痛，酒调下三钱，产后尤不可缺。（《济阴纲目·卷之一·治经病疼痛》）

○治鼻血：生地米三钱，人乳、童便各半钱，煮酒一盅，共和匀调服。（《良朋汇集·卷五》）

○妊娠下血，谓之漏胞，甚则崩决不止，阴气不固，热动于内，伤其脉络，故营血内溢，血尽则死。地黄散用干地黄捣末，酒服三指撮许，三服瘥。（《产孕集·上篇·孕疾第五》）

○治一切气滞结肿成核，或痛或酸，生地黄捣膏，广木香减半，研末，和匀，作饼置肿上，以热熨斗熨之。（《疡医大全·卷之二十九》）

○补阴丸：治孕妇溺血，脉虚数者。熟地八两，阿胶八两，蒲黄灰炒为散，蜜丸，米饮下五钱。（《徐大椿医书全集·女科指要·卷三》）

○内补丸：治难产脉虚者。熟地十两，当归六两，为末，炼蜜丸，酒煎下五钱。（《徐大椿医书全集·女科指要·卷四》）

○二汁饮：治便血，脉细数者。生地汁一斤，生姜汁一两，溶和，分三次温服。千金散：治血瘕，脉涩数者。鲜生地三两，乌贼骨三两，为散，酒煎三钱，去渣温服。（《徐大椿医书全集·女科指要·卷五》）

○二黄散：治经脉不通，脉数涩者。大黄三两，生地六两，制为散，好酒下三钱。芎劳汤：治血崩气陷，不时举发，脉弦数者。生地十两，取汁，芎劳一两，芎劳煎汁，冲地黄汁，分三次温服。千金方：治带下，脉数微涩者。生地五斤，枸杞根一斤，二味煎汁，熬膏，滚汤化服三匙。（《徐大椿医书全集·杂病证治·卷七》）

○黑发转白方：《清异录》：寇准年三十余，太宗欲大用，尚难其少，准知

之，遂服地黄兼饵芦菔以反之，未几髭发皓白。（《古今图书集成·草木典·卷十七》）

○治耳鸣方：生地黄，切断，纸包，火煨，塞耳数次。（《慈禧光绪医方选议·治耳病医方》）

○地黄久服轻身不老，采根洗捣绞汁，煎令稠，纳白蜜，更煎作丸，如梧子，空心酒下30丸，日三，忌葱、蒜、萝卜，勿犯铁器。地黄酒：糯米一斗，百度洗，生地黄三斤，细切，同蒸拌，白曲酿之候熟，取清饮。（《东医宝鉴·卷一·养性延年药饵》）

【按】

地黄是最常用的滋补中药，在25种最常用的中药中，地黄仅次于甘草而居第二位，为补益药之首，所以历代医家使用地黄的经验论述很多。宋代文豪苏东坡十分推崇地黄的功效。药理研究表明，地黄具有抗血栓形成、抗放射、保肝、降低血糖、强心、止血、利尿、免疫抑制、抗炎、抗真菌等作用。临床上以生地为主可以治疗高血压、退行性脊椎炎、氟中毒、上消化道出血、传染性肝炎、风湿性及类风湿性关节炎、皮肤疾病等。此外，大剂量生地黄可治疗使用激素后的阴液耗损、心律失常等，每日用量为30~60克。地黄可以延缓减轻皮肤衰老，提高视力，这些作用都已在临床上得到证实。

Diyu

地榆

地榆系蔷薇科多年生草本植物地榆 *Sanguisorba officinalis* L. 或长叶地榆 *Sanguisorba officinalis* L.var.*longiflia*（Bert.）Yü et Li 的干燥根。常用别名有白地榆、绵地榆等。味苦、酸、涩，性微寒。归肝、大肠经。功能凉血止血，解毒敛疮。主要用于治疗便血，痔血，血痢，崩漏，水火烫伤，痈肿疮毒等病症。常用剂量为 10～15 克。外用适量。对于大面积烧烫伤不宜使用地榆制剂外涂。

【各家论述】

○味苦，微寒。主妇人乳痓痛，七伤，带下病，止痛，除恶肉，止汗，疗金疮。（《神农本草经》）

○甘酸，无毒。止脓血，诸瘘，恶疮，消酒，除消渴，补绝伤，产后内塞，可作金疮膏。……主内漏不止，血不足。（《名医别录》）

○止血痢蚀脓。（《药性本草》）

○主带下十二病。（《新修本草》）

○排脓，止吐血，鼻洪，月经不止，血崩，产前后诸血疾，赤白痢并水泻，浓煎止肠风。（《日华子本草》）

○《主治秘要》云：（地榆）性微寒，味微苦，气味俱薄，其体沉而降，阴中阳也，专治下焦血。又：甘苦，阳中微阴，治下部血。去芦用。（《医学启源·卷之下·用药备旨·药类法象》）

○地榆，气微寒，味甘酸，主妇人乳产，七伤带下，经血不止，白崩之病，除恶血，止痛疼，疗肠风泄血，小儿疳痢。性沉寒，入下焦，治热血痢。（《医学启源·卷之下·用药备旨·药类法象》）

○地榆，味苦甘酸，微寒，无毒。主妇人乳痓痛，七伤，带下病，止痛，除恶血，止汗，疗金疮，止脓血，诸瘘，恶疮，热疮，消酒，除消渴，补绝伤。（《增广和剂局方药性总论·草部中品之下》）

○地榆疗崩漏，止血止痢。（《珍珠囊补遗药性赋·总赋·寒性》）

○地榆性平，治女人崩，下血诸证，赖以安宁。血痢有积者勿用。（《明医指掌·卷一·药性歌》）

○地榆酸苦性微寒，血痢投之即可安，入下部能消积热，更安不禁血崩难。（《医经小学·卷之一·药性指掌》）

○地榆，除下焦热，治大小便血证。止血，取上截切片炒用，其梢则能行

血，不可不知。杨士瀛云：诸疮痛者加地榆，痒者加黄芩……汁酿酒：治风痹，补脑。捣汁涂虎、犬、蛇、虫伤。（《本草纲目》）

○治酒寒，面寒疼，肚腹疼。（《滇南本草》）

○能止吐血衄血，清火明目，治肠风血痢及妇人崩漏下血，月经不止，带浊痔漏，产后阴气散失，亦敛盗汗，疗热痞，除恶肉，止疮毒疼痛。凡血热者当用，虚寒者不相宜也。作膏可贴金疮，捣汁可涂虎犬蛇虫伤毒，饮之亦可。（《景岳全书·卷四十八·本草正上》）

○地榆泄热清肝，凉营止血，苦寒沉降。治吐衄便溺、崩漏、金疮诸血。但大凡失血证，内寒者多，而热者少。庸工以治下焦血病，最不通。（《玉楸药解·卷一》）

○味苦厚，性沉降。治下焦血证，兼去湿热，止吐衄崩中，除肠风、血痢、敛盗汗，止赤肿疮毒疼痛。按地榆寒而下行，凡虚寒下血，及崩带者，并宜禁之。似柳根，取上截炒黑用。梢反行血。（《罗氏会约医镜·卷十六·本草上》）

○苦酸微寒，性沉而涩，入下焦血分，除血痢，止肠风。俱炒炭用。梢反行血，与根相反。（《徐大椿医书全集·药性切用·卷之一·上》）

○清下焦血热。治吐衄崩中，肠风血痢等症。但热血宜用，虚寒不宜；久病可用，初起勿投，捣汁可涂虎犬蛇虫咬伤。作膏可贴金疮……恶麦冬。（《医方十种汇编·药性摘录》）

○地榆疗崩漏呕衄诸血，胃弱须防（炒黑沉涩入下焦，血虚勿用）。（《何氏药性赋》）

○血积，打扑肭瘀，产后不月，桃红、地榆之类，甚者虻虫、水蛭。（《医碥·卷二·杂症·积聚》）

○地榆治漏下五色，一十二带，兼治呕吐下血。（本草云：地榆主带下十二病，一曰多赤，二曰多白，三曰月水不通，四曰阴蚀，五曰子脏坚，六曰子门澼，七曰合阴阳患痛，八曰小腹寒痛，九曰子门闭，十曰子宫冷，十一曰梦与鬼交，十二曰五脏不定。）（《济阴纲目·卷三》）

○地榆，味苦甘酸，微寒，无毒，恶麦冬。止痛排脓，治金疮女人带下良。（《医方捷径·卷四》）

○地榆，《卫生总微》：治小儿面疮，烦赤肿痛。《药物园考》：调敷烫火伤、痔疮溃烂。《昆明民间常用药物》：治胃病、胃出血。（《中西医结合杂志》[1991(9)：561]）

○地榆……主妇人伤带下病，及产后瘀痛，止血痢，排脓，疗金疮。（《东医宝鉴·汤液篇·卷三》）

【验方举要】

○猘犬啮人，捣地榆，绞汁涂疮，无生者，取干者，以水煮汁饮之。亦可末之。服方寸匕，日三。兼敷之，过百日止。（《千金宝要·卷之三·虎犬马伤第十》）

○小儿湿疮，浓煮地榆汁洗浴，日两度。（《千金宝要·卷之一·小儿第二》）

○治赤白带下……地榆一斤，洗，锉。用水三升，煮全一半，去滓，再煎如稠饧，绞滤，空心服三合，日二服。（《妇人大全良方·卷之一·崩中漏下生死脉论第十七》）

○治漏下五色，及呕血令人黄瘦虚弱：用地榆三两，锉碎，以醋一斤煮十余沸，去滓，食前稍热服一合。（《证治准绳·女科·卷一》）

○治恶犬咬人：以地榆为末，敷咬处立瘥。又方，以干姜末敷之，亦妙。（《当归草堂医学丛书·传信适用方·卷四》）

○治崩漏：地榆苦酒煎。地榆一两，醋煎，露一宿，次早温服立止。止后随证调治之。苦酒，即醋也。（《医宗金鉴·卷四十五·妇科心法要诀·带下门》）

○汤火伤：地榆研细，麻油调涂。（《疡医大全·卷之三十七》）

○治妇女血崩奇验方：地榆一两，侧柏叶五钱，二味水煎，服后血崩立止。（《不费钱的奇验方·四十四》）

【按】

药理研究表明，地榆具有止血、镇吐、抑菌等作用。临床以地榆为主的制剂，用于肠伤寒、膀胱肿瘤、细菌性痢疾、上消化道出血、宫颈糜烂等均有较好疗效。

Difuzi

地肤子

　　地肤子系藜科一年生草本植物地肤 *Kochia scoparia*（L.）Schrad. 的干燥成熟果实。常用别名有地葵、地麦、益明、落帚子、铁扫把子等。味辛、苦，性寒。归肾、膀胱经。功能清热利湿，祛风止痒。主要用于小便涩痛，阴痒带下，风疹、湿疹、皮肤瘙痒等病症。常用剂量为 10～15 克，外用适量。

【各家论述】

　　○味苦，寒。主膀胱热，利小便。补中，益精气。久服，耳目聪明，轻身耐老。一名地葵。（《神农本草经》）

　　○无毒。去皮肤中热气，散恶疮，疝瘕，强阴，使人润泽。（《名医别录》）

　　○与阳起石同服，主丈夫阴痿不起，补气益力；以阴卵癀疾，去热风，可作汤沐浴。（《药性本草》）

　　○治客热丹肿。（《日华子本草》）

　　○地肤子、车前子，除热去风明眼目，能使膀胱水谷分。地肤子即落帚子，味苦，寒，无毒。（《珍珠囊补遗药性赋·草部》）

　　○地肤子寒。去膀胱热，皮肤瘙痒，除湿甚捷，一名铁扫帚子。（《寿世保元·卷一·本草·药性歌括》）

　　○利膀胱小便积热，洗皮肤之风，疗妇人诸经客热，清利胎热，湿热带下。（《滇南本草》）

　　○甘苦微寒，入膀胱而除浮肿，利小便而通淋闭。炒研用。叶：作浴汤，去皮肤风热丹肿。（《徐大椿医书全集·药性切用·卷之一下》）

　　○地肤子，治小便淋涩，疗头目肿痛，狐疝阴癀，腰疼胁痛，血痢恶疮，阳痿诸证。苗叶利水亦捷。（《玉楸药解·卷一》）

　　○益精强阴。入膀胱，除虚热，利小便，疗淋疝，散恶疮，去皮肤风热，治目雀盲涩痛。（《罗氏会约医镜·卷十六·本草上》）

　　○地肤子，甘苦寒，入膀胱，除虚热，利水通淋，治疮疥。叶作汤浴去皮肤风热丹肿，洗目除雀盲。（《本草分经·膀胱》）

　　○益精强阴，除虚热，利小便通淋。（《本草备要》）

　　○泻膀胱血虚湿热，利小便通淋闭，须佐以牡蛎、山药之类亦无偏胜。又能治因热癫疝，并煎浓汤浴疮疥有效。恶桑螵蛸。（《医方十种汇编·药性摘要》）

　　○地肤子，治淋利水，清热，功颇类于黄柏。但黄柏其味苦烈，此则味苦而甘，黄柏大泻膀胱湿热，此则其力稍逊。凡小便因热而见频数，及或不禁。用此苦以入阴，寒以胜热，而使湿热尽从小便而出也。但虚火偏旺，而热得恣，固当用以清利，若不佐以补味同入，则小水既利而血益虚，血虚则热益生，热生则淋益甚矣。故宜佐以牡蛎、山药、五味收涩之剂，俾清者清，补者补，通者通，涩者涩，滋润条达而无偏胜为害之弊矣。且能以治因热癫疝，并煎汤以治疮疥。至书所谓益精强阴，非真具有补益之能，不过因其热除，而即具有坚强之意耳。（《本草求真》）

○地肤子，清利膀胱邪热，补膀胱阴血，热去则小便利，中焦之阴气自受益，而耳目聪明矣。故有阴火而小便不禁，尿数或淋疝，客热丹毒并治，为末酒服治白带，同白蔹为丸治白浊。（《本草求原》）

○地肤子，苦寒泄热，止有清导湿热，通泄小便之用。《本经》又谓其补中益精气，《别录》称其强阴者，乃湿热不扰乃阴精自安之意，断不可拘泥字面，认为补益之品。（《本草正义》）

○效用：为利尿药，有收敛消炎作用，用于淋病、脚气、水肿。外用煎汤洗皮肤恶疮癣疥，及阴囊湿痒等。（《现代实用中药》增订本）

○为利尿药，并有消炎作用。功能除热，去风，通淋，理膀胱。（《科学注解本草概要·植物部》）

【验方举要】

○治妊娠患淋，小便数，去少，忽热痛酸索，手足疼烦：地肤子十二两，初以水四升，煎取二升半，分温三服。（《子母秘录·妊娠》）

○治雀目方：地肤子五钱，决明子一升，右二味为末，以米饮和丸。食后服20丸至30丸，日日服至瘥止。（《医学纲目·卷之十三·目疾门》）

○治疣：地肤子、白矾各等分。（《疡医大全·卷之三十五》）

○治子淋方：地肤子四两，只用一味，水煎分作三次服，能祛膀胱湿热。怀孕气血失调，营卫涩滞，故令身体浮肿而小便不利，此名子肿，宜服。（《仁寿镜·卷三上》）

○治阴虚血亏，小便不利：怀熟地一两，生龟版五钱（捣碎），生杭芍五钱，地肤子一钱。煎服。（《医学衷中参西录·济阴汤》）

○治跳跃、举重，卒得阴癀：地肤子二两半，白术一两半，桂心五钱，右为末，酒下二钱。（《东医宝鉴·外形篇·卷四》）

【按】

药理研究表明，地肤子水浸剂（1∶3）在试管内对黄癣菌、小芽胞癣菌等皮肤真菌有抑制作用。

地骨皮

Digupi

地骨皮系茄科落叶灌木植物枸杞 *Lycium chinense* Mill. 或宁夏枸杞 *Lycium barbarum* L. 的干燥根皮。常用别名有枸杞根、地骨、狗地芽皮等。味甘、淡，性寒。归肺、肝、肾经。功能凉血除蒸，清肺降火。主要用于阴虚血热，骨蒸潮热，盗汗，消渴，牙痛，以及血热妄行的吐血、衄血等病症。常用剂量为9~15克，水煎服。脾虚便溏薄者慎用。

【各家论述】

○地骨皮有退热除蒸之效……疗在表无定之风邪，主传尸有汗之骨蒸。（《珍珠囊补遗药性赋·总赋·寒性》）

○泻肾火，降肺中伏火，去胞中火，退热，补正气。（《汤液本草》）

○枸杞……根乃地骨，甘淡而寒，下焦肝肾虚热者宜之，此皆三焦气分之药，所谓热淫于内，泻以甘寒也……予尝以青蒿佐地骨退热，屡有殊功，人所未喻者。（《本草纲目》）

○气寒味苦，解骨蒸肌热，主消渴，风湿痹，坚筋骨。（《医学启源·卷之下·用药备旨》）

○王绍隆云，骨中火热为眚，煎熬真阴，以地中之骨皮，甘寒清润，不泥不滞，非地黄、麦冬同流。（《本草汇言》）

○地骨皮寒味辛平，除风无定表间乘，解肌退热能凉血，有汗传尸之骨蒸。（《医经小学·卷之一·药性指掌》）

○地骨皮泻肾火，总治热在外，地为阴，骨为里，皮为表。（《医经小学·卷之五·辨证用药例略》）

○入药唯南者为佳，其性辛寒，善入血分肝肾三焦胆经，退阴虚血热……疗肺肾胞中阴虚伏火，煎汤漱口止齿血，凡不因风寒而热在精髓阴分者最宜，此物凉而不峻，可理虚劳气轻而辛，故亦清肺假热者勿用。（《景岳全书·下册·卷四十九·本草正》）

○地骨皮……上理头风，中去胸胁气，下利大小肠，通能奏效……以其性大寒，酒煎二两治湿热黄疸最为神效。牡丹皮能去血中热，地骨皮能去气中之热，宜别而用。（《药品化义》）

○地骨皮非黄柏、知母之可比，地骨皮虽入肾而不凉肾，止入肾而凉骨耳，凉肾必至泄肾而伤胃，凉骨反能益肾而生髓，黄柏、知母泄肾伤胃，故断不可多

用以取败也，骨皮益肾生髓，断不可少用而图功。（《本草新编》）

〇地骨皮能清骨中之热，泄火下行，以视桑皮，则寒凉又胜一筹。而清肺热，导气火，亦引皮肤水气顺流而下，不嫌燥烈伤津、破耗正气，则与桑皮异曲同工……杞根皮……而气味俱清，尚不至铲灭真阳，损害元气，然终属清泄凉降之品，绝无滋养能力。（《藏府药式补正》）

〇清肝泄热，凉骨除蒸，止吐血齿衄，金疮血漏，止热消渴。（《玉楸药解·卷二》）

〇治肺热劳烧，骨蒸发热，诸经客热。（《滇南本草》）

〇三焦气分之药，下焦肝肾虚热，骨蒸自汗者宜之……人但知芩连治上焦之火……不知地骨之甘寒平补，有益精气退邪火之妙……又主骨槽风症……其气清，其味薄，其质轻，诚为修真服食之仙药……枸杞之滋益，不独在子，而根亦不止于退热也，苗叶微苦，亦能降火，及清头目。（《本经逢原》）

〇地骨皮……能退外潮，人实不知。病或风寒散而未尽，作潮往来，非柴、葛所能治，用地骨皮走表又走里之药，消其浮游之邪，服之未有不愈者，特表明之。（《本草备要》）

〇得生地、甘菊，益肝肾阴血，配青蒿退虚热，得麦冬、小麦治骨节虚燔，配红花研末，敷足趾鸡眼，作痛作疮，君生地治带下。（《得配本草》）

〇能裕真阴之化源，而不伤元阳，故与苦寒者特殊。凡人真阴中有火，自相蒸烁，而见有汗骨蒸，宜此对待之。须知此味不兼养血，却专以益阴为其功，虽能除热，却不以泻火尽其用，即曰益阴气者，便能泻火，但真以为泻火而用，则此味专以除热，不能治虚矣。（《本草述钩元》）

〇治肝风头痛，利肠退骨蒸走里而又走表，善除内热亦退外潮，凡风寒散而未尽者用之最宜。（《本草分经·肺》）

〇凡五内热淫而见肌肉潮热，二便癃闭，胸胁楚痛，与夫于头而见风痛不休。于表而见潮热不定，于肺而见消渴喘嗽不宁，皆用此解除。（《医方十种汇编·药性摘录》）

〇补正气，凉血及骨，使精气充足，而邪火自退……除在表风邪，头风胁痛，疗咳嗽，退肌热，一切血虚劳热。甘草水浸用。中寒者忌之。（《罗氏会约医镜·卷十七·本草》）

〇一妇人患肺痿，咳嗽吐痰腥臭，日晡发热，脉数无力，用地骨皮治之，热止，更用人参养肺汤，月余而安。（《续名医类案·卷三十二》）

〇除骨槽之风病，疗金疮之折伤。（《本草易读》）

〇善入血分，凡不因风寒而热在精髓阴分者最宜。此物凉而不峻，可理虚劳，气轻而辛，故亦清肺。（《本草正义》）

〇愚见小儿久嗽不愈者，多因桑皮、地骨，凡服过桑皮、地骨而嗽不愈者，即不可治，伏陷之邪，无法使之上出也。至于地骨皮之不可用者，余因仲景先师风寒禁桑皮而悟入者也……凡药有独异之形，独异之性，得独异之名者，必有独异之功能，亦必有独异之偏胜也。地骨入下最深……力能至骨，有风寒外感者，而可用之哉……实证用人参，中满用甘草，外感用桑皮、地骨，同一弊也。（《温病条辨·卷六·泻白散不可妄用论》）

○为清凉解热药，功能凉血，除热，解渴。（《科学注解本草概要》）

○泻肾火，降肺中伏火，去胞中火，退热补正气。（《现代实用中药》增订本）

○清凉，强壮，解热。用途：肺结核、肾结核、淋疾。（《临床应用汉方处方解说》）

【验方举要】

○疗眼天行暴肿痛方：地骨皮三斤切，上一味，以水三斗，煮取三升，去滓，更内盐二两煎，取一升敷目，或加干姜一两。（《外台秘要·卷二十一》）

○治恶疮，地骨皮散：地骨皮一物，先刮取浮皮，别收之，次取浮皮下腻白粉，为细散。其白粉下坚赤皮，细锉，与浮皮一并为粗末，粗末细散各贮之。每用粗皮一合许，煎浓汁乘热洗疮，直候药汤冷，以软帛裹干，乃用细散敷之，每日洗贴一次，以瘥为期。（《苏沈内翰良方校释·卷第九》）

○小儿耳后疮，肾疳也。地骨皮一味为末，粗者熟汤洗，细者香油调搽良。（《焦氏笔乘·续集》）

○痈疽恶疮脓血不止，生枸杞根皮洗净，先将皮内白瓢成片刮起留用，以粗皮及梗煎汤洗，令脓血净，随以白瓢贴之，即结痂而愈。尚有恶血随时出，勿惧，洗净贴瓢自止。（《寿世汇编·普济良方·卷三》）

○治小便下血：新地骨皮洗净捣汁，如无汁，以水煎浓取汁。每服一盏，加酒少许，食前温服。（《良朋汇集·卷四》）

○喉痹双蛾：地骨皮，阴阳瓦焙，研细末，芦管吹入，即吐痰涎。（《疡医大全·卷之十七》）

○风脚气痛不可忍：地骨皮、刘寄奴煎汤熏洗。（《疡医大全·卷之二十六》）

○应效散：治气瘘痔疮，多年不愈，地骨皮不以多少，杵为细末，每用纸捻蘸红疮口内，频用自然生肉，更用米饮调二钱，无时，日进三服。（《外科精义·下卷》）

【按】

地骨皮为清热退烧良药，具有清热之中兼能益阴，退烧而不发汗的特点，对虚热、实热，低烧、高烧等，凡体温异常升高，未见大便溏泄者均可辨证加用，唯虚热、低热量宜轻；实热、高热量宜重，每日可用30~40克，水煎频服。单用本品治疗高血压病、糖尿病、牙髓炎等有显效。药理研究表明，地骨皮具有解热、降血糖、降血脂、降血压、抗菌和抑制病毒等作用。本品是否有强壮补益作用，文献偶有提及，值得进一步探讨。

Mangxiao

芒硝

芒硝系硫酸盐类矿物芒硝族芒硝，经加工精制而成的结晶体。主含含水硫酸钠（$Na_2SO_4 \cdot 10H_2O$）。常用别名有芒消、盆消、杂质较多者称朴硝、皮硝，经风化失去结晶水而成的白色粉末称玄明粉、元明粉。味咸、苦，性寒。归胃、大肠经。功能泻热通便，润燥软坚，清火消肿。主要用于治疗实热便秘，大便燥结。积滞腹痛，肠痈肿痛；外治乳痈，痔疮肿痛等病症。常用剂量为6~18克；外用适量。孕妇忌用。

【各家论述】

○味苦寒。主百病，除寒热邪气，逐六腑积聚，结固留癖，能化七十二种石。（《神农本草经》）

○辛，大寒，无毒。主胃中食饮热结，破留血闭绝，停痰痞满，推陈致新。（《名医别录》）

○能治腹胀，大小便不通，女子月候不通。（《药性本草》）

○主通泄五脏症结。治天行热疾，消肿毒及头痛，排脓，润毛发。凡入饮药，先安于盏内，搅热药浇服。（《日华子本草》）

○以人乳汁调半钱，扫一切风热毒气攻注目睑外，及发于头面，四肢肿痛。（《本草衍义》）

○玄明粉……沉也，阴也。其用有二：去胃中之实热；荡肠中之宿垢；其效不可尽述，大抵用此而代盆硝也。（《珍珠囊补遗药性赋·主治指掌·逐段锦》）

○白龙粉，亦名玄明粉，治肾水衰虚，肝经邪热，视物不明，或生障翳，胬肉攀睛，或迎风泪出，眼见黑花，或如蝇翳，或如油星，或睛涩肿痛，或痒不可忍，并皆治之。（《御药院方·卷十·治眼目门》）

○《主治秘要》云：芒硝性寒味咸，气薄味厚，沉而降，阴也。其用有三：治热淫于内一也；去肠内宿垢二也；破坚结热块三也。妇人有孕忌之。又云：咸寒，纯阴，热淫于内，治以咸寒，正谓此也。（《医学启源·卷之下·用药备之·药类法象》）

○咸寒，伐伤寒大热，治关节不通，利大小便，除肠胃垢，佐大黄攻实满，同甘草陷结胸。（《丹溪手镜·卷之中·发明五味阴阳寒热伤寒汤丸药性第二》）

○芒硝味苦，大寒，主五脏积聚，久热胃闭，除邪气破留血，腹中痰实结搏，通经脉，利大小便及月水，破五淋，推陈致新，化七十二种石，消肿毒，疗

天行热病。(《增广和剂局方药性总论·玉石部上品》)

○玄明粉辛，能蠲宿垢，化积消痰，诸热可疗。(《寿世保元·卷一·本草·药性歌括》)

○朴硝澄下，硝之粗者也，其质重浊。芒硝、牙硝结于上，硝之精者也。其质清明。甜硝、风化硝，则又芒硝、牙硝之去气味而甘缓轻爽者也。故朴硝止可施于敷涂之药，若汤散服饵，必须芒硝、牙硝为佳。张仲景《伤寒论》只用芒硝不用朴硝，正此义也。硝气寒味咸，走血而润下，荡涤三焦肠胃实热阳强之病，乃折治火邪药也。唐时紫雪、红雪、碧血，皆用此硝炼成者。通治积热诸病有效，贵在用者中的尔。(《本草纲目》)

○朴硝其性峻速，咸能软坚，推逐陈积，化金石药毒，去六腑壅滞胀急，大小便不通，破瘀血坚症实痰，却湿热疫痢伤寒肠闭热狂，消痈肿排脓，凡属各经实热悉可泻除。孕妇忌用，最易坠胎虚损，误吞伤生反掌。(《景岳全书·卷四十九·本草正下》)

○辛咸苦大寒峻下之品，润燥软坚下泄除热，能荡涤三焦肠胃实热，推陈致新，治阳强之病，无坚不破，无热不除，又能消化金石，误用伐下焦真阴。(《本草分经·大肠》)

○玄明粉泻肠胃实热，软坚消肿，推陈致新，较芒硝稍缓。然脾胃虚冷及阴虚火动者，切勿妄投。忌苦参。(《医方十种汇编·药性摘录》)

○朴硝即皮硝。味苦辛咸，其性大寒，泻热泄实，润燥软坚，荡涤三焦实热，肠胃燥结，为推陈致新专药。生于卤地，刮取煎炼，沉底为朴硝；在上为芒硝；有芽者为马牙硝；风日消尽水气，轻白如粉者，为风化硝。朴硝酷烈性急，诸硝经炼稍缓……元明粉辛甘咸冷，泻胃中实热，除肠中宿垢，润燥破结。以朴硝同莱菔煮，再同甘草煮，性力虽稍缓，无实热燥结者，均为大忌。(《徐大椿医书全集·药性切用·卷之五上》)

○元明粉味辛微甘，性冷，入胃经。降心火，祛胃热。平伤寒实邪狂躁，去胸膈脏腑宿滞。通大便秘结，消痈肿，去目障，止泻痢。老弱用之，以代芒硝，诚微驱虚热之妙剂也。朴硝煎化，同莱菔煮，再以甘草煎后入罐火煅，以去其咸寒之性。阴中有阳，性稍和缓，可去热而不伤胃。若胃虚而无实热者禁用。(《罗氏会约医镜·卷十八·本草下》)

○芒硝之咸寒软坚，荡涤一切湿热瘀结之毒，推之而下。(《成方便读·外科之剂·大黄牡丹汤》)

○玄明粉味辛甘酸，性微温，无毒，沉也，阴也。其用有二，去胃中实热，泻肠中宿垢，妙难尽述，大抵用此而代芒硝也。(《医方捷径·卷三》)

○为盐类泻剂，功能开积聚，泻热，润燥。(《科学注解本草概要·矿物部》)

○效用：为盐类下药，治便秘，用单味或加茴香酒服之。又治慢性胃病及热性病，配合大黄用之。外用作漱口及洗眼料。（《现代实用中药》增订本）

○药效：解凝，泻下，利尿。用途：宿食，破满，心腹坚块。（《临床应用汉方处方解说》）

○芒硝体消化而倾放为之用。倾放胸胁、胸中、血道、胃中也。（《皇汉医学丛书·伤寒用药研究·卷下》）

【验方举要】

○《圣惠》治小儿惊热：川硝半两，上件药细研为散，每服以鸡子清调下半钱，量儿大小加减服之。（《幼幼新书·卷第八·惊痰潮发》）

○姚和众治小儿重舌方：用马牙硝涂舌下，日三度。（《幼幼新书·卷第五·初生有病》）

○《简要济众》治小儿鹅口方：用马牙硝细研，于舌上掺之，日三五度。（《幼幼新书·卷第五·初生有病》）

○朴硝下死胎：朴硝为细末二钱，温童子小便调下……医者云，本治人方，用以治畜亦效，后以治人无不验者。（《医说·下册·卷八》）

○疗喉痹神验：朴硝一两，细细含咽汁，立愈。（《医学纲目·卷之十五·咽喉》）

○疗漆疮方：用汤浸芒硝，冷洗之。又矾石亦可。（《医学纲目·卷之二十·漆疮》）

○小水不通方：芒硝一钱，研细末，以龙眼肉包之，细嚼咽下立愈。（《仙方合集·上卷·内症门》）

○白花散：治小便不通，膀胱蕴热。朴硝为末，每二钱，煎茴香汤调下，食前。（《玉机微义·卷二十八·淋闭门》）

○治时气头痛不止：用朴硝二两为末，生油调涂于顶上。（《医学纲目·卷之十五·头风痛》）

○法制硝糟汤，治梅核气如神。腊糟（不下水者，一斤），朴硝（净者，半斤）。上二味和匀，用新瓷罐收贮密封，置净处。每遇患者，只取二三匙，煎汤一盏，徐徐饮之自愈。不愈再服，无不神效。（《古今医统大全·卷之二十七·噎嗝门》）

○治小儿赤游丹，行于身体上下，延至心胸：芒硝（不拘分两），煎浓汁拭丹上。（《达生要旨·卷五·小儿诸疾外用法》）

○治牙衄方：牙缝出血，名牙红，用元明粉研细末掺之。（《冷庐杂识·卷八》）

○治舌肿塞喉：朴硝、白矾等分，研细掺之，立消。（《疡医大全·卷之

十五》）

○治食蟹龈：朴硝敷之立消。（《疡医大全·卷之十六》）

○治诸般牙痛：皂荚浓浆同朴硝煎化，淋于石上，待成霜擦之。（《疡医大全·卷之十六》）

○治缠喉风痰涎闭塞：朴硝一两，细细含咽。（《疡医大全·卷之十七》）

○治痔疮：芒硝、瓦松、陈莲蓬壳煎汤熏洗。（《疡医大全·卷之二十三》）

○古方有冰黄散治牙痛最灵。用牙硝三钱，硼砂三钱，明雄黄二钱，冰片一分五厘，麝香五厘，合共为末，每用少许搽牙，有神效。（《浪迹丛谈·卷八》，见《笔记小说大观》）

○皮硝桑叶汤：余偶患目肿，童石塘郡丞濂见之曰："何不用药水洗？"余曰："我每日早起，必用洗面盆中热水泼眼至一二百下。又常用桑叶煎汤洗之，仍有此患何也？"石塘曰："桑叶水须加皮硝，一同浓煎洗之，方有效。"如法果愈。（《浪迹丛谈·卷八》，见《笔记小说大观》）

【按】

药理研究表明，芒硝具有泻下、消肿、止痛等作用。临床可用于治疗一般外科感染、冻疮、痔疮、大骨节病等，对于实证之胰腺炎、胆道急症有显著疗效。外用敷贴乳房，能使乳汁肿胀消散，民间常用于回乳，制成药液坐浴，治前列腺肥大有效。

Xiyangshen 西洋参

西洋参系五加科植物西洋参 *Panax quinquefolium* L. 的根。常用别名有西洋人参、洋参、西参、花旗参等。味苦、微甘，性寒。归心、肺、肾经。功能补气养阴，清火生津。主要用于治疗肺虚久嗽，肠热便血，咽干口渴，烦倦乏力等病症。常用剂量为3～6克，另煎和服。中焦阳虚、胃有寒湿者忌服。忌铁器火炒，反藜芦。

【各家论述】

○西洋人参补肺降火，生津液，除烦倦。虚而有火者相宜……脏寒者服之，即作腹痛，郁火服之，火不透发，反生寒热。（《本草从新》）

○洋参补阴退热。姜制益气，扶正气。（《药性考》）

○西洋参……味类人参，唯性寒，宜糯米饭上蒸用，甘苦，补阴退热，姜制，益元扶正气。（《本草纲目拾遗》）

○西洋参苦寒微甘，补气清肺，气味浓厚，功在珠参之上。胃虚不耐寒凉者，宜久制用。（《徐大椿医书全集·药性切用·卷之一》）

○治肺火旺，咳嗽痰多，气虚呵喘，失血，劳伤，固精安神，生产诸虚。（《本草再新》）

○清肺肾，凉心脾以降火，消暑，解酒……肺气本于肾，凡益肺气之药多带微寒，但此则苦寒，唯火盛伤气，咳嗽痰血，劳伤失精者宜之。（《本草求原》）

○西洋参味甘微苦，性凉，能补助气分，兼能补益血分，为其性凉而补，凡欲用人参而不受人参之温补者，皆可以此代之。唯白虎加人参汤中，仍宜用党参，而不可代以西洋参，以其不若党参具有升发之力，能助石膏逐邪外出也。且《本经》谓人参味甘，未尝言苦，适与党参之味相符，是以古之人参，即今之党参，若西洋参与高丽参，其味皆甘而兼苦，故用于古方不宜也。（《医学衷中参西录·药物》）

○西参滋阴降火，东参提气助火，效用相反，凡是阴虚火旺，劳嗽之人，每用真西参，则气平火敛，咳嗽渐平，若用伪党参，则反现面赤舌红，干咳痰血，口燥气促诸危象焉。（《增订伪药条辨》）

【验方举要】

○治肠出血：西洋参蒸桂圆服之。（《本草纲目》）

○下乳通乳灵效方：洋参一钱，切片放生鸡蛋内，连壳饭纳内煮熟食之，服至三枚，乳如泉涌矣。(《不费钱的奇验方》)

【按】

西洋参所含的主要活性成分为人参皂苷，其总苷比人参高，主要是Rb_1的含量多，故其具有与人参相似的作用，而以抗应激、镇静作用比较明显。其性凉，对于"阳常有余，阴常不足"的人，选用西洋参最为适宜。若年高者，夜间口干无津，苔少舌红，饮食无味，每用西洋参5克，枸杞5克，晨起开水浸泡，作茶频频饮呷，至暮将渣嚼服，每日一剂，一月即可见显效。

Baihe

百合

百合系百合科植物卷丹 *Lilium lancifolium* Thunb、百合 *Lilium brownii* F.E. Brown var.*viridulum* Baker 或细叶百合 *Lilium pumilum* DC.的干燥肉质鳞叶。常用别名有白百合、蒜脑薯等。味甘，性寒。归心、肺经。功能养阴润肺，清心安神。主要用于治疗阴虚久咳，痰中带血，虚烦惊悸，失眠多梦，精神恍惚等病症。常用剂量为10～30克。风寒咳嗽，中寒便溏者忌服。

【各家论述】

○味甘，平。主邪气腹胀、心痛。利大小便，补中益气。（《神农本草经》）

○除浮肿颅胀、痞满，寒热，通身疼痛，及乳难，喉痹，止涕泪。（《名医别录》）

○除心下急、满、痛，治脚气，热咳逆。（《药性本草》）

○主心急黄，（以百合）蒸过，蜜和食之。作粉尤佳。（《食疗本草》）

○安心，定胆，益志，养五脏。治癫邪啼泣、狂叫，惊悸，杀蛊毒气，燆乳痈，发背及诸疮肿，并治产后血狂晕。（《日华子本草》）

○能补益气血，润肺除嗽，定魄安心，逐惊止悸，缓时痰咳逆，解乳痈喉痹，兼治痈疽，亦解蛊毒，润大小便，消气逆浮肿。仲景用之以治百合证者，盖欲借其平缓不峻，以收失散之缓功耳，虚劳之嗽用之颇宜。（《景岳全书·卷四十九·本草正》）

○味甘平，无毒，入手太阴阳明，亦入手少阴，故主邪气腹胀。所谓邪气者，即邪热也，邪热在腹故腹胀，清其邪热则胀消矣，解利心家之邪热，则心痛自瘳。肾主二便，肾与大肠二经有热邪则不通，利清二经之邪热，则大小便自利。甘能补中，热清则气生，故补中益气，清热利小便，故除浮肿颅胀，痞满寒热，通身疼痛，乳难，足阳明热也。喉痹者，手少阳三焦，手少阴心家热也。涕泪肺肝热也，清阳明三焦心部之热，则上来诸病自除。（《本草经疏》）

○百合之功，在益气而兼之利气，在养正而更能去邪，故李氏谓其为渗利和中之美药也。如伤寒百合病，《要略》言其行住坐卧，皆不能定，如有神灵，此可想见其邪正相干，乱于胸中之故，而此味用之以为主治者，其义可思也。（《本草述》）

○百合味甘，安心定胆，止嗽消浮，痈疽可啖。（《万病回春·卷之一·药性歌》）

○百合消肺热，敛气安神。仲景用此治百合病，咳嗽初起勿用。（《陈修园医书四十八种·食物秘书》）

○百合凉金润燥，泻热消郁，清肃气分之上品。其诸主治，收涕泪，止悲伤，开喉痹，通肺痈，清肺热，疗吐血，利小便，滑大肠，调耳聋耳痛，理胁痈乳痈发背诸疮。水渍一宿，白沫出，去其水，更以泉水煎汤用。（《长沙药解·卷三》）

○润肺宁心，治虚劳久嗽，定惊悸，止涕泪，疗肺痿，利二便，除百合病。按百合气平功缓，难图速效，若中寒者勿用。（《罗氏会约医镜·卷十六·本草上》）

○甘微苦寒，润肺止嗽，清热宁心。解者可供茶点，多食损胃。（《徐大椿医书全集·药性切用·卷之四中》）

○百合清心肺热，敛气安神。凡余热未清，坐卧不安，咳嗽不已，涕泪不收，胸浮气胀，状有鬼神皆治。即仲景用此治百合病之义。但初嗽不宜用。花白者入药。（《医方十种汇编·药性摘录》）

○嵩山百合，生食之可愈肺疾，虽经年患咳者，食之立效，其质甚脆，不能隔宿，故不能行远，非亲至山中，无缘求得。陕州鹰痰可愈嗝，济原娑罗子可愈胃，是谓中州三宝。（《偶忆篇》）

○效用：为滋养强壮性镇咳祛痰药，对于肺结核及慢性干性气管炎，有滋养缓和止咳之功，并有清凉退热作用。又用为歇司列亚症状"百合病"及神经衰弱之强壮滋补药。（《现代实用中药》增订本）

○《本经》云百合"主邪气腹胀，心痛"。《药性论》载："除心下急、满、痛。"其因于热者，热邪蕴结阳明则腹胀痛。百合清润开结，通利泄导，热去腑通则不痛……百合清心，热去则痛止。亦有神聚而痛者，百合安神，神安则痛止。（《百药效用奇观》）

○为滋养及祛痰药，并有镇静及利尿作用。功能润肺止咳，定惊益志，除胀满。（《科学注解本草概要·植物部》）

○盖喉主天气，通于肺，肺居身半以上，外邪由毛孔气管而入内，邪由胃府肺脉而上。百合得金土相生之化，能升降金土之气，开胃府，下肺气，以清心宫。（《经证证药录·卷十四》）

【验方举要】

○百合，随多少熬，令黄色，末之，每饮服方寸匕，日三服，治百合病，腹中满痛者。《千金》用干百合为末，温水服二钱，一日二服，治耳聋耳痛。

用百合煮脓汁，服一升，治阴毒伤寒良，此孙真人方也。

用新百合四两，蜜和蒸软，时时含一片含津，治肺脏壅热咳嗽者。《卫生易简方》用新百合捣汁，和水饮之，治肺病吐血，亦可煮食。

治骨哽方：用百合五两，研末，蜜水调，围颈项包住，不过三五次即下。（《祖剂·卷之一》）

○治火丹，两臂红肿而痛，用百合研细末，白糖共捣烂敷之即痊。（《冷庐医话·卷五·杂方》）

○痘毒溃烂不愈，干百合为细末掺之。数次而愈。（《疡医大全·卷之三十三》）

○百合病一月不解，变成温者，百合洗方主之。以百合一升，以水一斗，渍之一宿，以洗身，洗已，食煮饼，勿以盐豉也。（《金匮要略讲义·百合狐蜮阴阳毒病脉证治第三》）

【按】

药理研究表明，百合具有镇咳、平喘、止血和增加小白鼠肺灌流量等作用。兰州百合对动物移植性肿瘤、肝癌、肺癌的瘤株均有一定抑制作用。临床上用百合治胃痛，尤其是治萎缩性胃炎有确切疗效。

Baibu

百部

百部系百部科多年生草本植物直立百部 *Stemona sessilifolia*（Miq.）Miq.、蔓生百部 *Stemona japonica*（Bl.）Miq. 或对叶百部 *Stemona tuberosa* Lour. 的干燥块根。常用别名有嗽药、百条根、九丛根、山百根等。味甘、苦，性微温。归肺经。功能润肺下气止咳，杀虫。主要用于新久咳嗽，肺劳咳嗽，百日咳；外用于头虱，体虱，蛲虫病，阴痒症。蜜百部润肺止咳，用于阴虚劳嗽。常用剂量为3～9克。外用适量。

【各家论述】

○微温。主咳嗽上气。（《名医别录》）

○味甘，无毒。治肺家热，上气，咳嗽，主润益肺。（《药性本草》）

○火炙浸酒空腹饮，去虫蚕咬，兼疗癣疮。（《本草拾遗》）

○治疳蛔及传尸骨蒸劳，杀蛔虫、寸白、蛲虫。（《日华子本草》）

○润肺，治肺热咳嗽；消痰定喘，止虚劳咳嗽，杀虫。（《滇南本草》）

○百部，亦天门冬之类，皆治肺病杀虫，但百部气温而不寒，寒嗽宜之；天门冬性寒而不热，热嗽宜之，此为异耳。（《本草纲目》）

○百部味甘。（治）骨蒸劳瘵，杀疳蛔虫，久咳功大。（《寿世保元·卷一·本草》）

○百部根，《蜀本》云微寒，《日华子》言苦，《本经》言微温者误也。苦而下泄，故善降，肺气升则喘嗽，故善治咳嗽上气。能善肺热，故《药性论》主润肺。其性长于杀虫，传尸骨蒸劳，往往有虫，故亦主治。疳热有虫，及蛔虫、寸白虫、蛲虫，皆能杀之……百部味苦，脾虚胃弱人宜兼保脾安胃药同用，庶不伤胃气。（《本草经疏》）

○润肺散热，清痰下气，诚久嗽寒嗽之要药。治传尸骨蒸、疳积、疥癣、发虱。脾胃虚者须同补药用。（《罗氏会约医镜·卷十六·本草上》）

○九丛根甘苦微温，劳热久嗽除骨蒸，传尸疳积杀劳虫，疥癞风癣蚊虱清。（《草木便方》）

○甘苦微温，润肺理嗽，治疳杀虫。劈去心皮，酒焙用。（《徐大椿医书全集·药性切用·卷之二中》）

○百部除肺寒，泄肠热，杀虫止嗽，除一切蛊毒传尸骨蒸。虚人服之恐伤气。（《医方十种汇编·药性摘录》）

○百部能利肺气而润肺温肺治寒嗽，杀虫。伤胃滑肠。（《本草分经·肺》）

○百部，乃先哲多谓其能治久嗽，损掩所云，治久嗽用以保肺者也。以止治暴嗽者，宜于肺气素虚之人，而随分寒热，有以佐之，如寒则生姜，热则和蜜，如治久嗽者加蜜，固为其虚而定有热也，岂漫无区别乎哉。（《本草述》）

○百部，杀虫而不耗气血，最有益于人，但其力甚微，用之不妨多也。然必与参、茯、芪、术同用为佳。大约用百部自一钱为始，可用至三四钱止，既益肺胃脾之气，又能杀虫。倘痨病有传尸之虫者，须同地骨皮、沙参、丹皮、熟地、山茱萸共用为好。（《本草新编》）

○百部为镇咳、杀菌药，并有杀灭皮肤寄生虫之作用。（《科学注解本草概要·植物部》）

○效用：外用为杀虫剂。治疥癣，及驱除毛虱等寄生虫。内服能减退呼吸中枢之兴奋，而奏镇咳作用，亦作肠寄生虫驱除用。（《现代实用中药》增订本）

【验方举要】

○凡男女阴毛及腋毛等处常生有一种八角形之虫，名曰角虱。往往深入肌理，瘙痒异常，可用百部末研粉，渍上好烧酒中一宿，用以涂擦极效。或用除头虱之水银膏擦之亦效。（《华佗神方·卷十四·治毛虱方》）

○张文仲卒咳方：百部根四两，上一味，酒一斗煮，再宿火温服一升，日再服之效。（《外台秘要·卷九·卒咳嗽方》）

○疗久咳：以百部根二十斤，捣绞取汁，煎之如饴，服方寸匕，日三服，验。（《医学纲目·卷之二十六·咳嗽》）

○治瘙痒性皮肤病：百部六两，75%酒精十二两。将百部碾碎置酒精内，浸泡七昼夜，过滤去渣备用。用棉棒或毛刷蘸涂。主治荨麻疹、神经性皮炎等瘙痒性皮肤病。（《赵炳南临床经验集·酒浸剂·百部酒》）

【按】

药理研究表明，百部具有镇咳、祛痰、杀虫、抗菌、解除支气管平滑肌痉挛等作用。单用百部临床治疗酒渣鼻（外用）、肺结核、慢性咽炎等有显效。

Baicaoshuang

百草霜

百草霜系杂草经燃烧后附于灶突或烟囱内的烟灰。常用别名有灶突墨、灶突中尘、灶额上墨、灶烟煤、锅烟墨等。味辛，性温。归肝、肺、胃经。功能止血，消积。主要用于治疗吐血、衄血、便血、血崩、带下，泻痢，食枳，咽喉口舌诸疮等病症。常用剂量为1～4.5克，入丸散内服；外用研末撒或调敷适量。

381

【各家论述】

○主消化积滞，今人下食药中多用之。（《本草图经》）

○辛，温，无毒。止上下诸血，妇人崩中带下、胎前产后诸病，伤寒阳毒发狂，黄疸，疟痢，噎膈，咽喉口舌一切诸疮。（《本草纲目》）

○百草霜乃烟气结成，其味辛，气温无毒。辛主散，故能消化积滞及下食也。凡血见灰则止，此药性能止血，复能散瘀滞，故主上下诸血及崩中带下、胎前产后诸病……虽能止血，无益肠胃，救标则可，治本则非，故不宜多服。（《本草经疏》）

○百草霜，解三焦结热，化脏腑瘀血之药也。苏颂主化小儿食积癥块，妇人气痞血瘕，取此得火气之轻扬，而散阴凝陈聚之物也。濒湖治黄疸疟胀，咽喉肿闭，口舌生疮，取此得火气之轻升，而发越湿热痰气搏结之疾也。杂病方用治吐、衄、崩血不止者，谓其轻浮火化之质，且色之黑也，血见黑即止，亦从治热胜动血而安营血之类走也。（《本草汇言》）

○味辛，气平。敛营止血，清热消瘀。专止失血，吐衄便血，产漏诸血。（《玉楸药解》）

○性辛气温。能治一切血病：吐血、衄血、血晕、血痢、便血、崩漏、金伤出血。面疮勿掺，入肉如印。系铛底黑垢，刀削下，细研用，烧杂草者更良。（《罗氏会约医镜·卷十八·本草下》）

○止血散瘀，治吐血、衄血，阳毒发狂。（《徐大椿医书全集·药性切用·卷之五下》）

○锅烟辛温止血晕，呕吐衄血治漏崩，口舌咽喉白秃疮，伤寒发斑疟痢清。（《草木便方》）

○百草霜……与伏龙肝相似。凡血见黑即止，蛊毒恶气，得卒温则散。故本经专主蛊毒中恶，吐血血晕。以酒或水或醋，细研温服。亦涂金疮，止血生肌。至于伤寒发斑，疸膈疟痢，咽喉口舌白秃诸疮，亦须用此，以取火化从治之义。

（《本草求真》）

○为吸着剂。治单纯性肠炎泄泻、肠出血、痢疾、妇人赤白带下。（《科学注解本草概要·植物部》）

○百草霜，无毒，治热毒，消积化滞，止暴泻痢，妇人月候不调，崩中漏下，横生逆产，胞衣不下。（《东医宝鉴·汤液篇·卷一》）

○百草灰，主腋臭及金疮。（《东医宝鉴·汤液篇·卷一》）

【验方举要】

○治腋臭及金疮：五月五日采露收之一百种（草），阴干，烧作灰，以井花水重团，烧令白以酽醋和为饼，腋下夹之干即易，当抽一身痛闷疮出即止，以水小便洗之，不过三两度。又主金疮，止血，生肌，取灰和石灰为团烧令白，刮敷疮上。（《医说·下册·卷八》）

○黑神散：催生及治横逆生，服之即顺。百草霜，为细末，每服二钱，用米醋、童子小便各少许，调成稀膏，沸汤浸至六分盏，温服。（《卫生家宝产科备要方·卷七》）

○治喉中结块核，不通水食，危困欲死者大效，百灵丸。用釜底百草霜不拘多少，研细，蜜和为丸龙眼大。每一丸，新汲水化开灌下，甚至不过三丸即愈。（《当归草堂医学丛书·传信适用方·卷二》）

○舌肿胀：百草霜、海盐各等分，研末，井华水调下。（《疡医大全·卷之十五》）

○白秃疮：百草霜研细，麻油调擦。（《疡医大全·卷之三十》）

○金疮：百草霜研末掺。（《疡医大全·卷之三十七》）

○《卫生易简方》：百草霜一斤，炒面半升，绿矾四两，为末，糖丸如桐子大，每服三四十丸。主治黄肿。（《百药效用奇观》）

○治舌突然肿破：釜底墨研细，醋调涂舌，上下脱去，更付入盐尤佳。先针决出血，敷药尤妙。（《东医宝鉴·外形篇·卷二》）

○治久患鼻疮，脓极臭：百草霜细研为末，以冷水调下二钱。（《东医宝鉴·外形篇·卷二》）

○治心痛：取（百草霜）细末二钱，以热童尿调服即愈。（《东医宝鉴·外形篇·卷三》）

○治霍乱：取（百草霜）二钱，百沸汤一盏，投其中急搅服，吐泻立止。（《东医宝鉴·杂病篇·卷五》）

【按】

百草霜含炭粒等，具有明显收敛作用。临床上配伍黄连为末内服，治疗食积腹泻确有效。

Danggui
当归

当归系伞形科当归属多年生草本植物当归 *Angelica sinensis* （Oliv.） Diels 的干
燥根。常用别名有干归、秦归、云归等。味辛、甘，性温，归心、肝、脾经。功
能补血活血，调经止痛，润肠通便。主要用于治疗心肝血虚所致的面色萎黄、眩
晕、月经不调、闭经、痛经、崩漏、腰痛、便秘，血瘀阻滞所致的风湿痹痛，跌
仆损伤，产后瘀滞腹痛，痈疽疮疡等病症。常用剂量为 5~10 克。湿阻中满，大
便溏薄者慎服。

【各家论述】

○当归味甘温无毒，主治咳逆上气，温疟热洗洗在皮肤中，妇人漏下绝子，
诸恶疮疡，金创，煮饮之。一名干归。生川谷。（《神农本草经》）

○温中止痛，除客血内塞，中风痉，汗不出，湿痹，中恶客气，虚冷，补五
藏，生肌肉。（《名医别录》）

○止呕逆，虚劳寒热，破宿血，主女子崩中，下肠胃冷，补诸不足，止痢腹
痛。单煮饮汁，治温疟，主女人沥血腰痛，疗齿痛不可忍。患人虚冷加而用之。
（《药性本草》）

○补女子诸不足，此说尽当归之用矣。（《本草衍义》）

○当归一味散治产后诸疾，调养血气。王子亨指迷论言产后不必服他药，唯
此一散足矣。当归三两，去芦须，切片，焙。为细末，每服二钱，童子小便或酒
调下，日三服，从产下便服之。（《卫生家宝产科备要方·卷七》）

○治一切风，一切血，补一切劳，破恶血，养新血及主癥癖。（《日华子本
草》）

○当归（畏菖蒲、海藻，恶热麸）……可升可降，阳也。其用有四：头，止
血而上行；身，养血而中守；梢，破血而下流；全，活血而不走。（《珍珠囊补
遗药性赋·主治指掌·逐段锦》）

○当归甘辛性温，属阳，可升可降，在气主气，在血主血，各有所归，故名
当归。除客血，补虚劳，滋养诸经。（《丹溪手镜·卷之中·发明五味阴阳寒热
伤寒汤丸药性第二》）

○温中止痛，除客邪内塞，中风痉汗不出，湿痹，中恶客气，虚冷，补五
脏，生肌肉。（《增广和剂局方药性总论·草部中品之上》）

○和血用当归，凡血受病皆用……潮热者，夜间，当归根……血刺痛者，当

归。(《医学启源·卷之上·主治心法》)

○其用有三：心经药一也；和血二也；治诸病夜甚三也……血病须去芦头用……当归酒浸，助发散之用也。(《医学启源·卷之下·用药备旨》)

○当归入手少阴，以其心主血也；入足太阴以其脾裹血也；入足厥阴，以其肝藏血也。头能破血，身能养血，尾能行血，用者不分，不如不使。若全用，在参、芪皆能补血……唯酒蒸当归，又治头痛，以其诸头痛皆属木，故以血药主之。(《汤液本草》)

○专能补血，其气轻而辛，故又能行血，补中有动，行中有补，诚血中之气药，亦血中之圣药也。头止血上行，身养血中守，尾破血下流，全活血不走，大约佐之以补则补，故能养营养血，补气生精，安五脏，强形体，益神志，凡有形虚损之病，无所不宜。佐之以攻则通，故能祛痛、通便、利筋骨，治拘挛瘫痪、燥、涩等证。营虚而表不解者，佐以柴葛麻桂等剂，大能散表卫热，而表不敛者，佐以六黄之类又能固表，唯其气辛而动，故欲其静者当避之，性滑善行，大便不固者当避之。凡阴中火盛者当归能动血，亦非所宜。阴中阳虚者，当归能养血，乃不可少。若血滞而为痢者，正所当用，其要在动滑两字，若妇人经期血滞，临产催生及产后儿枕作痛，俱当以此为君，小儿痘疹惊痫，凡属营虚者，必不可少。(《景岳全书·下册·卷四十八·本草正》)

○当归主血分之病，川产力刚可攻，秦产力柔宜补。凡用本病酒制，而痰浊以姜汁浸透，导血归源之理。(《韩氏医通·药性裁成章第七》)

○当归甘辛头止血，身还养血润于中，梢能破血流而下，全用能调荣气充。(《医经小学·卷之一·药性指掌》)

○当归性温，生血补心，扶虚益损，逐瘀生新。(《万病回春·卷之一·药性歌》)

○当归审用：夫当归之养荣以佐清金也尚矣。然其味未免于辛，其性未免于温，虽有养血之大功，亦为行血活血之品，故治吐血证者，宜待血势既定，血络稍固，君相二火咸调，然后以此大补肾水以收功，若执古人之论，谓当归命名之义，使气血各得其归，不顾血证新久而用之，亦有误处。(《理虚元鉴·卷下·治虚药讹一十八辨》)

○虚坐而不得大便，皆因血虚也，血虚则里急，加当归身。凡后重逼迫而得大便者，为有物而然，今虚坐努责而不得大便，知其血虚也，当用当归为君，生血药佐之。(《医学纲目·卷之二十三·滞下》)

○治一切风，一切血，补一切劳，破恶血，养新血，及癥癖，肠胃冷……治头痛，心腹诸痛，润肠胃筋骨皮肤，治痈疽，排脓止痛，和血补血。(《本草纲目》)

○血滞能通，血虚能补，血枯能润，血乱能抚，使气血各有所归，散内寒，

补不足，去瘀生新。（《本草分经》）

○入足厥阴肝经，养血滋肝，清风润木，起经脉之细微，四肢节之逆冷，缓里急而安腹痛，调产后而保胎前，能通妊娠之小便，善滑产妇之大肠。奔豚须用，吐蛔宜加，寒疝甚良，温经最效……当归滋润滑泽，最能息风而养血，而辛温之性又与木气相宜，酸则郁而辛则达，寒则凝而温则畅，自然之理也。血畅而脉充，故可以回逆冷而起细微。木达而土苏，故可以缓急痛而安胎产。诸凡木郁风动之证无不宜之，但颇助土湿，败脾胃而滑大便，故仲景用之多土木兼医。但知助阴，而不知伐阳，此后世庸工所以大误苍生也。（《长沙药解·卷二》）

○当归辛温，血虚有寒者，宜多用；血虚有热者，宜少用。凡阴虚火动，大便不固者，忌之。入吐血、衄血剂中，须用醋炒，以其辛能动血也。（《罗氏会约医镜·卷十六》）

○此方（治痢疾方）之奇妙，全在重用归、芍，盖水泻忌当归之滑，而痢疾则正喜其滑也。（《寿世汇编·普济良方·卷一》）

○极善滑肠，泄泻忌用。如不得已，土炒可以益脾，糯粉炒可以厚胃，用者详之。（《徐大椿医书全集·上册·药性切用·卷之一中》）

○补血不用当归妙，以当归之香燥也。（《傅青主女科·卷下·妊娠小便下血病名胎漏》）

○张景岳曰：治血之剂，古人多以四物汤为主，然亦有宜有不宜。盖补血行血，无如当归，但当归之性动而滑，凡因火动血者忌之，因火而嗽，因湿而滑者，皆忌之。（《成方切用·卷一·上·四物汤》）

○治浑身肿胀，血脉不和，阴分不足，安生胎，堕死胎。（《本草再新》）

○当归、川芎为产后要药，然唯血寒而滞者为宜，若血虚而热者断不可用。盖当归秋分时开花，得燥金辛烈之气，香窜异常，甚于麻、辛，不过麻、辛无汁而味薄。当归多汁而味厚耳。用之得当，功力最速，用之不当，为害亦不浅。如亡血液亏，孤阳上冒等证，而欲望其补血，不亦愚哉，盖当归止能运血，哀多益寡，急走善窜，不能静守，误服致瘕，瘕甚则脱。（《温病条辨·卷五·产后误用归芎亦能致瘕论》）

○归身主守，补固有功，归尾主通，逐瘀自验，而归头秉上行之性，便血溺血，崩中淋带等之阴随阳陷者，升之固宜，若吐血衄血之气火升浮者，助以温升，岂不为虎傅翼？是止血二字之所当因症而施，固不可拘守其止之一字而误谓其无所不可也。且凡失血之症，气火冲激，扰动血络，而循行不守故道者，实居多数，当归之气味俱厚，行则有余，守则不足，亦不可过信归所当归一语，而有循名失实之咎。（《本草正义》）

○当归畏菖蒲、生姜、海藻……恶闾茹、湿面、制雄黄……得茯苓降气，配白芍养营，配人参、黄芪补阴中之阳，配红花治月经逆行，君黄芪治血虚发热，佐荆芥、生附治产后中风，佐柴、葛散表，入泻白散活痰，入失笑散破血，合桂、附、吴茱萸逐沉寒，同大黄芒硝破热结……大便滑泄、自汗、肺虚、肝火盛、吐血初止、脾虚不食，六者禁用……当归言血之当归经络也，正使血之有余者，不至泛溢于外，如血虚而用之，则虚虚矣，唯得生地、白芍以为之佐，亦有活血之功。（《得配本草》）

○当归……唯虚劳多汗，大便滑泻者，皆禁用。当归之性虽温，而血虚有热者，亦可用之，因其能生血即能滋阴，能滋阴，即能退热也……至于女子产后受风发搐，尤宜重用当归……是以愚治此等证，恒用当归一两，少加散风之品以佐之，即能随手奏效。（《医学衷中参西录·药物》）

○能温下肺气，以降心火，性温能滋升脾液，以救肝燥；而辛香滋润之质，不与木气相宜，可以息风而养血，故为风木枯燥之圣药，尤宜与柴桂相并用。（《经证证药录·卷十一》）

○当归血家要药，为什么能主咳逆上气？咳逆上气有新病、久病之分。一般说来，新病在气，久病入络伤血……故新病邪实在气，亦可配用当归，使气血相依，相得益彰。久病在血，血不和则气逆，用当归和血、调血，即能顺气、治气……肺燥亦令人咳，当归……能润肺金之燥，故《本经》谓其主咳逆上气。（《百药效用奇观》）

○镇静调经，对贫血血行不畅有效，用作温性强壮药，治妇人子宫病，可使血循环改善，身体温暖，对四肢冷感及疼痛，脏躁症等有良效。对于妇人月经困难，尤具著效。（《现代实用中药》增订本）

○气血昏乱者，服之即定……当归之功，治上酒浸，治外酒洗，血病酒蒸，痰用姜汁炒。（《东医宝鉴·汤液篇·卷三》）

○药效：驱瘀血，镇痛，镇静，补血，强壮。用途：贫血，血燥，虚劳。（《临床应用汉方处方解说》）

○当归体柔沃，而顺宽为之用……顺宽者，当归四逆汤、当归四逆加吴萸生姜汤顺宽心胸间也。（《皇汉医学丛书·内科学·伤寒用药研究》）

【验方举要】

○必效疗心痛方：当归末酒服方寸匕，频服。（《外台秘要·卷七》）

○倒产子死不出，及胎干不能产：当归末，酒服方寸匕；或紫苏汤调服亦可。（《子母秘录·产后》）

○独圣散：疗产后腹痛，当归为末，每服二钱，水一盏，煎至七分，温服。（《妇人大全良方·卷之二十》）

○治小儿脐久不干，赤肿出脓及清水：当归焙干为末，研细，上着脐中，频用自瘥。予家小儿常病脐湿，五十余日，贴他药皆不瘥。《圣惠方》有十余方，

从上试之，至此方一敷而干。后因尿入疮皮，复病，又一贴愈。（《苏沈内翰良方校释·卷第九》）

○治小儿夜啼，当归不以多少为末，一钱，水六分，煎四分，温服。（《幼幼新书·卷第七》）

○修善散：治肠风大便血，当归不拘多少，为细末，食前空心一大钱浓煎赤小豆汁，取一盏与当归同煎五七沸，通口顿三服立效。（《鸡峰普济方·第十卷》）

○齿痛方：用当归极大者一根，去头尾入竹筒内，用白盐填实，用纸塞口，炭火烧存性，为末擦牙洗眼，津咽下又乌须发。（《众妙仙方·卷一·齿牙门》）

○钱观文方，治心脾疼：当归八两，白术一分，上为末，沸汤点服一二钱。（《玉机微义·卷之三十三·心痛门》）

○元戎古方：治头痛欲裂，当归二两，酒一升，煮取六合。（《玉机微义·卷之三十四》）

○吐血不止，急用三四两重大当归一只，全用切细，好陈黄酒一斤，慢火煎至一满碗，顿于锅中，以温为妙。候将要吐尚未吐，口中有血含住，取药酒连血漱和咽下，服二剂决愈，断不复发。每有医家阻云：吐血尚要戒酒，岂可服酒煎当归？殊不知酒煮当归，乃引血归经之妙药。此方真百试百验，从无一误。（《寿世汇编·普济良方·卷四》）

○血热入肺而成酒渣鼻：当归、苦参各四两，研末，酒糊丸桐子大，食后热茶送下八十丸，药尽自愈。（《疡医大全·卷之十二》）

○破伤风出血不止，当归末敷之。（《疡医大全·卷之三十六》）

○火疮疼不可忍：当归炒、生大黄炒，各等分研细，麻油调搽。（《疡医大全·卷之三十七》）

○归芩汤：治痢疾，归身三钱，黄芩钱半，酒炒，糯米一合，水煎，去渣温服。（《徐大椿医书全集·下·女科指要卷三》）

○催生如圣散：治孕妇产难，脉浮涩者，当归一斤，紫苏八两，为散，水煎五钱，去渣温服。（《徐大椿医书全集·下·女科指要卷四》）

○润胎饮，治产难，脉濡涩者。当归身一两，冬葵子三钱，水煎去渣，入白蜜一匙，温服。（《徐大椿医书全集·下·女科指要卷四》）

○佛手散，治胎动，脉弦者。当归三钱，川芎钱半，酒一碗，煎干，再用水煎，去渣温服。（《徐大椿医书全集·下·女科指要卷三》）

○保命集散，治恶露纯水，脉紧涩者，当归六两，酒炒，芫花四两，醋炒，为散，红花酒煎三钱，去渣温服。（《徐大椿医书全集·下·女科指要·卷五》）

○治须发早白：全当归一斤，用黑豆煮浓汁，将当归浸透，蒸晒干，再煮黑豆汁，再浸再蒸再晒，以当归心内黑透为度，晒干。上为细末，炼蜜为丸如梧桐

子大，每服三钱，空腹白滚水送下。发黄者服一料，有白煮服二料，纯白者服三料，全黑。（《良朋汇集·卷五》）

○归元仙酒：用当归、大圆眼，以好酒浸饮，最养血。（《食鉴本草》）

○产后舌干鼻衄，颈项生点者，败血流入五脏也，用当归一钱，酒半盅煎汤入童便三分和药末服。（《仁寿镜·卷三下》）

【按】

当归临床应用相当广泛。其化学成分中，含有多种人体必需的氨基酸、维生素A等，有抗贫血的维生素B_{12}，有抗衰老作用的维生素E和硒，有解痉作用的藁本内脂，有抗肝昏迷的精氨酸等。药理研究表明，当归对子宫具有抑制和兴奋的"双向性"作用，还有扩张冠状动脉、增加冠脉血流量、降低心肌耗氧量、降低血小板聚集、抗血栓形成、降血脂、抗炎镇痛等作用。临床上还可用于上消化道出血、急性肠梗阻、心律失常、脑动脉硬化、脑血栓、急性缺血性脑中风、血管神经性头痛、失眠、慢性鼻炎、慢性盆腔炎、子宫脱垂、慢性肝炎、高血压、慢性支气管炎、带状疱疹等病症。

肉桂

Rougui

肉桂系樟科常绿乔木植物肉桂 *Cinnamomum cassia* Presl 的干燥树皮。常用别名有桂皮、紫桂、玉桂、官桂等。味辛、甘，性大热。归肾、脾、心、肝经。功能补火助阳，引火归源，散寒止痛，活血通经。用于治疗阳痿，宫冷，腰膝冷痛，肾虚作喘，阳虚眩晕，目赤咽痛，心腹冷痛，虚寒吐泻，寒疝，奔豚，经闭，痛经。常用剂量，如水煎服为 2～5 克，应后下，研末冲服，每次 1～2 克，或入丸散。有出血倾向者及孕妇慎用，不宜与赤石脂同用。

【各家论述】

○牡桂，味辛温，主上气咳逆，结气喉痹吐吸，利关节，补中益气，久服通神，轻身不老。(《神农本草经》)

○利肝肺气，心腹寒热冷疾，霍乱转筋，头痛腰痛出汗，止烦止唾，咳嗽鼻齆，堕胎，温中，坚筋骨，通血脉，理疏不足，宣导百药，无所畏。久服，神仙不老。(《名医别录》)

○主治九种心痛，杀三虫，主破血，通利血闭，治软，痹，不仁，胞衣不下，除咳逆，结气，拥痹，止腹内冷气，痛不可忍，主下痢，鼻息肉。杀草木毒。(《药性本草》)

○有人患赤眼肿痛，脾胃虚弱，吃饮食不得，诊其肝脉盛，脾脉弱，凉药以治肝则损脾，愈吃饮食不得，服暖药以益脾则肝愈盛而加病，何以治之，但于温平药中倍加肉桂，不得用茶调，恐损脾也，肉桂杀肝而益脾，故一治而两得之。(《医说·上册·卷第四》)

○治一切风气，补五劳七伤，通九窍，利关节，益精明目，暖腰膝，破痃癖癥瘕，消瘀血，治风痹骨节挛缩，续筋骨，生肌肉。(《日华子本草》)

○久患腰痛，必用官桂以开之方止，腹痛、胁痛亦可用。(《丹溪治法心要·卷三·心痛第四十二》)

○肉桂，气热，味大辛，补下焦火热不足，治沉寒痼冷之病，及表虚自汗，春夏二时为禁药也……《主治秘要》云：肉桂纯阳，渗泄止渴。又云……去营卫中之风寒，去皮，捣细用。(《医学启源·卷之下·用药备旨》)

○肉桂，能散结积阴疮疡，须当少用之，一曰寒因热用，又为寒因覆盖其疮，以辛热以消浮冻之气，或燥烦者去之，阴证疮必须用之也。(《普济方·卷二百九十一·瘰疬门》)

○桂性热，善于助阳而尤入血分，四肢有寒疾者非此不能达，桂枝气轻，故能走表，以其善调营卫，故能治伤寒，发邪汗疗伤风，止阴汗，肉桂味重，故能温补命门，坚筋骨，通血脉……且桂为木中之王，故善平肝木之阴邪，而不知善助肝胆之阳气，唯其味甘，故最补脾土，凡肝邪克土而无火者用此极妙，与参附地黄同用最降虚火，及治下焦元阳亏乏与当归、川芎同用，最治妇人产后血瘀儿枕腹痛，及小儿痘疹虚寒，作痒不起，虽善堕胎动血用须防止二证，若下焦虚寒，法当引火归元者，则此为要药，不可误执。（《景岳全书·卷四十九·本草正》）

○官桂味辛热有毒，堕胎止汗补劳伤，用枝气薄能开表，用肉生温补肾良。（《医经小学·卷之一·药性指掌》）

○血崩血淋尿血，阴虚吐血咯血，鼻衄，齿衄，汗血，小便因热不利，大便因热燥结，肺热咳嗽，产后去血过多，及产后血虚发热，小产后血虚寒热，阴虚五心烦热，似中风口眼歪斜，失音不语，语言蹇涩，手足偏枯，中暑昏晕，中热腹痛，妇人阴虚少腹痛，一切温病热病头痛口渴，阳症发斑发狂，小儿痧症腹痛作泻，痘疮血热干枯黑陷，妇人血热经行先期，妇人阴虚内热经闭，妇人阴虚寒热往来，口苦舌干，妇人血热经行作痛，男妇阴虚，内热外寒，中暑泻利暴注如火热，一切滞下纯血，由于心经伏热，肠风下血，脏毒便血，阳厥似阴，梦遗精滑，虚阳数举，脱阴目盲等三十余证，法并忌之。（《本草经疏》）

○肉桂以补命门之火，则肾气既温，相火有权，则心气下行，君火相得，自然上下同心，君臣合德矣。（《重订石室秘录·卷二·本治法》）

○此方在用元参以泻肾中浮游之火，尤妙肉桂三分，引其入宅，而招散其沸越之火，同气相求，火自回舍。※治阳强不倒方：元参九钱，肉桂三分，麦冬七钱。（《重订石室秘录·卷三·男治法》）

○方名火土两培丹。此方之佳，全在肉桂之妙，妙在补命门心包之火，心包之火足，自能开胃以去痰；命门之火足，始能健脾以去湿。况方中纯是补心补肾之味，肉桂于补药之中，行其地天之泰，水自归经，痰从何积？（《重订石室秘录·卷三·肥治法》）

○方名脾湿汤。此方妙在去湿而不走气，尤妙在用肉桂一分，得桂之气而不得桂之味，始能入诸关节之间，以引去其水湿之气也。（《重订石室秘录·卷三·卧治法》）

○肉桂温暖条畅，大补血中温气。香甘入土，辛甘入木，辛香之气，善行滞结，是以最解肝脾之郁……凡经络堙瘀，脏腑癥结，关节闭塞，心腹疼痛等症，无非温气微弱，血分寒冱之故，以至上下脱泄，九窍不守，紫黑成块，腐败不鲜者，皆此证也。女子月期、产后，种种诸病，总不出此。悉用肉桂，余药不能。（《玉楸药解》）

○丹溪云：久腰痛，必用官桂开之，方止。寒甚更加附子，但有湿热，则二者皆不宜用。（《医学心悟·第三卷·独活寄生汤》）

○但精亏血少，肝盛火起者切勿用之。（《医方十种汇编·药性摘录》）

○肉桂能通荣卫而和阴阳，犹诸候之命圭，使通两家之好也。（《济阴纲目·卷之十三·虚羸》）

○肉桂温肝暖血，破瘀消症，逐腰腿湿寒，驱腹胁疼痛。（《医学摘粹·本草类要·热药门》）

391

○甜肉桂入肝、肾、命门、血分。温经补火，引热下行，为血分虚冷之专药……桂心，性近肉桂，厚去外皮，入心、脾、血分而祛寒止痛，内托排脓，为治内不治外之专药……牡桂，即大桂，禀离火纯阳之气，辛胜于甘而微带苦性，偏温散而能上行，治心腹冷痛，筋脉拘挛，不减肉桂。若相火不归，下元虚冷，其力不能直达下焦，为稍逊耳……上官桂一名简桂……入经髓而宣通百脉，导引诸药。有辛温行散之功，无壮火食气之患，经络寒痹最宜之。（《徐大椿医书全集·药性切用·卷之三》）

○肉桂虽主下元，总理中外气血……官桂善走胁肋不能直达下焦。（《徐大椿医书全集·药性切用·卷之三》）

○凡病患寒逆，既宜温中，及因气血不和，欲其鼓舞，则不必用附子，唯以峻补血气之内，加以肉桂，以为佐使，如十全大补、人参养荣之类用此。（《本草求真》）

○肉桂畏生葱、石脂……通上下之阴结，升阳气以交中焦，开诸窍而出阴浊，从少阳纳气归肝，平肝邪，扶益脾土，一切虚寒致病，并宜治之。得人参、甘草、麦门冬、大黄、黄芩调中益气；得柴胡、紫石英、干地黄疗吐逆；蘸雄鸡肝治遗水；入阳药即汗散，入血药即温行，入泄药即渗利，入气药即透表……痰嗽咽痛，血虚内燥，孕妇，产后血热，四者禁用。（《得配本草》）

○盖因其香窜之气内而脏腑筋骨，外而经络腠理，倏忽之间莫不周遍，故诸不能透达之处，有肉桂引之，则莫不透达也……肉桂气味俱厚，最忌久煎……味辣而兼甜，以甜胜于辣者为佳，辣胜于甜者次之。（《医学衷中参西录·上册·药物》）

○肉桂甘入血分，辛能横走，热能通行，合斯三者，故善行血分。血气畅行，使人和平。亦有阳衰于下而浮于上所致之上气咳逆喉痹者，本品亦能自上达下，引火归元，斯症顿除。（《百药效用奇观》）

○性味：有特异芳香性，味辛烈，微带收敛性。效用：为健胃、矫味、矫臭、驱风药……发汗解热降冲剂，治逆上性头痛之要药。又治贫血腹痛及四肢冷感，并能利尿。主利肺气，心腹寒热，冷疾、霍乱、转筋、头痛、腰痛、出汗、止烦、坚筋骨、止咳嗽、通血脉。（《现代实用中药》增订本）

○桂是温营之药，肉桂性降，温肾纳气。（《沈绍九医话·药物及方剂》）

○肉桂为芳香健胃及镇痛药，并略具强心利尿作用。（《科学注解本草概要》）

【验方举要】

○救中木鳖毒方：肉桂煎汁服，立愈。（《华佗神方·卷十七》）

○治失音不语方：浓煮桂汁服之一升，覆取汗，亦可用末加著舌下，渐咽汁，忌生葱。（《外台秘要·卷十四》）

○催生桂散，有三五日不能产者，只一服再服神验。官桂，去皮晒干，不得见火。为细末，每服二平钱，沸汤或童子小便调下。（《卫生家宝产科备要方·卷七》）

○产后咳逆，日三不止，欲死。肉桂五钱，姜汁三合同煎，服二合。以火光炙手摩令背热，时时涂药汁尽，妙。（《医学纲目·卷之二十二·哕》）

○治血气痛，虚中挟寒者更妙。上青桂，五分，去皮研细末，开水泡服。（《达生要旨·卷四·产后血气痛》）

○香桂散：治胎死腹中，脉涩者。肉桂六两，麝香六钱，为散，童便和酒调下三钱，温服。（《徐大椿医书全集·女科指要卷四·临产门》）

○口眼歪斜，酒煮肉桂浓汁，以故布溻之。（《疡医大全·卷之十四》）

○跌打损伤：肉桂、硫黄各一两，研末，糯米饭同捣，敷伤处。（《疡医大全·卷之三十六》）

○外肾肿痛，桂心末和酒涂之，桂能泄奔豚故效……治偏坠大者，桂心、干姜各一两，为末，绵一两，水三碗，同煮，晒干，又浸煮，又晒，水尽为度，用绵包阴丸，汗出，数次便愈，亦治癀疝不痛……寒疝痛，四肢逆冷，桂心末一钱，热酒调下。（《东医宝鉴·外形篇·卷四》）

【按】

药理研究表明，肉桂具有降血压、增加冠脉流量、扩张外周血管、升白细胞、抗放射、抗菌、抗血吸虫等作用。用肉桂制剂治疗支气管哮喘、腰痛、绿脓杆菌感染、小儿流涎等有较好疗效。用肉桂末1.5克吞服可以引火归源，治疗高血压、慢性复发性口疮有效。

Roudoukou
肉豆蔻

肉豆蔻系肉豆蔻科高大乔木植物肉豆蔻 *Myristica fragrans* Houtt. 的干燥种仁。常用别名有迦拘勒、豆蔻、肉果、玉果、去油肉蔻等。味辛，性温。归脾、胃、大肠经。功能温中行气，涩肠止泻。主要用于治疗脾胃虚寒，久泻不止，脘腹胀痛，食少呕吐等病症。常用剂量为3～10克，入丸、散剂用1.5～3克。煨熟去油可增强温中止泻之功。湿热泻痢者忌用。

【各家论述】

○味苦辛。能主小儿吐逆不下乳，腹痛；治宿食不消，痰饮。（《药性本草》）

○味辛，温，无毒。主心腹虫痛，脾胃虚冷气并，冷热虚泄，赤白痢等。凡痢以白粥饮服佳；霍乱气并，以生姜汤服良。（《海药本草》）

调中，下气，止泻痢，开胃，消食……下气，解酒毒，治霍乱。（《日华子本草》）

温中，治积冷心腹胀痛，霍乱中恶，呕沫，冷气，消食止泄，小儿乳霍。（《开宝本草》）

○肉豆蔻，善下气，多服则泄气，得中则和平其气。（《本草衍义》）

○肉豆蔻，温中补脾，为丸。日华子称其下气，以其脾得补而善运化，气自下也。非若陈皮、香附之驱泄。《衍义》不详其实，漫亦因之，遂以为不可多服。（《本草衍义补遗》）

○暖脾胃，固大肠。（《本草纲目》）

○理脾胃虚冷，谷食不消，治大肠虚冷滑泄不止。以其气香而辛，故能行滞止痛除腹胀，治霍乱，调中下气，开胃进食，解酒毒，化痰饮，温胃逐虫辟诸恶气，疗小儿胃寒伤乳吐泻。以其能固大肠，肠既固则元气不走，脾气自健，故曰理脾胃虚冷，而实非能补虚也。面包煨熟用，或锉如豆大，以干面拌炒熟去面用之尤妙，盖但欲去其油而用其熟耳。（《景岳全书·卷四十八·本草正上》）

○肉豆蔻温能止痢，解醒消食更调中，主除霍乱心膨痛，益气消脾虚冷攻。（《医经小学·卷之一·药性指掌》）

○肉豆蔻，辛温能散能消，温气能和中通畅。其气芬芳，香气先入脾，脾主消化，温和而辛香，故开胃，胃喜暖故也。故为理脾开胃、消宿食、止泄泻之要药。（《本草经疏》）

○肉豆蔻即肉果。辛温气香，暖胃醒脾，固中涩肠。面裹或糯粉包煨，研细用。吐泻初起忌之。（《徐大椿医书全集·药性切用·卷之一中》）

○温中燥土，消谷进食，善止呕吐，最收泄利。治寒湿腹痛，疗赤白痢疾，化痰水停留，磨饮食陈宿。（《医学摘粹·本草类要·热药门》）

○治大肠虚冷滑泄，开胃、进食，除霍乱腹胀，消食，解酒。并治小儿吐逆、乳食不下，行气止痛。按肉蔻性温而涩，若湿热积滞，火热暴注泄泻者，禁用。（《罗氏会约医镜·卷十六·本草上》）

○肉豆蔻，调和脾胃，升降清浊，消纳水谷，分理便溺，至为妙品。而气香燥，善行宿滞，质性敛涩，专固大肠，消食止泄，此为第一。面包煨，研去油，汤冲。肉蔻辛香颇动恶心，服之欲呕，宜蜜小丸，烘干，汤送。（《玉楸药解·卷一》）

○肉豆蔻，除寒燥湿，解结行气，专理脾胃，颇与草果相近，则辛温之功效本同，唯涩味较甚，并能固及大肠之滑脱，四种丸中有之。温脾即以温肾，是为中下两焦之药，与草果专主中焦者微别。大明谓温中下气，开胃，解酒毒。甄权谓治宿食痰饮，止小儿吐逆不下乳，腹痛。李珣谓主心腹虫痛。皆专就寒湿一边着想者。若湿热郁滞而为此诸症，则必不可一例论治。故李珣又谓主脾胃虚冷泄泻。濒湖谓暖脾胃、固大肠。要言不烦，最为精切。唯珣又谓治赤白痢，则湿热者多，不当泛泛言之矣。香、砂、蔻仁之类，温煦芳香，足以振动阳气，故醒脾健运，最有近功，则所谓消食下气，已胀泄满者，皆其助消化之力，固不可与克削破气作一例观。（《本草正义》）

○效用：为健胃整肠消化药，可作矫味矫臭之芳香料。用于处方中，能促进药液加速吸收。（《现代实用中药》增订本）

○为芳香性健胃药及肠驱风药，功能调中，下气，止泄。（《科学注解本草概要·植物部》）

○肉豆蔻，性温，味辛，无毒。调中下气，止泻痢，开胃消食，亦治小儿吐乳……治虚泄、冷泄之要药也。入手阳明经。醋调面包煨熟，取出，以纸槌去油，净用之，勿犯铜。（《东医宝鉴·汤液篇·卷三》）

【验方举要】

○近效疗冷痢方：肉豆蔻五颗合皮碎，甘草二两炙，上二味切，以水三升，煮取一升半，顿服之。（《外台秘要·卷二十五·冷痢方》）

○豆蔻丸：治脏寒、泄泻不止，服诸药无效。肉豆蔻，面裹煨香，不以多少研细，入陈米，白饮捣，令得所丸如绿豆大，空心，煮粟米饮吞下百丸。本家累以此药救人，有效。（《妇人大全良方·卷之八·妇人泄泻方论第八》）

○治痔疮：鳞鲤甲烧一两，存性，肉豆蔻仁三个，同为末，米饮调二钱服，

治气痔。脓血甚者，刺猬皮一两，烧服。中病即已，不必尽剂。（《医学纲目·卷之二十七·痔》）

○二神丸：（治）痛疽脾胃虚弱，饮食不消，大便溏泄，并治寻常肾虚脾泄俱效。破故纸四两，肉果二两。（《疡医大全·卷之九》）

【按】

药理研究表明，生肉豆蔻有滑肠作用，经煨去油后可降低其烈性，并具涩肠止泻作用。少量内服，可增加胃液分泌，刺激胃肠蠕动，增进食欲，又可制酸。但剂量不可太大，过量可致中毒。此外，肉豆蔻尚有镇静、抗肿瘤、抗炎等作用。用肉豆蔻局部摩擦，治扁平疣有效。

肉苁蓉

Roucongrong

肉苁蓉系列当科一年生寄生草本植物肉苁蓉 *Cistanche deserticola* Y.C.Ma 的干燥带鳞叶的肉质茎。常用别名有肉松蓉、纵蓉、地精、苁蓉、金笋、大芸等。味甘、咸，性温。归肾、大肠经。功能补肾阳，益精血，润肠通便。主要用于治疗阳痿，不孕，腰膝酸软，筋骨无力，肠燥便秘等病症。常用剂量为 10～20 克。阴虚火旺，大便泄泻者忌服。

【各家论述】

○味甘，微温。主五劳七伤，补中，除茎中寒热痛，养五脏，强阴，益精气，多子，妇人癥瘕。久服轻身。（《神农本草经》）

○酸咸，无毒。除膀胱邪气，腰痛，止痢。（《名医别录》）

○益髓，悦颜色，延年，治女人血崩，壮阳，大补益，主赤白下。（《药性本草》）

○治男绝阳不兴，女绝阴不产，润五脏，长肌肉，暖腰膝，男子泄精，尿血，遗沥，带下阴痛。（《日华子本草》）

○味甘，酸，咸，微寒，无毒……扶女子阴绝，兴男子阳绝，补精养肾。（《珍珠囊补遗药性赋·草部》）

○强筋健髓，苁蓉，鳝鱼为末，黄精酒丸，服之力可十倍……《食经诸品》：羊肾苁蓉羹方，治五劳七伤，阳气衰弱，腰脚无力，肉苁蓉一两，酒浸两宿，刮去皱皮细切，药和作羹，着葱白、盐、五味末，一如常法，空腹服之。（《永乐大典·卷五百四十》）

○苁蓉味甘，峻补精血。若骤用之，更动便滑。（《寿世保元·卷一·本草·药性歌括》）

○助相火，补精兴阳，益子嗣。治女人血虚不孕。暖腰膝，坚筋骨，除下焦寒痛。以其补阴助阳，故禁虚寒遗沥泄精，止血崩尿血。以其性滑，故除茎中寒热涩痛。但骤服反动大便，若虚不可攻，而大便闭结不通者，洗淡暂用三四钱一剂，即通神效。（《景岳全书·卷之四十八·本草正上》）

○肉苁蓉，滋肾补精血之要药，气本微温，相传以为热者误也。甘能除热补中，酸能入肝，咸能滋肾，肾肝为阴，阴气滋长，则五脏之劳热自退，阴茎中寒热痛自愈。肾肝足，则精血日盛，精血盛则多子。妇人癥瘕，病在血分，血盛则行，行则癥瘕自消矣。膀胱虚，则邪客之，得补则邪气自散，腰痛自止。久服则

肥健而轻身，益肾肝补精血之效也。若曰治痢，岂滑以导滞之意乎，此亦必不能之说也。（《本草经疏》）

○肉苁蓉，养命门，滋肾气，补精血之药也。男子丹元虚冷而阳道久沉，妇人冲任失调而阴气不治，此乃平补之剂，温而不热，补而不峻，暖而不燥，滑而不泄，故有从容之名。（《本草汇言》）

○肉苁蓉甘酸咸温，入肾经血分，补命门相火，润五脏，益精血，滑肠，功用与锁阳相仿，草苁蓉力稍劣。（《本草分经·肾》）

○肉从蓉滋木清风，养血润燥。善滑大肠而卜结粪。其性从容，不迫未至，滋湿败脾，非诸润药可比。方书称其补精益髓，悦色延年，理男子绝阳不兴，女子绝阴不产，非溢美之词。（《玉楸药解·卷一》）

○甘酸咸温，入肾命血分，润燥兴阳，峻补精血，功近锁阳。酒浸洗去甲，酥炙用。禁忌亦与锁阳相同。（《徐大椿医书全集·药性切用·卷之一上》）

○大补命门，能益水中之火，润五脏，益精髓。治男子绝阳不兴，遗沥泄精，女人绝阴不产、血崩带下……广子嗣，除茎中涩痛、大便干燥。按苁蓉温而不热，补而不燥，故有苁蓉之名。但性滑，若泄泻及阳易举而精不固者忌之。（《罗氏会约医镜·卷十六·本草上》）

○肉苁蓉，诸书既言峻补精血，又言力能兴阳助火，是明因其气温，力专滋阴，得此阳随阴附，而阳自见兴耳。唯其力能滋补，故凡癥瘕积块，得此而坚即消。唯其滋补而阳得助，故凡遗精茎痛，寒热时作，亦得因是而除。若谓火衰至极，用此甘润之品，同于桂、附，力能补阳，其失远矣。况此既言补阴，而补阴又以苁蓉为名，是明因其功力不骤，气专润燥，是亦宜于便闭，而不宜于胃虚之人也。谓之滋阴则可，谓之补火正未必然。（《本草求真》）

○体润色黑，入肾兼入大肠。滋肾燥，血虚便秘宜用。胃虚润泻忌之。（《医方十种汇编·药性摘录》）

○效用：为强壮补精药，治遗精、阴痿，暖腰膝，催情欲。对于膀胱炎、膀胱出血及肾脏出血时为止血药。锁阳效用与肉苁蓉完全相同，价较廉，可作为肉苁蓉之代用品，列当亦同。（《现代实用中药》增订本）

○为强壮药，功能兴阳道，益精髓，强筋骨。（《科学注解本草概要·植物部》）

○肉苁蓉味甘，咸，性温。《本经》所云："除茎中寒热痛，……妇人癥瘕。"茎中寒热痛，新病多实，以膀胱湿热为多。久病则多虚，有风木枯槁，疏泄不行，下窍不利，而致茎中寒热病。本品滋血养肝，肝得养则疏泄行，气血利，下窍通，使茎中寒热痛解。有房劳失精，……本品咸能入肾，益精润燥，性兼滑利，下导虚火，而茎中热痛则止。亦有肾病虚寒，开合失常，下窍不利而致者，本品厚重下降直入肾家，温养阳气，复其开合之职，下窍通利，茎中痛则除。癥瘕其病有形，在血分者多，肉苁蓉补精血之要药，血盛则行，行则消癥瘕。又入血分，咸能软坚，其性滑利，亦可消癥瘕。况本品又善温养阳气，气壮则血流畅，气血流利而痞塞通癥瘕消。（《百药效用奇观》）

【验方举要】

○治大人虚秘：肉苁蓉（酒渍焙）二两，沉香末一两。右二味捣末，用麻子仁汁为丸，如梧子，白汤下七八丸。（《华佗神方·卷四·治老人虚秘神方》）

○羊肾苁蓉羹方：食治老人五劳七伤，阳气衰弱，腰脚无力，宜食。肉苁蓉一两，酒浸二宿，刮去皱皮，细切，羊肾一对，去筋膜脂，细切。上件药，和作羹，着葱白、盐、五味末一如常法。（《养老奉亲书·食治老人五劳七伤诸方第四》）

○苁蓉丸：治虚寒闭结，脉涩者。肉苁蓉八两，贡沉香两半，为末，蜜丸，米饮下三钱。（《徐大椿医书全集·杂病证治卷七·秘结》）

○治阳不兴：草苁蓉二斤，以好酒一斗浸之，经宿随意早晚饮之。（《良朋汇集·卷四》）

【按】

药理研究表明，肉苁蓉具降低血压、促进唾液分泌、润肠通便等作用。古代还有"凡服苁蓉以治肾，必妨心"的记载，机理何在，值得临床重视。

竹沥

Zhuli

竹沥系禾本科植物淡竹 *Phyllostachys nigra*（Lodd.） Munro var.*henonis*（Mitf.）Stapf ex Rendle 的茎用火烧烤灼而流出的液汁。常用别名有竹汁、淡竹沥、竹油等。味甘，性寒。归心、肺、胃经。功能清热滑痰，镇惊利窍。主要用于治疗热咳痰稠，咳逆胸闷，中风痰迷，惊风，癫痫，壮热烦渴等病症。常用剂量为30~50克，冲服。寒嗽及脾虚便泄者忌用。

【各家论述】

○大寒。疗暴中风风痹，胸中大热，止烦闷。（《名医别录》）

○慈竹沥：疗热风，和食饮服之良。淡竹沥：主噎膈，鼻衄。（《食疗本草·卷上·竹》）

○治卒中风失音不语。（《药性本草》）

○（治）久渴心烦。（《本草拾遗》）

○痰在四肢，非竹沥不行。（《丹溪治法心要·卷二·痰第十九》）

○甘，大寒，无毒。治子冒风痉，解射罔毒。（《本草纲目》）

○治暴中风痰失音不语，胸中烦热，止烦闷消渴。丹溪曰：凡风痰虚疾在胸膈，使人癫狂，及痰在经络四肢皮里膜外者，非此不达不行。（《景岳全书·卷四十九·本草正下》）

○气虚者，更加竹沥，……痰在皮里膜外，非竹沥、姜汁不能及；在四肢，非竹沥不开；在经络中，亦用竹沥，必佐以姜、韭汁。膈间有痰，或癫狂，或健忘，或风痰，俱用竹沥，与荆沥同功。（《明医杂著·痰饮·二阵汤》）

○竹沥味甘，大豁虚痰，失音不语，右瘫左痪。（《明医指掌·卷一·药性歌》）

○竹沥味甘性缓，能除阴虚之有大热者，大寒言其功也，非以气言也。（《玉机微义·卷之一·中风门》）

○消风降火，润燥行痰，养血益阴，利窍明目。治中风口噤，痰迷大热，风痉癫狂，烦闷消渴，血虚自汗。（《本草备要》）

○清心火，降肝火，化痰止渴，解热除烦，治牙痛，明眼目。（《本草再新》）

○性味甘寒，降阴虚之火，清经络之痰。姜汁为佐，治痰行经甚捷。（《徐大椿医书全集·药性切用·卷之三下》）

○竹沥行经入络，用其以化皮里膜外之痰。（《成方便读·除痰之剂·竹沥达痰丸》）

○养血补阴，消风降火。治中风口噤、小儿惊痫、胸中烦闷口渴、孕妇不安。若胃虚肠滑、寒痰、湿痰，不可用；即用，加姜汁佐之。（《罗氏会约医镜·卷十七·本草中》）

○竹沥除胸中大热，止烦闷消渴。（《温病条辨·卷二·中焦篇·加味清宫汤方方论》）

○竹沥，甘苦寒滑，清痰降火，行经络、四肢、皮里膜外之痰，凡痰因风热燥火者宜之，姜汁为使，虚者与参同用，使人参固其经，竹沥通其络，则甘寒气味相得益彰。（《本草分经·通行经络·和》）

○为清凉镇静药，功能清火，滑痰。（《科学注解本草概要·植物部》）

○主暴中风，胸中大热，止烦闷，卒中风失音不语，痰热昏迷，止消渴，治破伤风及产后发热，小儿惊痫，一切危急之疾。（《东医宝鉴·汤液篇·卷三》）

○竹沥治消渴，不拘时恣饮之妙。雷公云：久渴心烦，宜投竹沥。（《东医宝鉴·杂病篇·卷六》）

【验方举要】

○治妊娠为夫所动欲死方：取竹沥汁与饮一升，则愈。不瘥，后作。（《产经·妊娠》）

○治妊娠温病，不可服药方：取竹沥二升，煎之减半，适寒温服之，立愈，良。（《产经·妊娠》）

○肘后消渴小便多方：多作竹沥，饮之恣口，数日瘥，忌面炙肉。（《外台秘要·卷十一·卒消渴小便多太数方》）

○《圣惠》治小儿心热惊悸：竹沥二合，犀角。将犀角于竹沥内磨，令浓。量儿大小分减服之，日三四服。（《幼幼新书·卷第八·惊痰潮发》）

○《圣惠》治小儿木舌方：紫雪一分，竹沥半合。上研紫雪为末，用竹沥调下一字，日三五服。（《幼幼新书·卷第五·初生有病》）

○产后中风痉，口噤面青，手足急强者，以竹沥二升，分为五服，温温频服大效。（《妇人大全良方·卷之十九·中风口噤角弓反张方论附》）

○治妊娠因失所动，困绝。《千金方》亦治子烦。取竹沥，饮一升即愈。（《妇人大全良方·卷之十二·妊娠惊胎及僵仆方论第七》）

○小儿多热狂言欲作惊，以竹沥饮之，大人亦然。（《丹溪治法心要·卷八·小儿科·痫狂第十一》）

○卒中风不语者，用竹烧沥灌之。（《众妙仙方·卷二·诸风门》）

○治目赤眦痛，不得开，或生翳障，竹沥黄连浸一宿，取汁点眼。（《东医

宝鉴·外形篇·卷一》）

　　○治时气瘟疫，热盛烦躁，竹沥半盏，新水半盏，和服之。（《东医宝鉴·杂病篇·卷六》）

　　○竹沥，破伤风欲死，灌入一二升即活。（《东医宝鉴·杂病篇·卷二》）

　　○竹沥，治风痱恍惚，竹沥二升，生葛汁一升，姜汁五合，相和服，名曰竹沥汤。（《东医宝鉴·杂病篇·卷二》）

【按】

　　竹沥善治肝热目赤，口疮反复发作，用于流行性眼结膜炎以及复发性口疮有良效。

竹茹

Zhuru

竹茹系禾本科植物青秆竹 *Bambusa tuldoides* Munro、大头典竹 *Sinocalamus beecheyanus*（Munro）Me C1ure var.*pubescens* P.F.Li 或淡竹 *Phyllostachys nigra* var.*henonis* Stapf 的茎秆的干燥中间层。常用别名有竹皮、青竹茹、淡竹皮茹、淡竹茹、麻巴、竹二青等。味甘，性微寒。归肺、胃经。功能清热化痰，除烦止呕。主要用于治疗痰热咳嗽，胆火挟痰烦热呕吐，惊悸失眠，中风痰迷，舌强不语，胃热呕吐，妊娠恶阻，胎动不安等病症。常用剂量为6～10克。

【各家论述】

○微寒。主呕啘，温气寒热，吐血，崩中溢筋。（《名医别录》）

○止肺痿唾血，鼻衄，治五痔。（《药性本草》）

○主噎膈，鼻衄。（《食疗本草》）

○甘，微寒，无毒。治伤寒劳复，小儿热痫，妇人胎动。（《本草纲目》）

○治肺痿唾痰唾血，吐血衄血，尿血，胃热呕哕噎膈，妇人血热崩淋胎动及小儿风热癫痫，痰气喘咳，小水热涩。（《景岳全书·卷四十九·本草正下》）

○竹茹，轻可去实，凉能去热，苦能降下，专清热痰，为宁神开郁佳品。主治胃热噎嗝，胃虚干呕，热呃咳逆，痰热恶心，酒伤呕吐，痰涎酸水，惊悸怔忡，心烦躁乱，睡卧不宁，此皆胆胃热痰之症，悉能奏效。（《药品化义》）

○《经》曰，诸呕吐酸水，皆属于热。阳明有热，则为呕啘；温气寒热，亦邪客阳明所致。竹茹，甘寒解阳明之热，则邪气退而呕啘止矣。甘寒又能凉血清热，故主吐血崩中及女劳复也。（《本草经疏》）

○竹茹一味，专清肝郁以解胃热，兼利胸膈以除心烦。（《徐大椿医书全集·女科指要·卷三·心腹胀满》）

○竹茹甘寒之性，善扫痰浊而除呕哕，清金敛肺，更其所长。其诸主治，除吐衄，止崩漏，治膈噎，疗肺痿。（《长沙药解·卷三》）

○治噎膈呕逆。胎前恶阻。疗吐衄崩中，肺痿唾脓，小儿癫痫，胎动不安。按皮入肺，主治上焦。（《罗氏会约医镜·卷十七·本草上》）

○竹茹清肺凉胃解烦渴，治膈噎呕逆，衄血呕血及妇人恶阻呕吐，并产后虚烦，头痛短气闷乱不解等症。（《医方十种汇编·药性摘录》）

○竹茹专清胃府之热，为虚烦烦渴、胃虚呕逆之要药。咳逆唾血，产后虚烦，无不宜之。《金匮》治产后虚烦呕逆，有竹皮大丸。《千金》治产后内虚，烦热短气，有甘竹茹汤；产后虚烦头痛，短气，闷乱不解，有淡竹茹汤。内虚用甘以安中，闷乱用淡以清胃，各有至理存焉。其性虽寒而滑能利窍，可无郁遏客邪之虑。（《本经逢原》）

○除胃烦不眠，疗妊娠烦躁。（《本草述》）

○泻火除烦，润肺开郁，化痰凉血，止吐血，化瘀血，清痈痿肿毒。（《本草再新》）

○为清凉药，功能清热凉血，止呕。（《科学注解本草概要·植物部》）

○竹茹善清风邪胃热，能消热痰，故《金匮》治哕逆的橘皮竹茹汤用为要约。方用：橘皮二斤，竹茹二升，大枣三十枚，生姜半斤，甘草五两，人参一两，水一斗，煮取三升，温分三服。（《金匮要略诠解》）

【验方举要】

○治瘴气：竹茹汤方。青竹茹二升，上一味，以水四升，煮取三升，分三服。（《外台秘要·卷四·辟温方》）

○治妊娠八月九月，若堕树，或牛马惊伤，得心痛。青竹茹五两，切，以酒一升，煎取五合，顿服，不瘥，再服之。（《子母秘录·妊娠》）

○疗虚烦不可攻方：青竹茹二升，上一味，以水四升，煎至三升去滓，分温五服，徐徐服之。（《外台秘要·卷三·天行虚烦方》）

○齿龈间血出不止，生竹茹二两，醋煮含之。（《千金宝要·卷之三·舌耳心目等大小便第十一》）

○《千金》疗妊娠心痛：青竹茹一升，羊脂八两，白蜜三两。上三味合煎，每服枣核大三枚。食前顿服，日三服。（《妇人大全良方·卷之十二·妊娠心痛方论第十一》）

○疗妊娠烦躁，或胎不安。竹茹汤：淡青竹，刮茹一两。以水一大升，煮取四合，徐徐服尽为度。（《妇人大全良方·卷之十二·妊娠子烦方论第九》）

○血淋，竹茹一握，煎汤空心温服，立效。（《丹溪治法心要·卷七妇人科·崩漏第五》）

○竹皮汤：疗交接劳复，卵肿，腹中绞痛欲绝。竹皮青刮一升，用水二升，煮取一升，绞去渣，分二服，立愈。（《医学纲目·卷之三十三·劳复门》）

○治饮酒头痛：取青竹茹三两，水五升，煮取三升，去滓令冷，入鸡卵三枚，搅匀，更一沸，饮之。（《东医宝鉴·杂病篇·卷四》）

○治呕哕：取青竹茹一升，水煎顿服。（《东医宝鉴·杂病篇·卷五》）

【按】

药理研究表明，竹茹对葡萄球菌、大肠杆菌、伤寒杆菌等有较强的抑制作用。临床用大剂量竹茹治百日咳每获良效。

Zhusha
朱砂

朱砂系硫化物类矿物辰砂族辰砂，主含硫化汞（HgS）。常用别名有丹粟、丹砂、赤丹、汞沙、辰砂等。味甘，性微寒，有毒。归心经。功能清心镇惊，安神解毒。主要用于治疗心悸易惊，失眠多梦，癫痫发狂，小儿惊风，视物昏花，口疮，喉痹，疮疡肿毒等病症。常用剂量为 0.3～1.5 克，多入丸散服；外用适量。朱砂有毒，不宜大量久服。

【各家论述】

○味甘，微寒。主身体五脏百病，养精神，安魂魄，益气，明目……久服，通神明不老，能化为汞。（《神农本草经》）

○通血脉，止烦满、消渴，益精神，悦泽人面，除中恶腹痛，毒气疥瘘诸疮。（《名医别录》）

○有大毒……镇心，主抽风。（《药性本草》）

○凉，微毒。润心肺，治疮疥痂息肉，服并涂用。（《日华子本草》）

○丹砂一名朱砂，味甘，微寒，无毒，唯辰州者最强，故谓之辰砂……辟鬼邪，安魂魄，明目镇心通血脉。（《珍珠囊补遗药性赋·玉石部》）

○朱砂，心热非此不能除。（《医学启源·卷之下·用药备旨·药类法象》）

○朱砂体阳而性阴，故外色丹而中含真汞也。用远志、龙齿之类煅之则可养心；用枸杞、地黄之类则可以补肾；用南星、川乌之类则可以祛风；以胡桃、破故纸之类则可以治腰肾；以川椒、厚朴之类则可以实脾气。（《百川学海·戊集》）

○朱砂味甘，镇心养神，祛邪杀鬼，定魄安魂。生饵无害，炼服即能杀人。（《寿世保元·卷一本草·药性歌括》）

○丹砂同远志、龙骨之类则养心气；同当归、丹参之类则养心血；同枸杞、地黄之类则养肾；同厚朴、川椒之类则养脾；同南星、川乌之类则祛风。可以明目，可以安胎，可以解毒，可以发汗，随佐使而见功，无所往而不可。（《本草纲目》）

○灵砂性温通血脉，安魂养气益精神，止阴烦满杀邪魅，主五脏之百病迤。（《医经小学·卷之一·药性指掌》）

○朱砂有大毒，通禀五行之气，其色属火也，其液属水也，其体属土也，其气属木也，其入属金也。故能通五脏，其入心可以安神而走血脉，入肺可以降气而走皮毛，入脾可逐痰涎而走肌肉，入肝可行血滞而走筋膜，入肾可逐水邪而走骨髓，或上或下无处不到，故可以镇心逐痰，祛邪降火，治惊痫，杀虫毒，祛蛊毒鬼魅中恶及疮疡疥癣之属。但其体重性急善走善降，变化莫测，用治有余乃其所长，用补不足及长生久视之说则皆谬……若同参芪归术兼朱砂以治小儿亦可取效，此必其虚中挟实者乃宜之。（《景岳全书·卷四十九·本草正下》）

○性味甘凉，色赤属火，入心而镇心安神，辟邪治祟。细研水飞用。多用、独用，令人呆钝。（《徐大椿医书全集·药性切用·卷之五上》）

○丹砂（辰砂）色赤，补心而通心火，内含汞而补心体，为坐镇之用。（《温病条辨·卷之一·上焦篇·紫雪丹方》）

○甘凉，体阳性阴，心经血分药，镇心而泻邪热，定惊，清肝，祛风，解毒，治癫狂，下死胎，多服令人呆闷，细研水飞，如火炼则有毒，服饵常杀人，或用原块辰砂，绵裹入药同煎最妙。（《本草分经·心》）

○味甘寒，入心经。生者无毒，火煅者有大毒，杀人。畏咸水，忌一切血。水飞用。色赤应离，为心经主药。治癫狂，镇心定惊，辟邪明目，解毒安胎。独用多用，令人呆闷。辰产，明如箭镞者良。（《罗氏会约医镜·卷十八·本草下》）

○朱砂禀南方离火之气，中怀阴质，镇邪荡秽……朱砂外赤内离，中含阴汞，有助阴之功，以佐人参之不逮。（《方便读·治目之剂》）

○朱砂具光明之体，赤色通心，重能镇怯，寒能胜热，甘以生津，抑阴火之浮游，以养上焦之元气，为安神之第一品。（《温热经纬·卷五·方论》）

○朱砂清心热，镇惊安神定魄，同滑石、甘草则清暑，同远志、龙骨养心气，同丹参养心血，同地黄、枸杞则养肾。慎勿经火炼，毒如砒霜。（《医方十种汇编·药性摘录》）

○朱砂能解心中窜入之毒，且又重坠，善止呕吐，俾服药后不致吐出。（《医学衷中参西录·上册·医方》）

○效用：为镇静镇痉药，凡患眼球充血（因血行障碍而逆上），夜寐恶梦恐怖等有效，并作驱梅剂。（《现代实用中药》增订本）

○为镇痉、镇静药，并有变质作用。功能镇心，安神，益气，明目，定惊痫。（《科学注解本草概要·矿物部》）

○药效：镇静，镇痉。用途：惊痫，丸剂之衣。（《临床应用汉方处方解说》）

【验方举要】

○神应丹：治诸痫。辰砂，不以多少，细研水飞过候干，用猪心血和之，得所以食正饼剂裹蒸熟为度，取出就热便丸，如梧桐子大，每服一粒，食后临卧温

人参汤下，不十日取效如神。（《御药院方·卷一·风药门》）

○治子死腹中不出：用辰砂一两，以水煮数沸之，然后取酒服之，立出。（《医学纲目·卷之三十五·胎前症》）

○鹤顶丹：强脚膝补气，能令气下行，安五脏，填骨髓，补诸虚。辰砂（打碎千百遍，入水不住手研，七日可用，浸去黄脚，别以器中沥干，秤五两），青盐伍两。上为细末水煮，面糊丸如梧桐子大，每服二三十丸，米饮下，空心。（《鸡峰普济方·第七卷·方七》）

○冯慕冈《月令广义》则云，五日（指端午），用朱砂酒辟邪解毒，余酒染额、胸、手足心，无虺蛇（毒蛇）之患，又以酒墙壁门窗，以避毒虫，实丹砂也。（《清嘉录·卷五》）

○王汝言曰，小儿未满月，惊搐似中风，欲死者。用辰砂以新汲水浓磨汁，涂五心，最效。（《幼科释谜·卷一》）

○治风虫牙痛：潮脑、朱砂等分擦之。（《疡医大全·卷之十六》）

○朱砂辟瘟疫，取一两，细研，以白蜜和丸，如麻子大，正朝早晨一家大小勿食诸物，面向东立，水吞三、七丸，永无疫。（《东医宝鉴·杂病篇·卷七》）

○治产后败血入心，如见鬼祟：朱砂一二钱，乳汁三四匙，调和，纳活地龙一条，于药滚转，取去地龙，入好酒，与乳汁和合七分盏，重汤温分二三服，神效。（《东医宝鉴·杂病篇·卷十》）

【按】

药理研究表明，朱砂能降低中枢神经的兴奋性，有镇静安眠作用，对金黄色葡萄球菌、链球菌有抑制作用。朱砂有蓄积毒性，久服有汞中毒的危险。一些国家和地区已明文禁用朱砂为内服药，但历代文献均有内服的记载，临床当用与否，有必要进一步研究。

Fulonggan
伏龙肝

407

伏龙肝系烧杂草的土灶灶内底部中心的焦黑土块。常用别名有灶中黄土、釜下土、灶心土等。味辛，性微温。归脾、胃经。功能温中止血，止呕，止泻。主要用于治疗呕吐反胃，腹痛泄泻，吐血，衄血，便血，尿血，妇女妊娠恶阻，崩漏滞下，痈肿溃疡等病症。常用剂量为15～30克，布袋包，先煎。或用60～120克，煎汤代水。

【各家论述】

○味辛，微温。主妇人崩中，吐血，止咳逆，止血，消痈肿毒气。(《名医别录》)

○治鼻洪，肠风，带下血崩，泄精尿血。催生下胞。(《日华子本草》)

○味辛，温，微毒。消痈肿，催生下胎，止血崩……治产难而吐血尤良。(《珍珠囊补遗药性赋·玉石部》)

○治心痛狂癫。妊娠护胎，诸疮。(《本草纲目》)

○伏龙肝，温脾渗湿，性燥而平，气温而和，味甘而敛，以藏为用者也。故善主血失所藏，如《金匮方》之疗先便后血；《别录》方之止妇人血崩，漏带赤白；《蜀本草》之治便血血痢，污秽久延；杂病方之定心胃卒痛，温汤调服七剂即定。他如脏寒下泄，脾胃因寒湿而致动血络，成一切失血诸疾，无用不宜尔。(《本草汇言》)

○伏龙肝即灶心土，须对釜脐下经火久炼而成形者，具土之质，得火之性，化柔为刚，味兼辛苦。其功专入脾胃，有扶阳退阴散结除邪之意。凡诸血病，由脾胃阳虚而不能统摄者，皆可用之，《金匮》黄土汤即此意。(《本草便读》)

○调中止血，去湿消肿。治咳逆反胃，止吐衄崩带，遗精肠风。散痈肿毒气、脐疮、丹毒。催生下胎，辟邪时疫，……止儿夜啼。系灶中对釜底心之土，取年久褐色者良，研细，水飞用。(《罗氏会约医镜·卷十八·本草下》)

○即灶心黄土。性味辛温，煅火土之气，调中止泻，去湿消肿，有益脾温土之功。(《徐大椿医书全集·药性切用·卷之五下》)

○入肝脾，调中止血，燥湿。治咳逆反胃，吐血崩带，尿血，遗精，肠风，并能催生下胎。外敷肿胀，脐疮。(《医方十种汇编·药性摘录》)

○凡草木之质，多含碱味。草木烧化，其碱味皆归灶心土中。若取其土煎汤，碱味浓厚，甚是难服，且与脾胃不宜。以灶圹内周遭火燎红色之土代之，则

无碱味，其功效远胜于灶心土。（《医学衷中参西录·上册·医方》）

○性味：无臭无味。效用：为缓和镇静镇呕药，适用于孕妇之恶阻，制止呕吐有卓效，并有止血及止泻之功。（《现代实用中药》增订本）

○伏龙肝……主衄血、吐血、崩漏、便血、尿血，能止血，消痈肿、毒气，催生、下胞，及小儿夜啼。（《东医宝鉴·汤液篇·卷一》）

○药效：收敛，镇呕吐，止血。用途：呕吐，恶阻，下血，出血，贫血。（《临床应用汉方处方解说》）

【验方举要】

○腋臭方：伏龙肝作泥敷之良。（《外台秘要·卷二十三·腋臭方》）

○疗痈肿方：伏龙肝以大酢和作泥，涂布上贴之，干则易之，消矣。（《外台秘要·卷二十四·痈肿方》）

○救急疗心痛冷热方：取伏龙肝末，煮水服方寸匕，若冷，以酒和服瘥。（《外台秘要·卷七·杂疗心痛方》）

○治横逆产理不顺，子死腹中：伏龙肝细研，每服一钱，酒调服之。（《妇人大全良方·卷之十七·催生方论第三》）

○妇人吐血方：伏龙肝，研令极细，每服二钱。新汲水调下，频服取效。（《妇人大全良方·卷之七·妇人吐血方论第六》）

○治赤游风，用伏龙肝和鸡子清敷，内用赤土水调服。（《丹溪治法心要·卷八小儿科·赤游丹毒》）

○小儿脐久不干：用伏龙肝加黄柏末敷。（《丹溪治法心要·卷八小儿科·小儿杂病第二十一》）

○治吐血：用灶中对锅底土一合为末，新汲水一碗，淘取汁和蜜顿服。（《众妙仙方·卷二·吐血门》）

○治久疮肿痛：灶心土煮汁淋洗，止痛消肿。（《仙方合集·下卷·杂方》）

○治衄血：伏龙肝擂碎用新汲水淘取汁和蜜服。（《国医宗旨·卷二·杂方》）

○治口噤手足不随，而身体强直：伏龙肝五升，以水七升，和搅取汁饮之。（《医学纲目·卷之十一·痉》）

○治妊娠时气，身大热，令子不落，护胎方：伏龙肝，研令极细末，调涂脐下三寸，干即易，瘥即止。（《医学纲目·卷之三十三·妇人伤寒》）

○治白蛇串：灶心土，干研，清油调涂。（《疡医大全·卷之三十》）

○止吐方：治逆，脉涩弱者。伏龙肝八两，醋煅，为末，醋丸，米饮下一二钱。（《徐大椿医书全集·女科指要·卷五·产后门》）

○产后恶露过多不止，用伏龙肝二两，煎汤澄清，烊入阿胶一两服之。如不

应，加人参。(《续名医类案·卷二十五·恶露多》)

〇小儿初生无皮：伏龙肝研末，鸡蛋清调涂。(《疡医大全·卷之三十》)

〇治吐逆，不受汤药者：伏龙肝为细末，每服三钱，米饮下。(《济阴纲目·卷之十三·霍乱》)

〇伏龙肝饮：治鲜血淋。甘草、川芎、伏龙肝、黄芩、赤芍各一两，煎服。(《百药效用奇观》)

【按】

据化学分析，伏龙肝含硅酸、硫酸及铁、铝、钙、镁、氯等离子，其临床疗效可能与含这些离子有关系。

延胡索

Yanhusuo

延胡索系罂粟科多年生草本植物延胡索 *Corydalis Yanhusuo* W.T.Wang 的干燥块茎。常用别名有延胡、元胡、玄胡、元胡索、玄胡索等。味辛、苦，性温。归肝、脾经。功能活血，利气，止痛。主要用于治疗胸胁、脘腹疼痛，经闭痛经，产后瘀阻，跌扑肿痛等病症。常用剂量为3~9克，研末吞服每次1.5~3克。醋制可加强其止痛作用。

【各家论述】

○味苦甘，无毒……主肾气，破产后恶露及儿枕，与三棱、鳖甲、大黄为散，能散气，通经络。（《海药本草》）

○除风，治气，暖腰膝，破癥癖，扑损瘀血，落胎，及暴腰痛。（《日华子本草》）

○味辛，温，无毒。主破血，产后诸病，因血所为者。妇人月经不调，腹中结块，崩中淋露，产后血晕，暴血冲上，因损下血，或酒摩及煮服。（《开宝本草》）

○玄胡索，气温味辛，破血治气，妇人月事不调，小腹痛甚，温暖腰膝，破散癥瘕。捣细用。（《医学启源·卷之下·用药备旨·药类法象》）

○《液》云：治心气痛，小腹痛。主破血，产后诸疾，因血为病者，妇人月水不调，腹中结块，崩漏淋露，暴血上行，因损下血。（《汤液本草·卷之三》）

○玄胡索，味苦，辛，无毒。可升可降，阴中之阳也。其用有二：活精血，能疗产后之疾；调月水，亦主胎前之症。（《珍珠囊补遗药性赋·主治指掌·逐段锦》）

○延胡索亦善落胎利小便及产后逆血上冲，俱宜以酒煮服，或用酒磨服亦可。然性唯破气逐血，必真有血逆气滞者方可用，若产后血虚或经血枯少不利、气虚作痛者，皆大非所宜。（《景岳全书·卷四十八·本草正上》）

○活血，利气，止痛，通小便……能行血中气滞，气中血滞，故专治一身上下诸痛，用之中的，妙不可言。（《本草纲目》）

○延胡索，温则能和畅，和畅则气行；辛则能润而走散，走散则血活。血活气行，故能主破血及产后诸病因血所为者。妇人月经之所以不调者，无他，气血不和，因而凝滞，则不能以时至，而多后期之证也。腹中结块，产后血晕。暴血冲上，因损下血等证，皆须气血和而后愈，故悉主之也。崩中淋露，利守不利

走，此则非与补气血药同用，未见其可。（《本草经疏》）

○玄胡索，凡用之行血，酒制则行；用之止血，醋制则止；用之破血，非生用不可；用之调血，非炒用不神。随病制宜，应用无穷者也。（《本草汇言》）

○延胡索，辛苦温，入肺脾心包肝，能行血中气滞，气中血滞，活血利气，治诸痛。生用破血，酒炒调血。（《本草分经·肝》）

○延胡索，辛温，行心肝血中气滞，气中血滞。凡月水不调，心腹卒痛，小腹胀痛，胎产不下，筋缩疝瘕，产后血冲血晕及跌扑损伤，服此力能通达。唯虚人当兼补药同用，否则徒损无益。酒炒行血，醋炒止血，生用破血，熟用调血。（《医方十种汇编·药性摘录》）

○延胡，虽为破滞行血之品，然性情尚属和缓，不甚猛烈，古人必以酒为导引，助其运行，其本性之不同于峻厉，亦可想见。而又兼能行气，不专于破瘀见长，故能治内外上下气血不宣之病，通滞散结，主一切肝胃胸腹诸痛，盖攻破通导中之冲和品也。（《本草正义》）

○延胡索，不论是血是气，积而不散者，服此力能通达，以其性温，则于气血能行能畅，味辛则于气血能润能散，所以理一身上下诸痛，往往独行功多。然此既无益气之情，复少养营之义，徒仗辛温攻凝逐滞，虚人当兼补药同用，否则徒损无益。（《本草求真》）

○延胡索，味苦辛，微温。入足厥阴肝经。调经破血，化块消症，专行滞血。治经瘀腹疼，化积聚癥瘕，理跌扑损伤。（《玉楸药解·卷一》）

○能行气中血滞，血中气滞。调月水，气血凝滞而痛。治产后血逆上冲，通经疗疝，化癖舒筋，心腹小腹堵痛，除折伤积血。按延胡索走而不守，唯有瘀滞者宜之，若血亏气虚，妊妇者，均忌之。（《罗氏会约医镜·卷十六·本草上》）

○辛苦性温，入手足厥阴、太阴，能行血中气滞、气中血滞……若经事先期，血虚崩中均忌。（《徐大椿医书全集·药性切用·卷之一上》）

○延胡……攻凝逐滞。本品入肝，行气血以助疏泄，疏泄行则肾开合正常，小便通利。（《百药效用奇观》）

○效用：1.为镇痛药，对头痛、腹痛、疝痛、月经痛、分娩后阵痛等有效。并能制止子宫之出血。2.利气，止痛，活血，散瘀，妇人月经不调，腹中结块，因损伤而下血等。（《现代实用中药》增订本）

○玄胡索，止心痛，为末，酒调服。雷公云：心痛欲死，速觅玄胡即此也。（《东医宝鉴·外形篇·卷三》）

○药效：镇痉，镇痛，驱瘀血，通经。用途：头痛，腹痛，痛经，疝痛。（《临床应用汉方处方解说》）

【验方举要】

○坠车落马筋骨痛不止：玄胡索研末，酒服二钱，日进二次。（《疡医大全·卷之三十六》）

○产后失音：元胡索、棕皮各一钱，煎汤入陈酒三分和药末服之。（《仁寿镜·卷三下》）

○玄胡索，治血刺心痛，瓦上炒为末，每二钱，温酒调下即愈。（《东医宝鉴·外形篇·卷三》）

○治小腹疝痛：玄胡索盐炒三钱，全蝎一钱为末，酒下一钱。或与干姜等分，末服亦佳。（《东医宝鉴·外形篇·卷四》）

○玄胡索破癥瘕，与三棱、鳖甲、大黄等分为末，酒服二钱。（《东医宝鉴·杂病篇·卷六》）

○治产后血晕及恶血冲心：玄胡索、桂心各半两，当归一两，为末，每二钱，童便或热酒调下。（《东医宝鉴·杂病篇·卷十》）

○治小便不通：捻头散（出钱氏方）。延胡索、川楝各等分，为末，每服半钱或一钱，捻头乳汤调下。（《百药效用奇观》）

【按】

药理研究表明，延胡索具有镇痛、催眠、镇静、抑制中枢、扩张冠状血管、降低冠脉阻力、增加血流量、抑制胃液分泌、抗胃溃疡等作用。临床用于治疗冠心病心绞痛、心律失常、血管神经性头痛、消化性溃疡、慢性支气管炎等均有较好疗效。有云"久病多瘀"，延胡索活血，配伍降气止咳药，用于干咳久咳，无痰者每收捷效。

Zirantong

自然铜

自然铜系硫化物类矿物黄铁矿族黄铁矿，主含二硫化铁（FeS_2）。别名石髓铅。味辛，性平。归肝经。功能散瘀，接骨，止痛。主要用于治疗跌扑肿痛，筋骨折伤等病症。常用剂量为3~9克，多入丸散服；外用适量。

【各家论述】

○排脓，消瘀血，续筋骨，治产后血邪，安心，止惊悸。以酒磨服。（《日华子本草》）

○味辛，平，无毒。疗折伤，散血止痛，破积聚。（《开宝本草》）

○自然铜，世以为接骨之药，然此等方尽多。大抵骨折在补气、补血、补胃，而铜非煅不可用，若新出火者，其火毒、金毒相扇，挟热毒香药，虽有接骨之功，燥散之祸，甚于刀剑，戒之。（《本草衍义补遗》）

○自然铜接骨之功，与铜屑同，不可诬也。但接骨之后，不可常服，即便理气活血可尔。（《本草纲目》）

○自然铜乃入血行血，续筋接骨之药也。凡折伤则血瘀而作痛，辛能散瘀滞之血，破积聚之气，则痛止而伤自和也。（《本草经疏》）

○自然铜能疗折伤，散瘀血，续筋骨，排脓止疼痛，亦镇心神安惊悸。宜研细水飞用或以酒磨服。然性多燥烈，虽其接骨之功不可泯，而绝无滋补之益，故用不可多，亦不可专任也。（《景岳全书·卷四十九·本草正》）

○味辛，入骨，散血积，接骨止痛。合乳香、没药、血竭、当归、续断、牛膝、丹皮、红花等药，治跌扑损伤最效。但中病即止，勿过服。（《医方十种汇编·药性摘录》）

○味辛平。辛能散瘀滞之血，破积聚之气。治跌打折伤，接骨续筋，称为神药……然性燥烈，火煅醋淬七次，或用甘草水研。不可多用专任。（《罗氏会约医镜·卷十八·本草下》）

○自然铜燥温行瘀，止痛续折。治跌打损伤，癥瘕积聚，破血消瘿，宁心定悸，疗风湿瘫痪之属。火煅，醋淬，研细水飞。（《玉楸药解·卷三》）

○自然铜非火煅不可，凡诸损药必热，能生气血以接骨，此物火金相煽，燥热愈甚。先哲云，凡刀斧跌磕闪肭脱臼者，初时不可便用自然铜，久后方可用之。折骨者宜便用之，若不折骨不碎骨则不可用。然则兹物续筋骨，乃其所长，若非骨折骨碎，尚不须此，即宜用而辄早，犹以贻患也。（《本草述钩元》）

○自然铜，味辛平，无毒。出铜有之，形方而大小不等，似铜实石也，不从矿炼，自然而生，曰自然铜也。（《医方捷径·卷四》）

○自然铜……安心，止惊悸，疗折伤，散血，止痛，排脓，消瘀血，续筋骨……然火煅有毒，不可多用，戒之。（《东医宝鉴·汤液篇·卷三》）

【验方举要】

○治一切恶疮及火烧汤烫：自然铜、密陀僧各一两（并煅研），甘草、黄檗各二两（并为末）。上四味，一处研细，收密器中，水调涂或干敷。（《圣济总录·自然铜散》）

○治项下气瘿：自然铜贮水瓮中，逐日饮食，皆用此水，其瘿自消，或火烧烟气，久久吸之亦可。（《仁斋直指方》）

○疗伤损骨折：自然铜火煅醋淬七次，研细水飞，同当归、没药各半钱，温酒调服，仍以水摩痛处。（《东医宝鉴·杂病篇·卷九》）

【按】

药理研究表明，自然铜对骨折的愈合有促进作用。用人工方法使家兔股骨骨折后，服用自然铜制剂，可促进其骨折的愈合，表现为骨痂生长快，量多且较成熟，抗折力亦较对照组强。

血余

血余系人的头发，加工成炭为血余炭。常用别名有发髲、乱发等。血余味苦，性温；血余炭味苦，性平。归心、肝、胃、肾经。功能止血化瘀。主要用于治疗吐血，咯血，衄血，尿血，崩漏下血，外伤出血等病症。常用剂量为5～9克。

【各家论述】

○苦，温。主五癃，关格不通，利小便水道，疗小儿痫，大人痓，仍自还神化。（《神农本草经》）

○合鸡子黄煎之消为水，疗小儿惊热……主欬，五淋，大小便不通，小儿惊痫。止血，鼻衄烧之吹内立已。（《名医别录》）

○能消瘀血。（《药性本草》）

○烧灰，疗转胞，小便不通，赤白痢，哽噎痈肿，狐尿，刺尸疰，疔肿，骨疽，杂疮。（《新修本草》）

○止血闷血晕，金疮伤风，血痢，入药烧灰，勿令绝过。煎膏长肉，消瘀血也。（《日华子本草》）

○消瘀血，补阴甚捷。（《本草衍义补遗》）

○发乃血余，故能治血病，补阴，疗惊痫，去心窍之血。（《本草纲目》）

○人之头发，补阴甚捷，吐衄血晕，风惊痫热。（《寿世保元·卷一·本草·药性歌括》）

○在古药性不过谓其治咳嗽，消瘀血，止五淋，赤白痢疾，疗大小便不通及小儿惊痫，治哽噎、痈疽、疔肿，烧灰吹鼻可止衄血等证……以火炮制，其色甚黑，大能壮肾，其气甚雄，大能补肺。此其阴中有阳，静中有动，在阴可以培形体壮筋骨，托痈痘；在阳可以益神志，辟寒邪，温气海，是诚精气中最要之药，较之河东鹿角胶阴凝重著之辈相去远矣，凡补药中自人参、熟地之外，首当以此为亚。（《景岳全书·卷四十九·本草正下》）

○血余即头发，性味苦平，入足少阴、厥阴，生新去瘀，止血定崩。煅灰用。胎发尤良。（《徐大椿医书全集·药性切用·卷之六下》）

○味微苦微寒，入肝、肾二经。补阴活血，壮肾补肺，治吐衄、崩漏、舌血、血晕、血痢、血淋、肠风、转胞不通。利二便，去瘀长肉……合药熬膏，能治溃疮。皂荚水洗净，入罐固煅，存性用。（《罗氏会约医镜·卷十八·本草下》）

○胎发得血之余气，益阴之中，又有去瘀之力，使瘀者去而新者生，以复妇人之常道，不特赤白带下可痊，而一切瘀浊，亦可愈耳。（《成方便读·经产之剂·白芷散》）

○乱发，性微温，味苦，主失血，止鼻衄，疗骨疽、杂疮………消瘀血，通关格，利水道，治五淋，大小便不通，亦治转胞。（《东医宝鉴·汤液篇·卷一》）

【验方举要】

○肘后疗黄疸方：烧乱发服一方寸匕，秘验，酒饮并得。（《外台秘要·卷四·黄疸方》）

○《古今录验》疗小儿重舌欲死方：以乱发烧灰，末之，敷舌上甚佳。（《幼幼新书·卷第五·初生有病》）

○治小便利血方：乱发，汤洗垢腻净，烧研为末，米饮调服方寸匕。（《证治准绳·卷五》）

○血余散：治汗不止。用男子乱发一握，烧存性，为细末，以绢袋盛置，干扑之。（《保婴撮要·卷十·自汗》）

○发灰一味，每用二钱，以米醋二合，汤少许服，井花水调亦得。一法茅草根、车前子煎汤调下尤妙。兼治肺疽心衄，内崩吐血一两口，或舌上出血如针孔。若鼻衄，吹立已。（《医学纲目·卷之十七·诸见血门》）

○血余散治溺血，脉涩者。乱发一斤，洗净烧灰为散，生地汁调下三钱。（《徐大椿医书全集·女科指要·卷五·产后门》）

○滑石白鱼散方：滑石二分，乱发二分烧，白鱼二分。上三味，杵为散，饮服半钱匕，日三服。主治：小便不利，或便中带血。（《金匮要略诠解》）

○耳内肿痛出脓水：头发烧存性，研细，每用少许吹入。（《疡医大全·卷之十三》）

○口角烂疮，乱头发洗净煅存性，研细，猪油调擦。（《疡医大全·卷之十四》）

○小儿脐汁不干，乱发烧灰敷之。（《疡医大全·卷之二十》）

○乱发灰治小儿热疮。取乱发鸡子大，于铫上熬。令汁出，涂之甚妙。（《东医宝鉴·杂病篇·卷十一》）

○乱发灰治下疳疮及阴头疮。先以药水洗，取发灰敷之，干则油调敷。仍以米饮调发灰，空心服。（《东医宝鉴·外形篇·卷四》）

【按】

药理研究表明，血余炭能缩短出血及凝血时间及血浆再钙化的时间，并有利尿作用。三七与血余炭都有止血化瘀之功，但三七以消肿止血、定痛为主，而血余炭长于生肌敛疮，利水道。临床用血余炭60克研末，每服3克，每日2次，米饮送服，治疗慢性声带炎、声音嘶哑有效。

血竭

Xuejie

血竭系棕榈科植物麒麟竭 *Daemonorops draco* Bl. 的果实及树干中的树脂。常用别名有琪驎竭、海蜡、麒麟血、木血竭等。味甘、咸，性平。归心、肝经。功能内服活血，散瘀，止痛，外用止血，生肌，敛疮。主要用于治疗妇女瘀血经闭，痛经，产后瘀阻腹痛，心腹刺痛，外伤出血，溃疡不敛，跌打损伤，瘀血肿痛等病症。常用剂量，内服每 1 ~ 1.5 克，入丸散，外用适量，研末敷。无瘀血者不宜服。

【各家论述】

○味甘咸，平，有小毒。主五脏邪气，带下，心痛，破积血，金创生肉。（《新修本草》）

○主打伤折损，一切疼痛，补虚及血气撹刺，内伤血聚，并宜酒服。（《海药本草》）

○治一切恶疮疥癣久不合者，敷。此药性急，亦不可多使，却引脓。（《日华子本草》）

○散滞血诸痛，妇人血气，小儿瘈疭。（《本草纲目》）

○骐驎竭，甘主补，咸主消，散瘀血、生新血之要药。故主破积血金疮，止痛生肉，主五脏邪气者，即邪热气也。带下者，湿热伤血分所致也。甘咸能凉血除热，故悉主之。苏恭主心腹卒痛，李珣以之治伤折打损，一切疼痛，血气撹刺，内伤血聚者，诚为此耳。（《本草经疏》）

○善破积血，止痛生肌，疗金疮折伤打损，血瘀疼痛，内伤血逆，妇人血气凝滞，亦能生血补虚，俱可为末酒服，并治一切恶疮癣疥，久不合口。然性能引脓，不宜多用。（《景岳全书·卷四十九·本草正下》）

○血竭味咸，跌扑伤损，恶毒疮痈，破血有准。（《明医指掌·卷一·药性歌》）

○血竭亦名麒麟竭。甘咸性平，入心、肝、血分，散瘀降浊逆，止血定急痛，为血逆、血痛昏危专药。无瘀勿用。（《徐大椿医书全集·药性切用·卷之三上》）

○血竭，助阳药中同乳香、没药用之者，取以调和血气，而无留滞壅毒之患。（《本经逢原》）

○甘主补，咸主消，去瘀生新，为和血之妙品。治内伤血积，跌扑损伤，止痛生肌，善结疮口。妇人血气凝滞作痛。然性急，能引脓，不可多用。凡血病无瘀积者不必用。（《罗氏会约医镜·卷十七·本草中》）

○血竭，色赤入肝血分，破瘀。凡跌扑损伤，气血搅刺，内伤血聚，并宜同酒调服。凡血病无积瘀者不必用之。以染透指用烧灰不变色者真。得蜜陀僧良。（《医方十种汇编·药性摘录》）

○血竭，色赤味辣。色赤故入血分，味辣故入气分，其通气活血之效，实较乳香、没药为尤捷。诸家本草未尝言其辣，且有言其但入血分者，皆未细心实验也。然此药伪者甚多，必未研时微带紫黑，若血干之色。研之红如鸡血，且以置热水中则溶化，须臾复凝结水底成块者，乃为真血竭。（《医学衷中参西录·上册·医方》）

○效用：为收敛性止血止痛药，能消瘀血，用于一切疼痛、跌打损伤出血诸症。又为恶疮疥癣等之外用药。（《现代实用中药》增订本）

○血竭，疗金疮，止血、止痛、生肌最妙。刮血敷之。但性急不可多用。（《东医宝鉴·杂病篇·卷九》）

【验方举要】

○血竭散：治产后败血冲心，胸满上喘，命在须臾，宜服。真血竭、没药等分，研细频筛再研，取尽为度，每服二钱，用童便合好酒半大盏，煎一沸，温调下。方产下一服，上床良久再服，其恶血自循经下行，更不上冲，免生百病。（《医学纲目·卷之二十七·喘》）

○治金疮血不止兼痛：用血竭末敷，立止。（《医学纲目·卷之二十·撷扑伤损》）

○夺命散：治产后血晕，脉涩滞者。血竭四两，没药四两为散，童便入酒煎三钱，去渣温服。（《徐大椿医书全集·女科指要卷五·产后门》）

○鼻衄不止：血竭、蒲黄各等分，研极细，用竹管吹鼻内，即止。（《疡医大全·卷之十二》）

○金疮：血竭末掺之，止血生肌。（《疡医大全·卷之三十七》）

【按】

血竭含树脂、树胶、血竭素、血竭树脂、安息香酸及肉桂酸等，有显著的镇痛、抗炎、促进血循环及止血作用，对多种皮肤真菌有不同程度的抑制作用。

全蝎

Quanxie

全蝎系钳蝎科动物东亚钳蝎 *Buthus mattensi Karsch* 的干燥体。常用别名有全虫、蛜蝍等。味辛、咸，性平，有毒。归肝经。功能息风止痉，解毒散结，通络止痛。主要用于治疗小儿急慢惊风，抽搐痉挛，中风口㖞，半身不遂，破伤风症，风湿顽痹，偏正头痛，疮疡，瘰疬等病症。常用剂量为 2～5 克。研末吞服，每次 0.6～1 克，外用适量。专用其尾，称蝎尾，剂量宜稍小。全蝎有毒，用量不可过大。血虚生风者慎用。

【各家论述】

○疗诸风瘾疹，及中风半身不遂，口眼㖞斜，语涩，手足抽掣。（《开宝本草》）

○大人、小儿通用。治小儿惊风，不可缺也。有用全者，有只用梢者，梢力尤功。（《本草衍义》）

○古今治中风抽掣，及小儿惊搐方多用之。（《本草图经》）

○小儿惊痫风搐，大人痎疟，耳聋疝气，诸风疮，女人带下阴脱……故东垣李杲云：凡疝气带下皆属于风。蝎乃治风要药，俱宜加而用之。（《本草纲目》）

○治中风诸风，开风痰……语言蹇涩，痎疟，耳聋，疝气风疮。（《景岳全书·下册·卷四十九·本草正》）

○耳暴聋，用全蝎去毒为末，酒调滴耳中，闻流水声即愈。耳聋用全蝎四十九枚，用生姜厚片如数，铺锅内，置蝎于姜上，慢火烙姜片至黄色，蝎熟去毒，并头足，研为细末，酒调送下，随量饮醉为度，取汗。（《名医类案·卷七·耳》）

○破伤风宜以全蝎、防风为主。（《本草汇编》）

○蝎即蛜蝍宜紧小，主除瘾疹疗诸风，小儿惊搐方多用，酒服尤能治耳聋。（《医经小学·卷之一·药性指掌》）

○全虫色青善走者，独入肝经，风气通于肝，为搜风之主药。（《成方便读·祛风之剂·牵正散》）

○攻毒祛风，治惊痫搐搦……去足焙用。（《徐大椿医书全集·药性切用·卷之六》）

○祛筋骨风邪，大人真中风，小儿急惊风，身体搐掣……疗带下疝痛、破伤风、小儿脐风。按似中风、中慢脾惊风属虚者忌用。（《罗氏会约医镜·卷十

○穿筋透骨，逐湿除风。（《玉楸药解》）

○近日都下相传一方，以全蝎三钱，烘干为末，每用精牛肉四两，作肉团数枚，加蝎末少许，蒸熟令儿逐日食之，以全蝎末完为度，治痄疾有殊功。愚思蝎色青，属木，肝经之虫，善窜而疏土，其性阴，兼通阴络，疏脾郁之久病在络者最良，然其性骠悍有毒……牛肉得全蝎而愈健，全蝎得牛肉而不悍，一通一补，相需成功，亦可备用。（《温病条辨·卷六·痄疾论》）

○因外风内客，无不用之。（《本草求真》）

○被螫者以水碗合即愈，去毒及足用……滚醋泡去咸，炒干用。治厥阴诸风掉眩……左半身不遂……东垣治月事不调，寒热带下……盖取散血分之风热耳。（《本经逢原》）

○人被蝎螫者，涂蜗牛即解。（《本草备要》）

○辛热……一切风木致病，耳聋掉眩……无乎不疗，且引风药达病所，以扫其根。入降药暖肾气，以止其痛。配白附、僵蚕治搐搦症。配天麻、蜂实治破伤风……类中风、慢脾惊风禁用。（《得配本草》）

○入肝搜风，走脏腑，行经络……属实邪者，皆可用之。（《本草便读》）

○其攻专于熄风攻毒，散血分之风热，且能胜湿、燥湿，故带下因于风、热、毒、湿、肝之疏泄失常，乘脾损带所致者，用之为宜。（《百药效用奇观》）

○效用：为镇痉药……又为神经强壮药……对子宫脱出等有效，并治胃及风疹等。（《现代实用中药》增订本）

○为镇静剂，功能搜风，疗惊。（《科学注解本草概要·动物部》）

【验方举要】

○木香丸：治夏月暑发腹痛及泄泻。轻好全干蝎20个，每个擘三两段子，于慢火上炒令黄熟，拣好胡椒三百粒，生木香一分。上件，同药捣为末，湿纸里烧，粟米饮为丸。如绿豆大。如患腹痛，每服十五丸，煎灯心，陈橘皮、生姜汤下，大便不调及泄泻，每服十五丸，煎陈橘皮汤下。（《养老奉亲书·夏时用药诸方》）

○治小儿惊热，全蝎一两，炒香，熟，地龙半两，炒香，熟。捣为细末，酒面糊为丸，豌豆大，朱砂为衣，荆芥汤下。（《幼幼新书·卷第八·惊疾潮发》）

○蝎虎散：治惊痫屡效。褐色生蝎一个（连血细研），入朱砂末并麝少许，同研，薄荷调作一服，数年癫痫亦作效。盖痫疾皆心血虚滞，生蝎可以官守其血。（《仁斋小儿方论·卷之二·定痫治法》）

○姜蝎散：治耳聋因肾虚所致，十年内一服愈。干蝎（四十九个，去蚕，洗焙，去风热），生姜（切片如蝎大，四十九片，开痰）。二味，银石器内炒至干，

为细末……夜卧酒调作一服……徐徐尽量饮，五更耳中闻百十攒笙响，便自此有闻。（《医学纲目·卷之二十七·耳聋》）

○治破伤风：蝎梢七条，为细末，热酒调下。（《玉机微义·卷之四十二》）

○消上搭方：全蝎三个，核桃肉三个，共研细，热酒冲服，一二次自消。（《疡医大全·卷之二十二》）

○治噎食转食：用活蝎子三四个。大者尤佳，滚黄酒冲碗内，候酒大温，将蝎取出不用，服之一二次愈。如无鲜蝎子，蝎亦可。（《良朋汇集·卷十》）

【按】

药理研究表明，全蝎具抗惊厥、降血压等作用。临床用治乳腺炎、乳房纤维腺瘤、淋巴结核、泪囊炎、癫痫、烧伤等有效。对高热抽搐危重症，以蝎尾为优，以全蝎为主配蜈蚣、钩藤等治疗各种神经痛，其止痛效果明显，重症宜研末装胶囊吞服，既可掌握准确用量，又可节约药材。

Hehuanpi
合欢皮

合欢皮系豆科落叶乔木植物合欢 *Albizia julibrissin* Durazz. 的干燥树皮。常用别名有合欢、合昏皮、夜合皮、合欢木皮等。味甘，性平。归心、肝、肺经。功能解郁安神，活血消肿。主要用于治疗心神不安，忧郁失眠，肺痈疮肿，跌扑伤痛等病症。常用剂量为6~12克；外用适量，研末调敷。

【各家论述】

○合欢味甘平。主安五脏，利心志，令人欢乐无忧。久服轻身明目得所欲。生山谷。(《神农本草经》)

○杀虫。(《本草拾遗》)

○煎膏消痈肿，续筋接骨。(《日华子本草》)

○和血，消肿，止痛。(《本草纲目》)

○合欢味甘气平无毒。入手少阴足太阴经。脾虚，则五脏不安；心气躁急，则遇事拂郁多忧。甘主益脾，脾实则五脏自安；甘可以缓，心气舒缓，则神明自畅，而欢乐无忧……嵇叔夜养生论云，合欢蠲忿，正此之谓也。其主轻身明目，及大明主消痈疽，续筋骨者，皆取其能补心脾生血脉之功耳。(《本草经疏》)

○合欢皮，甘温平补，有开达五神，消除五志之妙应也……味甘气平，主和缓心气，心气和缓，则神明自畅而欢乐无忧。(《本草汇言》)

○性味甘平，入心脾而怡神悦志，令人欢乐无忧，故曰。(《徐大椿医书全集·药性切用·卷之三中》)

○合欢皮，甘平和血补阴，安五脏和心志，盖心脾调和则五脏自安矣。(《本草分经·通行经络·和》)

○合欢皮甘平，补脾阴，缓心气。然气缓力微，必重久服方有效。(《医方十种汇编·药性摘录》)

○合欢，气缓力微，用之非止钱许可以奏效，故必重用久服，方有补益怡悦心志之效矣，若使急病而求治即欢悦，其能之乎？(《本草求真》)

○为强壮、变质药，功能安五脏，消痈肿，续筋骨。(《科学注解本草概要·植物部》)

○性味：皮味苦涩。效用：1.内服有强壮兴奋、利尿及驱虫作用。并能缓和身心而镇痛。又浸膏外用治打扑滑折，痈疽等症，尤其痈疽肿痛有效。2.续筋骨，调心脾，安五脏，令人欢乐无忧，久服轻身明目。(《现代实用中药》增订本)

○合欢皮主肺痈吐脓，又杀虫，续筋骨，消痈肿。（《东医宝鉴·汤液篇·卷三》）

【验方举要】

○治蜘蛛咬疮：合欢皮捣为末，和铛下墨，生油调涂。（《本草拾遗》）

○折伤疼痛：合欢皮研末酒调服二钱匕。（《本草衍义》）

○治肺痈久不敛口：合欢皮、白蔹。二味同煎服。（《景岳全书·合欢饮》）

○合欢皮，主骨折，专能接骨，取皮，炒至黑色，四两，芥子炒，一两，右末，酒调二钱服。以滓罨伤处。（《东医宝鉴·杂病篇·卷九》）

【按】

合欢皮具有调节植物神经功能的作用，还有抗生育作用，临床配伍浮小麦、大枣、炙甘草，或配伍百合、生地黄，治疗更年期综合征，症见烘热，出汗，心悸失眠者有较好疗效。

Liu jinu

刘寄奴

刘寄奴系菊科多年生直立草本植物奇蒿 *Artemisia anomala* S.Moore 的全草。常用别名有金寄奴、六月雪、九牛草、苦连婆等。味苦，性温。归心、脾经。功能破血通经，敛疮消肿。主要用于治疗经闭癥瘕，胸腹胀痛，产后血瘀，跌打损伤，金疮出血，痈毒焮肿等病症。常用剂量为5～10克，水煎内服；或为散，外用适量，捣敷，或研末服。气血虚弱，脾虚腹泄者忌服。

425

【各家论述】

○味苦，温。主破血，下胀。(《新修本草》)

○无毒。治心腹痛，下气水胀、血气，通妇人经脉癥结，止霍乱水泻。(《日华子本草》)

○疗金疮，止血为要药；产后余疾，下血、止痛。(《开宝本草》)

○刘寄奴破血行经，金疮最妙，味苦温。治汤火伤及金疮最妙。因刘裕小名寄奴，取此草以疗金疮得效，故名。(《珍珠囊补遗药性赋·草部》)

○小儿尿血，新者研末服。(《本草纲目》)

○能破瘀血，活新血，通妇人经脉、产后余血、损伤瘀血下气，止心腹痛及小便出血，俱可为散或茶或酒调服。捣敷金疮出血不止，其效尤捷，用治汤火伤大效，但为末掺之。(《景岳全书·卷四十八·本草正》)

○刘寄奴草，其味苦，其气温，揉之有香气，故应兼辛。苦能降下，辛温通行，血得热则行，故能主破血下胀。然善走之性，又在血分，故多服则令人痢矣。昔人谓为金疮要药，又治产后余疾、下血止痛者，正以其行血迅速故也。(《本草经疏》)

○消焮肿痈毒，灭汤火热疼。(《本草蒙筌》)

○刘寄奴，入手少阴、足太阴经。通经佐破血之方，散瘀辅辛香之剂。按刘寄奴破血之仙剂也，其性善走，专入血分，味苦归心，而温暖之性，又与脾部相宜，故两入。盖心主血，脾裹血，所以专疗血证也。(《本草汇言》)

○性味苦温，破血通经，除胀止血。茎、叶、花、子皆可用。多服令人吐利。(《徐大椿医书全集·药性切用·卷之一下》)

○主破血下胀，通经除癥，治产后余血，小便血淋，损伤瘀血。捣敷金疮出血不止，疗汤火伤。按气血两虚，脾胃虚泄者勿服。(《罗氏会约医镜·卷十六·本草上》)

○刘寄奴，下气止心腹急痛，下血消肿，解痈毒，灭汤火热疮，并治金疮。《本草》诸书言其能解产后余疾，则误之甚者也。寄奴性善走，迅入膀胱，专能逐水，凡白浊之症，用数钱同车前、茯苓利水之药服之立时通快，是走而不守可知；产后气血大亏，即有瘀血，岂可用此迅逐之乎？（《本草新编》）

○刘寄奴活血通瘀，通经除癥下胀，并治大小便血，止金疮出血。捣敷汤火伤毒。但性多走泄，勿过服，令人吐血不止。（《医方十种汇编·药性摘录》）

【验方举要】

○小肠尿血不曾疏，采取新鲜刘寄奴，为末茶调空腹服，便中赤色自然无。（《孙真人海上方·小便血》）

○治汤火疮：用刘寄奴为末，先以糯米浆，鸡翎扫伤后，搽药末在上，并不痛，亦无疤。（《医学纲目·卷之二十·撷扑伤损》）

○治大小便出血不止：刘寄奴为末，清茶调服立止。（《不居集·上集·卷之十四》）

○治金疮：刘寄奴研为末掺之，并治箭伤。（《疡医大全·卷之三十七》）

○治杖疮：刘寄奴六钱，马鞭草四钱，研细蜜调搽，溃者干掺。（《疡医大全·卷之三十七》）

【按】

据化学分析，刘寄奴含有强心苷和挥发油。其味苦能降泄，温能通行，芳香能醒脾开胃，化食消积，故又名化食丹，临床用刘寄奴煎剂，可治急性传染性肝炎，有较好疗效。

Juemingzi

决明子

决明子系豆科植物决明 *Cassia obtusifolia* L. 或小决明 *Cassia tora* L. 的干燥成熟种子。常用别名有草决明、马蹄决明、还瞳子等。味甘、苦、咸，性微寒。归肝、大肠经。功能清热明目，润肠通便。主要用于治疗目赤涩痛，羞明多泪，头痛眩晕，目暗不明，大便秘结等病症。常用剂量为 10～15 克。

【各家论述】

○治青盲，目淫肤赤白膜，眼赤痛，泪出，久服益精气。（《神农本草经》）

○味甘，微寒，无毒。疗唇口青。（《名医别录》）

○利五脏，除肝家热。（《药性本草》）

○助肝气，益精水；调末涂，消肿毒，熁太阳穴治头痛，又贴脑心止鼻衄；作枕胜黑豆，治头风，明目。（《日华子本草》）

○解蛇毒。（《本草衍义补遗》）

○草决明，泻肝热，明目驱风兼鼻渊。（《珍珠囊补遗药性赋·草部》）

○治肝热风眼赤而多泪，及肝火目昏，可为佐使，唯多服久服方可得效，或作枕用治头风……（《景岳全书·下册·卷四十八·本草正》）

○决明子甘，能除肝热，目疼收泪，仍止鼻血。（《明医指掌·卷一·药性歌》）

○决明子，治一切目疾……此马蹄决明，另有草决明、石决明，与之同功，而各为一种。（《罗氏会约医镜·卷十六·本草》）

○草决明，甘苦咸平，入肝，除风热，退目翳，为明目粹光专药。叶：作菜食，利五脏以明目。（《徐大椿医书全集·上册·药性切用·卷之一》）

○决明子，明目散风热，止泪止痛。须合蒺藜、枸杞、菊花、生地、女贞子、谷精草等用之。恶麻仁。（《医方十种汇编·药性摘录》）

○决明子明目，乃滋益肝肾，以镇潜补阴为义，是培本之正治，非如温辛散风，寒凉降热之止为标病立法者可比，最为有利无弊。（《本草正义》）

○决明子，除风散热。凡人目泪不收，眼痛不止，多属风热内淫，以致血不上行，治当即为驱逐；按此苦能泄热，咸能软坚，甘能补血，力薄气浮，又能升散风邪，故为治目收泪止痛要药。（《本草求真》）

○决明子，为营养强壮利尿药，治肝脏疾患及喘息，能增强视力，治绿内障、结膜炎等有效。又有缓下作用，治慢性便秘、高血压、头胀等，效果极好。

本品之调整大便，非常自然，并无腹痛，排便顺畅而不稀薄，慢性便闭者，常服无流弊。其叶有泻下作用，日本刘米达夫氏主张作番泻叶之代用品。（《现代实用中药》增订本）

○决明叶，作菜常食，最明目。（《东医宝鉴·外形篇·卷一》）

○草决明子，久服令人不睡。（《东医宝鉴·内景篇·卷二》）

【验方举要】

○深师疗失明，主一岁二岁三岁四岁拭目中无他病，无所见，如绢中视，决明散方。马蹄决明二升，上一味捣筛，以粥饮服方寸匕，忌鱼、蒜、猪肉、辛菜。（《外台秘要·卷二十一·失明方》）

○决明子，每日取一匙，挼去尘埃，空腹水吞子。百日后，夜见物光也。（《食疗本草·卷上》）

○补肝明目：决明子一升，蔓荆子二升，以酒五升煮，曝干为末。每饮服二钱，温水下，日二服。（《圣惠方·决明子散》）

○发背初起。草决明生用一升捣，生甘草一两，水三升，煮一升，分二服。大抵血滞则生疮，肝主藏血，决明和肝气，不损元气也。（《本事方》）

○治雀目：决明子二两，地肤子一两。上药捣细罗为散。每于食后，以清粥饮调下一钱。（《圣惠方》）

○治癣：决明子不以多少，为末，少加水银粉，同为散。先以物擦破癣，上以散敷之。（《苏沈良方》）

○治积年目失明，不识人，决明子二升杵散，食后以粥饮服方寸匕。（《医学纲目·卷之十三·目疾门》）

【按】

药理研究表明，决明子具有降血压、降血清胆固醇、导泻、抗菌等作用。单用决明子制剂临床用于高脂血证、霉菌性阴道炎、口腔溃疡、习惯性便秘、哮喘等病症有明显疗效。

Bingpian
冰片

冰片系龙脑香科常绿乔木龙脑香 Dryobalanops aromatica Gaertn.f. 的树干，经蒸馏冷却而得的结晶。现在主要通过化学合成。常用别名有龙脑冰片、梅片、机制冰片、龙脑香、羯布罗香等。味辛、苦，性微寒。归心、脾、肺经。功能开窍醒神，清热止痛。主要用于治疗热病神昏、痉厥，中风痰厥，气郁暴厥，中恶昏迷，目赤，口疮，咽喉肿痛，耳道流脓等病症。常用剂量为 0.15~0.3 克，入丸散用；外用研粉点敷患处。孕妇慎用。

【各家论述】

○味辛苦，微寒。主心腹邪气，风湿积聚，耳聋。明目，去目赤肤翳。（《新修本草》）

○味苦辛，微温，无毒。主内外障眼，三虫，治五痔，明目，镇心，秘精。（《海药本草》）

○龙脑，此物大通利关膈热塞，其清香为百药之先，大人小儿风涎闭壅，及暴得惊热，甚济用。然非常服之药，独行则势弱，佐使则有功，于茶亦相宜，多则掩茶气味。（《本草衍义》）

○龙脑属火，世知其寒而通利，然未达其暖而轻浮飞扬。《局方》喜其香而贵细，动辄与麝同用，为桂附之助，人身阳易于动，阴易于亏，幸思之。（《本草衍义补遗》）

○疗喉痹，脑痛，鼻息，齿痛，伤寒舌出，小儿痘陷。通诸窍，散郁火……古方眼科、小儿科皆言龙脑辛凉，能入心经，故治目病、惊风方多用之。痘疮心热血瘀倒黡者，用引猪血，直入心窍，使毒气宣散于外，则血活豆发，其说皆似是而实未当也。目病、惊病、痘病，皆火病也，火郁则发之，从治之法，辛主发散故尔。其气先入肺，传于心脾，能走能散，使壅塞通利，则经络条达，而惊热自平，疮毒能出。用猪心血，能引龙脑入心经，非龙脑能入心也。（《本草纲目》）

○龙脑香，其香为百药之冠。凡香气之甚者，其性必温热，李珣言温，元素言热是矣。气芳烈，味大辛，阳中之阳，升也散也。性善走窜开窍，无往不达，芳香之气，能辟一切邪恶，辛热之性，能散一切风湿，故主心腹邪气，及风湿积聚也。耳聋者窍闭也，开窍则耳自聪；目赤肤翳者，火热甚也，辛温主散，能引火热之气自外而出，则目自明，赤痛肤翳自去，此从治之法也。《别录》又主妇

人难产者，取其善走，开通关窍之力耳。（《本草经疏》）

○点药，莫要于冰片，而冰片大辛热，以其性辛甚，故借以拔出火邪，而散其热气……世人不知冰片为劫药，而误认为寒，常用点眼，遂致积热入目，而昏暗障翳，故云眼不点不瞎者此也。（《明医杂著·卷之三·续医论·眼赤肿痛》）

○冰片味辛，目痛喉痹，狂躁妄语，真为良剂。（《明医指掌·卷一·药性歌》）

○梅花冰片，一名龙脑香。性味辛温，香窜善散，入肺而传于心脾，透骨通窍，散火逐邪。细研用。风在骨髓者宜之。若在血脉肌肉，反致引风入骨，忌之。（《徐大椿医书全集·药性切用·卷之三上》）

○气雄力锐，善走能散，通诸窍，散郁火，治风在骨髓，肢节疼痛，惊痫痰迷，驱逐鬼邪，目赤肤翳，喉痹舌出，小儿风热急惊，痘疮黑陷，化鼻瘜。除恶疮、下疳、痔漏疼痛、妇人气逆产难。至于脾虚慢惊、肝肾两虚之目疾，俱属忌用。（《罗氏会约医镜·卷十七·本草中》）

○冰片，辛香善走体温用凉，先入肺传于心脾而透骨通窍，散火辟邪，消风化湿，风病在骨髓者宜之，若在血脉肌肉，辄用冰麝，反引风入首，莫之能出。（《本草分经·通行经络·散》）

○冰片，辛温香烈，宣窍散气，凡一切风痰，诸中内闭等证，暂用以开闭搜邪，然辛香走窜至极，服之令人暴亡。唯外症点眼、吹喉等药用之，或借以辛散，或赖其香开耳。（《本草便读》）

○冰片，大辛善走，善开鼻窍，通利结气，性又寒凉，能发郁热。《本草述》载："凡壅者，结者，闭者，随其所患之处而能散也。"因此冰片能疗鼻中息肉。（《百药效用奇观》）

○为兴奋药，亦作镇痛药。功能通大窍，散郁火，搜风，明目。（《科学注解本草概要·植物部》）

○效用：内服用少量，为芳香清凉性回苏药，用于因热病而致之脑神经昏蒙、心力衰惫、迷糊、失神及妇人难产等，且有镇咳镇痉之效。若稍过量，则有麻痹之害。外用为消炎消肿药，用作鼻黏膜炎、眼结膜炎，以及口腔喉头诸炎症，及痔肿等之撒布药。（《现代实用中药》增订本）

○药效：消炎，镇痛。用途：伤食，中毒，中暑，胸腹痛，心悸亢进。（《临床应用汉方处方解说》）

【验方举要】

○妇人难产，取龙脑研末少许，以新汲水调服。（《名医别录》）

○如神散，治伤寒热毒攻心，舌出过寸。梅花片脑，不拘多少，为细末，以一字掺于舌上，未和再掺，则愈。（《重订严氏济生方·口齿门·舌论治》）

○治鼻中瘜肉下垂：冰片点之。（《疡医大全·卷之十二》）

○治诸般牙痛：梅花冰片、朱砂各少许为末，擦之立止。（《疡医大全·卷之十六》）

【按】

药理研究表明，冰片有扩冠抗心绞痛作用。梅片酊的1∶400稀释液，在试管内能抑制猪霍乱、大肠杆菌及金黄色葡萄球菌的生长。冰片还是一种良好的促透皮吸收剂。

阳起石

Yangqishi

阳起石系硅酸盐类矿物阳起石 *Actinolite* 或阳起石石棉 *Actinolite asbestus* 的矿石。常用别名有白石、羊起石等。味咸，性微温。归肾经。功能温肾壮阳。主要用于治疗男子阳痿，女子宫冷，下焦虚寒，腰膝冷痹等病症。常用剂量为3~6克，入丸散服。阴虚火旺者忌服，不宜久服。

【各家论述】

○味酸无毒，主治崩中漏下，破子藏中血，癥瘕结气，寒热腹痛，无子，阴痿不起，补不足。（《神农本草经》）

○疗男子茎头寒，阴下湿痒，去臭汗，消水肿。久服不饥，令人有子。（《名医别录》）

○补肾气精乏，腰疼膝冷湿痹，子宫久冷，冷癥寒瘕，止月水不定。（《药性本草》）

○治带下温疫冷气，补五劳七伤。（《日华子本草》）

○治男子、妇人下部虚冷，肾气乏绝，子脏久寒，须水飞研用。凡石药冷热皆有毒，正宜斟酌。（《本草衍义》）

○桑螵蛸为使。恶泽泻、菌桂、石葵、雷丸、蛇蜕皮。畏菟丝，忌羊血。（《增广和剂局方·药性总论》）

○散诸热肿……右肾命门气分药也。下焦虚寒者宜用之，然亦久服之物。张子和《儒门事亲》云：喉痹，相火急速之病也。相火，龙火也，宜以火逐之。一男子病缠喉风肿，表里皆作，药不能下。以凉药灌入鼻中，下十余行。外以阳起石烧赤、伏龙肝等分细末，日以新汲水调扫百遍。三日热始退，肿始消。此亦从治之道也……好古：补命门不足。（《本草纲目》）

○阳起石甘，肾气乏绝，阴痿不起，其效甚捷。（《寿世保元·卷一本草·药性歌括》）

○阳起石补助阳气，并除积寒宿血留滞下焦之圣药。（《本草经疏》）

○入肾命而补火暖肾，治阴痿精乏，子宫虚冷。火煅，盐水淬，研用。（《徐大椿医书全集·药性切用·卷之五》）

○温暖肝肾，强健宗筋。治寒疝冷瘕，崩漏带下，阴下湿痒，腰膝酸痛，腹痛无子，经期不定。（《玉楸药解·卷三》）

○阳起石咸，温补命门，治阴痿精乏，子宫虚冷，真者难得。（《本草分

经·命门》）

○补火逐寒，宣瘀起阳。火煅醋淬七次，研粉水飞用……不入汤剂。（《医方十种汇编·药性摘录》）

○乃云母之根，右肾命门药。下焦虚寒者宜之。黑锡丹用此。正以补命门阳气不足也。《本经》治崩中漏下，阳衰不能统摄阴血也……用阳起石之咸温，教其所结，则子藏安和，孕自成矣，阴虚火旺者忌用，以其性专助阳也。（《本经逢原》）

○配钟乳粉、附子治元气虚寒……气悍有毒，不宜轻用。（《得配本草》）

○为强壮药及制菌药。（《科学注解本草概要》）

○为兴奋强精药，治阳痿不起，肢体厥冷，又治妇女月经变调，子宫冷感，不妊症，并有制菌之效。（《现代实用中药》增订本）

【验方举要】

○丹毒肿痒，阳起石煅研，新水调涂。（《儒门事亲》）

○元气虚寒，精滑不禁，大府溏泄，手足厥冷。阳起石煅研、钟乳粉各等分，酒煮附子末同面糊丸梧子大，每空心米饮服五十丸，以愈为度。（《济生方》）

○阴痿阴汗，阳起石煅为末，每服二钱，盐酒下。（《普济方》）

【按】

阳起石的主要成分是 $Ca_2(Mg, Fe^{++})_5[Si_4O_{11}]_2[OH]_2$。阳起石研末醋调敷红肿患处，治疗丹毒有效。

Fangji

防己

防己系防己科植物粉防己 *Stephania tetrandra* S.Moore 的干燥根。常用别名有解离、石解、汉防己等。味苦，性寒。归膀胱、肺经。功能利水消肿，祛风止痛。主要用于水肿脚气小便不利，湿疹疮毒，风湿痹痛等病症。常用剂量为4.5～9克。本品苦寒损胃，食欲不振者忌用。

【各家论述】

○味辛，平。主风寒温疟，热气诸痫。除邪，利大小便。一名解离，生川谷。（《神农本草经》）

○疗水肿、风肿，去膀胱热，伤寒寒热邪气，中风手足挛急，止泄，散痈肿恶结，（治）诸㾦疥癣虫疮，通腠理。利九窍。（《名医别录》）

○汉防己：治湿风口面㖞斜，手足疼，散留痰，主肺气嗽喘。木防己：治男子肢节中风毒风不语，主散结气痈肿，温疟，风水肿，治膀胱。（《药性本草》）

○防己大苦寒，能泄血中之湿热，通血中之滞塞，补阴泻阳，助秘冬，泻春夏药也……能泻血中大热之滞也，亦能泻大便。（《医学发明·卷第二》）

○《主治秘要》云：（汉防己）辛苦，阴也，泄湿气，去皮净用。（《医学启源·卷之下·用药备旨·药类法象》）

○汉防己，气寒，味大苦，疗胸中以下至足湿热肿盛、脚气，补膀胱，去留热，通行十二经。（《医学启源·卷之下·用药备旨·药类法象》）

○防己治风热拘挛。味辛，平，温，无毒。治水肿风肿，去湿止嗽。（《珍珠囊补遗药性赋·草部》）

○去湿热水肿，利大小便，解诸经热壅肿痛、湿热脚气，通九窍热闭，逐膀胱肝肾湿热及热毒诸疮湿热生虫等证。（《景岳全书·卷四十八·本草正》）

○防己除风温热邪，四肢拘急口㖞斜，足疼水肿并风肿，湿嗽痈疮肿亦佳。（《医经小学·卷之一·药性指掌》）

○防己大辛苦寒，通行十二经，开窍泻湿，为治风肿水肿之主药。（《医方集解·补养之剂·防己黄芪汤》）

○粉防己，除湿利水，泻下焦血分湿热。凡水湿喘嗽，热气诸痫温疟，脚气水肿，风肿，痈肿，恶疮及湿热流入十二经络以致二便不行者，皆可用此。若非下焦湿热寒湿及非二便果不通利者切忌。（《医方十种汇编·药性摘录》）

○防己……入膀胱，去火邪，能行十二经，通腠理利九窍，泻下焦血分湿热，疗风行水，降气下痰，性险而键，唯湿热壅遏及脚气病，凡下焦湿热致二阴不通者，用此治之。有二种，汉防己治水用，木防己治风用。（《本草分经·通行经络·攻》）

○夏季身痛属湿，羌防辛温宜忌，宜用木防己、蚕砂。（《幼科要略·疟》）

○防己味苦、辛，性寒。入足太阴脾，足太阳膀胱经。泄经络之湿邪，逐脏腑之水气。防己茯苓汤：防己三两，茯苓六两，黄芪三两，桂枝三两，甘草二两，治皮水为病，四肢肿者。水在皮肤是谓皮水，四肢秉气于脾胃，缘土旺于四季也。水邪侮土，不能行气于四肢，故四肢作肿，聂聂动摇。（《长沙药解·卷四》）

○汉防己泄经络之湿淫，木防己泄脏腑之水邪，凡痰饮内停，湿邪外郁，皮肤黑黄，膀胱热涩，手足挛急，关节肿痛之证，悉宜防己。（《长沙药解·卷四》）

○能行诸经，通腠理，利九窍，泻下焦血分湿热实证之圣药。治脚气肿痛，利大小便，退膀胱、肝、肾湿；疗肺气喘嗽、中风挛急、膈间支满、风寒湿疟及热毒诸疮虫蛆等证。按防己苦寒，若虚证及热在上焦气分，胎前产后，俱忌用。（《罗氏会约医镜·卷十六·本草上》）

○《十剂》曰：通可去滞，通草、防己之属。但通草甘淡，泻气分湿热；防己苦寒，泻血分湿热。一类有二种，治湿用汉防己，治风用木防己，为风湿脚气专药。干脚气，属阴虚无湿者忌。（《徐大椿医书全集·药性切用·卷之二中》）

○防己……泄经络之湿，逐脏腑之水，能助金水气化，分注二阴，通利关窍，故风寒暑热之邪，合于湿而为病，唯防己能分利之。尤为行肾气之要药。（《经证证药录·卷八》）

○防己为解热、利尿、镇痛药，功能祛湿热，通腠理，疗风水肿。（《科学注解本草概要·植物部》）

○效用：汉防己治风湿、口面㖞斜、手足拘痛，去膀胱热，通二便，疗水肿、风肿。（《现代实用中药》增订本）

○风湿脉浮，身重汗出恶风者，防己黄芪汤主之。方中防己宣肺散风，通行经络，驱散湿滞。（《金匮要略诠解》）

○药效：利尿，镇痛。用途：心脏病，水肿，神经痛，关节炎，风湿病。（《临床应用汉方处方解说》）

【验方举要】

○治肺痿喘嗽：用防己末二钱，将水一盏，煎七分细呷。（《华佗神方·卷四·治肺痿喘嗽神方》）

○木防己汤：木防己、桂枝各三两，人参四两，石膏如鸡子大二枚。上四味

435

以水六升，煮取二升，分温再服。主治：膈下支饮，心下痞坚，面色黧黑，脉沉紧者。(《金匮要略浅注》)

○防己黄芪汤：防己、黄芪各一两，白术七钱半，甘草五钱。主治风水脉浮身重，汗出恶风，及诸风诸湿，麻木身痛。(《医方集解·补养之剂·防己黄芪汤》)

【按】

药理研究表明，汉防己具有较好的镇痛、消炎及抗过敏作用。其甲素有显著的降压作用，静脉、肌肉注射或口服均有作用，降压时心收缩力仅有短暂的减弱，心率及传导无变化，且能增加冠脉血流量，能对抗垂体后叶素的冠脉痉挛。对横纹肌和平滑肌有松弛作用。临床上用于心血管疾病、肾脏病伴高血压和水肿者，配伍得当，疗效甚佳。

防风

Fangfeng

防风系伞形科植物防风 *Saposhnikovia divaricata*（Turcz.）Schischk. 的干燥根。常用别名有铜芸、茴草、屏风、风肉等。味辛、甘，性温。归膀胱、肝、脾经。功能解表祛风，胜湿止痉。主要用于治疗感冒头痛，风湿痹痛，风疹瘙痒，破伤风等病症。常用剂量为4.5～9克。血虚及阴虚火旺者慎服。

【各家论述】

○主大风头眩痛，恶风，风邪，目盲无所见，风行周身，骨节疼痹，烦满；久服轻身。一名铜芸。（《神农本草经》）

○胁痛、胁风头面去来，四肢挛急。字乳金疮内痉。（《名医别录》）

○治三十六般风，男子一切劳劣，补中益神，风赤眼，止泪及瘫缓，通利五脏关脉，五劳七伤，羸损盗汗，心烦体重，能安神定志，匀气脉。（《日华子本草》）

○解乌头、芫花、野菌毒。（《千金方》）

○防风，气温味辛，疗风通用，泻肺火，散头目中滞气，除上焦风邪之仙药也，误服泻人上焦元气……味甘纯阳，太阳经本药也，身去上风，梢去下风……水泻，米谷不化，防风……上部血，防风使。（《医学启源》）

○防风主一切风，仍蠲脑痛……明目止汗疗崩……恶干姜、藜芦、白蔹、芫花、制附子毒……其用有二：以气味能泻肺金；以体用通疗诸风。（《珍珠囊补遗药性赋》）

○主风行周身，骨节疼痹。（《增广和剂局方药性总论·草部上品之下·防风》）

○防风一味辛温，若疮在膈上，虽无手足太阳经证，亦当用之，为能散结去上部风药。（《普济方·卷二百九十一·瘰疬门》）

○防风，风寒湿痹之药也。故主诸风周身不遂，骨节酸痛。四肢挛急，痿躄痫痉等证。又伤寒初病太阳经，头痛发热，身痛无汗，或伤风咳嗽，鼻塞咽干，或痘瘄将出，根点未透，用防风辛温轻散，润泽不燥，能发邪从毛窍出，故外科痈疮肿毒、疮痍风癞诸证，亦必须也。为卒伍之职，随引而效，如无引经之药，亦不能独奏其功，故与芎、芷上行，治头目之风；与羌、独下行，治腰膝之风；与当归治血风；与白术治脾风；与苏、麻治寒风；与芩、连治热风；与荆、柏治肠风；与乳、桂治痛风，及大人中风、小儿惊风，防风尽能去之。若入大风厉风

药中，须加杀虫活血药乃可。（《本草汇言》）

〇气味俱轻，故散风邪治一身之痛，疗风眼，止冷泪。风能胜湿，故亦去湿，除遍体湿疮。（《本草正》）

〇防风辛燥发扬，最泄湿土而达木郁，木达而风自息，非防风之发散风邪也。风木疏泄，则窍开而汗出，风静而汗自收，非防风之收敛肌表也。（《长沙药解·卷二》）

438

〇羌活、防风，皆《本经》上品。有谓羌活治一身尽痛，乃却乱反正之君；防风治一身尽痛，乃卒伍卑贱之职，随所引而至，噫！神农列于上品之药，后人改为卑贱之卒伍，何防风之不幸也。（《吕山堂类辩·卷下》）

〇同黄芪、白术又能实表，止自汗。按防风泻肺，若病不因风湿而肺气虚者禁用。（《罗氏会约医镜·卷十六·本草》）

〇东垣曰：若补脾胃，非此引用不能行……重用防风者，取其升浮能发脾中伏火，又能于土中泻木也。木盛克土，防风能散肝火。吴鹤皋曰："或问脾中伏火何以不用黄连？"余曰："燥矣。"又问："既恶燥，何以用防风？"余曰："东垣有言，防风乃风药中润剂也。"（《成方切用·卷五上、卷八下》）

〇防风一味，独以风者治火，火动风生。去风则火势自熄。芫蔚一味。又以利湿者清热，湿蒸热遏，利湿则热气自消。（《血证论·卷八》）

〇防风……同葱白用能行周身。（《本草分经·膀胱》）

〇柯韵伯曰：治风独取此味任重功专矣。（《不居下集·卷之七·玉屏风散》）

〇升浮之性，易动肝木。若似中风，产后血晕痉急诸病，头痛因于血虚不因于风寒，泄泻不因于寒湿，及二便闭涩，小儿脾虚发搐，慢惊脾风，气升作呕，火升作嗽，阴虚盗汗，阳虚自汗等病，法所同忌……又头者，令人发狂，又尾者，发人痼疾。（《本草害利》）

〇防风，比之二活，则质稍轻，气亦稍平，凡属风药，皆可通用。（《本草求真》）

〇防风可随补气诸药升举阳气，气上则血上，下血崩可止。（《百药效用奇观》）

〇防风，用于感冒头痛，有镇痛、祛痰之功，对于颈肌强挛、关节痛、中风之预防及盗汗等有效。（《现代实用中药》增订本）

〇防风，发汗，清热，解毒。（《临床应用汉方处方解说》）

〇通五脏关脉，………安神定志。（《东医宝鉴·汤液篇·卷二》）

【验方举要】

〇解乌头毒、附子、天雄毒：并用防风煎汁饮之……并解芫花毒。（《千金

方》）

○《金銮密记》：白居易在翰林，赐防风粥一瓯。剔取防风得五合余，食之口食七日。（《云山杂记》，见"龙威秘书"，马氏大酉山房刊本）

○独圣散，治妇人血崩不止，累经神效。防风去芦不以多少，火上炙焦黄色。上为细末酒煮面糊清调下，空心食前日二服。（《鸡峰普济方·第十六卷·方十六》）

○治白虎风，走转疼痛。两膝热肿：防风一（二）两（去芦头，微炒），地龙二两（微炒），漏芦二两。上件药，捣细罗为散。每服，不计时候，以温酒调下二钱。（《圣惠方·防风散》）

○治一切风疮疥癣，皮肤瘙痒，搔成瘾疹：防风（去叉）、蝉壳、猪牙皂荚（酥炙，去皮、子）各一两半，天麻二两。上四味捣为细末，用精羊肉煮熟捣烂，以酒熬为膏，丸如绿豆大，每服三十丸，荆芥酒或茶汤下。（《圣济总录·防风丸》）

○治破伤风及打扑伤损：天南星（汤洗七次）、防风（去叉股）各等分。细末。如破伤以药敷贴疮口，然后以温酒调下一钱。如牙关急紧，角弓反张，用药二钱，童子小便调下，或因斗伤相打，内有伤损之人，以药二钱，温酒调下。（《本事方·玉真散》）

○治自汗：防风、黄芪各一两，白术二两。每服三钱，水一盏半，一姜三片煎服。（《丹溪心法·玉屏风散》）

○治盗汗：防风五钱，川芎二钱半，人参一钱二分半。为细末，每服二钱，临卧米饮调下。（《世医得效方·防风散》）

○防风丸，治肝经有风以致血得风而流散不归经，用防风为末，每服一钱，白汤调服。（《证治准绳·女科·卷四》）

○解诸药毒死，心间尚缓者，用防风一味擂冷水与服。（《众妙仙方·卷二·诸毒门》）

○一妇人因怒崩血，久不已，面青黄而或赤，此肝木制脾土，而血虚也，……此症若因肝经有风热，而血不宁者，用防风一味为丸，以兼症之药煎送；或肝经火动而血不宁者，用条芩炒为丸，以兼症之药煎送，无有不效。（《女科撮要·卷上·经漏不止》）

○恶露不止，若风热在肝血下泄者宜一味防风散服之神效。一味防风散：防风去芦，为末，每服一钱白汤下。（《竹林女科证治·卷三·恶露不止》）

○治孕妇呕血，脉浮数者，防风子芩丸：防风二两，砂糖拌，炒黑；子芩四两。制为末，蜜丸，藕汁下三钱。（《徐大椿医书全集·下·女科指要卷三·齿衄》）

○治漏胎，脉浮者，防风丸：防风八分，炒黑为末，粥丸，白汤下一二钱。

（《徐大椿医书全集·下·女科指要卷三·胎漏》）

〇痄疮：防风煎汤洗。（《疡医大全·卷之二十四》）

〇治黄水疮：雄黄、防风各五钱，水十碗，数滚去渣取汁洗疮，即愈。（《疡医大全·卷之三十五》）

〇治卒中风邪，药不能入口者，防芪蒸汗法：防风、黄芪等分，煮汤令沸，盆盛病人榻下，关闭门户，令药气熏蒸口鼻，盖以无形之气，透开有形之窍也。（《证治汇补·卷之一·中风选方》）

〇治麻痹妙方：用四味理中汤加防风、天麻等分同煎甚佳。或去白术加附子尤妙。治头目眩晕、吐逆：盖胃冷生痰，至有此疾，累用有效。（《当归草堂医学丛书·传信适用方·卷一》）

【按】

药理研究表明，防风具有解热、抗炎、镇痛、抗惊厥、抗病毒、抗菌、抗过敏、增强机体非特异性免疫功能等作用。以防风为主治疗哮喘、砷中毒、酒渣鼻、慢性腹泻等有效。

红花

Honghua

红花系菊科二年生草本植物红花 *Carthamus tinctorius* L. 的干燥花。常用别名有红蓝花、刺红花、草红花等。味辛，性温。归心、肝经。功能活血通经，散瘀止痛。主要用于治疗经闭，痛经，恶露不行，癥瘕痞块，跌扑损伤，疮疡肿痛等病症。常用剂量为3～10克。孕妇忌用。

番红花（藏红花）系鸢尾科多年生草本植物番红花 *Crocus sativus* L. 的干燥花柱头。味甘，性寒。归心、肝经。有与红花相似的活血祛瘀、通经功效，且力量较强，尤宜于斑疹高热，温病热入营血之证。用量为1.5～3克。

【各家论述】

○治口噤不语，血结，产后诸疾。（《新修本草》）

○辛，温，无毒。主产后血晕口噤，腹内恶血不尽、绞痛，胎死腹中，并酒煮服。亦主蛊毒下血。（《开宝本草》）

○红花，破留血，养血。多用则破血，少用则养血。（《本草衍义补遗》）

○红花，味辛，无毒。阳也。其用有四：逐腹中恶血，而补血虚之血，除产后败血，而止血晕之血。（《珍珠囊补遗药性赋·主治指掌·逐段锦》）

○红花，苦，阴中之阳，入心养血……主产后口噤血晕，腹内恶血不尽，绞痛，破留血神验。酒浸，佐当归生新血。（《医学启源·卷之下·用药备旨·药类法象》）

○活血，润燥，止痛，散肿，通经。（《本草纲目》）

○喉痹噎塞不通，捣汁咽。（《本草蒙筌》）

○红花唯入血脉，多用女科，少用可活血引经，多用能破血通瘀，可下死胎，亦疗血晕，达痘疮血热难出，散斑疹血滞不消，润燥活血止痛通经；亦消肿毒。（《景岳全书·卷四十八·本草正上》）

○红花辛温能养血，腹停恶血又能除，止产败血血之晕，补虚少血血之虚。（《医经小学·卷之一·药性指掌》）

○红花辛温，能消瘀结，多则通经，少则养血。（《明医指掌·卷一·药性歌》）

○红蓝花，乃行血之要药。其主产后血晕口噤者，缘恶血不下，逆上冲心，故神昏而晕及口噤，入心入肝，使恶血下行，则晕与口噤自止。腹内绞痛，由于恶血不尽，胎死腹中，非行血活血则不下；瘀行则血活，故能止绞痛，下死胎

也。（《本草经疏》）

○红花，破血、行血、活血、调血之药也。主胎产百病因血为患，或血烦血晕，神昏不语；或恶露抢心，脐腹绞痛；或沥浆难生，蹇踬不下；或胞衣不落，子死腹中，是皆临产诸证，非红花不能治。若产后血晕、口噤指搦；或邪入血室，谵语发狂；或血闷内胀，僵仆如死，是皆产后诸证，非红花不能定。或如经闭不通而寒热交作，或过期腹痛而紫黑淋漓，或跌扑损伤而气血瘀积，或疮疡痛痒而肿溃不安，是皆气血不和之证，非红花不能调。（《本草汇言》）

○红花，善通利经脉，为血中气药，能泻而又能补，各有妙义。若多用三四钱，则过于辛温，使血走散。同苏木逐瘀血，合肉桂通经闭，佐归、芎治遍身或胸腹血气刺痛，此其行导而活血也。若少用七八分，以疏肝气，以助血海，大补血虚，此其调畅而和血也；若止用二三分，入心以配心血，解散心经邪火，令血调和，此其滋养而生血也。分量多寡之义，岂浅解哉。（《药品化义》）

○红花润燥行血之要药也。少用可活血，同当归则生血。多用能破血，佐肉桂则散瘀……按红花性多行血，若过用，能使血行不止而毙。（《罗氏会约医镜·卷十六·本草上》）

○红花凉血通瘀。凡因血燥而见喉痹不通，疮痘不起，肌肤肿痛，经闭，便难，血晕，口噤，子死腹中，治当用此。但少用则合当归能生血，多用则恐血行不止。肥脂灰三钱半合枯矾四钱研末，治聤耳，以绵杈绞净，吹四五分效。（《医方十种汇编·药性摘录》）

○利水消肿，安生胎，堕死胎。（《本草再新》）

○古名红蓝花，辛苦甘温，入肝活血。少用活血、和血，多用破血、行血。子：散血结。叶：涂痈肿。（《徐大椿医书全集·药性切用·卷之一下》）

○红蓝花活血行瘀，润燥止痛，最能疏木而清风。其诸主治通经脉，消肘肿，下胎衣，开喉闭，苏血晕，吹聤耳。（《长沙药解·卷二》）

○红花……入肝经，破血活血，润燥消肿，过用能使血行不止。胭脂活血解痘毒。绛纬略得红花之力可以养血，而又借蚕丝以行经络，虚而血滞者用之最宜。（《本草方经·肝》）

○红花……主产后血晕昏迷，可作胭脂，治小儿聤耳。（《医方捷径·卷四》）

○红花能通冲任之源，故能治恶血、口噤也。其他消肘肿、下胎衣、开喉痹、苏血晕，特具疏风木、清肝魂之功。（《经证证药录·卷十五》）

○为消炎、变质药，并有解热作用。（《科学注解本草概要·植物部》）

○药效：驱瘀血，镇痛。用途：产前产后，血脉症，腹痛。（《临床应用汉方处方解说》）

【验方举要】

○《近效》方疗血晕，绝不识人，烦闷，言语错乱，恶血不尽，腹中绞痛，胎死腹中。红蓝花酒：红花一两为末，分二服。每服酒二盏、童子小便二盏，煮取盏半，候冷，分为二服，留滓再并煎。一方无童便。（《妇人大全良方·卷之十八·产后血晕方论第五》）

○治产后中风烦渴：用红花子五合微炒研碎，以水煎浓徐徐呷之。（《证治准绳·卷五》）

443

○治痹壅塞不通。取红蓝花，捣绞汁一小升服之，以瘥为度。如冬月无湿花，可浸干者，浓绞取汁，如前服之极验。咽喉塞，服之皆瘥。（《医学纲目·卷之十五·咽喉》）

○金疮：红花煎汁，童便冲服。（《疡医大全·卷之三十七》）

○一妇人年三十，病心气痛，用小红花为末，热酒服二钱立效。（《续名医类案·卷十八·心胃痛》）

○治扭伤血肿，大面积灼伤，瘢痕：藏红花一两，70%酒精十两。红花浸酒内七昼夜，去渣备用。外涂或用纱布蘸药罨包。（《赵炳南临床经验集·酒浸剂·红花酊》）

○妇人六十二种风，及腹中血气刺痛，红蓝花酒主之。红蓝花一两，一味，以酒一大升，煎减半，顿服一半，未止再服。（《金匮要略讲义·妇人杂病脉证并治第二十二》）

【按】

药理研究表明，红花煎剂或浸膏剂对动物在体子宫与离体子宫均有兴奋作用，能使子宫发生紧张性或节律性收缩，大剂量可使子宫自动收缩增强，甚至达到痉挛程度，对已孕子宫更为明显，作用迅速而持久；对肠管、支气管平滑肌也有不同程度的兴奋作用。小剂量红花煎剂可增强心缩力，大剂量则有抑制作用。红花尚有扩张冠动脉、降血压等作用。临床用红花为主治疗冠心病、过早搏动、突发性耳聋、近视眼、溃疡病、湿疹、脑血栓、脑动脉硬化、精神分裂症、神经性皮炎等病症有较好疗效。单味红花外用可有效地预防褥疮。

红景天

Hong Jingtian

红景天系景天科多年生草本植物红景天 Rhodiola rosea linn. 或大花红景天 R. euryphylla（Frod.）S.H.Fu 的根茎。为藏族常用药物，藏名"扫罗玛尔布"。味甘、涩，性寒。归脾、肺经。有健脾益气，清肺止咳，活血化瘀之功效。多用于脾气虚，体倦乏力，妇女带下，肺热咳嗽、咯血，红细胞增多症，高原反应。外用可治跌打损伤及烧烫伤等。常用剂量内服为 3～9g，外用适量。亦可制成糖浆剂、胶囊剂、粉剂等供服用。外用捣敷或研末调敷。

【各家论述】

○治瘟病，肺热，脉热。（《四部医典》）

○味甘、苦、涩，性凉，功效养肺，清热，滋补元气。（《晶诛本草》）

○甘、涩、寒。清肺止咳，止血，止带。（《全国中草药汇编》）

○补气清肺，益智养心，收涩止血，散瘀消肿。主治气虚体弱，病后畏寒，气短乏力，肺热咳嗽，咯血，白带，腹泻，跌打损伤，烫火伤，神经症，高血反应。（《中华本草》）

○活血止血，清肺止咳，解热。治咳血，咯血，肺炎咳嗽，妇女白带等症。外用治跌打损伤，烫火伤。（《西藏常用中草药》）

○退烧、利肺治肺炎，神经麻痹症。（《青藏高原药物图鉴》）

【验方举要】

○治疗高原红细胞增多症：红景天糖浆，每次 15%～20%，每日 3 次，4 周为 1 疗程，共 2 疗程。用于高原红细胞增多症 50 例，结果：痊愈 43 例，有效 5 例，无效 2 例。（《中华临床中药学·下卷》）

【按】

红景天是一味近年被临床广泛应用的良药。药理研究表明，红景天及红景天苷具有抗肿瘤、抗衰老、抗辐射、抗缺氧、抗寒冷、抗病毒、抗肝损害、抗炎、抗疲劳、抗噪声、抗风湿、镇静、镇痛、调节免疫等作用。临床应用有一定益智、保肝、改善记忆、保护心脏等作用。

临床研究证实，红景天及红景天制剂对高原反应、动脉高压、肺水肿、神经衰弱、戒断综合征等有一定疗效。对血管性眩晕，多种因素所致的睡眠障碍、心悸、胸闷，在中医辨证论治中配伍红景天可以明显提高疗效。在改善记忆，提高学习效果方面，尤其值得临床关注。

七 画

Maiya

麦芽

麦芽系禾本科植物大麦 *Hordeum vulgare* L. 的成熟果实经发芽干燥而得。常用别名有大麦蘖、麦蘖、大麦毛、大麦芽等。味甘，性平。归脾、胃经。功能行气消食，健脾开胃，退乳消胀。主要用于治疗食积不消，脘腹胀痛，脾虚食少，乳汁郁积，乳房胀痛，妇女断乳。生麦芽健脾和胃通乳，主要用于脾虚食少、乳汁郁积。炒麦芽行气消食回乳，主要用于食积不消，妇女断乳。焦麦芽消食化滞。主要用于食积不消，脘腹胀痛。常用剂量9～15克；回乳炒用60克。

【各家论述】

○破冷气，去心腹胀满。（《名医别录》）

○补脾胃虚，宽肠下气，肠鸣者用之。（《日华子本草》）

○扩麦蘖一名麦芽，咸，温，无毒。消食和中……开胃，止霍乱，除烦闷，消痰饮，破癥结，能催生落胎……大麦，为五谷长，令人多热。（《本草纲目》）

○消一切米面诸果食积……病久不食者可借此谷气以开胃元气中虚者，毋多用此以消肾……故妇有胎妊者不宜多服。（《景岳全书·卷四十九·本草正》）

○麦芽甘温，行血散滞。（《万病回春·卷之一·药性歌》）

○麦芽生用亦能散滞。禁忌与神曲不殊。（《徐大椿医书全集·药性切用·卷之四下》）

○人若无积，即消肾气，不得单用久服。（《罗氏会约医镜·卷十七·本草中》）

○麦芽……亦消肾气炒用。（《本草分经·脾》）

○麦芽，虚弱者少煎，防消肾水，当杂于补脾药中炒用之。妙用，豆蔻、砂仁、乌梅、木瓜、芍药五味为使。（《医方十种汇编·药性摘录》）

○麦芽性温，行上焦滞血宿食，肠鸣宜用。（《何氏药性赋》）

○麦芽：麦春长夏成。得木火之气，故为肝之谷。透发其芽，能达木气，以

制化脾土，故能消米谷之实……盖医者，但知消谷而不知疏肝。（《吕山堂类辩·卷下》）

○大小麦虽种获同时，而小麦却后于大麦，是则大麦之不动风气，与无燥热，胜于小麦者在此，而补益之力，难于小麦等功者亦在此。寇氏谓其性平凉滑腻，大约气酝于阴，而能利阳邪，故治胃热化风为病。凡肠胃有热，及谷食之留滞者，皆其的对，特中气虚寒，当少食之。（《本草述钩元》）

○麦芽功专入胃消食，又味微咸，能软坚。温主通行，其生发之气，能助胃气上行以资健运，故能消食化谷，及治一切宿食冷气，心腹胀满……然其火不光，则精液不溉，徒以温胃之品，以为杀虫之具，虽于逐坚破积，偶有见效，而精华实失，肾气先损，岂胃长服之味也乎？（《本草求真》）

○麦芽，有积消积，无积消人元气，堕胎。今以大麦发芽，炒焦用。古方麦芽，实矿麦为芽耳。（《本草害利》）

○补脾胃虚，宽肠胃，捣细炒黄色，取面用之。（《医学启源》）

○止吞酸吐酸。（《滇南本草》）

○凡痰火哮喘及孕妇，切不可用。（《药品化义》）

○凡怫郁致成膨膈等症，用之甚妙，人知其消谷而不知其疏肝也。（《本草求原》）

○麦芽为健胃消化药，温中开胃。（《科学注解本草概要·植物部》）

○麦芽为谷之萌芽，与肝同气相求，故能入肝经，以条达肝气，此自然之理，无庸实验而可信其必然者也。然必生煮汁饮之，则气善升发，而后能逐其条达之用也……大麦芽，为补助脾胃之辅佐品，若与参、术、芪并用，能运化其补益之力，不至作胀满，为其性善消化，兼能通利二便，虽为脾胃之药，而实善舒肝气……入丸散剂可炒用，入汤剂皆宜生用……大麦滑肌肤，令人肥健，作饭、作粥，久服之……大麦蘖，即麦芽也，气虚人宜服……末服、煎服皆可。（《东医宝鉴·杂病篇》）

【验方举要】

○麦芽（炒）三钱煎浓汁饮之，日凡一次，乳汁自能减少，唯不可多服。以乳汁减至适量为度。（《华佗神方·卷六·乳汁过多神方》）

○妊娠安胎，大麦蘖二两水一盏半，煎一盏温服，分三服，或用蜜调即可。（《丹溪治法心要·卷七妇人科·胎孕第二》）

○产后腹胀不通，转气急，坐卧不安。以麦蘖一合，为末。和酒服，良久通转，神验。（《本草纲目》）

○治妊娠欲去胎。麦蘖一升，蜜一升，服之即下。小品：用大麦芽一升，水三升，煮二升，分三服，神效。（《本草纲目》）

○产后回乳：产妇无子食乳，乳不消，令人发热恶寒。用大麦蘖二两，炒为末。每服五钱白汤下，甚良。（《本草纲目》）

○乳房肿胀用麦芽。薛立斋曰："凡妇人血气方盛，乳房作胀，或无儿饮，痛胀寒热，用麦芽二三两炒热。水煎服立消，其耗散血气如此，何脾胃虚弱，饮食不消方中多用之，一云麦芽最消肾。若气血虚，而乳汁自出者，宜十全大补汤。"（《女科经纶·卷六·产后证·下》）

○产母无子，饮乳有乳而欲消者，用麦芽二两炒为末，四物汤调服即消。（《胎产秘书·卷下》）

○治秘结，脉滞者。大麦芽一斤，炒黄，为细末，酒用三钱。（《徐大椿医书全集·女科指要卷五·产后门》）

○断乳方：治乳汁不断，脉滑盛者。麦芽三两，炒，水煎，去渣温服。（《徐大椿医书全集·女科指要卷五·产后门》）

○专治死胎不下。麦芽（八两捣碎），水二大碗，煎至一碗，服之即下。（《达生要旨·卷三·下死胎简便方》）

○麦芽一升服，下死胎神验。（《本草求真》）

○大麦蘖，能催生落胎。取蘖一两，水煎服，即产……又孕妇有病，欲去胎，服之即下。（《东医宝鉴·杂病篇·卷十》）

【按】

现代药理研究表明，麦芽具有助消化、促进胃酸与胃蛋白酶的分泌、降低血糖等作用。临床单用麦芽制剂治疗病毒性肝炎、手足癣有显效。以麦芽为主的复方治疗胆固醇增高症、乳腺增生病、乳溢症等亦有较好疗效。麦芽利于舒肝理气，治疗情志不遂的抑郁症，也可以用于急慢性肝炎、神经衰弱、妇女更年期综合征、月经紊乱和女性不孕等属肝郁气滞者，如偏阴虚内热者用生麦芽，一般情况下用炒麦芽，多有良效。

Maidong
麦冬

本品系百合科多年生草本植物沿阶草 *Ophio-pogon japonicus*（Thunb.）Ker-Gawl.的干燥块根。常用别名有麦门冬、寸冬、籤冬等。味甘、微苦，性微寒。归心、肺、胃经。功能养阴生津，润肺清心。多用于肺燥干咳，虚痨咳嗽，津伤口渴，心烦失眠，内热消渴，肠燥便秘等病症。常用剂量为10～15克。脾胃虚寒，大便溏薄者慎用。

【各家论述】

○麦门冬，味甘平。主治心腹结气，伤中伤饱，胃络脉绝，羸瘦短气。久服轻身、不老、不饥。生川谷。（《神农本草经》）

○治心肺虚热，并虚劳客热，亦可取苗作熟水饮。（《本草衍义》）

○开心暖胃门冬饮，知是东坡手自煎。（《永乐大典·卷一万一千六百二十》）

○主身重目黄，心下支满，虚劳客热，口干烦渴，止呕吐，愈痿蹶，强阴益精，消谷调中，保神，定肺气，安五脏，令人肥健，美颜色，有子。（《增广和剂局方·药性总论·草部上品》）

○降也，阳中之阴也。其用有四：退肺中隐伏之火，生肺中不足之金，止躁烦，阴得其养，补虚劳，热不能侵。（《珍珠囊补遗药性赋·主治指掌·逐段锦》）

○解渴，开结益心肠，劳热可除，烦可保。（《珍珠囊补遗药性赋·草部》）

○麦门冬气寒……治肺中伏火，脉气欲绝。加五味子、人参二味，为生脉散，补肺中元气不足，须用之……引经酒浸，治经枯、乳汁不下。（《医学启源·卷之下·用药备旨》）

○阳中有阴之药，消肺中伏火伤金。（《丹溪手镜·卷之中·发明五味阴阳寒热药性第二》）

○地黄车前为之使，恶款冬，苦瓠，畏苦参、青蘘。忌鲫鱼。（《雷公炮制药性解》）

○麦门冬去心用，恐令人烦，其味甘多苦少，故上行心肺补上焦之津液，清胸膈之渴烦，解火炎之呕吐，退血燥之虚热，益精滋阴，泽肌润结，肺痿肺痈，咳唾衄血，经枯乳汁不行，肺干咳嗽不绝，降火清心，消痰补怯，复脉须仗人参，便滑中寒者勿设。（《景岳全书·卷之四十八·本草正》）

○麦冬之所以用心者，本经称其主心腹结气……试问去心，焉能散结气，补伤中，通伤饱，续胃脉络绝哉？盖麦冬禀少阴癸水之气，一本横生根颗连络，有十二枚者，有十四五枚者，所以然之故，手足三阳三阴之络，共有十二，加任之尾翳，督之长强，共十四，又加脾之大络共十五……用麦冬以通续络脉。命名与天冬并称门冬者，冬主闭藏，门主开转，谓其有开合之功能也……此方独取心，以散心中秽浊之结气，故以之为臣。（《温病条辨·卷之一·上焦篇·清宫汤方》）

○麦冬清凉润泽，凉金泄热。生津除烦，泽枯润燥之上品，然无益中虚肺热之家，率因阳衰土湿，中气不运，胃胆上逆，相火刑金，原非实热之证。盖土湿胃逆，则肺胆不得右降，以土者，四象之中气，毂败则轴折，轮辐不转，自然之理，戊土上壅，浊气填塞，肺胆无下降之路，此相火刑金之原也。金受火刑，失其清肃降敛之性，嗽喘吐衄，于是生焉。但服清润，阴旺湿滋，中气愈败，胃土更逆，上热弥增，是以虚劳淹滞，非无上热而清金润肺之法绝不能效，以救其标而伤其本也，此宜金土同医。故仲景用麦冬必与参甘同剂，麦冬而得人参，清金益气，生津化水，雾露泛洒，心肺肃凉，洗涤烦躁之法，至为佳妙也。（《长沙药解·卷三》）

○为生津止嗽之专药。去心用。其性寒凝润滑。肺燥邪热初解、脾胃虚寒泄泻，均忌。然亦可糯粉炒用，勿滑。朱砂拌用，镇心。（《徐大椿医书全集·上册·药性切用·卷一》）

○麦冬以滋肺金之化源，使金去生水，而水益足以生火，而火不敢于飞越……（《重订石室秘录·卷一·假治法》）

○麦冬以消肺金中有水，胃火虽炎，且去制肝，无令克土也……况麦冬又助肺金之气，清肃下行，以生肾水，水足火自息矣。（《重订石室秘录·卷三·火治法·男治法》）

○痨症，昔人谓此症服寒凉之药必死，愚以为不尽然。火盛抽薪正不可无权宜之计，火平即舍去亦何害哉，且寒凉之药不可久服从俱知也。唯滋阴降火，即不凉不温之品最是误人。余每遇痨病人家，未诊时见其案上有薛氏医。按《景岳全书》、《医方集解》、《本草备要》等书曰：以麦门冬代茶，则不复与诊，知其中于药魔定其必死也。余素不喜寒凉，姑以寒凉方之不可弃者首列之。（《时方妙用·卷一》）

○……去痿，止热血妄行及胃间火呕，同人参则复脉生津，但气寒虚人禁用。（《医方十种汇编·药性摘录》）

○以麦冬横生土中，有十二余粒，其中则一心相贯，能横通胃络而补中，故治伤中；能横通胃络而散结，故治伤饱。后人用必去心，大凡先圣格物穷理之意，妄谓连心服则心烦，盖即以连心麦冬煮水饮之，烦与不烦可立辨矣。（《医

学真传·辨药大略》）

○麦冬通胃络不去心，入养肺阴药则宜去心，陈载庵说其生平治验如此。（《冷庐医话·卷五·药品》）

○世人未知麦冬之妙用，往往少用之而不能成功而可惜也。不知麦冬必须多用，力量始大，盖火伏于肺中，烁干内液，不用麦冬之多，则火不能制矣；热炽于胃中，熬尽其阴，不用麦冬之多则火不能息矣；更有膀胱之火上逆于心胸，小便点滴不能出，人以为小便火闭，由于膀胱之热也，用通水之药不效，用降火之剂不效，此又何用乎……终不若麦冬清中有补，能泻膀胱之火，而又不损膀胱之气，然而少用之，亦不能成功，盖麦冬气味平寒，必多用之而始有济也。（《本草新编》）

451

○盖麦门冬之功，在提曳胃家阴精，润泽心肺，以通脉道，以下逆气，以除烦热，若非上焦之证，则与之断不相宜。（《本经疏证》）

○得乌梅治下痢口渴，得犀角治乳汁不下，得桔梗清金气之郁，得荷叶清胆腑之气，佐地黄、阿胶润经血，佐生地、川贝治吐衄。（《得配本草》）

○定肺痿吐脓，解时疾热狂，呕吐痿痹之疾，经枯乳闭之疴。（《本草易读》）

○为补髓通肾气，滑泽肌体之对剂也。气弱胃寒者，不可过饵。（《本草择要纲目》）

○麦门冬……盖因其性凉、液浓、气香，而升降濡润之中，兼具开通之力，故有种种诸效也，用者不宜去心。（《医学衷中参西录·上册·药物》）

○麦冬养阴专长，胃阴能足，则内达于络，外布于肌，上奉于肺，土能生金，气何患不长哉。（《万病疗法大全·实用简明药物学》）

○麦冬味苦入心，性寒胜热，热去脉自复。胃之大络，名曰虚里，若虚劳阴阳俱损，脉道泣涩，或伤中伤饱，胃络脉绝，麦冬当用……脉舍神，麦冬生脉，故能保神。（《百药效用奇观》）

○麦冬入大络能清降气海之热。故尤宜于肺家；若滋升脾精以润行经脉，则非佐人参不可也。（《经证证药录·卷六》）

○为缓和、滋养、强壮、强心药，有镇咳祛痰、止渴利尿之功，用作母乳催进剂有效。（《现代实用中药》增订本）

○为缓和滋养药，功能解渴，除烦，清热。（《科学注解本草概要·植物部》）

○药效：消炎、滋养、强壮、镇咳、缓和。用途：结核、肺炎、支气管炎之咳嗽。（《临床应用汉方处方解说》）

○麦门冬体滋润而优柔为之用。竹叶石膏汤优柔虚实间也。（《皇汉医学丛书·伤寒用药研究·卷下》）

【验方举要】

○饮酒不醉：取麦门冬、赤黍以狐血阴干之，饮酒者一丸置舌下，以酒舌之，令人不醉。（《说郛·卷五·淮南万毕术》）

○麦门冬饮法：麦门冬二十五枚去心，米二十五粒，上二味，以三合半水煮之，米大熟，去滓以下丸，每服常作。（《外台秘要·卷二十·水气肿鼓胀方》）

○麦冬粳米饮：此方治痈疽阴疮，法当艾灸，或灸太过者，或阳疮不应灸而误灸者。以致火毒入里，令患者头项浮肿，神昏痰涌，吁吁作喘，急服此药，此清解火毒甚效。麦门冬（去心）、粳米各三钱，水二盅，煎一盅，徐徐热服。（《医宗金鉴·外科心法要诀·痈疽治法》）

○齿龈出血，麦门冬煎汤嗽。（《疡医大全·卷之十六》）

○麦门冬不拘多少，去心，焙为末，以酒磨犀角约一钱许，暖调二钱服之，不过两服，乳汁便下。（《济阴纲目·乳病门·乳汁不行》）

○麦冬煎：麦冬绞汁，合蜜重汤煮，搅不停手，如饴。温酒每日化下。补中益心，悦颜安神，令人肥健。（《本草易读》）

○门冬粥：治肺经咳嗽及翻胃，麦冬煎汁，和米煮粥食。（《食鉴本草》）

【按】

药理研究表明，麦门冬具有扩张冠脉、抗心肌梗死、提高耐缺氧能力、降低血糖、抑菌等作用。临床用单味麦门冬水煎浓缩治疗冠心病有效；以麦门冬为主的复方用于窦性心动过缓、小儿厌食症等亦有较好疗效。常服麦冬水煎剂有一定保健作用，宋代苏东坡就十分赞赏麦门冬的这种作用，曾有诗云："一枕清风值万钱，无人肯买北窗眠，开心暖胃门冬饮，知是东坡手自煎。"

Yuanzhi

远志

远志系远志科多年生草本植物远志 *Polygala tenuifolia* Willld. 或卵叶远志 *Polygala sibirica* L. 的干燥根。常用别名有棘菀、苦远志等。味苦、辛，性温。归心、肾、肺经。功能安神益智，祛痰开窍，消痈肿。主要用于心神不安，惊悸失眠，健忘，精神错乱，神志恍惚，惊痫，咳嗽痰多不爽，痈疽肿毒，乳房肿痛等病症。常用剂量为3～5克，外用适量。有溃疡病及胃炎者慎服。

【各家论述】

○远志味苦温，主咳逆伤中，补不足，除邪气，利九窍，益智慧，耳目聪明，不忘，强志味力，久服，轻身不老。叶名小草。一名棘菀。生川谷。（《神农本草经》）

○定心气，止惊悸，益精，去心下膈气，皮肤中热、面目黄……杀天雄、附子毒。（《名医别录》）

○治心神健忘，坚壮阳道，主梦邪。（《药性本草》）

○主膈气惊魇，长肌肉，助筋骨，妇人血噤失音，小儿客忤。（《日华子本草》）

○远志一名小草，堪收梦里遗精……去骨，以甘草汤浸煮炒干。味苦、温，无毒。苗名小草，一似麻黄，但无节，令人生智慧，定心惊。（《珍珠囊补遗药性赋·草部》）

○远志功专心肾，故可镇心止惊，辟邪安梦，壮阳益精，强志助力，以其气升，故同人参、甘草、枣仁，极能举陷摄精，交接水火，但可为佐用不宜多，神气上虚者所宜，痰火上实者当避。（《景岳全书·卷四十八·本草正》）

○远志气温，能宁心志，久服聪明，令人多记。（《明医指掌·卷一·药性歌》）

○远志，入足少阴肾经，非心经药也。其功专于强志益精，治善忘。盖精与志，皆肾经之所藏也。（《本草纲目》）

○用远志者，取其辛散宣泄之品，一则可行补药之滞，一则可交通心肾，心肾交则魂亦可赖以安耳。（《成方便读·除痰之剂·十味温胆汤》）

○苦辛性温，散郁泄热，入手少阴经，能通肾气，上达于心，利九窍，交心肾。甘草水浸用。若纯虚无滞郁者勿用。叶名小草，止泄益阴。（《徐大椿医书全集·药性切用·卷之一》）

○远志……畏珍珠、藜芦，杀附子毒。功补心肾。治惊悸健忘，强志益智，聪耳明目，止梦泄，健筋骨，疗痈毒。按远志味辛，宜少用为佐，若火实上焦者避之。（《罗氏会约医镜·卷十六·本草》）

○远志苦辛温，入心，能通肾气，上达于心而交心肾，泄热、行气、散郁、利窍、豁痰，一兼治痈疽，去心用。（《本草分经·心》）

○远志，苦泄热，温行气，辛散郁。主手少阴，强志益智，聪耳明目，利九窍，治迷惑善忘，惊悸梦泄，皮肤中热，肾积奔豚。一切痈疽，敷服皆效。并善豁痰。远志能交通心肾，并无补性，虚而挟滞者同养血补气药用，资其宣导，臻于太和。不可多用独用，纯虚无滞者忌之。（《本草从新》）

○远志一味，今皆以为补心安神之剂，其实消散心肾之气，心肾一虚，鼓动龙雷之火，而莫有底止，虚怯者实所禁用。唯心气郁结，痰涎壅塞心窍，致有神呆健忘，瘖痖不宁等症，用以豁痰利气则可，若谓益精强志，使心肾交密，万万不能。（《得配本草》）

○远志……其中确含有矾味，固悟矾能利痰，其所以能利痰者，亦以其含有矾味也。（《医学衷中参西录·上册·药物》）

○效用：能通肾气上达于心，强志，益智，补精，壮阳，聪耳，明目，咳逆，伤中，补不足，除邪气，治健忘，安魂魄。（《现代实用中药》增订本）

【验方举要】

○大豆汁远志汁并可解之，中乌头毒同治。（《华佗神方·卷十七·救中附子毒方》）

○无心散：治喘神效。远志，不以多少，无心者。上为细末，每服一钱，用绵裹同水一小盏煎至一茶脚许，呷之立效。（《鸡峰普济方·第十七卷》）

○远志散：治喉闭。远志去心，取肉。上为细末，以管子撇开口，吹药入喉，策令头低，涎出而愈。（《仁斋直指方论·卷之二十一·咽喉证治》）

○治久心痛：远志（去心）、菖蒲（细切）各一两。上二味，粗捣筛，每服三钱匕，水一盏，煎至七分，去滓，不拘时温服。（《圣济总录·远志汤》）

○治口疮：以远志醋研，鹅毛扫患处出涎。（《医学纲目·卷之二十·丹熛瘰疹》）

○远志去心为末，每半钱，水小半盏调服，口含竹管，吐痰涎极捷，治喉痹如神。（《医学纲目·卷之十五·咽喉》）

○治脑风邪气留饮，头疼不可忍：用远志末，不以多少，于鼻中搐，于痛处揉之，相兼前药可用也。（《医学纲目·卷之十五·头风痛》）

○远志酒：治一切痈疽发背，疔毒恶候。浸有死血，阴毒在中则不痛，敷之即痛；有忧怒等气积而内攻，则痛不可忍，敷之即不痛；或蕴热在内，热逼人手不可近，敷之必清凉；或气虚血冷，溃而不敛，若七情内郁，治之必愈。远志（不以多少，泔浸，槌去心）为末，酒一盏，调末三钱，澄清饮之，以滓敷于患处。（《医学纲目·卷之十八·痈疽》）

○又方，能托散诸毒女人乳痈尤效。将远志用米泔浸洗，槌去心，为末，每服三钱。用好陈酒一盅，调迟少顷，澄清饮之，以滓敷患处。（《仙方合集·二卷·产后》）

○诸疮肿毒初起，用远志肉二两，清酒煮烂，捣如泥敷，油纸包扎，越一宿，肿毒自消。（《普救回生草·痈疽门》）

455

○化痰止咳奇验方：用远志四两，以水煎浓，一日分三次服下，能使痰易咳出。（《不费钱的奇验方·三八》）

○一切痈疽，为末，酒煎澄服，以渣敷之。吹乳肿痛，同上。脑风头痛不可忍，以末入鼻中。喉痹作痛，以末吹之出涎。心孔昏塞，多忘，……末服。赤浊，同甘草、茯神、益智酒丸服。（《本草易读》）

【按】

药理研究表明，远志具有祛痰、镇静、抗惊、抑菌、溶血、降血压、收缩子宫等作用。临床单用远志治疗滴虫性阴道炎、乳腺炎有效；以远志为主的复方治疗近视、高血压等亦有较好的疗效。

Duzhong

杜仲

杜仲系杜仲科落叶乔木髓物杜仲 *Eucommia ulmoides* Oliv. 的干燥树皮。常用别名有思仙、木绵、石思仙、丝连皮、扯丝皮等。味甘，性温。归肝、肾经。功能补肝肾，强筋骨，安胎。主要用于治疗肾虚腰痛，筋骨无力，妊娠漏血，胎动不安，高血压等病症。常用剂量为 10～15 克。炒用疗效较生用为佳。阴虚火旺者慎用。

【各家论述】

○主腰脊痛，补中益精气，坚筋骨，强志，除阴下痒湿，小便余沥；久服轻身耐老。一名思仙。（《神农本草经》）

○甘，温，无毒……主脚中酸痛，不欲践地。（《名医别录》）

○恶蛇皮、元参。（《本草经集注》）

○治肾冷暨腰痛，腰病人虚而身强直，风也。腰不利加而用之。（《药性本草》）

○治肾劳，腰脊挛。入药炙用。（《日华子本草》）

○杜仲，性温，味辛甘，气味俱薄，沉而降，阴也。其用壮筋骨，及足弱无力行。（《医学启源·卷之下·用药备旨》）

○阳中有阴，其功入肾，用姜汁或盐水润透，炒去丝。补中强志，壮肾添精，腰痛殊功，足疼立效。除阴囊寒湿，止小水梦遗。因其气温故缓子宫，因其性固故安胎气，内热盛者亦当缓用。（《景岳全书·下册·卷四十九》）

○杜仲坚筋补损伤。（《珍珠囊补遗药性赋·木部》）

○止腰痛疼滋肾阴，酥炙除用自灵。（《医经小学·卷之一·药性指掌》）

○杜仲，古方只识滋肾，唯王好古言是肝经气分药，润肝燥，补肝虚，发昔人所未发也。盖肝主筋，肾主骨，肾充则骨强，肝充则筋健，屈伸利用，皆属于筋。杜仲色紫而润，味甘微辛，其气温平，甘温能补，微辛能润，故能入肝而补肾，子能令母实也。（《本草纲目》）

○肾虚火炽者不宜用。即用当与黄柏、知母同入。（《本草经疏》）

○方氏《直指云》：凡下焦之虚，非杜仲不补；下焦之湿，非杜仲不利；足胫之酸，非杜仲不去；腰膝之疼，非杜仲不除。然色紫而燥，质绵而韧，气温而补，补肝益肾，诚为要剂。如肝肾阳虚而有风湿病者，以盐酒浸炙，为效甚捷；如肝肾阴虚，而无风湿病，乃因精乏髓枯，血燥液干而成痿痹，成伛偻，以俯仰

屈伸不用者，又忌用之。（《本草汇言》）

○厚杜仲，入肝肾而补虚、止痛，安胎续筋，为腰膝诸痛专药。盐水炒或酒炒用。（《徐大椿医书全集·药性切用·卷之三中》）

○疗小便余沥、胎漏、胎堕，皆气温性固之效。欲补肾，盐水炒。欲补筋骨，酒炒。欲祛湿痹，姜汁炒。按杜仲性温而不助火，可以久服。（《罗氏会约医镜·卷十七·本草》）

○去关节湿淫。（《玉楸药解》）

○充筋力，强阳道。（《本草再新》）

○牛膝主下部血分，杜仲主下部气分，相须而用。（《药品化义》）

○杜仲，入肝而补肾，……能除阴痒，去囊湿，痿痹瘫软必需，脚气疼痛必用，胎滑梦遗切要。若使遗精有痛，用此益见精脱不已，以其气味辛温，能助肝肾旺气也。胎因气虚而血不固，用此益见血脱不止，以其气不上升，反引下降也。功与牛膝、地黄、续断相佐而成，但杜仲性补肝肾，直达下部筋骨气血，不似牛膝达下，走于经络血分之中，熟地滋补肝肾，入筋骨精髓之内，续断调补筋骨，在于曲节气血之间为异耳。独怪今世安胎，不审气有虚实，辄以杜仲、牛膝、续断等药，引血下行。在肾经虚寒者，固可用此温补以固胎元。若气陷不升，血随气脱而胎不固者，用此则气益陷不升，其血必致愈脱不已。（《本草求真》）

○凡肾虚肾寒脚弱之病，用之最宜，若气陷气弱之辈，断不可服，以其性最引气下行，而无上升坚固之意也。（《万病疗法大全》）

○黄锦芳曰：杜仲、续断二味举世用以安胎，而不知续断味苦专入血分，活血消肿，故乳痈症结、肠风、痔瘘、金疮跌仆，一切血瘀之证，皆可用也，虽稍有涩性，行不至滞，然误施于气弱气陷之妇，则顺流而下，奔迫莫御，而有排山倒海之势，岂区区涩味所能止其万一者乎。杜仲色紫而润，辛甘微温，性专入肝，补气强筋，筋强则骨亦健，凡肾虚肾寒脚弱之病用之最宜，若气陷气弱之辈，断不可服，以其性最引气下行而无上升坚固之能也。夫胎堕本忌血行气陷，其服此二味，亦有奏功者，以人身气血贵乎温通，堕胎之因不一，亦有因肾气不温，经血凝滞而胞胎失荫者，得此二味，则气煦血濡，不滞不漏，而胎自安矣，非为下虚上实之证设也。故胎堕而尺强寸弱者，动作少气者，表虚恶风汗时出者，心下悬饥，得食则止者。一身之气尽欲下堕者，皆在禁例。奈何作俑者，既不分辨明晰，流传既久，以妄为常，遂以为安胎圣药。总缘于医理不明，药性不晓，证候不知，见方号为神验，滑脱之妇，亦尔通用，其害可胜言哉。不知杜仲、续断者，原或因手跌仆，或下寒挟瘀，而胎动者，投之容或有当，苟不知审顾区别而一概妄用之，则不但不能安胎，反能催胎、堕胎，轻则伤及儿命，重则殒其母命，在用杜仲续断者，尚以为我用补药，何以堕胎，倘在梦中可胜叹哉！

（《女科精华·卷中·论胎产宜慎药》）

○为强壮药，有镇静、镇痛之效。据苏联医学界临床实验之报告，谓对于高血压有卓效。（《现代实用中药》增订本）

○杜仲强壮，镇痛，降压。（《临床应用汉方处方解说》）

【验方举要】

○病后虚汗及目中流汗：杜仲、牡蛎等分，为末。卧时水服五钱匕，不止更服。（《肘后方》）

○频惯堕胎或三四月即堕者：用杜仲焙研，枣肉为丸。糯米饮下。（《肘后方》）

○风冷伤肾，腰背虚痛：杜仲一斤切炒，酒二升，渍十日，日服三合。（《三因方》）

○治中风筋脉挛急，一腰膝无力：杜仲（去粗皮，炙，锉）一两半，芎䓖一两，附子（炮裂，去皮，脐）半两。上三味，锉如麻豆，每服五钱匕，水二盏，入生姜一枣大，拍碎，煎至一盏，去滓。空心温服。如人行五里再服，汗出慎外风。（《圣济总录·杜仲饮》）

○治妇人胞胎不安：杜仲不计多少，去粗皮细锉，瓦上焙干，捣罗为末，煮枣肉糊丸，如弹子大，每服一丸，嚼烂，糯米汤下。（《圣济总录·杜仲丸》）

○一少年得脚软病，且疼甚，医作脚气治不效。路钤孙琳诊之，用杜仲一味，寸断片折，每以一两，用半酒半水一大盏煎服，三日能行，又三日痊愈。琳曰，此乃肾虚，非脚气也，杜仲能治腰膝痛，以酒行之，则为效容易矣。（《本草纲目》）

【按】

药理研究表明，杜仲具有降血压、增强机体免疫功能、兴奋垂体—肾上腺皮质系统，增强肾上腺皮质功能、镇静催眠、利尿、抑制结核杆菌和减少肠道中胆固醇的吸收等作用。历代医家认为杜仲有延年益寿之功，这是通过它对身体多系统调节来实现的，其中补肾是一中心环节。

Doukou
豆蔻

豆蔻系姜科多年生草本植物白豆蔻 *Amomum kravanh* Pirre ex Gagnep. 或爪哇白豆蔻 *Amomum compactum* Soland ex Maton 的干燥成熟果实。常用别名有白豆蔻、白蔻、多骨、壳蔻等，豆蔻花、果壳亦供药用。味辛，性温。归肺、脾、胃经。功能化湿消痞，行气温中，开胃消食。主要用于湿浊中阻，不思饮食，湿温初起，胸闷不饥，寒湿呕逆，胸腹胀痛，食积不消等病症。常用剂量为 3~6克，入煎剂宜后下，或将蔻仁研细粉冲服。

459

【各家论述】

○味辛，大温，无毒。主积冷气，止吐逆，反胃，消谷下气。（《开宝本草》）

○主胃冷。（《本草图经》）

○白豆蔻……温脾健胃，能消食宽膨。（《珍珠囊补遗药性赋·草部》）

○《主治秘要》云：（白豆蔻）性大温，味辛，气味俱薄，轻清而升，阳也。其用有五：肺金本药一也；散胸中滞气二也；治感寒腹痛三也；温暖脾胃四也；赤眼暴发，白睛红者五也。又云：辛，纯阳，去太阳睛目内大眦红筋。去皮捣用。（《医学启源·卷之下·用药备旨·药类法象》）

○白豆蔻气热，味大辛，荡散肺中滞气，主积冷气，宽胸，止吐逆，久反胃，消谷，下气，进饮食。（《医学启源·卷之下·用药备旨·药类法象》）

○治噎膈，除疟疾，寒热，解酒毒。（《本草纲目》）

○白豆蔻温，（治）脾胃虚冷，泻痢不休。（《明医指掌·卷一·药性歌》）

○散胸中冷滞，温胃口止疼，除呕逆翻胃，消宿食膨胀，治噎膈，除疟疾，解酒毒，祛秽恶，能退翳膜，亦消痰气，欲其速效，嚼咽甚良，或为散亦妙。（《景岳全书·卷四十八·本草正上》）

○白豆蔻，其功全在芳香之气，一经火炒，便减功力；即入汤液，但当研细，待诸药煎好，乘沸点服尤妙。（《本草通玄》）

○白豆蔻，清降肺胃，最驱膈上郁浊，极疗恶心呕哕，嚼之辛凉，清肃肺腑，郁烦应时开爽。古方谓其大热，甚不然也。（《玉楸药解》）

○火升作呕，因热腹痛，气虚诸症，皆禁用。（《得配本草》）

○白豆蔻，辛热，肺经本药，流行三焦，温暖脾胃。散滞气，消酒积，除寒燥湿，化食宽膨。（《本草分经·手太阳肺》）

○白豆蔻，辛温气窜，入脾肺胃兼入大肠。宣散肺分寒滞，温暖脾胃。治寒湿膨胀，虚疟吐逆反胃，腹痛，白睛见有白翳目眦红筋等症。肺胃有火及肺胃气薄者切忌。与砂仁同类同气味，然此另有一种清爽妙气，上入于肺经气分，而为肺家散气妙药。(《医方十种汇编·药性摘录》)

○行三焦，暖脾胃，利肺气，除呕逆。治翻胃、宿食、膨胀、噎膈，祛疟疾，去白睛翳膜，解酒毒，胃口冷痛。按白豆蔻辛湿，火升作呕、因热腹痛、肺火痰嗽者忌之。(《罗氏会约医镜·卷十六·本草上》)

○白豆蔻，味辛，气香，入足阳明胃、手太阴肺经。降肺胃之冲逆。善止呕吐。开胸膈之郁满，能下饮食，噎膈可效，痎疟亦良。去睛上翳障，消腹中胀疼。(《医学摘粹·本草类要·热药门》)

○效用：芳香性健胃药驱风药。有镇呕作用，对于消化不良、呕吐、嘈杂及胸腹部膨胀，用本品有效。又用作矫味药及调味料，并能解酒毒，治宿醉。(《现代实用中药》增订本)

○白豆蔻入手太阴经及手太阳经，别有清高之气补上焦元气，去皮研用。(《东医宝鉴·汤液篇·卷三》)

○药效：芳香健胃，驱风。用途：胃肠炎，消化不良。(《临床应用汉方处方解说》)

【验方举要】

○脾虚反胃，同拣砂、公丁、陈皮各末炒焦，姜汁丸服。小儿虚寒吐乳，同拣砂、甘草、炙草为末，撒口中。食即欲吐，酒末服或嚼服。恶心，嚼服。(《本草易读》)

○白豆蔻1克，分数次含于口中缓缓咀嚼，既助消化，又除口臭。(《中医方药学》)

【按】

白蔻仁含挥发油，能促进胃液分泌，增强肠管蠕动，制止胃肠内异常发酵，驱除胃肠内积气。白豆蔻尤长于化湿消痞，其气清芳香，对口味异常，胃纳欠佳，食之无味者有特效。

Yuanhua
芫花

芫花系瑞香科植物芫花 *Daphne genkwa* Sieb.et Zucc.的干燥花蕾。常用别名有去水、毒鱼、头痛花、闹鱼花等。味苦、辛，性寒，有毒。归肺、脾、肾经。功能泻水逐饮，解毒杀虫。主要用于治疗水肿胀满，胸腹积水，痰饮积聚，气逆喘咳，二便不利；外治疥癣秃疮，冻疮等病症。常用剂量为1.5～3克；醋芫花研末吞服，一次0.6～0.9克，一日1次。孕妇禁用；不宜与甘草同用。

461

【各家论述】

○味辛，温。主咳逆上气，喉鸣喘，咽肿短气，蛊毒，鬼疟，疝瘕，痈肿。杀虫鱼。一名去水。生川谷。（《神农本草经》）

○苦，微温，有小毒。消胸中痰水，喜唾，水肿，五水在五脏皮肤及腰痛，下寒毒、肉毒。（《名医别录》）

○有大毒。治心腹胀满，去水气，利五脏寒痰，涕唾如胶者。主通利血脉，治恶疮风痹湿，一切毒风，四肢挛急，不能步行，能泻水肿胀满。（《药性本草》）

○疗嗽、瘴疟。（《日华子本草》）

○芫花毒，防己、防风、甘草、桂汁并解。（《千金宝要·卷之二·解百药毒第五》）

○味辛苦，性温有小毒，主咳逆上气、胸中痰水，故十枣汤散饮逐水。（《丹溪手镜·卷之中·发明五味阴阳寒热伤寒汤丸药性第二》）

○胡洽治痰癖饮，加以大黄，甘草，五物同煎。以相反主之，欲其大吐也，治之大略，水者，肺肾胃三经所主，有五脏六腑十二经之部分，上而头，中而四肢，下而腰脐，外而皮毛，中而肌肉，内而筋骨。脉有尺寸之殊，浮沉之异，不可轻泻，当知病在何经何脏，误用则害深，然大意泄湿。内云五物者，即甘遂、大戟、芫花、大黄、甘草也。（《汤液本草·卷之五》）

○治水饮痰癖，胁下痛……张仲景治伤寒太阳证，表不解，心下有水干呕发热而咳，或喘或利者，小青龙汤主之；若表已解，有时头痛出汗恶寒，心下有水气，干呕痛引两胁，或喘或咳者，十枣汤主之。盖小青龙治未发散表邪，使水气自毛窍而出，乃《内经》所谓开鬼门法也；十枣汤驱逐里邪，使水气自大小便而泄，乃《内经》所谓洁净府，去陈莝法也。芫花、甘遂、大戟之性，逐水泄湿，能直达水饮窠囊隐僻之处，但可徐徐用之，取效甚捷、不可过剂，泄人真元也。

（《本草纲目》）

○专逐五脏之水，去水饮寒痰、痰癖、胁下痛、咳逆上气、心腹肢体胀满、瘴疟、鬼疟、湿毒、寒毒、虫毒、肉毒、虫鱼毒，除疝瘕痈肿，逐恶血，消咽肿，根疗疮疥，亦可毒鱼。若捣汁浸线亦能系落痔疮。唯其多毒，虚者不可轻用。（《景岳全书·卷四十八·本草正上》）

○芫花去水消浮肿，咳逆喉鸣必用之，痰唾腰疼心腹痛，恶风痹痒亦能医。（《医经小学·卷之一·药性指掌》）

○性味苦温，通行水饮、痰癖。醋炒用。毒性至紧，取效甚捷。稍涉虚者忌。（《徐大椿医书全集·药性切用·卷之二上》）

○芫花大通里外水道，取效甚捷，误用寒人，亦反甘草。根名蜀桑，捣汁浸线，可系落痔疮，不可服。（《医方十种汇编·药性摘录》）

○芫花破气泄水，逐饮涤痰，止喘嗽而化疝瘕，消痈肿而平疮疥。善杀虫鱼，妙枯瘤痔，牙痛头秃之病，皆有奇功。（《长沙药解·卷四》）

○芫花，入足太阳膀胱经。性专泄水，力能止利。伤寒小青龙汤，方在麻黄，治太阳伤寒，心下有水气。若微利者，去麻黄加芫花如鸡子大，熬令赤色，水旺土湿，则作利，芫花泄水而止利也。（《长沙药解·卷四》）

○效用：1.为泻下利尿药，适用于水肿、腹水、面目浮肿、肾脏病水肿，肺支气管分泌过多之湿性气管炎、胸肋膜炎、咳嗽、喘满、胁痛等。芫花之性较商陆峻，仅限于体之壮实者，用量宜谨慎。2.大泻五脏水饮、咳逆上气、咽肿、疝瘕、痈肿，疗疥疮，杀虫鱼。（《现代实用中药》增订本）

○为峻下及利尿药。功能去水气痰癖。（《科学注解本草概要·植物部》）

○芫花，苦寒有毒……本品乃苦泄攻通之猛将，用于湿热黄疸，便闭尿涩之实证，能斩关夺门，冲锋陷阵，一击必中……根据现代观察研究，芫花对急、慢性肝炎有促使谷丙转氨酶值趋于正常和自觉症状改善的作用，特别对谷丙转氨酶持续不降的病例，用药一定时间后可获得改善。（《百药效用奇观》）

○芫花：体驰突，而泻下为之用。泻下心下及胸中也。（《皇汉医学丛书·内科学·伤寒用药研究·卷下》）

【验方举要】

○治咳嗽有痰：芫花二两，煮汁去渣，和饴糖熬膏，每服枣许神效。（《华佗神方·卷四·治咳嗽有痰方》）

○治妇人虚羸，有鬼胎癥块，经候不通：芫花根三两，上锉，炒令黄色，为细末，每服一钱，桃仁煎汤调下，当下恶物。（《妇人大全良方·卷之十四》）

○治痈，芫花为末，胶和如粥敷之。（《千金宝要·卷之二·疮疽痈肿第八》）

○夺命散：治产后血迷、血晕，胎衣不下，恶血停凝，儿枕块痛，脐腹疞痛及赤白崩带，月候不定等疾。芫花不以多少，用好酒浸一宿，慢火炒令黑色，上为细末，每服二钱，热酒调下，食前。（《鸡峰普济方·第十六卷·方十六》）

○治痔瘘有头方：用芫花入土根不限多少，以净水洗，却入木臼捣用少许。水绞取汁，于银铜器内慢火熬成膏，将丝线于膏内度过系痔，系时微痛，候心燥落时，以纸捻引入膏药于窍内，永除根。未落不得便屎。（《医学纲目·卷之二十七·痔》）

○蛔虫攻心如刺，门吐清水，芫花一两醋炒黄，每服二钱，醋汤卜。（《仙方合集·下卷·虫症》）

○芫花治牙痛难忍：芫花末擦之令热，痛定即以温水漱之。（《蒲辅周医疗经验·方药杂谈·中药部分》）

○芫花、椒目等分，烧末，服半钱，一日两遍。治酒疸者，心懊侬，足胫满，小便黄，饮酒发斑黄黑。（《百药效用奇观》）

【按】

药理研究认为，芫花内服能刺激肠黏膜，引起剧烈水泻及腹痛。少量芫花煎液有利尿作用，但当用大剂量时反而抑制泌尿功能。此外，尚有镇咳、祛痰、抗菌、致流产等作用。临床上用芫花治疗急慢性肝炎、腹水、慢性气管炎等病症有效。用于引产有效率可达87.5%～92.9%。

花椒

Huajiao

花椒系芸香科植物青椒 *Zanthoxylum.sch.schinifolium* Sieb.et Zucc. 或花椒 *Zanthoxylum bungeanum* Maxim. 的干燥成熟果皮。常用别名有秦椒、蜀椒、川椒、南椒、汉椒、点椒等。味辛，性温。归脾、胃、肾经。功能温中止痛，杀虫止痒。主要用于治疗脘腹冷痛，呕吐泄泻，虫积腹痛，蛔虫症等病症，外用可治湿疹瘙痒。常用剂量为 2～5 克。外用适量，煎水熏洗。

【各家论述】

○秦椒味辛温。主风邪气，温中，除寒痹，坚齿发，明目，久服轻身，好颜色，耐老，增年，通神。（《神农本草经·中品》）

○蜀椒味辛温。主邪气咳逆，温中，逐骨节皮肤死肌，寒湿痹痛，下气，久服之，头不白，轻身增年。（《神农本草经·下品》）

○秦椒生温熟寒有毒，疗喉痹吐逆疝瘕，去老血，产后余疾腹痛，出汗，利五脏。蜀椒大热，多食令人乏气喘促……除六腑寒冷，伤寒温疟大风汗不出，心腹留饮宿食，肠澼下痢，泄精，女子字乳余疾，散风邪瘕结，水肿黄疸，鬼疰蛊毒，杀虫、鱼毒。久服开腠理，通血脉，坚齿发，明目，调关节，耐寒暑，可作膏药。（《名医别录》）

○蜀椒、秦椒，粒大者，主上气咳嗽，久风湿痹。患齿痛，醋煎含之。伤损成疮中风，以面裹作馄饨，灰中炮之，使熟断开口，封其疮上，冷，易热者。三五度易之……又去久患口疮，去闭口者，以水洗之，以面拌煮作粥，空心吞之三、五匙……治生产后诸疾，下乳汁。除客热，不可久食，钝人性灵。（《食疗本草·卷上》）

○秦椒治恶风遍身，四肢痛痹，口齿浮肿摇动，女人月闭不通，产后恶血痢，多年痢，疗腹中冷痛，生毛发，灭瘢。蜀椒治头风下泪，腰脚不遂，虚损留结，破血，下诸石水，治咳嗽，腹内冷痛，除齿痛。（《药性本草》）

○蜀椒毒，葵子汁、桂汁、豉汁、人尿、冷水、土浆、蒜、鸡毛烧吸烟及水调服解。（《千金宝要·卷之二》）

○蜀椒破症结开胸，治天行时气，产后宿血，壮阳，疗阴汗，暖腰膝，缩小便，止呕逆。（《日华子本草》）

○川椒味辛有毒。浮也，阴中之阳也。其用有二：用之于上，退两目之翳膜，用之于下，除六腑之沉寒。（《珍珠囊补遗药性赋·主治指掌》）

○川椒明目之剂，手搓细用。（《医学启源·卷之下·用药备旨》）

○蜀椒温中利关节，止利消宿食，开腠理发汗。逐寒湿通经，合和于乌梅丸中，温脏寒安蛔。（《丹溪手镜·卷之中》）

○蜀椒散寒除湿，解郁结，消宿食，通三焦，温脾胃，补右肾命门，杀蛔虫，止泄泻……纯阳之物，其味辛而麻，其气温以热。入肺散寒，治咳嗽；入脾除湿，治风寒湿痹，水肿泻痢；入右肾补火，治阳衰溲数，足弱，久痢诸证。一妇年七十余，病泻五年，百药不效，予以感应丸五十丸投之，大便二日不行，再以平胃散加椒红、茴香、枣肉为丸与服，遂瘳。每因怒食举发，服之即止。此除湿消食，温脾补肾之验也。又《上清诀》云，凡人吃饭伤饱，觉气上冲，心胸痞闷者，以水吞生椒一二十颗即散，取其能通三焦，引正气，下恶气，消宿食也。又戴原礼云，凡人呕吐，服药不纳者，必有蛔在膈间，蛔闻药则动，动则药出而蛔不出，但于呕吐药中加炒川椒十粒，盖蛔见椒则头伏也……许叔微云，大凡肾气上逆，须以川椒引之归经则安。（《本草纲目》）

○若中其毒，唯冷水麻仁浆可以解之。（《景岳全书·卷四十九·本草正》）

○川椒味辛热有毒，温中去冷服之安，上除两目之云膜，下治六腑之沉寒。（《医经小学·卷之一·药性指掌》）

○青城山老人，服椒得妙诀。年过九十余，貌不类期颐。再拜而请之，忻然为我说。蜀椒二斤净，解盐六两洁。糁盐慢火煮，煮透滚菊末（糁盐在椒上，用滚汤泡过椒五寸许，经宿，以银、石器慢火煮，只留椒汁半盏，扫干地，铺净纸，倾椒在纸上，覆以新盆，封以黄土，经宿取置盆内。将干菊花末六两拌滚令匀，更洒所余椒汁，然后摊于筛子内，晾干。菊须花小，色黄，叶厚、茎紫，气香，味甘，名曰甘菊蕊，可作羹者为真。阴干为末）。初服十五丸，早晚不可辍（停止也）。每日渐渐增，累之至二百。盐酒或盐汤，任君意所啜。服及半年间。胸膈微觉塞。每日退十丸，还至十五粒。使其无碍时，数复如前日。常令气熏蒸，否则前功失。饮食蔬果等，并无所忌节。一年效即见，容颜顿悦泽，目明而耳聪，须乌而发黑，补肾轻腰身，固气益精血。椒温盐亦温，菊性去烦热，四旬方可服，服之幸毋忽。逮至数十年，功与造化埒（相等也），耐老更延年，不知几岁月，嗜欲若能忘，其效尤卓绝。（《永乐大典·卷一万一千六百二十》）

○蜀椒，其主邪气咳逆，皮肤死肌，寒湿痹痛，心腹留饮宿食，肠澼下痢，黄疸水肿者，皆脾、肺二经受病。肺主气，主皮毛，脾运化，主肌肉，肺虚则外邪客之，为咳逆上气，脾虚则不能运化水谷，为留饮宿食，肠澼下痢，水肿黄疸，二经俱受风寒湿邪，则为痛痹，或成死肌，或致伤寒温疟，辛温能发汗、开腠理，则外邪从皮肤而出，辛温能暖肠胃，散结滞，则六腑之寒冷除，肠胃得温，则中焦治，而留饮宿食，肠澼下痢，水肿黄疸，诸证悉愈矣。其主女子字乳余疾者，亦指风寒外侵，生冷内停而言。泄精瘕结，由下焦虚寒所致，此药能入右肾命门，补相火元阳，则精自固而结瘕消矣。杀虫鱼毒者，以其得阳气之正，能破一切幽暗阴毒之物也。外邪散则关节调，内病除则血脉通……肺胃素有火热，或咳嗽生痰，或嘈杂醋心，呕吐酸水，或大肠积热下血，咸不宜用；凡泄泻由于火热暴注而非积寒虚冷者忌之；阴痿脚弱，由于精血耗竭而非命门火衰虚寒所致者，不宜入下焦药用；咳逆非风寒外邪壅塞者不宜用……一切阴虚阳盛，火热上冲，头目肿痛，齿浮，口疮、衄血、耳聋、咽痛、舌赤、消渴，肺痿，咳嗽，咯血，吐血等证，法以咸忌。（《本草经疏》）

○川椒闭口者杀人。禀纯阳之气，下达命门，盖下而不冲上。盖导火归元，温脾暖胃。治三焦沉寒冷痼，消食除胀。疗心腹冷痛、泄泻、呕吐、水肿、痰饮。暖腰膝，缩小便、阴汗、泄精，坚齿，明目，通血，安蛔，肾气上逆，温补下焦，最杀传尸劳虫。去目微炒用。若阴虚火旺，肺胃热者忌服……花椒专于杀虫……外科用之，不作汤服。（《罗氏会约医镜·卷十七·本草》）

○蜀椒暖中宫而温命门，驱寒湿而止疼痛，最治呕吐，善医泄利。金匮大建中汤，方在胶饴，用之治心腹寒疼，以寒水而凌火土。蜀椒胜寒水而补火土也。（《长沙药解·卷一》）

○秦产名秦椒，俗名花椒……但能温中散寒，燥湿杀虫，不能直入命门，而有导火归原之用。（《徐大椿医书全集·药性切用·卷之四》）

○此言心胃受寒，引动下焦之阴气，上逆而痛甚也。方中姜、参、饴糖，建立中气，而椒性下行者，温起下焦之阳，以胜上溢之阳也。（《金匮要略浅注·卷四·大建中汤》）

○川椒辛热……除湿止泻，涤秽舒郁，消食，辟邪。制鱼腥、阴冷诸物毒，辟蝇、蚋、蜈蚣、蚊、蚁等虫。多食动火堕胎，阴虚内热者忌之……漆疮作痒，川椒煎汤洗。凡入漆所，嚼川椒涂鼻中，不患漆疮，并辟疫秽邪气。妇人秃鬓，川椒四两酒浸，密室内日日涂之。花椒调中下气，除湿杀虫，止痛行瘀，解鱼腥毒。（《随息居饮食谱·调和类》）

○花椒叶辛大温热，霍乱转筋肾气灭，脚气漆疮杀虫涂，根治肾冷淋瘀捷，皮去风湿杀蛔䘌，子消水肿腹胀烈。（《草木便方》）

○秦椒味辛气烈，过于蜀椒，其温中去痹，除风邪气，治吐逆疝瘕，下肿湿气，皆取辛烈，以散郁热，乃从治之法也。不宜多服，令须发易白，以其气辛，非蜀椒之比，臭毒疮毒腹痛，冷水下一握效，其能通三焦，引正气下恶气可知也。（《本经逢原》）

○蜀椒得盐良，杏仁为之使，畏款冬花，防风、附子、雄黄……得醋煎熟，入白矾稍许服，治伤寒呕衄。得生地自然汁，煎稠和丸，治元脏伤惫，配乌梅伐肝气，配益智仁缩小便。配茯苓蜜丸，补益心肾。配茴香、枣肉丸，治久泻。配苍术醋丸，治餐泻不化……炒热熨冷湿诸痛。多用伤气，失明。（《得配本草》）

○蜀椒无处不达，上能入肺，开腠理，通皮毛，发汗散寒，使风寒之邪从皮肤而出，中能入脾，暖脾除湿，蠲除痰饮，下入命门，补相火元阳，以消阴翳。故为寒性咳逆之良药。※蜀椒丸：治上气咳嗽甚良。（《百药效用奇观》）

○蜀椒为健胃、矫味药，并有兴奋作用。（《科学注解本草概要》）

○凡肾气痛，须用川椒水煎服。（《东医宝鉴·外形篇·卷四》）

○蜀椒药效：健胃、理肠、驱风、解凝、驱虫。用途：胃弱，蛔虫，腹痛，中寒。（《临床应用汉方处方解说》）

【验方举要】

○治牙痛要诀：宜辛散忌凉遇。世传华先生治牙痛，一撮花椒水一盅，细辛、白芷与防风，浓煎漱齿三更后，不怕牙痛风火虫……即治百般牙痛之秘诀也。（《华佗神方·卷二》）

○治饥饿呕吐神方：用蜀椒煮汁，温服立效。（《华佗神方·卷四》）

○治手面皲裂方：蜀椒四合，水煮去津，以手渍入，约半食顷，取出令干，须臾再渍，约三四次，干后涂以猪羊脑即效，或以五倍子末与牛骨髓调和，填内缝中亦效。（《华佗神方·卷十四》）

○疗久咳不瘥方：猪肾一具去脂膜，椒二十八颗，开口者。二味，取肾一颗，上作十四孔，取椒内孔中……以水缓煮熟，割破细切，啖之令尽，有验。（《外台秘要·卷九》）

○椒面粥方：食治老人噎，脏腑虚弱，胸胁逆满，饮食不下。蜀椒一两，杵令碎，白面五两。以苦酒浸椒一宿，明旦取出，以拌面中令匀，煮熟。空心食之，日二服，常验。（《养老奉亲书·食治老人噎塞诸方第十三》）

○冷气气短，蜀椒五两，绢袋盛，以酒一斗，浸之二七日服之，任意多少。（《千金宝要·卷之三》）

○咳逆丸：花椒微炒出汗，去目为末，醋糊丸，如梧桐子大，每服十五丸，醋汤下。（《万病回春·卷之三·呃逆》）

○治感冒：三日内用花椒一撮，水二碗煎一碗，下蜜四茶匙，热服出汗。（《众妙仙方·卷二·诸寒门》）

○蜀椒闭口者有毒，误食之戟人咽喉，气病欲绝，或吐白沫，身体痹冷，急治之方：肉桂煎汁饮之，多饮凉水一二升。或食蒜，或浓煮豉饮之，并解。（《医宗金鉴·卷二十四·订正金匮要略注·果实菜谷禁忌》）

○发落不长，川椒四两，用白酒酿浸七日，早晚润秃处，其发自生。（《疡医大全·卷之十》）

○诸般牙痛，川椒四两煎汁，拌青盐二两，白盐四两炒干，擦牙洗目，甚妙。（《疡医大全·卷之十六》）

○风虫牙痛：烧酒浸花椒，频频漱之。（《疡医大全·卷之十六》）

○花椒油，用于清洁消毒疮面，急性湿疹（风湿疡）等。红点花椒三钱，芝麻油一斤。将油放于铜锅内，数开后离火，将花椒放入锅内，待油凉后，将花椒取出，贮瓶备用。涂敷患处。（《赵炳南临床经验集·药油》）

○牙齿痛，川椒、露蜂房等分为末，每二钱，入盐一匙，水煎含漱吐之，名如神散。（《东医宝鉴·外形篇·卷二》）

○治心胸冷痛，酒煮川椒取汁饮之。（《东医宝鉴·外形篇·卷三》）

○食冰雪冷物过多，积冷心脾疼半岁不愈，川椒三十粒；浸浆水中，经一宿漉出，还以浆水吞下，其病即脱，更不复作。（《东医宝鉴·外形篇·卷三》）

○治寒湿脚气，川椒盛疏布袋中，置微火上，洗足踏椒囊，寒湿散去即效。（《东医宝鉴·外形篇·卷四》）

○阴冷肿痛，生椒布裹着囊丸，热气通即瘥。（《东医宝鉴·外形篇·卷四》）

【按】

药理研究表明，花椒具有显著的抗胃溃疡、抑制胃肠运动、局麻、镇痛、平喘、保肝、抗凝、抑菌、驱虫等作用。临床单用花椒回乳有效，一般用量为10～15克，浸后煎成200毫升，加红糖50克服；又可作表面麻醉药，多与蟾酥配伍，用75%的酒精浸泡后涂患处。《本经》载秦椒久服轻身，好颜色，后世少有应用，有待研究。

Huaruishi

花蕊石

花蕊石系变质岩类岩石蛇纹大理岩。常用别名有花乳石、蕊石等。味酸、涩，性平。归肝经。功能化瘀止血。主要用于治疗咯血，吐血，外伤出血，跌扑伤痛等病症。常用剂量为5～10克，常研末服；外用适量。

【各家论述】

○主金疮止血。又疗产妇血晕，恶血。（《嘉祐本草》）

○此药色如硫黄，黄石中间有淡白点，故名也……若治金疮出血则不必制，但刮末敷之则合，仍不作脓，及治一切损伤失血，……血去而胎胞自落也。凡入丸散，须用罐回济、火煅过、研细、水飞用之。（《景岳全书·下册·卷四十九·本草正》）

○近世以合硫黄同煅研末，敷金疮其效如神。（《增广和剂局方药性总论·玉石部下品·花蕊石》）

○治一切失血伤损，内漏，目翳……花蕊石，其功专于止血，能使血化为水，酸以收之也。（《本草纲目》）

○花蕊石寒，善止诸血，金疮血流，产后血涌。（《寿世保元·卷一·本草·药性歌括》）

○得川芎、甘菊、防风、白附子、大力子、炙甘草为末，每服腊茶下五分，治多年障翳；配黄丹掺脚缝出水……内火逼血妄行者禁用。（《得配本草》）

○蕊石，化血从小便去；醋黄散，下血从大便去，但能去瘀血，而不能生新血。（《血证论·卷二·吐血》）

○疏通瘀血，化为黄水。下血止后，须用参归等补之。敷金疮血出最效。（《医方十种汇编·药性摘录》）

○功专止血。治吐衄崩漏胎产，刀杖一切诸血。（《玉楸药解》）

○泻肝行瘀血，敛肺生皮肉。（《医林纂要》）

○花蕊石原属劫药，下血止后，须以独参汤救补，则得之矣。若使过服，则于肌血有损，不可不谨。（《本草求真》）

○凡虚劳吐血，多是火炎迫血上行，除是膈上原有瘀血停凝者，乃可暂用。亦须多服童便，若无瘀血，则不宜内服。至因火炎血溢以致吐血，不属内伤血凝，胸膈板痛者，忌之。（《本草述钩元》）

○内服疗妇人血晕及一切失血、伤损，但内服须炭火中煅透，研细，配合童

便用之。（《现代实用中药》增订本）

【验方举要】

○治五脏崩损。涌喷血成升斗：花蕊石火煅存性，研为末，用童便一盅，炖温，调末三钱，甚者五钱，食后服下，男子用酒一半，女子用醋一半，与童便和药服，使瘀血化为黄水，后以独参汤补之。（《十药神书·花蕊石散》）

○治金刃箭镞伤中，及打扑伤损，猫狗咬伤，内损血入脏腑，妇人产后败血不尽，血迷血晕，恶血奔心，胎死腹中，胎衣不下：花蕊石（捣为粗末）一两，硫黄（上色明净者，捣为粗末）四两。上二味相拌令匀，固济，瓦罐内煅，取出细研，瓷合内盛。外伤掺伤处。内损用童便或酒调服一钱。（《和剂局方·花蕊石散》）

○治产后气欲绝，恶血奔心欲死者，但以童便调一钱服之，取下恶物为妙。（《证治准绳·卷五·三八四》）

○治金伤出血，刮末敷之立止。（《罗氏会约医镜·卷十八·本草》）

○治脚缝出水。使用好黄丹，入花蕊石，掺之。（《谈野翁试效方》）

【按】

花蕊石不仅内服止诸衄、崩漏，而且对于刀伤出血，刮末敷之即合，不化脓。

Cangzhu
苍术

苍术系菊科多年生草本植物茅苍术 *Atractylodes lancea*（Thunb.）DC. 或北苍术 *Atract ylodes chinensis*（DC.）Koidz. 的干燥根茎。常用别名有仙术、茅苍术、茅术、北苍术等。味辛、苦，性温。归脾、胃、肝经。功能燥湿健脾，祛风散寒，明目。主要用于脘腹胀满，泄泻，水肿，脚气痿躄，风湿痹痛，风寒感冒，雀目夜盲等病症。常用剂量为 3~9 克。阴虚内热者慎用。

【各家论述】

○术，味苦温，主治湿痹，死肌、痉疸，止汗除热，消食，作煎饵。久服轻身，延年不饥。一名山蓟。生郑山山谷。（《神农本草经》）

○茅山者为胜……仙经云：亦能除恶气，弭灾疹，丸散煎饵并有法，其苗又可作饮，甚香美。（《名医别录》）

○其长如大拇指，肥实，皮色褐，气味辛烈，须米泔浸洗，再换泔，浸二日。（《本草衍义》）

○黄州山中，苍术至多……此长生药也，人以其易得，不复贵重，至以熏蚊子，此亦可以太息。舒州白术，茎叶亦皆相似，特花紫耳。然至难得，三百一两，其效止于和胃气，去游风，非神仙上药也。（《苏沈内翰良方校释·卷第一·记苍术》）

○气温味甘，主治与白术同。若除上湿发汗功最大。若补中焦、除湿，力少。《主治秘云》云：（苍术）其用与白术同，但比之白术，气重而体沉，治胫足湿肿，加白术，泔浸，刮去皮用。（《医学启源·卷之下·用药备旨》）

○苍术治目盲，燥脾去湿宜用。（《珍珠囊补遗药性赋·总赋》）

○治伤寒痹疟，可发散。（《珍珠囊补遗药性赋·草部》）

○许学士用苍术治痰饮成窠囊一边，行极效。痰挟瘀血，遂成窠囊。（《全匮钩玄·卷第一·咳嗽》）

○今病疫及岁旦，人家往往烧苍术以辟邪气……治湿痰留饮……及脾湿下流，浊沥带下，滑泻肠风。（《本草纲目》）

○苍术，其性温散，故能发汗宽中，调胃进食。去心腹胀疼，霍乱呕吐，解诸郁结，逐山岚寒疫，散风眩头疼，消痰癖气块，水肿胀满。其性燥湿，故治冷痢冷泄滑泻，肠风，寒湿诸疮。与黄檗同煎，最逐下焦湿热痿痹。然唯茅山者其质坚小，其味甘醇，补益功多，大胜他术。（《景岳全书·下册·本草正》）

○宽中发汗，其功胜于白术，补中除湿，其力不及白术。大抵卑监之土，宜与白术以培之，敦阜之土，宜与苍术以平之。（《本草通玄》）

○《水南翰记》范文正公所居宅，必先浚井纳青术（即苍术）数斤于其中，以辟瘟气。（《古今图书集成·草木典·卷一百零三》）

○苍术辛温雄壮，燥湿强脾，能辟除瘴疠之气，亦能解散外邪……为化湿之正药。（《成方便读·祛风之剂·利湿之剂》）

○燥湿消痰，发汗解郁，调胃进食，止呕吐、泻痢，除水肿，散风寒湿痹，为治痿要药……凡阴虚燥热，大便闭结，表疏自汗者，俱忌用。（《罗氏会约医镜·卷十六·本草》）

○入脾能升阳，散郁发汗除湿。体肥多湿者相宜，体瘦多火者切忌。（《医方十种汇编·药摘录》）

○燥土利水，泄饮消痰，行瘀去满，化癖除症，理吞吐酸腐……起筋骨之痿软，回溲溺之混浊。（《医学摘粹·本草类要·散药门》）

○湿热则肿，苍术……体轻浮，力虽壮，能泄皮肤腠间湿热。（《疡医大全·卷之五》）

○主治风寒湿痹……皮肤水肿，皆辛烈逐邪之功也。统治三部之湿，若湿在上焦，易生湿痰，以此燥湿行痰；湿在中焦，滞气作泻，以此宽中健脾；湿在下部，足膝痿软，以此同黄柏治痿，能令足膝有力；取其辛散气雄，用之散邪发汗，极其畅快……若热病汗下后，虚热不解，以此加入白虎汤，再解之，汗止身凉。缪仲淳用此一味为末，治脾虚鼓胀。（《药品化义》）

○其消食纳谷，止呕住泄亦同白术，而泄水开郁苍术独长。（《玉楸药解》）

○又能总解诸郁，佐以香附快气之药，下气最速，一升一降，则郁散而气平也。（《本经逢原》）

○最能驱除秽浊恶气，阴霾之域，久旷之屋，宜焚此物而后居人……凡湿困脾阳，倦怠嗜卧，肢体酸软，胸膈满闷，甚至月真胀而舌浊厚腻者，非茅术芳香猛烈。不能开泄，而痰饮弥漫，亦非此不化……或寒湿互结，发为阴疸酸痛，但有舌浊不渴见证，茅术一味，最为必需之品。（《本草正义》）

○防风、地榆为之使，忌桃、李、雀肉、菘菜、青鱼……得熟地、干姜，治面黄食少，得栀子解术性之燥……燥结多汗，脾虚胀闷，阴虚津枯者禁用。（《得配本草》）

○温邪挟湿。蕴蒸脾胃，温居湿中，而被湿恋，致气郁于内，邪不能达于外，身热朝轻暮重，有汗不解，苍术非发汗之药，以能燥湿，……邪随汗而解，乃间接发汗之味也。（《万病疗法大全·实用简明药物学》）

○效用：苍术为芳香健胃及发汗药，有兴奋精神作用，对慢性胃肠炎及妇人冷气头痛等有效。（《现代实用中药》增订本）

○功能消肿，发汗，明目。（《科学注解本草概要·植物部》）

○雄壮上行之药。能除湿安脾。（《东医宝鉴·汤液篇·卷二》）

○药效：温性利尿，镇痛。用途：尿量减少，尿频数。胃内停水，身体疼痛，胃肠炎，浮肿。（《临床应用汉方处方解说》）

【验方举要】

○三神汤：能辟死气。苍术二两，米泔浸两宿，焙干。白术半两，甘草半两（炙）。上为细末，每服二钱，入盐汤少许，点服。（《洗冤集录校释·卷之五·辟秽方》）

○治肠风下血：苍术不以多少，以皂角浓挼汁，浸一夕，次日煮，令水干，焙燥。上一味为细末，面糊丸如梧子大，米饮，空心下五十丸，日三。（《妇人大全良方·卷之八·妇人大便下血方论第十二》）

○伤风者恶风……体沉重，制苍术一钱……头痛如不愈，各加引经药……太阴苍术。（《医学启源·卷之上·主治心法》）

○治中风，噤不知人。苍术四两，酒三升，煎一升，顿服。（《古今医统大全·卷之八·中风门》）

○查道士传治发背方，用苍术（去黑皮）、地龙等分，捣烂成泥，猪胆调，围四周，空头，渐愈。（《戒庵老人漫笔·卷五》）

○治雀目眼，不计时月，用苍术一两，捣罗为末，每服一钱，不计候……治省目，用苍术四两，米泔水浸一宿，切作片，焙干为末，每服三钱，猪肝二两，批开糁药在内，用麻线系定，粟米一合，水一碗，砂锅内煮熟，熏眼，候温，临卧服之，大效……治久年眼生黑花不明者。苍术（炒）二两，椒目（炒）一两，上件为末，醋糊丸，如桐子大，每服20丸，醋茶送下，不过十日，取效。（《医学纲目·卷之十三·目疾门》）

○治食生米方：用苍术不拘多少，米泔水浸一宿，取出剉碎，焙干，米饮下如梧桐子大五十丸，空心食前……盖生米留滞于脾胃，受湿则谷不磨，致成此疾，苍术能去湿、暖胃、消谷故也。（《普济方·卷一百七十四·积聚门》）

○治痹方：真茅山苍术十斤洗净，先以米泔浸三宿，用蜜酒浸一宿，去皮，用黑豆一层拌苍术一层，蒸二次再用蜜酒蒸一次，用河水砂锅内熬浓汁，去渣，隔汤，煮滴水成珠为度，每膏一斤和炼蜜一斤，白汤调服。（《先醒斋医学广笔记·脾胃》）

○辟恶气，苍术同猪蹄甲烧烟熏。（《疡医大全·卷之九》）

○风热牙痛，苍术盐水浸过，烧存性，为末擦牙。（《疡医大全·卷之十六》）

○破伤风，苍术（焙）、草乌（姜汁制）各一钱，研末，温酒冲服，汗出为

度。(《疡医大全·卷之三十六》)

○治耳聋,苍术长七分,一头削尖插耳内,一头平安艾灸,觉耳中有热气效。(《医碥·卷三·杂症》)

○苍术酒:治诸般风湿疮,脚气下重,用苍术三十斤洗净打碎,以东流水三担,浸二十日,去茎,以汁浸面,如家酿酒法,酒熟,任意饮之。(《食鉴本草》)

○治白带神方:苍术一斤,熬汁,北黑枣三斤熬汁,二汁共熬成膏,每日清晨,滚水调服二三钱即愈。(《仁寿镜·卷一下》)

○苍术膏:主治慢性湿疹(顽湿疡)、下肢慢性溃疡(臁疮)、手足汗疱疹(田螺疮)。苍术十斤,将净水一百斤,煮苍术十斤,煎煮6~7小时成汁。过滤再煮浓缩成膏五十两,加蜂蜜等量备用。每次服二钱,日服二次。(《赵炳南临床经验集·经验方》)

○治内障,苍术四两锉,青盐一两同炒黄,去盐。木贼二两,童便制,同为末,每一钱,温米泔调下,日二三,最验。名盐术散。(《东医宝鉴·外形篇·卷一》)

○苍术辟瘟疫邪湿气。苍术合皂荚,中庭烧之。(《东医宝鉴·杂病篇·卷六》)

【按】

据《本草纲目》,苍术又名山蓟,白术又名枹蓟,而《本经》载味苦温,可以推断《本经》所载之"术"当为苍术。本品其性燥烈,临床上用于湿证不夹热者较为合适。临床上还可用于窦性心动过速、预防感冒、鼻息肉、细菌性痢疾、耳鸣、毒蛇咬伤、烫伤等病症。药理研究表明,苍术具有降血糖、灭菌、利尿、镇静等作用。至于苍术"久服轻身,延年不饥",目前这方面资料较少,值得进一步探讨。

Cang'erzi
苍耳子

苍耳子系菊科一年生草本植物苍耳 *Xanthium sibiricum* Patr. 的干燥成熟带总苞的果实。常用别名有菜耳实、牛虱子等。味辛、苦，温，有毒。归肺经。功能散风湿，通鼻窍。主要用于风寒头痛，鼻渊流涕，风疹瘙痒，湿痹拘挛等病症。常用剂量为 3～9 克。血虚头痛不宜用。

【各家论述】

○味甘，温。主风头寒痛，风湿周痹，四肢拘挛痛，恶肉死肌。久服益气，耳目聪明，强志轻身。一名胡菜，一名地葵。生川谷。(《神农本草经》)

○浸酒去风，补益。(《本草拾遗》)

○苍耳子，味苦甘温，……久服益气，耳目聪明，强志轻身……黄帝云：戴甲苍耳不可共猪肉食，害人。食甜粥复以苍耳甲下之成走注，又患两胁，立秋后忌食之。(《备急千金要方·卷二十六》)

○治一切风气，填髓，暖腰脚。治瘰疬、疥癣及瘙痒。(《日华子本草》)

○苍耳即菜耳，子能明目，叶解风缠。味甘，温，有小毒。主挛痹，湿风寒。(《珍珠囊补遗药性赋·草部》)

○治头风寒痛，风湿周痹，四肢拘挛，去风明目，养血，暖腰膝及瘰疬疮疥，亦治鼻渊。宜炒熟为末，白汤兑服一二钱，久之乃效。忌猪肉马肉。(《景岳全书·卷四十八·本草正》)

○菜耳实，通巅顶，去风湿之药也。甘能益血，苦能燥湿，温能通畅，故上中下一身风湿众病不可缺也。(《本草汇言》)

○善发汗，散风湿，上通脑顶，下行足膝，外达皮肤。治头痛，目暗，齿痛，鼻渊，去刺。(《本草备要》)

○味苦微温，入足厥阴肝经。散风湿拘挛，泄湿去风。治肢节挛痛，瘰疬疥疠，风瘙瘾疹。叶主发散风湿。(《玉楸药解·卷一》)

○祛肝风，除脾湿，活血通气。治巅顶风痛，四肢拘挛，通身周痹，骨节痛肿，腰重膝屈，并疥癣、疳虫、湿䘌、恶肉死肌，疔肿痔漏。或采根叶熬膏，或作汤浴而服之者。最忌猪肉。(《医方十种汇编·药性摘录》)

○苍耳子，甘苦温，发汗散风湿，上通脑顶，下行足膝，外达皮肤，治头面诸疾，遍身瘙痒，去刺用。采根煎熬名万应膏，功用略同。(《本草分经·通行经络·散》)

○一名菜耳，即诗卷耳。善于发汗，解散风湿，上通脑顶，下行足膝，外达皮肤，去刺酒蒸。虚人忌之。（《徐大椿医书全集·药性切用·卷之二上》）

○疗诸痔。按苍耳性轻，善发汗，表虚者勿用。（《罗氏会约医镜·卷十六·本草上》）

○苍耳子，温和疏达，流利关节，宜通脉络，遍及孔窍肌肤而不偏于燥烈，乃主治风寒湿三气痹著之最有力而驯良者。又独能上达巅顶，疏通脑户之风寒，为头风病之要药。而无辛香走窜，升泄过度，耗散正气之虑。以视细辛、羌活等味，功用近似，而异其态度；即例以川芎、白芷等物之以气为胜者，犹难同日而语，但和缓有余，恐未易克日奏功耳。（《本草正义》）

○（治）鼻渊瘜肉，瘰疬疮疥，解溪毒，杀疳虫。配亭苈子为末，治小便不利。（《得配本草》）

○按：关于本品的强身作用，首见于《本经》，但本品全身或果实均有毒，是否有补益功效有待研究。（《苏沈内翰良方校释·卷第一·苍耳说》）

○为变质药，功能祛风，明目，以头痛。（《科学注解本草概要·植物部》）

○苍耳头发汗散风托毒。（《赵炳南临床经验集·医案选》）

○效用：为发汗、利尿、排毒药，有镇痉镇痛作用，用于肌肉神经麻痹、梅毒、麻疯、关节痛、疟疾、水肿等症。（《现代实用中药》增订本）

【验方举要】

○疗肿困重，生捣苍耳根、叶，和小儿尿绞取汁，冷服一升，日三度，甚验。（《食疗本草·卷上·苍耳》）

○肠痔方：取五月五日苍耳子，阴干捣末，水服三方寸匕，日三瘥乃止。（《外台秘要·卷二十六·肠痔方》）

○食治老人痔，常下血，身体壮热，不多食，苍耳粥方：苍耳子五合，熟。拌水二升，煎取一升半汁。粳米四合，淘。上以前件煮作粥，空心食之，日常服，亦可煎汤服之，极效。破气明目。按：苍耳子属有毒药物，本方一次五合，用时宜酌减量。（《养老奉亲书·食治老人诸痔方第十五》）

○苍耳子粥方，治老人目暗不明。苍耳半两，粳米半斤。上件，捣苍耳子烂，以水二升，用布绞滤取汁，和米煮粥食之。或作散，煎服亦佳。（《养老奉亲书·食治养老益气方·二》）

○苍耳散，治疗肿。苍耳根茎苗子，但取一包，烧为灰。为末，醋淀和如泥，涂上，干即拔根出，神验。（《重订严氏济生方·痈疽疗肿门·疗肿论治》）

○血气入脑头，旋闷不知人，苍耳嫩心，干阴为末，酒调服之。（《丹溪治法心要·卷七妇人科·产后第三》）

○《食医心镜》治一切风湿痹，四肢拘挛。苍耳子三两，捣末，以水一升。

煎五合，去渣呷之。（《古今医统大全·卷之十一·痹证门》）

○苍耳丸治诸风证。五月五日采苍耳草，洗净晒干为末，炼蜜丸，梧桐子大，每服十丸，日三服。若有风处或如麻豆粒起，此为风毒出也。可以针刺，黄汁出尽乃愈。（《古今医统大全·卷之八·中风门》）

○苍耳丹治手足风湿疼痛。取苍耳草去根不拘多少，水洗净，少干不犯铁器，截断捣取自然汁，去灰渣，夏布滤过，桑柴火慢熬成膏，膏收成如稠粥时，约膏一斤入蜂蜜四两，木瓜末二两和匀，又入自然姜汁二两，同和，取起，以新瓷罐盛之，食前白汤或酒下二三茶匙，日服二三次，以甜物压之，汤漱口，旧疾可愈。（《众妙仙方·卷二·诸风门》）

477

○治鼻衄：用苍耳茎叶捣绞取汁，每服一小盏，频服。（《普济方·卷一百八十九·诸血门》）

○面上黑斑，苍耳叶为末，米汤调服。（《仙方合集·下卷·面病鼻病》）

○治毒蛇并射工、沙虱等伤，眼黑口噤，手脚强直，毒攻腹内成块，逡巡不救。用苍耳嫩叶一握研取汁，温酒和灌之；将渣原罨所伤处。（《医学纲目·卷之二十·通治诸般恶虫咬》）

○治发背方：苍耳炒黄，擦其刺，再炒深黄，不见风研细末，每服五钱匕，好热酒调，食前临卧服。（《医学纲目·卷之十八·痈疽》）

○苍耳主妇人风瘙瘾疹，身痒不出，取花菜子等分为末，豆淋酒调下二钱。（《东医宝鉴·外形篇·卷三》）

【按】

临床以苍耳子为主的制剂治疗慢性鼻炎有确切疗效，还可用于治疗急性痢疾、牙痛、神经性皮炎等。苍耳子有毒，成人内服量超过100克，即可中毒，故用量不宜过大。

芡实

Qianshi

芡实系睡莲科一年生水生草本植物芡 *Euryale ferox* Salisb. 的干燥成熟种仁。常用别名有鸡头实、鸡头子、水流黄、水鸡头等。味甘、涩，性平。归脾、肾经。功能益肾固精，补脾止泻，祛湿止带。主要用于治疗梦遗滑精，遗尿尿频，脾虚久泻，白浊，带下等病症。常用剂量为10～15克。

【各家论述】

○主湿痹，腰脊膝痛，补中，除暴疾，益精气，强志，令耳目聪明。久服轻身不饥，耐老神仙。（《神农本草经》）

○开胃助气。（《日华子本草》）

○鸡头子作粉食之，甚好，此是长生之药。与莲实同食，令小儿不能长大，故知长服当亦驻年。生食动风冷气。可取蒸，于烈日中曝之，其皮壳自开。按却皮，取人食，甚美。可候皮开，于臼中舂取末。（《食疗本草·卷上》）

○芡实盖温平尔，本不能大益人，然俗谓之水硫黄者，何也？人之食芡也，必枚啮而细嚼之，未有多嗽而亟咽者也。舌颊唇齿，终日嗫一嚅，而芡无五味，腴而不腻，足以致上池之水。故食芡者，能使人华液通流，传相挹注，积其力虽过乳不可也。以此知人能澹食而徐饱者，当有大益。（《东坡文集·寄子由食芡法》）

○鸡豆肉名为芡实，轻身长志，好止腰疼……补中治痹；煎和金樱子，最益人。（《珍珠囊补遗药性赋·果品部》）

○止渴益肾，治小便不禁，遗精白浊带下……恭曰：作粉食，益人胜于菱也。（《本草纲目》）

○能健脾养阴止渴……强志益神聪明耳目……延年耐老，或散丸，或煮食皆妙，但其性缓，难收奇效。（《景岳全书·卷四十九·本草正》）

○芡实性涩气温，补肾固精，健脾去湿。治梦遗精滑，带浊便数，腰膝酸痛。令耳目聪明，强志益神，祛泄泻，嗜饮食，多食耐老。或丸散，或煮食，入煎剂无力，但性缓，难收捷效。（《罗氏会约医镜·卷十七·本草》）

○实脾益肾，固气濇精，小儿多食则难化。（《徐大椿医书全集·药性切用·卷之四》）

○补脾固肾，助气涩精。治梦遗滑精，解暑热酒毒，疗带浊泄泻，小便不禁。（《本草从新》）

○煮食,健脾益胃,固精缩小便。多食难消,婴儿食之不长,老人服之有益。(《陈修园医书四十八种·增补食物秘书》)

○芡实,佐使者也,其功全在补肾去湿。夫补肾之药,大多润泽者居多,润泽者则未免多湿矣。芡实补中去湿,性又不燥,故能去邪水而补真水,与诸补阴药同用,尤能助之以添精,不虑多投以增湿也。芡实不特益精,且能涩精补肾。(《本草新编》)

○补气,益肾,固精,耐饥渴,治二便不禁,强腰膝,止崩淋、带浊。必蒸煮极熟,枚啮细咀,使津液流通,始为得法。鲜者盐水带壳煮,而剥食小良。干者可为粉作糕,煮粥代粮,亦入药剂,唯能滞气,多食难消。(《随息居饮食谱》)

○鸡头实,甘淡,得土之正味。乃脾肾之药也。脾恶湿而肾恶燥,鸡头实淡渗甘香,则不伤于湿,质黏味涩,而又滑泽肥润,则不伤于燥,凡脾肾之药,往往相反,而此则相成,故尤足贵也。(《本草经百种录》)

○得金樱子摄精,配秋石莲肉、大枣为丸,盐汤下,治便数精滑,佐生地止血,合菟丝子实大便。(《得配本草》)

○功与山药相似,然山药之阴,本有过于芡实,而芡实之涩,更有甚于山药,且山药兼补肺阴,而芡实则止于脾肾而不及于肺。(《本草求真》)

○即重用芡实,以收敛冲气,更以收敛肾气,而原其闭藏之力。肾之气化治,膀胱与冲之气化,自无不治,痰之本原清矣。理痰汤,主治痰涎郁塞胸膈,满闷短气。用生芡实一两,清半夏四钱,黑脂麻三钱炒捣,柏子仁二钱炒捣,生杭芍二钱,陈皮二钱,茯苓片二钱。(《医学衷中参西录·医方》)

○为滋养强壮药,功能安五脏,益精气,去湿痹。(《科学注解本草概要·植物部》)

【验方举要】

○鸡头实粥方:食治老人益精气,强意志,聪利耳目。鸡头实三合,煮令熟去壳,研如膏。入粳米一合,煮粥,空腹食。(《养老奉亲书·食治养老益气方》)

○芡仁,作粉熬金樱子,作丸,名水陆丹,能秘精。(《东医宝鉴·汤液篇·卷二》)

○芡仁主腰脊痛,为末,煮粥空心服。(《东医宝鉴·外形篇·卷三》)

○分清丸:治浊病。用芡实粉、白茯苓粉、黄蜡化蜜和,丸梧桐子大,每服百丸,盐汤下。(《本草纲目》)

479

【按】

研究表明，芡实含淀粉、蛋白质、糖、脂肪、维生素、胡萝卜素等多种人体必需的营养素，且易于消化吸收，确有补养强身之功，本草载小儿食之不长，多食气郁痞胀，这是不必顾虑的，与食物五谷相同，只要不食之太过，岂有不运致胀之理？

Luhui

芦荟

芦荟系百合科多年生常绿肉质植物库拉索芦荟 *Aloe barbadensis* Miller、好望角芦荟 *Aloe ferox* Miller 或其他同属近缘植物叶的液汁浓缩干燥物。常用别名有卢会、象胆、奴会等。味苦，性寒。归肝、胃、大肠经。功能清肝热，通大便，主要用于大便秘结，小儿疳积，惊风等病症。常用剂量为1.5～4.5克；外用适量，研末敷患处。脾胃虚寒，食少便溏者及孕妇忌用。

481

【各家论述】

○杀小儿疳蛔。主吹鼻杀脑疳，除鼻痒。(《药性本草》)

○主小儿诸疳热。(《海药本草》)

○主热风烦闷，胸膈间热气，明目镇心，小儿癫痫惊风，疗五疳，杀三虫及痔病疮瘘。解巴豆毒。(《开宝本草》)

○禁惊热，杀疳虫……主癫痫、痔疮。(《珍珠囊补遗药性赋·草部》)

○能升能降，除风热烦闷，清肺胃郁火，凉血清肝明目，治小儿风热急惊、癫痫、五疳、热毒、杀三虫及痔漏热疮。单用杀疳虫尤，吹鼻治脑疳，鼻热，鼻痒，鼻痔研末敷，虫牙同甘草敷，湿癣杀虫出黄水极妙。(《景岳全书·下册·卷四十九·本草正》)

○芦荟气寒，杀虫消疳，癫痫惊搐，服之立安。(《明医指掌·卷一·药性歌》)

○卢会，凉肝杀虫之药也。凡属肝脏为病，有热者，用之必无疑也。但味极苦，气极寒，诸苦寒药无出其右者。其功力主消不主补，因内热气强者可用，如内虚泄泻食少者禁之。(《本草汇言》)

○治湿痒，搔之有黄汁者；又治蛋齿。(《本草图经》)

○阳明厥阴药也，专能泄热降火，润燥通肠。(《成方便读·攻里之剂·更衣丸》)

○入肺肝而清痫热，杀诸虫，胃虚者切忌。(《徐大椿医书全集·药性切用·卷之三》)

○大苦大寒，凉肝镇心，功专清热杀虫，治惊痫湿癣。(《本草分经》)

○能吹鼻杀脑疳，除鼻痒……少食者服之大吐逆。(《医方十种汇编·药性摘录》)

○入足厥阴经，最捷于引经入肝，消风热……散瘰疬……利水除肿。得朱砂

治风秘，配甘草敷疮瘘，佐使君子治脾疳，入盐汤漱齿䘌。（《得配本草》）

〇其功专于杀虫清热。冲脉为病，逆气里急及经事不调，腹中结块上冲，与小儿疳热积滞，非此不除。同甘草为末，治头项顽癣甚效。（《本经逢原》）

〇止渴生津，聪耳明目，消牙肿，解火毒。（《本草再新》）

〇为缓下及通经药，功能明目，除疮痔。（《科学注解本草概要·植物部》）

〇为峻下药，有健胃通经之效。（《现代实用中药》）

【验方举要】

〇䘌齿：用芦荟四分。炒研细，先用盐揩净齿，敷少许。一方用芦荟、白胶香塞蛀孔内。蛀牙，取松脂锐如锥者塞孔中，少顷虫出脂上。（《医学纲目·卷之二十九·牙齿痛》）

〇项上耳旁湿癣，芦荟一两，甘草五钱，研极细，先将癣以温水洗净，拭干洗净。（《疡医大全·卷之二十七》）

〇治痔瘘胀痛，血水淋漓：芦荟数分，白酒磨化，和冰片二三厘，调搽。（《本草切要》）

【按】

芦荟味极苦，难以下咽，且能通便致吐，余以为用芦荟杀虫止痒，治疗皮肤疾患，以外用为宜，不必内服，且外用药物经皮肤吸收，比内服给药法具效高、效捷的优点，如配黄柏、硫黄、土苓治疥疮；配白鲜皮、千里光治荨麻疹；配制首乌、夜交藤、干地黄治老年性皮肤瘙痒症等，均采用水煎外洗的方法，有较好疗效。药理研究表明，芦荟具有泻下、降血压、强心、抗过敏、抗癌、抑制皮肤真菌、增强免疫机能及护肤美容等作用。临床以芦荟治疗各种出血、痤疮、银屑病、萎缩性鼻炎、癌症等都有一定疗效。芦荟广泛的医疗保健效用，正受到世界性的重视。

芦根

Lugen

　　芦根系禾本科植物芦苇 *Phragmites communis* Trin. 的新鲜或干燥根茎。常用别名有芦茅根、苇根、芦菇根、顺江龙等。味甘，性寒。归肺、胃经。功能清热生津，除烦止呕，利尿。主要用于治疗热病烦渴，胃热呕哕，肺热咳嗽，肺痈吐脓，热淋涩痛等病症。干品常用剂量为15～30克。鲜品用量加倍，捣汁服亦可。

【各家论述】

　　○主消渴客热，止小便利。(《名医别录》)

　　○能解大热，开胃。治噎哕不止。(《药性本草》)

　　○疗呕逆不下食、胃中热、伤寒患者弥良。(《新修本草》)

　　○治寒热时疾烦闷，妊孕人心热，并泻痢人渴。(《日华子本草》)

　　○因寒霍乱作胀，因寒呕吐勿服。(《本草经疏》)

　　○芦茅根，治伤寒内热，止小便频数。(《罗氏会约医镜·卷十六·本草》)

　　○解蟹鱼酒毒。实热相宜，虚热不宜用。取逆水土内甘美者效，若露出水面损人。去芦节用。(《医方十种汇编·药性摘录》)

　　○治无他奇，唯清肺降火，是其所能。(《本草求真》)

　　○气味甘寒，通胃降逆之要药。(《本草述钩元》)

　　○苇与芦原系一物，小者为芦，生于水深之处，大者为苇。芦因生于干地，其色暗绿近黑，故字从卢，苇因生于水中，其形长大有伟然之意，故字从韦……《千金》苇茎汤，释者谓苇用茎而不用根者，以肺原在上，取其乎天者亲上也。而愚则以为不然。苇之根居于水底，其性凉而善升，患大头瘟者，愚常用之为引经要药，是其上升之力可至脑部，而况于肺乎?且其性凉能清肺热，中空能理肺气，而又味甘多液，更善滋养肺阴，则用根实胜于茎明矣。今药房所鬻者名为芦根，实即苇根也。其性颇近茅根，凡当用茅根而无鲜者，皆可以鲜芦根代之也。(《医学衷中参西录·上册·药物》)

　　○芦根，能溶解胆液凝石，治黄疸、急性关节炎等。茎，用于肺脓疡，有止咳解热之功。(《现代实用中药》增订本)

【验方举要】

　　○治劳复食复欲死：以芦根煮浓汁饮。(《肘后方》)

　　○呕逆不止，厥逆者：芦根三斤切，水煮浓汁，频饮三升，必效，若以童子

小便煮服，不过三服愈。（《肘后方》）

○主胃反食则吐上气者方：芦根、茅根各二两，上二味切，以水四升，煮取二升，顿服得下食。（《外台秘要·卷八·胃反方》）

○治霍乱胀痛：芦根一升，生姜一升，橘皮五两，水八升。煎三升，分服。（《太平圣惠方》）

○治吐血不止：芦荻外皮烧灰，勿令白，为末，入蚌粉少许，研匀，麦门冬汤服一二钱。三服可救一人。（《太平圣惠方》）

○治小儿秃疮：以盐汤洗净，蒲苇灰敷之。（《圣济总录》）

○食中鱼毒及中鲈鱼毒。锉芦根，舂取汁，多饮良，亦可取芦苇茸汁饮之。（《千金宝要·卷之一·饮食中毒第四》）

○治噎塞病，用芦根五两，切碎，水三盏，煎一盏服。（《众妙仙方·卷一》）

○食马肉中毒，捣芦根汁饮一盏兼作汤欲之即解。（《众妙仙方·卷二·诸毒门》）

○食狗肉不消，心下坚，或腹胀口干发热，煮芦根汁饮之。（《医碥·卷二·杂症》）

○食鲛鯥鱼中毒方：芦根煮汁，服之即解。（《医宗金鉴·卷二十四·订正金匮要略注·禽兽鱼虫禁忌》）

○治干呕、哕，及五噎烦闷，芦根五两，水煎顿服一升，不过三升即瘥。（《东医宝鉴·杂病篇·卷五》）

【按】

芦根，既能清肺热而祛痰排脓，又能清胃热而生津止呕。其性虽寒，但味甘淡而力薄，用清肺胃，只能作为辅助的药品。不过，它有一优点，即性不滋腻，生津而不恋邪，凡温病热恋卫、气，或热病后如有伤津口渴的证候，都可应用。又据药理研究表明，芦根能溶解胆结石，并可作中鱼、蟹、河豚毒的解毒剂。

Sumu

苏木

苏木系豆科植物苏木 *Caesalpinia sappan* L.的干燥心材。常用别名有苏方、苏方木、棕木、红柴等。味甘、咸，性平。归心、肝、脾经。功能行血祛瘀，消肿止痛。主要用于治疗经闭痛经，产后瘀阻，胸腹刺痛，外伤肿痛等病症。常用剂量为3～9克。孕妇慎用。

【各家论述】

○味甘咸，平，无毒。主破血，产后血胀闷欲死者。(《新修本草》)

○主霍乱呕逆及常人呕吐，用水煎服之。破血当以酒煮为良。(《本草拾遗》)

○主虚劳血癖气壅滞；产后恶露不安，腹中搅痛；及经络不通，男女中风，口噤不语。宜细研乳头香细末方寸匕，酒煎苏木去渣调服，立吐恶物瘥。(《海药本草》)

○治妇人血气心腹痛，月候不调及蓐劳。排脓止痛，消痈肿扑损瘀血，妇人失音，血噤，赤白痢并后分急痛。(《日华子本草》)

○《主治秘要》云：(苏木)性凉，味微辛，发散表里风气。又云：甘咸，阳中之阴，破死血……排脓止痛，消痈肿瘀血，妇人月经不调，及血晕口噤。(《医学启源·卷之下·用药备旨·药类法象》)

○苏木……可升可降，阴也。其用有二：破疮疡死血，非此无功，除产后败血，用之立验。(《珍珠囊补遗药性赋·主治指掌·逐段锦》)

○苏枋木，少用则和血，多用则破血。(《本草纲目》)

○苏木甘咸升可降，产停败血遂能行，疮疡死血用之散，散处还滋新血生。(《医经小学·卷之一·药性指掌》)

○三阴血分药也。少用则和血清血，多用则行血破血。治妇人月经不调，将行而止，或腹胀而痛，产后瘀血胀闷势危者。疗痈肿、血瘕、扑伤，排脓止痛。若治破伤风，宜为末酒服，立效。散表里风邪，解口噤风迷。按此去瘀生新之药。若无瘀血及虚弱者，勿用。(《罗氏会约医镜·卷十七·本草》)

○苏木一名苏方木，甘咸辛平，入三阴血分，行血去瘀，宣通表里风邪。忌铁，无瘀勿用。(《徐大椿医书全集·药性切用·卷之三中》)

○苏木凉血破瘀。凡病因表里风起而致血滞不行，既产后血晕胀满已死血痛、血瘕，经闭、气壅、痈肿、跌扑损伤等症皆宜相症合以他药调治。但产后恶

露已尽，大便不实者禁用。(《医方十种汇编·药性摘录》)

○苏木阳中之阴，降多升少，肝经血分药也。性能破血，产后血胀闷欲死者，苦酒煮浓汁服之。本虚不可攻者，用二味参苏饮，补中寓泻之法，凛然可宗。但能开泄大便，临症宜审。若因恼怒气阻经闭者，宜加用之。(《本经逢原》)

○苏木，功用有类红花，少用则能活血，多用则能破血。但红花性微温和，此则性微寒凉也。(《本草求真》)

○甘辛咸，入足三阴经血分，达下焦，泄大便，破死血，散痈肿，排脓止痛。得人参，疗产后气喘；巧乳香，治血风口噤；使防风，发表里风气。锉碎，酒煮浓汁入药，治跌扑血瘀作痛。少用和血，多用破血。血虚内痛，勿得乱投。(《得配本草》)

○苏木，味甘入脾，脾统血；味咸走血，能软坚；味辛走散，通经络化瘀血；又能入肝，助疏泄。(《百药效用奇观》)

○效用：为收敛止血药，适用于女子子宫出血、产妇流血过多、头晕目眩。又用于慢性肠炎、赤痢、肠出血等。对于妇女子宫炎、赤白带下，可作煎剂灌洗之。(《现代实用中药》增订本)

○药效：止血，驱瘀血，清血。用途：打扑、妇人血痛。(《临床应用汉方处方解说》)

【验方举要】

○参苏饮：治产后血入淤肺，面黑发喘欲死者。人参一两为末，苏木二两。以水两碗，煮取苏木一碗以下，去渣，调参末随时加减服，神效。(《医学纲目·卷之二十七·喘》)

○治血晕：苏木三两，细锉，水五升，煮取二升，分再服，瘥。(《医学纲目·卷之三十五·产后症》)

○金疮：苏木煎汤，童便冲服。(《疡医大全·卷之三十七》)

【按】

药理研究表明，苏木具有抑制白喉杆菌、肺炎双球菌、痢疾杆菌、葡萄球菌等作用，苏木水能抑制马钱子碱与可卡因的中枢神经兴奋作用，用于动物能引起呕吐、腹泻，并有催眠作用，大剂量时可导致麻醉，甚至死亡。

Chishao

赤芍

赤芍系毛茛科多年生草本植物芍药 *Paeonia lactiflora* Pall. 或川赤芍 *Paeonizz veitchii* Lynch 的干燥根。常用别名有赤芍药、木芍药等。味苦，性微寒。归肝经。功能清热凉血，散瘀止痛。主要用于温毒发斑，吐血衄血，目赤肿痛，肝郁胁痛，经闭痛经，癥瘕腹痛，跌扑损伤，痈肿疮疡，热淋血淋等病症。常用剂量为6～15克，煎服或入丸散。虚寒性经闭慎用。不宜与藜芦同用。

【各家论述】

○主邪气腹痛，除血痹，破坚积，寒热，疝瘕，止痛，利小便，益气。（《神农本草经》）

○通顺血脉，缓中，散恶血，逐贼血，去水气，利膀胱大小肠，消痈肿，时行寒热，中恶腹痛，腰痛。（《名医别录》）

○治肺邪气，腹中疠痛，血气积聚，通宣脏腑壅气，治邪痛败血，主时疾骨热，强五脏，补肾气，治心腹坚胀，妇人血闭不通，消瘀血，能蚀脓。（《药性本草》）

○治风补劳，主妇人一切病并产前后诸疾，通月水，退热除烦，益气，天行热疾，瘟瘴惊狂，妇人血运，及肠风泻血，痔瘘，发背，疮疥，头痛，明目，目赤，胬肉。（《日华子本草》）

○木芍药色赤，赤者主破散，主通利，专入肝家血分，故主血气腹痛。其主除血痹、破坚积者，血瘀则发寒热，行血则寒热自止，血痹疝瘕皆血凝滞而咸，破凝滞之血，则痹和而疝瘕自消。（《本草经疏》）

○赤芍，味苦能泻。带酸入肝，专泻肝火。盖肝藏血，用此清热凉血，入洞然汤，治暴赤眼……以其能主降，善行血滞，调女人之经，消瘀通乳。以其性禀寒，能解热烦，祛内停之湿，利水通便。较白芍味苦重，但能泻而无补。（《药品化义》）

○泻脾火，降气，行血，破瘀，散血块，止腹痛，退血热，攻痈疮，治疥癞。（《滇南本草》）

○白芍药益脾，能于土中泻木。赤芍药散邪，能行血中之滞。（《本草纲目》）

○赤芍酸寒攻血痹，消症破血遂经良，止疼解热除痈肿，益气荣脾白芍强。（《医经小学·卷之一·药性指掌》）

○赤芍药火之精，能生血活血，散瘀除痛，盖血生则肌肉不死，血动则经络疏通。（《外科正宗·卷之一》）

○赤芍药，性专下气，故止痛不减当归……其主寒热疝瘕者，善行血中之滞也，故有瘀血留著作痛者宜之，非若白者酸寒收敛也。（《本经逢原》）

○赤芍与白芍主治略同，但白则有敛阴益营之力，赤则止有散邪行血之意；白则能于土中泻木，赤则能于血中活滞。故凡腹痛坚积，血瘕疝痹，经闭目赤，因于积热而成者，用此则能凉血逐瘀，与白芍主补无泻，大相远耳。（《本草求真》）

○酸苦，微寒，入足厥阴经血分，行血中之滞，通经闭，治血痹，利小肠，除疝瘕，泻血热，退目赤，消痈肿，疗痘毒。得槟榔治五淋，配香附治血崩带下。血虚、疮溃、无实热者禁用。（《得配本草》）

○赤芍药泻肝火，散恶血，利小肠，治腹痛胁痛，坚积血痹疝瘕，经闭肠风，痈肿目赤。白补而敛，赤散而泻。白益脾，能于土中泻木；赤散邪，能行血中之滞……恶芒硝、石斛，畏鳖甲、小蓟，反藜芦。（《本草从新》）

○苦辛微寒，泻肝火，散恶血。酒炒活血，醋炒亦能止血，必须炒黑，乃治血瘀经络，不能归经之血。如血虚者切忌。（《徐大椿医书全集·药性切用·卷之一》）

【验方举要】

○治妇人血崩不止，赤白带下：香附子、赤芍药。上等分，为末，盐一捻，水二盏，煎至一盏，去渣服，食前。（《圣惠方·如神散》）

○治血痢腹痛：赤芍药、黄柏（去粗皮，炙）、地榆各一两。上三味捣筛，每服五钱匕，以浆水一盏，煎至七分，去渣，不拘时温服。（《圣济总录·芍药汤》）

○治肠风下血：赤芍药一两，瓦上烧存性，为末，温酒调下二钱。（《妇人大全良方·妇人大便下血方论第十二》）

○治五淋：赤芍药一两，槟榔一个（面裹煨）。上为末，每服一钱，水煎，空心腹。（《博济方》）

○腹中虚痛，佐炙草服。脚气肿痛，佐炙草末服。消渴，他药不效，同上。五淋，同槟榔末服，宜赤芍。鼻衄，赤芍末服。崩中小腹痛，佐柏叶煎服。经水不止，同香附、艾叶煎服。赤带，赤芍、香附末服。赤白带久，炒末酒下。金疮出血，熬黄为末，酒下，常服，以渣敷之。痘疮胀痛，为末酒下。木舌肿满，赤芍同甘草服。鳋哽，细嚼咽之。（《本草易读》）

【按】

　　药理研究表明，赤芍药具有显著的抗凝、解痉、降血压、扩张血管、镇静、镇痛、抗惊厥、抗炎、抗溃疡、抗菌、解热等作用。以赤芍药为主的复方临床用于治疗冠心病、瘀胆型肝炎、宫外孕、乳腺炎、慢性鼻炎等均有满意疗效。

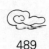

Chixiaodou

赤小豆

赤小豆系豆科植物赤小豆*Phaseolus calcaratus* Roxb. 或赤豆*Phaseolus angularis* Wight 的干燥成熟种子。常用别名有赤豆、红豆、红小豆、朱赤豆等。味甘、酸，性平。归心、小肠经。功能利水消肿，解毒排脓。主要用于治疗水肿胀满，脚气浮肿，黄疸尿赤，风湿热痹，痈肿疮毒，肠痈腹痛等病症。常用剂量为9～30克。外用适量，研末调敷。

【各家论述】

○主下水，排痈肿脓血。（《神农本草经》）

○甘酸，平，无毒。主寒热，热中，消渴，止泄，利小便，吐逆，卒澼，下胀满。（《名医别录》）

○消热毒痈肿，散恶血不尽、烦满。治水肿皮肌胀满；捣薄涂痈肿上；主小儿急黄、烂疮，取汁令洗之；能令人美食；末与鸡子白调涂热毒痈肿；通气，健脾胃。（《药性本草》）

○和鲤鱼烂煮食之，甚治脚气及大腹水肿；散气，去关节烦热，令人心孔开，止小便数；绿赤者，并可食。暴利后气满不能食，煮一顿服之。（《食疗本草》）

○坚筋骨，疗水气，解小麦热毒。（《食性本草》）

○赤豆粉，治烦，解热毒，排脓，补血脉。（《日华子本草》）

○辟瘟疫，治产难，下胞衣，通乳汁……其性下行，通乎小肠，能入阴分，治有形之病。故行津液，利小便，消胀除肿，止吐而治下痢肠澼，解酒病，除寒热痈肿，排脓散血而通乳汁，下胞衣产难，皆病之有形者。久服则降令太过，津液渗泄，所以令肌瘦身重也。其吹鼻瓜蒂散及辟瘟疫用之，亦取其通气除湿散热耳。（《本草纲目》）

○凡水肿、胀满、泄泻，皆湿气伤脾所致，小豆健脾燥湿，故主下水肿胀满，止泄，利小便也。（《本草经疏》）

○赤小豆甘酸平，色赤入心，性下行而通小肠，行水散血，清热解毒，敷疮，通乳汁，下胞胎，最渗精液，不宜久服。（《本草分经·心》）

○行水散血，消肿排脓，通乳汁，下胞衣。得鲤鱼治脚气。得通草，下心气。得杏仁，泄肉里湿热。配鸡子白，敷痘后痈毒。（《得配本草》）

○赤小豆利水渗湿，行郁退热，安胎下乳。善治一切痈肿及诸下血之病。浸

小
豆

491

令芽出，曝干用。（《长沙药解·卷四》）

○色赤属火，心之药也。其性下行，入阴分，通小肠。治有形之病，消瘕散肿。凡一切痈疽疮疡，虽溃烂几绝，为末敷之立效。治泻痢、脚气，行水消肿，通乳下胎，止渴清热。按渗津液，久服令人枯瘦，以其行降太过也。（《罗氏会约医镜·卷十七·本草中》）

○赤小豆甘酸性平，色赤入心，能下行而散血利水。紧小色暗者入药。半红半黑者，名相思子，性平有毒，吐心腹邪气。（《徐大椿医书全集·药性切用·卷之四》）

○赤小豆利小肠湿热，凡水气内停而见尿闭腹肿，手足挛痹，痈肿疮疽，非此莫治。且能止泄，解酒，通胎，下乳。多服令津液枯槁而燥。（《医方十种汇编·药性摘录》）

○赤小豆……利水而泄湿热，止血而消痈肿。（《医学摘粹·本草类要·攻药门》）

○赤小豆消水肿虚浮，研涂痈疽，消热毒……赤小豆炒过用，味甘酸平，无毒。治消渴，攻脚气。（《医方捷径·卷四》）

○为利尿药，并有变质作用。功能消虚浮水肿，排痈肿，解烦热。（《科学注解本草概要·植物部》）

○效用：为缓和性解毒药及利尿药，用于水肿、脚气、黄疸等，对于脚气浮肿等大小便不利，用之有卓效。水浸研烂外用，可敷各种肿毒。（《现代实用中药》增订本）

○赤小豆有凉血解毒、清热利湿的作用，发芽风干升发力强，不发芽则入下焦，能通利肾经积滞，而且强调一定要用真正的赤小豆（长圆形，色紫红）。（《赵炳南临床经验集·医案选·白塞氏综合征》）

○赤小豆色赤入心，性平，长于清热解毒，性下行入阴，能逐胃中热从小便去。无火梵蒸，消渴制止。本品既能去实，损其盛，又甘平益脾，酸平补肝堪其虚。（《百药效用奇观》）

○赤小豆性平，味甘酸，无毒，主下水，排痈肿脓血，治消渴，止泄。利小便，下水肿胀满。（《东医宝鉴·汤液篇·卷一》）

○药效：解毒，利尿，排脓。用途：肾炎，胸中停痰，疮疥肿满，尿不利。（《临床应用汉方处方解说》）

○赤小豆体缓舒而迁转为之用。迁转胸中，迁转虚实间。（《皇汉医学丛书·伤寒用药研究·卷下》）

【验方举要】

○胎动方：赤小豆二升熬令香，着鸡子十四枚破内小豆中，更熬令黄黑，末

和酒服一匕，日三次。(《外台秘要·卷三十三·顿仆胎动方》)

（一）和鲤鱼烂煮之，甚治脚气及大腹水肿。

（二）止痢：暴痢后，气满不能食，煮一顿服之即愈。

（三）毒肿：赤小豆末和鸡子白，敷之，立瘥。

（四）风瘙隐疹：煮赤小豆，取汁停冷洗之，不过三四。(《食疗本草·卷下》)

○《千金》治小儿重舌方：用赤小豆末，醋和涂舌上。(《幼幼新书·卷第五·初生有病》)

○赤小豆方，食治老人水气胀闷，手足浮肿，气急烦闷。赤小豆三升，淘净，樟柳根白者，切一斤。上和豆煮烂熟，空心常食豆，渴即饮汁，勿别杂食，服三二服，立效。(《养老奉亲书·食治老人水气诸方第九》)

○下乳汁：煮赤小豆，取汁饮，即下。(《产书·产后》)

○疗难产日久，气力乏尽不能生，此是宿疾。赤小豆二升，以水九升，煮熟取汁，入炙了明黄胶一两同煎，少时一服五合，未效再服，不过三四服即产。(《妇人大全良方·卷之十七·催生方论第三》)

○治湿：煮赤小豆，食一日，禁饮食。服豆与汤，即通利而湿去。(《古今医统大全·卷之十七·身重证》)

○治痄腮：鸡子清调赤小豆末，及喉下诸般肿痛，用蜗牛飞面研匀，贴肿处。(《医学纲目·卷之二十五·面》)

○丹瘤（相当于丹毒）方。孔氏家传小儿丹瘤方：赤小豆、蛤粉，上等分为末，用芫荽汁调涂。(《永乐大典·卷一千三百七十七》)

○赤小豆散，治大便秘。赤小豆浸令芽出，日干六两，当归三两，上为细末温浆水调服二钱不以时。(《鸡峰普济方·第十三卷·方十三》)

○治胎衣不下，恶血凌心。用赤小豆一升炒过，用水三升煮二升，去豆取汁温服胎衣立下。(《众妙仙方·卷三·产门》)

○妇人乳痈，用赤小豆三合，酒研烂去渣温服，留渣敷患处。(《众妙仙方·卷三·妇人杂病门》)

○治四时腮肿，名曰痄腮。用赤小豆一合为末，醋调搽之愈。(《众妙仙方·卷二·论疮门》)

○脏毒者，肛门肿硬疼痛流血，与痔漏相似。仲景用赤豆当归散主之。取赤豆芽以疏郁，取当归以和血，赤豆性能利湿，发芽赤色，则入血分以为排解之用。(《血证论·卷四·便血》)

○治流火诸般肿痛：赤小豆为末，鸡子清调搽患处，次用茶清再调服二钱痊愈。(《良朋汇集·卷六》)

○初生遍体发丹毒，赤肿游走，若入腹即死，名曰赤游，乃胎热也。宜以细

针随赤晕周匝，刺出恶血，仍以芭蕉汁，或蛴螬汁涂之，或以赤小豆末和鸡卵白涂之亦良。（《产孕集·下篇·怀婴第十一》）

○治脚气病奇验方：吃赤豆饭，赤豆俗名红豆（不是半红半黑的），形长圆，色深赤，不拘多少，煨熟，作小点心吃，连吃几天，即效。（《不费钱的奇验方·卷八》）

○赤小豆下胀满，以桑柴灰水煮作粥，常服。（《东医宝鉴·杂病篇·卷六》）

○治水肿：赤小豆五合，葫芦一头，生姜三钱，并碎，白色商陆一条切，同水煮，豆烂汤成，去葫、姜、商陆，只细嚼豆，空腹食之，旋旋啜汁令尽，肿立消便止。（《东医宝鉴·杂病篇·卷六》）

493

【按】

据临床经验，以赤小豆为主治疗糖尿病肾病，消渴并发水肿有一定疗效。

Chishizhi

赤石脂

赤石脂系硅酸盐类矿物多水高岭石族多水高岭石，主含含水硅酸铝 $[Al_4(Si_4O_{10})(OH)_8 \cdot 4H_2O]$。常用别名有红高岭、赤石土、红土等。味甘、酸、涩，性温。归胃、大肠经。功能涩肠，止血，生肌敛疮。主要用于治疗久泻久痢，大便出血，崩漏带下；外治疮疡不敛，湿疹脓水浸淫等。常用剂量为9~12克，外用适量，研末敷患处。有湿热积滞者忌服，孕妇慎用。

【各家论述】

○味甘，平。主黄疸，泄痢，肠澼脓血，阴蚀下血赤白，邪气痈肿，疽痔恶疮，头疡疥瘙。久服，补髓益气，肌健不饥，轻身延年。五石脂，各随五色，补五脏。生山谷中。（《神农本草经》）

○味甘酸辛，大温，无毒。主养心气，明目。益精，疗腹痛泄澼，下痢赤白；小便利，及痈疽疮痔，女子崩中、漏下、产难、胞衣不出。（《名医别录》）

○补五脏虚乏。（《药性本草》）

○温，无毒。治泻痢，血崩带下，吐血衄血，并涩精淋沥，安心，镇五脏，除烦，疗惊悸，排脓，治疮疖痔漏，养脾气，壮筋骨，补虚损。（《日华子本草》）

○久服补髓，好颜色，益智。（《增广和剂局方药性总论·玉石部上品》）

○赤石脂，甘酸，阴中之阳，固脱。（《医学启源·卷之下·用药备旨·药类法象》）

○味甘酸辛大温，涩可去脱以收敛，益神志五脏，主腹痛肠澼下痢。（《丹溪手镜·卷之中·发明五味阴阳寒热伤寒汤丸药性第二》）

○赤石脂……降也，阳中之阴也。其用有二：固肠胃有收敛之能，下胎衣无推荡之峻。（《珍珠囊补遗药性赋·主治指掌·逐段锦》）

○补心血，生肌肉，厚肠胃，除水湿，收脱肛……五色脂，涩而重，故能收湿止血而固下，甘而温，故能益气生肌而调中。中者，肠胃肌肉惊悸黄疸是也。下者，肠澼泄痢崩带失精是也。五种主疗，大抵相同，故《本经》不分条目。《别录》虽分五种，而性味主治亦不甚相远，但以五味配五色为异，亦是强分尔。赤白二种，一入气分，一入血分，故时用尚之。（《本草纲目》）

○渗停水，去湿气，敛疮口，固滑脱，止泻痢肠澼，禁崩中淋带。（《本草汇言》）

○火热暴注者不宜用。滞下全是湿热，于法当忌，自非受寒邪，下痢白积者不宜用。崩中法当补阴清热，不可全仗收涩；滞下本属湿热积滞，法当去暑除积，止涩之药，定非所宜，慎之慎之。（《本草经疏》）

○赤石脂温，保固肠胃，溃疡生肌，涩精泻痢。（《寿世保元·卷一·本草·药性歌括》）

○味酸辛甘温，入心、肾、大肠三经。煅，醋淬。味涩能去脱，色赤能入血，甘温能补中。治崩漏、脱肛、泄痢、遗精，收疮长肉，收湿，止血，固下，催生下胞。石脂固涩，初痢者忌用。（《罗氏会约医镜·卷十八·本草下》）

○赤石脂较收涩，固敛肠住泄护心止痛，补血生肌除崩收带是其所长，最收湿气燥脾土，治停痰吐水之病，更行瘀涩破凝滞，有催生下衣之能，兼医痢疽痔瘘反胃脱肛之证。（《长沙药解·卷一》）

○赤石脂功专止血固下。《本经》养心气，明目益精，是指精血脱泄之病而言，用以固敛其脱，则目明精益矣。疗腹痛肠澼等疾，以其开泄无度，日久不止，故取涩以固之也。治产难胞衣不出，乃指日久去血过多，无力进下，故以重以镇之也。东垣所谓胞衣不出，涩剂可以下之，设血气壅滞，而胞衣不出，又非石脂所宜也。（《本经逢原》）

○赤石脂与禹余粮、粟壳皆属收涩固脱之剂，但粟壳体轻微寒，其功止入气分敛肺；此则甘温质重色赤，能入下焦血分固脱，及兼溃疡收口，长肉生肌也。禹余粮甘平性涩，其重过于石脂，此则功专主涩，其曰镇坠，终逊余粮之力耳。是以石脂之温，则能益气生肌；石脂之酸，则能止血固下。（《本草求真》）

○赤石脂重坠之力，近于赭石，故能降冲胃之逆；其黏涩之力，近于龙骨、牡蛎，故能补血管之破。兼此二义，重用石脂之奥妙，始能尽悉。（《医学衷中参西录·上册·医方》）

○为收敛性吸着药及撒布剂，功能涩肠止痢，疗疮收敛。（《科学注解本草概要·矿物部》）

○赤石脂能收敛，旨在减少油脂的分泌，可以选用，研末外用治疮痈久不敛合，能生肌收口，其收敛之力虽比枯矾缓和，但它一方面能敛，另一方面又能解余毒，而枯矾则无解毒之功，所当余毒未尽时，用后收敛虽然迅速，但聚毒又可以生疖，而赤石脂并无此弊。内服赤石脂不但能收涩肌肤皮毛。减少油脂分泌，而且能解湿之蕴毒。（《赵炳南临床经验集·经验方及常用方·祛湿健发汤》）

○乌头赤石脂丸，治心痛彻背，背痛彻心。本方温阳化阴，开结止痛。方中乌头、附子、干姜、蜀椒大辛大热，……赤石脂收敛心阳，安定心气。（《金匮要略诠解》）

○药效：收敛，止血，止泻。用途：下利脓血，脱肛。（《临床应用汉方处方解说》）

○赤石脂体收藏，而分理为之用。分理虚实间也。（《皇汉医学丛书·伤寒用药研究·卷下》）

【验方举要】

○伤寒服汤药，下利不止，心下痞鞕，服泻心汤已，复以他药下之，利不止；医以理中与之，利益甚。理中者，理中焦，此利在下焦，赤石脂禹余粮主之。复不止者，当利其小便。赤石脂禹余粮汤：赤石脂（碎）一斤，太乙禹余粮（碎）一斤。上二味，以水六升，煮取二升，去滓，分温三服。（《伤寒论·辨太阴病脉证并治下·赤石脂禹余粮汤》）

○少阴病，下利便脓血者，桃花汤主之。赤石脂一斤，一半全用，一半筛末；干姜一两；粳米一斤。右三味，以水七升，煮米令熟，去滓。温服七合，内赤石脂末方寸匕，日三服。若一服愈，余勿服。（《伤寒论·辨少阴病脉证并治·桃花汤》）

○千金翼论曰，凡痰饮盛，吐水无时节，其源为冷饮过度，遂令痼冷脾胃气羸，不能消于食饮。食饮入胃，皆变成冷水反吐不停者，赤石脂散主之。赤石脂三斤，上一味捣下筛，服方寸匕，日三，酒饮时稍加至三匕，服尽三斤。（《外台秘要·卷八·痰饮方》）

○赤石脂馄饨方：食治老人肠胃冷气，痢下不止。赤石脂五两，碎筛如面。白面六两。上以赤石脂末和面，搜作饼，煮熟，下葱酱五味腥头，空心食之，三四服皆愈。（《养老奉亲书·食治老人泻痢诸第七》）

○脐内溃烂出水不止：赤石脂，研末，敷上立愈。（《疡医大全·卷之二十》）

○乌头赤石脂丸，治心痛彻背，背痛彻心。蜀椒、乌头、附子（炮）、干姜、赤石脂，蜜丸。（《金匮要略诠解》）

【按】

药理研究表明，赤石脂有吸附作用，内服能吸附消化道内毒物，如磷、汞、细菌毒素、食物异常发酵的产物，故有解毒作用，对发炎的胃黏膜有保护作用，并能消除炎症，而且能制止胃肠出血。

Xingren
杏仁

杏仁系蔷薇科落叶乔木植物山杏 *Prunus armeniaca* L.var.*ansu* Maxim.、辽杏，*Prunus mandshurica*（Maxim.）Koehlle、西伯利亚杏 *Prunus sibirica* L. 及杏 *Prunus armeniaca* L.的成熟种子。常用别名有杏核仁、杏子、苦杏仁等。味苦，性微温，有小毒。归肺、大肠经。功能止咳平喘，润肠通便。主要用于治外感咳嗽，喘满，喉痹，肠燥便秘。常用剂量为3～10克，宜后下。有小毒，不可过量，婴儿慎用。

【各家论述】

○味甘温。主咳逆上气雷鸣，喉痹，下气，产乳金疮，寒心奔豚。生川谷。（《神农本草经》）

○主惊痫，心下烦热，风气去来，时行头痛，解肌，消心下急，杀狗毒。（《名医别录》）

○治腹痹不通，发汗，主温病。治心下急满痛，除心腹烦闷，疗肺气咳嗽，上气喘促。入天门冬煎，润心肺。可和酪作汤，益润声气。（《药性本草》）

○杏仁毒，蓝子汁解。（《千金宝要·卷之二·解百药毒第五》）

○杏仁性温，……除肺中燥，治风燥在于胸膈。《主治秘要》云，性温味苦而甘，气薄味厚，浊而沉降，阴也。其用有三：润肺气一也；消宿食二也；升滞气三也。麸炒，去皮尖用。（《医学启源·卷之下·用药备旨》）

○甘苦性温有毒，润大肠风闭便难，解肌表时行头痛，利胸中气逆心下烦热。（《丹溪手镜·卷之中·发明五味阴阳寒热伤寒汤丸药性第二》）

○杏仁，……治诸疮疥，消肿，去头面诸风气鼓疮……杏仁能散能降，故解肌、散风、降气、润燥、消积，治伤损药中用之。治疮杀虫，用其毒也……治风寒肺病药中，亦有连皮尖用者，取其发散也。（《本草纲目》）

○阴虚咳嗽，肺家有虚热、热痰者忌之。（《本草经疏》）

○止咳嗽，消痰润肺，润肠胃，消面粉积，下气，治疳虫。（《滇南本草》）

○（杏仁）疗温病脚气，其味苦降，性最疾，观其澄水极速可知，故能定气逆上冲，消胸腹急满胀痛，解喉痹，消痰下气，除惊痫烦热，通大肠气闭干结，亦杀狗毒。佐半夏、生姜散风邪咳嗽；佐麻黄发汗逐伤寒表邪；同门冬乳酥煎膏润肺治咳嗽极妙；同轻粉研匀油调敷疗疮肿毒最佳；尤杀诸虫牙虫及头面齄斑瘙疮。元气虚陷者勿用，恐其沉降太泄。（《景岳全书·卷四十九·本草正》）

○杏仁，既有发散风寒之能，复有下气除喘之力，缘辛则散邪，苦则下气，润则通秘，温则宣滞行痰。杏仁气味俱备，故凡肺经感受风寒，而见喘嗽咳逆、胸满便秘、烦热头痛，与夫蛊毒、疮疡、狗毒、面毒、锡毒、金疮，无不可以调治。东垣论杏仁与紫菀，均属宣肺除郁开溺，而一主于肺经之血，一主于肺经之气；杏仁与桃仁，俱治便秘，而一治其脉浮气喘便秘，于昼而见；一治其脉沉狂发便秘，于夜而见。（《本草求真》）

○肺主藏气，降于胸膈而行于经络，气逆则胸膈闭阻而生喘咳，藏病而不能降，因以痞塞，经病而不能行，于是肿痛。杏仁疏利开通，破壅降逆，善于开痹而止逆，调失音，止咯血，断血崩，杀虫蛊，除瘙刺，开耳聋，去目翳，平努肉，消停食，润大肠，通小便，种种功效，皆其降浊消郁之能事也。（《长沙药解》）

○杏仁辛苦甘温，入肺而疏肺降气，解邪化痰，为咳逆胸满之专药。去皮尖研，肠滑者忌。亦可生研，去油炒熟用，拣去双仁，炒黑，能解郁消积，如索粉、豆粉、狗肉之类。杏子，辛热损人，孕妇忌之。（《徐大椿医书全集·药性切用·卷之四》）

○杏仁，……泻肺降气，行痰解肌，除风散寒，润燥，并解肺郁，利胸膈气逆，通大肠气秘，治上焦风燥，又能杀虫，消狗肉麦粉积。去皮尖研用，如发散，连皮尖研，双仁者杀人。叭哒杏仁甘平性润，止咳下气，消心腹逆闷。甜杏仁不入药。杏子酸热，有小毒损人。（《本草分经》）

○杏仁润肺利气，宜汤浸去皮尖，麸炒黄。若治风寒病，则宜连皮尖生用，取其发散也。今人用去皮炎，殆未达此意耳。（《冷庐医话·卷五·药品》）

○性润利而下行，味苦温而散滞。温能解肌，苦能泄热，除风散寒，发表解邪。治头痛咳嗽、上气喘急、瘟病脚气，疗胸腹气满胀痛，消痰下气，除惊痫烦热、大肠气秘干结。去皮尖，消痰润肺；连皮尖，发散表邪。元气虚陷者勿用，恐沉降太泄。（《罗氏会约医镜·卷十七·本草中》）

○杏仁降肺气，使肺金复其清肃之令。（《成方便读·治疟之剂·杏仁汤》）

○凡仁能降，故（杏仁）功专降气，气降则痰消嗽止。能润大肠，故大肠气闭者可用之。考杏仁之性似无辛味，似乎止有润降之功，而无解散之力，但风寒外束，肺气壅逆，不得不用此苦降之品，使气顺而表方得解，故麻黄汤用之，亦此意耳。桃仁、杏仁，其性相似，一入肝经血分，一入肺经气分。至于杀虫，彼此均可，在乎用者之神明耳。（《本草便读》）

○杏仁有大毒，须煮令极熟，中心无白为度，方可食用。（《浪迹丛谈·三谈·卷三》）

○杏仁，味苦甘，性温有毒，可升可降，阴中之阳也。其用有二，利胸中气逆而喘咳，润大肠气秘而难便。（《医方捷径·卷三》）

○苦杏仁：为镇咳祛痰药，主治气管炎、咳嗽、喘息等。甜杏仁：有滋润性，内服具轻泻作用，并有滋补之效。外用：常用于表皮剥脱时作敷料，呈保护作用。（《现代实用中药》增订本）

○杏仁体滋润而滑达为之用。滑达表位，……滑达表里，……滑达虚实间。（《皇汉医学丛书·伤寒用药研究·卷下》）

○药效：驱水，祛痰，镇咳。用途：咳喘，呼吸困难，疼痛，浮肿。（《临床应用汉方处方解说》）

【验方举要】

○治风虚头痛：杏仁，九斤去尖皮两仁者暴干，上一味捣作末，以水九升研滤如作粥法，缓火煎，令如麻浮上，匙取和羹，粥酒内一匙服之，每食即服，不限多少，服十日后大汗出，二十日后汗止。慎风冷猪鱼鸡蒜大酢。（《外台秘要·卷十四·中风及诸风方》）

○必效疗耳方：取杏仁（七枚去皮捶碎）为三分，以绵裹，各于中着一裹盐如小豆许，以器承于饭甑中蒸之，候饭熟出一裹，令患耳者侧卧，和绵捻以油汁入耳中，久又以裹进前捻之，瘥为度。（《外台秘要·卷二十二·耳聋方》）

○治金疮方：杏仁去皮尖，捣如泥，石灰等分，以猪脂和之，淹足合煎，令杏仁黄，绞去滓，以涂疮口，日五六遍愈。（《外台秘要·卷二十九·金疮方》）

○去面皯：取杏仁去皮，捣和鸡子白。夜卧涂面，明早以暖清酒洗之。（《食疗本草》）

○治卒哑：取杏仁三分，去皮尖熬，捣作脂。别杵桂（心）一分，和如泥。取李核大，绵裹合，细细咽之，日五夜三。（《食疗本草》）

○治心腹中结伏气：杏仁、橘皮、桂心、诃梨勒为丸，空心服三十丸，无忌。（《食疗本草》）

○食治老人五痔泄血不绝，四肢衰弱，不能下食，杏仁饮方：杏仁二两，去皮尖细研，以水浸之，粳米四合，淘。上以杏仁汁相和，煮作饮，空心食之，日一服效。（《养老奉亲书·食治老人诸痔方第十五》）

○疗卒不得小便：杏仁十四个，去皮尖，炒为末，和饮顿服，立通。（《妇人大全良方·卷之二十三·产后诸淋方论第五》）

○《子母秘录》治小儿脐赤肿方：用杏仁杵如脂，掌中相和，敷脐上。（《幼幼新书·卷第五·初生有病》）

○治诸眼昏翳风痒方：真杏仁三、五、七粒，水浸，去皮尖，上细嚼，和津液吞，五更端坐。常服杏仁，润肝，去尘滓也。（《仁斋小儿方论·卷三》）

○杏仁泥治耳中病，或有水出，杏仁炒令黑为末，葱涎搜和，如枣核大，绵

包塞耳。(《医学纲目·卷之二十九·耳聋》)

○治食犬肉不消,心下坚或腹胀,口干大渴,心急发热,妄语如狂,或洞泄方:杏仁一升炒皮熟研,以沸汤三升,和取汁,分三服,利下肉片,出大验。(《医学纲目·卷之二十五》)

○治赤鼻方:杏仁烂研,鸡清调夜涂至晓,热酒洗去,最效。(《众妙仙方·卷二·鼻门》)

○治杨梅疮:将杏仁一味,不拘多少,去皮尖研末,将水调涂疮上二三日,其疮自然脱落。(《众妙仙方·卷二·论疮门》)

○治蛔渴杏仁丸:杏仁腻粉各一分,唾丸,空心米饮茶任下二丸。(《众妙仙方·卷四·小儿杂治门》)

○崔氏疗阴痒不可忍方:杏仁烧作灰,承热绵裹内阴中日二易之。(《证治准绳·卷三》)

○杏仁汤治哮嗽:杏仁(一两去皮尖)用童便浸一日一换,夏月一日三换,浸半月取出,洗净焙干,研令极细每服一枣大,薄荷一叶,白蜜少许,水煎食后服,二剂永瘥。(《国医宗旨·卷二·杂方》)

○治咳嗽神方:甜杏仁一两,去皮尖捣如泥,分为三服,每服加冰糖三钱,开水冲连末服下,早晚各一次,三服愈。煎服则不验。(《续名医类案·卷十六·咳嗽》)

○治吃索粉凉粉停滞作疼:杏仁二十个去皮尖,捣碎,滚白汤泡饮即消。(《良朋汇集·卷二》)

○治口疮:杏仁去皮尖,烂研,入轻粉成膏,口中嚼,闭口少时灌漱,用冷水漱,吐出,取下烂肉便安。勿咽下。治大人小儿口疮。(《当归草堂医学丛书·传信适用方·卷二》)

○治鼻疳:杏仁去皮尖,捣碎,去油,二分轻粉,一钱吹患处。(《疡医大全·卷之十二》)

○痢症神效方:杏仁二十一粒,去油去皮尖,苍术一两八钱炒,羌活一两二钱炒,大黄三钱炒,草乌二钱炒,共为极细末,装入瓷瓶,勿令泄气。用时红痢白糖引,白痢红糖引,水泻姜开水引,禁口痢老腊肉骨头烧炭泡水引。强壮者每次服三四分,老弱者减半,孕妇忌服。(《不费钱的奇验方·续辑》)

○治老人久喘嗽:杏仁、胡桃仁等分蜜丸弹子大,姜汤嚼下。(《东医宝鉴·杂病篇·卷五》)

【按】

杏仁有苦、甜两种,苦杏仁功力较急,适用于外感咳喘之实证;甜杏仁药性较缓,偏于滋润,多用于肺虚久咳及肠燥便秘。药理研究表明,苦杏仁含苦杏仁苷、苦杏仁酶和苦杏仁油。甜杏仁含脂肪油、糖、蛋白质和少量苦杏仁苷。苦杏仁苷经酶水解后产生氢氰酸，少量氢氰酸能抑制呼吸中枢，发挥止咳平喘作用。但须注意，用量过大可造成中毒。

连翘

Lianqiao

连翘系木犀科植物连翘 *Forsythia suspensa* （Thunb.） Vahl 的干燥果实。常用别名有旱连子、大翘子、空壳等。味苦，微寒。归肺、心、小肠经。功能清热解毒，消肿散结。主要用于痈疽，瘰疬，乳痈，丹毒，风热感冒，温病初起，温热入营，高热烦渴，神昏发斑，热淋尿闭等病症。常用剂量为6～15克。

【各家论述】

○味苦，平。主寒热，鼠瘘，瘰疬，痈肿，恶疮，瘿瘤，结热。一名异翘，一名兰华……生川谷。（《神农本草经》）

○去白虫。（《名医别录》）

○主通利五淋，小便不通，除心家客热。（《药性本草》）

○通小肠，排脓。治疮疖，止痛，通月经。（《日华子本草》）

○连翘，气平味苦，主寒热瘰疬，诸恶疮肿，除心中客热，去胃虫，通五淋……《主治秘要》云：性凉味苦，气味俱薄，轻清而浮升，阳也。其用有三：泻心经客热一也；去上焦诸热二也；疮疡须用三也。手搓用之。（《医学启源·卷之下·用药备旨》）

○连翘除心热，破瘿瘤，堪行月水。苦平无毒，分大小二种，利小便专治痈疽发背。（《珍珠囊补遗药性赋·草部》）

○（入）手足少阳。治疮疡瘤气瘿起结核有神效。与柴胡同功，但分气血之异耳。与鼠粘子同用，治疮疡别有神功。（《汤液本草·卷之四》）

○泻心经客热，降脾胃湿热，去寸白蛔虫，通月水五淋。以其味苦而轻善达肌表，散鼠瘘、瘰疬、瘿瘤、结热、蛊毒、痈毒、斑疹，治疮疖，止痛消肿，排脓，疮家号为圣丹。以其辛而能散，故又走经络，通血凝气滞结聚所不可无。（《景岳全书·卷四十八·本草正上》）

○连翘苦寒，解诸经毒，上至顶颠，下行腿足。（《明医指掌·卷一·药性歌》）

○连翘，《本经》虽云味苦性平无毒，平应作辛，乃为得之。其主寒热、鼠瘘、瘰疬、瘿瘤、结热者，以上诸证，皆从足少阳胆经气郁有热而成。此药正清胆经之热，其轻扬芬芳之气，又足以解足少阳之郁气，清其热，散气郁，靡不瘳矣。痈肿恶疮，无非营气壅遏，卫气郁滞而成，清凉以除瘀热，芬芳轻扬以散郁结，则营卫通和而疮疡消矣。湿热盛则生虫，清其热而苦能泄，虫得苦即伏，故

去白虫。(《本草经疏》)

○连翘,总治三焦诸经之火,心肺居上,脾居中州,肝胆居下,一切血结气聚,无不调达而通畅也。但连翘治血分功多,柴胡治气分功多。同牛蒡子善疗疮疡,解痘毒尤不可缺。(《药品化义》)

○连翘苦微寒,性升,入心、心包而泻火,兼除三焦大肠胆经湿热,能散诸经血凝气聚,利水杀虫,为十二经疮家要药,多服减食。(《本草分经·心》)

○连翘功专泻心与小肠之热,本经及诸家本草,并未言其除湿,唯朱丹溪谓除脾胃湿热,沈则施谓从苍术黄柏则除湿热,而吴氏《本草从新》又谓除三焦大肠湿热,近世医家宗之,遂以为利湿要药。不知连翘之用有三,泻心经客热一也,去上焦诸热二也,为疮家圣药三也,此足以尽其功能矣。(《冷庐医话·卷五·药品》)

○连翘清心泻火,利水开癃,善除郁热之证,尤能行血通经,凉营散结,疗痈疽瘰疬之病,擅消肿排脓之长。(《长沙药解·卷四》)

○连翘辛凉,翘出众草,能升能清,最利幼科,治小儿六经诸热。(《幼科释谜·卷二·麻疹原由症治》)

○味苦微寒,其性轻浮,其形象心,入手少阴、厥阴,兼入手足少阳、手阳明经。泻火散结,解毒消肿。多饵亦能减食。(《徐大椿医书全集·药性切用·卷之一下》)

○泻心经客热,除脾胃湿热,为治十二经疮毒圣药,并能利水通经。按连翘苦寒,多饵坏胃减食,慎之!疮溃后及虚热者忌投。(《罗氏会约医镜·卷十六·本草上》)

○连翘。具升浮宣散之力,流通气血……能透肌解表,清热逐风,又为治风热要药。且性能托毒外出,又为发表疹瘾要药。为其性凉而升浮,故又善治头目之疾,凡头疼、目疼、齿痛、鼻渊,或流浊涕成脑漏证,皆能主之……为其味淡能利小便,故又善治淋证,溺管生炎……连翘善理肝气,既能舒肝气之郁,又能平肝气之盛。(《医学衷中参西录·上册·药物》)

○连翘原非发汗之药,即诸家本草,亦未有谓其能发汗者。唯其人蕴有内热,用至一两必然出汗,且其发汗之力缓而长。为其力之缓也,不至为汪洋之大汗,为其力之长也,晚睡时服之,可使通夜微觉解肌。且能舒肝气之郁,泻肺气之实,若但视为疮家要药,犹未识连翘者也。用连翘发汗,必色青者方有力。(《医学衷中参西录·上册·医方》)

○效用:为治毛细血管容易破碎出血与预防中风症之要药,并有排脓、解毒、杀菌作用。(《现代实用中药》增订本)

○连翘轻清芬芳,其性升浮,郁结火热,因而扬之、越之,结者散之,流通气血,治十二经血凝气聚。(《百药效用奇观》)

○为变质、解热、消炎药，功能泻血热，散诸肿，疗五淋，解痘毒。(《科学注解本草概要·植物部》)

○连翘，除心家客热，煮汤饮之。通小肠，水煎服之。(《东医宝鉴·内景篇·卷三》)

○药效：消炎，利尿，排脓，解毒。用途：诸化脓症，皮肤病。(《临床应用汉方处方解说》)

○连翘：体发达，而扬散为之用。扬散虚实间也。(《皇汉医学丛书·伤寒用药研究·卷下》)

【验方举要】

○瘰疬结核：(连翘)同芝麻末，时时食之。痔疮肿疼，煎熏洗之。(《本草易读》)

○(连翘)为末糊丸，如食韭、蒜后，用茶吞二三钱，口中浊气即化为清气，神效。(《疡医大全·卷之十四》)

○治太阴风温、温热、温疫、冬温，初起但热不恶寒而渴者：连翘一两，银花一两，苦桔梗六钱，薄荷六钱，竹叶四钱，生甘草五钱，芥穗四钱，淡豆豉五钱，牛蒡子六钱。上杵为散，每服六钱，鲜苇根汤煎，香气大出，即取服，勿过煮。病重者，约二时一服，日三服，夜一服；病不解者，作再服。(《温病条辨·银翘散》)

○犹龙汤：连翘一两，生石膏六钱捣细，蝉退二钱去足土，牛蒡子二钱捣细。主治胸中素蕴实热，又受外感。内热为外感所束，不能发泄，时觉烦躁。(《医学衷中参西录·上册·医方》)

【按】

药理研究表明，连翘具有抗病毒、抗菌、抗内毒素、抗炎、解热、镇吐、保肝、利尿、强心等作用。临床用连翘制剂治疗传染性肝炎、急性肾炎、肺脓肿、银屑病、肺结核等有效。单用连翘20克，浓煎，少量频服，用于止呕有特效。此外，连翘还有利湿不伤阴的特点，治湿热带下具有两全其美的作用。

Wuzhuyu

吴茱萸

吴茱萸系芸香科植物吴茱萸 *Evodia rutaecarpa*（Juss.）Benth.、石虎 *Evodia rutaecarpa*（Juss.）Benth. var. *officinalis*（Dode）Huang 或疏毛吴茱萸 *Evodia rutaecarpa*（Juss.）Benth. var. *bodinieri*（Dode）Huang 的干燥将近成熟果实。常用别名有吴萸、左力等。味辛、苦，性热，有小毒。归肝、脾、胃、肾经。功能散寒止痛，降逆止呕，助阳止泻。主要用于治疗厥阴头痛，寒疝腹痛，寒湿脚气，经行腹痛，脘腹胀痛，呕吐吞酸，五更泄泻，外治口疮，高血压症等。常用剂量为 1.5～4.5 克；外用适量。不宜多服久服，阴虚有热者忌用。

505

【各家论述】

○味辛，温。主温中下气，止痛，咳逆寒热，除湿血痹，逐风邪，开腠理。（《神农本草经》）

○主痰冷，腹内绞痛，诸冷实不消，中恶，心腹痛，逆气，利五脏。（《名医别录》）

○味苦辛，大热，有毒。主心腹疾，积冷，心下结气，疰心痛；治霍乱转筋，胃中冷气，吐泻腹痛不可胜忍者；疗遍身顽痹，冷食不消，利大肠拥气。（《药性本草》）

○杀恶虫毒，牙齿虫䘌。（《本草拾遗》）

○健脾通关节。治腹痛，肾气，脚气，水肿，下产后余血。（《日华子本草》）

○辛温大热有小毒，入太阴厥阴之经，治阴毒下气最速，开腠理散寒通关节和胃，仲景主食谷欲呕，杂证治心腹绞痛。（《丹溪手镜·卷之中·发明五味阴阳寒热伤寒汤丸药性第二》）

○吴茱萸（恶丹参、硝石、畏紫石英，先以汤浸去辛味，凡六七次然后可用）……可升可降，阳也。其用有四：咽嗌寒气噎塞而不通；胸中冷气闭塞而不利；脾胃停冷腹痛而不住；心气刺疼成阵而不止。（《珍珠囊补遗药性赋·主治指掌·逐段锦》）

○《主治秘要》云：（吴茱萸）性热味辛，气味俱厚，半沉半浮，阴中之阳也，气浮而味降。其用有四：去胸中寒一也；止心痛二也；治感寒腹痛三也；消宿酒，为白豆蔻之佐四也。又云：辛，阳中之阴，温中下气。洗去苦味，晒干用。（《医学启源·卷之下·用药备旨·药类法象》）

○开郁化滞，治吞酸，厥阴痰涎头痛，阴毒腹痛，疝气，血痢，喉舌口疮。（《本草纲目》）

○升少降多，有小毒，能助阳健脾。治胸膈停寒，胀满痞塞，化滞消食，除吞酸呕逆，霍乱，心腹蓄冷，中恶绞痛，寒痰逆气，杀诸虫……及下焦肝肾膀胱寒疝，阴毒疼痛，止痛泻血痢，厚肠胃，去湿气肠风痔漏、脚气水肿。然性苦善降，若气陷而元气虚者当以甘补诸药制而用之。（《景岳全书·卷四十九·本草正·下》）

○吴萸辛热，能调疝气，脐腹寒疼，酸水通治。去梗，炒。（《万病回春·卷之一·药性歌》）

○吴萸……能入厥阴，行气解郁，又能引热下行，且引黄连入肝，一寒一热，一苦一辛，同治厥阴气火有余，故疝气之偏于热者，亦能取效耳。（《成方便读·清火之剂·左金丸》）

○辛苦大热，入肝而疏逆燥脾，温中开郁，引热下行，为厥阴头痛、呕酸、阴疝、奔豚之专药。止呕，黄连水炒；治疝，盐水炒；入肝治血，均醋汤泡炒。（《徐大椿医书全集·药性切用·卷之四上》）

○吴茱萸疏肝燥脾，温中下气，除湿去痰，解郁杀虫，开腠理，逐风寒，治冲脉为病，气逆里急。性虽热而能引热下行，利大肠壅气，下产后余血。汤泡去苦汁用。（《本草分经·肝》）

○逐寒气上逆胀满。治吞酸、吐酸，寒疝久滑冷泄，小腹寒痛，脚气水肿湿痹，除蛊杀虫。多服久服令人目昏发疮。血虚火旺尤忌之，陈者良。（《医方十种汇编·药性摘录》）

○辛散燥热，润肝暖脾。治肠胃久泻、心腹寒痛及小腹阴毒切痛、厥阴头痛、呕逆吞酸。疗痞满、食积噎膈、脚气水肿、口舌生疮，止呕，治疝，治血。（《罗氏会约医镜·卷十七·本草中》）

○入足阳明胃、足太阴脾、足厥阴肝经。温中泄湿，开郁破凝，降浊阴而止呕吐，升清阳而断泄利。《伤寒》：吴茱萸汤。吴茱萸一升，人参三两，生姜六两，大枣十二枚，治阳明伤寒，食谷欲呕者。胃气顺降则纳而不呕，胃气逆升则呕而不纳。人参、大枣培土而补中，吴茱萸生姜温胃而降逆也。（《长沙药解·卷一》）

○《金匮》呕涎沫头痛胸满者，吴茱萸汤主之。取吴茱萸降肝之浊气，肝气降而呕自止。是肝木失其疏泄之常，横肆侮土，故成呕逆。主用吴茱萸降肝之浊气，肝气不逆，则呕自止矣……今见呕血之证，断以调肝为主。（《血证论·卷二·呕血》）

○吴茱萸……温中泄湿，开郁破凝，降浊阴而止呕吐，升清阳而断泄利。热水洗数次用。（《医学摘粹·本草类要·热药门》）

○吴茱萸，味辛温，大热，有小毒。除咳逆，逐邪风，主脚气攻心。（《医方捷径·卷四》）

○吴茱萸为辛香健胃、杀虫、镇痛药。并有兴奋中枢神经、收缩子宫平滑肌作用。（《科学注解本草概要·植物部》）

○性味：有特异芳香性。效用：芳香性苦味健胃镇痛药，并有收缩子宫作用。治腹痛、吐泻及便秘、消化不良。又为驱风药，对疝痛、脚气、筋疼痛等有效，并作收敛杀虫药，又可作保温浴汤料。（《现代实用中药》增订本）

○吴萸气味辛温而苦，入胃降逆，暖土温金以行水滋木，生中焦、下焦之温气，以通营卫。驱脾络、肾络之湿寒，以行水血，温经而和用金木，不动君相之火逆。诚虚寒之圣药，温经之仙丹也。（《经证证药录·卷十》）

507

○吴茱萸一味，在临床上经验，其治咽头至胃部之黏液样的沫壅盛，有殊效。（《岳美中医案集·延年半夏汤治疗支气管喘息》）

○药效：健胃，镇痛，利尿。用途：胃内停水，寒疝，冻疮，呕吐，头痛。（《临床应用汉方处方解说》）

○吴茱萸，体穿突而消散为之用。消散心胃间也。（《皇汉医学丛书·伤寒用药研究·卷下》）

【验方举要】

○治胎动冲心：吴茱萸研末，酒调敷脚心，胎安即洗去。（《华佗神方·卷七》）

○治产后盗汗：吴茱萸三两，以清酒三升渍一宿，煮取二升，去渣，半分之顿服一升，日再，间日再作服。（《华佗神方·卷七·治产后盗汗方》）

○治风疹：延年论曰，凡风疹有二，先受风寒气，其疹色白厚，搔之即破，应手下有道生，此是肺家风冷气，宜外洗拭即定方：吴茱萸一两，清酒一升，取五合，以软帛取汁拭疹处，不过三两度即定，如疹处多，用尽更合，白疹即是肺脏受寒冷气所发也。（《外台秘要·卷三十·肺风冷热疹方》）

○疗阴下湿痒生疮方：吴茱萸一升，水三升，煮取三五沸，去渣以洗疮，诸疮亦治。（《外台秘要·卷二十六》）

○如中贼风，口偏不能语者，取茱萸一升，美清酒四升，和煮四五沸，冷服半升，日二服，得小汗为差。又方，食鱼骨在腹中，痛，煮汁一盏，服之即止。又，奔豚气冲心，兼脚气上者，可和生姜汁饮之，甚良。（《食疗本草·卷上》）

○凡食后吐酸水，干姜、吴茱萸各二两，治筛，酒服方寸匕，日二。胃冷服之立验。（《千金宝要·卷之四·头风吐逆第十四》）

○齿痛：茱萸酒煎含之。（《医学纲目·卷之二十九·牙齿痛》）

○集验熨癥：吴茱萸三升，碎之，以酒和煮，热布裹熨癥上，冷更炒，更番

用之。癥移走，逐熨之，候消乃止。（《医学纲目·卷之二十五·积块癥瘕》）

○吴茱萸为末，醋调涂足心效。最宜小儿口疮，不吃药者一贴而愈。（《众妙仙方·卷二·论疮门》）

○治口舌生疮：吴茱萸研末，米醋调敷脚心，移夜即愈。（《仙方合集·上卷·杂治门》）

○治冷气腹痛：吴萸杵烂，以酒浓调，用香油一杯，入锅煎滚，倾油内取出服之立止。（《仙方合集·下卷·腹痛腰痛》）

○治蛇咬毒：食茱萸一两为细末，冷水调，分为三服，立瘥。（《医学纲目·卷之二十·毒蛇咬》）

○治寒中厥阴腹痛：用吴茱萸二三合，麸皮一升，食盐一合，拌匀热炒，以绢包之，于腹上下热揉熨之，自然有效也。（《万病回春·卷之二·中寒·揉脐法》）

○治疔痈：痈疖，方结未成，不可贴膏药……用吴茱萸微炒为细末，鸡子清调涂病处，神效。（《外科理例·补遗·一百四十八》）

○炮胞丸：治阴中冰冷，脉紧细者。吴茱萸三两，生用，蛇床子三两，酒炒，为末，炼蜜丸如枣核大，绢裹纳阴中。（《徐大椿医书全集·下·女科指要·卷二·阴肿》）

○吴茱萸丸治产后血气攻痛，血块作梗。吴萸（微炒），木香、当归（微炒）各一两，桃仁（去皮尖双仁麸炒研）半两，硇砂（研）一分，上捣罗，二味为末，入硇砂、桃仁和匀。炼蜜为丸如梧桐子大，每服二十丸，槟榔汤下。（《百药效用奇观》）

【按】

药理研究表明，吴茱萸具有镇痛、抗菌、健胃、降血压及收缩子宫等作用。吴茱萸外用或内服治疗高血压病有效，外用贴敷穴位治疗消化不良、口腔炎、湿疹、神经性皮炎等均有良效。吴茱萸用量不宜过大，一般每天煎剂超过15克时，服后常有上腹胀闷、头痛头昏等反应。

Muli

牡蛎

牡蛎系牡蛎科动物长牡蛎 *Ostrea gigas* Thunberg、大连湾牡蛎 *Ostrea talien whanensis* Crosse 或近江牡蛎 *Ostrea rivularis* Gould 的贝壳。常用别名有蛎蛤、牡蛤、蛎房等。味咸，性微寒。归肝、胆、肾经。功能重镇安神，潜阳补阴，软坚散结，收敛固涩。主要用于惊悸失眠，眩晕耳鸣，瘰疬痰核，癥瘕痞块，自汗盗汗，遗精崩带，胃痛泛酸。煅牡蛎收敛固涩。用于自汗盗汗，遗精崩带，胃痛吞酸等病证。常用剂量为9～30克，宜先煎。

【各家论述】

〇牡蛎，味咸平，主伤寒寒热，温疟洒洒，惊恚怒气，除拘缓鼠瘘，女子带下赤白。久服强骨节。杀鬼邪，延年。一名蛎蛤，生池泽。（《神农本草经》）

〇除留热在关节荣卫，虚热去来不定，烦满；止汗，心痛气结，止渴，除老血，涩大小肠，止大小便，疗泄精，喉痹，咳嗽，心胁下痞热。（《名医别录》）

〇主治女子崩中。止盗汗，除风热，止痛。治温疟。又和杜仲服止盗汗。病人虚而多热，加用地黄、小草。（《药性本草》）

〇主男子遗精，虚劳乏损，补肾正气，止盗汗，去烦热，治伤寒热痰，能补养安神，治孩子惊痫。（《海药本草》）

〇牡蛎味咸平，无毒。可升可降，阴也。其用有四：男子梦寐遗精，女子赤白崩中，营卫往来寒热，便滑大小肠同。（《珍珠囊补遗药性赋·主治指掌》）

〇牡蛎，入足少阴，咸为软坚之剂。以柴胡引之，故能去胁下之硬；以茶引之，能消结核；以大黄引之，能除股间肿；地黄为之使，能益精收涩、止小便，本肾经之药也。（《汤液本草》）

〇主营卫虚热，消胁下坚痞。伤寒阳气亡脱，非龙骨、牡蛎之涩，无以固之。（《丹溪手镜·卷之中·发明五味阴阳寒热伤寒汤丸药性第二》）

〇牡蛎微寒，涩精止汗，崩带胁疼，老痰祛散。（《明医指掌·卷一·药性歌》）

〇其涩能固敛，咸能软坚，专入少阴肾脏，随药亦入诸经。能解伤寒温疟寒热往来，消瘀血化老痰，去烦热，止惊痫、心脾气痛。解喉痹咳嗽、疝瘕积块、痢下赤白，涩肠止便，禁鬼交遗沥，止滑精带下及妇人崩中带漏，小儿风痰虚汗。同熟地固精气，禁遗尿；同麻黄根敛阴汗；同杜仲止盗汗；同白术燥脾利湿；同大黄善消痈肿；同柴胡治胁下硬痛；同天花茶消上焦瘿瘤瘰疬结核。

（《景岳全书·卷四十九·本草正》）

○化痰软坚，清热除湿，止心脾气痛，痢下，赤白浊，消疝瘕积块，瘿瘤结核……补阴则生捣用，煅过则成灰，不能补阴。（《本草纲目》）

○牡蛎味咸平，气微寒，无毒，入足少阴、厥阴、少阳经。其主伤寒寒热、温疟洒洒、惊恚怒气、留热在关节去来不定、烦满、气结心痛、心胁下痞热等证，皆肝胆二经为病。二经冬受寒邪，则为伤寒寒热；夏伤于暑，则为温疟洒洒；邪伏不出，则热在关节去来不定；二经邪郁不散，则心胁下痞；热邪炽甚，则惊恚怒气，烦满气结心痛。此药味咸气寒，入二经而除寒热邪气，则营卫通，拘缓和，而诸证无不瘳矣。少阴有热，则女子为带下赤白，男子为泄精，解少阴之热，而能敛涩精气，故主之也。（《本草经疏》）

○牡蛎……体用皆阴，入肝肾血分，软坚化痰，收脱敛汗，清热补水，固肠利湿止渴。（《本草分经·肝》）

○牡蛎……降胆气而消痞，敛心神而止惊，清金泄热，保液秘精。（《医学摘粹·本草类要·固药门》）

○牡蛎……涩精固气，化痰软坚。治瘰疬结核血瘕，遗精崩带，咳嗽盗汗，遗尿滑泄等症。或生用或盐水煮煅成灰用。恶麻黄、细辛、吴萸。（《医方十种汇编·药性摘录》）

○……入肝肾而涩精敛汗，潜热益阴，为虚热上浮专药。又能软坚消瘿，随所引而施。潜热生研，涩脱火煅。（《徐大椿医书全集·药性切用·卷之六中》）

○牡蛎咸寒降涩，秘精敛神，清金泄热，安神魂而保精液。凡心悸神惊，遗精盗汗之证皆医，崩中带下，便滑尿数之病俱疗，善消胸胁痞热。缘少阳之经逆而不降，则胸胁硬满而生瘀热。牡蛎降摄君相之火，甲木下行，经气松畅，硬满自消，一切痰血、癥瘕、瘿瘤、瘰疬之类，得之则化。（《长沙药解·卷四》）

○牡蛎，《本经》治伤寒寒热，温疟洒洒，是指伤寒发汗后寒热不止而言，非正发汗药也。仲景少阳病犯本，有柴胡龙骨牡蛎汤，《金匮》百合病变渴，有栝蒌牡蛎散，用牡蛎以散内结之热。即温疟之热从内蕴，惊恚之怒气上逆，亦宜咸寒降泄为务。其拘缓鼠瘘、带下赤白，总由痰积内滞，端不出软坚散结之治耳。（《本经逢原》）

○以牡蛎一味，单用则力大，既能存阴，又涩大便，且清在里之余热，一物而三用之。（《温病条辨·卷三·下焦篇》）

○梅花蛎，除热，补中，涩精，益血，土人用以为酱。（《句余土音补注·卷五》）

○若水气重于血气，时下白浊，为寒水积于小肠，非干姜、牡蛎并加不为功……加牡蛎以破水结也。（《经证证药录》）

○……胁下痞硬者，邪聚少阳之募，大枣甘能增满，牡蛎咸能软坚，王好古

云："牡蛎以柴胡引之，能去胁下痞也。"（《伤寒论讲义·太阳病·第九十八条》）

○效用：1.为制酸剂，有和胃镇痛作用，治胃酸过多、身体虚弱、盗汗及心悸动惕、肉眴等。2.为造骨药。对于怀孕妇及小儿钙质缺乏与肺结核等有效。（《现代实用中药》增订本）

○牡蛎乃祛邪要药，能祛太阳、少阳、厥阴等邪。（《百药效用奇观》）

○牡蛎主虚劳之损，能补养，取其肉煮食之。（《东医宝鉴·杂病篇·卷四》）

○牡蛎体湮没，而消灭为之用，消灭胸胁、虚实间也。（《皇汉医学丛书·伤寒用药研究·卷下》）

○药效：收敛，镇静。用途：心动过速，盗汗，吞酸，嘈杂。（《临床应用汉方处方解说》）

511

【验方举要】

○火上炙，令沸。去壳食之，甚美。令人细润肌肤，美颜色。（《食疗本草·卷中》）

○治产后伤水，阴肿如斗，牡蛎粉敷之。（《万宝护命方·杂疗》）

○心痛气实者，用单味牡蛎，煅为粉，酒调二钱服之。（《丹溪治法心要·卷三·心痛第四十二》）

○牡蛎散：治小儿口疮。牡蛎，煅通红，取出候冷，研细，以纸裹入土中七日出火气，三钱；甘草，炙，为末，一钱，上和匀，时时挑少许糁口中，或吐，皆无害。（《医学纲目·卷之三十七·心主热》）

○牡蛎散：治月水不止，众药不愈者。牡蛎火煅研细，用醋调成丸，再煅过通红。候冷研细，出火毒，却用醋调艾末，熬成膏，和丸如桐子大。每服五十丸，醋艾汤下。（《医学纲目·卷之三十四·调经》）

○治精滑久不固，牡蛎不拘多少，砂锅内醋淬七次，细末醋糊丸，桐子大。每服五十丸，空心盐汤下。（《医学纲目·卷之二十九·梦遗》）

○胜金方，治甲疽，弩肉脓血疼痛不瘥。用牡蛎头厚处，生研为末，每服二钱，研靛花酒调下。如痛盛已溃者，以此末敷之，更服煎药。一日三服。（《医学纲目·卷之十九·痈疽所发部分名状不同》）

○初发头项硬未破者，其效如神。牡蛎四两，甘草二两，为末，每一大钱，食后腊茶同点，日二服，半月除根。一切丈夫妇人，瘰疬经效。牡蛎用炭一两，玄参三两，并捣罗为末，以面糊丸，如桐子大。早晚食后临卧，各三十丸，酒下，药将尽，病亦除根。（《医学纲目·卷之十九·痈疽所发部分名状不同》）

○牡蛎，不拘多少，为末，用鸡子清调涂，即消。治小儿外肾肿大。（《万

病回春·卷之七·小儿杂病》）

○止汗散：治盗汗，脉沉微数者。牡蛎粉八两，煅，浮小麦八两，炒，为散，猪肤膏汁调下三钱。（《徐大椿医书全集·女科精要卷五·产后门》）

○治遗溺，脉缓数者：桔丸三两，牡蛎五两，煅为散，淡盐水煎三钱，去渣温服。（《徐大椿医书全集·女科精要卷五·产后门》）

○治鹅掌风：牡蛎煅、密陀僧各二钱，共研细，桐油调搽，炭火灸之。（《疡医大全·卷之十九》）

○治块物上冲者：用牡蛎六两，盐泥封固，火煅二两，干姜一两焙为末，和匀，水调敷患处，小水大利，即缓。（《证治汇补·卷之七·疝气选方》）

○牡蛎粉：涩大小肠，取末和米饮服，或丸服。（《东医宝鉴·内景篇·卷三》）

○牡蛎主酒后烦热，取肉和姜、醋，生食之。（《东医宝鉴·杂病篇·卷四》）

【按】

药理研究表明，牡蛎含80%～95%的碳酸钙、磷酸钙及硫酸钙，并含有镁、铝、硅及氧化铁等。临床用于胃酸过多、小儿缺钙、骨质疏松、自汗盗汗有较好疗效。牡蛎与龙骨功用相似，常相伍为用，然牡蛎长于清热益阴，软坚散结治瘰瘰；而龙骨则长于镇心安神，消痰治咳，临证当须分辨。

Mudanpi
牡丹皮

牡丹皮系毛茛科多年生落叶小灌木植物牡丹 *Paeonia suffruticosa* Andr. 的干燥根皮。常用别名有牡丹根皮、丹皮、丹根、牡丹等。味苦、辛，性微寒。归心、肝、肾经。功能清热凉血，活血化瘀。主要用于治疗温毒发斑，吐血衄血，夜热早凉，无汗骨蒸，经闭痛经，痈肿疮毒，跌扑伤痛等病症。常用剂量为6~12克，水煎服或入丸散。血虚有寒、孕妇及月经过多者不宜用。

513

【各家论述】

〇牡丹，味辛寒。主寒热，中风瘈疭，痉，惊痫，邪气，除癥坚瘀血，留舍肠胃，安五脏，疗痈疮。一名鹿韭，一名鼠姑。（《神农本草经》）

〇除时气头痛，客热五劳，劳气头腰痛，风噤癫疾。（《名医别录》）

〇治冷气，散诸痛，女人经脉不通，血沥腰痛。（《药性本草》）

〇通关腠血脉，排脓，消扑损瘀血，续筋骨，除风痹，落胎下胞，产后一切冷热血气。（《日华子本草》）

〇治肠胃积血、衄血、吐血，无汗骨蒸。（《珍珠囊》）

〇牡丹可行经下血……止痛除邪气，疗惊痫中风……破痈脓。（《珍珠囊补遗药性赋》）

〇吴普：久服轻身益寿……元素：治神志不足……能泻阴胞中之火，四物汤加之，治妇人骨蒸……神不足足少阴，故仲景肾气丸用之，治神志不足也。东垣：心虚，肠胃积热，心火炽甚，心气不足者，以牡丹皮为君……和血、生血、凉血，治血中伏火，除烦热……牡丹皮治手、足少阴、厥阴四经血分伏火。盖伏火即阴火也，阴火即相火也。古方唯以此治相火，故仲景肾气丸用之。后人乃专以黄柏治相火，不知牡丹之功更胜也，此乃千载秘奥……赤花者利，白花者补。（《本草纲目》）

〇丹皮赤者行性多，白者行性缓，入足少阴及手厥阴经，忌葫蒜，凉骨蒸无汗，散吐衄瘀血，除产后血滞寒热，祛肠胃蓄血癥坚，仍定神志，通月水，治惊搐风痫，疗痈肿诸痛，总之性味和缓，原无补性，但其微凉而辛，能和血、凉血生血，除烦热，善行血滞，滞去而郁热自解，故退热用此者，用其行血滞而不峻。（《景岳全书·卷四十八·本草正》）

〇丹皮、地骨皮宜用。夫黄柏、知母，其为倒胃败脾之品，固宜黜而不录矣。然遇相火烁石流金之际，将何以处此？曰：丹皮、地骨皮平正纯良，用代知、柏，有成无败。丹皮主阴抑火，更兼平肝。骨皮清火除蒸，更兼养肺。骨皮者，枸杞之根也。枸杞为补肾要药，然以其升而实于上也，但能温髓助阳，虚劳初起，相火方炽，不敢骤用。若其根伏而在下，以其在下也，能资肾家真水；以其皮，故能舒肺叶之焦枯，凉血清骨，利便退蒸，其功用较丹皮更胜。且其味本不苦，不致倒胃，质木不濡，不致滑脾。施治允当，功力万全，有知、柏之功，而无其害，最为善品。（《理虚元鉴·卷下·治虚药讹十八辨》）

○《深师方》用牡丹皮，同当归、熟地则补血；同莪术、桃红则破血；同生地、芩、连则凉血；同肉桂、炮姜则暖血；同川芎、白芍药则调血；同牛膝、红花则活血；同枸杞、阿胶则生血；同香附、牛膝、归、芎，又能调气而和血。若夫阴中之火，非配知母、白芍药不能去；产后诸疾，非配归、芎、益母不能行。又欲顺气疏肝，和以青皮、柴胡；达痰开郁，和以贝母、半夏。若用于疡科排脓、托毒、凉血之际，必协乳香、没药、白芷、羌活、连翘、金银花辈，乃有济也……又治衄血、吐血、崩漏、淋血，跌扑瘀血，凡一切血气为病，统能治之。盖其气香，香可以调气而行血；其味苦，苦可以下气而止血；其性凉，凉可以和血而生血；其味又辛，辛可以推陈血，而致新血也。（《本草汇言》）

○牡丹皮达木郁而清风，行瘀血而泄热。排痈疽之脓血，化脏腑之癥瘕……辛凉疏利，善化凝血而破宿癥，泄郁热而清风燥，缘血统于肝，肝木遏陷，血脉不行，以至于涩而生风热，血行瘀散，则木达风清，肝热自退也。（《长沙药解·卷二》）

○古云行血则便脓愈，导气则后重除。行血凉血，如丹皮、桃仁、延胡、黑楂、归尾、红花之属。（《幼科要略·痢》）

○用丹皮，清心包，泻火邪，以安肾。庶几肾中之水，得以充足。（《血证论·卷七·地黄汤》）

○但补性少，泄性多，凡虚寒、血崩，经行过期不尽者切忌。（《医方十种汇编·药性摘录》）

○散瘀除烦……生用凉血，酒炒和血，妊妇忌之。（《徐大椿医书全集·药性切用·卷之一》）

○然气香而浊，极易作呕，胃弱者服之即吐。（《重庆堂随笔》）

○能开发陷伏之邪外散，唯自汗多者勿用。（《本经逢原》）

○牡丹皮畏菟丝子、贝母、大黄……忌胡荽，伏砒……清膻中正气……配防风治癞疝偏坠，入辛凉药领清气以达外窍，入滋肾药，使精神互藏其宅，川生者，内外俱紫，治肝之有余，亳州生者，外紫内白，治肝之不足，胃虚者，酒拌蒸，实热者生用。胃气虚寒，相火衰者，勿用。牡丹皮清神中之火以凉心，地骨皮清志中之火以安肾，丹皮治无汗之骨蒸，地骨皮治有汗之骨蒸。丹皮、川柏皆除水中之火，然一清燥火，一降邪火，判不相合，盖肾恶燥，燥则不归元，宜用辛以润之，凉以清之，丹皮为力，肾欲坚，以火伤之，则不坚，宜从其性以补之，川柏为使。故川柏退邪火之胜剂，勿得以丹皮为稳于川柏，而置川柏于无用也。（《得配本草》）

○牡丹止痛，除邪气，疗惊痫中风……破痈。（《医方捷径·卷四》）

○既能理血清气，泄郁热而散风燥……尤能沁脾清心，化瘀血而破宿癥。凡骨蒸劳热，瘀滞之证用之最灵之。（《经证证药录·卷十一》）

○为镇静、镇痉药，对头痛、腰痛、关节痛等有效。用于妇科月经不调、产后诸病，并无子宫部之硬块瘀血等，及缓和创伤痛。主邪气腹痛、散恶血，顺血脉……利膀胱、大小肠，益气，固肌肤。（《现代实用中药》增订本）

○为防腐、消炎药，并有调整血液及轻微的退热作用。（《科学注解本草概要·植物部》）

○消炎，驱瘀血。破结……下腹血行障碍。（《临床应用汉方处方解说》）

515

【验方举要】

○金疮内漏。又方：牡丹皮为散，水服三指撮，治尿出血。（《千金宝要·卷之二·喉痹金疮第七》）

○妇人恶血，攻聚上面多怒。牡丹皮半两，干漆烧烟尽半两，水二盅，煎一盅服（诸证辨疑）。（《本草纲目》）

○下部生疮，已决洞者。牡丹末，汤服方寸匕，日三服（《肘后方》）。（《本草纲目》）

【按】

药理研究表明，牡丹皮具有抑制血小板聚集、抗血栓、抗DIC、镇静、催眠、抗炎、镇痛、退热、抗惊厥、降血压、抑菌，以及使动物子宫充血等作用。临床单用本品治疗高血压、过敏性鼻炎等有效，亦可加入复方中用。

何首乌

Heshouwu

何首乌系蓼科多年生草本植物何首乌 *Polygonum multiflorum* Thunb. 的干燥块根。炮制加工后为制何首乌。常用别名有地精、首乌、陈知白、红内消、马肝石等。味苦、甘、涩，性温。归肝、心、肾经。功能解毒，消痈，润肠通便。主要用于治疗瘰疬疮痈，风疹瘙痒，肠燥便秘；高脂血证等。制何首乌功能补肝肾，益精血，乌须发，强筋骨。主要用于治疗血虚萎黄，眩晕耳鸣，须发早白，腰膝酸软，肢体麻木，崩漏带下，久疟体虚等病症。常用剂量为6～12克。大便溏泄者慎服。

【各家论述】

○味甘，温，无毒。主五痔，腰腹中宿疾冷气，长筋益精，能食，益气力，长肤，延年。（《何首乌录》）

○久服令人有子，治腹脏一切宿疾，冷气肠风。（《日华子本草》）

○味苦涩，微温，无毒。主瘰疬，消痈肿，疗头面风疮，五痔，止心痛，益血气，黑髭鬓，悦颜色，亦治妇人产后及带下诸疾。（《开宝本草》）

○何首乌治疮疥之资。（《珍珠囊补遗药性赋·总赋·温性》）

○能补涩，能固温，能养阳，虽曰肝肾之药，然白者入气分，赤者入血分，凡血气所在，则五阴之脏何所不至，故能养血养神助气，壮筋骨强精髓，黑须发，亦治妇人带浊失血，产后诸虚等疾，其性效稍缓，暂服若不甚显，必久服之，诚乃延年益寿滋生助嗣之良剂。至如断疟疾，安久痢，活血治风，疗痈肿瘰疬，风湿疮疡及一切冷气肠风宿疾，总由其温固收敛之功，气血固则真元复，真元复则邪自散也。故唐之李翱著有《何首乌传》，即李时珍亦曰此物不寒不燥，功在地黄、门冬之上，诚非诬也。若其制用之法，则有用黑豆层铺九蒸九晒者，有单用米泔浸三宿切焙为末而用者，有用壮健人乳拌晒三次生杵为末而用者，总之生不如熟，即单用米泔浸透蒸之极熟则善矣，或不必人乳与豆也。服此之后，须忌萝卜并猪血败血等物。（《景岳全书·卷四十八·本草正》）

○何首乌，白者入气分，赤者入血分。肾主闭藏，肝主疏泄，此物气温味苦涩，苦补肾，温补肝，能收敛精气，所以能养血益肝，固精益肾，健筋骨，乌髭发，为滋补良药，不寒不燥，功在地黄、天门冬诸药之上。气血太和，则风虚、痈肿、瘰疬诸疾可知（除）矣。（《本草纲目》）

○涩精，坚肾气，止赤白便浊，缩小便，入血分，消痰毒。治赤白癜风，疮

疗顽癣，皮肤瘙痒。截疟，治痰疟。（《滇南本草》）

○益肝，敛血，滋阴。治腰膝软弱，筋骨酸痛，截虚疟，止肾泻，除崩漏，解带下。（《药品化义》）

○何首乌甘，添精种子，黑发悦颜。（《寿世保元·卷一·本草·药性歌括》）

○何首乌滋肝养血，则魂神畅茂，长生延年，理有必至。但宜加以扶阳之药，不可参以助阴之品。庸工开补阴之门，龟地之杀人多矣。米泔换浸一两天，铜刀切片，黑豆拌匀，砂锅蒸晒数次。（《玉楸药解·卷一》）

○养血荣筋，息风润燥。敛肝气之疏泄，遗精最效。舒筋脉之拘挛，偏枯甚良。瘰疬瘿肿皆消，崩漏淋漓俱止，消痔至妙，截疟如神。滋益肝血，荣舒筋脉，治中风左半偏枯之病甚佳，辅以燥土暖水之味，佐以疏木导经之品，绝有奇功，而不至助湿败脾，远胜地黄龟胶之类。（《玉楸药解·卷一》）

○功近当归，亦是血中气药。（《重庆堂随笔》）

○甘苦微温，益肝补肾，为平补阴血之良药……肠滑者禁。活血亦须晒炒，治痹宜之。（《徐大椿医书全集·药性切用·卷之二中》）

○何首乌苦涩微温，入肝兼入肾益血，祛风疗肤痒，治久痢，滋水补肝肾……忌莱菔、葱、蒜、猪血、无鳞鱼、铁器。（《医方十种汇编·药性摘录》）

○补益肝肾，涩精气，养血，化虚痰，乌须发，消痈肿，疗疟痢，补阴而不滞不寒，强阳而不燥不热，为调和气血之圣药，久服延年。制用。（《本草分经·肝》）

○何首乌具人形者不可多得，得而服之，可以益寿。（《冷庐医话·卷五·药品》）

○填补真阴，增长阳气，强筋骨，广嗣续，疗风淫，并治虚劳崩带、疮痔痈肿、胎前产后等证。止疟疾，乌髭发。按何首乌性效稍缓，必久服之，乃知为滋生益寿之良品也。（《罗氏会约医镜·卷十六·本草上》）

○何首乌久服延年，可消疮肿……昔有老人姓何，见藤夜交，遂采其根食之，白发变黑，因此名之。（《医方捷径·卷四》）

○为强壮及变质药，生用并有缓下作用。（《科学注解本草概要·植物部》）

○效用：1.为滋养强壮药，促进血液新生及发育，对于老衰、病后恢复期、神经衰弱、腺病质、佝偻病、便秘有效；生叶贴肿疡，有吸脓之效。2.消瘰疬、痈肿，治五痔，亦治妇人产后及带下诸疾。（《现代实用中药》增订本）

○《开宝本草》言本品"止心痛"。心为君火，火郁则痛，苦能泄，温能行，故主心痛。心主血脉，血虚则心系急，急则痛，首乌补血要药，缓急而止痛也。（《百药效用奇观》）

○何首乌治积年劳瘦，能肥人，末服、丸服并佳。（《东医宝鉴·外形篇·

卷三》）

【验方举要】

○治对口疮方：生后颈正中处，以鲜茄子蒂十四枚，生何首乌二两，煎服二三剂，未破即消，已破拔脓生肌，虽根盘八九寸宽大者亦效，外用贝母研末敷之，或取韭地蚯蚓捣烂，以凉水调敷。（《华佗神方·卷五》）

○治便毒初起：用赤何首乌半斤，米泔水泡一夜，竹刀切为片捣烂取汁，用酒半斤搅和顿热不拘时服，略睡片时，有微汗即消。（《众妙仙方·卷二·论疮门》）

○治跌打及刀斧伤破，流血不止：何首乌一味研末搽伤处血止。（《众妙仙方·卷三·折损门》）

○治疥癣满身作疮不可治者：何首乌、艾等分，以水煎令浓，于盆内洗之，甚能解痛生肌。（《医学纲目·卷之二十·丹熛瘭疹》）

○治诸处皮里面痛：何首乌末，姜汁调膏，以帛里于痛处，用火炙皮鞋底熨之妙。（《医学纲目·卷之十九·痈疽所发部分名状不同》）

○治大便秘结：生药何首乌四两，捣碎，冲滚汤绞汁，隔汤炖热，顿服即通。（《疡医大全·卷之六》）

○治疥疮：每日煎鲜何首乌一两，川草薢五钱，服一二十剂，重者二三十剂，无不效。（《冷庐医话·卷二》）

○治疟疾：生何首乌五钱，青皮三钱，陈皮三钱，酒一碗，河水一碗，共煎至一盏，温服。此方治疟极妥之方，屡试屡验。（《搏沙拙老笔记》，见《说库》）

○治自汗盗汗：用何首乌末津唾调，填脐中即止。（《万病回春·卷之四·汗证》）

○何首乌散：防风、苦参、首乌、薄荷各等分。上为末，每用药半两。主治遍身疮肿痒痛。（《百药效用奇观》）

○何首乌，大者有效，取赤白两种，黑豆汁浸一宿，竹刀刮皮，切薄片，晒干，又用黑豆汁浸一宿，次早柳木甑桑柴火蒸三炷香，如是九次，记明，不可增减，晒干听用。后群药共若干两，首乌亦用若干两。此药生精益血，黑发乌须，久服令人有子，却病延年。（《良方集腋·卷之上·虚劳门》）

○何首乌治骨软，风腰膝痛：何首乌一斤，牛膝半斤，黑豆三升，煮取汁，拌蒸三次，共捣成泥，晒干成末，枣肉和丸，梧子大，酒下五七十丸。（《东医宝鉴·外形篇·卷四》）

○何首乌黑须发，末服、丸服或酿酒服皆佳。（《东医宝鉴·外形篇·卷四》）

【按】

药理研究表明，何首乌具有抗脂质过氧化、延寿、扩张血管、降血脂、降血糖、抗菌、强心等作用。临床以何首乌为主可治疗高胆固醇血证、失眠症、疟疾、百日咳、精神分裂症等。首乌降低血脂，减少动脉硬化的血栓形成，含有相当高的卵磷脂，可以促进血细胞生成，具有抗氧化基作用，这些研究成果，可作为首乌"益精髓，延年不老"记载的佐证。

Foshou
佛手

佛手系芸香科植物佛手 *citrus medica* L.var.*sarcodactylis* Swingle 的干燥果实。常用别名有佛手柑、佛手香橼、蜜罗柑、福寿柑、五指柑等。味辛、苦、酸，性温。归肝、脾、肺经。功能疏肝理气，和胃止痛。主要用于肝胃气滞，胸胁胀痛，胃脘痞满，食少呕吐等病症。常用剂量为 3～9 克。

【各家论述】

○补肝暖胃，止呕吐，消胃寒痰，治胃气疼痛，止面寒疼，和中行气。（《滇南本草》）

○煮酒饮，治痰气咳嗽。煎汤，治心下气痛。（《本草纲目》）

○辛苦酸温，入肺而理气止嗽，化滞定痛。根、叶散滞同功。（《徐大椿医书全集·药性切用·卷之四上》）

○止呕健脾。（《本草分经·肺》）

○专破滞气。治痢下后重，取陈年者用之。（《本经逢原》）

○理气快膈，唯肝脾气滞者宜之。（《本草便读》）

○治气舒肝，和胃化痰，破积，治噎膈反胃，消癥瘕瘰疬。（《本草再新》）

○醒胃豁痰，辟恶，解酲，消食止痛，多食耗气，虚人忌之。（《随息居饮食谱》）

○配枳壳、肉桂治胁痛……气虚及有汗者禁用。（《得配本草》）

○单用多用，亦损正气……去白或炒，鲜者尤佳。产闽广，古方枸橼，或蒸露用。（《本草害利》）

○应用于消化不良，痞闷、神经性胃痛、舌苔厚腻等症。（《现代实用中药》增订本）

○为芳香健胃药。（《科学注解本草概要·植物部》）

【验方举要】

○治鼓胀发肿：香橼去瓤四两，人中白三两。共为末，空腹白汤下。（《岭南采药录》）

【按】

  药理研究表明，佛手具有祛痰、平喘、解除胃肠平滑肌痉挛、中枢抑制等作用。临床平喘功效明显，佛手配伍败酱草治疗传染性肝炎，对退黄疸，增进食欲，恢复体力有较好疗效。

Zaojiaoci

皂角刺

（附：皂荚）

皂角刺系豆科植物皂荚树 *Gleditsia sinensis* Lam. 的干燥棘刺。其果实称皂荚。常用别名有皂荚刺、皂刺、天丁等，皂荚又称皂角。味辛，性温。归肝、胃经。功能消肿托毒，排脓，杀虫。主要用于治疗痈疽初起或脓成不溃；外治疥癣麻风等。常用剂量为3～9克；外用适量，醋蒸涂患处。皂荚有小毒，功能，祛痰，开窍，主要用于治疗顽痰阻塞，胸闷咳喘，卒然昏迷，口噤不开，癫痫痰盛等病症。常用剂量为1.5～5克，焙焦存性，研粉吞服，每次0.6～1.5克。内服剂量不可过大。孕妇忌服。

【各家论述】

〇破坚癥，腹中痛，能堕胎，又将浸酒中，取尽其精，煎成膏，涂帛，贴一切痈肿。（《药性本草》）

〇通关节头风，消痰杀虫，治骨蒸，开胃，中风口噤。（《日华子本草》）

〇溽暑久雨时，合苍术烧烟，辟瘟疫邪，湿气。（《本草衍义》）

〇搜肝风，泻肝气。（《汤液本草》）

〇通肺及大肠气，治咽喉痹塞，痰气喘咳，风疬疥癣……皂角刺治风杀虫，功与荚同，但其锐利直达病所为异耳。（《本草纲目》）

〇皂荚味辛微咸，气温，有小毒，气味俱厚，入足厥阴手太阴阳明经。厥阴为风木之脏，其主风痹死肌，头风泪出者，皆厥阴风木为病，得金气之厚者能胜木，禀辛散之气者能利窍……关窍利，则风邪散，诸证除也。（《本草经疏》）

〇皂角善逐风痰，利九窍，通关节，治头风，杀诸虫精物，消谷通痰，除咳嗽，心腹气结，疼痛胀满，开中风口噤，治咽喉痹塞肿痛，行肺滞，通大肠秘结，堕胎，破坚癥，消肿毒及风癣疥癞，烧烟熏脱肛肿痛，可为丸散，不入汤药。（《景岳全书·卷四十九·本草正下》）

〇牙皂味辛，通关利窍，敷肿痛消，吐风痰妙。（《明医指掌·卷一·药性歌》）

〇皂荚味辛散，其性燥烈，吹喉鼻则通上窍，导二阴则通下窍，入肠胃则理风湿痰喘，肿满杀虫，涂肌肤，则清风去痒，散肿消毒，又治急喉痹、缠喉风……核治大肠燥结，瘰疬肿毒；刺能治痈，未成即消，已成即溃，直达疮所甚验，又治疬风杀虫，颇著神力。（《本草图解》）

○皂荚入肺、大肠而兼入肝经。搜风泄热，通窍涌痰，为卒中通关利窍专药。蜜炙、酥炙、绞汁、烧灰，并皆可用。虚人、孕妇并忌。（《徐大椿医书全集·药性切用·卷之三中》）

○凡腹内生毒，不可药治者，皂角刺酒煎，温服一碗，其脓血下从小便中出，水煎亦可。皂角刺不拘多少皆可。（《寿世汇编·普济良方·卷二》）

○皂角辛咸性燥，功专通窍驱风，故凡风邪内入，而见牙关紧闭，口噤不语，胸满喉痹，腹蛊胎结，风痰癫喘，肿满坚瘕，囊结等症，用此吹之导之，则通上下之窍；煎之服之，则治风痰喘满；涂之擦之，则能散肿消毒，以去血上风气，熏之蒸之，则通大便秘结；烧烟熏之，则治臁疮湿毒。然种类甚多，形如猪牙者，名为牙皂，较之大皂稍有不同。大皂则治湿痰更优，牙皂则治风痰更胜也。（《本草求真》）

○皂角辛咸温，入肺肝大肠，性极尖利，通窍搜风，泄热涌痰，除湿去垢，破坚宣滞，散肿消毒，服取中段，汤泡。（《本草分经·肺》）

○皂荚辛咸性燥，入肺与大肠。金能退暑，燥能除湿，辛能通上下关窍，子更直达下焦，通大便之虚闭。（《温病条辨·卷三·下焦篇》）

○皂荚入药，胸中如棘针四射，不令涎沫壅遏，故加之。此大治其荣卫之上著也，荣卫通行，则肺气不壅也。桂枝去芍药加皂荚汤，主治肺痿吐涎沫。（《医门法律·卷六》）

○皂荚辛烈开冲，通关透窍，搜罗痰涎，洗荡瘀浊，化其粘联胶热之性，失其根据攀附之援，脏腑莫容，自然外去，虽吐败浊，实非涌吐之物也。其诸主治，开口噤，吐老痰，消恶疮，熏久痢脱肛，平妇人吹乳，皆其通关行滞之效也。（《长沙药解·卷三》）

○皂荚……降逆气而开壅塞，收痰涎而涤垢浊，善止喘咳，最通关窍。（《医学摘粹·本草类要·攻药门》）

○辛温能散，咸能软坚，通上下关窍。搜风，善吐风痰，可下结粪。治咽喉痹塞，碎邪逐疫，散肿消毒，杀虫下胎，疗脱肛肿痛。可入丸散，不入汤药。（《罗氏会约医镜·卷十七·本草中》）

○皂角性辛咸，温，有小毒。通关节，破坚瘕，通肺及大肠气，治咽喉痹塞，痰气喘咳，风疠疥癣，下胞衣，堕胎。（《广群芳谱·卷一百》）

○山甲片、皂角针，走窜极迅，透脓极易，未成脓者，早用之即易蒸脓，不能全散。唯阴寒之证，坚块漫肿，借其流动之势，亦可消散凝滞。若有脓成肉里，深藏不透，则用此并加川芎，能使肿势高突，透达于外，提深就浅，亦是一法。（《疡科纲要·第三章》）

○皂荚：为刺激性祛痰药，有催吐作用。皂角刺：为刺激药，有溶血作用。（《科学注解本草概要·植物部》）

○效用：为强力之祛痰药，治淋痰，有利尿杀虫之效，并为浴汤料。皂角刺，治瘰疬恶疮。（《现代实用中药》增订本）

○咳逆上气，时时唾浊，但坐不得眠，皂荚丸主之……皂荚涤痰去垢，扫除痰浊，其力最猛；故饮用枣膏，使其安胃补脾；用蜜丸者，以制药也，又有生津润肺之效。（《金匮要略诠解》）

○皂荚辛散，其性燥烈，除湿杀虫，消肿止痒，若与米醋同煎，除癣奇效……皂荚味咸入血，辛窜搜风，去风拔毒，则癣可愈。（《百药效用奇观》）

○皂角刺，凡痈疽未破者，能开窍。已破者，能引用达疮者。乃诸恶疮及疬风要药也。（《东医宝鉴·汤液篇·卷三》）

【验方举要】

○咳逆上气，时时吐浊，但坐不得眠，皂荚丸主之。皂荚丸方：皂荚八两（刮去皮，用酥炙）。上一味，末之，蜜丸如梧子大，以枣膏和汤服三丸，日三夜一服。（《金匮要略·肺痿肺痈咳嗽上气病脉证治第七》）

○治中风口眼㖞斜：皂角末陈醋涂口上，右㖞涂右，左㖞涂左，俟干即换，数次即愈。（《华佗神方·卷四》）

○水溺一宿者尚可救，捣皂角以绵裹纳下部内，须臾出水即活。（《洗冤集录校译·五二救死方》）

○治奶痈结聚成块、疼痛难忍。好肥皂角一条，香葱十枚。上先捶皂角碎，水一碗，揉取汁，炼成膏；即碎揉葱入内，更煎三二沸，纸摊贴痛处，露奶头，令清水出。只初痛一两日可使，已成脓者便不可使。（《万全护命方·杂疗》）

○皂荚子三百枚，破作两片，慢火煎燥甚，即入酥一枣大，又炒至燥，又入酥，至焦黑为细末。右炼蜜圆如梧桐子大。每服三十圆，煎蒺藜酸枣仁汤下，空腹服。两时久未利，再进一服。渐加至百圆不妨，以通为度。（《妇人大全良方·卷之八·妇人风入肠间或秘或利方论第七》）

○治大风诸癞：肥大皂角（二十条炙透，去皮弦），右以皂肉，用酒慢火煎得稠糊，滤去清，稠者冷，入香白糕，杵为丸梧桐子大。每服五十丸，半饥酒送下。（《古今医统大全·卷之九·疬风门》）

○治鹅掌风：用皂角为粗末，将鹅卵石烧红，小瓦一块，……上加皂角末烧烟熏之，其皮痒甚，再熏，数次自愈。（《仙方合集·上卷·内症门》）

○治中风口噤，涎潮壅塞，吐涎方。用皂角一挺，去皮，涂猪脂，炙黄为末，每服一钱匕，非时温酒服。如气实脉盛，调二钱匕。如牙不开，用白梅揩齿，口开即灌药，吐出风涎瘥。（《医学纲目·卷之十·中风》）

○治卒头上痛，皂荚末吹鼻，嚏则止。（《医学纲目·卷之十五·头风痛》）

○治便痈：用皂荚不蛀者烧过阴干，为末，酒调服，或用皂荚子七粒为末，

水调服亦效。又用皂荚炒焦，小粉炒等分和匀，以热醋调，仍以纸摊贴患处，频频水润之效。（《众妙仙方·卷二·论疮门》）

○治食劳身目黄，用皂矾不以多少，放砂锅内木炭烧通赤，用米醋点赤色为末，枣肉为丸，如梧桐子大，每服二三十丸，食后姜汤下。（《众妙仙方·卷二·黄疸门》）

○《食疗》云：治牙动及血䘌并瘑，其齿坚牢。皂角二锭，盐半两。右烧令赤，细研，夜夜用，擦牙齿一月。（《玉机微义·卷之三十·牙齿门》）

○《圣济总录》金针散，治发背诸疮肿。皂角针，春取一半，新采一半，黑者。上一味，不拘多少，晒干为末。食后，酒调二三钱服。按：丹溪曰，此药治痈疽，已破未破皆用。（《玉机微义·卷之十五·疮疡门》）

○治肠风及脱肛不收有血下。用皂角三茎，捶碎，水一碗，揉令皂角消尽，用绢二重，滤取清汁数分，将脱肛肠浸在药水中，其肠自收。不用手托。如大肠收了，更用汤荡其脱肛上下，令皂角气行，则不再作，三次荡，愈。（《医学纲目·卷之二十七·脱肛》）

○愈风丹：治癞。皂角一斤（去皮弦，锉作四指许，以无灰酒浸一宿，滤出，用新汲水一大碗揉作浓汁，滤去渣，以砂锅慢火熬膏），苦参四两（为末），土蝮蛇（头尾全用，阴干为末）。上二味末，以皂角膏丸桐子大，每服七十丸，空心用防风通圣散煎汤送下，日二服，服三二日后，入浴出汗。病重者不过一料。病微者，只用乌梢蛇，不用土蝮蛇。（《医学纲目·卷之十一·疠门》）

○皂角膏：治诸腰脚疼痛。用好酒二大碗，皂角一斤，去皮弦捣碎，熬至一半，滤去渣，再用前汁入银石器内熬为膏子，随痛处贴之。（《医学纲目·卷之二十八·腰痛》）

○治漏下不止者，皂角水洗净烧为细末，空心温酒调下二钱。（《证治准绳·女科·卷一》）

○铁脚丸：治大小便不通：皂角去皮子，炙，不拘多少，为末，酒搅面糊为丸，如梧桐子大，每服三十丸，酒下。（《万病回春·卷之四·大小便闭》）

○皂角散，治乳汁不通，脉弦数者。皂角三两，煨，蛤粉三两，为散，酒煎三钱，去渣温服。（《徐大椿医书全集·女科指要卷五·产后门》）

○天丁散：治肠痈内痈，已有脓者。皂角刺一两，酒水煎，服则脓下。（《外科大成·卷四·肠痈主治方》）

○喉痛秘方：猪牙皂角捣烂，用酸醋调和，入喉四五匙，痰即大吐，痛立止。（《良方集腋·卷之上·咽喉门》）

○乳痈：皂荚刺烧灰，海蛤粉各等分研匀，热酒调服。（《疡医大全·卷之二十》）

○皂角治鼻塞，炙为末，取少许，吹入鼻中。又食物入鼻不出，以末吹鼻取

嚏即出。(《东医宝鉴·外形篇·卷二》)

【按】

　　药理研究表明,皂荚具有祛痰、抗菌、刺激胃黏膜、溶血等作用。临床用皂荚为主的复方治疗小儿厌食症、肥胖、高脂血证、肠梗阻、盯聍栓塞等有效。以皂刺为主要成分的制剂治荨麻疹、泌尿道结石、盆腔炎、癫痫等也有较好疗效。

谷芽

Guya

谷芽系禾本科植物粟 *Setaria italica*（L.）Beauv.的成熟果实经发芽处理而得。常用别名有粟芽、稻蘖、稻芽等。味甘，性温。归脾、胃经。功能消食和中，健脾开胃。主要用于治疗食积不消，腹胀口臭，脾胃虚弱，不饥食少等病症。炒谷芽偏于消食，用于不饥食少；焦谷芽善化积滞，用于积滞不消较好。常用剂量为9～15克。

【各家论述】

○甘、温、无毒。快脾开胃，下气和中，消食化积。（《本草纲目》）

○蘖米即稻蘖也。具生化之性，故为消食健脾、开胃和中之要药，脾胃和则中自温，气自下，热自除也。（《本草经疏》）

○谷芽，启脾进食，宽中消谷，而能补中，不似麦芽之克削也。（《本经逢原》）

○谷芽，……入手足太阴阳明经，功专开胃醒脾，下气和中，消食化积，炒用。得砂仁、白术能使人进食，妇人食之断乳。（《本草撮要·卷五》）

○快脾开胃，下气和中，消食化积。功同麦芽，而性不损元。味甘气和，具生化之性，故为健脾温中之圣药。炒用。（《本草从新》）

○谷芽，温中化气，开胃进食，生则升胃气下陷为宜，亦能助发斑疹。熟则降胃气，虚闭为宜，亦能助胃化食。禀性中和，全无禁忌。（《徐大椿医书全集·药性切用·卷之四下》）

○谷芽为健胃消化药，功能与麦芽略同。（《科学注解本草概要·植物部》）

○治脾虚，心胃痛，胀满，热毒下痢，烦闷，消瘦。（《中药材手册》）

○功同麦芽，但消食之功较麦芽缓和，能促进消化而不伤胃气，每与麦芽同用，以增强疗效。治食积胀满，常与行气宽中的厚朴、陈皮等同用。又能健脾和中，对脾胃虚弱、食欲不振者，可配补气健脾的党参、白术、山药等。（《中药学·第六章消食药》）

【验方举要】

○启脾进食：用谷蘖四两为末，入姜汁、盐少许，和作饼，焙干。入炙甘草、砂仁、白术（麸炒）各一两，为末，白汤点服之，或丸服。（《本草纲目》）

【按】

麦芽、谷芽的功用虽相近，但有生用炒用之别。一般认为生用可以加强消导之力，炒用增加健脾开胃之力。麦芽消导力强，谷芽和胃力强。麦芽长于疏肝，谷芽长于健脾，对于久病脾胃不健，津液未复者，可用谷芽煮茶频饮，取其甘淡而健脾生津。谷芽含淀粉酶及维生素B等，煎煮过久，恐被破坏失效，故生用打粉冲服较好。

Guijia

龟甲

龟甲系龟科动物乌龟 *Chinemys reevesii*（Gray）的背甲及腹甲。常用别名有龟板、龟版、神屋、龟壳、龟下甲、败龟甲、玄武版等。味咸、甘，性微寒。归肝、肾、心经。功能滋阴潜阳，益肾强骨，养血补心。主要用于阴虚潮热，骨蒸盗汗，头晕目眩，虚风内动，筋骨痿软，心虚健忘，小儿囟门不合等病证。常用剂量为10～30克，宜先煎。脾胃虚寒者慎服。龟尿尚有入药者，今人少用。

【各家论述】

○龟甲，味咸平。主治漏下赤白，破癥瘕，痎疟，五痔阴蚀，湿痹，四肢重弱、小儿囟不合。久服轻身不饥……生池泽。（《神农本草经》）

○主头疮难燥，女子阴疮，及惊恚气，心腹痛，不可久立，骨中寒热，伤寒劳复，或肌体寒热欲死，以作汤良，益气资智，亦使人能食。（《名医别录》）

○味酸。主除温瘴气，风痹，身肿，踒折……其甲能主女人……崩中……痎症，疗五痔，阴蚀……女子阴隐疮及骨节中寒热，煮汁浴渍之良……涂酥炙，细罗，酒下二钱，疗风疾。（《食疗本草》）

○烧灰，治脱肛。（《药性本草》）

○版治血麻痹。（《日华子本草》）

○龟板补阴，乃阴中之至阴。（《丹溪治法心要·卷一·火第十》）

○其补阴动猛，而兼去瘀血、续筋骨、治劳倦……治阴血不足，止血，治四肢无力……方家故用以补心，然甚有验。（《本草衍义补遗》）

○治腰脚酸痛，补心肾，益大肠，止久痢久泄，主难产，消痈肿，烧灰，敷臁疮……龟甲以补心、补肾、补血，皆以养阴也。（《本草纲目》）

○龟板膏功用亦同龟板，而性味浓厚尤属纯阴，能退孤阳，阴虚劳热，阴火上炎，吐血衄血，肺热咳喘，消渴烦扰，热汗惊悸，谵妄狂躁之要药，然禀阴寒，善消阳气，凡阳虚假热及脾胃命门虚寒等证皆切忌之，毋混用也，若误用久之，则必致败脾妨食之患。（《景岳全书·下册·卷四十九·本草正》）

○大有补水制火之功，故能强筋骨，益心智，止咳嗽，截久疟，去瘀血，止新血。大凡滋阴降火之药，多是寒凉损胃，唯龟甲益大肠，止泄泻，使人进食。（《本草通玄》）

○龟甲味甘，滋阴补肾，逐瘀续筋，更医颅囟。（《明医指掌·卷一·药性歌》）

○龟底甲纯阴，气味厚浊，为浊中浊品，专入肾脏。主治咽痛口燥，气喘咳嗽，或劳热骨蒸，四肢发热，产妇阴脱发燥，病系肾水虚，致相火无依，此非气柔贞静者，不能息其炎上之火。又取其汁润滋阴，味咸养脉，主治朝凉夜热，盗汗遗精，神疲力怯，腰痛腿酸，瘫痪拘挛，手足虚弱，久疟血枯……病由真脏衰，致元阴不生，非此味浊纯阴者，不能补其不足之阴。（《药品化义》）

○龟禀北方之气而生，乃阴中至阴之物，专行任脉，上通心气，下通肾气，故能补阴治血治劳……但胃虚少食，大便不实，及妊娠禁用。（《本经逢原》）

○龟甲，畏狗胆，恶沙参、蜚蠊……通血脉……治腰脚血结，及疟邪成痞，得妇人头发、芎、归治难产，得枳壳开产门，配杜仲止泻痢，配鳖版烧研治人咬伤疮。酒醋猪脂随症炙用。阴虚燥热者禁用。肉，温，止寒嗽，疗血痢，除筋骨痛。龟胶……镇肾中之火，收孤阳之汗，安欲脱之阴，伏冲任之气。得丹皮、地肤止淋沥。佐北参、元参，止燥咳。止嗽牡蛎粉炒，养血，酒蒸化。脾胃虚寒，真精冷滑，二者禁用。（《得配本草》）

○恶矾，酒浸炙黄……治久咳，痰疟，至阴能除虚热，无虑阴火之亢烈也……然性寒，善消阳气，若阳虚假热，及脾胃命门虚寒者忌之。（《罗氏会约医镜·卷十八·本草》）

○龟尿走窍透骨，染须发，治哑聋。（《本草分经》）

○龟板咸寒，泄火，败脾，伤胃。久服胃冷肠滑，无有不死。朱丹溪以下庸工作补阴之方，用龟板、地黄、知母、黄柏，治内伤虚劳之证，铲灭阳根，脱泄生气，俗子狂夫，广以龟鹿诸药，祸流千载，毒遍九州，可痛恨也。烧研，治诸痈肿疡甚灵。（《玉楸药解·卷六》）

○多服恐伤脾土。酥炙煅灰用。恶人参，服板不宜中湿，中湿则板化为癥瘕。（《医方十种汇编·药性摘录》）

○单养贤曰：产后见此三证（交骨不开、产门不闭、子宫不收），总服生化汤，如交骨不开，加龟板一枚……交骨不开者，阴气虚也，龟为至阴，板则交错相解，故用之。（《女科经纶·卷五》）

○龟版效用：为滋养强壮药，适用于结核性疾患：如骨结核、淋巴结核、肛门结核，及其他慢性衰弱症、急性、热病之恢复期等，能解热、止血、止咳，并用痔漏及妇人子宫出血，胎前产后之带下，疟疾脾脏肿大，以及小儿软骨病等。（《现代实用中药》增订本）

○功能滋阴、益精、补心、潜风阳。（《科学注解本草概要·动物部》）

○龟板性味同龟甲。上甲即龟甲，下甲即龟板，皆善治阴虚、食积发热……龟板续骨，逐瘀血……龟板腹下可十钻遍者，名败龟，治血麻痹。方书多用败龟，取钻焫之多者，一名漏天机。（《东医宝鉴·卷二·汤液篇》）

○龟甲补心，龟灵物，故补心甚验，作末点服良。（《东医宝鉴·卷三·内

景篇》）

○药效：补血、强壮。用途：脚弱、骨疽、脚气。（《临床应用汉方处方解说》）

【验方举要】

○人咬伤：以龟板研末，脂麻油调敷，干则易。（《拙老笔记》）

○治乳痈，龟板去两边，烧存性，为末，每服三钱，陈酒送下。此方不论有孕无孕皆可服之。服后侧患处睡半日，三服而愈。（《良朋汇集·卷七》）

○血疯疮：龟壳一个，烧存性，桐油调搽。（《疡医大全·卷之二十五》）

○龟尿治久聋，取得尿盛青葱管中，滴入耳中。取尿法：以明镜照龟，龟淫发放尿。又艾灸其尻亦放。（《东医宝鉴·外形篇·卷二》）

【按】

龟甲、龟肉、龟胶均可入药，是历代公认的滋阴养血佳品。龟肉含蛋白质、脂肪、无机盐等；龟甲含骨胶原、角质、脂肪、钙、磷等，是营养价值很高的补品。多年来，民间常以龟制品作为益寿健身之品，对其"益心智"、"久服，轻身不饥"等功效，现代科学的实验研究表明，龟甲通过环核苷酸系统对细胞起调控作用，而达"滋阴"效果，如改善细胞反应性、改善能量代谢、改善内分泌功能及免疫功能等。《本草分经》、《东医宝鉴》言龟尿治耳聋，效验如何，录此，以待研究。

辛夷

Xinyi

辛夷系木兰科植物望春花 *Magnolia biondii* Pamp.、玉兰 *Magnolia denudata* Desr. 或武当玉兰 *Magnolia sprengeri* Pamp. 的干燥花蕾。常用别名有辛矧、迎春、木笔花等。味辛，性温。归肺、胃经。功能散风寒，通鼻窍。主要用于治疗风寒头痛，鼻塞，鼻渊，鼻流浊涕等病症。常用剂量3～9克；外用适量。

【各家论述】

○味辛，温。主五脏身体寒热风，头脑痛，面野；久服下气轻身，明目增年耐老。（《神农本草经》）

○温中解肌，利九窍，通鼻塞、涕出，治面肿引齿痛，眩冒，身几几如在车船之上者。生须发，去白虫。（《名医别录》）

○能治面生野疱。面脂用，主光华。（《药性本草》）

○通关脉，明目。治头痛、憎寒、体噤、瘙痒。（《日华子本草》）

○性温，味辛微苦。治脑漏鼻渊，祛风，新瓦焙为末。治面寒痛，胃气痛。热酒服。（《滇南本草》）

○（治）鼻渊、鼻衄、鼻窒、鼻疮及痘后鼻疮，并用研末，入麝香少许，葱白蘸入数次。（《本草纲目》）

○能解寒热、憎寒、体噤，散风热，利九窍，除头风脑痛、眩目、瘙痒，疗面肿引齿疼痛，若治鼻塞涕出、鼻渊、鼻衄、鼻疮及痘后鼻疮，并宜为末入麝香少许，以葱白蘸药入数次甚良。（《景岳全书·卷四十九·本草正》）

○辛夷味辛，（治）鼻塞流涕，香臭不闻，（为）通窍之剂。（《寿世保元·卷一·本草·药性歌括》）

○辛夷，主五脏身体寒热，风头脑痛，面野，解肌，通鼻塞涕出，面肿引齿痛者，皆二经受风邪所致。足阳明主肌肉，手太阴主皮毛，风邪之中人，必自皮毛肌肉，以达于五脏，而变为寒热；又鼻为肺之窍，头为诸阳之首，三阳之脉会于头面，风客阳分则为头痛、面野、鼻塞、涕出、面肿引齿痛。辛温能解肌散表，芳香能上窜头目，逐阳分之风邪，则风证自愈矣。眩冒及身几几如在车船之上者，风主动摇之象故也，风邪散，中气温，则九窍通矣。（《本草经疏》）

○辛夷降泄肺胃，治头痛、口齿痛、鼻塞，收涕，去齄，散寒，止痒。涂面润肤，吹鼻疗疮。（《玉楸药解·卷二》）

○辛夷，辛温入肺胃气分，能助胃中清阳上行，通于头脑，温中解肌，通

窍，治九窍风热之病。（《本草分经·肺》）

〇辛夷，辛温气浮，散肺中风热。治鼻渊浊涕，鼻塞日久。但血虚火炽及偶感风寒不闻香臭者忌用。恶石脂。（《医方十种汇编·药性摘录》）

〇肺窍在鼻，胃脉环鼻上行，凡中气不足，清阳不升，则头痛鼻塞，九窍不利，辛夷能助胃中清气，上达高巅，故诸证悉愈。除头风、脑痛、眩冒、面肿、鼻塞、鼻渊、目昏、齿痛。疗鼻疮，及痘后鼻烂。按辛香走窜，体虚者，鼻塞属外感者，头痛属血虚火炽者悉忌之。（《罗氏会约医镜·卷十七·本草中》）

〇性味辛寒，轻浮入肺，兼入胃经，能引胃中清气上行，遇于头脑，为脑热鼻渊之专药。（《徐大椿医书全集·药性切用·卷之三上》）

〇效用：为镇痛药，治头痛。又用为鼻病药，适用于肥厚性鼻炎、鼻窦炎蓄脓症等。又感冒鼻塞头疼等症亦适用之。（《现代实用中药》增订本）

〇药效：发散，兴奋。用途：鼻炎，蓄脓症，头痛。（《临床应用汉方处方解说》）

【验方举要】

〇治鼻渊：辛夷半两，苍耳子二钱半，香白芷一两，薄荷叶半钱。上并晒干，为细末，每服二钱，用葱、茶清食后调服。（《济生方·苍耳散》）

〇治齿牙作痛，或肿或牙龈浮烂：辛夷一两，蛇床二两，青盐五钱。共为末掺之。（《本草汇言》）

〇治鼻塞：辛夷为末，葱茶清服一钱，又绵裹塞鼻中。（《东医宝鉴·外形篇·卷二》）

【按】

药理研究证实，辛夷挥发油有收缩鼻黏膜血管作用，此外还有抗过敏、兴奋子宫、降血压、抑制皮肤真菌和白色念珠球菌等作用。辛夷与苍耳子常配伍治疗鼻病。然辛夷质轻气浮上行，宣通鼻窍作用较强，有鼻病专药之誉；苍耳子散风湿之力较强，且能活络止痛，为祛风除湿之圣药。

Moyao
没药

没药系橄榄科植物没药树 *Commiphora myrrha* Engl 或其他同属植物茎干皮部渗出的油胶树脂。常用别名有末药。味苦，性平。归心、肝、脾经。功能活血止痛，消肿生肌。主要用于治疗经闭，痛经，胃腹疼痛，跌打伤痛，痈疽肿痛及肠痈等病症。常用剂量为3～10克；外用适量。胃弱者慎服。孕妇不宜用。

【各家论述】

○味苦辛。主打搕损，心腹血瘀，伤折踒跌，筋骨瘀痛，金刃所损，痛不可忍，皆以酒投饮之。（《药性本草》）

○温，无毒。主折伤马坠，推陈致新，能生好血，研烂，以热酒调服。堕胎，心腹俱痛及野鸡漏痔、产后血气痛，并宜丸、散中服。（《海药本草》）

○破癥结宿血，消肿毒。（《日华子本草》）

○主破血止痛。疗杖疮、诸恶疮、痔漏卒下血、目中翳、晕痛、肤赤。（《开宝本草》）

○散血消肿，定痛生肌……乳香活血，没药散血，皆能止痛消肿，生肌，故二药每每相兼而用。（《本草纲目》）

○能破血散血，消肿止痛，疗金疮杖疮、诸恶疮、痔漏、痈肿，破宿血癥瘕及堕胎，产后血气作痛。凡治金刃跌坠、损伤筋骨、心腹血瘀作痛者，并宜研烂，热酒调服，则推陈致新，无可不愈。（《景岳全书·卷四十九·本草正下》）

○没药止痛仍破血，主除折跌治金疮，更宜产后诸余疾，推陈致新理内伤。（《医经小学·卷之一·药性指掌》）

○《本草经》，没药味苦平，无毒。然平应作辛，气应微寒。凡恶疮痔漏，皆因血热瘀滞而成，外受金刃及杖伤作疮，亦皆血肉受病。血肉伤则瘀而发热作痛，此药苦能泄，辛能散，寒能除热。水属阴，血亦属阴，以类相从，故能入血分，散瘀血，治血热诸疮及卒然下血证也。（《本草经疏》）

○入十二经。散瘀破结，消肿定痛，为血痹消滞专药。微焙用。（《徐大椿医书全集·药性切用·卷之三上》）

○没药破血宣瘀止痛。治同乳香，生肌散毒，相兼而用。（《医方十种汇编·药性摘录》）

○没药散血平肝。破结气，通滞血，消肿解毒，定痛生肌。治一切恶疮、金伤跌折、目赤晕翳，破癥堕胎。按乳香活血，没药散血，故二者相须为用。凡身

痛不由血瘀而因血虚，产后恶露去多，腹内虚痛，疮毒已溃，皆禁用之。（《罗氏会约医镜·卷十七·本草中》）

○久服舒筋膜，通血脉，固齿牙，长须发。（《本草述》）

○血滞则气壅，故经络满急，发肿作痛，没药善通壅滞，则血行而气畅痛止也……宣血气之滞，医疮腐之疼，可攻目翳，堪堕胎儿。（《本草征要》）

○没药味苦辛，无毒……破血止痛，为产后最宜。（《医方捷径·卷四》）

○效用：为抑制气管、阴道、子宫等分泌过多之"制泌药"，兼有通经锁痉作用，与乳香功用相同。又为健胃驱风药，用于消化不良，大便秘结等症。（《现代实用中药》增订本）

○没药为镇痛、祛痰、防腐药，功能理血，止痛，破癥结宿血，诸恶毒肿。（《科学注解本草概要·植物部》）

○药效：镇痛，疏通。用途：痈疽，风湿病，神经痛。（《临床应用汉方处方解说》）

○没药性平，味苦，无毒。破癥结宿血，止痛，主打扑伤，折筋骨，瘀痛，金疮，杖疮，诸恶疮，痔漏，消肿毒，卒下血，去目中翳，晕痛，肤赤。（《东医宝鉴·汤液篇·卷三》）

【验方举要】

○治五痔：没药一两（研），黄矾、白矾、溺垩（火煅）各半两，麝香一钱（研）。上五味并研令匀。每用时先以葱汤洗拭净，以药干敷。（《圣济总录·消毒没药散》）

○治历节诸风，骨节疼痛，昼夜不可忍者：没药半两（研），虎胫骨三两（涂酥，炙黄色），先捣罗为散，与没药同研令细。温酒调二钱，日三服。（《本草图经》）

○异功散：治小儿诸般病症，角弓反张，胸高脐凸。以透明没药为末，姜汤调下。（《保婴撮要·卷五·腹痛》）

○治痈疽疮毒，腐去新生：乳香、没药各等分。火炙去油，乳细搽上，以膏贴之。此药毒未尽则提脓外出，如毒已尽则收口。（《疡医大全·海浮散》）

○治杖疮，肿痛不可忍：没药细研取一钱，热酒调服。（《东医宝鉴·杂病篇·卷九》）

【按】

乳香与没药为止痛常用药，多相须为用。然乳香辛香走窜温通，长于调气，没药重在调血，破瘀之力较强，故二者相配，使气调血活，止痛之功更著。

Chenxiang
沉香

沉香系瑞香科植物白木香 *Aquilaria sinensis*（Lour.）Gilg 含有树脂的木材。常用别名有蜜香、沉水香等。味辛、苦，微温。归脾、胃、肾经。功能行气止痛，温中止呕，纳气平喘。主要用于治疗胸腹胀闷疼痛，胃寒呕吐呃逆，肾虚气逆喘急等病症。常用剂量为1.5～4.5克。入煎剂宜后下。

【各家论述】

○微温。疗风水毒肿，去恶气。（《名医别录》）

○味苦，温，无毒。主心腹痛，霍乱中恶，邪鬼疰，气清入神。（《海药本草》）

○调中，补五脏，益精壮阳，暖腰膝，去邪气。止转筋、吐泻、冷气、破癥癖，（治）冷风麻痹，骨节不住，湿风皮肤痒，心腹痛，气痢。（《日华子本草》）

○补肾，又能去恶气，调中。（《珍珠囊补遗药性赋》）

○治上热下寒，气逆喘息，大肠虚闭，小便气淋，男子精冷。（《本草纲目》）

○沉香，气芬芳，其味辛而无毒。气厚味薄，入足阳明太阴少阴，兼入手少阴足厥阴经。《本经》疗风水肿毒者，即风毒水肿也。水肿者，脾湿也，脾恶湿而喜燥，辛香入脾而燥湿，则水肿自消。凡邪恶气之中人，必从口鼻而入，口鼻为阳明之窍，阳明虚则恶气易入，得芬芳清阳之气，则恶气除而脾胃安矣……沉香治冷气、逆气，气郁气结，殊为要药。（《本草经疏》）

○能抑阴助阳，扶补相火，其气辛，故能通天彻地，条达诸气，除转筋霍乱和噤口泻痢，调呕逆胃翻喘急，止心腹胀满疼痛，破癥癖，疗寒痰和脾胃，逐鬼疰恶气及风湿骨节麻痹、皮肤瘙痒结气。（《景岳全书·卷四十九·本草正下》）

○沉香降气，能补命门，祛邪暖胃，保守元真。（《明医指掌·卷一·药性歌》）

○沉香，纯阳而升，体重而沉，味辛走散，气雄横行，故有通天彻地之功，治胸背四肢诸痈及皮肤作痒。且香能温养脏腑，保和卫气。若寒湿滞于下部，以此佐舒经药，善驱逐邪气；若跌扑跌伤，以此佐和血药，能散瘀定痛；若怪异诸病，以此佐攻痰药，能降气安神。总之，疏通经络，血随气行，痰随气转，凡属痛痒，无不悉愈。（《药品化义》）

○沉香，温而不燥，行而不泄，扶脾而运行不倦，达肾而导火归元，有降气之功，无破气之害，洵为良品。（《本草通玄》）

○辛苦性温，诸木皆浮，而沉香独沉。入右肾命门，力能坠痰下气，为宣导下行专药。药磨汁冲用。阴虚血燥，气陷火炎均忌。（《徐大椿医书全集·药性切用·卷之三》）

○辛苦温，入右肾命门，暖精助阳，温中平肝，下气而坠痰涩，降而能升，故又理气调中。阴虚者勿用。磨汁服。（《本草分经·命门》）

○坚肾，补命门，温中，燥湿，泻心，降逆气，凡一切不调之气，皆能调之。（《医林纂要》）

○按诸香如木香之专调滞气，丁香之专疗寒气，檀香之升理上焦气，皆不得如沉香之功能，言其养诸气，保和卫气，降真气也……木香能疏导滞气，而沉之宜于气郁气结者，则有不同；木香能升降滞气，而沉之能升降真气者，则有不同；丁香能祛寒开胃，而沉之调中止冷者，则有不同；檀香能升发清阳，而沉之升降水火者，则有不同。（《本草述》）

○沉香。体重色黑，落水不浮，补火降气，归肾治心腹疼痛，噤口毒痢，癥癖邪恶，冷风麻痹，气痢气淋。病属虚寒者皆可用。唯气虚下陷者勿投。（《医方十种汇编·药性摘录》）

○沉香升降诸气，上至天而下至泉，以导诸药为之使耳。（《成方便读·除痰之剂》）

○至若鸡骨香，乃杂树之坚节，形色似香，纯是木气，《本草纲目》以为沉香之中品，误矣。（《南越笔记·卷十四》）

○沉香为兴奋药，功能辟恶，除风，去水，壮元阳，破痃癖。（《科学注解本草概要·植物部》）

○效用：为芳香健胃驱气药，治气逆喘促有效。又治闭尿症（因阴唇及尿道之肿胀而起者），并用于神经性呕吐、呃逆、腹痛，及因精神郁悒而致之胸闷、胃脘痛，有镇静、镇痛、收敛及驱风等作用。（《现代实用中药》增订本）

○药效：镇静，镇痛，解毒。用途：癫痫，癔病，脚气，喘气，骨节疼痛。（《临床应用汉方处方解说》）

【验方举要】

○治胸膈痞塞，心腹胀满，喘促短气，干哕烦满，脚气上冲：香附（炒，去毛）四百两，沉香十八两半，缩砂仁四十八两，甘草一百二十两。上为细末。每服一钱，入盐少许，沸汤点服，空心食。（《局方·沉香降气丸》）

○罗太元曰：有孕妇三月，呕吐痰并饮食，每寅卯时作，作时觉少腹有气上冲，然后膈满而吐，此肝脉挟冲脉之火冲上也。用沉香磨水化抱龙丸，一服，膈

宽，气不上，吐上。(《女科经纶·卷三》)

【按】

据化学分析，沉香所含的挥发油中，主要成分为苄基丙酮和对甲氧基苄基丙酮。临床用沉香1.5克、侧柏叶3克，共研细末，每天在临睡前顿服，治疗支气管哮喘有效。

Qianghuo
羌活

羌活系伞形科植物羌活 *Notopterygium incisum* Ting ex H.T.Chang 或宽叶羌活 *Notopterygium forbesii* Boiss. 的干燥根茎及根。常用别名有羌青、胡王使者、羌滑、退风使者、黑药等。味辛、苦，性温。功能散寒，祛风，除湿，止痛。主要用于治疗风寒感冒头痛，风湿痹痛，肩背酸痛等病症。常用剂量为3～9克。

【各家论述】

○味苦辛，无毒。治贼风，失音不语，多痒血癞，手足不遂，口面㖞斜，遍身顽痹。（《药性本草》）

○治一切风并气，筋骨拳挛，四肢羸劣，头旋，眼目赤疼及伏梁水气，五劳七伤，虚损冷气，骨节酸疼，通利五脏。（《日华子本草》）

○羌活……升也，阴中之阳也。其用有四：散肌表八风之邪；利周身八节之痛，排阴阳肉腐之疽；除新旧风湿之证。乃手、足太阳表、里引经药也。（《珍珠囊补遗药性赋·主治指掌·逐段锦》）

○羌活味苦甘，平，微温，无毒。主风寒所击，金疮止痛，奔豚痫痉，女子疝瘕。疗诸贼风，百节痛风无火新者。（《增广和剂局方·药性总论·草部上品之上》）

○去肾间风邪，搜肝风，泻肝气，治项强腰脊痛。（《汤液本草》）

○羌活，气微温，味甘苦，治肢节疼痛，手足太阳经风药也。加川芎治足太阳、少阴头痛，透利关节。（《医学启源·卷之下·用药备旨·药类法象》）

○羌活、独活，皆能逐风胜湿，透关利节，但气有刚劣不同尔。（《本草纲目》）

○羌活苦温散表风，利支节排巨肠痈，更除新旧风寒湿，手足太阳表里通。（《医经小学·卷之一·药性指掌》）

○羌活功能条达肢体，通畅血脉，攻彻邪气，发散风寒风湿。故疡证以之能排脓托毒，发溃生肌；目证以之治羞明隐涩，肿痛难开；风证以之治痿、痉、癫痫、麻痹、厥逆。盖其体轻而不重，气清而不浊，味辛而能散，性行而不止，故上行于头，下行于足，遍达肢体，以清气分之邪也。（《本草汇言》）

○羌活乃却乱反正之主帅，……风能胜湿，故羌活能治水湿，与芎藭同用，治太阳、厥阴头痛，发汗散表，透关利节，非时感冒之仙药也。昔人治劳力感寒，于补中益气汤中用之，深得补中寓泻之意。（《本经逢原》）

○羌活通闭逐痹，发表驱风，泄湿除风。治中风痿痹，喎斜，关节挛痛，皮肤瘙痒，痈疽疥癞诸病。（《玉楸药解·卷一》）

○羌活……辛温能散，气雄善走。治风寒湿邪、头痛项强、遍身百节骨疼、刚痉柔痉、眼目赤肿、邪闭憎寒、壮热无汗。小无不入，大无不出，为拨乱反正之主药，且奏效甚捷。按羌活性猛，轻重量用，若血虚体弱，表松自汗者，忌之。（《罗氏会约医镜·卷十六·本草》）

○羌活入足太阳，为拨乱反正之主药，除关节痛，痛甚无汗者倍之。（《成方切用·卷三上》）

○羌活……气雄入膀胱当游风，兼入肝肾气分，搜风胜湿，治督脉为病，周身百节痛。（《本草分经·膀胱》）

○羌活为镇痛镇静药，功能理诸风湿痹。（《科学注解本草概要·植物部》）

○药效：发汗，解热，镇痛。用途：感冒，诸关节痛，筋肉痛。（《临床应用汉方处方解说》）

【验方举要】

○产肠脱出：羌活二两，煎酒服。（《子母秘录·产后》）

○集验疗诸噎方：羌活五两，捣，用水一升浸三宿，每日温服五合瘥。（《外台秘要·卷八·诸噎方》）

○羌活酒，治孕妇中风噤反张，脉弦浮者。羌活两半，防风一两，黑豆一两，好酒五斤浸一宿，每服一合。（《徐大椿医书全集·女科指要·卷三·中风》）

○百岁酒：治聋明目，黑发驻颜。方用：蜜炙箭芪二两，当归一两二钱，茯神二两，党参一两，麦冬一两，茯苓一两，白术一两，熟地一两二钱，生地一两二钱，肉桂六钱，五味子八钱，枣皮一两，川芎一两，龟胶一两，羌活八钱，防风一两，枸杞一两，广皮一两，凡十八味，外加红枣二斤，冰糖二斤，泡高粱烧酒20斤。煮一炷香时，或埋土中七日更好，随量饮之。军门云：此名周公百岁酒，其方得之塞上。周翁自言服此方四十年，寿已愈百岁。翁家三代皆饮此酒，相承无七十岁以下人……有名医熟玩此方，久而憬然曰："水火既济，真是良方。其制胜全在羌活一味。此所谓小无不入，大无不通，非神识神手，莫能用此也。"（《归田琐记·卷七》，见《笔记小说大观》）

○羌活散：治产后中风语涩，四肢拘急。羌活三两为末，每服五钱，水酒各半盏，煎服。（《济阴纲目·卷之十二·中风》）

○治风热上攻，眉棱骨痛：羌活二钱，黄芩酒炒，一钱五分，白水煎服。（《疡医大全·卷之十》）

○羌活酒方：羌活（去芦头）半两，独活（去芦头）半两，芎䓖半两，大麻子仁（炒研）一合，黑豆（去尘土）一合不捣。上五味，内四味，粗捣筛，以黍米酒四升浸，炒黑豆令烟起，乘热倾于酒中。绞去渣，每服二三合，日二夜一。主治：偏风，冒闷不知人，手足弹曳之证。（《百药效用奇观》）

【按】

羌活含有挥发油、有机酸（棕榈酸、硬脂酸、油酸、亚麻酸）及生物碱等，具有显著的抗炎、镇痛、解热作用。羌活升散气雄，辛燥性较强，故血虚痹痛，阴虚外感，表虚汗出者均宜慎用。

Hezi

诃子

诃子系使君子科植物诃子 *Terminalia chebula* Retz. 或绒毛诃子 *Terminalia chebula* Retz.var.*tomenteua* Kurt. 的干燥成熟果实。常用别名有诃黎勒、诃黎、随风子等。味苦、酸、涩，性平。归肺、大肠经。功能涩肠敛肺，降火利咽。主要用于治疗久泻久痢，便血脱肛，肺虚喘咳，久嗽不止，咽痛音哑等病症。常用剂量为3~9克。凡外有表邪、内有湿热积滞者忌服。

【各家论述】

○通利津液，主破胸膈结气，止水道，黑髭发。(《药性本草》)

○主冷气心腹胀满，下宿物。(《新修本草》)

○主五膈气结，心腹虚痛，赤白诸痢及呕吐咳嗽，并宜使皮，其主嗽。肉炙治眼涩痛。(《海药本草》)

○消痰，下气，除烦，治水，调中，止泻痢，霍乱，奔豚肾气，肺气喘急，消食开胃，肠风泻血，崩中带下，五膈气。怀孕未足月漏胎及胎动欲生，胀闷气喘。并患痢人后分急痛，产后阴痛，和蜡烧熏及热煎汤熏洗。(《日华子本草》)

○治痰嗽咽喉不利，含数枚。(《本草图经》)

○诃黎勒，气虚人亦宜，缓缓煨熟，少服。此物虽涩肠，而又泄气，盖其味苦涩。(《本草衍义》)

○……治奔豚冷气。(《珍珠囊补遗药性赋·木部》)

○上焦元气虚陷者，当避其苦降之性。(《景岳全书·下册·卷四十九·本草正》)

○诃黎(诃子肉)虽涩，涩而生津。(《明医指掌·卷二·类中风·中气》)

○生用则能清金行气，煨用则能暖胃固肠。(《本草通玄》)

○气虚及暴嗽、初泻，不可轻用。(《医学入门》)

○诃子，同乌梅、五倍子用，则收敛；同橘皮、厚朴用，则下气；同人参用，则能补肺治咳嗽。(《本草纲目》)

○咳嗽因于肺有实热，泄泻因于湿热所致，气喘因于火热冲上，带下因于虚热而不因于虚寒，及肠澼初发，湿热正盛，小便不禁因于肾家虚火，法并忌之。(《本草经疏》)

○虚人不宜独用。(《本草求真》)

○诃子，味酸微苦，气涩。入手阳明大肠，手太阴肺经。收庚金而住泄，敛

辛金而止咳，破壅满而下冲逆，疏郁塞而收脱陷。（《长沙药解·卷三》）

○嗽痢初起，外邪未除，尤为切忌。生则清肺行气，酒蒸熟去核用肉则温胃固肠。（《医方十种汇编·药性摘录》）

○诃黎勒有通有塞，通以下涎液，消宿食，破结气，涩以固肠脱。仲景取之，亦通塞互用之意也。（《医门法律·卷四》）

○诃子能降能收，兼得其善，盖金空则鸣，肺气为火邪郁遏，以致吼喘咳嗽，或至声哑，用此降火敛肺，则肺窍无壅塞，声音清亮矣。取其涩可去脱，若久泻久痢，则实邪去而元气脱，用此同健脾之药，固涩大肠，泻痢自止。（《药品化义》）

○诃子，苦以泄气消痰，酸以敛肺降火，涩以收脱止泻，温以开胃调中。（《家庭医师·第六章·药物》）

○诃子，以水湿面包裹煨熟，或酒浸蒸，并去核取肉，焙干用。（《东医宝鉴·汤液篇·卷三》）

【验方举要】

○治气利：诃黎勒十枚（煨），为散，粥饮和，顿服。（《金匮要略·诃黎勒散》）

○下气消食：诃黎一枚为末，瓦器中水一大升，煎三两沸，下药更煎五沸，如曲尘色，入少盐，饮之。（《食医心镜》）

○疗呕逆不能多食方：诃黎勒，三两去核煨，上一味捣为散，蜜和丸，空腹服二十丸，日二服，以知为度。（《外台秘要·卷六·呕逆吐食》）

○治风痰宿食不消，大便泻。诃黎勒三枚，取皮为末，和酒顿服，三五次妙。（《外台秘要》）

○风热冲顶热闷：诃黎二枚为末，芒硝一钱，同入蜡中，搅令消，摩涂热处。（《外台秘要》）

○治一切气疾宿食不消：诃黎一枚，入夜含之，至明嚼咽。又方：诃黎勒三枚，湿纸包，煨熟去核，细嚼，以牛乳下。（《千金方》）

○治水泻下痢：诃黎勒（炮）二分，肉豆蔻一分，为末。米饮每服二钱。（《圣惠方》）

○治老人久泻不止：诃黎勒三分（煨，用皮），白矾一两（烧灰）。上药捣细罗为散。每服不计时候，以粥饮调下二钱。（《圣惠方·诃黎勒散》）

○治气嗽，嗽久者亦主之：生诃子一枚含之，咽津，瘥。瘥后不知食味，煎槟榔汤服之，便有味。（《医学纲目·卷之二十六·咳嗽》）

○治老人气虚不能收摄，小水频行，缓放即自遗下，或涕泪频来，或口涎不收：诃黎勒，不用煨制，取肉，时时干嚼化，徐徐含咽。（《本草汇言》）

○治口疮经久不愈：诃黎勒五个（酒润，草纸裹煨熟，肉与核共捣细），好冰片一分。共研匀细，不时掺入少许，口含徐徐咽下。（《本草汇言》）

○治下痢转白：诃子三个，二炮一生，为末，沸汤调服。水痢，加甘草末一钱。（《普济方》）

○赤白下痢，诸药服遍，久不瘥，转为白脓，令狐将军传方：用诃黎勒三枚，两炮一生，并取皮末之，以沸浆水一合服之。（《续名医类案·卷八·痢》）

○治妊娠阴肿，安胎顺血汤：诃子（制），水煎温服。（《竹林女科证治·卷二·安胎下》）

○出声音方：诃子炮去核，木通各一两，甘草五钱，用水三升，煎一升半，生姜地黄汁一合，再煎数沸，放温分六服。澄按：诃子治逆气，破结气，木通利九窍，故能。声音，借用治肺痈亦甚妙。（《不居集·上集·卷之二十三》）

○治内障生翳，及瞳孔散大，因劳心过度：圆明膏：诃子、柴胡、麻黄、黄连、生地、粉甘草、归身。瞳孔散大，故加诃子以收之也。（《成方切用·卷十二上》）

○治呕逆，脉虚无力者，人参诃子散：人参两半，诃子三两，炒，炙甘草八钱。为散，生姜汤煎服三钱。（《徐大椿医书全集·下·女科指要卷五·产后门》）

○诃子佐樗根白皮，止肠澼泻血。（《本草述钩元》）

【按】

药理研究表明，诃子具有收敛、缓解平滑肌痉挛、抗癌抑癌、抗菌抑菌等作用。临床以诃子为主治疗急性细菌性痢疾、大叶性肺炎、白喉带菌者、湿疹、内痔等有较好疗效。传统认为，诃子收敛，新病外感不宜用。验之临床，用于外感咳嗽、声嘶哑，颇有效验，未见敛邪之虞。

Buguzhi

补骨脂

补骨脂系豆科补骨脂属一年生草本植物补骨脂 *Psoralea corylifolia* L. 的干燥成熟果实。常用别名有胡韭子、破故纸、补骨鸱、黑故子等。味辛、苦，性温。归肾、脾经。功能温肾助阳，纳气止泻。主要用于治疗阳痿遗精，遗尿尿频，腰膝冷痛，肾虚作喘，五更泄泻；外用治白癜风，斑秃。常用剂量为6~9克；外用20%~30%酊剂涂患处。阴虚火旺，大便秘结者忌服。

【各家论述】

○主男子腰疼，膝冷囊湿，逐诸冷痹顽，止小便利，腹中冷。（《药性本草》）

○治冷劳，明耳目。（《日华子本草》）

○主五劳七伤，风虚冷，骨髓伤败，肾冷精流及妇人血气堕胎。（《开宝本草》）

○固精气。（《品汇精要》）

○治肾泄，通命门，暖丹田，敛精神……忌诸血，得胡桃、胡麻良。（《本草纲目》）

○补骨脂，能暖水脏，阴中生阳，壮火益土之要药也。（《本草经疏》）

○壮元阳，缩小便，膝冷痛，肾虚泄泻。（《本草备要》）

○酒蒸，或盐水炒用。忌芸薹、羊血，恶甘草。治下焦无火，肾冷精流，……按补骨脂能补相火以通君火，脾土自旺。（《罗氏会约医镜·卷十六》）

○补骨脂性降而善闭，故能纳气定喘，止带浊泄泻。（《成方切用·卷六下》）

○若因水衰火盛而见精流泄泻或因气陷而堕胎者切忌。（《医方十种汇编·药性摘录》）

○温暖水土，消化饮食，升达脾胃，……止遗精，收小儿遗溺，兴丈夫痿阳，除阴囊之湿，关节之凉。（《玉楸药解·卷一》）

○此性燥助火，凡病阴虚火动，阳道妄举，梦遗尿血，小便短涩，及目赤口苦舌干，大便燥结，内热作渴，火升嘈杂，湿热成痿，以致骨乏无力者，皆忌服。（《本草害利》）

○能敛神明，使心包之火与命门之火相通，因而元阳坚固，骨髓充实，以其气温味苦，涩以止脱故也。（《本草求真》）

○破故纸佐以胡桃，有木火相生之妙。（《本草述钩元》）

○为兴奋强壮剂，用于男子阳痿无力、遗精不禁，女子月经不调、白带淋漓、子宫冷感等。又用于老人衰弱者之腰痛、遗尿、尿频及肠结核慢性下痢等。（《现代实用中药》增订本）

○主骨髓伤败。或丸服、或末服并佳。（《东医宝鉴·外形篇·卷三》）

【验方举要】

○二神丸：治脾肾虚弱，全不进食：破故纸四两（炒香），肉豆蔻二两（生）。上为细末，用大肥枣四十九个，生姜四两，切片同煮，枣烂去姜，取枣剥去皮核用肉，研为膏，入药和杵，丸如梧桐子大。每服三十丸，盐汤下。（《本事方》）

○补骨脂丸：治下元虚败，脚手沉重，夜多盗汗。此药壮筋骨，益元气，补骨脂四两（炒香），菟丝子四两（酒蒸），胡桃肉一两（去皮），乳香、没药、沉香（各研）三钱半。炼蜜丸如梧桐子大。每服二三十丸，空心盐汤温酒任下，自夏至起，冬至止，日一服。（《和剂局方》）

○青娥丸：治肾气虚弱，风冷乘之；或血气相搏，腰痛如折，起坐艰难，俯仰不利，转侧不能；或因劳役过度，伤于肾经；或处卑湿，地气伤腰；或坠堕伤损，或风寒客搏，或气滞不散，皆令腰痛；或腰间似有物重坠，起坐艰辛者，悉能治之：胡桃（去皮膜）二十个，蒜（熬膏）四两，破故纸（酒浸炒）八两，杜仲（去皮，姜汁浸炒）十六两。上为细末，蒜膏为丸。每服三十丸，空心温酒下；妇女淡醋汤下。常服壮筋骨，活血脉，乌髭须，益颜色。（《和剂局方》）

○治打坠腰痛，瘀血凝滞：破故纸（炒）、茴香（炒）、辣桂等分。为末，每热酒服二钱。（《仁斋直接方》）

○治妊娠腰痛，通气散：用破故纸二两，炒香为末。先嚼胡桃肉半个，空心温酒调下二钱。此药神妙。（《妇人大全良方》）

○治精气不固：破故纸、青盐等分，同炒为末。每服二钱，米饮下。（《三因方》）

○治牙疼痛久不已，补骨脂散：补骨脂二两，青盐半两，二味同炒，令微爆为度，假令取出捣为细末，每用少许以指蘸药擦于牙齿疼处，有津即吐，误咽无妨，每日丁香散与补骨脂散相间使用。（《御药院方·卷九·治咽喉口齿门》）

○小便无度，肾气虚寒。破故纸十两酒蒸，茴香十两盐炒，为末，酒糊丸梧子大。每服百丸，盐酒下。或以末糁猪肾煨食之。（《普济方》）

○小儿遗尿，膀胱冷也。夜属阴，故小便不禁。破故纸炒为末，每夜热汤服五分。（《婴童百问》）

○补骨脂煎：其方用破故纸十两，拣洗为末，用胡桃肉去皮二十两，研如泥，即入前末。更以好蜜炼蜜和匀如饴，盛瓷器中，且以温酒化药一匙服之。不饮酒者，温热水化下。弥久则延年益气，悦心明目，补添筋骨。（《永乐大典·卷一万一千六百二十》）

○治妊娠腰痛不可忍者：补骨脂炒香为末，嚼核桃肉半个，空心温黄酒调服二钱。（《良朋汇集·卷七》）

○通气散，治挫闪气滞腰痛：补骨脂（瓦上炒）一两，研末，空心先嚼胡桃肉一个，酒调下。（《女科秘诀大全·胎前应用各方》）

○治风虫牙痛，痛连头脑：补骨脂炒五钱，乳香二钱五分为末擦之，或为丸塞孔内。（《疡医大全·卷之十六》）

○补骨脂酊：治白癜风（白驳风），扁平疣（疣症）：补骨脂六两，75%酒精十二两。将补骨脂碾碎置酒精内，浸泡七昼夜，过滤去渣备用。用棉球蘸药涂于患处，并摩擦5~15分钟。（《赵炳南临床经验集·酒浸剂》）

【按】

药理研究表明，补骨脂具有扩张冠脉、抗癌、致光敏、升高白细胞、止血、抗菌、抗着床和雌激素样作用。单用补骨脂制剂临床用于治疗银屑病、妇科出血、病态窦房结综合征、白细胞减少、外阴白斑、秃发、支气管哮喘等有较好疗效。因其致光敏作用而用治白癜风也有一定效果。

Lingzhi

灵芝

灵芝系多孔菌科植物赤芝 *Ganoderma lucidum*（Leyss. exFr.）Karst. 或紫芝 *Ganoderma. japonicum*（Fr.）Lioyd 的子实体。常用别名有菌灵芝、灵芝草、木灵芝等。味甘，性平。归肺、心、脾经。功能益气血，安心神，健脾胃。用于治疗失眠多梦，心悸，健忘，痰多咳嗽，喘促，食少便溏，神疲乏力等病证。作水煎剂内服 3～15 克；研末内服，1.5～3 克，每日 2～3 次。浸酒服，20% 酊剂，每次 10mL，每日 2～3 次。

【各家论述】

○赤芝主胸中结，益心气，补中，增智慧不忘。久食轻身不老，延年神仙……紫芝主耳聋，利关节，保神，益精气，坚筋骨，好颜色。久服身轻不老延年。（《神农本草经》）

○紫芝疗痔。薯预为之使。得发良，恶恒山。畏扁青、茵陈蒿。（《本草经集注》）

○赤芝安心神。（《新修本草》）

○紫芝疗虚劳。（《本草纲目》）

○治神经衰弱，失眠，消化不良等慢性疾患。（《中国药用植物图鉴》）

○治老年慢性支气管炎，咳嗽气喘。（《灵芝》）

○滋养强壮。主治头晕，失眠，神经衰弱，高血压病，血胆固醇过高症，肝炎，慢性支气管炎，哮喘，矽肺，风湿性关节炎；外用治鼻炎。（《全国中草药汇编》）

○养心安神，补肺益肝。适用于血不养心，心悸，失眠，健忘，肺虚咳喘，日久不愈，以及肝炎恢复期，神疲纳呆等症。（《中国传统补品补药》）

【验方举要】

○治虚劳短气，胸胁苦满，唇口干燥，手足逆冷，或有烦躁，目视䀮䀮，腹内时痛，不思饮食：紫芝一两半，山茱萸、天雄（炮裂，去皮）、柏子仁（炒香，别研）、枳实（去瓤，麸炒黄）、巴戟天（去心）、白茯苓（去黑皮）各一分半，人参、生干地黄（洗、焙）、麦门冬（去心，焙）、五味子（去茎叶，炒）、半夏（汤洗去渣，炒）、牡丹皮、附子（炮裂，去脐皮）各三分，蓼实、远志（去心）各一分，泽泻、瓜子仁（炒香）各半两。上十八味，捣罗为末，炼蜜和

丸，如梧桐子大。每服十五丸，温酒下，空心日午、夜卧各一服，渐至三十丸。（《圣济总录·紫芝丸》）

○治神经衰弱，心悸头晕，夜寐不宁：灵芝1.5～3g，水煎服，每日2次。（《中华本草》）

○治慢性肝炎，肾盂肾炎，支气管哮喘：灵芝焙干研末，开水冲服，每服0.9～1.5g，每日3次。（《中华本草》）

○治白细胞减少症：用灵芝胶囊（每粒0.5g，相当于灵芝固体培养基4.16g），每次4粒，每天3次，饭后服，10～20天为1疗程。（《中华临床中药学》）

○预防高原反应：成人每次服灵芝菌片3片，每日早晚各一次。可使由平原进入海拔4 000～5 000m高原的人员的急性高原反应发病率有显著降低。（《中药药理与应用》）

○治过敏性鼻炎：灵芝煎浓汤，过滤后，频频滴鼻。（《食物中药与便方》）

【按】

灵芝是自然界一种重要的药用真菌，具有重要的药用和保健价值，其中以赤芝为最佳。药理研究表明，灵芝能降低中枢神经系统兴奋性，有镇静、镇痛和抗惊厥作用。对呼吸系统有明显的祛痰作用，能松弛支气管平滑肌，能拮抗过敏反应介质组胺和SRS-A对气管的收缩作用，发挥止咳平喘疗效。对于循环系统，能增强心肌收缩力，提高心肌耐缺氧能力，改善冠状动脉血循环，并有降血压、降血脂、抗动脉粥样硬化作用；还能抑制血小板聚集，预防动脉血栓形成。对肝脏有保护作用，具有解毒、降血糖及抗放射效应；有刺激造血系统作用，可以促进骨髓细胞增生，提高外周血白细胞数及血红蛋白的含量。

最值得关注的是，灵芝对人体免疫系统有双向调节作用，可以增强机体的免疫防御和免疫监督机制，具有良好的抗肿瘤、抗衰老作用。在肿瘤防治方面，研究表明，经现代破壁处理后的灵芝孢子释放出丰富的多糖类、有机锗、三萜类、甾醇类等有效成分，具有破坏肿瘤细胞的端粒酶，达到毒杀癌细胞的目的，同时通过有机锗，调整肿瘤细胞的内环境，使之不利生存，提高巨噬细胞生长，促进合成白介素Ⅰ和Ⅱ的功能。临床应用证实，对减轻或消除放化疗引起的白细胞减少、脱发、食欲减退、呕吐等副反应均有较好疗效。

E jiao
阿胶

阿胶系马科动物驴 *Equus asinus* L. 的皮，经漂泡去毛后熬制而成的胶块。常用别名有驴皮胶、傅致胶、盆覆胶等。味甘，性平。归肺、肝、肾经。功能补血止血，滋阴润肺。主要用于治疗血虚萎黄，眩晕心悸，肌痿无力，心烦不眠，虚风内动，肺燥咳嗽，劳嗽咯血，吐血尿血，便血崩漏，妊娠胎漏等病症。常用剂量为 5～10 克。入汤剂应烊化冲服。如果脾胃虚弱，不思饮食，或消化不良，以及呕吐泄泻者均宜慎用。

【各家论述】

○阿胶，味甘平。主治心腹内崩，劳极洒洒如疟状，腰腹痛，四肢酸疼，女子下血，安胎。久服轻身益气。（《神农本草经》）

○主丈夫小腹痛，虚劳羸瘦，阴气不足，脚酸不能久立，养肝气。（《名医别录》）

○阿胶育神，凡惊风后，眼中瞳人不正，可以阿胶一倍，人参半倍煎与之。（《仁斋小儿方论·卷之二·中风证治》）

○凡治喘嗽，不论肺实、肺虚，可汗、可温、可下，药中须用阿胶，便得安肺润肺，其性和平，肺经要药。（《仁斋小儿方论·卷之四·喘咳》）

○阿胶而痢嗽皆止。（《珍珠囊补遗药性赋·总赋·温性》）

○止血安胎，兼除痢嗽。（《用药法象》）

○喘用阿胶。（《医学启源·卷之上·主治心法》）

○性平味淡，气味俱薄，浮而升，阳也。能补肺气不足……坚筋骨，和血脉，益气止痢。（《医学启源·卷之下·用药备旨》）

○治一切风。（《日华子本草》）

○续气入手太阴经，补血行厥阴路。主阴气不足，泄利无休。（《丹溪手镜·卷之中》）

○疗吐血衄血，血淋尿血，肠风下痢。女人血痛血枯，经水不调，无子，崩中带下，胎前产后诸疾。男女一切风病，骨节疼痛，水气浮肿，虚劳咳嗽喘急，肺痿唾脓血，及痈疽肿毒。和血滋阴，除风润燥，化痰清肺，利小便，调大肠，圣药也……阿胶大要只是补血与液，故能清肺益阴而治诸症。按陈自明云：补虚用牛皮胶，去风用驴皮胶。成无己云：阴不足者，补之以味，阿胶之甘，以补阴血……痢疾多因伤暑伏热而成，阿胶乃大肠之要药。有热毒留滞者，则能疏导；

无热毒留滞者，则能平安。（《本草纲目》）

〇阿胶甘温，止咳脓血，吐血胎崩，虚羸可啜。（《寿世保元·卷一·本草》）

〇阿胶甘温能益肺，又能止嗽唾如脓，补虚更可安胎气，治痿强阴壮骨隆。（《医经小学·卷之一·药性指掌》）

〇能扶劳伤益中气，其性降，故能化痰清肺……其性养血，故能止吐血、衄血、便血、尿血、肠风、下痢及妇人崩中带浊、血淋、经脉不调，其味甘缓，故能安胎，固漏，养血，滋肾，实腠埋，止虚汗，扑补痈疽肿毒。（《景岳全书·下册·卷四十九·本草正》）

〇山药为使，畏大黄……夫东阿井系济水所生，性急下趋，清而且重，用之煎煮，搅浊澄清，所以能清上炎之火及上逆之痰也。（《雷公炮制药性解》）

〇阿胶，其言化痰，即阴气润下，能逐炎上之火所化者，非概治湿滞之痰也。其言治喘，即治炎上之火，属阴气不守之喘，非概治风寒之外束，湿滞之上壅者也。其言治血痢，如伤暑血痢之血，非概治湿盛化热之痢也。其言治四肢酸痛，乃血涸血污之痛，非概治外淫所伤之痛也。即治吐衄，可徐徐奏功于虚损，而暴热为患者，或外感抑郁为患者，或怒气初盛为患者，亦当审用。（《本草述》）

〇治内伤腰痛，强力伸筋，添精固肾。（《本草纲目拾遗》）

〇《梦溪笔谈》曰：古说济水伏流地中，今历下凡发地皆是流水。世传济水经过其下，东阿亦济水所经，取井水煮胶，谓之阿胶。用搅浊水则清，人服之，下膈、疏痰、止吐，皆取济水性趋下，清而重，故以治瘀浊及逆上之疾。今医方不载此意。（《渊鉴类函·卷三十四》）

〇山东兖州府有阿井……其性下，其质厚，用以煎胶，治痨瘵之圣药也。（《柳南续笔·卷二》）

〇清肺养肝，补阴滋肾，止血去瘀，除风化痰，润燥定喘，利大小肠，治一切血病风病，大抵补血与液，为肺、大肠要药。伤暑伏热成痢者必用之，胃弱脾虚者酌用，化痰蛤粉炒，止血蒲黄炒。（《本草分经·手太阴肺》）

〇阿胶补血液以达于肺肝。使左右升降之道路，润泽自如。（《成方便读·补养之剂》）

〇止胞胎之阻疼，收经脉之陷漏，最清厥阴之风燥，善调乙木之疏泄。（《医学摘粹·本草类要·补药门》）

〇阿胶之滋润，去风即所以和血。以此治利，即以此为大补。彼治利而好用参术者，当知所返矣。白头翁加甘草阿胶汤方，主治：产后下利虚极。（《金匮要略浅注·卷八》）

〇养阴荣木，补血滋肝……最清厥阴之风燥，善调乙木之疏泄。（《长沙药

解·卷二》）

○通润心肺与肾，除风化痰养神……牛胶亦能养血祛风，然远逊真阿胶。（《医方十种汇编·药性摘录》）

○养阴润燥，清肺豁疾，为虚劳嗽、吐血专药……东阿县井水煎成，不特益阴润燥，力能反浊澄清，清痰止血，神速。（《徐大椿医书全集·药性切用·卷之六》）

○久服轻身益气，温和之品也。（《罗氏会约医镜·卷十八·本草》）

○阿胶色黑入肾者，填补阴精。（《成方便读·黄连阿胶汤》）

○阿胶得火良……壮生水之源，补坎中之液……治带浊，一切血虚致疾，服无不效……得滑石利前阴，佐川连治血痢，君生地治大衄吐血……肺气下陷，食积呕吐，脾胃虚弱，三者禁用。（《得配本草·卷九》）

○阿胶得阿井纯阴之济水，又得纯黑补阴之驴皮，气味俱阴，既入肝经养血，复入肾经滋水，水利而热自制，故风自尔不生。（《本草求真》）

○降也，阳也。其用有四，保肺益金之气，止嗽蠲咳之脓，补虚安妊之胎，治痿强骨之力。（《医方捷径·卷三》）

○阿胶滋水涵木，因此可治大风……善补不犯壅滞，其性滑利，仲景猪苓汤用阿胶，滑利水道。况蓄水之人，非皆阳虚不化，不知阴虚亦气化无由，阿胶育阴以助气化，则小便通利。（《百药效用奇观》）

○为滋养强壮药。（《科学注解本草概要·动物部》）

○能益脾肾，滋精液，气质腥润黏濡，最润风木之枯燥。（《经证证药录·卷十一》）

○为止血药……并有滋养缓和，祛痰利尿之效。用于肺结核之咳嗽咯血，及消化性溃疡出血、肾结核尿血、伤寒肠出血等。凡体液消耗性疾患，均适用之。（《现代实用中药》增订本）

○止血、固摄，用途：出血、疼痛、尿不利、尿频数、咳嗽。（《临床应用汉方处方解说》）

○阿胶，体润道，而缓舒为之用。（《皇汉医学丛书·伤寒用药研究·卷下》）

【验方举要】

○疗妊娠血痢：阿胶二两，以酒一升半，煮取一升，顿服。（《产乳集验方·妊娠》）

○《广济》疗瘫痪风及诸风，手足不随，腰脚无力方：驴皮胶，五两，炙令微起。上一味，先煮葱豉一升别贮，又香淡豉二合，以水一升，煮豉去滓，内胶更煮六七沸，胶烊如饧，顿服之，及暖，吃前葱豉粥，任服多少，如冷吃令人呕

逆，顿服三四剂即止，风并瘥。（《外台秘要·卷十四·瘫痪风方》）

○胞转，小便不通……阿胶三两，水三升，煮取七合，顿服之。（《千金宝要·卷之三·霍乱吐泻第九》）

○阿胶散：治风热、涎潮、喘促、搐搦、窜视。透明阿胶，炒，二钱半，紫苏二钱。上为末，每服一钱，入乌梅肉少许同煎，灌下，神效。热出于肺，热则生风，阿胶清肺行小便故也，肺风用之尤妙。（《仁斋小儿方论·卷之一》）

○疗妊娠无故卒然下血不绝方：阿胶三两，用清酒一升半，煎取一升，顿服。（《妇人大全良方·卷之十二》）

○治妊娠伤寒大热甚，胎不安者方：阿胶一两，洗锉碎，以蛤粉末同炒泡，起筛去粉，候冷入碾，为细末。每服二钱，竹沥调下。（《卫生家宝产科备要方·卷七》）

○治妊娠尿血。用阿胶炒黄为散，每食前以粥饮调下二钱匕。（《医学纲目·卷之十七·诸见血门》）

○阿胶散：治漏胎，脉虚数者，阿胶四两，蒲黄灰炒，生地八两，捣取汁，阿胶为末，入地黄汁，同米饮二升，煎一升，温服。（《徐大椿医书全集·下·女科指要卷三》）

○阿胶枳壳丸：治燥秘，脉涩者。阿胶八两，枳壳四两，炒，为末蜜丸，米饮下三钱。（《徐大椿医书全集·下·女科指要卷五》）

○益阴利产方：治难产累日，脉微数者。阿胶八两，赤小豆一升，制为末，蜜丸，温酒下三四钱。（《徐大椿医书全集·下·女科指要卷四》）

○治难产困乏，明胶二两，好酒一升半，微火令熔，入生鸡子一枚，盐一钱，搅匀，温顿服，便产。（《东医宝鉴·杂病篇·卷十》）

553

【按】

据药理研究表明，阿胶有很好的补血作用，疗效优于铁剂，还具有抗休克、促进健康人淋巴细胞转化作用等。阿胶主要由胶原组成，水解可得多种氨基酸，含有钙和硫等。古书载阿胶"主一切风"，中医所谓风证，常表现抽搐、痉挛、麻木等症状，阿胶含有丰富的钙，还可以通过甘氨酸的作用，促进钙的吸收，使血钙达到正常水平，从而改善诸风证。按传统的方法服用阿胶，口感较差，研制适用于临床的阿胶液或阿胶胶囊、阿胶口服液等，是一项很有意义的工作。

Chenpi
陈皮

陈皮系芸香科植物橘 *Citrus reticulata* Blanco 及其栽培变种的干燥成熟果皮。常用别名有橘皮、贵老、黄橘皮、新会皮、广陈皮、红皮等。味苦、辛，性温。归肺、脾经。功能理气健脾，燥湿化痰。主要用于治疗胸脘胀满，食少吐泻，咳嗽痰多等病症。常用剂量为 3~9 克。舌赤少津、内有实热者慎用。

【各家论述】

○主胸中瘕热、逆气，利水谷，久服去臭，下气。（《神农本草经》）

○止呕咳，除膀胱留热，停水、五淋，利小便，主脾不能消谷，气冲胸中，吐逆霍乱，止泄，去寸白。（《名医别录》）

○治胸膈间气，开胃，主气痢，消痰涎，治上气咳嗽。（《药性本草》）

○去气，调中。（《本草拾遗》）

○消痰止嗽，破癥瘕痃癖。（《日华子本草》）

○去胸中塞邪，破滞气，益脾胃……加青皮钱半，去滞气，推陈致新。若补脾胃，不去白；若理胸中滞气，去白……少用同白术则益脾胃，其多及独用则损人……有甘草则补肺，无则泻肺。（《医学启源·卷之下·用药备旨》）

○陈皮……可升可降，阳中之阴也。其用有二：留白补胃和中；去白消痰泄气。（《珍珠囊补遗药性赋·主治指掌》）

○散气实痰滞，必用留白者微甘而性缓，去白者用辛而性速，泻脾胃痰浊、肺中滞气，消食开胃，利水通便、吞酸嗳腐、反胃嘈杂、呃逆胀满，堪除呕吐恶心皆效，通达上下，解酒除虫，表里俱宜，痈疽亦用，尤消妇女乳痈，并解鱼肉诸毒。（《景岳全书·下册·卷四十九》）

○凡人患嗽而有痰者，当以辛甘药理肺，唯陈皮最佳。用时须当去白……陈皮味辛，理上气，去痰理滞气。青皮味苦，理下气，二味俱用，散三焦之气也。（《普济方·卷一百五十八·咳嗽门》）

○陈皮甘温，顺气宽膈，留白和脾，消痰去白。（《万病回春·卷之一·药性歌》）

○疗呕秽反胃嘈杂，时吐清水。痰痞，痃疟，大肠闭塞，妇人乳痈……橘皮，苦能泻能燥，辛能散，温能和。其治百病，总是取其理气燥湿之功，同补药则补，同泻药则泻，同升药则升，同降药则降。脾乃元气之母，肺乃摄气之籥，故橘皮为二经气分之药，但随所配而补升降也。洁古张氏云，陈皮、枳壳，利其

气而痰自下，……同杏仁治大肠气闷，同桃仁治大肠血闷，……他药贵新，唯此贵陈。（《本草纲目》）

○橘皮，主胸中瘕热逆气，气冲胸中呕咳者，以肺主气，气常则顺，气变则逆，逆则热聚于胸中而成瘕，瘕者假也，如痞满郁闷之类也。（《本草经疏》）

○产后误用顺气耗气药，反增饱闷，虽陈皮亦不可多用。（《胎产秘书同·卷下》）

○新会皮，即新会县橘皮……橘白：即新会白，功专和胃进食。橘红：即新会红，又名杜橘红，力能利气化痰。陈久者良，化州者胜，勿为榴皮。会皮：古名陈皮。一种广皮，单取外面薄皮，即名广橘红，功专入肺，理嗽散寒。连白功同陈皮，而性稍烈，阴虚肺胃燥热均忌。（《徐大椿医书全集·药性切用·卷之四》）

555

○陈皮，宣肺气，燥脾湿，……广产陈久者良。治火痰童便制，寒痰姜汁炙，治下焦盐水炒。（《医方十种汇编·药性摘录》）

○陈皮，炒香尤能燥湿醒脾，使气行则痛止。（《医方集解·和解之剂·痛泻要方》）

○橘皮，长于降浊止呕，行滞消痰，而和平条达，不至破气而损正，行郁理气之佳药也。其诸主治，疗吹奶，调奶痛，……下鱼骨鲠。（《长沙药解·卷三》）

○陈皮，统治百病，由于理气燥湿之功……核治疝气，叶散乳痈。（《罗氏会约医镜·卷十七·本草》）

○痘疹灌浆时禁用。（《得配本草》）

○陈橘皮，能耗散真气，中气虚、气不归元者，忌与耗气药同用；胃气有火呕吐，不宜与温热香燥药同用；阴虚咳嗽生痰，不宜半夏、南星等同用；疟非寒甚者，亦勿施……橘核，气味苦平，入足厥阴经。治肾疼腰痛，膀胱气痛，小肠疝气及阴核肿痛……橘叶，气味苦平，入足厥阴经。主导胸膈逆气，行肝气，消肿散毒，乳痈胁痛，用之行经。散阳明厥阴经滞气，妇人妒乳，内外吹乳岩乳痈，用之皆效。（《本草述钩元》）

○橘皮辛苦甘温，疏泄通畅，能开肺窍，而通胃络，散脾精而行肝郁。唯开太阴之寒，故下气通神；唯通虚里之络，故利水去臭。和平条达，诚理气之圣药，第法须重用方效。（《经证证药录·卷十六》）

○陈皮，用于呃逆，胃内停水，胃弛缓。（《临床应用汉方处方解说》）

○橘皮，有白术则补脾胃，无白术则泻脾胃。有甘草则补肺，无甘草则泻肺……肺燥者，童尿浸，晒用。（《东医宝鉴·汤液篇·卷二》）

【验方举要】

○治干呕哕，手足厥者：橘皮四两，生姜半斤。上二味，以水七升，煮取三升。温服一升。（《金匮要略·橘皮汤》）

○治胸痹，胸中气塞短气：橘皮一斤，枳实三两，生姜半斤。上三味，以水五升，煮取二升，分温再服。（《金匮要略·橘皮枳实生姜汤》）

○取陈皮一斤，杏仁五两，去皮尖熬，如少蜜为丸，每日食前饮下三十丸，下腹藏间虚冷气。脚气冲心，心下结硬，悉主之。（《食疗本草·卷上》）

○治化食消痰，胸中热气：用橘皮半两微熬，为末。水煎代茶，细呷。（《食医心镜》）

○治卒食噎：橘皮一两（汤浸去瓤）。焙为末，以水一大盏，煎取半盏，热服。（《食医心镜》）

○治酒渣风，鼻上赤：橘子核（微炒）为末，每用一钱匕，研胡桃肉一个，同以温酒调服，以知为度。（《本草衍义》）

○疗产后小便不通。张不愚方：陈皮一两，去白，为末，空心，温酒调二钱，一服便适。（《妇人大全良方·卷之二十三·产后诸淋方论第五》）

○食中鱼毒，煮橘皮汤，停极冷饮之，其效甚大。（《千金宝要·卷之一·饮食中毒第四》）

○治脾胃不调，冷气暴折，客乘于中，寒则气收聚，聚则壅遏不通，是以胀满，其脉弦迟：黄橘皮四两，白术二两。上为细末，酒糊和丸如桐子大，煎木香汤下三十丸，食前。（《鸡峰普济方·宽中丸》）

○治反胃吐食：真橘皮，以壁土炒香为末，每服二钱，生姜三片，枣肉一枚，水二盏，煎一盏，温服。（《仁斋直指方》）

○治疳瘦：陈橘皮一两，黄连一两五钱（去须，米泔浸一日）。上为细末，研入麝香五分，用猪胆七个，分药入在胆内，浆水煮，候临熟，以针微扎破，以熟为度，取出以粟米粥和丸绿豆大，每服十丸至二三十丸，米饮下，量儿大小与之，无时。久服消食和气，长肌肉。（《小儿药证直诀·橘连丸》）

○治鱼骨鲠在喉中：常含橘皮即下。（《圣惠方》）

○治产后吹奶：陈皮一两，甘草一钱，水煎服，即散。（《本草纲目》）

○治大便秘结：陈皮（不去白，酒浸）煮至软，焙干为末，复以温酒调服二钱。（《普济方》）

○治喘疾：天台李翰林，有莫生患喘疾求医，李云：莫生病日久，我当治之。乃取青橘皮一片，展开入江子（即巴豆）一个。以麻线系定，火上烧烟尽，存性为末，生姜汁，酒一盏呷服之，到口便定，实神方也。（《名医类案·卷三·喘》）

○治卒心痛，用橘皮去白炙少许，煎饮之。（《众妙仙方·卷三·心气门》）

○因女色病阴证伤寒者：用陈皮等热锅内炒焦，以酒烹下，滤酒饮之。（《医学纲目·卷之三十三·劳复门》）

○治聤耳：青橘皮，烧灰，研为末。用棉裹如鸡头大，窒耳中，日三四易。（《当归草堂医学丛书·传信适用方·卷二》）

○治脓耳：陈皮，煅火一钱，加麝香少许，吹。（《疡医大全·卷之十三》）

○治乳痈未成即散，已成即溃，立刻止痛：陈皮去白尽，五钱，麝香一分。研细，酒调服二钱。（《疡医大全·卷之二十》）

○橘皮酒：治产后肌浮，以此行气。橘皮为末，每服二钱，酒调服。（《济阴纲目·卷之十三·浮肿》）

557

○治老人脾胃虚弱，饥饱不食。陈皮二两、仓米半斤用黄土拌，炒熟去土。共为细末，姜汁和丸桐子大。每服五十丸，食远米汤送下。（《良朋汇集·卷二》）

○解酒毒及酒渴，若要易醒，柑子皮焙为末，入盐少许，沸汤点一钱服，名曰独醒汤。（《东医宝鉴·杂病篇·卷四》）

○治呃逆，橘皮一两，浓煎，乘热顿服。（《东医宝鉴·杂病篇·卷五》）

○治卒失声，声不出，橘皮浓煎取汁频服。（《东医宝鉴·内景篇·卷二》）

【按】

药理研究表明，陈皮具有显著的抗炎、祛痰、镇咳及止吐作用。小量陈皮煎剂使离体及在体蟾蜍心脏收缩力增强，输出量增加；加大剂量则出现心脏抑制。陈皮煎剂静脉注射可使犬肾容积减小，肾血管收缩，尿量减少；对犬及兔可使动脉压升高。陈皮煎剂使家兔及小白鼠离体肠管、麻醉兔在体子宫呈强直性收缩，其作用与肾上腺素相似。此外，尚有抗炎、抗溃疡、利胆作用。

Fuzi

附子

　　附子系毛茛科乌头属多年生草本植物乌头 *Aconitum carmichaeli* Debx. 的子根的加工品。商品常用别名有盐附子、附片、黑顺片、黑附子、白附片、明附片、雄片等。味辛、甘，性大热。有毒。归心、肾、脾经。功能回阳救逆，补火助阳，逐风寒湿邪。主要用于治疗亡阳虚脱，肢冷脉微，阳痿，宫冷，心腹冷痛，虚寒吐泻，阴寒水肿，阳虚外感，寒湿痹痛等病症。常用剂量为3~15克。水煎服应先煎30~60分钟。孕妇禁用。不宜与半夏、瓜蒌、贝母、白及配伍同用。

【各家论述】

　　○附子味辛温。主风寒咳逆，邪气，温中，金疮，破癥坚积聚，血瘕，寒湿踒躄，拘挛膝痛，不能行步。（《神农本草经》）

　　○腰脊风寒，脚疼冷弱，心腹冷痛，霍乱转筋，下痢赤白，强阴，坚肌骨，又堕胎，为百药长。（《名医别录》）

　　○余尝闻台州村落，愚民有病，单服附子，是以患喉证死者多矣。陈无择三因论有云，附子不宜单服，须佐以人参、甘草、生姜，方可以制其毒……热病多而寒病少也。医者用姜、桂、乌、附潜燥之，药不审寒热虚实，岁运迁移，犹如抱薪救火，为害滋甚，可不慎乎。（《医说·续医说·卷三》）

　　○近世患阴证伤寒，往往疑似参差，初便不敢用附子，直待阴极阳竭而用之则为迟矣。大抵治法有是病而投是药，岂可狐疑而误治也哉。且夹阴伤寒先因欲事伏阴于内，却又着寒，内外皆阴，阴气独盛，则阳气以衰，故脉沉而足冷也，必须急用人参……佐以附子温肾经散寒，以退阴而回阳也……患痰嗽，昼夜不能安寝，屡易医，或曰风，曰火，曰热，曰气，曰湿，汤药杂投，形羸食减，几至危殆。其子恳求，治于张致和，脉之，乃曰脉沉而濡，湿痰生寒，复用寒凉，脾家所苦，宜用理中汤加附子。其夜遂得贴枕，徐进调理之剂，果安。或曰：痰证用附子何也？殊不知痰多者，戴元礼常用附子疗治之。（《医说·续医说·卷六》）

　　○附子、硫磺久服殒命：韩藩端公，自宣幕退居钟山，因服附子、硫磺过数，九窍百毛穴皆出血，唯存皮骨，小殓莫及，但以血缯举骨就棺而已。吁！可骇也。（《南部新书·己》）

　　○乌头、乌喙、天雄、附子、侧子凡五等，皆一物也。止以大小、长短、似像而名之。后世补虚寒，则须用附子，仍取其端平而圆大及半两以上者，其力

全，不僭。风家多用天雄，亦取其大者。以其尖角多热性，不肯就下，故取敷散也……余三等，则量其材而用之。（《本草衍义》）

○以附子大辛热，助阳退阴，温经散寒。（《医学启源·卷之中·六气方治》）

○治脾中大寒……气厚味薄，轻重得宜，可升可降，阳也。其用有三：去脏腑沉寒，一也；补助阳气不足，二也；温暖脾胃，三也。然不可多用……其性走而不守，亦能除肾中寒甚，以白术为佐，谓之术附汤，除寒湿之圣药也。治湿药中宜少加之，通行诸经，引用药也，及治闭经。（《医学启源·卷之下·用药备旨》）

○一云：疗偏风半身不遂，大风冷，痰癖胀满，呕逆翻胃，元脏伤冷，耳聋，风牙关急，治阴盛隔阳，伤寒。地胆为使。恶蜈蚣。畏防风、黑豆、甘草、黄芪、人参、乌韭。（《增广和剂局方·药性总论·草部下品之上》）

○黑附子入手少阳三焦、命门之剂，浮中沉无所不至……故行而不止。非若干姜止而不行也。非身凉而四肢厥者不可僭用。如用之者，以其治四逆也。（《汤液本草·卷之三》）

○阴证发斑……饮冰水，烦躁神昏脉数足冷者加附子。（《丹溪治法心要·卷一·斑疹第十四》）

○附子，禀雄壮之质，有斩关夺将之气，能引补气药行十二经，以追复散失之元阳；引补血药入血分，以滋养不足之真阴；引发散药开腠理，以驱逐在表之风寒；引温暖药达下焦，以祛除在里之冷湿。（《苍生司命·药性》）

○大概附子能温脾逐寒，川乌温脾去风，附子性重滞，川乌性轻踈。若寒痰当用附子，是风当用川乌。虽然乌头性热，以七次炮熟，散其热性，服之必效。※七枣汤：治疟及久疟但寒，并脾寒发热，用川乌一支，热多寒少者，汤泡七次，寒多热少者，火炮七次，切去皮焙干，分二次，水一碗半，枣七枚，姜七片，葱七根，煎至二盅，临发前先吃枣子，次滤去滓温服。（《普济方·卷一百九十八·诸疟门》）

○黑附子回阳，霸功赫奕。（《韩氏医通·药性裁成章第七》）

○一富翁患中寒阴症，名医盈座，最后延御医吴至，诊之曰：非附子莫救。但忘携来，令人之市，拣重者三枚，生切为一剂，计重三两，投之。众医吐舌，潜裁其半，以两半为剂进之，病遂已。吴复诊曰：何减吾成药也？问之，知减其半。曰：噫嘻，吾投三枚，将活三年也，今止活年半耳。后年余，复病而卒，脉药之神如此。（《名医类案·卷一·中寒》）

○经云：无伐天和，其症又无四肢厥冷，时当酷暑，而用附子何也？汪曰：参芪无附子无速效。（《名医类案·卷二·内伤》）

○病疟，胸中痞闷烦躁，昏不知人，愿得凉药清利上膈，其症上热下寒，脉

沉而微，以生姜附子作汤，浸冷俾服。逾时苏醒，自言胸膈疏爽，然不知实用附子也。（《名医类案·卷三·疟》）

○一老人痿厥，累用虎潜丸不愈，后于虎潜丸加附子立愈。盖附子有反佐之功也。（《名医类案·卷八·痿》）

○天雄，其气亲上，补上焦阳虚；附子其气亲下，补下焦阳虚；乌头守而不移，居乎中者也；侧子，其气轻扬，宜其发四肢、充皮毛，为治风疹之神妙也；乌喙，其气锋锐，宜其通经络、利关节，寻蹊达径，而直抵病所也。（《本草蒙筌》）

○其性浮中有沉，走而不守，因其善走诸经，故曰与酒同功，能除表里沉寒……阴疽痈毒，久漏，冷疮格阳，喉痹，阳虚二便不通及妇人经寒不调，小儿慢惊等证，大能引火归原，制伏虚热，善助参芪成功，尤赞术地建效，无论表证里证，但脉细无神，气虚无热者，所当急用……吴绶曰：附子乃阴证要药，凡伤寒传变三阴及中寒夹阴，虽身大热而脉沉者必用之，或厥冷脉沉细者，尤急需用之，有退阴回阳之力，起死回生之功，近世阴证伤寒，往往疑似而不敢用，直待阴极阳竭而用已迟矣。且夹阴伤寒，内外皆阴，舍此不用，将何以救之……然孕妇忌服，下胎甚速。合葱涎塞耳亦可治聋。（《景岳全书·卷四十八·本草正》）

○治三阴伤寒，阴毒寒疝，中寒中风，痰厥气厥，柔痓癫痫，小儿慢惊，风湿麻痹，肿满脚气，头风，肾厥头痛，暴泻脱阳，久痢脾泄，寒疟瘴气，久病呕逆，反胃噎膈……震亨曰：气虚热甚者，宜少用附子，以行参芪，肥人多湿，亦宜少加乌、附行经……乌附毒药，非危病不用，而补药中少加引导，其功甚捷。有人才服钱匕，即发燥不堪，而张百户，平生服鹿茸、附子药，至八十余，康健倍常。宋张杲《医说》载：赵知府耽酒色，每日煎干姜熟附汤吞硫黄金液丹百粒，乃能健啖，否则倦弱不支，寿至九十。他人服一粒即为害。若此数人，皆其脏腑禀赋之偏，服之有益无害，不可以常理概论也。（《本草纲目》）

○制附子法：附子重一两三四钱，有莲花瓣头底圆平者，先备童便五六碗，将附子先埋热草灰中半日，乘热投童便，浸五七日，揭皮切四块，仍浸二三日，用桑皮数重包之，浸湿埋灰大半月，取出切片，检视有白星者，乃用瓦上炙熟，至无白星为度，如急用即切，火炙黄，用之亦效。大凡阳气脱陷，子时至午时，恶寒，未至亥发热，如用熟附子不应，必用半生半熟，更不应，急用生附一二剂，然后量症治之。（《疬疡机要·下卷·各症方药》）

○则以有宜与不宜耳，是故宜补脾阳者，虽干姜附子转能生津。（《血证论·卷一·阴阳水火气血论》）

○用附子入肾以补阳气之根，用人参入肺以济出气之主，二药相济，大补元气。气为水之阳，水即气之阴，人参是补气之阴，附子是补水之阳，知此，则知一切补气之法。（《血证论·卷八·参附汤》）

○盖太阳病，无脉微恶寒之证，即不当用附子。（《医门法律·卷二》）

○然产后复有气血大虚，恶寒发热，烦躁作渴，乃阳随阴散之危证，宜用十全大补汤，如不应更加附子……此皆虚寒假热之候。（《医学心悟·第五卷·十全大补汤》）

○附子暖水燥土，泻湿除寒。走中宫而温脾，入下焦而暖肾，补垂绝之火种，续将断之阳根。治手足厥冷，开脏腑阴滞，定腰腹之疼痛，舒踝膝之挛拘，通经脉之寒瘀，消疝瘕之冷结，降浊阴逆上，能回哕噫，提清阳下陷，善止胀满……理中丸，方在人参，治霍乱吐利。腹满者，去术，加附子。水泛土湿，贼于乙木则为满，附子暖水而燥土也……人之神宁而魂安者，二火之归根也，君火飞则心悬而神悸，相火飘则胆破而魂惊。故虚劳内伤之证，必生惊悸。其原因水寒土湿，而二火不归故也。庸工以为血虚，而用清润之药，诸如归脾补心之方，误世多矣！当以附子暖水，使君相二火归根坎腑，神魂自安。但欲调水火，必先治土，非用补土养中，燥湿降逆之味，附子不能独奏奇功也。唯惊悸年深，寒块凝结，少腹硬满，已成奔豚者，莫用附子，用之药不胜病，反为大害……凡内伤虚劳，以及各门杂病，皆缘中气不足，水旺火奔，下寒上热，未有下热者。下寒若盛，即宜附子暖癸水而敛丁火，绝有奇功。（《长沙药解·卷四》）

○一男子胸肿一块，半载不消，令明灸百壮方溃，与大补药不敛，复灸以附子饼而愈。（《续名医类案·卷三十一·胸痛》）

○凡小儿胸有寒痰不时昏绝，醒即吐出如绿豆粉浓厚而带青色，此寒极之痰。前法皆不能化，唯以附子一枚，生姜一两，同捣烂，炒热布包，熨心背两处，熨完将姜附捻成一饼，贴胃口良久，其痰自开。（《经验良方·卷下》）

○至于附子，今人必待势不可为，不得已然后用之。不知回阳之功，当用于阳气将去之际。便当渐用以望挽回。若用于既去之后，死灰不可复燃矣。但附子性悍，独任为难，必得大甘之品，如人参、熟地、炙甘草之类，皆足以制其刚而济其勇，斯无往不利矣。（《成方切用·卷六》）

○生用暖肾脏，以祛寒湿；熟用补命火，以回元阳。盐水炒黑，专入肾脏，燥湿功胜，兼益元气……下寒上热，里寒外热之症最宜。（《徐大椿医书全集·药性切用·卷之二》）

○附子细长者为天雄，大燥回阳，补下焦肾命阳虚，逐风寒湿，为风家主药，发汗……止阴汗。（《本草分经》）

○其用走而不守，通行十二经，无所不至，能引补气药，以复失散之元阳，引补血药以滋不足之真阴，引发散药开腠理以逐在表之风寒，引温暖药达下焦，以祛在里之寒湿。治督脉为病及一切沉寒痼冷之症，生用发散，熟用峻补，误服祸不旋踵，中其毒者黄连、犀角、甘草煎汤解之，或用澄清黄土水亦可。（《本草分经·通行经络·热》）

○附子、天雄、乌头毒，大豆、绿豆各数合，煎浓汁饮。又远志、防风、枣、饴糖并解之。（《医碥·卷二·杂症·中毒》）

○慢惊之轻者，理中地黄汤内，多用姜桂亦可治愈。若虚寒至极者，非用附子不可。《本草》附子下注明治慢惊，可见温补乃治慢惊秘诀，无所疑也。（《寿世汇编·福幼篇·总论》）

○附子益太阳标阳，补命门之真火，助少阳之火热。盖人之命火，与太阳之阳，少阳之阳旺，行水自速。三焦通利，湿不得停，焉能聚而为痛，故用附子以为君，火旺则土强。（《温病条辨·卷二·中焦篇·椒附白通汤》）

○附子、肉桂斩关夺门之药，其性最热，倘不用之于熟地、山茱萸、北五味之中，则孤阳乘大热之势，沸腾而上矣。（《重订石室秘录·卷一·假治法》）

○附子虽云犯胎，然仲景附子汤亦治胎寒，但须真寒，方可酌用。（《济阴纲目·卷之九·伤寒》）

○附子而温通之中，又大具收敛之力，故治汗多之阳，肠冷泄泻，下焦阳虚阴走，精寒自遗，论者谓善补命门相火，而服之能使心脉跳动加速，是于君相二火皆能大有补益也。（《医学衷中参西录·上册·药物》）

○有内伤子死者，有久病胎萎子死者，以附子汤进三服，使胎脏温暖，凝血流动，盖附子能破寒气堕胎，此用温药之意也。（《女科经纶·卷四》）

○附子为兴奋药，并有强壮作用。（《科学注解本草概要》）

○药效：利尿、镇痛、强壮、兴奋、强心、保温。用途：复兴新陈代谢，阳虚寒厥冷症。（《临床应用汉方处方解说》）

○附子体温暖而升散，振赡（充足、供给）为之用。升散表里……升散心下……升散腹中也。振赡腹中也。（《皇汉医学丛书·内科学·伤寒用药研究·卷下》）

【验方举要】

○头风摩散：大附子一枚（炮），盐等分。上二味，为散，沐了，以方寸匕，以摩疾上，令药力行。（《金匮诠解》云：方中附子辛热力雄，以散风寒之热，又能温通血脉，以缓经络拘急……专取附子以散经络之引急。）（《金匮要略讲义·中风历节病脉证并治第五》）

○治伤寒厥逆方：其症为面青，四肢厥冷，腹痛身冷。用大附子二枚，炮制去皮脐，为末，每服三钱，姜汁半盏送下，以脐下火暖为度。（《华佗神方·卷四》）

○治阴虚牙痛神方：生附子研末，口津调敷两足心，极效。（《华佗神方·卷十二》）

○治背热如火方：用生附子研末，水调敷两足心，立效。（《华佗神方·卷

四》）

○《肘后》疗聤耳、耳中痛、脓血出方：附子末，以葱涕和灌耳中，取差。（《外台秘要·卷二十二》）

○《近效》疗喉痹方：大附子一个刮皮作四片，上一味，以蜜涂，火上炙稍热，即含咽汁，甜尽又取一片……如已作头即脓出，如未作头，立消，神验，忌猪肉冷水。（《外台秘要·卷二十三》）

○《文仲》疗五劳及饱食房室伤胃，令人大便数，至溷而不能便，日数十行，剧者下血，并妇人产后余疾，腹绞痛方。附子一枚炮，上一味，以猪脂如鸡子黄大，煎附子裂为候，削去上黑皮，捣筛蜜和丸，生食服如大豆三丸，日三，稍加，可至十丸，当长服之，永不痢。（《外台秘要·卷二十五》）

○解老人热秘方：大附子一个，烧留性，研为末，每服一钱，热酒调下。（《养老奉亲书·冬时用药诸方》）

○治气虚头痛。附子一只，炮，去皮脐。（《重订严氏济生方·头面门·头痛论治》）

○喉痹声鼾者，肺气将绝也，急以参膏或独参汤漱之。卒然如哑，吞吐不利，寒气客于会厌也，蜜炙附子片含之，勿咽。（《外科大成·分治部下·咽喉部》）

○治头风如神，附子一枚，生去皮脐，用绿豆一合同煮，豆熟为度，去附子，只吃豆，立瘥。每附子一枚，可煮五次后，末服之。（《医学纲目·卷之十五》）

○治疔疮甚者，用附子末，醋和涂之，干即再涂。（《医学纲目·卷之十九·痈疽所发部分名状不同》）

○治反胃。用附子一枚极大者，坐于砖上，四面着火，渐渐逼熟，淬入生姜自然汁中，再用火逼，再淬，约尽生姜汁半碗，焙干，入丁香二钱。每服二钱，水一盏，粟米少许，同煎七分，不过三服瘥。（《医学纲目·卷之二十二》）

○治寒客皮肤，壳壳然而坚，腹大身肿，按之陷而不起，色不变，病名肤胀。一剂未知，再作。大附子一个，重七钱者，生皮脐，半破，绿豆二两，以生姜二两切，水二碗煎至一碗，去渣，分三服，空腹温服。次日，将前附子破作四片，再用绿豆二两，姜一两，如前煎服。停三日，复将附子作八片，如煎服。（《医学纲目·卷之二十四·小腹胀》）

○治烂脚疮，用生附子为末，面水调敷之愈。（《医学纲目·卷之三十七·心主热》）

○诸疮患久成漏者，常有脓水不绝。其脓不臭，内无歹肉，尤宜用附子浸透，切作大片，厚三二分，于疮上著艾灸之，仍服内托之药。隔三二日再灸之，不五七次，自然肌肉长满矣。（《玉机微义·卷之十五·疮疡》）

○附子饼：治溃疡，气血虚不能收敛，或风邪袭之，以致气血不能运于疮所，不能收敛。用炮附子去皮脐，研末，以唾津和为饼，置疮口处，将艾壮于饼上，灸之。每日灸数次，但令微热，勿令痛。如饼干，再用唾津和做，以疮口活润为度。（《外科发挥·卷八·附方》）

○紫癜白癜一般风，附子硫黄最有功。姜汁调匀茄蒂擦，若经三度永无踪。（《古今医统大全·卷之九·癜风证》）

○霹雳散：阴盛格阳，身冷脉沉，烦躁欲饮水。附子（一枚五分，重者炮），用冷灰埋之，取出细研，入真腊茶一大钱同研，分作二服。每服水一盏煎六分，临熟入蜜一匙，候温冷服之。须臾躁止，得睡汗出瘥。（《古今医统大全·卷之十四·伤寒药方》）

○蜜附子：治格阳咽闭，吞吐不通，及脏寒闭塞等症。大附子，一枚，去皮脐，切作大片，用蜜涂炙令黄，含口中咽津，甘味尽，再涂蜜，炙用或易之。一方用桂含之。（《不居集·上集·卷之二十三》）

○治阴虚双蛾，附子一钱，盐水炒，每用一片含口中，后以六味地黄汤大剂饮之。附外治法：引火下行用附子一个为末，醋调贴涌泉穴。或用吴萸一两，白面五钱，水调贴涌泉穴，急针少商穴，则咽喉有一线之路矣。（《傅青主男科·伤寒门》）

○治痰：附子一两，半夏半两洗，左咬咀，分三服，水二盏，姜二十片，煎八分服，空心。一方去半夏用南星半两，名南附汤，一料作四服，煎煮同更，少加木香亦妙。（《当归草堂医学丛书·传信适用方·卷一》）

○治慢惊风，附子，炮去皮尖脐，用半个切片，用生姜三片，丁香五个，水一盏半，煎半盏灌之，令睡，醒来安乐，神妙急切，无丁香亦可。（《当归草堂医学丛书·传信适用方·卷四》）

○回阳散：治寒中少阴，昏沉厥冷脉细者。附子十两，炮，为散，生姜汁和酒调三钱，温服。（《徐大椿医书全集·下·杂病证治》）

○治阳虚头痛，脉沉细者。川芎三两，附子三两，醋炮黑为散，清茶煎二钱，去渣温服。（《徐大椿医书全集·下·女科指要·卷五》）

○黑金散：治儿枕痛，血下不快，脉细涩者。川芎两半，炒炭，附子两半，炮黑，为散，童便合酒煎二钱，去渣温服。（《徐大椿医书全集·下·女科指要·卷五》）

○小温经汤：治腹中冷痛，经候不调，脉沉者，炮附子三钱，全当归三钱，水煎，去渣温服。（《徐大椿医书全集·下·杂病证治·卷七》）

○风虫牙痛：附子一两烧灰，枯矾一分，研末擦之。（《疡医大全·卷之十六》）

○大人小儿口疮久治不效，附子为末醋调，男左女右贴脚心。（《疡医大

全·卷之十四》）

○痔漏：熟附子焙，明矾各一两，研细蜜丸桐子大，每服二丸酒下，一日三服。（《疡医大全·卷之二十三》）

○冻疮久烂不愈，生附子为末，面水调敷。（《疡医大全·卷之三十五》）

○又用生附子3克，麝香0.09克，同捣烂敷贴足底心，此即釜底抽薪之法，为马先生之经验，此法不仅能治腹痛、腹泻，而且能治牙疳腐烂出血等症。（《马培之医案论精要·第一篇》）

【按】

药理研究表明，附子具有强心、抗休克、改善循环、镇痛、抗炎、抗寒冷、肾上腺皮质激素样等作用。用附子为主的制剂临床治疗病态窦房结综合征、心力衰竭、胃下垂等病症有较好疗效。

实践证明，附子是一味偏性较大，而功专力著之品，用之得当确能起大症。但不少医家苦于对附子的用法、用量不好掌握，或谓其有毒，视之如虎，未能发挥附子的应有作用。其实，遣用附子只要能把握要领，临证就能得心应手，万无一失。首先，必须掌握应用附子的适应症。《伤寒论》之用附子者甚众，主要功用是取其回阳救逆、温阳祛寒、通阳止痛、助阳除湿、扶阳固表等几个方面，究其病机恒与"阳虚寒盛"有关，这就是用附子的原则。倘阴虚内热，断不可用。其次，是考虑附子的品种和剂量。如生附子毒性较大，性猛力宏，祛寒回阳之力最强，用于回阳救逆；炮附子最常用，效果迅捷，长于温阳祛寒；盐附子专能入肾温阳；淡附子效力较缓和；黑附子与炮附子效力差不多；白附子药力最差。关于附子的用量须据实际情况斟酌而定。《伤寒论》绝大多数用附子的方只用一枚，约相当于5～15克。经验认为，取其补阳用5克，取其温阳用10克，取其回阳用15克，取其祛寒止痛用15～20克。但这是一般而论，临床上还要根据所用附子的品种，病人的体质，心、肝、肾功能等情况来定。张仲景在《伤寒论》第174条去桂加白术汤方后注中曾说过"附子三枚，恐多也，虚弱家及产妇，宜减服之"，就是这个意思。关于附子的煎熬，若系市售经正规炮制后的附片，用量在15克以下者，一般先煎熬半小时即可；生附子15克宜先煎熬2小时后，待其不麻口时，方能放入其他药一起熬。用量超过常用量时，煎熬时间还要相应增加。此外配伍甘草、蜂蜜、干姜可解附子毒，组方时应适当考虑。

鸡内金

Jineijin

鸡内金系雉科动物家鸡 *Gallus gallus domesticus* Brisson 的干燥沙囊内壁。常用别名有内金、鸡膆胵里黄皮、鸡肫皮、鸡黄皮、鸡膆胵等。味甘，性平。归脾、胃、小肠、膀胱经。功能运脾消食，固精止遗。主要用于食积不消，呕吐泻痢，小儿疳积，遗尿，遗精等病症。常用剂量：作水煎服 3~10 克，研末服效果较好，每次 1.5~3 克。

【各家论述】

○膆胵里黄皮，主治泄利。（《神农本草经》）

○主小便利，遗溺。除热止烦。（《名医别录》）

○止泄精，并尿血，崩中带下，肠风泻痢。此即是肫内黄皮。（《日华子本草》）

○膆胵里黄皮微寒，主泄利，小便遗溺，除热止烦并尿血崩中带下。（《古今医统大全·卷之九十五·本草集要》）

○宽中健脾，消食磨胃，治小儿乳食结滞，肚大筋青，痞积疳积。（《滇南本草》）

○治小儿食疟，疗大人淋漓反胃，消酒积，主喉闭乳蛾，一切口疮，牙疳诸疮。（《本草纲目》）

○鸡内金……能愈诸疥，生肌敛口，大有奇效。人家不以为意，并不收留，若如此而收之，遇疥病者，用之胜于乳、没、儿茶。（《古今医统大全·卷之九十八·通用诸方》）

○肫是鸡之脾，乃消化水谷之所。其气通达大肠、膀胱二经。有热则泄痢遗溺，得微寒之气则热除，而泄痢遗溺自愈矣。烦因热而生，热去故烦自止也。今世又以之治诸疳疮多效。（《本草经疏》）

○治消瘅。（《本草述》）

○鸡内金扶中燥土，治……崩带、便红、口疮、牙疳、失尿、酒积食宿，胃反膈噎，并消痈疽发背。（《玉楸药解·卷五》）

○健脾开胃，祛肠风……得花粉治膈消饮水，配枯矾，敷牙疳口疮，拌人乳治小儿疟疾，同郁金贴朵腮疮蚀。（《得配本草》）

○治食积腹满，反胃泄利，及眼目障翳。（《本经逢原》）

○治喉痹，鸡内金勿洗，阴末煅末，竹管吹之。一切口疮，鸡内金煅灰敷。

鹅口，白鸡内金为末，乳服五分。走马牙疳，鸡内金不落水者五枚，枯矾五钱，共研搽。小儿疣目，鸡内金擦之自落。小儿疟疾，鸡内金煅存性，乳服，男用雌，女用雄。噤口痢，鸡内金焙研，乳汁服。反胃，鸡内金一具，煅存性研，酒下……发背初起，鸡内金不落水者，阴干，用时温水润开帖之，随干随润，以愈为度。发背已溃，鸡内金同棉絮焙末搽。疮口不合，鸡内金日贴之。阴头疳蚀，鸡内金不落水，拭净，新瓦焙脆出火毒，研细，先以米泔洗净搽之，亦治口疳。谷道生疮，鸡内金烧存性，研敷。（《随息居饮食谱·毛羽类第六·鸡膍胵》）

○乃鸡之脾也，不但能消水谷，而且能治泻利，食泻投之，必然中鹄。（《时病论·卷三·楂曲平胃法》）

○一味金鸡散亦妙（用鸡内金不经水洗者，不拘多少，烘干为末，不拘何食物皆加之，性能杀虫磨积，即鸡之脾也，能复脾之本性）。（《温病条辨·卷六·解儿难疳疾论》）

○化痰、理气，利湿。（《本草再新》）

○鸡肫皮能入肝而除肝热，入脾而消脾积，故后世以此治疳病也。（《要药分剂》）

○鸡内金为鸡之脾胃，中有瓷、石、铜、铁皆能消化，其善化有形郁积可知。且其性和平，兼有以脾胃补脾胃之妙，故能助健补脾胃之药，特立奇功，迥非他药所能及也……女子月信，若日久不见，其血海必有坚结之血。治此等证者，但知用破血通血之药，往往病犹未去，而人已先受其伤。鸡内金性甚和平，而善消有形郁积，服之既久，瘀血之坚结者，自然融化。矧此方与健脾滋阴之药同用，新血活泼滋长，生新自能化瘀也……其健运脾胃之力，既能流通补药之滞，其收涩膀胱之力，又能逗留热药之性也。（《医学衷中参西录·上册·医方》）

○鸡内金……其中原含有稀盐酸，故其味酸而性微温……用鸡内金为脏器疗法，若再与白术等分并用，为消化瘀积之要药，更为健补脾胃之妙品，脾胃健壮，益能运化药力以消积也……无论脏腑何处有积，鸡内金皆能消之，是以男之痃癖、女之癥瘕，久久服之皆能治愈……女子干血劳之证，最为难治之证也，是以愈者恒少。唯善用鸡内金者，则治之多能奏效……盖鸡内金善化瘀血，即能催月信速于下行也。（《医学衷中参西录·上册·药物》）

○有鸡内金之善消瘀积者以佐之；则补益与宣通并用。俾中焦气化，壮旺流通，精液四布，清升浊降，痰之根柢蠲除矣。健脾化痰汤：生白术二两，生鸡内金二两，去净瓦石糟粕，上药二味，各自轧细过罗，各自用慢火焙熟（不可焙过），炼蜜为丸，梧桐子大。每服三钱，开水送下。主治：脾胃虚弱，不能运化饮食，以至生痰。（《医学衷中参西录·上册·医方》）

○方步范曰：鸡内金能消能补，诚妙品也。（《遂初轩医话》）

○鸡内金是缩小便的专药，《医宗金鉴》有鸡内金丸，又有鸡膍胵散，均治遗尿，尿多症。（《程门雪医案·五官疾病·耳鸣》）

○为健胃消化药。（《科学注解本草概要·动物部》）

【验方举要】

○《子母秘录》小儿鹅口疮不乳方：右用鸡胵黄皮烧末，乳和服。（《幼幼新书·卷第五·初生有病》）

○鸡内金散：治溺床失禁。鸡膍胵一具，并肠洗净烧为灰，男用雌，女用雄，即是鸡肫内黄皮研为末，每服二钱，酒饮调服妙。（《医学纲目·卷之十四·闭癃遗溺》）

○治产后溺床失禁。用雄鸡膍胵一具并肠洗，烧为末，温酒调服方寸匕。（《济阴纲目·卷之十四·小便不禁》）

○含腮疮：鸡内金、郁金各等分研细，先用盐汤洗净，吹之。（《疡医大全·卷之十四》）

○走马牙疳：鸡内金不落水者五枚煅，枯矾五钱，研搽。（《疡医大全·卷之十六》）

【按】

鸡内金含有胃激素（ventriculin）、角蛋白，并含有17种氨基酸，微量的胃蛋白酶和淀粉酶。临床用鸡内金为主治疗慢性萎缩性胃炎、圆形脱发、早期肝硬化等有较好疗效。药理研究证实，鸡内金具有促进胃液分泌、增强胃的蠕动等作用。一般认为，鸡内金以打粉吞服较好，既节约又有效，唯口感不好，不便服用，有关剂型亟待改进。

鸡血藤

Jixueteng

鸡血藤系豆科攀援灌木植物密花豆 *Spatholobus suberectus* Dunn 的干燥藤茎。常用别名有血风藤、大血藤等。味苦、甘，性温。归肝、肾经。功能补血、活血、通络。主要用于治疗月经不调，血虚萎黄，麻木瘫痪，风湿痹痛等病症。常用剂量为10～15克，大剂量可用到30克。

【各家论述】

○活血，暖腰膝，已风瘫……壮筋骨，已酸痛，和酒服……治老人气血虚弱，手足麻木，瘫痪等证；男子虚损，不能生育及遗精白浊；男妇胃寒痛；妇人经水不调，赤白带下，妇女干血劳及子宫虚冷不受胎。（《本草纲目拾遗》）

○云南有鸡血藤胶，治妇人血枯症最灵。余在滇买数斤，然不知其藤何似……遂兼买其藤，携回镇安，取箐中藤相比，藤断处有汁赤色，与滇藤无异，乃知即此物也。煎胶治血亦效。（《檐曝杂记·卷三》）

○补中燥胃。（《本草再新》）

○去瘀血，生新血，流利经脉。治暑痧、风血痹症。（《饮片新参》）

○为强壮性之补血药，适用于贫血性之神经麻痹症，如肢体及腰膝酸痛，麻木不仁等。又用于妇女月经不调，月经闭止等，有活血镇痛之效。（《现代实用中药》增订本）

○治疗因放疗而发生的白细胞减少症。（《益寿中草药选解》）

【验方举要】

○治放射线引起的白血病、贫血，风湿痹痛等。鸡血藤30克，水煎服，每日1剂。（《益寿中草药选解》）

○治再生障碍性贫血。鸡血藤2份，花生衣1份。鸡血藤熬成浸膏，花生衣研粉，加淀粉、蜜糖适量混匀制丸，每丸重15克。每次服2丸，每天3次。（《益寿中草药选解》）

【按】

鸡血藤含鸡血藤醇，无羁萜及3β-无羁醇，蒲公英赛醇，菜油甾醇，豆甾醇，谷甾醇等化学成分。药理研究表明，鸡血藤具有补血、降血压、抗炎、增强子宫收缩等作用。据临床所见，称鸡血藤有补益、补血者，其机理是通过补血、活血化瘀，改善微循环，保证身体组织得到充分的血液供给来实现的。

八　画

青皮

　　青皮为芸香科常绿小乔木植物橘 *Citrus reticulata* Blanco 及其栽培变种的干燥幼果或未成熟果实的果皮。常用别名有青橘皮、青柑皮等。味苦、辛，性温。归肝、胆、胃经。功能疏肝破气，消积化滞。主要用于治疗胸胁胀痛，疝气，乳核、乳痈，食积腹痛等病症。常用剂量为3~10克。气虚者慎用。

【各家论述】

　　○主气滞、下食，破积结及膈气。（《本草图经》）

　　○有汗者不可用。（《仁斋直指方》）

　　○性寒味苦，气味俱厚，沉而降，阴也。其用有五：足厥阴、少阳之分，有病则用之一也；破坚癖二也；散滞气三也；去下焦诸湿四也；治左胁有积气五也……去滞气用青皮，多则泻元气。（《医学启源·卷之下·用药备旨》）

　　○青皮……其用有四：破滞气愈低而愈效；削坚积愈下而愈良；引诸药至厥阴之分；下饮食入太阴之仓……治左胁肝经积气……陈皮治高，青皮治低。（《珍珠囊补遗药性赋·主治指掌·逐段锦》）

　　○阴中之阳，苦能去滞，酸能入肝又入少阳三焦胆府，……解郁怒、劫疝。（《景岳全书·下册·卷四十九·本草正》）

　　○治胸膈气逆，胁痛，小腹疝气，消乳肿，疏肝胆，泻肺气……陈皮浮而升，入脾肺气分，青皮沉而降，入肝胆气分，一体二用，物理自然也。小儿消积，多用青皮，最能发汗，有汗者不可用。（《本草纲目》）

　　○青皮，性最酷烈，削坚破滞是其所长，然误服之，立损人真气，为害不浅。凡欲施用，必与人参、术、芍药等补脾药同用，庶免遗患，必不可单行也。（《本草经疏》）

　　○青橘皮，……凡病郁怒气逆而胁肋刺痛，或疝气冲筑而小腹牵弦，二者乃肝气不和之病也；或温疟痞闷而寒热不清，或下痢痛甚而小腹胀满，或小儿食疳

诸积而肚大肢瘦，三者乃脾气不和之病。此剂苦能泄，辛能散，芳香能辟邪消瘴，运行水谷，诚专功也。（《本草汇言》）

○橘之小者为青皮，功用悉同，但性较猛耳。青皮入肝……究竟主肺、脾之症居多。疟脉自弦，肝风之祟，青皮入肝散邪，入脾涤痰，故疟家必需之品。（《本草通玄》）

○老弱虚羸，尤宜全戒。（《本草蒙筌》）

○除痰消痞。（《本草备要》）

○小青皮，……为厥阴破气平肝专药。醋炒用。橘叶：消痈散滞。橘囊：聚气滑痰。桔核：散结消滞，为疝痛结核专药，炒用。（《徐大椿医书全集·药性切用·卷之四》）

○治疝痛乳痛，醋炒用。（《医方十种汇编·药性摘录》）

○青皮未经寒暑，燥气不消，故气赋性最烈。其色青，青属木，木主肝，故青独于肝经则入。（《本草求真》）

○若肝胆二经虚者，当先补而后用之。（《本草述钩元》）

○治胃痛，吐逆，解热，消痰水。（《现代实用中药》）

○青皮，为苦味健胃药。（《科学注解本草概要·植物部》）

○青皮、陈皮……二味俱用，散三焦气也。宜去白用……形小而色青，故名青皮……消积定痛，醋炒……乃肝胆二经之药，……若二经气血不足则当先补血，少用青皮可也。（《东医宝鉴·汤液篇·卷二》）

571

【验方举要】

○治疟疾寒热：青皮一两（烧存性）。研末，发前温酒服一钱，临时再服。（《圣惠方》）

○治乳痈，用青皮、陈皮为末，食后或汤或酒调服。（《丹溪治法心要·卷八小儿科·杂方第二十三》）

○治因久积忧郁，乳房内有核如指头，不痛不痒，五七年成痈，名乳癌：青皮四钱，水一盏半，煎一盏，徐徐服之，日一服，或用酒服。（《丹溪方》）

○治聤耳出汗：青皮烧研末，绵包塞之。（《本草纲目》）

○治唇燥生疮：青皮烧研末，猪脂调涂。（《本草纲目》）

○治膈下冷气及酒食饱满：常服用青皮四两，分作四。一分用汤浸一宿去穰；余三分用盐二两拌匀，良久，铫内微炒焦为末。每服一钱半，茶末五分，水一盏，煎七分，放温常服。用沸汤点服，尤妙。（《医学纲目·卷之二十一·痞》）

○治乳痈：小青皮一斤醋浸，三次晒燥磨细末，水法为丸，每服三钱，木瓜酒送下，自消。又方：穿山甲炒二两，青皮三两，研细末，用热酒调服三钱。

（《疡医大全·卷之二十》）

○乳岩初起：青皮、甘草各等分，共研细末，每服二钱。（《疡医大全·卷之二十》）

○治寒哮且痰多者：青皮一枚，巴豆（去壳）一粒。将青皮去瓤，入巴豆一粒，在火上煅红，研末。分1～2次服。（《马培之医案论精要·第四篇》）

○青皮，治吹乳，不痒不痛，肿硬如石，焙为末，酒调服二钱，神验。（《东医宝鉴·外形篇·卷三》）

【按】

药理研究表明，注射给药青皮比枳实、橘皮、香橼皮等同类制剂对麻醉猫具有更强的升压和抗休克作用。临床用青皮注射液治疗感染性、心源性、过敏性和神经源性休克有效。认为其抗休克机理主要是通过疏肝、破气、消滞，调节气机，调节血量，改善各脏腑功能，增加有效气血循环量来实现的。

青蒿

Qinghao

青蒿系菊科蒿艾属植物黄花蒿 *Artemisia annua* L. 的干燥地上部分。常用别名有蒿、草蒿、野兰蒿等。味苦、辛，性寒。归肝、胆经。功能清热解暑，除蒸，截疟。主要用于治疗暑邪发热，阴虚发热，夜热早凉，骨蒸劳热，疟疾寒热，湿热黄疸等病症。常用剂量为4.5~9克，煎服，或用鲜品捣汁。不宜久煎。

【各家论述】

○主疥瘙痂痒，恶疮，杀虱，留热在骨节间，明目。(《神农本草经》)

○生捣敷金疮，大止血，生肉，止疼痛。(《新修本草》)

○益气，长发，补中，明目，煞风毒。治骨蒸。烧灰淋汁，和石灰煎，治恶疮瘢瘤。(《食疗本草》)

○主妇人血气，腹内满，及冷热久痢。秋冬用子，春夏苗，并捣绞汁服。亦暴干为末，小便冲服。如觉冷，用酒煮。(《本草拾遗》)

○长毛发，发黑不老，兼去蒜发，心痛热黄，生捣汁服并敷之。泻痢，饭饮调末五钱匕。(《日华子本草》)

○味苦、微辛，性寒。阴中有阳，降中有散。主肝肾三焦血分之病，疗阴火伏留骨节，故善治骨蒸、劳热……杀虫毒及恶疮、湿疥。生捣可敷金疮、止血、止痛。(《景岳全书·卷四十八·本草正》)

○去湿热，消痰。治痰火嘈杂眩晕。利小便，凉血，止大肠风热下血，退五种劳热，发烧怕冷。(《滇南本草》)

○治疟疾寒热。(《本草纲目》)

○产后血虚，内寒作泻，及饮食停滞泄泻者，勿用。凡产后脾胃薄弱，忌与当归、地黄同用。(《本草经疏》)

○胃虚者，不敢投也。(《本草通玄》)

○苦寒芬芳，入肝胆血分，除骨髓蒸热，阴分伏热。(《本草分经·肝》)

○青蒿较柴胡力软，且芳香逐秽，开络之功则较柴胡有独胜。(《温病条辨·卷二·中焦篇·青蒿鳖甲汤》)

○善治血虚发热。(《罗氏会约医镜·卷十六·本草》)

○苦寒芬芳，得春生之气最早，入少阳、厥阴……为劳热、暑热专药。梗：兼和胃。(《徐大椿医书全集·上册·药性切用·卷之一》)

○青蒿，淋汁合和石灰，消诸瘀肉。(《玉楸药解·卷一》)

○青蒿，清肝肾三焦阴火伏留骨节。（《医方十种汇编·药性摘录》）

○青蒿苦寒，能从诸药入肌而解蒸。柴胡、青蒿皆感少阳生发之气，凡苦寒之药，多伤脾胃，唯青蒿芬芳入脾，独宜于血虚有热之人。（《成方切用·卷二上》）

○主治虚劳盗汗，……疗风毒心痛。（《本草述钩元》）

○青蒿，专解骨蒸劳热，尤能泄暑热之火，泄火热而不耗气血，用之以佐气血之药，大建奇功，可君可臣，而又可佐可使，无不宜也。但必须多用，因其体既轻，而性兼补阴，少用转不得力。又青蒿之退阴火，退骨中之火也，然不独退骨中之火，即肌肤之火，未尝不共泻之也，故阴虚而又感邪者，最宜用耳。又青蒿最宜沙参、地骨皮共用，则泻阴火更捷，青蒿能引骨中之火，行于肌表，而沙参、地骨皮只能凉骨中之火，而不能外泄也。（《本草新编》）

○青蒿亦有两种，一种发于早春，叶青如绵茵陈，专泻丙丁之火，能利水道，与绵茵陈之性不甚相远；一种盛于夏秋，微黄似地肤子，为少阳、厥阴血分之药，茎紫者为良。（《本经逢原》）

○青蒿，专解湿热，而气芳香，故为湿温疫疠要药。又清肝、胆血分之伏热，故为女子淋带、小儿痉痫疳蟨神剂。（《重庆堂随笔》）

○草蒿一本作青蒿，……用子勿用叶，用枝勿用子，四者若同用则成病。得童子小便浸之用良。（《医方捷径·卷四》）

○盖忧愁思虑则心伤而血竭，且心痛则不能养脾，故不嗜食，脾虚则金亏，故发嗽。肾水绝则水气不荣而四肢干痿，故多怒。不可用青蒿、虻虫等凉血行血，宜柏子仁丸、泽兰汤益阴血，以制虚火也。（《女科经纶·卷一》）

○为优良之解热药，解热而不发汗，并止盗汗，虽连续服用亦无害心力，且能增食欲，无副作用。适用于一切热病之中末期，又多应用于慢性久热，如结核热、产褥热、经久之间歇热及肠窒扶斯、黄疸病、各种神经性热病等。（《现代实用中药》增订本）

【验方举要】

○治疟疾寒热：青蒿一握，以水二升渍，绞取汁，尽服之。（《补缺肘后方》）

○治蜂螫人：青蒿捣敷之。（《补缺肘后方》）

○治金疮扑损：一、青蒿捣封之。二、青蒿、麻叶、石灰等分。捣和晒干，临时为末搽之。（《葛洪肘后方》）

○治鼻中瘜肉：青蒿灰、石灰等分，淋汁熬膏点之。（《圣济总录》）

○治虚劳，盗汗、烦热、口干：青蒿一斤，取汁熬膏，入人参末、麦冬末各一两，熬至可丸，丸如梧桐子大。每食后米饮下二十丸。（《圣济总录·青蒿丸》）

○治赤白痢下：青蒿、艾叶等分。同豆豉捣作饼，日干。每用一饼，以水一

盏半煎服。(《圣济总录·蒿豉丹》)

○治暑毒热痢：青蒿叶一两，甘草一钱。水煎服。(《圣济总录》)

○青蒿散：治男子、妇人肢体倦疼，虚劳寒热。青蒿，八九月间成实时采，去枝梗，以蒿用童子小便浸三日，晒干为末，每服二钱。乌梅一个，煎至七分，温服。(《妇人大全良方·卷之五·妇人骨蒸方论第二》)

○治骨蒸劳、体瘦、发渴、寒热：青蒿一斤（取叶曝干，捣罗为末），桃仁一斤（酒浸，去皮尖，麸炒令黄，研烂），甘草半（五）两（生捣罗为末）。另以童子小便三斗，于瓷瓮中盛，于糠火上煎令如稀饧，却倾于铜器中，卜诸药，又于糠火上煎，以柳木篦搅之，看稀稠得所，候可丸，即丸如梧桐子大，以粗疏布袋盛。每日空心温童子小便下三十丸，日晚再服。(《圣惠方·青蒿丸》)

○治聤耳脓血出不止：青蒿捣末，绵裹纳耳中。(《圣惠方》)

○治劳瘦：青蒿（细锉）嫩者一升，以水三升，童子小便五升，同煎成膏，丸如梧桐子大。每服十丸，温酒下，不以时。(《鸡峰普济方·青蒿煎》)

○治虚劳久疟：青蒿捣汁，煎过，如常酿酒饮。(《本草纲目·青蒿酒》)

○治阴虚骨蒸，草还丹：用青蒿一斗五升，童便三斗，文武火熬，约童便减至二斗，去蒿再熬至一升，入猪胆七个，再熬数沸。用甘草末收和为丸，梧子大，每服五十丸。(《医学纲目·卷之五·劳瘵骨蒸热》)

○治鼻血不止：用青蒿草捣汁饮之，立愈。(《众妙仙方·卷二·出血门》)

○治诸般牙痛：青蒿一握煎水漱之。(《疡医大全·卷之十六》)

○治疟疾寒热：端午日采青蒿叶阴干，桂心等分，为末。每服一钱，先寒用热酒，先热用冷酒，发日五更服之，切忌发物。(《本草述钩元》)

○青蒿子，治鬼气、尸疰，取捣为末，酒服一钱。(《东医宝鉴·杂病篇·卷七》)

【按】

药理研究表明，青蒿具有抗疟、抗血吸虫、抗心律失常、降血压、解热、镇痛、抗菌等作用。单味青蒿制剂临床用于治疗各型疟疾有特效，治疗盘形红斑狼疮、秋季腹泻、慢性支气管炎、口腔扁平苔癣、黄疸型肝炎、尿潴留、高热以及矽肺等均有明显疗效。在复方中如遇阴虚发热，外感发热，青蒿的退热效果比柴胡好，且鲜品比干品效高，捣汁比煎服效高。青蒿抗疟有效成分不溶于水，故煎剂抗疟效差，绞汁服为佳，传统用青蒿鳖甲汤截疟恐系鳖甲等所含脂类成分促进青蒿素的溶出而取效。

我国科学家屠呦呦，数十年前受到《补缺肘后方》青蒿治疟疾寒热验方的启发，成功研制了青蒿素，挽救了全世界数以亿计的疟疾患者生命，于2015年荣获诺贝尔生理学或医学奖。中国医药，真乃宝库也。

Qingdai

青黛

青黛系爵床科植物马蓝 *Baphicacanthus cusia*（Nees）Bremek.、蓼科植物蓼蓝 *Polygonum tinctorium* Ait.或十字花科植物菘蓝 *Isatis indigotica* Fort. 的叶或茎叶经加工制得的干燥粉末或团块。常用别名有靛花、青蛤粉、青缸花、蓝露等。味咸，性寒。归肝经。功能清热解毒，凉血，定惊。主要用于治疗温毒发斑，血热吐衄，胸痛咳血，口疮，痄腮，喉痹，小儿惊痫等病症。常用剂量为1.5～3克。宜入丸散用；外用适量。胃寒者慎用。

【各家论述】

○解小儿疳热、消瘦，杀虫。（《药性本草》）

○解毒。小儿丹热，和水服之。（《本草拾遗》）

○主解诸药毒，小儿诸热，惊痫发热，天行头痛寒热，煎水研服之。（《开宝本草》）

○解诸热毒、虫毒、金疮、热疮，或干掺，或以水调敷。若治诸热疮毒，或用马齿苋加青黛同捣敷之。（《景岳全书·卷四十八·本草正》）

○痰积嗽，非青黛、瓜蒌不除。（《丹溪治法心要·卷一·咳嗽第十八》）

○泻肝，止暴注，消膈上痰水，驱时疫头痛，敛伤寒赤斑，水调服之。（《本草蒙筌》）

○去烦热，吐血，咯血，斑疮，阴疮，杀恶虫。（《本草纲目》）

○青黛，解毒除热，固其所长，古方多有用之于诸血证者，使非血分实热，而病生于阴虚内热，阳无所附，火气因虚上炎，发为吐衄咯唾等证，用之非宜。（《本草经疏》）

○漂青黛，性味咸寒，色青入肝，解五脏郁火。无实火者忌。（《徐大椿医书全集·上册·药性切用·卷之一下》）

○除小儿一切疳病、……鼻赤、唇焦、口舌生疮等证……虽凉而不伤脾，若中寒泄泻者勿用。（《罗氏会约医镜·卷十六·本草》）

○清肝泄热，凉胆除蒸。敷金疮痈肿，疗恶犬、毒蛇诸伤。（《玉楸药解·卷一》）

○治中风、头风、胁痛、癥瘕、颤振、眩晕、咳嗽、久嗽、呕吐、舌衄、咳血、癫疝。（《本草述》）

○治温毒发斑及产后热痢下重。（《本经逢原》）

○除热解毒，兼能凉血。（《要药分剂》）

○青黛，……或应作丸为衣，或用为末干掺，或用水调敷，或入汤同服，或作饼子投治，皆取苦寒之性，以散风郁燥结之义。（《本草求真》）

○消膈痰，止血痢……配川连洗风热眼……阴虚火炎者，禁用。（《得配本草》）

○可涂疮及疖腮。又治眼热有膜及吐血，内服之。（《岭南采药录》）

○为清热消炎解毒药，外用于各种口腔炎、急性喉头炎、扁桃腺炎、齿龈炎、寄生性口腔黏膜炎。（《现代实用中药》增订本）

【验方举要】

○治咯血：青黛一钱，杏仁四十粒（去皮、尖，以黄明蜡煎黄色，取出研细）。上二件再同研匀，却以所煎蜡少许，熔开和之，捏作钱大饼子。每服，用干柿一个，中破开，入药一饼，合定，以湿纸裹，慢火煨熟，取出，以糯米粥嚼下。（《中藏经·圣饼子》）

○治伤寒赤斑：青黛二钱。水研服。（《类证活人书》）

○治内热吐血：青黛二钱，新汲水下。（《圣惠方》）

○治心口热痛：姜汁调青黛一钱服之。（《医学正传》）

○治一切热毒，脓窝疮：青黛一两，寒水石一两（煅过，苏为度）。上为细末，用香油调搽。（《普济方·青金散》）

○治小儿夜啼：青黛半钱，细研，清水调下。（《医学纲目·卷之三十九·肺主燥》）

○治膈上凝结老痰诸药难治，独此成功，用青黛不拘多少，为细末，每用五分甚者一钱，凉水调化下。（《众妙仙方·卷一·补益门》）

○青靛吹喉痹乳蛾，如神。（《疡医大全·卷之十七》）

○治慢性粒细胞白血病，青黛散（青黛：雄黄＝9：1），研末后混匀装胶囊，或以熟地为辅型剂做成片剂，0.39克／片。（《百药效用奇观》）

○治大头瘟，头面赤肿，青靛花三钱，烧酒一盅，鸡子清一个，打白吃下，肿即消，其神方也。（《东医宝鉴·杂病篇·卷六》）

【按】

药理研究表明，青黛具有抗肿瘤、保肝、抗菌等作用，青黛及其制剂临床用于治疗慢性粒细胞型白血病、银屑病、干糟症、间接胆红素增高症、口腔溃疡、流行性腮腺炎等病症均有明显疗效。

Qingmuxiang

青木香

青木香系马兜铃科植物马兜铃 *Aristolochia debilis* Sieb.et Zucc. 的干燥根。常用别名有马兜铃根、土青木香、独行木香、土木香、青藤香等。味辛、苦，性寒。归肺、胃经。功能平肝止痛，解毒消肿。主要用于治疗眩晕头痛，胸腹胀痛，痈肿疔疮，蛇虫咬伤等病症。常用剂量为3～9克，外用适量，研末敷患处。

【各家论述】

○味辛苦，冷，有毒……主积聚。诸毒热肿、蛇毒……不可多服，吐利不止。（《新修本草》）

○煮汁服可吐虫毒鬼疰诸毒。捣末水调涂疗肿热毒蛇毒，日三四次立瘥，亦可敷瘑痒秃疮。（《景岳全书·卷四十八·本草正》）

○无毒……治血气。（《日华子本草》）

○治气下膈，止刺痛。（《本草图经》）

○利大肠。治头风、瘑痒、秃疮。（《本草纲目》）

○治击伤，解毒。（《医林纂要》）

○治痈肿，痰结、气凝诸痛……肺寒咳嗽，寒痰作喘，胃虚畏食人勿服，以其辛香走窜也。（《本经逢原》）

○青木香，即马兜铃根，辛苦微寒。入肺散毒泄热。凡感受风湿而见阴气上逆，用此下降；感受恶毒而见胸膈不快，用此上吐，皆有效。（《医方十种汇编·药性摘录》）

○能散气，故疝家必需。（《罗氏会约医镜·卷十六·本草》）

○青藤香根发表良，风温瘫痪筋骨强，腰脚疼痛除风毒，能解蛇毒跌损伤。（《草木便方》）

○专入肺。（《本草求真》）

○为整肠利尿药，多量服用，有催吐作用。（《科学注解本草概要·植物部》）

【验方举要】

○治疔肿复发：马兜铃根捣烂，用蜘蛛网裹敷。（《肘后方》）

○治热病后发豌豆疮方：青木香二两，水三升，煮取一升，顿服之效。（《外台秘要·卷三·天行发斑方》）

○女子腋臭……又方用青木香二两，醋浸夹于腋下。湿者，研末掺之。（《女科切要·卷八·附妇人杂病诸方》）

○治肠炎，腹痛下痢：土青木香三钱，槟榔一钱五分，黄连一钱五分。共研细末。每次三至六分，开水冲服。（《现代实用中药》）

【按】

药理研究表明，青木香具有降血压、抗癌、抑菌、提高吞噬细胞的活性、镇静等作用。其制剂临床用于高血压病、胃痛、肺炎、急性牙髓炎、急性中耳炎，以及对癌症放、化疗后白细胞减少等均有一定疗效。水煎剂口服，其止痛作用较好，但有恶心、口干、纳减等胃肠道反应，故用量不宜过大。

Qingxiangzi
青葙子

青葙子系苋科一年生草本植物青葙 *Celosia argentea* L. 的干燥成熟种子。常用别名有牛尾花子、狗尾巴子等。味苦，性微寒。归肝经。功能清肝，明目，退翳。主要用于治疗肝热目赤，眼生翳膜，视物昏花，肝火眩晕等病症。常用剂量为9～15克。

【各家论述】

○主邪气，皮肤中热，风瘙身痒，杀三虫，子名草决明，疗唇口青。一名草蒿。一名萋蒿。（《神农本草经》）

○治肝脏热毒冲眼，赤障青盲翳肿。（《药性本草》）

○治五脏邪气，益脑髓，明耳目，镇肝，坚筋骨，去风寒湿痹。（《日华子本草》）

○明目。治目涩难开，白翳遮睛。（《滇南本草》）

○能清肝火血热，故治赤眼，退赤障，消翳肿，镇肝明耳目。（《景岳全书·卷四十九·本草正》）

○青葙子治眼，与决明子、苋实同功，《本经》虽不言治眼，而云一名草决明，主唇口青，则其明目之功可知矣。目者肝之窍，唇口青者，足厥阴之证，古方除热亦多用之，青葙子之为厥阴药，又可知矣，况用之治目，往往有验，尤可征。（《本草纲目》）

○一名草决明，野鸡冠子也……但瞳子散大者，忌服。（《罗氏会约医镜·卷十六·本草》）

○治一身风痒、虫疥。（《医方十种汇编·药性摘录》）

○能散厥阴经中血脉之风热也。（《本经逢原》）

○青葙，即鸡冠花之同类。其子苦寒滑利，善涤郁热，故目科风热肝火诸症统治之。（《本草正义》）

○为消炎及收敛药，功能散风热，明耳目，杀虫。（《科学注解本草概要·植物部》）

○疗恶疮，下部䘌疮。（《东医宝鉴·汤液篇·卷三》）

【验方举要】

○治风热泪眼：青葙子五钱，鸡肝炖服。（《泉州本草》）

○治夜盲，目翳：青葙子五钱，乌枣一两。开水冲炖，饭前服。（《闽东本草》）

○治鼻出血不止：青葙子汁灌鼻中。（《广利方》）

○治肝脏热毒冲眼，生赤障翳、青盲及肿，又治内障：青葙子炒为末，每一钱，米饮调下。（《东医宝鉴·外形篇·卷一》）

【按】

药理研究表明，青葙子能抑制绿脓杆菌，降压，并有扩瞳作用，其扩瞳成分为油脂。近年用于慢性葡萄膜炎之视物模糊，眼前有黑影浮动等，可以提高视力，常与元明粉、酸枣仁、决明子等清肝明目药配伍。尚可入复方中治疗肝阳上亢的高血压头痛等。瞳孔散大者忌用。

枇杷叶

Pipaye

582

枇杷叶系蔷薇科常绿小乔木植物枇杷 *Eriobatrya japonica*（Thunb.）Lindl. 的干燥叶。常用别名有杷叶等。味苦，性微寒。归肺、胃经。功能清肺止咳，降逆止呕。主要用于治疗肺热咳嗽，气逆喘急，胃热呕逆，烦热口渴等病症。常用剂量为 5～10 克。

【各家论述】

○疗卒哕不止，下气。（《名医别录》）

○煮汁饮之，止渴，治肺气热嗽及肺风疮，胸、面上疮。（《食疗本草》）

○主咳逆不下食。（《新修本草》）

○止咳嗽，消痰定喘，能断痰丝，化顽痰，散吼喘，止气促。（《滇南本草》）

○和胃降气，清热解暑毒，疗脚气……枇杷叶，治肺胃之病，大都取其下气之功耳。（《本草纲目》）

○枇杷叶性凉，善下气，气下则火不上升，而胃自安，故卒哕止也。其治呕吐不止，妇人产后口干，男子消渴，肺热咳嗽，喘息气急，脚气上冲，皆取其下气之功。又治妇人发热咳嗽，经事先期，佐补阴清热之药服之，可使经期正而受孕。（《本草经疏》）

○枇杷叶，安胃气，润心肺，养肝肾之药也。沈孔庭曰：主呕秽反胃而吐食不止，安胃气也；或气逆痰滞而咳嗽靡宁，润肺气也；或虚火烦灼而舌干口燥，养肾气也；或瘟疫暑暍而热渴不解。凉心气也。（《本草汇言》）

○枇杷叶，凡风湿、温热、暑、燥诸邪在肺者，皆可用以保柔金而肃治节；香而不燥，凡湿温、疫疠、秽毒之邪在胃者，皆可用以澄浊气而廓中州。（《重庆堂随笔》）

○拭净毛，以免射肺作咳，或姜炙，或蜜炙，各依方用。（《本草求真》）

○味微辛而苦，后又微甘，气薄味厚，阳中之阴，降也，入手太阴足阳明经……禀天地清寒之气，四时不凋，其味苦气平，平即凉也。（《本草述钩元》）

○枇杷叶苦平降气。除热消痰，使金令得以下行，则膹郁喘呕之证，皆可痊矣。（《成方便读·润燥之剂·清燥救肺汤》）

○性凉而善下气，气下则火降痰消。治热嗽、呕逆、口渴。按性降火，则肺清胃和而诸症自愈。若胃寒呕逆，及风寒咳嗽者，忌之。（《罗氏会约医镜·卷

十七·本草》）

○枇杷四季常青，叶上多毛，凡草木之生毛者，皆主治肺；多刺者，花开于秋者，皆得坚金之气，而能制风。（《吕山堂类辨·卷下》）

○蒸取汁名枇杷露，功用相同。（《本草分经·肺》）

○止咳定喘蜜水炙；止呕定吐姜汁炒。枇杷叶煎汁收膏，润燥止咳。枇杷叶蒸熟吊露，清彻达邪。枇杷肉甘酸性平，润肺定咳，止渴除烦。（《徐大椿医书全集·药性切用·卷之四》）

○为镇咳祛痰药，略有健胃作用。（《科学注解本草概要·植物部》）

○嫩叶对慢性气管炎，久咳不止者有效。（《现代实用中药》增订本）

【验方举要】

○病源伏热在胃，令人胃满，胃满则气逆，气逆则哕。若大下后胃气虚冷，亦令致哕也。枇杷叶去毛煮饮之，作粥亦佳。（《外台秘要·卷二·天行呕哕方》）

○治肺热鼻发赤痒，俗名酒渣鼻：枇杷叶去毛，焙干，温茶调下。（《重订严氏济生方·鼻门·鼻论治》）

○治反胃呕哕：枇杷叶（去毛炙）、丁香各一两，人参二两，为末。每服三钱，水一盏，姜三片，煎服。（《圣惠方》）

○治小儿吐乳不定：枇杷叶一分（拭去毛，微炙黄），母丁香一分。上药捣细罗为散，如吐者，乳头上涂一字，令儿咂便止。（《圣惠方·枇杷叶散》）

○治衄血不止：枇杷叶，去毛，焙，研末，茶服一二钱，日二。（《圣惠方》）

○治哕逆不止，饮食不入：枇杷叶（拭去毛，炙）四两，陈橘皮（汤浸去白，焙）五两，甘草三两（炙，锉）。上三味粗捣筛。每服三钱匕，水一盏，入生姜一枣大，切，同煎至七分，去滓稍热服，不拘时候。（《圣济总录·枇杷叶汤》）

○治咳嗽，喉中有痰声：枇杷叶五钱，川贝母一钱五分，叭哒杏仁二钱，广陈皮二钱。共为末，每服一二钱，开水送下。（《滇南本草》）

○治赤鼻：枇杷叶一两，去毛，阴干，新者佳，栀子半两，为末，每服二三钱，温酒调下。早晨服先去左边，临卧服去右边，效若神。（《医学纲目·卷之二十七·鼻塞》）

○气噎不下饮：枇杷叶五钱，去毛净，蜜炙陈皮一钱五分，去白上加生姜三片，水煎，匀两次服。（《良方集腋·卷之上·噎膈门》）

○治病简易方：枇杷叶一斤四两，去毛梗尽，焙燥为末。冰糖一斤和匀，不拘时服。（《疡医大全·卷之十八》）

【按】

药理研究表明，枇杷叶具有镇咳、祛痰及抗菌作用。其镇咳作用较强，祛痰作用较弱。据临证所验，枇杷叶有较好的养胃作用，治疗胃阴虚有火的小儿厌食症，配伍生地、麦冬、乌梅及少量黄连有显著疗效。

Songzhen
松针

　　松针系松针植物油松*Pinus tabulaeformis* Carr. 或马尾松*P. massoniana* Lamb. 云南松*P. yunnanensis* Franch. 等的叶。常用别名有松叶、松毛、猪鬃松叶、山松须等。味苦，性温。归心、脾经。功能安神益气，祛风湿，杀虫止痒。主要用于治疗心悸失眠，倦怠乏力，心神不宁，风湿痿痹，跌打损伤，湿疮疥癣等病症。常用剂量，内服：煎汤，6~15克，鲜品30~60克；或浸酒。外用：适量，鲜品捣敷或煎水洗。血虚、阴虚及内燥者慎服。

【各家论述】

○主风湿疮，生毛发，安五脏。守中，不饥，延年。（《名医别录》）

○炙罯冻疮，风湿疮佳。（《日华子本草》）

○治风痛脚痹，杀米虫。（《本草纲目》）

○炒黑善祛风湿，顽癣湿烂，浸渍不干；并敷冬月冻疮。生取捣烂作丸，能治大风癞疾，或历节风痛，或脚气痿痹，或头风头痛等证。（《本草汇言》）

○杀蟥，干水，止痒，埋口（合疮口），洗痔疮，治蟥疥。（《生草药性备要》）

○辟瘟疫气。（《会约医镜》）

○治夜盲症，高血压病。（《全国中草药汇编》）

○滋养安神，除湿止痛，清热明目。用于虚烦不眠，风湿痹痛，脚气肿痛，夜盲症，肝热目赤，过敏性皮炎；肝炎。（《四川中药志》1979年）

【验方举要】

○治脚弱十二风，痹不能行：松叶六十斤，细切之，以水四石，煮取四斗九升，以酿五斗米，如常法；别煮松叶汁以渍米并馈饭，泥酿封头，七日发。澄饮之取醉。（《千金要方》）

○治跌打肿痛：山松须浸酒服。（《生草药性备要》）

○治风湿顽痹：松毛（炒黑）一两，轻粉、樟脑各三钱。湿则干掺，燥则用油调搽，如痒极者，以米醋调敷，并治冻疮。（《外科正宗》）

○治大风癞疮，并历节风痛，脚弱痿痹：松毛取生新者，捣烂焙燥，每用松毛二两，枸杞子二两，浸酒饮，不得大醉，久服效。（《外科正宗》）

○治风牙肿痛：松针一握，盐一合，酒二升，煎漱。（《圣惠方》）

○治阴囊湿痒：松毛煎汤漱洗。(《简便单方》)

【按】

松针药用历史悠久，临证疗病经验丰富。药理研究表明，松针具有镇痛、抗炎、镇咳、祛痰等作用。不仅有药用价值，同时也有较高的营养价值。松针含有多种维生素、氨基酸、胡萝卜素等。有着广泛的应用前景，值得进一步研究。

Songxiang
松香

松香系松科植物马尾松 *Pinus massoniana* Lamb. 或其同属植物树干中取得的油树脂，经蒸馏除去挥发油后的遗留物。常用别名有松脂、松胶香、松胶、白松香等。味苦、甘，性温。归肝、脾、肺经。功能燥湿杀虫，拔毒生肌。主要用于治疗疥癣湿疮，痈疽疔疮，风湿痹痛等病症。常用剂量如内服每次 0.5～1 克，入丸散或浸酒，外用适量，研末撒或调敷。内热实火者忌服。

【各家论述】

○主痈疽恶疮，头疡白秃，疥瘙风气，安五脏，除热，久服轻身不老延年。甘，无毒。（《神农本草经》）

○主胃中伏热，咽干消渴，及风痹死肌，练之令白；其赤者主恶痹。（《名医别录》）

○松脂入地千岁为茯苓，茯苓千岁为琥珀，琥珀千岁为瑿玉，愈久则愈精也。（《唐国史补·卷中》）

○杀虫，用之主耳聋；牙有蛀孔，少许咬之不落；能贴诸疮脓血，煎膏生肌止痛，祛风。（《药性本草》）

○松脂以镇、定者为良……入白茯苓末，杵罗为末，每日取三钱匕著口中，用少熟水漱，仍如常法揩齿……牢牙，驻颜，乌须也。（《仇池笔记·卷下》）

○赵瞿病癞历年，医不瘥，……仙人取囊中药赐之，教其服百余日疮愈，颜色悦，肌肤润，仙人再过视之，瞿谢活命之恩，乞遗其方，仙人曰：此是松脂……长服身转轻，力百倍，登危涉险，终日不困。年百岁齿不堕，发不白，夜卧尝见有光大如镜。（《医说·下册·卷十》）

○润心肺，下气除邪；煎膏主瘘烂，排脓。（《日华子本草》）

○酒煮糊丸可治历节风痛，亦治妇人崩带，煎膏则活血生肌排脓止痛，塞牙孔杀虫，敷刺入肉中自出，加铜末研掺大治金疮折伤。（《景岳全书·卷四十九·本草正》）

○疗赤白癜风，厉风。（《滇南本草》）

○治历节酸痛，生津止渴，固齿，聪耳明目；入滋补药和服，壮阳，实阴茎，令人有子。（《医学入门》）

○强筋骨，利耳目。治崩带。（《本草纲目》）

○松脂，味苦而兼甘，性燥，燥则除湿散风寒；苦而燥，则能杀虫；甘能除

热，胃中伏热散，则咽干消渴自止……病人血虚有火，及病不关风寒湿所伤而成者，咸不宜服。(《本草经疏》)

○松脂，如入疡科敷贴料中，可去脓拔毒，腐秽初作或初溃者可用，如久溃疡脓血已尽，气虚血寒，内泛而不敛者，用此不唯不能生新肌，反增溃烂，延流及肉，损人筋脉，不可胜言，用者当细审之。(《本草汇言》)

○祛风去湿，化毒杀虫。(《本草备要》)

○火实有热者勿服。(《本草求真》)

○松子，味甘气温，性和无毒。补少气虚弱，兼驱风痹，补精补形。久服轻身延年，唯此足以当之。(《罗氏会约医镜·卷十七·本草》)

○甘松香，辛温芳香，稍带甘味，功专调气解郁，开胃醒脾，香散甚于藿香，虚人量用……松香，一名松脂，又名沥青……燥湿祛风，生肌化毒，为外科敷治专药。(《徐大椿医书全集·药性切用·卷之四》)

○松脂，除胃中伏热，咽干消渴。(《本草述钩元》)

○松节，主百节风，脚痹，骨节痛。酿酒，疗脚软弱。(《东医宝鉴·汤液篇·卷三》)

【验方举要】

○疗历节诸风，百节酸疼不可忍方：松脂，三十斤炼五十遍，酒煮十遍，二十遍亦可；炼酥三升，温，和松脂三升熟搅，令极稠匀，旦空腹以酒服方寸匕，日三。(《千金方》)

○治历节风：松膏一升，酒三升，浸七日，服一合，日再，数剂愈。(《千金方》)

○治一切瘘：炼成松脂末，填疮孔令满，日三四度。(《圣惠方》)

○治小儿紧唇：炙松脂贴之。(《圣惠方》)

○治肝虚目泪：炼成松脂一斤，酿米二斗，水七斗，曲二斗，造酒频饮之。(《本草纲目》)

○治疠风，皮肤瘙痒，须眉脱落，身面俱起紫泡：白松香不拘多少，于砂锅内煎九次，每煎一次，露一宿，九次煎如沙者良，方可服。若服此药，终生不可吃盐，若犯必发。(《滇南本草》)

○治臁疮方：用松香不拘数，釜中用水，慢火煮，以焚一炷香为度，取出松香，换水再煮，如此换八次水，煮八炷香时候，松香之毒始尽。研极细末，入猪油，捣烂调匀，用隔纸膏摊之。其法：以长薄油纸，折成两方块，一面凿满针孔，一面摊药，将两面合拢，药折在里面。以凿针一面向患处贴上，线圈扎之，勿着水，有脂流出，自愈。(《冷庐杂识·卷八》)

○软脓疖：蓖麻仁，松香各等分，捣膏贴之，发可复生。(《疡医大全·卷

之三十》)

○松脂：久服轻身不老延年。炼法，取松脂7斤以桑灰汁一石煮三沸，接置冷水中凝复煮之，几十遍，色白矣，服法取炼脂捣下筛，以醇酒和白蜜如饧，日服一两。（《东医宝鉴·卷一·养性延年药饵》）

【按】

松香的延年益寿、乌须黑发、美容驻颜功效古有记载，但近年研究较少，有必要深入探讨。

Ciweipi
刺猬皮

刺猬皮系刺猬科动物刺猬 *Erinaceus europaeus* L. 的皮。常用别名有猬皮、仙人衣等。味苦，性平。归胃、大肠、肾经。功能收敛止血，固精缩尿。主要用于治疗便血，痔漏，遗精，遗尿，胃脘疼痛等病症。常用剂量为3～10克。研末服每次1.5～3克。

【各家论述】

○猬皮味苦平，主五痔阴蚀下血，赤白五色血汁不止，阴肿痛引腰背，酒煮杀之。（《神农本草经》）

○疗腹痛疝积，烧灰酒服。（《名医别录》）

○牡痔从孔中起，外肿五六日，自溃出脓血，猬皮主之。（《备急千金要方·卷二十三》）

○治肠风泻血，痔病有头，多年不瘥，炙末，白饮服之方寸匕。烧灰吹鼻，止衄血。甚解一切药力。（《药性本草》）

○猬其皮可烧灰，和酒服。及炙令黄，煮汁饮之，主胃逆。细锉，炒令黑，入丸中治肠风、鼠奶痔，效。（《食疗本草》）

○猬皮治大肠湿热血热为病，及五痔阴蚀下血，赤白五色血汁不止也。（《本草经疏》）

○猬皮得酒良，畏桔梗、麦门冬……破蓄血，止鼻衄，煅末，涂乳头饮儿，治小儿惊啼状如物刺，配磁石、桂心治脱肛，和发炭治犬伤，合穿山甲同烧，入肉果治五痔下血，锉细，炒黑用。（《得配本草》）

○猬者，胃之兽也，故肉治反胃胃脘痛最捷。其皮除目中翳障……但不可食其骨，令人瘦劣。（《本经逢原》）

○刺猬皮苦平开胃气治胃逆凉血……脂滴耳聋。（《本草分经·大肠》）

○其皮煅研服，治遗精甚效。（《随息居饮食谱·毛羽类第六》）

○刺猬皮祛瘀活血，理气止痛，为噎膈、胃反的常用药，其气味腥恶，焙干吞服，胃弱者不易接受，以炒焦煎服为妥。（《程门雪医案·胃反》）

【验方举要】

○治瘰病，刺猬皮瓦上炒，上一味研为末，加水银粉干敷。（《医学纲目·卷之十九》）

○脱肛，一切痔病，取猬皮为末，米饮下一钱，空心。(《东医宝鉴·外形篇·卷四》)

○气痔，猬皮、穿山甲等分，肉豆蔻减半，为末，米饮下一钱。(《东医宝鉴·外形篇·卷四》)

○治血瘀之胃痛：用猬皮一味，炒炙研末，每服3克，黄酒送服。(《临床实用中药学》)

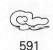

【按】

据化学成分研究，刺猬皮上层皮的刺由角蛋白组成，下层的真皮层主要为胶原与其他蛋白。临床单用焙干研末服治疗前列腺炎、肾结石有效。另将其细末棉裹塞鼻，用于鼻衄、鼻息肉等有显效。

Kushen

苦参

　　苦参系豆科槐属多年生落叶亚灌木植物苦参 *Sophora flavescens* Ait. 的干燥根。常用别名有苦骨、川参等。味苦，性寒。归心、肝、胃、大肠、膀胱经。功能清热燥湿，杀虫，利尿。主要用于治热痢，便血，黄疸尿闭，赤白带下，阴肿阴痒，湿疹，湿疮，皮肤瘙痒，疥癣麻风；外治滴虫性阴道炎等病症。常用剂量为 3 ~ 10 克，煎服或入丸散；外用适量。脾胃虚寒者忌用。不宜与藜芦同用。

【各家论述】

　　○味苦，寒。主心腹结气，癥瘕积聚，黄疸，溺有余沥，逐水，除痈肿，明目止泪。（《神农本草经》）

　　○养肝胆气，安五脏，定志益精，利九窍，除伏热肠澼。止渴，醒酒，小便黄赤，疗恶疮下部䘌，平胃气，令人嗜食。（《名医别录》）

　　○玄参为之使。恶贝母、漏芦、菟丝子。反藜芦。（《本草经集注》）

　　○治热毒风，皮肌烦燥生疮，赤癞眉脱，主除大热嗜睡，治腹中冷痛，中恶腹痛，除体闷，治心腹积聚。（《药性本草》）

　　○治胫酸，疗恶虫。（《新修本草》）

　　○杀疳虫。炒带烟出为末，饭饮下，治肠风下血并热痢。（《日华子本草》）

　　○苦参入齿，其气伤肾，能使人腰重。后有太常少卿舒昭亮用苦参揩齿，岁久亦病腰，自后悉不用，腰疼皆愈，此皆方书旧不载者。（《医说·上卷第四》）

　　○苦参，足少阴肾经之君药也，治本经须用……气沉逐湿。（《医学启源·卷之下·用药备旨》）

　　○苦参，炒黄为末，米饮调服，治肠风下血热痢。（《景岳全书·卷四十八》）

　　○凉血，解热毒，疗癞，脓窠疮毒。疗皮肤瘙痒，血风癣疮，顽皮白屑，肠风下血，便血。消风、消肿毒，痰毒。（《滇南本草》）

　　○苦参、黄柏之苦寒，皆能补肾，盖取其苦燥湿，寒除热也。热生风，湿生虫，故又能治风杀虫。唯肾水弱而相火胜者用之相宜，若火衰精冷，真元不足，及年高之人不可用也。（《本草纲目》）

　　○前人谓苦参补肾补阴，其论甚谬。盖此药味苦气腥，阴燥之物，秽恶难服，唯肾气实而湿火胜者宜之。（《本草汇言》）

　　○平瘰疬，调痔漏。（《长沙药解·卷二》）

〇苦参，养肝胆，利九窍。(《本草分经·肾》)

〇苦参，治前阴虫痒溃烂之疾……苦参降血热之火。(《金匮要略诠解》)

〇苦参味极苦，而性极寒，能降肺气，清肝热，下心火，以通冲任之原，故为血分湿热，冲任之要药。(《经证证药录·卷十四》)

〇癥瘕积聚，有因湿热而致者，有因虫而致者，有因寒癖宿滞，饮食不消而致者，有因血瘀而致者，本品苦寒走血，性降通利，故主之。(《百药效用奇观》)

〇苦参，味全苦，入口即吐，胃弱者慎用。糯米泔浸一宿，蒸三时久，晒干。少入汤药，多作丸服。治疮酒浸。治肠风，炒至烟起，为末用。(《东医宝鉴·汤液篇·卷三》)

【验方举要】

〇治谷疸，食毕头旋，心怫郁不安而发黄，由失饥大食，胃气冲熏所致：苦参三两，龙胆一合（末）。牛胆丸如梧子。以生姜汁服五丸，日三合。(《补缺肘后方》)

〇治鼠瘘诸恶疮：苦参二斤，露蜂房二两，曲二斤。水三斗，渍药二宿，去滓，黍米二斤，酿熟稍饮，日三。一方加猬皮，更佳。(《补缺肘后方》)

〇疗瘰疬方：苦参四十两捣末，生牛膝和丸如梧子，食后暖水下十丸，日三服。(《外台秘要·卷二十三·寒热瘰疬方》)

〇疗食饮中毒方：苦参三两，上一味切，以酒二升半，煮取一升，顿服之，取愈。(《外台秘要·卷三十一·解一切食中毒方》)

〇治热病狂邪，不避水火，欲杀人：苦参末，密丸梧子大。每服十丸，薄荷汤下。亦可为末，二钱，水煎服。(《千金方》)

〇治小腹疼，青黑或赤，不能喘者：苦参一两，醋一升半，煎八合，分二服。(《子母秘录·杂疗》)

〇治中毒烦闷，苦参三两，㕮咀，以酒二升半，煮一升，顿服之，取吐愈。(《千金宝要·卷之一·饮食中毒第四》)

〇治下部疮漏：苦参煎汤，日日洗之。(《仁斋直指方》)

〇治小儿身热：苦参煎汤浴之良。(《外台秘要》)

〇治大风癞疾，苦参丸：治大风癞及热毒风疮疥癣。苦参九月末掘取，去皮暴干，取粉一斤，枳壳麸炒六两，为末，蜜丸。每温酒下三十丸，日二夜一服。(《圣济总录》)

〇治肾脏风毒，及心肺积热，皮肤生疥癞，瘙痒时出黄水，及大风手足坏烂，一切风疾。苦参三十二两，荆芥穗一十六两，为末，水糊丸梧子大。每服三十丸，茶下。(《和剂局方》)

○时气伤寒，除阴证不可服。苦参一两，水、酒各一碗，煎八分，重者水醋各半服之，一汗而愈。不论伤寒久近立效。本草云：天行尤良。(《先醒斋医学广笔记·寒》)

○治时疫证，狂言、心躁，结胃将死。将苦参二两，洗切碎。酒二斤煎去一半，顿得滚热，服之或汗或无汗，或吐或不吐，即愈。(《众妙仙方·卷二·疫瘴门》)

○治疮疹最多用，亦可治癞风：其法用苦参五斤，切，好酒三斗，浸三十日。每饮一合，日服不绝，若觉痹即瘥。(《古今医统大全·卷之九·疠风门》)

○龋齿，炙左手阳明脉，苦参汤日漱三升，五六日愈。(《医学纲目·卷之二十九·牙齿痛》)

○治汤熨，火烧疼痛：用苦参不拘多少为细末，每用以小油调搽。(《医学纲目·卷之二十·撷扑伤损》)

○[子和]：有樵夫来买苦参，欲治疥。不识药性缓急，但闻人言可治，浓煎一碗服之。须臾大吐涎一盆，三二日作痂矣。(《医学纲目·卷之二十·丹煨痤疹》)

○治齿缝出血，苦参一两，枯矾一钱，为末，日三揩之，立验。(《普济方》)

○治鼻疮脓臭，有虫也：苦参、枯矾一两，生地黄汁三合，水二盏，煎二合，少少滴之。(《普济方》)

○治疹痘咽喉肿痛：白僵蚕二钱，苦参三钱，研细，吹入。(《疡医大全·卷之十七》)

○治虫痛：苦参煎汤漱之。(《徐大椿医书全集·杂病证治卷四·齿痛》)

○治痔疮：苦参、茵陈各五钱，煎汤熏洗，兼治脱肛。(《疡医大全·卷之二十三》)

○主遍身风热细疹，痒痛不可忍，苦参末一两，皂角二两，水一升，揉滤取汁，银质器熬膏和丸，梧子大，食后温水下三五十丸，次日便愈。(《东医宝鉴·外形篇·卷三》)

○苦参，治天行壮热，取一两，锉，醋煮饮之，当吐即愈。(《东医宝鉴·杂病篇·卷六》)

【按】

药理研究表明，苦参具有平喘、祛痰、抗肿瘤、利尿、抗心律失常、升高白细胞等作用。临床以单味苦参制剂治疗心律失常、失眠症、白细胞减少症等有效，以苦参为主的复方治疗癫痫、皮肤病、慢性唇炎、哮喘、慢性气管炎、传染性肝炎、宫颈糜烂等也有明显疗效。

Yujin
郁金

郁金系姜科植物温郁金 *Curcuma wenyujin* Y.H.Chen et C.Ling、姜黄 *Curcuma longa* L.、广西莪术 *Curcuma kwangsiensis* S.G.Lee et C.F.Liang 或蓬莪术 *Curcuma phaeocaulis* Val. 的干燥块根。常用别名有马蒁、黄郁、毛姜黄等。味辛、苦，性寒。归肝、心、肺经。功能行气化瘀，清心解郁，利胆退黄。主要用于治疗经闭腹痛，胸腹胀痛、刺痛，热病神昏，癫痫发狂，黄疸尿赤等病症。常用剂量为 3～9 克。

【各家论述】

○治女人宿血气心痛，冷气结聚，温醋摩服之。（《药性本草》）

○治郁遏不能散。（《本草衍义补遗》）

○下气，生肌，止血，破恶血，血淋，尿血，金疮。（《增广和剂局方药性总论·草部中品之下》）

○郁金胜似姜黄，行经下气……凉血。（《珍珠囊补遗药性赋·草部》）

○郁金治吐血圣药。（《先醒斋医学广笔记·吐血三要法》）

○止失心癫狂、蛊毒，单用治妇人冷气血积，……或散，或丸，或以韭汁、姜汁、童便、井花水，俱可随宜调服。若治痔漏肿痛，宜水调敷之，耳内肿痛，宜水调灌入少顷出，即可愈……止吐血，衄血；单用治妇人冷气血积，结聚气滞，心腹作痛。（《景岳全书·卷四十八·本草正》）

○治痘毒入心。（《本草通玄》）

○治血气心腹痛，产后败血冲心欲死，失心癫狂。（《本草纲目》）

○郁金本入血分之气药，其治已上诸血证者，正谓血之上行，皆属于内热火炎，此药能降气，气降即是火降，而其性又入血分，故能降下火气，则血不妄行……凡病属真阴虚极，阴分火炎，薄血妄行，溢出上窍，而非气分拂逆，肝气不平，以致伤肝吐血者不宜用也。即用之亦无效。（《本草经疏》）

○郁金，清气化痰，散瘀血之药也。其性轻扬，能散郁滞，顺逆气，上达高巅，善行下焦，心肺肝胃气血火痰郁遏不行者最验，故治胸胃膈痛，两胁胀满，肚腹攻疼，饮食不思等证。又治经脉逆行，吐血衄血，唾血血腥。此药能降气，气降则火降，而痰与血，亦各循其所安之处而归原矣。前人未达此理，乃谓止血生肌，错谬甚矣……胀满，膈逆，疼痛，关于胃虚血虚者，不宜用也。（《本草汇言》）

○上行入心包，心肺，凉心热，散肝郁。（《本草分经·手太阴肺·和》）

○专入心脏，开其窍破其结。（《成方便读·除痰之剂·礞石滚痰丸》）

○川郁金：凉心散郁，破血下气，为气中血药。妇人经脉逆行，血气刺痛，摩服效速。若吐衄不因气逆者忌。广郁金：破气破血，少解郁化气之功。草郁金：性味尤烈，藜藿体实，暴怒气逆、血滞者，可以暂用。（《徐大椿医书全集·上册·药性切用·卷之一》）

○能开肺金之郁。（《本草从新》）

○气虚胀滞禁用。（《得配本草》）

○郁金，辛苦而平。诸书论断不一，有言此属纯阴，其论所治，皆属破气下血之说。有言性温不寒，其论所治，则有疗寒除冷之谓。究之，体轻气窜，其气先上行而微下达，凡有宿血凝积，及有恶血不堪之物，先于上处而行其气，若使其邪、其气、其痰、其血在于膈上而难消者，须审宜温、宜凉，同于他味兼为调治之。如败血冲心，加以姜汁童便；去心疯癫，明矾为丸、朱砂为衣之类。若使恶血、恶痰、恶瘀、恶淋、恶痔在于下部而难消者，使其辛气既散，苦气下行，即为疏泄，而无郁滞难（羁）留之弊矣。书云，此药纯阴而寒者，因性主下而言也。有云是药性温者，因气味辛香，主上而言也。各有论说不同，以致理难划一耳，因为辨论正之。（《本草求真》）

○病起于郁者，即《内经》所谓二阳之病发心脾，大有深旨，若错认此药为解郁而频用之，十不救一。至于怀孕，最忌攻破，此药更不可以沾唇。即在产后，非热结停瘀者，亦不可轻用。若外邪未净者，以此擅攻其内，则邪气乘虚而内陷。若气血两虚者，以此重虚其虚，则气血无根而暴脱。此女科习用郁金之害人也。（《本草经读》）

○为健胃镇痛药，有肝脏消毒及利胆作用，适用于肝脏性黄疸、胆石。又为止血药，治胃溃疡、胃痛、胸胁痛……（《现代实用中药》增订本）

【验方举要】

○治耳内极痛：郁金末，研细，每用一字，以净水调，倾入耳内，却急倾出。（《圣济总录》）

○治谷疸、唇口先黄，腹胀气急：郁金一两，牛胆一枚（干者），麝香（研）半钱。上三味，捣研为细散。每服半钱匕，新汲水调下，不拘时。（《圣济总录·郁金散》）

○治小儿惊风，眼上搐：川郁金慢火炮热，打入地内，候冷取出。上末之，二岁以下用半钱，二岁以上用一钱，金银薄荷汤调下。（《幼幼新书·卷第八·惊疾潮发》）

○衄血方：川郁金末，井水调下。亦治吐血。（《仁斋直指方论·卷之二十

一》）

○治癫狂因忧郁而得，痰涎阻塞包络心窍者：白矾三两，郁金七两。米糊为丸，梧子大。每服五十丸，水送下。（《本事方·白金丸》）

○治尿血不止：以郁金一两捣为末，葱白一握相和，水一盏，煎三合去渣温服，日三服。（《医学纲目·卷之十七·诸见血门》）

○治下胎或产后血上冲心，已死：用郁金烧存性，为末二钱，酽醋一合，调灌之，立活。（《医学纲目·卷之三十五·产后症》）

○治小儿盗汗：用郁金末涂两乳上，立效。（《医学纲目·卷之三十七·心主热》）

○口噤搐鼻，用郁金、藜芦为末，水调搐之。治口噤卒不得语，附子杵末，内管中，吹喉中立安。（《千金翼》云：吹喉中，恐是吹鼻中。）（《医学纲目·卷之十·中风》）

○治血淋，心头烦，水道中涩痛，及治小肠积热，尿血出者：生干地黄、郁金、蒲黄。上等分，为细末。每于食前，煎车前子叶汤调下一钱，酒调下亦得。（《普济方·郁金散》）

○川郁金一味，性专散气破血，烧灰存性，更能下血止血。（《徐大椿医书全集·下·女科指要卷五·产后门》）

○有因感暴怒而经闭者，治宜开郁活血，君以郁金，佐以官桂、香附、木香、桃仁、牛膝之类。煮酒煎服。（《女科切要·卷一·调经门》）

○止吐衄血，破恶血为末，以童便姜汁好酒相和调服，又治痰血，取末和韭汁童便服之，其血自消。（《东医宝鉴·内景篇·卷之二》）

【按】

药理研究表明，郁金具有利胆、抗动脉粥样硬化、抗炎、利尿、抗菌、抗生育等作用。临床单用郁金治疗过早搏动、传染性肝炎、泌尿系结石等有效。以郁金为主的复方治疗自汗症、高脂血证有显效。

Yuliren

郁李仁

郁李仁系蔷薇科植物欧李 *Prunus humilis* Bge.、郁李 *PrunuS japonica* Thunb. 或长柄扁桃 *Prunus pedunculata* Maxim. 的干燥成熟种子。常用别名有郁子、郁里仁、李仁肉等。味辛、苦、甘，性平。归脾、大肠、小肠经。功能润燥滑肠，下气，利水。主要用于治疗津枯肠燥，食积气滞，腹胀便秘，水肿，脚气，小便不利等病症。常用剂量为3~9克。孕妇慎用。

【各家论述】

○主大腹水肿，面目四肢浮肿，利小便水道。根：主齿断肿龋齿，坚齿。（《神农本草经》）

○治肠中结气，关格不通。（《药性本草》）

○破癖气，下四肢水。（《食疗本草》）

○通泄五脏，膀胱急痛，宣腰胯冷脓，消宿食，下气。（《日华子本草》）

○苦辛，阴中之阳，破血润燥。（《医学启源·卷之下·用药备旨·药类法象》）

○专治大肠气滞，燥涩不通。（《用药法象》）

○开肠中结气、滞气关膈，燥涩大便不通，破血积、食癖，凡妇人小儿实热结燥者，皆可用。（《景岳全书·卷四十九·本草正》）

○郁李仁甘苦而润，其性降，故能下气利水。（《本草纲目》）

○钱仲阳治一乳妇，因悸而病，既愈目张不得瞑。钱曰：煮郁李酒饮之，使醉即愈。所以然者，目系内连肝胆，恐则气结，胆衡不下，郁李能去结，随酒入胆，结去胆下，目能瞑矣。饮之果验。（《名医类案·卷七》）

○郁李仁，性专降下，善导大肠燥结，利周身水气，然而下后多令人津液亏损，燥结愈甚，乃治标救急之药……津液不足者，慎勿轻用。（《本草经疏》）

○酒引入胆，兼治胆横目胀不瞑。虚者忌之。（《徐大椿医书全集·药性切用·卷之三下》）

○凡有燥结属实热者可用。（《罗氏会约医镜·卷十七·本草》）

○水积，足胫肿满，郁李、商陆之类，甚者甘遂、芫花。（《医碥·卷二·杂症·积聚》）

○大便不实者禁用。（《得配本草》）

○郁李仁，入肝、胆二经，去头风之痛。又入肺，止鼻渊之流涕。消浮肿，利小便，通关格，破血润燥，又其余技。虽非常施之品，实为解急之需。关膈之症，最难开关，郁李仁善入肝，以调逆气，故能达上下，不可不备也。（《本草新编》）

○郁李仁，世人多合胡麻同用，以为润燥通便之需，然胡麻功止润燥、暖中、活血，非若郁仁性润，其味辛甘与苦。而能入脾下气，行水破血之剂也。故凡水肿癃急便闭，关格不通，得此体润则滑，味辛则散，味苦则降，与胡麻实异，而又可以相须为用。（《本草求真》）

○郁李仁，味酸平无毒。俗名唐棣，通关格，去浮肿。根皮治齿痛风蛀。（《医方捷径·卷四》）

○为缓下及利尿药。（《科学注解本草概要·植物部》）

【验方举要】

○治气结者：酒服仁四十九粒，更泻，尤食。（《食疗本草·卷上》）

○治小儿闭结：褓裸小儿，大小便不通，并惊热痰实，欲得溏动者：大黄（酒浸，炒）、郁李仁（去皮，研）各一钱，滑石末一两，捣和丸黍米大。二岁小儿三丸，量人加减，白汤下。（《小儿药证直诀·卷下》）

○治产后肠胃燥热，大便秘涩：郁李仁（研如膏）、朴硝（研）各一两，当归（切、焙）、生干地黄（焙）各二两。上四味，将二味粗捣筛，与别研者二味和匀。每服三钱匕，水一盏，煎至七分，去滓温服，未通更服。（《圣济总录·郁李仁饮》）

○治风热气秘：郁李仁（去皮、尖，炒）、陈橘皮（去白，酒一盏煮干）、京三棱（炮制）各一两。上三味，捣罗为散。每服三钱匕，空心煎熟水调下。（《圣济总录·郁李仁散》）

○治积年上气，咳嗽不得卧：郁李仁一两。用水一升，研如杏酪，去滓，煮令无辛气，次下酥一枣许，同煮熟，放温顿服之。（《圣济总录·郁李仁煎》）

○治血汗：郁李仁研细，每服一钱匕，研鹅梨汁调下。（《圣济总录·如圣散》）

○治脚气肿满喘促，大小便涩：郁李仁半两（去皮研），粳米三合，蜜一合，生姜汁一蚬壳。上先煮粥临欲熟，入三味搅令匀，更煮令熟，空心食之。（《圣惠方·郁李仁粥》）

○郁李仁粥，食治老人水气，面肿腹胀，喘气不安，转动不得，手足不仁，身体重困或疼痛。郁李仁二两，研，以水滤取汁。苡仁五合淘。上以煎汁作粥，空心良久，日二服，常服极效。（《养老奉亲书·食治老人水气诸方第九》）

○治身体肿满，水气急，卧不得。郁李仁一大合捣为末，和麦面搜作饼子与吃，入口即大便通，利气，便瘥。（《医学纲目·卷之二十四·水肿》）

○治关格不通：郁李仁，为末，饮调二钱服，或丸服亦佳。（《东医宝鉴·杂病篇·卷一》）

○治齿䘌肿痛：郁李根白皮，切，水煮浓汁，含漱，冷即易，吐出虫即愈。（《东医宝鉴·外形篇·卷二》）

○治膀胱急痛：郁李仁为末服或丸服。（《东医宝鉴·内景篇·卷三》）

○疗癖：取仁，汤浸去皮，为细末，每二钱，白面搜和，作烧饼，空心食之，当快利。若不止，饮冷醋汤。（《东医宝鉴·杂病篇·卷六》）

【按】

郁李仁主要含苦杏仁苷等，临床用治喘咳、胸痹心痛等也有较好疗效。

Huzhang
虎杖

虎杖系蓼科蓼属多年生草本植物虎杖 *Polygonum cuspidatum* Sieb.et Zucc. 的干燥根茎和根。常用别名有阴阳莲、大叶蛇总管、大虫杖、苦杖、酸杖等。味微苦，性微寒。归肝、胆、肺经。功能祛风利湿，散瘀定痛，止咳化痰。主要用于治疗关节痹痛，湿热黄疸，经闭，癥瘕，咳嗽痰多，水火烫伤，跌仆损伤，痈肿疮毒，热结便秘等病症。常用剂量为9～30克；外用适量。孕妇忌服。

【各家论述】

○通利月水，破留血癥结……渍酒服，主暴瘕。（《名医别录》）

○风在骨节间及血瘀，煮汁作酒服之。（《本草拾遗》）

○治大热烦躁，止渴利小便，压一切热毒。（《药性本草》）

○治产后血晕，恶血不下，心腹胀满，排脓，主疮疖痈毒，仆损瘀血，破风毒结气。（《日华子本草》）

○烧灰贴诸恶疮，焙研炼蜜为丸，陈米饮服，治肠痔下血。（《图经本草》）

○痈肿症瘤凭虎杖……俗名斑杖根；味甘平，微温，无毒，治伤损，消疮毒。（《珍珠囊补遗药性赋·木部》）

○研末酒服，治产后瘀血血痛，及坠仆昏闷有效。（《本草纲目》）

○攻诸肿毒，止咽喉疼痛，利小便，走经络。治五淋白浊，痔漏，疮痈，妇人赤白带下。（《滇南本草》）

○虎杖之主治，其行血似与天名精类，其疗风似与王不留行类，第前哲多谓其最解暑毒，是则从血所生化之原以除结热，故手厥阴之血脏与足厥阴之风脏，其治如鼓应桴也。方书用以疗痉病者，同于诸清热之味，以其功用为切耳，然于他证用之亦鲜，何哉？……方书用以治淋，即丹溪疗老人气血受伤之淋，亦以为要药，于补剂中用之矣。谓虚人服之有损者，与补剂并行，其庶几乎。（《本草述》）

○坚肾，强阳益精，壮筋骨，增气力……敷跌伤折损处，可续筋接骨。（《医林纂要》）

○研末酒服，治产后瘀血痛。及坠仆昏闷有效，浸酒常服，破女子经脉不通，有孕人勿服。（《本草述钩元》）

○酸汤梗酸祛风毒，阴疳杨梅敷洗涂，恶疮腐烂除痔瘘，风湿丹热自消除。（《草木便方》）

○虎杖根，主癥结暴瘕，痛欲死，取根为末，酒渍饮，日三。（《东医宝鉴·杂病篇·卷六》）

【验方举要】

○凡癥坚之起，多以渐生，而有觉便牢大者，自难疗也，腹中癥有结积，便害饮食转羸瘦，疗多用陷冰玉壶八毒诸大药，今上取小小易得方：取虎杖根，勿令影临水上者，可得石余，净洗干之，捣作末以秫米五斗，炊饭内搅之，好酒五斗渍封，药消饭浮，可饮一升半，勿食鲑盐，癥当出。亦可但取其根一升，干捣千杵，酒渍饮之，从少起日三亦佳，此酒疗癥，乃胜诸大药。（《外台秘要·卷十二·疗癥方》）

○虎杖散：治实热盗汗。上用虎杖锉，水煎服，量多少与之，无时。（《小儿药证直诀·卷下·诸方》）

○孙真人《千金方》，治女人月经不通，腹内积聚，虚胀雷鸣，四肢沉重，亦治丈夫积聚，有虎杖煎：取高地虎杖根，锉二斛，水二石五斗，煮取一斗半，去滓，入醇酒五升，煎如饧，每服一合，以知为度。（《本草纲目》）

○许学士《本事方》：治男妇诸般淋疾。用苦杖根洗净，锉一合，以水五盏，煎一盏，去滓，入乳香、麝香少许服之。鄞县尉耿梦得，内人患沙石淋，已十三年。每溲痛楚不可忍，溺器中小便下沙石剥剥有声。百方不效，偶得此方服之，一夕而愈。（《本草纲目》）

【按】

药理研究表明，虎杖具有抗菌、抗病毒、镇咳平喘、降胆固醇、扩张冠脉、扩张外周血管等作用。虎杖制剂临床治疗高脂血证、上消化道出血、肺炎有较好疗效。以虎杖为主的复方制剂治宫颈糜烂、胆道感染、关节炎、慢性支气管炎、烧伤、新生儿黄疸、阴道炎、病毒性肝炎、急性阑尾炎、白细胞减少症、银屑病、带状疱疹、慢性骨髓炎和蛇咬伤等病症均获得一定疗效。

虎骨

Hugu

虎骨系猫科动物虎 *Panthera tigris* Linnaeus 的干燥骨骼。雄虎的前胫骨更佳，处方名虎胫骨。味辛，性温。归肝、肾经。功能祛风定痛，强筋健骨。主要用于治疗风湿痹痛，脚膝痿软，历节风痛，四肢拘挛，腰脚不随，惊悸癫痫，痔瘘脱肛等病症。常用剂量为 3～6 克，入丸散或浸酒服。

【各家论述】

○除邪恶气，杀鬼疰毒，止惊悸，治恶疮鼠瘘。头骨尤良。（《名医别录》）

○治筋骨毒风挛急，屈伸不得，走注疼痛，治尸疰腹痛，伤寒温气，温疟，杀犬咬毒。（《药性本草》）

○虎骨煮汤浴，去骨节风毒。又主腰膝急疼，煮作汤浴之；或和醋浸亦良。主筋骨风急痛，胫骨尤妙。又，小儿初生，取骨煎汤浴，其孩子长大无病。又，和通草煮汁，空腹服半升。覆盖卧少时，汗即出。治筋骨节急痛。切忌热食，损齿。小儿齿生未足，不可与食，恐齿不生。（《食疗本草》）

○虎骨驱邪辟恶，男去风毒，女保胎惊。（《珍珠囊补遗药性赋·主治指掌》）

○追风定痛健骨，止久痢脱肛，兽骨鲠咽……虎骨通可用。凡辟邪疰，治惊痫温疟，疮疽头风，当用头骨；治手足诸风，当用胫骨；腰背诸风当用脊骨，各从其类也。（《本草纲目》）

○虎骨主除邪恶气，伤寒湿气用尤良，更攻风毒拘挛热，治产安惊去恶疮。（《医经小学·卷之一·药性指掌》）

○虎骨酥炙用，畏干漆、蜀椒、磁石。（《雷公炮制药性解》）

○凡血不足以养筋，以致筋骨疼痛者宜少用。（《本草经疏》）

○《本草》言虎头骨之功与胫同，合养精补血之药，主治精血衰少，腰腿足膝软弱无力，不能行动，或筋骨疼痛，难以屈伸。若伤于湿者，筋骨弛长而软，或肿痛，若过于酒色劳碌，肾肝血热者，腰膝酸疼腿痛，相似虎骨证候，不宜误用。（《药品化义》）

○虎者西方之兽，本金气而能制木，故啸则风生。搜风健骨，定痛辟邪。（《罗氏会约医镜·卷十八·本草》）

○健骨辟邪，为历节风痹入骨专药……虎爪辟邪，虎齿安魄，虎肉益气力。（《徐大椿医书全集·药性切用·卷之六》）

○虎骨入肝搜风，补骨健筋，左胫尤良，捶碎酥炙或酒炙用。（《医方十种汇编·药性摘录》）

○虎骨，肝肾虚败，腰腿疼痛如风者禁用……虎骨胶祛风尤良，佐补血药，以治老人虚风，不同草木之燥。（《得配本草》）

○疗关节气冷……逐痹通关，强筋健骨，平历节肿痛，愈腰膝痿软。（《玉楸药解》）

○虎骨为强壮药。（《科学注解本草概要》）

【验方举要】

○备急虎骨酒：疗男子女人骨体疼痛，风毒流灌脏腑及至骨肉方。虎骨一具，炭火炙令黄色，刮削去脂血，捶碎取尽，捣筛保数升，绢袋盛，清酒六升浸五宿，随多少，稍稍饮之，日二三杯，酒尽更添。（《外台秘要·卷十五·风毒方》）

○治腰脚疼痛挛急，不得屈伸及腿膝冷麻。用虎骨一具，及胫骨二茎，酥炙黄捶碎，无灰酒三斗，蜜封七日，空心晚食，酒随意饮。（《医学纲目·卷之二十八·厥》）

○治经年不愈者名休息痢，虎骨炙焦捣末，米汤煎服二钱，每日三服。（《寿世汇编·普济良方·卷一》）

○狗咬，虎骨煅存性，研末掺之。（《疡医大全·卷之三十八》）

○治大肠痔漏并脱肛，虎胫骨二节，蜜二两，炙令赤，捣末蒸饼丸如桐子大，每服凌晨温酒下二十九。（《胜金方》）

【按】

根据国家及世界有关保护珍稀动物的法规，虎骨虽有药用价值但亦不能供药用。研究表明，豹骨、狗骨、猴骨具有相似的药理作用和临床疗效，可作为虎骨的代用品。

Baijiangcao
败酱草

败酱草系败酱科多年生草本植物黄花败酱 *Patrinia scabiosaefolia* Fisch.ex Link.、白花败酱 *P.villosa Juss.* 的带根全草。常用别名有鹿肠、鹿首、鹿酱、酸益、苦菜等。味辛、苦，性微寒。归胃、大肠、肝经。功能清热解毒，消痈排脓，祛瘀止痛。主要用于治疗热毒痈肿，肠痈，肺痈发热，血滞胸腹疼痛等病症。常用剂量为6～15克。外用适量。

【各家论述】

○味苦，平。主暴热火疮，赤气，疥瘙，疽痔，马鞍，热气……生川谷。（《神农本草经》）

○咸，微寒，无毒。除痈肿，浮肿，结热，风痹不足，产后疾痛。（《名医别录》）

○味辛苦，微寒。治毒风顽痹，主破多年瘀血，能化脓为水，及产后诸病。止腹痛余疹，烦渴。（《药性本草》）

○治赤眼，障膜，胬肉，聤耳，血气心腹痛，破癥结，产前后诸疾，催生、落胞、血晕，排脓，补瘘，鼻洪吐血，赤白带下，疮痍疥癣，丹毒。（《日华子本草》）

○败酱，妇人产后用。味苦，咸，平，无毒……仲景方治腹痛。（《珍珠囊补遗药性赋·草部》）

○败酱，善排脓破血，故仲景治痈，及古方妇人科皆用之。乃易得之物，而后人不知用，盖未遇识者耳。（《本草纲目》）

○败酱……性味苦寒，泻热解毒，破血排脓，为外科专药。取根、苗用。（《徐大椿医书全集·药性切用·卷之一下》）

○败酱苦寒通利，善破瘀血而消痈肿，排脓秽而化癥瘕。其诸主治止心痛，疗腹痛，住吐衄，破癥瘕，催生产，落胎孕，收带下，平疥癣，除翳膜，去胬肉。（《长沙药解·卷二》）

○苦咸微寒，入心包、肾，主暴热、火疮、疥痔、痈肿、结热、风痹，为治肠痈之上药。（《本草分经·心包》）

○败酱乃手阳明厥阴药。善除暴热火疮。皆取苦寒散毒之用。其治疽痔马鞍热气，以其性专下泄也。《金匮》薏苡附子败酱散，治肠痈固结未溃，故取薏苡下达，败酱苦降，附子开结，而为热因热用之向导，深得《本经》之旨。若脓成

热毒势胀，不可用也。而妇人下部疽蚀方中，亦恒用之。近世医师罕有识者。（《本经逢原》）

○苦平，入足厥阴经，兼入足阳明经。破血排脓，去蛆痔，除痈肿。配米仁、附子，下腹痛；入四物，治恶露不止。（《得配本草》）

○治肠炎下痢。（《现代实用中药》）

○为变质、消炎药，并有解热作用。（《科学注解本草概要·植物部》）

○药效：消炎，排脓，解毒，驱瘀血。用途：肠痈（阑尾炎），皮肤病。（《临床应用汉方处方解说》）

【验方举要】

○治肠痈之为病，其身甲错，腹皮急，按之濡如肿状，腹无积聚，身无热，脉数，此为肠内有痈肿，薏苡附子败酱散主之。薏苡仁十分，附子二分，败酱五分，右三味，杵为末，取方寸匕，以水二升，煎减半，顿服，小便当下。（《金匮要略·疮痈肠痈浸淫病脉证并治第十八》）

○治痈疽肿毒，无论已溃未溃：败酱草四两，地瓜酒四两，开水适量冲炖服。将渣捣烂，冬蜜调敷患处。（《闽东本草》）

○治赤白痢疾：鲜败酱草二两，冰糖五钱，开水炖服。（《闽东本草》）

○败酱草膏，治毛囊炎、疖等化脓性皮肤病：鲜败酱草（洗净）十斤。将净水八十斤煮败酱草十斤，煎至三小时后过滤，再煎煮浓缩成膏五十两，加蜜等量贮存备用。每次服二钱，日服二次。（《赵炳南临床经验集·经验方》）

【按】

药理研究表明，败酱草具有镇静、抗菌、促进肝细胞再生、防止肝细胞变性等作用。日本人佐藤昭彦研究认为，败酱根热水提取物500mg/mL对人宫颈癌细胞的抑制率为100%，而对正常细胞则反有促进增殖的作用。临床上用黄花败酱可治神经衰弱、流行性腮腺炎，白花败酱可治急性细菌性痢疾、浸润型肺结核、流感、慢性非特异性结肠炎等。

Kunbu
昆布

607

昆布系海带科植物海带 *Laminaria japonica* Aresch. 或翅藻科植物昆布 *Ecklonia kurome Okam.* 的干燥叶状体。常用别名有纶布、海带、海昆布等。味咸，性寒。归肝、胃、肾经。功能软坚散结，消痰，利水。主要用于治疗瘿瘤、瘰疬，睾丸肿痛，痰饮水肿等病症。常用剂量为 10 ~ 15 克。

【各家论述】

○主十二种水肿，瘿瘤聚结气，瘘疮。（《名医别录》）

○利水道，去面肿，去恶疮鼠瘘。（《药性本草》）

○下气，久服瘦人，无此疾者，不可食。海岛之人爱食……服久，病亦不生。（《食疗本草》）

○主颓卵肿。（《本草拾遗》）

○主噎膈。（《本草通玄》）

○妊娠亦不可服。（《品汇精要》）

○胃虚者慎服。（《医学入门》）

○昆布，咸能软坚，其性润下，寒能除热散结，……瘿坚如石者，非此不除，正咸能软坚之功也。详其气味性能治疗，与海藻大略相同。（《本草经疏》）

○昆布之性，雄于海藻，噎症恒用之，盖取其祛老痰也。（《本草汇言》）

○下水消瘿，功同海藻，而多用可以催生。（《罗氏会约医镜·卷十六·本草》）

○多服令人瘦。（《徐大椿医书全集·药性切用·卷之二下》）

○行水化湿……解煤火毒，析酲消食……粗不中食，入药功同。（《随息居饮食谱》）

○主通经脉，故治十二经水肿，人身十二经流通，则水肿自愈矣。（《本草崇原》）

○昆布咸寒清利，治气臌水胀。（《玉楸药解·卷一》）

○海带治水病，去风湿……催产难。（《得配本草》）

○海带，叶疗疝气，下水，治瘿瘤结气，能软坚。（《东医宝鉴·汤液篇·卷二》）

【验方举要】

〇治颈下卒结囊，渐大欲成瘿：昆布、海藻等分。末之，蜜丸如杏核大，含，稍稍咽汁，日四五。（《肘后方》）

〇治瘿气结核，瘰疬肿硬：昆布一两（洗去咸味）。捣罗为散。每用一钱，以绵裹于好醋中浸过，含咽津觉药味尽，即再含之。（《圣惠方》）

〇治瘿气初结，咽喉中壅闷，不治即渐渐肿大：槟榔三两，海藻二两（洗去咸），昆布三两（洗去咸水）。上药，捣罗为末，炼蜜和丸，如小弹子大，常含一丸咽津。（《圣惠方》）

〇治膈气噎塞不下食：昆布（洗净，焙，末）一两，桩杵头细糠一合，共研。用老牛涎一合，生百合汁一合，慢煎入蜜搅成膏，与末杵丸，如芡实大。每服一丸，含化咽下。（《圣济总录·昆布方》）

〇哮喘方：浸湿海带菜四两，糠饼三个，同煎汤服之，数服愈。（《良方集腋卷之上·杂病门》）

【按】

海带为良好的防癌和治癌食品。经常食用海带，不仅能增加碘的吸收，而且也能增进钙的吸收，对防治大肠癌有明显的疗效。动物实验表明，昆布的提取物可杀灭癌细胞。昆布用于慢性气管炎、顽固性咳嗽，配伍生姜、红糖，频频饮服，常获良效。

Zhongjiefeng
肿节风

肿节风系金粟兰科植物草珊瑚 *Sarcandra glabra* (Thunb.) Nakai 的全株或根。常用别名草珊瑚、观音茶、接骨木、铜脚灵仙、九节风等。味辛、苦，性平。归肝、大肠经。功能清热解毒，祛风除湿，活血止痛。主要用于治疗风湿痹痛，跌打损伤，感冒咳嗽，骨折，痛经，产后瘀滞腹痛等病证。常用剂量6~15克。外用适量。剂量不可过大。

【各家论述】

○煲水饮，退热。（《生草药性备要》）

○治一切跌打损伤，风湿麻木，筋骨疼痛。（《分类草药性》）

○接骨，破积，止痛，治跌打骨折，损伤肿痛，风湿骨痛，烂疮，毒蛇咬伤。（《陆川本草》）

○治各种感染性疾病，多种癌症。（《中华临床中药学》）

○有小毒，主治流行性感冒，流行性乙型脑炎，麻疹，肺炎，小儿肺炎，大叶性肺炎、细菌性痢疾，急性阑尾炎……（《全国中草药汇编》）

○主治各种炎症，牙痛，痛经。（《浙江药用植物志》）

○主治肢体麻木……胆囊炎、口腔炎。阴虚火旺及孕妇禁服。宜先煎或久煎。（《中华本草》）

【验方举要】

○治痛经：肿节风9g，鹿含草12g，水煎服。（《浙江药用植物志》）

○治痛经：肿节风10~20g，五味子根10g，艾蒿5g，水煎服，每日2次。（《中国民族药志》）

○用于肿瘤：肿节风片，肿节风适量。取肿节风切碎，加水煎煮3次，合并煎液，滤过，滤液浓缩成稠膏状，在85℃以下减压干燥成干浸膏，加辅料适量，制成颗粒，压片，每片含干浸膏0.25g，包糖衣。功能消肿散结，清热解毒。用于肿瘤，原发性血小板减少性紫癜、胃溃疡。（《中华人民共和国药典》1977年）

【按】

药理研究表明，肿节风对金黄色葡萄球菌及其耐药菌株，志贺氏、鲍氏、福氏痢疾杆菌，大肠杆菌、绿脓杆菌及猪丹毒杆菌等均有不同程度的抑制效果。肿节风具有一定的抗肿瘤作用，其粗提物、注射液、黄酮、挥发油、有机酸等，都在不同的肿瘤模型上显示不同程度的抑瘤活性。此外，肿节风对巨细胞、T细胞都有一定抑制作用，还具有抗胃溃疡、促进骨折愈合、镇痛、抗疲劳、抗寒等作用。临床已广泛用于多种急慢性炎症、肿瘤、自身免疫相关的疾病的治疗，均有一定疗效。对骨折患者，能加速骨折愈合，以股骨、胫骨、腓骨等长管骨骨折的疗效似更明显。

Zhimu
知母

知母系百合科多年生草本植物知母 *Anemarrhena asphodeloides* Bge. 的干燥根茎。常用别名有昌支、毛知母、光知母、知母肉等。味苦、甘，性寒。归肺、胃、肾经。功能清热泻火，生津润燥。主要用于治疗外感热病，高热烦渴，肺热燥咳，骨蒸潮热，内热消渴，肠燥便秘等病症。常用剂量为6～12克。脾虚便溏者慎用。

611

【各家论述】

○知母味苦寒。主消渴热中，除邪气肢体浮肿，下水，补不足，益气。一名蚳母，一名连母，一名野蓼，一名地参，一名水参，一名水浚，一名货母，一名蝭母。（《神农本草经》）

○疗伤寒久疟烦热，胁下邪气，膈中恶，及风汗内疸。多服令人泄。（《名医别录》）

○心烦躁闷，骨热劳往来，产后褥劳，憎寒虚烦……治诸热劳，患人口干者加用之。（《药性本草》）

○热劳传尸疰病，通小肠，消痰止嗽，润心肺，安心，止惊悸。（《日华子本草》）

○凉心去热，治阳明火热，泻膀胱、肾经火，热厥头痛，下痢腰痛，喉中腥臭。（《珍珠囊》）

○知母沉也，阴中之阴也。其用有四：泻无根之肾火；疗有汗之骨蒸；止虚劳之阳胜；滋化源之阴生。（《珍珠囊补遗药性赋·主治指掌》）

○《主治秘要》云……气味俱厚，沉而降，阴也。其用有三：泻肾经火一也；作利小便之佐使也；治痢疾脐下痛三也。又云……阴中微阳，肾经本药，欲上头引经，皆酒炒……治足阳明火热，大补益肾水、膀胱之寒。（《医学启源·卷之下·用药备旨》）

○知母止嗽清肺，滋阴降火，夜嗽宜用……五更嗽多者，此胃中有食积，至此时流入肺经，以知母、地骨皮降肺火……上半日嗽多者，有胃火，知母、石膏。（《丹溪治法心要·卷一·咳嗽第十八》）

○知母主躁闷烦心，泻心火清肺。（《丹溪手镜·卷之中·发明五味阴阳寒热伤寒汤丸药性第二》）

○知母泻无根之肾火，疗有汗之骨蒸。止虚劳之阳胜，滋化源之阴生。勿犯铁器，犯之损肾……为生水之剂，水盛则火熄，所谓壮水之主，以制阳光也，口渴干咳，眼花目眩，便赤腰痛，褥劳烦躁不眠，此皆阳盛阴衰之证，服之皆愈。若肺家寒嗽及肾气虚脱无火者，禁用。（《雷公炮制药性解》）

○安胎，止子烦，辟射工、溪毒……肾苦燥，宜食辛以润之。肺苦逆，宜食苦以泻之。知母之辛苦寒凉，下则润肾燥而滋阴，上则清肺金而泻火，乃二经气分药也。黄柏则是肾经血分药。故二药必相须而行。（《本草纲目》）

○黄柏、知母禁用：殊不知虚劳之火，虚火也，相火也，阴火也……此三火者，皆无求于降火滋阴，亦何事乎知柏，而用之以贻害乎！且黄柏伤胃，知母滑脾，胃伤则饮食不进，脾滑则泄泻无度。（《理虚元鉴·卷下·治虚药讹一十八辨》）

○多服令人泄泻，亦令人减食，此唯实火燔灼者，方可暂用。若施于虚损之人，如水益深矣。盖苦寒之味，行天地肃杀之令，非长养万物者也。（《本草通玄》）

○知母苦寒除肾火，能蠲有汗之骨蒸，补虚可疗阳明热，益肾滋源化气澄。（《医经小学·卷之一·药性指掌》）

○阳痿及易举易痿，泄泻脾弱，饮食不消化，胃虚不思食，肾虚溏泄等证，法并禁用。（《本草经疏》）

○知母在上则能清肺止渴，却头痛，润心肺，解虚烦喘嗽，吐血、衄血……在中则能退胃火，平消瘅，在下则能利小水，润大便，去膀胱肝肾湿热，腰脚肿痛，并治劳瘵内热，退阴火，解热淋崩浊。古书言知母佐黄柏滋阴降火，有金水相生义，盖谓黄柏能制膀胱命门阴中之火，知母能消肺金制肾水化源之火，去火可以保阴，是即所谓滋阴也，故洁古东垣皆以为滋阴降火之要药，继自丹溪而后，则皆用以为补阴，诚大谬矣。夫知母以沉寒之性，本无生气，用以清火则可，用以补阴则何补之有？第其阴柔巽顺，似乎有德，倘元气既亏，犹欲借此以望补益，是亦犹小人在朝，而国家元气日受其削，有阴移焉而莫之觉者，是不可不见之真而辨之早也。（《景岳全书·卷之四十八·本草正》）

○知母与黄柏并用，非为降火，实能助水；与贝母同行，非为清痰，专为滋阴。（《药品化义》）

○知母苦，阴中微阳，凉肾经本药，上颈行经用酒炒。（《普济方·第一册·六经用药》）

○知母治嗽血，喘，淋，口病，尿血，呃逆，盗汗，遗精，痹瘘，癥瘕。（《本草求原》）

○知母寒滑，用以泻肾家有余之火则可；如丹溪用以补阴，则大伤胃气，发泄不食而死。故阴虚火炎者，切不可用。（《罗氏会约医镜·卷十六·本草》）

○甚败脾胃而泄大肠，火衰土湿，大便不实者忌之。后世庸工，以此通治内

伤诸病，滋水灭火，误人性命，至今未绝。其诸主治，泄大肠，清膀胱。（《长沙药解·卷三》）

○黄柏未尝不入气分，而知母未尝不入血分也。黄柏清肾中之火，亦能清肺中之火，知母泻肾中之热，而亦泻胃中之热，胃为多气多血之腑，岂止入于气分，而不入于血分耶？是二药不必兼用。（《本草新编》）

○故以知母滋阴化阳以通小便，且知母治肿出之《神农本草经》，而《金匮》治历节风，脚肿如脱，与麻黄、附子并用，可以此例而明也。此方即仲景桂甘姜枣麻辛附子汤加知母一味，主治迥殊，可知经方变化如龙也。※消水圣愈汤：知母二钱去皮，天雄一钱制，牡桂二钱去皮，细辛一钱，麻黄一钱五分，甘草一钱炙，生姜二钱，大枣二枚。（《时方妙用·卷二》）

○宜补脾阴者，虽知母、石膏，反能开胃。补脾阳法，前人已备言之，独于补脾阴，古少发明者，予特标出。（《血证论·卷一·男女异同论》）

○胃气者，肺之母气也。本草有知母之名者，谓肺借其清凉，知清凉为肺之母也。（《医门法律·卷六·〈金匮〉麦门冬汤》）

○知母清肺胃气分之热，则津液不耗而阴自潜滋暗长矣。（《重庆堂随笔》）

○泻膀胱邪热下焦有余之火，使相火不炎，肺金清肃，兼泻胃热润燥，滋阴利二便，滑肠伤胃。（《本草分经·肾》）

○知柏辛苦大寒，虽曰滋阴，其实燥血，虽曰降火，久而增气，反能助火。至于败胃所不待言。（《成方切用·卷一·知柏四物汤》）

○知母能益阴清热止渴，人所共知，其能下水，则以古人用者甚罕，后学多不明其故……《千金》、《外台》两书用知母治水气各一方。《千金》曰，有人患水肿腹大，其坚如石，四肢细，少劳苦足胫即肿，少饮食便气急，此终身之疾，服利下药不瘥者，宜服此药，微除风湿，利小便，消水谷，岁久服之，乃可得力，瘥后可常服。其所用药，则加知母于五苓散中……可见《本经》所著下水之效，见于除肢体浮肿，而知母所治之肢体浮肿，乃邪气肢体浮肿，非泛常肢体浮肿比矣。（《本经疏证》）

○知母得黄柏及酒良，伏蓬砂盐……疗初痢脐痛，治久疟酷热，消痰定嗽，止渴除烦，得人参治子烦，得地黄润肾燥，得莱菔子、杏仁治久嗽气急，配麦冬清肺火……肠胃滑泄，虚损发热，二者禁用。邪热伏肺中不能生水，膀胱绝其化源，秘塞不通，用知母清金，而泉源滋长，此所以有知母补阴之谓，若真水不足，膀胱失气化之司，速当补肾，使阴气行而阳自化，便自通也，知母苦寒，大伤肾水，尤宜禁用。（《得配本草·卷二》）

○沉也，阴中之阳也。其用有四：泻无根之肾火，疗有汗之骨蒸，止虚劳之阳胜，滋化源之阴生。（《医方捷径·卷三》）

○统详主治，不外实热有余四字之范围。（《本草正义》）

613

○知母原不甚寒，亦不甚苦，尝以之与黄芪等分并用，即分毫不觉凉热……寒苦皆非甚大，而又多液是以能滋阴也……是以愚治热实脉数之证，必用知母，若用黄芪补气之方，恐有热不受者，亦恒辅以知母，唯有液滑能通大便，其人大便不实者忌之。（《医学衷中参西录·上册·药物》）

○知母下行水脏，上济君火，而苦寒之性尤足以泻肺胃燥热之逆，而行金令。故水下火上，风燥湿淫，脚膝肿痛之证用之甚灵。（《经证证药录·卷六》）

○疗久疟，黄疸，通小肠，消痰止嗽，润心肺，治产后蓐劳。（《东医宝鉴·汤液篇·卷三》）

○药效：清凉，解热，利尿，镇静。用途：肝、胃、肾之热，烦躁，不眠。（《临床应用汉方处方解说》）

○知母，体轻消，而散走为之用……散走胃中也。（《皇汉医学丛书·内科学·伤寒用药研究》）

【验方举要】

○妊娠子烦，因服药致胎气不安，烦不得卧者。知母一两，洗，焙为末，枣肉丸，弹丸大。每服一丸，人参汤下。医者不识此病，作虚烦治，反损胎气。（《产乳集验方·妊娠》）

○知母丸：治十月未足，而痛如欲产，兼治产难及子烦。用知母一味为细末，炼蜜丸如鸡头大，温酒嚼下，日三服，丸如桐子大，饮下二十丸。（《医学纲目·卷之三十五·胎前症》）

○万应丸：治产后小户痛不可忍。知母一味，去皮炒为末，炼蜜丸，如弹子大，每服一丸，清酒一盏化下。（《济阴纲目·卷之十四·产门不闭肿痛》）

○治骨热虚劳，补阴气，锉，五钱，水煎服，或作末，丸服亦佳。（《东医宝鉴·杂病篇·卷四》）

【按】

药理研究表明，知母具有细胞调控、抑制钠泵、拮抗交感—肾上腺系统、延缓肾上腺皮质激素分解以及解热等作用，而取"滋阴清热"效果。此外，知母还有降糖、抗菌、抗癌、抗溃疡、抗炎、利胆等作用，这些研究成果对知母的应用不无指导意义。

Yuxingcao
鱼腥草

鱼腥草系三白草科多年生草本植物蕺菜 *Houttuynia cordata* Thunb. 的地上部分。常用别名蕺、蕺菜、侧耳根、猪鼻孔等。味辛，性微寒。归肺经。功能清热解毒，消痈排脓，利尿通淋。主要用于治疗肿痈，咳吐脓血，咳嗽，痈疽疔疮，痢疾，热淋，小便不利，黄带和食积胀满等病证。常用剂量15～30克，外用适量。鲜品可供食用。不宜久煎。虚寒证慎服。

【各家论述】

○味辛，微温，主蠷螋溺疮……多食令人气喘。（《名医别录》）

○有毒，淡竹筒内煨，敷恶疮、白秃。（《日华子本草》）

○大治中暑伏热闷乱，不省人事。（《履巉岩本草》）

○治肺痈咳嗽带脓血者，痰有腥臭。亦治大肠热毒，疗痔疮。（《滇南本草》）

○散热毒痈肿，痔疮脱肛，断痁疾，解硇毒。（《本草纲目》）

○治咽喉乳蛾，捣取自然汁，灌吐顽痰殊效。（《本经逢原》）

○久食之，发虚弱，损阳气，消精髓。（《食疗本草》）

○行水，攻坚，去瘴，解暑。疗蛇虫毒，治脚气，溃痈疽，去瘀血，补心血。（《医林纂要》）

○消肿截疟。（《药性考》）

○大肠湿热盛则为痔疮，用此汤熏洗，仍以渣敷患处，则湿热之气散而自愈也。（《冯氏锦囊》）

○专治囊痈及鱼肚疮。（《本草求原》）

○解暑清热逐水停，利水消胀除痞膨，热毒肿涂沙石淋。（《草木便方》）

○叶，敷恶毒大疮，能消毒；煎服能去湿热治痢疾。（《岭南采药录》）

○治梅毒、淋浊、便涩、尿道炎，水肿胀满，胃病及各种化脓性疾病……又可作急救服毒的催吐剂。（《中国药用植物图鉴》）

○虚寒证及阴证疮疡忌用。（《中国药物大全》）

【验方举要】

○治小儿脱肛：鱼腥草擂如泥，先以芒硝水洗过，用芭蕉叶托药，坐自愈。（《永类钤方》）

○治肺痈：以蕺，捣汁，入年久芥菜卤饮之。(《本草经疏》)

○治肺痈吐脓血：鱼腥草、天花粉、侧柏叶等分，煎汤服之。(《滇南本草》)

○治痨咳，盗汗：折耳根叶63克，猪肚一个。将折耳根叶放在猪肚内，炖烂。汤肉齐服，分3次服，3日一剂，连用3剂。(《贵州民间方药集》)

○治慢性鼻窦炎：鲜蕺菜捣烂，绞取自然汁，每日滴鼻数次。另用蕺菜21克，水煎服。(《陕西草药》)

○治痔疮，不论内外：鱼腥草，煎汤点水酒服，连进3服。其渣熏洗患处，有脓者溃，无脓者自消。(《滇南本草》)

○治肛门边肿硬，痒痛不可忍者，鱼腥草一握，煎汤熏洗，仍以草挹痔，即愈。(《急救良方》)

【按】

鱼腥草虽为草药，近年研究很多，疗效确切，不可忽视。药理研究表明，鱼腥草具有抗病原微生物的作用，对多种致病性细菌、分枝杆菌、钩端螺旋体、真菌及病毒有不同程度的抑制作用。鲜汁作用更强。还具有抗过敏、抗炎、利尿、增强免疫等作用。临床应用，鲜品芳香可口，有清热解毒、开胃增进食欲等功能。脾胃虚寒不可多食，以免腹泻之虞。

使君子

Shijunzi

使君子系使君子科植物使君子 *Quisqualis indica* L. 的干燥成熟果实。常用别名有留求子、史君子、五棱子等。味甘，性温。归脾、胃经。功能杀虫消积。主要用于治疗蛔虫、蛲虫病，虫积腹痛，小儿疳积等病症。常用剂量：使君子9～12克，捣碎入煎剂；使君子仁6～9克，多入丸散用或单用，作1～2次分服。服药时忌饮浓茶。

【各家论述】

○味甘，温，无毒。主小儿五疳，小便白浊，疗泻痢。（《开宝本草》）

○健脾胃，除虚热。治小儿百病疮癣……凡杀虫药多是苦辛，唯使君、榧子，甘而杀虫，亦一异也。凡大人小儿有虫病，清晨空腹食使君子仁数枚，或以壳煎汤咽下，次日虫皆死而出也……此物味甘气温，既能杀虫，又益脾胃，所以能敛虚热而止泻痢，为小儿诸病要药。（《本草纲目》）

○使君甘温，消疳消浊，泻痢诸虫，总能除却。（《寿世保元·卷一·本草·药性歌括》）

○使君子，善杀虫，治小儿疳积，小便白浊，凡大人小儿有虫病者，但于每月上旬清晨空服食数枚，或以壳煎汤咽下，次日虫皆死而出也。或云七生七煨食亦良，或云一岁食一枚，食后忌饮热茶，犯之即作泻。凡小儿食此亦不宜频而多，大约性滑，多则能伤脾也……但使君子专杀蛔虫，榧子专杀寸白虫耳。（《景岳全书·卷四十八·本草正上》）

○使君子，为补脾健胃之要药。小儿五疳，便浊泻痢及腹虫，莫不皆由脾胃虚弱，因而乳食停滞，湿热瘀塞而成。脾健胃开，则乳饮自消，湿热自散，水道自利，而前症俱除矣。不苦不辛，而能杀疳蛔，此所以为小儿上药也。（《本草经疏》）

○性味甘温，入脾胃而健运脾气，消积杀虫，为虫积腹痛专药。（《徐大椿医书全集·药性切用·卷之二中》）

○使君子，味甘微温，入足太阴脾、足厥阴肝经。利水燥土，杀虫止泄，燥湿温中，疏木杀虫。治小便白浊，大便泄利，痞块癣疮。每月上旬，取仁数枚，空腹食之，虫皆死。戒饮热茶，犯之则泄。（《玉楸药解·卷一》）

○使君子，味甘气温。温胃燥脾，杀虫去积。凡症患五疳，便赤泻痢，腹虫皆治。（《医方十种汇编·药性摘录》）

○使君子……健脾胃，治疳积，杀蛕虫。按使君子性滑，多食伤脾。出闽蜀，内仁新鲜者良，久而油黑者不效。若无虫积者，不必服。（《罗氏会约医镜·卷十六·本草上》）

○七月采，久则油黑不可用……治小儿五疳，健脾胃，除虚热，杀虫，疗泻痢，小儿百病，疮癣皆治。凡服使君子，忌饮热茶，犯之即泻。（《广群芳谱·卷九十八》）

○每当伏日，令小儿女，唉食使君子数粒，按年岁而足，至七岁则服七熟七生（食时先熟后生），年幼者递减，长者不加。凡三伏共服三次，能使夏无疮疖，秋不泻痢。唯食后忌饮热茶数小时，否则呃噎或泻，然亦无害也。（《不费钱的奇验方·续辑》）

○使君子为肠寄生虫驱除药。（《科学注解本草概要·植物部》）

○效用：1.蛔虫驱除药，适用于小儿肠寄生虫病。2.健脾胃，治虚热，杀脏虫，治五疳，疗下痢、溲浊、疮癣、小儿百病。（《现代实用中药》增订本）

○使君子，性温，味甘，无毒。主小儿五疳，杀虫，止泄痢。（《东医宝鉴·汤液篇·卷三》）

【验方举要】

○治诸虫病：使君子以火煨，任意食之，以壳煎汤送下。（《丹溪治法心要·卷八小儿科·诸虫第七》）

○治小儿浑身头面及阴囊虚肿：使君子肉一两，蜂蜜五钱，炙尽捣泥，每服一钱，食后米汤调。（《良朋汇集·卷八》）

○治酒齄赤鼻：使君子肉，以香油浸润，卧时嚼五枚。久久自愈。（《疡医大全·卷之十二》）

○治风虫牙痛：使君子煎汤，嗽口。（《疡医大全·卷之十六》）

【按】

药理研究表明，本品所含的使君子酸钾对蛔虫有麻痹作用。过量服用可引起呃逆、眩晕、呕吐等不良反应，尤其是小儿应注意剂量。

Cebaiye
侧柏叶

侧柏叶系柏科植物侧柏 *Platycladus orientalis*（L.）Franco 的干燥枝梢及叶。常用别名有柏叶、卷柏、丛柏叶、扁柏叶等。味苦、涩，性寒。归肺、肝、脾经。功能凉血止血，生发乌发。主要用于治疗吐血衄血，咯血，便血，崩漏下血，血热脱发，须发早白等病症。常用剂量为6～12克；外用适量。

【各家论述】

○主吐血、衄血、痢血、崩中赤白。轻身益气，令人耐寒暑，去湿痹，生肌。（《名医别录》）

○味苦辛，性涩。止尿血，能治冷风历节疼痛。（《药性本草》）

○柏叶，补阴之要药，其性多燥，久得之，大益脾土，以滋其肺。（《本草衍义补遗》）

○善清血凉血，止吐血衄血、痢血尿血、崩中赤白，去湿热湿痹，骨节疼痛。捣烂可敷火丹，散疖腮肿痛热毒及汤火伤，止痛灭瘢，炙捣可罨冻疮，烧汁涂发可润而使黑。（《景岳全书·卷四十九·本草正下》）

○侧柏叶苦。（治）叶衄崩痢，能生须眉，除湿之剂。（《寿世保元·卷一·本草·药性歌括》）

○侧柏叶，止流血，去风湿之药也。凡吐血、衄血、崩血、便血，血热流溢于经络者，捣汁服之立止；凡历节风痹周身走注，痛极不能转动者，煮汁饮之即定。唯热伤血分与风湿伤筋脉者，两病专司其用。但性味苦寒多燥，如血病系热极妄行者可用，如肝肾两亏，血枯髓败者勿用也。（《本草汇言》）

○侧柏叶，味苦而微温，义应并于微寒，故得主诸血崩中赤白。若夫轻身益气，令人耐寒暑，则略同于柏实之性矣。唯生肌去湿痹，乃其独擅之长也。（《本草经疏》）

○侧柏叶，味苦滋阴，带涩敛血，专清上部逆血。又得阴气最厚，如遗精、白浊、尿管涩痛属阴脱者，同牛膝治之甚效。（《药品化义》）

○柏叶善守益脾，安蟅（音灭）衄，止血崩，补阴无价。（《何氏药性赋》）

○侧柏叶，生用凉血，炒黑止血，捣汁涂汤火伤损。生用杀虫，炙敷冻疮，汁可染须。酒浸或炒或生用。肉桂、牡蛎为使。（《医方十种汇编·药性摘录》）

○卷柏，生凉血，能通经，治疝、瘕、淋、结。炒止血，治肠脱肛等症。盐水煮半日，井水煮半日焙用良。（《医方十种汇编·药性摘录》）

○侧柏叶，苦寒燥涩，最清血分湿热，治一切血证风湿，诸痹历节风痛。柏皮治火灼烂疮长毛发。(《本草分经·杂品》)

○炙用辛温，善能涩肠止血。生用辛平，力可破血通经。(《徐大椿医书全集·药性切用·卷之二下》)

○味苦微寒，性涩气燥，最清血分湿热，止血痢，肠风。血虚无湿热者忌。(《徐大椿医书全集·药性切用·卷之三上》)

○通经脉，治瘕瘕淋结，疗脱肛肠风及一切血热妄行。(《罗氏会约医镜·卷十六·本草上》)

○味苦、辛、涩。入手太阴肺经。清金益气，敛肺止血。金匮柏叶汤(柏叶三两，干姜三两，艾叶一把，马通汁一升)，治吐血不止者。以中虚胃逆，肺金失敛，故吐血不止……柏叶秉秋金之收气，最能止血，缘其善收土湿，湿气收，则金燥而自敛也。其诸主治，止吐衄，断崩漏，收便血，除尿血，敷烧灼，润须发，治历节疼痛。(《长沙药解·卷三》)

○侧柏叶生而向西，禀金兑之气，苦寒芳香，能入血分，养阴燥湿，最凉血分之热。(《成方便读·理血之剂·槐花散》)

○侧柏叶滋阴凉血，凡血热妄行、吐衄崩淋，服之立止。疗历节疼痛，取侧者，宜酒。(《罗氏会约医镜·卷十七·本草中》)

○柏叶清金益气，敛肺止血。(《医学摘粹·本草类要·固药门》)

○侧柏叶苦寒滋阴，风湿冷痹疼骨筋，肠风崩淋血痢止。吐衄血病尿血清，久嗽风痰能杀虫，疗风汤火肌肉生。(《草木便方》)

○侧柏叶，苦涩微寒。养阴滋肺而燥土，最清血分，为补阴要药。(《家庭医师·第六章·药物》)

○柏叶性温通络，味苦入心，能泻湿土，降金、火、冲、任之逆，《本经》所以主吐衄痢血也。(《经证证药录·卷十》)

○侧柏叶为清凉性收敛药，并有利尿作用。(《科学注解本草概要·植物部》)

○效用：1.为苦味健胃药，又为清凉收敛药，适用于各种之出血，……大量失血，用本品大量内服无流弊，又为淋疾之利尿药。2.生用破血，炒黑用止血。(《现代实用中药》增订本)

【验方举要】

○必效沐发方：取生柏叶细锉一斗，煮取汤，沐发妙。(《外台秘要·卷三十二·沐头去风方》)

○柏灰散：治脏毒下血，诸药不效。侧柏叶，煅灰存性，每服二钱，空心滚汤调下。(《丹台玉案·卷四·诸血门》)

○治吹乳乳痈：用新柏叶一握，洗净，以朴硝一勺，同入臼内杵之，旋加清水，纽取自然汁半碗，先以病人饮三两口，仍用鸡翎蘸汁扫于患处，中间留一眼，四边频频扫之，其肿自消。（《济阴纲目·乳病门·吹乳痛肿》）

○治崩中下血，脉弦数者：白芍药两半，炒，侧柏叶三两，炒黑。为末，米粥丸，米饮下三钱。（《徐大椿医书全集·杂病证治卷七·崩漏》）

○治腮肿：扁柏叶捣汁，调蚯蚓泥搽上，立消。（《疡医大全·卷之十二》）

○消瘰疬：柏树叶捣烂敷核上，以炒盐熨之，一日三五次。（《疡医大全·卷之十八》）

621

○治肺痈肺痿：扁柏叶，捣取自然汁半杯，入麦芽糖二两，隔水炖化，清晨冲开水服之。（《疡医大全·卷之二十一》）

○汤火伤：扁柏叶，焙研，麻油调搽。（《疡医大全·卷之三十七》）

○治历节风痛，痛如虎咬，走注周身，不能转动：侧柏叶五钱，木通、当归、红花、羌活、防风各二钱，水煎服。（《百药效用奇观》）

【按】

药理研究表明，侧柏叶具有镇咳、祛痰、平喘、镇静、降血压、止血、促进毛发生长、抑菌等作用。临床单用侧柏叶制剂治脱发、肺结核、慢性气管炎、百日咳、细菌性痢疾等有显著疗效。

Ruxiang
乳香

乳香系橄榄科植物卡氏乳香树 *Boswellia carterii* Birdw 的油胶树脂。常用别名有熏陆香、马尾香、塌香、西香、天泽香、摩勒香、浴香等。味辛、苦，性温。归心、肝、脾经。功能活血止痛，消肿生肌。主要用于治疗痛经，经闭，胃脘疼痛，风湿痹痛，跌打伤痛，痈疽肿痛，溃久不收口等病症。常用剂量为 3 ~ 10克，外用适量。孕妇慎用。

【各家论述】

○疗风水毒肿，去恶气……疗风瘾疹痒毒。（《名医别录》）

○疗耳聋，中风口噤，妇人血气，能发酒，理风冷，止大肠泄澼，疗诸疮令内消。（《本草拾遗》）

○止霍乱，心腹痛。煎膏止痛长肉。（《日华子本草》）

○治不眠。（《证类本草》）

○阳，补肾。（《医学启源·卷之下·用药备旨》）

○疗恶核毒肿……下气，益精，补腰膝。（《增广和剂局方·药性总论·木部上品》）

○通血脉，止大肠血痢疼痛及妇人气逆血滞心腹作痛，消痈疽诸毒，托里护心，活血定痛，舒筋脉，疗折伤。（《景岳全书·下册·卷四十九·本草正》）

○定诸经之痛。（《珍珠囊》）

○乳香止痛消风肿，邪气能除补益精。主疗诸疮收泄澼，又调血气义催生。（《医经小学·卷之一·药性指掌》）

○乳香香窜，入心经，活血定痛，故为痈疽疮疡、心腹痛要药……凡人筋不伸者，敷药宜加乳香，其性能伸筋。（《本草纲目》）

○风水毒肿，邪干心脾，恶气内侵，亦由二经虚而邪易犯。瘾疹痒毒，总因心脾为风湿热邪所干致之。脾主肌肉，而痛痒疮疡皆属心火，此药正入二经，辛香能散一切留结，则诸证自瘳矣……痈疽已溃不宜服，诸疮脓多时，未宜遽用。（《本草经疏》）

○乳香，活血去风，舒筋止痛之药也……又跌扑斗打，折伤筋骨，又产后气血攻刺，心腹疼痛，恒用此，咸取其香辛走散，散血排脓，通气化滞为专功也。故痈疡可理，折伤可续，产后瘀血留滞可行，癥块痞积，伏血冷瘕可去矣……除痈疡、产后及伤筋骨之外，皆不须用。（《本草汇言》）

○血因气逆，则血凝而不通，以至心腹绞痛；毒因气滞，则血聚而不散，以至痛处异常。乳香香窜入心，既能使血宣通而筋自伸，复能入肾温补，使气与血互相通活，使气不令血阻，血亦不被气碍，故云功能生血，究皆行气活血之品耳。非如没药气味苦平，功专破血散瘀，止有推陈之力，而无致新之妙。（《本草求真》）

○疗中风口噤不语……同诸香用，驱邪辟恶；同归芍用，调血催生；合二陈能调中益气；和四物能托里生肌。（《本草述钩元》）

○辛温通十二经络……亦治癫狂……乳香生血主心，托毒外宣，大有奇功。但辛香走窜气血，疮已溃者勿服，浓血多者勿敷……性黏难研，用钵坐热水中研之，或用灯心同研。（《罗氏会约医镜·卷十七·本草中》）

○乳香理气，没药行瘀。二味皆芳香宣窍，通达营卫，为定痛之圣药。以佐甲片角针之不逮。（《成方便读·外科之剂·真人活命饮》）

○乳香，气香窜，味淡，故善透窍以理气。没药，气则淡薄，味则辛而微酸，故善化瘀以理血。其性皆微温，二药并用为宣通脏腑流通经络之要药。故凡心胃胁腹肢体关节诸疼痛皆能治之……乳香、没药最宜生用，若炒用之则流通之力顿减，至用于丸散中者，生轧作粗渣入锅内，隔纸烘至半熔，候冷轧之即成细末，此乳香、没药去油之法。（《医学衷中参西录·上册·药物》）

○乳香没药，固世俗所谓止痛之套药也。其性黏韧，能合金刀创口，外敷止血定痛，最有神验。又可研敷作外疡生肌长肉末子药，此乳没两味之第一功用也。又其气芳香，能疏肝胃之气，则内服以治肝心隐痛，亦或有效，古人用以止痛者如此。然其质是树胶，一入煎剂，黏稠凝腻，其臭反恶，难于入口，即令勉强吞咽，亦必惹胃泛恶，甚者则吐，古人用此二味，皆入丸散，未见作汤饮者。《本草纲目》所引诸方，尚皆如此，而后之俗医，乃以止痛二字，乱入煎方。姑无论其有无效力，而令病者饮此浊胶，徒犯肠胃，亦已太酷。盖俗医止知人云亦云，并未深明古人用药有法。若令医家亲啜一匙，吾知其亦必愁眉闭目而不能下咽。（《疡科纲要·治伤药剂》）

○对口腔有除臭防腐作用。（《现代实用中药》增订本）

623

【验方举要】

○瘑疡风駮：薰陆香、白敛同研，日日揩之。并作末，水服。（《千金方》）

○乳香，好、明净者，研如粉，以生猪心血和丸如梧桐子大。觉腹痛时，浓煎茅香汤下三十丸嚼破服。端午日合切忌妇人鸡犬见横倒生只一服，此方绝妙。（《卫生家宝产科备要·卷六》）

○乳香饮：一人因结屋，坠梯折伤腰，势殊亟。梦神授以乳香饮。其方用酒浸虎骨、败龟、黄芪、牛膝、草薢、续断、乳香七品……服之，二旬愈。（《夷

坚志·再补》）

○乳香方：通明乳香一块，如皂子大。上为末，觉腰痛时用新汲水一小盏，入醋少许同调。扶立令产妇两手捉两石燕，坐婆饲药饮之……仍略扶行数步，须臾坐草便生，更无痛楚，神良。（《妇人大全良方·卷之十七·催生方论第三》）

○治漏疮脓血：白乳香二钱，牡蛎粉一钱，为末，雪糕丸麻子大。每姜汤服三十丸。（《仁斋直指方》）

○治痈疽寒颤：乳香半两，热水研服。（《仁斋直指方》）

○治发背脑疽，和一切恶疮内溃及诸恶毒冲心呕痛：乳香一两（通明者，用水外浸，以乳钵研细），真绿豆粉（研）四两。上二味合研极细，每服一钱匕，新水调下，水不可多，要药在胸膈上也。（《圣济总录·托里汤》）

○治急心痛：胡椒四十九粒，乳香一钱。为末，男用姜汤下，女用当归汤下。（《摄生众妙方·抽刀散》）

○治疮疡疼痛不可忍：乳香、没药各二钱，寒水石（煅）、滑石各四钱，冰片一分。为细末，搽患处。（《外科发挥·乳香定痛散》）

○治梦寐遗精：乳香一块，拇指大，卧时嚼，含至三更，咽下。三五服。（《医林集要》）

○治难产，神效乳砂丹：明乳香为末，以猪心血为丸，如桐子大，朱砂为衣，日干，每服一丸，嚼碎冷酒下，良久未生再服。（《济阴纲目·卷之十·难产催生》）

○治风虫牙痛：乳香、枯矾各等分，研末，蜡丸塞之。又方：乳香、川椒各等分，研末，蜡丸塞孔。（《疡医大全·卷之十六》）

○治臁疮并诸疮不收口：乳香去油，没药去油，研细搽之，定痛。（《疡医大全·卷之二十五》）

○治气血凝滞，疙癖癥瘕，心腹疼痛，腿酸臂疼，内外疮疡，一切脏腑积聚，经络湮淤：当归五钱，丹参五钱，生明乳香五钱，生明没药五钱。上药四味作汤服，若为散，一剂分作四次服，温酒送下。（《医学衷中参西录·活络教灵丹》）

【按】

乳香味苦气秽，水煎剂口感极差，令人作呕，用量不宜过大。临床用乳香有较强的抑菌作用，并能杀灭滴虫，局部用药治疗子宫颈糜烂，疗效可靠。

Jinfeicao
金沸草

金沸草系菊科多年生草本植物条叶旋覆花 *Inula linariifolia* Turcz. 或旋覆花 *Inula japonica* Thunb. 的干燥地上部分。常用别名有金佛草、旋覆梗、毛柴胡等。味苦、辛、咸，性温。归肺、大肠经。功能降气，消痰，行水。主要用于治疗风寒咳嗽，痰饮蓄结，痰壅气逆，胸膈痞满，喘咳痰多；外治疗疮肿毒等病症。常用剂量为 5～10 克。外用鲜品适量，捣汁涂患处。其花、叶、根均可单独为药。

【各家论述】

○主风湿。（《名医别录》）

○止金疮血。（《日华子本草》）

○治疗疮肿毒。（《本草纲目》）

○金沸草寒，消痰止嗽，明目祛风，逐水尤妙。（《万病回春·卷之一·药性歌》）

○治小儿盐咳，盐吼，并冲米汁服。（《分类草药性》）

○清肺除热，散寒去火，治呕喘咳嗽，吐衄，开窍通淋。（《天宝本草》）

○金沸草，系用其地上部分，……性味咸、微苦，温。功能化痰，止咳，与旋覆花近似。（《中药学》）

○咸、温。有小毒。化痰止咳，利水除湿。（《全国中草药汇编·上册》）

【验方举要】

○治乳岩、乳痈、吹乳肿疼，旋覆一钱，蒲公英一钱，甘草节八分，白芷一钱，青皮一钱，水酒为引，水煎服。（《滇南本草》）

○治面寒疼：旋覆根。水牛肉，水酒为引，煎服。（《滇南本草》）

【按】

金沸草乃旋覆花的茎叶，性味功效与花相似。初学中医者，只知旋覆花，不知金沸草之功，实践证明对于外感风寒、咽痒不适之咳喘，茎叶远比花序效高，且可免包煎过滤之麻烦，不必虑其对咽部的刺激。

金银花

Jinyinhua

金银花系忍冬科多年生半常绿缠绕性木质藤本植物忍冬 *Lonicerta japonica* Thunb.、红腺忍冬 *Lonicera hypoglauca* Miq.、山银花 *Lonicera confusa* DC. 或毛花柱忍冬 *Lonicera dasystyla* Rehd. 的干燥花蕾或带初开的花。常用别名有忍冬花、银花、双花、二宝花等。味甘，性寒。归肺、心、胃经。功能清热解毒，凉散风热。主要用于治疗痈肿疔疮，喉痹，丹毒，热血毒痢，风热感冒，温病发热等病症。常用剂量为 10～15 克。外用适量。银花藤，又名忍冬藤，性味功效与金银花相似，多用于痈肿疮毒，又可用于风湿热痹，关节红、肿、痛、屈伸不利之症。

【各家论述】

〇忍冬草即鹭鸶藤，又名金银花，其蔓左缠，亦名左缠藤。味甘，温，无毒。今处处有之，消痈散肿有高能。（《珍珠囊补遗药性赋·草部》）

〇金银花甘，疗痈无对，未成则散，已成则溃。一名忍冬，一名鸳鸯藤，一名金钗股，一名老翁须。（《寿世保元·卷一·本草·药性歌括》）

〇味甘，气平，其性微寒，善于化毒，故治痈疽肿毒、疮癣杨梅、风湿诸毒，诚为要药。毒未成者能散，毒已成者能溃。但其性缓，用须倍加，或用酒煮服，或捣汁挼酒顿饮，或研烂拌酒厚敷。若治瘰疬上部气分诸毒，用一两许时常煎服极效。（《景岳全书·卷四十八·本草正上》）

〇清热，解诸疮，痈疽发背，丹流瘰疬。（《滇南本草》）

〇忍冬花，一名金银花，夜合日开，有阴阳之义。四五月，处处生，摘取阴干，照豨莶草法九制，晒干，细末四两，此品壮筋骨，生精血，除胀逐尸，健身延年。（《良方集腋·卷之上·虚劳门》）

〇甘寒，清热解毒。治痈疽肿痛杨梅，一切风湿诸毒、瘰疬、血痢，疔毒安后发渴，补虚。疽未成，能拔毒而散；已成，能托毒而穿。或捣汁和酒顿饮，或研烂和酒厚敷。生藤力更大。（《罗氏会约医镜·卷十六·本草上》）

〇性味甘凉，入肺肠而清金治痢，解毒除烦。叶：亦清肺，稍逊净花。藤：名忍冬，乃清经活络良药，痹症挟热宜之。（《徐大椿医书全集·药性切用·卷之二中》）

〇多九公道：金银藤乃疮家要药……敝地此物甚多，因过于寒凉，人皆不用……昔人言：忍冬久服，长年益寿，若果寒凉，岂能如此？（《镜花缘·第三十回》）

○金银花清散风湿，消除肿毒。治一切疮疡、杨梅、疥癣、痔瘘、痢疾之类，敷饮俱妙。(《玉楸药解·卷一》)

○金银花，味辛，微凉，入手太阴肺、足厥阴肝经。凉肝清肺，消肿败毒。(《医学摘粹·本草类要·寒药门》)

○欲消其火邪，岂是寻常细小之药所能去乎？故必多用重药以劫治之。然而散邪之药，俱耗真阴，多用重用，皆能取败。唯金银花败毒而又不伤气，去火而又能补阴，故必须此品为主。此品性纯而正，不至偾事而召祸，所以必多加，始可取胜于眉睫。(《重订石室秘录·卷四·内治法》)

○若金银花一味，本草称解毒不寒，余见脾胃虚弱者，多服即泻。(《幼科要略·痘》)

○金银花芳香而甘，入脾通肺，主下痢脓血，为内外痈肿之要药。解毒去脓，泻中有补，痈疽溃后之圣药。但气虚脓清，食少便泻者勿用。痘疮倒陷不起，用此根长流水煎浴，以痘光壮为效，此即水杨汤变法。(《本经逢原》)

○余每用银花，人多异之，谓非痈毒疮疡，用之何益……花有黄白，气甚芳香，故有金银花之名，金花走血，银花走气，又调和气血之药也。通经脉而调气血，何病不宜？岂必痈毒而后用之哉！(《医学真传·辨药大略》)

○金银花……味甘性寒，清肺热，解痈毒。治恶疮肠痈，痈疽痔漏及尸疰因风湿内结而为热者。一切痈疽肿毒初起，用金银花二两，甘草二钱，水二碗半，酒冲服。毒在上焦加白菊花二钱；毒在下焦，加牛膝二钱，二三服即效，须早用。花与叶同功，其花尤妙。(《医方十种汇编·药性摘录》)

○金银花……《隙光亭杂记》引《墨庄漫录》云："治中菌毒，取鸳鸯草生啖。"即金银花。(《竹叶亭杂记·卷八》)

○金银花最能消火热之毒，而又不耗气血，故消灭火毒之药，必用金银花也。以金银花可以夺命，不分阴阳，皆可治之，盖此药为纯补之味，而又善消灭火毒。无奈世人以其消毒去火，而不肯多用，遂至无功。(《万病疗法大全·疗疮病》)

○为消炎及变质药，功能消痈，散肿，清热。(《科学注解本草概要·植物部》)

○忍冬性微寒，味甘，无毒。主寒热身肿，热毒血痢，疗五尸……今人用此以治痈疽、热盛、烦渴，及感寒发表，皆有功。(《东医宝鉴·汤液篇·卷二》)

○药效：清血热，解毒。用途：痈疽，梅毒，皮肤病，诸疮疡。(《临床应用汉方处方解说》)

【验方举要】

○忍冬酒：(痈疽)初发便当服此。忍冬藤(生取一把，以叶入砂盆研烂，入酒少许，调和所得，涂敷四周，中心留一口，又取五两，用槌碎，不犯铁器），甘草（一两，生，锉）。上二味，入砂瓶内，用水二碗，文武火煎至一碗，入好酒一大碗，煎十数沸，去渣，分为三服，一日连夜进尽。病势重，一日夜可二剂。（忍冬藤补血，如气虚及寒多人不宜。）（《医学纲目·卷之十八·痈疽》）

○忍冬汤：专治痈疽、发背，一切无名肿毒，不论发在头项腰脚等处，并皆治之。未溃即散，已溃败毒收口，病重者不过数剂即愈。金银藤（连枝带叶）伍两（如无鲜的，或用干金银藤四两五钱，干金银花伍钱代之），生甘草一两……煎至一大碗，加入无灰黄酒一大碗，再煎数沸，共成一大碗，去渣，分作三服，一日一夜吃尽。（《镜花缘·第三十四》）

○治遍身风：采金银花连根一二担，阴干，用斤余切碎浸酒服，其余煎极热汤熏及洗。（《众妙仙方·卷二·诸风门》）

○治湿气流注之处痛不可忍：收金银花并叶和酒糟研烂，用净瓦摊放火中烘热，敷患处立愈。（《众妙仙方·卷二·中湿门》）

○初生三朝，即用三黄汤，解其胎毒，服三四日后，每日投金银花汤，至弥月而止，可保其痘稀，而少疱疹之患。若遇寒冬三月，或小儿体寒质薄，则专用银花汤亦可。（《笔花医镜·卷三·初生保治》）

○治蕈毒：忍冬草（即金银花）生啖。大豆煮浓汁饮之，细茶芽研新汲水调服。（《医碥·卷二·杂症·中毒》）

○金银花酒：金银花五两，甘草一两，酒一碗。主治：治一切痈疽恶疮，不问发在何处，或肺痈肠痈，初起便服奇效。（《医方集解·痈疡之剂》）

○治乳痈：蒲公英三棵，金银花二两，酒水同煎，热服取微汗，睡醒即消，渣敷患上。（《疡医大全·卷之二十》）

○治痔漏：金银花、粉甘草各一两，炼蜜为丸，如桐子大，每服三钱，一日三服。（《疡医大全·卷之二十三》）

○消臀痈：银花四两，甘草节一两，熬膏，每日空心和酒服。渣留煎汤熏洗。（《疡医大全·卷之二十三》）

【按】

药理研究表明，金银花对多种病毒及致病菌有抑制作用，并能拮抗细菌毒素，另还有抗炎、解热、利胆、保肝、降血脂、止血、抗胃溃疡和加强机体防御机能等作用。临床用于慢性肠炎、肺炎、急性扁桃体炎、肾炎、慢性肝炎、乳腺炎和钩端螺旋体病等均有显著疗效。古有金银花"壮筋骨"、"生精血"、"健身延年"的记载，今已不闻，但其"败毒又不伤气，去火而能补阴"确已为实践所证实，良药却病，虽久服而不伤正气，必有"长年益寿"之效，此与参、芪延年殊途同功耳。

金樱子

Jinyingzi

金樱子系蔷薇科植物金樱子 *Rosa laevigata* Michx.的干燥成熟果实。常用别名有刺榆子、刺梨子、金罂子、山石榴、棠球等。味酸、甘、涩，性平。归肾、膀胱、大肠经。功能固精缩尿，涩肠止泻。主要用于治疗遗精滑精，遗尿尿频，崩漏带下，久泻久痢等病症。常用剂量为6～18克，水煎、熬膏或为丸服。

【各家论述】

○止遗泄。（《名医别录》）

○主治脾泄下痢，止小便利，涩精气。（《蜀本草》）

○金樱子止遗泄，取其温且涩也。世之用金樱者，待其红熟时，取汁熬膏用之，大误也。红则味甘，熬膏则全断涩味，都失本性。今当取半黄熟时采，干，捣末用之。（《苏沈内翰良方校释·卷第一·论金樱子》）

○用其将熟微酸而甘涩者为妙。其性固涩，涩可固阴治脱，甘可补中益气，故善理梦遗精滑及崩淋带漏，止吐血衄血，生津液，安魂魄，收虚汗，敛虚火，益精髓，壮筋骨，补五脏，养血气，平咳嗽，定喘急，疗怔忡惊悸，止脾泄血痢及小水不禁。此固阴养阴之佳品，而人之忽之亦久矣，此后咸宜珍之。（《景岳全书·下册·卷四十九》）

○治日久下痢，血崩带下。（《滇南本草》）

○中寒有痞者禁服。（《医学入门》）

○涩可去脱。脾虚滑泄不禁，非涩剂无以固之。膀胱虚寒则小便不禁，肾与膀胱为表里，肾虚则精滑，时从小便出，此药（金樱子）气温，味酸涩，入三经而收敛虚脱之气，故能主诸证也……泄泻由于火热暴注者不宜用；小便不禁及精气滑脱因于阴虚火炽而得者，不宜用。（《本草经疏》）

○生者酸涩，熟者甘涩，用当用其将熟之际，得微酸甘涩之妙，取其涩可止脱，甘可补中，酸可收阴，故能善理梦遗崩带遗尿。（《本草求真》）

○金樱子，世人竞采以涩精，谁知精滑非止涩之药可止也。遗精梦遗之症，皆尿窍闭而精窍开，不兼用利水之药以开尿窍，而仅用涩精之味以固精门，故愈涩而愈遗也。所以用金樱子，必须兼用芡实、山药、莲子、薏仁之类，不单指遗精而精滑反涩，用涩于利之中，用补于遗之内，此用药之秘，而实知药之深也。（《本草新编》）

○无故熬膏频服，则阻滞经络隧道为害不浅。（《医方十种汇编·药性摘

录》）

　　○肝郁结者，不宜酸敛之品，服之则遗精愈甚，当与升达之药并用。（《玉楸药解·卷二》）

　　○金樱子，有清热作用。（《科学注解本草概要·植物部》）

　　○金樱子花治痢、杀虫、染须发变黑，内服用治遗精、遗尿、小便频数等。又用于慢性肠卡他，久泄泻，有卓效。对于慢性衰弱性之虚汗出，及妇人子宫内膜炎、赤白带下等，均可用。（《现代实用中药》增订本）

【验方举要】

　　○治久痢不止：罂粟壳（醋炒）、金樱（花、叶及子）等分，为末，蜜丸芡子大。每服五七丸，陈皮煎汤化下。（《普济方》）

　　○补血益精：金樱（即山石榴，去刺及子，焙）四两，缩砂二两，为末，炼蜜和，丸梧子大，每服五十丸，空心温酒服。（《奇效良方》）

　　○治梦遗，精不固：金樱子十斤，剖开去子毛，于木臼内杵碎。水二升，煎成膏子服。（《明医指掌·金樱子膏》）

　　○治小便频数，多尿小便不禁：金樱子（去净外刺和内瓤）和猪小肚一个。水煮服。（《泉州本草》）

　　○治久虚泄泻下痢：金樱子（去外刺和内瓤）一两，党参三钱。水煎服。（《泉州本草》）

　　○治久痢脱肛：金樱子（去刺、仁）一两，鸡蛋一枚炖服。（《闽东本草》）

　　○治阴挺：金樱果（去内毛和种子）一两。水煎服。（《闽东本草》）

　　○治白浊：金樱子（去子洗净捣碎，入瓶中蒸令熟，用汤淋之，取汁慢火成膏）、芡实肉（研为粉）各等分。上以前膏同酒糊和芡粉为丸，如梧桐子大。每服三十丸，酒吞，食前服。一方用妇人乳汁丸为妙。一方盐汤下。（《仁存堂经验方·水陆二仙丹》）

　　○治跌打骨断：金樱子根，煎酒热服，渣敷患处立效。（《疡医大全·卷之三十六》）

【按】

　　临床用金樱子配伍黄芪、山药、粉葛等治疗糖尿病有显效。与制首乌同用，治疗须发早白效更佳。

狗脊

Gouji

狗脊为蚌壳蕨科植物金毛狗脊 *Cibotium barometz*（L.）J.Sm. 的干燥根茎。常用别名有百枝、狗青、苟脊、金毛狗脊等。味苦、甘，性温。归肝、肾经。功能补肝肾，强腰脊，祛风湿。主要用于治疗腰脊酸软，下股无力，风湿痹痛等病症。常用剂量为 6~12 克。阴虚有热及小便不利者忌用。

【各家论述】

○主腰背强，机关缓急，周痹寒湿，膝痛。颇利老人。（《神农本草经》）

○疗失溺不节，男子脚弱腰痛，风邪淋露，少气目暗，坚脊，利俯仰，女子伤中，关节重。（《名医别录》）

○治男子女人毒风软脚，邪气湿痹，肾气虚弱，补益男子，续筋骨。（《药性本草》）

○味苦甘，平，微温，无毒。主腰背强、机关缓急，周痹寒湿膝痛，颇利老人。（《增广和剂局方·药性总论·草部中品之上》）

○强肝肾，健骨，治风虚。（《本草纲目》）

○肝虚有郁火忌用。（《本草汇言》）

○肾虚有热，小水不利或短涩赤黄，口苦舌干皆忌之。（《本草经疏》）

○泄湿去寒，起痿止痛，泄肾肝湿气，通关利窍，强筋壮骨，治腰痛膝疼，足肿腿弱，遗精带浊。（《玉楸药解》）

○去毛切片，酒蒸透，草薢为使熬膏良。（《医方十种汇编·药性摘录》）

○为滋补虚痹良药。（《徐大椿医书全集·上册·药性切用·卷之一》）

○疗寒湿周痹，是补而能走之药也。（《罗氏会约医镜·卷十六·本草》）

○金狗脊止诸疮血出，治顽痹，黑色者杀虫更效。（《本草纲目拾遗》）

○坚肾养血，补气。（《本草再新》）

○狗脊主治，首云腰背，次乃及机关缓急，更次乃及膝也，岂非知所先后哉。（《本草述》）

○能温养肝肾，通调百脉，强腰膝，坚脊骨，利关节，而驱痹著，起痿废，又能固摄冲带，坚强督任，疗治女子经带淋露，功效甚宏，诚虚弱衰老恒用之品。且温而不燥，走而不泄，尤为有利无弊，颇有温和中正气象，而人多忽之，不以为重，殊可惜也。（《本草正义》）

○狗脊甘苦温肾肝，脚弱腰痛强机关，湿痹风虚养血气，肾虚失溺筋骨坚。

（《草木便方》）

○为强壮性缓和镇痛、利尿药，与"萆薢"、"牛膝"、"木瓜"、"杜仲"、"五加皮"等合用，治腰脚病有良效。（《现代实用中药》增订本）

【验方举要】

○治五种腰痛，利脚膝：狗脊二两，萆薢二两（锉），菟丝子一两（酒浸三日，曝干别捣）。上药捣罗为末，炼蜜和丸，如梧桐子大。每日空心及晚食前服三十丸，以新萆薢渍酒二七日，取此酒下药。（《圣惠方·狗脊丸》）

○治男女一切风疾：金毛狗脊（盐泥固济，火煅红，去毛用肉，出火气，锉）、萆薢、苏木节、川乌头（生用）。上各等分，为细末，米醋糊为丸，如梧桐子大，每服二十丸，温酒或盐汤下。病在上，食后服；病在下，空心服。（《普济方·四宝丹》）

○治室女冲任虚寒、带下纯白：鹿茸（醋蒸，焙）二两，白蔹、金毛狗脊（燎去毛）各一两。上为细末，用艾煎醋汁，打糯米糊为丸，如桐子大。每服五十丸，空心温酒下。（《普济方·白蔹丸》）

○固精强骨：金毛狗脊、远志肉、白茯神、当归身等分。为末，炼蜜丸。梧子大。每酒服五十丸。（《濒湖集简方》）

○治金疮：金毛狗脊毛罨伤上。（《疡医大全·卷之三十七》）

【按】

狗脊"扶老补虚"，以之为主治疗老人骨质增生、骨质疏松所致的腰膝酸痛确有良效。治病后足肿可用狗脊煎汤渍洗，配以参芪内服，有消肿、止痛、益气力之功。

Yitang

饴糖

饴糖系以糯米或粳米磨粉煮熟，加入麦芽（搅匀），微火煎熬而成。常用别名有白饴糖、胶饴、粘糖、饧糖、糖锑等。味甘，性温。归脾、胃、肺经。功能补脾益气，缓急止痛，润肺止咳。主要用于治疗气短乏力，纳食减少，虚寒腹痛，喜温喜按，肺虚咳嗽，干咳无痰，气短作喘等病症。常用剂量为30～60克。入汤剂分二三次溶化服。也可熬膏或为丸服。湿热内郁、中满吐逆、痰热咳嗽、小儿疳积等均不宜服。

【各家论述】

○主补虚乏，止渴，去血。（《名医别录》）

○补虚冷，益气力，止肠鸣、咽痛，除唾血，却咳嗽。（《千金要方·食治》）

○健脾胃，补中。（《食疗本草》）

○解乌头、天雄、附子毒。（《圣惠方》）

○消痰止嗽，并润五脏。（《日华子本草》）

○补虚止渴，健脾温胃补中，故建中汤用以温中散寒而健脾。（《丹溪手镜·卷之中·发明五味阴阳寒热伤寒汤丸药性第二》）

○饴，……以其色紫凝如深琥珀色，谓之胶饴。色白而枯者，非胶饴，即饧糖也，不入药用，中满不宜用，呕家切忌。为足太阴经药。仲景谓呕家不可用建中汤，以甘故也。（《汤液本草·卷之六》）

○和脾，润肺，止渴，消痰。治喉鲠鱼骨，疗误吞钱环。（《本草蒙筌》）

○治中焦营气暴伤，眩晕，消中，怔忡烦乱。（《本草汇言》）

○甘属土，肾病毋多食甘，甘伤肾，肾痛而齿落，皆指此类也……秘结、牙䘌、赤目、疳病者，切宜忌之。（《本草纲目》）

○饴糖，甘入脾，而米麦皆养脾胃之物，故主补虚乏，仲景建中汤用之是也。脾胃有火则发渴，火上炎，迫血妄行则吐血，甘能缓火之标，则火下降而渴自止，血自去也。（《本草经疏》）

○性味甘温，缓中益气，润燥除痰，为建中内托专药。中满忌之。（《徐大椿医书全集·药性切用·卷之四下》）

○补脾精，化胃气，生津，养血，缓里急，止腹痛。（《长沙药解》）

○小儿多食，尤易损齿生虫。（《本草求真》）

○少用补脾润肺，过用无益有害。（《本草述钩元》）

○胶饴之功，盖以甘草及蜜，故能缓诸急。考证小建中汤证曰服中急痛，又曰里急，又曰妇人腹中痛。大建中汤证曰上下痛不可触近。黄芪建中汤证曰里急。依此三方，则胶饴能治里急，夫腹中痛，腹中急痛岂非里急矣乎。（《药征续编》）

○饴糖，为滋养缓和药，功能润喉止咳，敛汗。（《科学注解本草概要·植物部》）

○治虚脱之急迫症，滋养，强壮。（《临床应用汉方处方解说》）

○饴糖，诸米皆可作，唯以糯米作者入药……即成片黑糖也，使脾胃气和，可思食。常常食之佳。（《东医宝鉴·杂病篇·卷四》）

【验方举要】

○蛟龙癥病：凡人正二月食芹菜，误食蛟龙精者，为蛟龙病，发则似痫，面色青黄。每服寒食饧五合，日三服。吐出蛟龙，有两头可验。吐蛔者勿用。（《本草纲目》饴糖条下引《金匮要略》）

○治卒得咳嗽：饴糖六两，干姜六两（末之），豉二两。先以水一升，煮豉三沸，去滓，纳饴糖，消，纳干姜，分为三服。（《补缺肘后方》）

○治伤寒大毒嗽：饴糖于蔓菁、薤汁中煎一沸，顿服之。（《食疗本草》）

○服药过剂闷乱者：饴糖食之。（《千金方》）

○治鱼脐疔疮：寒食饧涂之，良。干者烧灰。（《千金方》）

○治瘰疬毒疮：腊月饴糖，昼夜涂之，数日则愈。（《千金方》）

○治误吞钱钗及竹木：取饴糖一斤，渐渐食尽，便出。（《外台秘要》）

○治老人烦渴：寒食大麦一升，水七升，煎五升，入赤饧二合，渴即饮之。（《养老奉亲书》）

○治诸鱼骨鲠在喉中：饴糖不拘多少，为丸如鸡子黄大，吞之，又渐作大丸，再吞。（《圣济总录·饴糖丸》）

○治大人小儿顿咳不止：白萝卜捣汁一碗，饴糖五钱。蒸化，乘热缓缓呷之。（《本草汇言》）

○治大便干结不通：饴糖拈成指头大，用香油涂拌绿矾末，塞谷道内。（《本草汇言》）

○治胎坠不安：饴糖五钱，以砂仁泡汤化服。（《本草汇言》）

○治咸哮喘嗽：胶饴拌轻粉，熬焦为丸，嚼化。（《本经逢原》）

○治打损瘀血者：饴糖熬焦酒服，能下恶血。（《经证证药录·卷五》）

【按】

饴糖为糖类食品，分软、硬两种，软者入药较好，为黄褐色浓稠液体，建中汤用饴糖，除特有的补中功效之外，尚可通过其胶黏之性，达到保护食道、胃黏膜之目的，故在治疗溃疡病方中加用饴糖，不无道理。

Yemingsha

夜明砂

夜明砂系蝙蝠科动物东方蝙蝠 *Vespertilio superans* Thomas 的粪便。常用别名有天鼠屎、黑砂星、檐老鼠屎等。味辛，性寒。归肝、脾经。功能清热明目，散血消积。主要用于治疗眼部诸疾，青盲雀目，瘰疬痈肿等病症。常用剂量为2~3克。无瘀滞者及孕妇忌服。

【各家论述】

〇天鼠屎味辛，寒。主面痈肿，皮肤洗洗时痛，肠中气血，破寒热积聚，除惊悸。(《神农本草经》)

〇无毒。去面黑皯。(《名医别录》)

〇炒服治瘰疬。(《日华子本草》)

〇治目盲，障翳，明目，除疟……夜明砂及蝙蝠皆厥阴肝经血分药也，能活血消积，故所治目翳盲障，疟疾疳惊，淋带，瘰疬，痈肿，皆厥阴之病也。(《本草纲目》)

〇夜明砂，今人主明目，治目盲障翳。其味辛寒，乃入足厥阴经药，《本经》所主诸证，总属是经所发，取其辛能散内外结滞，寒能除血热气壅故也。然主疗虽多，性有专属，明目之外，余皆可略。(《本草经疏》)

〇夜明砂，能下死胎。(《寿世保元·卷一·本草·药性歌括》)

〇蝙蝠屎名夜明砂，能磨翳明目，消肿，破积止痛，除惊去黑皯，下死胎，疗瘰疬，治牙扑肿痛。(《玉楸药解·卷五》)

〇夜明砂，性味辛寒，入肝经血分，活血消积，治目盲障翳。(《徐大椿医书全集·药性切用·卷之六上》)

〇夜明砂，一名天鼠矢。肝经血分药，活血消积，专治目盲障翳。(《罗氏会约医镜·卷十八·本草下》)

〇夜明砂专入肝经，破滞化积……夜明砂系蝙蝠矢，食蚊而化，但其眼不化，蚊又为食血之虫，故能入肝破血，为散结行滞之需。(《成方便读·治目之剂》)

〇夜明砂为眼科药。功能破腹中血气，寒热积聚。(《科学注解本草概要·动物部》)

〇性味：味微苦，气臊，性寒无毒。效用：内服治夜盲症、目内障、间歇热等；外用治齿病、耳漏、腋臭，为涂布剂或撒布剂。(《现代实用中药》增订本)

○夜明砂，蝙蝠屎也，治内外障、明目，去昏花。淘洗，焙为末，或丸服，或散服。（《东医宝鉴·外形篇·卷一》）

【验方举要】

○治小儿雀目：夜明砂炒研，猪胆汁和丸绿豆大，每米饮下五丸。

○治赤眼成内障：夜明砂（洗净）、当归、蝉蜕、木贼（去节）各一两。为末，黑羊肝四两，水煎烂，和丸梧子大。食后熟水下五十丸。（《本草纲目》）

○治腋臭：用夜明砂，不拘多少，为末，用豆豉汁调涂。（《医学纲目·卷之十四·诸疮》）

○治妊娠疟疾：夜明砂三钱酒冲服。（《达生要旨·卷二·妊娠疟疾》）

○明砂止疟丹：夜明砂三钱为末，茶清调，空心腹。予谓此药能行血，且下死胎甚速，非瘀血积聚成疟及无成疟母者，不可轻用也。（《胎产心法·卷上·疟论》）

○治小儿诸疳：夜明砂为末，入饮食中，任意食之。（《东医宝鉴·杂病篇·卷十一》）

【按】

据化学成分研究，夜明砂主要含尿素、尿酸、胆甾醇及少量的维生素C。夜明砂治眼病的有效成分主要是维生素A等，对角膜、结膜的一些疾病确有一定疗效，对眼底病则几无疗效，有人认为，凡眼病都用夜明砂是没有依据的。

Luganshi
炉甘石

炉甘石系碳酸盐类矿物方解石族菱锌矿，主含碳酸锌（$ZnCO_3$）。采挖后，洗净，晒干，除去杂石。常用别名有甘石、卢甘石、羊肝石等。味甘，性平。归胃经。功能解毒明目退翳，收湿止痒敛疮。主要用于治疗目赤肿痛，眼缘赤烂，翳膜胬肉，溃疡不敛，脓水淋漓，湿疮，皮肤瘙痒等病症。外用适量，水飞点眼，研末撒或调敷。

【各家论述】

○能止血，消肿毒，生肌，敛疮口，去目中翳膜、赤肿，收湿烂。同龙脑点，治目中一切诸病。宜用片子炉甘，其色莹白，经火煅而松腻味涩者为上。制宜炭火煅红，童便淬七次，研粉水飞过晒用，若煅后坚硬不松不腻者，不堪用也。（《景岳全书·下册·卷四十九·本草正》）

○炉甘石，和血脉，散风湿，……亦治下疳阴湿并齿疏陷物。（《医方十种汇编·药性摘录》）

○医痔瘘、下疳，止血消毒，并疗阴囊湿疹……但病重根深，不能点洗收放，必须服药饵，用拔本塞源之法。若眼科诸言一派胡说，不可服也。（《玉楸药解·卷三》）

○性味甘温，入阳明而燥湿消肿。（《徐大椿医书全集·药性切用·卷之五》）

○炉甘石，专供外用，有优良之收敛生肌作用，应用于一切炎症，结膜炎、眼睑炎等，配冰片少许为外用剂。又用于慢性溃疡，下腿溃疡之不易收口者，有防腐生肌之功。并用于软性下疳湿烂不愈者，亦有效。（《现代实用中药》增订本）

【验方举要】

○治聤耳出汁：炉甘石、矾石各二钱，胭脂半钱，麝香少许，为末，缴净吹之。（《普济方》）

○治阴汗湿痒：炉甘石一分，真蚌粉半分，研粉扑之。（《直指方》）

○治目暴赤肿：炉甘石火煅尿淬，风化消等分，为末。新水化一粟点之。（《御药院方》）

○治烂风眼，炉甘石散：以炉甘石不拘多少，先用童便煅七次，次用黄连浓煎汁煅七次，次用谷雨前茶清浓煎煅七次，又并三汁余者一次，再煅三次，然后安放地上一宿，出火气，细细研，入冰片、麝香，点上神妙。炉甘石煅时，须用好紫霄炭极大者凿一穴，以安炉甘石。（《医学纲目·卷之十三·目疾门》）

○治风眼流泪不止：炉甘石、乌贼骨等分，入龙脑少许，为细末，点眼中，其泪即止。（《东医宝鉴·外形篇·卷一》）

【按】

炉甘石通常有火煅、醋淬等制法，其中煅者主要含氧化锌。据药理研究，炉甘石能部分溶解并吸收创面分泌物，具有防腐、收敛和保护作用。

Zelan
泽兰

泽兰系唇形科植物毛叶地瓜儿苗 *Lycopus lucidus* Turcz. var. *hirtus* Regel 的干燥地上部分。常用别名有虎兰、虎蒲、小泽兰、红梗草、风药等。味苦、辛，性微温。归肝、脾经。功能活血化瘀，行水消肿。主要用于治疗月经不调，经闭，痛经，产后瘀血腹痛，水肿等病症。常用剂量为 6～12 克。

【各家论述】

○味苦，微温。主乳妇内衄，中风余疾，大腹水肿，身面四肢浮肿，骨节中水，金疮，痈肿疮脓。（《神农本草经》）

○入小肠经。能破血，通久积。（《雷公炮炙论》）

○甘，无毒。（主）产后、金疮内塞。（《名医别录》）

○味苦辛。主产后腹痛，频产血气衰冷成劳，瘦羸，又治通身面目大肿，主妇人血沥腰痛。（《药性本草》）

○通九窍，利关脉，养血气，破宿血，消癥瘕，产前产后百病，通小肠，长肉生肌，消扑损瘀血，治鼻洪吐血，头风目痛，妇人劳瘦，丈夫面黄。（《日华子本草》）

○兰草走气道，泽兰走血分，虽是一类而功用稍殊……《荀子》云，泽、芷以养鼻，谓泽兰、白芷之气芳香，通乎肺也。（《本草纲目》）

○泽兰善清血和血，治吐血衄血，疗妇人产前产后诸血不调，破宿血，除腹痛，清新血，利关节，通水道，除癥瘕，消扑损瘀血，并治金疮痈肿疮脓，用在清和，故为妇人要药。（《景岳全书·卷四十八·本草正上》）

○泽兰味苦，（治）产后血晕，肢体虚浮，打扑伤损。（《明医指掌·卷一·药性歌》）

○泽兰，苦能泄热，甘能和血，酸能入肝，温通营血。佐以益脾土之药，而用防己为之使，则主大腹水肿，身面四肢浮肿，骨节中水气……总其泄热和血，行而带补之能也。（《本草经疏》）

○泽兰，芳香悦脾，可以快气，疏利悦肝，可以行血，流行营卫，畅达肤窍，遂为女科上剂。（《本草通玄》）

○泽兰，味苦，微温，入足厥阴肝经。通经活血，破滞磨坚，胎产俱良，癥瘕颇善，止腰腹疼痛，消痈疽热肿，跌打吐衄能疗。辛温香散，行血破瘀，经脉安胎，一切痈疽癥瘕，金疮扑打、吐衄诸证皆医。而气味和平不伤，迅利行经化

结之良品也。（《玉楸药解·卷一》）

○行水活血，能开九窍，通关节，利宿食，调月经，破癥瘕，消水肿。凡产后血淋腰痛，止吐血衄血。治目痛，风瘫痈毒，扑损。入于补气补血之剂则消中有补，不致损真气。（《医方十种汇编·药性摘录》）

○泽兰，苦甘辛香微温，而性和缓入肝脾血分而行血，独入血海攻击稽留，通经破瘀散郁舒脾。（《本草分经·脾》）

○入足太阴、厥阴，泄热、行血、利窍、消肿，为产科专药。无瘀勿用。按：泽兰走血分，消水肿，是治血化为水之专药。（《徐大椿医书全集·药性切用·卷之一中》）

○通经活血，破滞磨坚，胎产俱良，癥瘕颇善。止腰腹疼痛，消痈疽热肿，跌打吐衄能瘳。（《医学摘粹·本草类要·攻药门》）

○能入血分，行而带补，为妇科要药。治胎前产后诸血不调，破瘀血，理月经，化癥瘕，及产后血沥腰痛，散水肿，疗扑损，头风目痛，追痈肿疮脓，长肉生肌。气味和平，诸病悉效，服之无偏胜之患。（《罗氏会约医镜·卷十六·本草上》）

○效用：为通经利尿药，应用于郁血性水肿，并能消散痈肿。又用于妇人月经不调、产后瘀血腹胀等症，为妇科要药；又为外伤肿毒之外涂药。（《现代实用中药》增订本）

【验方举要】

○治疮疡初起及损伤瘀肿：泽兰捣封之。（《濒湖集简方》）

○治金疮：泽兰叶煎汤，童便冲服。（《疡医大全·卷之三十七》）

○治乳痈：泽兰叶一两，白芨三钱，水煎冲酒服，取汗自消。（《疡医大全·卷之二十》）

○张氏散，治浮肿，脉涩者。泽兰三两，防己三两，为散，荆芥灰钱半煎汤，煎服三钱。（《徐大椿医书全集·女科指要卷五·产后门》）

○治子宫脱垂：泽兰叶二两，煎浓汤熏而温洗，随以海螵蛸、五倍子等分，研细粉掺之。按：王孟英氏用大剂泽兰煎汤熏洗，先行祛瘀和血，然后以五倍子、海螵蛸涩敛之，使收缩而上，亦临床治疗之一法。（《回春录新诠·子宫脱垂》）

【按】

药理研究发现，地瓜儿苗全草制剂有强心作用。临床经验认为，泽兰活血不伤正气，且能行水，对于湿病有瘀者最宜遣用。

Zexie

泽泻

泽泻系泽泻科多年生沼泽植物泽泻 *Alisma orientalis*（Sam.）Juzep. 的干燥块茎。常用别名有水泻、泽芝、水荠菜、及泻、水泽、耳泽等，以产地不同又称建泽泻或川泽泻。味甘，性寒。归肾、膀胱经。功能利小便，清湿热。主要用于治疗小便不利，水肿胀满，泄泻尿少，痰饮眩晕，热淋涩痛，高脂血症等病症。常用剂量为 5～10 克。肾虚滑精者慎服。

【各家论述】

〇泽泻，味甘寒。主风寒湿痹，乳难，消水，养五脏，益气力，肥健；久服耳目聪明，不饥延年轻身，面生光能行水上。一名水泻，一名芒芋，一名鹄泻。（《神农本草经》）

〇补虚损五劳，除五脏痞满，起阴气，止泄精消渴淋沥，逐膀胱三焦停水。（《名医别录》）

〇主肾虚精自出，治五淋，利膀胱热，宣通水道。（《药性本草》）

〇主头旋耳虚鸣，筋骨挛缩，通小肠，止尿血，主难产，补女人血海，令人有子。（《日华子本草》）

〇泽泻其功尤长于行水。张仲景……五苓散主之，方用泽泻，故知其长于行水……多服病人眼涩，诚为行去其水……凡服泽泻散人，未有不小便多者，小便既多，肾气焉得复实？今人止泄精，多不敢用。（《本草衍义》）

〇肺实则泻子，泽泻泻其肾水。（《医学启源·卷之上·主治心法》）

〇泽泻气平味甘，除湿之圣药。治小便淋沥，去阴间汗，无此疾服之，令人目盲……《主治秘要》云……气味俱厚，沉而降，阴也。其用有四：入肾经一也；去阳水，养阴水二也；利小便三也；消肿疮四也。又云：咸，阴中微阳，渗止渴，捣细用。（《医学启源·卷之下·用药备旨》）

〇泽泻之养五脏，益气力，起阴气而补虚损五劳……且泽泻也，虽曰咸以泻肾，乃泻肾邪，非泻肾之本也。故五苓散用泽泻者，讵非泻肾邪乎……且泽泻固能泻肾，然从于诸补药群众之中，虽欲泻之，而力莫能施矣。（《医经溯洄集·八味丸用泽泻论》）

〇泽泻利水通淋，而补阴不足。（《珍珠囊补遗药性赋·总赋》）

〇其用有四：去胞垢而生新水，退阴汗而止虚烦；主小便淋涩为仙药，疗水病湿肿为灵丹。（《珍珠囊补遗药性赋·主治指掌·逐段锦》）

○通小肠遗沥，逐三焦停水，利小便不通，宣膀胱胞垢。（《丹溪手镜·卷之中》）

○渗湿热，行痰饮，止呕吐泻痢，疝痛脚气……脾胃有湿热，则头重而目昏耳鸣，泽泻渗去其湿，则热亦随去，而土气得令，清气上行，天气明爽，故泽泻有养五脏……聪明耳目之功。（《本草纲目》）

○肺金为气化之源，伏火蒸灼，则水道必污，污则金气不行而金益病。且水停不流，则中土濡湿而奉上无力。故余治劳嗽吐血之症，未有不以导水为先务者，每称泽泻有神禹治水之功。夫亦尝究其命名之义矣，盖泽者，泽其不足之水；泻者，泻其有余之火也。唯其泻也，故能使生地、白芍、阿胶、人参种种补益之品，得其前导，则补而不滞；唯其泽也，故虽走浊道而不走清道，不若猪苓、木通、腹皮等味之消阴破气，直走无余。要知泽泻一用，肺、脾、肾三部咸宜，所谓功同神禹者此也……庸医不察，视为消阴损肾之品，置而不用，何其谬甚。（《理虚元鉴·卷下·治虚药讹十八辨》）

○泽泻，多服虽则目昏，暴服亦能明目，其义何也？盖泻伏水，去留垢，故明目；小便利，肾气虚，故目昏。（《本草蒙筌》）

○其性降而利，善耗真阴，久服能损目痿阳，若湿热壅闭而目不明者，此以去湿故亦能明目。（《景岳全书·卷四十九·本草正》）

○《别录》称其止遗泄，而寇氏谓泄精者不敢用，抑何相刺谬也？盖相火妄动而遗泄者，得泽泻清之而精自藏，气虚下陷而精滑者，得泽泻降之而精愈滑矣。（《本草通玄》）

○泽泻甘咸性本寒，收阴汗乃止虚烦，去胞垢又生新水，湿肿淋癃作圣丹。（《医经小学·卷之一·药性指掌》）

○泽泻俗名水莕菜……子味甘，叶味微寒，俱无毒也，救饥：采叶烘熟，水浸淘净，油盐调食。（《古今医统大全·卷之九十六·救荒本草》）

○泽泻去肾经伏火，泻膀胱湿热。止消渴、泻痢、肿胀、尿血、淋痛，行痰饮，除呕吐，收阴汗（肾湿）。按泽泻性降善泻，多服昏目，若肾虚精滑，目不明及无湿者禁用。至于地黄丸中用之，以泻肾中湿热，则补药得力，庶无偏胜之害，但分量宜轻，不得如古方之用二三两也。（《罗氏会约医镜·卷十六·本草》）

○泽泻……较之二苓淡渗更为迅速，五苓八味、茯苓、泽泻、当归、芍药诸方皆用之，取其下达之速，善决水窦，以泄土湿也。（《长沙药解·卷四》）

○泽泻畏海蛤、文蛤，忌铁。走膀胱开气化之源，通水道，降肺金之气……配白术治支饮，配薇衔、白术治酒风。健脾生用或酒炒用，滋阴利水盐水炒。（《得配本草》）

○建泽泻为阴分湿热专药……泽泻、木通俱是利药，但泽泻泻相火湿热，木

通泻心火湿热为不同。(《徐大椿医书全集·药性切用·卷之二》)

○功专利湿行水,治一切湿热之病,湿热除则清气上行,故又止头旋。(《本草分经·膀胱》)

○《本经》气味虽曰甘寒……其实轻淡无味,甘于何有?此药功用,唯在淡则能通……云治风寒,殊非其任。其能治乳难者,当以娩后无乳者言,此能通络渗泄,则可下乳汁,非产乳百病之通用品……其兼能滑痰化饮者,痰饮亦积水停湿为病,唯其滑利,故可消痰。总之,渗泄滑泻之药,必无补养之理。《本经》养五脏,益气力云云,已属溢美太过,而甄权竟谓可治肾虚精自出,大明且谓补女人血海,令人有子,洁古亦谓入肾经,去旧水,养新水,皆非药理之真。(《本草正义》)

○第渗多则之阴,致真阳益化为热,是亦祛湿而渗下者所当酌,或于苦寒中加风升以达阳,不必定责效于泽泻也。(《本草述钩元》)

○泽泻能泻土中之水,行肾气以养髓生肝,故《别录》与《药性》以为补虚,起阴气,止泄精也。(《经证证药录·卷七》)

○效用:为利尿药,用于肾脏炎、水肿、淋疾、糖尿病、尿利减少或频数,及胃内停水、口渴、眩晕等有效。(《现代实用中药》增订本)

○药效:利尿、止渴、止泻。用途:水毒,肾炎,肾病,膀胱炎。(《临床应用汉方处方解说》)

○泽泻体疏通,而渗泄为之用……渗泄肌肉间、虚实间也。(《皇汉医学丛书·伤寒用药研究·卷下》)

【验方举要】

○泽泻汤方:主治心下有支饮,其人苦冒眩,泽泻五两,白术二两,上二味,以水二升,煮取一升,分温再服。(《金匮要略·痰饮咳嗽病脉证并治第十二》)

○治饮水太过,肠胃不输,脉弦者。泽泻三钱,白术三钱,炒,水煎去渣,温服。(《徐大椿医书全集·杂病证治·卷之二》)

【按】

药理研究表明,泽泻具有降血脂、抗脂肪肝、扩张冠脉、利尿、降血糖等作用。泽泻制剂临床治疗高脂血证、高血压症、糖尿病、中耳积液等病症确有疗效。

Zeqi
泽漆

泽漆系大戟科植物泽漆 *Euphorbia helioscopia* L. 的全草。常用别名有猫儿眼睛草、五凤草、凉伞草、五朵云等。味辛、苦，性微寒，有毒。归大肠、小肠、肺经。功能利水消肿，化痰止咳，散结。主要用于治疗大腹水肿，四肢面目浮肿，肺热咳嗽，痰饮喘咳，瘰疬等病症。常用剂量为 5~10 克。可捣膏供内服或外用。

【各家论述】

○主皮肤热，大腹水气，四肢面目浮肿，丈夫阴气不足。(《神农本草经》)

○利大小肠，明目。(《名医别录》)

○小豆为之使。恶薯蓣。(《本草经集注》)

○治人肌热，利小便。(《药性本草》)

○逐水。(《新修本草》)

○止疟疾，消痰退热。(《日华子本草》)

○泽漆利水，功类大戟，故人见其茎有白汁，遂误以为大戟，然大戟根苗皆有毒，泄人，而泽漆根硬不可用，苗亦无毒，可作菜食，而利丈夫阴气盛，不相侔也。(《本草纲目》)

○泽漆，主治功力，与大戟同，较之大戟，泽漆稍和缓，而不甚伤元气也。然性亦喜走泄，如胃虚人亦宜少用。(《本草汇言》)

○泽漆，苦寒之性，长于泄水，故能治痰饮阻格之咳。(《长沙药解》)

○止咳，杀虫。(《本草备要》)

○气血虚者禁用。(《得配本草》)

○泽漆，即猫儿眼睛草，一名绿叶绿花草，又名五凤草……茎叶，气味苦辛微寒有小毒。治大腹水气，四肢面目浮肿。(《本草述钩元》)

○为解热利尿药，治间歇热，及颜目四肢浮肿等，……治癣疮，及淋巴结核，用作涂贴剂。(《现代实用中药》增订本)

【验方举要】

○治心下伏瘕大如杯，不得食者：泽漆四两，大黄、葶苈熬各三两，捣筛，蜜丸梧子大。每服二丸，日三服。(《葛洪肘后方》)

○治水气：泽漆十斤（于夏间拣取嫩叶，入酒一斗，研取汁，约二斗）。上

药以慢火熬如稀饧，即止，放瓷器内收。每日空心以温酒调下一茶匙。以愈为度。（《圣惠方》）

〇治脚气赤肿，行步脚痛：猫儿眼睛草、鹭鸶藤、蜂窠等分。每服一两，水五碗，煎三碗，熏洗之。（《卫生易简方》）

〇治牙齿疼痛：猫儿眼睛草一搦，研烂，汤泡取汁，含漱吐涎。（《卫生易简方》）

〇治癣疮有虫：猫儿眼睛草，晒干为末，香油调搽。（《卫生易简方》）

【按】

药理研究表明，泽漆有抑菌、解热作用，对结核杆菌、金黄色葡萄球菌、绿脓杆菌、伤寒杆菌等有抑制作用。近代单用本品治疗慢性肺源性心脏病之气喘、浮肿，肺热及痰饮咳喘，淋巴结核、淋巴肉瘤及癣疮等有效。尚可用治细菌性痢疾、流行性腮腺炎、无黄疸型传染性肝炎、食道癌等。

降香

Jiangxiang

降香系豆科植物降香檀 *Dalbergia odorifera* T.Chen 树干和根的干燥心材。常用别名有降真香、降真、花梨田等。味辛，性温。归肝、脾经。功能行气活血，止痛，止血。主要用于治疗脘腹疼痛，肝郁胁痛，胸痹刺痛，跌扑损伤，外伤出血等病症。常用剂量为10～15克。入煎剂宜后下；外用适量，研细末敷患处。

【各家论述】

○温平，无毒。主天行时气。（《海药本草》）

○疗折伤金疮，止血定痛，消肿生肌。今折伤金疮家多用其节，云可代没药、血竭。（《本草纲目》）

○降真香，香中之清烈者也，故能辟一切恶气。入药以番舶来者，色较红，香气甜而不辣，用之入药殊胜，色深紫者不良。上部伤，瘀血停积胸膈骨，按之痛或并胁肋痛，此吐血候也，急以此药刮末，入药煎服之良。治内伤或怒气伤肝吐血，用此以代郁金神效。（《本草经疏》）

○降真香色赤，入血分而下降，故内服能行血破滞，外涂可止血定痛。又虚损吐红，色瘀味不鲜者宜加用之，其功与花蕊石散不殊。（《本经逢原》）

○降真香，一名紫金藤。性味辛温，入肝、脾、血分，而活血止痛，辟秽。降真禁忌同紫、白二檀。（《徐大椿医书全集·药性切用·卷之三》）

○色红者良。疗肝伤吐血……生肌灭瘢……沉香色黑，故走北方而理肾；檀香色黄，故走中央而理脾；降香色赤，故走南方而理血，用宜分别，妄用无益，且有害也。（《罗氏会约医镜·卷十七·本草》）

○入足太阴脾，手少阴心经。疗挺刃损伤，治痈疽肿痛。（《玉楸药解》）

○治一切表邪，宣五脏郁气、利三焦血热，止吐，和脾胃。（《本草再新》）

○痈疽溃后，诸疮脓多，及阴虚火盛，俱不宜用。（《本草从新》）

○降真香……宅舍怪异，烧之辟邪恶之气。（《东医宝鉴·汤液篇·卷三》）

【验方举要】

○……李高言某在军中被人伤中欲死，见统领与一贴，名紫金散，掩之血止痛定，明日疮靥如铁遂安，又无瘢痕，后告统领求此方，只用紫藤香（降真香）瓷瓦镰刮下石碾碾细敷之，救却万千人。（《医说·下册·卷七》）

○治金刃或打扑伤损，血出不止：降真香末、五倍子末、铜末（是削下镜面

上铜，于乳钵内研细）等分或随意加减用之。上拌匀敷。（《百选一方》）

　　○治痈疽恶毒：番降末、枫乳香等分。为丸熏之，去恶气。（《濒湖集简方》）

　　○治恶疮、金疮、刀斧伤见血方。以好降真香为末贴之，入水并入伤痕，绝妙。（《医学纲目·卷之二十·撷扑伤损》）

【按】

药理研究表明，降香具有扩张冠脉、镇静等作用，与川芎、红花、丹参等配伍，治疗瘀血痹阻的冠心病、心绞痛有较好疗效。

Xixin

细辛

细辛系马兜铃科植物北细辛 *Asarum heterotropoides* Fr.var.*mandshuricum*
(Maxim.) Kitag.、汉城细辛 *Asarum sieboldii* Miq.*var.seoulense* Nakai 或华细辛
Asarum sieboldii Miq. 的干燥全草。常用别名有小辛、细草、少辛、北细辛、辽细
辛等。味辛，性温。归心、肺、肾经。功能祛风散寒，通窍止痛，温肺化饮。主
要用于治疗风寒感冒，头痛，牙痛，鼻塞鼻渊，风湿痹痛，痰饮喘咳等病症。常
用剂量为 1～3 克；外用适量，可研末吹鼻或外敷。气虚多汗、阴虚阳亢、头
痛、阴虚肺热咳嗽等忌用，不宜与藜芦配伍同用。

【各家论述】

○主咳逆，头痛脑动，百节拘挛，风湿痹痛，死肌；久服明目，利九窍，轻
身长年。（《神农本草经》）

○温中下气，破痰，利水道，开胸中，除喉痹，齆鼻，风痫癫疾，下乳结。
汗不出，血不行，安五脏，益肝胆，通精气。（《名医别录》）

○曾青、枣根为使。恶狼毒、山茱萸、黄芪。畏滑石、消石。反藜芦。
（《本草经集注》）

○治咳逆上气，恶风，风头，手足拘急，安五脏六腑，添胆气，去皮风湿
痒，能止眼风泪下，明目，开胸中滞，除齿痛，主血闭、妇人血沥腰痛……忌生
菜。（《药性本草》）

○治咳，消死肌疮肉，胸中结聚。（《日华子本草》）

○治头面风痛。（《本草衍义》）

○细辛，气温，味大辛，治少阴头痛如神，当少用之，独活为之使。（《医
学启源·卷之下·用药备旨》）

○用其温散，善祛阴分之寒邪，除阴经之头痛，……口臭，牙虫，煎汤含
漱，过服亦散真气不可不知。（《景岳全书·下册·卷四十八·本草》）

○破痰利水。（《丹溪手镜·卷之中·发明五味阴阳寒热伤寒汤丸·药性第
二》）

○细辛、薯蓣能温中下气，仍主脑、腰疼。（《珍珠囊补遗药性赋·草部》）

○细辛辛温乃无毒，升也为阳有二功，除风数变三阳证，去首少阴合病疼。
（《医经小学·卷之一·药性指掌》）

○治口舌生疮，大便燥结，起目中倒睫……细辛，辛温能散，故诸风寒风湿

头痛、痰饮、胸中滞气、惊痫者，宜用之。（《本草纲目》）

○其曰久服明目，利九窍，必无是理，盖辛散升发之药，岂可久服哉……细辛，其性升燥发散，即入风药，亦不可过五分，以其气味俱厚而性过烈耳。（《本草经疏》）

○细辛，佐姜、桂能驱脏腑之寒，佐附子能散诸疾之冷，佐独活能除少阴头痛，佐荆、防能散诸经之风，佐芩、连、菊、薄，又能治风火齿痛而散解诸郁热最验也。（《本草汇言》）

○细辛，芳香最烈，故善开结气，宣泄郁滞，而能上达巅顶，通利耳目，旁达百骸，无微不至，内之宣络脉而疏百节，外之行孔窍而直透肌肤。（《本草正义》）

○凡少阴肾经头痛在脑齿及腰脊俱强，口疮鼻渊齿䘌水停心下，口吐涎沫，耳聋、鼻痈、倒睫，便涩俱可用三五分佐药。唯血虚头痛等症忌之。（《医方十种汇编·药性摘录》）

○细辛治喉痹有功，且足少阴本药，以少阴之脉循喉咙也。（《时病论·卷一·喉痹急证》）

○北细辛，表散寒邪，兼祛浮热……（《徐大椿医书全集·上册·药性切用·卷之上》）

○降冲逆而止咳，驱寒湿而荡浊，最清气道，兼通不源……收眼泪，利鼻壅，去嗅。（《长沙药解·卷三》）

○辛散诸风，治百节拘挛疼痛……按细辛燥烈，不可过用，过一钱，闷绝而死。（《罗氏会约医镜·卷十六·本草》）

○多用则气耗而痛增，独用则气尽而命丧……细辛阳药也，升而不沉，虽下面温肾中之火，而非温肾中之水也。火性炎上，细辛温火而即引火上升，此所以不可多用耳……盖头为六阳之首，清气升而浊气降，则头目清爽；唯浊气升而清气降，头目沉沉欲痛矣。细辛气清而不浊，故散降浊气而升清气，所以治头痛如神也。但味辛而性散，必须佐之以补血之药，使气得血而不散也。（《本草新编》）

○细辛，凡风气寒气，依于精血津液便溺涕唾以为患者，并能曳而出之，使相离而不相附，则精血津液便溺涕唾各复其常，风气寒气，自无所容。（《本经疏证》）

○治口舌疮，由咽喉炎所引起之咽下困难、慢性胃炎之吞酸嘈杂等。（《现代实用中药》增订本）

○细辛走肺，而先通肾脏，故为治咳逆痰嗽之圣药。（《经证证药录·卷四》）

○细辛味辛，发表散寒以开腠理；温肺祛痰以通气道，水气相同，开气道则

通水源也。(《百药效用奇观》)

○治胃内停水。(《临床应用汉方处方解说》)

【验方举要】

○治少阴病。始得之，反发热，脉沉者：麻黄二两（去节），细辛二两，附子一枚（炮，去皮，破八片）。上三味，以水一斗，先煮麻黄，减二升。去上沫，纳诸药，煮取三升，去滓。温服一升，日三服。(《伤寒论·麻黄附子细辛汤》)

○耳聋终日不闻言，细辛为末蜡熔丸，入耳绵包如鼠粪，始信却灾似解悬。(《孙真人海上方·耳聋》)

○疗口臭方：浓煮细辛含之，久却吐，甚良。(《外台秘要·卷二十二》)

○小儿客忤，口不能言：细辛、桂心末等分，以少许内口中。(《外台秘要》)

○口舌生疮：细辛、黄连等分，为末掺之，漱涎甚效，名兼金散。一方用细辛、黄柏。(《三因方》)

○治鼻中瘜肉：细辛末，时时吹之。(《圣惠方》)

○治偏头痛：雄黄（研）、细辛（去苗叶，为末）等分。上二味，再同研匀。每服一字，左边疼嗜入右鼻，右边疼嗜入左鼻。(《圣济总录·至灵散》)

○治牙齿痛久不瘥：细辛（去叶苗）、荜拨。上二味等分，粗捣筛。每用半钱匕，水一盏，煎十数沸，热漱冷吐。(《圣济总录·细辛汤》)

○治小儿口疮：细辛末，醋调，贴脐上。(《卫生家宝方》)

○治口臭及蜃齿肿痛：细辛煮取浓汁，热含冷吐。(《圣惠方》)

○治暗风倒地：用北细辛为末，每挑一字，嗜鼻中。(《众妙仙方·卷二·诸风门》)

○治虚寒呕哕，饮食不下：细辛（去叶）半两，丁香二钱半。为末。每服一钱，柿蒂汤下。(《本草纲目》)

○治鼻塞不通：细辛末少许，吹入鼻中。(《普济方》)

○喉蛾：巴豆去油，辽细辛，各半分，研细。用绵包好，左蛾塞右鼻孔，右蛾塞左鼻孔。(《疡医大全·卷之十七》)

○治风冷齿痛，又治蛀牙痛：细辛、白芷煎汤含漱。(《东医宝鉴·外形篇·卷二》)

○明目：细辛得草决明、鲤鱼胆、青羊肝，共疗目痛。(《东医宝鉴·外形篇·卷一》)

○除齆臭、瘜肉，细辛与瓜蒂同用，为瓜丁散。有人患瘜肉垂出，外用此，即消尽。(《东医宝鉴·外形篇·卷二》)

【按】

药理研究表明，细辛具有镇静、抗惊、镇痛、解热、抗炎、局麻、抗菌、升高血压、使心肌收缩力增强、心率加快等作用。临床用细辛以止痛见长，治类风湿性关节炎、冠心病心绞痛、病态窦房结综合征、神经痛、口腔炎等均有明显疗效。

Guanzhong
贯众

　　贯众系鳞毛蕨科多年生草木植物粗茎鳞毛蕨 *Dryopteris crassirhizoma* Nakai，蹄盖蕨科多年生草木植物蛾眉蕨 *Lunathyrium acrostichoides*（sw.）Ching，乌毛蕨科多年生草本植物紫萁 *Osmunda japonica* Thunb. 的根茎及叶柄基部。常用别名有贯仲、凤尾草、管仲等。味苦，性微寒。归肝、脾经。功能杀虫，清热解毒，止血。主要用于治疗多种肠寄生虫，风热感冒、温热斑疹、疟腮，衄血、吐血、便血及崩漏等病症。常用剂量为 10～15 克。用于止血宜炒炭用。

【各家论述】

　　○主腹中邪热气诸毒，杀三虫。一名贯节，一名贯渠，一名百头，一名虎卷，一名扁符。（《神农本草经》）

　　○去寸白，破癥瘕，除头风，止金疮。（《名医别录》）

　　○为末水服一钱，止鼻血有效。（《嘉祐本草》）

　　○治下血、崩中、带下，产后血气胀痛，斑疹毒，漆毒，骨哽。（《本草纲目》）

　　○治面寒疼，烧酒为引。（《滇南本草》）

　　○贯众苦寒沉降之质，故主邪热而能止血，并治血痢下血甚有捷效，皆苦以燥湿，寒以泄热之功也。然气亦浓厚，故能解时邪热结之毒。《别录》除头风，专指风热言之，凡大头瘟疫肿连耳目，用泄散而不遽应者，但加入贯众一味，即邪势透泄而热解神清。（《本草正义》）

　　○入水内辟时行不正之气，……切片煎汁能制三黄化五金，伏钟乳结砂，削水解毒软坚。（《医方十种汇编·药性摘录》）

　　○贯众多生山阴近水处，冬夏不死，且百叶俱贯于一根，禀阴之厚而能撤诸阳之毒以出于外，故遇毒热则无不解，而多治血病也。（《本草述钩元》）

　　○收缩子宫。（《现代实用中药》增订本）

【验方举要】

　　○治漆疮作痒：油调贯众末涂之。（《千金方》）

　　○治产后亡血过多，心腹彻痛者：用贯众状如刺猬者一个，全用不锉，只揉去毛及花萼以好醋蘸湿，慢火炙令香熟，候冷为末，米饮空心每服二钱，甚效。（《妇人大全良方》）

○治赤白带下年深，诸药不能疗者，用上方治之亦验，名独圣汤。（《妇人大全良方》）

○治小儿头秃不生发，苦痒：用贯众烧灰，细研，以油调敷之。（《幼幼新书·卷第六·禀受诸疾》）

○年深咳嗽出脓血。贯众、苏方木等分，每服三钱，水一盏，生姜三片，煎服，日二服。久咳，渐成劳瘵。凤尾草为末，用鱼鲊蘸食之。（《圣惠方》）

○治鼻衄不止：贯众根末，水服一钱。（《普济方》）

○治诸般下血，肠风酒痢，血痔鼠痔下血。黑狗脊，黄者不用，须内肉赤色者，即本草贯众也。去皮毛，锉焙为末。每服二钱，空心米饮下。或醋糊丸梧子大，每米饮下三四十丸。或烧存性，出火毒为末，入麝香少许，米饮服二钱。（《普济方》）

○治骨哽：赤芍药、贯仲，各三钱研末，米糊丸，放口内噙化咽下。（《疡医大全·卷之十七》）

○专治女人血崩：贯众五钱，酒煎服之立效。贯众烧存性为末，黄酒调服三五钱立止。（《良朋汇集·卷七》）

【按】

药理研究表明，贯众具有抑菌、抑制病毒，抗血吸虫及驱虫、兴奋子宫、抗早孕等作用。以贯众为主在临床上用于防治乙型肝炎、流行性感冒、流行性脑脊髓膜炎、慢性铅中毒等有较好疗效。贯众品种较多，其中绵马贯众（东北贯众）毒性较大，非正品，内服可有胃肠道反应，现已少用，应注意鉴别。

九 画

Zhenzhu
珍珠

珍珠系珍珠贝科动物马氏珍珠贝 *Pteria martensii*（Dunker），蚌科动物三角帆蚌 *hyriopsis cumingii*（Lea）或褶纹冠蚌 *Cristaria plicata*（Leach）等双壳类动物受刺激形成的珍珠。常用别名有真朱、真珠、蚌珠、珠子、濂珠等。味甘、咸，性寒。归心、肝经。功能安神定惊，明目消翳，解毒生肌。主要用于治疗惊悸失眠，惊风癫痫，目生云翳，疮疡不敛等病症。常用剂量为 0.1 ~ 0.3 克，多入丸散用；外用适量。

【各家论述】

○治目肤翳。（《本草经集注》）

○磨翳坠痰。（《药性本草》）

○镇心，点目，去肤翳障膜。涂面，令人润泽好颜色。涂手足，去皮肤逆胪。绵裹塞耳，主聋。（《开宝本草》）

○除面默，止泄。合知母，疗烦热消渴。合左缠根（忍冬根）治小儿麸豆疮入眼。（《海药本草》）

○小儿惊热药中多用。（《本草衍义》）

○安魂魄，止遗精白浊，解痘疔毒，主难产，下死胎胞衣……入厥阴肝经……明目治聋。（《本草纲目》）

○为末可敷痘疔痘毒。（《景岳全书·卷四十九·本草正》）

○真珠润泽安心志，敷面令人好面容，粉点目中磨翳障，裹绵塞耳可除聋。（《医经小学·卷之一·药性指掌》）

○解结毒，化恶疮，收内溃破烂。（《本草汇言》）

○凉肺清肝，磨翳障，去惊悸，除遗精白浊，下死胎胞衣，涂面益色。敷疔拔毒，止渴除烦，滑胎催生。（《玉楸药解·卷六》）

○除心肝热邪及脾肾虚热。治……胆胀，胸膈气逆胀满以手足皮肤皆肿。至

于疗毒、疮肿，长肌生肉尤效。（《医方十种汇编·药性摘录》）

○甘咸性寒，水精所结，入心经而镇心清热，安神定惊。人乳磨汁，点目去翳。（《徐大椿医书全集·药性切用·卷之六》）

○治耳暴聋出水，研细末吹之，待其干脱自愈。煅灰入长肉药，及汤火药，敷之最妙，然不可著水，著水则烂肉。（《本经逢原》）

○主润皮肤，悦人颜色，棉包塞耳治聋。（《医方捷径·卷四》）

○为镇静药，功能镇心，坠痰，润泽皮肤。（《科学注解本草概要·动物部》）

○治手足皮肤逆胪。（《东医宝鉴·汤液篇·卷三》）

【验方举要】

○目生顽翳，真珠一两，地榆二两，水二大碗煮干，取真珠以醋浸五日，热水淘去醋气，研细末用。每点少许，以愈为度。（《本草纲目》）

○治发斑：珠子七个研碎，用新水调匀服之。（《儒门事亲·发斑药》）

○除皯黯、斑点，令面润泽，好颜色，研为粉，和乳汁，常涂之。（《东医宝鉴·外形篇·卷一》）

【按】

据化学分析表明，珍珠含大量碳酸钙及少量氧化镁、氧化铝等无机盐，并含多种氨基酸。珍珠母为珍珠之贝壳，功同而力弱，用量宜大，珍珠母注射液治疗妇科出血有较好疗效。

Zhiqiao
枳壳

枳壳系芸香科植物酸橙 *Citrus aurantium* L. 及其栽培变种的干燥未成熟果实。常用别名有川枳壳、江枳壳等。味苦、辛、酸，性微寒。归脾、胃经。功能理气宽中，行滞消胀。主要用于治疗胸胁气滞，胀满疼痛，食积不化，痰饮内停，胃下垂，脱肛，子宫脱垂等病症。常用剂量为 3 ~ 9 克。孕妇慎用。

【各家论述】

○治遍身风疹，肌中如麻豆恶样，主肠风痔疾，心腹结气，两胁胀虚，关膈拥塞。（《药性本草》）

○主风痒麻痹，通利关节，劳气咳嗽，背膊闷倦，散留疾、胸膈痰滞，逐水，消胀满、大肠风，安胃，止风痛。（《开宝本草》）

○健脾开胃，调五脏，下气，止呕逆，消痰。治反胃，霍乱泻痢，消食，破癥结痃癖，五膈气，除风明目及肺气水肿，利大小肠，皮肤痒。痔肿可炙熨。（《日华子本草》）

○每人家妇女有孕则服枳壳散，谓能缩胎，令人易产，乃大不然。凡胎壮则子有力，故易产。村妇平日健，唉其产特易，令服枳壳反致无力，兼子亦气弱难养也。（《医说·下册·卷八》）

○破心下坚痞，利胸中气，化痰，消食。（《医学启源·卷之下》）

○枳壳（去瓤、麸炒令熟用）……沉也，阴也。其用有四：消心下痞塞之痰；泄腹中滞塞之气；推胃中隔宿之食；削腹内连年之积。（《珍珠囊补遗药性赋·主治指掌·逐段锦》）

○较之枳实，其气略散，性亦稍缓，功与枳实大类，但枳实性重，多主下行削坚；而此之气轻，故多主上行……束胎安胎，炙热可熨痔肿，虚者少用，恐伤元气。（《景岳全书·下册·卷四十九·本草正》）

○能消一切痛。（《雷公炮制论》）

○张仲景治胸痹痞满，以枳实为要药，诸方治下血痔痢，大肠秘塞，里急后重，又以枳壳为通用，则枳实不独治下，而枳壳不独治高也。盖自飞门至魄门，皆肺主之，三焦相通，一气而已，则二物分之可也，不分亦无伤……治里急后重。（《本草纲目》）

○今世多用以治妇人胎气不安，或至八九月为易产之剂，动辄资用，殊不知妇人怀孕，全赖气血以养胎，气血充足则胎自易产，且妊妇至八九月精神困倦，四肢软弱，饮食减少，动息喘促，何莫非虚弱之症，而更用此耗散之药耶……肺气虚弱者忌之；脾胃虚，中气不运而痰涌喘急者忌之；咳嗽不因于风寒入肺气壅者，服之反能作剧；咳嗽阴虚火炎者，服之立至危殆；一概胎前产后，咸不宜服。(《本草经疏》)

○如肝肾阴亏，血损营虚，胁肋隐痛者，勿用也。下痢日久，中气虚陷，愈下愈坠、愈后重急迫者，勿用也。(《本草汇言》)

○孕妇及气虚人忌用。(《本草备要》)

○枳壳乃治胁痛的剂，必用。(《医碥·卷三·杂症·胁肋痛》)

○治肺气水肿。(《本草述钩元》)

○为健胃药，与枳实同功，唯效较逊。(《科学注解本草概要·植物部》)

○主两胁痛。(《东医宝鉴·外形篇·卷三》)

【验方举要】

○治伤寒呃噫：枳壳半两(去穰，麸炒黄)，木香一钱。上细末。每服一钱，白汤调下。未知，再与。(《本事方》)

○治小儿久痢不止，水谷不消，枳壳为末，米饮调服二钱。(《丹溪治法心要·卷八·小儿科·痢第六》)

○治风疹痒不止：枳壳三两，麸炒微黄，去穰，为末。每服二钱，非时，水一盏，煎至六分，去渣服。(《医学纲目·卷之十·中风》)

○治远年日久肠风下血不止：枳壳烧灰存性，羊胫炭为末，和匀，用浓米饮一中盏调下，空心五更初一服如人行五里，再服立效。(《医学纲目·卷之十七·诸见血门》)

○熏洗痔方：用枳壳不拘多少为末，每用二钱，水一盏，砂瓶内煎令沸，先去瓶嘴上坐熏，后却泻出通手热洗，妙。此方久痔亦妙，除根。(《医学纲目·卷之二十七·痔》)

○滑胎枳壳散：枳壳、甘草各二两，上为细末，每服二钱，百沸汤点服，空心食前，日三服。凡怀孕六七月以上，即服，令儿易生。初生胎少黑，一百日肉渐变白。此孙真人滑胎易产方，抑阳降气，为众方之冠也。(《医学纲目·卷之三十五·胎前症》)

○治产后子肠出不能收者，用枳壳去穰，二两煎汤，温浸良久即入。(《众妙仙方·卷三·产门》)

○治肛门边肿硬，痒痛，不可忍：用枳壳烧烟熏，枳壳煎洗，枳壳为末，米饮调服甚效。(《众妙仙方·卷三·痔漏门》)

○治腰背气动发痛：枳壳五两，甘草一两，上为末，葱白汤调下，一二钱，服讫，即卧少时。(《玉机微义·卷之三十一·腰痛门》)

○治茄子疾心躁，连绵黄水易治，白水难愈。用生枳壳为散，煎汤熏洗，却用绵帛包枳壳滓，纳入阴中，即日渐消。（《济阴纲目·卷之七·治阴痔》）

○枳壳饮：治老人大便风秘不通，塞涩防闷或用蜜导之类不能通者并用之。枳壳水浸去瓤，麸炒，为粉末，每服一大钱，入阿胶二片，生姜五片，葱白五茎，水一大盏，煎至六分去渣入蜜少许，空心温服。次用葱白十茎，烂研涂脐心中，却以手中蘸葱汤自内肾腰间熨至小腹下，少顷气透即通。（《当归草堂医学丛书·传信适用方·卷三》）

659

○治内痔枳壳丸：用好厚枳壳不拘多少，去瓤，细切，麸炒黄色，为末。每末一两入胡桃肉一个，研匀，以蜜丸如弹子大。空心细嚼一丸，米饮或温酒下，兼用井花水淋洗。（《当归草堂医学丛书·传信适用方·卷三》）

○治诸般牙痛：枳壳浸酒，含漱。（《疡医大全·卷之十六》）

○治痔疮：枳壳二两，荔枝草四两，河水煎汤，先熏后洗。（《疡医大全·卷之二十三》）

○治阴户肿痛：枳壳一两，煎洗。（《疡医大全·卷之二十四》）

○治脾气壅满，心膈不利：枳壳二两炒黄色，为末，每服二钱，不拘时，米饮调下。（《良朋汇集·卷二》）

○治逾期不产，脉涩滞者：乳香八两，枳壳八两，为末，蜜丸，温酒下三钱。（《徐大椿医书全集·下·女科指要卷四·临产门》）

○枳壳得人参、麦冬，治气虚大便不快。（《本草述钩元》）

【按】

据临床所见，单用枳壳一味，水煎服治疗神经官能症有效，并且具有与枳实相同的药理作用。

Zhishi
枳实

枳实系芸香科植物酸橙 *Citrus aurantium* L. 及其栽培变种或甜橙 *Citrus sinensis* Osbeck 的干燥幼果。常用别名有川枳实、江枳实等。味苦、辛、酸，性微寒。归脾、胃经。功能破气消积，化痰散痞。主要用于治疗积滞内停，痞满胀痛，泻痢后重，大便不通，痰滞气阻胸痹，结胸，胃下垂，脱肛，子宫脱垂等病症。常用剂量为 3~9 克。孕妇慎用。

【各家论述】

○主大风，在皮肤中如麻豆苦痒，除寒热结，止痢，长肌肉，利五脏，益气轻身。(《神农本草经》)

○除胸胁痰癖，逐停水，破结实，消胀满，心下急痞痛，逆气，胁风痛，安胃气，止溏泄，明目。(《名医别录》)

○解伤寒结胸，入陷胸汤用；主上气喘咳。肾内伤冷，阴痿而有气，加而用之。(《药性本草》)

○枳实、枳壳，一物也。小则其性酷而速，大则其性和而缓。故张仲景治伤寒仓卒之病，承气汤中用枳实，此其意也；皆取其疏通、决泄、破结实之义。他方但导败风壅之气，可常服者，故用枳壳，其意如此。(《本草衍义》)

○消宿食，散败血……纯阳，去胃中湿，去瓤，麸炒用。(《医学启源·卷之下·用药备旨·药类法象》)

○枳实，洁古用去脾经积血，故能去心下痞，脾无积血，则心下不痞。(《用药心法》)

○去胃中湿热，佐白术亦可健脾，佐大黄大能推荡，能损真元，虚羸勿用。(《景岳全书·下册·卷四十九·本草正》)

○枳实（凡用，先去瓤。陈久者佳）……沉也，阴也。其用有四：消胸中之虚痞；逐心下之停水；化日久之稠痰；削年深之坚积。(《珍珠囊补遗药性赋·主治指掌·逐段锦》)

○枳实，益气则佐之以人参、干姜、白术；破气则佐之以大黄、牵牛、芒硝……非白术不能去湿，非枳实不能除痞。壳主高而实主下，高者主气，下者主血，主气者在胸膈，主血者在心腹。(《汤液本草》)

○枳实泻痰，能冲墙倒壁，滑窍泻气之药也。(《本草衍义补遗》)

○若呕不止，心下急郁微烦者，与大柴胡汤也，……大柴胡治呕最妙，为内

有枳实故也，枳实去哕。（《普济方·卷一百三十七·伤寒门》）

○涤荡菀陈，功力峻猛，一切腐败壅阻之物非此不消……麸炒黑，勿令焦，研用。（《长沙药解·卷一》）

○枳实，夫橘至成熟而后采摘，天气充满，故能横遍于四体，枳乃初生之小者，其气收敛，故专主下泄，若夫枳壳之苦泄，其性又能横充，所以《本经》止云实而无壳，至宋时，始有壳实之分，如病胸腹实而当下者，应用实，而以壳代之，乃识见浅而无力量处。（《吕山堂类辨·卷下》）

○枳实……能消能磨，无所不至。（《成方便读·消导之剂·香砂枳术丸》）

○枳为木实，后人有因实之小者，性酷而速，又呼其老而大者为枳壳，原一物。枳壳大而色黄紫，多穰。枳实小而色青，中实少穰。壳主高，实主下，高者主气，下者主血。主气者在胸膈，主血者在心腹。（《本草述钩元》）

○若皮肤作痒，因积血滞于中，不能营养肌表，若饮食不思，因脾郁结不能运化，皆取其辛散苦泻之力也。为血分中之气药，唯此称最。（《药品化义》）

○杀虫，败毒。（《本草再新》）

○治咳嗽，水肿，便秘，子宫下垂及脱肛。（《现代实用中药》）

○枳实血中气药，去瘀则生新，故亦利于心。（《百药效用奇观》）

○非枳实不能除痞。（《东医宝鉴·外形篇·卷三》）

【验方举要】

○治产后腹痛，烦满不得卧：枳实（烧令黑，勿太过）、芍药等分。杵为散。服方寸匕，日三服。并主痈脓，以麦粥下之。（《金匮要略·枳实芍药散》）

○治卒患胸痹痛：枳实捣（末），宜服方寸匕，日三，夜一服。（《补缺肘后方》）

○治风疹：取枳实以醋渍令湿，火炙令热，适寒温，用熨上即消。（《外台秘要·卷十五·瘾疹风疹方》）

○治肠痔：取枳根皮末，饮服方寸匕，日三，亦可煮汁常饮。（《外台秘要·卷二十六·肠痔方》）

○治少小久痢淋沥，水谷不调，形羸不堪大汤药者：枳实二两。治下筛。三岁已上饮方寸匕，若儿小以意服，日三。（《千金方·枳实散》）

○治冷痢脱肛：枳实一枚，石上磨令滑泽，钻安柄，蜜涂炙令暖，熨之，冷更易之，取缩入止。（《千金宝要·卷之五·痔第十七》）

○治小儿头疮：枳实烧灰，猪脂调涂。（《圣惠方》）

○治大便不通：枳实、皂荚等分。为末，饭丸，米饮下。（《世医得效方》）

○治妇人阴肿：用枳实半斤，锉炒令热，故布帛裹熨，冷则易之。（《丹溪治法心要·卷七妇人科·妇人杂病第十一》）

○枳茹酒，主口僻眼急大验，诸药不瘥方：枳实上青刮取末，欲至心上，得茹五升，微火炒去湿气，以酒一斗渍，微火煖，令得药味，随性饮之。（《医学纲目·卷之十·中风》）

○治妇人阴肿，肾痛。枳实半斤切碎，炒热布裹包熨之，冷即易。（《医学纲目·卷之十四·前阴诸疾》）

○妊娠大便虚急，此脾胃土燥，大肠经涩治宜理脾胃通大肠，忌用硝黄峻剂，宜一枳汤。枳实（麸炒三钱）水煎不拘时服。（《竹林女科证治·卷二·安胎下》）

○治悲哀伤肝，气引两胁痛疼，枳实煮散。（《医碥·卷三·杂症·胁肋痛》）

○治心下坚，大如盘，边如旋盘，水饮所作，用枳术汤主之。枳实七枚，白术二两，水煎分温三服。（《金匮要略诠解》）

○胸痞痛，麸炒为末，米饮下二钱，水煎服亦可。（《东医宝鉴·外形篇·卷三》）

【按】

药理研究表明，枳实注射药剂有明显的升压作用，升压时冠脉、脑、肾血流量增加，血管阻力下降，心肌耗氧量及心率增加不明显；肌肉及皮肤血管则阻力增加、血流减少，有利于改善休克状态下生命重要器官的血液供应。此外，枳实还具有强心、利尿、抗过敏、兴奋子宫和胃肠平滑肌以及镇痛、解热等作用。临床单用枳实制剂治各型休克有显效，还可治疗心力衰竭等。

Baiziren
柏子仁

柏子仁系柏科植物侧柏 *Platycladus orientalis*（L.）Franco 的干燥成熟种仁。常用别名有柏实、柏子、柏仁、侧柏子等。味甘，性平。归心、肾、大肠经。功能养心安神，止汗润肠。主要用于治疗虚烦失眠，心悸怔忡，阴虚盗汗，肠燥便秘等病症。常用剂量为 3～9 克。便溏及多痰者慎用。

【各家论述】

○味甘，平。主惊悸，安五脏，益气，除风湿痹。久服令人润泽，美色，耳目聪明，不饥不老，轻身，延年。（《神农本草经》）

○牡蛎、桂、瓜子为使。恶菊花、羊蹄、渚石及面。（《本草经集注》）

○疗恍惚，虚损吸吸，历节，腰中重痛，益血止汗。（《名医别录》）

○能治腰肾中冷，膀胱中冷脓宿水，兴阳道，去头风，主小儿惊痫。（《药性本草》）

○治风，润皮肤。（《日华子本草》）

○养心气，润肾燥，安魂定魄，益智宁神……柏子仁性平而不寒不燥，味甘而补，辛而能润，其气清香，能透心肾，益脾胃。（《本草纲目》）

○柏子仁体性多油，肠滑作泻者勿服，膈间多痰者勿服，阳道数举、肾家有热、暑湿作泻，法咸忌之。（《本草经疏》）

○柏子仁，气味清香，性多润滑，虽滋阴养血之佳剂，若欲培补根本，乃非清品之所长。（《景岳全书·本草正》）

○辛甘性平，其气芳香，入心脾而安神益智，润燥舒脾。多服反能致燥。炒研去油，油透勿用。（《徐大椿医书全集·药性切用·卷之三》）

○益血止汗，……利虚秘。（《罗氏会约医镜·卷十七·本草》）

○柏子仁，健膝强腰、泽润舒筋，……蒸晒春簸取仁，炒研烧沥取油，光泽须发，涂抹癣疥，搽黄水疮湿最效。（《玉楸药解·卷二》）

○唯阴寒泄泻及体虚火盛者忌之。蒸熟曝干自裂，去油用。（《医方十种汇编·药性摘录》）

○柏子仁，香气透心，体润滋血。同茯神、枣仁、生地、麦冬，为浊中清品，主治心神虚怯，惊悸怔忡，颜色憔悴，肌肤燥痒，皆养心血之功也。又取气味俱浓，浊中归肾，同熟地、龟板、枸杞、牛膝，为封填骨髓，主治肾阴亏损，腰背重痛，足膝软弱，阴虚盗汗，皆滋肾燥之力也。味甘亦能缓肝，补肝胆之不

足，极其稳当，但性平力缓，宜多用之为妙。（《药品化义》）

○凡补脾药多燥，柏子仁润药而香能舒脾，燥脾药中兼用最良。（《本草备要》）

○痰多，肺气上浮，大便滑泄，胃虚欲吐，四者禁用。（《得配本草》）

○宜去净皮，炒香用之，不宜去油。（《医学衷中参西录·上册·药物》）

○为滋养镇静药，略有缓下作用。（《科学注解本草概要·植物部》）

【验方举要】

○治妇人无病，触禁久不生子：柏子仁一升，茯苓二升，石捣，合乳和服十丸，即佳。（《幼幼新书·卷第一·求端探本》）

○治老人虚秘：柏子仁、大麻仁、松子仁，等分。同研，熔白蜡丸桐子大。以少黄丹汤服二三十丸，食前。（《本草衍义》）

○治血虚有火，月经耗损，渐至不通，羸瘦而生潮热，及室女思虑过度，经闭成痨：柏子仁（炒，另研）、牛膝、卷柏各五钱（一作各二两），泽兰叶、川续断各二两，熟地黄三两。研为细末，炼蜜和丸如梧桐子大。每服二三丸，空服时米饮送下，兼服泽兰汤。（《妇人良方·柏子仁丸》）

○治肠风下血：柏子仁十四枚。捻破，纱囊贮，以好酒三盏，煎至八分服之。初服反觉加多，再服立止。非饮酒而致斯疾，以艾叶煎汤服之。（《世医得效方》）

○治女子经水虚涩：八珍汤倍用酒洗当归，加柏子仁、红花，神效。（《本草述钩元》）

【按】

柏子仁含大量脂肪油，少量挥发油、皂苷等，其味甘、平，可作药膳常服。如柏归生发蜜，方用柏子仁、全当归各等分，研粉，蜂蜜水送服，每次6克，每日3次，治疗中老年人阴虚血燥，脑萎缩所致的健忘失眠、脱发便秘；柏仁菊蜜，方用柏子仁、菊花各等分，研粉，蜂蜜水送服，常服可健身美容。

栀子

Zhizi

栀子系茜草科植物栀子 *Gardenia jasminoides* Ellis 的干燥成熟果实。常用别名有栀子、木丹、厄子、支子、山栀子、枝子、黄栀子等。味苦，性寒。归心、肺、三焦经。功能泻火除烦，清热利尿，凉血解毒。主要用于治疗热病心烦，黄疸尿赤，血淋涩痛，血热吐衄，目赤肿痛，火毒疮疡；外治扭挫伤痛。焦栀子凉血止血。用于血热吐衄，尿血崩漏等病症。常用剂量为6～9克；外用生品适量，研末调敷。脾虚便溏食少者忌用。

【各家论述】

○主五内邪气，胃中热气，面赤酒疱渣鼻，白癞赤癞疮疡。(《神农本草经》)

○解踯躅毒。(《本草经集注》)

○疗目热赤痛，胸心、大小肠大热，心中烦闷，胃中热气。(《名医别录》)

○杀䗪虫毒，去热毒风，利五淋，主中恶，通小便，解五种黄病，明目，治时疾除热及消渴口干，目赤肿痛。(《药性本草》)

○主喑哑，紫癜风，黄疸积热心躁。(《食疗本草·卷上》)

○仲景治(伤寒)发汗吐下后，虚烦不得眠；若剧者，必反复颠倒，心中懊憹，栀子豉汤治之。虚故不用大黄，有寒毒故也。栀子虽寒无毒，治胃中热气。既亡血、亡津液，腑脏无润养，内生虚，非此物不可去。又治心经留热，小便赤涩，用去皮山栀子、火煨大黄、连翘、甘草(炙)，等分，末之，水煎三钱服，无不利也。(《本草衍义》)

○栀子，性寒味苦，气薄味厚，轻清上行，气浮而味降，阳中阴也。其用有四：去心经客热一也；除烦躁二也；去上焦虚热三也；治风热四也。又云：苦，纯阳，止渴……心烦，用栀子仁。(《医学启源·卷之下·用药备旨》)

○治心烦懊憹而不得眠，心神颠倒欲绝，血滞而小便不利。(《药类法象》)

○胃脘痛病久成郁，郁生热而成火，故用山栀为君，以热药为响导。胃口有热而作痛者，非栀子不可，须佐以姜汁，多用台芎开之。(《丹溪治法心要·卷三·心痛第四十二》)

○苦寒有毒，主少阴虚满，时疾发黄，轻飘象肺，入太阴经。色赤，象火，彻心中热。(《丹溪手镜·卷之中·发明五味阴阳寒热伤寒汤丸药性第二》)

○栀子，若用佐使，治有不同：加茵陈除湿热疸黄；加豆豉除心火烦躁；加厚朴、枳实可除烦满；加生姜、陈皮可除呕哕；同玄胡索破热滞瘀血腹痛。

（《景岳全书·下册·卷四十九·本草正》）

○或用栀子利小便，实非利小便，清肺也，肺气清而化，膀胱为津液之府，小便得此气化而出也。栀子豉汤治烦躁，烦者气也，躁者血也，气主肺，血主肾，故用栀子以治肺烦，用香豉以治肾躁。（《汤液本草》）

○生用清三焦实火，炒黑清三焦郁热，又能清曲屈之火。（《寿世保元·卷一·本草·药性歌括》）

○只治火，其血自止。山栀最清胃脘血……凡用栀子汤，病人旧微溏者，不可与服之。（《医学纲目·卷之十七》）

○治吐血、衄血、血痢、下血、血淋，损伤瘀血，及伤寒劳复，热厥头痛，疝气，汤火伤。（《本草纲目》）

○吐血衄血，非阳火暴发者忌之。（《本草汇言》）

○栀子，清少阳之热，则五内邪气自去，胃中热气亦除……栀子禀至苦大寒之气，苦寒损胃而伤血，凡脾胃虚弱者忌之，血虚发热者忌之。性能泻有余之火，心肺无邪热者不宜用；小便不通，由于膀胱虚无气以化，而非热结小肠者不宜用；疮疡因气血虚，不能收敛，则为久冷败疮，非温暖补益之剂则不愈，此所谓既溃之后，一毫寒药不可用是也。世人又以治诸血证，不知血得热则行，得寒则凝，瘀血凝结于中，则反致寒热，或发热劳嗽，饮食减少，为难疗之病，凡治吐血法，当以顺气为先，盖血随气而行，气降则火降，火降则血自归经。不求其止而止矣。此治疗之要法，不可违也。（《本草经疏》）

○仲景多用栀子茵陈，取其利小便而蠲湿热也。古方治心痛，每用栀子，此为火气上逆，不得下降者设也。（若）泥丹溪之说，不分寒热，通用栀子，属寒者何以堪之。（《本草通玄》）

○生用泻火，炒黑止血，姜汁炒治烦呕，内热用仁，表热用皮。（《本草备要》）

○邪在表，虚火上升，二者禁用……山栀得滑石治血淋溺闭，得良姜治寒热腹痛，得柏皮治身热发黄，配连翘治心经留热（心热则赤淋），佐柴胡、白芍治肝胆郁火，佐生地、丹皮治吐衄不止……上焦、中焦连壳，下焦去壳，洗去黄浆炒用，泻火生用，止血炒黑，内热用仁，表热用皮，淋症童便炒，退虚火盐水炒，劫心胃火痛姜汁炒，热痛乌药拌炒，清胃血蒲黄炒……山栀、丹皮、白芍、龙胆，皆泻肝家之火，其中却自有别，盖肝喜散，遏之则劲，宜用栀子以清其气，气清火亦清，肝得辛为补，丹皮之辛，从其性以醒之，是即为补，肝受补，气展而火亦平，肝气过散，宜白芍制之，平其性即所以泻其火，使之不得自逞，火盛肝气必实，龙胆苦以泄其气，寒以制其火，故非实，胆草不用，如不审其究竟而混投之，是伐其生生之气，即使火气悉除，而人已惫矣。（《得配本草》）

○山栀子，轻飘象肺，因赤似心，泻心肺之邪热，使之屈曲下行，从小便

出。治实热，同三黄之类；肺热鼻衄，同生地之类……亦外治面赤、汤火疮疡肿痛。(《罗氏会约医镜·卷十七·本草·中》)

○栀子专清上焦之火。(《成方便读·洗肝散》)

○不若栀子泻其肝木之邪，母衰则子亦衰，不泻心火，正所以泻心火也。且栀子能泻六经之郁火，原不专入肝经。亦能入心经也。(《重订石室秘录·卷一·急治法》)

○栀子味苦性寒，乃阴中之阳，肾之心品也，故炒黑而成离中之虚，导心火以卜交于肾。(《吕山堂类辨·卷下》)

○言栀子生用则吐，炒黑则不吐，且以栀子豉汤为吐剂，愚每用生栀子及栀子豉汤，并未曾吐。(《本草崇原》)

○栀子，其治在心、肝、胃者多，在肺者少。苦寒涤热，而所涤为瘀郁之热，非浮散之热，亦非坚结之热。能解郁不能攻坚，亦不能平逆，故阳明之腹满有燥屎，肺病之表热咳逆，皆非其所司。独取其秉肃降之气以敷条达之用，善治心烦与黄疸耳……凡肝郁则火生，胆火外扬。肝火内伏，栀子解郁火，故不治胆而治肝，古方如泻青丸、凉肝汤、越鞠丸、加味逍遥散之用栀子皆是……其解血中之郁热，只在上中焦而不在下焦；亦不入足太阳与手、足少阳；不入足太阳，故不利小便。(《本草思辨录》)

○本草谓栀子生用泻火，炒黑止血，临证指南治外感证，多用黑山栀，黄退庵云，近多炒用，用生者绝少，余按仲景栀子汤，有病人旧微溏不可与服之禁，盖以其苦寒也，若炒黑则寒性减，无论旧溏与否，皆可服矣，此所以用生者少软。(《冷庐医话·卷五·药品》)

○泄脾土而驱湿热，吐胸膈之浊瘀，退皮肤之熏黄。(《长沙药解·卷一》)

○丹溪云：劳损痰积吐血者，若以血药治之，则泥膈而不行。只宜治其火，其血且止，山栀最能清胃脘之血。(《不居下集·卷之七·积痰吐血》)

○周禹载曰：……今以栀子谓吐，设无香豉佐之，则虽吐而在表之热不解，故本草称其主头痛烦闷，温毒发斑，得葱则汗，入盐则吐，得酒则治风，得薤则治利，得蒜则止血，生用发散，炒用止汗，为足太阳经表药，虽有散邪之方，终为五谷之属，非若他药专主表散，毫无裨益者比，故仲景以治误下吐汗后表散，其意良深也……栀子本治虚，亦可治虚而夹实，栀子本治内，亦可治内而兼外。(《舟注伤寒论·四》)

○山栀苦泄，用酒炒则可使之逗留在上、中二焦。(《程门雪医案·湿温(二)》)

○为有效之消炎解热药，适用于急性胆道炎"黄疸"，胃及食道炎"懊忱烦躁欲吐"，上部充血性炎症"目赤耳鸣声嗄"，并有止血之效。内服止吐血、衄血、急性尿道炎"血尿淋痛"。外用消炎消肿，对于打扑挫伤肿痛，用生栀子研

粉调和面粉鸡蛋清涂敷患部，作罨包料有卓效。（《现代实用中药》增订本）

〇有利尿作用。（《科学注解本草概要·植物部》）

〇能吐。胸膈烦躁，作汤服吐之……山栀无豉，吐不宜……胃口热痛，非栀子不可，须以姜汁佐之，川芎开之。（《东医宝鉴·杂病篇·卷一》）

〇栀子，体渐染而敞朗为之用。敞朗心胸……敞朗表里间也……敞朗心胃间也，敞朗虚实间也。（《皇汉医学丛书·内科学·伤寒用药研究·卷下》）

【验方举要】

〇治伤寒发汗、吐、下后，虚烦不得眠，心中懊恼：栀子十四个（剖），香豉四合（绵裹）。上二味，以水四升，先煮栀子得二升半，纳豉，煮取一升半，去滓，分为二服。温进一服，得吐者止后服。（《伤寒论·栀子豉汤》）

〇治伤寒身发黄热：肥栀子十五个（剖），甘草一两（炙），黄柏二两。上三味，以水四升，煮取一升半，去滓，分温再服。（《伤寒论·栀子柏皮汤》）

〇治火疮未起：栀子仁灰，麻油和封，唯厚为佳。（《千金方》）

〇治下鲜血：栀子仁烧成灰，水和一钱匕服之，量其大小多少服之。（《食疗本草·卷上》）

〇食治老人热发，眼赤涩痛，栀子仁粥方：栀子仁一两，上为末，分为四服，每服米三合煮粥，临熟时下栀子末一分，搅令匀食之。（《养老奉亲书·食治养老益气方》）

〇治目赤：取山栀七枚，钻透，入煻灰火煨熟，以水一升半，煎至八合，去滓，入大黄末三钱匕，搅匀，食后旋温服。（《圣济总录·栀子汤》）

〇治酒毒下血：老山栀子仁焙研。每新汲水服一钱匕。（《圣惠方》）

〇治鼻衄不止：山栀子，烧为细末，每用少许，吹入鼻中，立止。（《重订严氏济生方·鼻门·鼻论治》）

〇治胃热作痛：山栀炒，去皮，每十五个浓煎汤一呷，入姜汁令辣，再煎小沸服。或入芎一钱尤妙。山栀子大者用七个或九个。大概胃口有热而作痛，非山栀子不可。（《金匮钩玄·卷第二·心痛》）

〇三因仓卒散，治气自腰间攻心，挛急，痛不可忍，腹中冷，自汗如洗，手足冷：山栀四十九个，连皮烧半过，附子一个，炮，去皮脐为末，每二钱，酒一盏，入盐少许煎，温服。（《玉机微义·卷之三十三·心痛门》）

〇治火眼初得者，用山栀子三五钱，捣碎，以好热酒一碗，倾在内上，用碗盖之，浸少时，留渣速饮。外将渣敷于患眼胞上，渣干去之效。（《众妙仙方·卷二·眼目门》）

〇治头痛难忍，风疾所致：栀子末蜜和浓，涂舌上，吐即止。（《医学纲目·卷之十五·头风痛》）

○治妇人临产痢疾：山栀不拘多少，烧灰为细末。空心熟水调下一钱，甚者不过五服。（《医学纲目·卷之二十三·滞下》）

○治子肿多湿：用山栀一撮米饮吞下。（《证治准绳·六·女科·卷四》）

○治小儿衄血：栀子仁散。治小儿卒热，毒气攻脑鼻衄。栀子仁一两，槐花半两，微炒捣细罗为散，用温水调下半钱。（《永乐大典·医药集·卷之一千零三十三·儿》）

○治气郁成火，脉沉弦数者：栀子解郁方：栀子三钱，姜汁炒黑，水煎去渣，温服。（《徐大椿医书全集·下·杂病证治卷之二·气证》）

○薛立斋治一妇人，心腹作痛，久而不愈，此肝火伤脾气也，用炒山栀一两，生姜五片，煎服而痛止。（《续名医类案·卷十八·心胃痛》）

○一妇人心腹痛，诸药不应，用炒黑山栀、桔梗治之而愈。（《续名医类案·卷十九·腹痛》）

○怀孕遍身手足作痛者，皆是湿热而然，宜用独圣治之：山栀子一合炒，为末，清米汤，时时调服，日进二三次愈。（《宋氏女科秘书·妊娠门》）

○治水痘：山栀仁、蝉蜕各等分，水煎服。（《疡医大全·卷之三十三》）

○治跌打青肿：生山栀研，同白面热水调敷。（《疡医大全·卷之三十六》）

○治小便淋痛，血淋效：山栀子，炒黑研末，每服一钱，滚水下。（《良朋汇集·卷四》）

○山栀子煎浓汁澄清，频频洗涤。治石灰入目。三日内可治，三日外不可治。（《良朋汇集·卷五》）

○治酒渣鼻方：凌霄花、黑山栀，等分为末，每日早晨清茶调服6克。（《马培之医案论精要·第四篇》）

○栀子取仁炒黑为末，面糊和丸服，名曰桑金丸。若蜜和为丸，曰山栀丸。又能去心胸烦热。（《东医宝鉴·杂病篇·卷三》）

○栀子，主胃热食疸，水煎饮之。（《东医宝鉴·杂病篇·卷六》）

【按】

药理研究表明，栀子具有利胆、保肝、镇静、降血压、抗菌等作用。临床用栀子为主的复方制剂治疗冠心病、急性黄疸型肝炎、软组织损伤、耳廓假性囊肿，以及治踯躅中毒均有较好疗效。栀子与竹叶都能清热除烦，但栀子不仅走气分，而且入血分，其治在心肝胃者居多，外用有明显的止痛作用；而竹叶偏走气分，治多在心肺。

Gouqizi

枸杞子

枸杞子系茄科落叶灌木植物宁夏枸杞 *Lycium barbarum* L. 的干燥成熟果实，叶及根皮均可入药。常用别名有枸杞、宁杞、宁枸杞、杞子、苟起子等。性平，味甘。归肝、肾经。功能滋补肝肾，明目益精。主要用于虚劳精亏，腰膝酸痛，眩晕耳鸣，遗精消渴，血虚萎黄，视力减退等病症。常用剂量为 12 ~ 15 克，水煎、酒浸、蜜丸均可。脾虚大便溏薄者慎服。

【各家论述】

〇枸杞味苦寒，主五内邪气，热中消渴，周痹，久服坚筋骨，轻身不老，耐寒暑。（《神农本草经》）

〇补益精气，强盛阴道。（《本草经集注》）

〇补益精诸不足，易颜色，变白，明目，安神。（《药性本草》）

〇枸杞，寒，无毒，叶及子并坚筋能老，除风，补益筋骨，能益人，去虚劳……叶和羊肉作羹，尤善益人。代茶法煮汁饮之，益阳事。能去眼中风痒赤膜，捣叶汁点之良……和面拌作饮，煮熟吞之，去肾气尤良，又益精气。（《食疗本草》）

〇枸杞诗：仙苗被城郭，闻之杞国人……世人厌肥腻，思与雅淡清。客来荐蔬茗，用以华吾贫。方书自有本，疑信未敢真。偶思青城山，山人寿且淳。手持羲皇书，念此区中民。（《静修文集·卷六》）

〇枸杞一名枸继，一名枸棘，一名天精，一名地仙……花、叶、根、实并用。益精，补气不足，悦颜色，坚筋骨，黑须发，耐寒暑，明目安神……叶甘凉，除烦益智，壮心气，益精解热，补五劳七伤，去皮肤骨节间风，消面毒，散疮肿，去上焦心肺客热……忌与乳酥同食……谚云：去家千里，莫食枸杞，言无所用其补益也，其茎坚硬者可作柱杖……

宋张耒咏枸杞：江皋春气足，佳杞蕃新苗，老桬（miè，音灭）饱霜露，余滋发柯条。神农不吾欺，夸誉何切切（dāo，音刀，唠叨意）。坚筋及奔马，莹目察秋毫。

《养生杂纂》：采枸杞子红熟者，去蒂，水净洗，沥干，砂盆内烂研，以细布袋盛，滤去滓，沉清一宿，去清水。若天气稍暖，更不待经宿，入银石器中慢火熬成膏，不住手搅之，勿粘底，候稀稠得所，泻向新瓷瓶中盛之，蜡纸封，勿令透气。每日早朝，温酒下二大匙，夜卧再服。百日身轻气壮，耳目聪明，须发乌黑。

《岁时记》：澡浴除病……皆用枸杞叶煎汤洗澡，令人光泽，百病不生。《法天生意》：枸杞煎汤沐浴，令人不病不老，光泽。（《万有文库·广群芳谱·卷一百》）

○味苦寒，根大寒，子微寒，无毒。主五内邪气，热中消渴……风湿，下胸胁气，客热头痛，补内伤……利大小肠。（《增广和剂局方·药性总论·木部上品》）

○能补阴，阴中有阳，故能补气，所以滋阴而不致阳衰，助阳而能使阳旺……此物微助阳而无动性，故用之以助熟地最妙，其功则明耳目，壮神魂，添精固髓，健骨强筋，善补劳伤，尤止消渴，真阴虚而脐腹疼痛不止者，多用神效。（《景岳全书·下册·卷四十九·本草正》）

○采叶炸熟，水淘净，油盐调食，作羹食亦可。子红熟时亦可食。若渴煮叶，作饮，以代茶饮之。（《救荒本草》）

○杞子酌用：然杞子之性太温，若君火未明，相火方炽，肺叶与张之时，龙雷鼓动之后，投此则嗽必频，热必盛，溺必涩，血必涌溢不可止。世医每杞子性：凉之说，试问性若果凉，胡为与阳之骤耶。（《理虚元鉴·卷下·治虚药讹一十八辨》）

○枸杞甘温，添精固髓，明目祛风，阴兴阳起。（《万病回春·卷之一·药性歌》）

○枸杞子功能补气，去风明目益元阳。（《医经小学·卷之一·药性指掌》）

○润而滋补，兼能退热，而专于补肾、润肺、生津、益气，为肝肾真阴不足、劳乏内热补益之要药。老人阴虚者，十居七八，故服食家为益精明目之上品……若病脾胃薄弱，时时泄泻者勿入，须先治其脾胃，俟泄泻已止，乃可用之。即用，尚须同山药、莲肉、车前、茯苓相兼，则无润肠之患矣。（《本草经疏》）

○按刘禹锡枸杞井诗云：……上品功能甘露味，还知一勺可延龄……枸杞之滋益不独子，而根亦不止于退热而已，但根、苗、子之气稍殊……至于子则甘平而润，性滋而补，不能退热，止能补肾润肺，生精益气。（《本草纲目》）

○俗云枸杞善能治目，非治目也，能壮精益神，神满精足，故治目有效。又言治风，非治风也，能补血生营，血足风灭，故治风有验也……殊不知枸杞能使气可充，血可补，阳可生，阴可长，火可降，风湿可去，有十全之妙用焉。（《本草汇言》）

○味重而纯，故能补阴；阴中有阳，故能补气……治嗌干消渴。（《罗氏会约医镜·卷十七·本草》）

○苦寒之性，滋润肾肝，寒泄脾胃，土燥便坚者宜之。水寒土湿，肠滑便利者服之必生溏泄。本草谓其助阳，甚不然也。（《玉楸药解·卷二》）

○又枸杞子纯甘多液，能补精神气血之耗伤。凡气喘吸促，根蒂欲漓者，可加两许，殊胜人参、熟地也。即不因房劳而气液两亏，不能受重剂峻补者，余亦用此法，接续其一线之生机。（《温热经纬·卷五·方论》）

○枸杞子诸家本草有谓其甘平者，有谓其苦寒者，有谓其微寒者，有谓其甘微温：酱，均未尝扶发其理……余壮岁服药，每用枸杞子必齿痛，中年后服之甚安，又尝验之肝病有火者，服枸杞子往往增剧，谓非性温之征耶。（《冷庐医话·卷五·药品》）

○枸杞子……以一味治短气，余谓其专补以血，非他药所能及也。与元参、甘草同用名坎离散。可以交通心肾。（《重庆堂随笔·卷下》）

○古谚有云：去家千里，勿食枸杞，甚言补益精气之速耳，然元阳气衰，阴虚精滑，及妇人失合，劳嗽蒸热之人慎用，以能益精血，精旺则思偶，理固然也。（《本经逢原》）

○枸杞子味甘多液，性微凉……乃固古有隔家千里，勿食枸杞之谚，遂疑其助阳道，性或偏于温热。而愚则谓其性决不热，且确有退热之功效，此从细心体验而得，原非凭空拟议也。

愚自五旬后，脏腑间阳分偏盛，每夜眠时，无论冬夏床头置凉水一壶，每醒一次，觉心中发热，即饮凉水数口，至明则壶中水已所余无几。唯临睡时嚼服枸杞子一两，凉水即可少饮一半，且晨起后觉心中格外镇静，精神格外充足。即此以论枸杞，则枸杞为滋补良药，性未必凉，而确有退热之功效，不可断言乎……此乃因睡时心肾自然交感而生热，乃先天元阳壮旺之现象，唯枸杞能补益元阴，与先天元阳相济，是以有此功效。若谓其仅能退虚热，犹浅之乎视枸杞矣。（《医学衷中参西录·上册·药物》）

○为滋养强壮药，治糖尿病、肺结核、虚弱消瘦者有效。（《现代实用中药》增订本）

○枸杞还可治疗胸部疾患和阳痿，治疗各种疲劳症，益于胃肠，善通大小便，且能强壮精气，使面色转佳，使白发变黑，清心明目，不老长生。（《汉方治疗百话摘编·论说选》）

【验方举要】

○补虚羸，九月十日，取生湿枸杞子一斗，酒六升，煮五沸，出取研之，熟滤取汁，令其子极净，暴子令干，捣末和煎汁，微火煎，令可丸，酒服二方寸匕，日二。（《千金宝要·卷之三·中风大风水气第十二》）

○治眼仙方：用上好杞子一斤，以童便洗净阴干，用人乳一碗，生蜜半碗，将杞子共为一处拌匀，阴干入蒸笼蒸之，约一炷香取出，日晒夜露三日三夜。以瓷碗藏之，每日不拘早晚，以便服之，其目还光神效方也。（《众妙仙方·卷

二·眼目门》）

○《千金》疗卒短气方：枸杞叶二两，生姜二两切，上二味，以水三升，煮取一升，顿服之。（《外台秘要·卷十》）

○生枸杞酒：主补虚，长肌肉，益颜色，肥健人。枸杞子二升，以上清酒二升，捣碎，更添酒浸七日，漉去滓，任情饮之。（《外台秘要·卷十七·补益虚损方》）

○枸杞煎方：治老人频遭病，虚羸不可平复，最宜服之。生枸杞根细细锉一斗，以水五斗，煮取一斗五升，澄清，白羊脊骨一具，锉碎。上件药，以微火煎取五升，去滓，取入瓷合中，每服一合，与酒一少盏合暖，每于食前温服。（《养老奉亲书·食治养老益气方第一》）

○赤眼痒痛，煎枸杞汁服。（《医学纲目·卷之十三·目疾门》）

○治满口齿有血，枸杞根为末，煎汤，漱后吃，又治膈上吐血妙。（《医学纲目·卷之十七·诸见血门》）

○红肥大枸杞十二升捣破，同好无灰细酒二升，同盛于瓷瓶内，浸21日足开封，添生地黄汁三升搅匀，却以纸三层封其口。俱至立春前30日开瓶，空心热饮一杯，至立春后，髭须都黑。勿食芜菁、葱、蒜。服之见效，若年年服之，耐老身轻无比。（《万病回春·卷之五·须发》）

○枸杞尖作菜食，和鸡蛋炒吃，治少年妇人白带。（《滇南本草》）

○枸杞子为末，水煎，连渣漱咽。治满口齿缝中出血用。（《良朋汇集·卷五》）

○枸杞粥：治肝家火旺血衰，用甘州枸杞子一合，米三合，煮粥食。一方采叶煮粥食，入盐少许空腹食。（《食鉴本草》）

○枸杞煎干为末，炼蜜为丸，如梧桐子大，每服39～59丸，空腹盐汤或酒送下。如服一年返老还童，耳目聪明，颜如白莲；服二年冬暖夏凉，诸病不侵；服三年，齿落更生，发白返黑……此仙方也。（《良朋汇集·卷五》）

○金髓煎：枸杞子，逐日择红熟者，以无灰酒浸之，蜡纸封固，勿令泄气，两月足，取入砂盆中，研烂滤取汁，同原浸之酒入银锅内，慢火熬之。不住箸搅，恐粘住不匀，候成饧，净瓶密贮。每早温酒服二大匙，夜卧再服，百日身轻气壮。（《医学衷中参西录·上册·药物》）

【按】

枸杞子其性不寒不热，为补不滋不腻，久服无副作用，为补益肝肾之要药，益精明目的上品。临床上单用本品治疗肥胖病、慢性萎缩性胃炎、男性不育、性功能减退和慢性肝脏疾病有效。用于老年人睡眠初醒的口腔干燥症有较好疗效，用治阳痿、早泄、男性性功能减退等需配伍淫羊藿、广巴戟、雄蚕蛾等；凡慢性肝炎、肝硬化、中毒性或代谢性肝病，以及胆道疾患引起的肝功能障碍，中医辨证属于虚证者，都可加用枸杞子，一般用量为10～30克，每日早晚各服一次，坚持1～3个月有一定疗效。实验研究表明，枸杞含有人体所需的五大营养素，即蛋白质、脂肪、糖、维生素和矿物质，能增强机体免疫功能，有促进生长、延长寿命、抗氧化、促进核酸代谢、保肝、降血脂及促进内分泌系统功能等作用；其中脂肪的主要成分为亚油酸，对防治心血管疾病有重要作用，也许这些就是它滋补肝肾"轻身不老"功效的机理之一。

柿蒂

柿蒂系柿树科植物柿 *Diaspyros kaki* L.f. 的干燥宿萼。常用别名有柿钱、柿丁、柿子把、柿蒂等。味苦、涩，性平。归胃经。功能降逆下气。主要用于治疗呃逆。常用剂量为4.5～9克。

【各家论述】

○蒂煮服之止哕气。(《本草拾遗》)

○治气嗝反胃。(《滇南本草》)

○咳逆者，气自脐下冲脉直上至咽膈，作呃忒、塞逆之声也。朱肱《南阳书》以哕为咳逆，王履《溯洄集》以咳嗽为咳逆，皆误矣。哕者，干呕有声也。咳逆，有伤寒吐下后，及久病、产后、老人、虚人阴气大亏，阳气暴逆，自下焦逆至上焦，而不能出者；有伤寒失下，及平人痰气抑遏而然者。当视其虚实阴阳，或温或补，或泄热，或降气，或吐或下可也。古方单用柿蒂煮汁饮之，取其苦温能降逆气也。《济生》柿蒂散加以丁香、生姜之辛热，以开痰散郁，盖从治之法，而昔人亦常用之收效矣。至易水张氏，又益以人参，治病后虚人咳逆，亦有功绩。丹溪朱氏但执以寒治热之理，而不及从治之法，矫枉之过矣。若陈氏《三因》，又加以良姜之类，是真以为胃寒而助其邪火者也。(《本草纲目》)

○沈则施曰，按丹溪翁谓人之阴气，依胃为养。土伤则木挟相火，直冲清道而作咳逆，宜竹茹黄连柿蒂汤主之，此言热呃也。《济生》论谓阳竭于下，孤阴独存，阴气亦将旋脱，故逆上而作呃，宜丁附人参柿蒂汤主之，此言寒呃也。又按《准绳》论呃逆之证，有伤寒吐下后、久病、产后阴血大亏，阳气暴逆，自下逆上而作呃者，非大温中补中之剂不能治。又有平人饮食痰气抑遏，而气自脐下冲脉直上咽膈，而作呃忒塞逆之声，用平胃二陈汤，加柿蒂数枚煎服，亦可止也。观于柿蒂之苦涩，但可以散逆气，而因寒、因热、因虚、因滞者，则佐以丁、黄、茹、连、参、术、平胃、二陈辈，当仔细斟酌，毋轻视也。(《本草汇言》)

○柿蒂味苦气平，虽与丁香同为止呃之味。然一辛热而一苦平，合用深得寒热兼济之妙。如系有寒无热，则丁香在所必用，不得固执从治，必当佐以柿蒂。有热无寒，则柿蒂在所必需，不得泥以兼济之必杂以丁香。是以古人用药，有合数味而见效者，有单用一味而见效者，要使药与病对，不致悖谬而枉施耳。(《本草求真》)

○柿蒂，苦平降气，配以丁香，为胃虚呃逆专药。（《徐大椿医书全集·药性切用·卷之四上》）

○止呃逆。但中寒者禁之。（《罗氏会约医镜·卷十七·本草》）

○柿成于秋，得阳明燥金之主气，且其形多方，他果未之有也，故治肺胃之病有独胜。柿蒂乃柿之归束处，凡花皆散，凡子皆降，凡降先收，从生而散而收而降，皆一蒂为之也，治逆呃之能事毕矣。（《温病条辨·卷二·中焦篇·五七·新制橘皮竹茹汤》）

○柿蒂，治呃逆，如热无寒，只须用柿蒂。如有寒无热，须用丁香。寒热并济，则丁香柿蒂生姜并用为妙，柿霜清肺胃之热，治咽喉口疮舌疮痛，肠风痔漏，元气实者可服。若虚烦喘咳切忌。（《医方十种汇编·药性摘录》）

○为镇静药。专治哕呃，制止横膈膜神经痉挛，每与丁香配合用之。（《科学注解本草概要·植物部》）

○收敛。治腹满，腹痛，胸痛。（《临床应用汉方处方解说》）

【验方举要】

○治伤寒呕哕不止：干柿蒂七枚，白梅三枚。上二味，粗捣筛，只作一服，用水一盏，煎至半盏，去滓温服，不拘时。（《圣济总录·柿蒂汤》）

○治胸满咳逆不止：柿蒂、丁香各一两。上细切，每服四钱，水一盏半，姜五片，煎至七分。去滓热服。不拘时候。（《济生方·柿蒂汤》）

○治血淋：干柿蒂（烧灰存性），为末。每服二钱，空心米饮调服。（《奇效良方·柿蒂散》）

○治耳内诸脓疮：柿蒂烧存性，研细，用苇筒吹入耳内，效。（《良朋汇集·卷五》）

○治产后咳逆方：干柿一个，右切碎，以水一盏，煎至六分，热呷。（《妇人大全良方·卷之二十三·产后咳噫方论第六》）

【按】

柿蒂其性趋下，凡属上升趋势者，可降之，如病后体弱之虚呃，胃神经官能症之气逆嗳气，更年期综合征之烘热汗出等均可作为主药选用，有较好疗效。

胡麻

Huma

胡麻系胡麻科植物脂麻 *Sesamum indicum* DC. 的种子。常用别名有脂麻、黑脂麻、芝麻、巨胜子等。味甘，性平。功能补益肝肾，益气养血。主要用于治疗肝肾阴虚，头晕眼花，耳鸣，腰膝酸软，气虚便秘，血虚脏躁等病症。常用剂量10～30克。

【各家论述】

〇味甘，平。主伤中虚羸，补五内，益气力，长肌肉，填脑髓，久服轻身不老。（《神农本草经》）

〇坚筋骨，疗金疮，止痛，伤寒温疟，大吐血后虚热羸困，明耳目。（《名医别录》）

〇润五脏，主火灼……填骨髓，补虚气……胡麻油，主喑哑，涂之生毛发。（《食疗本草》）

〇疗妇人阴疮，初食利大小肠，久服即否，去陈留新。（《食性本草》）

〇补中益气，养五脏，治劳气、产后羸困，耐寒暑，止心惊。逐风湿气、游风、头风。（《日华子本草》）

〇胡麻仁甘，疗肿恶疮，热补虚损，筋壮力强。一名巨胜，黑者佳。（《寿世保元·卷一·本草·药性歌括》）

〇胡麻，气味和平，不寒不热，益脾胃，补肝肾之佳谷也。金刀伤血，则瘀而作痛，甘平益血润燥，故疗金疮止痛也。（《本草经疏》）

〇胡麻甘平，补肝肾，填精髓，润五脏，凉血益血，疗风解毒滑肠……麻油凉血，生肌，滑胎，疗疮。（《本草分经·肝》）

〇胡麻，本属润品，故书载能填精益髓。又属味甘，故书载能补血，暖脾，耐肌。凡因血枯而见二便艰涩，须发不乌，风湿内乘发为疮疥，并小儿痘疹变黑归肾，见有燥象者，宜以甘缓滑利之味以投。（《本草求真》）

〇补益精液，润五脏，养血舒筋。疗语謇、步迟、皮燥发枯、髓涸肉减、乳少、经阻诸证。医一切疮疡，败毒消肿，生肌长肉。杀虫，生秃发。（《玉楸药解》）

〇胡麻服之令人肠滑。精气不固者亦勿宜食。（《本草从新》）

〇胡麻性平，味甘，无毒。益气力，长肌肉，填髓脑，坚筋骨，润五脏……胡麻油利大肠，胞衣不落，摩疮肿，恶疮，生秃发。（《东医宝鉴·汤液篇·卷

一》)

○胡麻，生取油，涂头，生秃发。又乌麻九蒸九暴为末，枣膏丸服，令白发还黑。又取叶煎汤，沐头长发。(《东医宝鉴·外形篇·卷四》)

【验方举要】

○治男女阴痒生疮方：嚼胡麻敷之佳。(《备急千金要方·卷二十四》)

○治五脏虚损，益气力，坚筋骨：巨胜九蒸九暴，收贮。每服二合，汤浸布裹，挼去皮再研，水滤汁煎饮，和粳米煮粥食之。(《本草纲目》)

○治妇人乳少：脂麻炒研，入盐少许食之。(《本草纲目》)

○治痔疮风肿作痛：胡麻子煎汤洗之。(《本草纲目》)

○治腹痛：(胡麻)熬令香，为末，以酒饮蜜汤，姜汤调下三钱，日三服。(《东医宝鉴·外形篇·卷三》)

【按】

药理研究表明，脂麻，尤其是黑脂麻中含有丰富维生素E和卵磷脂等，具有抗衰老、对抗动脉粥样硬化、降低血糖、增加血细胞比容、兴奋子宫等作用。胡麻性平和，是一味老少皆宜的鲜美食品，也是祛病强身的良药。

Hu jiao
胡椒

胡椒系胡椒科植物胡椒 *Piper nigrum* L. 的干燥近成熟或成熟果实。常用别名有浮椒、玉椒等。味辛，性热。归胃、大肠经。功能温中散寒，下气，消痰。主要用于治疗胃寒呕吐，腹痛泄泻，食欲不振，癫痫痰多等病症。常用剂量为0.6～1.5克，研粉吞服；外用适量。

679

【各家论述】

○味辛，大温，无毒……主下气，温中，去痰，除脏腑中风冷。(《新修本草》)

○去胃口气虚冷，宿食不消，霍乱气逆，心腹卒痛，冷气上冲，和气。(《海药本草》)

○胡椒，去胃中寒痰吐水，食已即吐，甚验。过剂则走气。大肠寒滑亦用，须各以他药佐之。(《本草衍义》)

○调五脏，止霍乱，心腹冷痛，壮肾气，主冷痢，杀一切鱼、肉、鳖、蕈毒。(《日华子本草》)

○止反胃呕吐……去冷积阴毒，壮肾气，治大肠寒滑……(《景岳全书·下册·卷四十九·本草正》)

○胡椒，大辛热，纯阳之物，肠胃寒湿者宜之。热病人食之，动火动气，阴受其害……暖肠胃，除寒湿反胃、虚胀冷积，阴毒，牙齿浮热作痛。(《本草纲目》)

○疗产后血气刺痛，治跌扑血滞肿痛。(《本草蒙筌》)

○阴冷腹痛之专药。白胡椒：专走气分，而性更烈。(《徐大椿医书全集·药性切用·卷之四上》)

○多食伤肺，火病尤忌。(《陈修园医书四十八种·食物秘书》)

○多食发痔疮、脏毒、齿痛目昏。(《本草备要》)

○多食动火燥液，耗气伤阴，破血堕胎，发疮损目，故孕妇及阴虚内热，血证痔患，或有咽喉口齿目疾者皆忌之。绿豆能制其毒。(《随息居饮食谱》)

○胡椒比之蜀椒，其热更甚……但此止有除寒散邪之力。非同桂、附终有补火益元之妙。况走气动火，阴热气薄，最其所忌。(《本草求真》)

○胡椒，大辛，气热，纯阳无毒，气味俱厚，阳中之阳，入手足阳明经……唯宜于肠胃寒湿之病……凡阴虚血分有热，咳嗽吐血，咽干口渴，热气暴冲，目昏口臭，齿浮鼻衄，肠风脏毒，痔漏泄澼等证，误服胡椒，能令病随作剧，慎之。世人以之调治饮食，不分冬夏而常食之，伤气之祸最烈。（《本草述钩元》）

○盖此药犹如附桂，使与阴虚火衰，必与归地同用，则无偏胜之弊也。毕澄茄，即胡椒之大者。（《本草害利》）

○为辛香健胃、发汗及肠驱风药，并作矫味料。（《科学注解本草概要·植物部》）

【验方举要】

○治五脏风冷，冷气心腹痛，吐清水，酒服之佳。亦宜汤服。若冷气，吞三七枚。（《食疗本草·卷上》）

○治反胃呕哕吐食，数日不定：胡椒三分（末），生姜一两（微煨切）。上件药，以水二大盏，煎取一盏，去滓，分温三服。（《圣惠方》）

○治惊风内钓：胡椒、木鳖子仁等分，为末，醋调黑豆末，和杵，丸绿豆大。每服三四十丸，荆芥汤下。（《圣惠方》）

○治犬小便闭，关格不通，胀闷二三日则杀人：胡椒二十一粒，打碎，水一盏，煎六分，去滓，入芒硝半两，煎化服。（《圣济总录》）

○治虚寒积癖，在背膜之外，流于两胁，气逆喘急，久则营卫凝滞，溃为痈疽，多致不救。用胡椒二百五十粒，蝎尾四个，生木香二钱半，为末，粟米饭丸绿豆大。每服二十丸，桔皮汤下。名磨积丸。（《济生方》）

○治风虫牙痛，须同荜茇为末。熔蜡为细丸，塞孔中即愈。（《景岳全书·下册·卷四十九·本草正下》）

○治沙石淋痛：胡椒、朴硝等分，为末。每服用二钱，白汤下，日二。名二拗散。（《普济方》）

○治阴中小碎疮如痱子，痒不可当。胡椒二十一粒，煎汤，洗之自愈。（《胎产心法·卷下》）

○冻疮：先用胡椒煎洗拭干，再用胡椒研细掺上。（《疡医大全·卷之三十五》）

○止心腹冷痛：胡椒。酒煮取汁饮之。又方：胡椒，取四十九粒，乳香一钱，为末，男用姜汤下，女用当归汤下。（《东医宝鉴·外形篇·卷三》）

【按】

胡椒含挥发油、胡椒碱、胡椒脂碱、胡椒新碱等。作为食品和药膳之调料能增加香味，消除腥味，增进食欲。白胡椒1.5克，猪肚一斤，共炖，喝汤食肉，治胃下垂有效。

Huluba

胡芦巴

胡芦巴系豆科植物胡芦巴 *Trigonella foenum-graecum* L.的干燥成熟种子。常用别名有葫芦巴、苦豆、芦巴、胡巴等。味苦，性温。归肾经。功能温肾，祛寒，止痛。主要用于治疗肾脏虚冷。小腹冷痛，小肠疝气，寒湿脚气等病症。常用剂量为4.5~9克。

【各家论述】

○主元脏虚冷气，得附子、硫黄治腹胁胀满，面色青黑；得茴香子、桃仁治膀胱气甚效。(《嘉祐本草》)

○胡芦巴，阴，治元气虚寒。及肾经虚冷。(《医学启源·卷之下·用药备旨·药类法象》)

○治冷气疝瘕，寒湿脚气，益右肾，暖丹田。(《本草纲目》)

○胡芦巴，苦温纯阳，入肾命而主降治疝，壮元阳。祛冷湿，为肾虚腹中冷痛之专药。炒研用。阴虚火炎者忌。(《徐大椿医书全集·上册·药性切用·卷之一下》)

○苦温纯阳，入右肾命门。治肾经虚冷，疗膀胱疝气。按胡芦巴性阳，若相火炽而阴血亏者禁之。(《罗氏会约医镜·卷十六·本草上》)

○胡芦巴，苦温下行，治水土湿寒，腹胁满胀，寒疝冷瘕，囊坠脚肿之证。(《玉楸药解·卷一》)

○胡芦巴，苦温纯阳。入肾命门，补火逐冷，除疝瘕冷气，偏坠寒湿胸气。(《医方十种汇编·药性摘录》)

○胡芦巴得茴香、桃仁同用，逐膀胱疝气；得硫黄、附子同用，专补肾经。(《医方捷径·卷四》)

○胡芦巴为兴奋药，并有健胃及肠驱风作用。功能理膀胱疝气，肾脏虚寒。(《科学注解本草概要·植物部》)

○效用：为缓和滋养剂。用于胃肠病挛急之疝痛、腹痛、下腹诸痛、脚气痿弱、肾脏病、睾丸肿痛脱肠、海而尼亚（小肠脱出于脐及鼠蹊部等名"海而尼亚"）等，有温暖疏解，驱风止痛之功。(《现代实用中药》增订本)

○胡芦巴，性温，味苦，无毒。治肾虚冷，腹胁胀满，面色青黑。又云治元脏虚冷为最要……得茴香、桃仁治膀胱气作痛，甚效。(《东医宝鉴·汤液篇·卷三》)

【验方举要】

〇治乳痈：胡芦巴焙研。每服三钱，木瓜酒调即消。（《疡医大全·卷之二十》）

〇治偏坠疝气：胡芦巴半斤，炒香研细，每服三钱，白汤调服。（《疡医大全·卷之二十四》）

〇腿膝痛，行无力，同故纸、木瓜丸服。冷气疝瘕，酒制芦巴、荞麦炒研面各四两，小茴一两炒，丸服。（《本草易读》）

〇蜘蛛散：治寒疝睾丸坠痛。用胡芦巴3钱、蜘蛛20只，先把蜘蛛洗净，放瓦上煅炭存性，研细末分三次胡芦巴煎水送服。（《中医方药学》）

【按】

胡芦巴温肾，能引火归原，治疗上浮之虚火，临床可用胡芦巴2克、黄柏15克，研细末，醋调，每晚敷两脚涌泉穴，治疗顽固性口腔溃疡有效。另据印度医生经验，每天服胡芦巴25～100克治疗糖尿病，据称可使血糖、血清胆固醇显著下降。

胡桃仁

Hutaoren

胡桃仁系胡桃科植物胡桃 *Juglans regia* L.的种仁。常用别名有胡桃肉、核桃仁、羌桃肉等。味甘，性温。归肾、肺、大肠经。功能补肾，温肺，润肠。主要用于治疗腰痛脚弱，虚寒咳喘，肺虚久咳不止，老人病后肠燥便秘等病症。常用剂量为10～30克。阴虚火旺，痰热咳嗽及便溏者均不宜服。

【各家论述】

○食之令人肥健。(《本草拾遗》)

○不可多食，动痰饮，令人恶心，吐水吐食。(《千金方·食治》)

○多食生痰，动肾火。(《食物本草》)

○多食利小便，去五痔。(《开宝本草》)

○胡桃肉甘，补肾黑须。(《寿世保元·卷一·本草·药性歌括》)

○补气养血，润燥化痰，益命门，利三焦，温肺润肠。治虚寒喘嗽，腰脚重痛，心腹疝痛，血痢肠风，散肿毒，发痘疮，制铜毒……胡桃仁，味甘气热，皮涩，肉润。孙真人言真冷滑，误矣……为命门、三焦之药也。(《本草纲目》)

○温肺、补肾，润燥养血，佐破故纸大补下焦，然能动风痰，助肾火，皮性涩，若连皮用，则敛肺固肾涩精，油者有毒，能杀虫。壳外青皮压油乌须发。(《本草分经·手太阴肺·补》)

○养血去皮用，敛涩连皮用。(《本草求真》)

○上利三焦之气，下补命门之火……过食脱眉，热极则生风也……佐补骨脂，大补下焦而广嗣育。(《罗氏会约医镜·卷十七·本草》)

○胡桃核敛涩滋润，能进饮食，止喘嗽，润肠胃，通淋涩，除崩漏，消痈肿，敷瘰疬，涂疥癣。疗头疮、鼻衄、聤耳、便血、吞铜、遗精、失溺、泽肤、润肠、黑须、乌发。治腰疼腹痛、寒疝、红痢、醋心之类，鱼口、便毒、火烧、打损、疔疮之属。(《玉楸药解·卷四》)

○补肾，润命门，固精，润大肠，通热秘，止寒泻虚泻……胡桃，昔人云，留皮则入肾、命，去皮则入肺。愚按凡仁皆润而多入心，下行则入命门。肾命得补，精气坚固，则阳气自行于三焦以上达膻中，肺自得其温润而寒嗽除矣，不必以留皮去皮分上下，但连皮则能固能补，去皮则止于能行能润耳。(《医林纂要》)

○治痿，强阴。(《本草从新》)

○泄泻不已者禁用。(《得配本草》)

○胡桃，为滋补肝肾、强健筋骨之要药，故善治腰疼腿疼。一切筋骨疼痛……其性又能消坚开瘀，治心腹疼痛、砂淋、石淋……肾败不能漉水、小便不利。或误吞铜物，多食亦能消化。又善消疮疽及皮肤疥癣头上白秃，又能治疮毒深入骨髓、软弱不能步履。(《医学衷中参西录·上册·药物》)

○胡桃肉能纳上冲于耳之虚气，又涩小便频多之肾气，是上下兼顾之药。(《程门雪医案·五官疾病·耳鸣》)

○砂淋、石淋有因肾虚气化失常，下焦不利而致者，胡桃仁通利三焦而补命门，命门即通则气化正常，小便畅利，砂石可去，此开瘀消坚之谓。(《百药效用奇观》)

○性热，不可多食，能脱人眉，动风故也。入夏禁食，虽肥人而动风……胡桃，外青皮，和蝌蚪为泥，染白须令黑。又胡桃仁取油，涂须发令黑润有光。(《东医宝鉴·外形篇·卷四》)

【验方举要】

○治肾气虚弱，腰痛如折，或腰间似有物重坠，起坐艰辛者：胡桃二十个(去皮膜)，破故纸(酒浸，炒)八两，蒜四两(熬膏)，杜仲(去皮，姜汁浸，炒)十六两。上为细末，蒜膏为丸。每服三十丸，空心温酒下，妇人淡醋汤下。常服壮筋骨，活血脉，乌髭须，益颜色。(《和剂局方·青娥丸》)

○治消肾，唇口干焦，精溢自出，或小便赤黄，五色浮浊，大便燥实，小便大利而不甚渴：白茯苓、胡桃肉(汤去薄皮，别研)、附子大者一枚(去皮脐，切作片，生姜汁一盏，蛤粉一分。同煮干，焙)。上等分，为末，蜜丸如梧子大，米饮下三五十丸；或为散，以米饮调下，食前服。(《三因方·胡桃丸》)

○治瘰疬疮：胡桃瓢烧令黑，烟断，和松脂研敷。(《开宝本草》)

○疗石淋，便中有石子者：胡桃肉一升，细末煮浆粥一升，相和顿服即瘥。(《医学纲目·卷之十四·闭癃遗溺》)

○用香油一瓶；油核桃二三十个，去壳取肉；古铜钱一二十个；浸油内，埋上二尺深，一周年足取出，搽须鬓上即黑。(《万病回春·卷之五·须发·乌须秘方》)

○治久嗽不止：核桃仁五十个(煮熟，去皮)，人参五两，杏仁三百五十个(麸炒，汤浸去皮)。研匀，入炼蜜，丸梧子大。每空心细嚼一丸，人参汤下，临卧再服。(《本草纲目》)

○治产后气喘：胡桃仁(不必去皮)、人参各等分。上细切，每服五钱，水二盏，煎七分，频频呷服。(《普济方》)

○治鼠瘘痰核：连皮胡桃肉，同贝母、全蝎，枚数相等，蜜丸服。(《本经

逢原》）

○治噎嗝：核桃十五枚放砂锅内，水没核桃一指深，滚四五次，取水饮之，嗝噎急止。（《良朋汇集·卷十》）

○治乳汁不行，脉濡涩者：胡桃仁一斤，穿山甲一两，炙为散，酒调五钱，温服。（《徐大椿医书全集·下·女科指要卷五·产后门》）

○治耳疳出脓：核桃仁研烂。取油一钱，入冰片三分，每用少许滴入。（《疡医大全·卷之十三》）

【按】

药理研究表明，胡桃肉含脂肪油、蛋白质及多种维生素，具有增加血清白蛋白、平喘、镇咳、调节新陈代谢、抗氧化等作用。久服有延年益寿之功。用核桃仁50克，捣碎，细大米随食量自定，淘净加水适量煮成粥，经常佐餐食用，能补脑健身，治失眠健忘，小便余沥不尽。

Huhuanglian
胡黄连

胡黄连系玄参科植物胡黄连 *Picrorhiza scrophulariiflora* Pennell 的干燥根茎。常用别名有胡连等。味苦，性寒。归肝、胃、大肠经。功能清湿热，除骨蒸，消疳热。主要用于治疗湿热泻痢，黄疸，痔疾，骨蒸潮热，小儿疳热等病症。常用剂量为1.5～9克。

【各家论述】

○主骨蒸劳热，补肝胆，明目。治冷热泄痢，益颜色，厚肠胃，治妇人胎蒸虚惊，三消五痔，大人五心烦热；以人乳浸点目甚良。（《新修本草》）

○主久痢成疳，伤寒咳嗽，温疟，骨热，理腰肾，去阴汗，小儿惊痫，寒热，不下食，霍乱下痢。（《开宝本草》）

○治吐血衄血。（《景岳全书·下册·卷四十八·本草正》）

○胡黄连苦，治劳骨蒸，小儿疳痢，盗汗虚惊。（《明医指掌·卷一·药性歌》）

○忌猪肉。（《寿世保元·卷一·本草》）

○胡黄连，气味功用均同黄连，但此专达下，大泻脏腑骨髓淫火热邪……治妇人胎热。但小儿肾脏不足及凡脾胃虚寒者切忌。制法畏恶同黄连。（《医方十种汇编·药性摘录》）

○益肝脾，厚肠胃。（《徐大椿医书全集·上册·药性切用》）

○治虚家骨蒸、五心燥热……按胡黄连虽退虚热，必佐补药可用，否则虽见上证，不可施用。（《罗氏会约医镜·卷十六·本草》）

○胡连，性味功用并似黄连……解吃烟毒。（《本草分经·心》）

○胡黄连，同猪胰，以疗杨梅恶疮；且同干姜。以治小儿果积；同鸡肝以治小儿疳眼；同乌梅以治小儿血痢；同甘草猪胰以治霉疮，又治妇人胎蒸，较之黄连功同而稍异耳。（《本草求真》）

○性味苦寒至极，设使阴血不足，真精耗竭，而脾阴胃气俱弱，切勿妄投。须与健脾胃等药同用，乃可无弊，慎之。（《本草害利》）

○恶菊花、元参、白鲜皮……理腰肾，解巴豆毒。（《本草述钩元》）

○胡黄连，独入血分而清热……若夜则发热，昼则明了，是热在血分，以此佐芎、归为二连汤，除热神妙。（《药品化义》）

○唯沉降之性尤速，故清导下焦湿热，其力愈专，其效较川连为捷。（《本

草正义》）

○胡黄连治肝脏病，眼病，腹膜炎，脾疳。（《临床应用汉方处方解说》）

【验方举要】

○治肥热疳疾，胡黄连丸：用胡黄连、黄连各半两，朱砂二钱半，为末，入猪胆内扎定，以杖子钩悬于砂锅内，浆水煮一炊久，取出研烂，入卢荟、麝香各一分，饭和丸麻子大。每服五七丸至一二十丸，米饮下。（《钱乙小儿方诀》）

○治痢血：胡黄连、乌梅肉、灶下土等分。为末。腊茶清调下，食前、空腹温服。（《苏沈良方·三物散》）

○治伤寒劳复身热，大小便赤如血色者：胡黄连一两。山栀子二两（去皮，入蜜半两拌和，炒令微焦）。二味捣罗为末，猪胆汁和丸如梧桐子大。每服用生姜二片，乌梅一个，童子小便三合，浸半日，去滓，食后暖小便令温下十丸，临卧再服。（《本草图经》）

○治吐血、衄血：生地黄、胡黄连各等分。上为末，用猪胆汁为丸如梧桐子大。每服五十丸，临卧煎茅花汤送下。（《普济方·胡黄连散》）

○治痔漏成管：胡黄连（净末）一两，穿山甲（麻油内煮黄色）、石决明（煅）、槐花（微炒）各末五钱。炼蜜丸如麻子大。每服一钱，空心，清米汤送下，早、晚日进二服。至重者四十日而愈。此方不用针刀挂线，不受苦楚。如漏之四边有硬肉突起者，加蚕茧二十个炒末，和入药中，此及遍身诸漏皆效。（《外科正宗·黄连闭管丸》）

○治杨梅疮毒：胡黄连、猪胰同煮服。（《本草求原》）

○治小儿潮热盗汗：胡黄连、柴胡等分，为末。炼蜜丸芡子大，每服一丸至五丸，以酒少许化开，入水五分，重汤煮二三十沸，和渣服。（《本草述钩元》）

○治小儿黄疸：胡黄连、川连各一两，为末。用黄瓜一个，去瓤留盖，入药合定，面里煨熟，去面，捣丸绿豆大。每服量儿大小，温水下。（《本草述钩元》）

【按】

胡黄连为健胃剂及消炎剂，又治眼疾及肝胆病，用于肺结核之潮热，小儿疳积腹胀及消化障碍、下痢发热等症，有健胃驱虫解热之功。本品解热而无发汗之弊，且兼有收敛作用，故对潮热之自汗盗汗，或热性下痢，有止汗止痢之效。

荆芥

Jing jie

荆芥系唇形科植物荆芥 *Schizonepeta tenuifolia* Briq. 的干燥地上部分。常用别名有假苏、鼠实、姜芥等。味辛，性微温。归肺、肝经。功能解表散风，透疹。主要用于治疗感冒、头痛、麻疹、风疹、疮疡初起。炒炭治便血、崩漏、产后血晕等病症。常用剂量为3～10克。不宜久煎。

【各家论述】

○主寒热，鼠瘘，瘰疬生疮，破结聚气，下瘀血，除湿痹。(《神农本草经》)

○治恶风贼风，口面㖞斜，遍身顽痹，心虚忘事，益力添精。主辟邪毒气，除劳，治疔肿……(《药性本草》)

○助脾胃……主血劳风气壅满，背脊疼痛，虚汗；理丈夫脚气，筋骨烦痛及阴阳毒，伤寒头痛，头旋目眩，手足筋急。(《食疗本草》)

○利五脏，消食下气，醒酒。作菜生熟食并煎茶，治头风并汗出；豉汁煎治暴伤寒。(《日华子本草》)

○治头风，虚劳，疮疥，妇人血风。(《本草图经》)

○气温，味辛苦，辟邪毒，利血脉，宣通五脏不足气……能发汗，通关节，除劳渴。(《医学启源·卷之下·用药备旨·药类法象》)

○咽痛，必用荆芥。(《丹溪治法心要·卷六·诸目疾第九十一》)

○荆芥味辛，能清目，表汗祛风，治疮消瘀。(《万病回春·卷之一·药性歌·荆芥》)

○假苏本即名荆芥，下气除劳治血风，疮疥伤寒为要药，更除血晕与头疼。(《医经小学·卷之一·药性指掌》)

○治跌打损伤，并敷毒疮。治吐血……荆芥穗，上清头目诸风，止头痛，明目，解肺、肝、咽喉热痛，消肿，除诸毒，发散疮痈。治便血，止女子暴崩，消风热，通肺气鼻窍塞闭。(《滇南本草》)

○治项强，目中黑花，及生疮，阴癫，吐血，衄血，下血，血痢，崩中，痔漏……荆芥，入足厥阴经气分，其功长于祛风邪，散瘀血，破结气，消疮毒。盖厥阴乃风木也，主血而相火寄之，故风病、血病、疮病为要药。(《本草纲目》)

○荆芥，轻扬之剂，散风清血之药也……凡一切风毒之证。已出未出，欲散不散之际，以荆芥之生用，可以清之……凡一切失血之证，已止未止，欲行不行

之势，以荆芥之炒黑，可以止之。大抵辛香可以散风，苦温可以清血，为血中风药也。(《本草汇言》)

○荆芥，风药之辛温者也，主升主散，不能降亦不能收……病人表虚有汗者忌之；血虚寒热而不因于风湿风寒者勿用；阴虚火炎面赤，因而头痛者，慎勿误入。(《本草经疏》)

○荆芥，功本治风，又兼治血者，以其入风木之脏，即是藏血之地也。(《本草备要》)

○芳香气散，入肺肝气分，兼入血分，为风邪，血病之专药。治风生用；治血炒黑用。然唯风在皮里膜外者宜之。若风入骨肉，又须防风，不得混用。(《徐大椿医书全集·上册·药性切用·卷之一中》)

689

○治脱肛阴癞。(《玉楸药解·卷一》)

○治产后中风、强直昏迷，研末酒服。(《罗氏会约医镜·卷十六·本草》)

○连穗用，治风邪生用，治血分炒黑。反鱼蟹、河豚、驴肉。(《医方十种汇编·药性摘录》)

○肝经气分药，能搜肝风。主恶风贼风，口面㖞斜，手足筋急……治鼻证，瘰疬狂痫，痰饮咳嗽，呕吐，二便秘淋。(《本草述钩元》)

○治诸疮肿，皮肤病，胎毒。(《临床应用汉方处方解说》)

○荆芥。取花实成穗者，暴干入药……煎茶服，能清利头目。(《东医宝鉴·汤液篇·卷二》)

【验方举要】

○患疔肿：荆芥一把，水五升，煮取二升，冷，分二服。(《食疗本草·卷下》)

○疗蓐风：余治一妇人，新产后七日为将息失宜腠理不密，偶因风寒所侵，身热头痛，两眼反视，手足瘛疭，名曰蓐风，用荆芥穗一味，新瓦上焙干为细末，豆淋酒调下二钱，其疾即愈。(《医说·下册·续医说卷九》)

○治产后一切难治之疾。荆芥不以多少，为细末，每服一钱或二钱，温酒调下，立效。有急疾及风候，宜速为之。此方绝妙，家中常用之，产妇虽无病，每日进一服，只用童子小便调下。有急疾，用小便、酒各半调之尤佳。(《卫生家宝产科备要·卷六》)

○治产后洞泄不禁，下青黑恶物，神验方。泄泻者，恶露必不行，盖血渗大肠为泻也，分过则愈。荆芥四五穗，大者烘干，于干盏中烧成灰，不得犯油火，入研了麝香一米粒许，用沸汤一两呷调下，药微而能愈大病，奇效不可言。(《卫生家宝产科备要方·卷七》)

○治妇人崩中，连日不止：用荆芥穗于灯盏，多用灯心，好麻油点灯，就上

烧荆芥焦巴。为细末。每服：三钱，童便调下。(《妇人大全良方·卷之一·崩暴下血不止方论第十五》)

○食黄颡鱼不可服荆芥，食蜜不可食鲊（腌鱼）……吴人魏几道在妻家啖黄鱼羹罢，采荆芥茶和茶而饮，少焉足底奇痒，上彻心肺，跣走行沙中，驰奔如狂，足皮皆破欲裂，急求解毒药饵之，几两日乃止。韶州月华寺侧民家设僧供，新蜜方熟，群僧饱食之。别院长老两人，还至半道，遇村墟卖鲊，不能忍馋，买食，尽半斤，是夕皆死。(《夷坚志·乙志·卷二十》)

○治风热肺壅，咽喉肿痛，语声不出，或如有物哽：荆芥穗半两，桔梗二两，甘草（炙）一两。上为粗末。每服四钱，水一盏，姜三片，煎六分，去渣，食后温服。(《和剂局方·荆芥汤》)

○治风毒瘰疬、赤肿痛硬：鼠粘子一升（微炒），荆芥穗四两。捣粗罗为散。每服三钱，以水一中盏，煎至五分，去滓，入竹沥半合，搅匀服之，日三服。(《圣惠方》)

○治痔疾大如胡瓜，贯于肠头，发则疼痛僵仆，先以荆芥汤洗之，次以艾灸其上三五壮。(《景岳全书·下·卷四十七·外科·下》)

○治风冷失音。以紫梗荆芥根一两，研汁入酒相和，温饮半盏，服无时。(《医学纲目·卷之二十七·瘠》)

○治口鼻出血，如涌泉，因酒色太过者：荆芥烧研，陈皮汤服二钱，不过二服也。(《本草纲目》)

○治癃闭不通，小腹急痛，无问久新：荆芥、大黄为末，等分，每温水服三钱。小便不通，大黄减半；大便不通，荆芥减半。名倒换散。(《普济方》)

○治一切疮疥：荆芥、金银花、土茯苓，等分。为末，熟地黄熬膏为丸，梧子大。每旦、晚各服百丸，茶酒任下。(《本草汇言》)

○荆芥穗，上为末，每服三钱，生姜汤下。主治：产后受风，筋脉引急，或发搐搦，或昏愦不省人事，或发热恶寒，头痛身痛之证。(《医学心悟·第五卷》)

○治舌痹：荆芥穗、雄黄各等分，研末，木通煎汤调下一钱。(《疡医大全·卷之十五》)

○治冻疮久烂不愈：荆芥煎汤洗之。(《疡医大全·卷之三十五》)

○华佗愈风散，治中风口噤，脉浮者：荆芥三两，炒，当归三两为散，豆淋酒下三钱。(《徐大椿医书全集·下·女科指要卷五·产后门》)

○治便血，脉浮涩者：荆芥六两，炒灰，麝香六分，为散，水煎三钱，去渣温服。(《徐大椿医书全集·下·女科指要卷五·产后门》)

○治暴崩，脉浮者：荆芥三钱，炒黑为散，童便调下三钱。(《徐大椿医书全集·下·女科指要卷一·崩漏》)

○荆芥，捣烂，和醋敷疔肿甚效。又水煎取浓汁服之亦可。（《东医宝鉴·杂病篇·卷八》）

【按】

药理研究表明，口服荆芥水煎剂能使汗腺分泌旺盛，皮肤血液循环改善，并有显著的解热、抗炎、镇痛镇静及抗过敏作用，还有平喘、祛痰、解痉等效果。试管内能抑制结核杆菌生长，炒炭能缩短出血和凝血时间。荆芥与薄荷均是辛散之品，但荆芥性温，长于发散风寒表邪，薄荷性凉，长于疏散风热表邪，临床应区别运用。

Nanshashen
南沙参

（附：北沙参）

南沙参系桔梗科植物轮叶沙参*Adenophora tetraphylla*（Thunb.）Fisch. 或杏叶沙参*Adenophora stricta* Miq. 的干燥根。常用别名有沙参、白沙参、泡参、泡沙参等。味甘，性微寒。归肺、胃经。功能养阴清肺，化痰益气。主要用于治疗肺热燥咳、阴虚劳嗽、干咳痰黏、气阴不足、烦热口干等病症。常用剂量为9~15克，不宜与藜芦同用。

《神农本草经》记载的沙参为南沙参，后世《本草汇言》始载有北沙参Beishashen为伞形科植物珊瑚菜 *Glehnia littoralis Fr.Schmidt ex* Miq. 的干燥根。南北沙参功效相近，北沙参滋阴作用较好，南沙参兼有祛痰之功。

【各家论述】

〇沙参味苦，微寒。主血积惊气，除寒热，补中益肺气；久服利人。（《神农本草经》）

〇疗胃痹心腹痛，结热邪气头痛，皮间邪热，安五脏。（《名医别录》）

〇去皮肌浮风，疝气下坠，治常欲眠，养肝气，宣五脏风气。（《药性本草》）

〇补虚，止惊烦，益心肺，并一切恶疮疥癣及身痒，排脓，消肿毒。（《日华子本草》）

〇清肺火，治久咳肺痿……元素曰：肺寒者用人参，肺热者用沙参代之……好古曰：沙参厥阴本经之药，又为脾经气分药……盖人参性温补五脏之阳，沙参性寒，补五脏之阴……人参甘苦温，其体重实，专补脾胃元气，因而益肺与肾，故内伤元气者宜之。沙参甘淡而寒，其体轻虚，专补肺气，因而益脾与肾，故金能受火克者宜之。一补阳而生阴，一补阴而制阳，不可不辨之也。（《本草纲目》）

〇沙参能养肝气，治多眠，除邪热，益五脏阴气，清肺凉肝，滋养血脉，散风热瘙痒，头面肿痛，排脓消肿，长肌肉，止惊烦，除疝痛，然性缓力微，非堪大用，易老云：人参补五脏之阳，沙参补五脏之阴，特以其甘凉而和补中清火反而言之，故有是论，若云对待人参则相去远矣。（《景岳全书·卷四十八·本草正》）

〇沙参味苦，大清肺热，咳血吐脓，用之效捷。（《明医指掌·卷一·药性

歌》）

○沙参补肺气，清肺热，凉肝养血，兼益脾肾，久嗽肺痿，散皮肤风热瘙痒……按沙参虽能补五脏之阴，然气轻力薄，不堪重任，非人参比也。若脏腑无实热，及寒客肺中作嗽者，勿服。（《罗氏会约医镜·卷十六·本草》）

○清肺气，生肾水，涤心胸烦热，凉头目郁蒸，治瘰疬斑疹，鼻疮喉痹，疡疮热痛，胸膈燥渴，溲便红涩，膀胱癃闭。（《玉楸药解》）

○肺主气，故肺家之药，气胜者为多。但气胜之品必偏于燥，而能滋肺者，又腻滞而不清虚。唯沙参为肺家气分中理血之药，色白体轻，疏通而不燥，润泽而不滞，血阻于肺者，非此不能清也。（《本草经百种录》）

○沙参清肺，肺气肃则下行自顺，气化咸借以承宣，故清肺药皆通小水。喻氏谓有肺者有溺，无肺者无溺，可以勘破机关。（《重庆堂随笔》）

○沙参之味虽不甚苦，而寒性独著。体质轻清，气味俱薄，具有清扬上浮之性，故专主上焦，而走肺家……而后人竟误认为补肺专药，不知肺有余热，清之固宜，而肺气不足，清之已谬……虽曰沙参轻清，尚不至如龚、麦、知母之腻滞，然寒性颇盛，肺无热邪，亦足以暗戕生机而酿寒变，缪仲淳仅禁用于肺寒咳嗽，犹嫌其疏而未密耳……又：沙参古无南北之别，石顽《逢原》始言沙参有南北二种，北者质坚性寒，南者质虚力微，赵氏《纲目拾遗》引《药性考》谓南沙参形粗，似党参而硬，味苦性凉，清胃，泻火解毒，止嗽宁肺。颐按今市肆中北沙参坚实而瘦，南沙参空松而肥，皆微甘微苦，气味轻清，而富脂液，故专主上焦，清肺胃之热，养肺胃之阴，性情功用，无甚区别。（《本草正义》）

○北沙参甘淡性凉，补虚退热，益五脏之阴，肺虚劳热者，最宜之。伤寒、温疫、肺虚挟热者，亦可暂用。（《徐大椿医书全集·药性切用·卷之一》）

○沙参甘淡微寒无毒，有南北二种……专泄肺气之热；故喘嗽气壅，小便赤涩不利，金受火克，阴虚失血，或喘咳寒热，及肺痿等疾宜之。（《本经逢原》）

○北沙参……专补阴，清肺火，金受火刑者宜之。南沙参功同而力稍逊。（《本草分经·手太阴肺·补》）

○沙参形似人参，人参能补五脏之阳，沙参能补五脏之阴，其形类桔梗，其功亦能入阴分，而托邪从外出，若掘新鲜土沙参熬膏，以治虚中夹邪之症，其效甚著。而近日多用北沙参。（《不居集·上集·卷之十五》）

○北沙参恶防己，反藜芦……治久咳肺痿，皮热瘙痒……嘈杂，多眠……得糯米助脾阴，配生地凉血热，佐柴葛去邪火，合玄参，止干咳，气味清薄，宜加倍用。（《得配本草》）

○沙参为祛痰药，用于气管及气管炎之咳痰，为桔梗之代用品，但略有滋养作用。专补脾胃，因而益肺与肾……肺热者用之以代人参。（《现代实用中药》增订本）

○沙参为祛痰药，功能清肺火，养胃阴。（《科学注解本草概要·植物部》）

【验方举要】

○肺热咳嗽，沙参半两，水煎服之。（《本草纲目》）

○妇人白带，多因七情内伤或下元虚冷所致。沙参为末，每服二钱，米饮调下。（《本草纲目》）

○治诸疝，痛欲死，沙参为末酒服二钱，或锉一两，煎服亦佳。（《东医宝鉴·外形篇·卷四》）

【按】

《本草经百种录》云"沙参为肺家气分中理血之药"，此乃临床经验之谈，凡痰饮、肺胀之疾，久必多瘀，由气及血，此时沙参是为首选，偏阴虚者选北沙参，兼痰多不畅者选南沙参，临床用于肺气肿、肺心病心悸心累，痰多，气促，口唇舌质发绀者，无不应手取效。药理研究表明，北沙参具有显著的祛痰、平喘、解热、镇痛、免疫抑制等作用，近用试治某些自身免疫病如红斑狼疮、白塞病等有效。南沙参具有显著祛痰作用，并能降低血液黏度及胆固醇。

茜草

Qiancao

茜草系茜草科植物茜草 *Rubia cordifolia* L.的干燥根及根茎。常用别名有茜草根、茜根、血见愁、过山龙、活血丹等。味苦，性寒。归肝经。功能凉血，止血，祛瘀，通经。主要用于治疗吐血、衄血，崩漏卜血，外伤出血，经闭瘀阻，关节痹痛，跌扑肿痛等病症。常用剂量为6～9克。脾胃虚寒及无瘀滞者慎服。

【各家论述】

○茜根，味苦寒，主寒湿风痹，黄疸，补中。(《神农本草经》)

○止血，内崩下血，膀胱不足，踒跌……主痹及热中，伤跌折。(《名医别录》)

○治六极伤心肺，吐血，泻血。(《药性本草》)

○止鼻洪，带下，产后血晕，乳结，月经不止，肠风痔瘘，排脓；治疮疖，泄精，尿血，扑损瘀血。(《日华子本草》)

○阴中微阳，去诸死血。(《医学启源·卷之下·用药备旨·药类法象》)

○血中要药，其味苦故能行滞血，其性凉故能止动血，……凡诸血热血瘀，并建奇功。若女人经血不通，以一两酒煎服之，一日即通，甚效。若气虚不摄血及脾寒者勿用。(《景岳全书·下册·卷四十八·本草正》)

○通经脉，治骨节风痛。活血行血。(《本草纲目》)

○茜根，行血凉血之要药。主痹及疸。疸有五，此其为治，盖指蓄血发黄而不专于湿热者也。痹者血病，行血软坚，则痹自愈……病人虽见血证，若加泄泻、饮食不进者勿服。(《本草经疏》)

○勿犯铁与铅。(《雷公炮炙论》)

○茜草治血，能行能止。余尝用酒制则行，醋炒则止。活血气，疏经络，治血郁血痹诸症最妙，无损血气也。配归、芍用，大能有益妇人……精虚血少者，脾虚胃弱者，阴虚火旺者勿服。(《本草汇言》)

○酸咸气平，入厥阴而行血、止血。无瘀勿用。(《徐大椿医书全集·药性切用·卷之二中》)

○行瘀血敛新血。(《玉楸药解·卷一》)

○治劳伤吐衄时来，虚热崩漏不止。(《罗氏会约医镜·卷十六·本草》)

○《葛祖方》治疯气痛，通经下胎，黄疸，瘕痞，蛇伤。(《本草纲目拾遗》)

○疗霉毒。(《本草撮要》)

○茜草，但止行血，而不补血，宜同补气之药以行血，不宜同补血之药以散气。至于各书言其能补虚热，且治劳伤，徒虚语耳。行血而反能止血者，引血之归经耳。但既引入各经，即当以补阴之药继之。则血出而不再沸，否则血证未有不再发者也。(《本草新编》)

○茜根性寒，所主多血热失血之症。古今说解，都无异义。而《本经》主治，独以寒湿二字为冠，最为不伦，虽各本无不尽同，然病情药性，大相矛盾，此必古人传写之讹，不可望文生义，曲为附和。风痹指血瘀血热，痹着不行而言。茜草寒凉，入血而能通瘀活络，是以主之。古人论痹，本有热痹一候，此必不可与上文寒湿连属读之，而谬谓可治寒痹、湿痹也。黄疸本属热症，此则并能清热逐瘀，缪仲淳谓指蓄血发黄，而不专于湿热，其说甚是。补中以清热，言热淫于里，则中气伤，唯去其热，清其血，则中得其补，经文最简，皆当观其会通，并非泛泛言之。《别录》止血，以血热涌泄言之。一以清血中之热，一以通壅积之瘀，斯血循故道而不横逆。崩中亦以龙雷太亢之时而言，如其所失太多，阳气已馁，即非所宜……陈藏器谓蘘荷与茜，主蛊为最。唯膀胱不足一证，殊属费解，姑且存而不论，以俟知者……濒湖谓通经脉，则以血热瘀结者为宜，又谓治骨节风痛活血行血，亦唯血热痹着者宜之，即《本经》之治风痹、《别录》之主蹉跌也。(《本草正义》)

○藘茹，当作茹藘，即茜草也。《本经》下品中有藺茹，李时珍引《素问》乌鲗藘茹方，注解云，《素问》藺茹，当作茹藘，而藺与藘，音同字异也。愚谓乌鲗骨方，当是茜草之茹藘，非下品之藺茹也。恐后人疑而未决，故表正之。(《本草崇原》)

○有强壮作用，适用于小儿及孕妇软骨病。(《现代实用中药》)

【验方举要】

○黑髭乌发：茜草一斤。生地黄三斤，取汁。以水五大碗，煎茜绞汁，将滓再煎三度。以汁同地黄汁，微火煎如膏，以瓶盛之。每日空心温酒服半匙，一月髭发如漆也。忌萝卜，五辛。(《圣济总录》)

○脱肛不收：茜根：石榴皮各一握，酒一盏，煎七分，温服。(《圣惠方》)

○治吐血不定：茜草一两。生捣罗为散。每服二钱，水一中盏，煎至七分，放冷，食后服之。(《简要济众方》)

○治吐血后虚热燥渴及解毒：茜草(锉)、雄黑豆(去皮)、甘草(炙，锉)各等分。上三味，捣罗为细末，井华水和丸如弹子大。每服一丸，温热水化下，不拘时服。(《圣济总录·茜草丸》)

○治衄血无时：茜草根、艾叶各一两，乌梅肉(焙干)半两。上细末，炼蜜

丸如梧子大。乌梅汤下三十丸。(《本事方·茜梅丸》)

　　○治蝼蛄漏疮：茜根烧灰，千年石灰等分，为末，油调敷之。(《儒门事亲》)

　　○治喉痹壅塞不通：用茜草一两煎服，降血中之火。(《医学纲目·卷之十五·咽喉》)

　　○治瘰疬：茜根一两，鸡蛋十个，略煮去壳，再同茜根同煮。每次一枚。食后同酒煮食之。(《疡医大全·卷之十八》)

　　○治金疮：茜草根煎汤，童便冲服。(《疡医大全·卷之三十七》)

【按】

药理研究表明，茜草具有升白细胞、止血、镇咳、祛痰、解痉、抑菌、抗癌等作用。临床用茜草双酯治疗白细胞减少症456例，有效率74.3%，对放(化)疗后白细胞减少者有效率为83.5%，对血小板减少症的疗效为74.2%。此外，以茜草为主的复方治疗慢性气管炎、过敏性紫癜、软组织损伤等均有较好疗效。

荜茇

Bibo

荜茇系胡椒科植物荜茇 *Piper longum* L. 的干燥近成熟或成熟果穗。常用别名有荜拨、荜拨梨、鼠尾等。味辛，性热。归胃、大肠经。功能温中散寒，下气止痛。主要用于治疗脘腹冷痛，呕吐，泄泻，偏头痛；外治牙痛等病症。常用剂量为 1.5～3 克。外用适量，研末塞龋齿孔中。

【各家论述】

○温中下气，补腰脚，消食，除胃冷，阴疝，痃癖。（《本草拾遗》）

○味辛，温。主老冷心痛，水泻，虚痢，呕逆醋心，产后泄痢。（《海药本草》）

○治霍乱，冷气，心痛血气。（《日华子本草》）

○治气痢。（《本草图经》）

○走肠胃中冷气，呕吐，心腹满痛。（《本草衍义》）

○荜茇味如良姜辣，转筋霍乱，心痛连颠（颠即头顶区）。（《珍珠囊补遗药性赋·草部》）

○荜茇：……其味大辛，须同参术归地诸甘温补剂用之尤效。为末嗜鼻，可解偏风头痛，揩齿可杀牙痛牙虫。（《景岳全书下册·卷四十八·本草正》）

○荜茇，为头痛、鼻渊、牙痛要药，取其辛热能入阳明经散浮热也……辛热耗散，能动脾肺之火，多用令人目昏，食料尤不宜之。（《本草纲目》）

○凡一切风寒内积，逆于胸膈而见恶心呕吐，见于下部而见肠鸣冷痢水泻，发于头面而见齿牙头痛鼻渊，停于肚腹而见中满痞塞疼痛，俱可用此投治，以其气味辛温，则寒自尔见除。（《本草求真》）

○荜茇，脾胃虚寒之主药。唯濒湖谓是头痛、鼻渊要药，取其辛热能入阳明而散浮热。按头痛固有真寒一症之宜用大辛大温者，但鼻渊、牙痛，本皆火症，古人偶用辛散之药，盖亦反佐之义，用作响导，濒湖竟以为散浮热，恐是误会，石顽和之，非也。（《本草正义》）

○荜茇，醋浸焙用。荜茇与荜澄茄性味相同，功效无殊，皆胡椒类也。（《玉楸药解·卷一》）

○荜茇，……凡因于寒者俱治。然此泄人真气，不可过服，病属热起者尤忌。（《医方十种汇编·药性摘录》）

○消食谷腥气。（《东医宝鉴·汤液篇·卷三》）

【验方举要】

○荜茇，得诃子、人参、桂心、干姜，治虚冷肠鸣泄痢。（《海药本草》）

○治伤寒积冷，脏腑虚弱，心腹疼痛，胁肋胀满，泄泻肠鸣，自利自汗，米谷不化：荜茇四斤，高良姜、干姜（炮）各六斤，肉桂（去粗皮）四斤。上为细末，水煮面糊为丸，如梧桐子大。每服二十粒，米饮汤下，食前服之。（《和剂局方·大巳寒丸》）

○治冷痰恶心：荜茇一两，为末，食前用米汤服半钱。（《圣惠方》）

○治风虫牙痛：用荜茇、胡椒等分，为末，化蜡丸麻子大，每以一丸塞孔中。（《圣济总录》）

○……京师大宗苦于气痢，众医不效，即下诏问殿下左右，有能治此疾者，当重赏之。宝藏曾因其疾即具疏以乳煎荜茇方，上服之立差。（《医说·上册·卷六》）

○食治老人补虚益气，牛乳方：荜茇末一两，牛乳五升。上件药，入银器内，以水三升，和乳合。煎取三升，后入瓷合中，每于食前暖一小盏服之。（《养老奉亲书·食治养老益气方·二》）

○治妇人血气不和，疼痛不止，及下血无时，月水不调：荜茇（盐炒）、蒲黄（炒）。上等分，为末，炼蜜和丸梧桐子大。每服三十丸，空心温酒吞下；如不能饮，米汤下。（《普济方·二神丸·一名荜茇丸》）

○女人时流清涕，用荜拨研末，吹之即止。（《女科切要·卷八·附妇人杂病诸方》）

○龈疳蚀烂宜露臭败：零陵香洗炙，荜拨炒，各等分，研末掺之。（《疡医大全·卷之十六》）

○风虫牙痛：荜拨末擦之，煎苍耳汤漱去涎。（《疡医大全·卷之十六》）

【按】

荜茇精油对金黄色葡萄球菌、枯草杆菌、结核杆菌、痢疾杆菌等均有抑菌作用，其中所含胡椒碱有中枢兴奋作用。临床可用于心绞痛。

Caowu

草乌

草乌系毛茛科植物北乌头 *Aconitum kusnezoffii* Reichb. 的干燥块根。常用别名有草乌头、乌头、土附子、毒公等。味辛、苦，性热，有大毒。归心、肝、肾、脾经。功能祛风除湿，温经止痛。主要用于治疗风寒湿痹，关节疼痛，心腹冷痛，寒疝作痛等，也用于麻醉止痛。一般炮制后用。生品内服宜慎。制草乌常用剂量为 1.5～3 克，宜先煎：久煎。不宜与贝母、半夏、白及、白蔹、天花粉、瓜蒌、犀角同用。

【各家论述】

○辛，温，有大毒。主治中风恶风，洗洗出汗，除寒湿痹，咳逆上气，破积聚寒热。其汁煎之名射罔，杀禽兽。（《神农本草经》）

○消胸上痰冷，食不下，心腹冷疾，脐间痛，肩胛不可俯仰，目中痛不可久视。又堕胎……主风湿，丈夫肾湿阴囊痒，寒热历节掣引腰痛，不能步行，痈肿脓结。（《名医别录》）

○莽草为之使。反括楼、贝母、白蔹、白及（一本有半夏）。恶藜芦。（《本草经集注》）

○味苦辛，大热，有大毒……能治恶风，憎寒，冷痰包心，肠腹疗痛，疰癖气块，益阳事，治齿痛，主强志……治男子肾衰弱，阴汗，主疗风温湿邪痛……远志为之使。忌豉汁。（《药性本草》）

○治风痹血痹，半身不遂，行经药也。（《药类法象》）

○治头风喉痹，痈肿疔毒……主大风顽痹……畏饴糖、黑豆。冷水能解其毒……草乌头、射罔，乃至毒之药，非若川乌头、附子，人所栽种，加以酿制，杀其毒性之比，自非风顽急疾，不可轻投……此类止能搜风胜湿，开顽痰，治顽疮，以毒攻毒而已，岂有川乌头，附子补右肾命门之功哉？（《本草纲目》）

○平素禀赋衰薄，或向有阴虚内热吐血之疾，并老人、虚人、新产人，切宜禁用。（《本草汇言》）

○追风活血；取根入药酒。（《本草纲目拾遗》）

○草乌头类，洵为至毒之药，第先圣用毒药以去病，盖期于得当也。如草乌辈之用，固沉寒痼冷，足以相当，或寒湿合并，结聚癖块，阻塞真阳，一线未绝，非是不足以相当而战必克。如瘫痪症，先哲多用之，盖为其寒湿之所结聚，顽痰死血，非是不可以开道路，令流气破积之药得以奏绩耳。（《本草述》）

○草乌头，专入肝，兼入肾……按书论此，唯长洲张璐辨之明晰。言此与射罔，乃至毒之物。草乌系野所生，状类川乌，亦名乌啄。姜汁炒，或豆腐煮。熬膏名射罔，敷箭，兽见血立死。《本经》治恶风洗洗汗出，但能去风而不能回阳散寒可知，乌附五种，主治攸分：附子大壮元阳，虽偏下焦，而周身内外无所不至；天雄峻温不减于附子，而无顷刻回阳之功；川乌专搜风湿痛痹，却少温经之力；子善行四末，不入脏腑；草悍烈，仅堪外治。此乌、附之同类异性者。至于乌啄，禀气不纯，服食远之可也。（《本草求真》）

○草乌头，处处有之，根出化实，并与川乌头相同。唯其根外黑内白，皱而枯燥为异，然其毒甚焉。其汁煎之，名射罔，杀禽兽。乌啄即偶生两歧者，今俗呼为两头尖，因形而名，其实一物也。又附子天雄之偶生两歧者，亦称乌啄，功亦同于天雄，非此乌头也……或生用、或炮用，或以乌大豆同煮熟，去其毒用。（《本草述钩元》）

○草乌头，搜风以胜湿。非生姜汁炒透，令人麻闷，仍须以生姜汁解之。虚人不可轻用。（《徐大椿医书全集·上册·药性切用》）

○射罔（为草乌头汁制成的膏剂）毒：兰汁、大小豆汁、六畜血、蚯蚓屎、藕汁并解之。（《医碥·卷二·杂证》）

○草乌，发破伤风汗……须与黑豆同煮，竹刀切，看透黑为度。取用草乌一两，黑豆一合，为准。（《东医宝鉴·汤液篇·卷三》）

701

【验方举要】

○治寒疟积疟：巴豆一枚去心皮，射罔如巴豆大，大枣去皮一枚，捣成丸梧子大，清旦，先发时各服一丸，白汤下。（《肘后备急方》）

○腹中癥结，害妨饮食，羸瘦，射罔二两，椒三百粒，捣末，鸡子白和丸麻子大。每服一丸，渐至三丸，以愈力度。（《肘后备急方》）

○耳鸣方：草乌头烧带生，石菖蒲，等分为末，用绵裹塞耳，一日三度。（《仁斋直指方论·卷之二十一·耳病证治》）

○治一切瘫痪风：草乌头（生，不去皮）五灵脂各等分。为末，滴水为丸，如弹子大。四十岁以下一丸，分六服，病甚一丸分二服，薄荷酒磨下，觉微麻为度。（《本事方·黑神丸》）

○治阳虚上攻，头项俱痛，不可忍者：细辛、新茶芽（炒）、草乌头（大者，去皮尖，炮裂切如麻豆大，碎盐炒）各等分。上为粗末。每服二钱，入麝香末半钱，水一盏半，煎至八分，去滓，温服。（《本事方·乌香散》）

○治脾胃虚弱及久积冷气，饮食减少：草乌头（净洗）一斤，苍术二斤，陈橘皮（去白）半斤，甘草（生，椎碎）四两，黑豆三升。上五味，用水一石，煮干为度，去却橘皮、黑豆、甘草，只取草乌头、苍术二味，曝干，粗捣筛焙干，

捣罗为末，酒煮面糊为丸，如梧桐子大，焙干，收瓷器中。每日空心，晚食前，盐汤或温酒下三十丸。（《圣济总录》）

○治肿毒痈疽，未溃令内消，已溃令速愈：草乌头末，水调，鸡羽扫肿上，有疮者先以膏药贴定，无令药着入。初涂病人觉冷如水，疮乃不痛。（《圣济总录·草乌头散》）

○治一切风齿疼痛，饮食艰难：草乌头三枚（炮），胆矾（研）、细辛（去苗叶）各一钱。捣研为细散。每用一字，以指头揩擦，有涎吐之。（《圣济总录·草乌头散》）

○治脑泄臭秽：草乌（去皮）半两，苍术一两，川芎二两。并生研末，面糊丸，绿豆大。每服十丸，茶下。忌一切热物。（《圣济总录》）

○治清浊不分，泄泻注下，或赤或白，脐疗疗痛，里急后重：草乌头三枚（去皮尖，一生、一炮、一烧作灰）。为细末，醋糊丸，如萝卜子大。大人五至七丸，小儿三丸；水泻倒流水下，赤痢甘草汤下，白痢干姜汤下。（《和剂局方·三神丸》）

○治风痰头痛，体虚伤风，停聚痰饮，上厥头痛，或偏或正：草乌头炮去皮尖半两，川乌头生去皮尖一两，藿香半两，乳香三皂子大，为末。每服二钱，薄荷姜汤下，食后服。（《陈言三因方》）

○治女人头痛，血风证：草乌头、栀子等分，为末。自然葱汁，随左右调涂太阳及额上，勿过眼。避风。（《济生方》）

○治喉痹口噤，不开欲死：草乌头、皂荚等分，为末，入麝香少许。擦牙并嗜鼻内，牙关自开也。另用草乌头尖、石胆等分，为末。每用一钱，醋煮皂荚汁，调稀扫入肿上，流涎数次，其毒即破也。（《济生方》）

○治结阴下血腹痛：草乌头，蛤粉炒，去皮脐切，一两；茴香炒三两。每用三钱，水一盏，入盐少许，煎八分，去滓，露一夜，五更冷服。（《圣济录》）

○治老人遗尿，不知出者：草乌头一两，童便浸七日，去皮，同盐炒为末，酒糊丸绿豆大。每服二十丸，盐汤下。（《普济方》）

○治一切诸疮未破者：草乌头为末，入轻粉少许，腊猪油和搽。（《普济方》）

○治发背、蜂窝、疔疮、便毒：草乌头一个，川乌头一个，瓦一块，新汲水一桶。将二乌并瓦浸于水桶内，候瓦湿透，即将川乌、草乌于瓦上磨成膏，用磨药手挑药贴于疮口四周；如未有疮口，一漫涂药如三四重纸厚，上用纸条透孔贴盖，如药干，用鸡翎蘸水扫湿，如此不过三度。（《瑞林堂经验方·二乌散》）

○治内痔不出：草乌为末，津调点肛门内，痔即反出，乃用枯痔药点之。（《外科集验方》）

○治宿患风癣，遍身黑色，肌体如木，皮肤粗涩，及四肢麻痹，宜服乌头丸。草乌头一斤，入箩内以水浸，用瓦片于箩内就水中泷洗，如打菱角法。宜候泷洗去大皮及尖，控起令干。用麻油四两，盐四两，入铫子内，炒令深黄色，倾出油，只留盐并乌头，再炒令黑色，烟出为度。取一枚劈破，心内如米一点白恰好。如白多再炒，趁热取箩为末，用醋糊丸，如桐子大。每服三十丸，空心晚食前温酒下。（《医学纲目·卷之二十·丹熛痤疹》）

○治凡风寒湿痹，骨肉冷痛，及损伤入骨，年久发痛，或一切阴疽肿毒：宜草乌、南星等分，少加肉桂。为末，姜汁热酒调涂。未破者消，久溃者能去黑烂。二药性味辛烈，能破恶块，逐寒热，遇冷即消，遇热即溃。（《本草述钩元》）

703

【按】

药理研究表明，草乌具有明显的镇痛作用和局部麻醉作用。北草乌总碱有增强肾上腺素的作用，能对抗氯化钙引起的T波倒置。草乌系剧毒药，主要引起多源性心律紊乱，故应严格掌握剂量和正确的煎服方法，以防发生意外。

草果

草果系姜科植物草果 *Amomum tsao-ko* Crevost et Lemaire 的干燥成熟果实。常用别名有草果仁、草果子等。味辛，性温。归脾、胃经。功能燥湿温中，除痰截疟。主要用于治疗寒湿内阻，脘腹胀痛，痞满呕吐，疟疾寒热等病症。常用剂量为3~6克。

【各家论述】

○能破滞气，除寒热，消食疗心腹疼痛，解酒毒，治瘴疠寒疟、伤暑、呕吐、泻痢、胀满、反胃、吐酸，开痰饮、积聚、噎膈……除口臭及妇人恶阻、气逆、滞浊。此有二种，唯建宁所产辛香气和者佳。宜以面裹、微火煨熟用之，或面拌炒熟亦可。滇广者气辛而臭大，能损人元气。（《景岳全书·下册·卷四十八·本草正》）

○治心腹痛，止呕，补胃，下气。（《饮膳正要》）

○草果，与知母同用，治瘴疟寒，取其一阴一阳无偏胜之害，盖草果治太阴独胜之寒，知母治阳明独胜之火也。（《本草纲目》）

○大耗元阳，老弱虚羸，切宜戒之。（《本草蒙筌》）

○凡疟不由于瘴气；心痛胃脘痛由于火而不由于寒；湿热瘀滞，暑气外侵而成滞下赤白、里急后重及泄泻暴注、口渴；湿热侵脾因作胀满或小水不利。咸属暑气湿热，皆不当用。（《本草经疏》）

○除寒，燥湿，开郁，化食，利膈上痰，解面食、鱼、肉诸毒。（《本经逢原》）

○治水肿。滞下，功同草蔻。（《本草求原》）

○草果与草蔻，诸书皆载气味相同，功效无别。服之皆能温胃逐寒。然此气味浮散，凡冒巅雾不正瘴疟，服之直入病所而皆有效。（《本草求真》）

○草果，辛温燥烈，善除寒湿而温燥中宫，故为脾胃寒湿主药……按岚瘴皆雾露阴湿之邪，最伤清阳之气，故辟瘴多用温燥芳香，以胜阴霾湿浊之蕴祟。草果之治瘴疟，意亦犹是。然凡是疟疾，多湿痰蒙蔽为患，故寒热往来，纠缠不已。治宜开泄为先。草果善涤湿痰，而振脾阳，更以知母辅之，酌量其分量，随时损益，治疟颇有妙义，固不必专为岚瘴之法。唯石顽所谓实邪不盛者，当在所禁耳。（《本草正义》）

○草果亦子也，其气臭烈大热，其味苦，太阴脾经之劫药也……疟来，日晏，邪欲入阴，其所以升之使出者，合赖草果……独一味草果，温太阴独胜之寒以醒脾阳，则地气上蒸天气之白苔可除；且草果，子也，凡子皆达下焦……芳香而达窍，补火以生土，驱虫以生清也……湿滞痞结，非温迫而兼开窍不可，故以草果为君。（《温病条辨》）

○草果仁实中截疟，更除酸水寒痰。（《何氏药性赋》）

○草果，合常山用截久疟，同知母用除瘴疠寒热，同橘半用除膈上痰，同楂曲用消面湿鱼肉……忌铁。（《医方十种汇编·药性摘录》）

○草果，解酒毒，果积。（《东医宝鉴·汤液篇·卷三》）

705

【验方举要】

○治脾寒疟疾不愈，振寒少热，面青不食，或大便溏泄，小便反多：草果仁、附子（炮，去皮脐）。上等分，细锉。每服半两，水二盏，生姜七片，枣一枚，煎至七分，去滓温服，不拘时候。（《济生方·果附汤》）

○治脾痛胀满：大草果二个、去壳。上锉。用酒煎，痛时服酒，能饮一盏，以两盏煎一盏；能饮两盏，以三盏煎两盏，欲其中节也。（《仁斋直指方论·卷之六·脾疼证治》）

○治赤白带下，乳香散：草果一个，去皮，入麝香一小块，用面饼裹，火炮焦黄，留性，取出和面用之。上为细末，每服二钱，陈皮饮调下，重者三钱。（《医学纲目·卷之三十四·调经》）

○治疝气：草果一个，去皮打碎用，煮酒盅半，煎七分，热服出汗即愈。（《良朋汇集·卷六》）

○治孕妇痛泻，脉弦滞者：草果一两，炒，肉果二两，煨，厚朴一两，制，为散，每服三钱，生姜三片，水煎，去渣温服。（《徐大椿医书全集下·女科指要卷三·霍乱》）

○治牙痛：火硝五钱，草果一两咀片，盐水浸一时炒干。研细搽之。（《疡医大全·卷之十六》）

○草果同槟榔、厚朴用，可除伏邪盘踞。（《罗氏会约医镜·卷十六·本草》）

【按】

草果含芳香油，少量含服可治口臭。烹饪上做香料能增香调味。药膳草果猪肾粥方，即用草果3克，猪肾1个，大米1～2两。猪肾、草果煮取汁与米煮粥。治疗肾虚腰膝疼痛乏力有效。

草豆蔻

Caodoukou

草豆蔻系姜科植物草豆蔻 *Alpinia katsumadai* Hayata 的干燥近成熟种子。常用别名有草蔻、大草蔻、草蔻仁等。味辛，性温。归脾、胃经。功能燥湿健脾，温胃止呕。主要用于寒湿内阻，脘腹胀满冷痛，嗳气呕逆，不思饮食，呕吐泄泻等病症。常用剂量为3～6克。入汤剂宜后下。

【各家论述】

○味辛，温，无毒。主温中，心腹痛，呕吐，去口臭气。（《名医别录》）

○下气，止霍乱。（《开宝本草》）

○纯阳，益脾胃去寒，面裹煨熟，去面皮，捣细用。（《医学启源·卷之下·用药备旨》）

○浮也，阳也。其用有二：去脾胃积滞之寒邪，止心腹新旧之疼痛。（《珍珠囊补遗药性赋·主治指掌》）

○豆蔻治病，取其辛热浮散，能入太阴、阳明，除寒燥湿，开郁化食之力而已。南地卑下，山岚烟嶂，饮啖酸咸，脾胃常多寒湿郁滞之病，故食料必用，与之相宜。然过多亦能助脾热，伤肺损目……治瘴疬寒疟，伤暑吐下泄痢，噎膈反胃，痞满吐酸，痰饮积聚，妇人恶阻带下，除寒燥湿，开郁破气，杀鱼肉毒。（《本草纲目》）

○凡疟不由于瘴气；心痛胃脘痛由于火而不由于寒；湿热瘀滞，暑气外侵而成滞下赤白，里急后重，及泄泻暴注口渴，湿热侵脾，因作胀满，或小水不利，咸属暑气湿热，皆不当用。（《本草经疏》）

○草豆蔻，辛热香散，功与肉蔻相似，但此辛热燥湿除寒，性兼有涩，不似肉蔻涩性居多，能止大肠滑脱不休也。又功与草果相同，但此止逐风寒客在胃口之上，症见当心疼痛，不似草果辛热浮散，专治瘴疬寒疟也。故凡湿郁成病，而见胃脘作疼，服之最为有效。若使郁热内成，及阴虚血燥者，服之为大忌耳。（《本草求真》）

○忌铁。（《本草备要》）

○治胀满、吐酸。（《罗氏会约医镜·卷十六·本草》）

○草豆蔻……燥湿调中，运行郁浊，善磨饮食，能驱痰饮。治胃口寒湿作痛，疗腹中腐败成积，泄秽吞酸俱效，蛮烟瘴两皆医。痎疟堪疗，霍乱可愈。反胃噎膈之佳药，呕吐泄利之良品。（《医学摘粹·本草类要·热药门》）

○止当心疼痛，凡湿郁成病而见胃脘作痛服之有效。（《医方十种汇编·药性摘录》）

○与砂仁相仿，而性气颇烈，内郁稍重者宜之。（《玉楸药解·卷一》）

○燥湿散滞，温胃祛风，微炒用。（《徐大椿医书全集上册·药性切用·卷之一》）

○芳香健胃，消化，驱风。治胃肠炎，消化不良。（《临床应用汉方处方解说》）

【验方举要】

○香口辟臭：豆蔻、细辛，为末含之。（《肘后方》）

○心腹胀满，短气：用草豆蔻一两，去皮为末，以木瓜生姜汤，调服半钱。（《千金方》）

○治霍乱心烦渴，吐利不下食：草豆蔻（去皮）一分，黄连（去须）一两。上二味，粗捣筛。每服三钱匕，水一盏，乌豆五十粒，生姜三片，煎至七分，去滓温服，日三。（《圣济总录·草豆蔻汤》）

○治冷痰咳逆，胸膈不利：草豆蔻（去皮）、半夏（汤洗去滑，切，焙）各半两，陈橘皮（汤浸去白，焙）三分。上三味，粗捣筛。每服三钱匕，水一盏，入生姜五片，煎至七分，去滓温服，不拘时候。（《圣济总录·豆蔻汤》）

○治老疟久而不瘥，及山岚瘴气，远年不愈，兼治脾寒：草豆蔻、肉豆蔻各二个（并用面裹煨，一生一熟）。厚朴方圆二寸（一半姜制，一半生用），甘草中指大（一半生，一半炙），生姜枣大二块（一块用湿纸裹煨，一块生用）。上分为二大剂，于发前临晓，用水一升，煎取八合，放至来早，再温服，留滓再煎二次。（《鸡峰普济方·草豆蔻散》）

○气虚瘴疟，热少寒多，或单寒不热，或虚热不寒。用草果仁，熟附子等分，水一盏，姜七片，枣一枚，煎半盏服。名果附汤。（《济生方》）

○治脾痛胀满：草果仁二个，酒煎服之。（《仁斋直指方》）

○治胃弱呕逆不食：用草豆蔻仁二枚，高良姜半两，水一盏，煮取汁，入生姜汁半合，和白面作拨刀，以羊肉腥汁煮熟，空心食之。（《普济方》）

○主心腹冷痛：草豆蔻仁及栀子炒，为末，姜汁糊和丸服之，或单者服之亦佳。（《东医宝鉴·外形篇·卷三》）

【按】

草豆蔻含挥发油等。药理研究表明，0.25%～0.75%水煎液对离体肠管呈兴奋作用，1%～1.25%水煎剂和挥发油的饱和水溶液则呈抑制作用。

茵陈

Yinchen

茵陈系菊科植物滨蒿 *Artemisia scoparia* Waldst.et Kit. 或茵陈蒿 *artemisia capillaris* Thunb. 的干燥地上部分。常用别名有绵茵陈、茵陈蒿、因陈蒿、绒蒿等。味苦、辛，性微寒。归脾、胃、肝、胆经。功能清湿热，退黄疸。主要用于治疗黄疸尿少，湿疮瘙痒；传染性黄疸型肝炎等病症。常用剂量为6~15克；外用适量，煎汤熏洗。

【各家论述】

○主风湿寒热，邪气热结黄疸；久服轻身益气耐老。(《神农本草经》)

○微寒，无毒……治通身发黄，小便不利，除头热，去伏瘕。(《名医别录》)

○味苦辛，有小毒。(《药性本草》)

○通关节，去滞热，伤寒用之。(《本草拾遗》)

○治天行时疾，热狂，头痛头旋，风眼痛。瘴疟，女人癥瘕，并内损乏绝。(《日华子本草》)

○茵陈蒿，今近道皆有之，而不及泰山者佳。(《本草图经》)

○阴中微阳，治伤寒发黄。(《医学启源·卷之下·用药备旨》)

○治瘀血发黄，小便不利。(《丹溪手镜·卷之中·发明五味阴阳寒热伤寒汤丸药性第二》)

○治淋难小便闭涩不通。(《珍珠囊补遗药性赋·草部》)

○利小水，专治黄疸，宜佐栀子，黄而湿者多肿，再加渗利，黄而燥者干涩，再加凉润。只有阴黄一证，因以中寒不运，此非所宜……湿热为痢尤其所宜。(《景岳全书下册·卷四十八·本草正》)

○仲景茵陈栀子大黄汤，治湿热也；栀子檗皮汤，治燥热也；湿则泻之，燥则润之可也。此二药治阳黄也。韩祗和、李思训治阴黄用茵陈附子汤，大抵以茵陈为君主，佐以大黄、附子各随其寒热也。(《汤液本草》)

○行滞，止痛，宽膈，化痰。(《本草蒙筌》)

○消遍身疮疥。(《医学入门》)

○茵陈，入膀胱经，发汗利水，以泄脾胃之湿热，治黄疸阳黄之君药。(《本草分经·膀胱》)

○茵陈，味淡利水，乃治脾胃二家湿热之专药……盖行水最捷，故凡下焦湿

热瘙痒，及足胫跗肿，湿疮流水，并皆治之。（《本草正义》）

○茵陈，佐五苓，为治黄疸之主药……若过用，损伤元气。（《罗氏会约医镜·卷十六·本草》）

○然阳黄，仲景立有茵陈蒿汤、栀子檗皮汤。阴黄则立有茵陈附子汤，须辨其色之明晦而用之。唯蓄血发黄则不当用茵陈等气分之药耳。（《医方十种汇编·药性摘录》）

○茵陈蒿，性味苦寒，入足太阳、兼入足太阴、阳明。（《徐大椿医书全集上册·药性切用·卷之一下》）

○泻火，平肝，化痰，止咳发汗，利湿，消肿，疗疮火诸毒。（《本草再新》）

○热甚发黄，无湿气，二者禁用。（《得配本草》）

○茵陈，发陈致新，与他味之逐湿热者殊，而渗利为功者，尤难相匹……外感之阳黄阴黄皆宜，于内伤之湿热亦宜，唯内伤之寒湿合者不宜。盖内伤寒湿，为阳气不足之所化，宜投术、附，不可以有余之治法化之也。（《本草述钩元》）

○茵陈有二种：一种叶细如青蒿者名绵茵陈，专于利水，为湿热黄疸要药。一种生子如铃者。名山茵陈，又名角蒿，其味苦辛小毒，专于杀虫，治口齿疮绝胜。（《本经逢原》）

○茵陈……其性颇近柴胡，实较柴胡之力柔和，凡欲提出少阳之邪，而其人身弱阴虚不能任柴胡之升散者，皆可以茵陈代之。（《医学衷中参西录·上册·药物》）

○除湿散热结之要药也……蓄血发黄者，禁用。（《本草经疏》）

○有特异之芳香，味苦……净化血液。（《现代实用中药》增订本）

○柯韵伯曰："……斯之阳明病，汗出多而渴者不可用。则汗不出而渴者，津液先虚，更不可用明矣。故以推陈致新之茵陈佐屈曲下行之栀子，不用枳朴以承气，与芒硝之峻剂。则大黄但可以润燥，而大便遄行可知。"……夏禹田曰：……发黄一证，本另有其原因……此等部位发炎，则胆汁逆流，混入血液，其色素惹着于全身各组织；故发黄也。茵陈蒿汤中，茵陈利尿，能排除组织中之胆汁色素。栀子治肠黏膜发炎，大黄通涤肠管，开输胆管下流之壅滞，故为治黄之的剂。（《冉注伤寒论》第235条、第253条）

○有健胃、利尿作用。（《科学注解本草概要·植物部》）

○茵陈……但欲其驱邪从小便而去，必得多煮以厚其力……（《岳美中论医集》）

○茵陈蒿，体轻清，而疏通为之用。一疏通虚实间。（《皇汉医学丛书·伤寒用药研究·卷下》）

【验方举要】

○治阳明病，但头汗出，身无汗，剂颈而还，小便不利，渴引水浆，瘀热在里，身发黄者：茵陈蒿六两，栀子十四枚（擘），大黄二两（去皮）。以水一斗二升，先煮茵陈，减六升，内二味，煮取三升，去滓分三服。小便当利，尿如皂角汁状。（《伤寒论·茵陈蒿汤》）

○治遍身风痒生疥疮：茵陈不计多少，煮浓汁洗之。（《千金要方》）

○范汪疗谷疸，茵陈汤方：茵陈四两切，以水一斗，煮取六升，以汁煎大黄二两，栀子七枚，得二升，分为三服，黄从小便去，病出立愈。（《外台秘要·卷四·谷疸方》）

○治风疾挛急：茵陈蒿一斤，秫米一右，曲三斤，和匀，如常法酿酒服之。（《圣济总录》）

○治病人身如金色，不多语言，四肢无力，好眠卧，口吐黏液：茵陈蒿、白鲜皮各一两。上二味粗捣筛。每服三钱匕，水一盏，煎至六分，去滓，食前温服，日三服。（《圣济总录·茵陈汤》）

○治风瘙瘾疹，皮肤肿痒：茵陈蒿一两，荷叶半两。上二味捣罗为散。每服一钱匕，冷蜜水调下，食后服。（《圣济总录·茵陈蒿散》）

○治眼热赤肿：山茵陈、车前子等分。煎汤调"茶调散"服数服。（《仁斋直指方》）

○治发黄，脉沉细迟，肢体逆冷，腰以上自汗：茵陈二两，附子一个作八片，干姜（炮）一两半，甘草（炙）一两。上为粗末。分作四帖，水煎服。（《玉机微义·茵陈四逆汤》）

○治男子酒疸：茵陈蒿四根，栀子七个，大田螺一个，连壳捣烂，以百沸白酒一大盏，冲汁饮之。（《本草纲目》）

○治血疯疮：茵陈不拘多少，煎浓汁洗。（《疡医大全·卷之二十五》）

○治诸疮作痒并治痘疮作痒：茵陈一味，烧烟熏之。（《疡医大全·卷之三十五》）

○茵陈蒿，治酒疸，取一两，清酒煎服，名酒煮茵陈汤。（《东医宝鉴·杂病篇·卷六》）

【按】

药理研究表明，茵陈具有利胆、保肝、降血脂、扩张冠脉、降血压、解热、杀蛔虫及抗皮肤真菌等作用。临床用茵陈制剂治疗重症肝炎、胆道疾患、高脂血证，预防流感、新生儿溶血证等均有明显疗效。

Fuling
茯苓

茯苓系多孔菌科真菌茯苓 *Poria cocos*（Schw.）Wolf 的干燥菌核。常用别名有茯菟、茯灵、伏苓、云苓、茯兔、松苓等。味甘淡，性平。归心、肺、脾、肾经。功能利水渗湿，健脾宁心。主要用于治疗水肿尿少，痰饮眩悸，脾虚食少，便溏泄泻，心神不安，惊悸失眠等病症。常用剂量为9～15克。

【各家论述】

○主胸胁逆气，忧恚惊邪恐悸，心下结痛，寒热烦满咳逆，口焦舌干，利小便。久服安魂养神，不饥延年。（《神农本草经》）

○止消渴，好睡，大腹，淋沥，膈中痰火，水肿淋结。开胸腑，调脏气，伐肾邪，长阴，益气力，保神守中。（《名医别录》）

○马蔺为之使。恶白敛。畏牡蒙、地榆、雄黄、秦艽、龟甲。（《本草经集注》）

○开胃、止呕逆，善安心神。主肺痿痰壅。治小儿惊痫，心腹胀满，妇人热淋……忌米醋。（《药性本草》）

○茯苓自是仙家上药，但其中有赤筋脉，若不能去，服久不利人眼，或使人眼小。当剥去皮，切为方寸块，银石器中清水煮，以酥软解散为度。入细布袋中，以冷水揉摆，如作葛粉状。澄取粉，而筋脉留布袋中，弃去不用。其粉以蜜和如湿香状，蒸过食之尤佳。（《苏沈内翰良方校释·卷第四·服茯苓说》）

○茯苓、茯神，行水之功多，益心脾不可阙也。（《本草衍义》）

○除湿益燥，利腰脐间血，和中益气为主。治小便不通，溺黄或赤而不利，如小便利，或数服之，则损人目。如汗多人久服之，损元气，夭人寿。医言赤泻白补，上古无此说……阳，疗风眩、风虚。（《医学启源·卷之下·用药备旨·药类法象》）

○茯苓，淡能利窍，甘以助阳，除湿之圣药也。味甘平补阳，益脾逐水，生津导气。（《用药心法》）

○茯苓淡，为在天之阳也。阳当上行，何谓利水而泄下？《经》云：气之薄者，乃阳中之阴，所以茯苓利水而泄下……伐肾邪，小便多能止之，小便涩能利之，与车前子相似，虽利小便而不走气。酒浸，与光明朱砂同用能秘真……（《汤液本草·卷之一·升降者天地之气交》）

○茯苓，仲景利小便多用之，此治暴新病之要药也，若阴虚者，恐未为宜。

（《本草衍义补遗》）

○甘平，开胃府止渴，伐肾水消痰，止小便多，分小便涩。（《丹溪手镜·卷之中·发明五味阴阳寒热伤寒汤丸药性第二》）

○白茯苓，其用有六：利窍而除湿；益气而和中；小便多而能止；大便结而能通；心惊悸而能保；津液少而能生；白者入壬癸，赤者入丙丁。（《珍珠囊补遗药性赋·主治指掌·逐段锦》）

○能利窍去湿，利窍则开心益智，导浊生津，去湿则逐水，燥脾，补中，健胃，祛惊痫，厚肠脏，治痰之本，助药之降。以其味有微甘，故曰补阳，但补少利多，故多服最能损目，久弱极不相宜，若以人乳拌晒，乳粉既多补阴亦妙。（《景岳全书·下册·卷四十九·本草正》）

○白化痰涎，赤通水道。（《寿世保元·卷一·本草药性歌括》）

○茯苓面，东坡与程正辅书云：旧苦痔疾二十一年，今忽大作，百药不效，欲休粮以清净胜之而未能。今断酒肉与盐酪酱菜，凡有味物皆断，又断粇米饭，唯食淡面一味；其间更食胡麻、茯苓面少许，取饱。胡麻，黑脂麻是也，去皮，九蒸曝；白茯苓去皮，入少白蜜为面，杂胡麻食之甚美。如此服食多日，气力不衰而痔渐退……此长年之真诀，但易知而难行矣。（《永乐大典·卷一万一千六百二十》）

○悸者加茯苓，饮聚则悸，茯苓味甘，淡渗伏火是所宜也。（《普济方·卷一百二十二·伤寒门》）

○雪白茯苓……丹溪曰阴虚者不宜用。（《红炉点雪·卷三·六味丸方论》）

○后人治心病必用茯神，故洁古张氏于风眩心虚，非茯神不能除，然茯苓未尝不治心病也。（《本草纲目》）

○茯苓，白者入气分，赤者入血分，补心益脾，白优于赤，通利小便易，专除湿热，赤亦胜白……病人肾虚，小水自利或不禁或虚寒精清滑，皆不得服。（《本草经疏》）

○白茯苓，味独甘淡，甘则能补，淡则能渗，甘淡属土，用补脾阴，土旺生金，兼益肺气……茯苓最为利水除湿要药，书曰健脾，即水去而脾自健之谓也。（《药品化义》）

○茯苓入四君，则佐参术以渗脾家之湿，入六味，则使泽泻以行肾邪之余，最为利水除湿要药……且水既去，则小便自开，安有癃闭之虑乎，水去则内湿已消，安有小便多见之谓乎。故水去则胸膈自宽而结痛烦满不作，水去则津液自生而口苦干悉去。（《本草求真》）

○茯苓一味，为治痰主药。痰之本，水也。茯苓可以行水；痰之动，湿也，茯苓又可以行湿。（《世补斋医书》）

○茯苓淡渗，以利气中之湿。（《成方便读·发表之剂·人参败毒散》）

○茯苓，假松脂之余气，得坤厚之精英，为脾家要药。益脾除湿，入肺泻热，而下通膀胱以利水。（《罗氏会约医镜·卷十七·本草》）

○茯神补心以生脾土……茯苓能通心气于肾。（《成方切用·卷一下》）

○茯苓误渗而利窍，小便既利，即防阴津暗竭，不当更渗。（《医门法律·卷二》）

○凡痰多者，俱加茯苓，呕者俱加半夏。（《血证论·卷七》）

○除汗下之烦躁，止水饮之燥渴，淋癃泄利之神品，崩漏遗带之妙药。气鼓与水胀皆灵，反胃其噎膈俱效，功标百病，效著千方。（《长沙药解·卷四》）

713

○唯水衰精滑，小便不禁及病症非由水湿所致者切忌。（《医方十种汇编·药性摘录》）

○赤茯苓：入心、小肠经，专于渗利湿热，益脾气白胜，利湿热赤胜。茯苓皮：专走皮肤，行水气，治肤肿效。赤、白茯神：主治与茯苓略同，而入心之用多，治惊悸效，去皮及中木用。茯神心木：治诸经挛缩，㖞僻偏风。（《徐大椿医书全集·药性切用·卷之三下》）

○气虚下陷，水涸口干俱禁用。（《得配本草》）

○茯苓……且以其得松根有余之气，伏藏地中不外透生苗，故又善敛心气之浮越以安魂定魄，兼能泻心下之水饮以除惊悸，又为心经要药。且其伏藏之性，又能敛抑外越之水气转而下注，不使作汗透出，兼为止汗之要药也……茯苓若入煎剂，其切作块者，终日煎之不透，必须切薄片，或捣为末，方能煎透。（《医学衷中参西录·上册·药物》）

○水寒土湿，内伤生冷而作泻，水谷不分证也。茯苓、苍术燥土行水，以分水谷……茯苓之治水，能气水精四布，五经并行。（《经证证药录·卷七》）

○茯神则安魂养志，开心益智……茯神即茯苓抱根所生者，用须去心中木。味甘平无毒，多益心脾，主风湿。（《医方捷径·卷四》）

【验方举要】

○是为男射精入后，不能摄收，即随小便而出者用，风化石灰一两，茯苓三两研末，糊丸如梧子大空腹米饮下二三十丸。（《华佗神方·卷六·治白浊方》）

○治卒呕吐，心下痞，膈间有水，眩悸者：半夏一升，生姜半斤，茯苓三两（一法四两）。上三味，以水七升煮取一升五合，分温再服。（《金匮要略·小半夏加茯苓汤》）

○治黯：白蜜和茯苓涂上，满七日。（《补缺肘后方》）

○治梦中遗泄。坚白茯苓为末，每服五钱，温水调下，空心食前临卧服，一日四五服。方书言梦泄，皆云肾虚，但补肾涩精，然未尝有验。予论之，此疾有三证：一者至虚，肾不能摄精，心不能摄念，或梦而泄，或不梦而泄，此候皆重，须大服补药。然人病此者甚少，其余皆只是心虚或心热，因心有所感，故梦而泄，此候甚轻，人之患者多是此候，但服茯苓散自瘥。（《苏沈内翰良方校释·卷第八·茯苓散》）

○治飧泄洞利不止：白茯苓一两，南木香半两（纸裹炮）。上二味，为细末，煎紫苏木瓜汤调下二钱匕。（《百一选方》）

○治丈夫元阳虚惫，精气不固，余沥常流，小便白浊，梦寐频泄，及妇人血海久冷，白带、白漏、白淫，下部常湿，小便如米泔，或无子息：黄蜡四两，白茯苓四两（去皮、作块，用猪苓一分，同于瓷器内煮二十余沸，出，日干，不用猪苓）。上以茯苓为末，熔黄蜡为丸，如弹子大。空心细嚼，满口生津，徐徐咽服，以小便清为度。（《和剂局方·威喜丸》）

○治心虚梦泄，或白浊：白茯苓末二钱。米汤调下，日二服。（《仁斋直指方》）

○治小便不禁，（茯苓丸）治心肾俱虚，神志不守：用白茯苓、赤茯苓等分，为末。以新汲水挼洗去筋，控干，以酒煮地黄汁捣膏搜和，丸弹子大。每嚼一丸，空心盐酒下。（《三因方》）

○治心神不定，恍惚不乐：茯神二两（去皮），沉香半两。并为细末，炼蜜丸，如小豆大。每服三十丸，食后人参汤下。（《百一选方》）

○治虚劳烦躁不得眠：茯神（去木）、人参各一两，酸枣仁（炒，去皮，别研）五两。上三味粗捣筛。每服三钱匕，以水一盏，入生姜半分，拍碎，煎至七分，去滓，空腹温服，日二夜一。（《圣济总录·茯神汤》）

○治小便多、滑数不禁：白茯苓（去黑皮）、干山药（去皮，白矾水内湛过，慢火焙干）。上二味，各等分，为细末。稀米饮调服之。（《儒门事亲》）

○治头风虚眩，暖腰膝，主五劳七伤：茯苓粉同曲米酿酒饮。（《本草纲目·茯苓酒》）

○治中风舌强语涩：茯神心（炒）一两，薄荷（焙）二两，蝎梢（去毒）二两。上为末。每服一钱、二钱，温酒调下。（《卫生宝鉴·茯神散》）

○治骨哽：白茯苓一味，临时细切为末，以所哽骨煎汤调下。（《医学纲目·卷之十五·咽喉》）

○治虚滑遗精：白茯苓二两，缩砂仁一两，为末，入盐二钱。精羊肉批片，掺药炙食，以酒送下。（《普济方》）

○治卒然耳聋：黄蜡不拘多少，和茯苓末细嚼，茶汤下。（《普济方》）

○治水泛为痰：脉沉者，桂苓丸：茯苓八两，肉桂四两，去皮为末，米糊为丸，每服三钱，米饮下。（《徐大椿医书全集·下·杂病证治卷之二·痰饮》）

○消渴，由于上盛下虚，心火炎烁，肾水枯涸，不能交济而成：白茯苓、黄连各一斤，为末，熬天花粉作糊，丸梧子大，每温汤下五十丸。（《本草述钩元》）

○治发秃症：头顶上如胡桃大圆圈，连结成片，渐成光秃。见者多说此症难愈，心情懊恼，忧郁得很。切其脉濡，舌稍白，无其他痛苦。为处一味茯苓饮。茯苓500～1000克，为细末，每服6克，白开水冲服，一日两次，要坚持服一个比较长的时期，以发根生出为度。约两月余，发已丛生基本痊愈……发秃的形成，多因水气上泛巅顶，侵蚀发根使发腐而枯落。茯苓能上行渗水湿，而导饮下降，湿去则发生，虽不是直接生发，但亦合乎"先其所因，伏其所主"的治疗法则。（《岳美中医案集·一味茯苓饮治发秃·149页》）

○白茯苓，止自汗盗汗取为末，以乌梅、陈艾煎汤调下二钱（得效）。（《东医宝鉴·内景篇·卷二》）

【按】

药理研究表明，茯苓具有利尿、降低胃酸、镇静、保肝、抗肿瘤、促进细胞免疫及体液免疫等作用。临床用茯苓为主治疗失语、斑秃、心悸等病症有显效。茯苓与猪苓均为利水渗湿药，然茯苓偏走气分，长于渗脾湿，化痰饮，有补益作用，而猪苓偏走血分，利尿作用强，无补益作用。

Chongweizi

茺蔚子

茺蔚子系唇形科益母草属植物益母草 *Leonurus heterophyllus* Sweet 的干燥成熟果实。常用别名有益母草子、茺玉子、野黄麻等。味辛、苦，性微寒。归心包、肝经。功能活血调经，清肝明目。主要用于月经不调，经闭，痛经，目赤翳障，头晕胀痛等病症。常用剂量为4.5～9克。瞳孔散大者慎用。

【各家论述】

○主明目益精，除水气；久服轻身。茎主瘾疹痒，可作浴汤。一名益母。一名益明。一名大札。（《神农本草经》）

○疗血逆，大热头痛心烦。（《名医别录》）

○治产后血胀。（《日华子本草》）

○味微甘稍温，故能凉血补血亦益阴气明目。（《景岳全书·下册·卷四十八·本草正》）

○治风解热，顺气活血，养肝益心，安魂定魄，调女人经脉，崩中带下，产后胎前诸疾……治妇女经脉不调，胎产一切血气诸病，妙品也。而医方鲜知用，时珍常以之同四物、香附诸药治人，获效甚多……瞳子散大者，禁用茺蔚子，为其辛温主散，能助火也。（《本草纲目》）

○茺蔚子，为妇人胎产调经之要药。此药补而能行，辛散而兼润者也……血崩禁用。瞳子散大禁用，唯热血欲贯瞳人者，与凉血药同用则不忌。（《本草经疏》）

○茺蔚子与益母草性味略同，更能调经活血，令人有子。微炒。非血滞者不可用。（《徐大椿医书全集·上册·药性切用·卷之一》）

○忌铁。（《罗氏会约医镜·卷十六·本草》）

○茺蔚子·活血调经、明目，行中有补，血滞血热者宜之。（《本草分经·心包》）

○茺蔚子：活血行气，有补阴之妙，故名益母。（《疡医大全·卷之五》）

○胎前无滞，产后无虚，难产可煎作膏。（《济阴纲目·卷八》）

○茺蔚，古人止用其子……直达下焦，故为补益肾阴之用。（《本草正义》）

○主治益气通血脉，养肝明目。（《本草述钩元》）

○为利尿、通经及平降血压药。（《科学注解本草概要·植物部》）

【验方举要】

○作煎及捣绞取汁服之，下死胎。(《开宝本草》)

○治子宫脱垂，茺蔚子五钱，枳壳四钱。水煎服。(《湖南药物志》)

【按】

茺蔚子含益母草宁、茺蔚子碱、茺蔚子油及维生素A类物质。药理研究表明，茺蔚子具有降血压，兴奋子宫等作用。临床也可用于高血压。剂量不可过大，有人报道，一次口服茺蔚子30克左右后，可于4～6小时内发生中毒现象。

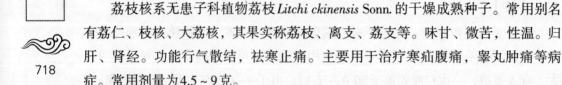

荔枝核

荔枝核系无患子科植物荔枝 *Litchi ckinensis* Sonn. 的干燥成熟种子。常用别名有荔仁、枝核、大荔核，其果实称荔枝、离支、荔支等。味甘、微苦，性温。归肝、肾经。功能行气散结，祛寒止痛。主要用于治疗寒疝腹痛，睾丸肿痛等病症。常用剂量为4.5~9克。

【各家论述】

○益智，健气……微温，多食则发热。（《食疗本草》）

○主烦渴，头重，心躁，背膊劳闷……甘酸，食之多则发热疮。（《海药本草》）

○荔枝核，治心痛及小肠气。（《本草衍义》）

○消瘤赘赤肿。（《本草衍义补遗》）

○治瘰疬，疔肿，发小儿痘疮……荔枝核，行散滞气。治癞疝气痛，妇人血气刺痛……荔枝壳，痘疱出发不爽快，煎汤饮之；又解荔枝热，浸水饮。（《本草纲目》）

○荔枝，味甘酸气温，入肝、肾二经。益血助荣。（《罗氏会约医镜·卷十七·本草》）

○荔枝核，甘涩性温，散寒行滞，为㿗疝囊肿专药。荔枝肉：甘酸性热，止呃除烦……壳：发痘疮。花、皮、根、汁：能治喉痹。（《徐大椿医书全集·药性切用·卷之四》）

○止呃逆。（《本草从新》）

○辟寒邪，治胃脘痛。（《本草备要》）

○荔枝，甘温，滋润。最益脾肝精血之中，温气化火生神，人身之至宝。温气亏损，阳败血寒，最宜此味。功与龙眼相同。但血热宜龙眼，血寒宜荔枝。木郁血热，火泄金燔者，食之则龈肿鼻衄，非所当服。干者味减，不如鲜者，而气质和平，补益无损，不至助火生热，则大胜鲜者。（《玉楸药解·卷四》）

○荔枝核，其形类睾丸，能协诸药同入肝肾，故假之以为引也。为末服者，恐汤剂不能搜涤。（《成方便读·理气之剂·疝气方》）

○荔枝核，为镇痛药，功能散寒湿结气，消疝瘕肿痛。（《科学注解本草概要·植物部》）

【验方举要】

○治妇人血气刺痛：用荔枝核烧存性半两，香附子炒一两，为末。每服二钱，盐汤，米饮任下。名蠲痛散。（《妇人良方》）

○治心腹胃脘久痛，屡触屡发者：荔枝核一钱，木香八分。为末。每服一钱，清汤调服。（《景岳全书·荔香散》）

○治心痛及小肠气：荔枝核一枚。煅存性，酒调服。（《本草衍义》）

○治肾大如斗：舶上茴香、青皮（全者）、荔枝核等分。锉散，炒，山火毒，为末。酒下二钱，日三服。（《世医得效方·荔核散》）

○治暴心痛，不可忍者：荔枝核（丹溪云：荔枝核属金性燥热）上为末，每服一钱，水醋各半盏，煎七分，稍热服。（《医学纲目·卷之十六·心痛》）

○治心脾痛神效：荔枝核为末，每服一钱，热醋汤调下。（《医学纲目·卷之二十二·腹痛篇》）

○治牙痛百药不效：用荔枝壳烧灰存性，擦牙痛处，累验。一云荔枝核亦可。（《医学纲目·卷之二十九·牙齿痛》）

○治产未满月行房腹内胀痛：荔枝（四两）连壳核同捣烂，用好酒一升，煎至一碗，热服之。（《仙方合集·上卷·妇人门》）

○治疔疮恶肿：用荔枝五个或三个，不用双数……与糯米粥同研成膏，摊纸上贴之。留一孔出毒气。（《普济方》）

○治阴肾肿痛：荔枝核烧研，酒服二钱。（《本草纲目》）

○治赤白痢：橡实壳、甘草、荔枝壳、石榴皮。上等分，细锉。每服半两，水一盏半，煎至八分，去渣温服。（《普济方·橡实散》）

○治癫疝卵肿：荔枝核煅研酒服，或加茴香、青皮，各炒为末。（《罗氏会约医镜·卷十七·本草》）

○辟恶气：荔枝壳烧烟解秽。（《疡医大全·卷之九》）

○小肠疝气偏坠：荔枝核七个，草纸打湿煨焦，研末。以热酒调服之。（《疡医大全·卷之二十四》）

○治水疗：荔枝肉一个，贴在疗上，以生白酒饮醉取汗为度。（《疡医大全·卷之三十四》）

○天泡疮：荔枝核醋密擦。（《疡医大全·卷之三十五》）

○老人气虚，胃有暴寒，欲疏散则气益虚，遂投参芪则微寒更不去，唯用荔枝肉肥厚者五枚，煮酒一盅，屡服之，颇效。（《本草述钩元·卷十八·夷果部》）

○因微寒而胸膈稍滞，鼻塞不畅，用荔枝浸酒，每一杯入苏叶陈皮汤十之二，服数杯，无不捷效。（《本草述钩元·卷十八·夷果部》）

【按】

　　荔枝核与橘核均为理气止痛之品，但荔枝核长于理中焦，主心腹胃脘痛，而橘核偏于入下焦肝肾，善治疝痛和腰痛。

Pishuang
砒霜

砒霜系砒石经升华而得的精制品。常用别名有砒黄、信砒、砒石、人言、信石等。味辛、酸，性热，有大毒。归脾、肺、肝经。外用功能蚀疮去腐，内服功能劫痰平喘。主要用于治疗溃疡腐肉不脱、癣疮、瘰疬、牙疳、痔疮，寒痰哮喘、疟疾等病症。常用剂量，内服每次0.002～0.004克，入丸散；外用适量。不可持续久用，孕妇禁用。不能作酒剂服用。外用也不宜过多。

【各家论述】

○治妇人血气冲心痛，落胎。（《日华子本草》）

○疗诸疟，风痰在胸膈，可作吐药；不可久服，伤人。（《开宝本草》）

○大热大毒，主老痰诸疟，鼽喘癖积，蚀瘀腐瘰疬……炼成霜其毒尤烈，人服至七八分即死，得酒顷刻杀人，虽绿豆冷水亦难解矣。入丸药中，劫鼽喘痰疟，诚有立地奇功，须冷水吞之，不可饮食，静卧一日即不作吐，少物引发即作吐也。唯宜生用，不可经火。（《本草图经》）

○主恶疮瘰疬，腐肉，和诸药敷之，自然蚀落。又治蛇尿着人手足，肿痛肉烂，指节脱落。为末，以胶清调涂。（《医学入门》）

○《图经》名砒霜，信州者佳，故名信石……若误中硇砂、砒霜二毒，急宜冷水调绿豆汁饮之可解。（《珍珠囊补遗药性赋·五·石部》）

○截药除吼，膈上风痰可吐；溃坚磨积，腹内宿食能消。（《本草蒙筌》）

○蚀痈疽败肉，枯痔，杀虫。（《本草纲目》）

○砒黄既已有毒，见火则毒愈甚，而世人多用砒霜以治疟，不知《内经》云夏伤于暑，秋必痎疟，法当清暑，益气，健脾，是为正治，岂宜用此大热大毒之药。如果元气壮实，有痰者服之，必大吐，虽暂获安，而所损真气实多矣。（《本草经疏》）

○畏绿豆、冷水、醋。（《品汇精要》）

○砒霜疟家常用，入口吐利兼作，吐后大渴，则与绿豆汁饮之。砒性大毒，误食必死。然狂痴之病，又所必需，胜金丹用之无不应者。枯痔散与白矾同用，七日痔枯自落，取热毒之性以枯歹肉也。（《本经逢原》）

○止可外用……中毒者服绿豆汁、冷水，或者可解，十救一二。（《罗氏会约医镜·卷十八·本草》）

○生名砒黄，炼名砒霜。经火更毒，得酒愈烈。过剂则生吐泄，服一钱杀

人。(《玉楸药解·卷三》)

○中其毒者，生羊血、绿豆汁可以解之。(《徐大椿医书全集·药性切用·卷之五上》)

○解砒霜毒：羊血及鸡鸭血，热服。兰根、砂糖擂水服，入薄荷汁尤妙。绿豆擂浆，新汲水调，通口服。真靛花一二钱，井花水浓调灌。豆豉煎浓汁饮。芭蕉根捣汁饮。掘地至黄土，入新汲水搅浊，取出滤去滓，饮之，并解蕈毒。(《医碥·卷二·杂症·中毒》)

○解砒霜毒：小蓟根捣汁灌之……大黄、明矾研末，新汲水调灌，得吐利即解……牙硝不拘多少，研末，冷水调下。(《疡医大全·卷之三十九》)

○解砒霜及一切草药六畜肉中毒，白花扁豆经过霜者，生收晒干研末，用新汲水调服三钱。(《经验良方·卷下》)

【验方举要】

○治久恶疮：砒霜一分(细研)，附子一分(末)，苦参一分(末)，硫黄一分(细研)，蜡一分。和麻油二两煎，油熟下蜡，次下药末，和匀成膏。每用，先以荆蒺、柳枝煎汤洗疮，拭干，日二涂之。(《圣惠方·砒霜膏》)

○治癣不问干湿，积年不差：砒霜一分，硫黄三分，密陀僧三分，腻粉二分。上药细研为末。癣干即以生油调涂，若癣湿，即用药末掺之。(《圣惠方·砒霜散》)

○治中风痰壅，四肢不收，昏愦若醉。砒霜如绿豆大，研，新汲水调下少许，以热水投之，大吐即愈。未吐再服。(《圣惠方》)

○治休息痢：经一二年不瘥，羸瘦衰弱。砒霜成块者为末，黄蜡各半两，化蜡入砒，以柳条搅，焦则换，至七条，取起收之。每旋丸梧子大，冷水送下。小儿，黍米大。(《和剂局方》)

○凡人误服生砒唯单饮生油以吐为度，则其毒气自消不能为害。(《医说·上册卷六》)

○治痰喘：砒一钱，面二两，清水捏饼，香油煮黄为末，每用末子一铜钱面，江茶三铜钱面，调匀，五更井水调下。如不吐，可添半铜钱面，次日再服。(《医学纲目·卷之四·治上下法》)

○治多年肺气喘急，哮嗽，夕不得卧，紫金丹。砒，水飞，半钱。豌豆，好者，二钱，用水略润少时，以纸挹干研成膏。用膏子和砒同杵极匀，丸如麻子大。每服十五丸，小儿量大小与之，并用蜡茶清，极冷吞下。临卧，以知为度。有一亲戚妇人患十年，遍求医者皆不效。忽有一道人货此药，漫赎一服，是夜减半，数服顿愈。遂多金丐得此方，予屡用以救人，时为神异。(《医学纲目·卷之二十七·喘》)

○治一切积痢：砒霜、黄丹等分，蜡和收，旋丸绿豆大。每米饮下三丸。（《普济方》）

○治走马牙疳，恶疮：砒石、铜绿等分，为末，摊纸上贴之，其效如神。又方：砒霜半两，醋调如糊，碗内盛，待干刮下。用粟米大，绵裹安齿缝，来日取出，有虫自死。久患者，不过三日即愈。（《普济方》）

○治一切漏疮有孔：用信石，新瓦火煅，研末，以津调少许于纸捻上，插入，蚀去恶管，漏多勿齐上。最妙。（《急救良方》）

○治痰喘齁齡，天雨便发，坐卧不得，饮食不进，此肺窍久积冷痰，不可遇阴气触动也。用淡豆豉一两，蒸捣如泥，入砒末一钱，枯白矾三钱，丸绿豆大，每用冷茶冷水送下七丸，甚者九丸，小儿五丸，即高枕仰卧，忌食热物，一物即愈。服至七八次，吐出恶痰数升，药性亦随去，即断根矣。（《本草述钩元》）

○治项上瘰疬：砒黄研末，浓墨汁丸梧子大，铫内炒干，竹筒盛之，每用针破，将药半丸贴之自落，蚀尽为度。（《本草述钩元》）

723

【按】

药理研究表明，长期吸收少量的砒霜可促进蛋白质合成，增厚脂肪组织，改善皮肤营养，加速骨骼生长，活跃骨髓造血机能，促进红细胞和血红蛋白新生。但砒石有大毒，误服或超量使用可引起急性中毒，长期使用或接触，可致慢性中毒。临床必须严格掌握，不可孟浪。

Sharen

砂仁

砂仁系姜科植物阳春砂 *Amomum villosum* Lour.、绿壳砂 *Amomum villosum* Lour.*var.xanthioides* T.L.Wu et Senjen 或海南砂 *Amomum longiligulare* T.L.Wu 的干燥成熟果实。常用别名有缩砂仁、阳春砂、缩砂等。味辛，性温。归脾、胃、肾经。功能化湿开胃，温脾止泻，理气安胎。主要用于治疗湿浊中阻，脘痞不饥，脾胃虚寒，呕吐泄泻，妊娠恶阻，胎动不安等病症。常用剂量为 3～6 克。入煎剂宜后下。

【各家论述】

○主冷气腹痛，止休息气痢，劳损，消化水谷，温暖脾胃。（《药性本草》）

○主上气咳嗽，奔豚，惊痫邪气。（《本草拾遗》）

○得诃子、鳖甲、豆蔻、白芜荑等良。（《海药本草》）

○治一切气，霍乱转筋，心腹痛。（《日华子本草》）

○缩砂仁，气温味辛，治脾胃气结滞不散。主虚劳冷泻，心腹痛，下气消食，捣细用。（《医学启源·卷之下·用药备旨·药类法象》）

○安胎治痛行气。（《丹溪治法心要·卷七妇人科·胎孕第二》）

○缩砂，与白檀、豆蔻为使则入肺，与人参、益智为使则入脾，与黄柏、茯苓为使则入肾，与赤、白石脂为使则入大、小肠。（《汤液本草》）

○止恶心，却腹痛。（《本草蒙筌》）

○补肺醒脾，养胃益肾，理元气，通滞气，散寒饮胀痞，噎膈呕吐，止女子崩中，除咽喉口齿浮热，化铜铁骨哽……引诸药归宿丹田，故补肾药用同地黄丸蒸，取其达下之旨也。（《本草纲目》）

○下气能消食。（《医经小学·卷之一·药性指掌》）

○缩砂蜜，辛能散，又能润；温能和畅通达……气味辛温而芬芳，香气入脾，辛能润肾，故为开脾胃之要药，和中气之正品，若兼肾虚，气不归元，非此为向导不济……凡腹痛属火。泄泻得之暑热，胎动由于血热，咽痛由于火炎，小儿脱肛由于气虚，肿满由于湿热，上气咳嗽，由于火冲迫肺而不由于寒气所伤，皆须详察鉴别，难以概用。（《本草经疏》）

○砂仁，温中和气之药也。若上焦之气梗逆而不下，下焦之气抑遏而不上，中焦之气凝聚而不舒，用砂仁治之，奏效最捷。然古方多用以安胎何也？盖气结则痛，气逆则胎动不安，此药辛香而窜，温而不烈，利而不削。和而不争，通畅三焦，温行六腑，暖肺醒脾，养胃养肾，舒达肝胆不顺不平之气，所以善安胎也。沈则施曰：砂仁温辛香散，止呕通膈，达上气也；安胎消胀，达中气也；止泻痢，定奔豚，达下气也。与木香同用，治气病尤速。（《本草汇言》）

○引诸药归宿丹田、肾虚气不归元用为向导，最为稳妥。（《本草分经·脾》）

○行郁消渴，降胃阴而下食，达脾阳而化谷。（《玉楸药解·卷一》）

○散咽喉口齿浮热，醒酒，凡一切虚寒凝结气滞之证所必须也。（《罗氏会约医镜·卷十六·本草》）

○调上焦之腐酸，理下气之秽浊……（《医学摘粹·本草类要·热药门》）

○若因实热而胎气不和，水衰而见咽喉口齿燥结者勿服。（《医方十种汇编·药性摘录》）

○和中之品，莫如砂仁，冲和调达，不伤正气，调醒脾胃之上品也。（《玉楸药解》）

○缩砂蜜，虽辛温能升，未尝不治中、下二焦之气，尤以专治肝肾为特长……石顽谓今人治血痢亦多用之，若积欲尽时，良非所宜。岂不以消滞导瘀，是其所长，故适宜于积滞初下之症。（《本草正义》）

○治消化不良，腹痛，呕吐，下利。（《临床应用汉方处方解说》）

○缩砂蜜，又名砂仁。入手足太阴、阳明，足少阴经。慢火炒令香，挼去皮，取仁，捣碎用。（《东医宝鉴·汤液篇·卷三》）

【验方举要】

○缩砂散：治妊娠胃虚气逆，呕吐不食。缩砂仁，入生姜自然汁少许。（《重订严氏济生方·头面门·头痛论治》）

○妊娠偶因所触或坠高伤折致胎动不安：腹中痛不可忍者，缩砂不以多少，和皮炒，令熟透，去皮为细末，每服二钱，热酒调下，胎即安，神效。（《卫生家宝产科备要·卷四》）

○治遍身肿满，阴亦肿者：缩砂仁、土狗一个，等分。研，和老酒服之。（《仁斋直指方》）

○治小儿滑泄，肛头脱出：缩砂一两。去皮为末，每用一钱，以猪腰子一片批开，入药末在内，绵系，米泔煮熟，与儿食之，次服白矾丸。（《小儿卫生总微论方·缩砂散》）

○治牙齿疼痛：缩砂常嚼之。（《仁斋直指方》）

○消食和中，下气止心腹痛：砂仁炒研，袋盛浸酒，煮饮。（《本草纲目·缩砂酒》）

○治子痫，用缩砂末，酒调下二钱。（《医学纲目·卷之十一·眩》）

〇治口疮：用缩砂不拘多少，火煅为末，掺疮即愈。（《医学纲目·卷之二十·丹熛瘭疹》）

〇治一切膨胀：秋收老西瓜一个，切去盖，将中瓤挖空，入阳春砂仁四两，大蒜头一大碗去衣，仍将切下之盖盖上，用钉钉牢，外以稳泥涂之，垄糠火煨三日成炭，去泥研末。每服一钱，空心开水送下，三日即消。（《经验良方·卷下》）

〇治产妇渴疾神效：缩砂皮不拘多少，煎汤百沸，候通口饮之，不过一盏渴疾自止。（《当归草堂医学丛书·传信适用方·卷四》）

〇治口疳：缩砂仁壳煅研擦之。（《疡医大全·卷之十四》）

〇治恶阻，脉涩者：砂仁三两，炒黄为散，米饮调下三钱。（《徐大椿医书全集·下·女科旨要卷二·恶阻》）

〇缪仲淳治高存之家仆妇，患霍乱，以砂仁一两，炒研，盐一撮，沸汤调冷，服一剂愈。（《续名医类案·卷六·霍乱》）

【按】

砂仁与白豆蔻功效相似，但砂仁芳香气浓，善行中下焦之滞气，用于脾、肺、肾经；白豆蔻芳香气清，善行中上焦之滞气，长于化湿消痞。

Qianniuzi

牵牛子

牵牛子系旋花科植物裂叶牵牛 *Pharbitis nil*（L.）Choisy 或圆叶牵牛 *Pharbitis purpurea*（L.）Voigt 的干燥成熟种子。常用别名有草金铃、黑牵牛、白牵牛、黑丑、白丑等。味苦，性寒，有毒。归肺、肾、大肠经。功能泻火通便，消痰涤饮，杀虫攻积。用于水肿胀满，二便不通，痰饮积聚，气逆喘咳，虫积腹痛，蛔虫、绦虫病等病症。常用剂量为 3~6 克。孕妇禁用，不宜与巴豆同用。

【各家论述】

○主下气，疗脚满水肿，除风毒，利小便。（《名医别录》）

○治痃癖气块，利大小便，除虚肿，落胎。（《药性本草》）

○多食稍冷，和山茱萸服之，去水病。（《食疗本草·卷上》）

○取腰痛，下冷脓，泻蛊毒药，并一切气壅滞。（《日华子本草》）

○痰积用牵牛，血积用干漆，此其大略也，更以意推之。（《医说·下册》）

○张文懿云：不可耽嗜，脱人元气……以至久服，则脱人之气而犹不知悔，戒之！唯当益脾健胃，使元气生而自能消腐水谷，其法无以加矣……以气药引则入气，以大黄引则入血。（《汤液本草·卷之四》）

○消肿满逐水于牵牛。（《珍珠囊补遗药性赋》）

○逐痰消饮，通大便气秘风秘，杀虫，达命门……牵牛自宋以后，北人常用取快……治水气在肺，喘满肿胀，下焦郁遏，腰背胀重，及大肠风秘气秘卓有殊功，但病在血分，及脾胃虚弱而痞满者，则不可取快一时，及常服暗伤元气也……盖牵牛能走气分，通三焦，气顺则痰逐饮消，上下通快矣……李杲：除气分湿热，三焦壅结……东垣治湿热太过，通身浮肿，喘不得卧，腹如鼓，海金沙散，亦以牵牛为君，则东垣未尽弃牵牛不用，但贵施之得道耳。（《本草纲目》）

○古方多为散丸，若用救急，亦可佐群药煎服，然大泄元气，凡虚弱之人，须忌之。（《景岳全书·卷四十八·本草正》）

○牵牛名以牵牛得，下水消膨利小便，专治腰疼并脚痛，更消水肿落胎元。（《医经小学·卷之一·药性指掌》）

○牵牛感南方火热之化所生者也，血热泻气，差误太甚，若病湿甚，湿气不得施化，致大小便不通，则宜用之耳。（《普济方·一册·方脉药性总论》）

○逐痰泄水，破聚决壅，下停痰积水，宿谷坚瘕，杀虫泄蛊，除肿消胀。溺癃便结，风刺雀斑之证皆医。功力甚猛，虚者勿用。去皮研末。（《玉楸药解·

卷一》）

○牵牛辛烈，能达右肾命门，走精隧，行水泄湿，兼通大肠。（《医方集解·利湿之剂·禹功散》）

○有黑、白二种，黑者力速名黑丑。（《本草分经·肺》）

○大泻水饮而走精髓，通下焦郁遏。（《徐大椿医书全集·药性切用·卷之二》）

○若湿热在血分，胃弱气虚者禁用。诸证应用药，和平而神良者不少，何必用此毒物哉，东垣戒人勿用。（《罗氏会约医镜·卷十六·本草》）

○此物甚滑；通泄是其专长，试细嚼之，唯其皮稍有辛味，古今主治，皆用之于湿热积滞，实肿胀满，二便不通，则东垣以为辛热，张石顽和之，亦谓辛温，皆属不确。（《本草正义》）

○牵牛白者入肺，除上焦气分湿热，治气逆壅滞及大小肠风闭。黑者入肺兼入左右肾，治肺气及大小便闭。唯水气在肺，心满肿胀，可暂用，以为开泄。如果下焦虚肿，还当佐以沉香、补骨脂等味，方无偏颇损泄之害。（《医方十种汇编·药性摘录》）

○牵牛专一行水，峻下之剂……乃泻气之药，其味辛辣，久嚼猛烈雄壮，所谓苦寒安在哉，夫湿者，水之别称，有形者也，若受湿气，不得施化，致大小便不通，宜暂用之，况牵牛止能泄气中之湿热，不能除血中之湿热，每见酒食过伤病痞者，多服牵牛散，取快一时，药过仍痞……东垣治下焦虚肿，天真丹用牵牛，以盐水炒黑，佐沉香、杜仲、补骨脂、官桂诸药，深得补泻兼施之妙用。（《本经逢原》）

○牵牛子得干姜，青木香良……得皂角治痰壅肠结，得川楝子治湿热便闭……病在血分，脾胃虚弱而痞满，禁用。（《得配本草》）

○牵牛子用炒过，味苦寒，有毒，处处有之。下气通肠，利大小便，堕胎，专治腰疼脚痛。（《医方捷径·卷四》）

○峻下利尿药，泻下作用颇著，须注意。对腰部以下之水肿，及尿闭症有效。（《现代实用中药（增订本）》）

○并有驱虫作用，功能下气，通便，堕胎，退水肿，去壅滞。（《科学注解本草概要·植物部》）

○水属肾，行肾之水，无如黑牵牛，取细末，入于猪肾，慢火煨熟，而温酒嚼下，则借肾入肾，两得其便，恶水既泄，不复泛滥矣。（《东医宝鉴·杂病篇·卷六》）

【验方举要】

○猪肾酒，通行漏疮中恶水自大肠出。黑牵牛碾细，去皮，取末一分猪肾

中，以线扎，青竹叶包。慢火煨熟，空心温酒嚼下。（《仁斋直指方论·卷之二十二》）

○痈疽宣毒方：黑牵牛去皮，取仁入猪肾中，线扎，湿纸包，热火灰内，煨香熟，候冷，温酒嚼下。（《仁斋直指方论·卷之二十二》）

○治腰腿痛，气滞，药棋子：牵牛不以多少，用新瓦火烧红，便以牵牛顿在瓦上，自然一半熟一半生，不得拨动，取头末一两，入硫黄一分，同研匀，分三服，每用白面一匙，水和捏作棋子，五更初以水一盏煮熟，连汤送下，痛住即止，未住，隔日再作。予尝有此疾，每发只一服痛止。（《医学纲目·卷之二十八·腰痛》）

○治腰痛不可忍。用牵牛不以多少，研取头末，去滓不用，取大蒜，每一瓣擘开，入巴豆肉一粒在内，用湿纸裹定，煨令蒜熟，去巴豆，将蒜研细，和牵牛为丸，如桐子大，每服五丸，醋汤茶空心食前，量虚实服。（《医学纲目·卷之二十八·腰痛》）

○一男子患痔漏，脓出大便，诸药不应，诊其脉颇实，令用猪眼一个，切开，入黑牵牛末五分，线扎以荷叶包煨熟，空心细嚼，温盐酒送下，数服顿退，更以托里药而愈。（《续名医类案·卷三十三·痔》）

○治脚气肿满，取头末蜜丸，小豆大，每五丸，姜汤下，小便利则止。（《东医宝鉴·外形篇·卷四》）

○治五般积聚，疝癖气块，黑丑取头末，半生半炒，蜜丸梧子大，临卧时以姜汤吞下，甚妙。（《东医宝鉴·杂病篇·卷六》）

○治水气蛊胀，白丑、黑丑头末各取二钱，大麦面四两，和作烧饼，临卧清嚼下，降气为验，名曰二气散。（《东医宝鉴·杂病篇·卷六》）

【按】

牵牛子与芫花皆为苦寒有毒之品，且共有逐水涤痰之功，然牵牛子质重，长于下气，泻三焦壅滞之水，且能杀虫去积；而芫花轻扬，泻水之力猛烈，长于逐胸胁之水，临证当细辨而用之。本品毒性较低，但过量则对肠道有强烈的刺激作用，也可刺激肾脏使之充血。

Houpo
厚朴

厚朴系木兰科植物厚朴 *Magnolia officinalis* Rehd.et Wils. 或凹叶厚朴 *Magnolia officinalis* Rehd.et Wils. var. *biloba* Rehd.et Wils. 的干燥干皮、根皮及枝皮。常用别名有厚皮、油朴、赤朴、烈朴等。味苦、辛，性温。归脾、胃、肺、大肠经。功能燥湿消痰，下气除满。主要用于治疗湿滞伤中，脘痞吐泻，食积气滞，腹胀便秘等病症。常用剂量为3~10克。厚朴的花蕾亦可入药，称厚朴花，性味辛温。功能芳香化湿，行气宽胸。主要用于治疗湿浊、气滞引起的脘腹胀满、疼痛等病症。常用剂量为3~6克。

【各家论述】

○厚朴味苦温。主中风伤寒，头痛，寒热，惊悸，气血痹，死肌，去三虫。（《神农本草经》）

○温中益气，消痰下气。疗霍乱及腹痛胀满，胃中冷逆及胸中呕不止，泄痢淋露，除惊，去留热心烦满，厚肠胃。（《名医别录》）

○治积年冷气，腹中雷鸣虚吼，宿食不消，去结水，破宿血，化水谷，止吐酸水，大温胃气，治冷痛，主病人虚而尿白。（《药性本草》）

○健脾。治反胃，霍乱转筋，冷热气，泻膀胱及五脏一切气，妇人产前产后腹脏不安，杀肠中虫，明耳目，调关节。（《日华子本草》）

○既能温脾胃气，又能走冷气。（《本草衍义》）

○苦以泻满，温以补胃，主伤寒头痛，散积冷逆气。（《丹溪手镜·卷之中》）

○厚朴恶泽泻，寒水石、硝石……可升可降，阳中之阳，其用有三：苦能下气，去实满而消腹胀；温能益气，除湿满，散结调中。（《珍珠囊补遗药性赋·主治指掌·逐段锦》）

○厚朴气味辛温，性复大热，其功长于泄结散满，温暖脾胃，一切饮食停积，气壅暴胀，与夫冷气、逆气，积年冷气入腹……痰饮吐沫，胃冷呕逆，腹痛泄泻及脾胃壮实之人，偶感风寒，气实人误服参、芪致成喘胀，诚为要药。然而性专消导，散而不收，略无补益之功。（《本草经疏》）

○厚朴用其温降散滞，制用姜汁炒，治霍乱转筋消痰下气，止咳嗽，呕逆吐酸，杀肠藏诸虫，宿食不消，去结水，破宿血，除寒湿泻痢，能暖脾胃，善走冷气。总之，逐实邪，泻膨胀，散结聚，治胸腹疼痛之要药。倘本元虚弱误服脱人

真气，孕妇忌用，堕胎须知。（《景岳全书·卷四十九·本草正》）

○厚朴用之随气味，苦除湿满胀而膨，性温益气能攻湿，散结调中可济生。（《医经小学·卷之一·药性指掌》）

○气之盛者，用无不验，气之弱者，亦少用之。（《本草汇言》）

○元素曰：厚朴之用有三：平胃一也；去腹胀二也；孕妇忌之三也。虽除腹胀，若虚弱人，宜斟酌用之。误服脱人元气。唯寒胀大热药中兼用，乃结者散之之神药也。（《本草纲目》）

○古方用厚朴，专为泻积滞之气。然厚朴性大温而散气，久服大能虚人，滞气稍行即去之。余滞未尽，宜炒枳壳、陈皮。然枳壳亦能耗气，比厚朴虽少缓，比陈皮亦为重，若滞气退一半，亦当去之，只用陈皮以和众药，然陈皮去白用，有补泻之兼能，若为参、术之佐，亦纯作补药用。（《医学纲目·卷之二十三·滞下》）

○厚朴入足阳明胃经。降冲逆而止嗽，破壅阻而定喘，善止疼痛，最消胀满……下气……疏通郁迫和解疼痛，除反胃呕吐，疗阳滑泄利，消宿食停米，调泄秽吞酸，止肠胃雷鸣……下冲消滞之物也。（《长沙药解·卷一》）

○厚朴辛温苦降。能散能宣，燥湿而除满，以暑必兼湿，故治暑方中，每加厚朴，相须相使，用其廓清胸中之湿，使暑热自离而易解耳，决无治上犯中，治热用温之害也。（《成方便读·清暑之剂·新加香薷饮》）

○厚朴泄卫气。（《病医大全·卷之三》）

○厚朴，去瘀血者也，用之撑开血脉，使恶露不致填塞。※神验保祐无忧散（厚朴、当归、川贝、黄芪、白芍、兔丝子、艾叶、芥穗、枳实、川芎、羌活、甘草、姜）主治妇人临产，常保孕妇产难之灾，以保子母安全之吉。（《医学心悟·第四卷》）

○厚朴味之辛者，又能入肺以治外感咳逆，且能入肝，平肝之横恣，以愈胁下燊疼……兼入血分，甄权谓其破宿血，古方治月闭亦有单用之者。诸家多谓其误服能脱元气，独叶香岩谓多用则破气，少用则通阳，诚为确当之论……用厚朴者……欲借温通之性，使胃中阳通气降，运水谷速于下行也。※理饮汤（川厚朴、于术、干姜、桂枝尖、炙甘草、茯苓片、生杭芍、桔红）服数剂后，饮虽开通，而气分若不足者，酌加生黄芪数钱。主治：因心肺阳虚，致脾湿不升，胃郁不降，饮食不能运化精微，变为饮邪。（《医学衷中参西录·医方》）

○厚朴用苦治胀宽膨，用温益气除湿。（《何氏药性赋》）

○厚朴可升可降，阴中之阳也。其用有二，苦下气，去湿满而消腹胀；温益气，除湿满散结调中。（《医方捷径·卷三》）

○然土能制水，而地道壅塞，则水亦不行，故用厚朴疏敦阜之土，使脾气健运，而水自下泄矣。（《金匮要略诠解·厚朴麻黄汤》）

○厚朴为健胃药，并有制菌作用。（《科学注解本草概要》）

○凡药之苦降者，其性多寒，而厚朴味苦性温，故能通气血诸痹，尤宜于肺肝脾肾之经。此经方用佐麻黄，《本经》首主中风伤寒也。（《经证证药录·卷十二》）

○药效：收敛、利尿、去痰、消化。用途：胸腹膨满，神经症，腹痛，喘咳。（《临床应用汉方处方解说》）

○厚朴体排逐，而降散为之用。降散表位也……降散心胃间也……降散胃中也。（《皇汉医学丛书·内科学·伤寒用药研究》）

○厚朴消化水谷，腹胀必少佐以厚朴者，盖其味辛能散，以气聚上焦故也。（《东医宝鉴·杂病篇·卷六》）

【验方举要】

○治月水不通。厚朴三两，炙，水三升，煎取，一升，空心，不过三四剂，差。（《子母秘录·调经》）

○洗眼神方：山西太原守药景锡失明十九年，忽有神人传一灵方，用厚朴五分，清水一碗，煎至五分，洗之即愈。（《归田琐记》）

○腹胀经闭，脉沉弦者，厚朴三钱，姜汁炒，水煎浓汁，去渣温服。（《徐大椿医书全集·杂病证治·卷七》）

○肥疮：厚朴烘碎研细末，麻油调搓。（《疡医大全·卷之三十五》）

○白秃疮：厚朴四两，麻油半斤同煎，待冷搓之。（《疡医大全·卷之三十》）

【按】

厚朴的主要有效成分为厚朴碱、挥发油，油中主要成分为桉叶酸，其次为厚朴酚、四氢厚朴酚、异厚朴酚等。药理研究表明，厚朴具有使肌肉松弛、抑制平滑肌、抑制中枢、抗溃疡、降血压、抗菌等作用。厚朴煎剂可杀死猪蛔虫。厚朴碱对心脏有抑制作用，大剂量可使呼吸中枢抑制而死亡。厚朴耗气，剂量不可过大，孕妇宜慎服。临床上如果用量每日在30克以上，则患者有乏力，易于疲倦、短气等副反应。

Weilingxian
威灵仙

威灵仙系毛茛科铁线莲属多年生植物威灵仙 *Clematis chinensis* Osbeck、棉团铁线莲 *Clematis hexapetala* Pall. 或东北铁线莲 *Clematis manshutica* Rupr. 的干燥根及根茎。常用别名有能消、灵仙、灵仙藤等。性温，味辛、咸。归膀胱经。功能祛风除湿，通络止痛。主要用于风湿痹痛，肢体麻木，筋脉拘挛，屈伸不利，骨哽咽喉等病症。常用剂量为5~10克。治骨哽可用到30克。体弱者宜慎服。

733

【各家论述】

○腰、肾、脚膝、积聚、肠内诸冷病，积年不瘥，服之效。（《新修本草》）

○服威灵仙有二法：其一，洗净阴干，捣罗为末，杂酒浸牛膝末，或蜜丸，或为散，酒调。牛膝之多少视脏腑之虚实而增减之。此眉山一僧，患脚气至重，依此服半年、遂永除。其二，取药粗细得中者，寸截之，七寸作一贴，每岁作三百六十贴，置床头，五更初，面东细咀一贴，候津液满口咽下。此牢山一僧，年百余岁，上下山如飞，云：得此药力。二者皆以得真为要，真者有五验：一、味极苦；二、色深黑；三、折之脆而不韧；四、折之微尘，如胡黄连状；五、断处有黑白晕，谓之鸲鹆眼。无此五验则藁本根之细者耳。又须忌茶，以槐芽、皂角芽至嫩者，依造草茶法作，或只取《外台秘要》代茶饮子方，常合服乃可。（《苏沈内翰良方校释·卷第二·服威灵仙法》）

○主诸风，宣通五藏，去腹内冷滞，心隔痰水久积，癥瘕痃癖气块，膀胱宿脓恶水，腰膝冷疼及疗折伤。（《开宝本草》）

○治肠风。根性快，多服，疏人五脏真气。（《本草衍义》）

○味甘，纯阳，去太阳之风，铁脚者佳，去芦用。（《医学启源·卷之下·用药备旨》）

○久服之无瘟疫、疟疾。（《增广和剂局方·药性总论·草部下品之下》）

○可升可降，阴中之阳也。其用有四：推腹中新旧之滞，消胸中痰涎之痞，散疴痒皮肤之风，利冷疼腰膝之气。（《珍珠囊补遗药性赋·主治指掌·逐段锦》）

○威灵仙苦温无毒，疴痒皮肤风可消，冷痛膝腰痰出唾，腹中新旧滞皆调。（《医经小学·卷之一·药性指掌》）

○《崔氏海上集》云：威灵仙治风，通十二经脉，此药朝服暮效，疏通五脏六腑，令出宿水，微利不泻。久服四肢轻健，手足温暖。专治男妇中风，手足不遂，口眼㖞斜，骨节风，胎风，暗头风，白癜风，心风，大麻风，皮风瘙痒，手足顽麻，言语蹇滞，行立不得，风疥癣毒，湿热浸淫，面黄气急，腹胀腰重，阴肿肾冷。妇人月水不带，动经多日。内服威灵仙，外用煎汤频洗，无不平愈。法用威灵仙一味，洗焙为细末，用好酒和，令微湿入在竹筒内，塞口，九蒸九晒，如干漆，以炼蜜和丸，梧桐子大。每服20丸，酒送下。（《古今医统大全·卷之八·中风门》）

○此药性利善走，乃治痛风之要药。（《景岳全书·下册·卷四十八》）

○有人重病，足不履地者十年，良医殚技莫能治，所亲置之道旁，以求救者。遇一游僧见之，告曰：此疾一药可治……乃威灵仙也，使服之数日，能步履……采得阴干月余，捣筛，温清酒和二钱匕，空心服之。如人本性杀药，可加及六钱匕。利过两行则减之，病除乃停服。其性甚善，不触诸药，但恶茶及面汤，以甘草、栀子代饮可也。（《医学纲目·卷之二十八·厥》）

○辛泄气，咸泄水，故风湿痰饮之病，气壮者服之有捷效，其性大抵疏利，久服恐损真气，气弱者亦不可服之。（《本草纲目》）

○治胸膈中冷寒气痛，开胃气，能治噎膈，寒湿伤筋骨，止湿脚气，烧酒煎服，祛脾风，多服损气。（《滇南本草》）

○灵仙性猛急，盖走而不守……风湿者，患在上，湿胜者，患在下，二者郁遏之久，化为血热，血热为本，而痰则为标矣，以此疏通经络，则血滞痰阻，无不立豁。若中风手足不遂，以此佐他药宣行气道。酒拌，治两臀痛。因其力猛，亦能软骨，以此同芎、归、龟甲、血余，治临产交骨不开，验如影响。（《药品化义》）

○治风湿痰饮诸病，性极快利，积病不瘥者服之有效，然大走真气耗血，用宜详慎。（《本草分经》）

○治一切黄疸浮肿湿证……虚弱者宜以调补药兼之，否则走气耗血。（《罗氏会约医镜·卷十六·本草》）

○起瘫开脾，化癖行痰，泄湿驱风，行痰逐饮。治手顽足痹，腰痛膝软，老血夙症，积水停痰，虚家勿用。（《玉楸药解》）

○宣通五藏，治胃脘积痛。（《本经逢原》）

○配鸡冠花治肠风泻血；佐木瓜治腰脚病，佐川乌五灵脂治手足麻，佐补气药为宣通气道之助……怪症，手足指尖疼痛异常，久则十指俱落，此过服凉剂，致四肢受火郁之结而然，用灵仙酒调敷，内服清火利水之药而愈，病后十指流水不止者，亦用此法治之。（《得配本草》）

○为镇痛、利尿药。功能宣气、祛风、去冷、消痰。（《科学注解本草概要·植物部》）

○治痛之要药也，酒洗焙干用。（《东医宝鉴·卷三·汤液篇》）

○去膀胱宿脓恶水，或末服，或煎服。（《东医宝鉴·卷三·内景篇》）

【验方举要】

○治腰痛。用威灵仙……为细末，每服二钱，猪腰子一双，批开，掺药在内，湿纸煨熟，五更细嚼，热酒下。《千金方》用威灵仙末一钱，温酒调下，逐日以微为度。（《医学纲目·卷之二十八》）

○治下部痔肿，大肠头痒痛。威灵仙、枳壳（麸炒）各一两，为粗末，熬水熏洗，冷即再暖，临卧避风洗三次……贴蒲黄散。（《医学纲目·卷之二十七·痔》）

○灵仙酒：威灵仙治脚膝酸痛极效……余尝加牛膝浸酒服亦妙（每烧酒一斤，药各一两，重汤煮一炷香时，浸七日服）。（《搏沙拙老笔记·闲处光阴·卷上》）

○昔一人食糯米饭，伤食结滞……乍寒乍热，肢体酸困。威灵仙三钱，沙糖五钱，以上二味，用水煎点酒服……又一人背寒痛不可忍。用威灵仙三钱，夏枯草五分，水煎点烧酒服。（《滇南本草》）

○鱼骨哽方：威灵仙、桔梗各五钱，黄酒煎，冲黄糖，服立下。（《浪迹丛谈·卷八》）

○截疟丹：威灵仙适量，研末。取药末适量水调后贴脐。（《马培之医案论精要·第四篇》）

【按】

威灵仙是一味疗效卓著的止痛药，对风湿疼痛、癌症疼痛、胃脘疼痛均可。据药理研究表明，威灵仙具有显著镇痛、抗炎、促进食道蠕动、抗菌等作用。历代记载有威灵仙治骨哽，其机理并不是威灵仙能化骨软骨，而是其通过解除喉部痉挛，则骨刺松解而愈。其他止痛效果，也与其解痉作用有关。此外，威灵仙还具有止咳平喘、安神定悸作用，临床治疗小儿百日咳、支气管炎、肺气肿、慢性咽炎、心悸心累等病症有效。

Qingfen
轻粉

轻粉系氯化亚汞（Hg_2Cl_2）。常用别名有甘汞、汞粉、水银粉、峭粉、银粉、腻粉等。味辛，性寒，有毒。归大肠、小肠经。外用功能杀虫，攻毒，敛疮；内服功能祛痰消积，逐水通便。外治用于疥疮、顽癣、臁疮、梅毒、疮疡、湿疹；内服用于痰涎积滞，水肿膨胀，二便不利等病症。常用剂量内服每次 0.1～0.2 克，一日 1～2 次，多入丸散或装胶囊，服后漱口。外用适量。内服慎用，不可过量，孕妇禁服。

【各家论述】

○通大肠，转小儿疳并瘰疬。杀疮疥癣虫及鼻上酒渣，风疮瘙痒……畏磁石、石黄。忌一切血。（《本草拾遗》）

○下涎药并小儿涎潮、瘈疭多用。（《本草衍义》）

○其气燥烈，……若服之过剂及用之失宜，则毒气被逼窜入经络筋骨莫之能出，变为筋挛骨痛，发为痈肿疳漏，经年累月，遂成废疾，因而夭枉，用者慎之。（《本草图经》）

○下痰而损心气，小儿不可轻用，伤脾败阳必变他证，初生者尤宜慎之。（《景岳全书·下册·卷四十九·本草正下》）

○治痰涎积滞，水肿臌胀，毒疮……水银乃至阴毒物，因火煅丹砂而出，加以盐矾炼而为轻粉……轻飞灵变，化纯阴为燥烈，其性走而不守……若服之过剂，或不得法，则毒气被蒸，窜入经络筋骨，莫之能出，痰涎既去，血液耗亡，筋失所养，营卫不从，变为筋挛骨痛，发为痈肿疳漏，或手足皲裂，虫癣顽痹，经年累月，遂成废痼，其害无穷……黄连、土茯苓、陈酱、黑铅、铁浆，可制其毒。（《本草纲目·石部第九卷》）

○治瘰疬诸毒疮，去腐肉，生新肉。（《景岳全书·本草正》）

○唯入外科。去风杀虫，追毒生肌……直达病所，可以劫毒。然邪郁暂解，但恐毒气透于筋骨，迨后毒发关窍，重者丧身，轻者废败，可不慎诸！（《罗氏会约医镜·卷十八·本草》）

○轻粉辛冷毒烈，服之筋骨拘挛，齿牙脱落。庸工用治杨梅恶疮，多被其毒，不可入汤丸也……良药自多，何为用此？（《玉楸药解》）

○轻粉利大肠，东垣又云抑肺而敛肛门，何也？盖轻粉经火本燥，原自水银，性冷，用之于润药则利，用之于涩药则止……（《本草述钩元》）

○水银粉，疗体与水银相似，第其性稍轻浮尔。大肠热燥则不通，小儿疳病，因多食甘肥，肠胃结滞所致，辛凉总除肠胃积滞热结，故主之也。其主瘰疮疥癣虫及鼻上酒渣风疮瘙痒者，皆从外治，无非取其除热杀虫之功耳……凡闭结由于血虚不能润泽；小儿疳病，脾胃两虚；小儿慢惊，痰涎壅上；杨梅结毒，发于气虚久病之人，咸不宜服。（《本草经疏》）

○用轻粉者，唯此能祛络脉之毒，主药在是，浅者视之，每谓汞是劫毒，最防收入骨髓，转滋变幻。不知江湖术士，专事升汞以治此证，倒提深入，害固不可胜言，其咎在用之太多而又不以清解辅之。二三日间，梅疮尽伏，其效如神，而毒得汞力，伏藏于内，迟之又久，然后发泄，则横决淫溢，不可复制。此方汞上不多，而牛黄腰黄即以解此猛烈之毒……若服之过度，则龈浮齿痛，即是汞毒发见之证，是宜停药，而大清其胃。为此丸则万无斯弊，不必过虑。※荟黄二仁丸：老色芦荟五钱，真净轻粉三钱、关西牛黄二钱、桃仁去皮、杏仁去皮各三十粒，明净腰雄黄四钱。主治：梅毒下疳、淋漓阴蠤诸证。（《疡科纲要·卷下》）

【验方举要】

○治小儿生癣：猪脂和轻粉抹之。（《仁斋直指方》）

○治大小便关格不通，腹胀喘急：腻粉一钱（宜减量），生麻油一合。相合，空腹服之。（《圣惠方》）

○治底耳肿痛，汁水不绝：轻粉一钱，麝香一分，为末掺之。（《简便方》）

○治烂弦风眼：腻粉末，口津和，点大眦，日二三次。（《圣惠方》）

○治牛皮恶癣：五更食炙牛肉一片，少刻以轻粉半钱，温酒服下。（《仁斋直指方》）

○治风虫牙疳，脓血有虫：轻粉一钱，黄连一两，为末掺之。（《普济方》）

○治人面上湿癣：轻粉、斑蝥（去翅、足）。上研细，用温水以鸡翎扫之周围。（《普济方·轻粉散》）

○治杨梅疮：程文彬治一人杨梅结毒十余年，蜀中传一方云：轻粉毒，必须仍以轻粉引出其毒。真轻粉四分半，石朱砂一分二厘，雄黄八厘，三味为细末，炼蜜为丸，金箔为衣，分作九丸，每日三丸，作三次服，三日服尽，一日鲜鱼汤送下，二日羊肉汤送下，三日鲜鸡汤送下，至四日，牙肿遍身作胀，肚中作泻，至十日，其毒尽出。再服黄芪、肉桂、茯苓、甘草、当归、麦冬、五味，数服果获痊愈，永不再发。（《名医类案·卷十》）

○治下疳：轻粉、黄柏各一钱，共研为末。先用麦门冬汤煎汤浇洗，掺之。（《疡医大全·卷之二十四》）

○治天泡疮：轻粉、青黛等分研细，瓦花汁调擦立效。（《疡医大全·卷之三十五》）

○治嘴唇破：轻粉敷。（《疡医大全·卷之十四》）

○治水气肿满：汞粉一钱，乌鸡子去黄盛粉，蒸饼包，蒸熟取出，苦葶苈炒一钱，同蒸饼杵丸，绿豆大，每车前汤下三五丸，日三服神效。（《本草述钩元》）

○消中嗜食，不生肌肉，多因外伤脾热，内积忧思，啖食咸物及面，致脾胃干燥，饮食倍常，大便反坚，小便无度。用轻粉一钱为末，姜汁拌匀，长流水下，齿浮是效。后服猪腊丸补之。（《本草述钩元》）

○治酒齇：轻粉、硫黄为末，和津唾擦之。又轻粉、硫黄、乳香、细辛为末，唾调敷之。（《东医宝鉴·外形篇·卷二》）

【按】

药理研究表明，轻粉有杀菌、泻下作用，内服轻粉至肠内变为可溶性汞盐，刺激肠壁，引起肠蠕动增强，促进肠液分泌而致泻下，并制止肠内异常发酵。近年来治疗某些癌症取得了一些疗效，但终因久用会导致中毒，临床切忌滥用。

韭菜子

Jiucaizi

　　韭菜子系百合科植物韭菜 *Allium tuberosum* Rottl. 的干燥成熟种子。常用别名有韭子、韭菜仁等。味辛、甘，性温。归肝、肾经。功能温补肝肾，壮阳固精。主要用于治疗阳痿遗精。腰膝酸痛，遗尿尿频，白浊带下等病症。常用剂量为3～9克。或入丸散服。阴虚火旺者慎服。

【各家论述】

　　○主梦泄精，溺白（一作溺血）。（《名医别录》）

　　○暖腰膝。（《日华子本草》）

　　○韭能归心气而去，包中恶气治胸中也。（《医说·下册·卷十》）

　　○韭子助阳而医白浊。（《珍珠囊补遗药性赋·总赋·热性》）

　　○韭味辛温，祛除胃热，汁清血瘀，子医梦泄。（《明医指掌·卷一·药性歌》）

　　○补肝肾，暖腰膝，兴阳道。治阳痿。（《滇南本草》）

　　○补肝及命门。治小便频数，遗尿，女人白淫白带。（《本草纲目》）

　　○通淋浊，利小水。（《本草汇言》）

　　○妇人阴寒，少腹疼痛。（《景岳全书·本草正》）

　　○治筋骨疼痛，赤白带下。（《本草再新》）

　　○韭子，唯肾气过劳，不能收摄者为宜，若阴虚火旺及亢阳不交，独阴失合误用，是抱薪救焚矣。大抵韭之功用，全在辛温散结，子则啬精，而壮火炽盛，则为戈戟。今人以韭子熏龋齿出虫，然能伤骨坏齿，不可不知。（《本经逢原》）

　　○韭乃菜中之一，色青味辛，性能活血散瘀。生捣净汁，大能开胃口，化瘀血。频饮之，俾瘀化血活，则胃气清润而纳化有权，何噎膈之有……韭子，入肝、肾、命门，兴阳固精，为梦泄遗溺专药。炒研用。（《徐大椿医书全集·药性切用·卷之四中》）

　　○韭子，补精血，助相火……多食昏神昏目，慎之！（《罗氏会约医镜·卷十七·本草》）

　　○韭菜汁治吐衄便溺诸血，行打扑损伤诸瘀，疗女子经脉逆行，止胸膈刺痛如锥，消散胃脘瘀血。（《玉楸药解·卷四》）

　　○韭子主治强中，乃下焦元阳虚而有滞以为漏者。（《本草述钩元》）

　　○子为兴奋、强壮、健胃药……治疝痛。其地下鳞茎，有止血作用……又捣

汁涂漆疮。(《现代实用中药》增订本)

○韭子,治胸痞心中隐痛,或痛彻背上欲死,捣取汁,灌服之,即吐胸中恶血而愈。(《东医宝鉴·外形篇·卷三》)

【验方举要】

○治虚劳溺精:用新韭子二升(十月霜后采之),好酒八合渍一宿。以晴明日,童子向南捣一万杵。平旦温酒服方寸匕,日再服之。(《外台秘要》)

○治卒短气方:捣韭取汁服一升,立愈。(《外台秘要·卷十·卒短气方》)

○治虚劳尿精方:韭子二升,糯米一升,上二味,以水一斗七升,煮如粥,取汁六升,分为三服。(《外台秘要·卷十六·虚劳失精方》)

○治女人带下及男子肾虚冷,梦遗:韭子七升。醋煮千沸,焙,研末,炼蜜丸,梧子大。每服三十丸,空心温酒下。(《千金方》)

○治泄精:用韭菜子二两炒为末,食前酒下二钱。(《众妙仙方·卷二·下血门》)

○生韭饮:治食积郁久,胃脘有瘀血作痛,大能开提气血。生韭(捣自然汁一盏,温加酒一二杯同服。)先以桃仁连皮细嚼数十枚后,以韭汁送下。(《古今医统大全·卷之二十六·郁证门》)

○治茎强不痿,精流不注,时如针刺,捏之则痛,病名强中,乃肾滞漏疾也。用韭子、破故纸各一两,为末,每服三钱,水一盏,煎服,日三。(《本草述钩元》)

○治喉痹乳蛾:生韭菜捣敷项上,立效。(《疡医大全·卷之十七》)

○治肾囊风:韭菜煎水洗。(《疡医大全·卷之二十四》)

○治跌伤筋骨:韭菜汁和童便饮之,散去瘀血。(《疡医大全·卷之三十五》)

○催乳:生韭子黑者炒为末,黄酒冲服五钱。(《良朋汇集·卷七》)

○治胁膈时当疼痛,得热则减,得寒则增:韭菜捣烂取汁,清酒等分,和服神效。(《良朋汇集·卷四》)

○治一切伤力:鲜韭菜汁一杯,加土鳖七个,用瓦焙干研末,陈酒冲服,每晚连服七日,复本还原。(《寿世汇编·普济良方·卷四》)

【按】

韭子壮阳,不独内服,外用亦有效验,临床配伍淫羊藿、雄蚕蛾等,按法制成软膏,每日敷于神阙,治疗阳痿早泄,一月即可见效。

Mengchong
虻虫

虻虫系虻科昆虫复带虻 *Tabanus bivittatus* Matsumura 等的雌虫体。常用别名有牛虻、蜚虻、牛蚊子等。味苦，性微寒，有小毒。归肝经。功能破血、逐瘀、通经。主要用于治疗血滞经闭，月经不通，瘀结成块，癥瘕积聚，跌打损伤，瘀滞疼痛等病症。常用剂量为1～1.5克。焙干研末吞服，每次0.3克。孕妇忌服。

【各家论述】

○蜚虻，味苦微寒，主逐瘀血，破下血积坚痞癥瘕寒热，通利血脉及九窍。生川谷。(《神农本草经》)

○虻散积血。(《淮南子·说山训》)

○女子月水不通，积聚，除贼血在胸腹五藏者，及喉痹结塞。(《名医别录》)

○巴山谷间，春秋常雨。自五六月至八九月，雨则多虻，道路群飞，噬马牛血及蹄角，且暮尤极繁多。人常用日中时趣程，逮雪霜而后尽。其啮人，痛剧浮蟆，而不能留肌，故无疗术。诗曰：阴深山有瘴，湿垫草多虻，众噬锥刀毒，群飞风雨声。汗粘疮痍痛，日曝苦辛行，饱尔蛆残腹，安知天地情？(《元稹集·卷四》)

○破癥结，消积脓，堕胎。(《日华子本草》)

○苦平有毒，专破瘀血。抵当汤治下焦畜血，其人如狂者用之，或小腹满因小便不利，而利者为有血也，以抵当丸小可药攻之。(《丹溪手镜·卷之中》)

○按刘河间云：虻食血而治血，因其性而为用也。成无己云：苦走血，血结不行者，以苦攻之。故治蓄血用虻虫，乃肝经血分药也。古方多用，今人稀使。(《本草纲目》)

○子和治一妇人，月事不行，寒热往来，口干颊赤，喜饮，且暮问咳一二声，请诸医皆用虻虫，水蛭、干漆、硇砂、芫青、红娘子、没药、血竭之类，子和不然，日：古方虽有此法，奈病人服之，必脐腹发痛，饮食不进，乃命止药，饮食稍进。内经云曰：二阳之病发心脾，心受之则血不流，故不月也。宜抑火升水流湿润澡，开胃进食……湿水上下皆去，血气自然周流，月事不为水湿所隔，自依期而至矣。不用虻虫、水蛭有毒之药，如用之则月经纵来，小便反闭，他证生矣。凡精血不足，宜补之以食，大忌有毒之药，偏胜而成夭阏。(《名医类案·卷十一》)

○其用大略与虻虫相似，而此苦胜，苦能泄结……味应有咸，咸能走血，故主积聚癥瘕一切血结为病。（《本草经疏》）

○遍行经络，能攻真气，运行不到之血，治两目赤痛，及皆伤泪出，配丹皮治扑坠瘀血。（《得配本草》）

○虻食血而治血，因其性而为用，肝经血分药也。本经治癥瘕寒热，是因癥瘕而发寒热，与蛞蝓治腹胀寒热不殊，仲景抵当汤丸，水蛭虻虫，虽当并用，二物之纯险悬殊。其治经闭，用四物加虻虫作丸服甚良。以破瘀不伤血也。苦走血，血结不行者，以苦攻之，其性虽缓，亦能堕胎。（《本经逢原》）

○恶麻黄，色青入肝……遍行经络，疗虚劳羸瘦、内有死血干结（以肌肤甲错，两目黯黑也。虻虫蛮虫，皆入补血活血药中，散宿血结积，大有神效）。但堕胎甚速。收取阴干，炒用。非气壮之人，实有畜血者，水蛭虻虫，不敢轻投。（《罗氏会约医镜·卷十八·本草》）

○凡病人气血虚甚，形质瘦损者忌之；伤寒发黄，脉沉结，少腹硬，如小便不利者，为无血，不宜用；瘀未审的者，不宜用；月水不通，非血结闭塞者，不宜用；孕妇腹中有癥瘕积聚，不宜用。（《本草述钩元》）

○虻虫水蛭一飞一潜，皆吮血之虫也，在上之热随经而入，飞者抵之，在下之血，为热所瘀，潜者当之……虻虫之所主，在腹与少腹，不在胁下也，然则腹中有瘀血著脐下，宜用虻虫之至矣……虻虫只治腹中脐下已凝之瘀，不能治新瘀矣。（《本经疏证·卷十二·水蛭》）

○为通经及刺激药，功能破坚癥，磨血积。（《科学注解本草概要·动物部》）

○虻虫性飞物，能行络外溢血，通清净之府，故可利九窍也。（《经证证药录·卷十五》）

○溶解凝血，驱除陈旧瘀血，用途：经水不调，子宫肌瘤，腹满。（《临床应用汉方处方解说》）

○虻虫体销铄，而败坏为之用……败坏血道也。（《皇汉医学丛书·伤寒用药研究·卷下》）

【验方举要】

○蛇螫血出，九窍皆有者。取虻虫初食牛马血腹满者三七枚，烧研汤服。（《本草纲目》）

○病笃去胎：虻虫十枚炙，捣为末，酒服，胎即下。（《本草纲目》）

○扑坠瘀血：虻虫二十枚，牡丹皮一两，为末。酒服方寸匕，血化为水也。若久宿血在骨节中者，二味等分。（《本草纲目》）

【按】

虻虫与水蛭都善于破积久之瘀血，而又善攻凝结之死血。然虻虫性烈力猛，破血之力强于水蛭；而水蛭性善趋下，活血作用缓慢而持久，并善利水道，疗中风。近年临床报道，虻虫内服可用于治疗冠心病、肝炎、血栓闭塞性脉管炎、血栓性静脉炎、中风、肿瘤、头痛、精神病、经闭、子宫内膜异位症等，但必须辨证用药，注意配伍，掌握宜忌，以策安全。

Gusuibu
骨碎补

骨碎补系水龙骨科植物槲蕨 *Drynaria fortunei*（Kunze）J. Sm. 或中华槲蕨 *Drynaria baronii*（Christ）Diels 的干燥根茎。常用别名有猴姜、石毛姜、过山龙、石岩姜、碎补等。味苦，性温。归肾、肝经。功能补肾强骨，续伤止痛。主要用于治疗肾虚腰痛，耳鸣耳聋，牙齿松动，跌仆闪挫，筋骨折伤等。外治斑秃白癜风。常用剂量为3~9克，鲜品6~15克；外用鲜品适量。阴虚内热者慎服。

【各家论述】

○主骨中毒气，风血疼痛，五劳六极，口手不收，上热下冷。（《药性本草》）

○治恶疮，蚀烂肉，杀虫。（《日华子本草》）

○主破血，止血，补伤折。（《开宝本草》）

○能活血止血，补折伤，疗骨中邪毒，风热疼痛及痢后下虚，或房劳，或外感风湿，以致两足痿弱疼痛，俱宜以四斤丸补阴药之类，佐而用之，或炒熟研末用猪腰夹煨空心食之……（《景岳全书·下册·卷四十九·本草正》）

○……治耳鸣及肾虚久泄、牙痛。（《本草纲目》）

○如血虚风燥，血虚有火，血虚挛痹者，俱禁用之。（《本草汇言》）

○骨碎补温，折伤骨折，风血积疼，最能破血。（《寿世保元·卷一·本草》）

○此物好生阴处，入肾而主骨。治骨中毒气，风热疼痛、五劳六极、手足不收、上热下冷，……勿与风燥药同用。（《罗氏会约医镜·卷十六·本草上》）

○疗骨痿……病后发落，同野蔷薇枝煎汁刷。（《本草从新》）

○性味苦温，坚肾活血，为折伤损骨专药。酒炒或蜜炒用。（《徐大椿医书全集·药性切用·卷之二下》）

○骨碎补，……治筋断骨折，兼疗肾泄。（《玉楸药解·卷一》）

○入肾补骨，兼入心破血。（《医方十种汇编·药性摘录》）

○治腰痛行痹，中风鹤膝风挛气证，泄泻，淋，遗精，脱肛。（《本草述》）

○忌羊肉、羊血、芸薹菜。（《得配本草》）

○石岩姜苦温补骨，牙痛耳鸣久泻服，破血止血炒黑用，折伤接骨功效速。（《草木便方》）

○骨碎补，虽与补骨脂相似，然总不如补骨脂性专固肾通心，而无逐瘀破血之治也。（《本草求真》）

○缓和补骨药，又为镇痛药，用于跌打损伤，筋骨痛，并腰脊关节诸痛。（《现代实用中药》增订本）

【验方举要】

○治腰脚疼痛不止：骨碎补一两，桂心一两半，牛膝三分（去苗），槟榔二两，补骨脂三两（微炒），安息香二两（入核桃仁捣熟）。捣罗为末，炼蜜入安息香，和捣百余杵，丸如梧桐子大。每于食前，以温酒下二十丸。（《圣惠方》）

○治金疮，伤筋断骨，疼痛不可忍：骨碎补（去毛，麸炒微黄）、自然铜（细研）、虎胫骨（涂酥炙黄）、败龟（涂酥炙微黄）各半两，没药一两。上件药，捣细罗为散。每服一钱，以胡桃仁半个，一处嚼烂，用温酒一中盏下之，日三、四服。（《圣惠方·骨碎补散》）

745

○治风虫牙痛：骨碎补、乳香等分，为末糊丸、塞孔中。名金针丸。（《圣济总录》）

○治耳鸣，亦能止诸杂痛：骨碎补去毛细切后，用生蜜拌，蒸，从巳至亥，暴干，捣末，用炮猪肾空心吃。（《雷公炮炙论》）

○治肾虚耳鸣耳聋，并齿牙浮动，疼痛难忍：骨碎补四两，怀熟地、山茱萸、茯苓各二两，牡丹皮一两五钱（俱酒炒），泽泻八钱（盐水炒）。共为末，炼蜜丸。每服五钱，食前白汤送下。（《本草汇言》）

○治耳聋：用骨碎补削作细条，火炮乘热塞耳。（《医学纲目·卷之二十九·耳聋》）

○治虚气攻牙，齿痛血出，牙断痒痛：骨碎补二两，细划，炒令黑色，杵末，依常盥漱后，揩齿断下，良久吐之。临卧后咽之无妨。（《医学纲目·卷之十七·诸见血门》）

○接骨续筋：骨碎补四两，浸酒一斤，分十次内服，每日两次；另晒干研末外敷。（《泉州本草》）

○肠风失血：骨碎补烧存性五钱，酒或米饮服。（《本草述钩元》）

○李时珍治魏刺女子久泄，诸医不效垂殆，用骨碎补为末，入猪腰中，煨熟与食顿愈。（《续名医类案·卷七·泄泻》）

○骨碎补，铜刀砍片，铜锅炒，以槐枝搅至微黑色，住火。停冷又炒至老黑色，研为末，无时擦牙，极能坚骨固齿，痛不复作。如牙动摇将落，频频用之立佳，再不复动摇。（《医宗金鉴》）

【按】

据临床报道，单用骨碎补防治链霉素的毒副反应有明显疗效。以骨碎补为主配合六味地黄丸治疗感觉神经聋有效。

Gouteng

钩藤

钩藤系茜草科植物钩藤 *Uncaria rhynchophylla* （Miq.） Jacks.、大叶钩藤 *Uncaria macrophylla* Wall.、毛钩藤 *Uncaria hirsuta* Havil.、华钩藤 *Uncaria sinensis* （Oliv.） Havil.或无柄果钩藤 *Uncaria sessilifructus* Roxb.的干燥带钩茎枝。常用别名有钓藤、吊藤、钩藤钩子、钓钩藤等。味甘，性凉。归肝、心包经。功能清热平肝，息风定惊。主要用于治疗头痛眩晕，感冒夹惊，惊痫抽搐，妊娠子痫；高血压症等病症。常用剂量为3～12克，入煎剂宜后下。体虚者慎服。

【各家论述】

○主小儿寒热，惊痫。（《名医别录》）

○主小儿惊啼，瘛疭热壅。（《药性本草》）

○治客忤胎风。（《日华子本草》）

○能清手厥阴之火，足厥阴、足少阳之风热，故专理肝风相火之病，凡大人小儿惊痫、眩晕、斑疹、天钓、头眩、烦热等证，用之而风静火息，则诸证自除矣。（《景岳全书·下册·卷四十八·本草正》）

○钩藤微寒，疗儿惊痫，手足瘛疭，抽搐口眼。苗类钓钩，故曰钩藤。（《寿世保元·卷一·本草·药性歌括》）

○钩藤，祛风化痰，定惊痫，安客忤，攻痘瘄之药也。钱仲阳先生曰：钩藤，温、平、无毒，婴科珍之。其性捷利，祛风痰，开气闭，安惊痫于仓忙顷刻之际，同麻、桂发内伏之寒，同芩、连解酷烈之暑，同前葛祛在表之邪，同查、朴消久滞之食，同鼠粘、桔梗、羌、防、紫草茸发痘瘄之隐约不现也，祛风邪而不燥，至中至和之品。但久煎便无力，俟他药煎熟十余沸，投入即起，颇得力也。去梗纯用嫩钩，功力十倍。（《本草汇言》）

○专除目眩，舒筋，为肝气相火专药。藤细钩多者良。（《徐大椿医书全集·药性切用·卷之二中》）

○去梗纯用钩，其功十倍。（《罗氏会约医镜·卷十六·本草》）

○治妇人赤白带下诸证。多钩者良，久煎无力。小儿发热病未甚可用，若风火至极，用此轻药难救。（《医方十种汇编·药性摘录》）

○钩藤，去风甚速，有风症者必宜用之。但风火之生，多因于肾水不足，以致木燥火炎，于补阴药中，少用钩藤，则风火易散，倘全不补阴，纯用钩藤以祛风散火，则风不能息，而火且愈炽矣。（《本草新编》）

○无火者勿用。(《本草从新》)

○钩藤，自《别录》即以为专治小儿寒热，弘景且谓疗小儿，不入余方。盖气本轻清而性甘寒，最合于幼儿稚阴未充、稚阳易旺之体质。能治惊痫者，痫病皆肝动生风，气火上燔之病，此物轻清而凉，能泄火而能定风……唯濒湖又谓其发斑疹，则本于钱仲阳之紫草散，方用钩藤钩子、紫草茸等分为末，温酒调服。按仲阳之所谓斑疹，即是痘疮及瘄子，非今人时病中之所谓发斑，钩藤轻能透发，清能解热，而佐以紫草凉血活血，助其流动，又以酒辅之，能发亦能清火，洵是不亢不卑稳妥之法。(《本草正义》)

○镇痉、镇静。(《临床应用汉方处方解说》)

【验方举要】

○治斑疹不快：钩藤钩子、紫草茸等分，为末。每服一字或半钱，温酒服。(《钱氏方》)

○治小儿惊热：钩藤一两，硝石半两，甘草一分(炙微赤，锉)。上药捣细，罗为散。每服，以温水调下半钱，日三四服。量儿大小，加减服之。(《圣惠方·延龄散》)

○治小儿卒得痫：用钩藤、甘草炙，各二分，水五合，煮取二合，服如小枣大，日夜三大服。(《医学纲目·卷之三十六·肝主风》)

○治小儿盘肠内钓，啼哭而手足上撒，或弯身如虾者：钩藤、枳壳、延胡各五分，甘草三分。水半盅，煎二分服。(《幼科指掌·钩藤汤》)

【按】

药理研究表明，钩藤具有降血压、解痉、抗惊厥等作用，此外，钩藤对流感病毒和绿脓杆菌有较强的抑制作用。临床上单用钩藤制剂治疗高血压有显著疗效。以钩藤为主的复方治疗中风、哮喘、痛经、百日咳、泄泻等均有满意疗效。

Xiangfu

香附

香附系莎草科植物莎草 *Cyperus rotundus* L.的干燥根茎。常用别名有莎草根、香附子、香附米、雷公头等。味辛、微苦、微甘，性平。归肝、脾、三焦经。功能行气解郁，调经止痛。主要用于治疗肝郁气滞，胸、胁、脘腹胀痛，消化不良，胸脘痞闷，寒疝腹痛，乳房胀痛，月经不调，经闭痛经等病症。常用剂量为6~12克。

【各家论述】

○主除胸中热，充皮毛，久服利人，益气，长须眉。（《名医别录》）

○大下气，除胸腹中热。（《新修本草》）

○香附子，甘，阳中之阴，快气。（《医学启源·卷之下·用药备旨》）

○血中气药也，专入肝胆二经，兼行诸经之气。用此者，用其行气血之滞，童便炒欲其下行，醋炒则理气痛，开六郁，散寒邪，利三焦，行结滞，消饮食痰涎，痞满腹胀，肘肿脚气，止心腹肢体头目齿耳诸痛，疗霍乱吐逆气滞泄泻，及吐血下血尿血，妇人崩中带下经脉不调，胎前产后气逆诸病。因能解郁，故曰妇人之要药。然其味辛而动，若阴虚躁热而汗出血失者，概谓其要则大误矣。此外，凡痈疽瘰疬疮疡，但气滞不行者，皆宜用之为要药。（《景岳全书·下册·卷四十八·本草正》）

○香附主气分之病，香能窜，苦能降，推陈致新，故诸书皆云益气，而俗有耗气之讹，女科之专非也。治本病略炒，兼血以酒煮，痰以姜汁炒，虚以童便浸，实以盐水煮，积以醋浸水煮……大凡病则气滞而馁，故香附于气分为君药，世所罕知。（《韩氏医通·药性裁成章第七》）

○香附味苦，快气开郁，止痛调经，更消宿食。（为妇人之仙药，勿犯铁）。（《明医指掌·卷一·药性歌》）

○莎草根名香附子，主除胸腹热无时，妇人得此为仙药，下气宽中用最宜。（《医经小学·卷之一·药性指掌》）

○香附缩砂，女人至宝，山药从容，男子佳珍，此之谓也。（《红炉点雪·卷一·痰火胁痛》）

○调血中之气，开郁。（《滇南本草》）

○香附之气平而不寒，香而能窜。其味多辛能散，微苦能降，微甘能和。乃足厥阴肝、手少阳三焦气分主药，而兼通十二经气分。生则上行胸膈，外达皮肤；熟则下走肝肾，外彻腰足。炒黑则止血，……得参、术则补气，得归、地则补血，得木香则疏滞和中，得檀香则理气醒脾，得沉香则升降诸气……得厚朴、半夏则决壅消胀，得紫苏、葱白则解散邪气，得三棱、莪术则消磨积块，得艾叶则治血气，暖子宫，乃气病之总司，女科之主帅也。（《本草纲目》）

○凡月事先期者，血热也，法当凉血，禁用此药。（《本草经疏》）

○独用、多用、久用，耗气损血。（《本草汇言》）

○香附……得山栀、黄连则降火清热，得茯苓则交心肾……（《妇科秘诀大全·经候应用各方》）

749

○香附，通行十二经，入脉气分，调一切气，能引血药至气分而生血，解六郁利三焦，消积调经，乃治标之品，损气耗血。（《本草分经·通行经络·和》）

○治妇人室女，一切气血经候不调，脐腹疼痛，面色萎黄，心悚乏力，腹胀胁痛，头晕恶心，饮食减少，崩漏带下，大肠便血，结聚癥瘕，并皆治疗，若以其名，人人言之，耗气，不喜此药也。世讹之已久，不肯服之者甚多，殊不知获效非常，方书所载者，香附子为妇人之仙药，不可轻忽，修制相感，岂可同日而语哉，能久服之，自显其功耳。（《宋氏女科秘书·经候不调门》）

○治崩漏先调其气。许叔微曰，治下血不止，成五色崩漏，香附是妇人仙药，醋炒为末，久服为佳。又曰：女人以气血为主，不知因气不先理，然后血脉不顺，即生崩带诸证……慎斋按：香附味辛气温，能行十二经八脉，为血中耗气之药，妇人虚寒，气郁不舒，用之固宜，若阴虚血热，有口干燥渴，骨蒸，五心烦热等证，而必谓妇人之仙药以用之，未免抱薪救火矣，慎之……徐春甫曰：世医安胎多用艾附砂仁，热补为害尤甚，不知血气清和，无火煎药则胎而固。气虚则提不住，血热则溢妄行，胎欲不堕得乎。（《女科经纶》）

○香附，味苦气平，入足太阴脾，足厥阴肝经。开郁止痛，治肝家诸证。但肝以风木之气升达，不遂则生风燥，香附降伏之性最不相宜，香燥之气亦正相反。庸工香附诸方，造作谬妄不通。（《玉楸药解·卷一》）

○金香附，即莎草子……炒用，下达肾肝，旁彻腰膝。盐水炒，软坚润下；童便制，散瘀除蒸；青盐炒，入肾调气；酒浸炒，入肝行经……（《徐大椿医书全集·上册·药性切用》）

○香附辛燥，唯气实血足者宜之，若泥于女科仙药之一语而概用之，误矣！（《罗氏会约医镜·卷十六·本草》）

○治血病以行气为先，香附之类是也。（《济阴纲目·卷一》）

○香附，主治诸证，当审为血中之气病，乃中肯綮，不漫同于诸治气之味也……此味于血中行气，则血以和而生，血以和生，则气有所依而健运无穷，是之谓生血，是之谓益气，非二义也……用此于补血味中，乃能使归血和而新血生，即气虚而事补益者，亦借此为先导，去虚中之著……（《本草述》）

○香附，专属开郁散气，貌同实异，木香气味苦劣，故通气甚捷，此则苦而不甚，故解郁居多，且性和于木香，故可加减出入，以为行气通剂，否则宜此而不宜彼耳。（《本草求真》）

○香附为气郁血滞必用之药。（《本草述钩元》）

○许学士曰，治下血不止，或成五色崩漏，香附是妇人圣药。（《女科精华·卷中·论血崩用药》）

○从来医者调气行血，习用香附，而不习用三棱。盖以其能破癥瘕，逐疑其过于猛烈。而不知能破癥瘕者，三棱、莪术之良能，非二药之性烈于香附也。愚精心考验多年，凡习用之药，皆确知其性情能力。若论耗散气血，香附犹甚于三棱、莪术。若论消磨癥瘕，十倍香附亦不及三棱、莪术也。（《医学衷中参西录·上册·医方》）

○为芳香健胃药，用于神经性胃痛，消化不良……（《现代实用中药》增订本）

○香附子，用于血脉症，产后神经症，月经不调。（《临床应用汉方处方解说》）

○香附，妇人之仙药。盖妇人性偏多郁，此药能散郁逐瘀，……凡有病则气滞而馁，故香附入气分为君药，世所罕知。（《东医宝鉴·汤液篇·卷之三》）

【验方举要】

○香附子不以多少，先擦去毛，用好醋煮出，焙碾为末，醋煮糊为丸，如梧桐子大，每服三十丸，米饮送下，无时候。妇人数堕胎，由气不下降，所以胎气不固，此药尤妙。一方有艾，同煮亦好。（《妇人大全良方·卷之一·崩暴下血不止方论第十五》）

○疗产后血晕，狂言，烦渴不止：生香附子，去毛，上为末，每服二钱。水一盏，姜三片，枣一个，煎至七分，温服。（《妇人大全良方·卷之十八·产后血晕方论第五》）

○血气刺痛：香附子炒一两，荔枝核烧存性五钱，为末。每服二钱，米饮调下。（《妇人良方》）

○香附散：香附子四两（去里皮微炒），片子姜黄（汤浸一宿洗净）二两，甘草一两（炒）。共研细末，入盐点，避岚瘴之气极妙。（《去雅堂杂钞·卷上》）

○治一切气疾心腹胀满，胸膈噎塞，噫气吞酸，胃中痰逆呕吐及宿酒不解，不思饮食：香附子（炒，去毛）三十二两，缩砂仁八两，甘草（炒）四两。上为细末。每服一钱，用盐汤点下。（《和剂局方·快气汤》）

○治四时瘟疫、伤寒：陈皮（不去白）二两，香附子（炒香，去毛）、紫苏叶各四两，甘草（炙）一两。上为粗末。每服三钱，水一盏，煎七分，去滓热服，不拘时，日三服。若作细末，每服二钱，入盐点服。（《和剂局方·香苏散》）

○治下血不止或成五色崩漏：香附子（去皮毛，略炒）为末。每服二钱，清米饮调下。（《本事方》）

○治肛门脱出：香附子、荆芥穗等分。为末。每用三匙，水一大碗，煎十数沸，淋。（《三因方·香荆散》）

○治牙痛：以生姜三两研和滓汁浸香附子三钱，炒焦黑存性为末，以青盐二钱拌匀揩牙。（《御药院方·卷三·牙痛》）

○治耳内流水：香附研末掺之。（《仙方合集·上卷·杂治门》）

○治妇人血崩：用香附炒焦黑研末，酒下三钱，三服即止。（《众妙仙方·卷三·妇人杂病》）

○治血崩，香矾散：香附子不以多少，极酸醋浸一宿炒焦为灰存性，每一两入白矾末二钱，米饮调服空心神效。一法用荷叶汤尤妙。（《证治准绳·六·女科》）

○黄鹤丹：香附（气失其平则为痰，此为君矣，此为用矣。）、黄连（凡痰之所在为邪火，单用生用，固非泻心火例矣）。二味香附为主，黄连减半，俱选择净料，共制为极细末，水糊为丸梧子大。假如外感，姜葱汤下；内伤，米饮下；血病，酒下；气病，木香汤下；痰病，姜汤下；火病，白汤下。余可类推。（《韩氏医通·方诀元隐章第八》）

○香附子，治……脾虚发肿。用香附子净洗去皮，用酸米醋煮，焙干，咀三十粒，久之败水渐从小便利去，肿退仍能饮食。（《普济方·卷一百九十二·水病门》）

○严氏香盐散，常用牢牙，去风冷，蛀龋宣露，一切齿疾。大香附子炒令极黑，三两，青盐半两，另研。上为细末，如常法擦用。（《玉机微义·卷之三十·牙齿门》）

○澹寮煮附丸，治经候不调，血气刺痛，腹肋膨胀，头晕恶心，崩漏带下，并宜服之。香附子擦去皮，不以多少，米醋浸一日，用瓦铫煮令醋尽。上醋糊为丸，梧子大，日干。每五十丸淡醋汤下。（《玉机微义·卷之四十·妇人门》）

○治一妇人，四十五岁生子多，触胎时有腹痛，每夜喜饮酒三盏即睡，其夫性暴而偕谑，所以借酒解怒。勿九月望后，痫病大作，目上视，扬手掷足，甚强健，举体大筋皆动，喉响如锯，涎沫流口两角。如此一时辰许，诸症皆静，状如熟寝，全不知人。半时小腹渐痛，上至心，痛大作，汗如雨，自至乳而止，如此半时，痛渐减，汗亦收，痛作时，却自言其痛，……痫与痛间作，昼夜不息，经两宿，方召予脉之。痛作时四至半，似强非弦，左弱于右。予未敢与药，候间作时，再看脉形，后作时，六脉皆隐……予问之痛作时，必欲重按，此痫作时汗必不出，其夫言果然。予曰：此非死证……试以香附子末灌之……至次日少与淡粥，觉饥时以陈皮汤下白术丸，如此调理自安。（《医学纲目·卷之十一·眩》）

○治怒方：香附末六两，甘草末一两，上和匀，白汤调服五钱。（《医学纲目·卷之十三·怒》）

○补肝散，治肝虚目睛疼，冷泪不止，筋脉痛，及羞明怕日。夏枯草五钱，香附子一两，共为末，每服一钱，腊茶调下，无时候服。夏枯草，治目珠疼；至夜则疼甚者，神效。或用苦寒眼药点上，反疼甚者，亦神效。（《医学纲目·卷之十三·目候门》）

○香附散，治癫胀：用香附子不拘多少为末，每用酒一盏，海藻一钱煎至半盏，先捞海藻嚼细，用所煎酒末二钱服。（《医学纲目·卷之十四·诸疝》）

○治无故牙动，牙宣血出：香附米用姜汁浸一宿，晒干为末，漱口揩齿，令白且坚而不动，无血矣。又方，以杨梅树皮浓煎汤漱口勿咽，神妙。（《医学纲目·卷之十七·诸见血门》）

○治经不调者，只一味香附米，醋为丸服之，亦百发百中也。（《医学纲目·卷之三十五·胎前症》）

○《精》独胜散：治痈疽皆缘血滞气凝而致者。香附子去毛令净，以生姜汁淹一宿，焙干，研极细。上无时，以白汤调二钱服之。又云：疽疾多因怒气得之。若有此疾，必多怒，但服香附，进食宽气，自有效……〔丹〕：独胜散治气郁血滞，而诸疮愈后，常服半年尤妙，此皆施于体实气郁之人。予见吴兄厚味气郁，而行实性重，年近六十，患背疽，医与他药皆不行，唯香附末饮之甚快，始终只此一味，肿溃恃此以安，然此等体实而又病乃瘥，千百而一见者也。每思香附，经不言有补，唯不老汤一方，乃言于老人有益。用片子姜黄、香附子、甘草三味，而以不老为名，且引铁瓮先生与刘君为证，夫岂无其故哉，盖于行气中有补之之理耳……正如茺蔚子活血行气，有补阴之妙，故名益母，胎前产后所恃者气血耳，胎前无滞，产后无虚，以其行中有补也。夏枯草治瘰疬，亦然。（《医学纲目·卷之十八·痈疽》）

○治瘰疬流注肿块，或风寒袭于经络，结肿或痛：香附为末，酒和，量疮大小，做饼覆患处，以热熨斗熨之。未成者内消，已成者自溃。若风寒湿毒，宜用姜汁作饼。（《外科发挥》）

○治妇人偏头痛：香附子炒去毛，末之。每服二三钱，建茶调下。（《当归草堂医学丛书·传信适用方·卷四》）

○附益类仙丹：治无孕，脉涩滞者。香附一斤，童便制；益母一斤，焙。为末。艾汤丸，温酒下三钱。（《徐大椿医书全集·下·女科指要·卷二》）

○香枳散，治难产，脉涩者。香附三两，酒炒，枳壳三两，炒，甘草一两。

为散，葱白汤煎三钱，去渣温服。（《徐大椿医书全集·下·女科指要·卷四》）

○立应散，治血崩，脉弦涩者。棕灰三两，香附三两，醋炒为散，米饮下三钱。（《徐大椿医书全集·下·杂病证治·卷七》）

○如神散，治血崩腹痛，脉涩滞者。香附三两，醋炒，赤芍两半，醋炒，为散，米饮下三钱。（《徐大椿医书全集·下·杂病证治·卷七》）

○治诸般牙痛：香附艾叶煎汤漱之；又将香附炒黑为末，擦去涎。（《疡医大全·卷之十六》）

○治肥疮：香附、枯矾各三钱，煎水洗。（《疡医大全·卷之三十五》）

○治嗅毒头痛，吃炒香附一味愈。（《医碥·卷三·杂症》）

○二神散：香附一两（烧存性）、蒲黄一两。主治：吐血，便血，尿血及妇人血崩不止。（《百药效用奇观》）

【按】

药理研究表明，香附具有抗炎、抗菌、解热、镇痛、降血压和雌激素样作用，还有使子宫收缩力减弱、肌张力降低等作用。临床单用香附制剂治疗扁平疣、丝虫病、小儿慢性腹泻、丹毒、肾结石和肥大性腰椎炎所致的腰痛等有显效。以香附为主的复方治疗因链霉素中毒的眩晕有效。

Xiangru

香薷

香薷系唇形科植物海州香薷 *Elsholtzia splendens* Nakai ex F. Maekawa 的干燥地上部分。常用别名有香茅、香菜、香戎、香茸、蜜蜂草等。味辛，性微温。归肺、胃经。功能发汗解表，和中利湿。主要用于治疗暑湿感冒，恶寒发热，头痛无汗，腹痛吐泻，小便不利等病症。常用剂量为 3~9 克。

【各家论述】

○主霍乱，腹痛吐下，散水肿。（《名医别录》）

○下气，除烦热，疗呕逆冷气。（《日华子本草》）

○香薷有彻上彻下之功，治水甚捷。肺得之则清化行而热自下。又大叶香薷治伤暑，利小便。浓煎汁成膏，为丸服之，以治水胀病效。（《本草衍义补遗》）

○味苦辛，气寒气轻，能升能降，……解郁滞。为末，水服，可止鼻衄。煮汁，顿饮，可除风热、转筋，去口臭……中寒、阴脏者，须避之。（《景岳全书·下册·卷四十八·本草正》）

○解表除邪，治中暑头疼，暑泻肚肠疼痛，暑热咳嗽，发汗，温胃，和中。（《滇南本草》）

○世医治暑病，以香薷饮为首药，然暑有乘凉饮冷，致阳气为阴邪所遏，遂病头痛、发热恶寒、烦躁口渴、或吐或泻、或霍乱者，宜用此药，以发越阳气，散水和脾……香薷乃夏月解表之药，如冬月之用麻黄，气虚者尤不可多服。（《本草纲目》）

○香薷，辛散温通，故能解寒郁之暑气。（《本草汇言》）

○香薷，气味香窜微温……体阳召热者当用陈者良，宜冷服。若气亏血弱，体阴召暑及饮食不节，劳役作丧之人伤暑，大热大渴，汗泄如雨，烦躁喘促或泻或吐者，宜用清暑益气汤或人参白虎汤，切勿妄投香薷。（《医方十种汇编·药性摘录》）

○若夏月无表证者切勿误服香薷，以疏卫气而招暑患。（《十药神书·霍乱·下》）

○能入脾肺气分，发越阳气，以解外感之邪。（《成方便读·清暑之剂·香薷饮》）

○香薷乃夏月发汗之药，其性温热，只宜于受寒之人。若暑火证服之反成大害。凡元气虚者用之，适足以招暑，今人谓能解暑，概用代茶，是开门揖盗也。

（《成方切用·卷七上》）

○香薷辛温发汗，能泻宿水，夏热气闭无汗，渴饮停水，香薷必佐杏仁，以杏仁苦降泄气。（《幼科要略·夏热》）

○香薷穗，散暑理湿，为夏月冒暑解表之药，无表邪者忌。（《徐大椿医书全集·上册·药性切用》）

○香薷辛温香散，宜于阴暑而不宜于阳暑也。盖阴暑无汗，用香薷以发之；阳暑多汗，用之能无害乎？……今人不别阴阳，一概用之则误甚。（《时病论·卷四·新加香薷饮》）

○香薷……疗脚气。庸工用之治暑病。（《玉楸药解·卷一》）

○香薷，先升后降，故热服能发散暑邪，冷饮则解热利小便，治水甚捷。（《本经逢原》）

○香薷气味清冽，质又轻扬，上之能开泄腠理，宣肺气，达皮毛，以解在表之寒；下之能通达三焦，疏膀胱，利小便，以导其在里之水……退肿之由，重在散表，不重在利导……昔人每谓此物为治暑要药者，亦指暑月受凉，外寒闭其内热，有发热恶寒头痛等证，则香薷通阳解表，是其专职。（《本草正义》）

○香薷，气味香窜，似属性温，并非沉寒。然香气既除，凉气即生，所以菀蒸湿热，得此则上下通达，而无郁滞之患。搏结之阳邪，得此则烦热顿解，而无固结之弊矣。是以用为清热利水要剂，然必审属阳脏，其症果属阳结，而无亏弱之症者。（《本草求真》）

○香薷乃治水之要药，本品治水之理有三：发表以开鬼门，开肺以行肃降，通调水道，下输膀胱，水肿可消。本品香温化浊，脾得之则浊不干犯，司运化水湿之职，小便即行。（《百药效用奇观》）

○香薷……不是峻汗之药，夏季外感疾病，属暑湿郁闭于表者常需用到香薷、鲜藿香之类，香薷确与麻黄不同。香薷还可治疗水肿病，应注意实水可用。（《蒲辅周医疗经验·方药杂谈·中药部分》）

○香薷，主一切暑病及霍乱吐泻，煮取汁服之。生服亦佳。（《东医宝鉴·杂病篇·卷三》）

【验方举要】

○心烦胁痛，连胸欲死者：香薷捣汁一二升服。（《肘后方》）

○鼻衄不止：香薷研末，水服一钱。（《圣济总录》）

○治一切伤暑，香薷饮：治暑月卧湿当风，或生冷不节，真邪相干，便致吐利，或发热头痛体痛，或心腹痛，或转筋，或干呕，或四肢逆冷，或烦闷欲死，并主之。用香薷一斤，厚朴姜汁炙，白扁豆微炒，各半斤，锉散。每服五钱，水二盏，酒半盏，煎一盏，水中沉冷，连进二服立效。（《和剂局方》）

○治霍乱吐利，四肢烦疼，冷汗出，多渴：香薷二两，蓼子一两。上二味粗捣筛。每服二钱匕，水一盏，煎七分，去渣温服，日三。（《圣济总录·香薷汤》）

○治水病洪肿，气胀不消食。用香薷五十斤，细锉，纳釜中，水浸上数寸，煮使气尽，去渣澄清，熬稠丸，如桐子大。日三服，每服五丸，稍加之，以小便利为度。（《医学纲目·卷之二十四·水肿》）

○治霍乱转筋：香薷煮汁饮之，无不瘥者。（《医学纲目·卷之十四·筋》）

○舌上忽出血如钻孔者，香薷汁服一升，日三服。（《医学纲目·卷之十七·诸见血门》）

○治口臭：香薷煮汁含之。（《徐大椿医书全集·下·杂病证治卷四·口唇》）

○治暴水、风水气、水肿或疮中水，香薷丸：干香薷一斤，白术七两，上二味捣术下筛，浓煮香薷取汁和术为丸，如梧子大，每服十丸，日夜四五服。（《百药效用奇观》）

【按】

香薷既能发汗解表，又能祛暑化湿，是治疗暑天因乘凉饮冷所引起的怕冷、发热、无汗及呕吐腹泻等症的一味常用药。施用本品的指征是：具有怕冷及无汗的阴暑病症，故前人说："夏月之用香薷，犹冬月之用麻黄。"若属暑湿兼有热象的，可配黄连同用。若暑热引起的大汗、大热、大渴等症，就不属本品的适应范围了。

Chonglou
重楼

重楼系百合科植物云南重楼 *Paris polyphylla* Smith var. yunnanensis（Franch.）Hand.-Mazz. 或七叶一枝花 *Paris polyphylla Simth* var.chinensis（Franch.）Hara 的干燥根茎。常用别名有蚤休、螫休、白甘遂、独脚莲、三层草、七叶一枝花等。味苦，性微寒，有小毒。归肝经。功能清热解毒，消肿止痛，凉肝定惊。主要用于治疗疗毒痈肿，咽喉肿痛，毒蛇咬伤，跌扑伤痛，惊风抽搐等病症。常用剂量为 3 ~ 9 克，外用适量，研末调敷。

【各家论述】

○主惊痫，摇头弄舌，热气在腹中，癫疾，痈疮，阴蚀，下三虫，去蛇毒。（《神农本草经》）

○醋摩疗痈肿，敷蛇毒。（《新修本草》）

○治胎风搐手足，能吐泻瘰疬。（《日华子本草》）

○消诸疮，无名肿毒，利小便。（《滇南本草》）

○去疟疾寒热……俗谚云："七叶一枝花，深山是我家，痈疽如遇着，一似手拈拿。"（《本草纲目》）

○蚤休，凉血去风，解痈毒之药也。但气味苦寒，虽云凉血，不过为痈疽疮疡血热致疾者，宜用，中病即止。又不可多服久服……热伤营阴吐衄血证忌用之。（《本草汇言》）

○益脾汁，升胃之清气，上行于肺，以益血行气。壮精益肾，已瘵嗽内伤。活血，止血，消肿，解毒。（《本草求真》）

○元气虚者禁用。（《本经逢原》）

○蚤休，乃苦泄解毒之品，濒湖谓足厥阴经之药也。盖清解肝胆之郁热，熄风降气，亦能退肿消痰，利水去湿。《本经》治惊痫，摇头弄舌，皆肝阳肆虐、木火生风之症。又谓之癫疾者，癫即巅顶之巅，字亦作颠，谓是肝风上凌，直上顶巅之病。蚤休能治此症，正以苦寒泄降，能熄风阳而清气火，则气血不冲，脑经不扰，而癫疾惊痫，摇头弄舌诸病可已。若其专治痈肿，则苦寒清热，亦能解毒。治阴蚀，下三虫，亦苦寒胜湿，自能杀虫，其用浅显易知，不烦多赘。濒湖引谚语有"……痈疽如遇着，一似手拈拿"。知此草专治痈疡，古今无不推重。然此类寒凉诸品，唯阳发红肿大痛者为宜，而坚块顽木之阴症大忌，非谓凡是外科，无不统治也。（《本草正义》）

○蚤休，一名重楼金线。味苦微寒，专治痈疽、蛇毒，为外科专药。（《徐大椿医书全集·药性切用·卷之二上》）

○尝见一小儿患惊搐，延医治之，诸症悉退，独头摇不止，后一老医，于常服药中，加入紫河车草，即时愈。按此草，神农本草经名蚤休。唐本草名金线重楼。钱氏方名白甘遂，主治惊痫摇头弄舌。（《幼科释谜·卷一·惊风诸变症》）

○金线重楼，一名蚤休，一名紫河车。味甘而淡，其解毒之功，可仿甘草。然甘草性温，此药性凉，以解一切热毒，尤胜于甘草，故名蚤休。言若中一切蛊毒，或蝎螫蛇咬，或疮疡用之而皆可早早此住。古蚤与早，原相通也。（《医学衷中参西录·上册·医方》）

○为解热解毒药，适用于各种脓毒性热病、败血性热病，及一切化脓性炎症热、痈疽疔毒等症。并有解热镇痉之功，对于小儿高热侵脑之痉挛有效。外用治蛇毒、虫毒，又治扁桃腺炎，有特殊之效。（《现代实用中药》增订本）

【验方举要】

○治咽喉谷贼肿痛：用重台赤色者、川大黄炒、木鳖子仁、马牙消各半两，半夏泡一分，为末，蜜丸芡子大，绵裹含之。（《圣惠方》）

○治风毒暴肿：重台草、木鳖子（去壳）、半夏各一两。上药捣细罗为散，以酽醋调涂之；凡是热肿，焙之。（《圣惠方·重台草散》）

○治慢惊：栝蒌根二钱，白甘遂一钱。上用慢火炒焦黄色，研匀。每服一字，煎麝香、薄荷汤调下，无时。（《小儿药证直诀·栝蒌汤》）

○治妇人奶结，乳汁不通，或小儿吹乳：重楼三钱。水煎，点水酒服。（《滇南本草》）

○治中鼠莽毒：金线重楼根。磨水服。（《濒湖集简方》）

【按】

药理研究表明，重楼具有平喘、止咳、抑菌、兴奋子宫、止血、解毒、抑癌和镇痛等作用，其对化脓球菌的抑制作用比黄连还好。单用重楼制剂临床治疗各种癌瘤、慢性气管炎、子宫出血、皮炎等均有显著疗效。

独活

独活系伞形科植物重齿毛当归 *Angelica pubescens* Maxim. f. *biserrata* Shan et Yuan 的干燥根。常用别名有独摇草、独滑、长生草等。味辛、苦，性微温。归肾、膀胱经。功能祛风除湿，通痹止痛。主要用于治疗风寒湿痹，腰膝疼痛，少阴伏风头痛等病症。常用剂量为 3～9 克。阴虚燥热，溃疡病慎用。

【各家论述】

○主风寒所击，金疮止痛，奔豚，痫痓，女子疝瘕。久服轻身耐老。（《神农本草经》）

○甘，微温，无毒……治诸风，百节痛风无久新者。（《名医别录》）

○蠡实为之使。（《本草经集注》）

○治中诸风湿冷，奔喘逆气，皮肌苦痒，手足挛痛，劳损，主风毒齿痛。（《药性本草》）

○性味清而升，治风须用，及能燥湿……若头眩目晕，非此不能除，去皮净用。（《医学启源·卷之下·用药备旨》）

○独活……升也，阴中之阳。其用有二：诸风掉眩，颈项难伸；风寒湿痹，两足不用；乃为足少阴之引经。（《珍珠囊补遗药性赋·主治指掌·逐段锦》）

○专理下焦风湿、两足痛痹、湿痒拘挛或因风湿而齿痛头眩、喘逆奔豚、疝瘕腰腹疼痛等症皆宜。（《景岳全书·下册·卷四十八·本草正》）

○独活，治足少阴伏风，而不治太阳，故两足寒湿，浑不能动止，非此不能治。（《汤液本草》）

○治失音不语，手足不随，口眼㖞斜，目赤肤痒。（《本草通玄》）

○理下焦风湿，两足痛痹，湿痒拘挛。（《景岳全书·本草正》）

○独活……动荡凝滞血脉，散骨中冷痛。（《外科正宗·卷之一》）

○独活苦甘风可除，更安颈项自难舒，疗风寒痹痿足，肾经药引得斯欤。（《医经小学·卷之一·药性指掌》）

○独活，善行血分，祛风行湿散寒之药也。（《本草汇言》）

○川独活，辛苦微温，气缓善搜，入足少阴气分，以理伏风而胜湿，痉痫、湿痹并宜之。（《徐大椿医书全集·上册·药性切用·卷之一上》）

○独活，搜足少阴肾经伏风发为头脑连齿痛，并治头目晕眩两足湿痹。羌活治邪上攻于头脑旁及周身肌表。独活理下焦风湿病在肾经气分而不连及太阳经。

（《医方十种汇编·药性摘录》）

○独活可理伏风，羌活可理游风，皆主风疾。若血虚头痛，及遍身肢节痛，不可误服。（《罗氏会约医镜·卷十六·本草》）

○独活，能宣通气道，自顶至膝，以散肾经伏风，凡颈项难舒，臂腿疼痛，两足痿痹，不能移动，非此不能效也……能治风，风则湿胜，专疏湿气，若腰背酸重，四肢挛痿，肌黄作块，称为良剂。又佐血药，活血舒筋，殊为神妙。（《药品化义》）

○独活，辛苦微温，比之羌活，其性稍缓，凡因风干足少阴肾经，伏而不出，发为头痛，则能善搜而治矣，以故两足湿痹，不能动履，非此莫痊，风毒齿痛，头眩目晕，非此莫攻……因其所胜而为制也。且有风自必有湿，故羌则疗水湿游风，而独则疗水湿伏风也。羌之气清，行气而发散营卫之邪，独之气浊，行血而温养营卫之气。羌有发表之功，独有助表之力。羌行上焦而上理，则游风头痛，风湿骨节疼痛可治，独行下焦而下理，则伏风头痛，两足湿痹可治。二活虽属治风，而用各有别，不可不细审耳。（《本草求真》）

○金疮止痛……独活为肾药。（《本草述钩元》）

○独活通治内外上下诸证，凡头面肢体，无一不在独活范围之内，……恒以独活治下，凡自腰及少腹以下，通用独活，不仅风寒湿气痿痹酸痛，可以立已，即疡证之发于阴分者，未溃易消，已溃易敛，功绩显然，确乎可信，此古人未尝明言之奥旨也。（《本草正义》）

○独活，有特异峻烈香味……疗诸贼风、百节痛风。（《现代实用中药》增订本）

○疗风宜于独活，兼水宜用羌活……独活气细，羌活气雄……治中风失音，㖞斜瘫痪，遍身痹痛……（《东医宝鉴·汤液篇·卷二》）

【验方举要】

○治中风口噤，通身冷，不知人：独活四两，好酒一升，煎半升服。（《千金方》）

○治产后百日中风，痉，口噤不开，并治血气痛，劳伤，补肾：独活一斤，大豆五升，酒一斗三升。上三味，先以酒渍独活再宿，若急须，微火煮之，令减三升，去滓，别熬大豆极焦，使烟出，以独活酒沃之，去豆服一升，日三夜一。（《千金方·独活紫汤》）

○治风著人面，引口偏著耳，牙车急，舌不得转：独活三两，生地黄汁一升，竹沥一升。上三味，合煎取一升，顿服之。（《千金方》）

○治齿根动痛：生地黄、独活各三两。上二味细切，以酒一升渍一宿，含之。（《千金方》）

○历节风痛：独活、羌活、松节等分，用酒煮过，每日空心饮一杯。（《外台秘要》）

○疗产后中风，虚人不可服他药者，一物独活汤主之，及一物白鲜汤主之。亦可与独活合煮之。川独活三两，细切。右水三升，煮取一升分服。耐酒者，亦可酒水煮。一方用白鲜皮，亦依此法。（《妇人大全良方·卷之十九·中风口噤角弓反张方论附》）

○治风热牙痛：独活煮酒，热漱。（《疡医大全·卷之十六》）

○独活与细辛同用，止少阴经头痛、疗劳损风毒齿痛。（《本草述钩元》）

○治产后中风，脉弦涩者，当归独活汤：独活三钱，当归三钱，水、酒各半煎，去渣温服。（《徐大椿医书全集下·女科指要卷五·产后门》）

○治中风口噤不省：独活一两，锉，酒二升，煎至一升，黑五合，炒热投酒中，盖定。良久取温服之。（《东医宝鉴·杂病篇·卷二》）

○独活，治中湿，颈项难舒，锉，酒水煎服。（《东医宝鉴·外形篇·卷二》）

【按】

药理研究表明，独活具有镇静、镇痛、降压等作用。独活与羌活，《本经》未分，唐代《药性本草》始分，二者都有祛风湿，止痛之功。然羌活气香雄烈，发散作用强，长于发散肌表及上半身之风寒湿邪，而独活气浊，发散作用较缓，能行下焦及达肌腠深层，善治下半身之风寒湿邪。

Danfan

胆矾

　　胆矾系硫酸盐类矿物胆矾 *Chalcanthite* 的晶体，或为人工制成的含水硫酸铜（$CuSO_4 \cdot 5H_2O$）。常用别名有石胆、黑石、鸭嘴胆矾、蓝矾等。味酸、辛，性寒，有毒。功能催吐，祛腐，解毒。内服涌吐风痰，治疗癫痫；外用治疗口疮、喉痹、牙疳、风眼赤烂、鼻息肉等。常用剂量0.3～0.6克。体虚者忌服。

【各家论述】

　　〇味酸寒。主明目、目痛，金疮，诸痫痉，女子阴蚀痛，石淋，寒热，崩中下血，诸邪毒气。（《神农本草经》）

　　〇散癥积，咳逆上气及鼠瘘恶疮……疗黄疸。（《名医别录》）

　　〇有大毒……破热毒。（《药性本草》）

　　〇主下血赤白，面黄，女子脏寒。（《新修本草》）

　　〇凡矾石，赤泥团之，入火半日乃熟可用，仍不得过之。不炼生入药，使人破心肝。（《备急千金要方·卷一》）

　　〇治虫牙，鼻内息肉。（《日华子本草》）

　　〇入吐风痰药最快。（《嘉祐本草》）

　　〇胆矾……清热毒，疗诸风瘫痪。（《珍珠囊补遗药性赋》）

　　〇治喉蛾毒。（《本草蒙筌》）

　　〇消喉痹，疗齿疳龈烂。（《本草汇言》）

　　〇石胆，其性收敛上行，能通风热痰涎，发散风木相火，又能杀虫，故治咽喉口齿疮毒有奇功也。（《本草纲目》）

　　〇治脚疽、痔瘘、杨梅、金疮、白癜，一切肿痛，带下、崩中，上气，眼疼弦烂，疯狗咬伤，百虫入耳，腋下狐臭。（《玉楸药解》）

　　〇行肝风，泻肝火，敛肺气，清肺邪，亦兼补心，软坚去毒。功用略同白矾。（《医林纂要》）

　　〇娄全善有云：喉痹恶寒者，皆是寒折热，寒闭于外，热郁于内，切忌胆矾酸寒等剂点喉，反使其阳郁不伸，为患反剧。若然，则此味宜于喉闭及缠喉风者，乃治阴不能蓄阳之痹，是为风淫，属不恶寒之喉痹也。（《本草述》）

　　〇胆矾，酸、涩、燥、收，能克化症结，消散肿毒。（《玉楸药解·卷三》）

　　〇胆矾，一名石胆……入少阳胆经。性敛上行，……发越风木相火……烧灰研末，掺鼻疳蚀烂。（《徐大椿医书全集·药性切用·卷之五上》）

○矾石内用有"消水湿，清热解毒"之功。"矾石除痼热在骨髓，骨与肾合，用以清肾热也。"（《金匮要略注解》）

【验方举要】

○治百虫入耳：胆矾末和醋灌之。（《千金要方》）

○治一身尽黄，目黄腹满，小便不利，矾石散方：矾石五两，滑石五两，上二味为散，大麦粥汁服方寸匕，三服，当先食服，便利如血者，当汗出差。（《外台秘要·卷四·杂黄疸方》）

○疗胃中多痰，头痛不欲食，及饮酒则癖阻痰方：矾石一两，上一味，以水二升，煮取一升，内蜜半合，顿服之，须臾未吐，饮少热汤。（《外台秘要·卷八·痰饮方》）

○千金疗面粉滓方：矾石熬汁尽，上一味，以酒和涂之，三数度佳，甚妙。（《外台秘要·卷三十二·面粉滓方》）

○治齿痛及落：研细石胆，以人乳和膏擦之，日三四次。止痛，复生齿，百日后复故乃止。每日以新汲水漱净。（《外台秘要》）

○治小儿口噤：矾石、朱砂末，各等分。上二物合研极细，敷舌上。（《幼幼新书·卷第五·初生有病》）

○治赤白癜风：胆矾、牡蛎粉各半两，生研，醋调，摩之。（《圣济总录》）

○女人头晕，天地转动，名曰心眩，非血风也。胆子矾一两，细研，用胡饼剂子一个，按平一指厚，以篦子勒成骰子，大块勿界断，干瓦上焙干。每服一骰子，为末，灯心竹茹汤调下。（《本事方》）

○痔疮热肿：鸭嘴青胆矾煅研，蜜水调敷，可以消脱。（《仁斋直指方》）

○治肿毒不破：胆矾、雀屎各少许，点之。（《仁斋直指方》）

○治口舌生疮：胆矾一分，干蟾一分（炙）。共研为末。每取小豆大，掺在疮上，良久，用新汲水五升漱口，水尽为度。（《圣惠方》）

○治甲疽胬肉疼痛，脓血不止：石胆半两，煅过细研，敷疮上，日二三度。（《圣济总录·石胆散》）

○治口疮、喉闭、乳蛾：胆矾一钱，熊胆一钱，广木香三分。通为细末，以木鳖子一个，去壳，磨井水，以鹅翎蘸药敷之。（《摄生众妙方》）

○治喉痹喉风，二圣散：用鸭嘴胆矾二钱半，白僵蚕炒五钱，研。每以少许吹之，吐涎。（《济生方》）

○治脚气冲心，矾石汤：用矾石二两，以浆水一斗五升，煎三五沸，浸脚。（《医学纲目·卷之二十八·厥》）

○治口疮：以胆矾一块，用百沸汤泡开，含漱一夕，可瘥八分。（《医学纲目·卷之二十·丹熛瘛疹》）

○治齿断间津液出血不止，以矾石一两，烧，水三升，煮取一升，先拭齿，乃含之。（《医学纲目·卷之十七·诸见血门》）

○妇人经闭，藏坚癖不止者，中有干血，湿热腐变，化出白物，矾石末纳入阴户。（《血证论·卷五·经闭》）

○胆矾，治喉痹：醋调，噙咽吐痰立效。（《罗氏会约医镜·卷十八·本草》）

○治鼻疳蚀烂：胆矾烧烟尽，研末搽，三日愈。（《仙方合集·下卷·小儿》）

○治小儿齿疳：鸭嘴胆矾一钱，匙上煅红，麝香少许研匀敷龈上。（《疡医大全·卷之十六》）

○治齿痛落去复生法：胆矾研细，人乳和擦孔中，日三四次，俱用新汲水漱净。久之其齿复生。（《疡医大全·卷之十六》）

○治喉痹乳蛾：胆矾一钱，冰片二厘，研匀，吹上即消。（《疡医大全·卷之十七》）

【按】

胆矾是古时常用之涌吐药，善吐风痰，唯药性毒烈，内服当慎，每次极量不可超过0.9克，限服一次。外用适量，煅研末敷，若洗目，应作千倍之水溶液用之。

前胡

前胡系伞形科植物白花前胡 *Peucedanum Praeruptorum* Dun 或紫花前胡 *Peucedanum decursivum* Maxim. 的干燥根。常用别名有：白花前胡，又名姨妈菜、水前胡，紫花前胡又名土当归、鸭脚七等。味苦、辛，性微寒。归肺经。功能散风清热，降气化痰。主要用于治疗风热咳嗽痰多，痰热喘满，咯痰黄稠等病症。常用剂量为3~9克。

【各家论述】

○主疗痰满胸胁中痞，心腹结气，风头痛，去痰实，下气。治伤寒寒热，推陈致新，明目益精。（《名医别录》）

○半夏为之使。恶皂荚。畏藜芦。（《本草经集注》）

○去热实，下气，主时气内外俱热，单煮服佳。（《药性本草》）

○治一切劳，下一切气，止嗽，破癥结，开胃下食，通五脏，主霍乱转筋，骨节烦闷，反胃，呕逆，气喘，安胎，小儿一切疳气。（《日华子本草》）

○前胡微寒，宁嗽消痰，寒热头疼，痞闷能安。一去芦毛，软者佳。（《万病回春·卷之一·药性歌》）

○清肺热，化痰热，散风邪……前胡，乃手足太阴、阳明之药，与柴胡纯阳上升，入少阳、厥阴者不同也。其功长于下气，故能治痰热喘咳，痞膈呕逆诸疾。气下则火降，痰亦降矣，所以有推陈致新之绩，为痰气要药。陶弘景言其与柴胡同功非矣，治证虽同，而所入所主则异。（《本草纲目》）

○解散伤风伤寒，发汗要药，止咳嗽，升降肝气，明目退翳，出内外之痰。（《滇南本草》）

○不可施诸气虚血少之病。凡阴虚火炽，煎熬真阴，凝结为痰而发咳喘；真气虚而气不归元，以致胸胁逆满；头痛不因于痰，而因于阴血虚；内热心烦，外现寒热而非外感者，法并禁用。（《本草经疏》）

○前胡，散风寒，净表邪、温肺气、消痰嗽之药也……前胡去寒痰，半夏去湿痰，南星去风痰，枳实去实痰，蒌仁治燥痰，贝母、麦门冬治虚痰，黄连、天花粉治热痰，各有别也。（《本草汇言》）

○前胡，肺肝药也……止小儿夜啼。柴胡、前胡，均为风药，但柴胡主升，前胡主降为不同耳。种种功力，皆是搜风下气之效，肝胆经风痰为患者，舍此莫能疗。忌火。（《本草通玄》）

○前胡治气实风痰，凡阴虚火动之风及不因外感而有痰者禁用。（《本经逢原》）

○治热邪骨节烦闷，并小儿一切疳气。（《本草述钩元》）

○专治肝胆经风痰。（《本草分经·肝》）

○前胡辛以畅肺解风寒，甘以悦脾理胸腹，苦泻厥阴之热，寒散太阳之邪。性阴而降，功专下气，气下则火降而痰消，能除实热。（《家庭医师·第六章·药物》）

○为解热药，镇痛、镇咳、祛痰药，适用于感冒、发热头痛、气管炎、咳嗽、喘息、气逆、胸闷等症。又用于咳嗽兼呕吐，及小儿百日咳，怀孕妇之咳嗽、发热等，均适用。（《现代实用中药》增订本）

【验方举要】

○治咳嗽涕唾黏稠，心胸不利，时有烦热：前胡一两（去芦头），麦门冬一两半（去心），贝母一两（煨微黄），桑根白皮一两（锉），杏仁半两（汤浸，去皮尖、麸炒微黄），甘草一分（炙微赤，锉）。上药捣筛为散。每服四钱，以水一中盏，入生姜半分，煎至六分，去滓，不计时候，温服。（《圣惠方·前胡散》）

○治小儿夜啼：前胡捣筛，蜜丸小豆大。日服一丸，熟水下，至五六丸，以瘥为度。（《普济方》）

【按】

药理研究表明，前胡有显著促进气管分泌的作用，祛痰效果与桔梗相似。前胡与柴胡都有发散的力量，两药配伍可用于散风解热，故前人称"二胡"为风药。但前胡治在肺经而主下降，柴胡治在肝胆而主上升，这是两药不同之点。

Chuanshanjia
穿山甲

穿山甲系鲮鲤科动物穿山甲 *Manis pentadactyla* Linnaeus 的鳞甲。常用别名有鲮鲤甲、川山甲、甲片。经炮制为炮山甲，山甲珠，醋山甲等。味咸，性微寒。归肝、胃经。功能通经下乳，消肿排脓，搜风通络。主要用于治疗经闭癥瘕，乳汁不通，痈肿疮毒，关节痹痛，麻木拘挛等病症。常用剂量为4.5～9克，水煎服；研末吞服，每次1～1.5克。孕妇忌用。

【各家论述】

○主五邪惊啼悲伤……疗蚁瘘。（《名医别录》）

○有大毒……治山瘴疟。恶疮，烧敷之……治小儿惊邪……痔漏恶疮疥癣。（《药性本草》）

○能通经络达腠理，除……强直疼痛……疗妇人鬼魅悲泣，下乳汁，消痈肿，排脓血，……佐补药行经，善发痘疮或炮焦投入煎剂，或烧灰存性酒服方寸匕，亦可用敷疮。（《景岳全书·卷四十九·本草正》）

○除痰疟寒热，……通窍杀虫……穿山甲入厥阴、阳明经，古方鲜用，近世风疟、疮科、通经下乳用为要药……谚曰：穿山甲、王不留，妇人食了乳长流。（《本草纲目》）

○治疥癣痈毒，破气行血，胸膈膨胀逆气，治膀胱疝气疼痛。（《滇南本草》）

○善窜，专能行散，通经络，达病所。（《本草从新》）

○搜风去湿，解热败毒。（《本草再新》）

○性猛烈，不可过用，虚弱者更当审慎。（《罗氏会约医镜·卷十八·本草》）

○穿山甲，瘫痪㖞斜，缓急拘挛，未必能也。（《玉楸药解·卷六》）

○一名鲮鲤甲，即川甲片……尾甲尤胜，醋炙、酒炙任用。（《徐大椿医书全集·药性切用·卷之六中》）

○外用烧灰敷肿毒，即消。并搽患在某处，即用某处之甲，尤效……（《医方十种汇编·药性摘录》）

○甲片可逐络中之瘀，使血各从其数。（《成方便读·理血之剂·复元活血汤》）

○穿山甲，咸寒性猛……能出入阴阳贯穿经络，入营分以破结邪……（《本

草分经·通行经络·攻》）

○尾鳞尖厚有三角，用之力胜。或炮、或烧、或酥炙、醋炙、童便炙，或油煎、土炒、蛤粉炒，各随本方。如热疟不寒，同干枣炒用；下痢里急，同蛤粉炒用；妇人阴㿗，沙炒；痘疮变黑蛤粉炒；肿毒初起，入谷芒热灰中炮；便毒便痈，醋炙；瘰疬溃坏，土炒；耳内疼痛，同土狗炒；耳鸣耳聋，蛤粉炒；倒睫拳毛，将羊肾脂抹甲上炙。随各证各脏腑修制……（《本草述钩元·卷二十八·鳞部》）

○痈疽已溃，痘疮挟虚，元气不足，不能起者，不宜用。（《本草害利》）

○治下肢关节疼痛，下痢里急，慢性疟疾等有效。（《现代实用中药》增订本）

○穿山甲，采无时，用时细锉，蚌粉炒成珠，为末用。（《东医宝鉴·汤液篇·卷二》）

【验方举要】

○治蚁瘘疮多而孔小：烧鳢鲤甲。猪膏和敷。（《补缺肘后方》）

○治痈疽无头：穿山甲、猪牙皂角（去皮、弦）各一两。共炙焦黄，为末。每用一钱，热酒调下。其疮破，以冬瓜藤为末敷，疮干即水调敷之。诸疖疮皆可用。（《小儿卫生总微论方》）

○用穿山甲数片烧存性为末，敷疮上遂愈。（《医说·上册·卷六》）

○治肿毒初起：穿山甲插入谷芒热灰中，炮焦为末二两，入麝香少许。每服二钱半，温酒下。（《仁斋直指方》）

○治便毒便痈：穿山甲半两，猪苓二钱。并以醋炙研末。酒服二钱。外用穿山甲末和麻油、轻粉涂之。（《仁斋直指方》）

○治痘疮变黑：穿山甲，蛤粉炒。为末。每服五分，入麝香少许，温酒服。即发红色。（《仁斋直指方》）

○治吹奶痛不可忍：穿山甲（炙黄）、木通各一两，自然铜半两（生用）。三味捣罗为散。每服二钱，温酒调下，不计时候。（《本草图经》）

○治气痔脓血：穿山甲一两（烧存性），肉豆蔻仁三个。同为末。米饮调二钱服。甚者加猬皮一两，烧入。中病即已，不必尽剂。（《本草衍义》）

○治中风，手足偏废不举：川山甲、红海蛤（如棋子者）、川乌头（大者，生用）各二两。上为末。每用半两，捣烈葱白汁，和成厚饼，约径一寸半，贴在所患一边脚中心，用旧帛裹紧缚定，于无风密室中椅子上坐，椅前用汤一盆，将贴药脚于汤内浸，候汗出，即急去了药，汗欲出，身麻木，得汗周遍为妙。切宜避风，自然手足可举，如病未尽除，候半月二十日以后，再依此法用一次。仍服治风补理药。忌口远欲以自养。（《三因方·趁痛膏》）

○治痈疽，托毒排脓，五毒附骨在脏腑里，托出毒气，止痛内消：蜂房一两，穿山甲、蛇蜕、油发（并烧带生存性）各一分。上为末。每服二钱，入乳香末半钱，暖酒调下。（《普济方·穿山甲散》）

○治痢、里急后重：穿山甲、好蛤粉等分。上为细末。每服一钱，好酒空心调服。（《普济方》）

○治疝气膀胱疼痛：穿山甲（炒）三钱，茴香子二钱。为细末。每服二钱，滚水酒送下。（《滇南本草》）

○治一切脚气奇方：用穿山甲前两足者，烧存性，研细，入麝香当门子少许，多少随人斟酌。要服此药，须去他事，至晚不可进饮食，候至夜深腹空时调服，坐卧随意。得鸡鸣，又一服，痛立止，过一二日便能步履如常，极妙如神。（《医学纲目·卷之二十八·厥》）

○或初产之妇，则乳方长，乳脉未行；或产之妇，则气血虚弱，乳汁短少……更煮猪蹄汤食之，则乳汁自通……要入香油炒过穿山甲，共煮，去甲食之，神效。（《万氏妇人科·卷三·产后乳汁不通》）

○治风丹：川山甲洗去腥，于瓦上炒过，存性。每一两，入甘草三钱为末，米饮调服。（《医学纲目·卷之二十·丹燥痤疹》）

○治乳汁不通：穿山甲炮，研末，酒服方寸匕，日二服。（《单骧·涌泉饮》）

○治聤耳出脓：穿山甲烧存性，入麝香少许吹之。（《鲍氏小儿方》）

○治瘰疬溃坏：鲮鱼甲二十一片。烧研敷之。（《姚僧坦集验方》）

○治喉癣：甲片五分（炙），白霜梅一个（炙），雄黄五分，枯矾一钱。上共研末。吹喉内。（《疡科遗编·穿山甲散》）

○治妇人阴㿉，硬如卵状：穿山甲五钱。以沙炒焦黄为末。每服二钱，酒下。（《摘元方》）

○山甲乃攻经隧风药，一味为末，酒浆服，曰独胜散。（《幼科要略·痘》）

○赤游丹：穿山甲炒炙，血馀煅，各等分研末，每服五分，轻者三分，黑糖拌滚汤调下。（《疡医大全·卷之三十》）

○一人左臂毛窍如针孔，骤溅出血，积有一面盆许，昼夜常流，面白无气，余用炒山甲片研细粉，罨之以帕，扎住即止，随服补血汤数剂而愈。后治一老农肾囊上有一针孔流血，盈至脚盆，诸药不效，自谓必死，余投以前法，立时痊愈。真神方也。（《冷庐医话·卷四·诸血》）

○治偏坠：用穿山甲、小茴香各三两，炙焙子末，酒调，温服三钱。（《徐大椿医书全集·下·杂病证治·卷六》）

○下乳：穿山甲五钱，烧存性，研细末酒调服。（《疡医大全·卷之二十》）

○治毒蛇伤：穿山甲炮，广木香各钱五分，研细末，热酒调下。（《疡医大

全·卷之三十八》)

○赵老医生认为山甲为荤药，在此阶段（疗毒溃脓期）不宜用。若疗毒已见化脓，但脓出不畅时，宜用皂刺，能加强透托之功效。（《赵炳南临床经验集·医案选》）

○穿山甲，主五邪惊啼、悲泣，烧灰为末，每一钱，酒水任下。（《东医宝鉴·杂病篇·卷七》）

【按】

据药理研究，穿山甲有升高白细胞作用。

姜黄

Jianghuang

姜黄系姜科植物姜黄 *Curcuma longa* L. 的干燥根茎。常用别名有宝鼎香、黄姜等。味辛、苦，性温。归脾、肝经。功能破血行气，通经止痛。主要用于治疗胸胁刺痛，闭经，癥瘕，风湿肩臂疼痛，跌扑肿痛等病症。常用剂量为3～9克；外用适量。

【各家论述】

○主心腹结积，疰忤，下气，破血，除风热，消痈肿。功力烈于郁金。（《新修本草》）

○治癥瘕血块，痈肿，通月经，治跌扑瘀血，消肿毒，止暴风痛冷气，下食。（《日华子本草》）

○治气胀及产后败血攻心。（《本草图经》）

○姜黄能下气，破恶血之积。（《珍珠囊补遗药性赋·总赋·温性》）

○功与郁金稍同，而气味则尤烈。（《景岳全书·下册·卷四十八·本草正》）

○姜黄味辛，消瘀破血，心腹疗疼，通经最捷。（《明医指掌·卷一·药性歌》）

○姜黄、郁金、莪药（莪术）三物，形状功用皆相近，但郁金入心治血，而姜黄兼入脾，兼治气，莪药则入肝，兼治气中之血，为不同尔。古方五痹汤，用片子姜黄治风寒湿气手臂痛。戴原礼《要诀》云，片子姜黄能入手臂治痛，其兼理血中之气可知。（《本草纲目》）

○姜黄，其味苦胜辛劣，辛香燥烈，性不应寒……总其辛苦之力，破血除风热，消痈肿，其能事也……察其气味治疗，乃介乎京三棱、郁金之药也……凡病因血虚臂痛，血虚腹痛，而非瘀血凝滞、气壅上逆作胀者，切勿误用。误则愈伤血分，令病转剧。（《本草经疏》）

○治气证痞证，胀满喘噎，胃脘痛，腹胁肩背及臂痛，痹，疝。（《本草述》）

○治四肢之风寒湿痹。（《医林纂要》）

○治心腹气结、气胀、冷气、食积、疼痛……别有一种片姜黄，止臂痛有效。（《罗氏会约医镜·卷十六·本草》）

○消扑损瘀疽，止心腹疼痛，平疥癣初生。（《玉楸药解·卷一》）

○川产良，色黄质嫩有须，折之中空有眼，切之为两片名片子姜黄。广产质粗，形扁如干姜，只可染色，不堪入药。（《医方十种汇编·药性摘录》）

○姜黄一味，性能行散血气，醋浸炒黑又能去血中之湿，以止多郁人污血之漏血也。（《徐大椿医书全集·下·女科指要卷五·产后门》）

○姜黄，功用颇类郁金、三棱、莪术、延胡索，但郁金入心，专泻心包之血；莪术入肝，治气中之血；三棱入肝，治血中之气；延胡索则于心肝血分行气，气分行血；此则入脾，既治气中之血，复兼血中之气耳。陈藏器曰：此药辛少苦多，性气过于郁金，破血立通，下气最速，凡一切结气积气，癥瘕瘀血，血闭痈疽，并皆有效，以其气血兼理耳。（《本草求真》）

○姜黄，益火生气，辛温达火化气，气生化则津液行于三阴三阳，清者注于肺，浊者注于经，溜于海，而血自行，是理气散结而兼泄血也。（《本草求原》）

○姜黄始见《唐本草》，称其辛苦大寒，藏器已辨其非，谓辛少苦多，性热不冷，则《唐本》寒字，盖亦传写之误。石顽谓有两种。按：今市肆姜黄，确有两种，名片姜黄者，是本已切为厚片，而后晒干，形似干姜，色不黄，质亦不坚，治风寒湿者即此。又一种则坚实光亮，其色深黄，乃如郁金，是为染色之用，不入药剂者。（《本草正义》）

【验方举要】

○治胎寒腹痛，啼哭吐乳，大便泻青，状若惊搐，出冷汗。姜黄一钱，没药、木香、乳香二钱，为末，蜜丸芡子大。每服一丸，钩藤煎汤化下。（《和剂局方》）

○治心痛不可忍：姜黄（微炒）、当归（切、焙）各一两，木香、乌药（微炒）各半两。上四味。捣罗为散，每服二钱匕，煎茱萸醋汤调下。（《圣济总录·姜黄散》）

○治室女月水滞涩，调顺营气：姜黄、丁香、当归（切，焙）、芍药各半两。上四味，捣细罗为散，每服二钱匕，温酒调下。经脉欲来，先服此药，不拘时候。（《圣济总录·姜黄散》）

○治牙痛不可忍：姜黄、细辛、白芷等分。上为细末，并擦二三次，盐汤漱。（《百一选方·姜黄散》）

○治产后腹痛：姜黄二分，没药一分。上为末，以水及童子小便各一盏，入药煎至一盏半，分作三服，通口服，约人行五七里，再进一服。（《普济方·姜黄散》）

○产宝化结丸：治产后血块痛，脉沉弦涩者。桂心两半，姜黄三两，为末，炒焦，砂糖糊丸，温酒调下三钱。（《徐大椿医书全集·下·女科指要卷五·产后门》）

○产后恶露不尽，脉沉涩者：姜黄八两，醋浸，炒黑为散，米饮下三钱。（《徐大椿医书全集·下·女科指要卷五·产后门》）

○片子姜：治气，为最能治冷气刺痛，末服酒服皆佳。（《东医宝鉴·卷一·内景篇》）

【按】

药理研究表明，姜黄具有降血脂、抗实验性心肌缺血、抑制血小板聚集、增强纤溶活性、利胆、抗炎、抗早孕、降血压、抗真菌和改善肝脏实质病损等作用。临床治疗高脂血证、心绞痛、胃痛、胆石症、黄疸和产后腹痛等均有较好疗效。

Shenqu
神曲

神曲系辣蓼、青蒿、杏仁等药加入面粉或麸皮混合后，经发酵而成的曲剂。常用别名有六神曲。味甘、辛，性温。归脾、胃经。功能消食和胃。主要用于治疗食积不化，脘腹胀满，不思饮食，肠鸣泄泻等病症。常用剂量为6~15克。

【各家论述】

○化水谷宿食、癥结积滞，健脾暖胃。（《药性本草》）

○养胃气，治赤白痢。（《珍珠囊补遗药性赋》）

○疗脏腑中风气，调中下气，开胃消宿食。主霍乱心膈气，痰逆，除烦，破症结及补虚，去冷气，除肠胃中塞，不下食。能治小儿腹坚大如盘，胸中满，胎动不安，或腰痛抢心，下血不止。（《汤液本草》）

○神曲……治脾胃食不化，须用于脾胃药中少加之……炒黄色用。（《医学启源·卷之下·用药备旨》）

○消食下气，除痰逆霍乱、泄痢胀满诸疾，其功与曲同。闪挫腰痛者，煅过淬酒温服有效。妇人产后欲回乳者，炒研酒服二钱，日二即止，甚验……神曲治目病，生用能发其生气，熟用能敛其暴气也。（《本草纲目》）

○善助中焦土脏……其气腐，故能除湿热，其性涩，故又止泻痢。（《景岳全书·本草正》）

○陆神曲，辛甘性温，温中消食，化滞宽胀，陈久者良。建曲：功胜，散滞生用，消食炒研；炒黑，则不损胃气。二曲皆然，俱能堕胎断乳，孕妇忌之。酒曲：性烈，尤不宜用，唯糯食停滞，可暂需之。（《徐大椿医书全集·药性切用·卷之四下》）

○脾阴虚、胃火盛者勿用。（《罗氏会约医镜·卷十七·本草中》）

○神曲，散气调中，温胃化痰，逐水消滞，然必合以补脾等药并施则佳……又与麦芽同也。陈久者须炒过或劈开煨用。（《医方十种汇编·药性摘录》）

○治伤暑，伤饮食，伤劳倦，疟气痞证，水肿胀满积聚，痰饮咳嗽，呕吐反胃，霍乱，蓄血，心痛，胃脘痛，胁痛，痹痿眩晕，身重，不能食，黄疸。（《本草述》）

○消瘰疬疽瘤。（《本草再新》）

○神曲，味甘，炒香，香能醒脾，甘能治胃，以此平胃气，理中焦……（《药品化义》）

○神曲，其功专于消化谷麦酒积，陈久者良。但有积者能消化，无积而久服，则消人元气。（《本经逢原》）

○神曲，辛甘气温，其物本于白面，杏仁、赤小豆、青蒿、苍耳、红蓼六味，作饼蒸郁而成，其性六味为一，故能散气调中，温胃化痰，逐水消滞，小儿补脾，医多用此以为调治，盖取辛不甚散，甘不甚壅，温不见燥也。（《本草求真》）

○古人用曲，即造酒之曲，其气味甘温，性专消导，行脾胃滞气，散脏腑风冷。神曲乃后人专造，以供药用，力倍于酒曲。（《本草经疏》）

○治胃肠炎，胃下垂，胃弛缓，消化不良。（《临床应用汉方处方解说》）

○神曲，能消化水谷，去宿食，末服、煎服并良。（《东医宝鉴·杂病篇·卷四》）

【验方举要】

○壮脾进食，疗痞满暑泄，曲术丸：用神曲炒，苍术泔制炒，等分为末，糊丸梧子大。每米饮服五十丸。冷者加干姜或吴茱萸。（《肘后方》）

○治产乳晕绝，亦治产难：神曲末，水服方寸匕。（《千金方》）

○治脾胃俱虚，不能消化水谷，胸膈痞闷，腹胁时胀，连年累月，食减嗜卧，口苦无味，虚羸少气：乌梅（去核焙干）、干姜（炮）各四两，小麦蘖（炒黄）三两，神曲（捣末炒）六两二钱。上件为末，炼蜜和搜为丸如梧桐子大，每服十五丸加至二十丸，米饮下，日二服，不计时候。（《和剂局方》）

○治时暑暴泻及饮食所伤，胸膈痞闷：神曲（炒）、苍术（米泔浸一宿焙干）备等分。为末，面糊为丸，如梧桐子大。每服三十丸，不拘时，米饮吞下。（《和剂局方·曲术丸》）

○治产后冷痢，脐下疗痛：神曲三两（微炒令黄），熟干地黄二两，白术一两半。上件药捣细罗为散。每服，以粥饮调下二钱，日三四服。（《圣惠方·神曲散》）

○治产后血晕：神曲为末，热水调二钱。（《妇人大全良方·卷之十八·产后血晕方治第五》）

○神曲，若闪挫腰痛者，淬酒温服最良。（《景岳全书·下册·卷四十九·本草正》）

○治休息痢，日夜不止，腹内冷痛：神曲、芜荑、吴茱萸各等分。熬，生姜自然汁和丸，如梧桐子大。食前粥饮下三十丸。（《普济方·神曲丸》）

○治产后瘀血不运，肚腹胀闷，渐成臌胀：陈久神曲一斤，捣碎，微炒磨为末。每早晚各服三钱，食前砂仁汤调服。亦可治小儿臌胀。（《本草汇言》）

○治一切肉积胀痛：神曲炒，研末。以炒麦芽煎茶送下，神效。（《良朋汇

集·卷二》）

　　○治吃糯米面食难化者：神曲三钱炒，为末酒调服或米饮亦可。（《良朋汇集·卷二》）

　　○神曲，落胎，并下鬼胎，取末二钱，和水服。水浓煎取汁服。（《东医宝鉴·杂病篇·卷十》）

　　【按】

　　神曲为一种酵母制剂，内含维生素B复合体、酶类、麦角固醇、蛋白质、脂肪等。临床多以之入汤剂煎服，高温之下其主要有效成分多被破坏，影响疗效，若用散剂冲服则更能发挥作用。

扁豆

Biandou

扁豆系豆科一年生缠绕草本植物扁豆*Dolichos lablab* L.的种子。常用别名有藊豆、南扁豆、白扁豆、蛾眉豆、凉衍豆、羊眼豆、茶豆、小刀豆等。味甘，性微温。归脾、胃经。功能健脾化湿。主要用于治疗体倦乏力，食少便溏，白带过多，暑湿吐泻等病症。常用剂量为10~20克。

【各家论述】

○味甘，微温。主和中下气。（《名医别录》）

○主解一切草木毒，生嚼及煎汤服。（《药性本草》）

○补五脏。（《日华子本草》）

○主行风气，女子带下，兼杀酒毒，亦解河豚毒。（《本草图经》）

○止泄泻，消暑，暖脾胃，除湿热，止消渴。（《本草纲目》）

○治脾胃虚弱，反胃冷吐，久泻不止，食积痞块，小儿疳疾。（《滇南本草》）

○补脾胃气虚，治呕吐霍乱，解河豚酒毒，止泻痢，温中，亦能清暑，治消渴，欲用轻清缓补者此为最当。（《景岳全书·卷四十九·本草正下》）

○硬壳白扁豆，其子充实，白而微黄，其气腥香，其性温平，得乎中和，脾之谷也。入太阴气分，通利三焦，能化清降浊，故专治中宫之病。消暑除湿而解毒也。其软壳及黑鹊色者，其性微凉，但可供食，亦调脾胃。（《本草纲目》）

○弘景云，扁豆患寒热者不可食。盖指伤寒寒热，外邪方炽，不可用此补益之药耳。如脾胃虚及伤食劳倦发寒热者，不忌。（《本草经疏》）

○扁豆，味甘平而不甜，气清香而不窜，性温和而色微黄，与脾性最合。主治霍乱呕吐，肠鸣泄泻，炎天暑气，酒毒伤胃，为和中益气佳品。又取其色白，气味清和，用清肺气。故云清以养肺，肺清则气顺。下行通利大便，能化清降浊，善疗肠红久泻，清气下陷者，此腑虚补脏之法也。（《药品化义》）

○性味甘平，健脾消暑，止泻除湿。消暑生用，健脾炒用。多食、久食，但能滞气。花、叶：并能清暑和中，故暴痢宜用之。（《徐大椿医书全集·药性切用·卷之四下》）

○扁豆和中下气，解酒消暑，化清降浊。患疟疾者忌之。（《陈修园医书四十八种·增补食物秘书》）

○味甘气温，入脾、胃二经。生用清暑养胃，炒用健脾止泻，通利三焦，升清降浊。专治中宫之病，调胃暖脾，消暑除湿。治霍乱、吐泻、痢疾、带下、血崩。子圆白者入药，去皮用，多食壅气。（《罗氏会约医镜·卷十七·本草中》）

○鲜扁豆，凡花皆散，取其芳香而散，且保肺液，以花易豆者，恶其呆滞也，夏日所生之物，多能解暑，唯扁豆花为最，如无花时，用鲜扁豆皮，若再无此，用生扁豆皮。（《温病条辨·卷一·上焦篇》）

○白扁豆治筋转霍乱，叶敷蛇虫咬最佳。（《医方捷径·卷四》）

○性味：微苦。效用：1.主要为利尿药，并有健胃整肠作用；2.除痰，止渴，调中，令人不睡。（《现代实用中药》增订本）

○药效：消炎，止渴，解毒，理肠。用途：慢性胃肠炎，下利。（《临床应用汉方处方解说》）

【验方举要】

○疗霍乱吐痢不止，末和醋服之。吐痢后转筋，生捣叶一把，以少酢浸，取汁服之，立瘥。（《食疗本草·卷下·藊豆》）

○治妇人服草药，胎堕腹痛：用白扁豆少许，去皮为末，米饮调服方寸匕，或浓煎亦可。（《医学纲目·卷之三十五·胎前症》）

○捷径方：治用毒药攻胎，药毒冲心，外证牙关紧急，口不能言，两手强直握拳，头低自汗，身微热，外证与中风相似，但其脉浮而软，十死一生，医多不识，若作中风治之必死无疑。用白扁豆二两，生去皮为末，新汲水调下即效。（《证治准绳·女科·卷四》）

○六畜肉毒及一切药毒：白扁豆生晒干为末，新汲水调下三钱匕。（《医碥·卷二·杂症·中毒》）

○治霍乱方：取扁豆叶捣汁一碗，饮之立愈。（《续名医类案·卷六·霍乱》）

○霍乱吐泻，扁豆，同香薷煎服。霍乱转筋，醋合末服之。消渴不止，同花粉蜜丸，花粉汤下。赤白带，炒为末，每米汤下。砒霜毒，生研入水绞汁服。恶疮痂痒而痛，捣封之，痂落即愈。血崩不止，扁豆花焙末，炒米煮饮，入盐少许调下。（《本草易读·白扁豆》）

【按】

扁豆嫩时带壳炒食，宜高温多煮，以破坏其毒性成分。扁豆豆荚含呱啶酸-2。扁豆含血球凝集素A，为一种毒蛋白，可引起大鼠肝脏区域性坏死，此说可提供临床参考。

Jiaogulan
绞股蓝

绞股蓝系葫芦科多年生攀缘草本植物绞股蓝 *Gynostemma pentaphllum* (Thunb.) Makino 的根茎或全草。别名有七叶胆、小苦药、公罗锅底、遍地生根。味苦、甘，性寒。归脾、肺经。功能健脾益气，化痰止咳，清热解毒。主要用于治疗胃脘疼痛，嗳气，吞酸，消渴，乏力，消瘦，咳嗽气喘，胸闷痰多，以及胸痹心痛、癌瘤、溃疡和腋臭等病症。常用剂量，水煎服15~30克。研末吞服3~6克。亦可泡茶服。外用：适量，捣烂涂擦。

【各家论述】

○叶，味甜。（《救荒本草》）

○消炎解毒，止咳祛痰，治慢性支气管炎。（《中药大辞典》）

○化痰止咳，健脾理气，益气活血，生津止渴，解毒利湿。（《临床中药辞典》）

○现代绞股蓝常用于治疗肿瘤、慢性支气管炎、高脂血症、血小板减少症、冠心病、消化性溃疡、慢性胃炎等多种疾患。（《中华临床中药学》）

○清热、补虚、解毒。主治体虚乏力，虚劳失精，白细胞减少症、高脂血症、病毒性肝炎、胃肠炎、慢性支气管炎。（《中华本草》）

○主治慢性支气管炎、传染性肝炎、肾盂炎、胃肠炎。（《全国中草药汇编》）

【验方举要】

○治疗放、化疗引起的白细胞减少症：绞股蓝30~40克，配伍鸡血藤30克，女贞子30克，补骨脂15克，水煎服，每日1剂。治疗肿瘤放、化疗所致的白细胞减少患者31例。结果：有效率为93.55%。（《中华临床中药学》）

○治疗萎缩性胃炎：用绞股蓝制成冲剂，每次10克，每日3次，3个月为一疗程。治慢性萎缩性胃炎151例（其中伴有肠化生者52例），结果：显效28例，好转57例，无效58例，加重8例，总有效率56.26%，肠化有效率75.03%。一般服药1月后开始起效。（《中华本草》）

○治疗虚证：用绞股蓝口服液，每次20mL（含绞股蓝总苷30mg），每日3次，空腹服，30天为一疗程。治疗虚证（气虚和阳虚）患者54例。结果：显效39例，有效11例，无效4例，总有效率92.6%。其中气虚证总有效率100%，阳

虚证总有效率82.6%。(《中华本草》)

○治疗血小板减少症：绞股蓝口服液，每次2支，一日3次，15天为一疗程，连服2个疗程，治疗血小板减少症36例。结果：显效11例，有效19例，无效6例，总有效率83.4%。(《中华临床中药学》)

○治疗高脂血证：用绞股蓝口服液，每次20mL（相当于生药4克），每日2次，疗程1~3个月。治疗高脂血证60例。结果：有效率86.7%。(《中华本草》)

○治疗手足癣：取新鲜绞股蓝头部嫩茎叶适量，用手搓揉至汁出，而后用纱布包裹，使汁从纱布缝中渗出，再用力反复搽涂患部，每日3~4次。治疗手足癣100例（其中手癣56例，足癣44例），病程最长6年，最短3个月。经治疗5~7天，全部病例均获痊愈。报道认为，凡属浅部真菌性皮肤病，均有确切疗效。(《中华本草》)

【按】

绞股蓝是一味新近被认识的药物，大量的药理、药效和临床研究表明，其作用和功效较多，是一味值得开发利用的药物，前景广阔。药理实验表明，绞股蓝具有抑制肿瘤、调节免疫、抗衰老、抗缺血缺氧、调节血脂、抗氧化（清除自由基）、降血糖（刺激胰岛素释放，抑制淀粉酶、糖苷酶）、抑制神经细胞凋亡、抗溃疡，以及镇静、镇痛、催眠等作用。临床配伍天麻、黄精，治疗气短、失眠、健忘、眩晕等病症有较好疗效。

十 画

Cansha

蚕砂

蚕砂系蚕蛾科昆虫家蚕 *Bombyx mori* Linnacus 的干燥粪便。常用别名有原蚕沙、蚕矢等。味甘、辛，性温。归肝、脾、胃经。功能祛风除湿，和胃化浊。主要用于治疗风湿痹痛、肢体不遂、湿疹瘙痒、吐泻转筋等病症。常用剂量为5～10克。外用适量。

【各家论述】

○原蚕沙主肠鸣，热中消渴，风痹瘾疹。（《名医别录》）

○炒黄，袋盛浸酒，去风缓，诸节不随，皮肤顽痹，腹内宿冷，冷血瘀血，腰脚冷疼。炒热袋盛，熨偏风，筋骨瘫缓，手足不随，腰脚软，皮肤顽痹。（《本草拾遗》）

○治手足为风湿所伤，兼有脚气，用晚蚕沙，以米醋拌炒令热，用棉絮包熨之。（《众妙仙方·卷二·中湿门》）

○治消渴癥结，及妇人血崩，头风，风赤眼，去风除湿……蚕属火，其性燥，燥能胜风去湿，故蚕沙主疗风湿之病。（《本草纲目》）

○蚕沙性温，湿痹瘾疹，瘫风肠鸣，消渴可饮。（《寿世保元·卷一·本草》）

○晚蚕砂化浊中清气，大凡肉体未有死而不腐者，蚕则僵而不腐，得清气之纯粹者也，故其粪不臭不变色，得蚕之纯清，虽走浊道而清气独全，既能下走少腹之浊部，又能化浊湿而使之归清，以己之止，止人之不止也，用晚者，本年再生之蚕，取其生化最速也。（《温病条辨·卷三·下焦篇·宣清导浊汤》）

○主风痹及一切关节皮肤受风湿为患，晚蚕砂炒热布包，轮换熨之极效。忌食泥鳅鱼、鳝鱼。（《寿世汇编·普济良方·卷四》）

○蚕砂宣皮肤风湿，治肢节不遂，腰膝冷痛，冷血活血，肠鸣消渴。又治烂弦风眼，用新瓦炙为末，浸麻油调敷效。冷风顽痹用酒三升，拌砂三斗，蒸熟铺

暖室席上，以患处就卧厚覆取汁，辟风。若未愈，间日再作。(《医方十种汇编·药性摘录》)

○治支节不随，皮肤顽痹……解食蛇肉毒。(《罗氏会约医镜·卷十八·本草》)

○蚕沙，疗风湿之专药。(《本经逢原》)

○去风湿，熨瘫缓，得醇酒，熨风痹，合独活，治支节不遂。(《得配本草》)

○原蚕沙，为风湿之专药，凡风湿瘫痪固宜，即血虚不能养经络者，亦宜加入滋补药中。(《本草求原》)

○蚕食而不饮，属火性燥，燥能去风胜湿。其沙辛甘而温。(《家庭医师·第六章·药物》)

○蚕砂味辛，能行能散，以助肝条达疏泄，活血行气。肝欲散，急食辛以散之，用辛补之……蚕砂其味兼甘，虽辛散疏泄而过也。因此，凡寒凝血瘀或湿浊犯脾，或肝疏泄障碍所致的癥瘕、血崩本品甚宜。(《百药效用奇观》)

【验方举要】

○治风疹方：以夏蚕沙一升，水煎去滓，遍浴全身，其疹自退，内用白术为末，酒服一匙，日二服。仍忌风。(《华佗神方·卷十四》)

○疗大风半身不遂方：蚕沙两石，一味熟蒸，作直袋三枚，各受七斗，即热盛一袋着患处，如冷即取余袋，一依前法，数换易百不禁，瘥止。(《外台秘要·卷十四》)

○丹毒洗方，蚕沙一升，井水煎，温和，密室洗。(《仁斋直指方论·卷之二十四》)

○小儿隐疹入腹，体强舌干。蚕沙二升，水二升，煮去渣洗之。(《千金宝要·卷之一·小儿第二》)

○治风瘙瘾疹，遍身痒成疮者，用蚕沙一升，水一斗，煮取一斗二升，去渣热洗，宜避风。(《医学纲目·卷之十·中风》)

○治风沿烂眼，蚕沙用香油浸于重绵滤过，点之，愈久愈妙。(《医学纲目·卷之十三·目疾门》)

○蚕沙散：治男子妇人心气痛不可忍者。晚蚕沙不拘多少，为细末，用滚汤泡过滤净，取清水服之，立止。(《医学纲目·卷之十六·心痛》)

○瘾疹入腹，亦能杀人，用蚕沙浓煎汤，洗之。(《医学纲目·卷之二十·丹熛瘰疹》)

○祛湿散，治多年湿癣，大有神效。蚕砂四两，薄荷半两，为细末，每用不拘多少，干掺于疮上，或用生油调搽。(《医学纲目·卷之二十·丹熛瘰疹》)

○蚕食桑而吐丝，扶桑之木，受青阳之气，禀少阳升生之性，能和甲胆之阳，以养厥阴之血，故神仙一切服食药，不得桑柴煎不食，以其火不文不武，而具温生之气也，蚕沙治崩，桑鲜止血，岂漫言哉。（《济阴纲目·卷之二·血见黑则止》）

○金疮：晚蚕沙为末掺之。（《疡医大全·卷之三十七》）

○治闭经方：蚕砂125克，用蚕砂入砂锅内炒半黄色，入无灰酒一壶，煮沸澄清去砂，每温服一盏，即通。（《马培之医案论精要·第四篇》）

○头风白屑作痒，蚕沙烧灰淋汁，洗之。（《本草纲目》）

【按】

临床单用蚕砂或蚕砂制剂治疗病毒性肝炎、功能性子宫出血、荨麻疹、白细胞减少等均有良好效果；以蚕砂为主的复方治疗单纯性抗链"O"增高、慢性结肠炎有效。

蚕蛾

Can'e

蚕蛾系蚕蛾科昆虫家蚕蛾 *Bombyx mori* L. 的雄性全虫。常用别名有原蚕蛾、晚蚕蛾、雄蚕蛾等。味咸，性温，有小毒。归肝、肾经。功能补肝益肾，壮阳涩精。主治阳痿，遗精，白浊，尿血，创伤，溃疡及烫伤等病症。常用剂量为3~5克，内服：入丸、散。外用：研末撒或捣烂敷。湿热所致阳痿以及阴虚有火者忌用。

【各家论述】

○益精气，强阴道，交接不倦，亦止精。（《名医别录》）

○其蚕蛾，则第二番者，以其敏于生育。（《本草衍义·卷之十七·白僵蚕》）

○蛾止泄精尿血，及暴风冻疮，汤火疮，灭疮瘢，入药炒用。（《日华子本草》）

○雄者有小毒，炒去翅足，补肾疗血。（《珍珠囊补遗药性赋·虫鱼部》）

○壮阳事，止泄精，尿血，暖水脏，治暴风、金疮、冻疮、汤火疮、灭瘢痕……蚕蛾性淫，出茧即媾，至于枯槁而已，故强阴益精用之。（《本草纲目》）

○雄蛾味咸气温热……治遗精，赤白浊……治阳痿，未连蚕蛾二升，去头翅足，炒为末，蜜丸梧子大，每夜服一丸，有效，饮菖蒲酒则力减……蚕蛾散止血生肌，治刀斧伤创，血出如箭，晚蚕蛾炒为末，敷之即止……原蚕蛾，初出之气化，由阳趋阴为最锐，却可为自肺下归命门之一助……少年阴痿，由于失志者，不宜，阴虚有火者，忌。（《本草述钩元》）

○原蚕蛾，咸温小毒。取未交雄蛾，纸封焙干，拌椒密藏则不蛀，本经主心腹邪气，起阴痿，益精气，强志生子，好颜色，补中轻身……蚕之性禀淫火，力专助阳……详参经旨，洵为原蚕主治无疑，奈何集本草者，误列樗鸡之下，敢力正之。（《本经逢原》）

○肾火盛者禁用。（《得配本草》）

○益精气，止泄精，炙为末，或散，或丸服皆佳。（《东医宝鉴·卷一·内景篇》）

○原蚕蛾，壮阳，起阴痿，令交接不倦，焙为末，酒服一钱，或丸服亦佳。（《东医宝鉴·外形篇·卷四》）

【验方举要】

○治丈夫阴痿：未连蚕蛾二升，去头、翅、足，炒为末，蜜丸梧子大，每夜服一丸，可御十室。以菖蒲酒止之。(《千金要方》)

○有肩髀中创，血如箭出，医者以炒原蚕蛾末敷之立止。(《吹剑续录》)

○治小儿口噤方：以晚蚕蛾二枚，炙令黄为末，蜜和，敷儿口唇内。(《幼幼新书·卷第五·初生有病》)

○胜金方治刀斧伤，止血生肌，晚蚕蛾为末，掺匀绢帛裹，随手疮合血止。一切金疮亦治。一法，用生晚蚕蛾、石灰二味，同捣成饼，阴干为末敷之。(《医学纲目·卷之二十·撷扑伤损》)

○血淋疼痛：晚蚕蛾为末，热酒服二钱。(《本草纲目》)

○小儿口疮及风疳疮：用晚蚕蛾为末，贴之，妙。(《本草纲目》)

○固真丹：治遗精梦泄，晚蚕蛾二两，肉苁蓉、白茯苓、益智各一两，龙骨五钱，为末，鹿角胶酒浸化开，和丸，梧子大，每服30丸，空心温酒下，干物压之。(《东医宝鉴·卷一·内景篇》)

785

【按】

蚕蛾用于男子阳痿，凡性功能低下均有效。研末吞服、外用敷脐，或装胶囊吞服、作蜜丸均可。其药力较植物壮阳药强。采集时，选瘦小长者为雄，而肥大短者为雌不宜入药。《本经逢原》说蚕蛾即《本经》之樗鸡，但《本草衍义》云："樗鸡……形类蚕蛾，但头足微黑，翅两重，外重灰色，下一重深红，五色皆俱，腹大，此即樗鸡也。"据目前所知道的蚕蛾效用，与《本经》所载樗鸡比较接近，清代张璐的认识有一定道理，有待进一步考证。

Qin jiao

秦艽

秦艽系龙胆科植物秦艽 *Gentiana macrophylla* Pall., 麻花秦艽 *Gentiana straminea* Maxim., 粗茎秦艽 *Gentiana Crassicaulis* Duthie ex Burk. 或小秦艽 *Gentiana dahurica* Fisch. 的干燥根。常用别名有秦胶、秦纠、秦爪、大艽等。味辛、苦，性平。归胃、肝、胆经。功能祛风湿，清湿热，止痹痛。主要用于治疗风湿痹痛，筋脉拘挛，骨节烦痛，日晡潮热，小儿疳积发热等。常用剂量为3～9克。

【各家论述】

○主寒热邪气，寒湿风痹肢节痛，下水利小便。（《神农本草经》）

○疗风，无问久新，通身挛急。（《名医别录》）

○菖蒲为之使。（《本草经集注》）

○利大小便，瘥五种黄病，解酒毒，去头风……畏牛乳。（《药性本草》）

○主骨蒸，治疳及时气。（《日华子本草》）

○治口噤，肠风泻血……养血荣筋，中风手足不遂者用之……阴中微阳，去手足阳明经下牙痛，口疮毒，及除本经风湿。去芦净用。（《医学启源·卷之下·用药备旨·药类法象》）

○秦艽性平，除湿荣筋，肢节风痛，下血骨蒸。（《明医指掌·卷一·药性歌》）

○疗遍体之金色疸，除风湿在四肢中。（《医经小学·卷之一·药性指掌》）

○治胃热，虚劳发热……秦艽，手足不遂，黄疸，烦渴之病须之，取其去阳明之湿热也。阳明有湿，则身体酸疼烦热，有热则日晡潮热骨蒸。（《本草纲目》）

○下部虚寒人，及小便不禁者勿服。（《本草经疏》）

○凡病阴虚血燥，精竭髓衰之证，非配大剂滋养药不可。（《本草汇言》）

○解温疫热毒，骨蒸发热，潮热烦渴及妇人胎热，小儿疳热瘦弱。（《景岳全书·本草正》）

○秦艽入阳明，润燥宣风，能行能散。（《成方便读·理血之剂·秦艽白术丸》）

○去肠胃湿热，疏肝胆气，治一切湿胜风淫之症。（《本草分经·肝》）

○秦艽为风药中之润品，散药中之补品，且能活血荣筋。（《时病论·卷

二·活血祛风法》）

○大便滑者忌用。（《本草从新》）

○秦艽，入手足阳明，以其去湿也；兼入肝胆，以其治风也。故手足不遂，黄瘅酒毒，及妇人带疾须之。（《本经逢原》）

○外通经隧，内导二便，是其真宰，而通络之功，又在理湿之上。要之皆是从湿阻热结一面着想，而气虚血弱之症，皆非其治，仍与防风、羌、独等味异曲同工耳。（《本草正义》）

○秦艽，苦能泄，辛能散，内达于下焦，能通利二便，宜通诸腑，引导湿热从二便除，故能疗五种黄病。本品长于祛风湿通络，故亦能使湿热从表而出。本品性平且润，亦不伤阴，实为黄家要药。（《百药效用奇观》）

○对于结核性潮热，有解热之效。（《现代实用中药》增订本）

【验方举要】

○治一切疮口不合：秦艽细末，掺之。（《仁斋直指方论·卷之二十二·痈疽证治》）

○治虚潮热，咳嗽，盗汗不止：秦艽（去苗、土）、柴胡（去苗）、知母、甘草（锉、炙）各一两。上四味，粗捣筛。每服三钱匕，水一盏，煎至六分，去滓，温服，不计时候。（《圣济总录·秦艽汤》）

○治消渴，除烦躁：秦艽二两（去苗），甘草三分（炙微赤，锉）。上件药，捣筛为散。每服四钱，以水一中盏，入生姜半分，煎至六分，去滓，不计时候温服。（《圣惠方》）

○治小便艰难，胀满闷：秦艽一两（去苗）。以水一大盏，煎取七分，去滓，食前分作二服。（《圣惠方》）

○治暴泻引饮：秦艽二两，甘草炙半两。每服三钱，水煎服。（《圣惠方》）

○治伤寒烦渴，心神躁热：用秦艽一两，牛乳一大盏，煎六分，分作二服。（《太平圣惠方》）

○治小便艰难，或转胞，腹满闷，不急疗，杀人。用秦艽一两，水一盏，煎七分，分作二服。又方：加冬葵子等分，为末，酒服一匕。（《圣惠方》）

○治胎动不安：秦艽、甘草炙、鹿角胶炒，各半两，为末。每服三钱，水一大盏，糯米五十粒，煎服。又方：秦艽、阿胶炒、艾叶等分，加上煎服。（《圣惠方》）

○治黄疸、急黄、发热，身面俱黄者，车前子散方：车前子半两、秦艽半两（去苗）、甘草半两（炙微赤、锉），犀角屑半两。上药捣筛为散，每服五钱，以水一大盏，煎至五分，去滓，入生地汁半合，不计时候温服。（《百药效用奇观》）

【按】

药理研究表明，秦艽具有抗炎、镇痛、镇静、解热、抑制反射性肠液分泌、抗过敏性休克、抗组织胺、升血糖、降低血压、减缓心率、抑菌等作用。临床上秦艽与威灵仙均有散风祛湿，通络利便作用，但秦艽长于除骨蒸，退黄疸，而威灵仙走而不守，宣道五脏，消痰利水，可治咽痛。

秦皮

Qinpi

秦皮系木犀科植物苦枥白蜡树 *Fraxinus rhynchophylla* Hance，白蜡树 *Fraxinus chinensis* Roxb.，尖叶白蜡树 *Fraxinus chinensis* Roxb. var. acuminata Lingelsh. 或宿柱白蜡树 *Fraxinus stylosa* Lingelsh. 的干燥枝皮或干皮。常用别名有岑皮、秦白皮、蜡树皮等。味苦、涩，性寒。归肝、胆、大肠经。功能清热燥湿，收涩，明目。主要用于治疗热痢，泄泻，赤白带下，目赤肿痛，目生翳膜等病症。常用剂量为6～12克；外用适量，煎洗患处。

【各家论述】

○主风寒湿痹，洗洗寒气，除热，目中青翳白膜，久服头不白，轻身。（《神农本草经》）

○疗男子少精，妇人带下，小儿痫，身热，可作洗目汤。（《名医别录》）

○大戟为之使。恶茱萸。（《本草经集注》）

○主明目，去肝中久热，两目赤肿疼痛，风泪不止；治小儿身热，作汤浴……恶苦瓠、防葵。（《药性本草》）

○洗肝，益精，明目，小儿热惊，皮肤风痹，退热。（《日华子本草》）

○主热痢下重，下焦虚。（《汤液本草》）

○秦皮洗眼除昏，男子添精，妇人收带下……味苦寒、无毒。治风寒湿痹。（《珍珠囊补遗药性赋·本部》）

○苦寒……仲景治热痢下重，故以纯苦之剂坚之。（《丹溪手镜·卷之中·发明五味阴阳寒热伤寒汤丸药性第二》）

○梣皮，治目病，惊痫，取其平木也，治下痢崩带，取其收涩也。又能治男子少精，取其涩而补也。此药乃惊、痫、崩、痢所宜，而人止知其治目一节，几于废弃，良为可惋。（《本草纲目》）

○秦皮，味苦性涩而坚，能收敛走散之精气。故仲景用白头翁汤，以此治下焦虚热而利者，取苦以涩之之意也。（《本草汇言》）

○秦皮水浸，即青碧。青入肝，风邪为病，先见于色，当为肝之风药。（《本草述钩元》）

○天道贵涩，唯涩故补。服此不唯泄热止脱，而且益肾有子矣……但此气寒伤胃，总不宜于胃虚少食之人耳。（《本草求真》）

○治目赤肿翳膜，煎汁频洗。（《罗氏会约医镜·卷十七·本草》）

○……以秦皮洗肝也，其或肝气不热，则不用秦皮……（《温病条辨·卷二·中焦篇·四苓加厚朴秦皮汤》）

○秦皮苦寒酸涩，专入厥阴，清郁蒸而收陷泄，其诸主治通经脉……（《长沙药解》）

○秦皮渍水色青，着纸不脱，故清肝殊有奇功。而苦寒润下，尤能固肾气，滋精以荣木。（《经证证药录·卷十五》）

○为消炎、解热药。（《科学注解本草概要·植物部》）

○体收涩，而解散为之用。一解散虚实间。（《皇汉医学丛书·伤寒用药研究·卷下》）

【验方举要】

○疗眼因赤差后瞖晕方：秦皮一两，上一味，以水一升五合，煮取七合，澄清，决明用渍散内目中。（《外台秘要·卷二十一·晕瞖方》）

○眼暴肿痛：秦皮、黄连各一两，苦竹叶半升，水二升半，煮取八合，食后温服。（《外台秘要》）

○治血痢连年：秦皮、鼠尾草、蔷薇根等分，以水煎取汁，铜器重釜煎成，丸如梧子大。每服五六丸，日二服，稍增，以知为度。亦可煎饮。（《千金方》）

○眼弦挑针，乃肝脾积热：锉秦皮，夹沙糖，水煎，调大黄末一钱，微利佳。（《仁斋直指方》）

○治赤眼及睛上疮，秦皮一两，清水一升，于白碗中浸，春夏一食时以上。看碧色出，即以筋头缠绵，仰卧，点所患眼。乃先从眦中满眼点，微痛不畏。良久，三五饭顷，即侧卧，沥却热汁，每日十度以上，不过二日瘥。（《医学纲目·卷之十三·目疾门》）

○秦皮一味，治天蛇毒。此疮似癞而非癞也。天蛇，即草间黄花蜘蛛。人被其螫，仍为露所濡，乃成此疾。以秦皮煮汁一斗，饮之瘥。（《医学纲目·卷之二十·通治诸般恶虫咬》）

○治妇人赤白带下，及血崩不止：秦皮二两，丹皮二两，当归身一两。俱酒洗，炒研为末，炼蜜为丸梧桐子大。每早服五钱，白汤下。（《本草汇言》）

○治小儿惊痫发热及变蒸发热：秦皮、茯苓各一钱，甘草五分，灯心廿根。水煎服。（《儿科撮要》）

【按】

药理研究表明，秦皮有消炎止痛、利尿作用。能促进风湿患者的尿酸排出，并具有显著的抗菌、抗炎、抗过敏、抑制血小板聚集及镇静、抗惊、镇痛作用。临床应用证实，秦皮治疗痰饮喘咳有一定疗效。至于《神农本草经》所载"久服头不白，轻身"，后世研究较少，有待探索验证之。

Guizhi

桂枝

桂枝系樟科樟属植物肉桂 *Cinnamomum Cassia* Presl 的干燥嫩枝。味辛、甘，性温。归心、肺、膀胱经。功能发汗解肌，温通经脉，助阳化气，平冲降气。主要用于治疗风寒感冒，脘腹冷痛，血寒经闭，关节痹痛，痰饮，水肿，心悸，奔豚等病症。常用剂量为3~10克，水煎服。桂枝辛温助热，易于伤阴动血，凡温热病及阴虚阳盛，血热妄行诸证均忌用。孕妇及月经过多者慎用。

【各家论述】

○本云：桂枝汤，今加桂满五两。所以加桂者，以能泄奔豚气也。（《伤寒论讲义·太阳病篇·第121条》）

○心痛胁痛胁风，温筋通脉，止烦出汗。（《名医别录》）

○去冷风疼痛。（《药性本草》）

○桂，大热，《素问》云：辛甘发散为阳。故汉张仲景桂枝汤，治伤寒，表虚皆须此药，是专用辛甘之意也。本草第一又云：疗寒以热药，故知三种之桂，不取菌桂、牡桂者，盖此二种，性止温而已，不可以治风寒之病。（《本草衍义》）

○仲景治伤寒证，发汗用桂枝者，乃桂条，非身干也。（《医学启源·卷之下》）

○牡桂此即木桂也。薄而味淡，去粗皮用。其最薄者为桂枝，枝之嫩小者为柳桂……麻黄遍彻皮毛，故专于发汗而寒邪散，肺主皮毛，辛走肺也。桂枝透达营卫，故能解肌而风邪去，脾主营，肺主卫，甘走脾，辛走肺……《别录》云"桂通血脉"是也。曾世荣言：小儿惊风及泄泻，并宜用五苓散以泻丙火，渗土湿。内有桂，能抑肝风而扶脾土。（《本草纲目》）

○实表祛邪。主利肝肺气，头痛，风痹骨节挛痛。（《本草经疏》）

○麻黄汤用桂枝为臣，亦以其辛甘发散为阳，若谓其实表止汗，将安用之？盖以其寒伤荣，桂枝能佐麻黄而散寒邪，温和荣卫，则邪自不能容留，汗出而解也。（《医旨绪余·上卷》）

○桂枝小梗，横行手臂，和胃舒筋，治手足痹。（《明医指掌·卷一·药性歌》）

○专行上部肩臂，能领药至痛处，以除肢节间痰凝血滞。（《药品化义》）

○治失音。以桂木着舌下咽津妙。（《医学纲目·卷之二十七·瘖》）

○散风寒逐表邪，发邪汗，止咳嗽，去肢节间风痛之药也。气味虽不离乎辛热，但体属枝条，仅可发散皮毛肌腠之间，游行臂膝肢节之处。(《本草汇言》)

○议曰：桂枝者，乃取桂之枝梢细薄者用之，以其轻扬而能发散也，非肉桂之厚者也。若混而用之，少见功效。《三因方》中，乃用桂心，亦有乖讹。且桂心能入心，肉桂能治五脏之气；桂枝能治表邪也。若以伤寒发散风邪，必用桂枝也。(《金镜内台方议·桂枝汤（一）》)

○赵某，饮食失节，损伤脾胃，时发烦躁而渴，又食冷物过度，遂病身体困倦，头痛四肢逆冷，呕吐心下痞，乃用桂木三钱匕，热酒调服，仍以棉衣覆之，作阴毒伤寒治之，汗大出，汗后即添口干，舌涩，睛白，睛红，项强硬，肢体不柔和，小便淋赤，大便秘涩，循衣摸床，如发狂状，间之则言语错乱，视其舌，则赤，而欲裂，朝轻暮剧。后以承气汤、白虎加人参汤等收功而愈……今医用桂木热酒调服，此逆仲景之治法，其误甚矣。(《名医类案·卷一·伤寒》)

○桂枝与薄桂，虽皆属细枝条，但薄桂尤其皮之薄者，故和营之力似不及枝也。又肉桂治奔豚而桂枝亦用之者，以奔豚属肾气，肾气出之膀胱，桂枝入足太阳故也……世医不悟桂枝实表之精义，似以此味能补卫而密腠理。若然，何以不用参、芪耶？盖四时之风，因于四时之气，冬月寒风伤卫，卫为寒风所并，则不为营气之并而与之和，故汗出也。(《本草述》)

○桂枝温散发舒，性与肝合，得之藏气条达，经血流畅，是以善达脾郁，经脏荣舒，而条风扇布，土气松和，土木双调矣。土治于中，则枢轴旋转而木气荣和，是以既能降逆……善安惊悸，又止奔豚，至于调经开闭，疏木止痛，通关逐痹，活络舒筋，噎塞痞痛之类，遗浊淋涩之论，泄秽吞口便血之属，坠脱肛，崩中带下之条，皆其所优为之能事也。人抵杂证百出，非缘肺胃之逆，则因肝脾之陷。桂枝既宜于逆，又宜于陷，左之右之，无不宜之，良工莫悉，殊效难详。凡调肝养血之药，一得桂枝，化阴滞而为阳和，滋培生气，畅遂荣华，非群药所能及也。去皮用……气香……入肝家而行血分，赤经络而达营郁，善解风邪，最调木气，升清阳脱陷，降浊阴冲逆，舒筋脉之急挛，利关节之壅阻。入肝胆而散遏抑，极止痛处。(《长沙药解》)

○川桂枝……入手少阴而温营散表，发汗祛寒，为伤寒、中风营分散寒专药……桂心专温脏腑营血，不行经络气分；牡桂性兼上行，统治表里虚寒；官桂善走胁肋，不能直达下焦；桂枝调和营卫，解散风寒为异。(《徐大椿医书全集·药性切用·卷之三》)

○桂枝味薄体轻，升浮树巅，故上行头目，横行手臂。治伤寒寒热无汗，中风自汗。疗手足痛风，胸胁疼痛。按桂性偏阳，不可误投。如阴虚及一切血证无表寒者，均当忌之。(《罗氏会约医镜·卷十七·本草》)

○桂花辛温治牙痛润发，桂叶洗发去垢。(《本草分经·肺》)

○好古曰：或问桂枝止烦出汗，仲景治伤寒发汗，数处皆用桂枝汤。又曰，无汗不得用桂枝，汗多者，桂枝甘草汤，此又能闭汗也。二义相通否乎？曰：仲景云，太阳病发热汗出者，此为营弱卫强，阴虚阳必凑之，故用桂枝发其汗，此乃调其营气，则卫气自和，风邪无所容，遂自汗而解，非若麻黄能开腠理，发出其汗也。汗多用桂枝者，以之调和营卫，则邪从汗出，而汗自止，非桂枝能闭汗孔也。亦唯有汗者宜之，若伤寒无汗，则当以发汗为主，而不独调其营卫矣，故曰：无汗不得服桂枝，有汗不得服麻黄。以桂枝汤中有芍药故也，益敛汗在芍药，不在桂枝也。（《成方切用·卷三·桂枝汤》）

○若其人大便坚，则津液不充矣。小便自利，则津液不走矣。故去桂枝之走津液，而加白术以滋大便之干也。（《医门法律·卷四·桂枝附子汤》）

○桂心固能行水，然不如桂枝之发越荣卫。（《医门法律·卷六·防己散》）

○至于桂枝辛热，似有不宜，而不知桂枝能通荣卫，致津液。荣卫通，津液致，则肺气转输，浊沫以渐而下，尤为要药，所以云治心中温温液液者。（《医门法律·卷六·炙甘草汤》）

○此仲景治黄汗以桂枝为君主，取其化气而治正水，以麻黄为君主，取其入营也；石水以附子为主，取其破阴也。（《金匮要略浅注·卷六》）

○五苓散治外有微热，故用桂枝，此证无表热，而亦用之者，以桂枝非一于攻表之药也。乃彻上彻下，可外可内，为通行津液，和阳治水之剂也。（《金匮要略浅注·卷八·五苓散》）

○然桂枝于阴阳内外无所不通，尤妙得当归善入阴分，治带下之疾。故又主少腹急挛痛引腰背，不能饮食者。盖带下病去，而中气自强也。（《金匮要略浅注·卷八·当归建中汤》）

○其有血寒血痹者，则用桂枝、细辛、艾叶、干姜等，禀受火气之药，以温达之，则知治火即是治血，血与火原一家。（《血证论·卷一·阴阳水火气血论》）

○黄坤载曰：人之大便，所以不失其常者，以肺主传送，而肠不停；肝主疏泄，而肛不闭，宜用参术以助肺之传送，用桂枝以助肝之疏泄，此黄氏论大便秘结之语也。（《血证论·卷四·便脓》）

○桂枝禀肝经木火之气，肝气亢者，见之即炽，肝气结者，遇之即行，故血证有宜有忌。此方取其辛散，合硝黄、桃仁，直入下焦，破利结血瘀去路，不外二便，硝黄引从大便出，而桂枝兼化小水，此又是一层意义。（《血证论·卷七·桃仁承气汤方》）

○桂枝是肝药，化水者，肝为肾之子，实则泻其子，而肝又主疏泄，故有化水气之功。补心火者，虚则补其母，肝为心火之母，而桂枝又色赤入心也。发汗亦用桂枝，借木气之温，以散布外达也。其降冲逆，亦用桂枝者，以冲脉下属于肝，内通于肾。桂枝温肝气以引之；化肾水以泄之。凡下焦寒水攻发，冲阳上浮者，往往佐苓夏以收功，须知桂枝其色赤，其气温，纯得水火之气，助火化木，是其所长。如无寒水而用之，发热动血，阳盛则毙。仲景已有明戒，不可不凛，失血之家，尤宜慎用。或曰：仲景炙甘草汤，是补血药而亦未尝忌用桂枝，何也？曰：此正仲景慎用桂枝处，方义以中焦取汁，变赤为血，不得不用桂枝，助心火以化赤，然即恐桂枝伤血，故用桂枝极少，而用麦冬地黄极多，以柔济刚，用桂而能制桂，仲景如此之慎，可知失血家，不可轻用桂也。（《血证论·卷七·苓桂术甘汤》）

○有一毫口渴即是伏热种种，燥热之药误服即死，虽五苓散之桂亦宜酌用。（《十药神书·霍乱论·卷上》）

○桂枝为内热外寒之圣剂，治肩臂诸药之导引，得茯苓御水气之上犯以保心，得龙骨使肾由经脉以出表，配黄芩转少阳之枢，佐人参发阴经之阳，佐干姜开阳明之结，使石膏，和表邪之郁。勿经铁器，甘草汁浸，焙干用。阴血虚乏，素有血证，外无寒邪，阳气内盛，四者禁用。（《得配本草》）

○桂枝善抑肝木之盛使不横恣，又善理肝木之郁，使之条达也。为其味甘，故又善和脾胃，能使脾气之陷者上升，胃气之逆者下降，脾胃调和则留饮自除，积食自化。其宣通之力，又能导引三焦下通膀胱以利小便，唯上焦有热及恒患血证者忌用……桂枝非发汗之品，亦非止汗之品，其宣通表散之力，旋转于表里之间，能和营卫，暖肌肉，治血脉，使风寒自解，麻痹自开，因其味辛而且甘，辛者能散，甘者能补，其功在于半散半补之间。（《医学衷中参西录·上册·药物》）

○或问：桂枝一物耳，何以既能升陷又能降逆？答曰：其能升陷者，以其枝直上而不下垂，且色赤属火，而性又温也。其能降逆者，以其味辛，得全气而善平肝木，凡逆气之缘肝而上者，桂枝皆能镇之。（《医学衷中参西录·上册·医方》）

○遂单用桂枝尖三钱，煎汤饮下，须臾气息调和如常。夫以桂枝一物之微，而升陷降逆，两擅其功，以挽回人命于顷刻，诚天之生斯使独也。（《医学衷中参西录·医方·参赭镇气汤医案》）

○温肉桂，发表用桂枝。桂，春夏慎用，乃指春温夏热而言，一云损胎，亦非确论，乃用之当否。有表证五苓散用桂枝，无表证用肉桂。（《蒲辅周医疗经验·方药杂谈·中药部分》）

○大抵杂病百出，非肺胃之逆，即肝脾之陷。桂枝既宜于逆，又宜于陷；左之右之，无不宜之，凡润肝养血之药，一得桂枝，则化阴滞为阳和。（《经证证药录·校注叙言》）

○盖桂枝疏肝，能通经络、三焦、膀胱，正妊娠胎阻，通结气行经络，对症之药，不唯抉上焦之阳也。经验录桂枝汤治胎气，渴不能食，胜于女科千方……以大便硬，小便自利，去桂也；以大便不硬，小便不利，当加桂……桂枝疏木温金，利水济火，益土调阴阳，和营卫，功效如神。（《经证证药录·卷二》）

○桂枝为兴奋药，功能解肌发表，和营卫。（《科学注解本草概要·植物部》）

○桂枝体贯通而开发，缓融宣畅为之用。开发表位，缓融心胃间，缓融血道也。宣畅虚实间也。（《皇汉医学丛书·伤寒用药研究·卷下》）

○药效：发汗，解热，镇痛，兴奋。用途：感冒，上冲，身痛。（《临床应用汉方处方解说》）

【验方举要】

○独桂汤：治风冷入脾，逆气上攻作痛。辣桂，去粗皮，上细锉。每二钱，食前煎服，或为末，紫苏煎汤乘热调下。腹痛通用。（《仁斋直指方论·卷之六·脾疼证治》）

○二物汤：治风寒邪气留滞失音。辣桂半两，石菖蒲二钱。上锉。每服二钱半，新水煎，细呷。（《仁斋直指方论·卷之八·声音证治》）

○下死胎法。方用桂枝二钱，麝香当门子一个，同研，暖酒服。须臾，如手推下，比之用水银等，此药不损血气。赵和叔传一方：无麝香，单用桂末一钱，痛时童便调下，名救苦散。（《医学纲目·卷之三十五·胎前症》）

○疗小儿睡中遗尿，不自觉。桂末、雄鸡肝等分，捣丸如小豆大，温水下，日三服。（《医学纲目·卷之三十六·肝主风》）

○食果腹胀，不拘老小。用桂末，饭和丸绿豆大。吞五六丸，白汤下，未消再服。（《本草纲目》）

【按】

桂枝有明显的偏性，如果用之得当，疗效卓著，但若误用过用，副反应也很严重。要用好桂枝，除了医者临床认真辨证识病之外，掌握好剂量很关键。一般情况下宜先轻后重，轻则1～2克，重则10克以上。甚至可以用桂枝炒药，然后去掉桂枝不用，只取其气，不食其味。张山雷云："其舌滑无苔者，且必桂芍同炒，而拣去桂枝不用。"就是一种巧用桂枝、轻用桂枝的方法。临床上用桂枝配伍在复方中治疗病毒性肝炎，即可采用这种用桂炒药的方法，既可疏肝解郁，又能避其温免燥热。药理研究表明，桂枝具有抗病毒、抗菌、抗炎、镇静、抗惊厥、镇痛、解热、止咳、利尿、抗过敏等作用。据临床报道，以桂枝为主的制剂治疗乙型肝炎、胃炎、低血压症、病态窦房结综合征、冻疮、流行性感冒等病症均有较好疗效。

Jiegeng
桔梗

桔梗系桔梗科植物桔梗 *Platycodon grandiflorum*（Jacq.）A.DC.的干燥根。常用别名有梗草、房图、苦梗、苦桔梗等。味苦、辛，性平。归肺经。功能宣肺，利咽，祛痰，排脓。主要用于咳嗽痰多，胸闷不畅，咽痛，音哑，肺痈吐脓，疮疡脓成不溃等病症。常用剂量为3~9克。

【各家论述】

○主胸胁痛如刀刺，腹满，肠鸣幽幽，惊恐悸气。（《神农本草经》）

○利五脏肠胃，补血气，除寒热，风痹，温中消谷，疗喉咽痛。（《名医别录》）

○治下痢，破血，去积气，消积聚，痰涎，主肺热气促咳嗽，除腹中冷痛，主中恶及小儿惊痫。（《药性本草》）

○下一切气，止霍乱转筋，心腹胀痛，补五劳，养气，除邪辟温，补虚消痰，破癥瘕，养血排脓，补内漏及喉痹。（《日华子本草》）

○治肺痈。（《本草衍义》）

○桔梗，气微温，味辛苦，治肺，利咽痛，利肺中气……以其色白，故属于肺，此用色之法也。乃散寒呕，若咽中痛，拒此不能除。（《医学启源·卷之下·用药备旨·药类法象》）

○其载药上升，故有舟楫之号，入肺胆胸膈上焦。载散药表散寒邪；载凉药清咽疼喉痹，亦治赤白肿痛；载肺药解热肺痈、鼻塞、唾脓、咳嗽；载痰药能消痰止呕，亦可宽胸下气；引大黄可使上升，引青皮平肝止痛……若欲专用降剂，此物不宜同用。（《景岳全书·下册·卷四十八·本草正》）

○手太阴经分之药，行胸中至高之分……桔梗汤散寒，佐甘草除热，甘桔相合，以调寒热咽痛。（《丹溪手镜·卷之中·发明五味阴阳寒热伤寒汤丸药性第二》）

○疗咽喉痛，利肺气，治鼻塞……与甘草同行为舟楫之剂。（《珍珠囊补遗药性赋》）

○夫肺如华盖，居最高之地，下临五脏，以布治节之令。其受病也，以治节无权，而气逆火升，水涎上泛，湿滞中州，五脏俱乖，百药少效。唯桔梗禀至清之气，其升浮之性兼微苦之味。至清，故能清金；升浮，故能载陷；微苦，故能降火。实为治节君主之剂，不但引清报使而已。此味升中有降，以其善清金，金消自能布下降之令故也。清中有补，以其善保肺，肺固自能为气血之主也。且其质不燥不滞，无偏胜之弊，有十全之功，服之久，自能清火消痰，宽胸平气，生阴益阳，功用不可尽述。世之医者，每畏其开提发散，而于补中不敢轻用，多用，没其善而掩其功，可惜也！（《理虚元鉴·卷下·治虚药讹一十八辨》）

○主口舌生疮，赤目肿痛……朱肱《活人书》治胸中痞满不痛，用桔梗、枳壳，取其通肺利膈下气也；张仲景《伤寒论》治寒实结胸，用桔梗、贝母、巴豆，取其温中、消谷、破积也；又治肺痈唾脓，用桔梗、甘草，取其苦辛清肺，甘温泻火，又能排脓血、补内漏也。其治少阴证二三日咽痛，亦用桔梗、甘草，取其苦辛散寒，甘平除热，合而用之，能调寒热也。后人易名甘桔汤，通治咽喉口舌诸病。宋仁宗加荆芥、防风、连翘，遂名如圣汤，极言其验也。按王好古《医垒元戎》载之颇详，云失音加诃子，声不出加半夏，上气加陈皮，涎嗽加知母、贝母，咳渴加五味，酒毒加葛根，少气加人参，呕加半夏、生姜，唾脓血加紫菀，肺痿加阿胶，胸膈不利加枳壳，心胸痞满加枳实，目赤加栀子、大黄，面肿加茯苓，肤痛加黄芪，发斑加防风、荆芥，疫毒加鼠粘子、大黄，不得眠加栀子。（《本草纲目》）

○桔梗之用，唯其上入肺经，肺为主气之脏，故能使诸气下降，世俗泥为上升之剂不能下行，失其用矣。（《本草通玄》）

○阴虚久嗽不宜用，以其通阳泄气也。（《本经逢原》）

○桔梗，按书既载能引诸药上行，又载能以下气，其义何居？盖缘人之脏腑胸膈，本贵通利，一有寒邪阻塞，则气血不通，其在于肺，则或为不利，而见痰壅喘促鼻塞；其在阳明，则或风热相搏，而见齿痛；其在少阴，则因寒闭火郁，而见目赤喉痹咽痛；久而火郁于肺，则见口疮肺痈干咳；火郁上焦，则见胸膈刺痛；肺火移郁大肠，则见下痢腹痛，腹满肠鸣。总皆寒郁于肺，闭其窍道，则清不得上行，浊因不得下降耳。桔梗系开提肺气之药，可为诸药舟楫，载之上浮，能引苦泄峻下之剂，至于至高之分成功，俾清气既得上升，则浊气自克下降，降气之说理根于是。（《本草求真》）

○桔梗，开肺气之结，宣心气之郁，上焦药也。肺气开则腑气通，故亦治腹痛下利，昔人谓其升中有降是矣。然毕竟升药，病属上焦实证而下焦无病者，固可用也；若下焦阴虚而浮火易动者，即当慎之。其病虽见于上焦，而来源于下焦者，尤为禁剂。昔人舟楫之说，最易误人。夫气味轻清之药，皆治上焦，载以舟楫，已觉多事。质重味厚之药，皆治下焦，载以上行，更属无谓。故不但下焦病不用，即上焦病，亦唯邪痹于肺、气郁于心，结在阳分者，始可用之。如咽喉痰嗽等证，唯风寒外闭者宜之。不但阴虚内伤为禁药，即火毒上升之宜清降者，亦不可用也。（《重庆堂随笔》）

○桔梗……散结滞而消肿硬，化凝郁而排脓血，疗咽痛如神，治肺痈至妙。

善下逆气，最开壅塞。（《医学摘粹·本草类要》）

○畏白及、胆草。（《罗氏会约医镜·卷十六·本草》）

○丹溪曰，咳而无痰者，此系火郁之症，乃痰郁火邪在中，用桔梗以开之，下用补阴降火，不已则成劳，此证不得志者，多有之。（《不居集·上集·卷之十五》）

○桔梗苦泄辛通，疏利排决，长于降逆而开结，消瘀而化瘀……（《长沙药解·卷三》）

○桔梗，有一种甜者，兼能解毒，又名荠苨，亦可为参。（《徐大椿医书全集·上册·药性切用·卷之一》）

○更以桔梗通天气于地道，能宣上复能下行，可使风湿之邪，分表里而解也。（《时病论·卷二·两解太阳法》）

○如有痰水饮食压在气上，唯用桔梗开通壅塞之道，升提其气上行，能使痰水饮食降下也。（《本草述钩元》）

○桔梗后人注为载药上行，荒经之说也。经方多主肺肾二经……盖桔梗气辛味苦，性温质白，故能降心肺气通于肾，升肾肝之气通于脑也。（《经证证药录·卷十六》）

○桔梗，味苦辛，性微寒，有小毒，升也，阴中之阳也。其用有四：止咽痛兼除鼻塞；利膈气乃治肺痈；一为诸药之舟楫；一为肺部之引经。（《医方捷径·卷三》）

○有催吐、排脓作用。（《科学注解本草概要·植物部》）

○治痈疽，肺痈，支气管炎。（《临床应用汉方处方解说》）

○排达胸中或喉咙也。（《皇汉医学丛书·伤寒用药研究·卷下》）

○下蛊毒。（《东医宝鉴·汤液篇·卷二》）

【验方举要】

○治喉痹及毒气：桔梗二两。水三升，煮取一升，顿服之。（《千金方》）

○治妊娠中恶，心腹疼痛：桔梗一两锉，水一盏，生姜三片，煎六分，温服。（《圣惠方》）

○治卒中蛊毒，下血如肝，昼夜不绝，脏腑不坏。桔梗，取生者捣汁服七合。（《鸡峰普济方·第十卷·方十·十六》）

○治牙疳臭烂：桔梗、茴香等分，烧研敷之。（《卫生易简方》）

○治喘急：用桔梗一两半，捣罗为末，童便半升，煎取四合，去渣温服。（《医学纲目·卷之二十七·喘》）

○治肝风眼黑，目睛痛，肝风盛也，桔梗丸主之。桔梗一斤，黑牵牛头末三两，为末，蜜丸梧子大。每服四十丸，温水下，二服。（《保命集》）

○治鼻出衄血，桔梗为末，水服方寸匕，日四服。一加生犀角屑。（《普济方》）

○治中恶，苦桔梗散：苦桔梗（微炒）一两，生姜五钱。（《妇科秘诀大全·胎前应用各方》）

○治风寒外感：散寒汤（甘草一钱，桔梗三钱，半夏一钱，射干一钱）。此方之妙，妙在桔梗升提于鼻，引去痰之药，上行于肺，以散风寒之邪；邪散则鼻塞顿除，痰亦随之而散，又何必治脾之迂缓哉？然止可治风寒之外感，而不可治内伤之诸症。（《重订石室秘录·卷三·脏治法》）

○治胸中痞满不通：桔梗同枳壳用，取其通肺利膈下气也。寒实结胸，同贝母巴豆用，取其温中消谷破积也。（《本草述钩元》）

○排脓散，桔梗二分，芍药六分，枳实十六枚为散，鸡子黄一枚，以散数钱揉匀，饮和服之，日一服。以疮疽脓成，必当排而决之。使腐去而新生，而脓瘀既泄，营血必伤。桔梗行其凝瘀，枳实逐其腐败，芍药清肝风而凉营，鸡子黄补脾精而养血也。（《长沙药解·卷三》）

○桔梗为药中之舟楫，能载诸药之力上达胸中，故用之为向导也。升陷汤：生箭芪六钱，知母三钱，柴胡一钱五分，桔梗一钱五分，升麻一钱。主治：胸中大气下陷，气短不足以息。（《医学衷中参西录·上册·医方·引》）

○治喉痹深肿连颊，吐气数者，名马喉痹：桔梗，取二两，锉，水三升，煎至一升，分三服。（《东医宝鉴·外形篇·卷二》）

【按】

药理研究表明，桔梗具有祛痰、镇咳、降血糖、抑制胃液分泌、抗溃疡、抗炎、降低血压等作用。桔梗与胖大海均能解毒利咽。但桔梗之力较强，并长于升提肺气，载药上浮，这是胖大海所不及者。

Taoren
桃仁

桃仁系蔷薇科落叶小乔木植物桃 *Pruns persica*（L.）Batsch 或山桃 *Prunus dazvidiana*（Carr.）Franch. 的干燥成熟种子。常用别名有桃核仁、桃核等。味苦、甘，性平。归心、肝、大肠经。功能活血祛痰，润肠通便。主要用于治疗经闭，痛经，癥瘕痞块，跌扑损伤，肠燥便秘等病症。常用剂量为4.5～9克。捣碎，入煎剂。孕妇忌服。

【各家论述】

○主瘀血，血闭癥瘕，邪气，杀小虫。（《神农本草经》）

○止咳逆上气，消心下坚，除卒暴击血，破癥瘕，通脉，止痛。（《名医别录》）

○气温，味甘苦，治大便血结、血秘、血燥，通润大便，七宜丸中用之，专疗血结，破血。汤浸去皮尖，研如泥用。（《医学启源·卷之下·用药备旨·药类法象》）

○桃仁，苦以泄滞血，甘以生新血，故凝血须用。又去血中之热。（《用药心法》）

○止鬼痊、血逆疼痛、膨胀，疗跌扑损伤……（《景岳全书·下册·卷四十九·本草正》）

○治血痰。（《滇南本草》）

○主血滞风痹，骨蒸，肝疟寒热，产后血病……桃仁行血，宜连皮尖生用；润燥活血，宜汤浸去皮尖炒黄用，或麦麸同炒，或烧存性，各随本方。（《本草纲目》）

○凡经闭不通由于血枯，而不由于瘀滞；产后腹痛由于血虚，而不由于留血结块；大便不通由于津液不足，而不由于血燥秘结，法并忌之。（《本草经疏》）

○入心包肝血分，破血通瘀……香附为使。双仁（桃、杏）者有毒，不可食。（《医方十种汇编·药性摘录》）

○桃仁，苦平微甘，缓肝气……无瘀慎用，泡去皮尖，炒研。桃花苦平，专于攻决下水除痰消积聚，利二便疗疯狂，千叶者勿用。桃叶苦平杀虫发汗。桃子辛酸甘热微毒多食有热生痈疖，有损无益。桃枭苦微温辟邪，辛苦温沉降气烈入肝胆气分，疏肝泻肺，破积消痰，最能发汗，引诸药至厥阴之分，兼入脾下饮食。（《本草分经·肝》）

○桃仁最易发胀。(《冷庐医话·卷五·药品》)

○止阴中肿痒，缩小儿癫疝，扫男之牙血。(《长沙药解·卷二》)

○桃仁亟行其血，不令成脓，其意甚善。(《医门法律·卷六》)

○桃仁，味苦能泻血热，体润能滋肠燥。若连皮研碎多用，走肝经，主破蓄血，逐月水，及遍身疼痛，四肢木痹，左半身不遂，左足痛甚者，以其舒经活血行血，有去瘀生新之功，若去皮捣烂少用，入大肠，治血枯便闭，血燥便难，以其濡润凉血和血，有开结通滞之力。(《药品化义》)

801

○桃仁，为血瘀血闭之专药。苦以泄滞血，甘以生新血。毕竟破血之功居多……仲景桃核承气，抵当汤，皆取破血之用。又治热入血室，瘀积癥瘕，经闭，疟母，心腹痛，大肠秘结，亦取散肝经之血结。熬香治癫疝痛痒……(《本经逢原》)

○但苦重甘微，气薄味厚，沉而下降，故泻多补少，散而不收，用之不当，及过用多用，使血下不止，损伤真阴，不可不慎。(《本草求真》)

○桃花，弗用千叶者，令人鼻衄不止。性走血下降利大肠甚快。(《本草述钩元》)

○桃仁苦能泻心，甘能苏脾，而苦胜于甘，尤能降润燥金。此经方用桃仁以通经血之精义……金气降则木气疏，所以治血必润降燥金，此《别录》论桃仁主治，独得《本经》真诠，未可与见血言厥阴者并论也。(《经证证药录·卷十五》)

○方中桃仁不去皮尖者，以其皮亦能入血分，尖乃生发之机，又善通气分……若癥瘕皆已败之血，非生气不能流通，桃之生气在于仁，而味苦又能开泄，故能逐旧而不伤新也。夫既借其生气以流通气血，不宜炒用可知也。若入丸剂，蒸熟用之亦可。(《医学衷中参西录·上册·医方》)

○桃仁破恶血，消癥瘕不嫌伤胎者，有病病当之也。(《女科经纶·卷三》)

○白桃花，为峻泻药，并有利尿作用。(《科学注解本草概要·植物部》)

○桃核仁，入手足厥阴经，汤浸去双仁，及皮尖，研如泥用。(《东医宝鉴·汤液篇·卷二》)

【验方举要】

○治产后腹痛，干血着脐下，亦主经水不利：大黄三两，桃仁二十枚，蟅虫二十枚(熬，去足)。上三味，末之，炼蜜和为四丸，以酒一升煎一丸，取八合。顿服之，新血下如豚肝。(《金匮要略·下瘀血汤》)

○治卒然心痛：桃仁七枚去皮尖研烂，水一合服之。(《肘后方》)

○治下部虫暨，病人齿龈无色，舌上白，喜睡愦愦不知痛痒处，或下痢，乃下部生虫食肛也。桃仁十五枚，苦酒二升，盐一合，煮六合服之。(《肘后方》)

○治女人阴中生疮，如虫蛟、疼痛者：可生捣叶，绵裹内阴中，日三四易，瘥。亦煮汁洗之。今案煮皮洗之良。（《食疗本草·卷上》）

○治心腹痛：三月三日收花晒干，杵末，以水服二钱匕。小儿半钱。（《食疗本草·卷上》）

○治秃疮：收未开花阴干，与桑椹赤者，等分作末，以猪脂和。先用灰汁洗去疮痂，即涂药。（《食疗本草·卷上》）

○救急疗心痛方：桃枝一握切，以酒一升，煎取半升，顿服大效。（《外台秘要·卷七·心痛方》）

○疗骨蒸方：毛桃仁一百二十枚，去皮及双仁留尖，上一味捣，令可丸，平旦以井花水顿服使尽，服讫，量性饮酒使醉，仍须吃水，能多最精，隔日2服一剂，百日不得食肉。（《外台秘要·卷十三·虚劳骨蒸方》）

○疗聤耳：桃仁熟捣，以故绯绢裹塞耳中，日三易，以差为度。（《外台秘要·卷二十二·聤耳方》）

○疗虫入耳方：取桃叶火熨以塞耳，塞之入中。（《外台秘要·卷二十二·虫入耳方》）

○疗冬月唇干坼血出血方：捣桃仁以猪脂和涂。（《外台秘要·卷二十二·口唇舌鼻杂疗方》）

○疗阴肿方：取桃仁去皮尖，熬末，酒服弹丸许。不过三服即差。（《外台秘要·卷二十六·阴肿方》）

○治阴下湿痒方：煮桃皮和黍米汁洗之。（《外台秘要·卷二十六·阴下痒湿方》）

○治小便数方：桃仁一味㕮咀，酒一升，煮三沸，去滓，分为三服，强人一服尽之。（《外台秘要·卷二十七·小便数及多方》）

○桃仁煎方：治老人上气，热，咳嗽引心腹痛，满闷。桃仁二两，去皮尖，熬末，赤饧（麦芽糖）四合。上相和，微煎三、五沸即止。空心，每度含少许，渐渐咽汁尤益。（《养老奉亲书·食治老人喘嗽诸方第十》）

○风劳毒肿，疼痛挛急，桃仁一升，研如常法，以酒三升搅和，顿服之，厚衣盖令汗，不过三剂。（《千金宝要·卷之三·中风大风水气第十二》）

○桃仁粥方：治传尸、骨蒸、鬼气、咳嗽、气急不能下食及痃癖气日渐黄瘦。桃仁二两，右以水二盏半和桃仁研取汁，煮米二合，煮粥空服食。（《鸡峰普济方·第九卷·方九·二》）

○治漏下不止者，桃仁烧灰研细食前温酒调下二钱。（《证治准绳·六·女科·卷一·八二》）

○凡妇人因暑月产乳取凉，大多得风冷，腹中积聚，百病竞起，迄至于死，百方不差，桃仁煎主之。出蓐后服之。桃仁，一千二百枚，去皮尖及双仁，熬令黄色，捣令极细熟，以上等酒一斗五升，研三四遍，如作麦粥法，以极细为佳。纳小长颈瓷瓮中，密塞，以糊封之，纳汤中，煮一伏时，不停火，亦不令火猛，使瓶口常出在汤上，勿令没之，熟极，温酒服一合，日再服。（《医学纲目·卷之三十五·产后症》）

○治咳嗽不止，胸膈气壅滞者，取桃仁一升去皮尖麸炒令黄，研细纳瓶中以酒五升浸，密封三日后，每服暖一盏饮之，日三四服。（《众妙仙方·卷一·补益门》）

○荆芥散，治血晕，脉浮涩滞者。荆芥二两，炒黑，桃仁三两，为散，水煎三钱，去渣温服。（《徐大椿医书全集·下·女科指要卷五·产后门》）

○治小儿月内眼中流血：桃仁（七粒，去皮尖）蒸水点之。（《达生要旨·卷五·小儿诸疾外用法》）

○治伏梁气在心，结聚不散：桃仁二两，为末，每服二钱，酒调下。（《良朋汇集·卷二》）

○凡小儿耳之前后，忽有疮作核如杏核，大小不一，名为马刀疮，为瘰疬之根。用桃树白皮，切三指大一块，刮去外皮，留内一层，贴疮上，以艾炷于桃皮上灸之，觉热痛即止，勿令伤皮，明日又灸。（《幼幼集成·卷四》）

○治痔疮：桃树根皮煮汁，每日熏洗三四次。（《疡医大全·卷之二十三》）

○急劳咳嗽烦热：用桃仁三两去皮尖，猪肝一枚，童便五升，同煮干，木臼捣烂，入蒸饼和丸，梧子大，每温水下三十丸。（《本草述钩元》）

○桃叶，治风，项强不得回顾，生桃叶蒸热，入袋着项上熨之。（《东医宝鉴·外形篇·卷二》）

○桃叶，主天行病，汗不出，桃叶多，浓煎汤，置床下，坐其上，衣被盖之，须臾当汗，便差。又取桃枝，锉，煮汤洗浴。（《东医宝鉴·杂病篇·卷七》）

○桃花萼，破积聚，花落时取萼，和面作烧饼食之。（《东医宝鉴·杂病篇·卷六》）

○治黄疸，身黄，面如金色，取东引桃根一握，细切，水二盅，煎至半，空心顿服，三五日后，其黄离离如薄云散，唯服最后差。可时时饮一盏清酒，则易散。忌热面、猪、鱼。（《东医宝鉴·杂病篇·卷六》）

【按】

药理研究表明，桃仁具有扩张周围血管，减少血管阻力，增加血流量，抑制血液凝固以及抗菌、抗过敏、抗炎、镇痛、溶血等作用。桃仁制剂临床上用于慢性肝炎、腰椎结核、精神病、女阴瘙痒、视神经萎缩等有效。近有研究表明，桃仁可抑制肝纤维化，临床用治肝硬化有显著疗效。但桃仁含有苦杏仁苷和苦杏仁酶，可分解产生氢氰酸，如大量内服，有麻痹呼吸中枢而引起中毒的可能。

Laifuzi

莱菔子

（附：萝卜）

莱菔子系十字花科萝卜属草本植物萝卜 *Raphanus sativus* L. 的干燥成熟种子。萝卜的常用别名有莱菔、芦菔、紫菘、土酥、萝白，萝卜亦供药用，莱菔子亦称萝卜子。味辛、甘，性平。归肺、脾、胃经。功能消食除胀，降气化痰。主要用于治疗饮食停滞，脘腹胀痛，大便秘结，积滞泻痢，痰壅喘咳等病症。常用剂量为6~10克。气虚及无食积、痰滞者慎用。

【各家论述】

○莱菔子研汁服，吐风痰。同醋研，消肿毒。（《日华子本草》）

○捣汁止头疼，喘嗽风痰莱菔子……根部及嫩叶俱可食，煮熟消食和中下气，去痰癖，肥健人。（《珍珠囊补遗药性赋·蔬菜部》）

○善于破气消痰，定喘除胀，利大小便……研水掺薄饮之，立吐风痰尽出，胃有气食停滞，致成鼓胀者，非此不除……中气不足切忌妄用。（《景岳全书·卷四十九·本草正》）

○治黄疸及皮肤目黄如金色，小水热赤。（《日用本草》）

○下气宽中，消膨胀，降痰，定齁喘，攻肠胃积滞，治痞块，单腹疼。（《滇南本草》）

○下气定喘治痰，消食除胀，利大小便，止气痛，下痢后重，发疮疹……震亨曰：莱菔子治痰，有推墙倒壁之功……莱菔子之功，长于利气，生能升，熟能降，升则吐风痰，散风寒，发疮疹，降则定痰喘咳嗽，调下痢后重，止内痛，皆是利气之效，予曾用，果有殊绩。（《本草纲目》）

○生用，吐风痰，宽胸膈，托疮疹；熟用下气消痰，攻坚积，疗后重。（《医林纂要》）

○莱菔子止内痛，消宿食，解肿毒，其性辛甚，治痰猛烈，虚弱人勿多用。（《罗氏会约医镜·卷十七·本草》）

○《食医心镜》云：积年上气咳嗽，多痰喘促，吐脓血，以萝卜子合研，煎汤食上服之。（《不居集·上集·卷之十五》）

○化痰除风，散邪发汗。（《本草再新》）

○尤奇其用萝卜子一味，盖萝卜子味辣而能逐邪去湿，且又能通达上下，消食利气，使气行于血分之中，助归芎以生新血，而祛荡其败污也。（《寿世汇

编·普济良方·卷一》）

○莱菔子生用辛平，化痰破气，炒熟辛温，消食行痰。服参作胀，非此不消。（《徐大椿医书全集·药性切用·卷之四》）

○子入药，治痰嗽、齁喘、气鼓、头风、溺闭，及误服补剂。（《随息居饮食谱》）

○利二便，除气痛，配牙皂煎服，吐中风口噤，配杏仁，治久嗽，和水生研汁服，吐风痰，和醋研敷肿毒。虚弱者禁用，服补药者忌之。（《得配本草》）

○萝卜子能治喘胀，然古人用于人参之中，反奏功如神。人参原是除喘消胀之药，莱菔子最解人参，何以同用而奏功乎？夫人参之除喘消胀，乃治虚喘虚胀也，虚症反现假实之象，人参遽然投之，直至其喘胀之所，未能骤受，往往服之而愈喘愈胀者有之，虽所增之喘胀乃一时之假象，少顷自然平复，然终非治之之善，少加萝卜子以制人参，则喘胀不敢增，而仅得消喘胀之益，此所谓相制而相成也。或问萝卜子专解人参，一用萝卜子则人参无益矣。此不知萝卜子而并不知人参者也。人参得萝卜子，其功更神，盖人参补气，骤服，气必难受，非止喘胀之症为然，得萝卜子以行其补中之利气，则气平而易受，是萝卜子平气之有余，非损气之不足，实制人参以平其气，非制人参以伤其气也。（《本草新编》）

○莱菔子生用味微辛，性平，炒用气香性温。其力能升，能降，生用则升多于降，炒用则降多于升，取其升气化痰宜用生者，取其降气消食宜用炒者。究之，无论或生或炒，皆能顺气开郁，消胀除满，此乃化气之品，非破气之品，而医者多谓其能破气，不宜多服久服，殊非确当之论。盖凡理气之药，单服久服，未有不伤气者，而莱菔子炒熟为末，每饭后移时服钱许，借以消食顺气，转不伤气，因其能多进饮食，气分自得其养也。（《医学衷中参西录·药物》）

○为健胃，祛痰药，功能下气，消食，去风痰。（《科学注解本草概要》）

○用途：胃炎，支气管炎。（《临床应用汉方处方解说》）

○萝卜子能吐食积，痰，取子五合，炒捣，和浆水滤汁，入油与蜜少许，旋旋温服。（《东医宝鉴·杂病篇·卷一》）

○治胀满，炒研，水煮如茶常服妙。（《东医宝鉴·杂病篇·卷六》）

【验方举要】

○治年高上气喘促，睡卧难禁。萝卜子为末，白汤浸调五七钱，食后服之，或炒，或用糖蜜作剂，为丸服之。（《儒门事亲·卷十五·咳嗽痰涎第八》）

○清金丹：治哮嗽遇厚味发者用之。莱菔子，淘净，蒸令熟，晒干为末，一两。猪牙皂角，火烧过，以碗覆地上，作灰末，三钱。二味为末拌匀，用姜汁浸蒸饼丸，如萝卜子大。每服三十粒，慢咽下。一方劫喘，用姜汁蜜炼丸，桐子大。每七八十丸，噙下，止之。（《医学纲目·卷之二十七·喘》）

○治大便不通用萝卜子一合研碎，冷水调皂荚灰二三钱服。（《众妙仙方·卷三》）

○诸般牙痛：萝卜子十四粒生研，以人乳和之，左疼点右鼻，右疼点左鼻。（《疡医大全·卷之十六》）

○治足汗方：莱菔煎汁时时洗之，自愈。（《华佗神方·卷十四》）

○裕陵傅五荆公偏头疼，方云是禁中秘方，用生莱菔汁一蚬壳，仰卧注鼻中，左痛注右，右痛注左，或两鼻，皆注亦可，数十年患皆二注而愈。荆公与仆言已愈数人矣……按医经萝卜治面毒，故曰火吾宫，即以药并萝卜食之遂愈。（《医说·上卷·卷四》）

○萝卜解烟熏方：治居民逃避石窟中，贼以烟火熏之。一李师者，被烟熏欲死，迷闷中摸索得一束芦菔，俗名萝卜，嚼汁下咽而苏。芦菔细物，治人之功如此。又炭烟熏人，往往致死，临卧含萝卜一片著口中，烟气不能毒人。或预曝干为末，备急用亦可；或新水擂烂干萝卜饮之亦可。（《永乐大典》）

○生者升气，止消渴，制面毒，化豆腐积，治肺热咳嗽，下痢，止偏头风痛。熟者降气，宽中化痰，散瘀消食，利大小便，肥健人温中补不足。但性下气耗血，多食则须发早白。服地黄，何首乌者忌之，生姜能制其毒。（《罗氏会约医镜·卷十七·本草》）

○所用莱菔汁，不但能消痰食，即燥火闭郁，非此不清，用得其当，大可起死回生。（《温热经纬·卷三·叶香岩外感温热篇·雄按》）

○服根亦类子，生则克血，消痰治痢，熟则生痰助湿。凡火伤垂危，生捣萝卜汁灌之即效。（《医方十种汇编·药性摘录》）

○痢疾，汤水皆不能下，则用萝卜切片，蘸蜂蜜入口噙之咽汁，味淡再换，久则自然思食，再进稀粥则下矣。（《寿世汇编·普济良方·卷一》）

○解烧酒毒，白萝卜汁灌之。（《疡医大全·卷之三十九》）

○坐板疮，生白萝卜捣烂擦之，不过三次，或萝卜子研细擦。（《疡医大全·卷之二十三》）

○夫莱菔味甘，性微温、煨熟食之，善治劳嗽短气，其性能补益可知。取其汁与朴硝同用，其甘温也，可化朴硝之咸寒，其补益也，可缓朴硝之攻破。硝菔通结汤：净朴硝四两，鲜莱菔五斤，将莱菔切片，同朴硝和水煮之。主治大便燥结久不通，身体兼羸弱者。（《医学衷中参西录·上册·医方》）

○萝卜汁治衄吐咳唾痰血，取汁入盐少许服之，或和好酒饮之即止，盖气降则血止。（《东医宝鉴·内景篇·卷二》）

○萝卜汁治喉痹，水谷不下，取汁徐徐咽之即愈。（《东医宝鉴·外形篇·卷二》）

○萝卜治酒痔下血，取二十枚，留叶寸许，及根入罐内，水煮极烂，以姜、

盐、醋同淹，空心食之，立止。（《东医宝鉴·外形篇·卷四》）

○萝卜消食，制面毒，又解大小二麦毒，生嚼咽之佳。（《东医宝鉴·杂病篇·卷四》）

○萝卜根治杖疮，皮不破而内损者，萝卜根捣烂，罨伤处良。（《东医宝鉴·杂病篇·卷九》）

807

【按】

药理研究表明，莱菔子具有抑制细菌、解毒、降血压、抗炎、镇痛、利胆、利尿等作用。单味莱菔子临床治疗高血压病、顽固性便秘有效，用莱菔子为主配大黄、木香，水煎服，治疗肠梗阻有显著疗效。

Lianzi

莲子

莲子系睡莲科植物莲 *Nelumbo nucifera* Gaertn 的干燥成熟种子。常用别名有藕实、莲实、泽芝、莲蓬子等。味甘、涩，性平。归脾、肾、心经。功能补脾止泻，益肾涩精，养心安神。主要用于治疗脾虚久泻，遗精带下，心悸失眠等病症。常用剂量为6～15克。

【各家论述】

○藕实茎，味甘，平。主补中，养神、益气力，除百疾；久服轻身耐老，不饥延年。一名水芝丹。（《神农本草经》）

○令发黑，不老。（《本草拾遗》）

○止渴，去热。（《食医心镜》）

○益气，止渴，助心，止痢。治腰痛，泄精。（《日华子本草》）

○止白浊。（《日用本草》）

○清心解热。（《滇南本草》）

○交心肾，厚肠胃，固精气，强筋骨，补虚损，利耳目，除寒湿，止脾泄久痢，赤白浊，女人带下崩中诸血病。（《本草纲目》）

○禀清芳之气，冲和之味，补中养神，益气血，滋五脏，果中之仙品也。交水火而媾心肾，君相之火自靖。治心虚梦遗……但大便燥者勿食。（《罗氏会约医镜·卷十七·本草》）

○莲子，古名藕实。甘平性涩，清心醒脾，涩精厚肠，为交媾水火之专药。去心、衣用。莲心：苦寒，专清心热。莲之沉水色黑者，名石莲，性味苦寒，清心除烦，开胃进食，为噤口痢疾专药。有一种树莲，大苦，不入汤药。（《徐大椿医书全集·药性切用·卷之四》）

○去心皮蒸熟焙干用。得枸杞、茯苓、山药、白术良。（《医方十种汇编·药性摘录》）

○莲子最补胃气而镇虚逆。若反胃由于胃虚之气冲不纳者，皆是热邪伤其胃中清和之气，最宜黄连苦泄其热，即仗莲子甘镇其胃。盖以莲子清香不浑，镇胃之功独胜。（《回春录新诠·脓窠疮·附》）

○镇逆止呕，固下焦，愈二便不禁。（《随息居饮食谱》）

○生食过多，微动气胀……石莲子，沉阴之物，无湿热而虚寒者勿服。（《本草害利》）

○石莲子，本莲实老于莲房，堕入淤泥，经久坚黑如石，故以得名……补助脾阴而涤除热毒，然必兼人参之大力开提胃气，方始克应。若痢久胃气虚寒，口噤不能食，则为戈戟也。（《本经逢原》）

○莲子甘平，甚益脾胃，而固涩之性，最宜滑泄之家，遗精便溏，极有良效。（《玉楸药解》）

○莲子，去心连皮生嚼，最益人，能除烦、止渴、涩精、和血、止梦遗、调寒热。煮食仅治脾泄、久痢、厚肠胃，而交心肾之功减矣。更去皮，则无涩味，其功止于补脾而已。（《医林纂要》）

○莲子，交心肾，不可去心，然能滞气。（《重庆堂随笔》）

○莲子及花蕊：为滋养强壮剂，治慢性肠炎及神经衰弱、遗精、失眠等有效。（《现代实用中药》增订本）

○莲子心清心热为治温热病邪陷心包，神昏谵语之良药。（《赵炳南临床经验集·医案选·疗》）

○莲子，为收敛、利尿及强壮药。（《科学注解本草概要·植物部》）

○莲肉，治肾结核、淋疾、慢性胃肠卡他、贫血。（《临床应用汉方处方解说》）

○除百疾，除五脏，止渴止痢，益神安心，多食令人喜……利益十二经脉血气，煎汤常饮或为末煮粥，常服尤佳。（《东医宝鉴·汤液篇·卷二》）

【验方举要】

○莲实粥方：治老人，益耳目聪明，补中强志，莲实半两，去皮，糯米三合。上先以水煮莲实，令熟，漉出。次入糯米煮粥。候熟，入莲实搅令匀，热食之。（《养老奉亲书·食治养老益气方·二》）

○治吐血下血后，渴不止及产后渴不止：莲子心，不以多少。上生取为末，每服三钱，米饮调下不以时。（《鸡峰普济方·第十卷·方十·五》）

○治心经虚热，小便赤浊：石莲肉（莲心）六两，炙甘草一两。细末。每服二钱，灯心煎汤调下。（《仁斋直指方·莲子六一汤》）

○治翻胃：石莲肉，为末，入些豆蔻末。米汤乘热调服。（《仁斋直指方·莲子散》）

○治产后胃寒咳逆，呕吐不食，或腹作胀：石莲肉两半，白茯苓一两，丁香五钱。上为末。每服二钱，不拘时，用姜汤或米饮调下，日三服。（《妇人良方·石莲散》）

○治小儿热渴：莲实二十枚炒，浮萍二钱半，生姜少许，水煎，分三服。（《圣济总录》）

○白浊遗精：用莲肉、白茯苓等分，为末。白汤调服。（《普济方》）

○治眼赤作痛：莲实去皮研末一盏，粳米半升，以水煮粥，常食。（《普济方》）

○治下痢饮食不入，俗名噤口痢：鲜莲肉一两，黄连五钱，人参五钱。水煎浓，细细与呷。（《本草经疏》）

○水芝丸：治上焦真气虚弱，小便频数，日夜无度。莲肉去皮，不以多少，用好酒浸一两宿。猪肚一个，将酒浸莲肉入肚中多半为度，水煮熟取出莲肉，切焙干。上为细末，酒煮面为丸，如芡实大，每服五十丸，米饮汤下，食前。（《医学纲目·卷之十四·闭癃遗溺》）

○治小便频数，猪肚丸：莲子一斤，以猪肚一个，同煮一周日，取出去皮心，焙干为末。（《不居集·上集·卷之十九》）

○清心宁神：用莲房中干石莲子肉，砂盆中擦去赤皮，留心为末，入龙脑，点汤服之。（《本草述钩元》）

【按】

莲子含蛋白质、脂肪、碳水化合物、钙、磷、铁及较多的淀粉和棉子糖。药膳用莲米30克（去心）、猪肚一斤，莲子浸软装猪肚内扎紧，炖熟饮汤食肉和莲子，用于补虚强身，四季皆宜。

Ezhu
莪术

莪术系姜科植物蓬莪术 *Curcuma phaeocaulis* Valeton，广西莪术 *Curfcuma kwangsiensis* S. G. Lee et C. F. Liang 或温郁金 *Curcuna wenyujin* Y. H. Chen et C. Ling 的干燥根茎。常用别名有蓬莪术、山姜黄、绿姜、蓬莪茂、逢术、文术等。味辛、苦，性温。归肝、脾经。功能行气破血，消积止痛。主要用于治疗癥瘕痞块，瘀血经闭，食积胀痛；早期宫颈癌等病症。常用剂量为4.5～9克。月经过多及孕妇禁用。

【各家论述】

○治女子血气心痛，破痃癖冷气，以酒醋摩服。（《药性本草》）

○治一切气，开胃消食，通月经，消瘀血，止扑损痛，下血及内损恶血等。（《日华子本草》）

○主心腹痛，中恶，疰忤，霍乱，冷气吐酸水，解毒，食饮不消，酒研服之。又疗妇人血气，丈夫奔豚。（《开宝本草》）

○蓬莪茂，古方不见用者，今医家治积聚诸气，为最要之药。与荆三棱同用之良，妇人药中亦多使。（《本草图经》）

○主心膈痛……火炮开用。（《医学启源·卷之下·用药备旨·药类法象》）

○色黑，破气中之血，入气药发诸香。虽为泄剂，亦能益气，故孙用和治气短不能接续，所以大小七香丸，集香丸散及汤内，多用此也。（《汤液本草·卷之四》）

○善破气中之血，通月经，消瘀血，疗跌扑损伤，血滞作痛，在中焦攻饮食气滞不消，胃寒吐酸膨胀，在下焦攻奔豚、痃癖、冷气积聚，气肿水肿。制宜或酒或醋炒用，或入灰火中煨熟捣切亦可。但其刚气峻，非有坚顽之积，不宜用。（《景岳全书·下册·卷四十八·本草正》）

○治心痹病，破气痞。（《医学入门》）

○专走肝家，破积聚恶血，疏痰食作痛。（《本草通玄》）

○郁金入心，专治血分之病；姜黄入脾，兼治血中之气；蓬莪术入肝，治气中之血，稍为不同。按王执中《资生经》云，执中久患心脾疼，服醒脾药反胀，用蓬莪术面裹炮熟研末，以水与酒醋煎服立愈，盖此药能破气中之血也。（《本草纲目》）

○茂气香烈，能调气通窍，窍利则邪无所容而散矣……蓬莪茂行气破血散结，是其功能所长，若夫妇人小儿，气血两虚，脾胃素弱而无积滞者，用之反能损真气，使食愈不消而脾胃益弱，即有血气凝结，饮食积滞，亦当与健脾开胃、补益元气药同用，乃无损耳。（《本草经疏》）

○莪术，大泻肝经气分之血，凡气因血窒而见积痛不解，吐酸、奔豚……宜用此调治。若虚人服之最属可危，须得参术补助为妙。（《医方十种汇编·药性摘录》）

○化腑脏痼冷。（《玉楸药解·卷一》）

○治积聚诸气为最要之药，与三棱同用良。（《本草述钩元》）

○为芳香健胃药，治消化不良。（《现代实用中药》增订本）

【验方举要】

○治小儿气痛：莪术一钱，炮熟为末，热酒下之，自愈。（《华佗神方·卷八·治小儿气痛方》）

○治一切冷气，抢心切痛，发即欲死，久患心腹痛时发者：蓬莪术二两（醋煮），木香一两（煨）。为末，每服半钱，淡醋汤下。（《卫生家宝方》）

○治妇人血气痛：酒磨莪术服之。（《丹溪治法心要·卷七妇人科·产后第三》）

○治吞酸吐酸：蓬莪术一两，川黄连五钱（吴茱萸五钱，同煮，去吴茱萸）。水煎服。（《丹溪心法》）

○治妇人血气痛游走及腰痛：蓬术（切片）、干漆（研碎）各二两。上同炒令漆焦香，取出漆不用，只用蓬术为末，温酒调下三钱，腰痛用胡桃酒下，游走痛，冷水调下。（《普济方》）

○治奔豚疝瘕：蓬莪术、肉桂、小茴香各等分。为末服。（《本草汇言》）

○正元散：治气不接续，气短，兼治滑泄，及小便数。王丞相服之有效。蓬莪术一两，金铃子去核一分，为末，入硼砂一钱，炼过研细和匀，每服二钱，盐汤或温酒调下，空心服。（《医学纲目·卷之二十七·喘》）

○治经来未尽，遍身潮热，口渴，小腹疼痛，头痛：三棱（醋炒）、莪术（醋炒）、红花、牛膝、苏木。水煎，空心服。（《秘传内府经验女科·莪术散》）

○初生吐乳不止：蓬莪茂少许，盐一绿豆，以乳一合，煎三五沸，去滓，入牛黄两粟大，服之甚效也。（《保幼大全》）

○治人患心脾疼：蓬莪面裹炮熟，研末，以水与酒醋煎服，立效。（《本草述钩元》）

【按】

药理研究表明，蓬莪术具有良好的抗肿瘤作用，还有免疫激活、抗菌、升高白细胞、抗血栓形成、兴奋胃肠道平滑肌、抗早孕、保肝等作用。临床可用于治疗癌症、阻塞性肺气肿、尿路结石等。莪术与三棱均为活血行气，攻坚消积之品，然莪术主要作用于肝脾气分，破气消积之功为优；而三棱偏于肝脾血分，破血之力较强。

荷叶

Heye

荷叶系睡莲科植物莲 *Nelumbo nucifera* Gaertn. 的干燥叶。常用别名有蕸等。味苦，性平。归肝、脾、胃经。功能清热解暑，升发清阳，凉血止血。主要用于治疗暑热烦渴，暑湿泄泻，脾虚泄泻，血热吐衄，便血崩漏。荷叶炭收涩化瘀止血。主要用于多种出血证及产后血晕。常用剂量为3～9克；鲜品15～30克；荷叶炭3～6克。

【各家论述】

○莲子……其子房及叶皆破血。（《食疗本草》）

○生发元气，裨助脾胃，涩精滑，散瘀血，消水肿痈肿，发痘疮，治吐血咯血衄血，下血溺血血淋，崩中，产后恶血，损伤败血……畏桐油。伏白银，伏硫黄。（《本草纲目》）

○即遇当升透之病，莫如荷叶、桔梗为稳。（《时病论·卷一·喉痹急证》）

○荷叶，升阳散瘀，温肌却邪。治头面风痛，并治痘疮因风寒外袭变黑归肾。若烧灰单服，治阳水浮肿。入脾胃须用其蒂，取其味厚。但服荷叶过多，令人瘦劣，非可常用。（《医方十种汇编·药性摘录》）

○升发阳气，能散瘀血留好血。（《本草分经·脾》）

○荷叶色青气香，形仰象震，能助胃中清阳上行。（《成方便读·祛风之剂·清震汤》）

○荷鼻，即蒂。安胎甚良。逐瘀血，留好血，并治血痢。（《罗氏会约医镜·卷十七·本草》）

○为清凉性收敛、利尿药，功能止渴，除血痢。（《科学注解本草概要·植物部》）

○赵老医生善用鲜荷叶捣汁调散剂（外用治火毒蕴结，红丝疔毒热蔓延入里），非但清热作用加强，而且疗效持久，是外用剂型中独特的经验之一。（《赵炳南临床经验集·医案选》）

○荷叶，主血胀腹痛。（《东医宝鉴·汤液篇·卷二》）

【验方举要】

○疗产后血不尽，血痛闷方：取荷叶烧作灰，暖水和服。煮取汁亦良。（《妇人大全良方·卷之二十·产后恶露不尽腹痛方论第六》）

○治诸般痈肿，拔毒止痛：荷叶中心蒂如钱者，不拘多少，煎汤淋洗，拭干，以飞过寒水石，同腊猪脂涂之。又治痈肿，柞木饮方中亦用之。（《本事方》）

○治吐血咯血：用败荷叶、蒲黄各一两，为末。每服二钱，麦门冬汤下。（《圣济总录》）

○遍身风疠：荷叶三十枚，石灰一斗，淋汁合煮。渍之，半日乃出。数日一作，良。（《圣惠方》）

○治吐血衄血，阳乘于阴，血热妄行，宜服四生丸。用生荷叶、生艾叶、生柏叶、生地黄等分，捣烂，丸鸡子大。每服一丸，水三盏，煎一盏，去滓服。（《济生方》）

○治打扑损伤，恶血攻心，闷乱疼痛者：以干荷叶五片烧存性，为末。每服三钱，童子热尿一盏，食前调下，日三服，利下恶物为度。（《圣惠方》）

○治阴肿痛痒：荷叶、浮萍、蛇床等分煎水，日洗之。（《医垒元戎》）

○消污血治血崩：用干荷叶浓煎汤一碗，空心服之立愈或调醋炒香附末尤妙。（《证治准绳·六·女科·卷一·六九》）

○治吐血，一味荷叶焙干为末，米汤下二钱匕，亦佳。（《医学纲目·卷之十七·诸见血门》）

○治漆疮：取干荷叶一斤，水一斗，煮取二升，洗疮上。日再，即瘥。（《医学纲目·卷之二十·漆疮》）

○治阴水浮肿：败荷叶烧存性，研末。每服二钱，米饮调下，日三服。（《证治要诀》）

○治吐血不止：嫩荷叶七个，擂水服之，甚佳。（《本草纲目》）

○治崩中下血：荷叶烧研半两，蒲黄、黄芩各一两，为末。每空心酒服三钱。（《本草纲目》）

○治血痢不止：荷叶蒂，水煮汁，服之。（《普济方》）

○治下痢赤白：荷叶烧研。每服二钱，红痢蜜、白痢沙糖汤下。（《本草纲目》）

○荷叶散，治咯血用此方最良。荷叶不拘多少焙干为末。上米饮或白汤送下。（《不居集·上集·卷之十四》）

○治产后血不尽，心腹痛：荷叶炒令香为末，水煎下，方寸匕。（《济阴纲目·卷之十一·心痛》）

○治耳闭：新荷叶，为末装枕，枕之。（《疡医大全·卷之十三》）

○治坐板疮并阴囊发痒：陈荷叶煎汤，入白矾洗一二次。（《疡医大全·卷之二十三》）

○治囊痈：干荷叶焙，紫苏叶各等分，焙研极细，酒调厚敷赤肉上，外用油

纸包扎。(《疡医大全·卷之二十四》)

　　○治肾囊风：干荷叶煎汤熏洗二三次。(《疡医大全·卷之二十四》)

　　○治雷头风头面疙瘩肿痛，憎寒发热，壮如伤寒，病在三阳，不可过用寒药重剂，诛伐无过，清震汤主之。用荷叶一枚，升麻五钱，苍术五钱。水煎温服。(《本草述钩元》)

【按】

　　药理研究表明，荷叶有扩张血管、解痉、降压、降血脂等作用。药膳用鲜荷叶一张，加红糖煎服，一日2～3次，治妊娠漏血。

Xiakucao
夏枯草

夏枯草系唇形科夏枯草属多年生草本植物夏枯草 *Prunella vulgaris* L.的干燥果穗。常用别名有燕面、麦穗夏枯草、铁色草、灯笼头等。味辛、苦，性寒。归肝、胆经。功能清火，明目，散结，消肿。主要用于治疗目赤肿痛，目珠夜痛，头痛眩晕，瘰疬，瘿瘤，乳痈肿痛；甲状腺肿大，淋巴结结核，乳腺增生症，高血压症等。常用剂量为9~15克。

【各家论述】

○补养血脉。（《本草衍义补遗》）

○善解肝气养肝血，故能散结开郁，大治瘰疬、鼠瘘、乳痈、瘿气，并治头疮、目疾。楼全善云：夏枯草治目珠痛至夜则甚者神效，或用苦药点眼反甚者亦神效。（《景岳全书·下册·卷四十八·本草正》）

○夏枯草大能散结气，而有补养厥阴血脉之功，能退寒热，虚者，尽可倚仗。（《丹溪治法心要·卷六·瘰疬第一百零七》）

○湿痹能瘳。（《寿世保元·卷一·本草·药性歌括》）

○夏枯草大治瘰疬……若实者，以行散之药佐之，外施艾灸，亦渐取效。（《医学纲目·卷之十九·痈疽所发部分名状不同》）

○夏枯草治目疼，用沙糖水浸一夜用，取其能解内热，缓肝火也。（《本草纲目》）

○久用亦防伤胃，与参、术同行，方或久服无弊。（《本草通玄》）

○夏枯草，微辛而甘，故散结之中，兼有和阳养阴之功，失血后不寐者服之即寐，其性可见矣。陈久者其味尤甘，入药为胜。（《重庆堂随笔》）

○善于宣泄肝胆木火之郁窒，而顺利气血之运行。凡凝痰结气，风寒痹着，皆其专职。（《本草正义》）

○凉营泄热，散肿消坚。治扑伤、血崩、带下、白点、汗斑诸证。鲜者熬膏佳。（《玉楸药解·卷一》）

○疗郁怒所成乳岩乳痈，一切肿痛俱效。（《罗氏会约医镜·卷十六·本草》）

○为利尿药，对于淋病、子宫病有效。又为瘰疬要药，并治高血压，能使血压持久地下降。（《现代实用中药》增订本）

○夏枯草，此草禀纯阳之气，得阴气则枯。有补养厥阴血脉之功。故治目疼

如神者，以阳治阴也。（《东医宝鉴·汤液篇·卷二》）

【验方举要】

○治血崩方：夏枯草为细末，每服二钱，米饮调下，无时候。（《妇人大全良方·卷之一·崩暴下血不止方论第十五》）

○治目珠痛至夜则重，用黄连点之更甚，诸药不效：用夏枯草二两，香附二两，甘草四钱为末，每服一钱半，清茶调服下咽即疼减，至四五服良愈也。（《景岳全书·下册·卷四十八·本草正》）

○夏枯草汤，治瘰疬马刀，不问已未溃或日久成漏。用夏枯草六两，水二盅煎至七分，去渣，食远服此。生血治瘰疬之圣药，虚甚当煎浓膏服，并涂患处，多服益善，兼十全大补汤加香附子、贝母、远志尤善。（《众妙仙方·卷二·论疮门》）

○治乳痈初起：夏枯草、蒲公英各等分。酒煎服，或作丸亦可。（《本草汇言》）

○治赤白带下：夏枯草花，开时采，阴干为末。每服二钱，食前米饮下。（《本草纲目》）

○治产后血晕，心气欲绝者：夏枯草捣绞汁，服一盏。（《本草纲目》）

○治口眼㖞斜：夏枯草一钱，胆南星五分，防风一钱，钩藤一钱。水煎，点水酒临卧时服。（《滇南本草》）

○治扑伤金疮：夏枯草捣烂，敷上。（《卫生易简方》）

○治头目眩晕：夏枯草（鲜）二两，冰糖五钱。开水冲炖，饭后服。（《闽东本草》）

○治羊痫风、高血压：夏枯草（鲜）三两，冬蜜一两。开水冲炖服。（《闽东本草》）

○有治不睡方案云，余尝治一人患不睡，心肾兼补之药，遍尝不效，诊其脉知为阴阳违和，二气不交，以半夏三钱，夏枯草三钱，浓煎服之，即得安睡，仍投补心等药而愈，盖半夏得阴而生，夏枯草得至阳而长，是阴阳配合之妙也。（《冷庐医话·卷三·不寐》）

○治赤白汗斑方：夏枯草（不拘量）煎浓水，一日洗数次。（《马培之医案论精要·第四篇》）

○治时疫喉肿盛行，捣烂溃水，去渣，少加酒服。已病者速愈，未病者不染，诚退肿要药也。（《本草述钩元》）

○夏枯草，主治白癜风，浓煎汤，日洗数次。（《东医宝鉴·外形篇·卷三》）

【按】

药理研究表明，夏枯草具有降血压、利尿、抗炎、抗菌、抗肿瘤、促进肠蠕动等作用。临床以夏枯草为主治高血压病、肺结核病、重症肝炎、急性黄疸型肝炎、胸膜炎、癌症等均有显著疗效。

Chaihu

柴胡

柴胡系伞形科植物柴胡 *Bupleurum chinense* DC. 或狭叶柴胡 *Bupleurum scorzonerifolium* willd.的干燥根。常用别名有茈胡、山菜、柴草。按性状不同，分别称"北柴胡"和"南柴胡"。味苦，性微寒。归肝、胆经。功能疏散退热，舒肝，升阳。主要用于治疗感冒发热，寒热往来，疟疾，胸胁胀痛，月经不调，子宫脱垂，脱肛等病症。常用剂量为3～10克。

【各家论述】

○茈胡味苦平。主心腹肠胃中结气，饮食积聚，寒热邪气，推陈致新。久服轻身明目益精。一名地薰。（《神农本草经》）

○除伤寒心下烦热，诸痰热结实，胸中邪逆，五脏间游气，大肠停积水胀，及湿痹拘挛，亦可作浴汤。（《名医别录》）

○治热劳骨节烦疼，热气肩背疼痛，劳乏羸瘦，下气消食，宣畅气血，主时疾内外热不解，单煮服之良。（《药性本草》）

○补五劳七伤，除烦止惊，益气力，消痰止嗽，润心肺，添精髓，健忘。（《日华子本草》）

○《本经》并无一字治劳，今人治劳方中鲜有不用者。呜呼！凡此误世甚多。尝原病劳，有一种真脏虚损，复受邪热，邪因虚而致劳，故曰劳者牢也。当须斟酌用之。如经验方中治劳热，青蒿煎丸，用柴胡正合宜耳。服之无不效。热去即须急已，若或无热，得此愈甚；虽至死，人亦不怨，日击甚多。《日华子》又谓补五劳七伤。《药性论》亦谓治劳乏羸瘦。若此等病，苟无实热，医者执而用之，不死何待！注释本草，一字亦不可忽，盖万世之后，所误无穷耳。苟有明哲之士，自可处治，中下之学，不肯考究，枉致沦没，可不仅哉！可不戒哉！如张仲景治寒热往来如疟状用柴胡汤，正合其宜。（《本草衍义》）

○头痛……如不愈，各加引经药……少阳柴胡……伤风者恶风……或干呕、或寒热、或胁下痛者，俱加柴胡一钱……胁下痛，往来寒热，用柴胡……凡疟疾，以柴胡为君。（《医学启源·卷之上·主治心法》）

○柴胡除虚劳烦热，解散肌热，去早晨潮热，此少阳、厥阴引经药也。妇人产前产后必用之药也，善除本经头痛，非他药所能止，治心下痞，胸膈中痛……胆病非柴胡梢不能除……柴胡泻三焦火……柴胡泻肝火。（《医学启源·卷之下·用药备旨》）

○柴胡去热治劳伤，主疗伤寒功力到……治湿痹拘挛，可用煎汤浴之，下气消痰止嗽，伤寒为要药。（《珍珠囊补遗药性赋·草部》）

○柴胡阴中阳也。入肝、胆二经，伤寒发汗解表要药。退六经邪热往来，痹瘘；除肝家邪热劳热，行肝经逆结之气，止左胁肝气疼痛。治妇人血热烧经，能调月经。伤寒症发汗用柴胡，至四日后方可用，若用在先，阳症引入阴经，当忌用。发汗嫩蕊；治虚热调经用根。（《滇南本草》）

○总之，邪实者可用，真虚者当酌其宜，虽引清气上升，然升中有散，中虚者不可散虚，热者不可寒，岂容误哉，兼之性滑，善通大便，凡溏泄脾薄者，当慎用之，热结不通者，用佐当归、黄芩正所宜也。愚谓柴胡之性善泄善散，所以大能走汗，大能泄气，断非滋补之物，凡病阴虚水亏而孤阳劳热者，不可再损营气，盖未有用散而不泄营气者，未有动汗而不伤营血者，营即阴也，阴既虚矣，尚堪再损其阴否，然则用柴胡以治虚劳之热者，果亦何所取义耶……（《景岳全书·卷四十八·本草》）

○柴胡酌用：柴胡升清调中，平肝缓脾，清热散火，理气通血，出表入里，黜邪补正，开满破结，安营扶卫，凡脏腑经络，无所不宜。在虚劳初起，或为外感时邪，固为必须之品，至于七情所结，浸淫郁滞，有待宣通，舍此柴、前二胡，则无有秉性纯良出其右矣。故每用些少以佐之，然后专用清源补敛之品，乃为十全。即其调理之人，中间或撄或感，亦必急用柴胡、防风、葛根等味清彻之，然后乃用补敛，庶免关门捉贼之患。但其性升散，用者当中病即止，不可多用常用耳！更有女人气郁伤阴，与夫蓐劳之后，必当选用。盖多郁则伤元气，柴胡平肝散郁，功最捷也。后人因陈藏器一言，忌用柴胡，遇内伤外感之症，将反用麻、紫苏等味以散之耶。（《理虚元鉴·卷下·治虚药讹一十八辨》）

○本郁于下，以柴胡、川芎之类升而发之，以顺其挺然之性，正所谓因曲而为之直，又谓从其性而升之，皆达之之义也……盖柴胡、川芎升发肝胆之清气者也。《经》曰：下者举之，为其当而不升，故用此辛甘苦平之味，于阴中提阳，以扶其直遂不屈之性，使之上升，以复其常，是清阳升而浊阴降也，正前所谓木郁达之之意，此从治法也，群皆未识其所以，以为泻。（《医药绪余·上卷》）

○银柴胡、北柴胡、软柴胡，气味虽皆苦寒，而俱入少阳、厥阴，然又有别也。银柴胡清热，治阴虚内热也；北柴胡清热，治伤寒邪热也；软柴胡清热，治肝热骨蒸也……《日华子》所谓补五劳七伤，治久热羸瘦，与《经验方》治劳热，青蒿煎丸少佐柴胡，言银柴胡也。《衍义》云，《本经》并无一字治劳，而治劳方中用之，鲜有不误者，言北柴胡也。然又有真脏虚损，原因肝郁血闭成劳，虚因郁致，热由郁成，软柴胡亦可相机而用。如《伤寒》方有大、小柴胡汤、仲景氏用北柴胡也。脾虚劳倦用补中益气汤，妇人肝郁劳弱，用逍遥散、青蒿煎丸少佐柴胡，俱指软柴胡也。业医者当明辨而分治可也。（《本草汇言》）

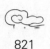

○痰火发热，并子午烧骨蒸等症，切忌用柴胡，盖柴胡乃发表之药，只伤寒发热宜用以为君，若用之于痰火，如负薪救火，将热未退而汗症随发矣，可不慎诸……退子午热须用黄芩、秦艽，退骨蒸热用地骨皮、知母、黄柏之类，唯有肝气左胁痛，稍用三分醋炒以泻肝火可也。（《国医宗旨·卷之一·痰火药戒》）

○柴胡苦寒除胁疼，更安潮热往来生，在脏调经内主血，在肌主气上行经。（《医经小学·卷之一·药性指掌》）

○少阳行春令，生化万物之根蒂也，更少加柴胡使诸经右迁，生发阴阳之气，以滋春之和气也。（《普济方·卷二十四·脾脏门》）

○柴胡味苦，泻肝治疟，寒热往来，解肌要药。（《明医指掌·卷一·药性歌》）

○柴胡，其主心腹肠胃中结气者，心腹肠胃，五脏六腑也，脏腑共十二经，凡十一脏皆取决于胆，柴胡轻清，升达胆气，胆气条达，则十一脏从之宣化，故心腹肠胃中，凡有结气，皆能散之也。（《本草经解》）

○柴胡入少阳之经，清相火之烦蒸，疏木气之结塞，奏效最捷，无论内外感伤，凡有少阳经病，俱宜用之。缘少阳之性，逆行则壅迫而暴烈，顺行则松阳而和平，柴胡清泄而疏通之……痔漏之证，因手少阳之陷，瘰疬之证，因足少阳之逆，并宜柴胡。（《长沙药解·卷二》）

○柴胡清胆经之郁火，泄心家之烦热，行经于表里阴阳之间，奏效于寒热往来之会，上头目而止眩晕，下胸膈而消硬满。口苦咽干最效，眼红耳热甚灵，降胆胃之逆，升肝脾之陷，胃口痞痛之良剂，血室郁热之神丹。（《长沙药解·卷二》）

○二爷但知柴胡是升提之品，为吐衄所忌。岂知用鳖血伴炒，非柴胡不足宣少阳甲胆之气。以鳖血制之，使其不致升提，且能培养肝阴，制遏邪火。（《红楼梦·第八十三回》）

○柴胡，肠胃之药也。观《经》中所言治效，皆主肠胃，以其气味轻清，能于顽土中疏理滞气，故其功如此。天下唯木能疏土，前人皆指为少阳之药，是知末而未知其本也。（《本草经百种录》）

○柴胡得春初生发之气者，入少阳之经，解表祛邪。（《成方便读·和解之剂·小柴胡汤》）

○柴胡升肝胆之清气，从左而上，以达于表。（《成方便读·理气之剂·补中益气汤》）

○柴胡自阴而达阳，邪自表而里者，仍自里而出表，使无形之邪，以兹解散。（《成方便读·和解之剂·四逆散》）

○如胁下痛，胁下急缩，俱加柴胡。（《不居集·卷之七·补中益气汤》）

○大抵柴胡能退热升清，宣畅气血。昔孙琳治劳疟，而曰：热有在皮肤、在脏腑、在骨髓，在骨髓者，非柴胡不除，则柴胡亦有退骨蒸之力矣。况有滋补之药以辅之乎。《直指方》又云：柴胡退热不及黄芩，不知黄芩乃寒能胜热，折火之本也，柴胡乃苦以发之，散火之标也。（《成方切用·卷二·秦艽扶羸汤》）

○阳凑于阴则发热，用柴胡升阳气，使不陷入阴中，则不热。（《成方切用·卷五·小柴胡汤》）

○柴胡升阳，以解其肌，阳陷阴中，故以柴胡提出其阳。※白术除湿汤（东垣）：治午后发热，背恶风，四肢沉困，小便色黄，又治汗后发热。（《成方切用·卷八》）

823

○而柴胡实未印定少阳药也，盖以柴胡之性苦平微寒，味薄气升，与少阳半表之邪适合其用耳。乃有病在太阳服之太早，则引贼入门；若病入阴经，复服柴胡，则重虚其表之说，此恐后人误以半表半里之品，为认病未清者，模糊混用，故设此二端以晓之也。不观之景岳《新方》中诸柴胡饮、柴芩煎、柴胡白虎煎诸方，信手拈用，头头是道，是诚知柴胡之用，而先得我心之所同然矣。再古方中有逍遥散之疏解郁热，归柴饮之和营散邪，补中益气汤之升发清阳，提邪下陷，疏肝益肾汤之疏肝清热，养阴透邪，其妙难于仆数，何至重虚其表乎？余于风邪初感之轻症，及邪气淹留，表热不解之久病用之，并臻神效，奈何将此有用之良品，拘泥成说而畏之，即用亦准之以分数，竟至相沿成习，不得不为置辩。（《吴医汇讲·唐迎川·论柴胡》）

○不知柴胡劫肝阴，葛根竭胃汁，致变屡矣。（《温热经纬·卷三·叶香岩外感温热篇》）

○用柴胡一味，入于补血药中，盖血亏则筋病，用补血药以治筋，宜矣，何以又用柴胡舒散之？不知筋乃肝之余，肝气不顺，筋乃缩急，甚而伛偻。今用柴胡，舒其肝脉之郁，郁气既除，而又济之以大剂补血之品，则筋得其养而宽，筋宽则诸症悉愈矣。（《重订石室秘录·卷四·筋脉治法》）

○柴胡生用升阳解表，能引清气上行，而平少阳、厥阴之邪热，止诸疟寒热，入肝、胆、心包、三焦。酒炒则入血分，治热入血室；盐水炒除烦热，鳖血炒退骨蒸；醋炒则专入肝经而调经散结，为解表和里之专药。性虽上升，多用不能下泄。其梢专于达下，其苗捣汁，滴，治耳聋。若阴虚无邪，气升火炎者，均为切禁。（《徐大椿医书全集·药性切用·卷之一》）

○柴胡以气胜，故能宣通阳气，祛散外邪，是去病之药，非补虚之药。在脾虚之病用之者，乃借其升发之气，振动清阳，提其下陷，以助脾土之转输，所以必与补脾之参、芪、术并用，非即以柴胡补脾也。甄权《药性论》谓，治热劳骨节烦疼，虚乏羸瘦，盖亦指脾气不振，清阳陷入阴分者言之，故下文更有宣畅气血四字。明谓此是气血不畅，用柴胡以振举其清气，则气血自能宣畅，且可透泄其热，斯为热劳羸瘦之正治。初非谓劳瘵既成之后，血液耗竭，灼热将枯，而亦以柴胡升散之也。乃后人不知辨别，竟误以为劳瘵通治之良方。（《本草正义》）

○柴胡，半夏为之使，畏女菀、藜芦，恶皂荚……得益气药，升阳气；得清气药，散邪热；得甘草，治余热伏暑；得朱砂、獭猪胆汁，治小儿遍身如火；配人参，治虚劳邪热；配决明子治眼目昏暗；佐地骨皮治邪热骨蒸；和白虎汤疗邪热烦渴。（《得配本草》）

○伤寒邪入少阳非用此不能生效。如果疟由暑湿而成，即不当用此药，观叶天士之用柴胡可比。（《沈绍九医话·药物及方剂》）

○柴胡效用，为解热药，治疟疾之间歇热及潮热，又除胸胁部之苦闷。本品因含有"皂素"，服后易引起呕吐，宜配合镇呕药如"半夏"等同用……大剂量方能使发热的体温急速下降到正常度数。去心腹肠胃中结气、饮食积聚、寒热邪气，推陈致新。（《现代实用中药》增订本）

○柴胡去早晨潮热……妇人产前产后诸……凡证之虚，不宜汗吐下温利者，唯求之于少阳之枢，以清利疏通和解之，所以柴胡之功用广矣……凡在身首两侧，一切热痛之证，莫非少阳经气之逆结也。柴胡发散少阳之结，可以知其功用之广矣！（《经证证药录·卷四》）

○药效：解热，镇痛，强壮。用途：肝炎，胸胁苦满，疟疾，黄疸。（《临床应用汉方处方解说》）

○柴胡体融荡而解散，消化为之用，解散胸胁也，消化心胃间也。（《皇汉医学丛书·内科学·伤寒用药研究·卷下》）

【验方举要】

○湿热黄疸，柴胡一两，甘草二钱半，作一剂，以水一碗，白茅根一握，煎至七分，任意时时服，一日尽。（《本草纲目》）

○耳聋通气散：用柴胡500克，川芎、香附各250克，共研成细末，制成水丸，早晚各服5克，10日为一疗程。治疗渗出性中耳炎。（《中药新用》）

○柴胡疗伤寒第一，解肌除烦热，锉一两，水煎服之。（《东医宝鉴·杂病篇·卷一》）

○柴胡治热劳，骨节烦疼，锉取三钱，水煎服之。（《东医宝鉴·杂病篇·卷三》）

【按】

柴胡有北柴胡、南柴胡、竹叶柴胡三大类之分，传统以北柴胡为正品。柴胡具有解热、镇静、镇痛、镇咳、抗炎、抗肝损伤、利胆、抗癌、降脂等药理作用。前人有谓柴胡劫肝阴之说，据多年临床观察，未见这方面的副作用，可以大胆应用。此外，以柴胡为主的制剂治疗病毒性肝炎、疣，用于退热都有明显疗效。竹叶柴胡作用较弱，疗效差。

Dangshen
党参

党参系桔梗科植物党参 *Codonopsis pilosula*（Franch.）Nannf.，素花党参 *Codonopsis pilosula* Nannf. var. *modesta*（Nannf.）L.T.Shen 或川党参 *Codonopsis tangshen* OliV. 的干燥根。常用别名有上党人参、黄参、狮头参等。味甘，性平。归脾、肺经。功能补中益气，健脾益肺。主要用于治疗脾肺虚弱，气短心悸，食少便溏，虚喘咳嗽，内热消渴等病症。常用剂量为9～30克。热证者不宜单用。不宜与藜芦同用。

【各家论述】

○治肺虚，益肺气。（《本草纲目拾遗》）

○党参，甘平补中益气，和脾胃，性味重浊，滞而不灵，止可调理常病，若遇重症断难恃以为治，种类甚多，以真潞党皮宽者为佳。（《本草分经·脾》）

○大汗之症，必用参芪，往往有用参极重者，然亦偶尔有之，不可拘执以治凡有汗亡阳之症，盖阳药不宜偏多，而阴药可以重用故耳。（《重订石室秘录·卷一·重治法》）

○潞党参，味甘微温，补益中气。脏平无火，元气微虚者宜之。有一种西党参，微甘带辛，宜入补托药用。白党参：气味辛劣，用之发散虚邪，不入补剂。红党参：味甘性润，益血补虚，最为平稳，但力薄耳。（《徐大椿医书全集·上册·药性切用·卷之一上》）

○清肺……上党人参，虽无甘温峻补之功，却有甘平清肺之力，亦不似沙参之性寒专泄肺气也。（《本经逢原》）

○和脾胃，除烦渴。（《本草从新》）

○上党参，得黄芪实卫，配石莲止痢，君当归活血，佐枣仁补心。补肺蜜拌蒸熟；补脾恐其气滞，加桑皮数分，或加广皮亦可……气滞、怒火盛者禁用。（《得配本草》）

○党参力能补脾养胃，润肺生津，健运中气，本与人参不甚相远。其尤可贵者，则健脾运而不燥，滋胃阴而不湿，润肺而不犯寒凉，养血而不偏滋腻，鼓舞清阳，振动中气，而无刚燥之弊。且较诸辽参之力量厚重，而少偏于阴柔，高丽参之气味雄壮，而微嫌于刚烈者，尤为得中和之正，宜乎五脏交受其养，而无往不宜也。特力量较为薄弱，不能持久，凡病后元虚，每服二三钱，止足振动其一日之神气，则信乎和平中正之规模，亦有不耐悠久者。然补助中州而润泽四隅，

故凡古今成方之所用人参，无不可以潞党参当之，即凡百证治之应用人参者，亦无不可以潞党参投之。（《本草正义》）

○为强壮健胃药，用于一切衰弱症，能辅助胃肠之消化，促进乳糜之吸收，对于淋巴系及血行系有增进其新陈代谢之功，又治慢性肠卡他、胃弱、吞酸，及糖尿病之初期。又为祛痰镇咳药，对于慢性衰弱症之咳嗽，尤其肺结核之轻症，有效。（《现代实用中药》增订本）

【验方举要】

○清肺金，补元气，开声音，助筋力：党参一斤（软甜者，切片），沙参半斤（切片），桂圆肉四两。水煎浓汁，滴水成珠，用瓷器盛贮。每用一酒杯，空心滚水冲服，冲入煎药亦可。（《得配本草·党参膏》）

○治服寒凉峻剂，以致损伤脾胃，口舌生疮：党参（焙）、黄芪（炙）各二钱，茯苓一钱，甘草（生）五分，白芍七分。白水煎，温服。（《喉科紫珍集·参芪安胃散》）

【按】

药理研究表明，党参具有益智、抗胃溃疡、促进肾上腺皮质功能、抗缺氧、使巨噬细胞数量增加及吞噬能力增强等作用。临床以党参为主治疗低血压、心律失常、高脂血证、因化（放）疗所致的造血功能障碍、神经官能症、功能性子宫出血等有较好疗效。

Shegan
射干

射干系鸢尾科植物射干 *Belamcanda chinensis*（L.）DC.的干燥根茎。常用别名有乌扇、夜干鬼扇、开喉箭等。味苦，性寒。归肺经。功能清热解毒，消痰，利咽。主要用于治疗热毒痰火郁结，咽喉肿痛，痰涎壅盛，咳嗽气喘等病症。常用剂量为3～9克。脾虚便溏者慎服。

【各家论述】

○主咳逆上气，喉痹咽痛，不得消息，散结气，腹中邪逆，食饮大热。（《神农本草经》）

○疗老血在心脾间，咳唾，言语气臭，散胸中热气。（《名医别录》）

○治喉痹水浆不入，通女人月闭，治痰气，消瘀血。（《药性本草》）

○消痰，破症结，胸膈满，腹胀，气喘，疬癖，开胃下食，消肿毒，镇肝明目。（《日华子本草》）

○射干，苦，阳中之阴，去胃中痈疮。（《医学启源·卷之下·用药备旨·药类法象》）

○射干，味苦，平，微温，有毒……疗老血在心脾间。（《增广和剂局方·药性总论·草部下品之上》）

○清肝明目，消积痰结核、疬癖、热疝……苦酒磨涂，可消肿毒。（《景岳全书·下册·卷四十六·外科钤》）

○治咽闭喉风，乳蛾，痄腮红肿，牙根肿烂，攻散疮痈一切热毒等症。（《滇南本草》）

○降实火，利大肠，治疟母……射干，能降火，故古方治喉痹咽痛为要药……多服泻人。（《本草纲目》）

○射干，苦能下泄，故善降；兼辛，故善散。故主咳逆上气，喉痹咽痛，不得消息，散结气，胸中邪逆。既降且散，益以微寒，故主食饮大热……凡脾胃薄弱，脏寒，气血虚人，病无实热者禁用。（《本草经疏》）

○射干，一名乌扇、乌翣……入太阴、厥阴，能泻实火，火降则血散肿消，而痰结自解，为咽痛、喉痹专药。（《徐大椿医书全集·药性切用·卷之二上》）

○射干……利咽喉而开闭塞，下冲逆而止咳嗽，最消胸膈，善扫瘀浊。（《医学摘粹·本草类要》）

○射干，有泻无补。（《罗氏会约医镜·卷十六·本草》）

○《金匮》射干麻黄汤，治咳而上气，喉中如水鸡声……射干降逆开结，善利肺气。麻黄外泄其风寒，使经络松畅，则里气不迫。射干内降其冲逆，使咽喉清应，则表气不壅，表邪外解，而里阴下达，停痰宿水，积热凝寒，皆从水道注泄而下，根株斩灭矣。(《长沙药解·卷三》)

○射干，本经名乌扇，即今扁竹……属金而有木与火，行厥阴太阴之积痰，使结核自消甚捷。(《本草述钩元》)

○降肺气以通肾水。(《经证证药录·卷八》)

○通经散肿，开喉明目射干功……一名乌扇，仙人掌。(《医方捷径·卷四》)

○根为解热、解毒剂，又为上呼吸道之消炎药，有祛痰及利尿之效……治扁桃腺炎，凡急性热病之咽喉炎肿、声门水肿、咳嗽上气，喉痹等均适用……对于郁血、肝脾肿胀、腹痛、便秘、女人经闭等有效。取新鲜之根捣汁，热酒冲服，治跌打损伤、身痛而便秘者，有通便止痛之效。(《现代实用中药》增订本)

【验方举要】

○治水蛊腹大，动摇水声，皮肤黑：鬼扇细捣绞汁，服如鸡子，即下水。(《补缺肘后方》)

○治阴疝肿刺，发时肿痛如刺：用生射干捣汁与服取利。亦可丸服。(《肘后方》)

○治伤寒热病，喉中闭塞不通：生乌扇一斤(切)，猪脂一斤。上二味合煎，药成去渣。取如半鸡子，薄绵裹之，纳喉中，稍稍咽之取瘥。(《千金方》)

○治喉痹不通，浆水不入：用射干一片，含咽汁良。(《外台秘要》)

○治便毒，此足厥阴湿气，因疲劳而发，取射干三寸，与生姜同煎，食前服，利三、两行效。(《本草衍义补遗》)

○治喉痛：切一片，嚼之效。(《本草衍义补遗》)

○治瘰疬结核，因热气结聚者：射干、连翘、夏枯草各等分，为丸，每服二钱，饭后白汤下。(《本草汇言》)

○治二便不通，诸药不效：紫花扁竹根，生水边者佳，研汁一盏服，即通。(《普济方》)

○治痈疽：射干散，一方士尝货药淮西，窜入深山中。遇老姥，年二百许岁，自谓金亡避兵来此，完颜氏(即金王朝)之医姥也。传以背疮方，用射干一味，俗名地扁竹是也(原花园中物，叶如良姜，根如竹鞭，其色初开如金状)。每用小钱抄末三字许，温酒调服。病在上即微吐，在下即微泻，功效如神。仍用膏药收口。(《焦氏笔乘·卷五》)

○治喉痹不通：用扁竹新根，擂汁咽之，大腑动即解，或醋研，取汁嚼之，

引涎出亦妙。(《本草述钩元》)

　　○治乳痈初肿：用扁竹根如僵蚕者，用萱草根为末，蜜调敷之，神效。(《本草述钩元》)

【按】

　　射干为上呼吸道之消炎药，有祛痰及利尿之效。对咽喉炎、扁桃腺炎、肝脾肿大、水田性皮炎、女人经闭等治疗有效。取新鲜之根捣汁，热酒冲服，治跌打损伤，对身痛而便秘者，有通便止痛之效。药理研究表明，射干对多种细菌及常见的致病性皮肤癣菌有抑制作用，对外感及咽喉疾患中的某些病毒，也有抑制作用。此外还具有显著的抗炎、解热作用。

Gaoliangjiang

高良姜

高良姜系姜科植物高良姜*Alpinia officinarum* Hance 的干燥根茎。常用别名有膏凉姜、良姜、蛮姜等。味辛，性热。归脾、胃经。功能温胃散寒，消食止痛。主要用于治疗脘腹冷痛，胃寒呕吐，嗳气吞酸等病症。常用剂量为3~6克。

【各家论述】

○大温。主暴冷、胃中冷逆、霍乱腹痛。（《名医别录》）

○治腹内久冷，胃气逆，呕吐。治风，破气，腹冷气痛；去风冷痹弱，疗下气冷逆冲心，腹痛，吐泻。（《药性本草》）

○味辛，温。下气，益声。煮作饮服之，止痢及霍乱。（《本草拾遗》）

○治转筋泻痢，反胃呕食，消宿食。（《日华子本草》）

○良姜，气热味辛，主胃中逆冷，霍乱腹痛，翻胃吐食，转筋泻利，下气消食。（《医学启源·卷之下·用药备旨·药类法象》）

○健脾胃，宽噎膈，破冷癖，除瘴疟。（《本草纲目》）

○治胃气疼，肚腹疼痛。（《滇南本草》）

○良姜性热，下气温中，转筋霍乱，酒食能攻，善解酒毒。（《寿世保元·卷一·本草·药性歌括》）

○若治脾胃虚寒之证，须与参、芪、半、术同行尤善，单用多用，辛热走散，必耗冲和之气也。（《本草汇言》）

○治胃中逆冷，呕吐清水，恶心，霍乱，气寒腹痛，解酒毒，消宿食，健脾胃，宽噎膈，除反胃，破冷癖，解瘴疟，疗转筋、泻痢，同草豆蔻，煎饮亦治口臭。子名红豆蔻，治用略同。（《景岳全书·卷四十八·本草正上》）

○高良姜辛热性烈，祛寒逐冷，除中脘作痛如冰。子名红豆蔻，性稍轻浮，入脾肺而祛寒散结。微炒用。（《徐大椿医书全集·药性切用·卷之一中》）

○暖胃散寒，治心脾疼痛，治冷逆翻胃、阴寒霍乱、呕吐宿食、胃脘冷痛，疗噎膈、瘴气。虚者宜与参术同用，庶不犯冲和之气。子名红豆蔻，醒脾消食，散寒燥湿，又解酒毒。然动火伤目，不可常用。（《罗氏会约医镜·卷十六·本草上》）

○气味辛烈，温胃除泄散寒。凡因客寒积于胃脘而见食积不消，绞痛殆甚，既霍乱泻痢呕恶，噎膈瘴疟冷癖皆可用。若伤暑泄泻实热腹痛切忌。（《医方十种汇编·药性摘录》）

○治脚气欲吐，目卒赤，头痛，风冷痹痛。（《本草求原》）

○良姜，止心中之痛，然亦必与苍术同用为妙，否则有愈有不愈，以良姜不能去湿故耳。（《本草新编》）

○良姜，寒疝小腹掣痛，须同茴香用之。产后下焦虚寒，瘀血不行，小腹结痛者加用之。（《本经逢原》）

○良姜，同姜、附则能入胃散寒；同香附则能除寒祛郁。若伤暑泄泻，实热腹痛切忌。此虽与干姜性同，但干姜经炮经制，则能以去内寒，此则辛散之极，故能以碎外寒之气也。（《本草求真》）

○高良姜，性热，味辛苦，无毒。治胃中冷逆，霍乱吐泻，止腹痛，疗泻痢，消宿食，解酒毒。（《东医宝鉴·汤液篇·卷三》）

○药效：芳香性健胃。用途：胃痛，诸种胃炎。（《临床应用汉方处方解说》）

【验方举要】

○治忽心中恶，口吐清水者，取（良姜）根如骰子块，含之咽津，逡巡即瘥；若（口中）臭亦含咽，更加草豆蔻为末，煎汤常饮之佳。（《本草图经》）

○姜桂饮：治心腹刺痛。良姜、辣桂等分，为末。每服二钱。米汤乘热调下。（《仁斋直指方论·卷之六·心疼证治》）

○治牙肿痛连头面俱肿：高良姜二寸，全蝎焙一枚，研末掺之，以盐汤漱口。（《疡医大全·卷之十六》）

【按】

据《本草从新》记载，高良姜有"消食醒酒"之功，验之临床，确有其功，醇酒生湿，积食得湿邪之助，如油入面，难以分解，此时主要表现为寒湿犯胃，症见呕恶纳呆，胸腹胀满，舌苔白厚而浊等，用高良姜辛开温胃，阴寒去则湿易化。药理研究表明，本品具有显著的抗炎、镇痛、抗病原微生物、抗肿瘤、抗凝血、抗血栓、增强耐缺氧能力、保护心肌等作用。对于消化系统，高良姜有显著抗溃疡作用，还能抑制胃肠运动，促进消化液分泌，利胆和抗腹泻。

消石

Xiaoshi

消石系天然硝酸钾（KNO_3）经加工而成的结晶体。常用别名有苦消、化金石、火消、硝石等。味苦、咸，性温，有毒。归心、脾、肺经。功能破坚散积，利尿泻下，解毒消肿。主要用于治疗实热便秘，热淋、石淋，热毒疮疡，红肿热痛等病症。常用剂量：内服宜丸、散剂。每次 1～3 克；外用适量。体弱者及孕妇忌服。

【各家论述】

○主五脏积热，胃胀闭，涤去蓄结饮食，推陈致新，除邪气，炼之如膏，久服轻身。（《神农本草经》）

○辛，大寒，无毒。疗暴伤寒，腹中大热，止烦满消渴，利小便及瘘蚀疮。（《名医别录》）

○萤火为之使。恶苦参、苦菜。畏女菀、粥。（《本草经集注》）

○味咸，有小毒……主项下瘰疬，泻得根出，破血，破积，散坚结，治腹胀。（《药性本草》）

○含之治喉闭……畏杏仁、竹叶。（《日华子本草》）

○止烦躁，除热毒，炼之须扫地边霜。（《珍珠囊补遗药性赋·五·石部》）

○硝，善消化驱逐，而《经》言无毒，化七十二种石，不毒而化之乎。以之治病，以致其用，病退则已。（《本草衍义补遗》）

○头痛者，以消石作末，纳鼻中。（《雷公炮炙论》）

○朴消属水，味咸气寒。其性下走，不能上升，阴中之阴也，故唯荡涤肠胃积滞，折治三焦邪火。消石属火，味辛带苦微咸，而气大温。其性上升，水中之火也，故能破积散坚，治诸热病，升散三焦火郁，调和脏腑虚寒。与硫黄同用则配类二气，均调阴阳，有升降水火之功，治冷热缓急之病。（《本草纲目》）

○硝石，一名火硝，即焰硝。辛苦微咸，大热性烈，升发胃中阳气，治伤冷吐泻，心腹疼痛，破积攻坚，来复丹用之。（《徐大椿医书全集·药性切用·卷之五上》）

○消石之用，时珍谓其从火主升而散。若然，是主气分之邪热，不同于朴消入血也。其云升而散者，水中之火，自上升以为散也。审此义，则知消石之宜于何等证矣。据方书，中暑于来复丹中用之，治伏暑泄泻如水者。又二气丹同硫黄治中脘痞结，或呕或滞者。又同硫入大黄龙丸，治身热头疼，状如脾寒，或烦渴呕吐，昏闷不食者。合三证以参之，如二气丹所治，诚有升降水火之功，合于时珍所云，第尤切于伏暑伤冷，致二气交错以为病者，以暑之中，先于心包络，唯兹二味，一降阳而归之，一升阳而散之，乃为最切也。（《本草述》）

○神农所列消石，即火消也。亦有两种：煎炼结出细芒者，亦名芒硝；强出马牙者，亦名牙消，其凝底成块者，通为消石……消石阴石也，此非石类，乃咸卤煎成，南地不产也。（《本草述钩元》）

○硝石即焰硝，俗名火硝。味辛微咸，性与朴硝相近，其寒凉之力逊于朴硝，而消化之力胜于朴硝，若与皂矾同用，善治内伤黄疸，消胆中结石、膀胱中结石及钩虫病。（《医学衷中参西录·上册·药物》）

【验方举要】

○疗恶寒啬啬，似欲发背，或已生疮肿隐疹起方：消石三两，上一味，以暖水一斗和令消，待冷，取故青布叠三重，可似欲赤处方圆湿布搨根，热即换之，频易差。（《外台秘要·卷二十四·发背方》）

○治风热喉痹及缠喉风：焰硝一两半，硼砂半两，脑子一字，白僵蚕一分。上为末，研匀。以竹管吹半钱许入喉中。（《三因方·玉钥匙》）

○治赤眼肿痛：消石末，卧时，以铜筋点黍米大入目眦。至旦，以盐水洗去之。（《圣惠方》）

○治重舌鹅口：竹沥同焰消点之。（《普济方》）

○用硝石一两，不夹泥土，雪白者，研为末，每服二钱。诸淋各依汤使。如劳倦虚损，小便不出，小腹急痛，葵子煎汤下，通后更须服补虚丸散。血淋，小便不出，时下血疼痛，并用冷水调下。气淋，小腹满急，尿后常有余沥，木通煎汤下。石淋，茎内痛，尿不能出，内引小腹，膨胀急痛，尿下砂石，令人闷绝，将药末先入铫子内，隔纸炒至纸焦为度，再研令细，用温水调下。小便不通，小麦汤下。卒患诸淋，并以冷水调下，并空心，先调，使药消散如水，即服之，更以汤使送下，服药未效者，服此立愈。（《医学纲目·卷之十四·闭癃遗溺》）

○消石矾石散治女劳疸：硝石、矾石烧等分，二味，为散，以大麦粥汁和服方寸匕，日三服。病随小便去。（《金匮要略诠解》）

【按】

据临床报道，用《金匮》硝石矾石散治疗肝硬化腹水、慢性肝炎有效，但本品有毒，内服宜慎。

Haima

海马

海马系海龙科动物线纹海马 *Hippocampus kelloggi* Jordan et Snyder、刺海马 *Hippocampus histrix* Kaup、大海马 *Hippocampus kuda* Bleeker、三斑海马 *Hippocampus trimaculatus* Leach 或小海马（海蛆）*Hippocampus japonicus* Kaup 的干燥体。常用别名有水马、虾姑、马头鱼等。味甘，性温。归肝、肾经。功能温肾壮阳，散结消肿。主要用于治疗阳痿，遗尿，肾虚作喘，癥瘕积聚，跌扑损伤；外治痈肿疔疮等病症。常用剂量为3～9克，外用适量，研末敷患处。

【各家论述】

○主治妇人难产，带之于身，甚验。临时烧末饮服，并手握之，即易产。（《本草拾遗》）

○主难产及血气痛。（《本草图经》）

○暖水脏，壮阳道，消瘕块，治疗疮肿毒……海马雌雄成对，其性温暖，有交感之义，故难产及阳虚房中方术多用之……虾亦壮阳，性应同之。（《本草纲目》）

○味咸，性温平，气薄味厚，阴中之阳，腥，主调气和血，凡采得以酒浸酥炙用或烧存性捣末用。（《本草品汇精要·卷三十》）

○海马性味甘温，壮阳暖肾，易产催生。（《徐大椿医书全集·药性切用·卷之六》）

○海马温暖肝肾，起痿壮阳，破癥块，消疗肿，手痈疽，催胎产。（《玉楸药解·卷六》）

○又阳虚多用之，可代蛤蚧之功也。（《本经逢原》）

○海马亦虾属也，入肾经命门，专善兴阳，功不亚于海狗，更善堕胎，故能催生也。海马功用不亚腽肭脐，乃尚腽肭脐不尚海马，此世人之大惑也。谁知海马不论雌雄，皆能勃兴阳道，若腽肭脐，必须用雄者始效，贵价而买，仍是赝物，何若用海马之适用哉。（《本草新编》）

○主夜遗。（《海南介语》）

○温通任脉，用于喘息及久喘。（《药材学》）

【验方举要】

○海马汤：治远年虚实积聚癥块。用海马雌雄各一枚，木香一两，大黄

（炒）、白牵牛（炒）各二两，巴豆四十丸粒，青皮二两，童子小便浸软，包巴豆扎定，入小便内再浸七日，取出麸炒黄色，去豆不用，取皮同众药为末。每服二钱，水一盏，煎三五沸，临卧温服。（《本草纲目》）

○海马拔毒散：治疗疮发背恶疮有奇效，用海马（炙黄）一对，穿山甲（黄土炒），朱砂、水银各一钱，雄黄三钱，龙脑、麝香各少许为末，入水银研不见星。每以少许点之，一日一点，毒自出也。（《本草纲目》）

【按】

药理研究表明，海马的乙醇提取物可延长正常雌小鼠的动情期，对去势鼠则诱其出现动情期，并使子宫及卵巢重量增加。以小鼠前列腺、精囊、提肛肌的重量作指标，海马提取液表现雄性激素样作用，其效力较蛇床子、淫羊藿弱，但比蛤蚧强。

海藻

Haizao

海藻系马尾藻科植物海蒿子 *Sargassum pallidum* (Turn.) C. Ag. 或羊栖菜 *Sargassum fusiforme* (Harv.) Setch. 的干燥藻体。常用别名有落首、海萝、乌菜、海带花等。味苦、咸，性寒。归肝、胃、肾经。功能软坚散结，消痰利水。主要用于治疗瘿瘤，瘰疬，睾丸肿痛，痰饮水肿等病症。常用剂量为6~12克。不宜与甘草同用。

【各家论述】

○主瘿瘤气，颈下核，破散结气，痈肿癥瘕坚气，腹中上下鸣，下十二水肿。（《神农本草经》）

○疗皮间积聚，暴㿉，留气，热结，利小便。（《名医别录》）

○主起男子阴气，常食之，消男子㿉疾……瘦人，不可食之。（《食疗本草·卷上》）

○治气痰结满，疗疝气下坠，疼痛核肿，去腹中雷鸣，幽幽作声。（《药性本草》）

○主宿食不消，五膈痰壅，水气浮肿，脚气，奔豚气。（《海药本草》）

○海藻，咸寒性沉，属阴利水，通闭结，泄水消肿满，同商陆散水而导湿。（《丹溪手镜·卷之中·发明五味阴阳寒热伤寒汤药性第二》）

○清热消膈中痰壅，故善消颈项瘿瘤结核，及痈肿癥积，利小便，逐水气，治湿热气急，腹中上下雷鸣，疗偏坠疝气疼痛，消奔豚水气浮肿……（《景岳全书·下册·卷四十九·本草正》）

○疗皮间积聚。（《增广和剂局方·药性总论·草部中品之下》）

○海藻咸寒通水道，能开透软结之便，气停水结通身肿，非此之功不能痊。（《医经小学·卷之一·药性指掌》）

○脾家有湿者勿服。（《本草经疏》）

○如脾虚胃弱，血气两亏者勿用之。（《本草汇言》）

○海藻，咸能润下，寒能泄热引水，故能消瘿瘤、结核、阴㿉之坚聚，而除浮肿、脚气、留饮、痰气之湿热，使邪气自小便出也……按东垣李氏，治瘰疬马刀散肿溃坚汤，海藻、甘草两用之，盖以坚积之病，非平和之药所能取捷，必令反夺，以成其功也。（《本草纲目》）

○海藻，专能消坚硬之病，盖咸能软坚也，然而单用此一味，正未能取效，

随所生之病，加入引经之品，则无坚不散矣。（《本草新编》）

○海藻，咸寒润下之品，软坚行水，是其本功，故一切瘰疬瘿瘤顽痰胶结之证，皆可用之。然咸走血，多食咸则血脉凝涩，生气日削，致成废疾不起者多矣。（《本草便读》）

○若病非实结，最不宜用。昆布、海藻性同，皆反甘草。（《医方十种汇编·药性摘录》）

○通癃闭，除水肿。（《罗氏会约医镜·卷十六·本草》）

○海藻散结破坚，总由能达阴中之气。大至阴之气，水化出焉。（《本草述钩元》）

○治喘咳、淋巴结肿。（《临床应用汉方处方解说》）

【验方举要】

○治颔下瘰疬如梅李：海藻一斤，酒二升。渍数日，稍稍饮之。（《肘后方》）

○治颈下卒结囊，渐大欲成瘿：一、海藻一斤（去咸），渍酒二升。上二味，以绢袋盛海藻酒渍，春夏二日。一服二合，稍稍含咽之，日三。酒尽更以酒二升渍，饮之如前。渣暴干，末服方寸匕，日三。尽更作，三剂佳。二、昆布、海藻等分。末之，蜜丸，如杏核大。含，稍稍咽汁，日四五次。（《肘后方》）

○治蛇盘瘰疬，头项交接者：海藻菜（以荞面炒过）、白僵蚕（炒）等分。为末，以白梅泡汤，和丸，梧子大。每服六十丸，米饮下，必泄出毒气。（《世医得效方》）

○治石瘿、气瘿、劳瘿、土瘿、忧瘿：海藻（洗）、龙胆、海蛤、通草、昆布（洗）、矾石（枯）、松萝各三分，麦曲四分，半夏。上为末，酒服方寸匕，日三。忌鲫鱼、猪肉、五辛、生菜诸杂毒物。（《三因方·破结散》）

【按】

药理研究表明，海藻能使甲状腺缩小，乳腺萎缩及乳汁分泌减少，又能降低血压、降低血脂等。后世医家对某些病证有意识地以海藻与甘草同用，认为可起到相辅相成的作用，不受前人认为两药药性相反之局限。当然，有关此类传统认识，它的价值和真伪，有待作更深入的研究和验证。

837

Haijinsha

海金沙

海金沙系海金沙科植物海金沙 *Lygodium japonicum*（Thunb.）Sw. 的干燥成熟孢子。常用别名有左转藤灰、海金砂等。味甘、咸，性寒。归膀胱、小肠经。功能清利湿热，通淋止痛。主要用于治疗热淋，砂淋，石淋，血淋，膏淋，尿道涩痛等。常用剂量为6～15克，宜布包入煎。

【各家论述】

○主通利小肠。得栀子、马牙消、蓬砂共疗伤寒热狂，或丸或散。（《嘉祐本草》）

○小肠膀胱血分药也。善通利水道，解郁热、湿热，及伤寒热狂，小便癃闭肿满，热淋、膏淋、血淋、石淋，茎中疼痛，解诸热毒。（《景岳全书·下册·卷四十八·本草正》）

○治男子淫浊，女子带下。（《本草正义》）

○肾脏真阳不足者忌用。（《本经逢原》）

○海金砂，方书但知其治血淋、膏淋、石淋等症，讵知其种种所患，皆本于湿土之气不能运化，而又有火以合之，乃结聚于水道有如是耳，岂可徒取责于行水之脏腑乎？（《本草述》）

○甘寒淡渗，除小肠、膀胱、血分湿热，为血淋要药。（《徐大椿医书全集·上册·药性切用·卷之一下》）

○海金砂气结成砂，故能行气结之成沙石有形者，通利小肠。亦气化则出之义也。（《本草述钩元》）

○海金砂，俗名竹园荽，处处有之。收法以纸衬之，日中晒，以杖击之，其枝叶自然有沙落纸上，旋收之。（《医方捷径·卷四》）

○为利尿剂，治淋病、水肿，对于急性淋病之尿道炎、排尿刺痛，及膀胱结石之砂淋尿痛等有效。又为清凉性镇静药，用于急性热病、烦热惊狂、小溲赤热、茎中痛。（《现代实用中药》增订本）

○海金砂，为消炎利尿药，具有黏膜被覆作用。（《科学注解本草概要·植物部》）

【验方举要】

○治淋：海金砂草阴干为末，煎生甘草汤，调二钱，甚者不过三四服。

（《妇人大全良方·卷之八·妇人淋沥小便不通方论第一》）

○治痘疮变黑，归肾：用竹园荽草煎酒，敷其身，即发起。（《仁斋直指方》）

○治脾湿太过，通身肿满，喘不得卧，腹胀如鼓：牵牛一两（半生半炒），甘遂、海金砂各半两。上为细末。每服二钱，煎水一盏，食前调下，得利止后服。（《医学发明·海金砂散》）

○治小便不通，脐下满闷方：海金砂一两，蜡面茶半两。二味捣研令细，每服三钱，煎生姜、甘草汤调卜……未通再服。（《增广和剂局方·药性总论·草部下品之下·海金砂》）

○治膏淋：海金砂、滑石各一两（为末），甘草二钱关（为末）。上研匀。每服二钱，食前，煎麦门冬汤调服，灯心汤亦可。（《世医得效方·海金砂散》）

○治小便出血：海金砂为末，以新汲水调下。一方用砂糖水调下。（《普济方》）

○治脾湿胀满：海金砂一两，白术二钱，甘草五分，黑丑一钱五分。水煎服。（《泉州本草》）

【按】

药理研究表明，海金砂对金黄色葡萄球菌有抑制作用；对绿脓杆菌、福氏痢疾杆菌、伤寒杆菌略有抑制作用。其性下降，善泻小肠、膀胱血分湿热，功专通利水道，故适用于小便淋沥涩痛、热淋茎痛，尿路感染，尿路结石等症有效。

海狗肾

Haigoushen

海狗肾系海狗科动物海狗 *Callorhinus ursinus*（L.）又名腽肭兽、貂兽或海豹科动物海豹 *Phoca vitulina*（L.）又名斑海豹、海狗的雄性外生殖器。常用别名有腽肭脐等。味咸，性大热。归肝、肾经。功能暖肾壮阳。益精补髓。主要用于治疗虚损劳伤，阳痿精衰，腰膝酸软等症。常用剂量为 3～10 克，水煎服，或入丸、散。阴虚有热，阳事易举者忌服。

【各家论述】

○腽肭脐治男子宿症，气块，积冷，劳气羸瘦，肾精衰损，瘦悴。（《药性本草》）

○主治鬼气尸疰，梦与鬼交……心腹痛，中恶邪气，宿血结块，痃癖羸瘦。（《本草拾遗》）

○其脐治脐腹积冷、精衰、脾肾劳极，有功不待别试也。（《本草衍义》）

○补中益肾气，暖腰膝，助阳气，破癥结，疗惊狂痫疾。（《日华子本草》）

○腽肭脐疗劳瘵，更壮元阳……温中补肾，何忧梦与鬼交精。（《珍珠囊补遗药性赋》）

○主助肾添精，补中益气……宿血证结，心腹疼痛。置睡犬旁，惊狂跳走，入水不冰者真。酒浸一宿，纸裹，于文火上炙脆，细锉，捣用……本入命门补火，脾家所快者，热也，故亦入之。助阳之功，独甲诸剂，今出登莱州，即海狗肾也……类多伪者，须细辨之。（《雷公炮制药性解》）

○和剂局方治诸虚损，有腽肭脐丸，今之滋补丸药中多用之，精不足者，补之以味也，大抵与苁蓉、锁阳之功相近……此兽之髓，水中生火。（《本草纲目》）

○主五劳七伤，阴痿少力，肾气衰弱，虚损背膊劳闷，面黑精冷。（《海药本草》）

○其味咸无毒，与獭肝相似，第其气倍热耳……阴虚火炽及骨蒸劳嗽等候，咸在所忌。（《本草经疏》）

○腽肭脐，温暖肝肾，治宗筋痿弱，精冷，血寒。破坚症老血……健膝强腰，补虚益损。洗阴痒生疮。（《玉楸药解·卷六》）

○助阳暖精，治阴痿精寒。（《徐大椿医书全集·药性切用·卷之六》）

○以汉椒、樟脑同收则不坏。（《得配本草》）

○功专补阳，阴虚切忌。此物牝者最多，而牡者绝少，海州人捕得牝者，以家狗外肾，用筋上，熨贴如生成者无二。然牝户与谷道连合为一，虽用生筋缝熨，其孔较牡者大而且长，以此辨之，最为有据。（《本经逢原》）

○脾胃挟有寒湿者。亦忌。（《本草求真》）

○为性腺强壮药；肉为滋养强壮药，治瘦削肝胆，对肺病、肋膜炎有效。（《现代实用中药》）

【验方举要】

○主治背髓劳闷或痛，腽肭脐酒炙末服，或丸服。（《东医宝鉴·外形篇·卷二》）

○主阴痿，助阳气，治疝冷，酥炙为末，空心酒下一钱，或丸服之。（《东医宝鉴·外形篇·卷四》）

○治老人衰弱，可作返老还童剂。海狗肾5具，肉苁蓉、巴戟天、山萸切细，酒温浸，去渣加酒服。（《现代实用中药》）

【按】

据化学分析，海狗肾含雄性激素、蛋白质、脂肪等。浸酒服用，方便有效，一般一副海狗肾可浸酒三斤，若缺，可用羊肾、狗肾代之，同样有效。

海桐皮

海桐皮系豆科常绿乔木植物刺桐 *Erythrina variegata* L. var. *orientalis* （L.）Merr. 的干燥树皮。常用别名有钉桐皮、刺桐皮、刺通、接骨药等。味苦、辛，性平。归肝经。功能祛风湿，通经络。主要用于治疗风湿痹痛、四肢拘挛、腰膝疼痛，疥癣，湿疹等病症。常用剂量为6~12克。外用适量。

【各家论述】

○主治霍乱中恶，赤白久痢，除疳䘌疥癣，牙齿虫痛，并煮服及含之，水浸洗目，除肤赤。（《开宝本草》）

○主腰脚不遂，血脉顽痹，腿膝疼痛，赤白泻痢、血痢。（《海药本草》）

○治血脉麻痹疼痛，及煎洗目赤。（《日华子本草》）

○漱牙洗目海桐皮……主痢，除疥虫，治风痹痛。（《珍珠囊补遗药性赋·主治指掌》）

○去风杀虫，煎汤，洗赤目……颂曰：古方多用浸酒治风蹶……得腰痛不可忍，医以肾脏风毒攻刺诸药莫疗，因览刘禹锡传信方备有此验。修服一剂，便减五分。其方用海桐皮二两，牛膝、芎劳、羌活、地骨皮、五加皮各一两，甘草半两，薏苡仁二两，生地黄十两，并净洗焙干细锉。以绵包裹，入无灰酒二斗浸之，冬二七，夏一七，空心饮一盏，每日早、午、晚各一次……海桐皮能行经络，达病所，又入血分，及去风杀虫。（《本草纲目》）

○不由风湿者不用。（《罗氏会约医镜·卷十七·本草》）

○入血分而祛风理湿，杀虫行经，为顽痹、风疮专药。血虚忌之。（《徐大椿医书全集·药性切用·卷之三》）

○治牙虫癣疥。（《本草分经·通行经络·和》）

○辛甘而温，散肝中风，热风痛，煎汤漱之。疳蚀疮，磨汁涂之。目赤肤翳，浸水洗之。（《医方十种汇编·药性摘录》）

○海桐皮嗽平，洗目，除风。（《何氏药性赋》）

○治虫牙风病，煎汤漱之……此药专治风湿，随证入药服之。（《本经逢原》）

○得蛇床子擦癣虫，血少火炽者禁用。（《得配本草》）

○用者须审病自外至则可。若风自内成，未可妄用，须随症酌治可耳。（《本草求真》）

【验方举要】

○风虫牙痛，海桐皮煎水漱之。（《圣惠方》）

○治时行赤毒眼疾：海桐皮一两，切碎，盐水洗，微炒，用滚汤泡，待温洗眼。（《本草汇言》）

【按】

据临床所验，海桐皮有明显的止痛作用，药理研究认为，其镇痛作用，可能与横纹肌的松弛作用有关。且其性平，与其他祛风湿药性温有异，故海桐皮临床用治湿热、湿温头身重痛，以及湿热痹之关节肿胀疼痛最为适宜。

Haipiaoxiao
海螵蛸

海螵蛸系乌鲗科动物无针乌贼 *Sepiella maindroni de* Rochbrune 或金乌贼 *Sepia esculenta* Hoyle 的干燥内壳。常用别名有乌鲗骨、乌贼鱼骨、墨鱼盖等。味咸、涩，性温。归脾、肾经。功能收敛止血，涩精止带，制酸，敛疮。主要用于治疗溃疡病，胃酸过多，吐血衄血，崩漏便血，遗精滑精，赤白带下，胃痛吐酸；外治损伤出血，疮多脓汁等。常用剂量为4.5～9克；外用适量，研末敷患处。阴虚多热者不宜服。

【各家论述】

○味咸，微温。主女子漏下赤白经汁，血闭，阴蚀肿痛，寒热癥瘕，无子。生池泽。（《神农本草经》）

○无毒。（治）惊气入腹，腹痛环脐，阴中寒肿，又止疮多脓汁不燥。（《名医别录》）

○止妇人漏血，主耳聋。（《药性本草》）

○主小儿大人下痢，炙令黄，去皮细研成粉，粥中调服之。（《食疗本草》）

○疗血崩。（《日华子本草》）

○乌贼骨是海螵蛸，退翳杀虫，治崩攻痢……味咸，微温，无毒。疗阴疮，治耳聋。（《珍珠囊补遗药性赋·虫鱼部》）

○主女子血枯病，伤肝，唾血下血，治疟消瘿。研末敷小儿疳疮，痘疮臭烂，丈夫阴疮，汤火伤，跌伤出血。烧存性，同鸡子黄涂小儿重舌、鹅口，同蒲黄末敷舌肿血出如泉，同银朱吹鼻治喉痹，同麝香吹耳治聤耳有脓及耳聋。（《本草纲目》）

○乌贼鱼骨，味咸，气微温无毒，入足厥阴、少阴经。厥阴为藏血之脏，女人以血为主，虚则漏下赤白，或经汁血闭，寒热癥瘕；少阴为藏精之脏，主隐曲之地，虚而有湿，则阴蚀肿痛，虚而寒客之则阴中寒肿；男子肾虚，则精竭无子，女子肝伤，则血枯无孕；咸温入肝肾，通血脉而祛寒湿，则诸证除，精血足，令人有子也。（《本草经疏》）

○海螵蛸专治血病，疗妇人经枯血闭，血崩血淋，赤白带浊，血瘕气瘕，吐血下血，脐腹疼痛，阴蚀疮肿，亦治疟疾，消瘿气及丈夫阴中肿痛，益精固精，令人有子，小儿下痢脓血，亦杀诸虫，俱可研末饮服。尤治眼中热泪，磨翳去障，并宜研末和蜜点之，为末可敷小儿疳疮、痘疮臭烂，脓湿下疳等疮。跌打出血，汤火诸疮，烧灰存性酒服。治妇人阴户嫁痛，同鸡子黄涂。小儿重舌鹅口，同蒲黄末敷。舌肿出血如泉，同槐花末吹鼻止衄血。同麝香吹耳治聤耳耳聋。乌贼鱼善补益精气，尤治妇人血枯经闭。(《景岳全书·卷四十九·本草正下》)

○海螵咪咸，破血除痛，通经水肿，目翳心疼。(《寿世保元·卷一·本草》)

○海螵蛸咸，破血除症，生肌长肉，溃烂疮疼。(《明医指掌·卷一·药性歌》)

○治小儿体肥，耳后、腋下、阴间湿烂者，海螵蛸研末敷之甚效。(《仙方合集·下卷·小儿》)

845

○海螵蛸入肝活血，入肾除寒逐湿。治血病因于寒湿，而见阴户肿痛，血瘕，血崩，血闭，腹痛环脐及丈夫阴肿，下痢疳疾。外治目翳泪出，聤耳出脓，舌肿出血，小儿脐疮等症皆效。(《医方十种汇编·药性摘录》)

○海螵蛸一名乌鲗骨，即墨鱼骨。性味咸温，入肝、肾、血分，除湿止血，治崩漏肠风。肉：酸平益气，通利月经。(《徐大椿医书全集·药性切用·卷之六中》)

○女子以肝用事，海螵蛸入肝经血分，其性燥而兼涩，可固可宣，为带下崩中之要药。(《成方便读·经产之剂·白芷散》)

○效用：为制酸药。对于胃酸过多、胃溃疡及肺结核、小儿软骨病、怀孕妇人带下、子宫出血等有效。磨成细粉，撒布于伤口包扎止血极效。外用于下疳、阴囊湿疹、弛缓性溃疡。(《现代实用中药》增订本)

○海螵蛸为收敛药及止血药。(《科学注解本草概要·动物部》)

○乌贼骨主目中浮翳及赤白翳，研，水飞，和蜜点之，入少许龙脑尤佳。(《东医宝鉴·外形篇·卷一》)

【验方举要】

○凡妇人血崩心痛甚者，名杀血心痛。小产血过多，而心痛甚者亦然。乌贼鱼墨，炒，醋汤调下。(《妇人大全良方·卷之一·妇人杀血心痛方论第十四》)

○《子母秘录》治小儿重舌方：用乌贼鱼骨烧灰，和鸡子黄，敷喉及舌上。(《幼幼新书·卷第五·初生有病》)

○疗妇人小户嫁痛，海螵蛸散：乌贼鱼骨两枚，烧饼细末，酒服方寸匕，日三。(《证治准绳·女·卷三》)

○治风火虫牙：先以热醋漱口，再用海螵蛸末擦牙。(《疡医大全·卷之十六》)

○治乳痈：海螵蛸细末三钱酒煎，尽量饮，出汗自消。(《疡医大全·卷之二十》)

○小儿脐汁不干：海螵蛸研细末干掺。（《疡医大全·卷之二十》）

○治囊痈：海螵蛸、海蛤粉、儿茶各等分，研极细掺之。（《疡医大全·卷之二十四》）

○臁疮并诸疮不收口：海螵蛸研极细末，搽之。（《疡医大全·卷之二十五》）

○治漏下，脐腹痛，久不止者：乌贼鱼骨烧存性，研为细末，每服二钱，开水冲服。（《良朋汇集·卷六》）

○治小儿痢：乌贼鱼骨，为末，以米饮调下。（《东医宝鉴·杂病篇·卷十一》）

【按】

药理研究表明，海螵蛸具有制酸、抗肿瘤等作用。桑螵蛸与海螵蛸都是固涩药，但桑螵蛸能补能固，长于固精涩尿，而海螵蛸温涩之力较强，无滋补作用，止血止带作用较好。

Fuping

浮萍

浮萍系浮萍科植物紫萍 *Spirodela Polyrrhiza*（L.）Schleid. 的干燥全草。常用别名有水萍、萍子草、水苏、小萍子、浮萍草、水藓等。味辛，性寒。归肺经。功能宣散风热，透疹，利尿。主要用于治疗麻疹不透，风疹瘙痒，水肿尿少等病症。常用剂量为3~9克。外用适量，煎汤浸洗。

【各家论述】

○主暴热身痒，下水气，胜酒，长须发，止消渴，久服轻身。一名水花。（《神农本草经》）

○下气，以沐浴生毛发。（《名医别录》）

○主火疮。（《新修本草》）

○末敷面䵟；捣汁服之，主水肿，利小便；又人中毒，取萍子暴干末，酒服方寸匕；又为膏长发。（《本草拾遗》）

○咳嗽多时如不止，谁知只用好浮萍，干时烂捣浓煎服，一夜安眠直到明。（《孙真人海上方·咳嗽不止》）

○治热毒风热疾，热狂，煏肿毒，汤火疮，风疹。（《日华子本草》）

○治时行热病，亦堪发汗。（《本草图经》）

○浮水萍，虽分三种，热风瘾疹并权衡……通小便，消水气。（《珍珠囊补遗药性赋·草部》）

○发汗，解毒。治疥癞，疥癣，祛皮肤瘙痒之风。（《滇南本草》）

○主风湿麻痹，脚气，打扑损伤，目赤翳膜，口舌生疮，吐血，衄血，癜风，丹毒……浮萍，其性轻浮，入肺经，达皮肤，所以能发扬邪也。（《本草纲目》）

○其性清燥，能祛湿热之药也。热气郁于皮肤则作痒，味辛而气清寒，故能散皮肤之湿热也。寒能除热，燥能除湿，故下水气。酒性湿热，而萍之发焦枯而易堕，凉血则营气清而须发自长矣……表气虚而自汗者勿用。（《本草经疏》）

○发汗甚于麻黄。治一切风湿瘫痪，浮萍一味，蜜丸酒服。（《罗氏会约医镜·卷十六·本草》）

○非有风湿热邪，不可混施。（《徐大椿医书全集·药性切用·卷之二下》）

○下水捷于通草。凡风湿内淫瘫痪不举，在外而见肌肤瘙痒，一身暴热；在内而见水肿不消，小便不利，皆可用此疏利……大实大热方可用此。（《医方十

种汇编·药性摘录》）

　　○杨梅、粉刺、汗斑皆驱。（《玉楸药解·卷一》）

　　○古人谓其发汗胜于麻黄，下水捷于通草一语，括尽浮萍治功……用此疏肌通窍，俾风从外散，湿从下行。（《本草求真》）

　　○捣汁服，主水肿利小便，止消渴，治吐衄。（《本草述钩元》）

　　○血虚肤燥，气虚风痛，二者禁用。（《得配本草》）

848

【验方举要】

　　○治毒肿初起：水中萍子草，捣敷之。（《肘后方》）

　　○治消渴饮水，日至一石者：浮萍捣汁服之。又方：用干浮萍、括楼根等分，为末，人乳汁和丸梧子大。空腹饮服二十丸。三年者，数日愈。（《千金方》）

　　○治小便不利，膀胱水气流滞：浮萍日干为末。饮服方寸匕，日二服。（《千金翼方》）

　　○治夹惊伤寒：紫背浮萍一钱，犀角屑半钱，钩藤钩三七个，为末。每服半钱，蜜水调下，连进三服，出汗为度。（《圣济总录》）

　　○吐血不止：紫背浮萍焙半两，黄芪炙二钱半，为末。每服一钱，姜、蜜水调下。（《圣济总录》）

　　○治发背初起，肿焮赤热：浮萍捣和鸡子清贴之。（《圣惠方》）

　　○治粉滓面䵟：沟渠小萍，为末，日敷之。（《圣惠方》）

　　○治鼻衄不止：干浮萍草末，吹入鼻中。（《圣惠方》）

　　○治胬肉攀睛：青萍少许，研烂，入片脑少许，贴眼上。（《世医得效方》）

　　○治少年面疮：用紫背萍四两，防己一两，煎浓汁洗之。仍以萍于斑䵟上热擦，日三五次。物虽微末，其功甚大，不可小看。（《普济方》）

　　○草灵丹，治一切风疮及瘾疹、痛风、风痹。采紫背浮萍，摊于竹筛内，下着水，晒干，为细末，炼蜜丸，如弹子大。每服一丸，用黑豆淋酒化下。治脚打扑浑身麻痹。（《古今医统大全·卷之九·瘫风证》）

　　○治消渴：用紫背浮萍捣汁，每顿服半盏，效。（《玉机微义·卷之二十一·消渴门》）

　　○治小儿脱肛不收：用浮萍草不以多少，杵为细末，干贴患处。（《医学纲目·卷之三十九·肺主燥》）

　　○主生发：以水萍作汤沐浴，又为膏敷之。（《普济方·卷五十·头门》）

　　○肾囊肿如琉璃灯样用塘内水上无根浮萍，以筛盛之，下用水一盆置筛于盆上烈日晒干，为末，每服二钱，即消肿痛，如用锅焙，万万不干。（《幼科铁镜·第五卷·肾囊肿》）

○大麻风，眉毛尽落，肌肤腐溃，兼治一切恶疮。浮萍煎汤，浴浸半日，大效。（《良朋汇集·卷九》）

○治赤游丹：浮萍草捣汁搓。（《疡医大全·卷之三十》）

○治红丝疔：浮萍草不拘多少，捣烂，用好酒一斤或半斤煎滚，冲浮萍内半小时许，通口服，随嚼浮萍草敷疔上。（《疡医大全·卷之三十四》）

○治金丝疮：嚼浮萍草涂之，即愈。（《疡医大全·卷之三十五》）

○治疥疮：紫背浮萍，煎汤洗。（《疡医大全·卷之三十五》）

○治风热瘾疹：浮萍蒸过焙干，牛蒡子酒煮晒干炒，各一两为末，每薄荷汤服一二钱，日二次。（《本草述钩元》）

849

【按】

药理研究表明，浮萍水浸膏对奎宁引起衰竭的蛙心有强心作用，钙可以增强之，大剂量可使心脏停止于舒张期，并能收缩血管而使血压升高。近年单用或与黑豆配伍治疗急性肾炎水肿有效，但表虚自汗与虚寒证不宜用。

Fuxiaomai

浮小麦

（附：小麦）

浮小麦系禾本科植物小麦 *Triticum aestivum* L. 的干瘪轻浮的颖果。常用别名为浮水麦、浮麦等。味甘，性凉。归心经。功能益气，除热，止汗。主要用于治疗自汗、盗汗、骨蒸劳热等病症。常用剂量为15～30克，煎汤服，或炒焦研末服。

【各家论述】

〇小麦养心气，心病宜食之。（《名医别录》）

〇小麦面，补虚，实人肤体，厚肠胃，强气力。（《本草拾遗》）

〇浮小麦甘、咸、寒，无毒。益气除热，止自汗盗汗，骨蒸虚热，妇人劳热……小麦，甘，微寒，无毒。除客热，止烦渴咽燥，利小便，养肝气，止漏血唾血。令女人易孕……煎汤饮，治暴淋。熬末服，杀肠中蛔虫。陈者煎汤饮，止虚汗。烧存性，油调，涂诸疮汤火伤灼。（《本草纲目》）

〇浮小麦敛虚汗。（《本草蒙筌》）

〇除烦，止血，利小便，润肺燥。（《医林纂要》）

〇小麦，入手少阴太阳经。新麦性热。陈麦平和……治霍乱后虚烦自汗。麦属火，心之谷也。除烦止渴收汗利溲止血。皆心之病也。故麦为心谷。（《本草述钩元》）

〇淮小麦，麸皮与浮麦同性，止汗之功稍逊。醋拌蒸，熨腰脚折伤，风湿痹痛，胃腹滞气。能散血止痛……面甘温，补虚养气，助五脏，厚肠胃，北方者良……小麦寒气全在皮，故面去皮则热，热则壅滞动气发渴助湿，令人体浮，皆其害也。凡大人脾胃有湿热，及小儿食积肝胀，皆不宜服。然北人以之代饭，常御而不为患者，此其地势高燥，无湿热重蒸之毒。故面性温平，其功不减于稻粟耳。东南卑湿，春多雨水，其湿热之气，郁于内，故食之过多，每能发病也。夏月疟痢人，尤不宜食。（《本草害利》）

〇小麦秆：利小便，烧灰去恶肉……小麦奴：即小麦穗之霉黑者，治阴毒、温毒发狂，古方黑奴丸用之。（《徐大椿医书全集·药性切用·卷之四》）

〇小麦味甘，缓肝养肝，肝无急而血藏之，木疏泄则小便通利，故亦主血淋。脾统血，小麦甘能益脾气以统血，主运化，以制水，血淋亦宜。（《百药效用奇观》）

○淮小麦养心气，安心神，退虚热，止虚汗，除烦定志。(《程门雪医案·营卫虚寒热》)

○小麦药效：缓急，消炎，镇静。用途：神经症，心神不安，烦躁。(《临床应用汉方处方解说》)

【验方举要】

○治妇人脏躁，喜悲伤欲哭，像如神灵所作，数欠伸，甘麦大枣汤主之。小麦一升。甘草二两，大枣十枚，三味，以水六升，煮取三升，温分三服。亦补脾气。(《金匮要略·妇人杂病脉证并治第二十二》)

○治老人肾气不足，小便淋涩，小麦一升，通草二两，水煎服。(《养老奉亲书》)

○虚汗盗汗：用浮小麦文武火炒，为末，每服二钱半，米饮下，日三服。或煎汤代茶饮。(《卫生宝鉴》)

○治男子血淋不止：浮小麦加童便炒末，砂糖煎水调服。(《奇方类编》)

○治盗汗：母鸡一只，不用铁器，以瓷碗片杀之，取尽内物，入浮小麦灌满，煮三炷香为度，不用盐，连汤食完，即效。(《良朋汇集·卷四》)

【按】

浮小麦药力和平，一切虚汗及骨蒸劳热，妇女低热均可应用。浮小麦与麻黄根都能固表敛汗。然浮小麦兼能益气养阴，清热除烦，而麻黄根兼能止咳平喘，这是二者在应用上的区别。

Fenbixie

粉萆薢

粉萆薢系薯蓣科植物粉背薯蓣 *Dioscorea hypoglauca* Palibin 的干燥根茎。常用别名有萆薢、百枝、竹木、白菝葜、金刚、山田薯等。味苦，性平。归肾、胃经。功能利湿去浊，祛风除痹。主要用于治疗膏淋，白浊，白带过多，风湿痹痛，关节不利，腰膝疼痛等病症。常用剂量为9～15克。

【各家论述】

○主腰背痛强，骨节风寒湿周痹，恶疮不瘳，热气。（《神农本草经》）

○主伤中恚怒，阴痿失溺，老人五缓，关节老血。（《名医别录》）

○治冷风顽痹，腰脚不遂，手足惊掣，主男子臂腰痛久冷，是肾间膀胱宿水。（《药性本草》）

○治小便频数，日夜无时。（《重订严氏济生方·小便门·淋利论治》）

○萆薢川中者为道地。味苦、甘、平，无毒。扶老补虚，腰疼脚弱，与湿痹牵缠。（《珍珠囊补遗药性赋·草部》）

○能温肾去湿，理阴痿阴寒失溺，治白浊茎中作痛，及四肢瘫痪不随周身，风湿恶疮，性味纯缓，用宜大剂。（《景岳全书·下册·卷四十八·本草正》）

○治白浊茎中痛，痔瘘坏疮……萆薢，足阳明、厥阴经药也。厥阴主筋属风，阳明主肉属湿。萆薢之功，长于去风湿，所以能治缓弱顽痹、遗浊、恶疮诸病之属风湿者。萆薢、菝葜、土茯苓三物，形虽不同，而主治之功不相远，岂亦一类数种乎？（《本草纲目》）

○治风寒，温经络，腰膝疼，遍身顽麻，利膀胱水道，赤白便浊。（《滇南本草》）

○萆薢味苦，风寒湿痹，腰背冷疼，添精益气。（《明医指掌·卷一·药性歌》）

○泄水去湿，壮骨舒筋。（《医学摘粹·本草类要·攻药门》）

○萆薢利湿，如阴虚火炽，及无湿而肾虚腰膝痛者勿用。（《罗氏会约医镜·卷十六·本草》）

○甘苦性平，入足阳明、厥阴，解利风寒湿痹，为去浊分清专药。有黄、白二种，白者良。（《徐大椿医书全集·药性切用·卷之二中》）

○驱经络关节之湿，……并医恶疮痔瘘。（《玉楸药解·卷一》）

○薏苡仁为之使。补肝虚……益精明目。（《本草述钩元》）

○萆薢世医多用以治淋，夫淋以通利为主，盖取萆薢能利小便也。此方中之以固小便，其性果固小便乎，抑制小便乎?答曰：萆薢为固涩下焦要药，其能治失溺……时医以古方有萆薢分清饮，遂误认萆薢为利便要药，而于小便不利，淋涩诸证多用之……其误人可胜道哉!※醒脾升陷汤方解。(《医学衷中参西录·上册·医方》)

○萆薢，味淡，性温。为其味淡而温，故能直趋膀胱温补下焦气化，治小儿夜睡遗尿，或大人小便频数，致大便干燥。其温补之性，兼能涩精秘气，患淋证者禁用。(《医学衷中参西录·上册·药物》)

○泻湿热，疗淋浊，治水泻、阴茎中痛、痔瘘、膀胱宿水。(《现代实用中药》增订本)

○禁食牛肉……萆薢，一名土茯苓，一名仙遗粮，又名冷饭团……善治久病杨梅疮漏，及曾误服轻粉，肢体酸坏，筋骨酸疼者，能收其毒而祛其风，补其虚。寻常老弱亦可服。酒浸或盐水煮，焙干用。若初起肺热便秘者不宜服。(《东医宝鉴·汤液篇·卷三》)

853

【验方举要】

○治头痛发汗：萆薢、旋覆花、虎头骨酥炙等分，为散。欲发时，以温酒服二钱，暖卧取汗，立瘥。(《圣济总录》)

○治腰痛，脚气：破故纸(生)、续断、木瓜干、牛膝(酒浸)、杜仲(去皮锉，姜制炒断丝)各一两，萆薢二两。上为末，蜜丸如梧子大。每服五十丸，盐汤、盐酒任下。(《三因方·立安丸》)

○治小便频数，日夜无度，用川萆薢不拘多少，洗净为末，酒糊为丸如梧桐子大。每服五七十丸空心盐汤或酒下七服之后愈。(《众妙仙方·卷二·遗精门》)

○治小便夜多，用萆薢煎汤服，自不夜起。(《仙方合集·下卷·小便淋症》)

○疗大夫腰脚痹，缓急，行履不稳者。以萆薢二十四分，合杜仲八分，捣筛，每日温酒和服三钱匕，增至五钱。(《医学纲目·卷之二十八·厥》)

○治阴痿失溺：萆薢二钱，附子一钱五分。合煎汤内服。(《泉州本草》)

○治风寒湿痹，腰骨强痛：干萆薢根，每次五钱，猪脊骨半斤，合炖服。(《泉州本草》)

○治脚气肿痛，不能动履，不论寒热虚实，久病暴发皆可：萆薢五钱，黄柏、苍术、牛膝、木瓜、猪苓、泽泻、槟榔各二钱。水二大碗，煎一碗。每日食前服一剂。(《本草切要》)

○萆薢，祛肝风，除胃热。凡大便燥结，小便频数，每于小便时痛不可忍者以盐水炒二两研末，每服二钱，仍以葱汤频洗谷道，渐效。并治痹痛腰冷，膀胱宿水与阴痿失尿，痔漏恶疮。（《医方十种汇编·药性摘录》）

○治小儿夜多小便：萆薢（盐水炒）4.5克，临晚煎服。（《马培之医案论精要·第四篇》）

【按】

市售供临床用的萆薢品种较多，粉萆薢为正品，其他有叉蕊薯蓣、山萆薢、纤细薯蓣等亦作萆薢用，但品种不同，成分与功效亦不同，故当辨明正品为宜。

Yizhi
益智

益智系姜科植物益智 *Alpinia oxyphylla* Miq. 的干燥成熟果实。常用别名有益智仁、益智子、摘艼子等。味辛，性温。功能温脾止泻摄唾，暖肾固精缩尿。主要用于治疗脾寒泄泻，腹中冷痛，口多唾涎，肾虚遗尿，小便频数，遗精白浊等病症。常用剂量为 3~9 克。阴虚火旺及实热者忌服。

855

【各家论述】

○治遗精虚漏，小便余沥，益气安神，补不足，利三焦，调诸气，夜多小便者，取二十四枚碎，入盐同煎服，有奇验。（《本草拾遗》）

○治寒客犯胃，和中益气，及人多唾。（《用药法象》）

○治脾胃中寒邪……当于补中药内兼用之。（《医学启源·卷之下·用药备旨·药类法象》）

○益智安神，治小便之频数。（《珍珠囊补遗药性赋·总赋·温性》）

○气味辛温，能调诸气，辟寒气，治客寒犯胃，暖胃和中，去心腹气滞疼痛，理下焦虚寒，温肾气，治遗精馀沥、梦泄、赤白带浊，及夜多小便者，取二十余枚，研碎，入盐少许，同煎服之，有奇验。此行阳退阴之药，凡脾寒不能进食，及三焦、命门阳气衰弱者，皆宜之。然其行性多，补性少，必兼补剂用之。斯善。若单服、多服未免过于散气。（《景岳全书·下册·卷四十八·本草正》）

○益智仁温涩，补助肾阳，秘精固气，肾虚而阳无权所致之崩漏用之亦宜。人多以为益智仁固涩，不知虚脱之证得之，可补可固，而郁滞者得之，可辛可散宣通。盖因本品气温，秉天春和之木气。入足厥阴肝经。（《本草经疏》）

○遗溺遗精，呕逆皆治。（《明医指掌·卷一·药性歌》）

○多唾或唾白沫者，胃口上停寒也，药中加益智仁。（《医学纲目·卷之十七·舌》）

○益智和中仍暖胃，主除虚漏及精遗，若人夜起多便溺，搥碎盐煎效便奇。（《医经小学·卷之一·药性指掌》）

○能涩精固气，温中进食，摄涎唾，缩小便，治呕吐泄泻，客寒犯胃，冷气腹痛，崩带泄精……因热而崩、浊者禁用。（《本草备要》）

○益智始见于藏器本草拾遗，谓之辛温，不言其涩，但诸家所述，无一非温涩功用……温补脾肾，而尤以固涩为主。（《本草正义》）

○血燥有火，不可误用。（《本经逢原》）

○益智，气味辛热，功专燥脾温胃，及敛脾肾气逆，藏纳归源，故又号为补心补命之剂。是以胃冷而见涎唾，则用此以收摄，脾虚而见不食，则用此温理，肾气不温，而见小便不缩，则用此入缩泉丸以投。夫与心肾不足，而见梦遗崩带，则用此以为秘精固气。若因热成气虚，而见崩浊、梦遗等症者，则非所宜。此虽类于缩砂密，同为温胃，但缩砂密多有快滞之功，此则止有逐冷之力，不可不分别而审用耳。（《本草求真》）

○开心益智，能通君相……（《徐大椿医书全集·上册·药性切用·卷之一中》）

○吐血与崩漏兼医。去壳炒研，消食亦良。（《医学摘粹·本草类要·热药门》）

○治健忘悸，遗精泄泻，下血盗汗……凡心经与三焦火动者，用之反耗元气，或脾家有湿热痰火并肺热者，均禁。性本温热，凡呕吐由于热，气逆由于怒，小便馀沥由于水亏精涸，内热泄泻由于湿火暴注者，切忌。（《本草述钩元》）

○用于慢性久下痢、肠结核等，有振奋肠机能及收敛作用。（《现代实用中药》增订本）

【验方举要】

○治腹胀忽泻，日夜不止，诸药不效，此气脱也：益智子仁二两。浓煎饮之。（《世医得效方》）

○治梦泄：益智仁二两（用盐二两炒，去盐），乌药二两。上为末，用山药一两为糊，和丸如梧桐子大。每服五十丸，空心临卧盐汤下，以朱砂为衣。（《世医得效方·三仙丸》）

○治脬气虚寒，小便频数，或遗尿不止，小儿尤效：乌药、益智仁等分。上为末，酒煮山药末为糊，丸桐子大。每服七十丸，盐酒或米饮下。（《妇人良方·缩泉丸》）

○治小儿遗尿亦治白浊：益智仁、白茯苓各等分。上为末。每服一钱，空心米汤调下。（《补要袖珍小儿方论·益智仁散》）

○治心虚尿滑：及赤白二浊：益智仁，白茯苓，白术等分，为末。每服三钱，白汤调下。（《本草纲目》）

○治白浊腹满，不拘男妇：益智仁（盐水浸炒）、厚朴（姜汁炒）等分。姜三片，枣一枚，水煎服。（《永类铃方》）

○夜尿小便，益智仁二十个，为末，盐五分，水一碗煎，临卧温服。（《医碥·卷三·杂证·小便数》）

○凡产后小便数者，由腹内宿有冷气因虚而发，宜桑螵蛸散或以益智仁炒研为末米饮送下二钱。若淋沥作痛，亦由产母虚弱冷气客于腹中，以茅根汤治之。
※茅根汤：白茅根、瞿麦、茯苓、车前、人参、滑石、通草、麦冬、炙草加灯草数根煎服。（《胎前秘书·卷下·产后》）

〇凡腹胀经久，忽泻数升，昼夜不止，服药不验，乃为气脱。用益智子，煎浓汤服立愈。（《续名医类案·卷十三·肿胀》）

〇治妇人崩中：益智仁，炒细研，米饮入盐服一钱。（《百药效用奇观》）

〇治心气不足，口臭：益智去壳，加甘草为末，干咽下，或沸汤点服。（《东医宝鉴·外形篇·卷二》）

857

【按】

益智仁与补骨脂均为脾肾阳虚的常用药，然益智仁以温补脾阳为主，补骨脂以温补肾阳为主，识此，则遣药更为精当。

Yimucao

益母草

　　益母草系唇形科益母草属一年生或二年生草本植物益母草 *Leonurus heterophyllus* Sweet 的干燥地上部分。常用别名有茺蔚、益母、益母艾、郁臭草、月母草等。味苦、辛，性微寒。归肝、心包经。功能活血调经，利尿消肿。主要用于治疗月经不调，痛经，经闭，恶露不尽，水肿尿少；急性肾炎水肿等病症。常用剂量为9～30克，外用适量。孕妇禁用。

【各家论述】

　　○主瘾疹痒，可作浴汤。（《神农本草经》）

　　○敷疔肿，服汁使疔肿毒内消；又下子死腹中，主产后胀闷；诸杂毒肿，丹游等肿；取汁如豆滴耳中，主聤耳；中虺蛇毒，敷之。（《新修本草》）

　　○捣苗，敷乳痈恶肿痛者；又捣苗绞汁服，主浮肿下水，兼恶毒肿。（《本草拾遗》）

　　○治产前产后诸疾，行血养血；难产作膏服。（《本草衍义》）

　　○善调女人胎产诸证，故有益母之号。能去死胎……及经脉不调，崩中漏下，尿血泻血、瘀血等证。然唯血热血滞及胎产艰涩者宜之，若血气素虚兼寒及滑陷不固者皆非所宜，不得以其益母之名谓妇人所必用也。盖用其滑利之性，则可求其补益之功则未也。本草言其久服益精轻身，诚不足信。（《景岳全书·下册·卷四十八·本草正》）

　　○益母草甘，女科为主，产后胎前，生新去瘀……忌犯铁器。（《万病回春·卷之一·药性歌》）

　　○安生胎，行瘀血，生新血。治小儿疳痢。（《本草蒙筌》）

　　○活血，破血，调经，解毒。治胎漏产难，胎衣不下，血晕，血风，血痛，崩中漏下，尿血，泻血，痢，疳，痔疾，打扑内损瘀血，大便、小便不通……益母草之根、茎、花、叶、实，并皆入药，可同用。若治手足厥阴血分风热，明目益精，调妇人经脉，则单用茺蔚子为良。若治肿毒疮疡，消水行血，妇人胎产诸病，则宜并用为良。盖其根、茎、花、叶专于行，而其子则行中有补故也。（《本草纲目》）

　　○益母草，行血养血，行血而不伤新血，养血而不滞瘀血，诚为血家之圣药也。妇人临产之时，气有不顺，而迫血妄行，或逆于上，或崩于下，或横生不顺，或子死腹中，或胞衣不落，或恶露攻心，血涨血晕，或沥浆难生，蹊涩不下，或呕逆恶心，烦乱眩晕，是皆临产危急之症，唯益母草统能治之。又疮肿科以之消诸毒，解疔肿痈疽，以功能行血而解毒也。眼目科以之治血贯瞳人，及头风眼痛，以功能行血而去风也。习俗以益母草有益于妇人，专一血分，故屡用之。然性善行走，能行血通经，消瘀逐滞甚捷，观其治疗肿痈疽，眼目血障，则行血活血可知矣。产后诸疾，因血滞气脉不和者，用之相宜，若执益母之名，施于胎前之证，血虚形怯，营阴不足者，肝虚血少，瞳人散大者，血脱血崩，阳竭阴走者，概而与之，未尝不取咎也。（《本草汇言》）

○血热、血滞及胎产艰涩者宜之；若血气索虚兼寒，及滑陷不固者，皆非所宜。（《本草正》）

○治无胎而见五淋、血崩、带下、血痛，既胎而见胎漏……（《医方十种汇编·药性摘录》）

○益母草，一名茺蔚。辛苦微寒，入手足厥阴，行血去瘀，为经产专药。无瘀勿用。（《徐大椿医书全集·上册·药性切用·卷之一下》）

○瞳子散大者，亦忌服。（《罗氏会约医镜·卷十六·本草》）

○白花者入气分，紫花者入血分。治妇女经脉不调，胎产一切血气诸病。

○主上明眼目，下输水气，内益精髓，外固形骸。（《本草述钩元》）

○益母，虽非大温大热之药，而气烈味苦，究是温燥队中之物，观于产后连服二三日，必口燥嗌干，尤其确据，故宜于寒令寒体，而不宜于暑令热体。乃吾乡视为产后必用之物，虽酷暑炎天，亦必常备，加以畏其苦燥，恒以沙糖浓调，若在三伏时令，新产虚体，多服此浊腻苦燥之药，耗血恋邪，变生不测，更可虑也。（《本草正义》）

○益母叶茎甘辛温，恶疮疔乳丹毒清，阴蚀崩漏痔痢妙，经产百病妇人珍。（《草木便方》）

○用于月经不调，子宫疾患，产后调理。（《临床应用汉方处方解说》）

○为子宫收缩药，并有止血、利尿作用。（《科学注解本草概要·植物部》）

○对于生产后子宫收缩无力，及因长期子宫出血而起之衰弱有效。又为子宫分泌液制止剂，应用于由子宫内膜炎所起之黏液分泌物，及产后液状排泄物久未止者。（《现代实用中药》增订本）

○求嗣、调经，无所不效。故曰妇人仙药。（《东医宝鉴·汤液篇·卷二》）

【验方举要】

○治尿血：服益母草汁一升差。（《外台秘要·卷二十七·尿血方》）

○治小儿疳痢，痔疾：益母草叶煮粥食之，取汁饮之亦妙。（《食医心镜》）

○治聤耳出汁：茺蔚茎叶汁滴之。（《圣惠方》）

○治产后恶露不下：益母草，捣，绞取汁，每服一小盏，入酒一合，暖过搅

匀服之。（《圣惠方》）

○治疔肿至甚：益母草茎叶，烂捣敷疮上，又绞取汁五合服之。即内消。（《圣惠方》）

○新生小儿浴方：上以益母草一大把，锉，水一斗，煎十沸，温浴而不生疮疥。（《幼幼新书·卷第四·形初保者》）

○治妇人勒乳痛：上以益母草为末水调涂浮上。（《鸡峰普济方·第十六卷·方十六》）

○治面风：益母草灰，面汤和，烧七遍，洗面用之。（《儒门事亲·卷十五·头面风痰第四》）

○治乳痈：益母草捣庵之，或干末水调服。（《丹溪治法心要·卷六·乳痈第一百零二》）

○胎死腹中……又益母草汁服之立下。（《丹溪治法心要·卷七·妇人科·胎孕第二》）

○五月五日午时取益母草阴干，捣为细末，炼蜜为丸，如圆眼大。每服一丸，童便、好酒各半研化服之。不饮酒，姜汤化下。治妇人胎前产后，或难产、胎肥不下，血晕不醒，或恶露不尽，俱可服之。（《万病回春·卷之六·产后·益母丸》）

○黑神丸，一名催生丸，一名益母丸。用益母草研末，粥丸，治妇人临月一日三次服之，用缩砂饮送下能催生易产。产后服能生新血去旧血，只以白汤送下，虚者煎白术人参陈皮汤送下。（《证治准绳·女科·卷四·二九四》）

○主难产，捣益母草取汁七大合煎减半顿服立产。无新者以干者一大握水七合煮服。（《证治准绳·卷四·三六七》）

○治产后血不下：益母草捣绞汁，每服一小盅，入酒一合，温搅匀服。（《医学纲目·卷之三十五·产后症》）

○治血痢腹疞痛：益母草半两水一盅煎五分，不时温服。（《众妙仙方·卷四·小儿杂治门》）

○若血流入（胞）衣中，为血所胀，致不得下，腹中胀满，上冲心胸，疼痛喘急者，宜服佛手散。若以手按之，痛稍缓者，此气虚也，宜益母汤：益母草一两，酒煎，加童便一杯服之。（《产孕集·下篇·应变第九》）

○治五疸：益母草捣烂取汁一盅，以好酒冲服，四五次即愈。（《良朋汇集·卷三》）

○治折伤筋骨，遇天阴则痛：益母草不拘多少，用水熬膏，随痛上下，食前后用酒化服。（《疡医大全·卷之三十五》）

○益母草入面药，令光泽。五月五日，采根叶，曝干，捣末，水和为团如鸡子大，大火烧一炊之，经一伏时取出，瓷器中再研，筛收之，使如澡豆，法能去

风、粉刺，令面悦泽。(《东医宝鉴·外形篇·卷一》)

○疔疮、乳痈及诸毒肿：茺蔚叶捣取汁饮之，滓外敷。(《东医宝鉴·杂病篇·卷八》)

○茺蔚茎叶，主瘾疹痒，浓煎汤浴之。(《东医宝鉴·外形篇·卷三》)

【按】

药理研究表明，益母草具有兴奋子宫、增加冠脉流量、兴奋呼吸中枢等作用。临床上用益母草为主治疗急、慢性肾炎，急性静脉炎，中心性视网膜脉络膜炎及抗早孕、预防新生儿溶血证均有较好疗效。

Sangye
桑叶

桑叶系桑科桑属落叶小乔木植物桑 *Morus alba* L. 的干燥叶。常用别名有霜桑叶、铁扇子等。味甘、苦，性寒。归肺、肝经。功能疏散风热，清肺润燥，清肝明目。主要用于治疗风热感冒，肺热燥咳，头晕头痛，目赤昏花等病症。常用剂量为5～10克。水煎服或入丸散。

【各家论述】

○桑叶主除寒热，出汗……汁主血病，癥瘕积聚，阴痛，阴阳寒热无子。（《神农本草经·中品·桑根白皮》）

○煎浓汁服，能除脚气水肿，利大小肠。（《新修本草》）

○桑叶，炙，煎饮之止渴，一如茶法。（《食疗本草》）

○主霍乱腹痛吐下，冬月用干者浓煮服之。细锉，大釜中煎取如赤糖，去老风及宿血。（《本草拾遗》）

○煎饮，利五脏，通关节，下气。嫩叶煎酒服，治一切风。蒸熟（捣），罯风痛出汗，并扑损瘀血。挼烂，涂蛇虫伤。（《日华子本草》）

○严州山寺有一游僧，形体羸瘦，饮食甚少，每夜就枕遍身出汗，迨旦，衣服皆透湿，如此二十年，无复可疗。唯待尽耳。监寺僧曰，吾有药绝验，为汝治之，三日宿疾顿愈，遂并授以方，乃单用桑叶一味，乘露采摘，焙干碾为末二钱，空腹温米饮调或值桑落干者亦堪用，但力不如新者。（《医说·上册·卷四》）

○桑叶可常服。神仙服食方：以四月桑茂盛时采叶。又十月霜后三分，二分已落时，一分在者，名神仙叶，即采取，与前叶同阴干捣末，丸、散任服，或煎水代茶饮之。又霜后叶煮汤，淋渫手足，去风痹殊胜。又微炙和桑衣煎服，治痢及金疮诸损伤、止血。（《本草图经》）

○治目眼暗不明，用十二月干桑叶不落地者煎汤洗眼愈。（《众妙仙方·卷二·眼目门》）

○治劳热咳嗽，明目长发……桑叶乃手足阳明之药，汁煎代茗，能止消渴。（《本草纲目》）

○煮汤，洗眼去风泪，消水肿脚浮，下气，利关节。（《本草蒙筌》）

○冬桑叶不拘多少，碾为细末，以新汲水调涂疮上，如疮有脓血，即干掺用之，如疮在脚膝间，敷药后用帛纸裹之，神效。（《当归草堂医学丛书·传信适

用方·卷三》)

○治脚气水肿，扑损金疮，行瘀止渴，长发明目。（《玉楸药解·卷二》）

○去风热，利关节，疏肝，止汗，得生地、麦冬治劳热，配生地、阿胶治嗽血。阴干芝麻研碎，拌蒸用。肝燥者，禁用。（《得配本草》）

○桑叶甘寒能明目，祛风燥湿退热速，清利头目止盗汗。虚劳代茶消渴服。（《草木便方》）

○取经霜者，煎汤洗风眼下泪，同黑芝麻蜜丸久服，须发不白，不老延年。（《本经逢原》）

863

○桑叶虽治盗汗，而风温暑热服之，肺气清肃，即能汗解。息内风而除头痛，止风行肠胃之泄泻，已肝热妄行之崩漏，胎前诸病，由于肝病者，由于肝热者尤为要药。（《重庆堂随笔·卷下》）

○入肺而清肃气化，除湿退热，为肺虚挟热专药。（《徐大椿医书全集·药性切用·卷之下》）

○桑叶轻扬入络，散之于外……入少阳气分，行经达络，以尽肝胆之余邪耳。（《成方便读·治疟之剂》）

○桑得箕星之精，箕好风，风气通于肝，故桑叶善平肝风，春乃肝令而主风，木旺金衰之候，故抑其有余，桑叶芳香有细毛，横纹最多，故亦走肺络而宣肺气。（《温病条辨·卷一·上焦篇·桑菊饮方》）

○桑叶用醋煮一滚，捞起贴疮上，生肌收口。（《良朋汇集·卷九》）

○桑叶……用取嫩叶，长流水洗净，晒干，照制豨莶法九制，取细末八两。此品治五劳六极，羸水肿，虚损。经云：蚕食生丝、织锦，人食生脂延年。（《良方集腋·卷之上·虚劳门》）

○桑叶……最能滋血去风，斯二者（指秦艽、桑叶），诚为风中于络之要剂。（《时病论·卷二·活血祛风法》）

○霜桑叶……散水消肿，行瘀止渴。（《医学摘粹·本草类要·散药门》）

○干桑叶五钱，平时三五日煎汤，治脚气，除根。（《痧医大全·卷之二十六》）

○为解热、镇静药，功能清热、祛风、凉血、明目。（《科学注解本草概要·植物部》）

○青桑叶治乳硬作痛，取嫩叶生捣细，调米饮，贴病处。（《东医宝鉴·外形篇·卷三》）

○黄桑叶，痈疽疮口成大窟不敛，经霜黄桑叶为末，频掺疮中，或煎汤洗之。（《东医宝鉴·杂病篇·卷八》）

○桑叶，神仙刀箭药，妙不可言，桑叶为末，干掺之。（《东医宝鉴·杂病篇·卷九》）

【验方举要】

○桑叶切细，取大斗一石，如无叶，即取软条还细锉取一石，以清水一石五斗，于一釜中，和上件一石白椹桑叶，即火煮使常服，其汤可有五斗许，即滤却叶更煎，可有两斗以来，移于铛中，又煎取三升以下，二升以上，似稠饧即止，每旦空腹服一匙，至日晚又服一匙，如呕不能下，可和羹和粥和食，能吃不呕，能服一七日以上，即觉四肢通畅，下泄气，泄气以后两脚肿，勿怪，此得药力，是病差候。(《外台秘要·卷十八》)

○桑叶方治脱肛：黄皮桑，取叶三升，煎带温，以布盛，罨小儿肛门，轻手按入，次用门白细尘，绵包扑之。(《仁斋直指方论·卷之十四》)

○治小儿鹅口疮方：以桑汁，用新绵惹之。(《幼幼新书·卷第五·初生有病》)

○治盗汗：桑叶为末，茶服之，诸药不应者，累验。(《医学纲目·卷之十七·汗》)

○风疮、大风病相似，好桑叶洗蒸一宿，日干，末，汤下二钱匕。(《医学纲目·卷之二十·丹熛瘭疹》)

○治穿掌肿毒，桑叶捣细，二面敷之。(《仙方合集·下卷·杂方》)

○烂眼边单方：先洗眼，用桑叶数张，灯心三十寸，红枣七枚，明矾一撮，泡汤洗净。用猪苦胆一个，白蜜四文。猪苦胆略割破，白蜜灌下，用棉线结口，贮在茶杯，隔汤煮之片刻，用羊毛擦烂眼皮边即愈，除根。(《檐曝杂记·卷六》)

○宋元年间，某太守年七十，双目不明，遇仙人传一洗眼方：立冬日采桑叶一百二十斤，悬风处，令自干，每月用十片，水一碗，于沙罐中煎至八分，去渣温洗。(《闲处光阴·卷上》)

○洗目方：霜桑叶三钱，水煎，每日净面后洗目用。(《慈禧光绪医方选议·治眼病医方》)

○治烫伤方：霜桑叶烧末，用香油调敷，极效。(《马培之医案论精要·第四篇》)

○霜桑叶煮汤，淋渫手足，去风痹殊胜。(《东医宝鉴·杂病篇·卷二》)

【按】

桑叶研末，米饮吞服，早晚各一次，治疗小儿盗汗、头汗、自汗等确有疗效。药理研究证实，桑叶具有抗菌、降血糖、降血压、抗钩端螺旋体等作用。《本经逢原》称桑叶久服延老，治须发早白，此说独有见解，有待作更进一步研究。桑叶制剂临床用治下肢象皮肿、血丝虫病、硬皮病有效。桑叶尚有护肤美容的作用，主要是因为桑叶含有多种氨基酸、维生素和微量元素，能促使蛋白合成，延缓皮肤衰老。

桑枝

Sangzhi

桑枝系桑科桑属落叶小乔木植物桑 *Morus alba* L. 的干燥嫩枝。味微苦，性平。归肝经。功能祛风湿，利关节。主要用于治疗肩臂、关节酸痛麻木等症。常用剂量为10～30克。

865

【各家论述】

○桑枝平，不冷不热，可以常服，疗遍体风痒干燥，脚气风气，四肢拘挛，七气眼晕，肺气咳嗽，消食利小便，久服轻悦耳目，令人光泽，兼疗口干，仙经云：一切仙药，不得桑煎不服。桑枝，细切一小升，一味熬全香，以水三大升，煎取二大升，一日服尽，无间食前后。（《外台秘要·卷十八·服汤药色目方》）

○久服轻身，聪明耳目……予尝病两臂痛，服药不效，依此作数剂，臂痛寻愈。（《医说·卷第三》）

○主遍体风痒干燥，水气，脚气，风气，四肢拘挛。（《图经本草》）

○煎药用桑者，取其能利关节，除风寒湿痹诸痛也。观《灵枢经》治寒痹内热，用桂酒法，以桑炭灸布巾，熨痹处……又痈疽发背不起发，或瘀肉不腐溃，及阴疮、瘰疬、流注、臁疮、顽疮、恶疮久不愈者，用桑木灸法，未溃者拔毒止痛，已溃则补接阳气，亦取桑通关节，去风寒火性畅达，出郁毒之意……内服补托药，诚良方也。（《本草纲目》）

○利喘嗽逆气，消焮肿毒痛。（《本草蒙筌》）

○嫩桑枝性味苦平，横行手臂，祛风湿通关节，为风寒湿痹，肢节疼痛引经专药，酒炒用。（《徐大椿医书全集·药性切用·卷之三》）

○破伤风能死人。用桑条如箸长者，十数茎搁起，中用火烧，接两头滴下树汁，以热酒和而饮之可愈。（《山居新话》）

○桑枝方，大治口渴。取嫩桑枝细切一升炒，又水三升煎一升，日服五七剂，更多尤妙……桑枝补血气，生津液，轻身明目，补肺肾之良剂也。（《外科精要·卷下·论痈疽口干作渴症不同第四十九》）

○利关节，养津液，行水祛风。（《本草备要》）

○又治久嗽不止，用桑枝煎汤，渴即饮之。（《本经逢原》）

○治风湿通关节，除肺咳……得桂枝治肩背痹痛。配益母煎膏治紫白癜风，切碎炒香，治风湿酒蒸，消食煅炭，气虚者，禁用。（《得配本草》）

○治中风喝斜，咳嗽。（《玉楸药解》）

○壮肺气，燥湿，滋肾水，通经，止咳除烦，消肿止痛。(《本草再新》)

○桑枝得槐枝、柳枝、桃枝洗遍身痒。(《本草撮要》)

○桑枝为消炎、利尿药，功能祛风，利关节。(《科学注解本草概要·植物部》)

○桑枝茶下气消胀，常服最佳，或和赤豆作粥亦良……疗口干，如茶常服为佳。(《东医宝鉴·杂病篇·卷六》)

○桑枝茶，逐湿，令人瘦，过肥者，宜久服之。(《东医宝鉴·外形篇·卷三》)

【验方举要】

○桑枝煎：疗偏风及一切风方。桑枝，锉一大升，不用全新嫩枝。一味，以水一大斗，煎取二大升，夏月井中沉，恐酢坏，每日服一盏，空腹服尽。若预防风能服一大升，终身不患偏风。无忌。(《外台秘要·卷十四·张文仲疗诸风方》)

○古今录验疗水或下，不下则满溢，下之则虚竭，还复十无一活，桑酒方。桑枝并心皮细锉，以水八升，煮取四升汁，以四升米酿酒，一服一升。(《外台秘要·卷之二十·水病杂疗方》)

○千金疗口疮的漫漫方：取桑树汁，先以发拭口，次以汁涂之。(《外台秘要·卷二十二·口唇舌鼻杂疗方》)

○神效第一方：治厉风恶疾，鼻梁崩塌，遍身溃烂。桑枝灰一斗，热汤淋取汁，洗头面。次用大豆及绿豆浆添热水。三日一浴，一日一洗面。却用侧柏叶蒸曝干，白胶香各等分，为细末，滴水丸。不拘时温水送下五七粒，一日三服。(《古今医统大全·卷之九·厉风门》)

○治胎落下血不止，以桑木中蠹虫烧末，酒服方寸匕，日二服。(《证治准绳·卷五》)

○服食变白，久服通血气，利五脏。鸡桑嫩枝，阴干为末，蜜和作丸，每日酒服六十丸。(《本草纲目》)

○紫白癜风：桑枝十斤，益母草三斤，水五斗，慢火煮至五斤，去滓再煎成膏。每卧时温酒调服半合，以愈为度。(《本草纲目》)

【按】

桑枝含有维生素B_1。为祛风通络的常用药，酒炒能加强通络作用，临床若见阴虚又患桂枝汤证者，可用酒炒桑枝代桂枝，酒可以增其温通之性，又能助阳。据药理和临床研究表明，桑枝对淋巴细胞转化率低下的患者有一定治疗作用，可用于慢性肾炎、慢性肝炎、乙型肝炎病毒携带者和门脉性肝硬化等。

桑椹

Sangshen

桑椹系桑科桑属落叶小乔木植物桑 *Morus alba* L. 的干燥果穗。常用别名有桑实、乌椹、黑椹、桑枣等。味甘、酸，性寒。归心、肝、肾经。功能补血滋阴，生津润燥。主要用于治疗眩晕耳鸣，心悸失眠，须发早白，津伤口渴，内热消渴，血虚便秘等病症。常用剂量，生用10～15克。加蜜熬膏用15～30克，温开水冲服。脾胃虚寒，大便稀溏者忌服。

【各家论述】

○桑椹性微寒。食之补五脏，耳目聪明，利关节，和经脉，通血气，益精神。（《食疗本草·卷上》）

○单食，主消渴。（《新修本草》）

○利五脏关节，通血气，捣末，蜜和为丸。（《本草拾遗》）

○桑根白皮条中桑之用稍多，然独遗乌椹，桑之精华尽在于此。采摘，微研，以布滤去滓，石器中熬成稀膏。量多少入蜜，再熬成稠膏，贮瓷器中，每抄一二钱，食后夜卧，以沸点服。治服金石发热渴，生精神，及小肠热，性微凉。（《本草衍义·桑根白皮》）

○桑椹子，味甘、酸。益肾脏而固精，久服黑发明目。（《滇南本草》）

○捣汁饮，解中酒毒。酿酒服，利水气消肿……四月宜饮桑椹酒。能理百种风热，其法用椹汁三斗，重汤煮至一斗半，入白蜜二合，酥油一两，生姜一合，煮令得所，瓶收。每服一合，和酒饮之。亦可以汁熬烧酒，藏之经年，味力愈佳。史言魏武帝军乏食，得干椹以济饥。金末大荒，民皆食椹，获活者不可胜计。则椹之干湿皆可救荒，平时不可不收采也。（《本草纲目》）

○桑椹味甘性缓……采桑椹熟者食之，或熬成膏摊于桑叶上，晒干捣作饼收藏。或直取椹子晒干，可藏经年。（《古今医统大全·卷之六十九·救荒本草》）

○乌椹益阴气便益阴血、血乃水所化，故益阴血，还以行水，风与血同脏，阴血益则风自息。（《本草述》）

○桑椹即桑果，甘平。滋肝肾，充血液，止口渴，利关节，解酒毒，祛风湿，聪耳明目，安魂镇魄。可生啖，可饮汁，或熬以成膏，或曝干为末。设逢歉岁，可充粮食。久久服之，须发不白。以小满前熟透、色黑而味纯甘者良。熟桑椹，以布滤取汁，瓷器熬成膏收之，每日白汤或醇酒调服一匙。老年服之。长精神，健步履，息虚风，靖虚火，兼治水肿胀满、瘰疬结核。（《随息居饮食谱》）

○桑椹手足少阴太阴血分药。《本经》所主，皆言桑椹之功。而宗奭云，《本经》言桑甚详，独遗其椹，即濒湖之博识，尚不加察，但以其功，误列根皮之下，所以世鲜采用，唯万寿酒用之。（《本经逢原》）

○桑椹，滋木利水，清风润燥，治消瘅淋，瘰疬秃疮，乌须黑发。（《玉楸药解·卷二》）

○干桑椹，一名文武实。甘酸性温，色黑入肾，滋肾壮水，乌须黑发。（《徐大椿医书全集·药性切用·卷之三》）

○除热、养阴、止泻。（《本草求真》）

○入肾补水，益血除热。（《罗氏会约医镜·卷十七·本草》）

○入糯米酿酒，治水肿胀满，得生熟地，治阴虚火动。清小肠之热生用，通关节酒蒸晒，补肾阴熟地汁拌蒸晒。胃寒，大便滑，二者禁用。（《得配本草》）

○为滋养强壮药，并有轻泻作用。（《科学注解本草概要·植物部》）

○桑椹补阴血滋阴津，阴生阳长，气化乃出，水气通利，其肿则消……亦有因内热，津液不足，水道不利，而致癃淋者，本品甘寒除热，滋阴润燥，则水气通利……桑椹味甘益脾，脾受益而运化；补血养肝，肝得养而疏泄，养阴滋肾，肾受益而气化通矣。※桑椹方：桑椹子并楮皮二件，先将楮皮细切，以水二斗，煮取一斗，去滓，入桑椹重者五斤，以好糯米五升酿为酒，每服一升。主治：水胀，或不下则满溢，若水下则虚竭。（《百药效用奇观》）

○桑椹膏治阴虚头晕，失眠效果甚好，但须久服。（《沈绍九医话·药物及方剂》）

○桑椹久服变白不老，取黑熟者，曝干捣末，蜜丸，长服又多取酿酒服，主补益。（《东医宝鉴·内景篇·卷一》）

【验方举要】

○千金疗赤秃方：捣黑椹三升如泥，生原汁洗，后以涂之，又服之甚妙。（《外台秘要·卷三十二》）

○瘰疬：气血痰热，用椹子黑熟者，捣烂熬膏，汤调服。红者，晒干为末，服亦效。（《丹溪治法心要·卷六》）

○机要方：治结核，耳前后或耳下，颔下有者，皆瘰疬也。桑椹二斗，极熟黑者，以布袋裂取自然汁，砂器内文武火慢熬，成薄膏子，每日白汤点匙，食后，日三服。（《玉机微义·卷十五·疮疡》）

○治汤火伤，用紫桑椹子捣烂收之，以涂伤处。如药干，入腊月水浸之。一方云：桑椹黑者，盛瓶罐中自化，取汁涂之。（《当归草堂医学丛书·传信适用方·卷四》）

○白秃疮：黑桑椹子，入瓶晒二十一日，化水洗之。（《疡医大全·卷之三

十》）

　　○桑椹子不拘多少，入瓷罐内封固，埋地背阴处二三尺深，三个月取出，遇有秃疮，先用米泔水加花椒熬水洗净，剃头，再用桑汁扫头上三五次结痂，痂落发出。（《良朋汇集·卷九》）

　　○桑椹，捣滤去滓，入石器中，入蜜熬膏，每服二三匙，沸汤点服，止渴生精神。（《东医宝鉴·杂病篇·卷六》）

　　○桑椹，治小肠热及热生疮疖，取黑椹捣取汁，入瓦器熬成膏，入炼蜜，搅匀，每服二三匙。（《东医宝鉴·杂病篇·卷三》）

【按】

　　桑椹含维生素 B_1、维生素 B_2、维生素 C 和胡萝卜素。100%桑椹煎液有中度激发淋巴细胞转化的作用，桑椹还能延长家蚕寿命，促进造血系统功能，此外还有缓泻作用。历代对桑椹的效用有诸多赞美之词，但惜近年研究不多，有关其补五脏、主消渴的记载，提示有治疗糖尿病的作用，有必要进一步探讨。

桑白皮

Sangbaipi

桑白皮系桑科桑属落叶小乔木植物桑 Morus alba L. 的干燥根皮。常用别名有桑皮、桑根白皮、桑根皮等。味甘，性寒。归肺经。功能泻肺平喘，利水消肿。主要用于肺热喘咳，水肿胀满尿少，面目肌肤浮肿等病症。常用剂量为 10～15克。

【各家论述】

○桑根白皮，味甘寒。主伤中，五劳六极，羸瘦，崩中脉绝，补虚益气。（《神农本草经》）

○去肺中水气，唾血热渴，水肿腹满胪胀，利水道，去寸白，可以缝金疮。（《名医别录》）

○治肺气喘满，虚劳客热头痛，内补不足。（《药性本草》）

○桑根白皮，煮汁饮，利五脏。又入散用，下一切风气水气……煮汁可染褐色，久不落。（《食疗本草·卷上·桑》）

○调中下气，消痰止渴，开胃下食，杀腹脏虫，止霍乱吐泻。研汁，治小儿天吊惊痫客忤，及敷鹅口疮，大验。（《日华子本草》）

○肺乃脾之子，以桑白皮泻肺。（《医学启源·卷之上·主治心法》）

○桑白皮……可升可降，阳中之阴也。其用有二：益元气不足而补虚劳，泻肺气有余而止咳嗽。（《珍珠囊补遗药性赋·主治指掌》）

○泻肺，利大小肠，降气散血……长于利小水，乃实则泻其子也，故肺中有水气及肺火有余者宜之。十剂云：燥可去湿，桑白皮、赤小豆之属是矣。（《本草纲目》）

○桑白皮清而甘者也。清能泻肝火之有余，甘能补肺气之不足。且其性润中有燥，为三焦逐水之妙剂。故上部得之清火而滋阴，中部得之利湿而益土，下部得之逐水而散肿。凡虚劳症中，最忌喘、肿二候。金逆被火所逼，高而不下则为喘；土卑为水所侮，陷而失堤则为肿。喘者，为天不下济于地；肿者，为地不上交于天。故上喘下肿，天崩地陷之象也。是症也，唯桑皮可以调之。以其降气也，故清火气于上焦；以其折水也，故能奠土德于下位。奈何前人不察，以为性不纯良，用之当戒。不知物性有全身上下纯粹无疵者，性桑之与莲，乃谓其性不纯良，有是理乎？（《理虚元鉴·卷下·治虚药诊十八辨》）

○桑白皮寒其味甘，补虚益气保神全，有余肺气宜斯泻，嗽有痰红必此蠲。

（《医经小学·卷之一·药性指掌》）

○泻肺火以其味甘，故缓而不峻，止喘嗽唾血亦解渴、消痰、除虚劳客热，头痛，水出高原，故清肺亦能利水，去寸白，杀腹藏诸虫。研汁治小儿天吊惊痫客忤及敷鹅口疮大效。作线可缝金疮，既泻肺实，又云补气，则未必然。（《景岳全书·卷四十九·本草正》）

○桑白皮，味辛，微苦，性寒。金受火制，唯桑白皮可以泻之。止肺热咳嗽……止喘促吼咳，消肺痰咳血……肺气上逆作喘，开胃进食，气降痰消则食进，非脾气虚弱。（《滇南本草》）

871

○治皮水之方而加桑白皮也。然皮水者，郁其荣卫乎，太阴肺气不宣，治法，金郁者泄之，桑白皮固可加，然不可泄肺气。※防己茯苓汤，治风水身肿诸证。（《医门法律·卷六》）

○入肺而泻火清肺，理嗽定喘，为肺受湿热喘嗽专药，泻火生用，定喘蜜炙。肺虚无火及风寒喘嗽均忌。（《徐大椿医书全集·药性切用·卷之三》）

○泻白散不可妄用论：钱氏制泻白散，桑白皮、地骨皮……治肺火皮肤蒸热，日晡尤甚，喘咳气急，面肿热郁肺逆等证。历来注此方者，只言其功，不知其弊。如李时珍以为泻肺诸方之准绳，虽明如王晋三、叶天士，犹率意用之。愚按此方治热病后与小儿痘后，外感已尽，真气不得归元。咳嗽上气。身虚热者，甚良；若兼一毫外感，即不可用。如风寒、风温正盛之时，而用桑皮、地骨，或于别方加桑皮，或加地骨，如油入面，锢结而不可解矣……愚见小儿久嗽不愈者，多因桑皮、地骨，凡服过桑皮、地骨而嗽不愈者，即不可治，伏陷之邪，无法使之上出也。（《温病条辨·卷六·解儿难》）

○桑根白皮，甘辛敛涩，善泄湿气而敛营血，其诸主治……止吐血，断崩中……止吐泄……生眉发，泽须鬓。（《长沙药解·卷三》）

○治瘀结，便秘……然性寒而烈，不可多用，若肺虚火衰，风寒作嗽者切忌。（《医方十种汇编·药性摘录》）

○徐忠可云：周身肌肉肺主之。桑根白皮最利肺气……以复肌肉之生气……若有风寒，此属经络客邪，桑皮止利肺气，不能逐外邪，故勿取。※王不留行散：主治金疮。（《金匮要略浅注·卷八》）

○须蜜酒相和，拌令湿透，炙熟用，否则伤肺泄气，大不利人……肺中有水气，及肺火有余者宜之。（《本经逢原》）

○桑根白皮。桂心、续断、麻子为之使，忌铁。皮主走表，治皮里膜外之水肿，除皮肤风热之燥痒，得糯米治嗽血，配茯苓，利小便。（《得配本草》）

○治脚气痹挛。目昏，黄疸，通二便，治尿数。（《本草求原》）

○桑白皮泻肺，补虚益气。（《医方捷径·卷四》）

○桑白皮……可升可降，阳中之阴也。其用有二，益元气不足，而补中虚，

泻肺气有余，而止咳嗽。(《医方捷径·卷三》)

○桑根白皮以木质丽得金土相生之气，而其气甘寒，尤能培土生金，益生水之原，故可以补虚益气，续绝脉，敛疮口也。(《经证证药录·卷八》)

○为利尿、解热及祛虫药，功能泻肺行水。(《科学注解本草概要·植物部》)

○药效：消炎，利尿，镇咳。用途：肺热，咳嗽。(《临床应用汉方处方解说》)

○桑根白皮，主热渴，水煎饮之。(《东医宝鉴·杂病篇·卷六》)

【验方举要】

○疗日饮一斛者方：桑根白皮新掘入地三尺者佳，炙令黄黑色切，以水煮之，无多少，但令浓，随意饮之，无多少亦可，内少粟米，勿与盐。(《外台秘要·卷十一》)

○疗脉极虚寒，鬓发坠落，安发润生，沐头方：桑白皮二斤细切，上一味，以水淹渍，煮五六沸。去滓，洗沐鬓发，数数为之，自不复落。(《外台秘要·卷十六》)

○蛔虫方：桑白皮切三升，以水七升，煮取二升，宿不食，明旦顿服之。(《外台秘要·卷二十六》)

○桑白皮饮；治老人水气面目虚肿，足跗胀满，风急。桑白皮切一升，以煎取三升半干。青粱米四合，研。上以桑汁煮作饮，空心渐食，常服尤佳。(《养老奉亲书·食治老人水气诸方第九》)

○疮口已成大窟，以桑白皮一分，当归半分，为末，干掺，外用北艾蘸蜜水，研细塞口。(《仁斋直指方论·卷之二十二》)

○治金疮血出多，桑白汁涂，桑白皮裹，或石灰封之妙。(《千金宝要·卷之二》)

○石痈坚如石，不作脓者……桑根白皮阴干捣末，炷胶，以酒和药敷肿，即拔出根。(《千金宝要·卷之二》)

○治小儿重舌，及口中生疮涎出方，用桑根上取汁，涂口中，差……小儿鹅口方：用桑白皮汁和胡粉敷之。(《幼幼新书·卷第五·初生有病》)

○治咳嗽甚者，或有吐血。鲜桑白皮，一斤米泔浸三宿，净刮去上黄皮，上锉细为末，糯米四两，焙干同捣末，每服一二钱，米饮下。(《不居集·上集·卷之十四》)

○炒桑白皮八钱，水二盅煎八分，早晚温服。治鼻衄不止，不闻香臭，年月深远，忌椒辛鱼膻。(《良朋汇集·卷五》)

○裙边疮，嫩长桑根白皮，刮去粗皮，用不落水猪油，捣匀，敷即愈。

（《疡医大全·卷之二十五》）

○治发须坠落，桑白皮，煎脓汁，去渣沐洗，自不落也。（《仙方合集·下卷·杂方》）

○治肺气喘满，咳嗽或吐血，桑皮四两，泔浸三宿，锉细，糯米一两，焙干，同为末，米饮调下一二钱。（《东医宝鉴·杂病篇·卷五》）

○治水肿喘急，桑白皮四两，青粱米四合，同煮烂，取清饮，名桑白皮饮。（《东医宝鉴·杂病篇·卷六》）

【按】

桑白皮主要成分含伞形花内脂、东莨菪素和黄酮类成分、桑根白皮素、桑素、桑色烯环、桑素环、桑色烯等，具有利尿、导泻、降血压、镇静、镇痛、抗惊厥、抗菌等作用。桑白皮《本经》列为中品，认为有补益作用，后世对此提出异议，到了清代明确地把肺虚无火设为禁忌，近世临床家均不用桑白皮补虚，对于这个问题，尚须作专题研究，才能明其是非。

Sang jisheng

桑寄生

桑寄生系桑寄生科植物桑寄生 *Taxillus chinensis*（DC.）Danser 的干燥带叶茎枝。常用别名有桑上寄生、寄屑、寄生草、寓木等。味苦、甘，性平。归肝、肾经。功能补肝肾，强筋骨，祛风湿，安胎元。主要用于风湿痹痛，腰膝酸软，筋骨无力，崩漏经多，妊娠漏血，胎动不安，高血压症等病症。常用剂量为10～20克。

【各家论述】

○桑上寄生，味苦平。主腰痛，小儿背强，痈肿，安胎，充肌肤，坚发齿，长须眉。其实：明目，轻身通神。（《神农本草经》）

○去女子崩中内伤不足，产后余疾，下乳汁，主金疮，去痹。（《名医别录》）

○主怀妊漏血不止，令胎牢固。（《药性本草》）

○今医家非不用也，第以难得真桑上者。尝得真桑寄生，下咽必验如神。（《本草衍义》）

○助筋骨，益血脉。（《日华子本草》）

○桑上寄生。风湿腰痛，安胎止崩，疮疡亦用……顽麻，续筋坚骨。（《寿世保元·卷一·本草·药性歌括》）

○主女子血弱崩中胎漏，固血安胎及产后血热诸疾，去风热湿痹，腰膝疼痛……凉小儿热毒痈疖疮癞。（《景岳全书·卷四十九·本草正》）

○寄生草，味苦、甘，性微温。生槐树者，主治大肠下血，肠风便血，痔漏。生桑树者，治筋骨疼痛，走筋络，风寒湿痹，效。生花椒树者，治脾胃寒冷，呕吐恶心翻胃。又有用者，解梅疮毒，妇人下元虚寒或崩漏。（《滇南本草》）

○消热，滋补，追风……养血散热，作茶饮，舒筋活络。（《生草药性备要》）

○为腰膝痛痹专药。（《徐大椿医书全集·药性切用·卷之三》）

○桑寄生通大经络，驱逐湿痹……治血崩乳闭，胎动腹痛，痢疾。（《玉楸药解》）

○桑上寄生忌火……配阿胶治胎动腹痛，配芎、防治下痢脓血。桑上节间生出，缠附桑枝者，名寄生，折断有深黄色者真。（《得配本草》）

○补气温中，治阴虚，壮阳道，利骨节，通经水，补血和血，安胎定痛。（《本草再新》）

○桑寄生充肌肤。寄生得桑之余气而生，性专祛风逐湿，通调血脉。（《本经逢原》）

○桑寄生号为补肾补血要剂。缘肾主骨，发主血，苦入肾，肾得补则筋骨有力，不致痿痹而酸痛矣。甘补血，血得补则发受其灌荫而不枯脱落矣。故凡内而腰痛、筋骨笃疾、胎堕，外而金疮、肌肤风湿，何一不借此以为主治乎。（《本草求真》）

○桑寄生苦除湿风，肠风下血崩漏功，固齿坚肾肋筋骨，安胎下乳疮疡宗。（《草木便方》）

○或问：（《神农本草经》）谓桑寄生能治腰疼，坚齿发……是当为补肝肾之药，而谓其能补胸中大气何也？答曰：寄生根不着土，寄生树上，最善吸空中之气，以自滋生，故其所含之气化，实与胸中大气为同类。尝见有以补肝肾，而多服久服，胸中恒觉满闷，无他，因其胸中大气不虚，故不受寄生之补也。（《医学衷中参西录·医方·醒脾升陷汤》）

○效用：为强壮剂，用作安胎药，并有消肿及催乳作用。用于腰膝部神经痛、腰酸背痛、足膝酸软、高血压、血管硬化性四肢麻木、酸痛，尤其于妇女怀孕期之腰痛，最有效。（《现代实用中药》增订本）

○为强壮药，并有平降血压及安胎作用。（《科学注解本草概要·植物部》）

875

【验方举要】

○毒痢脓血，六脉微小，并无寒热。宜以桑寄生二两，防风、大芎二钱半，炙甘草三铢，为末。每服二钱，水盏，煎八分，和滓服。（《本草纲目》）

○下血后虚，但觉丹田元气虚乏，腰膝沉重少力，桑寄生为末，每服一钱，非时白汤点服。（《本草纲目》）

○治肠风痔漏如神。大树木上寄生叶，取干为末，酒水米饮任下，或丸桐子大，服三十丸亦得。（《医学纲目·卷之二十五》）

【按】

桑寄生成分含蒿蓄苷，亦含少量槲皮素。具有降血压、强心、利尿、抑制病毒、抑制伤寒杆菌及葡萄球菌生长的药理作用。单用桑寄生制剂临床治疗冠心病、心绞痛、心律失常及冻疮有效。

Sangpiaoxiao

桑螵蛸

桑螵蛸系螳螂科昆虫大刀螂 *Tenodera sinensis* Saussure，小刀螂 *Statilia maculata*（Thunberg）或巨斧螳螂 *Hierodula patellifera*（Serville）的干燥卵鞘。常用别名有桑蛸、螵蛸、螳螂子、螳螂蛋、流尿狗等。味甘、咸，性平。归肝、肾经。功能益肾固精，缩尿，止浊。主要用于治疗遗精，滑精，遗尿，尿频，小便白浊，白带过多，阳痿等病症。常用剂量为 3～10 克。阴虚多火，膀胱有热而小便频数者忌服。

【各家论述】

○桑螵蛸，味咸平。主伤中，疝瘕阴痿，益精生子，女子血闭腰痛，通五淋，利小便水道。一名蚀疣。生桑枝上，采蒸之。（《神农本草经》）

○疗男子虚损，五脏气微，梦寐失精遗溺。久服益气养神。（《名医别录》）

○男子肾衰漏精，精自出，患虚冷者能止之。止小便利，火炮令熟，空心食之。虚而小便利，加而用之。（《药性本草》）

○一男子，小便日数十次，如稠米泔，色亦白，心神恍惚，瘦瘁食减，以女劳得之，令服此桑螵蛸散，未终一剂而愈……如无桑上者，即用余者，仍须以炙桑白皮佐之，量多少，可也。盖桑白皮行水意以接螵蛸，就肾经用桑螵蛸之意如此。然治男女虚损，益精，阴痿，梦失精，遗溺，疝瘕，小便白浊。肾衰，不可缺也。（《本草衍义》）

○桑螵蛸补肾，泄精遗溺竟无虞……用炒黄色，不尔，令人泄泻。（《珍珠囊补遗药性赋·主治指掌》）

○滋肾利水交心……通淋。（《医方十种汇编·药性摘录》）

○桑螵蛸补肾固精，同远志入肾，能通肾气，上达于心。（《成方便读·收涩之剂·桑螵蛸散》）

○畏旋复花……治腰痛崩漏。（《罗氏会约医镜·卷十八本草》）

○桑螵蛸得黄芩治小便不通。配人参、龙骨疗虚汗遗浊。佐马勃犀角治喉痛。酒炒，研白汤下，治胎产遗溺，并疗血闭不通……阴火盛者，用之反助火泄精。（《得配本草》）

○若阴虚多火人误用，反助虚阳，多致溲赤茎痛，强中失精，不可不知。生研烂涂之，出箭镞。（《本经逢原》）

○桑性最能续伤和血，螵蛸在桑者，亦得桑之性，故有养血逐瘀之功，瘀去

则水道通，淋能除。因此，桑螵蛸可用于淋与水气之病。※桑螵蛸汤：桑蛸十枚，黄芩二两。主治小便不通。（《百药效用奇观》）

【验方举要】

○桑螵蛸散：治妊娠小便不禁。桑螵蛸十二枚，为末。分二服，米饮下。（《重订严氏济生方·妇人门》）

○骨髓，桑螵蛸挂干，为末吹之。（《丹溪治法心要·卷六》）

○治遗溺。桑螵蛸炒为木，姜汤送下二钱妙。（《医学纲目·卷之十四·闭癃遗溺》）

○底耳疼痛，桑螵蛸一个（烧存性）麝香一字，研末，每用半字，掺入神效。有脓先缴净。（《本草纲目》）

【按】

据化学分析，桑螵蛸含有蛋白质、脂肪、粗纤维、铁、钙及胡萝卜素样色素等，因其性平，老年人肾虚诸疾患者常服有一定强壮作用。

Tongcao
通草

通草系五加科植物通脱木 *Tetrapanax papyriferus*（HooK.）K.Koch 的干燥茎髓。常用别名有葱草、白通草、通花等。味甘、淡，性微寒。归肺、胃经。功能清热利尿，通气下乳。主要用于治疗湿温尿赤，淋病涩痛，水肿尿少，乳汁不下等病症。常用剂量为 3～4.5 克。

【各家论述】

○主利肠胃，令人能食。下三焦，除恶气……除寒热不通之气，消鼠瘘、金疮、踒折。（《食疗本草·卷上·燕覆子》）

○通草甘淡，能助西方秋气下降。利小便，专泻气滞也。小便气化若热，绝津液之源于肺经。源绝，则寒水断流。故膀胱受湿热，津液癃闭约缩，小便不通，宜以此治之。（《医学发明·卷第二》）

○明目，退热，催生，下胞，下乳。（《日华子本草》）

○利小便，兼解诸药毒。（《本草图经》）

○除水肿癃闭，治五淋……泻肺。（《医学启源》）

○辛甘，通阴窍，涩而不行；消水肿，闭而不去，闭涩用之，故名通草。（《丹溪手镜·卷之中·发明五味阴阳寒热伤寒汤丸药性第二》）

○主去恶虫，除脾胃寒热，通利九窍，血脉，关节，令人不忘，疗脾疸，耳聋，散痈肿。（《增广和剂局方·药性总论·草部中品之上》）

○降也，阳中之阴也。其用有二：阴窍涩而不利，水肿闭而不行。涩闭两俱立验，因有通草之名。（《珍珠囊补遗药性赋·主治指掌·逐段锦》）

○通草，色白而气寒，味淡而体轻，故入太阴肺经，引热下降而利小便；入阳明胃经，通气上达而下乳汁；其气寒，降也，其味淡，升也。（《本草纲目》）

○善治膀胱。（《寿世保元·卷一·本草》）

○通草疏利壅塞，开通隧道，善下乳汁而通月水，故能治经络结涩，性尤长于泄水。（《长沙药解·卷四》）

○孕妇勿服。（《医方十种汇编·药性摘要》）

○入肺胃引热下行而又能通气上达通窍利肺。（《本草分经·肺》）

○肺燥无湿者忌。（《徐大椿医书全集·药性切用·卷之二中》）

○凡胸中烦热，口燥舌干，咽干大渴引饮，小便淋沥闭塞，胫酸脚热，并宜通草主之。（《本草述钩元》）

○治目昏耳聋，鼻塞失音。（《本草备要》）

○通经闭，疗黄疸，消痈疽，利鼻痈，除心烦。（《长沙药解》）

○通草……无气无味，以淡用事，故能通行经络，清热利水，性与木通相似，但无其苦，则泄降之力缓而无峻厉之弊，虽能通利，不甚伤阴，湿热之不甚者宜之。若热甚闭结之症，必不能及木通之捷效，东垣谓利阴窍，治五淋，除水肿癃，亦唯轻症乃能有功耳。又谓泻肺利小便，与灯草同功，盖皆色白而气味轻清，所以亦能上行……（《本草正义》）

879

○为消炎性利尿约，功能泻肿，明目，下乳，清湿热。（《科学注解本草概要·植物部》）

○疗脾疸常欲眠煮服之……出声音可煎服之……通利九窍血脉，且通诸经脉壅不通之气，煎汤饮之。（《东医宝鉴》）

【验方举要】

○煮饮之，通妇人血气。浓煎三五盏。即便通。（《食疗本草·卷上·燕覆子》）

○除寒热不通之气，消鼠瘘，金疮、蹉折。煮汁酿酒妙。（《食疗本草·卷上·燕覆子》）

○治乳无汁方：猪蹄二枚，熟炙，槌碎，通草八两，细切。右二味，以清酒一斗浸之，稍稍饮尽，不出更作。（《幼幼新书·卷第四·形初保者》）

○治一身黄肿透明，亦治肾肿：通草（蜜涂炙干）、木猪苓（去里皮）各等分。上为细末，并入研细去土地龙、麝香少许。每服半钱或一钱，米饮调下。（《小儿卫生总微论方·通草散》）

○治鼻痈，气息不通，不闻香臭，并有瘜肉：木通、细辛、附子（炮，去皮、脐）各等分。上为末，蜜和。绵裹少许，纳鼻中。（《三因极一病证方论·通草散》）

○治热气淋涩，小便赤如红花汁者：通草三两，葵子一升，滑石四两（碎）石韦二两。上切，以水六升，煎取二升，去滓，分温三服；如人行八九里，又进一服。忌食五腥、热面、炙煿等物。（《普济方·通草饮子》）

○木通同牛膝、生地、延胡治妇人经闭，及月事不调。（《本草述钩元》）

【按】

通草与木通均能清热利水，通行经络。但通草甘淡，色白，气味轻清，长于泄肺利小便，利水不伤正，可用于黄肿，还可通鼻窍，这是其特点。

十一画

Tusizi
菟丝子

　　菟丝子系旋花科植物菟丝子 *Cuscuta chinensis* Lam. 的干燥成熟种子。常用别名有菟丝实、吐丝子、无娘藤米米等。味甘，性温。归肝、肾、脾经。功能滋补肝肾，固精缩尿，安胎，明目，止泻。主要用于治疗阳痿遗精，尿有余沥。遗尿尿频，腰膝酸软，目昏耳鸣。肾虚胎漏，胎动不安，脾肾虚泻；外治白癜风等。常用剂量为6~12克。外用适量。阴虚火旺，大便秘结，小便短黄者不宜服。

【各家论述】

　　○主续绝伤，补不足，益气力，肥健人，久服明目。（《神农本草经》）

　　○养肌强阴，坚筋骨，主茎中寒，精自出，溺有余沥，口苦燥渴，寒血为积。（《名医别录》）

　　○得酒良。薯蓣、松脂为之使，恶藋菌。（《本草经集注》）

　　○治男子女人虚冷，添精益髓，去腰疼膝冷，又主消渴热中。（《药性本草》）

　　○补五劳七伤，治泄精，尿血，润心肺。（《日华子本草》）

　　○先用甜水淘洗净，浸胀，次用酒渍煮熟晒干，炒之尤妙……开胃进食，肥肌，禁止鬼交，尤安梦寐。汤液丸散任意服用，古人不入煎剂，亦一失也。欲止消渴，煎汤任意饮之。（《景岳全书·下册·卷四十八·本草正》）

　　○汁去面𪒠。（《增广和剂局方·药性总论·草部上品之上》）

　　○为补脾肾肝三经要药……凡劳伤，皆脾肾肝三脏主之，肝脾气旺，则瘀血自行也……肾家多火，强阳不痿者忌之，大便燥结者亦忌之。（《本草经疏》）

　　○菟丝子，补肾养肝，温脾助胃之药也。但补而不峻，温而不燥，故入肾经，虚可以补，实可以利，寒可以温，热可以凉，湿可以燥，燥可以润。非若黄柏、知母，苦寒而不温，有泻肾经之气；非若肉桂、益智，辛热而不凉，有动肾经之燥；非若苁蓉、锁阳，甘咸而滞气，有生肾经之湿者比也。（《本草汇言》）

○菟丝子，可以重用，亦可一味专用。遇心虚之人，日夜梦，精频泄者，用菟丝子三两，水十碗，煮汁三碗，分三服，早、午、晚各一服即止，且永不再遗。此乃心、肝、肾三经齐病，水火两虚所致。菟丝子正补心、肝、肾之圣药，况又不杂之别味，则力尤专，所以能直入三经以收全效也。他如夜梦不安，两目昏暗，双足乏力，皆可用之一二两，同人参、熟地、白术、山萸之类，用之多建奇功。（《本草新编》）

○强阴益精，为肾虚平补良药。取子捣蒸作饼，或去油炒研用。（《徐大椿医书全集·药性切用·卷之二中》）

○能蒸腾肾水上升，以复下注之津液耳。（《成方便读·收涩之剂·茯菟丹》）

○治精寒余沥，肾经多火者勿用。（《本草分经·肾》）

○辛甘温平，质粘……阳强便燥，小便赤涩者忌之。（《医方十种汇编·药性摘录》）

○不宜脾胃，久服中宫壅塞。饮食不化，不可用以误人。（《玉楸药解·卷一》）

○孕妇、血崩、阳强、便结、肾脏有火、阴虚火动，六者禁用。（《得配本草》）

○菟丝子，祛风明目，肝肾气分也。其性味辛温质黏，与杜仲之壮筋骨暖腰膝无异。其功专于益精髓，坚筋骨。止遗泄，主茎寒精出，溺有余沥，去膝胫酸软，老人肝肾气虚，腰痛膝冷，合补骨脂、杜仲用之，诸筋膜皆属于肝也。气虚瞳子无神，以麦门冬佐之，蜜丸服，效。（《本经逢原》）

○菟丝为养阴通络上品。其味微辛，则阴中有阳，守而能走，与其他滋阴诸药之偏于腻滞者绝异……汁去面䵟，亦柔润肌肤之功用。久服则阴液足而目自明……茎寒精滑，则元阳不运而至阴不摄也，溺有余沥，则肾阳不布而大气不举也。若夫口苦燥渴，明为阴液之枯涸，寒血成积，亦为阳气之不宣，唯此善滋阴液而又敷布阳和，流通百脉，所以治之。以视地黄辈之专于补阴，守而不走者，固有间矣。（《本草正义》）

○治鹤膝风，大便不通。小便闭淋数及不禁，疝痔耳聋。（《本草述钩元》）

○为滋养性强壮药，治阴痿、遗精等。鲜草之茎榨汁，涂颜面，能除去面䵟。（《现代实用中药》增订本）

○菟丝子煮时有黏涎，虽性皆温，仍有补阴的作用。（《沈绍九医话·药物及方剂》）

【验方举要】

○治身面卒肿，洪大：用菟丝子一升，酒五升，渍二三宿。每饮一升，日三

881

服。不消再造。(《肘后方》)

○治痔下部痒痛如虫啮:菟丝子熬令黄黑。末,以鸡子黄和涂之。(《肘后方》)

○治横生:菟丝子为末,酒调下一钱匕;米饮调亦得。(《产书·产后》)

○治劳伤肝气,目暗:菟丝子二两。酒浸三日,曝干,捣罗为末,鸡子白和丸梧桐子大。每服空心以温酒下三十丸。(《圣惠方》)

○治心气不足,思虑太过,肾经虚损,真阳不固,溺有余沥,小便白浊,梦寐频泄:菟丝子五两,白茯苓三两,石莲子(去壳)二两。上为细末,酒煮糊为丸,如梧桐子大。每服三十丸,空心盐汤下。常服镇益心神,补虚养血,清小便。(《局方·茯菟丸》)

○治阴虚阳盛,四肢发热,逢风如炙如火:菟丝子、五味子各一两,生干地黄三两。上为细末。米饮调下二钱,食前。(《鸡峰普济方·菟丝子煎》)

○治腰痛:菟丝子(酒浸)、杜仲(去皮,炒断丝)等分。为细末,以山药糊丸如梧子大。每服五十丸,盐酒或盐汤下。(《百一选方》)

○延年方:菟丝子淘择净,焙干,秤九两准一胜,用好法酒(不用煮酒)一升,浸三日许。日中晒,时时翻,令沥尽酒,薄摊晒干,瓷器贮之。每日空心抄一匙,温酒吞下。久服不令人上壅,服三两月,其啖物则如汤沃雪;半岁,则大肥健矣。觉气壅则少少服麻仁可也。往岁,尝传此法与东京李大夫,其人服不辍,昨任秘书少监,与同省啖物作劳,如少年人,已七十四五矣。(《焦氏笔乘·卷五,见〈丛书集成初稿〉》)

○治小便赤浊,心肾不足,精少血燥,口干烦热,头晕怔忡:菟丝子、麦门冬等分。为末,蜜丸梧子大。盐汤每下七十丸。(《本草纲目》)

○菟丝子,先淘去浮空者,再用清水淘,挤去沙泥,五六次;取沉者晒干,逐粒拣去杂子;取坚实腰样有丝者,用无灰酒浸七日,方入甑,蒸七炷香,晒干,再另酒浸一宿,入甑,蒸六炷香晒干,如是九次,记明,晒干磨细末一斤,此品养肌强阴,补卫气,助筋脉,更治茎中寒精自出,溺有余沥,腰膝软痿。益体添精,悦颜色,增饮食,久服益气力,黑须发。(《良方集腋卷之上·虚劳门》)

○菟丝子苗,去面皯及粉刺、斑点,捣苗取汁,常涂之。(《东医宝鉴·外形篇·卷一》)

【按】

药理研究表明,菟丝子能增加T细胞比值,提高机体的细胞免疫水平,还有加强心肌收缩力,降低血压,抑制肠运动,兴奋离体子宫、诱生干扰素、抗菌及促进性腺机能等作用。临床用之,温而不燥,是一种理想的补肾强壮药。

菊花

Juhua

菊花系菊科多年生草本植物菊 *Chrysanthemum morifolium* Ramat. 的干燥头状花序。常用别名有甘菊、金蕊、家菊、甜菊花，按产地和加工方法不同又称亳菊、滁菊、贡菊、杭菊等。味甘、苦，微寒。归肺、肝经。功能散风清热，平肝明目。主要用于治疗风热感冒，头痛眩晕，目赤肿痛，眼目昏花等病症。常用剂量为4.5～9克。

【各家论述】

○主诸风，头眩肿痛，目欲脱泪出，皮肤死肌，恶风湿痹；久服利血气，轻身耐老延年。一名节华。（《神农本草经》）

○疗腰痛去来陶陶，除胸中烦热，安肠胃，利五脉，调四肢。（《名医别录》）

○能治热头风旋倒地，脑骨疼痛，身上诸风令消散。（《药性本草》）

○野生苦菊不堪用。（《食疗本草·卷上·甘菊》）

○蜀人多种菊，以苗可以菜，花可以药……郊野之人多采野菊供药肆，颇有大误。真菊延龄，野菊泻人，如张华言："黄精益寿，钩吻杀人。"（《医说·下册·卷八》）

○利血脉，治四肢游风，心烦，胸膈壅闷，并痈毒，头痛；作枕明目。（《日华子本草》）

○甘菊花（野菊花味苦者，名苦薏，大伤胃，不宜用。又白菊花亦入药）味苦、甘、平，无毒。可升可降，阴中之阳也。其用有二：散八风上注之头眩，止两目欲脱之泪出……养目血。（《珍珠囊补遗药性赋·主治指掌·逐段锦》）

○野菊花，能散火、散气，消痈毒、疗肿、瘰疬、眼目热痛，亦破妇人瘀血……白菊花根善利水，捣汁和酒服之，大治癃闭。味甘色黄者，能养血散风、去头目风热，眩晕疼痛，目中翳膜，及遍身游风、风疹……味苦者性凉，能解血中郁热……根叶辛香，能消痈毒，止疼痛。（《景岳全书·下册·卷四十八·本草正》）

○收泪有功。（《万病回春·卷之一·药性歌》）

○气虚胃寒，食少泄泻之病，宜少用之。（《衣草汇言》）

○菊花，昔人谓其能除风热，益肝补阴。盖不知其尤多能益金、水二脏也，补水所以制火，益金所以平木，木平则风息，火降则热除，用治诸风头目，其旨

深微。（《本草纲目》）

○菊花专制风木，故为去风之要药……生捣最治疔疮，血线疔尤为要药，疗者风火之毒也。（《本草经疏》）

○甘菊花，甘苦微寒能益肺肾以制心火而平肝木。（《本草分经·肝》）

○除风养肺滋肾明目。凡风热内炽而致翳膜遮睛与头目眩晕风浮湿肿等症服此俱效。以单瓣味甘者入药，同枸杞蜜丸久服无目疾。（《医方十种汇编·药性摘录》）

○菊花晚成，芳香味甘，能补金心二脏，故用之以补其不足。（《温病条辨·卷上·上焦篇·桑菊饮方》）

○菊花……治疼痛眩晕之证。庸工凡治头目，无不用之，今古相承，不见其效，不知头目眩晕，由湿盛上逆，浊气充塞，相火失根，升浮旋转，而成愚妄，以为头风，而用发散之药。此于试不灵之方也。（《玉楸药解·卷一》）

○菊花，备受四气。饱经霜露，能益金水二脏……多收花作枕，除头风，保目。黄者入阴分，白者入阳分，紫者入血分。（《罗氏会约医镜·卷十六·本草》）

○菊花得金水之精，专入肝经。能祛风于外。（《成方便读·治目之剂·地芝丸》）

○白术地骨皮桑白皮为之使……与枸杞子相对蜜丸，久服终身无目疾，兼不中风及生疔疮。（《本草述钩元》）

○野菊花，一名苦薏，为外科痈肿药也。其味辛而且苦，大能散火散气。故凡痈毒疔肿瘰疬眼目热痛，妇人瘀血等症，无不得此则治。（《本草求真》）

○滁州菊，单瓣色白味甘者为上。杭州黄白茶菊，微苦者次。其余苦菊，单不入药，或炒黑，或煨炭，或生用。（《本草害利》）

○甘菊，取白色者，其体轻，味微苦，性气和平，至清之品……凡病热退，其气尚温，以此同桑皮理头痛，除余邪。佐黄芪治眼昏，去翳障。助沙参疗肠红，止下血。领石斛、扁豆，明目聪耳，调达四肢。是以肺气虚，须用白甘菊。如黄色者，其味苦重，清香气散，主清肺火。（《药品化义》）

○甘菊不单明目，可以大用之者，全在退阳明之胃火。盖阳明内热，必宜阴寒之药以泻之，如石膏、知母之类，然石膏过于太峻，未免太寒以损胃气，不若用甘菊花至一二两，同元参、麦冬共剂之，既能平胃中之火，而不伤胃之气也。（《本草新编》）

○甘菊之用，可一言以蔽之，曰疏风而已。然虽系疏风之品，而性味甘寒，与羌、麻等辛燥者不同，故补肝肾药中可相需用也。（《本草便读》）

○凡花皆主宣扬疏泄，独菊花则摄纳下降，能平肝火，熄内风，抑木气之横逆……凡是头风作痛，无非内火内风震撼不息，而菊花能治之，非肃降静镇迥异寻常者，殆难有此力量……泪出亦阴虚于下，肝火上扬，真阴无摄纳之权，而风阳以疏泄为用，则迎风而泪下，此皆肝肾阴亏，而浮阳上亢为虐，唯菊花之清苦泄降，能收摄虚阳而纳归于下，故为目科要药。（《本草正义》）

○甘白菊：为清凉性镇静药，治头痛及眩晕、血压亢进、神经性头痛。又为眼科药，对结膜炎、绿内障等有效；野菊花及叶：因其精油可治霍乱，并止腹痛。又为创伤之防腐剂，并治痛疗，及颈淋巴腺炎肿、各种急性化脓性炎症，有消炎杀菌抗生效力，以鲜者捣汁外涂，或作洗剂，功效非常显著。（《现代实用中药》增订本）

○四肢烦重之证可治也。（《经证证药录·卷十六》）

○菊花利血气、洁血、清经隧积瘀之浊血。（《百药效用奇观》）

【验方举要】

○治热毒风上攻，目赤头旋，眼花面肿：菊花（焙）、排风子（焙）、甘草（炮）各一两。上三味，捣罗为散。夜卧时温水调下三钱匕。（《圣济总录·菊花散》）

○治眼目昏暗诸疾：蜀椒（去目并闭口，炒出汗，一斤半捣罗取末）一斤，甘菊花（末）一斤。上二味和匀，取肥地黄十五斤，切，捣研，绞取汁八九斗许，将前药末拌浸，令匀，暴稍干，入盘中，摊暴三四日内取干，候得所即止，勿令大燥，入炼蜜二斤，同捣数千杵，丸如梧桐子大。每服三十丸，空心日午，熟水下。（《圣济总录·夜光丸》）

○治女人阴肿：甘菊苗捣烂煎汤，先熏后洗。（《危氏得效方》）

○治痛毒方：用野菊连根叶捣烂，酒煎热服取汗，以渣敷之，或同苍耳捣汁以热酒冲服，冬月用干者煎服。或为末酒服亦可。（《景岳全书·下册·卷四十八·本草正》）

○治疗肿垂死：菊花叶一握，捣绞汁一升，入口即活，此神验。亦用其根。（丹溪云：根茎叶花皆可，紫梗者佳。）（《医学纲目·卷之十九·痈疽所发部分名状不同》）

○治疯狗咬：取小儿胎发炒香敷；野菊花研细，酒调服，尽醉止，效。（《医学纲目·卷之二十·犬咬》）

○用野菊花作枕，最能明目。（《众妙仙方·卷二·眼目门》）

○白菊花四两，甘草四钱，水煎服，不过二剂即消。一切消疗之药，皆不及此，盖菊花全身皆治，疗之圣药也。（《续名医类案·卷三十四·疗》）

○凡眼丹赤肿作痒，痒后作痛，不治则成脓血，初起宜酒炒甘菊花，或炒盐隔纸熨之。（《疡医大全·卷之十》）

○治瘰疬未破，用根叶四两，捣烂煎酒热服，以渣敷自消。一切痈毒疗肿皆

可照此治之。(《医方十种汇编·药性摘录》)

○天泡疮：菊花根汁擦。(《疡医大全·卷之三十五》)

○跌打损伤简易方：以十一月采野菊花，连枝叶阴干。同时每野菊花一两，加童便，无灰酒各一碗，同煎服，立效。(《檐曝杂记·中华书局》)

○轻身耐老延年，苗叶花根皆可服，阴干捣末酒服，或蜜丸酒服。(《东医宝鉴·卷一·养性延年药饵》)

○治酒不醒：真甘菊花为末，水服一二钱。(《东医宝鉴·杂病篇·卷四》)

【按】

药理研究表明，菊花具有扩张冠脉、增加冠脉流量、抗菌、解热等作用。临床单用菊花制剂治疗冠心病、心绞痛有明显疗效；以菊花为主的复方治疗高血压痫、急性病毒性肝炎等也有一定疗效。口服菊花煎剂，对心律失常也有较好疗效。以菊花为主的药枕，广泛用于临床，据称对神经官能症有治疗作用。

Huangqin

黄芩

黄芩系唇形科黄芩属多年生草本植物黄芩 *Scutellaria baicalensis* Georgi 的干燥根。常用别名有腐肠、空肠、枯芩、条芩等。味苦，性寒。归肺、胆、脾、大肠、小肠经。功能泻火解毒，清热燥湿，止血安胎。主要用于湿温、暑湿胸闷呕恶，湿热痞满，泻痢，黄疸，肺热咳嗽，高热烦渴，内热血证，痈肿疮毒，胎热不安等病证。常用剂量为 3~10 克。脾胃虚寒便溏者慎服。

【各家论述】

○黄芩，味苦平。主治诸热黄疸，肠澼泄利，逐水，下血闭，恶疮疽蚀，火疡。（《神农本草经》）

○疗痰热，胃中热，小腹绞痛，消谷，利小肠，女子血闭，淋露下血，小儿腹痛。（《名医别录》）

○治热毒，骨蒸，寒热往来，肠胃不利，破壅气，治五淋，令人宣畅，去关节烦闷，解热渴，治热腹疗痛，心腹坚胀。（《药性本草》）

○若药弗瞑眩，厥病弗瘳。世俗治热，例用柴胡，最为稳当。至若黄芩一辈，则指为大寒，不敢用之，不思药病不相当，鲜克有济，继今退热而热不去者，须用黄芩。（《仁斋直指方论·卷之二·柴胡退热不及黄芩》）

○下气，主天行热疾，疗疮，排脓。治乳痈发背。（《日华子本草》）

○黄芩，恶葱实，畏丹砂、牡丹、藜芦……可升可降，阴也。其用有四：中枯而飘者，泻肺火，消痰利气；细实而坚者，泻大肠火，养阴退阳；中枯而飘者，除风湿留热于肌表；细实而坚者，滋化源退热于膀胱。（《珍珠囊补遗药性赋·主治指掌·逐段锦》）

○滋源撤热，中枯而飘，入太阴泄肺中火；细实而坚，入少阴除心中热。佐柴胡除往来寒热，同半夏退表里之邪。（《丹溪手镜·卷中》）

○因于火则治火，火降金清，秋令乃行，水无壅遏，痰安从生。丹溪曰："黄芩治热痰，假其下火，正谓此也。"（《医药绪余·上卷》）

○欲其上者酒炒，欲其下者生用，枯者清上焦之火，清痰利气，定喘嗽，止失血，退往来寒热，风热湿热，头痛，解瘟疫，清咽疗肺痿、肺痈、乳痈、发背，尤祛肌表之热，故治斑疹、鼠瘘、疮疡、赤眼；实者凉下焦之热，能除赤痢、热畜膀胱五淋涩痛，大肠闭结，便血，漏血，胎因火盛不安，酌佐砂仁、白术，腹因火滞为痛，可加黄连、厚朴。（《景岳全书·下册·卷四十八·本草

正》）

○黄芩味苦枯飘者，泻肺除风热在肌，条者大肠除热用，膀胱得助化源宜。（《医经小学·卷之一·药物指掌》）

○治风热湿热头疼，奔豚热痛，火咳，肺痿喉腥，诸失血……盖黄芩……苦入心，寒胜热，泻心火，治脾之湿热，一则金不受刑，一则胃火不流入肺，即所以救肺也。肺虚不宜者，苦寒伤脾胃，损其母也……得猪胆汁除肝胆热……得芍药治下痢，得桑白皮泻肺火，得白术安胎。（《本草纲目》）

○痰火热证大忌芩、连、柏，骤用纯苦寒药反泻其阳，但当用琼玉膏之类大助阳气，使其复还寅卯之位，微加泻阴火之药是也。（《国医宗旨·卷之一·痰火药戒》）

○妊娠在于清热养血，条实黄芩安胎圣药，清热故也，置水中取沉者为佳，俗人不知，以为害而不敢用。又谓温经之药，可养胎气，误人多矣。（《万氏妇人科·卷二·确论胎养数条》）

○解毒收口，去翳明目，调经安胎……山茱萸、龙骨为使。（《雷公炮制药性解·草部》）

○清相火而断下利，泄甲木而止上呕，除少阳之痞热，退厥阴之郁蒸……小柴胡汤腹中痛者，去黄芩加芍药，心下悸，小便不利者，去黄芩加茯苓。凡脉迟腹痛，心下悸，小便少者忌之……泄相火而清风木，肝胆郁热之证，非此不能除也。（《长沙药解·卷二》）

○上焦之火，山栀可降，然舍黄芩不能上清头目……所以方脉科以之清肌退热，疮疡科以之解毒生肌，光明科以之散热明目，妇女科以之安胎理经，此盖诸科半表半里之首剂也。（《本草汇言》）

○条芩、白术乃安胎之圣药，俗以黄芩为寒而不用，反谓温热药能养胎，殊不知胎孕宜清热养血，使血循经而不妄行，乃能养胎。（《济阴纲目·卷八》）

○盖枯芩体轻主浮，专泻肺胃上焦之火，主治胸中逆气，膈上热痰，咳嗽喘气，目赤齿痛，吐衄失血，发斑发黄，痘疹疮毒，以其大能凉膈也。其条芩体重主降，专泻大肠下焦之火，主治大便闭结，小便淋浊，小腹急胀，肠红痢疾，血热崩中，胎漏下血，挟热腹痛，谵语狂言，以其能清大肠也。（《药品化义》）

○仲景用黄芩有三耦焉，气分热结者与柴胡为耦，血分热结者与芍药为耦，湿热阻中者与黄连为耦。（《温热经纬·卷五·方论》）

○王海藏治皮肤如火燎，而以手重取之不甚热，肺热也。目白睛赤，烦躁引饮，单与黄芩一物汤。（《不居集·卷之六·肺热症》）

○阴凑于阳则发寒，用黄芩降阴气，使之不上入阳中，则不寒。（《成方切用·卷五上·小柴胡汤》）

○黄芩色青属木，能清泄少阳之郁热，乃表里两解之意，如是则寒热可愈，

心烦喜呕，口苦耳聋等证，亦可皆平。（《成方便读·和解之剂·小柴胡汤》）

○得黄芪、白蔹、赤小豆治鼠瘘；得厚朴、川连止腹痛；得白芍治下痢；得桑皮泻肺火……得米醋浸，炙七次为末，水服，治吐衄崩中下血，得酒炒为末服，治灸疮出血，配人参为末，治小儿惊啼，配白芷、细茶治眉眶痛。（《得配本草》）

○若其人素多酒欲，病小腹绞痛，痛不可忍，黄芩宜急用之……得五味子令人有子。（《本草择要纲目》）

○凡妊娠之妇，精留血裹，尺搏血形寸脉，动搏则生变化。若静而不动，则不生不化，是以妊血不可以静，静则凝泣，泣则不生不化而亏少，亏少则虚，皆不能与化胎之火相合。要知胎孕生化，必脉动搏，故调之者，先和阴阳，利其气血，常服养胎之药……黄芩一斤，化壮火而反于少火以生气，故为常服之剂。然当以脉证迟数虚实加减，有病则服，否则不必也。（《胎产心法·卷之上·脉法》）

○张飞畴曰：古人用黄芩安胎，是因子气过热不宁，故用苦寒以安之。脾为一身之津梁，主内外诸气，而胎息运化之机全赖脾土，故用白术以助之……赵养葵曰：或问白术、黄芩安胎圣药，此二味恐胎前必不可缺乎？曰未必然也。胎茎之系于脾，犹钟之系于梁也，若栋柱不固，栋梁必挠，所以安胎先固两肾，使肾中和暖，始脾有生气，何必定以白术、黄芩为安胎耶。（《女科经纶·卷二》）

○黄芩……治肺病、肝胆病、躯壳病，宜用枯芩；治肠胃病宜用条芩，究之，皆为黄芩，其功用原无甚差池也。（《医学衷中参西录·上册·药物》）

○效用：为清凉解热剂，对于胃肠炎证之呕吐下痢、黄疸、肺炎、发热有效。并用于小儿之鼻血。苏联医界用"黄芩酊"于植物性神经性及动脉硬化性高血压，能降低血压，并消除症状如头疼失眠、心部苦闷等有效。（《现代实用中药》增订本）

○若血水相搏，时下红带，为寒热结于血室，非姜炭、黄芩并用不为功……黄芩清利血室热结也。（《经证证药录·卷三、卷四》）

○黄芩色黄……苦能泻肺，寒能清肺，肺清实去则通调水道，气化下及膀胱而水下逐……条芩专泻大肠下焦之火，攻肠中之蓄血。（《百药效用奇观》）

○洁古治眼眶作痛，乃风热有痰，黄芩（酒浸）、白芷等分为末，每服二钱，茶下。治肺中有火，肤热如燎，肝热目生翳，少阳头痛，古方用片芩一味炒，或酒炒为末，每服一钱，茶下或为丸服。治痔久出血不止，用酒炒黄芩三钱为末，酒服可止。（《蒲辅周医疗经验·方药杂谈》）

○药效：消炎、解热。用途：里热，烦热，胸胁苦满。（《临床应用汉方处方解说》）

○体清爽而开达，泄解为之用。开达胸胁……开达心下……开达表里……泄

解表里……泄解虚实间。(《皇汉医学丛书·内科学·伤寒用药研究》)

【验方举要】

○《病源》天行衄血者，五藏热结所为，心主于血，邪热中于手少阴之经，客于足阳明之络，故衄血。衄者，血中鼻出也。黄芩四两，上一味切，以水五升，煮取二升，分三服，亦疗妇人漏下血。(《外台秘要·卷三·天行衄血方》)

○简易黄芩汤：治崩中下血，阳乘阴，经水沸溢。黄芩不以多少，为末，每一二钱，烧秤锤淬酒调下。(《玉机微义·卷之四十九·妇人门》)

890

○芩心丸：治妇人四十九岁以后，天癸当住，每月却行，或过多不止。用黄芩心枝条者二两，米泔浸七日，炙干，又浸又炙。如此七次，为末，醋丸如桐子大，每服七十丸，空心，温酒送下，日进二服。(《医学纲目·卷之三十四·调经》)

○子芩丸：治肝经有热妄行下血，细条黄芩炒，为末。每服一钱，以秤锤烧赤淬酒，热调服，若脾胃虚不宜用。(《证治准绳·女科·卷四》)

○清金丸：治肺火。黄芩炒，为末，滴水丸，白汤下。(《古今医统大全·卷之二十·火证门》)

○治崩中下血方：崩中药多是用止血药及补血药，唯此方治乘阴，所谓无暑地热，经水沸溢者。黄芩不以多少，为细末。每服一钱，霹雳酒调下，一方荆芥煎汤下，近朝有王御医值夜，有一宫女，血如山崩，其时暑月，药笥中只有大顺散两贴，以冷水调服，旋即奏效，以此知医者要在权变也。(《证治准绳·女科·卷一》)

○一味黄芩散：风劳肤如火燎，重按不热，日西更甚，喘嗽，洒然寒热，目赤心烦。黄芩一两，浓煎服下。(《不居集·下集·卷之一》)

○治小儿火丹，黄芩(不拘多少)，研末，水调涂。(《达生要旨·卷五·小儿诸疾用法》)

○黄芩清肺饮：治孕妇衄血不止，脉数者。黄芩五钱，山栀三钱，炒黑水煎浓汁，细细呷之。(《徐大椿医书全集·下·女科指要》)

○芩术汤：治下痢湿热伤脾，脉数者。黄芩三钱酒炒，白术三钱，酒炒，水煎去渣，温服。(《徐大椿医书全集·下·杂病证治》)

○治少阳头痛及太阳头痛，不拘偏正：片黄芩，酒浸透，晒干为末。每服一钱，茶、酒任下。(《兰室秘藏·小清空膏》)

【按】

黄芩苦寒，饮片水煎服或研末为丸散，过用或用于无热虚寒者均可见胃肠道反应，黄芩粗制剂口服，黄芩苷、黄芩素注射剂经肌肉注射，亦有少数病人出现胃部不适及腹泻反应。临床上如用饮片生药，可先酒炒，有减轻副反应、提高效果的作用。药理研究表明，黄芩对金黄色葡萄球菌、肺炎球菌、溶血性链球菌、脑膜炎球菌、痢疾杆菌、白喉杆菌、变形杆菌、炭疽杆菌、大肠杆菌、绿脓杆菌、伤寒杆菌、副伤寒杆菌、霍乱弧菌等有不同程度的抗菌作用，能抑制和杀灭钩端螺旋体，还具有抗炎、抗变态反应、抗DIC、镇静、解热、改善脂质代谢、抑制血小板聚集、抗癌、利尿、降血压、利胆、保肝、抗脂质过氧化、解痉、解毒和抗白内障形成等作用。黄芩较黄连廉价易得，临床上很多时候均可用黄芩代黄连，如交泰丸之治心肾不交，怔忡失眠，黄连易黄芩，配等量肉桂、研细末装胶囊，每丸重0.5克，治疗长期服用皮质激素引起的失眠恶梦疗效满意。

近年有研究发现，黄芩根部含有的多种黄酮类化合物，不仅具有抗病毒和抗氧化功效，还能够在不影响健康细胞的情况下，杀死癌细胞。在活体动物实验中证实，这些黄酮类化合物同样能阻止肿瘤生长，为将来治疗癌症带来了希望。

Huangqi
黄芪

黄芪系豆科黄芪属多年生草本植物蒙古黄芪 *Astragalus membranaceus* (Fisch.) Bge.var.*mongholicus*（Bge.）Hsiao 或膜荚黄芪 *Astragalus membranaceus* (Fisch.) Bge.的干燥根。常用别名有王孙、百药绵、黄耆、绵黄耆、箭芪等。味甘，性温。归肺、脾经。功能补气固表，利尿托毒，排脓，敛疮生肌。主要用于治疗气虚乏力，食少便溏，中气下陷，久泻脱肛，便血崩漏，表虚自汗，气虚水肿，痈疽难溃，久溃不敛，血虚萎黄，内热消渴；慢性肾炎蛋白尿，糖尿病。蜜制黄芪益气补中，主要用于气虚乏力，食少便溏。常用剂量为9～30克。大剂量可用到60克。凡表实邪盛、气滞湿阻、食积内停、阴虚阳亢，痈疽初起或溃后热毒尚盛等证宜慎用。

【各家论述】

○黄耆味甘微温。主痈疽，久败疮，排脓止痛，大风癞疾，五痔鼠瘘，补虚，小儿百病。一名戴糁。（《神农本草经》）

○妇人子脏风邪气，逐五脏间恶血，补丈夫虚损，五劳羸瘦，止渴，腹痛泄痢，益气，利阴气。（《名医别录》）

○主虚喘，肾衰耳聋，疗寒热，治发背，内补。（《药性本草》）

○助气壮筋骨，长肉补血，破癥癖，瘰疬瘿赘，肠风血崩，带下赤白痢，产前后一切病，月候不匀，痰嗽，头风热毒赤目。（《日华子本草》）

○生白水耆，冷补。其茎叶疗渴及筋挛，痈疽疮肿。（《增广和剂局方·药性总论·草部上品之下》）

○肌热亦可用黄芪。虚热用黄芪，亦止虚汗。（《医学启源·卷之上·主治心法》）

○治虚劳自汗，补肺气，实皮毛，泻肺中火，脉弦，自汗，善治脾胃虚弱，疮疡血脉不行，内托阴证疮疡必用之药也……《主治秘要》云……气薄味厚，可升可降，阴中阳也。其用有五：补虚不足一也；益元气二也；去肌热三也；疮疡排脓止痛四也；壮脾胃五也。又云：甘，纯阳，益胃气，去诸经之痛。（《医学启源·卷之下·用药备旨》）

○治气虚盗汗并自汗，即皮表之药，又治肤痛，则表药可知。又治咯血，柔脾胃，是为中州药也。又治伤寒尺脉不至，又补肾脏元气，为里药。是上中下内外三焦之药。（《汤液本草》）

○气虚头痛，黄耆主之，病则耳鸣九窍不和，参耆主之，血虚头痛，芎归主之。（《脉因证治·卷上》）

○补虚弱，排疮脓，莫若黄耆……止泻补虚收盗汗，黄耆奏莫大之功。（《珍珠囊补遗药性赋·总赋》）

○黄耆（恶龟甲、白鲜皮，蜜炒用）……升也，阳也。其用有四：温肉分而实腠理；益元气而补三焦；内托阴证之疮疡；外固表虚之盗汗。（《珍珠囊补遗药性赋·主治指掌·逐段锦》）

○杲曰……黄耆既补三焦，实卫气，与桂同功，特比桂甘平，不辛热为异耳。但桂则通血脉，能破血而实卫气，耆则益气也。又黄耆与人参、甘草三味，为除躁热肌热之圣药。脾胃一虚，肺气先绝，必用黄芪温肉分，益皮毛，实腠理，不令汗出，以益元气而补三焦。震亨曰：黄耆补元气，肥白而多汗者为宜；若面黑形实而瘦者服之，令人胸满，宜以三拗汤泻之。宗奭曰：防风、黄耆，世多相须而用……杲曰：防风能制黄耆，黄耆得防风其功愈大，乃相畏而相使也。（《本草纲目》）

○黄芪性温，收汗固表，托疮生肌，气虚莫少，得防风，其功愈大，用绵软箭干者，以蜜水浸，炒用之。（《万病回春·卷之一·药性歌》）

○腹痛倍芍药，口未闭倍薏苡仁，脓多倍黄芪。※内塞散：黄芪、细辛、芍药、薏苡、白芷、瞿麦、赤小豆、干地黄、人参、防风。疗痈疽溃漏，血脉空竭。（《普济方·卷二百八十七·痈疽门》）

○黄芪护皮毛间腠理虚。乃活血脉，亦疮家圣药，又能补表之元气消弱也，通和阳气，泄火邪也。（《普济方·卷二百九十一·瘰疬门》）

○其亡阳其自汗，秋冬用桂枝，春夏用黄耆代之，黄耆者，能治虚劳自汗，阳明胃主自汗，小便数，若以人参甘草之类补之，脾胃实则卫气行，卫气行则表自实，表既实自汗何由而出，清气上行虽飧泄亦止矣，此治其本也。（《普济方·方脉药性总论》）

○其次肺气受邪为热所伤，必须用黄耆最多，甘草次之，人参又次之。三者皆甘温之阳药也。脾始虚肺气先绝，故用黄耆之甘温，以益皮毛之气而闭腠理。不令自汗而损其元气也，上喘气短懒语须用人参以补之，心火乘脾须用炙甘草以泻火热，而补脾胃中元气，甘草最少。（《普济方·卷二十四·脾脏门》）

○黄芪宜用：余尝说建中之义，谓人之一身，心上、肾下、肺右、肝左，唯脾胃居于中。黄芪之质，中黄表白，白入肺，黄入脾，甘能补中，重能实表，夫劳倦虚劳之症，气血既亏，中外失守，上气不下，下气不上，左不维右，右不维左，得黄芪益气甘温之品，主宰中州。中央旌帜一建，而五方失位之师各就其列，此建中之所由名也。故劳嗽久久失气，气不根于丹田，血随气溢，血既耗乱，气亦飞扬，斯时也，虽有人参回元气于无何有之乡，究竟不能固真元于不可拔之地，欲久安长治，非黄芪不可。盖人参之补迅而虚，黄芪之补重而实，故呼吸不及之际，芪不如参；若夫镇浮定乱，返本还元，统气摄血，实表充里，其建立如墙壁之不可攻，其节制如将令不可违，其饶益如太仓之不可竭，其御邪扶正，如兵家之前旌、中坚、后劲不可动，种种固本收功之用，参反不如芪。故补虚以黄芪为墙垣，白术作基址。每见服参久久，渐至似有若无，虽运用有余，终是浮弱不经风浪。若用芪术兼补，可至风雨不畏，寒暑不侵，向来体弱者不觉脱胎换骨，诚有见于此也。除劳嗽初起，中土大伤，气火方盛，心肺虽失其和，脾胃犹主其事，此时只宜养荣为主，黄芪微滞尚宜缓投。若久病气虚，肺失其利，脾失其统，上焉而饮食渐难，下焉而泄泻频作，此时若不用黄芪以建中，白术以实土，徒以沉阴降浊之品，愈伤上奉升腾之用，必无济也。（《理虚元鉴·卷下·治虚药讹一十八辨》）

〇以通章大义观之，王公何尝道黄芪不补阴也？东垣治血虚发热，以黄芪一两，当归二钱，名曰补血汤。治盗汗，用当归六黄汤，以黄芪为君，义皆本此。（《医旨绪余·下卷》）

〇黄耆，补肺健脾，实卫敛汗，驱风运毒之药也。故阳虚之人，自汗频来，乃表虚而腠理不密也，黄耆可以实卫而敛汗；伤寒之证，行发表而邪汗不出，乃里虚而正气内乏也，黄耆可以济津以助汗；贼风之疴，偏中血脉，而手足不随者，黄耆可以荣筋骨；痈疡之脓血内溃，阳气虚而不愈者，黄耆可生肌肉；又阴疮不能起发，阳气虚而不溃者，黄芪可以托脓毒。（《本草汇言》）

〇因其味轻，故专于气分而达表，所以能补元阳，充腠理，治劳伤，长肌肉，气虚而难汗者可发，表疏而多汗者可止，血崩血淋者，以气固而血自止也，故曰血脱益气，其所以除泻痢带浊者，以气固而陷自除也，故曰陷者举之，然其性味俱浮，纯于气分，故中满气滞者当酌用之。（《景岳全书·卷四十八·本草正》）

〇痰火初作发咳，不可擅用参芪，本草云：黄芪能动三焦之火，人参补火入髓，多致难救，又云：肺寒可用，肺热勿施，肺热者，以沙参代之可也。（《国医宗旨·卷之一·痰火药戒》）

〇若气有余，表邪旺，腠理实，三焦火动，宜断戒之。至于中风手足不遂，痰壅气闭，始终皆不加。（《药品化义》）

〇里虚者忌服，恐升气于表，愈致其虚；表邪者忌服，恐益其邪也；唯表虚邪凑，不发汗者，可酌用之，生者，亦能泻火。（《雷公炮制药性解》）

〇入肺胃而补气，走经络而益营，医黄汗血痹之证，疗皮水风湿之疾，历节肿痛最效，虚劳里急更良，善达皮腠，专通肌表……入肺胃而益卫气，佐以温辛则能发，辅以酸凉则善敛，故能发表而出汗，亦能敛表而止汗……凡一切疮疡，总忌内陷，悉宜黄芪蜜炙用。生用微凉，清表敛汗宜之。（《长沙药解》）

○为补气诸药之最，是以有耆之称。与人参比较，则参气味甘平，阳兼有阴；耆则秉性纯阳，而阴气绝少，盖一宜于中虚，而泄泻、痞满、倦怠可除；一更宜于表虚，而自亡阳，溃疡不起可治。且一宜于水亏，而气不得宣发；一更宜于火衰，而气不得上达为异耳。（《本草求真》）

○令用生黄芪四两，糯米一酒盅，煎一大碗，用小匙逐渐呷服，服至盏许，气喘稍平，即于一时间服尽，移时小便大便通，溺器更易三次，肿亦随消，唯脚面消不及半，自后仍服此方，黄芪自四两至一两，随服随减，佐以祛湿平胃之品，两月复之……服黄芪至数斤，并脚面之肿全消而愈……盖黄芪头表，表虚则水聚皮里膜外而成肿胀，得黄芪以开通隧道，水被祛逐，肿自消矣。（《冷庐医话·卷四·肿》）

○急者缓之必以甘，不足者补之必以温，而充虚塞空，则黄芪尤有专长也。（《金匮要略浅注·卷三·黄芪建中汤》）

○尤妙在大苦大寒队中，倍加黄芪，领苦寒之性，尽达于表，以坚汗孔，不使留中为害。谨按，修园此论皆是，唯言黄芪领苦寒之性，尽达于表，不使留中为害，则差毫厘。盖药之救病，原于偏寒偏热，治偏寒偏热之病，自必用偏寒偏热之药。此方大治内热，岂寒凉之药能尽走皮肤，而不留中也。吾谓内热而蒸为汗者，此为对症。如果外热而内不利寒凉药者，则归脾汤、当归补血汤加减可也。（《血证论·卷八·当归六黄汤》）

○此二方（指黄芪五物汤、防风黄芪汤）皆用黄芪，是治气虚之体，患中风之病也，非肾虚不涵木，木动生风，而发眩仆之虚风可比，务宜分别而治，庶不龃龉。（《时病论·卷二·防风黄芪汤》）

○妊成六月前，其胎尚未转运，茯苓性降，不宜多用；黄芪肥胎，岂可常加；香附虽胎喘宜加，久服则虚人有害，砂仁虽止呕定痛，多服亦动血行胎。（《女科秘诀大全·安胎大要·安胎总论》）

○补之阳，实腠理，治劳伤，长肌肉，无汗能发，自汗能止……止血崩血淋，除泻痢带浊，解渴，定喘。按性味俱浮，彼气滞中满，表邪未散，怒气伤肝者，俱禁用。（《罗氏会约医镜·卷十六·本草》）

○阳盛阴虚，上焦热盛，下焦虚寒，肝气不和，肺脉洪大者勿用。（《医方十种汇编·药性摘录》）

○黄芪助三焦之气，从经脉以达肌腠。若三焦内虚，不能从经脉而达肌腠者，必用之。（《医学真传·用药大略》）

○李东垣曰：黄耆得防风而功亦大，取其相畏而相使也。《准绳》曰：卒中偏枯之证，未有不因真气不周而病者，故黄耆为必用之君药，防风为必用之臣药，黄耆助真气者也，防风载黄耆助真气以周于身者也，亦有治风之功焉。（《成方切用·卷二·玉屏风散》）

○《准绳》曰：血不足而用黄芪，黄芪味甘，加以甘草，大能生血。此仲景之妙法。盖稼穑作甘，胃为气血之海，气血所以生也。《经》曰，无阳则阴无以生，以甘益胃而生血，旨哉，今人但知参芪为气药，故特表而出之。（《成方切用·卷六·黄芪建中汤》）

○黄芪内益元气，外固表阳，自然充虚塞正，正气旺而诸邪自退耳。（《成方便读·祛寒之剂·黄芪建中汤》）

○黄芪得枣仁止自汗，配干姜暖三焦，配川连治肠风下血，配茯苓治气虚白浊，配川芎、糯米治胎动，腹痛，下黄汁，佐当归补血，使升柴发汗。补虚蜜炒，嘈杂病，乳炒，解毒盐水炒，胃虚米泔炒，暖胃，除泻痢，酒拌炒，泻心火，退虚热，托疮疡生用，恐滞气，加桑白皮数分。血枯，中风，火动生痰，内藏虚甚，上热下寒，痘色不润，肝气不和，皆禁用……肌表之气，补宜黄芪，五内之气，补宜人参。（《得配本草》）

○黄芪同人参则益气，同当归则补血，同术、防风则运脾湿，同防己、防风则祛风湿，同桂枝、附子，则治卫虚亡阳汗不止，为腠理开阖之总司。（《本经逢原》）

○黄芪能补三焦而实卫，为玄府御风之关键，且无汗能发，有汗能止，功同桂枝，故又能治头目风热，大风癫疾，肠风下血，妇人子脏风，是补剂中之风药也，所以防风得黄芪，其功愈大耳。（《不居集·卷之七·玉屏风散》）

○生用托邪实表，炙用补中益气，但其性滞，不似人参之灵活。（《徐大椿医书全集·药性切用·卷之一》）

○黄芪医黄汗血痹之证，疗皮水风湿之疾，历节肿痛最效，虚劳里疾更良。（《医学摘粹·本草类要·补药门》）

○黄芪用嫩黄芪，不可用箭芪，箭芪系北口外苜蓿根。（《傅青主女科·下卷·妊娠子鸣》）

○黄芪之性，又善治肢体痿废，然须细审其脉之强弱，其脉之甚弱而痿废者，西人所谓脑贫血证也……若脉强有力而痿废者……初起最忌黄芪，误用之即凶危立见……其脉柔和而其痿废仍不愈者，亦可少用黄芪助活血之品，以通经络，若服药后，其脉又见有力，又必须辅以镇坠之品……肝属木而应春令，其气温而性喜条达，黄芪之性温而上升，以之补肝，原有同气相求之妙用。愚自临证以来，凡遇肝虚弱不能条达，用一切补肝之药皆不效，重用黄芪为主，而稍以理气之品，服之覆杯即见效验，彼谓肝虚无补法者，原非见道之言也……黄芪之性，又善利小便，黄芪不但能补气，用之得当，又能滋阴……黄芪升补之力，尤善治流产、崩带……又能鼓胃中津液上行，又能统摄下焦气化，不使小便频数，故能治消渴……黄芪入汤剂，生用即是熟用，不必先以蜜炙……至于生用发汗，熟用止汗之说，尤为荒唐。盖因气分虚陷而出汗者，服之即可止汗，因阳强阴虚而出汗者，服之转大汗汪洋。若气虚不能逐邪外出者，与发表药同服，亦能出汗，是知止汗与发汗不在生熟，亦视用之者何如耳。（《医学衷中参西录·上册·药物》）

○凡遇阴虚有热之证，其稍有根柢可挽回者，于方中重用黄芪、知母，莫不随手奏效……况劳瘵者多损肾，黄芪能大补肺气，以益肾水之源，使气旺自能生水，而知母又大能滋肺中津液，俾阴阳不至偏胜，即肺脏调和而生水之功益普也……黄芪能补气，兼能升气，善温胸中大气（即宗气）下陷。《本经》谓主大风者，以其与发表药同用，能祛外风，与养阴药同用，更能熄内风也……若其脉象实而有力，其人脑中多患充血，而复用黄芪之温而升补者，以助其血愈上行，必至凶危立见，固不可不慎也。（《医学衷中参西录·上册·医方》）

○黄芪与寄生并用，又为填补大气之要药也。（《医学衷中参西录·医方·醒脾升陷汤》）

897

○炙黄芪甘温之品，既能补脾，又能生津，土来生津，肺气亦降，虚喝虚喘，用之则宜。（《万病疗法大全》）

○疡苟非真气大衰之人，必无用补之法，一投补剂，助桀为虐。俗子不知，误于张洁古黄芪为疮家圣药一句，动辄乱投。致令轻证化大者，不可枚举，害人不浅，而治疡者皆不知其弊，良可浩叹……唯黄芪能补其耗伤，固其元气，本经大旨，极为明晓，非谓大毒乍发，邪势方张者，而亦必一例用固表法也。不谓浅者读之，止见其治痈疽云云。而置久败疮三字于不问，且更为之申一解曰："芪是痈疽圣药。"一若凡是疽，不论虚实寒热，有毒无毒，非用黄芪不可者。于是立斋、景岳之书盛行，而欲排脓者，愈排则脓愈多，欲止痛者，愈止则痛愈剧。（《疡科纲要·第三章》）

○为缓和强壮药，有止汗和利尿作用，对盗汗自汗等，能紧张皮肤汗孔，而奏止汗之效……因有制糖作用，能治糖尿病。（《现代实用中药》增订本）

○黄芪专于补气，但亦通调血脉，流行经络，逐瘀破癥。（《百药效用奇观》）

○黄芪疗肾衰耳聋……又治小儿百病……又治伤寒迟脉不至，补肾脏元气，为里药。（《东医宝鉴·汤液篇·卷二》）

○黄芪治消渴，凡消渴而欲发疮，或病痈疽，而后渴，宜多取黄芪煮汤服之妙。（《东医宝鉴·杂病篇·卷六》）

○药效：利尿，强壮，止汗。用途：自汗，盗汗，浮肿，虚劳。（《临床应用汉方处方解说》）

【验方举要】

○排脓散：治肺痈，得吐脓后，宜以此药排脓补肺。绵黄芪去芦，二两，生

用。（《重订严氏济生方·痈疽疔肿门》）

○治虚中有热，咳嗽脓血，口苦咽干。黄芪四两，甘草二两，为细末，汤点一二钱服，日三。（《妇人大全良方·卷之六·妇人咳嗽》）

○《肘后》疗酒疸者，心中懊侬，足胫满，小便黄，饮酒而发赤斑黄黑，由大醉当风入水所致，黄芪散方：黄芪二两，木兰皮一两，二味为散，酒服方寸匕，日三。（《外台秘要·卷四·酒疸方》）

○黄芪汤，治气虚便秘，脉软微涩者。黄芪八两，蜜炙，陈皮四两，为末，麻仁一合研烂，取净汁一合杯，入白蜜二两，微火煎沸。调服三钱。（《徐大椿医书全集·杂病证治·卷七·秘结》）

○漏胎大全方：治胎漏黄汁，脉软者。黄芪八两，蜜炙，糯米三合，水煮焙。（《徐大椿医书全集·女科指要·卷三·漏胎》）

○治血崩，黄芪一斤，好醋一斤，煎至半斤，去渣，每服一小盅，空心、温服。（《良朋汇集·卷七》）

○怪症，四肢节脱，但有皮连，不能举动，此筋解也。用黄芪三两，酒浸一宿，焙研，酒下二钱，至愈而止。（《得配本草》）

○黄芪膏：主治疮面久不愈合，阴疮脓毒未尽，下肢顽固性溃疡，鱼鳞癣（蛇皮症）。黄芪十斤，加净水一百斤，煎煮6～7小时后，过滤取汁，再煎煮浓缩成膏五十两，加入等量蜂蜜，混匀贮存备用。每次服二钱，日服二次。（《赵炳南临床经验集·经验方》）

【按】

黄芪是最常用的中药补益药之一，用途十分广泛，内、外、妇、儿、五官等临床各科疾病，均有选用黄芪的时候。药理研究表明，黄芪具有增强机体免疫功能、利尿、降压、抗肝损害、抗感染、抗肿瘤、延缓衰老等作用。临床上单味的黄芪制剂可治疗慢性肝炎、支气管哮喘、慢性白细胞减少症、流行性出血热等，以黄芪为主的方剂用于治疗慢性气管炎、肺结核盗汗、顽固性口腔溃疡、萎缩性胃炎、胃及十二指肠球部溃疡、乙型肝炎、肺心病、脑血栓、慢性硬膜下血肿、慢性肾炎、鱼鳞病、糖尿病等均有较好疗效。《日华子本草》称黄芪"助气壮筋肌"，研究认为此与黄芪含硒有关，复方中加入黄芪治类风湿关节炎可以提高疗效，但需用较大剂量。对于其他自身免疫性疾病，如慢性肾炎等也需应用大剂量才能取得效果。

Huanglian
黄连

　　黄连系毛茛科黄连属多年生草本植物黄连 *Coptis chinensis* Franch.、三角叶黄连 *Coptis deltoidea* C. Y. Cheng et Hsiao 或云连 *Coptis teeta* Wall. 的干燥根茎。常用别名有王连、支连、雅连等。味苦，性寒。归心、脾、胃、肝、胆、大肠经。功能清热燥湿，泻火解毒。主要用于湿热痞满，呕吐，泻痢，黄疸，高热神昏，心火亢盛，心烦不寐，血热吐衄，目赤吞酸，牙痛，消渴，痈肿疔疮；外治湿疹，湿疮，耳道流脓等病症。常用剂量为3～10克；外用适量。胃寒呕吐，脾虚泄泻者忌用。

【各家论述】

　　○黄连味苦无毒。主治热气，目痛眦伤泣出，明目，肠澼腹痛下利，妇人阴中肿痛。久服令人不忘。一名王连。生川谷。（《神农本草经》）

　　○主五脏冷热，久下泄澼脓血，止消渴，大惊，除水利骨，调胃厚肠，益胆，疗口疮……解巴豆毒。（《名医别录》）

　　○杀小儿疳虫，点赤眼昏痛，镇肝去热毒。（《药性本草》）

　　○治五劳七伤，益气止心腹痛，惊悸烦躁，润心肺，长肉，止血，并疮疥，盗汗，天行热疾。（《日华子本草》）

　　○若气实，初病热，多血痢，服之便止，仍不必尽剂也。或虚而冷，则不须服。（《本草衍义》）

　　○黄连（恶菊花、芫花、玄参，畏款冬，胜乌头，巴豆毒）……沉也，阴也。其用有四：泻心火，消心下痞满之状；主肠澼，除肠中混杂之物；治目疾暴发宜用；疗疮疡首尾俱同。（《珍珠囊补遗药性赋·主治指掌·逐段锦》）

　　○黄连理大人诸热，却小儿疳热，止痢厚肠，……点眼可除热，更治消中口疮良。（《珍珠囊补遗药性赋·草部》）

　　○黄连气味苦寒，苦为火之本味，以其味之苦而补之，而寒能胜火，即以其气之寒而泻之，一物而兼补心泻心之妙，故凡久嗽肺痈，得此则火不克金而金受益矣。（《十药神书·卷三·乙字太平丸》）

　　○苦燥故入心，火就燥也。然泻心其实泻脾也，为子能令母实，则泻其子。治血，防风为上使，黄连为中使，地榆为下使。（《汤液本草》）

　　○去中焦湿与痛，用黄连，泻心火故也……凡诸疮以黄连为君……潮热者，午间发，黄连……内伤发热。（《医学启源·卷之上·主治心法》）

○气味俱厚，可升可降，阴中阳也。其用有五：泻心热一也；去上焦火二也；诸疮必用三也；去风湿四也；赤眼暴发五也……治烦躁恶心，郁热在上焦，兀兀欲吐，心下痞满，必用药也。（《医学启源·卷之下·用药备旨》）

○景岳曰，人之脾胃所以盛载万物，本像地而属土，土暖则气行而燥，土寒则气凝而湿，土燥则实，土湿则滑……黄连之苦寒若此，所以过服芩、连者，无不败脾，此其湿滑，亦自明显易见。独因陶弘景《别录》中有调胃厚肠之一言，而刘河间复证之曰：诸苦寒药多泄，唯黄连、黄柏性冷而燥。因致后世视为奇见，无不谓黄连性燥而厚肠胃，凡治泻痢者，开手便是黄连，不知黄连、黄柏之燥，于何见之？呜呼！一言之谬，流染若此，难洗若此，悖理惑人，莫此为甚。虽曰黄连治痢亦有效者，然必其素禀阳脏，或多纵口腹，湿热为痢者，乃其所宜。且凡以纵肆不节而血气正强者，即或误用，未必杀人，久之邪去亦必渐愈，而归功黄连，何不可也。此外则凡以元气素弱，伤脾患痢，或本无火邪而寒湿动脾者，其病极多，若妄用黄连则脾肾日败，百无一生。（《景岳全书·卷之四十八·本草正》）

○黄连，久服之，反从火化，愈觉发热，不知有寒。故其功效，唯初病气实热盛者，服之最良，而久病气虚发热，服之又反助其火也。（《本草蒙筌》）

○黄连汁能解巴豆毒。（《众妙仙方·卷三·饮食门》）

○黄连为病酒之仙药，滞下之神草，六经所至，各有殊功。（《神农本草经疏》）

○治消渴，用酒蒸黄连；治伏暑，用酒煮黄连；治下血，用黄连、大蒜；治肝火，用黄连、茱萸；治口疮，用黄连、细辛，皆是一冷一热，一阴一阳，寒因热用，热因寒用，主辅相佐，阴阳相济，最得制方之妙，所以有成功而无偏胜之害也。（《本草纲目》）

○火分之病，黄连为主。五脏皆有火，平则治，病则乱。方书有君火、相火、邪火、龙火之论，其实一气而已。故丹溪云：凡气有余便是火。分为数类。凡治本病，略炒以从邪，实火以朴硝汤，假火酒，虚火醋，痰火姜汁，俱浸透炒；气滞火以茱萸，食积泄以黄土，血癥瘕痛干漆，俱水拌同炒，去茱土漆；下焦伏火以盐水浸透拌焙；目疾以人乳浸蒸，或点或服。（《韩氏医通·药性裁成章第七》）

○黄连味苦气寒沉，主治便澼混难红，消痞泻心除目病，疗疮疡肿有深功。（《医经小学·卷之一·药性指掌》）

○下火童便，痰火姜汁，伏火盐汤，气滞火吴萸，肝胆火猪胆，实火朴硝，虚火酒炒。（《寿世保元·卷一·本草药性歌括》）

○治气毒赤肿热痛眼……又方治赤痛。鸡爪黄连去须，不犯铁器，用水煎汤，却以艾炷于碗中，捞起浮艾，再用碗覆之，必欲尽，取出洗之甚妙。盖艾烟

有广大之功，无艾则黄连反能伤眼。(《普济方·卷七十三·眼目门》)

○指挥使姚欢，年八十余，须发不白，自言年六十岁，患癣疥，周匝顶肿，或教服黄连遂愈，久服，故发不白，其法以宣连去须，酒浸一宿，焙干为末，蜜丸桐子大，日午临卧，以酒吞二十粒。(《名医类案·卷七》)

○黄连泻心火，木通泻小肠火，黄芩泻肺、大肠火，柴胡泻肝火（黄佐之），柴胡泻胆火（亦佐以黄连），白芍药泻脾火，石膏泻胃火，知母泻肾火，黄柏泻膀胱火。(《医学纲目·卷之五·治发热》)

○《补遗》治孕妇腹中儿哭，用川黄连浓煎汁，令母常呷之。(《证治准绳（六）·女科·卷四》)

○黄连，入心与胞络，最泻火，亦能入肝，大约同引经之药，俱能入之，而入心尤专任也。宜少用而不宜多用，可治实热而不可治虚热……以黄连泻火者，正治也，以肉桂治火者，从治也，故黄连、肉桂寒热实相反，似乎不可并用，而实有并用而成功者，盖黄连入心，肉桂入肾也。凡人日夜之间，必心肾两交，而后水火始得既济，水火两分，而心肾不交矣。心不交于肾，则日不能寐，肾不交于心，则夜不能寐矣，黄连与肉桂同用，则心肾交于顷刻，又何梦之不安乎？(《本草新编》)

○服黄连、苦参，久而发热，甚以为不然，后乃信之。盖五味入胃，各归其所喜……苦先归心……入心则为热……皆谓增其气不已，则脏气有所偏胜，则必有所偏绝。黄连、苦参，性虽大寒，然其味至苦，入胃则先归于心，久而不已，则心火之气胜，火胜则热，乃其理也……夫药所以疗疾，其过也适所以为疾。(《万有文库·广群芳谱·卷九十四》)

○凡药能去湿者必增热，能除热者，必不能去湿。唯黄连能以苦燥湿，以寒除热，一举两得，莫神于此。心属火，寒胜火，则黄连宜为泻心之药，而反能补心何也？盖苦为火之正味，乃以味补之也。若心家有邪火，则此亦能泻之，而真火反得宁，是泻之即所以补之也。(《神农本草经百种录》)

○黄连苦寒，泄心火而除烦热，君火不降，湿热烦郁者宜之。土生火，火旺则土燥，火衰则土湿。凡太阴之湿，皆君火之虚也，虚而不降，则升炎而上盛，其上愈盛，其下愈虚，当其上盛之时，即其下虚之会。故仲景黄连清上诸方，多与温中暖下之药并用，此一定之法也。凡泄火清心之药，必用黄连，切当中病即止，不可过剂，过则中下寒生，上热愈甚，庸工不解，以为久服黄连，反从火化，真可笑也。(《长沙药解·卷四》)

○黄连大苦大寒。入心泻火，镇肝凉血，燥湿开郁，能消心窍恶血，亦泻脾火。酒炒治上焦火，姜汁炒治中焦火，盐水炒治下焦火。(《本草分经·心》)

○治口干舌燥，痞满腹痛，痈疽疮疡及妇人阴蚀，小儿疳积……但不可常服，而脾胃素虚者尤忌之。(《医方十种汇编·药性摘录》)

○盖心中火发，用黄连固宜；然黄连性燥，心火正在燥烈之时，以燥投燥，正其所恶；不特不能去火，而转助其焰矣。（《重订石室秘录·卷一·急治法》）

○吴又可温病禁黄连论：唐宋以来，治温热病者，初用辛温发表，见病不为药衰，则恣用苦寒，大队芩、连、知、柏，愈服愈燥，河间且犯弊。盖苦先入心，其化以燥，燥气化火，反见齿板黑，舌短黑，唇裂黑之象，火极而似水也。吴又可非之诚是，但又不识苦寒化燥之理，以为黄连守而不走，大黄走而不守。夫黄连不可轻用，大黄与黄连同一苦寒药，迅利于黄连百倍，反可轻用哉。余用普济消毒饮于温病初起，必去芩连，畏其入里而犯中下焦也。于应用芩、连方内，必大队甘寒以监之，但令清热化阴，不令化燥。如阳亢不寐，火腑不通等证，于酒客便溏频数者，则重用之。湿温门则不唯不忌芩连，仍重赖之，盖欲其化燥也。（《温病条辨·卷四·杂说》）

○三消通治：好黄连治净为末，冬瓜自然汁和成饼阴干，再为末再和，如是者七次，仍用冬瓜汁丸桐子大。每服三十丸，大麦仁汤入冬瓜汁送下，寻常渴，一服效。（《医碥·卷三·杂症》）

○川黄连，黄芩、龙骨、理石为之使……治心窍恶血，阳毒发狂，惊悸烦躁……牙疳口疮……阴户肿痛。得木香治热滞，得枳壳治痔疮……得吴茱萸治挟热下痢，得白芍泻脾火，得石膏泻胃火，得知母泻肾火……得槐米泻大肠火，得山栀泻三焦火。配煨独头蒜治脏毒下血，配川椒安蛔虫，配芦荟末，蜜汤服，治小儿疳疾……各经泻火药得川连其力愈猛。（《得配本草》）

○专治小儿赤眼疼痛，黄连为细末，水调贴脚心，用布包之。如干，又用水湿之，以效为度。（《良朋汇集·卷五》）

○又苦先入心，清涤血热，故血家诸病，如吐衄溲血，便血淋浊，痔漏崩带等证，及痈疡斑疹丹毒，并皆仰给于此。（《本草正义》）

○黄连治目之功不必皆内服也。愚治目睛胀疼者，俾用黄连淬水，乘热屡用棉花瓣蘸擦眼上，至咽中觉苦乃止，则胀痛立见轻。又治目疾红肿作疼者，将黄连细末调以芝麻油，频频闻于鼻中，亦能立见效验。（《医学衷中参西录·上册·药物》）

○其用有四，泻心火消心下痛满之状，主肠澼除肠中溷杂之红，治目疾暴发宜用，疗疮疡首尾俱同。（《医方捷径·卷三》）

○入心泻火，镇肝凉血，燥湿开郁，解渴除烦，益肝胆……消心瘀，止盗汗。（《家庭医师·第六章·药物》）

○苦味健胃药，治消化不良、肠炎、下痢、呕吐腹痛等有效，又对于蛔虫呕出时有良效。此外，眼结膜炎用其浸汁滴洗甚佳。（《现代实用中药》增订本）

○黄连入胃，苦先走心，上泻心而下固肾，中燥湿而旁清木，五脏湿热之邪，非此不能内泄也。（《经证证药录·卷十三》）

○程老治不寐用黄连，很注意配合。他认为，对心阴不足（或肾水不足）、心火有余而烦躁者，黄连用量宜小。一般在三分至五分之间，用水炒、盐水炒或蜜水炒，主要是防其"苦从燥化"。程老尝有因黄连用量较大而致彻夜不眠，后经减轻剂量，加入柔润，而得以见效的一些例子，所以曾提出轻用的告诫。（《程门雪医案·不寐·79页》）

○黄连治消渴……能泻上中下三焦之火，火去则津液无煎，消渴自止。亦有心火燔于上，肾水亏于下，下虚上实，水火不能既济……善清心火，火去则不吸烁真阴，肾水得复，况黄连苦寒亦可厚肠胃以坚阴，故消渴者黄连何畏。※黄连丸：黄连、生地各一斤，主治消渴。（《百药效用奇观》）

○明目，主青盲障翳，热气目痛，眦烂泪出，煎服末服并佳。（《东医宝鉴·外形篇·卷一》）

○消炎，健胃，镇静，杀菌。用途：诸炎症，心下痞，诸出血，不安，赤利。（《临床应用汉方处方解说》）

○黄连体驱逐而冲排，凉解为之用。（《皇汉医学丛书·内科学·伤寒用药研究》）

【验方举要】

○治小儿赤眼神方：黄连为末，水调敷足心甚佳。（《华佗神方·卷八》）

○治因惊胎动神方：黄连为末，酒下方寸匕，日三。（《华佗神方·卷七》）

○治呃逆神方：用黄连一钱，紫苏叶八分，水煎服，极神效。（《华佗神方·卷四》）

○浸淫疮，黄连粉主之。（《金匮要略讲义·疮痈肠痈浸淫病脉证并治第十八》）

○热病后发豌豆疮方：黄连三两去毛，水二升，煮取八合，顿服之，忌猪肉冷水。（《外台秘要·卷三》）

○古今录验疗心痛：黄连八两，上一物㕮咀，以水七升，煮取一升五合，绞去滓，适寒温，饮五合，日三。（《外台秘要·卷七》）

○主消渴口干方：黄连，豉，二味一处捣，令成丸，食后饮服四十丸，日再，丸稍大如常药丸，常服有效。（《外台秘要·卷十一》）

○疗水病方：黄连末，上一味以蜜和，捣万杵，丸如梧子，饮服二丸，可至三四丸，禁饮水并冷物。（《外台秘要·卷二十》）

○疗眼赤痛除热，黄连半两，大枣一枚切，二味，以水五合，煎取一合，去滓，展绵取如麻子注目，日十，夜再。（《外台秘要·卷二十一》）

○疗血痢及脓血方：黄连三两，一味切，以清水三升，渍一宿，且煎取一升半，去滓，分为二服，服令须臾尽。（《外台秘要·卷二十五》）

○治酒毒、水毒、渴不止：黄连末，以新栝萎根汁和作饼子焙干，为细末炼蜜和丸，梧桐子大，每服四十丸，熟水下，不以时。（《鸡峰普济方·第十九卷》）

○肥儿丸治小儿心窍有恶血，暗不能言……盖肥儿丸内有黄连，能去恶血。（《仁斋小儿方论·卷之二·定痫治法》）

○治妊娠子烦，口干不得卧：黄连去须，为细末，每服一钱，粥饮调下，酒蒸黄连丸亦妙。（《妇人大全良方·卷之十三》）

○黄连法，小儿集验方云：小儿初生必有恶汁留于胸，次若不消去即胸膈壅塞，易生蕴热惊痫疮疖，皆由此也。故小儿才生一腊之内，用好肥黄连数块槌碎，每少许厚以绵包裹如乳头状，汤内浸成黄汁，时复拈搌一二点在小儿口内，即恶汁自下，乳食便美，其后或间以朱蜜与之。若见恶汁已下，即已有，只用空绵包别浸黄连蘸苦汁与之者。（《卫生家宝产科备要方·卷八》）

○治小儿脐疮，久不瘥方。黄连末、胡粉各半两，上药合研令细，以敷脐中。（《幼幼新书·卷第五·初生有病》）

○泻心汤：治小儿心气实，则气上下行滞涩，合卧则气不得通，故喜仰卧，则气上下通。黄连一两去须，上一味，每服五分，临卧，取温水化下。（《小儿药证直诀·卷下·诸方》）

○蒜连丸，治脏毒下血。鹰爪黄连，为末，独蒜一颗煨香熟，研和入臼杵熟为丸。（《重订严氏济生方·五痔肠风脏毒门》）

○姚欢……患癣疥，周匝顶踵或教服黄连遂愈，久服故发不白，其法以宣连去须酒浸宿，焙干为末蜜丸桐子大，日午临卧酒吞二十粒。（《医说·下册·卷十》）

○小儿好食粽或腹痛，用黄连、白酒服愈，或为末作丸。（《丹溪治法心要·卷八》）

○小儿夜啼者，邪热乘心，黄连以姜汁炒，甘草、竹叶煎服。（《丹溪治法心要·卷八》）

○小儿但见上窜及摇头咬牙，即是心热，黄连、甘草。（《医学启源·卷之上·主治心法》）

○抑青丸，伐心经之火，须审虚实用之。黄连为末，粥丸。（《医学纲目·卷之五·治发热》）

○治眼泪不止，用黄连浓渍，绵干拭目。（《医学纲目·卷之十三》）

○点药方：黄连五钱，去须槌碎，用水三碗浸，夏月三日，冬五日，以古文钱百二十个同煎，取汁半碗，又将渣再煎，凡三次，取绵滤过，以瓷器熬成膏子，如沙糖样。欲将炉甘石、黄连、芽茶、小便煅过者，入麝香少许，同研细，入前膏子再熬，可丸为度，如桐子大，化点。一方不用炉甘石，只将膏子入麝少

许点，尤妙。（《医学纲目·卷之十三》）

○治卒心痛：黄连八两一味，㕮咀，水七升煮五升，绞去渣，温饮五合，日进三服。（《医学纲目·卷之十六》）

○治痔疾有头如鸡冠者，用黄连末敷之即瘥。更加赤小豆末，尤良。一方用黄连、木香末敷，妙。（《医学纲目·卷之二十七》）

○酒蒸黄连丸：治暑毒深伏，累取不瘥，无药可治，伏暑发渴者。黄连四两，以无灰酒浸蒸干，为末，糊丸，熟水下三十丸。胸膈凉，不渴为验。（《医学纲目·卷之三十三》）

○朱蜜法：用黄连细切，沸汤泡良久，滤净拭儿口中，吐去恶汁；更与朱砂一大豆许，细研以蜜一蚬壳抹于儿口。服之非独镇心定魄安神解毒，更能益肝胆除烦热，辟邪气也。（《保婴撮要·卷一·初诞法》）

○酒蒸黄连丸，治酒疸发黄，小便不利。川黄连（去须净，一斤），好酒（五升）。上将黄连以酒煮干为度，研为细末，煮面糊丸，梧桐子大。每服三十丸，食后煎二陈汤，加葛根、菌陈，煎汤送下。又疗伤酒过度，热毒下血，大便泄泻，温米饮下。（《古今医统大全·卷之十八》）

○治小儿口疮。净黄连为细末，蜜水调服。（《万病回春·卷之七·小儿杂病》）

○一味黄连散：治孕妇口干不卧，黄连一钱，上为末，粥饮汤调下。或用丹溪安胎饮加麦冬、干葛服之亦妙。（《胎产心法·卷上》）

○舌胀，若能咽药，以黄连酒煎，细细咽之，泻去心火尤妙……口舌生疮，黄连二钱，菖蒲一钱，水煎服……心脾积热舌短，黄连、石膏，或只用一味，或兼用，煎汤服。（《疡医大全·卷之十五》）

○白秃疮，黄连末。猪骨髓调擦。（《疡医大全·卷之三十》）

○黄连浸乳汁点眼，治目中百病。（《东医宝鉴·卷一·外形篇》）

○黄连杀疳虫，猪肚蒸捣为丸服。亦治鼻疳。鼻下作疮，取为末敷，日三。（《东医宝鉴·卷十一·杂病篇》）

【按】

黄连是一味功效卓著、用途广泛的药物，它的作用常与剂量有关，一般用于清热宜大剂量，燥湿宜中等剂量，开胃安神宜小剂量；因其苦燥，胃寒诸证均可应用，不必禁忌。以黄连为主治疗心律失常、萎缩性胃炎、宫颈炎、阴道炎、伤寒、溃疡性结肠炎、肺结核、肺脓肿、百日咳、白喉、结核性胸膜炎、高血压、化脓性中耳炎、萎缩性鼻炎、咽峡炎、上颌窦炎、指骨骨髓炎、湿疹等均有较好疗效。药理研究证实，黄连、黄连粗提物及小檗碱的抗菌作用基本一致，对葡萄球菌、链球菌、肺炎球菌、霍乱弧菌、炭疽杆菌等（除宋内氏以外的痢疾杆菌）

均有较强的抗菌作用；对枯草杆菌、肺炎杆菌、百日咳杆菌、白喉杆菌、鼠疫杆菌、布氏杆菌、结核杆菌也有抗菌作用；对变形杆菌、大肠杆菌、伤寒杆菌的作用较差；对各型流感病毒、新城鸡瘟病毒、阿米巴原虫、沙眼衣原体、滴虫、热带利什曼原虫等均有抑制作用，并能拮抗细菌毒素。此外，黄连还有降血压、降血糖、利胆、解热、抗炎、抗癌、抗放射、强心、止泻、促进组织愈合等作用。

近年发现黄连用治Ⅱ型糖尿病有确切疗效。研究表明，黄连素具有促进排卵、提高受孕率和活产率的疗效。黄连素对多囊卵巢综合征有效，其机理是通过解除卵巢胰岛素抵抗促进排卵、降低雄激素合成而最终实现的。这也是刘奉五用瓜石汤治疗月经稀发、闭经配用马尾黄连的道理。

黄柏

黄柏系芸香科黄柏属落叶乔木植物黄皮树 *Phellodendron chinense* Schneid. 或黄檗 *Phellodendron amurense* Rupr. 的干燥树皮。常用别名有川黄柏、关黄柏、檗木、檗皮、黄檗等。味苦，性寒。归肾、膀胱、大肠经。功能清热燥湿，泻火除蒸，解毒疗疮。主要用于湿热泻痢，黄疸，带下，热淋，脚气，痿躄，骨蒸劳热，盗汗遗精，疮疡肿毒，湿疹瘙痒等病症。常用剂量为3～15克。脾胃虚寒者慎服。

【各家论述】

○檗木，味苦寒。主治五藏肠胃中结气热，黄疸，肠痔，止泄利，女子漏下赤白，阴阳蚀疮。根，一名檀桓。生山谷。（《神农本草经》）

○无毒，疗惊气在皮间，肌肤热赤起。目热赤痛，口疮，久服通神，根主心腹百病，安魂魄，不饥渴，久服轻身延年通神。（《名医别录》）

○主男子阴痿。治下血如鸡鸭肝片，及男子茎上疮，屑末敷之。（《药性本草》）

○主热疮泡起，虫疮，痢，下血，杀蛀虫；煎服，主消渴。（《本草拾遗》）

○安心除劳，治骨蒸，洗肝，明目，多泪，口干心热，杀疳虫，治蛔心痛，疥癣，蜜炙治鼻洪，肠风，泻血，后分急热肿痛。（《日华子本草》）

○黄檗……沉也，阴也。其用有五：泻下焦隐伏之龙火；安上焦虚哕之蛔虫；脐下痛则单制而能除；肾不足必炒用而能补；痿厥除热药中诚不可阙。（《珍珠囊补遗药性赋·主治指掌·逐段锦》）

○泻痢水泄……先见脓血，后见大便者，黄柏为君……小便黄用黄柏……腹痛……恶热而痛加黄柏。（《医学启源·卷之上·主治心法》）

○《主治秘要》云：……气味俱厚……其用有六：泻膀胱龙火一也；利小便热结二也；除下焦湿肿三也；治痢先见血四也；去脐下痛五也；补肾气不足、壮骨髓六也。二制则治上焦，单制则治中焦，不制则治下焦也……治肾水膀胱不足，诸痿厥，腰脚无力……瘫痪必用之药。（《医学启源·卷之下·用药备旨》）

○善降三焦之火，制各以类，但其性多沉，尤专肝肾，故曰足少阴本经，足太阳厥阴之引经也，清胃火呕哕蛔虫除伏火，骨蒸烦热，去肠风，热痢，下血，逐二便邪火结淋，上可解热渴、口疮、喉痹、痈疡，下可去足膝湿热疼痛痿躄，此其性寒，润降去火最速。丹溪言其制伏龙火，补肾强阴，然龙火岂沉寒可除，水枯岂苦劣可补……扑灭元阳，莫此为甚……予当闻之，丹溪曰火有二，君火者人火也，心火也，可以湿伏，可以水灭，可以直折，黄连之属，可以制之相火者，天水也，龙雷之火也，阴火也，不可以水湿折之，当从其性而伏之，唯黄柏之属可以降之……即曰黄连主心火，黄柏主肾火，然以便血、溺血者，俱宜黄连，又岂非膀胱大肠下部药乎？治舌疮、口疮者俱宜黄柏，又岂非心脾上部药乎？总之，黄连、黄柏均以大苦大寒之性，而曰黄连为水，黄柏非水，黄连为泻，黄柏为补，岂理也哉，若执此说误人多矣！（《景岳全书·下册·卷四十九·本草正》）

〇知母佐黄柏滋阴降火，有金水相生之义，黄柏无知母，犹水母之无虾也。盖黄柏能治膀胱命门中之火……然必少壮气盛能食者，用之相宜，若中气不足而邪火积盛者，久服则有寒中之变。近时虚损及纵欲求嗣之人用补阴药，往往以此二味为君，日日服饵，降令太过，脾胃受伤，真阳暗损，精气不暖，致生他病。盖不知此物苦寒而滑渗，且苦味久服，有反从火化之害……（《本草纲目》）

〇乃足少阴肾经之要药，专治阴虚生内热诸证，功烈甚伟，非常药可比也。（《神农本草经疏》）

〇盖此一味名潜行散，能散阴中之火，亦能安蛔，以苦降之之义也。（《药品化义》）

〇古人写书皆用黄纸，以蘗染之，所以辟蠹，故曰黄卷。（《广群芳谱·卷一百》）

〇凡病人因火亢而见骨蒸劳热，目赤耳鸣，消渴便闭，及湿热为病而见诸痿瘫痪……与乎诸痛疮痒，蛔虫内攻，诊其脉果洪大，按之而有力，可炒黑暂用，使其湿热顺流而下，阴火因而潜伏，则阴不受煎熬，而阴乃得长矣，非谓真阴虚损，服此即有滋润之力也。（《本草求真》）

〇川黄柏苦寒微辛，入膀胱而泻相火，除湿热而滋肾水，为坚肾退热专药。（《徐大椿医书全集·卷之三·药性切用》）

〇素禀阳旺，相火炽盛，真水暗伤，故烦热躁扰，干渴不止焉。黄柏一味专清下焦相火炽盛，使相火平而真阴受荫，不复烦躁干渴也。（《徐大椿医书全集·卷之一·杂病证治》）

〇泄己土之湿热，清乙木之郁蒸，调热利下重，理黄疸腹满……迅利，疏肝脾而泄湿热，清膀胱而排瘀浊，殊有捷效，最泻肝肾脾胃之阳……黄柏清脏腑之湿热，柏皮清经络之湿热，故发热身黄用柏皮。（《长沙药解·卷二》）

〇黄蘗苦燥，为治三阴湿热之专药。（《本经逢原》）

〇得肉桂治咽痛……配知母降肺火，佐苍术治湿痿，使细辛泻脖火（辛用二三分）。（《得配本草》）

〇黄柏固为肾药，然以柴胡引之则入胆，以黄连、升、葛引之，则入肠胃及脾经，治湿热滞下，佐牛膝、枸杞、地黄、五味子、青蒿、鳖甲，益阴除热，佐甘菊、枸杞、地黄、蒺藜、女贞子益精明目，得猪胆汁、水银粉主诸热虫疮久不合口。（《本草述钩元》）

○乃治口疮仙剂，为救瘫痪良药。（《本草易读》）

○黄檗一味，实贼五藏肠胃，故其用颇广。（《本草思辨录》）

○沉也，阴也。其用有五，泻下焦隐伏之相火，安上出虚哕之蛔虫，脐下痛热制而能除，肾不足生用而能补，痿厥除湿药中不可缺……（《医方捷径·卷三》）

○黄柏上泻肺以行清令，中燥脾以驱湿淫，清令行而风邪清，湿淫去而水精生，此泻火补水之义也。（《经证证药录·卷十三》）

○黄柏为消炎、制菌药，并有苦味健胃作用。（《科学注解本草概要》）

○黄柏体定固，而压逐为之用。压逐表里间……压逐虚实间也。（《皇汉医学丛书·内科学·伤寒用药研究》）

○药效：消炎、健胃、收敛、杀菌。用途：诸炎症、结核、肺炎，跌扑损伤。（《临床应用汉方处方解说》）

【验方举要】

○救中诸肉毒方：黄檗末服方寸匕，未解者数服。（《华佗神方·卷十七》）

○治小儿重舌方：用黄柏，以竹沥渍取，细细点舌上，良。疗小儿脐汁不差：黄柏（炙，一两），釜底墨四分。二味捣和作散，以粉填脐中即瘥。（《幼幼新书·卷第五·初生有病》）

○反胃，黄柏末，热酒调三五钱，食后服之。（《儒门事亲·卷十五·诸杂方药第十七》）

○汤火疮：用腊月猪脂涂黄柏，炙干为末敷之。（《丹溪治法心要·卷六·第一百十五》）

○蜜柏散：治口疮久不愈者，用黄柏不计多少，以蜜炙灰色为细末，干掺上。临卧忌酒、醋、酱，犯之则疮难愈……治口疮，黄柏炙同细辛各二钱，研极细，敷之，噙少许，当满口有涎吐之。少刻，又敷又噙，如是五七次，立愈。（《医学纲目·卷之二十·丹熛瘟疹》）

○治眼痛。小黄柏皮，一名小柏子，以篦布揩去篦皮，乱取柔细黄屑，以手急捏成团，如鸡子大，以苎丝缚之，次以萝卜叶包之，又用苎丝缚之，置灰火内煨，去外二三层有灰者，急用纱绞出黄汁，收之，点眼甚妙。（《医学纲目·卷之十三·目疾门》）

○治经络热梦遗……恍惚膈热，清心丸。用好黄柏皮一两，研为细末，生脑子一钱，同研匀，炼蜜为丸，如桐子大，每服十丸至十五丸，浓煎麦门冬汤吞

下。（《医学纲目·卷之二十九·梦遗》）

○专治眼暴赤作痛，用黄柏不拘多少，削去粗皮，取内细皮锉碎，以湿纸裹黄泥，包煨候泥干，取出去泥，每用一弹子大，纱帛包，水一盏浸，饭上蒸熟，乘热熏洗效。（《众妙仙方·卷二·眼目门》）

○治梦遗不止，用黄柏四两，内一两，将童便浸炒，一两生用，共为末，炼蜜为丸如芡实大，空心，将二三十丸分做两三次，用酒送下，自有深效。（《众妙仙方·卷二·遗精门》）

○疗乳痈方：黄檗一分，为细末，以鸡子白调停涂之，干则易，立愈。（《妇人大全良方·卷之二十三》）

910

○丹溪大补丸：治阴火为病。黄柏……去皮，盐酒炒褐色，上味为细末，水丸梧子大，血虚四物汤下，气虚四君子汤下。（《祖剂·卷之三》）

○潜行散，滋阴补肾，壮骨健行，此方独胜，黄柏一味炒研，水丸服。（《症因脉治·卷三·痹证论》）

○咽痛口疮，蜜清炙黄檗焦碾为末，每用半钱掺口中。（《古今医统大全·卷之十三·伤寒门》）

○治小儿遍身生疮，脓水不干用黄柏为细末，加枯矾少许掺之愈。单用黄柏末亦可。（《良朋汇集·卷八》）

○治肾经火燥下焦湿，黄柏酒炒褐色，为末水丸，随症用药送下。吴鹤皋曰：黄柏苦而润，苦故能泻火，润故能就下也。（《不居集·上焦·卷之七》）

○治阴中生疮，脉数者，黄柏三两，蛤粉三两为末，湿疮干掺，干疮麻油调敷。（《徐大椿医书全集·女科指要·卷一》）

○耳鸣：黄柏半斤乳浸。晒干炒褐色，研细。酒糊丸桐子大，每早晚白汤送下三钱……耳鸣耳聋，川黄柏，去皮。八两，乳拌晒干，再用盐水炒褐色。磨细末，水和丸桐子大，每服百丸，空心盐汤下。（《疡医大全·卷之十三》）

○一切口疮：黄柏蜜炙赤一两，青黛一分，研末频掺。（《疡医大全·卷之十四》）

○颈上瘿瘤，不疼不痛，俱是痰结。川黄柏、海藻各一两，研细收贮，每用五分，放手心上，以舌舐之，一日三五次。（《疡医大全·卷之十八》）

○臁疮：大片黄柏，用健猪胆汁浸透晒干，又浸又晒，如是七日，研细，仍用猪胆汁调搽，或干掺。（《疡医大全·卷之二十五》）

○冻疮已破者，用黄柏末七分，生皮硝三分。未破者，用黄柏末三分，生皮硝七分，俱用冷水调搓。（《疡医大全·卷之三十五》）

○张仲安治冻疮，用黄柏烧存性，研细以鸡子清调敷，破者，干掺上神妙。（《续名医类案·卷三十五》）

○黄柏治下疳疮及阴茎上疮，黄柏、蛤粉等分为末，掺之即愈。（《东医宝

【按】

　　黄柏对因湿热所致的多种皮肤瘙痒性疾病有独特疗效。因其苦寒，口感甚烈，多服又损伤脾胃，故改口服为外用，多年来余常以黄柏为主，配伍苦参、土茯苓、白鲜皮、蛇床子等水煎外洗，用于湿疹、皮炎、疥疮属湿热者多有奇效，对小儿及服药困难的患者尤为适宜。药理研究表明，黄柏对金黄色葡萄球菌、白色葡萄球菌、溶血性链球菌、肺炎双球菌、炭疽杆菌、霍乱弧菌、白喉杆菌、枯草杆菌、大肠杆菌、绿脓杆菌、伤寒杆菌、副伤寒杆菌、脑膜炎双球菌等均有不同程度的抑制作用，对福氏、宋内氏、志贺氏及施氏痢疾杆菌有较强的抑制作用，对乙型肝炎表面抗原具有明显的选择性抑制作用。此外，黄柏还具有降血压、抑制胰蛋白酶活性、抗胃溃疡、利胆、抗炎等作用。有关黄柏对乙型肝炎的疗效，临床上尚未见单用黄柏者，值得进一步研究。

黄精

Huang jing

黄精系百合科多年生草本植物滇黄精 *Polygonatum kingianum* Coll.et Hemsl.、黄精 *Polygonatum sibiricum* Red. 或多花黄精 *Polygonatum cyrtonema* Hua 的干燥根茎。常用别名有龙衔、太阳草、鹿竹、黄芝、山生姜、玉竹黄精、白及黄精、土灵芝、笔管菜等。味甘，性平。归脾、肺、肾经。功能补气养阴，健脾，润肺，益肾。主要用于治疗脾胃虚弱，体倦乏力，口干食少，肺虚燥咳，精血不足，内热消渴等病症。常用剂量为9~15克。脾虚有湿，咳嗽痰多以及中寒便溏者不宜服。

【各家论述】

〇黄精补中益气，除风湿，安五脏。久服轻身延年不饥。（《名医别录》）

〇饵黄精，能老不饥。其法：可取瓮子去底，釜上安置令得，所盛黄精令满。密盖，蒸之。令气溜，即暴之。第二遍蒸之亦如此。九蒸九暴。凡生时有一硕，熟有三四斗。蒸之若生，则刺人咽喉；暴使干，不尔朽坏……其生者，若初服，只可一寸半，渐渐增之，十日不食，能长服之，止三尺五寸，服三百日后，尽见鬼神。饵必升天。（《食疗本草》）

〇杜甫诗云：扫除白发黄精在，君看他年冰雪容……张籍诗云：爱君紫阁峰前好，新作书堂药灶成，见欲移居相近住，有田多与种黄精。（《唐诗别裁集》）

〇补五劳七伤，助筋骨，耐寒暑，益脾胃，润心肺，单服九蒸九暴食之，驻颜断谷。（《日华子本草》）

〇黄精钩吻相似，但一善一恶，要仔细辨认，切勿误用钩吻，则伤人至死……久服延年不老。（《珍珠囊补遗药性赋·草部》）

〇鹿竹，一名兔竹。味甘，性平，无毒。根如嫩生姜色，俗呼生姜，药名黄精……服之甘美，俗亦能救荒，故名救穷草。主补中益气，除风湿，安五脏。久服轻身延年。治五劳七伤，助筋骨、耐寒暑、益脾胃、开心肺。能辟谷、补虚、添精，服之效矣。（《滇南本草》）

〇补诸虚，止寒热，填精髓，下三尸虫……为补中宫之胜品……黄精宽中益气，使五脏调良，肌肉充盛，骨髓坚强，其力增倍，多年不老，颜色鲜明，发白更黑，齿落更生……根为精气，花实为飞英，皆可服食……黄精服其花胜其实，服其实胜其根……服之十年乃得其益。（《本草纲目》）

〇能安五脏，五劳七伤，此药大补。（《万病回春·卷之一·药性歌》）

○填精髓，耐寒暑，下三虫，久服延年不饥，发白更黑……陈藏器曰，钩吻乃野葛之别名，二物全不相似，不知陶公洗何说此，是可见黄精之内本无钩吻不必疑也。（《景岳全书·卷四十八·本草正》）

○黄精为药上品，服者得仙，自古志之，乃富贵人服者多不验。盖黄精……土气之精，野处辟谷者服之，补脾益气，即不得仙，亦可延年。若富贵者思虑揉杂，五脏皆火，兼以膏粱助邪益秽，乃服加之甘温之药，是犹燃燎而济之风也。其伤愈甚，安得有验……盖是物于藿食（粗食）之肠尤宜耳。（《雨航杂录·卷下》）

913

○黄帝问天老曰：天地所生，岂有食之令人不死者乎？天老曰：太阳之草，名曰黄精，饵而食之，可以长生。（《博物志·卷五》）

○黄精滋醇浓，善补脾精不生，胃气未能益燥，但可助湿上动胃逆。浊气充塞，故多服头痛，湿旺者不宜。《本草》轻身延年之论，未可尽信也。砂锅蒸晒用。（《玉楸药解·卷一》）

○平补气血而润。（《本草从新》）

○甘平补气血，而润安五脏，益脾胃润心肺，填精髓助筋骨，除风湿。（《本草分经·通行经络·补》）

○黄精为滋腻之品，久服令人不饥，若脾虚有湿者，不宜服之，恐其腻膈也。此药味甘如饴，性平质润，为补养脾阴之正品。（《本草便读》）

○补益中气，润养精血，功能轻缓，稍逊玉竹一筹。（《徐大椿医书全集·药性切用·卷之一》）

○按黄精和缓之品，值急迫之顷，而欲恃为补益，不能也。（《罗氏会约医镜·卷十六·本草》）

○黄精为补中宫之胜品。宽中益气，使五脏调和，肌肉充盛，骨髓坚强，皆是补阴之功，但阳衰阴盛人服之，每致泄泻痞满，不可不知。（《本经逢原》）

○得蔓菁养肝血，配杞子补精气……气滞者禁用。（《得配本草》）

○黄精甘平补土金，填精补髓壮骨筋，润心除风安五脏，火痧疮劳服此珍。（《草木便方》）

○缓和而稍带甘味。为滋养强壮药，对病后诸虚弱症有效。又为解热剂，用于间歇热、痛风、骨膜炎等。并为蛔虫驱除药，对于高血压亦有效。（《现代实用中药》增订本）

○为滋养强壮药，功能生津润肺，补中益气，安五脏。（《科学注解本草概要·植物部》）

○黄精丹（黄精、当归）是补方，久服似有促进脑功能的恢复。（《蒲辅周医疗经验·方药杂谈》）

○久服断谷不饥，甘美易食，根、叶、花实皆可服饵，或蒸熟，或晒干，丸

散随宜，凶年之时可休粮。（《东医宝鉴·杂病篇·卷九》）

【验方举要】

○补精气：枸杞子（冬采者佳）、黄精各等分。为细末，二味相和，捣成块，捏作饼子，干复捣为末，炼蜜为丸，如梧桐子大。每服五十丸，空心温水送下。（《奇效良方·枸杞丸》）

○治肺痨咳血，赤白带下：鲜黄精60克，冰糖30克，炖服。（《益寿中草药选解》）

○黄精久服轻身，驻颜不老不饥，根茎花实皆可服之，采根先用滚水焯去苦汁，九蒸九曝，食之，或阴干捣末，每日净水调服，忌食梅实。（《东医宝鉴·卷一·养性延年药饵》）

【按】

药理研究表明，黄精具有抗菌、降血压、降血脂、降血糖等作用，临床上用黄精为主治疗近视、药物中毒性耳聋、低血压症、足癣、肺结核、冠心病等，均取得较好疗效。有关黄精抗衰延年之功效，尚待进一步研究。

Changshan

常山

常山为虎耳草科植物常山 *Dichroa febrifuga* Lour. 的干燥根。常用别名有互草、恒山、鸡骨常山、翻胃木等。味苦、辛，性寒，有毒。归肺、肝、心经。功能截疟，祛痰。主要用于治疗疟疾。常用剂量为4.5～9克。有催吐的副作用，量不宜过大，孕妇慎用。

【各家论述】

○恒山味苦寒。主治伤寒寒热，热发温疟，鬼毒，胸中痰结，吐逆。一名互草。生川谷。(《神农本草经》)

○疗鬼蛊往来，水胀，洒洒恶寒，鼠瘘。(《名医别录》)

○治诸疟，吐痰涎，治项下瘤瘿。(《药性本草》)

○常山理痰结而治温疟……吐涎截疟。(《珍珠囊补遗药性赋》)

○发疟呕吐勿用常山；有中年人，脏腑久虚，大便常滑，忽得疟疾，呕吐异常，唯专用人参为能止呕，其他疟剂并不可施，遂以茯苓二陈汤加人参、缩砂，而倍用白豆蔻，进一二服，病人自觉气脉颇消，于是寒热不作。盖白豆蔻能消能磨，流行三焦，荣卫一转，寒热自平。继今遇有呕吐发疟之证，或其人素呕而发疟，谨勿用常山，唯以生萝卜、生姜各研自然汁半盏，入蜜三四匙，乌梅两个同煎，吞《局方》雄黄丸三四粒，候其痢下恶血，痰水，即以人参、川芎、茯苓、半夏、缩砂、甘草调之，万一呕不止，而热不退，却用真料小柴胡汤多加生姜主治……常山治疟须用大黄为佐：苟欲荡涤血热，不可以无大黄。凡疟方来于正发，不可服药，服药在于未发两时之先，否则药病交争，转为深害……疟痢用常山、罂粟壳。然下痢日久，腹中无痛，当涩肠岂容不涩？疟以痰水作恙，法当吐痰逐水，又岂容不为之吐下？于斯时也，不有罂粟壳、常山之剂，其何以为对治乎？但中间有药辅耳。(《仁斋直指方论·卷之二》)

○常山、蜀漆有劫痰截疟之功，须在发散表邪及提出阳分之后。用之得宜，神效立见，用失其法，真气必伤。夫疟有六，经疟、五脏疟、痰湿食积瘴疫鬼邪诸疟，须分阴阳虚实，不可一概论也。常山、蜀漆生用则上行必吐，酒蒸炒熟用则气稍缓，少用亦不致吐也。得甘草则吐，得大黄则利，得乌梅、鲮鲤甲则入肝，得小麦、竹叶则入心，得秫米、麻黄则入肺，得龙骨、附子则入肾，得草果、槟榔则入脾。盖无痰不作疟，二物之功，亦在驱逐痰水而已。震亨曰：能伤真气，病人稍近虚怯，不可用也……老人久病，切忌服之。(《本草纲目》)

○攻温疟、痰疟及伤寒寒热痰结，气逆，狂、痫、癫、厥，唯胸腹多滞，邪实气壮而病疟者宜之，若老人弱人，俱当忌用，盖此物性悍，善逐痰饮……亦治鬼毒、虫毒及头项瘰疬鼠瘘。（《景岳全书·卷四十八·本草正》）

○视常山为峻剂，殊不知常山发吐，唯生用与多用为然，与甘草同行，则亦必吐，若酒浸炒透。但用钱许，余每用必建奇功，未有见其或吐者也。（《本草通玄》）

○第因常山气味薄而性升上，上必须吐，恐为暴悍，特酒制助其味厚，又佐以槟榔为使，沉降逐痰下行，加知母益阴，贝母清痰，共此四味为截疟神方。世嫌其性暴，不能善用，任疟至经年累月，则太愚矣，但勿多用及久用耳……常山初嚼如木无味，煎尝味甘淡带微苦，气味俱薄，亦非劫药。（《药品化义》）

○吐心下疟痰积饮，除疟疾老痰要药，酒浸炒用。体实患疟使发散表邪，提出阳分即可用此，体弱者不宜。（《医方十种汇编·药性摘录》）

○盖常山之功专于开泄痰浊，若邪在表分，本非其力之所及，且降逆散结，又以下行见长，若疟邪已入阴分，则苦寒遏之，愈增抑郁之困，而更无外出之路矣。（《本草正义》）

○有特异臭，味苦带甘。叶为疟疾要药，对于间日疟、三日疟、恶性疟均有效，又可用于偻麻质斯神经痛，作镇痛、解热、利尿药……不可多进，令人吐逆。（《现代实用中药》增订本）

○为解热药及疟疾治疗药，并有催吐作用。（《科学注解本草概要·植物部》）

○生用令人大吐、酒浸一宿，蒸熟；或炒，或醋浸煮熟，则善化痞而不吐。（《东医宝鉴·汤液篇·卷三》）

【验方举要】

○疗疟常山汤方：常山三两，上一味切，以浆水三升，浸经一宿，煎取一升，欲发前顿服之，后微吐差止，忌生葱生菜。（《外台秘要·卷五·疗疟方》）

○疗痰饮头痛，往来寒热方：常山一两，云母粉二两，上二味为散，熟汤服方寸匕，吐之止，若吐不尽，更服。忌生葱生菜。（《外台秘要·卷八·痰饮方》）

○常山虽治疟有功，然究竟太峻利，顷附一方，甚为神应可法也。常山四两，陈酒五斤，鸡蛋七枚，砂罐内煮热，疟至时，两手握蛋，冷则易换，至热退汗出而止。久疟用之神效莫测，然而初起，亦不可用。（《马培之医案论精要·第一篇》）

【按】

药理研究表明，常山具有抗疟、抗阿米巴原虫、解热、降血压、抑制肠平滑肌等作用。临床上可用于心律失常，有一定疗效。常山配伍生姜、半夏、藿香应用，可减轻其恶心呕吐等副反应。

Shetui

蛇蜕

蛇蜕系游蛇科动物黑眉锦蛇 *Elaphe taeniura* Cope、锦蛇 *Elaphe carinata* (Guenther) 或乌梢蛇 *Zaocys dhumnades* (Cantor) 等蜕下的干燥表皮膜。常用别名有龙子衣、龙皮、蛇皮、蛇退皮、蛇壳等。味咸、甘，性平。归肝经。功能祛风，定惊，解毒，退翳。主要用于治疗小儿惊风，抽搐痉挛，角膜出翳，喉痹，疔肿，皮肤瘙痒等病症。常用剂量为1.5～3克。研末吞服0.3～0.6克。

【各家论述】

○蛇蜕，味咸平。主小儿百二十种惊痫，瘛疭癫疾，寒热肠痔，虫毒蛇痫，火熬之良。(《神农本草经》)

○主弄舌摇头，大人五邪，言语僻越，止呕逆，明目，烧之疗诸恶疮。(《名医别录》)

○喉痹，百鬼魅。(《药性本草》)

○蛇蜕皮主去邪，明目……治诸蛊恶疮，安胎。(《食疗本草·卷中》)

○牡痔者，肛边如鼠乳，时时溃脓血出……五痔有气痔，寒温劳湿即发，蛇蜕皮主之。(《备急千金要方·卷二十三》)

○炙用辟恶，止小儿惊悸客忤。煎汁敷疬疡，白癜风，催生。(《日华子本草》)

○石痈坚如石，不作脓者……又方：蛇蜕皮贴之，经宿差。(《千金宝要·卷之二·疮疽痈肿第八》)

○辟恶去风杀虫。烧末服，治妇人吹奶，大人喉风，退目翳，消木舌。敷小儿重舌重腭，唇紧解颅，面疮月蚀，天泡疮，大人疔肿，漏疮肿毒。煮汤，洗诸恶虫伤。(《本草纲目》)

○又一孩，满面生疮，用蛇退煅存性，香油调搽愈。(《名医类案·卷七·面疮》)

○耳忽大痛，如有虫在内奔走，或血水流出，或干痛不可忍，蛇退烧存性，吹耳速效。(《仙方合集·下卷·耳病口舌》)

○蛇蜕能引诸药入肝散邪，故主如上等证。善能杀虫，故主肠痔虫毒恶疮。邪去木平，故止呕咳明目。(《本草经疏》)

○性灵善窜，祛风杀虫，治顽癣恶疮，产难目翳。酒炙、醋炙任用。(《徐大椿医书全集·药性切用·卷之六》)

○治惊痫，风疰、重舌，喉风。疗疥癣、恶疮、疔肿，痔漏。除目翳、产难、皮肤疮疡。用雪白者。（《罗氏会约医镜·卷十八·本草》）

○蛇蜕得火良，畏磁石及酒……配当归治缠喉风，配花粉、羊肝，治痘后目翳。调人乳治小儿咳吐血。调猪颊车髓，涂小儿解颅……产妇禁用。（《得配本草》）

○痈疽未成即消，已成即溃，已溃即敛。（《疡医大全·卷之七》）

○蛇与蜕同此善行数变之本气，而蜕主于在表，犹人身天表之分也，故方书治目疾居多，退目翳为最，又如小儿重舌口紧，于大人喉风木古，及痔漏疔肿，皆其病于阴血之风而患在表分者，用之为最切耳。（《本草述钩元》）

○蛇蜕小毒……驱风，取其性窜也，故治惊痫瘛疭，偏正头风，喉舌诸疾。能杀虫，故恶疮痔漏疥癣诸疾，用其毒也，有蜕义，故治眼目翳膜，胎衣不下，皮肤之疾，会意以从其义也。（《本经逢原》）

○蛇蜕治紧唇及重腭、重龈，烧为末，先拭后敷。（《东医宝鉴·外形篇·卷二》）

○蛇蜕主疟当发日，取皮塞两耳。（《东医宝鉴·杂病篇·卷六》）

○蛇蜕，身上诸疮，烧末，猪脂调敷。（《东医宝鉴·杂病篇·卷十一》）

○反鼻（腹蛇皮），药效：强壮，兴奋。用途：虚劳，神经症，痈疗，恶疮，排脓。（《临床应用汉方处方解说》）

919

【验方举要】

○疗儿吹著奶，疼肿欲作，急疗方：蛇蜕一尺七寸，烧令黑细研，以好酒一盏，微温，顿服。未甚效，更服。（《产乳集验方·产后》）

○治卒重舌方：烧蛇皮为末，唾和，涂舌上差。（《幼幼新书·卷第五·初生有病》）

○小儿初生，重腭，用蛇脱皮烧灰，细研，敷之。（《幼幼新书·卷第五·初生有病》）

○滚水汤泡，蛇退焙黄为末，调麻油搽之。（《仙方合集·下卷·杂方》）

○耳内肿痛出脓出水：蛇蜕卷条插入耳内，其脓吸尽自愈。（《疡医大全·卷之十三》）

○缠喉风痰涎闭塞，蛇蜕揉碎烧烟，竹筒吸之即破。（《疡医大全·卷之十七》）

○蛇蜕治产不顺，手足先见者，蛇蜕一条（全者），烧灰，麝香一字面，东酒服一钱，更以余津涂儿手足，即顺生。（《东医宝鉴·杂病篇·卷十》）

○蛇蜕主明目，去障翳，醋浸灸干，末服、丸服并佳。（《东医宝鉴·外形篇·卷一》）

○蛇蜕治缠喉风，气不通，蛇蜕炙黄，当归等分为末，酒服一钱愈。（《东医宝鉴·外形篇·卷二》）

○治小便不通，全蛇蜕一条，烧存性，研，温酒服之。（《本草纲目》）

【按】

蛇蜕禀蛇善行之性，为除风祛湿之良药，用于治疗关节及全身肌肉游走疼痛有验。《医林纂要》云：蛇蜕"缓肝保心"，是一句有益的提示，可在临床上适时验证。药理研究表明，蛇蜕具有显著的抗炎作用。

Shechuangzi
蛇床子

蛇床子系伞形科植物蛇床 *Cnidium monnieri*（L.）Cuss. 的干燥成熟果实。常用别名有蛇床、蛇珠、蛇床仁、蛇床实、双肾子等。味辛、苦，性温，有小毒。归肾经。功能温肾壮阳，燥湿祛风，杀虫。主要用于治疗阳痿，宫冷，寒湿带下，湿痹腰痛；外治外阴湿疹，妇人阴痒，滴虫性阴道炎等病症。常用剂量为3～9克；外用适量，多煎汤熏洗，或研末调敷。阴虚火旺或下焦湿热者慎服。

【各家论述】

〇主妇人阴中肿痛，男子阴痿湿疮，除痹气，利关节，癫痫恶疮；久服轻身。一名蛇米。（《神农本草经》）

〇温中下气，令妇人子脏热，男子阴强，好颜色，令人有子。（《名医别录》）

〇治男子、女人虚，湿痹，毒风，顽痛。去男子腰疼。浴男子阴，去风冷，大益阳事。主大风身痒，煎汤浴之瘥。疗齿痛及小儿惊痫。（《药性本草》）

〇治暴冷，暖丈夫阳气，助女人阴气，扑损瘀血，腰胯疼，阴汗湿癣，肢顽痹，赤白带下，缩小便。（《日华子本草》）

〇盖以苦能除湿，温能散寒，辛能润肾，甘能益脾，故能除妇人男子一切虚寒湿所生病。寒湿既除，则病去，性能益阳，故能已疾，而又有补益也……肾家有火及下部有热者勿服。（《本草经疏》）

〇蛇床辛苦，下气温中，恶疮疥癞，逐瘀祛风。（《明医指掌·卷一·药性歌》）

〇暖补命门，温养子宫……蛇床子温肝而暖肾，燥湿而去寒也。（《长沙药解·卷四》）

〇蛇床子不独助男子壮火，且能散妇人郁抑……肾火易动，阴强精不固者勿服。（《本经逢原》）

〇蛇床子，功用颇奇，内外俱可施治，而外治尤良。若欲修合丸散，用之参、芪、归、地、山萸之中，实有利益，然亦宜于阴寒无火之人，倘阴虚火动者，服之非宜。（《本草新编》）

〇蛇床子，温暴刚烈之品……然主治妇人阴中肿痛，男子阴痿湿痒，则皆主寒湿言之，必也肾阳不振，寒水弥漫，始可以为内服之品，甄权已谓其有毒，濒湖且谓蛇虺喜卧其下，食其子……其含毒质可知……近今医籍，绝少用为内服之药，况市肆中以为贱品，皆不炮制，而可妄用以入煎剂乎。《本经》又谓除痹气，利关节，癫痫，则燥烈之性，本能通行经络，疏通关节，然非寒湿，及未经法制者，慎弗轻投。《本经》又主恶疮，则外治之药也。外疡湿热痛痒，浸淫诸疮，可作汤洗，可为末敷，收效甚捷，不得以贱品而忽之。（《本草正义》）

○恶丹皮、贝母、巴豆。去皮壳，取仁微炒。（《本草求真》）

○入肾命而祛风燥湿，除下体湿痒、恶疮，为外科专药。（《徐大椿医书全集·上册·药性切用·卷之一中》）

○为肾命三焦气分之药。（《本草分经·三焦》）

○暖命门，温养子宫。兴丈夫玉茎痿弱，除女子玉门寒冷。（《医学摘粹·本草类要·补药门》）

○去脾经之湿，补肾经之虚，益阳滋阴……妇人无娠，最宜久服。凡湿癣疥癞，大风身痒，作汤熏洗。（《罗氏会约医镜·卷十六·本草》）

○为兴奋药，治阴痿；外用于妇人阴肿，除黏液分泌物，及阴部瘙痒症。（《现代实用中药》增订本）

【验方举要】

○治湿癣：以蛇床子末和猪脂敷之，瘥止，或用楮叶半斤，细切捣烂，涂癣上。（《华佗神方·卷十四·治湿癣方》）

○治妇人阴寒，温阴中坐药：蛇床子仁，一味末之，以白粉少许，和合相得，如枣大，绵裹纳之，自然温。（《金匮要略·蛇床子散》）

○治阳不起：菟丝子、蛇床子、五味子各等分。上三味，末之，蜜丸如梧子。饮服三十丸，日三。（《千金方》）

○治产后阴下脱：蛇床子一升。布裹炙熨之，亦治产后阴中痛。（《千金方》）

○治小儿癣：蛇床实，捣末，和猪脂敷之。（《千金方》）

○治小儿唇口边肥疮，亦治耳疮、头疮、癞疮：白矾一两（烧灰），蛇床子一两。为末，干掺疮上。（《小儿卫生总微论方》）

○治冬月喉痹肿痛，不可下药者：蛇床子烧烟于瓶中，口含瓶嘴吸烟，其痰自出。（《圣惠方》）

○治小儿恶疮：腻粉三分，黄连一分（去须），蛇床子三分。上药捣细罗为散，每使时，先以温盐汤洗疮令净，拭干，以生油涂之。（《圣惠方》）

○治阴冷：蛇床子末，白粉少许和匀，如枣大，绵裹纳之。（《丹溪治法心要·卷七·妇人科·妇人杂病第十一》）

○治肠风并脱肛及有血：用蛇床子不拘多少，炒为末，贴大肠脱垂处立收，甚妙。（《医学纲目·卷之二十七·脱肛》）

○洗药神硝散，专治痈疽溃烂臭秽：蛇床子二两研破，朴硝一两，和匀，每用三钱，水一碗，煎三五沸，通手洗之。（《疡医大全·卷之九》）

○治风虫牙痛：蛇床子煎汤，热漱数次，立止。（《疡医大全·卷之十六》）

○治赤白带下，月水不来：蛇床子、枯矾等分，为末，醋面糊丸弹子大，胭脂为衣，绵裹纳入阴户。如热极再换，日一次。（《本草述钩元》）

○蛇床子，温阴之主药，煎汤浴男女阴，去风冷，益阳事，去阴汗。（《东医宝鉴·外形篇·卷四》）

【按】

药理研究表明，蛇床子具有类性激素样作用，并有抗滴虫、抗真菌、抗病毒等作用。临床用蛇床子制剂治疗风湿性腰痛、皮肤瘙痒、子宫脱垂等有显效。

Yejuhua

野菊花

野菊花系菊科多年生本草植物野菊 *Chrysanthemum indicum* L. 的头状花序。常用别名有野黄菊、黄菊仔、山菊花、千层菊、黄菊花等。味苦、辛，性微寒。归肺、肝经。功能疏风清热、解毒消肿。主要用于治疗风热上攻所致的咽喉肿痛、目赤肿痒胀痛；热毒火盛所致的痈疽疔毒，一切无名肿毒；以及湿热浸淫皮肤所致的湿疮湿疹，瘙痒等症。常用剂量，内服：煎汤 10～15g，鲜品可用至 30～60g。外用：适量，捣敷；煎水漱口或淋洗。脾胃虚寒者慎服。

【各家论述】

○治痈肿，疔毒，瘰疬，眼瘜……服之大伤胃气。（《本草纲目》）

○破血疏肝，解疔散毒之药也，主妇人腹内宿血，解天行火毒丹疔，捣汁和生酒服之；或取渣敷署亦效。煮汤洗疮疥，又能去风杀虫。性寒味劣，无故而饮，有损胃气，非若甘菊花，有益血脉、和肠胃之妙也。（《本草汇言》）

○散火散气，消痈毒，疔肿、瘰疬，眼目热痛，亦破妇人瘀血。（《景岳全书·本草正》）

○治黄水疮。（《杭州药用植物志》）

○清热、解毒、消肿。主治疮痈肿毒，乳腺炎，淋巴腺结核，毒蛇咬伤。（《内蒙古中草药》）

○疏风、清热、解毒。用于感冒、流行性感冒、流行性脑脊髓膜炎、疮痈肿毒、咽喉肿痛、风火赤眼、湿热黄疸、泻痢、蛇虫咬伤、肝热型高血压、子宫颈糜烂。（《四川中药志》1982 年）

【验方举要】

○治疗疔疮痈疖：野菊茎叶、苍耳草各一握，共捣，入酒一碗，绞汁服，以渣敷之，取汗即愈。（《卫生易简方》）

○治浸淫疮、湿疥、癫癣、血风疮、脓窝疮等：野菊花、花椒、牙硝、枯矾研末，沸水浸泡后外洗。（《外科大成》）

○治湿疹皮炎：野菊花全草 1 斤，加水 1000mL 煎至 500mL，滤后湿敷患处。（《全国中草药汇编》）

○治疔疮：野菊花和黄糖捣烂贴患处。如生于发际，加梅片、生地龙同敷。（《岭南草药志》）

○治前列腺炎：野菊花栓（每粒含野菊花浸膏1克），每日用药2粒，15天为1疗程，连续用药2~3个疗程，治慢性前列腺炎175例，显效率60%，总有效率93%。（《中华本草》）

【按】

药理研究表明，野菊花具有降压作用，可使冠脉流量增加、冠脉阻力下降，对金黄色葡萄球菌、大肠杆菌、痢疾杆菌、伤寒杆菌等有抑制作用，可促进白细胞吞噬功能，还有一定解热作用。野菊花味极苦难吃，剂量不可过大，配伍甘草、大枣可得缓解。

猪苓

Zhuling

猪苓系多孔菌科真菌猪苓 *Polyporus umbellatus*（Pers.）Fries 的干燥菌核。常用别名有豭猪屎、豨苓、地乌桃、猪屎苓等。味甘、淡，性平。归肾、膀胱经。功能利水渗湿。主要用于治疗小便不利，水肿，泄泻，淋浊，带下等病症。常用剂量为6～12克。

【各家论述】

○主痎疟，解毒，蛊疰不祥，利水道，久服轻身耐老。（《神农本草经》）

○解伤寒温疫大热，发汗，主肿胀，满腹急痛。（《药性本草》）

○气平味淡，大燥除湿，比诸大燥药，大燥亡津液，无湿证勿服。（《医学启源·卷之下·用药备旨·药类法象》）

○猪苓，苦以泄滞，甘以助阳，淡以利窍，故能除湿利小便。（《用药心法》）

○渗泄，止渴，又治淋肿。（《珍珠囊补遗药性赋·主治指掌·逐段锦》）

○入太阴少阴之经，主伤寒温疫大热。（《丹溪手镜·卷之中·发明五味阴阳寒热伤寒汤丸药性第二》）

○解伤寒湿热，脚气，白浊，亦治妊娠子淋、胎肿。（《景岳全书·下册·卷四十九·本草正》）

○开腠理，治淋、肿、脚气，白浊、带下……猪苓淡渗，气升而又能降，故能开腠理，利小便，与茯苓同功，但入补药不如茯苓也。（《本草纲目》）

○治中暑消渴……有湿症而肾虚者忌。（《医学入门》）

○猪苓，渗湿气，利水道，分解阴阳之药也。此药味淡微苦，苦虽下降，而甘淡又能渗利走散，升而能降，降而能升，故善开腠理，分理表阳里阴之气而利小便，故前古主痎疟。甄氏方主伤寒温疫大热，能发汗逐邪，此分利表阳之气于外也。张氏方主腹满肿胀急痛，心中懊憹，疟痢瘴泻，此分利里阴之气于内也。张仲景治太阳病脉浮、发热、消渴而小便不利者，用五苓散，以止其吐；冬时寒嗽，兼寒热如疟状者，名为痰风，用五苓散以定其嗽。此三法俱重在猪苓，开达腠理，分利阴阳之妙用也。（《本草汇言》）

○耗津液，多服昏目。（《罗氏会约医镜·卷十七·本草》）

○除膀胱肾经血分湿热，行窍利水，去皮用。（《医方十种汇编·药性摘录》）

○猪苓渗利泄水，较之茯苓更捷。但水之为性，非土木条达，不能独行。猪苓散之利水，有白术之燥湿土也；猪苓汤之利水，有阿胶之清风木也；五苓之利水，有白术之燥土，桂枝之达木也；八味之利水，有桂枝之达木，地黄之清风也。若徒求利于猪、茯、滑、泽之辈，恐难奏奇功耳。去皮用。（《长沙药解·卷四》）

○目昏，无湿而渴，二者禁用。（《得配本草》）

○湿在脾胃者，必用猪苓、泽泻以分理之也。按猪苓从阳畅阴，洁古所谓升而微降者是，阳也；泽泻从阴达阳，洁古所谓沉而降者是，阴也。二味乃合为分理阴阳。（《本草述》）

○猪苓味淡，淡主于渗，入脾以通水道，用治水泻湿，通淋除湿，消水肿，疗黄疸，独此为最捷，故云与琥珀同功。但不能为主剂，助补药以实脾，领泄药以理脾，佐温药以暖脾，同凉药以清脾，凡脾虚甚者，恐泄元气，慎之。（《药品化义》）

○猪苓，凡四苓、五苓等方，并皆用此，性虽有类泽泻，同入膀胱肾经，解热除湿，行窍利水，然水消则脾必燥，水尽则气必走；泽泻虽同利水，性亦类燥，然咸性居多，尚有润存，泽泻虽治火，性亦损气，然润能滋阴，尚有补在。故猪苓必合泽泻以同用，则润燥适均，而无偏颇之患矣。至于茯苓虽属渗剂，有湿自可以去，然茯苓则入气而上行，此则入血而下降，且与泽泻利水消肿，治疟止痢等药，审属暑邪湿热内闭，无不借此以为宣导之需，古人已云清利小便，无若此快，以故滋阴药中，止有泽泻，而不用及猪苓，正谓此耳。（《本草求真》）

○其用有二，除湿肿体用兼备，利小水气味俱长。（《医方捷径·卷三》）

○为利尿药，治水肿、脚气、淋疾、糖尿病患者之口渴，兼有解热作用。（《现代实用中药》增订本）

○猪苓，体轻举而渗泄为之用——渗泄肌肉间，虚实间也。（《皇汉医学丛书·伤寒用药研究·卷下》）

○用于肾炎、膀胱炎、尿道炎。（《临床应用汉方处方解说》）

【验方举要】

○治呕吐而病在膈上，思水者：猪苓、茯苓、白术各等分。上三味，杵为散，饮服方寸匕，日三服。（《金匮要略·猪苓散》）

○小儿秘结：猪苓一两，以水少许，煮鸡屎白一钱，调服，立通。（《外台秘要》）

○治肠胃寒湿，濡泻无度，嗜卧不食：猪苓（去黑皮）半两，肉豆蔻（去壳，炮）二枚，黄柏（去粗皮，炙）一分。上三味捣罗为末，米饮和丸，如绿豆大，每服十丸，食前熟水下。（《圣济总录·猪苓丸》）

○疗妊娠小便涩痛，兼疗胎水：猪苓五两，去皮，右为末，白汤调方寸匕，加至二匕，日三夜二。不差，宜转下之，服前药。（《妇人大全良方·卷之十五·妊娠大小便不通方论第三》）

○治年壮气盛，梦遗白浊：半夏一两，猪苓一两。上半夏锉如豆大，猪苓为末。先将半夏炒令黄色，不令焦，地上去火毒半日，取半夏为末；以一半猪苓末调匀和丸，如桐子大。更用余猪苓末拌丸，使干，入不油砂瓶中养之。每服四十丸，空心温酒盐汤下，于申末间冷酒下。（《济生方·猪苓丸》）

○治妊娠从脚上至腹肿，小便不利，微渴：猪苓五两为末，以热水调服方寸匕，日三服。（《济阴纲目·卷之八·胎水肿满》）

【按】

药理研究表明，猪苓具有抗菌、利尿、抗肿瘤等作用。猪苓多糖系一种非特异性免疫刺激剂。临床用单味猪苓提取物治疗肺癌、食道癌、白血病、银屑病等有较好疗效，以猪苓为主的制剂治疗流行性出血热亦有满意疗效。

Xuanfuhua
旋覆花

旋覆花系菊科植物旋覆花 *Inula iaponica Thunb.* 或欧亚旋覆花 *Inula britannica L.* 的干燥头状花序。常用别名有戴椹、金钱花、野油花、夏菊、艾菊等。味苦辛、咸，性微温。归肺、脾、胃、人肠经。功能降气，消痰，行水，止呕。主要用于治疗风寒咳嗽，痰饮蓄结，胸膈痞满，喘咳痰多，呕吐噫气，心下痞硬等病症。常用剂量为 3~9 克。布包煎。

【各家论述】

○主结气，胁下满，惊悸。除水，去五脏间寒热，补中，下气。（《神农本草经》）

○消胸上痰结，唾如胶漆，心胁痰水，膀胱留饮，风气湿痹，皮间死肉，目中眵曚，利大肠，通血脉，益色泽。（《名医别录》）

○主肋胁气，下寒热水肿，主治膀胱宿水，去逐大腹，开胃，止呕逆不下食。（《药性本草》）

○明目，治头风，通血脉。（《日华子本草》）

○发汗吐下后，心下痞，噫气不除者宜此。（《汤液本草》）

○咸甘，冷利有小毒……仲景治痞鞕则气坚，用咸以软之。（《丹溪手镜·卷之中·发明五味阴阳寒热伤寒汤丸药性第二》）

○凡气壅湿热者宜之，但其性在走散，故凡大肠不实及气虚阳衰之人，皆所忌用。（《景岳全书·下册·卷四十八·本草正》）

○祛头目诸风寒邪。止太阳、阳明头痛。行阳明乳汁不通。（治）乳岩、乳痈、红肿疼痛、暴赤火眼、目疾疼痛、祛风明目、隐涩羞明怕日、伤风寒热咳嗽、老痰如胶，走经络，止面寒腹疼，利小便，治单腹胀，风火牙根肿痛。（《滇南本草》）

○逐水，消痰，止呕噎。（《医学入门》）

○旋覆花，消痰逐水，利气下行之药也。主心肺结气，胁下虚满，胸中结痰，痞坚噫气或心脾伏饮，膀胱留饮，宿水等症……童玉峰云，若热痰，则多烦热；湿痰，则多倦怠软弱；风痰，则多瘫痪奇症；惊痰，则多心痛癫疾；冷痰，则多骨痹痿疾；饮痰，则多胁痛臂痛；食积痰，则多癖块痞满。其为病状，种种变见，用旋覆花，虚实寒热，随证加入，无不应手获效。（《本草汇言》）

○旋覆花通血脉而行瘀涩，能除漏滴，清气道而下痰饮，善止哕噫。（《长

沙药解·卷三》)

○外能续筋，敷伤捣汁滴伤处，以渣敷之，半月即效。唯病体衰弱，大肠虚寒者忌服。（《医方十种汇编·药性摘录》）

○苦辛咸平，入肺、大肠经。下气定喘，软坚化痰，为疏理风气、水湿专药。密绢包。虚人酌用。（《徐大椿医书全集·上册·药性切用·卷之一下》）

○行凝涩而断血漏，涤瘀浊而下气逆。（《医学摘粹·本草类要·攻药门》）

○旋覆花能斡旋胸腹之气。（《成方便读·理气之剂·旋覆代赭汤》）

○旋覆、细辛，皆辛甘调气之品，可以平恶逆之气而进饮食者也。（《成方切用·卷十下》）

○阴虚劳嗽，风热燥咳，不可误用。（《本经逢原》）

○旋覆花，其主治当以泄散风寒，疏通脉络为专主。（《本草正义》）

○旋覆花具有轻扬之质，其味兼辛而性微温，故能泄散风寒，宣发肺气……水赖气化，水赖气行，故病水者气滞，气结者水甚。本品味咸借咸降之力，上者下之，水气行，痰气消。（《百药效用奇观》）

○治噫气、痰结胸膈，胃扩张，胃癌。（《临床应用汉方处方解说》）

○旋覆花，蒸熟晒干，入煎药绵滤去滓。（《东医宝鉴·汤液篇·卷三》）

【验方举要】

○治积年上气：旋覆花（去梗，焙）一两，皂荚（炙，去皮、子）一两一分，大黄（锉、炒）一两半。上三味，捣罗为末，炼蜜丸如梧桐子大。每服十丸至十五丸，温汤下，日三服。（《圣济总录·旋覆花丸》）

○一幼女患唇四围生疮，黄脂如蜡，用旋覆花烧存性，真麻油调搽愈。（《名医类案·卷七·面疮》）

○治半产漏下，脉弦而大：旋覆花三两，葱十四茎，新绛少许。三味，以水三升，煮取一升，顿服之。（《医学纲目·卷之三十四·调经》）

○治疔疮神效：用旋覆花烧灰存性为细末。以灯盏下竹付中所积之油调熬即愈。（《众妙仙方·卷二·论疮门》）

○折伤接筋方：旋覆花根杵汁滴伤处，又将渣封疮上十五日，使断筋自续矣。（《医学纲目·卷之二十·摔扑伤损》）

○治风湿痰饮上攻，头目眩胀眵曀：旋覆花、天麻、甘菊花各等分。为末，每晚服二钱，白汤下。（《本草汇言》）

○治小便不行，因痰饮留闭者：旋覆花一握，捣汁，和生白酒服。（《本草汇言》）

○治单腹胀：旋覆、鲤鱼。将鱼肠去净，药入鱼肚内，煎服。小便利，肿胀即消。（《滇南本草》）

○治风火牙痛：旋覆花为末，搽牙根上，良久，去其痰涎，疼止。（《滇南本草》）

【按】

药理研究表明，旋覆花具有平喘、镇咳、抗菌等作用。旋覆花行散疏泄功效卓著，善疏通血脉，临床用于肝郁气滞，胸胁痞满不适者有显效。

Mahuang
麻黄

麻黄系麻黄科多年生草本状小灌木植物草麻黄 *Ephedra sinica* Stapf，中麻黄 *Ephedra intermedia* Schrenk et C. A. Mey. 或木贼麻黄 *Ephedra equisetina* Bge. 的干燥草质茎。常用别名有龙沙、卑相、卑盐等。味辛、微苦，性温。归肺、膀胱经。功能发汗散寒，宣肺平喘，利水消肿。主要用于风寒感冒，胸闷喘咳，风水浮肿；支气管哮喘。蜜麻黄润肺止咳，多用于表证已解，气喘咳嗽等病症。常用剂量为1.5～10克，宜先煎。表虚自汗，阴虚盗汗者忌用。

【各家论述】

○麻黄，味苦温无毒。主治中风伤寒头痛，温疟，发表出汗，去邪热气，止咳逆上气，除寒热，破癥坚积聚，一名龙沙。生川谷。（《神农本草经》）

○麻黄得术，虽发汗而不致过汗，术得麻黄，能并行表里之湿，最为适合病情，故能取微似汗而解。（《金匮要略讲义·痉湿暍脉证治第二》）

○其证应内麻黄，以其人遂痹，故不内之。若逆而内之者，必厥，所以然者，以其人血虚，麻黄发其阳故也。※桂苓五味甘草去桂加细辛半夏杏仁汤。主治：支饮，其人肿而咳者。（《金匮要略方论·卷中》）

○主五脏邪气缓急，风胁痛，字乳余疾。止好唾，通腠理，解肌，泄邪恶气，消赤黑斑毒。（《名医别录》）

○治身上毒风顽痹，皮肉不仁。（《药性本草》）

○太阳属膀胱，非发汗则不愈，必用麻黄者，以麻黄生于中牟，雪积五尺，有麻黄处雪则不聚，盖此药能通内阳气却外寒也。（《医说·卷第三》）

○通九窍，调血脉，御山岚瘴气。（《日华子本草》）

○麻黄苦，为地之阴，阴当下行，何谓发汗而升上？经曰：味之薄者，阴中之阳，所以麻黄发汗而升上。（《医学启源·卷之中·用药备旨》）

○其用有四：去寒邪一也；肺经本药二也；发散本寒三也；去皮肤之寒湿及风四也。又云：味苦，纯阳，去营中寒。去根，不锉细，微捣碎。煮二三沸，去上沫，不然，令人心烦。（《医学启源·卷之下·用药备旨》）

○麻黄（恶辛荑、石苇）……其用有二：其形中空，散寒邪而发表；其节中闭，止盗汗而固虚。（《珍珠囊补遗药性赋·主治指掌》）

○治鼻窍闭塞不通，香臭不闻。（《滇南本草》）

○治中风方，续命、排风、越婢等，悉能除去，而《千金》多用麻黄，令人不得虑虚，以风邪不得汗，则不能泄也。然此治中风不汗者为宜。若自汗者，更用麻黄，则津液转脱，反为大害。（《医学纲目·卷之十·中风》）

○麻黄轻可去实，为发表第一药，唯当冬令在表真有寒邪者，始为相宜。虽发热恶寒，苟不头疼、身痛、拘急、脉不浮紧者，不可用也。虽可汗之症，亦当察病之重轻，人之虚实，不得多服。盖汗乃心之液，若不可汗而误汗，虽可汗而过汗，则心血为之动摇，或亡阳，或血溢而成坏症，可不兢兢致谨哉。（《本草通玄》）

○若寒邪深入少阴、厥阴筋骨之间，非用麻黄、官桂不能逐也。但用此之法自有微妙，则在佐使之间，或兼气药以助力，可得卫中之汗，或兼血药以助液，可得营中之汗，或兼温药以助阳，可逐阴凝之寒毒，或兼寒药以助阴，可解炎热之瘟邪，此实伤寒阴疟家第一要药，故仲景诸方以此为首，实千古之独得者也。今见后人多有畏之为毒药而不敢用，又有谓夏月不宜用麻黄者，皆不达可哂也……若阴邪深入则无论冬夏皆所最宜……但阳邪宜柴胡，阴邪宜麻黄，不可不察也。（《景岳全书·下册·卷四十八·本草正》）

○若小儿疹子，当解散热邪，以此同杏仁发表清肺，大有功效。（《药品化义》）

○入肺家而行气分，开毛孔而达皮部。善泄卫郁，专发寒邪，治风湿之身痛，疗寒湿之脚肿。风水可驱，溢饮能散。消咳逆肺胀，解惊悸心忡。（《长沙药解·卷三》）

○凡风寒郁肺而见咳逆上气，痰嗽气喘皆可加用。（《医方十种汇编·药性摘录·散寒》）

○凡哮喘初发，宜服苏陈九宝汤，盖哮喘为顽痰闭塞，非麻黄不足以开其窍，放胆用之，百发百中。※苏陈九宝汤：治风寒闭肺而作哮喘，净麻黄、红云皮、薄荷、青化桂、苏叶、桑白皮、大腹皮、杏仁、炙草。（《幼幼集成·卷三》）

○盖麻黄、石膏二物，一甘热，一甘寒，合而用之，脾偏于阳，则合以甘热。胃偏阳则合以甘寒。乃至风热之阳，水寒之阴，凡不和于中土者，悉得之。何者？中土不和，则水谷不化其精悍之气以实荣卫，荣卫虚，则或寒或热之气皆得壅塞其隧道，而不通于表里，所以在表之风水用之，而在里之水兼渴，而小便自利者，咸必用之，无非欲其不害中土耳。（《医门法律·卷六·越婢汤》）

○至于麻黄，虽能通其阳气，然在湿胜方中，即无汗不可多用，或用其大半可也。薏苡仁汤方：苡仁、当归、芍药、桂心、麻黄、甘草、苍术。主治手足流注，疼痛麻木不仁，难以屈伸。（《医门法律·卷三》）

○及见脉微、恶寒、吐利、躁烦等证，亡阳已在顷刻，又不当用麻黄。即此推之，凡治暴病而用麻黄者，其杀人不转睫矣。（《医门法律·卷二·麻黄附子

甘草汤》)

○其用麻黄为君药，以麻黄能通阳气而开痹也，故痹非得汗不开。※《千金》三黄汤：麻黄、独活、细辛、黄芪、黄芩。主治：中风手足拘急，百节疼痛，烦热心乱，恶寒，经日不欲食。(《医门法律·卷三》)

○治表实无汗，憎寒壮热。头痛身疼，通九窍，开毛孔，咳嗽，痰哮，气喘。即寒邪深入少阴、厥阴筋骨之间，亦能同肉桂以逐之。(《罗氏会约医镜·卷十六·本草》)

○入肺家而行气分，开毛孔而达皮部。善泄卫郁，专发寒邪。治风湿之身痛，疗寒湿之脚肿，风水可驱，溢饮能散，消咳逆肺胀，解惊悸心忡……止汗敛表，但用根节。(《医学摘粹·本草类要·散药门》)

○为肺家专药。为发汗散邪，通关利窍，风寒表实者宜之。去节用，不可过剂。蜜炙，痰哮气喘，属邪实病痼者。(《徐大椿医书全集·上册药性切用·卷之一》)

○麻黄，厚朴、白薇为之使……大能发汗，去营中寒邪，泄卫中风热……得肉桂治风痹冷痛，佐半夏治心下悸病，佐射干，治肺痿上气，使石膏，出至阴之邪火……凡服麻黄须避风一日，不尔，病复作难疗。(《得配本草》)

○麻黄治卫实之药，桂枝治卫虚之药，二物虽为太阳经药，其实营卫药也，心主营血，肺主卫气，故麻黄为手太阴肺经之剂，桂枝为手少阴心经之剂。伤寒伤风而咳嗽，用麻黄汤、桂枝汤，即汤液之源也。麻黄乃肺经之专药，故治肺病多用之。(《本经逢原》)

○麻黄轻清上浮，专疏肺郁，宣泄气机，是为治感第一要药，虽曰解表，实为开肺，虽曰散寒，实为泄邪，风寒固得之而外散，即温热亦无不赖之以宣通……又凡寒邪郁肺，而鼻塞音哑；热邪窒肺，而为浊涕鼻渊；水饮渍肺，而为面浮喘促；火气灼肺，而为气热息粗，以及燥火内燔，新凉外束，干咳嗌燥等证，无不恃以为疏达肺金，保全清肃之要务，较之杏、贝苦降，桑皮、杷叶等之遏抑闭塞者，功罪大是不侔……而缪氏《经疏》更为过甚之词，竟有味大辛，气大热之说……不知麻黄发汗，必热服温覆，乃始得汗，不加温覆，并不作汗，此则治验以来，凿凿可据者。(《本草正义》)

○受风水肿之症，《金匮》治以越婢汤，其方以麻黄为主，取其能祛风兼能利小便也。愚平素临症用其方，服药后果能得汗，其小便即顿能利下，而肿亦遂消。东人……用麻黄十瓦，煎成水一百瓦，为一日之量，分三次服下，治慢性肾炎小便不利及肾脏萎缩小便不利，用之有效有不效，以其症之凉热虚实不同，不知用他药佐之以尽麻黄之长也……通变化裁，息息与病机相符，是真善用麻黄者矣。古方中用麻黄，皆先将麻黄煮数沸，吹去浮沫，然纳他药，盖以其所浮之沫发性过烈，去之所以使其性归和平也。麻黄带节发汗之力稍弱，去节则发汗之力较强，今时用者大抵皆不去节，至其根则纯系止汗之品，本是一物，而其根茎之性若是迥殊，非经细心实验，何以知之？陆九芝谓：麻黄用数分即可发汗。此以治南方之人则可，非所论于北方也。盖南方气暖，其人肌肤薄弱，汗最易出，故南方有麻黄不过钱之语。北方若至塞外，气候寒冷，其人之肌肤强厚，若更为出外劳碌，不避风霜之人，又当严寒之候，恒用至七八钱始得汗者。（《医学衷中参西录·上册·药物》）

935

○夫水气填胸，未有不喘者，散中、上部水邪未有逾于麻黄者。（《经证证药录·卷一》）

○麻黄、杏仁均主"咳逆上气"。所以有别者，杏仁苦降，宜于汗后；麻黄温散，宜于汗前也……其分别处，麻黄横发肺邪，由四肢皮肤而出；杏仁顺降肺逆，自小肠、膀胱而下也……肺咳不已，大肠受之，故麻黄治皮毛合邪之咳，而杏仁治饮食入胃之咳也。（《经证证药录·卷三》）

○冉雪峰曰：所以然者，发热恶寒，热多寒少，本为阳证，脉微弱，则非阳脉。阳陷阴中，热不得越，现有阳证，且有随同内陷危险趋势，麻黄能增加血中氧化，促助血液循环，麻黄伍桂枝，则作用于外。麻黄伍石膏，则作用于内，其振起郁陷功能，较葛根、升麻，不啻倍蓰……。※桂枝二越婢一汤。世俗不晓，惑于《治人书》陶节菴之说，但见一味麻黄，率以为汗剂，畏而避之，不知麻黄汤之制，欲用麻黄以泄营分之汗，必先以桂枝开解卫分之邪，则汗出而邪去矣，所以麻黄不与桂枝同用，只能泄肺邪，而不致大汗泄也。※麻杏石甘汤。麻黄辛温开发能刺激神经末梢，增高血压。血中水分外出，经汗腺则为汗，下出……则为尿……本方用石膏，引其清降下泄，则利小便，所以麻杏石甘汤能发汗，又能止汗。伤寒内郁为热者可用，温病自内发者，亦可用，无汗表未解者可用，有汗表未尽者亦可用。※麻杏石甘汤。（《冉注伤寒论·四》）

○冉雪峰曰：黄自当透出外，黄亦有未透出外者，照文气，加发字为顺……条文明曰在里，又无发热、恶寒、体痛、无汗诸表证，何必用麻黄。麻黄连翘赤小豆汤，以麻黄冠首标名，原注重麻黄，麻黄发表为普通药物应用，麻黄解里为深层方制治疗……麻黄解里难知……所以然者，经论是着眼瘀热二字，热当清，热既瘀，清之未必去，故借麻黄冲激之大有力者，以开发之……虽是言表，却是言里，虽似治表，却是治里，学者务观其大，务会其通，是为得之。（《冉注伤寒论·第261条》）

○麻黄本为辛温之品，能发里中之表，逐邪出散，邪散则毒无所附，血脉得通，汗水时流，毒邪自患处随汗水而泄，毒既解则阳气得复；因其辛散，故能开皮毛逐邪外出，兼有大剂清热解毒之剂，一透一解，故能托邪于外，解毒于内，对于疔毒内陷实为理想的配伍。※加减七星剑汤：野菊花、麻黄、草河车、地丁草、蒲公英、豨莶草、苍耳头、半枝莲、莲子心。主治：疔疮走黄的正盛邪实阶

段。(《赵炳南临床经验集·医案选·疔》)

○人参佐麻黄，表实无汗者，一服即效……麻黄无葱汗不发。(《东医宝鉴·杂病篇·卷一》)

○麻黄治温病无汗，煎汤服，发汗差。(《东医宝鉴·杂病篇·卷六》)

○用途：腠理闭塞之呼吸困难。(《临床应用汉方处方解说》)

○麻黄体疏漏而轻散，清开为之用……轻散表位或腹中，清开表里或虚实间。(《皇汉医学丛书·伤寒用药研究·卷下》)

【验方举要】

○用麻黄一握去节，绵裹，陈酒五升，煮取半斤，顿服取小汗，春月可用水煎。(《华佗神方·卷四·治伤寒发黄》)

○麻黄、麻黄根各二两，以头生酒五壶，重汤煮三炷香，露一夜，早晚各饮三五杯，至三五日出脓成疮，十余日脓尽，脓尽则红色褪，先黄后白而愈。(《华佗神方·卷十一·治酒渣鼻方》)

○麻黄一大把去节，美清酒五升，煮取二升半，去滓，顿服尽。古今方云，伤寒热出发黄疸，宜汗之则愈，冬月用酒，春宜用水煮之良。(《外台秘要·卷四·黄疸方》)

○治产后腹痛，及血下不尽。麻黄去节，杵末，酒服方寸匕，一日二三服，血下尽即止。泽兰汤服亦妙。(《子母秘录·产后》)

○《备急》葛氏疗卒上气，鸣息便欲绝方。又方，麻黄去节，甘草(炙)各二两，上二味切，以水三升，煮取一升半，分三服。《古今录验》用水八升，煮取三升八合，忌海藻、菘菜。差后，欲令不发者，更取二味，并熬杏仁五十枚，捣筛密和丸，服四五丸，日三。(《外台秘要·卷十·卒上气方》)

○灵应丹：治瘫痪四肢不举，风痹等证。麻黄二斤去根节，河水五升熬去渣，再熬成膏，入白芷、桑白皮、苍术、甘松、浮萍各一两，川芎、苦参各二两。为末，以膏调为丸，弹子大。每服一丸，温酒化下，临卧服。隔二三日再服，手足即时轻快，治卒中风。(《古今医统大全·卷之八·中风门》)

【按】

麻黄是一味老药，在《伤寒论》中就有14方用麻黄。近年除传统的功用之外，尚发现不少的新用途和新用法，扩大了麻黄的应用范围。如以麻黄为主治疗小儿腹泻、遗尿、荨麻疹、鱼鳞病、硬皮病、痹证、痈疽初起、便秘、低血压等病症有效，麻黄还具有一定的活血化瘀、醒脾开胃的作用。现代药理研究表明，麻黄具有增强心肌收缩力，使冠状动脉、脑、肌肉血管扩张，血流量增加；使肾、脾等内脏和皮肤黏膜血管收缩，血流量降低，血压上升等作用。还有松弛支气管平滑肌、抗过敏、松弛胃肠道平滑肌、兴奋中枢、兴奋膀胱括约肌、兴奋离体子宫、散瞳、抑制流感病毒、抗菌、镇咳、解热发汗等多种作用。对于麻黄的禁忌记载颇多，为了预防或减轻麻黄所导致的心悸失眠、血压升高等副反应，可适当配伍甘草或石膏、夜交藤等。麻黄的古今临床用法，贵在因时、因地、因人制宜，在辨证指导下用药，不可泥于陈说。

Lujiao
鹿角

（附：鹿角胶、鹿角霜）

　　鹿角系鹿科动物马鹿 *Cervus elaphus* Linnaeus 或梅花鹿 *Cervus nippon* Temminck 已骨化的角，或锯茸后翌年春季脱落的角基。（鹿角经水煎熬，浓缩制成的固体胶称鹿角胶，鹿角去胶质的角块称鹿角霜）味咸，性温。归肝、肾经。功能温肾阳，强筋骨，行血消肿。主要用于治疗阳痿遗精，腰脊冷痛，阴疽疮疡，乳痈初起，瘀血肿痛。常用剂量为5～10克，水煎服或研末服，外用磨汁或研末敷。阴虚火旺者忌服。鹿角胶又称鹿胶，尚有止血作用，用时温烊化服。鹿角霜补力较弱，但有收敛作用。鹿肉、鹿骨、鹿髓等均可入药。

【各家论述】

　　○角，主治恶疮痈肿，逐邪恶气。留血在阴中。（《神农本草经》）

　　○除小腹血急痛，腰脊痛，折伤恶血，益气。（《名医别录》）

　　○除恶血……多取鹿角并截取尖，锉为屑，以白蜜淹浸之，微火熬令小变色，曝干，捣筛令细，以酒服之。令人轻身益力，强骨髓，补阳道。（《食疗本草》）

　　○鹿头肉：主消渴……蹄肉：主脚膝骨髓中疼痛……肉：主补中益气力。生肉：主中风口偏不正……骨：温，主安胎，下气。（《食疗本草》）

　　○单服鹿角胶，主补虚，益髓长肌，悦颜色，令人肥健方：鹿角胶一味捣末，以酒服方寸匕，日三，至二三匕效。（《外台秘要·卷十七》）

　　○小儿温疟，鹿角末，先发时便服一钱匕。（《千金宝要·卷之一·小儿第二》）

　　○疗患疮痈肿热毒等，醋摩敷；脱精尿血，水摩服；小儿重舌鹅口疮，炙熨之。（《日华子本草》）

　　○鹿角煎胶补瘦羸，又安胎止痛……鹿角味苦辛，依法煎炼成胶及霜入药，用止泄精遗尿。（《珍珠囊补遗药性赋·禽兽部》）

　　○鹿角，生用则散热行血，消肿辟邪；熟用益肾补虚，强精活血。炼霜熬膏，则专于滋补矣。（《本草纲目》）

　　○鹿角胶，大补虚羸，益血气，填精髓，壮筋骨，长肌肉，悦颜色，延年益寿，疗吐血、下血、尿精、尿血及妇人崩淋，赤白带浊，血虚无子，止痛安胎，亦治折跌损伤，疮疡肿毒，善助阴中之阳，最为补阴要药。（《景岳全书·卷四

十九·本草正》）

〇鹿角咸能入血软坚，温能通行散邪，故主恶疮痈肿，逐邪恶气，及留血在阴中，少腹血结痛，折伤恶血等证也。肝肾虚，则为腰脊痛，咸温入肾补肝，故主腰脊痛。气属阳，补阳故又能益气也。（《本草经疏》）

〇鹿肉通血脉，补中气，益脾胃，强五脏，服之有益无损……鹿角胶……善助阴中之阳，为补阴要药……更能安胎、敛汗、治折伤，舒气喘。凡劳伤羸瘦之人，最宜久服多服……畏大黄。（《罗氏会约医镜·卷十八·本草》）

〇鹿胶味甘性缓，温补肾阴以通督任，同桂用除寒热惊痫，同龟胶治羸瘦腰痛。同地黄当归治妇女血闭胎漏。唯平脏服之得宜，若纯阴无阳服此，反能泥膈，恐有腹胀饱满之弊。（《医方十种汇编·药性摘录》）

〇鹿角……煎汁炼膏，大能温补命门精血，专通督脉而缘合冲任。为却老延年专药。炼取角霜，助阳理湿，为虚寒痛痹、肾泄专药。角灰：行血止血，专理精血崩中，其散瘀止血之功可见，血虚者忌之。鹿胎：功力纯阳。专于温补下元。鹿骨：补骨续经理伤。鹿肉：温中补阳，肥健多力……鹿筋：大补筋骨，兼壮宗筋，不畏寒冷。鹿血：冲酒服，起阴器，止腰痛，疗折伤。鹿精：名鹿竣，设法取之，大补虚劳羸弱。（《徐大椿医书全集·药性切用·卷之六》）

〇鹿角温散，烧灰善鼓阳气以摄血液。（《徐大椿医书全集·杂病证治卷七·溺血》）

〇鹿角，杜仲为之使……得人参、生姜治产后喜呕，得发炭治小儿滞下，配地丁消虚人乳痈，用酒下，治跌打折伤……鹿角胶得火良……妇人虚如胎寒，腹痛，此为要药。得龙骨治盗汗遗精，得茯苓治小便频数……真阴虚，服之火炎水愈涸，痰热血证俱禁用。（《得配本草》）

〇鹿角熬胶则益阳补肾，强精活血，总不出通督脉补命门之用，但胶力稍缓，不能如茸之力峻耳。互参二条经旨，乃知茸有交通阳维之功，胶有缘合冲任之用，然非助桂以通其阳，不能除寒热惊痫，非龟鹿二胶并用，不能达任脉，而治羸瘦腰痛，非辅当归、地黄，不能引入冲脉，而治妇人血闭胎漏……鹿角霜治火不生土，脾胃虚寒，食少便溏，胃反呕逆之疾，取温中而不黏滞也。（《本经逢原》）

〇鹿角：陈良甫曰：产后瘀血奔心，因分娩后不饮童便，以致虚火炎上也。用鹿角烧灰，童便调下即醒，此物行血极效。（《女科经纶·卷五》）

〇鹿角为滋养强壮剂，对虚弱者，神经衰弱者、脓血、痈肿，能使血行良好。（《现代实用中药》增订本）

〇鹿角片生用，为消炎退肿药。（《科学注解本草概要·动物部》）

〇鹿骨，酿酒，治风补虚。（《东医宝鉴·杂病篇·卷二》）

〇鹿髓，主筋急痛，以温酒和服。（《东医宝鉴·外形篇·卷三》）

○鹿髓脂，主四肢不随和，酒调服之佳。（《东医宝鉴·外形篇·卷四》）

【验方举要】

○治妇人小便出血，或时尿血。鹿角胶三两，炙令黄，以水一大盏，煎至半盏，去滓分为三服，食前服。（《妇人大全良方·卷之八》）

○疗妊娠腰背痛，反复不得。鹿角，长六寸，烧令赤，酒中淬，再烧再淬，以角碎为度，取酒饮之，鹿角为末服亦可。（《妇人大全良方·卷之十二》）

○治妊娠堕胎，下血不尽，苦烦满……时发寒热、狂闷方：鹿角屑一两，熬，以水一大盏，煎致一合，取汁六分，分为三服。调鹿角屑二钱服，日三服，须臾血下。（《妇人大全良方·卷之十三》）

○治妊娠热病，胎死腹中，下之。鹿角屑一两，以水一盏，葱白五茎，豉半合，煎至六分，去滓温服，良效。（《妇人大全良方·卷之十四》）

○疗乳痈或疮久不差，浓汁出，疼痛欲死不可忍。鹿角二两，甘草半两。右为细末，用鸡子白和于铜器中暖温，敷患处，日五七易，即愈。（《妇人大全良方·卷之二十三》）

○治小儿口噤方：鹿角粉、大豆末，二味等分，和乳涂上饮儿……治重舌，舌强不能吸乳方：取鹿角末如大豆许，安舌上，日三即瘥。（《幼幼新书·卷第五·初生有病》）

○治久虚冷，小便白浊，滑数不禁……鹿角屑炒黄为末，温酒下二钱妙。（《医学纲目·卷之十四》）

○治男子梦与鬼交，心神恍惚者。刮鹿角屑三指撮，日二服，酒下。（《医学纲目·卷之二十九》）

○治漏下不止者，鹿角烧灰，细研食前温酒调下二钱。（《证治准绳·女科·卷一》）

○服鹿角法：鹿角屑十两，生附子三两（去皮脐），为末。每服二钱，空心温酒下。令人少睡，益气力，通神明。（《本草纲目》）

○补肾鹿角粥：大能补髓坚齿，益精血，固元气，每日粥一碗，入鹿角霜五钱，白盐一匙，搅匀，空心服……饵此粥三十年，年七十犹如少壮。（《拙老笔记》）

○治乳痈，鹿角尖烧灰存性，研末，好陈沼酒调服二钱并外用，葱白捣烂和蜜温敷患处。（《仁寿镜·卷三》）

○治小产恶露不下，人发寒热，狂闷等症。鹿角尖一两为末，每服二钱，豆豉汤下。（《达生要旨·卷三·小产证治》）

○肺风疮，无灰酒于砂钵内，磨鹿角尖浓汁敷。（《疡医大全·卷之十二》）

○治痈疽疔，用生鹿角尖，于砂石器内同米醋磨浓，涂患处四围，涂一二

日，内消。（《外科精要·卷下·痈疽经验杂方》）

　　○治妇人吹乳硬肿，身发热憎寒，疼痛难忍，不进饮食者。鹿角一两，炭火煅存性，研细，分作二服，先将末药五钱入锅，次下无灰酒一碗，滚数沸倒在碗内，乘热尽饮，卧覆汗出即安。（《济阴纲目·乳病门·吹乳痈肿》）

　　○治溺血久不止，脉细数者。鹿角八两，烧灰，秋石四两，煅灰，为末，蜜丸，乌梅汤下三钱。（《徐大椿医书全集·杂病证治·卷七》）

　　○一人消中，日夜溺七八升，鹿角烧令焦为末，以酒调服五分，日三服，渐加至方寸匕。（《续名医类案·卷九·渴》）

941

　　○治乳吹结核肿痛，轻者用生鹿角尖酒磨二钱，煎服，即消。（《产孕集·补遗·去疾篇》）

　　○鹿角，炙为末，酒服二钱，日二次，久服面色如花。以浆水浓磨如泥，涂面，令不皱，兼去疮疱，光华可爱。（《东医宝鉴·外形篇·卷一》）

　　○鹿角主死胎不出，鹿角细屑一两。水一盏，葱白五茎，豆豉半合，同煎服，立效。（《东医宝鉴·杂病篇·卷十》）

【按】

　　鹿角功似鹿茸，但药力较弱，生用活血散瘀消肿是其长处。鹿角胶之补力胜于鹿角，并有止血作用。鹿角霜补力虽小，但不滋腻，对于脾肾两虚，纳差便溏，白带清稀者尤为适宜。

Lurong

鹿茸

鹿茸系脊椎动物鹿科梅花鹿 *Cervus nippon* Temminck 或马鹿 *Cervus elaphus* Linnaeus 的雄鹿未骨化密生茸毛的幼角。味甘、咸，性温，归肾、肝经。功能壮肾阳，益精血，强筋骨，调冲任，托疮毒。主要用于阳痿滑精，宫冷不孕，羸瘦，神疲，畏寒，眩晕，耳鸣，耳聋，腰脊冷痛，筋骨痿软，崩漏带下，阴疽不敛等病症。常用剂量为 1~3 克，研细末，一日三次分服。或入丸散。阴虚阳亢，血分有热，胃火炽盛或肺有痰热，外感热病者均忌服。

【各家论述】

〇鹿茸，味甘温。主治漏下恶血，寒热惊痫，益气强志，生齿不老。（《神农本草经》）

〇疗虚劳洒洒如疟，羸瘦，四肢酸疼，腰脊痛，小便数利，泄精溺血。（《名医别录》）

〇主益气。（《食疗本草》）

〇主补男子腰肾虚冷，脚膝无力，梦交，精溢自出，女人崩中漏血，炙末空心温酒服方寸匕。又主赤白带下，入散用。（《药性本草》）

〇麋茸利补阳，鹿茸利补阴。凡用茸无须太嫩，世谓之"茄子茸"，但珍其难得耳，其实少力。坚者又太老，唯长数寸，破之肌如朽木，茸端如玛瑙、红玉者最善。（《苏沈内翰良方校释·卷第一·论鹿茸麋茸》）

〇补虚羸，壮筋骨，破瘀血，安胎下气，酥炙入用。（《日华子本草》）

〇破留血在腹，散石淋痈肿，骨中热疽痒。（《增广和剂局方·药性总论》）

〇鹿茸益气补虚，男治泄精，女止崩漏。（《珍珠囊补遗药性赋·主治指掌》）

〇鹿茸甘温，益气滋阴，泄精尿血，崩带堪任。（《明医指掌·卷一·药性歌》）

〇麋茸补阳，利男子，鹿茸补阴，利于妇人……今合二角为二至，乃峻补精血之良药。男妇均可服此，以血补血，非一切草木之可比也。（《名医类案·卷十一》）

〇味甘咸气温，破开涂酥炙黄脆入药，益元气，填真阴，扶衰羸瘦弱，善助精血，尤强筋骨，坚齿牙，益神志，治耳聋目暗，头脑眩晕，补腰肾虚冷，脚膝无力，夜梦鬼交，遗精滑泄，小便频数，虚痢尿血及妇人崩中漏血，赤白带下……

若得嫩而肥大如紫茄者，较之鹿角胶其功力为倍。（《景岳全书·下册·卷四十九·本草正》）

○生精补髓，养血益阳，强健筋骨。治一切虚损，耳聋，目暗，眩晕，虚痫。（《本草纲目》）

○鹿茸，禀纯阳之质，含生发之气。妇人冲任虚，则为漏下恶血，或瘀血在腹，或为石淋……此药走命门，心包络及肝、肾之阴分，补下元真阳，故能主如上诸症，及益气强志也。痈肿疽疡，皆营气不从所致，甘温能通血脉，和腠理，故亦主之。（《本草经疏》）

○补右肾精气，暖肾助阳，添精补髓健骨，治一切虚损，酥炙用。麋茸功用相仿，温性差减。（《本草分经·命门》）

○治大便泄泻，寒战咬牙，治老人脾肾衰寒，命门无火。或饮食减常，大便溏滑诸证。（《本草切要》）

○鹿茸功用，专主伤中劳绝。腰痛…取其补火助阳，生精益髓，强筋健骨，固摄精便，下元虚人，头旋眼黑，皆宜用之。《本经》治漏下恶血，是阳虚不能统阴，即寒热惊痫，皆肝肾精血不足所致也。（《本经逢原》）

○麻勃为之使……养血益阳……配苁蓉、麝香，治酒泄骨立……配狗脊、白蔹、艾治冷带不止。（《得配本草》）

○入肾命而助阳暖胃，益髓添精，为虚劳、痿痹无火专药。（《徐大椿医书全集·药性切用》）

○禀纯阳之质，含生发之气，填精血，补真阳……坚齿牙，治耳聋。（《罗氏会约医镜·卷十八·本草》）

○鹿茸大补肾脏之阳，能通督脉，督脉总督诸阳，为卫气之根本，使周身阳气充满流行。（《成方便读·治疟之剂·扶阳汤》）

○鹿茸补精填髓之功效虽甚伟大，然服食不善，往往发生吐血、衄血、尿血，目赤头晕，中风昏厥等症。（《鹿茸通考》）

○为强壮及激性药。（《科学注解本草概要》）

○服用鹿茸以淡盐水送下，取其不燥而引入下焦。（《沈绍九医话·药物及方剂》）

○鹿茸能生齿、固齿，令不老，末服，丸服皆佳。（《东医宝鉴·外形篇·卷二》）

【验方举要】

○治虚寒头痛，缘鹿茸生于头，故治头眩也。不效则独用鹿茸一味，每服五钱，无灰酒煎，入麝香少许服。（《医碥·卷三·杂症·眩晕》）

○治妇人久积虚寒，小便白浊。滑数不禁。鹿茸屑，炒黄为细末，每服二

钱，空心温酒调服。(《济阴纲目·卷之二·治白浊白淫》)

○眩晕者，眩晕而旋转不定也……如因虚而致者，以一味鹿茸酒主之。如因火亢而致者，以一味大黄散主之。一味鹿茸酒，鹿茸一两，酒煎去渣，入麝香少许服。一味大黄散，大黄(制)为末茶调下，每服一钱至二三钱。(《医学摘粹·杂证要法·眩晕》)

○鹿茸酒：嫩鹿茸30克(去毛切片)，山药末30克，绢袋装好，浸入酒瓶中，密封7日即可开瓶饮用，每日3盏。用于阳痿，小便频数，面无光泽者。(《益寿中草药选解》)

【按】

鹿茸性温，用之得当，功力卓著，但用之不当或剂量过大，每有发生升火动血者，如衄血、口干、头昏等。阴虚阳亢者自当禁用，即使是阳虚精血不足而宜用鹿茸者，也应先小量，逐渐增至常用量，每日早晚各一次，这就是所谓"大虚缓补"之义。鹿茸含25种氨基酸，具有促进生长、刺激血细胞、蛋白质和核酸合成，增强机体免疫系统功能，增强非特异抵抗力作用，还具有增强性腺功能和生精效果。鹿茸精有明显的强心作用，鹿茸精口服可使血压上升，心跳有力。临床上用鹿茸为主治疗再生障碍性贫血、血小板减少、白细胞减少和慢性苯中毒所引起的血液病有一定的治疗作用。

清代医家叶天士、吴鞠通皆善用鹿茸治难病者，如《温病条辨》下焦篇，治寒湿久病，用鹿附汤方、安肾汤；少阴三疟，久而不愈，形嗜卧者，用扶阳汤；皆以鹿茸为主，其用法称，"生锉末，先用黄酒煎得"，临证验之，可信。

Shanglu
商陆

商陆系商陆科植物商陆 *Phytolacca acinosa* Roxb，或垂序商陆 *Phytolacca americana* L. 的干燥根。常用别名有当陆、见肿消、水萝卜、抓消肿等。味苦，性寒，有毒。归肺、脾、肾、大肠经。功能逐水消肿，通利二便，解毒散结。主要用于治疗水肿胀满，二便不通；外治痈肿疮毒等。常用剂量为3～9克，外用鲜品捣烂或干品研末涂敷，孕妇禁用。

【各家论述】

○主水胀，疝瘕，痹；熨除痈肿。（《神农本草经》）

○疗胸中邪气，水肿，痿痹，腹满洪直，疏五脏，散水气。（《名医别录》）

○有当陆勿食犬肉。（《本草经集注》）

○能泻十种水病；喉痹不通，薄切醋熬，喉肿处处薄之瘥。（《药性本草》）

○通大小肠，泻蛊毒，堕胎，熁肿毒，敷恶疮……得大蒜良。（《日华子本草》）

○疗水，其效如神。（《珍珠囊补遗药性赋·主治指掌·逐段锦》）

○商陆花，主人心昏塞，多忘喜误，取花阴干百日，捣末，日暮水服方寸匕，卧思念所事，即于眼中自觉。（《医学纲目·卷之十六·诸痛门》）

○商陆辛甘，赤白各异，赤者消肿，白利水气。（《明医指掌·卷一·药性歌》）

○商陆其性下行，专于行水，与大戟、甘遂盖异性而同功……其茎叶作蔬食，亦可治肿疾。（《本草纲目》）

○李濒湖谓商陆沉降而阴，其性下行，专于治水，与大戟、甘遂异性同功也……夫大戟，甘遂味苦，商陆味辛，苦者取其降，辛者取其通。降者能行逆折横流之水，通者能行壅淤停蓄之水，取义既殊，功用遂别，岂得以此况彼也……商陆之功，在决壅导塞，不在行水疏利，明乎此，则不与其他行水之物同称混指矣。（《本经疏证》）

○磨涂疮癣，杀虫。（《医林纂要》）

○商陆根酸苦涌泄，专于利水，功力迅急，与莞、遂、大戟相同，得水更烈。善治水气肿胀之病，神效非常，兼疗痈肿疥癣诸证。赤者大毒，用白者鲜根捣汁，服后勿饮水。（《长沙药解·卷四》）

○商陆，黑豆汤浸蒸用，得蒜良。若脾虚水肿服轻剂未效，遂用此等苦劣有

毒纯阴之药，暂时虽效，复发不救。赤商陆捣三钱，入麝香三分贴脐，利小便消肿。(《医方十种汇编·药性摘要》)

○入脾行水，有排山倒岳之势……虚弱者禁用。(《罗氏会约医镜·卷十六·本草》)

○为峻下及利尿药，并有催吐作用。(《科学注解本草概要·植物部》)

【验方举要】

○疗风水肿，癥癖酒癖方：商陆根，一斤薄切，上一味，以醇酒二斗渍三宿，服一升当下，下者减从半升起，日三服尽，更令。不堪酒者，以意减之，忌犬肉。(《外台秘要·卷二十·风水方》)

○疗汤火烂方：取商陆根捣末，以粉疮上。(《外台秘要·卷二十九·火灼炷坏方》)

○治瘰疬喉痹攻痛：生商陆根捣作饼，置疬上，以艾炷于上灸三四壮良。(《外台秘要》)

○治耳卒热肿：生商陆，削尖纳入，日再易。(《圣济总录》)

○治水气肿满、生商陆(切如麻豆)、赤小豆等分，鲫鱼三枚(去肠存鳞)。上三味，将二味实鱼腹中，以绵缚之，水三升，缓煮豆烂，去鱼，只取二味，空腹食之，以鱼汁送下，甚者过二日，再为之，不过三剂。(《圣济总录·商陆豆方》)

○治痃癖不瘥，胁下痛硬如石，生商陆根汁一升，杏仁一两(汤浸去皮尖)。研仁令烂，以商陆根汁相和，研滤取汁，以火煎如饧。每服，取枣许大，空腹以热酒调下，渐加，以利恶物为度。(《圣惠方》)

○治石痈坚如石，不作脓者：生商陆根捣敷之，干则易之，取软为度，又治湿漏诸痈疖。(《千金宝要·卷之二·疮疽痈肿第八》)

○治跌打：商陆研末，调热酒搌跌打青黑之处，再贴膏药更好。(《滇南本草》)

○治湿水，以指画肉上随散不成文者：用白商陆、香附子炒干，出火毒，以酒浸一夜，日干为末，每服三钱，米饮下。或以大蒜同商陆煮汁服亦可。(《本草纲目》)

○治喉中卒被毒气攻痛者：切商陆根炙热，隔布熨之，冷辄易，立愈。(《医学纲目·卷之十五·咽喉》)

○治腹中有块如石痈、如刀刺者：用商陆根不以多少捣碎蒸之，以新布裹熨痛处，冷再换。(《众妙仙方·卷一·痞满门》)

○治脚软：用商陆根细切如小豆大，煮令熟，更入绿豆，同烂煮为饭，每日煮食，以瘥为度，其功最效。(《医学纲目·卷之二十八·厥》)

○一人大小便秘，数日不通，用商陆捣烂敷脐上立通。（《续名医类案·卷二十二·便秘》）

○治伤寒愈后浮肿，胃不虚者：以商陆一味煮粥食之。（《疡医大全·卷之二十九》）

○治湿热生癣：商陆根蘸蜜擦之。（《疡医大全·卷之二十九》）

○能泻下十种水病：取白色生根，细切。商陆、生鲤鱼，煮作羹汤服之。（《东医宝鉴·杂病篇·卷六》）

○熨除痛肿，敷恶疮，一切热毒肿：商陆根和少盐捣敷，日一易，效。（《东医宝鉴·杂病篇·卷八》）

【按】

药理研究表明，商陆具有利尿、祛痰、镇咳、平喘、抑菌、抗炎、抗病毒、抗癌、诱生干扰素、刺激淋巴细胞转化等作用。临床单用商陆制剂治疗乳腺增生、银屑病、慢性支气管炎、消化性溃疡、血小板减少紫癜、宫颈糜烂等有较好疗效。另据报道，商陆治疗急、慢性肝炎转氨酶升高者，有满意的降酶作用，很有发展前景。

商陆的应用有着悠久的历史，为了降低毒性，提高疗效，历代有净、切、炮、蒸、焙、醋、酒等制法，现代则趋于用醋制。本品有毒，不可过量，内服宜先煎，若作丸、散内服则需反复蒸晒，以免中毒。

Yinyanghuo

淫羊藿

淫羊藿系小檗科淫羊藿属多年生草本植物淫羊藿 *Epimedium brevicornum* Maxim.、箭叶淫羊藿 *Epimedium sagittatum*（Sieb.et Zucc.）Maxim.、柔毛淫羊藿 *Epimedium pubesens* Maxim.、巫山淫羊藿 *Epimedium Wusha-nense* T.S.Ying 或朝鲜淫羊藿 *Epimedium koreanum* Nakai 的干燥地上部分。常用别名有仙灵脾、刚前、放杖草、兴阳草、牛角花、三叉骨等。味辛、甘，性温。归肝、肾经。功能补肾阳，强筋骨，祛风湿。主要用于治阳痿遗精，筋骨痿软，风湿痹痛，麻木拘挛，更年期高血压等病症。常用剂量为 10～15 克，水煎服；也可浸酒、熬膏或入丸散。阴虚火旺者慎服。

【各家论述】

○淫羊藿味辛寒，主阴痿绝伤，茎中痛，利小便，益气力，强志。（《神农本草经》）

○坚筋骨，消瘰疬赤痈，下部有疮，洗出虫，丈夫久服，令人有子。（《名医别录》）

○种仙灵毗：及言有灵药，近在湘西原，服之不盈旬，蹩躄皆腾骞。（《柳宗元集·卷四十三》）

○淫羊一日百遍，食藿所致。（《续博物志·卷之七》）

○丈夫绝阳无子，女人绝阴无子，老人昏耄，中年健忘，一切冷风劳气，筋骨挛急，四肢不仁，补腰膝，强心力。（《日华子本草》）

○淫羊藿疗风寒之痹，且补阴虚而助阳。（《珍珠囊补遗药性赋·总赋·寒性》）

○主阳虚阳痿……化小水，益精气，强志意……暖下部一切冷风劳气……补腰膝，壮真阴……凡男子阳衰，女子阴衰，艰于子嗣者，皆宜服之。服此之法或单用浸酒或兼佐丸散，无不可者，制法，每择净一斤，以羊脂四两同炒油尽用之。（《景岳全书·卷四十八·本草正》）

○《本经》言寒者，误也……虚阳易举，梦遗不止，便赤口干，强阳不痿并忌之。（《本草经疏》）

○淫羊藿辛，阴起阳兴，坚筋益骨，志强力增。（《寿世保元·卷一·本草药性歌括》）

○兴阳草……上有粉霜，边上有刺，根类阳物。味辛，性温。入足少阴、足厥阴二经。主治凡阳事不举、痿痿不升、久无子嗣者，服之可以兴阳治痿，其应如响。采草去刺为末，如桐子大，每服三钱，可以复有子嗣。（《滇南本草》）

○所谓益气力，强志，并治冷气劳气，筋骨挛急等证，皆其助元气之故。至若茎中痛，小便不利，皆肝肾气虚所致，此味入肾而助之阳，即是补肾气，而肝肾固同一治也。老人昏耄，中年健忘，皆元阳衰败而不能上升者也。以是思功，功可知矣。须知此味以降为升，其升由于能降也。（《本草述》）

○山药、紫芝为使，得酒良。（《雷公炮制药性解》）

○并治冷夙劳气，四肢麻木不仁，腰膝无力，火旺者忌之。（《医方十种汇编·药性摘录》）

○荣筋强骨，起痿壮阳，滋益精血，温补肝肾……治阴绝不生，消瘰疬，起瘫痪，清风明目，益志安神。（《玉楸药解·卷一》）

○淫羊藿洗下部之疮，则辛燥能除湿热，亦犹蛇床子洗疮杀虫耳……但《日华子》又谓治老人昏耄，中年健忘，则未免誉之太过。而景岳且谓男子阳衰，女子阴衰之艰于子嗣者，皆宜服之，则偏信温补，其弊滋多，更非中正之道矣。石顽谓一味仙灵脾酒，为偏风不遂要药，按不遂之病有二因，一为气血俱虚，不能荣养经络，或风寒湿热痹着之病，古人之所谓痹症是也，其来也缓；一为气血上冲，扰乱脑神经而忽失其运动之病，今之所谓中风，西医之所谓脑经病是也，其病也暴。仙灵脾酒，止可治风寒湿痹之不遂，并不能治气血两虚之不遂，而血冲脑经之不遂，更万万不可误用。（《本草正义》）

○淫羊藿辛香甘温，大补命门……凡男子阳衰，女子阴亏，难于嗣者，皆宜服之。但虑久服，相火易动，耗散阴精，反致无子，又宜深知。（《罗氏会约医镜·卷十六·本草》）

○相火易动者远之。（《徐大椿医书全集·药性切用》）

○淫羊藿辛味甘温，益精利便强骨筋，阳衰阴绝补肝肾，四肢风痹劳气清。（《草木便方》）

○得覆盆、北味治三焦冷嗽，配威灵仙治痘疹入目。君生姜茶叶治气胀不食，浸无灰酒，治偏风不仁……巴戟、锁阳、仙茅、淫羊藿均须生地汁浸透，焙干用，再重用滋阴之剂以制其热，庶无阳旺阴亏之患。今人动以此为种子良方，服之者多致阳亢阴渴，精液干涸，反受其害。（《得配本草》）

○淫羊藿入命门，兼入肝肾，味辛润肾，开腠理，致津液，通气也。甘温益阳，以助气化，故利小便。本品入肝，味辛行散开郁，助肝疏泄，则小便通利……辛甘发散为阳，善祛风寒湿邪，故主之，有因血瘀生风者，本品亦能通行经络，温通气血，消化凝结，故亦主之。※仙灵脾丸：治妇人偏枯，手足一边不遂，肌骨瘦弱者。（《百药效用奇观》）

○效用：为性神经强壮药，补精治阴痿及神经衰弱、健忘症、歇斯底里等有

效。（《现代实用中药》增订本）

○为强壮及激性药，功能坚筋骨，益气力，补肾虚，兴阳道。（《科学注解本草概要》）

○淫羊藿，服此令人好为阴阳，羊一日百遍合，盖食此草所致，故名淫羊藿。酒洗细锉焙用。（《东医宝鉴·汤液篇·卷三》）

【验方举要】

○仙灵脾酒：治遍身手足不随，皮肤不仁。仙灵脾一斤，锉细，生绢袋盛，以无灰酒二斗浸之，以厚封密，春夏三日，秋冬五日后开。每日温饮，令微醺，不可大醉。若酒尽再制一服，无不效。（《古今医统大全·卷之八·中风门》）

○益丈夫兴阳，理腰膝冷痛，淫羊藿一斤，酒一斗浸，经三日饮之妙。（《良朋汇集·卷四》）

○肾虚牙肿火痛，仙灵脾为粗末，煎汤频饮，大效。（《疡医大全·卷之十六》）

○治病后青盲。淫羊藿30克，淡豆豉100粒，水一碗半，煎取一碗，顿服。（《益寿中草药选解》）

【按】

淫羊藿具有促性腺功能、镇咳、祛痰、平喘、降血压、降血糖、抑制肠道病毒、抑菌、提高机体防御功能等药理作用。临床以淫羊藿制剂治疗冠心病、病毒性心肌炎、神经衰弱、慢性气管炎等有明显疗效；以淫羊藿为主的复方制剂治疗功能性子宫出血、小儿麻痹症、更年期综合征等有良效。淫羊藿温而不燥，为调理阴阳之佳品，常服能增强体质，益智宁神，保健益寿，对于性功能低下和患有心脑血管疾病者尤为适宜。

Danzhuye
淡竹叶

淡竹叶系禾本科多年生草本植物淡竹叶 *Lophatherum gracile* Brongn. 的干燥茎叶。常用别名有竹叶门冬青、竹叶麦冬、金竹叶、淡竹米等。味甘、淡，性寒。归心、胃、小肠经。功能清热除烦，利尿。用于热病烦渴，小便赤涩淋痛，口舌生疮等病症，常用剂量为 10～15 克。

【各家论述】

○味辛平，大寒。主胸中痰热，咳逆上气。（《名医别录》）

○味甘，无毒。主吐血热毒风，止消渴。（《药性论》）

○主咳逆，消渴，痰饮，喉痹，除烦热。（《食疗本草》）

○消痰，治热狂烦闷，中风失音不语，壮热，头痛头风，并怀妊人头旋倒地，止惊悸，温疫迷闷，小儿惊痫天吊。（《日华子本草》）

○竹叶苦，阴中微阳，凉心经……竹（叶）淡，为阳中之阴，所以利小便也。（《医学启源·卷之下·用药备旨》）

○味苦大寒，主咳逆呕吐，胸中烦热，故石膏汤用以清经中余热。（《丹溪手镜·卷之中·发明五味阴阳寒热伤寒汤丸药性第二》）

○竹叶：味苦，大寒，无毒。主咳逆上气，溢筋，急恶疡，杀小虫，除烦热风痉，喉痹呕吐。根：作汤，益气，止渴，补虚，下气，消毒。汁：主风痉。实：通神明……沥：大寒。疗累中风，风痹，胸中大热，止烦闷。皮茹：微寒。主呕哕，温气寒热，吐血崩中，溢筋。苦竹叶及沥：疗口疮，目痛，明目，利九窍。（《增广和剂局方·药性总论·木部中品》）

○竹叶……可升可降，阳中之阴也。其用有二：辟除新旧风邪之烦热，能止喘促气盛之上冲。（《珍珠囊补遗药性赋·主治指掌·逐段锦》）

○去烦热，利小便，清心……煎浓汁，漱齿中出血，洗肛脱不收。（《本草纲目》）

○清上气咳逆喘促，消痰涎解热狂，退虚热烦躁不眠，止烦渴，生津液，利小水，解喉痹，并小儿风热惊痫。（《景岳全书·本草正》）

○阳明客热，则胸中生痰，痰热壅滞，则咳逆上气。竹叶辛寒能解阳明之热结，则痰自消，气自下，而咳逆止矣。仲景治伤寒发热大渴，有竹叶石膏汤，无非假其辛寒散阳明之邪热也。（《本草经疏》）

○竹叶清香透心，微苦凉热，气味俱清。《经》曰，治温以清，专清心气，味淡利窍，使心经热血分解，主治暑热消渴，胸中热痰，伤寒虚烦，咳逆喘促，皆用为良剂也。又取气清入肺，是以清气分之热，非竹叶不能，凉血分之热，除柏叶不效。（《药品化义》）

○利小便，治白浊，退热，散痔疮毒。（《生草药性备要》）

○凉血健脾，治吐血、鼻血，聪耳明目。（《本草再新》）

○竹叶辛淡甘寒，专凉心经，亦清脾气，消痰止渴，除上焦烦热。（《本草分经·心》）

○竹叶甘寒，凉金降逆，除烦泄热，清上之佳品也。其诸主治，降气逆，止头痛，除吐血，疗发黄，润消渴，清热痰，漱齿䘌，洗脱肛。（《长沙药解·卷三》）

○根主催生堕胎。（《本草易读》）

○竹叶四时不凋，经霜雪而含生气。气味之清寒，入泻胃络之热，上以清金而利水，故尤宜于病后虚热之家。（《经证证药录·卷六》）

○治烦热不寐，牙龈肿痛，口腔炎。（《现代实用中药》增订本）

○竹叶体清亮，而开达为之用。开达虚实间也。（《皇汉医学丛书·内科学·伤寒用药研究·卷下》）

○药效：清凉，解热，止渴。用途：肺炎，支气管炎，糖尿病，口渴。（《临床应用汉方处方解说》）

○主中风失语，壮热头痛，止惊悸，温疫狂闷，治咳逆上气，孕妇眩晕倒地。小儿惊痫天吊。（《东医宝鉴·汤液篇·卷三》）

【验方举要】

○治伤寒解后，虚羸少气，气逆欲吐，竹叶石膏汤主之。竹叶二把，石膏一斤，半夏（洗）半升，麦门冬（去心）一升，人参二两，甘草（炙）二两，粳米半升。上七味，以水一斗，煮取六升，去渣；内粳米，煮米熟，汤成去米，温服一升，日三服。（《伤寒论·辨阴阳易差后劳复病脉证并治·竹叶石膏汤》）

○疗热渴：淡竹叶五升，茯苓、石膏（碎）各三两，小麦三升，栝楼二两。上五味，以水二斗煮竹叶，取八升，下诸药，煮取四升，去渣分温服。（《外台秘要·竹叶汤》）

○疗产后血气暴虚，汗出，淡竹叶煎汤三合，微温服之，须臾再服。（《妇人大全良方·卷之十九》）

○金匮竹叶汤：竹叶一把，桔梗一两，生姜五两，附子一枚，葛根三两，桂枝一两，防风一两，甘草一两，人参一两，大枣十五枚。治产后中风，发热面赤，喘而头痛。（《长沙药解·卷三》）

○治齿血：浓煎竹叶汤，入盐少许，含之止，浓煎茶含漱，亦妙。（《医学

【按】

淡竹叶始载于《本草纲目》，明代以前方书所用竹叶或淡竹叶系同科植物淡竹或苦竹的叶，与本品不同。竹叶以清心胃热为主，淡竹叶则长于清热利尿，二者功用相似，同中有异，不可不知。

953

Dandouchi

淡豆豉

淡豆豉系豆科植物大豆 *Glycine max* （L.）Merr. 的成熟种子的发酵加工品。常用别名有香豉、淡豉等。味苦、辛，性凉。归肺、胃经。功能解表，除烦，宣发郁热。主要用于治疗感冒，寒热头痛，烦躁胸闷，虚烦不眠等病症。常用剂量为6～12克。

【各家论述】

○味苦，寒，无毒。主伤寒头痛寒热，瘴气恶毒，烦躁满闷，虚劳喘吸，两脚疼冷。（《名医别录》）

○治时疾热病发汗；熬末，能止盗汗，除烦；生捣为丸服，治寒热风，胸中生疮；煮服，治血痢腹痛。（《药性本草》）

○治中毒药，疟疾，骨蒸；并治犬咬。（《日华子本草》）

○《主治秘要》云：（香豉）苦，阴，去心中懊恼。（《医学启源·卷之下·用药备旨·药类法象》）

○苦甘，通关节，出汗，吐胸中塞窒。治下后心热。与薤白同煎，治伤寒下利劳复发热。同苦以发之。（《丹溪手镜·卷之中·发明五味阴阳寒热伤寒汤丸药性第二》）

○黑豆性平，作豉则温。既经蒸罨，故能升能散；得葱则发汗，得盐则能吐，得酒则治风，得薤则治痢，得蒜则止血；炒熟则又能止汗，亦麻黄根节之义也……下气，调中。治伤寒温毒发癍，呕逆。（《本草纲目》）

○《经》云：味苦寒无毒，然详其用，气应微温。盖黑豆性本寒，得蒸晒之气必温，非苦温则不能发汗、开腠理，治伤寒头痛、寒热及瘴气恶毒也。苦以涌吐，故能治烦躁满闷，以热郁胸中，非宣剂无以除之，如伤寒短气烦躁，胸中懊恼，饿不欲食，虚烦不得眠者，用栀子豉汤吐之是也。又能下气调中辟寒，故主虚劳、喘吸，两脚疼冷。（《本草经疏》）

○性味甘平，入肺肾而解肌发汗，泄热和中，为伤寒、温疫、斑疹发散专药。（《徐大椿医书全集·药性切用·卷之四下》）

○淡豆豉治伤寒头痛寒热、瘴气烦躁满闷、心中懊恼、泻痢腹痛。杀六畜毒、药毒，得葱发汗，炒熟止汗，得盐能吐，得酒疏风，得薤治痢，得蒜散血。入药以江西淡豆豉为佳。（《陈修园医书四十八种·食物秘书》）

○治伤寒寒热头痛，发汗解肌，呕逆、烦闷祛风，疗痢，止血，又能收汗。

去瘴气，安胎孕。但伤寒直中三阴，与传于阴经者勿用。热结胸烦闷，宜下不宜汗者忌之。（《罗氏会药医镜·卷十七·本草中》）

○豆豉用黑豆蒸署而成，其气香而化腐，其性凉而成熟，其味甘而变苦，故其治能除热化腐，宣发上焦之邪，用之作吐，似亦宜然，且以之后入者，欲其猛悍，恐久煎则力过耳。（《成方便读·发表之剂·栀子豉汤》）

○淡豆豉虽苦而气馨，虽寒而质则浮，能升能散，去膈上热邪。得连须葱则发汗，得盐则引吐，得酒则治风，得薤则治痢，得蒜则止血。苦邪在上而见烦躁，头痛满闷懊侬不眠，发斑呕吐者，合栀子煮汤饮，探吐即解，不致陷入而成内结之症。（《医方十种汇编·药性摘录》）

○豆豉本食中之物，医伤寒切不可无。淡豆豉味苦寒无毒，治头痛发汗，止渴解热。以酒浸烂，患脚敷之良。（《医方捷径·卷四》）

○为健胃药，并有整肠及消化作用。（《科学注解本草概要·植物部》）

○豉，治中毒药，蛊气，疟疾……和葱白服，发汗最速。去心中懊侬，宜生用之。（《东医宝鉴·汤液篇·卷一》）

○香豉，体和通而疏洗为之用。疏洗心胸、心中也。（《皇汉医学丛书·伤寒用药研究·卷下》）

○药效：消炎，健胃，消化，镇静。用途：胸中热，心烦，不眠，心中懊侬。（《临床应用汉方处方解说》）

【验方举要】

○肘后疗卒哕不止方：好豉二升煮取汁，服之。（《外台秘要·卷六·哕方》）

○治久盗汗：以豉二升微炒令香，清酒三升渍。满三日取汁，冷暖任人服之，不差，更作三两剂即止。（《食疗本草·卷下·豉》）

○豉心酒方：治老人脚气痹弱，五缓六急，烦躁不安。豉心一升，九蒸九晒，酒五升。上以酒浸一二日，空心，任性温服三盏，极效。（《养老奉亲书·食治老人脚气诸方第十一》）

○凡下胎毒，只宜用淡豆豉煎浓汁，与儿饮三五口，其毒自下。又能助养脾元，消化乳食。（《小儿病源方论·卷一·论下胎毒》）

○豆豉饼：治疮疡肿痛，或硬而不溃，及溃而不敛，并一切顽毒毒疖。用江西豆豉为米，唾津和成饼，大如铜钱厚，如三四钱置患处，以艾铺饼上灸之。未成者即消，已成者祛逐余毒。（《保婴撮要·卷十八·痘疮生痈毒之症》）

○治重下，此即赤白痢：火熬豉令少焦，杵服一合，日三，效无比。又熬豉令焦，水一升，淋取汁，冷服治淋，日三服，有效。（《医学纲目·卷之二十三·滞下》）

○治鳝、鳖、蛤蟆毒，皆令人小便闭，脐下痛，有致死者。江西淡豆豉一合，新汲水半碗浸汁，令浓温服即愈。(《良朋汇集·卷六》)

【按】

淡豆豉的辛味芳香开窍之功，用于头晕、头闷、记忆力减退有效。据日本学者研究表明，豆豉含有大量能溶解血栓的尿激酶、B族维生素和抗生素，能有效地改善脑血流量，常吃有防治老年性痴呆、脑血栓形成的作用。

Lingyangjiao
羚羊角

羚羊角系牛科动物赛加羚羊 *Saiga tatarica* Linnaeus 的角。常用别名有高鼻羚羊角，商品名有羚羊角片、羚羊角粉等。味咸，性寒。归肝、心经。功能平肝息风，清肝明目，散血解毒。主要用于治疗高热惊痫，神昏痉厥，谵语躁狂，于痫抽搐，癫痫发狂，头痛眩晕，目赤翳障。湿毒发斑，痈肿疮毒等病症。常用剂量为1~3克，宜单煎2小时以上冲服；磨汁或研粉服，每次0.3~0.6克。

【各家论述】

○味咸寒。主明目，益气起阴，去恶血注下，辟蛊毒恶鬼不祥，安心气，常不魇寐。（《神农本草经》）

○除邪气惊梦，狂越僻谬，疗伤寒时气寒热，热在肌肤，温风注毒伏在骨间，及食噎不通。久服，强筋骨轻身，起阴益气，利丈夫。（《名医别录》）

○主中风筋挛，附骨疼痛，生摩和水涂肿上及恶疮良。卒热闷，屑作末，研和少蜜服，亦治热毒痢及血痢。伤寒热毒下血，末服之即差。又疗疝气。（《食疗本草》）

○病源夫阴阳不和，则三焦隔绝，三焦隔绝则津液不利，故令气塞不调理也，是以成噎。此由忧恚所致……气结则不宣流使噎……噎塞不通也。羚羊角，一物，多少自在末之，饮服亦可，以角摩噎上良。（《外台秘要·卷八·诸噎方》）

○治一切热毒风攻注，中恶毒风，卒死昏乱，不识人，散产后恶血冲心烦闷，烧末酒服之。治小儿惊痫，治山瘴及噎塞。（《药性本草》）

○治惊悸烦闷，心胸恶气，瘰疬恶疮溪毒。（《本草拾遗》）

○明目去风，可保惊狂心错乱……可治胎易产，益气安心，辟邪。（《珍珠囊补遗药性赋》）

○明目清肝，却惊解毒，神智能安。（《明医指掌·卷一·药性歌》）

○羚羊角苦寒无毒，益气安心辟不祥，明目祛风兼易产，更宜时气治惊狂。（《医经小学·药性指掌》）

○平肝舒筋，定风安魂，散血下气，辟恶解毒，治子痫痉疾……而羚羊则属木，故其角入厥阴肝经甚捷，同气相求也。肝主木，开窍于目；其发病也，目暗障翳，而羚羊角能平之。肝主风，在合为筋，其发病也，小儿惊痫，妇人子痫，大人中风搐搦，及筋脉挛急，历节掣痛，而羚角能舒之。魂者，肝之神也，发病则惊骇不宁，狂越僻谬，魇寐卒死，而羚羊角能安之。血者，肝之藏也，发病则瘀滞下注，疝痛毒痢，疮肿瘘疬，产后血气，而羚羊角能散之。相火寄于肝胆，在气为怒，病则烦闷气逆，噎塞不通，寒热及伤寒伏热，而羚羊角能降之。羚之性灵，而筋骨之精在角，故又能辟邪解诸毒。（《本草纲目》）

○能清肝定风，行血行气……妇人子痫强痉，小儿惊悸，烦闷痰火不清俱宜。（《景岳全书·卷四十九·本草正》）

○治痘瘄后余毒未清，随处痛肿。（《本草汇言》）

○清散肝火，治心神惊悸，筋脉挛缩，去翳明目，破瘀行血。消瘰疬毒肿，山水瘴疬，平肝治胀满，除腹胁疼痛。（《玉楸药解·卷五》）

○能去诸热，治目清盲，平惊悸，杀疥虫，除头风，疗百节中结气，妇人产后余痛……痘症血热干燥能清，较之犀角凉心镇心者，更无冰伏之患，故功力尤稳耳。（《罗氏会约医镜·卷十八》）

○为惊狂、搐搦专药。（《徐大椿医书全集·药性切用》）

○清肝祛风，泻邪热，散血下气解毒。（《本草分经·肝》）

○若过用久用，则伐生气。（《医方十种汇编·药性摘录》）

○盖筋痹必以舒筋为主，宜倍用羚羊角为君……然恐羚角性寒，但能舒筋，不能开痹，必少用附子之辛热为反佐。※羚羊角散方：羚羊角、薄荷、附子、独活、白芍、防风、川芎各等分。主治：筋痹，肢节酸痛。（《医门法律·卷三》）

○定心神，止盗汗，消水肿，去瘀血，生新血，降火下气，止渴除烦。（《本草再新》）

○羚羊角兔丝子为之使……疗百节结气，除头风疼痛……杀疥虫……研末酒服治产后寒热，心闷极胀。（《得配本草》）

○羚羊角……入肝经，直达东方，理热毒而昏冒无虞，专趣血海，散关节而真阴有赖，清心明目。（《本草征要》）

○凡一切目病惊痫肝风肝火诸病，因肝胆之火而成者，皆可用之。（《本草便读》）

○善清肝胆之火。兼清胃腑之热。其角中天生木胎，性本条达，清凉之中，大具发表之力。（《医学衷中参西录·上册·医方》）

○羚羊角所最异者性善退热却不甚凉，虽过用之不致令人寒胃作泄泻，与他凉药不同，此乃具有特殊之良能，非可以寻常药饵之凉热相权衡也。或单用之，或杂他药中用，均有显效……所可虑者，羚羊角虽为挽回险证之良药，然其价昂贵，愚因临证细心品验，遇当用羚羊角之证，原可以他药三种并用代之，其药力不亚羚羊角，且有时胜于羚羊角，则鲜茅根六两，生石膏二两半，阿斯匹林半瓦并用是也。（《医学衷中参西录·上册·药物》）

○为镇痉解热药。（《科学注解本草概要》）

○羚羊角有降低血压、预防中风及退热功能，治脑溢血、脑膜炎、伤寒脑症状等症。又治震颤麻痹，用于各种热病之有犯脑倾向时，如高热头疼，精神不安，昏谵，痉挛，手指颤动，搐搦等。（《现代实用中药》增订本）

○解热、镇静、镇痉，用途：兴奋，痉挛，神经症。（《临床应用汉方处方解说》）

【验方举要】

○治妊娠堕胎后，血不出少腹满痛。用羚羊角烧灰细研如面，每服二钱不拘时，以豆淋酒调下。（《证治准绳·女科·卷四》）

○治惊风，渐热有积：羚羊角屑、子芩等分，为粗末，每服二钱，水一盏，煎至五分，去滓，分作二服。（《幼幼新书·卷第八·惊疾潮发》）

○治血虚筋脉挛急，或历节掣痛：羚羊角磨汁半盏，以金银花一两五钱，煎汤一碗，和服。（《续青囊方》）

○治伤寒时气，寒热伏热，汗、吐、下后余热不退，或心惊狂动，烦乱不宁，或谵语无伦，人情颠倒，脉仍数急，迁延不愈：羚羊角磨汁半盏，以甘草、灯芯各一钱，煎汤和服。（《方脉正宗》）

○治赤斑如疮（瘙痒甚则杀人），羚羊角末，水涂数遍妙。（《仙方合集·下卷·杂方》）

【按】

药理研究表明，羚羊角具有镇静、抗惊厥、解热、降血压、镇痛等作用。临床用治各种高热不退、抽搐，也可治疗原发性血小板减少性紫癜、眼球胀痛等病症。羚羊角与犀角皆咸寒之品，但羚羊角治重在肝，长于清肝息风止痉，而犀角治重在心经，走血分，长于清心，凉血，散瘀。实验和临床证实，黄羊（山羊）角在药理和效用上与羚羊角相似，可作其代用品，但须加大剂量。

续断

Xuduan

续断系川续断科植物川续断 *Dipsacus asperoides* C.Y.Cheng et T.M.Ai 的干燥根。常用别名有龙豆、接骨、六汗、接骨草、川断、川续断等。味苦、辛，性微温。归肝、肾经。功能补肝肾，强筋骨，续折伤，止崩漏。主要用于治疗腰膝酸软，风湿痹痛，崩漏经多，胎漏下血，跌扑损伤等病症。常用剂量为 10～20克。崩漏下血宜炒用。外用研末敷，适量。

【各家论述】

○味苦，微温。主伤寒，补不足，金疮痈伤，折跌，续筋骨，妇人乳难，久服益气力。（《神农本草经》）

○主崩中漏血，金疮血内漏，止痛，生肌肉，踠伤，恶血，腰痛，关节缓急。（《名医别录》）

○主绝伤，去诸温毒，能宣通经脉。（《药性本草》）

○助气，调血脉，补五劳七伤，破癥结瘀血，消肿毒，肠风，痔瘘，乳痈，瘰疬，扑损，妇人产前后一切病，面黄虚肿，缩小便，止泄精，尿血，胎漏，子宫冷。（《日华子本草》）

○续断味苦，辛，微寒，无毒。最能接骨，故名续断……安胎产，疗金疮，速不可迟。（《珍珠囊补遗药性赋·草部》）

○续断……用其苦涩，其味苦而重故能入血分调血脉，消肿毒、乳痈、瘰疬、痔瘘，治金损跌伤，续筋骨血脉。其味涩，故能止吐血衄血、崩淋胎漏、便血尿血，调血痢，缩小便，止遗精带浊，佐之以甘，如甘草、地黄、人参、山药之类，其效尤捷。（《景岳全书·卷四十八·本草正》）

○续断，补续血脉之药也。大抵所断之血脉非此不续，所伤之筋骨非此不养，所滞之关节非此不利，所损之胎孕非此不安，久服常服，能益气力，有补伤生血之效，补而不滞，行而不泄，故女科、外科取用恒多也。（《本草汇言》）

○补肝，强筋骨，走经络，止经中（筋骨）酸痛，安胎，治妇人白带，生新血，破瘀血，落死胎，止咳嗽咳血，治赤白便浊。（《滇南本草》）

○续断，苦养血脉，辛养皮毛，善理血脉伤损，接续筋骨断折，故名续断。外消乳痈，瘰疬，内消痔漏、肠红，以其气和味清，胎产调经，最为稳当。且苦能坚肾，辛能润肾，可疗小便频数，精滑梦遗，腰背酸疼，足膝无力，此皆肾经症也。若同紫菀用之，调血润燥，治血枯便闭，大能宣通气血而不走泄。（《药

品化义》）

○续断，实疏通气血筋骨第一药也。第因气薄而见精脱、胎动、溺血、失血等症，则又深忌，以性下流者故耳。功与地黄、杜仲、巴戟相等，但有温补细微之别，不可不知。（《本草求真》）

○苦辛微温，入肝肾而理伤续筋，通经安胎。酒炒用。（《徐大椿医书全集·药性切用·卷之一下》）

○养血活血，补劳伤，理筋骨折伤，消痈痔肿毒，止上下一切血溢，缩小便、肠风血痢、遗精带浊、胎漏、暖子宫。女科外科要药。补而不滞，行而不泻，佐之以甘草、地黄之类，其效尤捷。（《罗氏会约医镜·卷十六·本草上》）

○续断行瘀血而敛新血，崩漏癥瘕、痈疽瘰疬、淋漓痔漏、跌打金疮，诸血能止、能行，有回虚补损，接骨续筋之力。（《玉楸药解·卷一》）

○续断味辛微苦，性温。补肝温肾以散筋骨血气凝滞。治跌折伤痈肿，止痛生肌，补骨活筋，止血治漏，并缩小便，固精安胎。唯气薄而见精脱胎动尿血失血等症忌之。（《医方十种汇编·药性摘录》）

○续断为强壮药，并有兴奋及止血作用。（《科学注解本草概要·植物部》）

○效用：为强壮镇痛药，用于腰背酸痛、跌扑伤痛，有助组织再生之效。又能催进乳汁分泌，对于金疮、痈疡，亦常用之，有止血排脓镇痛作用。（《现代实用中药》增订本）

○续断能止痛生肌，续筋骨，故名为续断。妇人崩漏、带下、尿血为最。节节断有烟尘起者佳。酒浸焙干用，与桑寄生同功。（《东医宝鉴·汤液篇·卷二》）

【验方举要】

○治产后心闷，手足烦热，猒猒气欲绝，血晕心头硬，乍寒乍热，憎寒忍不禁：续断皮一握，锉，以水三升，煎取一升，分三服，温服，……无所忌。此药救产后垂死。（《子母秘录·产后》）

○长发方：用续断汁沐头。（《普济方·卷三十一·头门》）

○续断，主腰痛，煮服，末服并佳。（《东医宝鉴·外形篇·卷三》）

【按】

续断与杜仲都能补益肝肾、安胎，用于治腰膝酸痛。续断补益之力不及杜仲，但通利血脉，消肿散瘀之力较强，且可生肌止痛。续断含续断碱、有色物质、挥发油、维生素E等。药理研究表明，续断对痈疡有排脓、止血、镇痛、促进组织再生等作用。临床用于维生素E缺乏等有效。

十二画

Hupo

琥珀

琥珀系古代松科松属植物的树脂埋藏地下，经年久转化而成。常用别名有虎珀、琥魄等。味甘，性平。归心、肝、膀胱经。功能定惊安神，活血散瘀，利尿通淋。主要用于治疗惊风癫痫，血滞经闭，癥瘕疼痛，小便不利或癃闭，石淋、热淋、尿血等病症。常用剂量为1.5～3克，研末冲服，不宜入煎剂。

【各家论述】

○味甘，平，无毒。主安五脏，定魂魄，消瘀血，通五淋。（《名医别录》）

○治产后血疹痛。（《药性本草》）

○止血生肌，合金疮。（《本草拾遗》）

○壮心，明目磨翳，止心痛、癫邪，破结癥。（《日华子本草》）

○治小便不通。（《重订严氏济生方·小便门·淋利论治》）

○安五脏，清心肺，定魂魄，镇癫痫，……消瘀血痰涎，解蛊毒，破癥结，通五淋，利小便，明目磨翳，止血生肌，亦合金疮伤损。（《景岳全书·卷四十九·本草正下》）

○琥珀味甘，安魂定魄，破瘀消癥，利水通涩。（《明医指掌·卷一·药性歌》）

○琥珀原来是木脂，千年入地化而为，镇心定魄仍消血，若治诸淋效果奇。（《医经小学·卷之一·药性指掌》）

○琥珀，专入血分。心主血，肝藏血，入心入肝，故能消瘀血也……此药毕竟是消磨渗利之性，不利虚人。（《本草经疏》）

○琥珀属阳，今古方用为利小便，以燥脾土有功，脾能运化，肺气下降，故小便可通，若血少不利者，反致其燥结之苦。（《本草衍义补遗》）

○味甘淡平，入心、肝、血分，安神散瘀，利水通淋。阴虚血少忌。（《徐大椿医书全集·药性切用·卷之三下》）

○琥珀，清肝磨障，止惊悸，除遗精白浊，下死胎胞衣，涂面益色。敷疔拔

毒，止渴除烦，滑胎催生。乳浸三日，煮软捣碎。（《玉楸药解·卷二》）

○清肝肾热邪，利水消瘀。治淋通便，燥脾，且能明目退翳，安魂定魄……若火盛水涸者忌之。（《医方十种汇编·药性摘录》）

○甘平入心肝血分，又能上行使肺气下降而通膀胱，从镇坠药则安心神，从辛温药则破血生肌，从淡渗药则利窍行水，亦治目疾。（《本草分经·肝》）

○松脂入土，千年而成。守心定魄。消瘀血，破癥瘕，生肌肉，利小水，治五淋，燥脾土，明目磨翳。（《罗氏会约医镜·卷十七·本草·中》）

963

○琥珀，消磨渗利之性，非血结膀胱者不可误投。和大黄，鳖甲作散，酒下方寸匕，治妇人腹内恶血，血尽则止。血结肿胀，腹大如鼓，而小便不通者，须兼沉香辈破气药用之。又研细敷金疮，则无瘢痕，亦散血消瘀之验。（《本经逢原》）

○琥珀中有小草，茎叶花萼，随冬夏二至以渐荣枯，本草谓之物象珀。大内（皇宫）旧蓄，不止一枚。高宗名之曰灵珀，而系以诗。（《清朝野史大观·清宫遗闻·卷一》）

○为镇静药及利尿、防腐药，并有缓下作用。（《科学注解本草概要·植物部》）

○效用：为镇静剂，又为止血剂。能止血生肌，合金疮。又为通经及利尿药，用于血尿、淋痛，急性尿道或膀胱炎等之尿闭。又用于关节偻麻质斯及痉挛、惊搐、痫症、子宫病、歇斯底里、舞蹈病等，有镇静之功。（《现代实用中药》增订本）

【验方举要】

○治淋：真琥珀研细，不以多少，研麝香，白酒调下。（《妇人大全良方·卷之八·妇人淋沥小便不通方论第一》）

○治小便不通：用琥珀屑为末。二钱空心葱白汤调下。（《众妙仙方·卷三·大小便不通方》）

○治小儿胎痫：琥珀、朱砂各少许，全蝎一枚。为末，麦门冬汤调一字服。（《仁斋直指方》）

○治健忘恍惚，神虚不寐：琥珀、羚羊角、人参、白茯神、远志（制）、甘草等分。上为细末，猪心血和炼蜜丸，芡实大，金箔为衣。每服一丸，灯心汤嚼下。（《景岳全书·琥珀多寐丸》）

【按】

琥珀主要含树脂、挥发油。此外，还含有琥珀松香酸、琥珀银松酸、琥珀脂醇、琥珀松香醇及琥珀酸等，具有镇静、抗惊作用。内服治泌尿道结石、尿血有较好疗效。

Banmao

斑蝥

斑蝥系芫青科昆虫南方大斑蝥 *Mylabris phalerata* Pallas 或黄黑小斑蝥 *Mylabris cichorii* Linnaeus 的干燥体。常用别名有斑猫、斑蚝、龙苗等。味辛，性热，有大毒。归肝、胃、肾经。功能破血消癥，攻毒蚀疮，发泡冷灸。主要用于治疗癥瘕癌肿，积年顽癣，瘰疬，赘疣，痈疽不溃，恶疮死肌等病症。常用剂量为0.03～0.06克，炮制后煎服，或入丸散用；外用适量，研末或浸酒醋，或制油膏涂敷患处，不宜大面积用。斑蝥有大毒，内服慎用，孕妇禁用。

【各家论述】

○斑猫味辛、寒。主寒热，鬼疰蛊毒，鼠瘘恶疮疽，蚀死肌，破石癃，一名龙尾。（《神农本草经》）

○主治血积，伤人肌，治疥癣，堕胎。（《名医别录》）

○治瘰疬，通利水道。（《药性本草》）

○疗淋疾，敷恶疮瘘烂。（《日华子本草》）

○斑猫须糯米中炒，米黄为度，妊身人不可服。为能溃人肉，治淋药多用，极苦，人尤宜斟酌。（《本草衍义》）

○治疝瘕，解疗毒、猘犬毒、沙虱毒、蛊毒、轻粉毒……专主走下窍；直至精溺之处，蚀下败物，痛不可当。葛氏云：凡用斑蝥，取其利小便，引药行气，以毒攻毒是矣。杨登甫云：瘰疬之毒，莫不有根，大抵以斑蝥、地胆为主。制度如法，能使其根从小便中出，或如粉片，或如血块，或如烂肉，皆其验也。但毒之行，小便必涩痛不可当，以木通、滑石、灯心辈导之。又《肘后方》云……凡中蛊毒，用斑蝥虫四枚，去翅、足、炙熟，桃皮五月初五日采取，去黑皮阴干，大戟去骨，各为末。如斑蝥一分，二味各用二分，合和枣核大，以米饮清饮服之，必吐出蛊。一服不瘥，十日更服。（《本草纲目》）

○若中其毒，唯黑豆绿豆汁、靛汁、黄连浓茶葱汁可以解之。（《景岳全书·卷四十九·本草正》）

○斑猫主治疮疽疬，堕胎通淋破血癃，入药要知当熟炒，令人吐泻只缘生。（《医经小学·卷之一·药性指掌》）

○斑蝥马刀为使，畏巴豆、丹参、空青，恶曾青、豆花。按：斑蝥入腹，有开山凿岭之势，最称猛烈，故辄致腹痛不可忍……自非百药不效之病，不可轻使。（《雷公炮制药性解》）

〇斑猫近人肌肉则溃烂，毒可知矣……此物若煅之存性，犹能啮人肠胃，发泡溃烂致死……不若用米同炒，取气而勿用质为稳，余证必不可饵。（《本草经疏》）

〇能走散下泄，以毒攻毒，势不少停。善用之有再造之功。外用之，蚀死肌，敷恶疮。内用之破石淋，拔瘰疬、疔肿、堕胎元……皆有极毒，须当慎用。（《罗氏会约医镜·卷十八·本草》）

〇治中斑蝥毒，黑豆煮浓汁饮之即解。（《良朋汇集·卷六》）

〇能攻实结，而不能治虚秘，不过引药行气，以毒攻毒而已……虚者禁用。（《本经逢原》）

〇斑蝥马蔺为之使，畏巴豆、丹参、空青、恶甘草、豆花……唯瘰疬癫犬伤者可暂用，余皆禁用……配薄荷共为末，鸡子清调敷，能消瘰疬。（《得配本草》）

〇斑蝥通利水道，以其能追逐肠胃垢腻，复能破结走下窍也。有因热毒，小便赤涩，水道不利者，本品其性专走下窍，性寒解毒，辛能散热，小便可利。本品味辛行散，疏肝行瘀，攻坚散结，故利水道，又有破石癃之妙用。※华佗治诸淋神方：斑蝥（去头足熬）二分，䗪虫（熬）五分，地龙（去足熬）二分，猪苓三分，为末。每服四分匕，小麦汁下，日三夜二。主治：石淋血淋。（《百药效用奇观》）

965

【验方举要】

〇塞耳治聋：斑蝥（炒）二枚，生巴豆（去皮、心）二枚，杵丸枣核大，绵裹塞之。（《本草纲目》）

〇法制灵鸡弹：斑蝥（七个，去头翅足）将鸡子一个，顶上敲开小孔，入药在内，纸封固，于饭上蒸熟，取出去壳，切开去药，五更空心和米饭嚼，候小便通，如米泔水状，如脂即验也。如大小便不通，却服琥珀散三二贴催之，然后常服后二药，尤佳。（《玉机微义·卷三十五·疮疡》）

〇治偏正头风：斑蝥一个，去头、足、翅，隔纸研细为末，筛去衣壳。将末少许，点在膏药上，如患左痛，贴右太阳，患右痛，贴左太阳。隔足半日取下，永不再发矣。久贴恐起泡耳。（《良方集腋卷之上·头面门》）

〇治疯狗咬：斑蝥七个，去头足翅，糯米四十九粒，同炒去米不用，将斑蝥研末，黄酒调服，从小便内出有衣膜似血，灌血浆即是下也，后用滑石六钱，甘草一钱熬水服之而愈。（《良朋汇集·卷十》）

〇破伤风证回生神方：全斑蝥七厘，小儿只用三厘，糯米炒焦，一分三厘，共为末，黄酒冲服即愈。（《疡医大全·卷之三十六》）

〇治经候闭塞及干血气：斑猫十个（糯米炒），桃仁四十九（炒），大黄五

钱。共为细末，酒糊为丸，如桐子大。空心酒下五丸，甚者十丸。如血枯经闭者，用四物汤送下。(《济阴纲目·斑猫通经丸》)

○疟疾外治方：斑蝥研末，芥末备少许，置于膏药上，贴背脊第三节处，治疟神效。(《不费钱的奇验方·续辑》)

【按】

药理研究表明，斑蝥具有抗肿瘤、抗病毒、升高白细胞、局部刺激等作用。临床上斑蝥制剂可以治疗胃溃疡、神经性皮炎、寻常疣、癌症、甲沟炎、病毒性肝炎、过敏性鼻炎、梅核气、风湿痛、神经痛等，有一定疗效。但斑蝥有剧毒，内服须严格掌握剂量。

斑蝥的主要毒性成分为斑蝥素，系斑蝥酸的内酐。斑蝥为强烈局部刺激发泡剂，外用时接触皮肤可致发泡，这是其疗效原理之一，但应防破溃感染。内服斑蝥中毒量为1克，致死量为3克；斑蝥素致死量为30毫克。外敷亦可通过皮肤吸收导致中毒。中毒症状：内服可引起口腔咽喉烧灼感、恶心、呕吐、腹部绞痛及便血等消化道症状，还可出现尿频、尿急、尿痛及排尿困难和血尿。男性可有阴茎勃起，严重者有发热、休克、昏迷，甚至肾功能衰竭而死亡。中毒解救方法：除立即洗胃，内服牛乳、鸡蛋清、活性炭外，可用川黄连3克，琥珀3克(分吞)，葱白4枚，煎服，有一定解毒作用。

Chushizi

楮实子

楮实子系桑科植物构树 *Broussonetia papyrifera* （L.）Vent.的干燥成熟果实。常用别名有楮实、穀子、楮桃、楮泡等。味甘，性寒。归肝、肾经。功能补肾清肝，明目利尿。主要用于治疗腰膝酸软，虚劳骨蒸，头晕目昏，目生翳膜，水肿胀满等病症。常用剂量为6~12克。

【各家论述】

○阴痿水肿，益气充肌明目。久服，不饥不老，轻身。（《名医别录》）

○壮筋骨，助阳气，补虚劳，健腰膝，益颜色。（《日华子本草》）

○楮实补虚明目……主除水肿及阴痿不起。（《珍珠囊补遗药性赋·木部》）

○《别录》载楮实功用大补益，而修真秘旨书曰久服令人成软骨之痿。济生秘览治骨哽，用楮实煎汤服之，岂非软骨之征乎？……颂曰：仙方单服，其实正赤时，收子阴干，筛末，水服二钱匕，益久乃佳。抱朴子云：楮木实赤者服之，老者成少……（《本草纲目》）

○健脾养肾，补虚劳，明目。（《本草汇言》）

○吴延绍为太医令，先主因食饴喉中噎，医莫能为，延绍独谓当用楮实汤，一服疾良已。冯延己苦脑中痛，延绍密诘厨人曰："相公平日嗜何等？"曰："多食山鸡、鹧鸪。"延绍曰："吾得之矣。"治以甘豆汤，亦愈。或叩之，答曰："噎因甘起，故以楮实汤治之；山鸡、鹧鸪，皆食乌头、半夏，故以甘豆汤除其毒耳。"闻者大服。（《焦氏笔乘·卷五》）

○主治水肿……平补之品也。脾胃虚寒泄泻者勿用。取子，浸去浮者，酒蒸用。皮善行水，治水肿气满。（《罗氏会约医镜·卷十七·本草》）

○楮实甘寒而利消水软坚疗骨哽。皮甘平行水。叶甘凉祛湿热治痢。（《本草分经·杂品》）

○楮实子暖温肝肾，补益虚劳，壮筋骨，强腰膝，治阳事痿弱，水气胀满，明目去翳，充肤悦颜，疗喉痹、金疮俱效。（《玉楸药解·卷二》）

○滋肾阴，补阴血，润筋骨，壮腰膝，健肌肉。然性属阴寒，过服则骨痿。（《医方十种汇编·药性摘录》）

○久服滑肠，补阴妙品，益髓神膏。世人弃而不用者，因久服滑肠之语也。楮实滑肠者，因其润泽之故，非嫌其下行之速也，防其滑而以茯苓、薏仁、山药同施，何惧其滑乎？（《药性通考》）

○泡（即构之果实）甘助阳补虚劳，强筋健骨耳目明。（《草木便方》）

○楮实，书言味甘气寒，虽于诸脏阴血有补，得此颜色润，筋骨壮，腰膝健，肌肉充，水肿消，以致阴痿起，阳气助，是明指其阳旺阴弱，得此阴血有补，故能使阳不得胜而助。非云阳痿由于阳衰，得此可以助阳也。若以纯阴之品可以补阳，则于理甚不合矣。况书又云，骨哽可用楮实煎汤以服，及纸烧灰存性调服，以治血崩血晕，脾胃虚人禁用，久服令人骨痿，岂非性属阴寒，虚则受其益，过则增其害之意乎。（《本草求真》）

○楮实与车前，皆能强阴，而犹少有异，车前子……专功于肝所司之小水，楮实……更归凉金，金为木用也，故强阴气者，肺乃合于肝之体，而疗水肿者，肝则输于肺之用，此其同而有异，不能混也。（《本草述钩元》）

【验方举要】

○楮实子丸：治水气蛊胀。用楮实子一斗，水二斗，熬成膏。茯苓三两，白丁香一两半，为末，以膏和，丸梧子大，从少至多，服至小便清利，胀减为度，后服治中汤养之。忌甘苦峻补及发动之物。（《治法机要》）

○金疮出血：穀子捣，敷之。（《外台秘要》）

○治肝热生翳，亦治气翳细点。又治攀睛翳膜，楮实子研为细末，蜜汤调下一钱，食后。（《东医宝鉴·外形篇·卷一》）

○目昏难视：楮桃、荆芥穗备五百枚，为末，炼蜜丸，弹子大。食后嚼一丸，薄荷汤送下，一日三服。（《卫生简易方》）

【按】

楮实子养肝补肾，滋阴之功卓著，临床以楮实子为主药、配伍茺蔚子、菟丝子、五味子等治疗属肝肾虚损的多种眼底病变，如守方坚持，常能收到令人满意的疗效。

Kuandonghua
款冬花

款冬花系菊科植物款冬 *Tussilago farfara* L. 的干燥花蕾。常用别名有冬花、款花、看灯花、艾冬花等。味辛、微苦，性温。归肺经。功能润肺下气，止咳化痰。主要用于治疗新久咳嗽，喘咳痰多，劳嗽咳血等病症。常用剂量为 4.5~9 克。

969

【各家论述】

○味辛，温。主咳逆上气，善喘，喉痹，诸惊痫，寒热邪气。（《神农本草经》）

○甘。无毒。主消渴，喘息呼吸。（《名医别录》）

○主疗肺气心促，急热乏劳，咳连连不绝，涕唾稠黏。治肺痿肺痈吐脓。（《药性本草》）

○润心肺，益五脏，除烦，补劳劣，消痰止嗽，肺痿吐血，心虚惊悸，洗肝明目及中风。（《日华子本草》）

○款冬花，辛苦，纯阳，温肺止嗽。（《医学启源·卷之下·用药备旨·药类法象》）

○款冬花润肺，去痰嗽定喘。（《珍珠囊补遗药性赋·总赋·温性》）

○味微苦略辛，性平……味主降，气香主散，一物而两用皆备。故用入肺部，顺肺中之气，又清肺中之血。专治咳逆上气，烦热喘促，痰涎稠黏，涕唾腥臭，为诸证之要剂，如久嗽肺虚，尤不可缺。（《药品化义》）

○款冬花，能温肺气，故疗咳嗽及肺痈肺痿，咳唾脓血，寇宗奭曰有人病咳多日或教以燃款冬花三两，于无风处以笔管吸其烟满口则咽之，数日果效。（《景岳全书·卷四十八·本草正上》）

○《千金》、《外台》凡治咳逆久嗽，并用紫菀、款冬者，十方而九，则于此方亦不可不为要药矣。然二物者，一则开结，使中焦之阴化血，一则吸阴下归，究之功力略同，而其异在《千金》、《外台》亦约略可见。盖凡吐脓血失音者，及风寒水气盛者，多不甚用款冬，但用紫菀。款冬则每同温剂补剂用者为多，是不可得其大旨哉。（《本经疏证》）

○款冬甘温，理肺消痰，肺痈喘咳，补劳除烦。（《万病回春·卷之一·药性歌》）

○款冬花性味辛温，入肺而润燥化痰，除烦止咳，为肺虚咳嗽专药。去梗用

花，虚甚蜜炙。（《徐大椿医书全集·药性切用·卷之一·下》）

〇款冬花，入肺，辛温，纯阳。泄热消痰，疏肺泄寒，虚实邪热通用。治咳逆上气喘渴，既喉痹肺痿肺痈，咳唾脓血等症。拣净花甘草水浸爆用，得紫菀良，杏仁为使。（《医方十种汇编·药性摘录》）

〇辛温润肺，消痰理嗽，能使肺邪从肾顺流而出，治逆气咳血主用，辛温开豁却不助火。（《本草分经·肺》）

〇止咳嗽，疗肺痈肺痿，解唾血，消痰，除烦，治咳逆、上气、喘、渴，为治咳要药。寒热虚实，皆可施用。（《罗氏会约医镜·卷十六·本草》）

〇款冬降逆破壅，宁嗽止喘，疏利咽喉，洗涤心肺，而兼长润燥。肺逆则气滞而津凝，故生烦躁。肺气清降，浊瘀荡扫，津液化生，烦躁自止。其他主治，除肺痈吐血，去痰涕胶粘，开咽喉喘阻。润胸膈烦躁，皆去浊还清之力也。（《长沙药解·卷三》）

〇款冬花气味辛温……冬时发条，结蕊于冰雪中，故名款冬……此阴中之阳升也，如形寒饮冷，肺气虚寒作喘者宜之；若阴火上炎肺叶焦满，恐益销烁毁伤矣。（《吕山堂类辨·卷下》）

〇唯冬花值隆冬之际，冰凌盈谷，灿而敷华，而又得金之辛味，木之温性，斯能清流金之火，以滋水泛。凡肺咳者，有虚实寒热，而尤宜于热证。非特产于冰谷者，不可耳。（《经证证药录·卷八》）

〇润肺消痰，止咳嗽，治肺痿，肺痈吐脓血，除烦补劳。（《东医宝鉴·汤液篇·卷三》）

【验方举要】

〇治久咳不止：紫菀三两，款冬花三两。上药粗捣罗为散，每服三钱，以水一中盏，入生姜半分，煎至六分，去滓温服，日三四服。（《圣惠方·紫菀散》）

〇疗久嗽熏法：每旦取款花如鸡子许，蜜拌花使润，纳一升铁铛中。又用一瓦碗钻一孔，孔内安小竹筒，或笔管亦得。其筒稍长，置碗铛相合，及插孔处，皆面涂之，勿令漏烟气。铛下著炭火少时，款冬烟自从筒中出，则口含筒吸取烟咽之，如觉心中少闷，须暂举头，即将指头捻筒头，勿使漏烟气，吸咽使尽止。凡如是三日，一度为之，待至六日则饱食羊肉馄饨一顿，则永差。（《外台秘要·卷九·熏咳法》）

【按】

药理研究表明，款冬花具有镇咳、祛痰、平喘等作用，注射剂还有兴奋呼吸、升高血压等作用。冬花与紫菀相须为用，但冬花重在宣肺止咳，祛痰下气之力不及紫菀。

Gegen
葛根

　　葛根系豆科葛属多年生藤本落叶植物野葛 *Pueraria lobata*（Willd.）Ohwi 或甘葛藤 *Pueraria thomsonii* Benth. 的干燥根。常用别名有干葛、甘葛、粉葛、黄葛根等，葛化小人药。味甘、辛，性凉。归脾、胃经。功能解肌退热，生津，透疹，升阳止泻。主要用于治疗外感发热头痛，项强，口渴，消渴，麻疹不透，热痢，泄泻和高血压颈项强痛等病症。常用剂量为10～20克，止泻宜煨用。

【各家论述】

　　○葛根味甘平。主消渴，身大热，呕吐，诸痹，起阴气，解诸毒。葛谷（葛之果实）主下痢，十岁以上，一名鸡齐根。（《神农本草经》）

　　○疗伤寒中风头痛，解肌发表出汗，开腠理疗金疮，止胁风痛……生根汁，疗消渴，伤寒壮热。（《名医别录》）

　　○蒸之食，消酒毒。其粉亦甚妙。（《食疗本草·卷上》）

　　○猘狗伤，捣汁饮，并末敷之。（《新修本草》）

　　○生者，堕胎，蒸食，消酒毒，可断谷不饥。（《本草拾遗》）

　　○治天行上气，呕逆，开胃下食，主解酒毒，上烦渴。熬屑治金疮，治时疾解热。（《药性本草》）

　　○多饮葛根汁，并治一切金疮。（《千金宝要·卷之二·喉痹金疮第七》）

　　○治胸膈烦热发狂，止血痢，通小肠，排脓破血，敷蛇虫啮，署毒箭伤。（《日华子本草》）

　　○敷小儿热疮，捣汁饮，治小儿热痞。（《开宝本草》）

　　○渴者，用干葛。（《医学启源·卷之上·主治心法》）

　　○除脾胃虚热而渴，又能解酒之毒，通行足阳明之经。《主治秘要》云……气味俱薄，体轻上行，浮而微降，阳中阴也。其用有四：止渴一也；解酒二也；发散表邪三也；发散小儿疮疹难出四也。益阳生津液，不可多用，恐损胃气，去皮用。（《医学启源·卷之下·用药备旨》）

　　○葛根（制野葛、巴豆，百药毒）……可升可降，阳中之阴也。其用有四：发伤寒之表邪，止胃虚之消渴，解中酒之奇毒，治往来之温疟。（《珍珠囊补遗药性赋·主治指掌·逐段锦》）

　　○主伤寒中风头痛，开腠理，发汗解肌，治太阳项强，疗合病自利。（《丹溪手镜·卷之中》）

○干葛，其气轻浮，鼓舞胃气上行，生津液，又解肌热，治脾胃虚弱泄泻圣药也。（《用药法象》）

○散郁火……张元素：太阳初病，未入阳明，头痛者，不可便服葛根发之，若服之是引贼破家也，若头颅痛者可服之……本草十剂云：轻可去实，麻黄、葛根之属。盖麻黄乃太阳经药，兼入肺经，肺主皮毛；葛根乃阳明经药，兼入脾经，脾主肌肉。所以二味药皆轻扬发散，而所入迥然不同也。（《本草纲目》）

○葛根虽善达诸阳经而阳明为最，以其气轻，故善解表发汗。凡解散之热多辛热，此独凉而甘，故解温热时行疫疾，凡热而兼渴者，此为最良，当以为君而佐以柴防甘桔极妙，尤散郁火疗头痛，治温疟往来，疮疹未透，解酒除烦，生津止渴，除胃中热狂……但其性凉，易于动呕，胃寒者所当慎用。（《景岳全书·卷四十八·本草正》）

○伤寒头痛兼项强腰脊痛，及遍身骨疼者，足太阳也，邪犹未入阳明，故无渴证，不宜服。（《本草经疏》）

○葛根甘寒能发表，胃虚消渴服之安，解除中酒之苛毒，更止温疟之往还。（《医经小学·卷之一·药性指掌》）

○葛根，清风寒，净表邪，解肌热，止烦渴，泻胃火之药也……而葛根之发散，亦入太阳，亦散寒又不同矣，非若麻、桂、苏、防辛香温燥，发散而又有损中气之误也；非若藁本、羌活，发散而又有耗营血之虞也……如伤风伤寒，温病热病，寒邪已去，标阳已炽，邪热伏于肌腠之间，非表非里，又非半表半里，口燥烦渴，仍头痛发热者，必用葛根之甘寒，清肌退热可也，否则舍葛根而用辛温，不唯疏表过甚，而元气虚，必致多汗亡阳矣。然而葛根之性专在解肌，解肌而热自退，渴自止，汗自收。（《本草汇言》）

○若多用二三钱，能理肌肉之邪；开发腠理而出汗，属足阳明胃经药。治伤寒发热，鼻干口燥，目痛不眠，疟疾热重……因其性味甘凉能鼓舞胃气，若少用五六分，治胃虚热渴，酒毒呕吐，胃中郁火，牙疼口臭。或佐健脾药，有醒脾之力。且脾主肌肉，又主四肢，如阳气郁遏于脾胃之中，状非表症，饮食如常，但肌表发热如火，以此同升麻、柴胡、防风、羌活，升阳散火，清肌退热，薛立斋常用剂也。（《药品化义》）

○古人以表邪口渴，即加葛根，以其升胃津，热盛烦渴，用石膏辛凉解肌，无汗忌用。（《幼科释谜·卷二·麻疹原由症治》）

○葛根解经气之壅遏，清胃腑之燥热，达郁迫而止利，降冲逆而定喘……下达除烦泄热，降阳明经腑之郁，经腑条畅，上脘之气不逆，则下脘之气不陷，故呕泄皆医，生津止渴，清金润燥，解阳明郁火，功力尤胜。作粉最佳，鲜者取汁甚良。（《长沙药解·卷一》）

○葛根生津止渴，除火热，止呕吐，干吐。治热毒，血痢。解酒毒诸菜毒，

利小便。煮食开胃饥，唯脾虚表疏忌之，妊妇忌生食。葛花解酒，治肠风下血。（《陈修园医书四十八种·食物秘书》）

○汗自出兮，用干葛重虚其表。（《幼幼集成·卷五·天元赋》）

○葛花入阳明，以解在表之酒湿。（《成方便读·消导之剂·葛花解醒汤》）

○葛根，斑疹为必用之药，亦并非已见点不可用，痧麻均以透达为主，所惧者是陷，岂有见点不可用之理？唯无论痧麻，舌绛且干者，为热入营分，非犀角、地黄不办，误葛根，即变证百出，是不可不知也。又凡伤寒阳明症已见，太阳未罢，得葛根良。太阳已罢，纯粹阳明经症，得葛根小良。唯温病之属湿温及伏暑、秋邪者不适用，此当于辨症加之注意。若一例横施，伏暑、秋邪得此，反见白痦，则用之不当之为害也。（《药盒医学丛书》）

○为升提清气下陷泄泻之专药，解肌生用，升清煨用……鲜葛：大寒，捣汁能解温病。按：葛根升阳明清气，柴胡升少阳清气，为异。（《徐大椿医书全集·药性切用·卷之二》）

○得葱白治阳明头痛，佐健脾药有醒脾之功，佐粟米治热渴虚烦，同升柴有散火之力，生葛汁解温病，并治大热吐衄。多用伤胃气，太阳病初起勿用，表虚多汗，痘疹见点后，俱不宜用。（《得配本草》）

○葛根性升属阳，能鼓舞胃中清阳之气……使胃气敷布，诸痹自开……治头额痛，眉棱骨痛……头脑痛而不渴者，邪尚未入阳明，不可便用，恐引邪内入也……又葛根轻浮，生用则升阳生津，熟用则鼓舞胃气。故治胃虚作渴，七味白术散用之。又清暑益气汤，兼黄柏用者，以暑伤阳明，额颅必胀，非此不能开发也。（《本经逢原》）

○太阳之气主肌肤，阳明之气主肌肉，太阳经邪留而不去，传舍于输，则由皮肤而肌肉，非葛根清凉发散，不能泄阳明热气……经方取以治伤寒阳明外证，而世之治时行疫疠者，奉为清热解表第一品味……下达，除烦泄热，降阳明府经之郁。经府条畅，上脘之气不逆，下脘之气不陷，故呕泻皆医。（《经证证药录·卷三》）

○葛根能透达表邪，启胃气而生津液，滋润筋脉，舒缓强急。（《金匮要略注解》）

○总上以观，葛根的转输可以解表，可以和里，可以同热药用，可以同寒药用。可以和表者，连同和里，可以治寒者，变换治热，神而明之，使自宜之，活用原则，存乎其人。（《冉注伤寒论·四》）

○为解热、缓和药，功能止渴、消热，解中酒。（《科学注解本草概要·植物部》）

○葛根体摧折而弛张，清解之为用……弛张表位，清解表里。（《皇汉医学丛书·伤寒用药研究·卷下》）

○发汗、解热、缓解，用途：感冒，项背僵硬，口渴。（《临床应用汉方处方解说》）

○葛根，取根捣烂，和水澄取粉，投沸汤中，良久色如胶，以蜜水拌食，和少许生姜尤佳，大治酒渴。（《东医宝鉴·杂病篇·卷四》）

【验方举要】

○治干呕神方：干呕者，胃气逆故也，但呕而欲吐，吐无所出，故云干呕。治用生葛根绞取汁，服一升。（《华佗神方·卷四》）

○救酒醉不醒方：饮葛根汁一斗二升，取醒为度，或用蔓青菜并少米熟煮，去滓，冷之，使饮，则良。（《华佗神方·卷十七》）

○食治老人中风，言语謇涩，精神昏愦，手足不仁，缓弱不遂方。葛粉五两，荆芥一握，豉五合。上以溲葛粉，如常作之，煎二味取汁煮之，下葱椒五味臛头，空心食之，一二服将息为效，忌猪肉荞面。（《养老奉亲书·食治老人诸风方第十六》）

○虎咬疮，煮葛根令浓以洗之，十遍。饮汁及捣为散，以葛根汁服方寸匕，日五，甚者夜二。（《千金宝要·卷之三·虎犬马伤第十》）

○用葛根一味，加白豆蔻五粒，酒煎空心服，效。（《古今医统大全·卷之十八·疸证门》）

○治心热吐血不止，生葛根捣汁半大升，顿服，主瘥。（《医学纲目·卷之十七·诸见血门》）

○葛根加半夏汤：葛根四两，芍药二两，生姜三两，大枣十二枚，半夏半升，治太阳阳明合病，不下利但呕者，以阳明为少阳胆木所逼，水谷莫容。已消而在下脘则为利，未消而在上脘则为呕。半夏除胃逆而止呕也。（《长沙药解·卷一》）

○怀孕之后……大烦热宜葛根汁饮解之。葛根汁饮，葛根汁六合，分三服，间四刻许进一服。（《产孕集·上篇·孕疾第五》）

○产后腹痛兼泻痢或腹胀虚满者，皆因月内误吃热物，余血结聚于中，日久渐甚，腹胀疼痛，米谷不消，或脓血不止，水气入肠，冷痛或败血入小肠变赤白带须先服此药，逐去败血，然后调治泻痢用葛根一钱煎汤入童便陈酒各一分和末药服。（《仁寿镜·卷三下》）

○伤寒，初患头痛身热，葛根锉一两，水煎服，生葛根取汁饮一升亦效。（《东医宝鉴·杂病篇·表一》）

○疗疟，取一两，煎汤服之。（《东医宝鉴·杂病篇·卷六》）

○解酒疸，小便赤涩。取一两，水煎服。（《东医宝鉴·杂病篇·卷六》）

○葛根主消渴，取五钱，水煎饮之。又取生者捣汁饮亦好。（《东医宝鉴·

【按】

葛根，一味古老的药，过去认为它的作用是以解表为主要功效的，但近年发现葛根有不少新的用途。研究表明，葛根的主要有效成分为葛根总黄酮等，具有扩张血管、降血糖、解热、解痉等药理作用。除传统的用法外，以葛根为主的制剂还能治疗冠心病、心绞痛、高血压、早搏、脑血栓、突发性耳聋、偏头痛、麻疹、肺炎、眼底病、糖尿病和跌打损伤等病症。《本经》有葛根"主诸痹"的记载，"痹"即不通之意，现代研究发现葛根能解除血管痉挛、扩张血管、祛除瘀滞、调畅血行，临床上将葛根当作活血化瘀药用也确有疗效，因此葛根可以活血，其解热、生津、治疗项背强，均与改善血循环作用有关。此外，葛根还有提高NK细胞活性及抗过敏等作用，是其用治外感初起的一个主要取效原理。

Cong

葱

葱系百合科多年生草本植物葱 *Allium fistulosum* L. 的新鲜全草，其叶、根、鳞茎、花、实、须均可入药。常用别名有葱茎白、葱白、葱白头、火葱、四季葱等。味辛，性温。功能发汗解表，散寒通阳，解毒散结。主要用于治疗感冒风寒，以及阴盛格阳所致腹泻、厥冷、脉微弱。外用可治疮痈疔毒等。常用剂量为3～10克。外用适量。不宜与蜂蜜配伍。

【各家论述】

○主伤寒寒热，出汗中风，面目肿。(《神农本草经》)

○性平。(治)伤寒骨肉痛，喉痹不通，安胎。(《名医别录》)

○叶：温。白：平。主伤寒壮热，出汗；中风，面目浮肿，骨节头疼，损发髭……止血衄，利小便。(《食疗本草》)

○治天行时疾，头痛热狂，通大小肠。霍乱转筋及贲豚气，脚气，心腹痛，目眩及止心迷闷。(《日华子本草》)

○葱白(忌与蜜同食)，味辛，无毒。升也，阳也。其用有二：散伤风阳明头痛之邪，主伤寒阳明下痢之苦。(《珍珠囊补遗药性赋·主治指掌·逐段锦》)

○葱白辛温，通上下阳气，散风寒表邪，入太阴阳明，引众药发散。少阴证，面色赤者，宜加白通汤。肾苦燥者可润。(《丹溪手镜·卷之中·发明五味阴阳寒热伤寒汤丸药第二》)

○葱白治头痛如破，通上下阳气。(《丹溪治法心要·卷三·头痛第三十六》)

○除风湿，身痛麻痹，虫积心痛，止大人阳脱，阴毒腹痛，小儿盘肠内钓，妇人妊娠溺血，通奶汁，散乳痈，利耳鸣，涂猘犬毒……葱，所治之症，多属太阴、阳明，皆取其发散通气之功。通气故能解毒及理血病。(《本草纲目》)

○葱，辛能发散，能解肌，能通上下阳气。故外来怫郁诸证，悉皆主之。伤寒寒热，邪气并也；中风面目肿，风热郁也；伤寒骨肉痛，邪始中也。喉痹不通，君相二火上乘于肺也，辛凉发散，得汗则火自散而喉痹通也。(《本草经疏》)

○葱白辛温能解表，阳明头痛急投之，伤寒下痢服之效，止痛除风又自奇。(《医经小学·卷之一·药性指掌》)

○葱白辛散性平，解肌发汗，通阳安胎。取白连须用。葱青：辛散性温，能治水病足肿。葱汁：涂金疮出血。(《徐大椿医书全集·药性切用·卷之四中》)

○治虚怯人患肿块，或痛或不痛，或风袭于经络肢体疼痛，或四肢筋挛骨痛。又治流注跌扑损伤肿痛，棒打刺痛及妇人吹乳阴症腹痛，手足厥冷，并治用……葱头杵烂炒热敷患处，冷即易之再熨，肿痛即止。（《良朋汇集·卷四》）

○葱，辛温，根须平。解百药毒，杀一切鱼鳖肉毒，利五脏，达表和里，通关节，利二便。散风湿麻痹脚气，安胎通乳。多食虚气上冲，损须发。同枣肉食令胆胀，和蜜食杀人，服地黄、常山者，并忌之。（《医方十种汇编·食物》）

○葱白辛温发散，升陷达郁，行经发表，厥有功焉。其诸主治，下乳汁，散乳痈，消肿痛，止麻痹，疗下血，熨便癃，通淋涩，调泄痢……通脉四逆散，力在甘草。治少阴病下利，脉微面色赤者，加葱九茎，以阳郁不能外达，故面赤，加葱白以宣阳气之郁也。（《长沙药解·卷三》）

○葱味辛平，入肺胃二经。辛能发汗，出汗解肌，疏通关节，以通上下阳气。治伤寒头痛身疼、时疾狂热，鼻塞声重。除阴毒腹痛，通大小便，疗下血、下痢，折伤出血、乳痈、风痹、通乳、安胎、霍乱转筋、奔豚、脚气。捣罨伤寒结胸，专攻喉痹，亦解诸毒。按葱味辛，肺气药也，故解散之用居多。但多食神昏发落，虚气上冲，其走利之故欤？（《罗氏会约医镜·卷十七·本草中》）

○盖风药最易动胎，反为不美，故胎前伤寒，身热咳嗽者，唯以带须葱白煎汤服之，大能安胎顺气。（《女科切要·卷四·妊娠伤寒》）

○葱白为发汗，兴奋药，并有健胃作用。功能通关节，逐风邪，安胎气。（《科学注解本草概要·植物部》）

○效用：地下茎"葱白"：为调味品，能刺激神经，促消化液之分泌，预防消化器内寄生虫之发生。又治倭麻质斯及对脑之健康有助。"葱油"：有强力之灭菌作用，外用于化脓病疮面，能很快清除脓汁，并促生肉芽。"葱白"捣汁滴鼻，治伤风鼻塞、急性及慢性鼻黏膜炎、鼻窦炎等均有效。流行性感冒、头疼鼻塞，煎汤乘热熏之，待温再服，有著效。（《现代实用中药》增订本）

○葱白，性凉，味辛，无毒。主伤寒寒热，中风，面目肿，疗喉痹，安胎，明目，除肝邪，利五脏，杀百药毒，通大小便，治奔豚脚气。（《东医宝鉴·汤液篇·卷二》）

○葱白：体通气，而利达为之用，利达腹中也。（《皇汉医学丛书·内科学·伤寒用药研究》）

○生葱，治伤寒发黄，目不识人，生葱火煨熟，去麄皮取心，扭出汁，蘸香油，点两目大小眦立明。（《东医宝鉴·杂病篇·卷六》）

【验方举要】

○治肠痔大便常血：取葱白三五斤煮作汤，盆中坐立瘥。（《医学纲目·卷之十七·诸见血门》）

○《元戎》葱白汤：用葱白十茎，生姜三片。以水三升，煎取一升，分三服，取汗为度，治妊娠伤寒。（《祖剂·卷之一》）

○治产后小便不通，腹胀如鼓，闷乱不醒：用盐填脐中，却以葱白剥去粗皮，十余根作一缚，切作一指厚，安盐上，用大艾炷，满葱饼上以火灸之。觉热气入腹内，即时便通神验。（《医学纲目·卷之十四·闭癃遗溺》）

○治伤寒时疫及伤风初觉头痛身热：用带根葱头十茎切碎以醋一盏，煎稀粥一碗，乘热吃下，以被盖汗出即解。（《众妙仙方·卷二·诸寒门》）

○治胎动腰痛抢心，或下血：取葱白不拘多少，浓煮汁饮之。（《医学纲目·卷之二十八·腰痛》）

○治鼻不闻香臭：用生葱分为三段，早用葱白，午用葱管中截，晚换葱管末梢一截，塞入鼻中，令透里方效。（《医学纲目·卷之二十七·鼻塞》）

○治小便难，小腹胀，不急治杀人：用葱白三斤，细切，炒热以布裹分作两处，更替熨脐下即通。（《众妙仙方·卷三·大小便不通门》）

○凡撷伤皮破血出处疼不可忍，乃风寒所着。宜用葱杵碎，入盐少许，炒热罨上，其痛即住，冷则再温之。（《医学纲目·卷之二十·撷扑伤损》）

○治流火诸般肿毒：葱白一把，盐一撮，共捣烂敷患处，痊愈。（《良朋汇集·卷六》）

○临产用力过多，以致户门两旁肿痛，手足不能舒伸者，用四季葱入乳香末捣成饼贴肿痛处，良久即愈。（《胎产秘书·卷下·产后》）

○治乳痈：用葱一握，连须捣烂作饼，置患乳上，以瓷磬口茶杯盛热灰，覆葱饼上，觉热气入里，汗出自消。（《疡医大全·卷之二十》）

○治蜘蛛咬，遍身疮子：以葱一枚，去尖头作孔，将蚯蚓入葱叶中，紧捏两头，勿令泄气摇动，即化为水，水点咬处瘥。（《续名医类案·卷三十六·虫兽伤》）

○胸满腹胀，气逆上干，谓之子悬，此由中焦气结之故，多得之，愤郁惊惶，……或葱白汤。葱白二十茎，以水一升五合，于银石器内，煮取半升，顿服，并食葱。（《产孕集·上篇·孕疾第五》）

【按】

药理研究表明，葱白具有促进血液循环，抑制白喉杆菌、结核杆菌、痢疾杆菌、葡萄球菌、链球菌、皮肤真菌等作用。临床用鲜葱为主，外用治荨麻疹、腹水、乳痈、腹痛、消化不良等病症有显著疗效。葱白配伍阿胶、蜜糖，内服治老人血虚大便秘结，屡试屡验。

Tinglizi
葶苈子

葶苈子系十字花科植物独行菜 *Lepidium apetalum* Willd. 或播娘蒿 *Descurainia sophia*（L.）Webb ex Prantl 的干燥成熟种子。常用别名有丁历、大适等。味辛、苦，性大寒。归肺、膀胱经。功能泻肺平喘，行水消肿。主要用于痰涎壅肺，喘咳痰多，胸胁胀满，不得平卧，胸腹水肿，小便不利；肺原性心脏病水肿等病症。常用剂量为3～9克。便溏纳差者慎用。

【各家论述】

○主癥瘕积聚、结气、饮食寒热，破坚逐邪，通利水道。（《神农本草经》）

○下膀胱水，伏留热气，皮间邪水上出，面目浮肿，身暴中风热痱痒，利小腹。（《名医别录》）

○榆皮为之使。得酒良。恶僵蚕、石龙芮。（《本草经集注》）

○利小便，抽肺气上喘息急，止嗽。（《药性本草》）

○疗肺壅上气咳嗽，定喘促，除胸中痰饮。（《开宝本草》）

○葶苈用子，子之味有甜苦两等，其形则一也。《经》既言味辛苦，则甜者不复更入药也。大概治体皆以行水走泄为用，故曰久服令人虚，盖取苦泄之义，其理甚明。（《本草衍义》）

○苦甜二味，主治同。仲景用苦，余方或用甜者，或有不用甜苦者。大抵苦则下泄，甜则少缓，量病虚实用之，不可不审。《本草》虽云治同，甜苦之味安得不异？（《汤液本草·卷之四》）

○大寒性沉辛苦，属阳走泄行水，通小肠膀胱留热，抽肺经上气喘急。（《丹溪手镜·卷之中·发明五味阴阳寒热伤寒汤丸药性第二》）

○沉也，阴中之阴也。其用有四：除周身之浮肿，逐膀胱之留热，定肺气之喘促，疗积饮之痰厥。（《珍珠囊补遗药性赋·主治指掌·逐段锦》）

○善逐水气不减大黄，但大黄能泄血闭；葶苈能泄气闭，气行而水自行也，若肺中水气膹满胀急者，非此不能除，然性急利甚，主涉气虚者不可轻用。淮南子曰：大戟去水，葶苈愈胀，用之不慎，乃反成病，即此谓也。第此有甜苦二种，虽曰为甜，然亦非真甜。但稍淡耳，稍淡者其性亦稍缓。（《景岳全书·下册·卷四十八·本草正》）

○葶苈气味俱厚，不减大黄，又性过于诸药，以泻阳分肺中之闭也，亦能泻大便，为体轻象阳故也……大凡水病难治……气水俱实，治者皆欲泻之使虚，羊

头蹄极补，那得瘳愈，所以治水药多用葶苈子等。（《普济方》）

○葶苈苦寒消水肿，膀胱留热更能清，肺家喘促宜斯用，积饮停痰得此行。（《医经小学·卷之一·药性指掌》）

○葶苈甘苦二种，正如牵牛黑白二色，急缓不同；又如葫芦甘苦二味，良毒亦异。大抵甜者下泄之性缓，虽泄肺而不伤胃；苦者下泄之性急，既泄肺而易伤胃，故以大枣辅之。然肺中水气膹满急者，非此不能除，但水去则止，不可过耳。既不久服，何致伤人？……通月经。（《本草纲目》）

○葶苈，为手太阴经正药，故仲景泻肺汤用之，亦入手阳明、足太阳经。肺属金，主皮毛，膀胱属水，藏津液，肺气壅塞则膀胱与焉，譬之上窍闭则下窍不通，下窍不通，则水湿泛滥为喘满。为肿胀、为积聚，种种之病生矣……不利于脾胃虚弱及真阴不足之人。凡肿满由于脾虚不能制水，水气泛溢；小便不通由于膀胱虚无气以化者，法所咸忌。（《本草经疏》）

○寒饮、阴水等证及虚弱者，不可用也。（《本草便读》）

○葶苈辛苦大寒，性急不减硝黄，大泻肺中水气，膹急下行膀胱，故凡积聚癥结，伏留热气，水肿痰壅，嗽喘经闭，便塞至极等症，无不当用此调……金匮所云用葶苈以治头疮，药气入脑杀人。（《本草求真》）

○甜葶苈，辛苦大寒，入肺而兼入膀胱。其性急速，下气定喘，喘鸣水气喷急者，非此不能除，为泻表气分湿热专药。取子炒研。苦者性劣，不可轻投。（《徐大椿医书全集·上册·药性切用·卷之一下》）

○凡停痰宿水，嗽喘肿胀之病，甚有奇功。月经闭阻，夜热毛蒸之疾，亦有捷效。（《长沙药解·卷四》）

○为祛痰药，并有整肠、利尿作用。功能泻肺，下水。（《科学注解本草概要·植物部》）

○葶苈苦寒滑利，开泄肺气，泻水逐痰；佐以大枣之甘以和药力，而有安胃补脾，补正生津，调和药性的作用。（《金匮要略诠解》）

○葶苈子，隔纸炒香或蒸熟用之。此药性急，走泄为功。苦者尤甚，甜者少缓。（《东医宝鉴·汤液篇·卷三》）

【验方举要】

○治肺痈喘不得卧：葶苈（熬令黄色、捣，丸如弹子大），大枣十二枚。上先以水三升，煮枣取二升，去枣内葶苈，煮取一升，顿服。（《金匮要略·葶苈大枣泻肺汤》）

○治瘑虫蚀齿：葶苈、雄黄等分。为末，腊月猪脂和成，以绵裹槐枝蘸点。（《金匮要略·小儿瘑虫蚀齿方》）

○治卒大腹水病：葶苈一两，杏仁二十枚。并熬黄色，捣，分十服，小便

去，瘥。（《补缺肘后方》）

〇治头风疼痛：葶苈子为末，以酒淋汁沐头，三四度。（《肘后方》）

〇治卒发颠狂：葶苈一升，捣三千杵，取白犬血和丸麻子大。酒服一丸，三服取瘥。（《肘后方》）

〇肺痈喘不得卧，葶苈大枣泻肺汤主之，兼疗胃胁胀满，一身面目浮肿，鼻塞清涕出，不闻香臭酸辛，咳逆上气，喘鸣迫塞方：葶苈，三熬令色紫。上一味捣，令可丸，以水三升，煮劈大枣二十枚，得汁二升，内药如弹丸一枚，煎得一升，顿服。（《外台秘要·卷十·肺痈方》）

〇崔氏疗水气方：葶苈子三两，上一味，以物盛于甑上蒸令湿，彻上即捣万杵，自堪为丸，不须蜜和，如不得以少蜜和之，一服五丸，渐加之七丸，以微利为度，得利即停，不可多服。（《外台秘要·卷二十·水气方》）

〇备急疗诸瘘方：取葶苈子捣细罗，取好白蜜和丸，每欲著药，先温泔洗，著疮口中，以丸内之，若塞以物道开，日三度，疮痛是差候，勿停药，大效。（《外台秘要·卷二十三·九瘘方》）

〇疗瘰疬方：葶苈三合，豉一升，上二味合捣令极熟，作饼如大钱厚二分许，取一枚，当疮孔上，作艾炷如小指大，灸饼上三壮，一日易三饼九炷，隔三日一灸。（《外台秘要·卷二十三·灸瘰疬法》）

〇治腹胀积聚：葶苈子一升熬，以酒五升浸七日，日服三合。（《千金方》）

〇治月经不通：葶苈一升。为末。蜜如弹子大。绵裹纳阴中，入三寸，每丸一宿易之，有汗出止。（《千金方》）

〇治上气咳嗽，长引气不得卧，或水肿，或遍体气肿，或单面肿，或足肿：葶苈三升，微熬，捣筛为散，以清酒五升渍之，春夏三日，秋冬七日。初服如胡桃许大，日三夜一，冬日二夜二，量其气力，取微利为度，如患急困者，不得待日满，亦可以绵细绞即服。（《外台秘要》）

〇治阳水暴肿，面赤烦渴，喘急，小便涩：甜葶苈一两半（炒，研末），汉防己（末）二两。以绿头鸭血及头，合捣万杵，丸如梧子大，甚者，空腹白汤下十丸，轻者五丸。日三四服，五日止。小便利为验。（《外台秘要》）

〇治秃疮。葶苈子细末，先洗，敷之。（《千金宝要·卷之一·小儿第二》）

〇头风沐方：葶苈子煮，沐，不过三四度愈。（《千金宝要·卷之四·头风吐逆第十四》）

〇治肺湿作喘：以甜葶苈研细末，枣肉为丸服之。（《丹溪治法心要·卷二·喘第二十》）

〇治肺壅咳嗽脓血，喘嗽不得睡卧：甜葶苈二两半（隔纸炒令紫）。为末，每服二钱，水一盏，煎至六分，不拘时温服。（《世医得效方·葶苈散》）

〇治男女大小头面手足肿：苦葶苈炒研，枣肉和丸，小豆大，每服十丸，煎

麻子汤下，日三服，五七日小便多，则消肿也。忌咸酸生冷。（《外科精义》）

【按】

　　药理研究表明，葶苈子具有显著的强心作用，并能使心肌收缩力加强，血压随之升高。临床用于治疗心力衰竭、呼吸衰竭、内耳眩晕、自发性气胸等均有较好疗效。前人认为葶苈子性大寒，下气泻肺，医家多畏而不用，或虽用但剂量很轻。据临床所验，用量不宜太轻，如用于心力衰竭，成人一日量不应少于30克，待肿消喘平后，逐渐减量。

萹蓄

Bianxu

萹蓄系蓼科植物萹蓄 *Polygonum aviculare* L. 的干燥地上部分。常用别名有萹竹、扁蓄、扁畜、粉节草、扁竹等。味苦，性微寒。归膀胱经。功能利尿通淋，杀虫，止痒。主要用于治疗膀胱热淋，小便短赤，淋沥涩痛，皮肤湿疹，阴痒带下等病症。常用剂量为9~15克；外用适量，煎洗患处。

【各家论述】

○主浸淫疥瘙，疽痔，杀三虫。（《神农本草经》）

○疗女子阴蚀。（《名医别录》）

○主丹石毒发冲目肿痛，又敷热肿效。（《药性本草》）

○利小便。治五淋白浊，热淋，瘀精涩闭关窍，并治妇人气郁，胃中湿热，或白带之症。（《滇南本草》）

○治霍乱，黄疸，利小便。（《本草纲目》）

○杀蛔虫，利小便，治癃淋，理虫蚀下部。按扁蓄直遂，不能益人，不宜恒用。（《罗氏会约医镜·卷十六·本草》）

○多服泄精气。（《得配本草》）

【验方举要】

○治恶疮痂痒，作痛：扁竹捣封，痂落即瘥。（《肘后方》）

○霍乱吐利：扁竹入豉汁中，下五味，煮羹食。（《食医心镜》）

○治小儿蛲虫攻下部痒：萹竹叶一握。切，以水一升，煎取五合，去滓，空腹饮之，虫即下，用其汁煮粥亦佳。（《食医心镜》）

○治热黄：萹竹取汁顿服一升，多年者再服之。（《药性本草》）

○患痔：常取萹竹叶煮汁澄清。常用以作饭。（《食疗本草·卷上·萹竹》）

○丹石发，冲眼目肿痛：取根一握，洗。捣以少水，绞取汁服之。若热肿处，捣根茎缚之。（《食疗本草·卷上·萹竹》）

○治蛔虫，心痛面青，口中沫出，取临水扁蓄叶一斤细切，以水三斗煮如饧，去渣，空心服一升，虫即下，至重者再服。仍通宿不食，来日平明服之效。（《医学纲目·卷之十六·心痛》）

○治热淋涩痛：扁蓄三钱，煎汤顿饮即愈。（《良朋汇集·卷四》）

【按】

药理研究表明，萹蓄具有利尿、抑菌、止血、利胆、收敛等作用。萹蓄与瞿麦均有清热、利尿通淋之功，但瞿麦破瘀通经，而萹蓄的水及醇提取物能加速血液凝固，使子宫张力升高，可以用于流产及分娩后子宫出血的止血剂，二者用法有别，必须注意。

葎草

Lücao

葎草系桑科一年生或多年生草本植物葎草 *Humulus scandens*（Lour.）Merr. 的全草。常用别名有葛葎蔓、割人藤、苦瓜藤、锯锯藤、五爪龙、大叶五爪龙等。味甘、苦，性寒。归肺、肾、三焦经。功能清热解毒，利尿消肿，消瘀散结。主要用于治疗湿热所致泄泻、痢疾、疟疾、痈肿疮毒，热淋、膏淋、石淋、小便不利，以及瘰疬、痔疮等病证。内服水煎 10～20 克，鲜品 30～60 克，或捣汁服。外用，捣敷或煎水熏洗。

【各家论述】

○主瘀血，止精溢盛气。（《名医别录》）

○主五淋，利小便，止水痢，除疟，虚热渴。（《新修本草》）

○治伤寒汗后虚热。（《本草衍义》）

○润三焦，消五谷，益五脏，除九虫，辟瘟疫，敷蛇、蝎伤。（《本草纲目》）

○治失眠，洗痔疮。（《安徽药材》）

○主湿热壅塞之实证，亦可为外疡阳毒之外敷药也。（《本草正义》）

○主治肺结核潮热，胃肠炎，痢疾，感冒发热，小便不利，肾盂肾炎，急性肾炎，膀胱炎，泌尿系统结石。（《全国中草药汇编》）

○热毒疮疡，皮肤瘙痒。（《中华本草》）

【验方举要】

○治伤寒汗后虚热：葎草（锉），研取生汁，饮一合愈。（《本草衍义》）

○治石淋：生葎草叶，捣绞取汁三升，为三服，其毒石自出。（《普济方》）

○治膏淋：葎草一斤（洗切）。捣取自然汁，用醋一合匀。每服半盏，连服三服，不计时。（《圣济总录》）

○治新久疟疾：葛葎草一握（去两头，秋冬用干者）、恒山末等分。以淡浆水二大盏浸一宿，五更前煎一盏。分二服，当吐痰愈。（《本草纲目》引《独行方》）

○治癞，遍体皆疮者：葎草一担，以水二石，煮取一石，以渍疮。（《本草纲目》引《独行方》）

○治肺结核：葎草、夏枯草、百部各 12 克，水煎服。（《安徽中草药》）

○治皮肤瘙痒：葎草、苍耳草、黄柏各适量，煎水洗患处。(《安徽草药》)
○治痔疮脱肛：鲜葎草90克，煎水熏洗。(《闽东本草》)

【按】

药理研究表明，50%葎草乙醇浸液对福氏痢疾杆菌有抑制作用；葎草花果对结核杆菌有显著抑制作用。临床用葎草配伍枇杷叶、百部、百合，用治热邪所致咳嗽有一定疗效。

硫黄

Liuhuang

　　硫黄系自然元素类矿物硫族自然硫，采挖后，加热熔化，除去杂质，或用含硫矿物经加工制得。常用别名有石硫黄、昆仑黄、黄硇砂等。味酸，性温，有毒。归肾、大肠经。外用功能解毒杀虫，疗疮；内服功能补火助阳通便。外治疥癣、秃疮，阴疽恶疮；内服用于治疗阳痿足冷，虚喘冷哮，虚寒便秘等病症。常用剂量为1.5～3克，炮制后入丸散服。外用适量，研末油调涂敷患处，孕妇慎用。

【各家论述】

　　○主妇人阴蚀，疽痔，恶血，坚筋骨，除头秃。（《神农本草经》）

　　○疗心腹积聚，邪气冷癖在胁，咳逆上气，脚冷疼弱无力，及鼻衄恶疮，下部䘌疮，止血，杀疥虫。（《名医别录》）

　　○除冷风，顽痹。生用治疥癣及疗寒热咳逆，炼服主虚损泄精。（《药性本草》）

　　○主风冷虚惫，肾冷上气，腿膝虚羸，长肌肤，益气力，遗精痔漏，老人风秘等，并宜烧炼服。（《海药本草》）

　　○主命门火衰，阳气暴绝，阴证伤寒，阳道痿弱，老人虚秘，妇人血结，虚寒久痢，心腹积聚。秉纯阳之精，益命门之火，热而不燥，能润肠结，亦救危补剂……但中病则便已，不可尽剂。（《本草图经》）

　　○杀腹脏虫。（《日华子本草》）

　　○硫黄亦号将军，功能破邪归正，返滞还清，挺出阳精，消阴化魄生魂。（《汤液本草·卷之六》）

　　○广州出产石硫黄，治疥坚筋去䘌疮，逐冷壮阳阴疝癣，老人风秘是仙方。（《医经小学·卷之一·药性指掌》）

　　○石硫黄，今人用治下元虚冷，元气将绝，久患寒泄，胃脾虚弱，垂命欲尽，服之无不效。中病当便已，不可尽剂。世人盖知用而为福，不知用而为祸。此物损益兼行，若俱弃而不用，当仓卒之间，又可阙乎。（《医学纲目·卷之二十三·泄泻》）

　　○主虚寒久痢滑泄，霍乱，补命门不足，阳气暴绝，阴毒伤寒，小儿慢惊……洪迈《夷坚志》云：唐与正亦知医，能以意治疾，吴巡检病不得溲，卧则微通，立则不能涓滴，遍用通利药不效，唐闻其平日自制黑锡丹常服，因悟曰：

此必结砂时硫飞去，铅不死，铅砂入膀胱，卧则偏重，犹可溲，立则正塞水道，故不通，取金液丹三百粒，分为十服，煎瞿麦汤下，铅得硫气则化，累累水道下，病遂愈。硫之化铅，载在经方，苟无通变，岂能臻妙。（《本草纲目》）

○舶上硫黄，灭斑，杀虫，治疮通血，止泻痢。（《本草纲目拾遗》）

○久服伤阴，大肠受伤，多致便血；湿热痿痹，良非所宜。（《本经逢原》）

○硫黄火之精也，亦号将军。大黄至寒亦号将军。故用之以补火，以其大热有毒，故用猪脏烂煮以解之……诸热皆燥，唯硫黄热而不燥，昔仁和吏早衰，服之年至九十……按人有真阳虚衰，桂附所不能补者，非硫黄不能补之，其性虽燥毒，而却疏利，与燥涩者不同。苟制炼得宜，诚为救危妙药，若用之不当，贻祸匪浅。（《成方切用·卷六下》）

○除头秃。（《本草述钩元》）

○土硫黄辛热腥臭入疮药，不堪服食。（《本草分经·大肠》）

○硫黄有三种：土黄、水黄、石黄也……（《温病条辨·卷三·下焦篇·半硫丸》）

○硫黄，味酸有毒，大热纯阳，补命门相火，兼通寒闭不解及阳被阴格，虚火上浮暴绝寒厥等症，审其六脉无力或细数无伦或口苦咽干，漱水而不欲咽，皆服之有效。若属热闭或火极似水者切忌。（《医方十种汇编·药性摘录》）

○久患寒泻，脾胃虚冷，命欲垂尽者用之，可以起死回生……畏细辛、朴硝、血与铁与醋。适病而止，不可过服。（《罗氏会约医镜·卷十八·本草》）

○置豆腐中，制去热毒用。（《徐大椿医书全集·药性切用·卷之五上》）

○敷女子阴痒，玉门宽冷，涂匶疣聤耳，消胬肉顽疮。（《玉楸药解·卷三》）

○服硫黄法：尝观葛稚川《肘后方》，首载扁鹊玉壶丹，系硫黄一味九转而成。治一切阳分衰惫之病。而其转法所需之物颇难备具，今人鲜有服者。愚临证实验以来，觉服制好之熟硫黄，犹不若经服生者其效更捷。盖硫黄制熟则力减，少服无效，多服又有燥渴之弊，服生硫黄少许，即有效而又无他弊也。十余年间，用生硫黄治愈沉寒锢冷之病不胜计。盖硫黄原无毒，其毒也即其热也，使少服不令觉热，即于人分毫无损，故不用制熟即可服，更可常服也，且自古论硫黄者，莫不谓其功胜桂、附，唯径用生者系愚之创见，而实由自家徐徐尝验，确知其功效甚奇，又甚稳妥，然后最以之治病。今邑中日服生硫黄者数百人，莫不饮食加多，身体强壮，皆愚为之引导也……古方中硫黄皆用石硫黄，而今之硫黄皆出于石，其色黄而亮，砂粒甚大，且无臭气者即堪服食。且此物燃之虽气味甚烈，嚼之实无他味。无论病在上在下，皆宜食前嚼服，服后即以饭压之。若不能嚼服者，为末开水送服亦可，且其力最长，即一日服一次，其热亦可昼夜不歇。（《医学衷中参西录·上册·医方·30》）

○硫黄禀之精气，其挟杂质者，时有毒，若其色纯黄，即纯系硫质，分毫无毒，为补相火暖下焦之主药，痢证下焦凉者，其上焦恒有虚热，硫黄质重，其热力直下焦，而不至助上焦之虚热。且痢之寒者，虽宜治以热药，而仍忌温补收涩之品，至硫黄，诸家本草，谓其能大便润，小便长。西人谓系轻泻之品，是其性热而能通。故以治寒痢最宜也。（《万病疗法大全·内科疗法大全·痢疾病·治痢最要药》）

○内服为攻血药，并有缓下作用……外用于寄生性皮肤病、疥癣、秃疮、阴部湿痒、女子阴疮。（《科学注解本草概要·矿物部》）

989

【验方举要】

○治卒得疥疮：麻油摩硫黄涂之。（《肘后方》）

○治风毒脚气，痹弱：硫黄末三两，钟乳五升，煮沸入水，煎至三升，每服三合。又法：牛乳三升，煎一升半，以五合调硫黄末一两服，厚盖取汗，勿见风。未汗再服，将息调理数日，更服，北人用此多效。亦可煎为丸服。（《肘后方》）

○治耳聋：硫黄、雄黄各等分。为末。绵裹纳耳中。（《千金方》）

○治早衰病脊，齿落不已……只研生硫黄为细末，实于猪脏（猪胃）中，水煮脏烂，同研细，用宿蒸饼为丸，随意服之。两月后，饮啖倍常，步履轻捷，年过九十，略无老态，执役如初。（《夷坚甲志·卷七》）

○治吐逆不止，玉龙散：硫黄，滑石等分，为细末每服一钱糯米饮调下。（《鸡峰普济方·第十四卷·方十四》）

○治伏暑伤冷，二气交错，中脘痞结，或泄或呕，或霍乱厥逆。二气丹：硫黄、消石等分研末，石器炒成砂，再研，糯米糊丸梧子大。每服四十丸，新井水下。（《济生方》）

○治阴毒面色青，四肢逆冷，心躁腹痛：硫黄末，新汲水调下二钱，良久，或寒一起，或热一起，更看紧慢，再服，汗出瘥。（《本事方·还阳散》）

○治水泻不止，伤冷虚极：硫黄一两。研细，先熔黄蜡，入硫黄末打匀，丸如梧桐子大，每服五丸。新汲水下。（《圣济总录·黄蜡丸》）

○治一切干湿癣：石硫黄半钱，风化石灰半两，铅丹二钱，腻粉一钱。同研如粉，用生油调，先以布揩破癣涂之，未涂药间，煎葱白、甘草汤淋洗，如换时亦依此。（《圣济总录·如圣散》）

○治疠风：硫黄末，酒调少许，饮汁，或加大枫子油更好。（《仁斋直指方》）

○治酒鳖气鳖，嗜酒任气，血凝于气，则为气鳖。嗜酒瘤冷，败血入酒，则为血鳖。摇头掉尾，大者如鳖，小者如钱。上侵入喉，下蚀入肛，或附胁背，或

隐肠腹。用生硫黄末，老酒调下，常服之。(《仁斋直指方》)

○霍乱吐泻：硫黄一两，胡椒五钱，为末，黄蜡一两化，丸皂子大。每凉水下一丸。(《圣济总录》)

○治肾虚头痛：用硫黄一两，胡粉半两，为末，饭丸梧子大。痛时冷水服五丸，即止。(《本事方》)

○治阴证伤寒厥逆烦躁腹痛，脉伏将危者，以硫黄为末，艾汤调服二三钱，即可得睡，汗出而愈。(《景岳全书·下册·卷四十九·本草正》)

○治阴中恶疮：好硫黄末敷之极妙。(《丹溪治法心要·卷七妇人科·妇人杂病第十一》)

○治诸疮胬肉，如蛇头出数寸者，硫黄末敷之即缩。(《医学纲目·卷之二十·丹熛痤疹》)

○硫黄酒，治诸风疼痛，肢体隐疹：明硫黄每用三钱，研极细入醇酒，再研澄清，空心饮清酒。渣又入酒研，澄清饮之，连日饮之。硫黄杀恶虫，自随便下。(《古今医统大全·卷之十二·鹤膝风》)

○治鼻上赤瘤：硫黄末水敷，一日无形。(《仙方合集·下卷·鼻病耳病》)

○治小儿夜啼：硫黄二钱半，铅丹二两，研匀，瓶固煅过，埋土中七日取出，饭丸黍米大。每服二丸，冷水下。(《普济方》)

○治历节风四肢疼痛，即用醋磨硫黄敷之。(《良朋汇集·卷四》)

○治口疮糜烂：生硫黄研末水调，涂手足心，效即洗去。(《疡医大全·卷之十四》)

○治坐板疮：硫黄一块，放豆腐内煮数滚，加苍术各等分，为末。用腌猪油揭搽。(《疡医大全·卷之二十三》)

○治阴茄：硫黄五分，海螵蛸二钱研细，用鸭蛋清调搽。(《疡医大全·卷之二十四》)

○治湿热生癣：硫黄、轻粉各等分，研匀蜜调搽。(《疡医大全·卷之二十八》)

○治白癜风：硫黄、明矾各等分，研细末敷之。(《疡医大全·卷之二十八》)

○治头项以上生癣：硫黄细末，拌生猪油熬熟，将癣抓破搓搽。(《疡医大全·卷之二十九》)

○治汗斑：硫黄、铅粉各等分，共研细末，用生姜切片蘸搽。(《疡医大全·卷之二十九》)

○治眉毛脱落：硫黄一两，研细末，醋调涂眉间，眉毛渐出。(《女科切要，卷八·附妇人杂病诸方》)

○治鼻红如神，硫黄化开，入烧酒内，淬三次，为末，茄汁调敷，三次即

效。（《东医宝鉴·外形篇·卷二》）

○治紫白癜风：硫黄一两，醋煮一日，海螵蛸二个，并为末，浴后以生姜蘸药，熟擦数度绝根。（《东医宝鉴·外形篇·卷三》）

○疮痒不可忍，硫黄、白矾煎汤洗之。杏仁烧灰油调涂之。（《东医宝鉴·外形篇·卷四》）

【按】

药理研究表明，硫黄具有刺激胃肠黏膜、导泻、抗过敏、抑制皮肤真菌等作用。临床以硫黄为主治疗慢性阻塞性肺气肿、高血压、偏头痛、阳痿、湿疹、皮炎、慢性结肠炎等病症有显效。此外，硫黄及含硫制剂是经典的杀疥药物，临床治疗疥疮有良效。

古代均谓本品有毒或有大毒，但近年研究认为其毒性并不大，动物半数致死量LD_{50}仅为20克/千克，大剂量使用或长期给予可引起动物中毒反应，而内脏未见明显病理改变。临床也见内服生硫黄而未发现毒性反应，说明本品内服外用较为安全，但对心、肝、肾功能不良及衰竭者仍宜慎之。

雄黄

Xionghuang

雄黄系硫化物类矿物雄黄族雄黄，主含二硫化二砷（As_2S_2）。常用别名有黄金石、石黄、黄石、鸡冠石、明雄黄、腰黄等。味辛，性温，有毒。归肝、大肠经。功能解毒杀虫，燥湿祛痰，截疟。主要用于治疗痈肿疔疮，蛇虫咬伤，虫积腹痛，惊痫，疟疾等病症。常用剂量为 0.15～0.3 克，入丸散用；外用适量，熏涂患处。孕妇禁服。局部外用亦不可多用久用。

【各家论述】

○主寒热，鼠瘘，恶疮，疽痔，死肌，杀百虫毒，胜五兵；炼食之，轻身神仙。（《神农本草经》）

○疗疥虫，䘌疮，目痛，鼻中息肉及绝筋破骨，百节中大风，积聚，癖气，中恶腹痛，杀诸蛇虺毒，解藜芦毒。（《名医别录》）

○治疥癣，风邪。癫痫，岚瘴，一切蛇虫犬兽咬伤。（《日华子本草》）

○消痰涎，治癫痫岚瘴，疟疾寒热，伏暑泻痢……欲逐毒蛇无如烧烟熏之，其畏遁尤速。（《景岳全书·下册·卷四十九·本草正》）

○疡医公孙知叔，记问该博，深明百药之性，创造五毒之剂，取丹砂养血而益心；雄黄长肉而补脾；礜石理脂膏而助肺；磁石通骨液而壮肾；石胆治筋而滋肝。外疗疮疡之五症，内应五脏。拘之以黄垫，热之以火候，药成敷疡，无不神效。（《名医类案·卷七·耳》）

○治头风眩晕，化腹中瘀血，杀劳虫疳虫……雄黄，乃治疮杀毒要药也，而入肝经气分，故肝风、肝气……用之有殊功，又能化血为水。

○雄黄性热有毒，外用亦见其所长，内服难免其无害，凡在服饵，中病乃已，毋尽剂也。（《本草经疏》）

○治痈疽腐肉，并鼠瘘、疽、痔等毒。（《景岳全书·本草正》）

○血虚大忌用之。（《本草通玄》）

○气味俱厚，升也，阳也，入足阳足厥阴经。（《本草述钩元》）

○化瘀血，辟蛇伤，散百节大风。然石药与气血无情，凡荣卫亏损而成痔劳者勿服。赤似鸡冠，明彻不臭，重三两者良。（《罗氏会约医镜·卷十八·本草》）

○红透明彻者为雄黄，色黄暗晦者为雌黄，但能治疮杀虫，不堪入药。（《徐大椿医书全集·药性切用·卷之五上》）

○燥湿杀虫解百毒。雌黄功用略同,薰黄最劣不堪用。(《本草分经·肝》)

○雄黄毒:防己解之。(《医碥·卷二·杂症·中毒》)

○续折伤。(《长沙药解·卷三》)

○妊娠佩戴转生男子,炼之久服,自身轻。要生女子,佩戴雌黄。(《医方捷径·卷四》)

○雄黄,味苦善于降泄肠腑积滞,苦又燥湿杀虫以疗虫积。(《百药效用奇观》)

○有驱梅及消毒作用。(《科学注解本草概要·矿物部》)

【验方举要】

○疗小腹满,不得小便方,兼疗天行:细末雄黄,蜜和为丸如枣核,内溺孔中,令入半寸。(《外台秘要·卷二·伤寒小便不利方》)

○疗骨蒸极热方:用雄黄一大两,和小便一大升,研令为粉,乃取黄理石一枚,方圆可一尺左右,以炭火烧至三食顷极热,灌雄黄汁于石上,恐太热不可近,宜著一薄毯置石上,令患人脱衣坐石上,冷停,以衣被围绕身,勿令药气泄出,莫辞衣物臭也,凡经三五度如此必瘥。(《外台秘要·卷十三·虚劳骨蒸方》)

○疗男子阴肿大如斗核痛,人所不能疗者方:以雄黄一两研碎,绵裹,甘草一尺生用切,水一斗煮,取二升以洗之。忌海藻松菜。(《外台秘要·卷二十六·阴肿方》)

○治癣:雄黄粉,大酢和。先以新布拭之,令癣伤,敷之。(《千金翼方》)

○治疔肿:针刺四边及中心,涂雄黄末。(《千金方》)

○治中药箭毒:雄黄末敷之,沸汁出愈。(《外台秘要》)

○治风痒如虫:成炼雄黄、松脂等分,研末,蜜丸梧子大。每饮下十丸,日三服,百日愈。忌酒肉盐豉。(《千金方》)

○治肺劳咳嗽,雄黄丸:雄黄一两,上入瓦合内,不固济,坐合于地上,用土培之,周匝令实,可厚二寸,以炭一斤,簇定顶火煅之三分,去一退火待冷出之细研如粉,用蟾酥和丸如粟米大,每服三十丸,空心,杏仁汤下。(《鸡峰普济方·第十一卷·方十一·四十》)

○治伤寒狐惑,虫蚀下部,痛痒不止:雄黄半两,烧于瓶中,熏其下部。(《圣惠方》)

○治眉毛脱落:雄黄末一两,醋和涂之。(《圣济总录》)

○治白秃头疮:雄黄、猪胆汁。和敷之。(《圣济总录》)

○治小儿诸痫:雄黄、朱砂等分。为末,每服一钱,猪心血入齑水调。(《仁斋直指方》)

○治蛇缠疮:雄黄为末,醋调涂,仍用酒服。凡为蛇伤及蜂虿、蜈蚣、毒

虫、颠犬所伤，皆可用。（《世医得效方》）

○治痈疽坏烂及诸疮发毒：雄黄五钱，滑石倍用。上为末，洗后掺疮上，外用绵子覆盖相护。凡洗后破烂者，用此贴之。（《世医得效方·生肉神异膏》）

○治缠喉风：雄黄一块，新汲水磨，急灌吐，瘥。（《医学纲目·卷之十五·咽喉》）

○治一切毒蛇咬：用透明雄黄研细末，以醇酒浓调，厚搽伤处，水流出如涎，痛肿即消，一方以莴苣汁和雄黄末作饼子，候干为末，每用少许贴疮口，立效。（《医学纲目·卷之二十·毒蛇咬》）

○治毒蚁螫人：用雄黄一钱，麝香五分，研细，生麻油调涂之。（《保婴撮要·卷十六·风犬伤》）

○治赤鼻：雄黄五钱（用透明成块、无石、红色者为佳），硫黄五钱，陈水粉（真正者）。共研细末，合一处，用乳汁调敷。（《摄生众妙方》）

○治鼻中瘜肉下垂：雄黄塞之，十日自落。（《疡医大全·卷之十二》）

○治耳卒聋闭：硫黄、雄黄各等分研匀，绵裹塞耳。（《疡医大全·卷之十三》）

○治风火虫牙：明雄、玄明粉，各等分，研细搽上，立止。（《疡医大全·卷之十六》）

○治奶癣并卷皮火：雄黄一钱，食盐一分，共研细，麻油调搽。（《疡医大全·卷之三十》）

○治黄水疮：雄黄，防风各五钱，水十碗，数滚去渣，取汁洗疮即愈。（《疡医大全·卷之三十》）

○杖后肿痛：雄黄一两，密陀僧五钱，研细水调敷，极妙。（《疡医大全·卷之三十七》）

○治汤火伤：苦酒和雄黄涂。（《疡医大全·卷之三十七》）

○治狗咬：明雄五钱，杏仁去皮、尖、炒，一百粒。共研细，虎骨煎酒调服二钱。（《疡医大全·卷之三十八》）

○蚀于肛者，雄黄熏之。雄黄一味为末，筒瓦二枚合之，烧向肛熏之。（《金匮要略讲义·百合狐蛦阴阳毒病脉证治第三》）

【按】

药理研究表明，雄黄具有抗菌、抗血吸虫等作用，临床可用于治疗痢疾、肺结核、破伤风、白血病、咳喘等，外用可治疗流行性腮腺炎、晚期癌症疼痛、神经性皮炎等。据报道，雄黄配伍寒水石研末内服有避孕作用（可能是影响卵细胞的有丝分裂，造成卵裂期代谢障碍所致）。雄黄用之得当，对很多疑难重症疗效十分显著。但临床中引起中毒的报道也屡见不鲜，必须预防中毒。

紫苏

　　紫苏系唇形科植物紫苏 *Perilla frutescens*（L.）Britt. 的干燥叶、茎，或带嫩枝。常用别名有紫苏叶、紫苏梗、苏叶、苏梗、紫苏茎等。味辛，性温。归肺、脾经。紫苏叶功能解表散寒，行气和胃。用于风寒感冒，咳嗽呕恶，妊娠呕吐，鱼蟹中毒等。常用剂量4.5～9克。紫苏梗功能理气宽中，止痛，安胎。用于胸膈痞闷，胃脘疼痛，嗳气呕吐，胎动不安等。常用剂量为4.5～9克。

【各家论述】

　　○主下气，除寒中。（《名医别录》）

　　○补中益气。治心腹胀满，止霍乱转筋，开胃下食，并（治）一切冷气，止脚气，通大小肠。（《日华子本草》）

　　○通心经，益脾胃。（《本草图经》）

　　○小儿食积腹硬，必用紫苏、萝葡子。（《丹溪治法心要·卷八·小儿科·腹胀痛第八》）

　　○用其温散，解肌，发汗，祛风寒甚捷。开胃下食，治胀满亦佳，顺气宜用，口臭亦辟，除霍乱转筋，祛脚气，通大小肠。消痰利肺，止痛，安中，定喘。解鱼蟹毒，治蛇犬伤，或作羹，或生食俱可。（《景岳全书·下册·卷四十八·本草正》）

　　○发汗，解伤风头痛，消痰，定吼喘。（《滇南本草》）

　　○病属阴虚，因发寒热或恶寒及头痛者，慎毋投之，以病宜敛宜补故也。火升作呕者亦不宜。（《本草经疏》）

　　○久服泄人真气。（《本草通玄》）

　　○紫苏，近世要药也。其味辛，入气分，其色紫，入血分。故同橘皮、砂仁，则行气安胎；同藿香、乌药，则温中止痛；同香附、麻黄，则发汗解肌；同川芎、当归，则和血、散血；同木瓜、厚朴，则散湿解暑，治霍乱脚气；同桔梗、枳壳，则利膈宽肠；同杏仁、莱菔子，则消痰定喘。（《本草纲目》）

　　○紫苏，散寒气，消肺气，宽中气，安胎气，下结气，化痰气，乃治之神药也。一物有三用焉：如伤风伤寒，头疼骨痛，恶寒发热，肢节不利，或脚气疝气，邪郁在表者，苏叶可以散邪而解表；气郁结而中满痞塞，胸膈不利，或胎气上逼，腹胁胀痛者，苏梗可以顺气而宽中；设或上气喘逆，苏子可以定喘而下气，痰火奔迫，苏子可以降火而清痰，三者所用不同，法当详之。（《本草汇

言》）

○紫苏叶，为发生之物。辛温能散，气薄能通，味薄发泄，专解肌发表，疗伤风伤寒，及疟疾初起，外感霍乱，湿热脚气，凡属表症，放邪气出路之要药也……如寒滞腹痛，火滞痢疾，湿滞泄泻，少佐二三分，从内略为疏表解肌最为妥当。参苏饮治虚人感冒风寒，方中一补一散，良有深意。如不遵其义，减去人参，或服之不应，或邪未散而正气先虚。（《药品化义》）

○苏叶辛温而香，入气分兼入血分，利肺下气，发表、祛风、宽中、利肠、散寒、和血。苏子降气消痰开郁，温中润心肺止喘嗽力倍苏叶。苏梗顺气安胎功力和缓。（《本草分经·肺》）

○苏叶辛散之性，善破凝寒而下冲逆，扩胸腹而消胀满，故能治咽中瘀结之证，而通经达脉，发泄风寒，双解中外之药也。（《长沙药解·卷三》）

○鸡苏，即水苏，又名龙脑薄荷。性味虽与紫苏相近，但辛烈走气，不入汤剂。（《徐大椿医书全集·上册·药性切用·卷之一中》）

○紫苏达肺以行肌表之气。气顺则痰除。（《成方便读·理气之剂·四七汤》）

○凡风寒偶伤，气闭不利，心脾气胀并暑热泄泻，热闭，血衄、崩淋、喉腥、口臭，俱宜用……忌鲤鱼。（《医方十种汇编·药性摘录》）

○紫苏，芳香气烈。外开皮毛，泄肺气而通腠理；上则通鼻塞，清头目，为风寒外感灵药；中则开胸膈，醒脾胃，宣化痰饮，解郁结而利气滞。今人恒以茎、叶、子三者分主各症。盖此物产地不同，形状亦别，多叶者其茎亦细，而茎干大者，则叶又少，故分析辨治，尤为精切。叶本轻扬，则风寒外感用之，疏散肺闭，宣通肌表，泄风化邪，最为敏捷。茎则质坚，虽亦中空，而近根处伟大丰厚，巨者径寸，则开泄里气用之，解结止痛，降逆定喘，开胃醒脾，固与开泄外感之旨不同。而子则滑利直下，降气消痰，止嗽润肺，又是别有意味。（《本草正义》）

○苏叶开肺气，苏子降肺气，二味同用有一开一降之功；苏梗则和中之力较多，虚人感冒可用代苏叶。（《沈绍九医话·药物及方剂》）

○治因鱼蟹中毒之呕吐腹痛有卓效。（《现代实用中药》增订本）

○盖以苏叶辛散之性，能扩胸腹、而破瘀塞。而芬芳之气，尤宜入气海，而分清浊，故通营达卫为调气利血，消胀散邪必需之品。（《经证证药录·卷十五》）

○利尿。（《临床应用汉方处方解说》）

○紫苏茎，治风寒湿痹，筋骨疼痛，及脚气。与叶同煮饮，佳。（《东医宝鉴·汤液篇·卷二》）

【验方举要】

○治卒得寒冷上气：干苏叶三两，陈橘皮四两，酒四升，煮取一升半，分为再服。（《补缺肘后方》）

○治伤寒哕不止：赤苏一把，水三升，煮取二升，稍稍饮。（《补缺肘后方》）

○治劳复食复，欲死者：苏叶煮汁二升，饮之。亦可入生姜、豆豉同煮饮。（《肘后方》）

○治蛇虺伤人：紫苏叶捣汁饮之。（《千金方》）

○疗上气暴咳方：紫苏茎叶二升，大豆一升，上二味，以水四升，煮大豆，次下紫苏，煮取一升五合，分为三服，昼二夜一，忌醋鲊碱酸油腻等。（《外台秘要·卷十·咳嗽上气方》）

○治卒短气方：紫苏茎叶，切一升，大枣二十七枚，上二味，以酒三升，煮取一升半，分再服，水亦得，又方加橘皮半两。（《外台秘要·卷十·卒短气方》）

○治咳逆短气：紫苏茎叶（锉）一两，人参半两。上二味，粗捣筛，每服三钱匕，水一盏，煎至七分，去滓，温服，日再。（《圣济总录·紫苏汤》）

○治狗咬方：用紫苏口嚼碎涂之。（《丹溪治法心要·卷六·疯狗咬第一百十七》）

○治飞丝入口，喉舌间生泡：紫苏嚼，白汤下，立效。（《医学纲目·卷之十七·舌》）

○治漆疮：用生紫苏摩擦之，累效。又方，用人乳汁敷之，妙。（《医学纲目·卷之二十·漆疮》）

○治食蟹中毒：用紫苏煮汁，饮三升。紫苏子捣饮之亦可。冬瓜汁饮二升，吃冬瓜亦可。（《医学纲目·卷之二十五·蛊下血见血》）

○治脚气及风寒湿，四肢挛急，脚疼不可践地：用紫苏二两，捣碎，水三升，研取汁，以苏子汁煮粳米粥二合，和葱、豉、椒、姜食之，即止。（《医学纲目·卷之二十八·厥》）

○洗头方，令发香，白屑不生：以鸡苏烧作灰淋汁，或煮取汁，洗之。（《普济方·卷五十·头门》）

○治因喜、怒、悲、思、忧、恐、惊之气，结成痰涎，或如梅核者：用四七汤，一名大七气汤：半夏五两，茯苓四两，紫苏叶一两，厚朴三两。（《普济方·卷一百八十一·诸气门》）

○治食索粉片积，用紫苏浓煎汁，和杏仁泥服之即散。（《医碥·卷二·杂症·伤饮食》）

○产时用力太早，水衣先破，被风所吹，产户肿胀，干涩狭小者，用熏洗法，从容俟之，无不立下矣，治法列下。熏洗法：紫苏（不拘分量，以多为妙）煎重汤，熏洗阴户，随用麻油和蜂蜜涂润之。（《达生要旨·卷三·干涩难产》）

○阴囊肿大，坠下不收，用紫苏为末，患处湿则干掺，干则香油调涂，虽皮溃而核欲坠，悉有神效。（《仙方合集·上卷·保婴》）

○肾囊风：落苏叶煎汤洗，并烧灰搽。（《疡医大全·卷之二十四》）

○治鼻衄不止，鸡苏散方：鸡苏二两，防风（去叉）一两，为末，每服二钱，温水下。（《百药效用奇观》）

○久汗不出，加青皮，紫苏叶，则汗即出。（《东医宝鉴·杂病篇·卷一》）

○治感伤风寒：浓煎汤，饮之取汁差。（《东医宝鉴·杂病篇·卷三》）

○治脚气：取汁煮汤，如茶饮之，又取子二两研取汁，入粳米、葱酱、椒姜，煮粥食之。（《东医宝鉴·外形篇·卷四》）

○紫苏茎叶，治心腹胀满，煮作饮，如茶常服。（《东医宝鉴·杂病篇·卷六》）

【按】

药理研究表明，紫苏有解热、升高血糖、促进免疫功能、促进消化液分泌、增进胃肠蠕动、减少支气管分泌、缓解支气管痉挛等作用；水煎剂对大肠杆菌、痢疾杆菌、葡萄球菌有抑制作用。

Zicao

紫草

紫草系紫草科植物新疆紫草 *Arnebia euchroma*（Royle）Johnst、紫草 *Lithospermum eryth-rorhizon* Sieb.et Zucc. 或内蒙紫草 *Arnebia guttata* Bunge 的干燥根。常用别名有紫丹、地血、紫草茸、紫草根等。味甘、咸，性寒。归心、肝经。功能凉血、活血，解毒透疹。主要用于治疗血热毒盛，斑疹紫黑，麻疹不透，疮疡，湿疹，水火烫伤等病症。常用剂量为4.5～9克；外用适量，熬膏或用植物油浸泡涂擦。脾虚便溏者慎服。

【各家论述】

○主心腹邪气，五疸，补中益气，利九窍，通水道。（《神农本草经》）

○疗腹肿胀满痛。以合膏，疗小儿疮及面皶。（《名医别录》）

○治恶疮、瘑癣。（《药性本草》）

○治伤寒时疾，发疮疹不出者，以此作药，使其发出。（《本草图经》）

○紫草虽是疮家圣药，然性寒利大肠，若大便结者可用。（《医说·下册·续医说卷一》）

○紫草性寒，小儿脾气实者尤可用，脾气虚者反能作泻。又若古方唯用其茸，亦取其气轻味薄，而有清凉升发之功也。（《景岳全书·下册·卷四十八·本草正》）

○紫草，其功长于凉血活血，利大小肠。故痘疹欲出未出，血热毒盛。大便闭涩者宜用之，已出而紫黑便闭者亦可用。若已出而红活，及白陷大便利者，切宜忌之。故杨士瀛《直指方》云，紫草治痘，能导大便，使发出亦轻，得木香，白术佐之，尤为有益。（《本草纲目》）

○紫草为凉血之要药，故主心腹邪热之气……痘疮家气虚脾胃弱、泄泻不思食、小便清利者，俱禁用。（《本草经疏》）

○补心，缓肝，散瘀，活血。（《医林纂要》）

○古方书唯用紫草茸，取其初阳气，以类触类，所以用发痘疮，今人不达此理，一概用之，非矣，夫所谓茸者，即初生之蒙茸，非紫草之外，另有茸也。（《吕山堂类辩·卷下》）

○紫草疏利，凉血活瘀，寒胃滑肠。痘色红紫之证，缘营闭卫虚，不能外达。庸工以为血瘀，用紫草治之，百治百死，今古不悟可恶。（《玉楸药解·卷一》）

○紫草，痘疹隐隐，欲出未出，色赤干枯，及已出而便闭、色紫黑者宜之，痘夹黑疔亦宜。若痘已齐布红活，二便通调，则改用紫草茸……于血热未清，用以活血而寓升发之义也。若红活，二便滑。及白陷者，忌之。至灰滞而便滑，则又宜虫部之紫草茸，宜参观之。（《本草求原》）

○时法每以紫草配为凉剂，解痘毒，率多寒中变证。唯士宗先用桂枝汤化太阳之气，气化则毒不留。又有桂枝汤加金银花、紫草等法。（《本草崇原》）

○紫草，气味苦寒，而色紫入血，故清理血分之热。古以治脏腑之热结，后人则专治痘疡，而兼疗癜疹，皆凉血清热之正旨。杨仁斋以治痈疡之便闭，则凡外疡家血分实热者，皆可用之。且一切血热妄行之实火病，及血痢、血痔、溲血、淋血之气壮邪实者，皆在应用之例。而今人仅以为痘家专药，治血热病者，治外疡者，皆不知有此，疏矣。（《本草正义》）

○紫则入血，性寒，则清理血分之热，滑则通利，使湿热从小便出，则黄疸自除。（《百药效用奇观》）

【验方举要】

○治小便卒淋：紫草一两。为散，每食前用井华水服二钱。（《千金翼方》）

○消解痘毒：紫草一钱，陈皮五分，葱白三寸，新汲水煎服。（《仁斋直指方》）

○治痈疽大便秘导毒方：紫草、瓜蒌连皮，上锉。新水煎服，或用黑豆一盏，入生姜、紫苏煎汤亦得。（《仁斋直指方论·卷之二十二·痈疽证治》）

○治小儿白秃：紫草煎汁涂之。（《圣惠方》）

○发斑疹：钩藤钩子、紫草茸各等分。上为细末，每服一字或五分、一钱，温酒调下，无时。（《小儿药证直诀·紫草散》）

○治疮疹才初出，便急与服之，令减毒轻可：紫草（去粗梗）二两，陈橘皮（去白，焙干）一两。上为末，每服一大钱，水一盏，入葱白二寸，煎至六分，去渣温服，无时。乳儿与乳母兼服之，断乳令自服。（《小儿卫生总微论方·紫草如圣汤》）

○治血淋：紫草、连翘、车前子各等分。水煎服。（《证治准绳》）

○治赤游丹毒，红晕如云头：用小锋刀或瓷碗锋画去毒血，紫草五钱，鼠粘子一两。研细，水煎服。（《本草汇言》）

○治豌豆疮，面皯、恶疮，痂癣：紫草煎油涂之。（《医学入门》）

○诸般恶虫咬，以油浸紫草涂之。（《医学纲目·卷之二十·通治诸般恶虫咬》）

○治五疸热黄：紫草三钱，茵陈草一两。水煎服。（《本草切要》）

○治肥疮：紫草浸冰麝，头油搓二三次愈。（《疡医大全·卷之三十五》）

○治香瓣疮：紫草一钱，麻油浸，先搽一块，好了再搽一块。（《疡医大全·卷之三十五》）

○治火黄身热，午后却凉，宜烙手足心背心、百会、下廉，内服紫草汤：紫草、吴兰一两，木香、黄连一两，水煎服。（《本草述钩元》）

【按】

药理研究表明，紫草具有抗菌、抗病毒、抗炎、解热、避孕、抗肿瘤、兴奋心脏、降血压等作用。临床单用紫草制剂治疗病毒性肝炎、紫癜、银屑病、玫瑰糠疹、宫颈糜烂、口腔黏膜病，用于预防麻疹、避孕等有显效。以紫草为主的复方治疗更年期综合征等有效。

紫菀

Ziwan

紫菀系菊科植物紫菀 *Aster tataricus* L.f. 的干燥根及根茎。常用别名有青菀、紫蒨、紫菀茸等。味辛、苦，性温。归肺经。功能润肺下气，消痰止咳。主要用于治疗痰多喘咳，新久咳嗽，劳嗽咳血等病症。常用剂量为 4.5~9 克。

【各家论述】

○主咳逆上气，胸中寒热结气，去蛊毒痿蹶，安五脏。（《神农本草经》）

○疗咳唾脓血，止喘悸，五劳体虚，补不足，小儿惊痫。（《名医别录》）

○补虚下气。治胸肋逆气，劳气虚热。（《药性本草》）

○治气喘，阴痿。（《新修本草》）

○调中及肺痿吐血，消痰止咳。（《日华子本草》）

○益肺气。（《本草衍义》）

○唯肺实气壅或火邪刑金而致咳唾脓血者，乃可用之；若以劳伤肺肾水亏金燥而咳喘失血者，则非所宜。观陶氏别录谓其补不足治五劳体虚，亦言之过也。（《景岳全书·下册·卷四十八·本草正》）

○紫菀苦辛除咳逆，热寒胸结气皆消，疗唾脓血止喘悸，婴稚惊痫亦可调。（《医经小学·卷之一·药性指掌》）

○紫菀，观其能开喉痹，取恶涎，则辛散之功烈矣，而其性温，肺病咳逆喘嗽，皆阴虚肺热证也，不宜专用及多用。即用亦须与天门冬、百部、麦冬、桑白皮苦寒之药参用，则无害。（《本草经疏》）

○紫菀，辛而不燥，润而不寒，补而不滞。然非独用、多用不能速效，小便不通及溺血者服一两立效。（《本草通玄》）

○劳伤肺肾、水亏金燥而咳喘失血者非所宜。（《本草正》）

○专治血痰，为血劳圣药。又能通利小肠。（《本草从新》）

○润肺下气，寒痰及虚喘者宜之。（《本草再新》）

○……化痰、止渴。（《本草分经·手太阴肺》）

○泻肺血热，治虚痨咳嗽，惊悸，吐衄诸症，又能通调水道以治尿涩便血。唯肺虚干咳禁用。（《医方十种汇编·药性摘录》）

○可盐水或蜜水炒用。白者，名女菀，功用相近，但入气分为异。（《徐大椿医书全集·上册·药性切用卷之一下》）

○款冬为使，恶天雄、远志、瞿麦、藁本、雷丸，畏茵陈。（《本草述钩

元》）

○紫菀，味甘而带苦，性凉而体润，恰合肺部血分。主治肺焦叶举，久嗽痰中带血，及肺痿，痰喘，消渴，使肺窍有清凉沛泽之功……用入肝经，凡劳热不足，肝之表病也；蓄热结气，肝之里病也；吐血衄血，肝之逆上也；便血溺血，肝之妄下也；无不奏效。因其体润，善能滋肾，盖肾主二便，以此润大便燥结，利小便短赤，开发阴阳，宣通壅滞，大有神功。同生地、麦冬入心，宁神养血，同丹皮、赤芍入胃，清热凉血。其桑皮为肺中气药，紫菀为肺中血药，宜分别用。（《药品化义》）

○紫菀，柔润有余，虽曰苦辛而温，非燥烈可比，专能开泄肺郁，定咳降逆，宣通窒滞，兼疏肺家气血。凡风寒外束，肺气壅塞，咳呛不爽，喘促哮吼，及气火燔灼，郁为肺痈，咳吐脓血，痰臭腥秽诸证，无不治之。而寒饮蟠踞，浊涎胶固，喉中如水鸡声者，尤为相宜。唯其温而不热，润而不燥，所以寒热皆宜，无所避忌……总之，肺金窒塞，无论为寒为火，皆有非此不开之势。（《本草正义》）

○治肺伤咳嗽，只服一味，颇著奇功。（《经证证药录·卷八》）

○紫菀味辛体润，温而不燥，此滋肾一也……肺之与肾，金水相生，水天一气，肺肾之阴液互相滋养，紫菀味辛而润，专长开泄肺郁，宣通窒滞而安肺，肺安则敷布津液，助肾藏精，此滋肾二也。（《百药效用奇观》）

【验方举要】

○治妇人卒不得小便者：紫菀末，井花水服三指撮立通。血出，四五度服之。（《千金宝要·卷之三·舌耳心目等大小便第十一》）

○治小儿咳逆上气，喉中有声，不通利：紫菀一两，杏仁（去皮尖）、细辛、款冬花各一分。上四味，捣罗为散，二三岁儿，每服半钱匕，米饮调下，日三，更量大小加减。（《圣济总录·紫菀散》）

○治吐血、咯血、嗽血：真紫菀、茜根等分。为细末，炼蜜为丸，如樱桃子大，含化一丸，不以时。（《鸡峰普济方·紫菀丸》）

○治久嗽不瘥：紫菀（去芦头）、款冬花各一两，百部半两。三物捣罗为散，每服三钱匕，生姜三片，乌梅一个，同煎汤调下，食后、欲卧各一服。（《本草图经》）

○治产后下血：紫菀末，水服五撮。（《圣惠方》）

○治吐血后咳者：紫菀，五味炒为末。蜜丸芡子大，每含化一丸。（《本草述钩元》）

○治缠喉风不通饮食：紫菀根一茎，洗净纳喉中，取恶涎出即瘥，神效。更以马牙消津咽之，即绝根。按此证因血泣化风，风火相煽而直上于喉，此味故为

的对。（《本草述钩元》）

○蜜炙紫菀治便秘：因大便闭是由于肺气不宣肃降不行，上下失其协调之故。这是宋代名医史载之治蔡元长丞相的方法。（《程门雪医案·便秘》）

【按】

药理研究表明，紫菀具有祛痰、镇咳、抑菌、利尿和抗癌等作用。紫菀确有通便之功，用于肺气肿、肺心病患者兼便秘者最为适宜。

紫苏子

Zisuzi

紫苏子系唇形科植物紫苏 *Perillafrutescens*（L.）Britt.的干燥成熟果实。常用别名有苏子、黑苏子等。味辛，性温。归肺经。功能降气消痰，平喘，润肠。主要用于治疗痰壅气逆，咳嗽气喘，肠燥便秘等病症。常用剂量为3～9克。

【各家论述】

○主下气，除寒温中。（《名医别录》）

○主上气咳逆。治冷气及腰脚中湿风结气。（《药性本草》）

○主调中，益五脏，下气，止霍乱、呕吐、反胃，补虚劳，肥健人，利大小便，破癥结，消五膈，止嗽，润心肺，消痰气。（《日华子本草》）

○治肺气喘急。（《本草衍义》）

○苏子，夫虚劳之火，既乘金之气高而不降，治宜平其火而已，不必下其气也。唯杂症之喘急而气高者，有三子养亲之说。而医者混以治劳，以为得真苏子下之，则气可平而火可降，喘可定而痰可消，不知其复也必增剧矣。唯白前一味为平喘之上品，凡撷肚抬肩，气高而急，能坐而不能卧，能仰而不能俯者，用此以平之，取效捷而元气不伤，大非苏子可比。（《理虚元鉴·卷下·治虚药讹一十八辨》）

○苏子味辛，呕痰降气，止咳定喘，更润心肺。（《明医指掌·卷一·药性歌》）

○治风顺气，利膈宽肠，解鱼蟹毒……苏子与叶同功，发散风气宜用叶，清利上下则宜用子也。（《本草纲目》）

○治蛇犬伤。（《本草通玄》）

○苏子，散气最捷，最能清利上下诸气，定喘痰有功，并能通二便，除风寒湿痹。若气虚而胸满者，不可用也，或同补剂兼施亦可。（《本草汇言》）

○苏子主降，味辛气香主散，降而且散，故专利郁痰。咳逆则气升，喘急则肺胀，以此下气定喘。膈热则痰壅，痰结则闷痛，以此豁痰散结。（《药品化义》）

○每言苏子下气之功胜于叶者。盖叶、茎、子俱能和气，但叶则和而散，茎则和而通，子乃和而降，用者宜细审之。（《本草述》）

○诸香皆燥，唯苏子独润，为虚劳咳嗽之专药。性能下气，故胸膈不利者宜之，与橘红同为除喘定嗽、消痰顺气之良剂……性主疏泄，气虚久嗽、阴虚喘

逆、脾虚便滑者皆不可用。(《本经逢原》)

○解热，镇咳，利尿，镇静。治支气管炎。(《临床应用汉方处方解说》)

【验方举要】

○治食蟹中毒：紫苏子捣汁饮之。(《金匮要略》)

○治消渴变水，服此令水从小便出：紫苏子(炒)三两，萝卜子(炒)三两。为末，每服二钱，桑根白皮煎汤服，日二次。(《圣济总录》)

○治梦中失精：苏子一升，熬杵研末，酒服方寸匕，日再服。(《外台秘要》)

○疗气苏子粥方：苏子不限多少，研如麻子作粥依食法，著葱豉姜并得，无所忌。(《外台秘要·卷七·腹内诸气及胀不下食方》)

○食治老人脚气毒闷，身体不任，行履不能，紫苏粥方：紫苏子五合，熬，研细，以水投取汁。粳米四合，淘净。上煮作粥，临熟下苏汁调之，空心而食之，日一服，亦温中。(《养老奉亲书·食治老人脚气诸方第十一》)

○食治老人冷气，心痛牵引背脊，不能下食，紫苏粥方：紫苏子三合，熬细，研。青粱米四合，淘。上煮作粥，临熟下苏子末调之，空心服为佳。(《养老奉亲书·食治老人冷气诸方第十四》)

○紫苏粥，以去四肢风。取紫苏子炒令黄、香，以研滤汁去滓作粥食之。(《鸡峰普济方·第四卷·方四·二十七》)

○治脚气及风寒湿痹，四肢挛急，脚踵不可践地：紫苏子二两，杵碎，水二升，研取汁，以苏子汁煮粳米二合作粥，和葱、豉、椒、姜食之。(《圣惠方》)

○治风顺气，利肠宽中：用紫苏子一升，微炒杵，以生绢袋盛，于三斗清酒中浸三宿，少少饮之。(《圣惠方》)

○顺气利肠：紫苏子、麻子仁等分，研烂，水滤取汁，同米煮粥食之。(《济生方》)

○妇人产后有三种疾，郁冒则汗多，汗多则大便秘，故难于用药，唯麻子苏子粥最为稳当。一用紫苏子、大麻子二味各半合，洗净，研极细，用水再研，取汁一盏，分二次，煮粥啜下。此粥不唯产后可服，大抵老人诸虚风秘，皆宜服之。(《医学纲目·卷之二十三·大便不通》)

○治小儿久咳嗽，喉内痰声如拉锯，老人咳嗽吼喘：苏子一钱，八达杏仁一两(去皮、尖)，年老人加白蜜二钱。共为末，大人每服三钱，小儿服一钱，白滚水送下。(《滇南本草·苏子散》)

○治上气咳逆及结气：紫苏子和水研取汁去渣，煮粥食之，愈。(《良朋汇集·卷二》)

○苏麻粥，治秘结，脉浮涩者：苏子一两，麻仁一两，研极细，陈米一合煮

粥啜之。(《徐大椿医书全集·下·女科指要卷五·产后门》)

○治肺气喘急，咳嗽，苏子水捣取汁，和粳米煮粥食之。和杏仁汁尤佳。（《东医宝鉴·杂病篇·卷五》）

【按】

临床上治疗痰壅喘咳时紫苏子常配葶苈子用，二者都能祛痰降气、止咳平喘，相伍有协同作用。但苏子长于温降，走气道，功偏降气消痰定喘，且能利膈宽肠，而葶苈子不仅走气道，而且走水道，还有强心作用。

Ziheche
紫河车

紫河车系健康人的胎盘。常用别名有人胞、胞衣、混沌衣、胎衣、混元母、佛袈裟等。味甘、咸，性温。归心、肺、肾经。功能温肾补精，益气养血。用于虚劳羸瘦，骨蒸盗汗，咳嗽气喘，食少气短，阳痿遗精，不孕少乳。常用剂量为1.5～3克，研末装胶囊吞服。阴虚火旺者慎用。

【各家论述】

○治血气羸瘦，妇人劳损，面黯皮黑，腹内诸病渐瘦者。（《本草拾遗》）

○治虚劳，当以骨蒸药佐之，气虚加补气药，血虚加补血药。（《本草衍义补遗》）

○治虚损劳极，癫痫，失志恍惚，安心养血，益气补精。（《诸证辨疑录》）

○男女虚损劳极，不能生育，下元衰惫。（《本草图经》）

○紫河车甘，疗诸虚损，劳瘵骨蒸，培植根本。（《明医指掌·卷一·药性歌》）

○儿孕胎中，脐系于胞，胞系母命门，受母之阴，父精母血，相应生成，真元所钟，故曰河车，虽寓后天之形，实得先天之气，超然非他金石草木类之可比，每每用此得效。（《红炉点雪·卷三·大造丸方论》）

○能补男妇一切精血虚损，尤治癫痫失志，精神短少，怔忡惊悸，肌肉羸瘦等证，此旧说也。但此物古人用少……自后丹溪复称其功，遂为时用……若生捣之，则补不宜生，若炖熟烘熟，则亦尤肉铺之类耳。又尝见有以酒煮而食之者，后必破腹泄泻，总亦因其性滑也。近复有以纯酒煮膏，去相收贮，而日服其膏者，较前诸法似为更善。（《景岳全书·下册·卷四十九·本草正》）

○震亨曰：紫河车治虚劳，当以骨蒸药佐之。气虚加补气药，血虚加补血药。以侧柏叶、乌药叶俱酒洒，九蒸九曝，同之为丸，大能补益，名补肾丸……按隋书云：琉球国妇人产乳，必食子衣。（《本草纲目》）

○喉咳音哑，体瘦发枯，吐衄来红。（《本草蒙筌》）

○本人之气血所生，补一切虚损劳伤。凡骨蒸盗汗，腰痛膝软，体瘦精枯，俱能补益。又益妇人，使育胎孕。（《罗氏会约医镜·卷十八·本草》）

○本血气结成，能大补气血，治一切虚劳积损，乏极久崩。（《徐大椿医书全集·药性切用》）

○大补气血，而补阴之功尤为极重，治一切虚劳损极，大有奇效，且根气所钟，必达元海，病由膀胱虚者用之尤宜。清水洗至净白，用锅焙干用，有胎毒者伤人，须以银器试之。（《本草分经·通行经络·补》）

○人胞……取厚小色鲜者，挑去血络，漂净血水，入椒一握，沸汤泡去腥水，以蜂蜜和长流水，于旧锡器内，隔水文火煮烂如糜。绵绞去滓，代蜜糊丸药良……禀受精血结孕之余液，得母之气血居多，故能峻补营血……唯永类钤方河车丸方，用人胞一具，山药二两，人参一两，茯苓五钱，酒糊为丸，近世改用鲜者，隔水煮捣作丸，尤为得力，即虚人服之，未尝伤犯胃气。（《本经逢原》）

○治神伤梦遗。（《本草再新》）

○酒蒸焙干用，或童便煮熟烂，焙干用。阴虚火动者禁用。（《得配本草》）

1009

○紫河车血肉有情之品，禀受精血孕结之余液，得母之气血居多，故能峻补营血，大补元气，填精益脑……如是则阴平阳秘，精神乃治，以治癫痫之本也。（《百药效用奇观》）

○气腥……含有激动素……用于神经衰弱，阳痿，不孕及慢性衰弱病，如肺结核等。又为阵痛催进剂及促进乳汁分泌剂。（《现代实用中药》增订本）

○为强壮药，功能大补虚损，旺盛新陈代谢，使女子生殖器正常发育。（《科学注解本草概要·动物部》）

○用单味鲜紫河车，河流水漂净污血，切块炖食，治愈一位40余岁之男子慢性喘息性支气管炎。于平时服用4具后，宿疾顿除，追踪访问4年未复发。（《岳美中医案集·第112页》）

○主癫狂、健忘、怔忡及恍惚惊怖，心神不守，多言不定，大能安心养血定神，蒸熟入药丸服，或蒸熟单服之亦佳。（《东医宝鉴·卷一·内景篇》）

【验方举要】

○补天丸：治阴虚骨蒸发热，形羸瘦者。紫河车洗净，用布绞干，用补肾丸药末捣细焙干，再碾为末，酒煮米糊为丸。梧子大，每服七八十丸，热汤下。夏月加五味子。（《医学纲目·卷之五·劳瘵骨蒸热》）

○治虚劳痰嗽，羸悴，潮热，盗汗，紫河车一具，长流水浸洗净，入砂锅内，重汤煮熟，入盐椒末少许食之。此补真元气，大有殊效。（《东医宝鉴·杂病篇·卷五》）

○鲜紫河车1具（去膜，洗净切成小块），雌鸡1只（去毛和内脏，洗净切块）约2斤重，红枣5枚，料酒、生姜、盐适量。共炖至烂熟即可食用。有补气补血之功效。用于气血两虚，身体抵抗力弱者。健康者食用能益气强身，保健防病。（《益寿中草药选解》）

【按】

　　紫河车有大多数草木补益之品难以达到的强身健体作用，唯有时服用过多，可能出现口干、心烦的暂时反应，此并非紫河车燥热生火之弊，只要在服用过程中，注意"坚持缓进，不图近功"，则显效而无虞。此外，紫河车还可以用于中风日久，患肢痿软无力、再生障碍性贫血、支气管炎、皮肤溃疡和母乳缺乏、白细胞减少等病症，均有较好疗效。药理研究表明，紫河车具有增强机体免疫力、抗感染、抗过敏、升高血细胞、促进发育等作用。紫河车的化学成分十分复杂，其中最引人注目的是丙种胎盘球蛋白、干扰素、多糖等，干扰素和多糖被认为在抗癌方面有一定功效，值得进一步研究。

紫花地丁

　　紫花地丁系堇菜科植物紫花地丁 *Viola yedoensis* Makino 的干燥全草。常用别名有地丁、犁头草等。味苦、辛，性寒。归心、肝经。功能清热解毒，凉血消肿。主要用于治疗疗疮肿毒，痈疽发背，丹毒，毒蛇咬伤等病症。常用剂量为15～30克。外用鲜品适量，捣烂敷患处。

【各家论述】

○破血，解痈疽疥癞，九种痔疮，诸疮毒症。（《滇南本草》）

○主治一切痈疽发背，疔肿瘰疬，无名肿毒，恶疮。（《本草纲目》）

○凉血，消肿毒。治血热筋痿，敷疮妙。（《本草求原》）

○辛苦性寒，泻热解毒，为外科敷治专药。（《徐大椿医书全集·上册·药性切用·卷之一下》）

○地丁，有紫花白花两种……其花紫者茎白，白者茎紫，故可通治疔肿，或云随疔肿之色而用之。但漫肿无头，不赤不肿者禁用。以其性寒，不利阴疽也。（《本经逢原》）

○辛凉散肿，长于退热，唯血热壅滞，红肿焮发之外疡宜之，若谓通治阴疽发背寒凝之证，殊是不妥。（《本草正义》）

○为清凉性变质解毒药，适用于各种化脓性炎症，如痈、疽、疔肿、颈部淋巴腺炎肿、疮疡等，内服并外用。（《现代实用中药》增订本）

【验方举要】

○治疗疮肿毒：紫花地丁草，捣汁服。（《千金方》）

○治熏恶疮方：紫花地丁（一名米布袋收），上取根晒干，用四个半头砖，垒成炉子，烧着地丁，用络秸砖一枚盖了，使令砖眼内烟出，熏恶疮，出黄水自愈。（《儒门事亲·卷十五·疮疡痈肿第一》）

○治小儿走马牙疳，溃烂腥臭：紫花地丁根不拘多少，用新瓦焙，为末，搽患处。（《滇南本草》）

○治乳吹并一切毒：黄花地丁（即蒲公英）、紫花地丁各八两。以长流水洗净，用水熬汁去渣，又熬成膏摊贴。（《惠直堂经验方·地丁膏》）

○治下寒流白：紫花地丁二钱研末，用黄白酒调服，出汗效。（《良朋汇集·卷四》）

○治鼠瘘初起：紫花地丁四两，火酒一斤，浸七日，饮之自愈。（《疡医大全·卷之十八》）

○治湿痰内消方：宣木瓜五钱，紫花地丁一两五钱，腊酒二斤煎好露一宿，看证上下，分前后服。（《疡医大全·卷之二十九》）

○治痘疮喘呕：丁香、紫花地丁各一钱，同金银露煎服，即止。（《疡医大全·卷之三十三》）

【按】

紫花地丁和蒲公英功效相似，然紫花地丁偏入血分，其治在心、肝；而蒲公英偏入气分，其治重在肝、胃。药理研究表明，紫花地丁对病毒、结核杆菌及钩端螺旋体有抑制作用，并有退热、消肿、消炎等作用。

Geqiao
蛤壳

（附：文蛤）

蛤壳系帘蛤科动物文蛤 *Meretrix meretrix* Linnaeus 或青蛤 *Cyclina sinensis* Gmelin 的贝壳。常用别名有海蛤、海蛤壳、海蛤粉、蛤粉等。味苦、咸，性寒。归肺、肾、胃经。功能清热化痰，软坚散结，制酸止痛。主要用于治疗痰火咳嗽，胸胁疼痛，痰中带血，瘰疬瘿瘤，胃痛吞酸；外治湿疹。烫伤等病症。常用剂量为 10~15 克，宜先煎，蛤粉宜包煎；入丸散 1~3 克。外用适量。文蛤又名花蛤、黄蛤等。

【各家论述】

○海蛤味苦平。主咳逆上气，喘息，烦满，胸痛寒热。一名魁蛤……文蛤主恶疮，蚀五痔。（《神农本草经》）

○海蛤疗阴痿……文蛤主咳逆胸痹，腰痛胁急，鼠瘘大孔出血，女人崩中漏下。（《名医别录》）

○主十二水满急痛，利膀胱大小肠。（《新修本草》）

○海蛤治水气浮肿，下小便，治咳逆上气，项下瘤瘿。（《药性本草》）

○魁蛤润五脏，治消渴，开关节。服丹石人食之，使人免有疮肿及热毒所生也。（《食疗本草》）

○海蛤疗呕逆，胸胁胀急，腰痛五痔，妇人崩中带下。（《日华子本草》）

○海粉热痰能降，湿痰能燥，结痰能软，顽痰能消，可入丸内，勿入煎药。（《丹溪治法心要·卷二·痰第十九》）

○文蛤味咸，走肾可以胜水，软坚而能开结，故仲景散表中水寒。（《丹溪手镜·卷之中》）

○海蛤清热利湿，化痰饮，消积聚，除血痢，妇人血结胸，伤寒反汗搐搦，中风瘫痪……肖炳：止消渴，润五脏，治服丹石人有疮……文蛤能止烦渴，利小便，化痰软坚，治口鼻中蚀疳。（《本草纲目》）

○文蛤能敛能降故能降肺火，化痰涎生津液，解酒毒，治心腹疼痛，梦泄遗精，疗肿毒喉痹，止咳嗽，消渴，呕血失血，肠风脏毒，滑泄久痢，痔瘘下血不止，解蛊毒、虫毒，妇人崩淋带浊，子肠不收，小儿夜啼，脱肛，俱可为散服之，若煎汤，洗赤眼湿烂，皮肤风湿癣癞，肠痔脱肛，为末可敷金疮折伤生肌敛毒。（《景岳全书·卷四十九·本草正》）

○文蛤之咸，能消散上下结气，故主咳逆胸痹腰痛胁急也……病属邪热痰结者宜之，气虚有寒者不得用。（《本草经疏》）

○海蛤壳……病因热邪痰结气闭者宜之，若气虚有寒，中阳不运而为此证者，切勿轻授……文蛤粉，止咳逆，消胸痹，化痰软坚之药也。吴养之曰，按成无己云，文蛤之咸，走肾以胜水气。凡病水湿痰饮，胶结不化，致成中宫否隔，升降失调，滞于气而为咳逆，滞于血而为胸满者，以此咸寒润下软坚之物，如气之逆而不下，痹而不通者，可迎刃而解矣。（《本草汇言》）

○文蛤清金利水，解渴除烦，化痰止嗽，软坚消痞是其所长。兼医痔疮鼠瘘，胸痹腰疼，鼻口疳蚀，便溺血脱之证。煅粉研细用。（《长沙药解·卷四》）

○蛤粉止咳嗽。肉止渴，解酒，凡一切炒阿胶、鹿胶等俱用之。（《罗氏会约医镜·卷十八·本草》）

○生蛤粉化痰利水；潜热益阴，火煅亦能软坚收湿。（《徐大椿医书全集·药性切用》）

○文蛤咸凉，有润下退火，益水行水之功，故治上消的渴饮。尝考《本草》文蛤、海蛤治浮肿，利膀胱，下小便，则知内外之水，皆可用之。其味咸冷，咸冷本于水，则可益水，其性润下，润下则可行水，合咸冷润下则足退火，治热证之渴饮不止，由肾水衰少，不能制盛火之炎燥而渴，今益水治火，一味两得之。（《金匮要略诠解·文蛤散》）

○海蛤粉为镇咳祛痰药，并有镇静及变质作用。（《科学注解本草概要·动物部》）

○文蛤之主要成分为碳酸钙，能中和胃酸，减少血中酸度，微有解渴作用。（《冉注伤寒论》）

○治淋疾，并有利尿之功。（《现代实用中药》）

○海蛤粉，治肺燥。热痰能降，湿痰能燥，块痰能软，顽痰能消，取其咸能软坚也，止入丸药。（《东医宝鉴·汤液篇·卷二》）

【验方举要】

○治小儿脱肛方：文蛤四两，以水二升，煎汤，入朴硝四两，通手淋洗，至水冷方止，若觉热痛，可用熊胆加龙脑化涂之。（《华佗神方·卷八》）

○急疳蚀口鼻欲死：海中文蛤烧灰，腊月猪脂和涂。（《疡医大全·卷之十六》）

○治血痢内热：海蛤末，蜜水调服二钱，日二。（《传信方》）

○治鼻衄不止：蛤粉一两（研极细，罗五七遍），槐花半两（炒令焦，碾为末）。上研令极匀细。每服一钱，新汲水调下。如小，可只用半钱。兼治便血不止，不拘时候。（《杨氏家藏方》）

○海蛤丸：治痰热心痛，脉沉滑微数者。海蛤粉八两，瓜蒌仁八两。蛤粉入蒌仁内捣，干湿可丸，每服三钱。（《徐大椿医书全集·杂病证治·卷五》）

【按】

药理研究表明，文蛤的提取物能抑制葡萄球菌、Moloney白血病毒、S_{180}、艾氏瘤腹水型、肝癌腹水型和肝癌实体型。文蛤之壳含壳角质、碳酸钙，能化痰制酸。青蛤、蛤仔、杂色蛤等功效相似，都可以用。其中杂色蛤对肿瘤细胞的抑制作用最佳。

Gejie
蛤蚧

蛤蚧系脊椎动物壁虎科动物蛤蚧 *Gekko gecko* Linnaeus 的干燥体。常用别名有大壁虎、蛤蟹、仙蟾等。味咸，性平。归肺、肾经。功能补肺益肾，纳气定喘，助阳益精。主要用于虚喘气促，劳嗽咳血，阳痿遗精。常用剂量：水煎服3~7克；研末冲服，每次1~2克，一日三次；浸酒服用1~2对。风寒或实热喘咳均慎服。

【各家论述】

○肺痿咯血，咳嗽上气，治折伤。（《海药本草》）

○下石淋，通月经，治肺气，疗咳血。（《日华子本草》）

○久咳嗽，肺劳传尸……下淋沥，通水道。（《开宝本草》）

○蛤蚧传尸堪止嗽，兼补肺……一名守宫，功力全在尾梢，人捕之，即自咬断其尾，用以法取之，行常一雌一雄相随，入药亦当用成对者良。（《珍珠囊补遗药性赋·主治指掌》）

○补肺气，益精血，定喘止嗽，疗肺痈消渴，助阳道……昔人言补可去弱，人参羊肉之属。蛤蚧补肺气，定喘止渴，功同人参，益阴血，助精扶羸，功同羊肉。近世治劳损痿弱，许叔微治消渴，皆用之，俱取其滋补也。刘纯云：气液衰，阴血竭者，宜用之。何大英云：定喘止嗽，莫佳于此。（《本草纲目》）

○蛤蚧属阴，能补水之上源，则肺肾皆得所养，而劳热咳嗽自除；肺朝百脉，通调水道，下输膀胱，肺气清，故淋沥水道自通也。（《本草经疏》）

○其物二者上下相呼，牝声蛤，牡声蚧。累日情洽甚乃交，两相抱负，自坠于地，人往捕亦不之觉，人以手分擘，虽死不开。人得之以搞熟草（灯心草）细缠定，锅中蒸过，曝干售。人炼为房中之药，甚取效。寻常捕者，不论牝牡，皆可为医兽方中之剂。（《君子堂日旬手镜》）

○蛤蚧鸣时，声闻数里，补中有通，善保肺气，久嗽不愈者宜之。（《不居集·上集·卷之十四》）

○温中益肾，固精助阳，通淋，行血。蛤蚧尾能治疝。（《本草再新》）

○蛤蚧收降肺气，疏通水府。治喘嗽吐血，消渴癃淋，通经行血，起痿及虚劳羸弱之病。去头眼鳞爪，酒浸酥炙黄，研细。口含少许，驰百步不喘，止喘宁嗽功力甚捷。毒在头足，其力在尾，如虫蛀其尾者，不足用。（《玉楸药解·卷六》）

○虚乏久病宜之，外邪初起勿服。(《徐大椿医书全集·药性切用·卷之六·中》)

○气虚血竭者宜之，其力在尾，毒在眼，去头足酥炙用。(《本草分经》)

○配参、蜡、糯米，治虚寒喘嗽，配人参、熟地，补阳虚痿弱……阴虚火动，风邪喘嗽，二者禁用。(《得配本草》)

○补肺润肾……治渴……肺痿咯血。(《本草备要》)

○为振奋强壮药，治老人衰弱性喘咳、肺结核、神经衰弱、小便频数、溺有余沥，老人足膝萎弱、心脏性喘息、面浮、四肢肿等。(《现代实用中药》增订本)

○为强壮药及激性药，功能补肺止嗽，助阳道。(《科学注解本草概要·动物部》)

【验方举要】

○喘嗽面浮，并四肢浮者。蛤蚧一雌一雄，头尾全者，法酒和蜜涂之，炙熟，紫团人参似人形者，半两为末，化蜡四两，和作六饼。每煮糯米薄粥一盏，投入一饼搅化，细细热呷之。(《本草纲目》)

○蛤蚧酒：蛤蚧一对，浸于2~3斤米酒中，数日后即可饮用。每日饮50毫升左右为宜。此酒有益气壮阳之功效。用于阳痿、虚损腰痛、风湿性关节炎等。(《益寿中草药选解》)

【按】

药理研究表明，蛤蚧乙醇提取物可使实验动物的前列腺、精囊、子宫、卵巢增重，并可使阴道口开放时间提前，提示蛤蚧具有雄、雌两种性激素样作用。蛤蚧尾的性激素样作用较强。蛤蚧含有肌肽、鸟嘌呤、蛋白质等具有复杂功能的主要成分，能调节人的性功能和兴奋造血器官，使造血器官功能旺盛，还能提高机体免疫功能，增强机体对高温、低温、缺氧等非特异抵抗力，增强机体抗氧化能力，延缓衰老的多种生化指标的异常，此外，还有保肝、促进肾上腺皮质功能、抗炎等作用。说明蛤蚧确有补肾阳，益精血延寿之功效，是一味值得开发的良药。

Heidou
黑豆

　　黑豆系豆科植物大豆 *Glycine max*（L.）Merr. 的干燥种子。常用别名有乌豆、黑大豆、冬豆子等。味甘，性平。归脾、肾经。功能活血利尿，祛风解毒。主要用于治疗水肿胀满，风毒脚气，黄疸浮肿，痈肿疮毒等。并能解药毒。常用剂量为10～30克，或入丸、散，外用适量，研末掺或煮汁涂。

【各家论述】

　　○生大豆，涂痈肿；煮汁饮，杀鬼毒，止痛。（《神农本草经》）

　　○甘，平。逐水胀，除胃中热痹，伤中淋露，下瘀血，散五藏结积内寒，杀乌头毒。炒为屑，主胃中热，去肿除痹，消谷，止腹胀。（《名医别录》）

　　○主中风脚弱，产后诸疾；若和甘草煮汤饮之，去一切热毒气，善治风毒脚气；煮食之，主心痛，筋挛，膝痛，胀满；杀乌头、附子毒。（《食疗本草》）

　　○炒令黑，烟未断，及热投酒中，主风痹、瘫缓、口噤、产后诸风。（《本草拾遗》）

　　○调中下气，通经脉。（《日华子本草》）

　　○治肾病，利水下气，制诸风热，活血。煮汁，解砒石、甘遂、天雄、附子、射罔、巴豆、芫青、斑蝥等百药之毒；治下痢脐痛；冲酒治风痉及阴毒腹痛……黑豆入肾功多，故能治水，消肿，下气，制风热而活血解毒，所谓同气相求也。又按古方称大豆解百药毒，予每试之，大不然，又加甘草，其验乃奇，如此之事，不可不知。（《本草纲目》）

　　○煮汁饮，能润肾燥，故止盗汗。（《本草汇言》）

　　○黑大豆，解百毒，下热气之药也。缪氏曰，善解五金、八石、百草诸毒及虫毒，宜水浸，生捣作膏，白汤调服一合。又去风，利水，散热，故风痹瘫痪方中用之，黄疸水肿方中用之，烦渴热结方中用之。又煮熟食之则利肠，炒熟食之则闭气，水浸、生捣食之解毒，敷之肉上散痈肿。但性利而质坚滑，多食令人腹胀而利下矣，故孙真人曰，少食醒脾，多食损脾也。（《本草汇言》）

　　○味甘平，入肾经。色黑属水，肾之谷也，补肾以镇心。活血，散风，明目，散热，解毒，消肿，可稀痘疮。紧小者良。凡小儿未满十岁者，炒豆与猪肉同食，壅气致死，十有八九。忌厚朴。（《罗氏会约医镜·卷十七·本草中》）

　　○黑大豆长于利水而行血，及其芽生而为黄卷，更能破瘀而舒筋。以其发舒通达，秉之天性也。黑豆芽生五寸，干之为黄卷。（《长沙药解·卷二》）

【验方举要】

○牙痛漱口方：用黑豆以酒煮汁漱之，立愈。（《志雅堂杂钞》，见《历代小说笔记选》）

○大豆紫汤：治产后中风，形如角弓反张，口噤涎潮。黑豆半升，炒令焦黑烟起，以无灰酒二升沃之，入瓷器中，每用一盏，入独活五钱，同煎至六七分，去滓温服。（《医学纲目·卷之十一·痓》）

○饮酒中毒，经日不醒者，用黑豆一升煮取汁，温服一小盏，不过三次即愈。（《名医类案·卷十二》）

1019

○紫酒：治妊娠腰痛如折。用黑大豆二合，炒令香熟，以酒一大盏，煮取七分，去豆，空心顿服。（《医学纲目·卷之二十八·腰痛》）

○治孕妇痢下灰色，脉濡者：黑豆一升，炒，甘草六钱，炙，粟壳十两，炒。为散，生姜三片，水煎五钱，去渣温服。（《徐大椿医书全集·女科指要·卷三·痢疾》）

○坎离丸：乌须黑发，壮筋骨，大有补益。黑豆，不拘多少，用桑椹汁浸透，蒸熟。再浸，再蒸，共五遍。上为末。另用红枣，量足配豆末成丸之数，蒸熟，去皮核，捣如泥，和黑豆末为丸，或印成饼。随便食。（《胎产心法·卷上》）

○治蛇头疔：黑豆、天南星，研细，滴醋调敷。（《疡医大全·卷之十九》）

○楮枝汤方，主治水蛊，偏身肿。细楮枝十两（锉），黑豆一斗，细桑枝十两。（《百药效用奇观》）

○治中风口噤不语，㖞斜瘫痪：取黑豆令极热，投酒中，饮之，日三。名曰豆淋酒。（《东医宝鉴·杂病篇·卷二》）

○治脚气冲心：取黑豆浓煎汁饮之，和甘草煎服尤佳。（《东医宝鉴·外形篇·卷四》）

○治头项强，不得顾：取黑豆蒸熟，纳袋中枕之。（《东医宝鉴·外形篇·卷二》）

○治孕妇月数未足，子死腹中，母欲闷绝，及胞衣不下：黑豆三升，醋煮取浓汁，顿服立出。（《东医宝鉴·杂病篇·卷十》）

○治浮肿：黑豆一升，水六升，煮取五升，取三升，汁去滓纳酒五升，又煮取三升，去滓，分三服，不差再合服之。（《东医宝鉴·杂病篇·卷六》）

【按】

药理研究表明，黑大豆所含大量黄酮和染料木素有雌激素样作用，大豆黄酮对离体小鼠小肠有解痉作用。黑豆临床应用有三大功效，即补肾、治肾虚腰酸膝软和浮肿；益肌肤，久服能使皮肤细白，解药物中毒等，堪为药食并宜之珍品。

Heizhima

黑芝麻

黑芝麻系脂麻科植物脂麻 *Sesamum indicum* L. 的干燥成熟种子。常用别名有胡麻、巨胜、黑脂麻、乌麻子、油麻等。味甘，性平。归肝、肾、大肠经。功能补肝肾，益精血，润肠燥。主要用于治疗头晕眼花，耳鸣耳聋，须发早白，病后脱发，肠燥便秘等病症。常用剂量为9～15克。

【各家论述】

○胡麻，味甘平，主伤中虚羸，补五内，益气力，长肌肉，填髓脑，久服，轻身不老。(《神农本草经》)

○耐风湿，补衰老。(《抱朴子》)

○坚筋骨，疗金疮，止痛，伤寒温疟，大吐血后虚热羸困，明耳目。(《名医别录》)

○润五脏，主火灼，填骨髓，补虚气。(《食疗本草》)

○疗妇人阴疮，初食利大小肠，久服即否，去陈留新。(《食性本草》)

○补中益气，养五脏，治劳气、产后羸困，耐寒暑，止心惊。逐风湿气、游风、头风。(《日华子本草》)

○芝麻，一名巨胜子。味甘气平，入肝、脾、肾三经。不寒不热，益脾胃，补肝、肾之佳品也。润五脏，益气力，填骨髓，坚筋骨，明耳目，利二便，逐风湿，泽肌肤，治头疮。久服轻身延年，但令人肠滑，须以白术佐之。(《罗氏会约医镜·卷十七·本草中》)

○芝麻，补益精液，润肝肠。治大便结塞，清风荣木，养血舒筋。疗语蹇步迟，皮燥发枯，髓涸肉减，乳少经阻诸证。医一切疮疡，败毒，消肿，生肌长肉，杀虫，生秃发，滑产催衣，皆善。(《玉楸药解·卷四》)

○黑芝麻，补中益气，养五脏，去风湿，和肠胃，久食益人。患风病者常食，语言不蹇，步履端正。同黑豆九蒸九晒，去豆为末，顿服能黑发。(《陈修园医书四十八种·增补食物秘书》)

○胡麻，甘平。益肝肾，润五脏，填精髓，坚筋骨，明耳目，耐饥渴，乌须发，利大小肠，疗风淫瘫痪。服之令人肠滑，精气不固者亦勿宜食。皮肉俱黑者良，九蒸九晒，可以服食。麻油，疗疮滑胎，熬膏多用之，凉血止痛，生肌解毒。(《本草从新·卷四下》)

○甘，平，无毒。润养五脏，添补精髓。坚筋骨而明耳目。黑须发而利二

便。最逐风而除湿，亦凉血而解毒。(《本草易读》)

○黑芝麻……久服可长生，利大小肠，坚筋快产，主心惊。(《医方捷径·卷四》)

○脂麻油，润肠胃，通利大小肠，下热结。(《东医宝鉴·杂病篇·卷一》)

【验方举要】

○治乳少：芝麻炒研，入盐少许食之。(《仙方合集·上卷·妇人门》)

○治五脏虚损，益气力，坚筋骨：巨胜九蒸九暴，收贮。每服二合，汤浸布裹，挼去皮再研，水滤汁煎饮，和粳米煮粥食之。(《本草纲目》)

○润肠粥：治产后日久，便秘不通。芝麻一升，研为末，和粳米二合煮食，肠润即通。(《胎产心法·卷下·大便燥秘论》)

○治喉痹乳蛾：生芝麻油一合，灌之。(《疡医大全·卷之十七》)

○治小便尿血：胡麻碗许为末，东流水浸一宿，平旦绞汁热服。(《本草易读》)

○治疮口不合、虫咬、汤火伤：将胡麻杵烂敷之。(《本草易读》)

○白发令黑，九蒸晒，枣肉丸服。(《本草易读》)

○泻下热毒：麻油一合，鸡子两枚，芒硝三钱，搅服之，少时即泻下。(《东医宝鉴·杂病篇·卷三》)

【按】

药理研究表明，黑芝麻中含有丰富的维生素E和卵磷脂，有明显的抗衰老作用，可抑制体内的"自由基"，使细胞分裂的代数显著增加。此外，尚有对抗动脉粥样硬化、降血糖、增加血细胞比容等作用。祖国医学大量文献记载，黑芝麻"久服，轻身不老"，既可治病又可以防衰老，虽然目前对其抗衰老机理还不完全清楚，但常服对人体健康十分有利，这一点是可以肯定的。

Huashi
滑石

滑石系硅酸盐类矿物滑石族滑石，主含含水硅酸镁 $[Mg_3 (Si_4O_{10}) (OH)_2]$。常用别名有液石、夕冷、脆石、画石等。味甘、淡，性寒。归膀胱、肺、胃经。功能利尿通淋，清热解暑，祛湿敛疮。主要用于治疗热淋，石淋，尿热涩痛，暑湿烦渴，湿热水泻；外治湿疹，湿疮，痱子等。常用剂量为9～24克；外用适量。

【各家论述】

○主身热泄澼。女子乳难，癃闭，利小便，荡胃中积聚寒热，益精气；久服轻身，耐饥长年。(《神农本草经》)

○通九窍六腑津液。去留结，止渴，令人利中。(《名医别录》)

○能疗五淋，主难产，除烦热心躁，偏主石淋。(《药性本草》)

○治乳痈，利津液。(《日华子本草》)

○滑石，气寒味甘，治前阴窍涩不利，性沉重，能泄气，上令下行，故曰滑则利窍，不与淡渗诸药同。白者佳，捣细用，色红者服之令人淋。(《医学启源·卷之下·用药备旨·药类法象》)

○能益精除热。(《珍珠囊补遗药性赋·玉石部》)

○燥湿，分水道，实大肠，化食毒，行积滞，逐凝血，解燥渴，补脾胃，降心火之要药。(《本草衍义补遗》)

○能清三焦表里之火，利六腑之涩结，分水道，逐凝血……疗黄疸、水肿、脚气，吐血衄血，金疮出血，诸湿烂疮肿痛，通乳亦佳，堕胎亦捷。(《景岳全书·下册·卷四十九·本草正》)

○甘寒，主伤寒身热虚烦，通六腑九窍津液。同阿胶分渗入大肠滑窍。(《丹溪手镜·卷之中·发明五味阴阳寒热伤寒汤丸药性第二》)

○石韦为之使，恶曾青。(《增广和剂局方·药性总论·玉石部上品》)

○滑石，滑能利窍，以通水道，为至燥之剂。(《汤液本草》)

○滑石治渴，本为窍不利而用之。以燥能亡津液也，天令湿气太过者当用之，若无湿用之是犯禁也。(《医学纲目·卷之二十一·消瘅门》)

○滑石利窍能泄气，利水通津入太阳，大肠与胃有积聚，推荡重令化气强。(《医经小学·卷之一·药性指掌》)

○利窍除热，清三焦，凉六腑，化暑气。(《本草通玄》)

○滑石治渴，非实能治渴也，资其利窍，渗去湿热，则脾气中和，而渴自止尔。假如天令湿淫太过，人患小便不利而渴，正宜用此以渗泄之，渴自不生。若或无湿，小便自利而渴者，则知内有燥热，燥宜滋润，苟误服用，是愈亡其津液，而渴反盛矣。（《本草蒙筌》）

○滑石利窍，不独小便也，上能利毛腠之窍，下能利精溺之窍。盖甘淡之味，先入于胃，渗走经络，游溢津气，上输于肺，下通膀胱，肺主皮毛，为水上之源，膀胱司津液，气化则能除，故滑石上能发表，下利水道，为荡热燥湿之剂，发表是荡上中之热，利水道是荡中下之热，发表是燥上中之湿，利水道是燥中下之湿。热散则三焦宁而表里和，湿去则阑门通而阴阳利。刘河间之用益元散，通治表里上下诸病，盖是此意，但未发出尔。（《本草纲目》）

○滑石，滑以利诸窍，通壅滞，下垢腻。甘以和胃气，寒以散积热，甘寒滑利，以合其用，是为祛暑散热，利水除湿，消积滞，利下窍之要药……病人因阴精不足，内热以致小水短少赤涩或不利，烦渴身热由于阴虚火炽水涸者，皆禁用。脾胃俱虚者，虽作泄勿服。（《本草经疏》）

○滑石气清能解肌，质重能清降，寒能胜热，滑能通窍，淡能利水……滑石甘寒，内清六腑之热，外彻肌表之邪，通行上下表里之湿……分消湿热从膀胱而出，所谓疏其流也。（《成方便读·六一散·猪苓汤·小蓟饮子》）

○宜甘草、石韦为使。（《医方十种汇编·药性摘录》）

○欲行三焦开邪出路，则加滑石。（《温病条辨·卷一·上焦篇·五汁饮加减法》）

○无故多服，滑精败脾，戒之！（《罗氏会约医镜·卷十八·本草》）

○味淡寒滑，入足太阴而兼入肺经。外通毛窍，内涤腑热，为清暑除烦，通窍利湿专药。细研，水飞用。（《徐大椿医书全集·药性切用·卷之五上》）

○清火化痰，利湿消暑，通经活血，止泻痢呕吐，消水肿火毒。（《本草再新》）

○滑石体滑主利窍，味淡主渗热，能荡涤六腑而无克伐之弊……如天令湿淫太过，小便癃闭，入益元散佐以朱砂，利小肠最捷。要以口作渴小便不利两症并见，为热在上焦肺胃气分，以此利水下行，烦渴自止……渴而小便自利者，是内津液少也；小便不利而口不渴者，是热在下焦血分也，均不宜用。且体滑，胎前亦忌之。（《药品化义》）

○因热小便不利者，滑石最为要药。若寒温外感诸证，上焦燥热，下焦滑泻无度，最为危险之候，可用滑石与生山药各两许，煎汤服之，则上能清热，下能止泻，莫不随手奏效。又：外感大热已退而阴亏脉数不能自复者，可于大滋阴药中少加滑石，则外感余热不至为滋补之药逗留，仍可从小便泻出，则其病必易愈。若与甘草为末服之，善治受暑之热痢；若与赭石为末服之，善治因热吐血衄血；若其人蕴有湿热，周身漫肿，心腹膨胀，小便不利者，可用滑石与土狗研为散服之，小便通利，肿胀自消；至内伤阴虚作热，宜用六味地黄汤以滋阴者，亦可加滑石以代苓、泽，则退热较速。盖滑石虽为石类，而其质甚软，无论汤剂丸散，皆与脾胃相宜，故可加于六味汤中以代苓、泽。其渗湿之力，原可如苓、泽行熟地之滞泥，而其性凉于苓、泽，故又善佐滋阴之品以退热也。（《医学衷中参西录·药物》）

○滑石入胃，直走小肠，下回肠，济泌别汁，通寒热结闭，泻于水府。（《经证证药录·卷七》）

○滑石通草利小便以清郁滞，名安荣散。方内有滑石乃重剂，恐致堕胎，若临月极妙，如在七八月前去此味，加石斛山栀尤稳。（《女科经纶·卷三》）

【验方举要】

○疗伤寒热盛，小便不利，滑石汤方，兼疗天行。滑石二两，葶苈子一合，上二物以水二升，兼取七合，去滓，顿服之。（《外台秘要·卷二·伤寒小便不利方》）

○治产后淋：滑石五两，通草、车前子、葵子各四两。上四味，治下筛。酢浆水服方寸匕，稍加至二匕。（《千金方·滑石散》）

○治黄疸，日晡所发热恶寒，少腹急，身体黄，额黑，大便溏黑，足下热，此为女劳，腹满者难治：滑石、石膏各等分。上二味，治下筛。以大麦粥汁饮方寸匕，日三，小便极利则瘥。（《千金方》）

○治膈上烦热，多渴，利九窍：滑石二两捣，水三大盏，煎二盏，去滓，入粳米煮粥食。（《圣惠方》）

○治伤寒衄血：滑石末不拘多少。饭丸如桐子大。每服十丸，微嚼破，新水咽下。只用药末一大钱，饭少许，同嚼下亦得。老幼皆可服。（《本事方·滑石丸》）

○治暴得吐逆不下食：生滑石细末二钱匕。温水服，仍急以热面半盏，押定。（《本草衍义》）

○治妇人胞转，小便数日不通：滑石二两，寒水石二两，葵子一合。上药捣碎。以水三中盏，煎至一盏半，去滓，食前分温二服。（《圣惠方·滑石散》）

○治小儿体热痱疮：滑石末三两，白矾灰一两，枣叶四两。上药捣罗为末。先以温浆水洗疮，后取药敷之。（《圣惠方·滑石散》）

○治天泡湿热等疮：滑石、粉甘草（此当半用为是）。上等分为末，搽敷。或加绿豆末，以治湿热肥疮。（《景岳全书·金黄散》）

○治伏暑吐泄，或吐，或泄，或疟，小便赤，烦渴。玉液散：用桂府滑石烧四两，藿香一钱，丁香二钱，为末，米汤服二钱。（《普济方》）

○治呕逆食不下：以生滑石末温水调下二钱。（《古今医统大全·卷之二十四·呕吐哕门》）

○治肝肾中风，不语，呕吐痰沫，头目眩晕，白散子方：附子去皮脐生，滑石（桂府者）各五钱，制半夏七钱半，上为末，每服二钱。（《医门法律·卷三》）

○治消渴胸中烦热：滑石二两研末，水二盏煎，去渣，下粳米二合，煮熟食之。（《良朋汇集·卷四》）

○滑石散，治血淋，脉涩数者：滑石八两，发灰八两，为散，生地浓汁一杯，调三钱温服。（《徐大椿医书全集·下·女科指要卷五·产后门》）

○治反胃积饮：滑石末，生姜自然汁，澄清，……和丸，时时服之。（《东医宝鉴·杂病篇·卷五》）

○滑石，治消渴，为末，取三钱，井水或蜜水调下，即益元散也，一名神白散。（《东医宝鉴·杂病篇·卷六》）

【按】

药理研究表明，滑石粉对伤寒杆菌、副伤寒甲杆菌、脑膜炎球菌有抑制作用。对化学刺激物和毒物有吸附作用，撒布于破溃的皮肤表面，有保护作用；内服有收敛作用，既能保护肠壁，又能止泻。临床证明，以滑石为主药，取《千金》牛膝汤合《证治准绳》沉香琥珀散化裁（基本处方：滑石、炒栀子、车前子、木通、海金砂、冬葵子、琥珀、沉香、地龙、归尾、牛膝、蒲黄、甘草梢），治疗肾和输尿管结石，有良好效果。

Xijiao

犀角

犀角系脊椎动物犀科犀牛的角。分"暹罗"角和广角两类。"暹罗角"的原动物为亚洲产的印度犀 *Rhinoceros unicornis* L. 或爪哇犀 *R.SondaicusDesmarest* 和苏门答腊犀 *R.sum atrensis*（Fischer），广角的原动物为非洲产的黑犀 *R.bicornis* L. 和白犀 *R.simus* Burchell。常用别名有低密、乌犀角、香犀角、独角犀、小独角犀等。味苦、咸，性寒。归心、肝、胃经。功能凉血、止血、泻火解毒，安神定惊。主要用于血热妄行的吐血、衄血，温热病壮热不退、神昏谵语、斑疹其色紫暗，黄疸，痈疽肿毒等病症。常用剂量为1～5克，锉为细粉冲服或磨汁服，或入丸散。孕妇慎用。不宜与川乌、草乌配伍应用。

注意：犀角现已禁药用，临床以水牛角代之，剂量宜加大，亦有疗效。

【各家论述】

○犀角，味苦寒。主治百毒蛊注，邪鬼瘴气，杀钩吻鸩羽蛇毒，除邪，不迷惑魇寐。久服轻身。生川谷。（《神农本草经》）

○伤寒温疫，头痛寒热，诸毒气。令人骏健……解莨菪毒。（《本草经集注》）

○此只是山犀牛，未曾见人得水犀牛取其角。此两种也，功亦同也。其生角，寒。可烧成灰，治赤痢，研为末，和水服之。又主卒中恶心痛，诸饮食中毒及药毒、热毒、筋骨中风，心风烦闷，皆差。又方，以水磨取汁，与小儿服，治惊热。鼻上角尤佳。（《食疗本草·卷中》）

○辟中恶毒气，镇心神，解大热，散风毒，治发背痈疽疮肿，化脓作水，疗时疾，热如火，烦闷，毒入心中，狂言妄语。（《药性本草》）

○诸药中唯犀难捣……余偶见一医僧元达，为解犀为小块方半寸许，以极薄纸裹，置怀中使近肉，以人气蒸之……乘热投臼中，急捣，应手如粉，因知人气能粉犀角也。（《医说·下册·卷八》）

○治心烦，止惊，镇肝明目，安五脏，补虚劳，退热消痰，解山瘴溪毒，治中风失音，热毒风，时气发狂。（《日华子本草》）

○主伤寒，瘟疫头痛……止烦渴霍乱，明目镇惊，治中风失音，小儿麸豆，风热惊痫。镑末用。（《医学启源·卷之下·用药备旨》）

○其性灵通，长于走散，较诸角为甚，药用黑色，功力在尖，专入阳明清胃火，亦施他脏，凉心定神，镇惊泻肝明目，能解大热，散风毒、阳毒、瘟疫热烦，磨汁治吐血、衄血、下血及伤寒蓄血发狂，发黄发斑，谵语……仲景云，如无犀角以升麻代之者，正以此两物俱入阳明功皆升散，今人莫得其解，每致疑词，是但知犀角之解心热，而不知犀角之能升散，尤峻速于升麻也。倘中气虚弱，脉细无神及痘疮血虚，真阴不足等证，凡畏汗、畏寒、畏散者，乃所当忌，或必不得已，宜兼补剂用之。（《景岳全书·下册·卷四十九·本草正》）

○磨汁，治吐血、衄血、下血及伤寒畜血……泻肝凉心，清胃解毒……犀角，犀之精灵所聚，足阳明药也。胃为水谷之海，饮食药物必先受之，故犀角能解一切诸毒。五脏六腑皆禀气于胃，风邪热毒，必先干之。故犀角能疗诸血，及惊狂斑痘之证。抱朴子云：犀食百草之毒，及众木之棘，所以能解毒。（《本草纲目》）

○犀角苦寒能解毒，驱风明目镇肝家，并除心热狂言语，又治时行辟鬼神。（《医经小学·卷之一·药性指掌》）

○犀角酸寒，化毒辟邪，解热止血，消肿毒蛇。（《寿世保元·卷一·药性歌括》）

○角尖尤胜，磨汁用，清火入煎，但大寒之性，非大热不可轻投。亦可烧灰，仅能止血，不可寒中耳。（《徐大椿医书全集·药性切用》）

○解饮食、药、饵、山水、瘴疬诸毒。凡劳伤吐衄之证，虽有上热，而其中下两焦则是寒湿，常与温中燥土之药并用。庸工犀角地黄一方，犀角可也，地黄泄火败土，滋湿伐阳，则大不可矣。（《玉楸药解·卷五》）

○乌犀角性善走，解热毒而化血，清心以入阳明，故升麻可代之。（《何氏药性赋》）

○升麻为使，忌盐……疗伤寒热毒闭表，烦热昏闷，而汗不得出者，磨尖入药，汗如响应……妊妇忌之。（《罗氏会约医镜·卷十八·本草》）

○犀角咸寒，禀水木火相生之气，为灵异之兽，具阳刚之体，主治百毒蛊疰……取其咸寒，救肾水，以济心火，托斑外出，而又败毒辟瘟也。（《温病条辨·卷一·上焦篇》）

○犀角土属，而秉水精。地黄土色，而含水质，二物皆得水土之气，能滋胃阴，清胃火，乃治胃经血热之正药。然君火之主在心，故用丹皮以清心，相火所寄在肝，故用白芍以平肝，使君相二火不凑集于胃，则胃自清而血安。（《血证论·卷七·犀角地黄汤》）

○盖犀水兽也。可以分水，可以通天。鼻衄之血，从任督而至巅顶，入鼻中，唯犀角能下入肾水（犀角能通顶，而又下降）引地黄滋阴之品，由肾脉而上，故为对证……朱二允曰：升麻性升，犀角性降，用犀角止血，而借其下降之气，清心、肝之火，使血下行归经耳。（《成方切用·卷一下·犀角地黄汤》）

○余长女甫四岁，身上微热，口说诡话，且无所不说。面色紫黄，唇色略红，舌尖独燥，口气如火，精神不弱，口不作渴，据面色却是中暑，但病值三月，暑非其时，以舌尖口气并精神揣之，定是热极似寒，用犀角磨水一杯服之，少顷一吐即愈。此热极似寒审窍探情之一验也。（《幼科铁镜·第二卷·辨心热极似寒》）

○按朱南阳有"如无犀角，以升麻代之"之说，以其同于一透也，朱二允以此二味升降悬殊为辩，余谓尚非确论。夫犀角乃清透之品，升麻乃升透之味，一重于清，一重于升，其性不同，其用自异，未尝闻有异而可代者也。若夫风寒壅遏，疹点未透者，斯为升麻之任；而温邪为病，丹斑隐现者，又系犀角之司。如以升麻为代，其肺气热者，必致喉痛，甚增喘逆；营分热者，必致吐血，轻亦衄宣，其误若此，岂可代乎？又角生于首，故用为透剂，二允以为下降之品，亦不可不辨，余非敢轻议前辈，实出婆心之不禁耳，故谨论之。（《吴医汇讲·唐迎川论犀角升麻》）

○忌卤盐乌附，孕妇勿服，能消胎气……若患久气虚，又为切禁，以其能耗散血气也。（《本经逢原》）

○得升麻，散阳明结热，配连翘治热邪入络，佐地黄解营中伏火，合地榆治血虚不止。（《得配本草》）

○犀角禀水土之精气而生，为其禀土之精，故能入胃，以消胃腑之实热。为其禀水之精，故又能以水胜火兼入心中，以消心脏本体之热力……瘟疫之毒未入心者，最忌用犀角。而既入心之后，犀角又为必须之药。（《医学衷中参西录·上册·医方》）

○为强心、解热、解毒、止血剂，治麻疹痘疮、吐血衄血、脑膜炎等。（《现代实用中药》增订本）

○治痈疽疮肿，化脓作水。（《东医宝鉴·汤液篇·卷一》）

【验方举要】

○生犀散：消毒气，解内热。生犀不拘多少，于涩器物中，用新水磨浓汁，微温饮一茶脚许，乳汁后，更量大小加减之。（《小儿药证直诀·附方》）

○竹沥磨犀角饮子：治小儿心热惊悸，将犀角于竹沥内磨令浓，量儿大小，分减服之，日三四服。（《永乐大典·医药集·卷之九百八十一》）

○噤口之症，必先大便热，须用生犀角及真羚羊角磨汁和蜜调饮之有效。急则用大黄二钱甘草二钱煎服。（《胎产秘书·卷下·保婴要诀》）

【按】

药理研究表明，犀角具有解热、抗惊厥、强心等作用。对乙型脑炎、脑膜炎的高热、神昏和血小板减少性紫癜、鼻衄、牙龈出血等病症均有较好疗效。鉴于犀牛为国际珍贵保护动物，犀角药源不足，寻找代用品尚须进一步探讨发掘。

十三画

Chunpi

椿皮

椿皮系苦木科落叶乔木植物臭椿 *Ailanthus altissima*（Mill.）Swingle 的干燥根皮或干皮。常用别名有椿根皮、椿白皮、椿根白皮、香椿皮、春颠皮等。古时香者名椿，臭者名樗，山樗名栲。味苦、涩，性寒。归大肠、胃、肝经。功能清热燥湿，收涩止带，止泻，止血。主要用于治疗赤白带下，湿热泻痢，久泻久痢，便血，崩漏等病症。常用剂量为6～9克；外用适量，煎水洗，或熬膏涂。

【各家论述】

○椿根白皮主治疳蜃。樗根尤良。（《新修本草》）

○椿，动风，熏十二经脉、五藏六腑。多食令人神不清，血气微。又，女子血崩及产后血不止，月信来多，可取东引细根一大握洗之，以水一大升煮，分再服便断。亦止赤带下……疗小儿疳痢，可多煮汁后灌之。又，取白皮一握，仓粳米五十粒，葱白一握，甘草三寸炙，豉两合，以水一升，煮取半升，顿服之，小儿以意服之。枝叶与皮功用皆同。（《食疗本草》）

○去口鼻疳虫，杀蛔虫疗蜃，蛊毒下血，及赤白久痢。（《本草拾遗》）

○母夫人久病痢，诸药不效，忧闷不知所出……诏赐一散子，数服而愈。仍谕只炒椿子熟末饮下。（《泊宅编·卷第一》）

○止女子血崩，产后血不止，赤带，肠风泻血不止，肠滑泻，缩小便，蜜炙用。（《日华子本草》）

○椿皮色赤而香，樗皮色白而臭，多服微利人。盖椿皮入血分而性涩，樗皮入气分而性利，不可不辨。其主治之功虽同，而涩利之效则异……凡血分受病不足者，宜用椿皮；气分受病有郁者，宜用樗皮，此心得之微也……雷敩：利溺涩。震亨：治赤白浊，赤白带，湿气下痢，精滑梦遗，燥下湿，去肺胃陈积之痰。（《本草纲目》）

○香椿，杀蛔虫、解蛊毒、止疳痢之药也。陈氏方云，此药甘香，温涩而燥，甘香能骤发新邪（谓发疮疥、风痹及疝气、脚气之类），涩燥能收敛陈气（谓除蛔虫、蛊毒、疳痢、胃噎、奔豚之类）。故孟氏方治妇人血崩或产后血行不止，并平常月信来多及赤白带下，取椿根煎汁服即止，则其性之止涩可知矣。（《本草汇言》）

○泄肺逆，燥脾湿，去血中湿热。治泄泻，久痢、肠风、崩带，小便赤数。（《医林纂要》）

○樗根白皮即臭椿根皮……为湿热伤阴，肠滑泄痢之专药。醋炒用。（《徐大椿医书全集·药性切用·卷之三》）

○樗根白皮治湿热为病、久痢、带漏崩中、肠风精滑、便数虚泄，有断下之功……椿白皮治痔止血，与樗皮功同。只堪丸散，不入汤煎，但泄泻由脾虚、崩带由阴亏、及滞下积气未尽者，两种皆不可用。（《罗氏会约医镜·卷十七》）

○椿根气平，色赤而香，樗根气寒，色白而臭，二者皆苦能燥湿泻热，涩能收阴实肠，治湿热为病……但椿涩胜，久痢血伤者宜之；樗苦胜，暴痢气滞者宜之。按古方治带浊、下痢血痢都是用椿皮者多，而樗皮少用。其功专在于燥以达阳，涩以收阴，使阳不陷于阴中，而诸证自除。凡患湿热，必病于血，正不以入气入血区分也。故肠风下血，有用臭椿皮同苍术、枳壳治者，此可见矣。（《本草求原》）

○椿白皮得诃子、丁香治休息痢……配干姜、川柏治湿热带下……滞气未尽，脾气虚寒，真阴不足者，禁用。樗白皮洗疥疮风疽，去痔虫蛔痛，配参末米饮下，治挟热痢。（《得配本草》）

○椿皮辛温下蛊毒，赤白泻痢杀虫出，崩带滑精血即止，涩肠缩便胃热除。（《草木便方》）

○健胃、止血、消炎、杀虫。治子宫炎、肠炎、痢疾、尿道炎。（《陆川本草》）

【验方举要】

○治大肠风虚，饮酒过度，挟热下痢，脓血疼痛，多日不差。樗根白皮一两，人参一两，为末，每用二钱匕，空心，以温水调服。如不饮酒，以温米饮代，忌油腻、湿面、青菜、果子、甜物、鸡猪、鱼腥等。（《本草衍义》）

○固肠丸：治湿气下利，大便血，白带。去脾胃陈积之后，用此以燥下湿，亦不曾单用，看病作汤使。（《医学纲目·卷之三十四·调经》）

○樗根皮丸：治房劳过伤，精滑梦遗。樗根白皮炒为末，酒糊和丸梧子大，性凉而燥，不可单服，须以八物汤煎水吞下为佳。（《东医宝鉴·卷一·内景篇》）

○主血痔，肠风脏毒，樗根白皮，切，酒浸蜜炒为末，枣肉和丸，酒下三五

十九。(《东医宝鉴·外形篇·卷四》)

【按】

　　椿根皮主蛔虫病、滴虫病、阿米巴病等，单用可有效，若与槟榔、使君子、蛇床子等配伍疗效更佳。

Huaihua
槐花

槐花系豆科落叶乔木植物槐 *Sophora japonica* L. 的干燥花及花蕾。常用别名有槐蕊、槐米等。味苦，性微寒。归肝、大肠经。功能凉血止血，清肝泻火。主要用于治疗便血，痔血，血痢，崩漏，吐血，衄血，肝热目赤，头痛眩晕等病症。常用剂量为 10 ~ 15 克。

【各家论述】

○五痔，心痛眼赤，杀腹脏虫，及皮肤风热，肠风泻血，赤白痢，亦炒研服。（《日华子本草》）

○老人脏腑不可用大黄，老人津液少，所以秘涩，更服大黄以泻之，津液皆去，定须再秘甚于前，只可服宽润大肠之药如养生必用方二仁元是也，更用槐花末煎汤淋洗亦妙，风药燥肠。（《医说·上册·卷六》）

○河豚鱼世传以为有毒，能杀人。鱼无颊、无鳞与目能开合及作声者有毒。而河豚备此五者故人畏之……中其毒者，水调炒槐花末及龙脑水、至宝丹皆可解。（《守山阁丛书·史集·吴郡志·卷二十九》）

○槐花味苦，痔漏肠风，大肠热痢，更杀蛔虫。（《寿世保元·卷一·本草药性歌括》）

○炒香频嚼，治失音及喉痹，又疗吐血衄血，崩中漏下……元素：凉大肠。（《本草纲目》）

○槐蕊清心肺脾肝大肠之火，除五内烦热，心腹热疼，疗眼目赤痛热泪，炒香嚼咽，治失音喉痹。止吐血衄血……及皮肤风热，凉大肠，杀疳虫，治痈疽疮毒，阴疮湿痒痔漏，解杨梅恶疮，下疳伏毒，大有神效。（《景岳全书·卷之四十九·本草正》）

○槐角、槐花……功多大肠经，治五痔肠风下血、赤白热痢，枝洗疥癞，祛皮肤瘙痒之风。（《滇南本草》）

○泄肺逆，泻心火，清肝火，坚肾水。（《医林纂要》）

○槐花治湿退热之功，最为神速。（《疡医大全·卷之五》）

○槐花禀天地至阴之性，疏肝泻热，能凉大肠。（《成方便读·理血之剂·槐花散》）

○槐蕊景天为之使，除五内之邪火，祛皮肤之风热，除痢杀虫，得郁金，解热结溲血，配桃仁治疗疮肿痛，配栀子治酒毒下血，佐荆穗，除风热便血。治喉

痹炒嚼，治舌血，炒研掺，入汤药微炒，催生酒服。（《得配本草》）

○治百种疮毒，初觉头脑面目及身上下有疮，肠风痔漏或中毒眼花头晕，口干舌苦，心惊背热，四肢麻木，觉有红肿在背等症。槐子二两或槐花四两（炒），胃寒人不可服。煮东酒一斤，煎一二滚去渣，乘热服之，汗出即愈。如不退，照前再服一剂，纵成脓者，无不愈矣。（《良朋汇集·卷九》）

○于御郎骸肿患毒痛甚，服消毒药其势未减，即与槐花酒一服，势随大退。再以托里消毒之药而愈。（《续名医类案·卷三十一·痈疽》）

○为凉血要药。治胃脘卒痛。（《本草求原》）

○效用：其作用于毛细血管，促进其致密性，故可预防中风。（《现代实用中药》增订本）

1033

○槐花生用清热解毒力强，尤以槐花蕊效力更强，临床试用，可代替银花，炒用力虽缓，但易于保存。（《赵炳南临床经验集·土槐饮》）

○药效：收敛、止痛、镇痛。用途：诸出血，高血压，动脉硬化。（《临床应用汉方处方解说》）

○主五痔及肠风脏毒，槐花炒，水煎服，或同荆芥、侧柏叶为末，米饮下二钱。（《东医宝鉴·外形篇·卷四》）

【验方举要】

○疗舌无故出血不止，用槐花炒为末，掺上立止。（《外台秘要·卷二十二》）

○治脱肛。以槐花、槐角各等分，炒黄为末，用羊血蘸药，炙热食之，酒下。（《医学纲目·卷之二十七》）

○治妇人漏下不绝。槐花蛾不以多少，烧作灰，细研，食前温酒调二钱匕。（《医学纲目·卷之三十四·调经》）

○失音记得一方，将槐花于新瓦上炒熟，置怀袖中，随处送一二粒，口中咀嚼之，使喉中常有气味，久之声自通。（《焦氏笔乘·卷五》）

○治泄泻，用炒槐花一合为末，米饮下。（《众妙仙方·卷一》）

○槐花酒，治发背及一切疮毒，不问已成未成，但烦痛者，并治之。用槐花四五两，微炒黄，乘热入酒二盅，煎十余沸，去槽，热服。未成者二三服，已成者一二服。又治湿热疮疥，肠风痔漏，诸疮作痛，尤效。（《外科发挥·卷二·发背》）

○痔疮，槐花泡汁当茶饮，渣再煎熏洗。（《疡医大全·卷之二十三》）

○汤火伤，槐花炒研末，油调搽。（《疡医大全·卷之三十七》）

○治失音及咯血，槐花瓦上炒香出火毒，三更后床上仰卧，随意吞之。（《不居集·上集·卷之二十三》）

○治乳岩硬如鼓，槐花炒为末，每日陈酒调服三钱即消。（《良朋汇集·卷七》）

○槐花蕊，治杨梅下疳神方，凡棉花毒，或下疳，初感或毒盛经久难愈，用新槐蕊拣净，不必炒，每食前，用清酒送下三钱许，早午晚每日三服之，服至二三升，则热毒尽去，可免终生余毒之患。亦无寒凉败脾之虑，此经验神方也。（《成方切用·卷十一》）

【按】

槐花主要化学成分有芸香苷，白桦脂醇，槐米甲、乙、丙，鞣质，葡萄糖，葡萄糖醛酸，维生素 A 等。前人多称槐角有补益延寿作用，现代药理研究表明，槐花与槐实都含有能调节心血管功能，防治高血压、冠心病，对抗 X 线损伤，抗溃疡和增强毛细血管抵抗力的有效成分——芸香苷，说明槐花也同样具有益寿作用。

Huai jiao
槐角

槐角系豆科落叶乔木植物槐*Sophora japonica* L.的干燥成熟果实。常用别名有槐实、槐子、槐豆、槐连灯、槐连豆等。味苦，性寒。归肝、大肠经。功能清热泻火，凉血止血。主要用于治疗肠热便血，痔肿出血，肝热头痛，眩晕目亦等病症。常用剂量为6~9克。

【各家论述】

○槐实味苦寒，主五内邪气热，止涎唾，补绝伤，五痔火疮，妇人乳瘕，子藏急痛。（《神农本草经》）

○久服，明目益气，头不白，延年。治五痔疮瘘，以七月七日取之，捣汁铜器盛之，日煎令可，丸如鼠屎，纳窍中，日三易乃愈。又堕胎。（《名医别录》）

○治大热难产。（《药性本草》）

○杀虫去风。合房阴干煮饮，明目，除热泪，头脑心胸间热风烦闷，风眩欲倒，心头吐涎如醉，漾漾如舡车上者。（《本草拾遗》）

○实本出夹中，若捣夹作煎者，当言夹也，夹中子，大如豆，坚而紫色者，实也……皆疏导风热。（《本草衍义》）

○治丈夫、女人阴疮湿痒。催生。吞七粒。（《日华子本草》）

○槐实味苦，阴疮湿痒，五痔肿疼，止涎极莽。（《寿世保元·卷一·本草药性歌括》）

○时珍曰，按太清草木方云，槐者虚星之精………服之，去百病，长生通神……常服槐实，年七十余发鬓皆黑，目看细字，亦其验也……有痔及下血者，尤宜服之……李杲：治口齿风，凉大肠，润肝燥……好古曰：槐实纯阴，肝经气分药也。治证与桃仁同。颂曰：……头头风，明目补脑……令人可夜读书，延年益气力，大良。（《本草纲目》）

○槐角凉血清风，润肠消痔。槐实苦寒，清肝家风热，治痔瘘肿痛，阴痒湿痒，明目止泪，清心除烦，坠胎催生，乌须黑发，口齿热痛，头目晕眩。寒泄大肠，润燥开结。（《玉楸药解·卷二》）

○治心腹热痛，目赤热泪，止吐衄、肠风、崩漏、痔疮下血，赤痢。疗痔虫、阴疮、湿痒一切杨梅痛疽恶毒。坠胎而善催生。花功用与槐角同而清热尤效。（《罗氏会约医镜·卷十七·本草》）

○凉血宽肠，为肠风血痔专药。人乳拌蒸用。（《徐大椿医书全集·药性切

用·卷之三》）

○槐角润肝养血。治疮、疔、血痢，崩血；其角中核子，补脑，杀虫。（《本草求原》）

○槐角，书所云能疏肝经风热者，非是具有表性，得此则疏，实因热除而风自息之意。（《本草求真》）

○槐者虚星之精，益肾清火，与黄柏同类异治。盖黄柏专滋肾经血燥。此则专滋肾家津枯。观《本经》主治，皆脾胃有热，阴津不足之病，止涎唾，肾司闭藏之职也。下焦痔瘘肠风，风热便血，年久不止者，用此一味熬膏，炼蜜收服。妇人乳瘕，子藏急痛，皆肝家血热之患，用以清热滋燥，诸证自安，上皆指槐角而言。其角中核子，专主明目，久服须发不白，益肾功可知。唯胃虚食少及孕妇勿服。（《本经逢原》）

○槐角实，味酸咸寒，无毒，处处有之。除热气，主火烧，疮皮烂，漱风疳齿。（《医方捷径·卷四》）

○用于痔疾炎肿出血、高血压、脑充血、妇人子宫炎，并能催生。（《现代实用中药》增订本）

○为清凉性止血药，功能除热气，明目，去风。（《科学注解本草概要·植物部》）

○槐实，明目，去昏暗，采槐角，纳缸中，渍牛胆汁，封口，经百日取出，初服一枚，空心吞下，再服二枚，三服三枚，十日服十枚，还从一枚始，久服良。（《东医宝鉴·外形篇·卷一》）

【验方举要】

○槐子散，治久下血，亦治尿血。槐角中黑子升，合槐花二丹，同炒焦。上件为末，每服二钱，用水调下，空心食前，各一服，病已，止。（《中藏经校注·华氏中藏经·卷下》）

○槐子以新瓮合泥，封之二十余日，其表皮皆烂，乃洗之如豆，日服之，此物主补脑，久服之，令人发不白而长生。（《抱朴子·仙药·第十一卷》）

○槐子丸：治妊娠月数未足而似欲产腹痛者，槐子、蒲黄各等分，为细末蜜丸如梧子大，温酒下二十丸，以痛止为度。（《证治准绳·卷四》）

○槐子用牛胆浸，阴干百日，食后，每日吞一枚，十日身轻，三十日白发再黑，百日通神，以槐子能却胆热故也。（《国医宗旨·卷之三·附单方草药补遗》）

○治疝气偏坠肿痛不可忍，槐子一钱炒黑色，为末，用盐三分，空心黄酒调服。（《良朋汇集·卷六》）

○治人忽然生一水泡，不知弄破，其名叫作走疔症，走则所牵引经络随脉肿去，令人憎寒壮热，久则恶心。如不速治，伤人。槐子炒黄色为末，平对陈石灰末，鸡蛋清调，从外圈至破处留钱大一块勿上药。令他原毒从旧口出，再上疗药愈。(《良朋汇集·卷九》)

【按】

槐角含有多种黄酮类和异黄酮类化合物，实验证明可扩张冠状动脉，对实验性动脉粥样硬化有防治作用，这与《本经》将槐实列为上品，后世本草称"令脑满""发不白"的延年益寿作用有一些相似之处。但据临床观察，槐实属降泻药，不宜久服。对其抗衰老作用，有待研究。

蓖麻子

Bimazi

蓖麻子系大戟科植物蓖麻 *Ricinus communis* L. 的干燥成熟种子。常用别名有草麻子、蓖麻仁、大麻子等。味甘、辛，性平，有毒。归大肠、肺经。功能消肿拔毒，泻下通滞。主要用于治疗痈疽肿毒，喉痹，瘰疬，大便燥结等病症。外用适量，捣烂敷患处，亦可入丸剂内服。

【各家论述】

○主风虚寒热，身体疮痒浮肿，尸疰恶气，榨取油涂之。（《新修本草》）

○蓖麻子辛，吸出滞物，涂顶肠收，涂足胎出。去壳取仁。（《寿世保元·卷一·本草·药性歌括》）

○主偏风不遂，口眼㖞斜，失音口噤，头风耳聋，舌胀喉痹，䶕喘脚气，毒肿丹瘤，汤火伤，针刺入肉，女人胎衣不下，子肠挺出，开通关窍经络，能止诸痛，消肿追脓拔毒。（《本草纲目》）

○蓖麻子，性善收引……贴鼻口㖞斜，熏咽喉肿痹。熬膏贴肤，拔毒追脓，纸捻入鼻，开癃通闭。又性善走泄，能利大小二肠，下饮癖水症，兼消肿硬，平瘰疬恶疮。（《玉楸药解·卷一》）

○其力长于收吸，故拔病气出外……只可捣膏外贴，决不可服食。（《罗氏会约医镜·卷十六·本草》）

○古书称草麻能堕胎云云，亦以其流动而过甚言之，然寿颐习用此膏，即孕妇痈疡皆不避忌，确未有因此堕胎者，以此知古说之未可尽信。亦犹古今本草，皆云凡食草麻者，一生不可食大豆，犯此忌者，必胀死，而寿颐在七八龄时，有人赠此种子，云是外国豆，莳之后圃，秋收辄数十斤，炒熟之，阖家作为消闲食品者，凡六七年，不知是草麻子，亦不知忌食豆也，然全家幸未尝一病。迨弱冠时，始知向之所谓外国豆者，原来即是草麻之俗名。又其后研究医药，乃见有忌豆之说，于是悟到凡百医书，大都人云亦云，未必皆为确论。（《疡科纲要·卷下》）

○草麻子，性平，味甘辛，有小毒。治水胀腹满，催生。（《东医宝鉴·汤液篇·卷三》）

【验方举要】

○催生下胞：产难，取蓖麻子十四枚，每手各把七枚，须臾立下也。（《肘

后方》）

○治一切毒肿，痛不可忍：蓖麻子仁捣敷，即止也。（《肘后方》）

○治半身不遂，失音不语：取蓖麻子油一升，酒一斗，铜锅盛油，着酒中一日，煮之令熟，细细服之。（《外台秘要》）

○治水气胀满：蓖麻子仁研，水解得三合。清旦一顿服尽，日中当下青黄水也。或云壮人止可服五粒。（《外台秘要》）

○治耳卒聋闭：蓖麻子一百个去壳，与大枣十五枚捣烂，入乳小儿乳汁，和丸作铤。每以绵裹一枚塞之，觉耳中热为度。一日一易，二十日瘥。（《千金方》）

○治口目喎斜：用蓖麻子仁七七粒，研作饼，右喎安在左手心，左喎安在右手心，却以铜盂盛热水坐药上，冷即换，五六次即正也。（《妇人良方》）

○治咽中疮肿：用蓖麻仁、荆芥穗等分，为末，蜜丸，绵包噙，咽之。（《三因方》）

○治瘰疬恶疮及软疖：用白胶香一两，瓦器溶化，去滓，以蓖麻子六十四个，去壳研膏，溶胶投之，搅匀，入油半匙头，柱点水中拭软硬，添减胶油得所，以绯帛量疮大小摊贴，一膏可治三五疖也。（《儒门事亲》）

○当产之时，子肠先出，盘露于外，子随后生，产后而肠不即收，此谓盘肠生也，苦不忍见。盖由平日气虚，不能敛束，血热易于流动，下元不固，关键不牢，致此恶苦。救治之法，……或取草麻子四十九粒，去壳，捣烂，敷在顶心，待肠收尽而急去之，次也。或用冷水和醋，令人喷开，一喷一收，以渐收之，又其次也。（《万氏妇人科·卷三·盘肠产》）

○治小儿脱肛方：蓖麻子四十九粒，研烂，贴头顶上即收。（《仙方合集·上卷·口舌齿牙门》）

○治小儿丹瘤：草麻子五个，去皮，研入面一匙，水调涂之，甚妙。（《医学纲目·卷之十九·痈疽所致部分名状不同》）

○如圣膏，治产难并治胞衣不下，兼治死胎：草麻子七粒，去壳细研成膏，涂脚心，胞即下，速洗去，不洗肠出却用此膏涂顶上，肠自缩入。一方：草麻子百粒，雄黄一钱细研，用如上法。（《证治准绳·卷四·三六八》）

○盘肠生者，临产母肠先出，此难于收上，以草麻子四十九粒，研烂涂产母头顶，待肠收上，急洗去。（《女科撮要·卷下·保产》）

○治瘰疬：用草麻子炒熟，去皮、烂嚼。临睡服二三枚，将加至十数枚，甚效。（《众妙仙方·卷二·论疮门》）

○蓖麻膏：治中风眼喎斜：蓖麻子十四粒，巴豆七粒，各去皮，研如泥加麝少许。如左歪涂右手心，右歪涂左手心。仍以酒调药托歪处，须臾便正，去药。（《古今医统大全·卷之八·中风门》）

○治风气头痛，不可忍者：乳香、蓖麻仁等分，捣饼随左右贴太阳穴，解发出气甚验。（《本草纲目》）

○治鼻窒不通：蓖麻子仁去皮三百粒，大枣去皮核十五枚，捣匀绵裹塞之。一日一易，三十余日闻香臭也。（《普济方》）

○治鸡鱼骨哽：蓖麻子仁研烂，入百药煎研，丸弹子大。井花水化下半丸，即下。（《本草纲目》）

○敷项下痰核疬块内消法：鲜山药一两，草麻仁四两，共捣成膏，敷上即消。（《疡医大全·卷之十八》）

○治肉刺鸡眼：蓖麻子为细末，敷上一、二时，其刺自出，痛自出。（《疡医大全·卷之二十七》）

○舌肿胀不能开：草麻仁研烂，绵纸取油捻作纸捻，灯上点着吹灭，将烟熏之，良久自消。（《疡医大全·卷之十五》）

○治舌出不入：草麻子为末，装纸条内烧烟熏之。鼻孔有涎流出，即愈。（《疡医大全·卷之十五》）

○产后乳忽细小如肠，用古方以蓖麻子一粒，研细，贴顶上。（《达生要旨·卷首下》）

○草麻子三两捣膏，贴头顶正心，肛脱自可收上。（《徐大椿医书全集·下·杂病证治卷七·脱肛》）

○草麻子，治喉痹及咽肿生疮，取子去皮一个，朴硝一钱，新水同研服，连进即效。（《东医宝鉴·外形篇·卷二》）

○草麻子，取肉槌碎，纸卷作筒，烧烟吸之治喉痹，名圣烟筒。（《东医宝鉴·外形篇·卷二》）

○治耳聋、耳鸣，草麻子去皮，四十九粒，大枣肉十个，入人乳和捣令匀，每取作枣核大，绵裹塞耳中，觉热为度，一日一易，名枣子锭。（《东医宝鉴·外形篇·卷二》）

○草麻子，治十种水气，五蛊瘴气：草麻子去壳，用麻布包压去油，薄摊在木杓内，仰放在锅中水面上，以盖合住，煮二十余沸，以药无白色为度，取出，每服六钱，滚水化开，空心温服，不过二三剂，以小便大利为效。（《东医宝鉴·杂病篇·卷六》）

○草麻子，主犬咬伤，取五十粒，去壳，研为膏，敷之。（《东医宝鉴·杂病篇·卷九》）

○草麻子，主脚气肿痛，取叶蒸裹，日三易，即差。（《东医宝鉴·外形篇·卷四》）

【按】

　　药理研究表明，蓖麻子具有较强的细胞毒和抗肿瘤作用，还有抗病毒作用。蓖麻油作为一种刺激性油类泻药临床应用已有较长的历史，但生食易中毒，其中毒症状有呕吐，腹痛，神志模糊，脱水，手足发冷，瞳孔散大，对光反应迟钝等。

Jili

蒺藜

蒺藜系蒺藜科植物蒺藜 *Tribulus terrestris* L.的干燥成熟果实。常用别名有白蒺藜、刺蒺藜、硬蒺藜等。味辛、苦，性微温，有小毒。归肝经。功能平肝解郁，活血祛风，明目止痒。主要用于治疗头痛眩晕，胸胁胀痛，乳闭乳痈，目赤翳障，风疹瘙痒等病症。常用剂量为6~9克。

【各家论述】

○味苦温。主恶血，破癥结积聚，喉痹，乳难。久服，长肌肉，明目轻身。（《神农本草经》）

○主身体风痒，头痛，咳逆伤肺，肺痿，止烦，下气；小儿头疮，痈肿阴溃，可作摩粉。（《名医别录》）

○治诸风痹疬，破宿血，疗吐脓，主难产，去躁热。（《药性本草》）

○治奔豚肾气，肺气胸膈满，催生并堕胎。（《日华子本草》）

○治风秘及蛔虫心腹痛。（《本草纲目》）

○能破癥瘕结聚，止遗溺泄精，疗肺痿肺痈、翳膜目赤，除喉痹、癣疥、痔瘘、癜风，通身湿烂恶疮、乳岩、带下俱宜，催生、止烦亦用，凉血养血，亦善补阴。用补宜炒熟去刺，用凉连刺生捣，去风解毒白者最良。沙苑蒺藜性亦大同，若用固精补肾，止遗沥尿血，缩小便，止烦渴，去燥热，则亦可用此。（《景岳全书·卷四十八·本草正》）

○蒺藜味苦，疗疮瘙痒，白癜头疮，翳除目朗。（《寿世保元·卷一·本草》）

○白蒺藜辛苦温，散肝风而泻肺气，胜湿凉血破血，炒熟去刺，亦能补阴。（《本草分经·肝》）

○刺蒺藜亦名白蒺藜。辛苦微温，入肝而疏肝明目，解散风邪。微炒，或入乳拌蒸用。（《徐大椿医书全集·药性切用·卷之一下》）

○白蒺藜……行瘀破滞，有泻肺疏肝之力，具宣风导滞之功，故凡一切目疾翳障等证，悉可用之。但蒺藜之性，纯乎疏逐见长，恐一味单行，诛伐无过，故以鸡子白之润养阴血，以复肝家生生之体，刚柔相济，剿抚互施。（《成方便读·治目之剂·白蒺藜丸》）

○治虚劳腰痛，遗尿泄精。泻肺气而散肝风，除目赤翳膜，疗白癜瘙痒，破癥结积聚，疗肺痈、乳岩、湿疮。妊妇忌用。（《罗氏会约医镜·卷十六·本草上》）

○效用：刺蒺藜为强壮缓和药，治诸疡，使疡之疼痛轻解，又促乳汁之分泌，兼有通经作用。（《现代实用中药》增订本）

○白蒺藜有两种，杜蒺藜即子有芒刺者，风家多用之。沙苑子如羊内肾，入补肾药。（《东医宝鉴·汤液篇·卷二》）

○药效：健胃，催乳。用途：乳汁不足，胃病。（《临床应用汉方处方解说》）

【验方举要】

○治遍身风痒方：蒺藜子苗煮汤洗之，立瘥。（《华佗神方·卷十四·治遍身风痒方》）

○治目中起星方：白蒺藜三钱，水煎汁，日洗眼七八次，三日即除。（《华佗神方·卷九·治目中起星神方》）

○肘后疗积年失明不识人方：七月七日取蒺藜子，阴干捣筛，食后服方寸匕。（《外台秘要·卷二十一·失明方》）

○治小儿洞注下痢：蒺藜子二升，捣汁温服，以瘥为度。（《千金宝要·卷之一·小儿第二》）

○白蒺藜散：治腰痛。白蒺藜为细末，每服三钱，温酒调下。空心食前。（《御药院方·卷八·治杂病门》）

○风疮阴疮煎汤作浴，头痛煎酒服。（《珍珠囊补遗药性赋·草部》）

○白蒺藜炒为末，每服一钱，热酒调下，被盖汗出即愈。（《万病回春·卷之八·折伤·接骨方》）

○蒺藜散：治打动牙齿。蒺藜根烧灰，贴动牙即牢。（《医学纲目·卷之二十九·牙齿痛》）

○治齿摇动及打伤：白蒺藜去角生研五钱，淡浆水半碗，入盐调温漱甚效。（《疡医大全·卷之十六》）

○治耳聋：白蒺藜炒，捣，去刺，为末蜜丸，空心白汤送下三钱。（《疡医大全·卷之十三》）

○治鼻中瘜肉下垂：黄连、白蒺藜，煎汁灌鼻中，涕出瘜落。（《疡医大全·卷之十二》）

○治白癜风方：蒺藜190克，生捣为末，每服6克，一日二次，一月除根，服至半月，白处见红效。（《马培之医案论精要·第四篇》）

【按】

药理研究表明，蒺藜具有降低血压、利尿、抑菌等作用。临床用蒺藜制剂治疗乳腺炎、白癜风、瘙痒症、牙本质过敏等有显效。

蒲黄

Puhuang

　　蒲黄系香蒲科香蒲属水生植物水烛香蒲 *Typha angustifolia* L.、东方香蒲 *Typha orientalis* Presl 或同属植物的干燥花粉。常用别名有蒲花、蒲棒花粉、蒲草黄等。味甘，性平。归肝、心包经。止血，化瘀，通淋。主要用于治疗吐血，衄血，咯血，崩漏，外伤出血，经闭痛经，脘腹刺痛，跌扑肿痛，血淋涩痛等病症。常用剂量为3～10克，布包煎，外用适量。孕妇忌服。

【各家论述】

　　○蒲黄味甘平。主心腹膀胱寒热，利小便，止血消瘀血；久服轻身益气力，延年神仙。（《神农本草经》）

　　○治痢血，鼻衄吐血，尿血泻血，利水道，通经脉，止女子崩中。（《药性本草》）

　　○将蒲黄水调为膏，擘为块，人多食之，以解心脏虚热。小儿尤嗜。涉月则燥，色味皆淡，须蜜水和。然不可多食，令人自利，不益极虚人。（《本草衍义》）

　　○舌肿满口，不能出声，急访医，得一叟负囊而至，用药糁，比晓（次日早晨）复旧。问之，乃蒲黄一味，须真者佳。（《泊宅编·卷二》）

　　○妇人带下，月候不匀，血气心腹痛，妊妇下血坠胎，血晕血证，儿枕急痛，颠扑血闷，排脓，疮疖游风肿毒，下乳汁，止泄精。（《日华子本草》）

　　○蒲黄行血用生，止血用炒。（《珍珠囊补遗药性赋》）

　　○凉血活血，止心腹诸痛……手足厥阴血分药也，故能治血治痛。生能行，熟能止。与五灵脂同用，能治一切心腹诸痛。（《本草纲目》）

　　○治重舌，用蒲黄末涂之即瘥。（《万病回春·卷之七·小儿杂病》）

　　○蒲黄味甘，逐瘀止崩，补血须炒，破血用生。（《寿世保元·卷一·本草·药性歌括》）

　　○蒲黄性凉而利，能洁膀胱之原，清小肠之气，故小便不通，前人所必用也。至于治血之方，血之上者可清，血之下者可利，血之滞者可行，血之行者可止。凡生用则性凉，行血而兼消，炒用则味涩，调血而且止。（《本草汇言》）

　　○治癥结，五劳七伤，停积瘀血，胸前痛即发吐衄。（《本草经疏》）

　　○蒲黄若诸失血久者，炒用之以助补脾之药，摄血归源，使不妄行。又取体轻行滞，味甘和血，上治吐衄咯血，下治肠红崩漏。但为收功之药，在失血之

初，用之无益。若生用亦能凉血消肿。（《本草汇言》）

○蒲黄行瘀止血，亦行瘀血而敛新血。经产、痈疽、癥瘕、跌扑能破，吐衄、崩漏、痔瘘、痢疾，鲜血能止。调经、止带、安胎、下乳、心腹诸证，下衣、不生皆善。（《玉楸药解·卷一》）

○生蒲黄破瘀血，舒肝脾之郁。（《徐大椿医书全集·女科指要·卷五》）

○入厥阴血分，生用则性滑而通经破瘀，炒黑则性涩而止血定崩，无瘀勿服。（《徐大椿医书全集·药性切用·卷之二》）

○蒲生水中，花香行水，水即气也。水行则气行，气止则血止，故蒲黄能止刀伤之血，灵脂气味温行以行血，二者合用，大能行血也。（《血证论·卷七·失笑散》）

1045

○然外因从标之血，可建奇功，若内伤不足之吐衄，不能收效也。（《罗氏会约医镜·卷十六·本草》）

○筋能行血，罗去粗筋取粉用……与五灵脂同用名失笑散……然胃气虚者入口必吐，下咽则利，以五灵脂性味浊恶也。（《本经逢原》）

○凉血活血，专治切血病，心腹诸痛，兼除癃秘遗精，止儿枕痛，舌肿满，得五灵脂治少腹诸病，配阿胶、生地汁治口耳大衄，行血生用，止血炒黑，勿犯铁器。（《得配本草》）

○为止血药，功能利水道，消瘀排脓。（《科学注解本草概要》）

○蒲黄要破血消肿，即生使。要补血止血，即炒用。炒用甚涩肠，止泻血及血痢。（《东医宝鉴·汤液篇·卷二》）

○蒲黄治小儿虚热，蜜和作果食之，甚益小儿。（《东医宝鉴·杂病篇·卷十一》）

【验方举要】

○治舌肿神方：以蒲黄频刮舌上，肿自退，使能咽，再以黄连煎汁饮之，即愈。（《华佗神方·卷四》）

○治日月未足而欲产者，蒲黄如枣许大，以井花水服。（《子母秘录·妊娠》）

○治肛脱肠出，蒲黄和猪脂敷上，日三五度。（《子母秘录·杂疗》）

○疗产后血下不止，虚羸追死。蒲黄二两，煎取八合顿服。（《经效产宝·卷中·产后心惊中风方论第七》）

○疗重舌，舌上生疮，涎出。以蒲黄末敷之，不过三度，瘥。（《外台秘要·卷二十二》）

○尿血方：酒服蒲黄二方寸匕，日二服。水服亦得。（《外台秘要·卷二十七》）

○乳痈方：蒲黄草。热捣敷肿上，日三度，易之。并叶煎汁饮之亦佳。妒乳及痈并差。（《妇人大全良方·卷之二十三》）

○《婴孺》治未满十日不小便方：以蒲黄一升，以水和，封横骨上立通。（《幼幼新书·卷第五》）

○痔，以蒲黄水服方寸匕，日三良。又取桑耳作羹，空腹饱食之，三日食佳。（《千金宝要·卷之五》）

○治产后出血太多，虚烦发渴，用真正蒲黄末二钱，白汤调下，如渴燥甚，井花水下。（《证治准绳·卷五》）

○治脸上热疮，涎出，以蒲黄敷上，瘥。（《医学纲目·卷之二十·丹熛瘰疹》）

○治丈夫阴下湿痒，蒲黄末敷之良。（《医学纲目·卷之二十·丹熛瘰疹》）

○治肠痔，每大便常血水，服蒲黄方寸匕，差。日三服，良。（《医学纲目·卷之二十七·痔》）

○治妊娠月数为足，而似欲产腹痛者。蒲黄、槐子等分，为末，蜜丸如桐子大，温酒下二十丸，以痛止为度。（《医学纲目·卷之三十五·胎前症》）

○舌胀满口，生蒲黄末搽上即愈。（《良方集腋·卷之上·口鼻齿舌门》）

○蒲醋饮子：治新产压血，逐败滋新，此药活血神效，又非黑神散之可比也，月内每日一二服尤良，及疗一切恶露与血积。真蒲黄不拘多少，熬米醋令稠，和药成膏，每服一弹子大，食前醋汤化开服。（《济阴纲目·卷之十一·血露不绝》）

○金钥匙散：治小便不通，脉数涩滞者。蒲黄、滑石各五两，为散，水煎三钱，去渣温服。（《徐大椿医书全集·女科指要》）

○蒲黄散：治浮肿，脉涩微数者，蒲黄末八两，飞滑石四两，为散，饮服三钱。（《徐大椿医书全集·杂病证治》）

○治扑损瘀血在内，烦闷，蒲黄末三钱，热酒调下。（《东医宝鉴·杂病篇·卷七》）

【按】

药理研究表明，蒲黄具有扩张血管、降低血清胆固醇、抗动脉粥样硬化、增强巨噬细胞清除异物活性、抗炎、兴奋子宫等作用。单味蒲黄制剂，临床用于治疗高脂血证、冠心病、心绞痛、湿疹、脑血栓形成、霉菌性口炎等均有较好疗效。蒲黄花粉撒敷为民间刀伤止血习用方法，其效也佳。

Pugongying
蒲公英

蒲公英系菊科蒲公英属多年生草本植物蒲公英*Taraxacum mongolicum* Hand.-Mazz.、碱地蒲公英*Taraxacum sinicum* Kitag.或同属数种植物的干燥全草。常用别名有凫公英、蒲公草、仆公英、地丁、黄花地丁、蒲公丁、鬼灯笼等。味苦、甘，性寒。归肝、胃经。功能清热解毒，消肿散结，利尿通淋。主要用于治疗疗疮肿毒，乳痈，瘰疬，目赤，咽痛，肺痈，肠痈，湿热黄疸，热淋涩痛等病症。常用剂量为9~15克；外用鲜品适量，捣敷或煎汤熏洗患处。用量过大，可致大便稀溏。

【各家论述】

○主妇人乳痈肿，水煮汁饮及封之，立消。(《新修本草》)

○白汁：涂恶刺、狐尿刺疮，即愈。(《图经本草》)

○化热毒，消恶肿结核，解食毒，散滞气。(《本草衍义补遗》)

○掺牙，乌须发，壮筋骨……有擦牙乌须发还少丹，甚言此草之功，盖取其能通肾也……震亨曰：解食毒散滞气，化热毒，消恶肿、结核、疗肿……同忍冬藤煎汤，入少酒佐服，治乳痈。服罢欲睡，是其功也，睡觉微汗，病即安矣。杲曰：足少阴肾经君药也，本经必用之。(《本草纲目》)

○溃坚消肿散结核瘰疬最佳，破滞气，解食毒，出毒刺俱妙，若妇人乳痈用水酒煮饮，以渣封之立消。(《景岳全书·卷四十九·本草正》)

○敷诸疮肿毒，疥癞癣疮；祛风，消诸疮毒……止小便血，治五淋癃闭，利膀胱。(《滇南本草》)

○蒲公英当是入肝入胃，解热凉血之要药。乳痈属肝经，妇人经行后，肝经主事，故主妇人乳痈肿乳毒，并生啖之良。(《本草经疏》)

○补脾和胃，泻火，通乳汁，治噎膈……固齿牙。(《医林纂要》)

○消胃热，凉肝血，治乳痈，乳癌。(《医方十种汇编·药性摘录》)

○蒲公英通结气，利肠胃，野人茹之，亦采以饲鹅。(《陈修园医书四十八种·食物秘书》)

○治一切毒虫蛇伤。(《本草纲目拾遗》)

○入肾、阳明经，泻热化毒，专治乳痈、疗毒，亦为通淋妙品。(《本草分经·胃》)

○蒲公英，至贱而有大功，惜世人不知用之。阳明之火，每至燎原，用白虎汤以泻火，未免太伤胃气，盖胃中之火盛，由于胃中土衰也，泻火而土愈衰矣。故用白虎汤以泻胃火，乃一时之权宜，而不可恃之为经久也。蒲公英亦泻胃火之药，但其气甚平，既能泻火，又不损土，可以长服久服而无碍。凡系阳明之火起者，俱可大剂服之，火退而胃气自生。但其泻火之力甚微，必须多用，一两，少亦五六钱，始可散邪辅正耳。或问，蒲公英泻火，止泻阳明之火，不识各经之火，亦可尽消之乎？曰，火之最烈者，无过阳明之焰，阳明之火降，而各经余火无不尽消。蒲公英虽非各经之药，而各经之火，见蒲公英而尽伏，即谓蒲公英能消各经之火，亦无不可也……或问蒲公英与金银花，同是消痈化疡之物，二物毕竟孰胜？夫蒲公英止入阳明、太阴二经，而金银花则无经不入，蒲公英不可与金银花同于功用也。然金银花得蒲公英而其功更大。（《本草新编》）

○泻热解毒，消肿治疗，为外科敷治专药。服引亦可。（《徐大椿医书全集·药性切用·卷之四》）

○蒲公英凉血解热，故乳痈、乳岩为首重焉。缘乳头属肝，乳房属胃，乳痈、乳岩，多因热盛血滞，用此直入二经，外敷散肿臻效，内消须同夏枯草、贝母、连翘、白芷等药同治。（《本草求真》）

○夜左中指触著庭木，至晓遂患痛不可忍，经十日痛日深，疮日高大，色如熟小豆色……方用蒲公英捣烂取汁，涂之愈。（《续名医类案·卷三十五·疮疖》）

○甘平。清肺，利膈化痰，散结消痈，养阴，凉血，舒筋，固齿，通乳，益精。嫩可为蔬，老则入药，洵为上品。（《随息居饮食谱》）

○炙脆存性酒送服，疗胃脘痛。（《岭南采药录》）

○解食毒，散恶疮。（《现代实用中药》增订本）

○为苦味健胃及整肠、变质药。（《科学注解本草概要》）

○药效：健胃、催乳。用途：乳汁不足，胃病。（《临床应用汉方处方解说》）

【验方举要】

○治蛇伤方：用蒲公英杵根作泥，贴于伤处，用白面膏药贴之大效。（《儒门事亲·卷十五·疮疡痈第一》）

○治妇人乳痈或岩初起，用蒲公英连根叶，捣汁入酒，饮之，将渣敷患处消。（《众妙仙方·卷二·诸疮门》）

○还少丹：此方极能固齿，壮筋骨，生肾水。凡年未及八十者，服之须发返黑，齿落更生。年少服之至老不衰。得遇此者，宿有仙缘，当珍重之，不可轻泄。用蒲公英一斤……连根带叶洗净，勿令见天日，晾干，入斗子。解盐一两，香附子五钱，二味为细末，入蒲公英草内淹一宿，分为二十团，用皮纸三四层裹扎定，用六一泥（即蚯蚓泥）如法固济，入灶内焙干，乃以武火煅通红为度，冷定取出，去泥为末，早晚擦牙漱之，吐、咽任便，久久方效（瑞竹堂方）。（《本草纲目》）

○治乳疽方：采鲜蒲公英一握，连根捣汁，酒冲服，以渣贴患处，即愈。（《胎产秘书·卷下·产后》）

○治乳汁不通，或痈作肿，初起未成脓，蒲公英（连根叶捣烂），入黄酒半斤，煎数沸热饮，盖被出汗，无汗随嚼生葱，饮滚白汤催之，得微汗即消，仍用渣敷肿处。（《达生要旨·卷四·产后乳病》）

○瘤生面上初起，鲜蒲公英摘断，以白浆点瘤上，干了又点，数日即消。（《疡医大全·卷之十八》）

○乳痈，鲜蒲公英捣汁，冲热酒服取汗，渣加酒糟捣敷乳上，自消。（《疡医大全·卷之二十》）

○胃脘痛，取鲜蒲公英，瓦上炙枯黑，存性研末，每取五分，摘花烧酒调团口含，再以烧酒送咽，痛息。（《外科全生集·卷二·附家秘内科经验速效方》）

○肺痈单方，蒲公英俗呼山芥菜，取根，瓷器刮去粗皮，石臼杵烂，绞汁，用无灰酒或白酒浆冲服，立效。（《外科大成·卷四》）

○蒲公英捣烂取汁敷之，治恶木刺入肉，肿痛成疮。（《良朋汇集·卷十》）

○治乳痈乳吹，蒲公英一握，入酒半盅，绞酒汁温服，渣贴患处，甚者三五服愈。（《仁寿镜·卷三》）

○治痢方，用黄花地丁，捣取自然汁一酒杯，加蜂蜜少许，服之神验。（《续名医类案·卷八》）

○蒲公英汤：主治眼疾肿疼，一切虚火实热之证，鲜蒲公英四两，根叶茎花皆用，花开残者去之，如无鲜者可用干者二两代之……且其味苦，又能清心经之热，所以治眼疾甚效者，或以斯欤。（《医学衷中参西录·上册·医方》）

【按】

药理研究表明，蒲公英具有抑菌、利胆、保肝、抗溃疡、抗癌以及提高机体免疫功能等作用。临床单用蒲公英制剂或以蒲公英为主的复方，治疗黄疸型肝炎、胆囊炎、胃痛、"甲亢"突眼症、多种感染性炎症、多种肿瘤等均有一定疗效。

Wugong
蜈蚣

蜈蚣系蜈蚣科动物少棘巨蜈蚣 *Scolopendra subspinipes mutilans* L.Koch 的干燥体。常用别名有天龙、吴公、百脚等。味辛，性温，有毒。归肝经。功能息风止痉，解毒散结，通络止痛。主要用于小儿惊风，抽搐痉挛，中风口㖞，半身不遂，破伤风症，风湿顽痹，疮疡，瘰疬，毒蛇咬伤等病症。常用剂量为1～3克；如研末吞服，每次0.6～1克。外用适量。蜈蚣有毒，用量不可过大。孕妇忌用。

【各家论述】

○吴公，味辛温。主鬼疰蛊毒，啖诸蛇虫鱼毒，杀鬼物老精，温疟，去三虫。生川谷。(《神农本草经》)

○疗心腹寒热结聚，堕胎，去恶血。(《名医别录》)

○又南人入山，皆以竹管盛活蜈蚣，知有蛇之地，便动作于管中，如此则详视草中，必见蛇也……故南人用此末以治蛇疮，皆登时愈也。(《抱朴子内篇·卷十七》)

○治癥癖。(《日华子本草》)

○蜈蚣有毒唯风气暴烈者可以当之，然其风气暴烈，非蜈蚣能截能擒，亦不自止，但用之贵乎药病相当，弗容固执，或半字，或一字，或桐子半丸，或桐子一丸，尤在酌量而作剂也。设或过焉，当以蚯蚓桑皮为解。(《普济方·卷三百五十九·婴孩门》)

○攻瘰疬便毒，痔瘘丹毒亦疗小儿惊风，脐风，丹毒，秃疮，然此虫性毒，故能攻毒，不宜轻用，若入药饵，须去头足，以火炙熟用之。(《景岳全书·下册·卷四十九·本草正》)

○小儿惊痫风搐，脐风口噤，丹毒秃疮，瘰疬，便毒痔漏，蛇瘕蛇瘴蛇伤……盖行而疾者，唯风与蛇。蜈蚣能治蛇，故亦能截风，盖厥阴经药也。故所主诸症，多属厥阴……瘴疮一名蛇瘴，蛮烟瘴雨之乡，多毒蛇气。人有不伏水土风气而感触之者，数月以还，必发蛇瘴，唯赤足蜈蚣最能伏蛇为上药，白芷次之。(《本草纲目》)

○岭南有蛇瘴，项大肿痛连喉，用赤足蜈蚣二节，研细水下即愈。又破伤风欲死，研末擦牙边，去涎沫立瘥……万金散治小儿急惊，蜈蚣一条，去足炙黄，入朱砂轻粉乳汁为丸，服少许即安。(《本经逢原》)

○畏蛞蝓、蜘蛛、白盐、鸡屎、桑白皮……能截暴风，消除瘀血。(《得配本草》)

○去瘀血，堕胎元。取赤足黑头者，火炙或酒炙，或荷叶包煨用，去头足尾甲。(《罗氏会约医镜·卷十八·本草》)

○毒悍。能化癖消积杀虫，解毒蛊。治瘰疬、痔瘘、秃疮、便毒，疗蛇瘕，蛇咬，虫瘴，蛇蛊。庸工以治惊痫、抽搐、脐风、口噤……拔脓消肿。(《玉楸药解》)

○性走善散，治……撮口……去头足，炙灰用。被咬，捕蜘蛛吸毒，入水蛛即活。(《徐大椿医书全集·药性切用·卷之六》)

○蜈蚣最善搜风，贯串经络，脏腑无所不至，调安神经又具特长。而其性甚和平，从未有服之觉瞑眩者。(《医学衷中参西录·上册·医方》)

○用时宜带头足，去之则力减，且其性原无大毒，故不妨全用也……有病噎膈者，服药无效，偶思饮酒，饮尽一壶而病愈。后视壶中有大蜈蚣一条，恍悟其病愈之由不在酒，实在酒中有蜈蚣也。(《医学衷中参西录·上册·药物》)

○蜈蚣开小儿口禁，堕孕妇之胎……炒熟杀三虫，生则吐泻，不入汤药。(《医方捷径·卷四》)

○为镇痉药，内服治小儿之惊风，瘰疬，并治关节偻麻质斯，但有堕胎之弊。(《现代实用中药》增订本)

○为镇静及变质药，功能祛风，解毒。(《科学注解本草概要》)

○蜈蚣……性善走散，通经疏瘀，气血达而阳事兴，故主阳痿……阳事亦脑之所司，本品辛温纯阳之品，能兴阳事疗阳痿。※亢痿灵：蜈蚣18克，当归、白芍、甘草各60克，先将当归、白芍、甘草晒干研细，过90~120目筛，然后将蜈蚣研细，再将两种药粉混合均匀，分为40包……每服半包至1包，早晚各1次。主治阳痿。(《百药效用奇观》)

○主温疟、瘴疟，炙为末，调温酒服半钱。(《东医宝鉴·杂病篇·卷六》)

【验方举要】

○治丹毒瘤：蜈蚣一条干者，白矾皂子大，雷丸一个，百步二钱，秤，同为末，醋调涂之。(《本草衍义》)

○治小儿撮口病。用蜈蚣取汁，刮破指甲研，敷两颊内。(《幼幼新书·卷第五·初生有病》)

○治小儿初生，口噤不开，不吸乳方：赤足蜈蚣半枚，去足，炙令焦末，研之绢筛，以猪乳二合和之。三四服，分与之差。(《幼幼新书·卷之第五·初生有病》)

○治痔用活蜈蚣一条，以香油一小罐浸之，陈愈妙，敷之累验。(《医学纲

目·卷之二十七》）

○若腰脊反张，四肢强直，牙关口噤，通身冷不知人，急用蜈蚣细末擦牙，吐出涎沫立苏，亦宜按摩导引。（《医学纲目·卷之十一》）

○肉刺鸡眼，蜈蚣一条，硼砂等分。（《疡医大全·卷之二十七》）

○白秃疮：干蜈蚣，不拘多少，入瓶内，真麻油浸一七，将头剃净，用油搓之。（《疡医大全·卷之三十》）

○蝮蛇螫人，烧蜈蚣研末擦。（《疡医大全·卷之三十八》）

○治瘰疬溃烂久不愈者，大蜈蚣一条，用瓦上烧灰为末，清油调涂3～4次即安。（《良朋汇集·卷九》）

【按】

蜈蚣疗效卓著，尤其是对一些慢性、顽固性疾病加用蜈蚣可以明显地提高疗效，这就是它善于搜风的能力。近年临床上还以蜈蚣为主治疗传染性肝炎、空洞型肺结核、慢性骨髓炎、癌症、面神经炎等均有较好疗效。药理研究表明，蜈蚣具有抗肿瘤、抗炎、镇痛、止痉、抗真菌等作用。

Fengfang

蜂房

蜂房系胡蜂科昆虫果马蜂 *Polistes olivaceous*（DeGeer），日本长脚胡蜂 *Polistes japonicus* Saussure 或异腹胡蜂 *Parapolybia varia* Fabricius 的巢。常用别名有蜂场、马蜂窝、野蜂房、露蜂房等。味甘，性平，有毒。归胃经。功能攻毒、杀虫、祛风、止痛。主要用于龋齿牙痛，疮疡肿毒，乳痈，瘰疬，皮肤顽癣，风湿痹痛，瘾疹瘙痒、癌症等病症。常用剂量内服煎汤 6～12 克，研末 1.5～3 克，外用适量，研末调敷或煎水冲洗。

【各家论述】

○露蜂房，味苦平。主治惊痫瘈疭，寒热邪气，癫疾，鬼精蛊毒，肠痔。火熬之良。一名蜂场。生山谷。（《神农本草经》）

○疗蜂毒、毒肿。合乱发、蛇皮烧灰，以酒日服方寸匕，治恶疽、附骨痈，根在脏腑，历节肿出，疗肿恶脉诸毒皆瘥。（《名医别录》）

○脉痔更衣出清血，蜂房主之。（《备急千金要方·卷二十三》）

○煎水漱牙齿，止风虫疼痛。（《日华子本草》）

○漏作疮孔，末露蜂房，腊月猪脂调敷孔上。（《千金宝要·卷之五》）

○主恶疮疗肿，毒肿诸疮有根者。（《汤液本草》）

○露蜂房阳明药也。外科、齿科及他病用之者，亦皆取其以毒攻毒，兼杀虫之功耳。（《本草纲目》）

○治积痰久嗽，风惊颤掉，神昏错乱。（《本草述》）

○味微甘微咸……亦治赤白痢，遗尿失禁，阴痿。煎水可洗狐尿疮、乳痈、蜂螫、恶疮及热病后毒气冲目……炙研，和猪脂，涂瘰疬成瘘。（《景岳全书·卷之四十九·本草正》）

○解毒消肿，洗疮杀虫。（《徐大椿医书全书·药性切用》）

○恶干姜、丹参、黄芩、芍药、牡蛎……驱肝风毒犯于胃，治外疡毒根于藏，兼使痘粒分窠，能疗惊痫痢疾。得蛇退、发灰酒下消疗肿，填鼠粘子煅炭酒下治乳痈，烧灰和酒敷重舌，入盐煅炭擦虫牙……痈疽溃后禁用。（《得配本草》）

○用露蜂房之义止两端，一者病从外入，使仍从内出，此会意也……一者病客于灿然排历之处，能除去之，此象形也。（《本经疏证》）

○露蜂房之用，《本经》首主惊痫瘈疭，寒热邪气癫疾，非止如后世以毒攻毒之说，夫痫原于阴中之阳虚，赵以德谓元气虚弱，或外感内伤之邪，由经脉入于两肾动气中，致阴阳分离，脉道不通而为厥逆，即经所云：精气并居，发为癫疾也。蜂房赋物虽微，妙能以归阳于阴者，合阴阳之离，而夺精气之并。（《本草述钩元》）

○唯其蜂黄而兼红，大近寸许，恒在人家屋中垒房，俗呼为马蜂，其房入药最宜。然其房在树上者甚少，若无在树上之露蜂房，在屋中者亦可用，特稍宜加重耳。（《医学衷中参西录·上册·医方》）

○为激性药，并能镇痛、消炎，及增进乳汁分泌。（《科学注解本草概要》）

○内服为镇痉药，有杀虫作用，适用于初生儿之强直症、小儿惊痫抽搐及肠寄生虫。（《现代实用中药》增订本）

【验方举要】

○《千金》治小儿重舌方：用田中蜂房烧灰，酒和涂喉下愈。《子母秘录》小儿脐风，湿肿久不差方：用蜂房烧灰，末敷之。《万全方》治小儿初生重龂：用蜂房烧灰，细研敷之。（《幼幼新书·卷第五·初生有病》）

○风牙又方：用蜂房一枚，以盏盛内，以火烧研末，牙痛盐水漱吐之。（《众妙仙方·卷一·齿牙门》）

○治小儿大小便不通：用蜂房烧末，酒服一钱，日再服。（《永乐大典·医药集·卷之一千零三十三·儿》）

○胜金方：治小儿咳嗽。蜂房二两，净洗，去蜂粪及泥土，以火烧为灰，每服一字，米饮下。（《医学纲目·卷之三十九·肺主燥》）

○治风气客于皮肤，瘙痒不已，蜂房炙过，蝉蜕等分为末，酒调一钱匕，日二三服。（《医学纲目·卷之十·中风》）

○治乳痈成脓，痛不可忍，蜂房（烧灰）为末，每用二钱，水煎，去渣，食后温服。（《达生要旨·卷四·产后乳病》）

○疗毒已笃者二服即愈。土蜂房一具，蛇蜕一条，黄泥固济，烧存性为末，每空心好酒服一钱。（《疡医大全·卷之三十四》）

○阴痿不兴，蜂窠烧研，新汲水服二钱。（《杂病广要·阴痿》）

○露蜂房治小儿赤白痢，烧为末，和饮服。（《东医宝鉴·杂病篇·卷十一》）

【按】

临床实践证实，蜂房对多种皮肤疾患如疮、疥疹、癣等均有较好疗效，尤其对于外风所致的瘙痒疗效明显。药理研究表明，蜂房具有抗炎、促进凝血、降低血压、利尿、扩张血管等作用。近人朱良春认为，本品用于痹痛不仅具有蠲痹祛风作用，而且对其关节肿痛久而不消者，更具卓效，凡风湿性关节炎或类风湿性关节炎，关节僵硬，甚则变形者，配以本品，颇有助益。

Fengmi

蜂蜜

蜂蜜系蜜蜂科昆虫中华蜜蜂 *Apis cerana* Fabricius 或意大利蜂 *Apis mellifera* Linnaeus 所酿的蜜。常用别名有蜜糖、石蜜、白蜜、食蜜、蜂糖、蜜等。味甘，性平。归脾、肺、大肠经。功能补中缓急，润肺止咳，滑肠通便。主要用于脾胃虚弱，倦怠食少，脘腹作痛，肺虚久咳，肺燥干咳，咽喉干燥，肠燥便秘等病症。常用剂量为 15～30 克，冲服，或入丸、膏剂。湿盛腹胀，大便溏泄者忌服。

1055

【各家论述】

○石蜜，味甘平。主治心腹邪气，诸惊痫痓，安五藏诸不足，益气补中，止痛解毒，除众病和百药。久服强志轻身，不饥不老。生山谷。（《神农本草经》）

○主心腹邪气，诸惊痫，补五藏不足气。益中止痛，解毒。能除众病，和百药，养脾气，除心烦闷，不能饮食。治心肚痛，血刺腹痛及赤白痢，则生捣地黄汁，和蜜一大匙，服即下。又，长服之，面如花色，仙方中甚贵此物。若觉热，四肢不和。即服蜜浆一碗，甚良。又能止肠澼，除口疮，明耳目，久服不饥。又，点目中热膜，家养白蜜为上，木蜜次之，崖蜜更次。（《食疗本草》）

○养脾气，除心烦，食饮不下。（《名医别录》）

○主牙齿疳䘌，唇口疮，目肤赤障，杀虫。（《本草拾遗》）

○汤火伤，涂之痛止。仍捣薤白相和，虽无毒，多食亦生诸风。（《本草衍义》）

○临产时，如白蜜沸汤，薄粥美膳，常要齐具。如渴，则饮白蜜半盏，温汤化开饮之，可以润燥滑胎，令其易产。如饥，即以薄粥美膳食之，令其中气不乏，自然易生。（《万氏妇人科·卷二·临产须知》）

○和营卫，润脏腑，通三焦，调脾胃……其入药之功有五：清热也，补中也，解毒也，润燥也，止痛也……张仲景治阳明结燥，大便不通，蜜煎导法，诚千古神方也。（《本草纲目》）

○一切恶疮不愈，白蜜敷之，必效。（《疡医大全·卷之三十五》）

○蜂蜜之神妙：蜜者密也，精也，秘也，固也。草木得天泽上膏，抽其精华以为花蘤（wěi，音伟，即花），而花中浮艳如粉如珠，又其精之精。蜂采取之入窟穴，酝酿成蜜。其所处不容人窥。其王出入滚成球团，何秘如之？医家制膏丸，用蜜调剂，蓄奇香者，以蜜养之，以其能固气不泄也；鼎俎家（厨师）蒸玉面狸与烹黄雀，必先以蜜涂之，虽沸煤（同炸）而其膏不走，固之道也。酥者苏

也，枯燥干结之物，以酥透之，则释然融解，故蜜以卫内，以酥攻坚，二者皆神物也。（《茶余容话·卷九》）

○石蜜其气清和，其味纯甘，施之精神气血，虚实寒热，阴阳内外诸病，罔不相宜……炼蜜和诸丸药及膏子，主润五脏，益血脉，调脾胃，通三焦。涂火灼疮能缓痛。（《本草经疏》）

○蜂蜜采百花之精，味甘主补，滋养五脏，体滑主利，润泽三焦。如怯弱咳嗽不止，精血枯槁，肺焦叶举，致成肺燥之症，寒热均非，诸药鲜效，用老蜜日服两许，约月未有不应者，是燥者，润之之义也。（《药品化义》）

○蜂蜜浓郁滑泽，滋濡脏腑，润肠胃而开闭涩。善治手足阳明燥盛之病，太阴湿旺，大便滑溏者勿服，入水四分之一炼熟用。（《长沙药解·卷一》）

○生用则性凉而泻热解毒，熟则性温而润燥补中。肠滑均忌。（《徐大椿医书全集·药性切用·卷之六》）

○不可与生葱、独蒜、莴苣同食……脾胃不实，肾气虚滑，及湿热痰滞，胸痞不宽者。咸须忌之。（《本经逢原》）

○万物之至味，莫过于甘，蜂采百花之英，酿以大便而成蜜，是和群味而以臭腐生神奇者，甘属土，故能养脾……丹溪云，西北高燥，故人食之有益，东南卑湿，多食则害生于脾。（《本草述钩元》）

○能缓燥急之火，并解诸般之毒。得姜汁治初痢，和生地汁，治心腹刺痛，拌薤白涂汤火伤，入牙皂通便结。每斤入水四两，桑柴火熬，掠去浮沫，至滴水成珠用。（《得配本草》）

○凡人五脏不足，燥结不解，营卫不调，三焦失职，心腹急痛，肌肉疮疡，咳嗽热痢，眼目眩花，形色枯槁，无不借其润色以投。（《本草求真》）

○味甘质润，而性主固密，护内，故能补中益气，养液，安神，润肺，和营，杀虫解毒。生者凉，熟者平，以色白起沙，而作梨花香者为胜。（《随息居饮食谱·调和类》）

○药效：缓和、强壮，用途：诸急迫症。（《临床应用汉方处方解说》）

○蜜，体润泽，而融缓为之用。融缓便通也……融缓上焦也。（《皇汉医学丛书·伤寒用药研究·卷下》）

【验方举要】

○阳明病，自汗出，若发汗，小便自利者，此为津液内竭，虽硬不可攻之，当须自欲大便，宜蜜煎导而通之。※蜜煎方：食蜜七合，上一味，于铜器内，微火煎，当须凝如饴状，搅之勿令焦著。欲可丸，并手捻作挺，令头锐，大如指，长二寸许，当热时急作，冷则硬。以内谷道中，以手急抱，欲大便时乃去之。（《伤寒论·第二三三条》）

○《千金》疗三十年咳嗽方：蜜一斤，生姜二斤，取汁，上二味，先入蜜，次内姜汁，以微火煎，令姜汁尽，唯有蜜斤两在止，旦服如枣大含一丸，日三，禁一切杂食。（《外台秘要·卷九·积年久咳方》）

○蜜酒：东坡性喜饮，而饮亦不多。在黄州尝以蜜为酿，又作蜜酒歌，人罕传其法。每蜜用四斤炼熟，入熟汤相搅成一斗，入好面曲二两，南方白酒饼子米曲一两半，捣细，生绢袋盛，都置一器中，蜜封之。大暑中冷下，稍凉温下，天冷即热下。一二日即沸，又数日沸定，酒即清可饮。初全带蜜味，澄之半月，浑是佳酎。方沸时，又炼蜜半斤冷投之，尤妙。予尝试为之。味甜如醇醪，善饮之人恐非其好也。（《墨庄漫录》）

1057

○疗产后热结，大便不通。蜜兑法：白蜜五合，慢火煎，令如硬饧，以投冷水中，良久取出，捻如拇指大，长二寸，内谷道中即通。（《妇人大全良方·卷之二十三·产后大便秘涩方论第二》）

○治疗疮：生蜜与隔年葱，一处研成膏。先将疮周围，用竹针刺破，然后用疮药于疮上摊之，用绯绢盖覆，如人行二十里觉疗出，然后以热醋汤洗之。（《儒门事亲·卷十五·疮疡痈肿第一》）

○产后乳裂，流脂疼痛，用秋冬绷拆茄子，瓦上煅灰，白蜜调敷。（《女科切要·卷八》）

○蜜，疗唇口疮，常含之。（《东医宝鉴·外形篇·卷二》）

○蜜，治卒心痛，蜜与姜汁各一合，水合顿服立止。（《东医宝鉴·外形篇·卷三》）

【按】

《神农本草经》"久服强志轻身，不饥不老"的记载，在历代的实践中已得到证实，蜂蜜已成为国内外公认的滋补强壮、延年益寿的上品。药理研究表明，蜂蜜具有祛痰、缓泻、抗菌、止痛、抗溃疡以及促进损伤组织再生等作用。蜂蜜对冻伤、冻疮、皮炎、角膜溃疡、睑缘炎、鼻炎、鼻窦炎、细菌性痢疾、贫血、阴道滴虫、神经衰弱、肺结核、高血压、心脏病等病症有一定疗效。

十四画

Feizi

榧子

榧子系红豆杉科常绿乔木植物榧 *Torreya grandis* Fort. 的干燥成熟种子。常用别名有彼子、榧实、玉榧、香榧等。味甘，性平。归肺、胃、大肠经。功能杀虫消积，润燥通便。主要用于治疗钩虫、蛔虫、绦虫病，虫积腹痛，小儿疳积，大便秘结等病症。常用剂量为3~9克。驱绦虫、姜片虫可用30~60克。

【各家论述】

○彼子味甘温。主腹中邪气，去三虫、蛇螫、蛊毒……（《神农本草经》）

○常食，治五痔，去三虫蛊毒……（《名医别录》）

○患寸白虫人，日食七颗，经七日满，其虫尽消作水即瘥。按经：多食三升、二升佳，不发病。令人消食，助筋骨，安荣卫，补中益气，明目轻身。（《食疗本草》）

○其仁黄白色，嚼久，渐甘美。五痔人常如果食之，愈。过多则滑肠。（《本草衍义》）

○消谷行食，杀虫化积，止嗽，助阳，疗痔，止浊。（《本草图解》）

○生生编：榧实治咳嗽白浊，助阳道……震亨曰：榧子，肺家果也。火炒食之，香酥甘美，但多食则引火入肺，大肠受伤尔。（《本草纲目》）

○榧实，《本经》味甘无毒，然尝其味，多带微涩，详其用，应是有苦，气应微寒。五痔三虫，皆大肠湿热所致，苦寒能泻湿热，则大肠清宁而二证愈矣。（《本草经疏》）

○杀腹间大小虫，小儿黄瘦，腹中有虫积者食之即愈。又带壳细嚼食下，消疾。（《日用本草》）

○除五痔去根，杀诸虫化水，亦壮筋骨，除咳嗽。榧子反绿豆，能杀人。炒食甘美，但经火则热，多食引火入肺，大肠受损。（《罗氏会约医镜·卷十七·本草》）

○榧子甘涩平，杀虫消积，多食引火入肺，使大肠受伤。（《本草分经·肺》）

○润肺，杀虫，化水。凡肺燥而见咳嗽不宁，腹中不和，五痔，腹胀，恶毒，并小儿黄瘦，便秘不解等症，用之皆效……忌鹅肉，与绿豆同食杀人。（《医方十种汇编·药性摘要》）

○治肺火，健脾土，补气化痰，止咳嗽，定呵喘，去瘀生新。（《本草再新》）

○配芜荑、杏仁、肉桂蜜丸含咽，治口咽痛痒。（《得配本草》）

○按榧子杀虫最胜，但从未有用入汤药者，切片用之至妙，余用入汤剂，虫痛者立时安定，亲试屡验，故敢告人共用也。凡杀虫之物，多伤气血，唯榧子不然。（《本草新编》）

【验方举要】

○《千金》疗白虫方：取榧子四十丸枚去皮，以月上旬旦空腹服七枚，七日服尽，虫消为水，永差。（《外台秘要·卷二十六》）

○治腹中有寸白虫方：榧子一斤，陆续去壳用。不拘男妇、大人、小儿，如有此疾者，用此果去壳，陆续吃。用尽一斤，其虫从大便出。用净桶接着，是雄者，自一条；是雌者，大小不等，或三五条，或六七条不止。只是要吃一斤，此虫方绝出尽。若虫出后，其人宜好酒饮食调理，不半月，精神颜色身胖如初也。（《万病回春·卷之四·诸虫》）

○令发不落，榧子三个，胡桃二个，侧柏叶一两，捣浸雪水梳头，发永不落且润也。（《本草纲目》）

【按】

榧子确有润肺止咳之功，治肺燥咳嗽痰少者单用或配伍在复方中用均可。榧子含脂肪油、草酸、葡萄糖、多糖、鞣质、挥发油等，药理研究表明，具有驱猫绦虫作用。榧子炒熟嚼食，香酥甘美，用以驱虫，易为儿童所接受，又兼缓泻作用，可帮助排出虫体，唯多食滑肠，大便溏薄者不宜。

槟榔

Binglang

槟榔系棕榈科常绿乔木植物槟榔 *Areca catechu* L. 的干燥成熟种子。常用别名有宾门、白槟榔、橄榄子、大腹子、槟榔子等。味苦、辛，性温。归胃、大肠经。功能杀虫消积，降气，行水，截疟。主要用于治疗绦虫、蛔虫、姜片虫病，虫积腹痛，积滞泻痢，里急后重，水肿脚气，疟疾等病症。焦槟榔消食导滞。用于食积不消，泻痢后重。常用剂量为 3～9 克；驱绦虫、姜片虫用 30～60 克。脾虚大便溏薄者不宜服用。

【各家论述】

○槟榔子消谷逐水，除痰澼，杀三虫、伏尸，疗寸白。（《名医别录》）

○宣利五脏六腑壅滞，破胸中气，下水肿，治心痛积聚。（《药性本草》）

○治腹胀，生捣末服，利水谷道。敷疮，生肌肉止痛。烧灰，敷口吻白疮。（《新修本草》）

○多食发热，南人生食。闽中名橄榄子。所来北者，煮熟、熏干将来。（《食疗本草》）

○治脚气壅毒，水气浮肿。（《脚气论》）

○除一切风，下一切气，通关节，利九窍，补五劳七伤，健脾调中，除烦，破癥结。（《日华子本草》）

○主贲豚膀胱诸气，五膈气，风冷气，脚气，宿食不消。（《海药本草》）

○槟榔豁痰而逐水，杀寸白虫……攻脚气……宣通脏腑……消痰，破结。（《珍珠囊补遗药性赋》）

○治泻痢后重，心腹诸痛，大小便气秘，痰气喘急，疗诸疟，御瘴疠……岭南人以槟榔代茶御瘴，其功有四：一曰醒能使之醉，盖食之久，则熏然颊赤，若饮酒然，苏东坡所谓"红潮登颊醉槟榔"也。二曰醉能使之醒，盖酒后嚼之，则宽气下痰，余醒顿解，朱晦庵所谓"槟榔收得为祛痰"也。三曰饥能使之饱。四曰饱能使之饥。盖空腹食之，则充然气盛如饱；饱后食之，则饮食快然易消。又且赋性疏通而不泄气，禀味严正而更有余甘，有是德故有是功也……岭表之俗，多食槟榔，日至十数。夫瘴疠之作，率因饮食过度，气痞积结，而槟榔最能下气消食去痰……夫峤南地热，四时出汗，人多黄瘠，食之则脏器疏泄，一旦病瘴，不敢发散攻下，岂尽气候所致，槟榔盖亦为患，殆未思尔……闽广人常服槟榔，云能祛瘴。有瘴服之可也，无瘴而服之，宁不损正气而有开门延寇之祸乎？……

好古：治冲脉为病，气逆里急……之素：槟榔味厚气轻，沉而降，阴中阳也。苦以破滞，辛以散邪，泄胸中至高之气，使之下行，性如铁石之沉重，能坠诸药至于下极，故治诸气、后重如神也。（《本草纲目》）

○久服则损真气，多服则泻至高之气，较诸枳壳、青皮，此尤甚也。（《本草蒙荃》）

○槟榔味苦气性温，滞气攻开又杀虫，坠诸药性若铁石，治后重时如马奔。（《医经小学·卷之一·药性指掌》）

○宾至不设茶，但呼槟榔，于聘物尤所重……余初至其地，见人食甚甘，余亦试嚼一口，良久耳热面赤，头眩目花，几于颠仆，久之方苏，遂更不复食，始知其为真能醉人。（《君子堂日询手记》）

○能消宿食，解酒毒……因其性温，行滞而然，若气虚下陷者乃非所宜……总之此物性温而辛，故能醒脾利气，味甘兼涩，故能固脾壮气，是诚行中有留之剂……其服食之法，小者气烈，俱以入药，广中人唯用其大而扁者，以米泔水浸而待用，每一枚切四片，每服一片，外用细石灰一二分入槟榔一片，裹而嚼服，盖槟榔得石灰则滑而不涩，石灰蒌叶得槟榔则甘而不辣，服后必身面俱暖，微汗微醉而胸腹豁然。善解吞酸，消宿食，辟岚瘴，化痰，醒酒，下气，健脾开胃，润肠杀虫，消胀，固大便，止泻痢。又服法如无蒌叶即以肉桂，或大茴香，或陈皮俱可代用，少抹石灰夹而食之……一大约此物与烟性略同，但烟性峻勇，用以散表逐寒则烟胜于此，槟榔稍缓，用以和中暖胃则此胜于烟，二者皆壮气辟邪之要药，故滇广中人一日不可少也。（《景岳全书·卷四十九·本草正》）

○脾胃虚，虽有积滞者不宜用；心腹痛无留结及非虫攻咬者不宜用；症非山岚瘴气者不宜用。凡病属阴阳两虚、中气不足，而非肠胃壅滞、宿食胀满者，悉在所忌。（《本草经疏》）

○主治诸气，祛瘴气，破滞气，开郁气，下痰气，去积气，解蛊气，消谷气，逐水气，散脚气，杀虫气，通上气，宽中气，泄下气之药也。方龙潭曰：如巅顶至高不清而为头痛寒热，下焦后重之气不利而为积痢肠澼，或胸痛引背、两胁肋满而喘逆不通，或气痞痰结、水谷不运而关格膜胀，或水壅皮肤、肢体肿胀而行动即喘；如奔豚脚气之下而上升，如五膈五噎之上而不下，或寸白虫结于肠胃之中，或疮痍癣癫流延于肌膜之外，种种病因，因于水谷不能以时消化，羁留而至疾者，此药宣行通达，使气可散，血可行，食可消，痰可流，水可化，积可解矣。（《本草汇言》）

○桂林虽无瘴而苦霪雨，自春徂（到也）冬，十仅一霁（雨止也）。故地湿而物易腐，屋栋皆为蚁蛀，四山多雾。初至者，每若腹胀如蛊，然嚼槟榔乃渐消。（《龙威秘书·粤述》）

○医书槟榔治瘴，川广人皆喜食之，近则他处亦皆效尤，不知其性沉降，破泄真气，耗损既久，一旦病作不治，莫识受害之由，嗜之者，终无所警也。余按：宋周去非《岭外代答》有云：川、广皆食槟榔，食久顷刻不可无之，无则口舌无味，气乃秽浊。尝与一医论其故，曰：槟榔能降气，亦能耗气，肺为气府居膈上，为华盖，以掩腹中之秽。久食槟榔，则肺缩不能掩，故秽气升，闻于辅颊之间，常欲啖槟榔以降气，实无益于瘴，彼病瘴纷然，非不食槟榔也。此论槟榔之害最为切要。知非特无瘴之地不可食也，嗜槟榔者，其鉴之。（《冷庐杂识·卷七》）

○槟榔甘苦温涩，下气消痰，辟瘴杀虫，析酲化食，除胀泄满，宣滞破坚，定痛和中，通肠逐水。制肥甘之毒，膏粱家宜之。尖长质较软，色紫而香，俗呼枣儿槟榔者良，且能坚齿，解口气。唯虚弱人及澹泊家忌食。（《随息居饮食谱》）

○槟榔本草言味辛，误也。又入口甚涩，涩与酸同，实有补肺敛气之功，人第知其下气破气，而不知其顺气敛气，逐邪乃以安正也。又回味甚甘，则亦能和能补矣。（《医林纂要》）

○达膜原而散疫邪……止诸痛……得童便治脚气上冲，得橘皮治金疮呕恶，配良姜治心脾作痛，配麦冬治大便秘及血淋。（《得配本草》）

○泻胸中至高之气，使之下行，性如铁石，能坠诸药至于极下。（《家庭医师·第六章》）

○下气除风，利脏腑，逐水消痰破结。（《医方捷径·卷四》）

○兼有健胃、收敛及泻下作用。（《现代实用中药》）

○为祛虫药，并有整肠作用。（《科学注解本草概要·植物部》）

○药效：收敛、健胃、消化、驱虫。用途：胀满、驱除绦虫。（《临床应用汉方处方解说》）

【验方举要】

○槟榔散：治胎前诸般淋涩，小便不通，医作转脬，用他药不愈，此方屡神效。槟榔一枚，面裹煨熟，去面，赤茯苓各等分，上为粗末，每服五钱，水一盏半，煎至七分。（《产经·妊娠》）

○槟榔粥方：治脚气，心腹妨闷。槟榔一枚，熟水磨令尽。生姜汁半两，蜜半合，粳米二合。以上水一大盏半，先将米煮粥，欲熟，次下槟榔汁等，更煮令熟，空腹顿服。（《养老奉亲书·增补方剂卷·第九十七》）

○妇人血崩不止，用槟榔烧灰存性，碾末，以温酒调下甚妙。（《证治准绳·女科·卷一》）

○治诸虫在脏腑久不瘥者：槟榔半两（炮）为末。每服二钱，以葱蜜煎汤调服一钱（简要济众）。（《本草纲目》）

○治阴毛生虱：槟榔煎水洗。（《本草备要》）

○解郁散：治孕妇气淋溺有余沥，脉沉者。槟榔八两，车前子八两，制为散，米饮调下三钱。（《徐大椿医书全集·女科指要·卷三》）

【按】

药理研究表明，槟榔具有驱虫及抗病原微生物作用，有使胃肠平滑肌张力升高、增加肠蠕动、消化液分泌旺盛、食欲增加等作用。临床用于气实之腹胀最宜，但卜气破气之力较强，多用久用能伤正气。对于气虚体弱，气短无力，大便软而不畅，切不可误为便秘而用槟榔行滞。

Suanzaoren

酸枣仁

酸枣仁系鼠李科植物酸枣 *Ziziphus jujuba* Mill.var. *spinosa*（Bunge）Hu ex H.F. Chou 的干燥成熟种子。常用别名有枣仁、酸枣核等。味甘、酸，性平。归肝、胆、心经。功能补肝宁心，敛汗生津。主要用于治疗虚烦不眠，惊悸多梦，体虚多汗，津伤口渴等病症。常用剂量为 10～18 克。亦可研末吞服，睡前每服1.5～3 克。

【各家论述】

○酸枣味酸平。主心腹寒热，邪结气聚，四肢酸疼湿痹；久服安五藏，轻身延年。（《神农本草经》）

○主烦心不得眠，脐上下痛，血转久泄，虚汗烦渴，补中，益肝气，坚筋骨，助阴气，令人肥健。（《名医别录》）

○主筋骨风，炒末作汤服之。（《药性本草》）

○酸枣主寒热结气，安五脏，疗不能眠。（《食疗本草·卷上》）

○睡多生使，不得睡炒熟。（《本草拾遗》）

○今医家两用之，睡多生使，不得睡炒熟，生熟便尔顿异。而胡洽治治振悸不得眠有酸枣仁汤，酸枣仁二升，茯苓、白术、人参、甘草各二两，生姜六两。六物切，以水八升煮取三升，分四服。深师主虚不得眠，烦不可宁，有酸枣仁汤，酸枣仁二升，鼹母、干姜、茯苓、芎劳各二两，甘草一两炙，并切，以水一斗，先煮枣，减三升，后纳五物煮，取三升，分服……二汤酸枣并生用，疗不得眠，岂便以煮汤为熟乎。（《本草图经》）

○酸枣仁去怔忡之病……职掌虚烦，敛汗，必须酸枣。（《珍珠囊补遗药性赋》）

○味微甘，气平，其色赤，其肉味酸，故名酸枣仁，居中，故主收敛而入心，多眠者生用不眠者炒用，宁心志，止虚汗，解渴，去烦，安神、养血，益肝，补中，收敛魂魄。（《景岳全书·卷四十九·本草正》）

○酸枣实味酸性收，故主肝病，寒热结气，酸痹久泄，脐下满痛之证。其仁甘而润，故熟用疗胆虚不得眠、烦渴虚汗之证，生用疗胆热好眠，皆足厥阴、少阳药也。今人专以为心家药，殊昧此理。（《本草纲目》）

○酸枣仁平安五脏，除风去痹骨能坚，补中益气守心志，更治虚烦不得眠。（《医经小学·卷之一·药性指掌》）

○酸枣仁专补肝胆，亦复醒脾。熟则芳香，香气入脾，故能归脾。能补胆气，故可温胆。母子之气相通，故亦主虚烦、烦心不得眠……胆为诸脏之首，十一脏皆取决于胆，五脏之精气皆禀于脾，故久服之，功能安五脏。（《本草经疏》）

○酸枣仁均补五脏，如心气不足，惊悸怔忡，神明失守，或腠理不密，自汗盗汗；肺气不足，气短神怯，干咳无痰；肝气不足，筋骨拳挛，爪甲枯折；肾气不足，遗精梦泄，小便淋沥；脾气不足，寒热结聚，肌肉羸瘦；胆气不足，振悸恐畏，虚烦不寐等症，是皆五脏偏失之病，得酸枣仁之酸甘而温，安平血气，敛而能运者也。（《本草汇言》）

○枣仁，仁主补，皮益心血，其气炒香，化为微温，借香以透心气，得温以助心神。凡志苦伤血，用智损神，致心虚不足，精神失守，惊悸怔忡，恍惚多忘，虚汗烦渴，所当必用。（《药品化义》）

○盖枣仁安心，是不寐之良药。生用使其日间不卧，熟用使其夜间不醒也。日夜既安，则怔忡自定。（《重订石室秘录·卷一·正医法》）

○枣仁酸收之性，敛摄神魂，善安眠睡，而收令太过，颇滞中气，脾胃不旺，饮食难消者，当与建中燥土，疏木达郁之品并用。不然则土木皆郁，腹胀吞酸之病作矣。其诸主治，收盗汗，止梦惊。生用泄胆热多眠，熟用补胆虚不寝。（《长沙药解·卷二》）

○宁心胆而除烦，敛神魂而就寐。（《医学摘粹·本草类要·固药门》）

○补肝胆而醒脾土。治胆虚不眠，心虚自汗，解渴除烦，安神养血，补脾嗜食，并疗多眠。按肝胆二经，实而有热勿用，以其能收敛也。（《罗氏会约医镜·卷十七·本草》）

○酸枣仁甘酸而润，入肝胆兼入脾。生用则导虚热，故疗肝热好眠神昏倦怠。炒熟则收敛精液，故疗胆虚不眠，烦渴盗汗……唯滑泄者忌之。（《医方十种汇编·药性摘录》）

○酸枣仁恶防己……补君火以生胃土，强筋骨以除酸痛，得人参、茯苓治盗汗；得生地、五味子敛自汗；配辰砂、乳香治胆虚不寐；配地黄、粳米治骨蒸不眠……临时炒用恐助火，配二冬用。肝旺烦躁，肝强不眠，心阴不足，致惊悸者，俱禁用。世医皆知枣仁止汗，能治不眠，岂知心火盛，汗溢不止，胆气热，虚烦不眠，阴虚痨瘵症，有汗出上焦，而终夜不寐者，用此治之，寤不安，而汗更不止。（《得配本草》）

○平肝理气，润肺养阴，温中利湿，敛气止汗，益志定呵，聪耳明目。（《本草再新》）

○枣为脾之果，其酸足以泻肝郁而润风木；其仁甘而多脂，可以滋生脾精，上以养心液，下益水精。使精液生，风燥泄，阴血流，阳气归，瘀着自失其根

据，故《本经》又赞其有安五脏、轻身延年之功。（《经证证药录·卷十五》）

〇补中益气，滋脾，上润心肺，调营卫，缓阴血，生津液，悦颜色。（《现代实用中药》增订本）

〇为镇静药，功能安五脏，宁心定志。（《科学注解本草概要·植物部》）

〇血不归脾而睡卧不宁者，宜用此大补心脾，则血归脾而五脏安和，睡卧自安矣。（《东医宝鉴·汤液篇·卷三》）

〇强壮神经、催眠、安神。用于不眠症，嗜眠症，神经官能症。（《临床应用汉方处方解说》）

【验方举要】

〇胆虚不眠，寒也，酸枣仁炒，竹叶汤调服。《圣惠方》胆实多睡，热也，酸枣仁生用末，茶姜汁调服。（《医学纲目·卷之十五·多卧不得卧》）

〇治筋骨风挛痛，酸枣仁作末和酒服，或煮粥服。（《东医宝鉴·外形篇·卷三》）

〇睡中汗出，酸枣仁、人参、茯苓等分，为末。每服一钱，米饮下（简便方）。（《本草纲目》）

【按】

药理研究表明，酸枣仁具有镇静催眠、抗惊厥、镇痛、降体温、降血压、改善心肌缺血、提高心肌耐氧能力、兴奋子宫等作用。据临床验证，酸枣仁治头痛、胁痛、胃痛、腰痛都有效，以虚证疼痛疗效更好，用量宜在15克以上，打碎吞服，重症可用到50克而无不良反应。

Manjingzi
蔓荆子

蔓荆子系马鞭草科落叶小灌木植物单叶蔓荆 *Vitex trifolia* L. var. *simplicifolia* Cham. 或蔓荆 *Vitex trifolia* L. 的干燥成熟果实。常用别名有蔓荆实、荆子、万荆子、蔓青子等。味辛、苦、性微寒。归膀胱、肝、胃经。功能疏散风热，清利头目。主要用于风热感冒头痛，齿龈肿痛，目赤多泪，目暗不明，头晕目眩等病症。常用剂量为6~12克，水煎服或浸酒内服外用，并入丸散用。

【各家论述】

○蔓荆实味苦微寒。主筋骨间寒热湿痹拘挛，明目坚齿，利九窍，去白虫；久服轻身耐老。小荆实亦等。(《神农本草经》)

○主发秃落……去长虫，主风头痛，脑鸣，目泪出，益气，令人光泽脂致。(《名医别录》)

○治贼风，能长髭发。(《药性本草》)

○利关节，治痫疾，赤眼。(《日华子本草》)

○头痛……如不愈，各加引经药，太阳蔓荆。(《医学启源·卷之上·主治心法》)

○《主治秘要》云：蔓荆子苦甘，阳中之阴，凉诸经之血热，止头痛，主目睛内痛……气清，味辛温，治太阳头痛，头沉，昏闷，除目暗，散风邪之药也。胃虚人不可服，恐生痰疾。(《医学启源·卷之下·用药备旨》)

○凉诸经血，止目睛内痛。(《珍珠囊》)

○蔓荆子苦，头疼能治，拘挛湿痹，泪眼可除。(《寿世保元·卷一·本草药性歌括》)

○蔓荆气清味辛，体轻而浮，上行而散，故所主者，皆头面风虚之证。好古：搜肝风。(《本草纲目》)

○蔓荆实察其功用，应是苦温辛散之性，而寒则甚少也。气清味薄，浮而升，阳也……头目痛不因风邪，而由于血虚有火者忌之。(《本草经疏》)

○痿痹拘挛不由风湿之邪，而由于阳虚血涸筋衰者勿用也；寒疝脚气不由阴湿外感，而由于肝脾羸败者亦勿用也。(《本草汇言》)

○蔓荆子能疏风、凉血、利窍，凡太阳头痛，及偏头风、脑鸣、目泪、目昏，皆血热风淫所致，以此凉之，取其气薄主升，佐神效黄芪汤，疏消障翳，使目复光，为肝经胜药。(《药品化义》)

○蔓荆子发散风湿，治麻痹拘挛、眼肿头痛之证。头目疼痛，乃胆胃逆升，浊气上壅所致。庸医以为头风，而用蔓荆子发散之药，不通极矣。（《玉楸药解·卷二》）

○蔓荆子，佐补中药以治头痛最效，因其体轻力薄，借之易于上升也，倘单恃一味，欲取胜于俄顷，则不能。（《本草新编》）

○蔓荆子气清体轻，所主者在风木之脏……按上诸证。因于血虚有火者，宜慎用之。（《罗氏会约医镜·卷十七·本草》）

○入膀胱兼理脾胃，治风邪内客巅顶……但气虚等症禁用。（《医方十种汇编·药性摘录》）

○凡草木之子多坚实沉重，性皆下行，蔓荆之实，虽不甚重，然其性必降……皆是息风降火，其义甚明。独甄权谓治贼风；洁古又谓治太阳头痛，散风邪；则误作疏散之药，绝非《本经》、《别录》真旨……近三百年更无人能知蔓荆子之真实功用矣。（《中风斠诠》）

○瞳神散大者尤忌。（《本经逢原》）

○蔓荆子恶乌头、石膏，搜肝风，祛寒湿……配马蔺治喉痹口噤，配蒺藜治皮痹不仁，去膜捣碎，酒蒸用，或酒拌炒用。（《得配本草》）

○攻赤目，清头风，坚齿轻身蔓荆子。（《医方捷径·卷四》）

○为清凉性镇静镇痛药，并有强壮作用，用于神经性头痛及目痛、肌肉神经痛、拘挛、惊搐等。又用于疝气（睾丸炎），作浴汤料。（《现代实用中药》增订本）

○为镇静药，略有利尿作用。（《科学注解本草概要·植物部》）

○蔓荆子药效：消炎、疏通。用途：眼疾患，耳疾患，身疾患，头痛。（《临床应用汉方处方解说》）

【验方举要】

○《千金》疗头风方：蔓荆子二升，酒一斗，绢袋盛浸七宿，温服三合，日三。（《外台秘要·卷十五·头风及头痛方》）

○独圣散：治妊娠小便不通，用蔓荆子为末，每服二钱，食前浓煎葱白汤调下。（《证治准绳·女科·卷四》）

○产后乳痈初起，但未结成痈，或成痈未作有脓者。蔓荆子捣烂酒服，仍以滓敷患处。（《证治准绳·卷五》）

○令发长黑，蔓荆子、熊脂等分，醋调涂之（圣惠方）。（《本草纲目》）

○药枕方，久枕治头风目眩：蔓荆子八分，甘菊花八分，细辛六分，香白芷六分，白术四分，芎䓖六分，通草八分，防风八分，藁本六分，羚羊角八分，犀角八分，石上菖蒲八分，黑豆五合。上件药细锉成碎末，相伴令匀，以生绢囊盛之，欲泄其气；次用碧罗袋重盛，缝之如枕样，内药直令紧实，置在盒子中。其盒形亦如此，纳药囊，令出盒子唇一寸半，晚来欲枕时，揭去盒盖，不枕即盖之，药气不散。枕之日久，渐低，更入药以实之，或添黑豆令如初。三五月后，药气歇，则换之。枕旬日或一月，耳中微明，是药抽风之验。（《保生要录》）

【按】

蔓荆子含蔓荆子黄酮苷、挥发油等，具有镇静止痛作用，治疗神经性头痛、高血压头痛均有效；同时能镇静体温中枢，故有退热作用。

Cishi
磁石

磁石系氧化物类矿物尖晶石族磁铁矿，主含四氧化三铁（Fe_3O_4）。常用别名有玄石、慈石、铁石、吸铁石等。味咸，性寒。归肝、心、肾经。功能平肝潜阳，聪耳明目，镇惊安神，纳气平喘。主要用于治疗头晕目眩，视物昏花，耳鸣耳聋，惊悸失眠，肾虚气喘等病症。常用剂量为10～30克。入丸散，每次用1～3克。脾胃虚弱者慎服。

【各家论述】

○磁石味辛寒。主周痹风湿，肢节中痛，不可持物，洗洗酸痟，除大热烦满及耳聋。一名玄石。（《神农本草经》）

○养肾脏，强骨气，益精除烦，通关节，消痈肿鼠瘘，项核喉痛，小儿惊痫，炼水饮之。亦令人有子。（《名医别录》）

○补男子肾虚风虚，身强，腰中不利，加而用之。（《药性本草》）

○治筋骨羸弱，补五劳七伤，眼昏，除烦躁。小儿误吞针铁等，即研细末，以筋肉莫令断，与末同吞，下之。（《日华子本草》）

○养益肾气，补填精髓，肾虚耳聋目昏皆用之。入药，须烧赤醋淬。（《本草衍义》）

○肾脏既衰，煅磁石而强阳道，膀胱不利……恶牡丹，畏黄石脂……补益劳伤，兼治耳聋。（《珍珠囊补遗药性赋》）

○明目聪耳，止金疮血……慈石法水，色黑而入肾，故治肾家诸病……一士子频病目，渐觉昏暗生翳，时珍用东垣羌活胜风汤加减法与服，而以慈朱丸佐之，两月遂如故。盖慈石入肾，镇养真精，使神水不外溢……慈石乃坚硬之物，无融化之气，止可假其气服食，不可久服渣滓，必有大患。（《本草纲目》）

○磁石味咸，专杀铁毒，若误吞针，系线即出。（《寿世保元·卷一·本草·药性歌括》）

○磁石枕，益眼者无如磁石，以为盆枕可老而不昏，宁五宫中多用之。（《焦氏笔乘·卷五》）

○诸药石皆有毒，且不宜久服，独磁石性禀冲和，无猛悍之气，更有补肾益精之功，大都渍酒，优于丸、散，石性体重故尔。（《本草经疏》）

○引肺金之气入肾而补肾益精，镇坠虚热，为阴虚火炎镇坠之专药。（《徐大椿医书全集·药性切用·卷之五》）

○治阳痿，脱肛，金疮，肿毒，敛汗止血。（《玉楸药解》）

○随磁石吸引之，能下行入肾，自然神火肃清，而阴霾退避矣。（《成方便读·治目之剂·磁朱丸》）

○治恐怯怔忡。（《本草从新》）

○磁石为铁之母，肾与命门药也。（《本经逢原》）

○治瞳神散大及内障。（《本草求原》）

○得朱砂、神曲交心肾，治目昏内障，配人参治阳事不起，佐熟地、萸肉治耳聋，和面糊调涂囟上，治大肠脱肛……人肠恐致后患，纱包入药煎，但取其气为妥。诸石有毒，不宜久用，独慈石性禀冲和，常服亦可。（《得配本草》）

○纳气平喘。（《本草便读》）

○补益劳伤，兼治耳聋。（《医方捷径·卷四》）

○脱肛不收，则辛升吸收使之上。瞳神为肾所属，肾虚不养可致瞳神散大，磁石通于目，更胞中有补肾益精之功，故主之。（《百药效用奇观》）

○为镇静及补血药，功能补益劳伤，纳冲气，平喘逆。（《科学注解本草概要》）

○肾虚，腰不利宜用。（《东医宝鉴·外形篇·卷三》）

【验方举要】

○磁石猪肾羹方：治老人久患耳聋，养肾脏，强骨气。磁石一斤，杵碎，水淘去赤汁，用绵裹。猪肾一对，去脂膜，细切。以水五升煮磁石，取二升，去磁石，投肾调和，以葱豉、姜、椒作羹，空腹食之。作粥及入酒并得。磁石常留起，依前法用之。（《养老奉亲书·食治养老益气方·二》）

○金疮血出多，其人必渴，当忍之……又方：磁石末敷之，止痛断血。（《千金宝要·卷之二·喉痹金疮第七》）

○小儿误吞针，取磁石如枣核大，吞之或含之其针立出。（《千金宝要·卷之一·小儿第二》）

○治耳聋久不闻。磁石一块，如豆大，穿山甲，烧存性，为末，一字。上用新绵子裹塞于患耳内，口中含些生铁，觉耳内如风声即愈。（《仁斋直指方论·卷之二十一·耳·附诸方》）

○阳事不起，慈石五斤，研，清酒渍二七日。每服三合，日三夜一（千金）。（《本草纲目》）

○治疗用磁石为末，苦酒和敷封之，根出立瘥。（《医学纲目·卷之十九·痈疽所发部分名状不同》）

○磁石强骨气，醋淬九次，水飞为末，盐汤调下。（《东医宝鉴·外形篇·卷三》）

【按】

药理研究表明，磁石具有镇静作用。经火煅和醋淬后主要含三氧化二铁及醋酸铁，临床可用于缺铁性贫血。

豨莶草

Xixiancao

豨莶草系菊科一年生草本植物豨莶 *Siegesbeckia orientalis* L.；腺梗豨莶 *Siegesbeckia pubescens* Makino 或毛梗豨莶 *Siegesbeckia glabrescens* Makino 的干燥地上部分。常用别名有豨莶、猪膏草、粘糊菜、希仙、虎莶、母猪油等。味辛、苦，性寒。归肝、肾经。功能祛风湿，利关节，解毒。主要用于治疗风湿痹痛，筋骨无力，腰膝酸软，四肢麻痹，半身不遂，风疹湿疮等病症。常用剂量为 10 ~ 15 克。

【各家论述】

○豨莶主热䘌，烦满不能食。生捣汁服三四合，多则令人吐……主金疮，止痛，断血，生肉，除诸恶疮，消浮肿，捣封之。汤渍、散敷并良。（《新修本草》）

○主久疟痰饮，捣汁服取吐。捣敷虎伤、狗咬、蜘蛛咬、蚕咬、蠼螋溺疮。（《本草拾遗》）

○治肝肾风气，四肢麻痹，骨痛膝弱，风湿诸疮。颂曰：云甚益元气，治肝肾风气，四肢麻痹，骨间疼，腰膝无力者，亦能行大肠气……服之补益，安五脏，生毛发，兼主风湿疮，肌肉顽痹，妇人久冷尤宜用……生捣汁服则令人吐，故云有小毒。九蒸九暴则补人去痹，故云无毒。生则性寒，熟则性温，云热者非也。（《本草纲目》）

○豨莶，气味颇峻，善逐风湿诸毒，用蜜酒层层和洒，九蒸九曝，蜜丸，空心酒吞，多寡随宜。善治中风口眼歪斜，除湿痹，腰脚瘘痛麻木。生者酒煎逐破伤风危急，散撒麻疗……其扫荡功力若此，似于元气虚者非利。（《景岳全书·卷四十八·本草正》）

○古人所谓补者，盖以邪气去则正气昌，非谓其本性能补耳。（《本草通玄》）

○豨莶味甘，追风除湿，聪耳明目，乌须黑发，蜜同酒浸，晒为丸服。（《寿世保元·卷一·药性歌括》）

○有云：豨莶制如法，大益气血，四肢不遂，大有功。又曰，古方愈风汤、四白丹，药多辛散，恐非类中所宜。半身不遂病久，补气血、化痰药外，更常服豨莶丸佳。又云，口眼㖞势缓者，豨莶尤佳。合而参之，则此味止宜于半身不遂，口眼㖞斜证，似不能疗中藏奄忽之证也。盖中藏证是阴不能御阳，风火相煽，致阴已离阳，所谓升降息而气立孤危者也，至是以索益元气之剂，以求生于万一，毋亦后时而济于存亡之数乎，固不得责其效于兹药也……凡患四肢麻痹，骨间疼，腰膝无力，由于外因风湿者，生用，不宜熟；若内因属肝肾两虚，阴血不足者，九制用，不宜生。（《本草述》）

○治诸风、风湿症，内无六经形症，外见半身不遂，口眼㖞斜，痰气壅盛，手足麻木，痿痹不仁，筋骨疼痛，湿气流痰，瘫痪痿软，风湿痰火，赤白癜风，须眉脱落等症。（《滇南本草》）

○祛风除湿，兼活血之要药……由于脾、肾两亏，阴血不足，不因风湿所中而得者，不宜服之。（《本草经疏》）

○豨莶草止麻木，伸拘挛，通利关节，驱逐风湿，疮疡痈肿，服涂皆善。研末热酒服，治疗疮肿毒，汗出则愈，不可治中风。（《玉楸药解·卷一》）

○豨莶入肾。然散人真气，最不宜服。不宜用而入之兹编者何也？盖肾经之药，药品中最少，肾犯风邪湿气，又最难治，姑存之以治肾中风湿之病……但不可久用耳。（《本草新编》）

○豨莶辛苦气寒，其味莶臭，必蒸晒九次，加以酒蜜，则苦寒之阴浊尽去。而清香之美见矣。数不至九，阴浊尚在，不能透骨驱风而却病也。（《成方切用·卷六·豨莶丸》）

○入肝胃而透骨搜风，理湿除痹……多服燥血。（《徐大椿医书全集·药性切用·卷之一》）

○豨莶草，谁知至贱之物乃有非常之效。臣自食百服眼目清明，至千服，鬓发乌黑，筋骨轻健，效验多端……中风坠马，久暗不语，与十服药其病痊……得患偏，口眼㖞斜，时时生涎，与十服药，亦痊。（《良朋汇集·卷二》）

○生时气臭味涩……及其九次蜜酒蒸晒，和蜜为丸，则气味已驯，而通利机关，和调血脉，尤为纯粹，凡风寒湿热诸痹，多服均获其效，洵是微贱药中之良品也。（《本草正义》）

○豨莶草专治风湿……阴血不足，脾肾两虚，二者禁用。（《得配本草》）

○稀莶为祛风除湿，而兼活血之要药……腰膝无力甚效。但脾肾两虚，阴血不足，而腰膝无力、骨痛麻痹者，大非所宜……或云甚益元气，不稽之言也，生者捣服能吐风痰，其能伤胃可知。（《本经逢原》）

○大肥猪苗（豨莶草）辛苦温，四肢麻痹疼骨筋，腰膝风湿疮疡洗，肝脾肾虚阴血生。（《草木便方》）

○有因脾湿而不统血者，豨莶草味苦，燥湿益脾，则能统血止血。更有外伤出血者，本品外用亦可止。※华佗治腰痛神方：白术一两，杜仲一两，当归一两，金银花三两，防己一钱，豨莶草三钱，水煎服。主治腰痛发于软肋下近腰之部，宜和阴阳两性治之。（《百药效用奇观》）

○为强壮性解毒、镇痛剂，用于偻麻斯神经痛、贫血性四肢麻痹……古来用为痛风要药。又蛇及蜂等之咬刺伤，以新鲜之叶贴布之。(《现代实用中药》增订本)

○为强壮药，并有平降血压作用。功能强筋骨，祛风湿，长眉发，明耳目。(《科学注解本草概要·植物部》)

○豨莶草性走而不泄，通经消肿托毒。(《赵炳南临床经验集·医案选·疗》)

○豨莶治中风久，百医不差……久服则眼目清明，筋骨强健，发白更黑。(《东医宝鉴·杂病篇·卷二》)

【验方举要】

○医软瘫风疾，筋脉缓弱。为末，酒调服。(《履巉岩本草》)

○豨莶丸，治烂风及风疹作痒如神。豨莶草取末调吞治瘫痪甚验，初时以人参、苏木等分，熬膏和酒吞，伤损皆除，曾有八十老人试过，五七九月采，近根处剥开，有小虫一条，能治小儿疳症。(《先醒斋广笔记·杂证》)

○豨莶丸：专治肝肾风气，四肢麻痹……亦能行大肠风，治三十六般风甚效，此草处处有之，俗呼为火杴草……采叶净洗，曝干铺入甑中，用好酒拌蜜层层匀洒蒸之，复晒干如此九次。碾末炼蜜为丸，如梧桐子大，每服四十丸或五十丸，空心无灰好酒下。(《众妙仙方·卷二·诸风门》)

○豨莶丸：治中风失音不语，偏风，口眼㖞斜。豨莶草五月五日，六月六日，九月九日采之者佳……每服七十丸，空心温酒下。(《古今医统大全·卷之八·中风门》)

○治热烦满闷，不能食。用豨莶草生捣汁，服三四合效。(《古今医统大全·卷之二十一·积热门》)

○治金疮，打扑损伤。用豨莶草研细，入盐少许，罨之愈。金疮血出不止，挼小蓟叶封之，金疮止血。(《医学纲目·卷之二十·攧扑伤损》)

○痔疮：豨莶草连根煎汤洗。(《疡医大全·卷之二十三》)

○水疗：五月五日午时采豨莶草捣细末，酒调服三钱，取汗。(《疡医大全·卷之三十四》)

【按】

研究表明，豨莶草具有抗炎、镇静、降低血压、扩张血管等作用，对细胞免疫和体液免疫有抑制作用。实验证实，豨莶草对胸腺有显著抑制甚至耗损作用，提示可用于治疗某些胸腺增生、胸腺瘤和重症肌无力等，这与古代医家称豨莶草的补益功效相符，值得进一步研究。此外，单用本品或以本品为主的复方治疗高血压病、脑血管意外后遗症、神经衰弱、疟疾、进行性肌萎缩性侧索硬化症、面神经麻痹、大动脉炎、肝炎、地方性氟病、夜盲症、乳腺炎、白癜风和银屑病等均有一定疗效。

Chantui
蝉蜕

蝉蜕系蝉科昆虫黑蚱 *Cryptotympana pustulata* Fabricius 的若虫羽化时脱落的皮壳。常用别名有蝉退、蝉衣、蝉壳、枯蝉、知了皮等。味甘，性寒。归肺、肝经。功能散风除热，利咽，透疹，退翳，解痉。主要用于治疗风热感冒，咽痛，音哑，麻疹不透，风疹瘙痒，目赤翳障，惊风抽搐，破伤风等病症。常用剂量为3～10克，煎服或作丸散。

【各家论述】

○主治小儿惊痫，妇人生子不下。烧灰水服，治久痢。（《名医别录》）

○小儿壮热惊痫，止渴。（《药性本草》）

○研末一钱，井华水服，治哑病。（《本草拾遗》）

○疮疹家，蝉蜕，八日之后忌用。（《医说·续医说·卷一》）

○除目昏障翳。以水煎汁服，治小儿疮疹出不快，甚良。（《本草衍义》）

○儿啼不止……用蝉衣下半截（去上半截）为末，炒一字，薄荷汤下。（《丹溪治法心要·卷八·小儿科》）

○中蚯蚓毒，阴囊肿痛，以蝉退半两，水一碗，洗煎，其痛立止，以五苓散服之。（《丹溪治法心要·卷八·小儿科》）

○治头风眩晕，皮肤风热，痘疹作痒，破伤风及疔肿毒疮，大人失音，小儿噤风天吊，惊哭夜啼，阴肿……蝉乃土木余气所化，饮风吸露，其气清虚。故其主疗，皆一切风热之证。古人用身，后人用蜕。大抵治脏腑经络，当用蝉身，治皮肤疮疡风热，当用蝉蜕，各从其类也。又主哑病、夜啼者，取其昼鸣而夜息也。（《本草纲目》）

○治破伤风、浮肿，用蝉壳为末，葱涎调敷破处，即时取去恶水立效。（《众妙仙方·卷二·诸风门》）

○可疗痘疮壅滞起发不快，凡小儿惊痫，壮热烦渴，天吊口噤……及风热目昏，翳障疔肿疮毒，风疹痒痛，破伤风之类，俱宜以水煎服，或为末以井花水调服一钱，可治暗哑之病。（《景岳全书·下册·卷四十九·本草正》）

○下胞胎，通乳汁，杀疳虫，治瘾疹。得朱砂止小儿夜啼，配薄荷治风热痒，调葱涎涂破伤风，入羊肝治痘后目翳，入寒药直达肺经，解热止渴……多服泄元气。（《得配本草》）

○夜啼，蝉壳不拘几枚，取其下截为末。未弥月者用半分，以薄荷汤入黄酒

少许调下，啼即止，或以上截为末服，啼复如初。（《拙老笔记》）

○蝉蜕为末用菜油调敷，治脱肛。（《良朋汇集·卷六》）

○轻扬善祛风热……下胞胎，出声音。（《徐大椿医书全集·药性切用·卷之六》）

○蝉蜕轻浮发散。专治皮毛，退翳膜，消肿毒……庸工以治大人头风眩晕，小儿痘疮痒塌，则不通矣。眩晕不缘风邪，痒塌全因卫陷，此岂蝉蜕所能治也？又治惊痫噤风，亦殊未然。（《玉楸药解·卷六》）

○治皮肤疮疥瘾疹及中风不语，皆全用。（《医方十种汇编·药性摘录》）

○若气虚发痒，又当禁服……小儿惊痫夜啼、痫病寒热，并用蝉腹，取其利窍通声，去风豁痰之义，较蜕更捷。（《本经逢原》）

○治头风眩晕瘾疹，目痛目赤，及肿胀昏花，内外障翳……补风虚。（《本草述钩元》）

○蝉退性微凉，味淡，原非辛散之品，而能发汗者，因其以皮达皮也。此乃发汗中之妙药，在身弱不任发表者，用之最佳。且温病恒有兼瘾疹者，蝉退尤善托瘾疹外出也……蝉退去足者，去其前之两大足也。此足甚刚硬，有开破之力。若用之退目翳消疮疡，带此足更佳。若用之发汗，则宜去之，盖不欲其于发表中，寓开破之力也。（《医学衷中参西录·上册·医方》）

○蝉退与蛇退并用，善治周身癫癣瘙痒，若为末单服，又善治疮中生蛆，连服数次其蛆自化。（《医学衷中参西录·上册·药物》）

○为解热镇痉药，应用于各种感冒性热病头痛，小儿因热而致之惊痫、痉挛搐搦，妇人产褥热，破伤风痉挛。又用于喉头炎、咳嗽失音、风疹、皮肤发痒、目翳障、中耳炎等均有效。（《现代实用中药》增订本）

○蝉蜕为解热，消炎药，功能散肺气，逐邪热。（《科学注解本草概要·动物部》）

○药效：解热，用途：热性病，小儿痉挛，皮肤病，耳目病。（《临床应用汉方处方解说》）

○蝉壳主小儿痫及不能言，治目昏翳不见物，又疗痘疮不快出甚良，专主小儿诸疾。（《东医宝鉴·汤液篇·卷二》）

【验方举要】

○秘传独圣散：治破伤风五七日未愈，已至角弓反张，牙关紧急，服之立有神效。蝉退，去头足、土净，五钱，为末，用好酒一碗，煎滚服之，立苏为妙。（《仁斋直指方论·卷之三》）

○治风气客皮肤，瘙痒不已，蝉蜕、薄荷末等分为末，酒调一钱匕，日三服。（《医学纲目·卷之十·中风》）

○治脱肛奇方：用蝉退为末，菜油调敷肛门立收。（《仙方合集·上卷·内症门》）

○治疗疮最有功效。用蝉蜕、僵蚕为末，酸醋调涂四围，留疮口，使根出稍长，然后拔去，再用药涂疮。（《医学纲目·卷之十九》）

○治中风头眩，蝉蜕一两，微炒为末，酒调下一钱。（《古今医统大全·卷之八·中风门》）

○小儿阴囊肿硬：蝉蜕五钱，水一大碗煎洗。（《疡医大全·卷之二十四》）

○破伤风寒热垂危：蝉蜕四两烧末，调服。（《疡医大全·卷之三十六》）

○胃热吐食，用蝉蜕五十个（去泥），滑石一两为末，每服二钱，水一盏，入蜜调服。（《本草纲目》）

【按】

药理研究表明，蝉蜕具有抗惊、镇静、解热、抗过敏等作用。临床单用蝉蜕可治产后尿潴留、慢性荨麻疹、角膜混浊等。以蝉蜕为主的药剂可治急性肾小球肾炎、痔疮、面神经麻痹、病毒性肝炎、子宫脱垂、关节拘挛、干咳、耳鸣、耳聋等病症。

罂粟壳

Yingsuke

罂粟壳系罂粟科植物罂粟 *Papaver somniferum* L. 的干燥成熟果壳。常用别名有御米壳、粟壳、烟斗斗等。味酸、涩，性平，有毒。归肺、大肠、肾经。功能敛肺、涩肠、止痛。主要用于治疗久咳、久泻、脱肛、脘腹疼痛等病症。常用剂量为3~6克。易成瘾，不宜常服。

【各家论述】

○治嗽多用粟壳，不必疑，但要去病根，此乃收后药也。治痢亦同。（《丹溪心法》）

○罂粟壳收敛固气，能入肾，故治骨病尤宜。（《用药法象》）

○御米壳，酸涩，固收正气。（《医学启源·下卷·用药备旨·药类法象》）

○酸涩，微寒，无毒。止泻痢，固脱肛，治遗精久咳，敛肺涩肠，止心腹筋骨诸痛……罂子粟壳，酸主收涩，故初病不可用之。泄泻下痢既久，则气散不固而肠滑肛脱；咳嗽诸病既久，则气散不收而肺胀痛剧，故俱宜此涩之、固之、收之、敛之。（《本草纲目》）

○粟壳，炒用甚固大肠久痢滑泻，必用须加甘补同煎，久虚咳嗽欲用须辨虚实，脱肛遗精俱所当用，湿热下痢乃非所宜。（《景岳全书·卷四十九·本草正下》）

○粟壳性涩，泄痢嗽祛，劫病如神。（《寿世保元·卷一·本草·药性歌括》）

○罂粟壳，古方治嗽及泻痢、脱肛、遗精多用之，今人亦效尤辄用，殊为未妥。不知咳嗽唯肺虚无火或邪尽嗽不止者，用此敛其虚耗之气；若肺家火热盛，与夫风寒外邪未散者，误用则咳愈增而难治。泻痢脱肛，由于下久滑脱肠虚不禁，遗精由于虚寒滑泄者，借其酸涩收敛之气，以固虚脱。如肠胃积滞尚多，湿热方炽，命门火盛，湿热下流为遗精者，误用之则邪气无从而泄，或腹痛不可当，或攻入手足骨节，肿痛不能动，或遍身发肿……不可不慎哉！（《本草经疏》）

○粟壳……收敛肺气，止咳嗽，止大肠下血，止日久泻痢赤白。（《滇南本草》）

○罂粟壳，力能涩肠敛肺。治嗽蜜炙，治痢醋炒。嗽、痢初起切忌。（《徐大椿医书全集·药性切用·卷之四下》）

○性涩，敛肺固肠。治虚嗽久泻，遗精脱肛、筋骨诸痛。涩精固气，能入肾，故治骨病尤宜。按风寒作嗽、泻痢初起者勿用。（《罗氏会约医镜·卷十

七·本草中》）

　　○罂粟壳，酸涩平，敛肺涩肠固肾，宜治骨病。酸收太紧，易兜积滞。御米甘寒润燥治反胃；鸦片酸涩温，止泻痢，涩精气。（《本草分经·肺》）

　　○罂粟壳，酸涩收敛，治咳嗽泄痢，肺逆，肠滑之病。初病忌服，当与行郁泄湿之药并用乃可。并治遗精。（《玉楸药解·卷八》）

　　○固肾，治遗精多溺。（《本草从新》）

　　○御米壳，为镇咳、镇痉及收敛药，并有麻醉作用。（《科学注解本草概要·植物部》）

　　○适用于慢性衰弱之久下痢、肠出血、脱肛、贫血拘挛之腹痛、腰痛、妇女白带。又用于慢性久咳嗽、肺结核、咳血、喘息等症。（《现代实用中药》）

　　○粟壳，治脾泻、久痢，涩肠，及虚劳久嗽，又入肾，治骨病。（《东医宝鉴·汤液篇·卷一》）

【验方举要】

　　○治痢：粟壳七五枚，甘草一寸，半生半炙，大碗水煎，取半碗温温呷。又方：用粟壳并去核，鼠查子（山楂）各数枚，焙干末之饮下，尤治噤口痢。（《泊宅编·卷八》）

　　○治久痢不止：①罂粟壳醋炙为末，蜜丸弹子大，每服一丸，水一盏，姜三片，煎八分温服。②粟壳十两，去膜，分作三份，一份醋炒，一份蜜炒，一份生用，并为末，蜜丸芡子大，每服三十丸，米汤下。（《本草纲目》）

　　○治诸般嗽喘：罂粟壳十个大者，用新瓦一片，细拍碎，于瓦上炒黄，大白梅五个，汤浸三五次去盐味，上件用生姜五片，枣二个，水二盏，煎至一盏，去渣，临卧服，留渣天明再煎服。（《当归草堂医学丛书·传信适用方·卷一》）

　　○治久嗽虚咳，多年不愈：粟壳同乌梅为末，白汤下。（《本草易读》）

【按】

　　罂粟壳与五倍子均能敛肺止咳，涩肠止泻。罂粟壳作用较强，止痛作用也很好；但五倍子降火解毒、生津、止血、固精、止汗之功又远比罂粟壳强。研究表明，本品含吗啡、可待因、蒂巴因、那可汀、罂粟碱及罂粟壳碱等。药理作用主要是镇痛、镇咳、抑制呼吸和使胃肠道括约肌张力提高、消化液分泌减少等作用，临床醋炒入药较好，可使便意迟钝，不令呕逆，迅速达到止泻目的。罂粟壳的毒性主要为所含吗啡、可待因、罂粟碱等成分所致。中毒症状起初为烦躁不安，谵妄，呕吐，全身乏力等，继而头晕、嗜睡，脉搏开始快，逐渐慢弱，瞳孔缩小，呼吸浅而不规则，以致血压下降，手脚发凉，最后呼吸中枢麻痹而死亡。慢性中毒时可见厌食、便秘、早衰、阳痿、消瘦、贫血等症状。故不宜久用。

Loulu

漏芦

漏芦系菊科多年生草本植物祁州漏芦 *Rhaponticum uniflorum*（L.）DC，或禹州漏芦 *Echinops latifolius* Tausch. 的干燥根。常用别名有野兰、鬼油麻、漏卢等。味苦，性寒。归胃经。功能清热解毒，消痈，下乳，舒筋通脉。主要用于治疗乳痈肿痛，痈疽发背，瘰疬疮毒，乳汁不通，湿痹拘挛等病症。常用剂量为 3~12克。孕妇慎服。

【各家论述】

○主皮肤热，恶疮疽痔，湿痹，下乳汁；久服轻身益气，耳目聪明，不老延年。（《神农本草经》）

○止遗溺，热气疮痒如麻豆，可作浴汤。（《名医别录》）

○治身上热毒风生恶疮，皮肌瘙痒瘾疹。（《药性本草》）

○杀虫，洗疮疥用。（《本草拾遗》）

○通小肠，泄精尿血，肠风，风赤眼，小儿壮热，扑损，续筋骨，乳痈瘰疬金疮，止血排脓，补血长肉，通经脉。（《日华子本草》）

○漏芦行乳汁，消瘰疬肠风……医疮疡，疗眼，理损伤，续筋骨。（《珍珠囊补遗药性赋》）

○漏芦性寒，祛恶疮毒，补血排脓，生肌长肉。（《万病回春·卷之一·药性歌》）

○漏卢下乳汁，消热毒，排脓止血，生肌杀虫。故东垣以为手足阳明药，而古方治痈疽发背，以漏卢汤为首称也。庞安时伤寒论治痈疽及预解时行痘疹热，用漏卢叶，云天则以山栀子代之，亦取其寒能解热，盖不知其能入阳明之故也。弘景曰：此药久服甚益人，而服食方罕见用之。近道出者，唯疗瘘疥耳，市人皆取苗用。（《本草纲目》）

○止金疮血出。（《景岳全书·卷四十八·本草正》）

○漏芦，苦能下泄，咸能软坚，寒能除热，寒而通利之药也……疮疡阴症，平塌不起发者，非所宜投。妊娠禁用。（《本草经疏》）

○漏芦，利水秘精，凉血败毒。咸寒利水泄湿，清肝退热。治失溺遗精，淋血便红……治一切虫伤、跌打、恶疮、毒肿、排脓、止血，服浴皆善。下乳汁最捷。（《玉楸药解·卷一》）

○漏芦性味苦咸，软坚消瘰，泻热解毒，为外科专药。（《徐大椿医书全

集·上册·药性切用》）

○漏芦，遗精尿血能止，亦因毒解热除自止之意，非因漏芦寓有收涩之功也。（《本草求真》）

○入胃大肠通肺小肠，泻热解毒，通经下乳杀疔疮。（《本草分经·胃》）

○连翘为之使……散热毒，治穀贼……配生姜、地龙治历节风痛。茎如油麻，枯黑如漆者真，甘草拌蒸。气虚者禁用。（《得配本草》）

○漏芦，《本经》谓其下乳汁《别录》谓其止遗溺，旨实相反，何欤？夫溺以温化而通，乳以清纯而下。遗溺因乎热，乳不下亦因乎热，非有二也。唯其利水，是以能使不应行者归于应行，而应行者不得应行而不行，则漏芦者谓为疡症逐湿之剂可也。（《本经续疏》）

○滑利泄热，与王不留行功用最近，而寒苦直泄，尤其过之。苟非实热，不可轻用。不独耗阴，尤损正气。（《本草正义》）

○医疮疡，疗眼，理损伤，续筋骨。（《医方捷径·卷四》）

○治身上热毒，风生恶疮……治疥疮。（《东医宝鉴·汤液篇·卷二》）

【验方举要】

○治小儿无辜疳，肚胀或时泻痢，冷热不调。以漏芦一两，杵为散，每服以猪肝一两，散子一钱匕，盐少许，水煮熟，空心顿服。（《医学纲目·卷之三十八·脾主湿》）

○一切痈疽发背，初发二日，但有热证，便宜服漏卢汤，退毒下脓，乃是宣热拔毒之剂，热退即止服。（《本草纲目》）

○历节风痛，筋脉拘挛。用漏卢麸炒半两，地龙去土炒半两，为末，生姜二两取汁，入蜜三两，同煎三五沸，入好酒五合，盛之。每以三杯，调末一钱，温服。（《本草纲目》）

○乳汁不下乃气脉壅塞也。又治经络凝滞，乳内胀痛，邪畜成痈，服之自然内消，漏芦二两半，蛇退十条炙焦，瓜蒌十个烧存性，为末。每服二钱，温酒调下，良久以热羹汤投之，以通为度。（《本草纲目》）

【按】

漏芦与白蔹都具有清热解毒、消肿排脓、除湿杀虫的功效，但漏芦重在治胃肠，而白蔹偏于治心与小肠。

Xiongdan

熊胆

熊胆系脊椎动物熊科黑熊 *Selenaretos thibetanus* Cuvier 或棕熊 *Ursus arctos* Linnaeus 的干燥胆。性寒，味苦。归肝、胆、心经。功能清热解毒，止痉明目。主要用于治疗肝热所致的小儿惊风、癫痫、抽搐、目赤肿痛，羞明、翳障，以及疮痈肿痛，痔疮等病症。常用剂量为1~2.5克。外用适量。内服多作丸、散剂，不宜入汤剂。

【各家论述】

○疗时气热盛，变为黄疸，暑月久痢，疳蟨心痛。（《新修本草》）

○主小儿五疳，杀虫，治恶疮。（《药性本草》）

○钱乙言：家有小儿，不可无此。（《说郛·卷四》）

○治诸疳，耳鼻疮，恶疮，杀虫。（《日华子本草》）

○熊胆医痔痢之灵……味苦、寒，无毒，然难分真伪，取一粟许滴水中，一道如线不散者为真。治天行热症，诸疳。恶防风、地黄。（《珍珠囊补遗药性赋·禽兽部》）

○退热清心，平肝明目，去翳，杀蛔、蛲虫……苦入心，寒胜热，手少阴、厥阴、足阳明经药也。故能凉心平肝杀虫，为惊痫、疰疳、翳障疳痔、虫牙蛔痛之剂焉。（《本草纲目》）

○清君相二火、泄肝……宁魂止惊，治牙疳、鼻衄。（《玉楸药解·卷五》）

○治心痛……黄疸、久痢。（《医方十种汇编·药性摘录》）

○得片脑，拌猪胆汁涂十年肠风痔瘘，并搽风虫牙痛，拌使君子，蒸研为丸，治诸疳羸瘦。（《得配本草》）

○实热则宜，虚家当戒，通明者佳，性善辟尘。（《本草从新》）

○方书又每以治喉痹……凡清肝胆之味，能畅肝胆之用者，则周身气血皆可通其经络，而开其结邪；明者当识之……肝肾两虚，宜滋阴养血清热为急，诸胆皆不得用。（《本草述钩元》）

○治蓄血，血淋。（《本草求原》）

○其胆入药，治疔疳。（《随息居饮食谱·毛羽类第六》）

○疗天行黄疸，取少许和水服。（《东医宝鉴·杂病篇·卷六》）

○药效：健胃，镇痉，镇静，解毒。用途：腹痛，惊痫，热病，脑膜炎，痉挛。（《临床应用汉方处方解说》）

【验方举要】

○治五痔十年不差方：涂熊胆取瘥止，神良。一切方皆不及此。（《备急千金要方·卷二十三》）

○点眼方：熊胆善辟生，试之之法，净一器，尘幂（遮盖之意）其上，投胆一粒许，则凝尘豁然而开。以之治目障翳极验。每以少许净水略调开，尽去筋膜尘土，入冰脑1～2片，或泪痒，则生姜粉少许，时以铜筋（铜制筷子）点之，绝奇，赤眼亦可用。（《齐东野语·卷四》）

○主小儿五疳，杀虫，疗痔疮，取两大豆许，和乳汁，或竹沥服之。（《东医宝鉴·杂病篇·卷十二》）

【按】

熊胆不独清肝热，内服还可以用于膀胱湿热所致的尿频、尿急、尿痛、发热等症，熊胆配伍柴胡、青蒿、冰片，制成滴鼻剂或外用膜剂，用于小儿高热惊厥有效。此外，熊胆配伍郁金、姜黄、茵陈等治胆结右、胆管炎、黄疸有效。药理研究表明，熊胆具有利胆、溶解胆结石、解痉、降压、解热、解毒、抑菌、抗炎、抗过敏、抗惊厥、镇咳、镇静、祛痰、平喘、降血脂、抗血栓、诱导白血病细胞分化、助消化等作用。熊胆所含熊脱氧胆酸为鹅脱氧胆酸的立体异构物，乃熊胆的特殊成分，可与其他兽的胆相区别。

十五画

Zheshi
赭石

赭石系氧化物类矿物刚玉族赤铁矿，主含三氧化二铁（Fe_2O_3）。常用别名有代赭、代赭石、血师、铁朱、土朱等。味苦，性寒。归肝、心经。功能平肝潜阳，降逆止血。主要用于治疗眩晕耳鸣，呕吐，噫气，呃逆，喘息，吐血，衄血，崩漏下血等病症。常用剂量为9～30克，宜先煎。孕妇慎用。

【各家论述】

○味苦，寒。主鬼疰，贼风蛊毒，杀精物恶鬼，腹中毒邪气，女子赤沃漏下。（《神农本草经》）

○主带下百病，产难，胞衣不出，堕胎，养血气，除五脏血脉中热，血痹，血瘀，大人小儿惊气入腹，及阴痿不起。（《名医别录》）

○治女子崩中淋沥不止，疗生子不落。（《药性本草》）

○止吐血、鼻衄，肠风痔瘘，月经不止，小儿惊痫，疳疾，反胃，止泻痢脱精，尿血遗溺，金疮长肉，安胎健脾，又治夜多小便。（《日华子本草》）

○代赭石能堕胎而可攻崩漏……养血气，强精辟邪。畏天雄附子。（《珍珠囊补遗药性赋·玉石部》）

○苦甘性寒，重为镇固之剂，其气虚逆而上则噫，故仲景用重以镇虚逆。（《丹溪手镜·卷之中·发明五味阴阳寒热伤寒汤丸药性第二》）

○代赭乃肝与包络二经血分药也，故所主治皆二经血分之病。（《本草纲目》）

○代赭石能下气降痰清火，除胸腹邪毒，杀鬼物精气，止反胃，吐血衄血，血痹血痢，血中邪热，大人小儿惊痫狂热入脏，肠风痔漏，脱精遗尿及妇人赤白带下，难产，胞衣不出，月经不止，俱可为散调服，亦治金疮，生肌长肉。（《景岳全书·卷四十九·本草正下》）

○代赭石，其主五脏血脉中热，血痹、血瘀、贼风及女子赤沃漏下、带下百病，皆肝、心二经血热所致，甘寒能凉血，故主如上诸证也。甘寒又能解毒，故主腹中毒也。《经》曰："壮火食气，少火生气。"火气太盛，则阴痿反不能起，苦寒泄有余之火，所以能起阴痿也。重而下坠，故又主产难胞不出及堕胎也。（《本草经疏》）

○入肝与心包血分。镇肝和血，降逆除噫。醋煅细研用。（《徐大椿医书全集·药性切用·卷之五·上》）

○下气降火，专治二经血分之病。疗吐衄崩带、肠风痔漏、月经不止、胎动产难、小儿慢惊。煅红醋淬，水飞用。干姜为使，恶雄附。以上诸症，俱可为散。（《罗氏会约医镜·卷十八·本草·下》）

○驱浊下冲，降摄肺胃之逆气，除哕噫而泄郁烦，止反胃呕吐，疗惊悸哮喘。（《长沙药解》）

○代赭石，《伤寒》旋覆花代赭汤用之治伤寒汗吐下后，心下痞鞭，噫气不除者，以其降胃而下浊气也。滑石代赭汤用之治百合病下之后者，以其降肺而清郁火者也。（《长沙药解》）

○赭石之重，以镇逆气。《本经》治贼风，赤沃漏下，取其能收敛血气也。仲景治伤寒吐下后，心下痞鞭，噫气不除，旋覆代赭石汤，取重以降逆气，涤痰涎也。观《本经》所治，皆属实邪，即赤沃漏下，亦肝心二经瘀滞之患，其治难产胞衣不下及大人小儿惊气入腹，取重以镇之也。阳虚阴痿，下部虚寒忌之，以其沉降而乏生发之功也。（《本经逢原》）

○平肝降火，治血分去瘀生新，消肿化痰，治五淋崩漏，安产堕胎。（《本草再新》）

○赭石……能生血兼能凉血，而其质重坠，又善镇逆气，降痰涎，止呕吐，通燥结，用之得当，能建奇效……生研服之不伤肠胃，即服其稍粗之末亦与肠胃无损。且生服能养气纯全，大能养血……若煅用之即无斯效，煅之复以醋淬之，尤非所宜。且性甚和平，虽降逆气而不伤正气，通燥结而无开破，原无需乎煅也。（《医学衷中参西录·上册·药物》）

○赭石诚为救颠扶危之大药也。乃如此良药，今人罕用，间有用者，不过二三钱，药不胜病，用与不用同也……参、赭并用，不但能纳气归原也，设于逆气上干，填塞胸臆，或兼呕吐，其证之上盛下虚者，皆可参、赭并用以治之。（《医学衷中参西录·上册·药物》）

○效用：1.内服为镇呕、收敛、止血药，适用于胃病呕吐、胃出血、妇女子宫出血、赤白带下、怀孕呕吐、慢性下痢、咳嗽咯血、鼻出血等症，有补血及镇咳之功。2.平肝火，镇气逆，女子赤沃，漏下，养血气，除五脏血脉中热，安胎，健脾，止反胃吐血，月经不止，肠风痔漏，泻痢脱肛。（《现代实用中药》增订本）

○药效：补血，收敛，止血。用途：噎气，下利，脱肛，下血。（《临床应用汉方处方解说》）

○代赭石体沉坠，而启达为之用。旋覆代赭石汤，启达心下也。（《皇汉医学丛书·伤寒用药研究·卷下》）

【验方举要】

○代赭石散：治阴阳痫。代赭石煅醋淬，研为末水飞过晒干，上为末，每服半钱，以金银煎汤和金箔银箔调，连进二服。脚胫上有赤斑乃邪气发出可治，无赤斑则难治。（《保婴撮要·卷三·惊痫》）

○治肠风下血：代赭石不拘多少，烧红，好醋内淬七次，为细末。每服一钱，滚水调服。再以九蒸槐角作茶饮之。忌椒辛，戒房劳。（《良朋汇集·卷四》）

○泻后慢惊，制末，每冬瓜仁汤下五分。伤寒无汗，同干姜为末，热醋合敷两手心，合掌握定，夹于大腿内侧，温覆汗出愈。急慢惊风，制末，每五分，真金汤调下，脚上起赤斑为欲愈，无斑不治。小肠疝气，为末汤下。肠风下血，同上。衄血吐血血崩，同上。（《本草易读》）

○头疼之证，西人所谓脑气筋病也。然恒可重用赭石治愈。癫狂之证，亦西人所谓脑气筋病也，……因心与脑相通之道路为痰火所充塞也。愚恒重用赭石二两，佐以大黄、朴硝、半夏、郁金，其痰火甚实者，间或加甘遂二钱（为末送服），辄能随手奏效。（《医学衷中参西录·上册·药物》）

【按】

赭石小量内服可促进红细胞和血红蛋白新生，因含有微量砷，如长期或大量内服可导致砷中毒，不可不知。

Mohanlian

墨旱莲

墨旱莲系菊科植物鳢肠 *Eclipta prostrata* L.的干燥地上部分。常用别名有旱莲草、鳢肠、莲子草、白旱莲、莲草、墨斗草、墨烟草、金陵草、墨记菜等。味甘、酸，性寒。归肾、肝经。功能滋补肝肾，凉血止血。主要用于治疗牙齿松动，须发早白，眩晕耳鸣，腰膝酸软，阴虚血热，吐血，衄血，尿血，血痢，崩漏下血，外伤出血等病症。常用剂量为6～12克。鲜品外用适量。脾胃虚寒，大便泄泻者不宜服。

【各家论述】

○主血痢。针灸疮发，洪血不可止者敷之；汁涂发眉，生速而繁。（《新修本草》）

○排脓，止血，通小肠，敷一切疮并蚕瘑。（《日华子本草》）

○旱莲草甘，生须黑发……（《寿世保元·卷一·本草·药性歌括》）

○固齿，乌须，洗九种痔疮。（《滇南本草》）

○益肾阴……旱莲有二种，一种苗似旋覆而花白细者，是鳢肠；一种花黄而紫，而结房如莲房者，乃是小连翘也。（《本草纲目》）

○鳢肠善凉血。须发白者，血热也，齿不固者，肾虚有热也；凉血益血，则须发变黑，而齿亦因之而固矣。故古今变白之草，当以兹为胜……鳢肠性冷，阴寒之质，虽善凉血，不益脾胃。病人虽有血热，一见脾胃虚败，饮。食难消，及易溏薄作泄者，勿轻与服。（《本草经疏》）

○俗名墨斗菜……汁出即黑，纯阴之品……宜姜汁、椒红同用，否则必腹痛作泻。（《罗氏会约医镜·卷十六·本草》）

○旱莲草，一名鳢肠，又名金陵草。甘酸微寒，汁黑入肾。（《徐大椿医书全集·上册·药性切用·卷之一》）

○汁黑入肾补精，故能益下而营上……（《医方集解·补养之剂·二至丸》）

○旱莲草……汁黑如墨，得少阴水色。（《玉楸药解·卷一》）

○疗溺血及肾虚变为劳淋。（《本草述》）

○为滋养性收敛药……有收敛止血排脓之功。（《现代实用中药》增订本）

○长须发，令变白为黑，六月采取汁，入姜汁，蜜熬为膏，每一匙酒服。（《东医宝鉴·外形篇·卷四》）

【验方举要】

○治一切眼疾，翳膜遮障，凉脑，治头痛，能生发。五月五日平旦合之。莲子草一握，兰叶一握，油一斤，同浸，密封四十九日。每卧时，以铁匙点药摩顶上，四十九遍，久久甚佳。（《圣济总录》）

○治疔疮恶肿：五月五日收旱莲草阴干，仍露一夜收。遇疾时嚼一叶贴上，外以消毒膏护之，二三日疔脱。（《圣济总录》）

○治正偏头痛：鳢肠汁滴鼻中。（《圣济总录》）

○治血淋：旱莲、芭蕉根（细锉）各二两。上二味，粗捣筛。每服五钱匕，水一盏半，煎至八分，去滓，温服，日二服。（《圣济总录·旱莲子汤》）

○牙痛方：旱莲草以青盐腌一二宿，晒干为极细末，置瓷罐内，擦牙。以沸水汤漱口咽下，久久兼能乌须种子。（《先醒斋广笔记·杂症》）

○乌须方：用旱莲草汁不拘多少，每汁一碗，入炼蜜四两，生姜汁四两和匀以瓷钵盛于烈日中晒成膏，如急用，以桑柴烧之，用砂锅炼成膏，以瓷罐盛之放在水中一宿去火毒，每日早以酒化开一杯服之。此方专主补血开腠理，久服须发变黑光润。（《众妙仙方·卷一·补益门》）

○治小便溺血：车前草叶，金陵草叶。上二味，捣取自然汁一盏，空腹饮之。（《医学正传》）

○治肾虚齿疼：旱莲草，焙，为末，搽齿龈上。（《滇南本草》）

○治吐血：鲜旱莲四两。捣烂冲童便服；或加生柏叶共同用尤效。（《岭南采药录》）

○旱莲草独用焙研，每米饮下二钱，治肠风脏毒，下血不止。（《本草述钩元》）

○旱莲草捣汁，冲极热酒饮，治痔漏疮发，外即以渣敷患处，重者不过三服。（《本草述钩元》）

○黑发固精，女贞丹：女贞子不拘多少，去皮，用旱莲草捣汁拌匀，初伏时晒干，二三次，如法制之，用旱莲草汁为丸常服。（《普救回生草·补益门》）

○目昏不能拈针黹得一方，七月七日，采旱莲草捣汁入食盐拌匀，日晒夜露，每日早起洗沐，以汁少许点目中，初微痛，后乃如常，目光逐渐明，嗣后至七十余岁，犹能于灯下缝纫。（《冷庐医话·卷四·目》）

○痔疮：旱莲草一把连根洗净，捣烂滚酒冲汁服。（《疡医大全·卷之二十三》）

○治阴癣：鲜旱莲草揉成团，用穿山甲将癣刮破，擦癣上极验。（《疡医大全·卷之二十九》）

○旱莲草，阴干切碎，半斤，香附米四两，入砂锅共炒黑存性为末，擦牙固

齿乌须。（《疡医大全·卷之十六》）

○治风热牙痛：旱莲草入盐少许，于掌心揉擦，即止。（《疡医大全·卷之十六》）

【按】

旱莲草凉血止血的作用颇佳，内服、外用均可，实验将狗的股动脉半切断，用本品粉末敷出血处，并稍加压迫，有良好的止血效果。此外，旱莲草尚有提高机体免疫功能、抗氧化等作用。

Jiangcan
僵蚕

僵蚕系蚕蛾科昆虫家蚕 *Bombyx mori* L. 4～5 龄的幼虫感染（或人工接种）白僵菌 *Beauveria bassiana*（Bals.）Vuill. 而致死的干燥体。常用别名有白僵蚕、天虫、僵虫等。味咸、辛，性平。归肝、肺、胃经。功能祛风定惊，化痰散结。主要用于治疗惊风抽搐，咽喉肿痛，风火牙痛，颌下淋巴结炎，面神经麻痹，皮肤瘙痒等病症。常用剂量水煎服为 3～10 克，散剂每服 1～1.5 克。

【各家论述】

○白僵蚕味咸平。主小儿惊痫夜啼，去三虫，灭黑䵟，令人面色好，男子阴疡病。（《神农本草经》）

○女子崩中赤白，产后余痛，灭诸疮瘢痕……末之，封疔肿，根当自出。（《名医别录》）

○治口噤，发汗，主妇人崩中下血不止。（《药性本草》）

○治中风失音，并一切风疾，小儿客忤，男子阴痒痛，女子带下。（《日华子本草》）

○去皮肤间诸风。（《医学启源·卷之下·用药备旨》）

○白僵蚕主……女子崩中赤白，产后余痛。（《增广和剂局方·药性总论·虫鱼部中品》）

○散风痰结核瘰疬，头风，风虫齿痛，皮肤风疮，丹毒作痒，痰疟症结，妇人乳汁不通，崩中下血，小儿疳蚀鳞体，一切金疮，疔肿风痔……僵蚕，蚕之病风者也。治风化痰，散结行经，所谓因其气相感，而以意使之者也。又人指甲软薄者，用此烧烟熏之则厚，亦是此义。盖厥阴、阳明之药，故又治诸血病、疟病、疳病也。（《本草纲目》）

○中气喉闭，急用白僵蚕捣筛为末，生姜自然汁调，下咽立愈。僵蚕属火，而有土与木老得金气而僵，治喉取其火中清化之气，以散结滞之痰。（《红炉点雪·卷二·火病咽痛》）

○僵蚕……消散风热喉痹危证，尤治小儿风痰急惊客忤……止夜啼，杀三虫，妇人乳汁不通，崩中带下，为末可敷丹毒疔肿拔根极效……小儿疳蚀，牙龈溃烂，重舌木舌及大人风虫牙痛，皮肤风疹瘙痒。（《景岳全书·卷四十九·本草正》）

○僵蚕味咸，诸风惊痫，湿痰喉痹，疮毒瘢痕。（《万病回春·卷之一·药

性歌》)

○白僵蚕咸更辛平，阴内生阳其性温，去肤风动如虫状，治黑黯生于面门。（《医经小学·卷之一·药性指掌》）

○肺主皮毛，而风邪客之，则面色不光润，辛温入肺，去皮肤诸风，故能灭黑黯及诸疮瘢痕也。男子阴疡，风湿浸淫也，辛平能散风热，兼能燥湿，是以主之……凡中风口噤，小儿惊痫夜啼，由于心虚神魂不宁，血虚经络劲急所致，而无外邪为病者忌之。女子崩中，产后余痛，非风寒客人者，亦不宜用。（《本草经疏》）

○僵而不腐，得清化之气，故能治风化痰，散结行经。治中风失音、头风……除阴痒，及小儿惊痫，肤如鳞甲。若诸症由于血虚，而无风寒客邪者勿服……亦可解毒……恶茯苓、桔梗、萆薢。（《罗氏会约医镜·卷十八·本草》）

○僵蚕，驱逐邪。治中风不语，头痛，胸痹，口噤，牙痛，隐疹风瘙，瘰疬、疔毒……粉刺，痔痔金疮，崩中，便血。治男子阴痒，小儿惊风诸证。此庸工习用之物。风邪外袭，宜发其表。风湿内动，宜滋其肝。表里不治，但事驱风，欲使之愈复何益也。愈驱愈盛，不通之极矣。（《玉楸药解·卷六》）

○为中风失音、痧疹不透专药。炒去丝用。（《徐大椿医书全集·药性切用》）

○以清化之品，涤疵疠之气，以解温毒，散肿消郁。（《寒温条辨·卷六·本草辨》）

○祛风散寒，燥湿化痰，温行血脉之品。（《本草求真》）

○白僵蚕，味辛气温而性燥，故治湿胜之风痰，而不治燥热之风痰。小儿惊痫夜啼，是肝热生风，又为痰湿所痼而阳不得伸，是以入夜弥甚。僵蚕劫痰湿而散肝风故主之。（《本草思辨录》）

○平相火逆结之毒痰，治风热乘肝之恶疟，祛皮肤风若虫行，疗风温痰结口噤，治小儿惊疳……得生矾、枯矾、姜汁治喉风。得姜汁治一切风痰，得葱茶，治头风。得冰、硼，治喉痹；配乌梅治肠风下血；合蛇退，浴小儿肤如鳞甲……调皂角水，擦牙虫……无风邪者，禁用。（《得配本草》）

○僵蚕，蚕之病风者也。功专祛风化痰，得乎桑之力也。（《本经逢原》）

○又行肝胃两经，虽病蚕之扬，究属蠕动之品，凡一切乳痈痰沥之证，皆可以攻托宽行。（《本草便读》）

○僵而不腐，得清化之气，故能治风化痰，散结行经，其气味俱薄，轻浮而升。（《家庭医师·第六章·药物》）

○阴中之阴也。其用有二，去皮肤风动如虫行，主面部点生如漆点。（《医方捷径·卷三》）

○僵蚕乃蚕将脱皮时，因受风不能脱下，而僵之蚕，因其病风而僵，故能为表散药之向导，而兼具表散之力。是以痘疹不出者，僵蚕最能表出之。不但此也，僵蚕僵而不腐，凡人有肿疼之处，恐其变为腐烂，僵蚕又能治之，此气化相感之妙也……（搜风汤）用僵蚕者，徐灵胎谓邪之中人，有气无形，穿经入络，愈久愈深，以气类相反之药投之则拒而不入，必得与之同类者和入诸药使为向导，则药至病所，而邪与药相从，药性渐发，邪或从毛孔出，从二便出，不能复留，此从治之法也。僵蚕因风而僵，与风为同类，故善引祛风之药至于病所成功也。※搜风汤：主治中风。僵蚕二钱，防风六钱，真辽人参四钱，另炖同服，或用野台参七钱代之，高丽参不宜用，清半夏三钱，生石膏八钱，柿霜饼五钱冲服，麝香一分，药汁送服。（《医学衷中参西录·上册·医方》）

○咸能入肾，解下焦郁热，热解则崩中下血可以断源。更因癥瘕积聚而致者，本品能软坚散结，辛可行瘀调经，血可归经而下血自止。※治妇人崩中下血不止，《千金方》衣中白鱼，僵蚕等分。以井花水服之，日三服。（《百药效用奇观》）

○效用：内服治小儿之痉挛、夜啼，及扁桃腺炎、支气管炎、老人中风、口眼㖞斜。又治失音及风疹瘙痒。（《现代实用中药》增订本）

○为镇静、解热，变质药。（《科学注解本草概要·动物部》）

○白僵蚕，灭黑黯、瘢痕，令面色好，为末，常涂之。（《东医宝鉴·外形篇·卷一》）

【验方举要】

○治小儿撮口：用白僵蚕二枚为末，以蜜和，敷于小儿口内即瘥。（《幼幼新书·卷第五·初生有病》）

○瘰疬，白僵蚕治下筛，服五分匕，日三，十日差。（《千金宝要·卷之五·头面手足瘰疬疮漏第十六》）

○治疟方：白僵蚕，一个直者，切作七段，用绵裹定，捻为丸，用朱砂为衣，只作一服……用桃柳枝煎汤送下。（《御药院方·卷二·治伤寒门》）

○济生二圣散：治缠喉风，急喉痹，鸭嘴胆矾，二钱半，白僵蚕，炒，去丝嘴，半两，上为末，每用少许，以竹管吹入喉中。（《玉机微义·卷之二十七》）

○治中风失音，白僵蚕七枚为末，酒调服。（《众妙仙方·卷二·诸风门》）

○治偏正头疼，并夹脑风，连两太阳头痛。以白僵蚕细研为末，用葱茶调服方寸匕。（《医学纲目·卷之十五·头风痛》）

○遍身瘾疹，疼痛成疮。用白僵蚕少许，焙黄细研为末，酒服立瘥。（《医学纲目·卷之二十》）

○喘嗽，白僵蚕为末，姜汁清茶调服，临卧下。（《医学纲目·卷之二十六》）

○治中风失音，并一切风疾及小儿客忤，男子阴痒，女子带下。白僵蚕七枚炒，为末，酒调服方寸匕，立效。（《古今医统大全·卷之八·中风门》）

○喉痹喉风壅肿，直僵蚕一两，葱一把，煎汤洗项下，风热即散。（《疡医大全·卷之十七》）

○儿脐肿，多啼不能乳哺，即脐风也，用白僵蚕真者四只，炒去丝嘴为末，蜜调敷脐内即愈。（《胎产秘书·卷下·保婴要诀》）

○通神散：治中风痰涎壅塞，用此吐之。白僵蚕七枚，焙研为末，生姜汁调服，立吐风痰，少时，再用七枚，依法再吐，仍用煨熟大黄，含津咽下，若口不开者，用僵蚕煎汁，以竹管灌入鼻中，男左女右。（《证治汇补·卷之一·中风选方》）

○凡小儿撮口噤风，面黄色，气喘声不出，皆由胎气挟热，流毒心脾，故令舌强，唇青，撮口发噤，用直僵蚕二枚，去嘴，略炒为末，蜜调纳儿口中。（《达生要旨·卷五·脐症简便方》）

○消气核瘰疬：全斑蝥二个，白僵蚕二十个，火酒二斤同浸，每日饮少许即消。（《疡医大全·卷之十八》）

○治喉闭如圣散：白僵蚕、天南星并生用，上等分为末，以生姜自然汁调一字许，用笔管灌在喉中，立效。仍咬干姜一皂子大，引涎出。（《当归草堂医学丛书·传信适用方·卷二》）

○解诸毒，救危死，解毒药白僵蚕，身直者，火上焙黄色，放地少时，于白中捣为末，每服一钱，用酒、醋、水三般同为一盏，煎至七分，温服。可以吐出，甚者下之。（《当归草堂医学丛书·传信适用方·卷四》）

○治瘰疬：僵蚕（洗净）250克，晒干炒枯，另晚米半升（约400克）炒。每服6克，空腹夏枯草煎汤下，一月愈，须以甘肥荤润之物滋泽之。（《马培之医案论精要·第二篇》）

【按】

僵蚕含有草酸铵、蛋白质、脂肪等成分，具有催眠、抗惊厥、抗肿瘤、抑菌等作用。临床单用僵蚕治疗高脂血证、糖尿病、呼吸道感染和链霉素中毒致聋等有一定疗效。以僵蚕为主还可用于急性乳腺炎、流行性乙型脑炎、肾炎尿血、颈淋巴结炎、大脑发育不全等。近年有用缫丝后的蚕蛹，经接种白僵菌发酵而制成白僵蚕的代用品。研究发现，蚕蛹含草酸铵较高，认为比僵蚕的抗惊厥作用还强，其他作用与僵蚕基本相当。

十六画

Juhe

橘核

橘核系芸香科植物橘 *Citrus reticulata* Blanco 及其栽培变种的干燥成熟种子。常用别名有橘子仁、橘子核、橘米、橘仁等。味苦，性平。归肝、肾经。功能理气、散结、止痛。主要用于治疗小肠疝气，睾丸肿痛，乳痈肿痛等病症。常用剂量为3～9克。

【各家论述】

○治腰痛，膀胱气，肾疼。炒去壳，酒服良。（《日华子本草》）

○苦，平，无毒。入足厥阴……治小肠疝气及阴核肿痛。（《本草纲目》）

○橘核，出《日华子》，其味苦温而下气，所以能入肾与膀胱，除因寒所生之病，疝气方中多用之。（《本草经疏》）

○橘核，疏肝，散逆气，下寒疝之药也……《日华子》主膀胱浮气，阴疝肿疼，或囊子冷如冰、硬如石，下坠如数十斤之重，取橘核数两作末，每早、午、晚各服一次，每次用药末一钱，食前酒调下……又妇人瘕疝，小腹攻疼，腰胯重滞，气逆淋带等疾，以一两，白水煎服立定，盖取苦温入肝而疏逆气之功也。（《本草汇言》）

○治腰痛癞疝在下之病……然唯实证为宜，虚者禁用，以其味苦，大伤胃中冲和之气。（《本经逢原》）

○行肝气，消肿散毒。（《本草备要》）

○苦，平，无毒。消阴卵之肿痛，除小肠之疝气，止肾疰之腰痛，疗酒齄之风鼻。（《本草易读》）

○橘核入足厥阴，与青皮同功，故治腰痛癞疝在下之病，不独取象于核。《和剂局方》治诸疝痛及内溃卵肿偏坠，或硬如石，或肿主溃，有橘核丸，用之有效。（《本草择要纲目》）

○味苦，入足厥阴经，功专行肝气，消肿散毒，腰肾疼痛，得荔核治疝。酒

炒良，叶散乳痈。（《本草撮要》）

○橘核为镇痛药，功能温下焦。（《科学注解本草概要·植物部》）

○橘核，治腰痛，膀胱气，肾冷。炒作末，酒服良。（《东医宝鉴·汤液篇·卷二》）

【验方举要】

○治酒渣风，鼻上赤：橘子核（微炒）为末，每用一钱匕，研胡桃肉一个，同以温酒调服，以知为度。（《本草衍义》）

○橘核酒：治打扑腰痛，恶血瘀蓄，痛不可忍。用橘核炒去皮，研细，每服二钱匕，酒调服。或用猪腰子一个，去筋膜，破开入药，同葱白、茴香、盐，湿纸裹煨熟，细嚼，温酒下。（《医学纲目·卷之二十八·腰痛》）

○治膀胱肾气痛：橘核微炒去壳，为末，酒调下一钱。（《东医宝鉴·外形篇·卷四》）

【按】

橘核内服或外用治疗急性乳腺炎均有满意疗效。方法：橘核研末，每用适量的25%酒精或一般白酒稀释1～2倍，调湿敷于炎症处，干后即换，毒血证严重者以橘核30克加白酒或甜酒1两，再加水200毫升，煎至100毫升，每天3次，每次20毫升。如单用水煎内服则效差。

薤白

Xiebai

薤白系百合科植物小根蒜 *Allium macrostemon* Bge. 的干燥鳞茎。常用别名有薤头、野蒜、小蒜等。味辛、苦，性温。归肺、胃、大肠经。功能通阳散结，行气导滞。主要用于治疗胸痹疼痛，痰饮咳喘，泄痢后重等病症。常用剂量为4.5～9克。

【各家论述】

○味辛温，主金创、创败，轻身不饥耐老，生平泽。（《神农本草经》）

○苦，温，无毒。归于骨。除寒热，去水气，温中散结。诸疮中风寒水肿，以涂之。（《名医别录》）

○白者补而美，赤者主金疮及风。（《新修本草》）

○轻身耐老。疗金疮，生肌肉……治寒热，去水气，温中，散结气……治女人赤白带下……骨骾在咽不去者，食之即下。（《食疗本草》）

○调中，主火利不瘥，大腹内常恶者，但多主食之。（《本草拾遗》）

○补虚，解毒……主脚气；煮与蓐妇饮之，易产。（《本草图经》）

○治泻痢下重，能泄下焦阳明气滞。（《用药法象》）

○薤白，辛苦性温，泄满气，入太阴经，性滑利，行阳明路，除寒热，去水散结气温中。（《丹溪手镜·卷之中·发明五味阴阳寒热伤寒汤丸药性第二》）

○治少阴病厥逆泄痢，及胸痹刺痛，下气散血，安胎……温补助阳道。（《本草纲目》）

○薤白，辛而微苦，通肺气，利肠胃，散血疏滞，定喘，安胎利产。治下痢后重，风寒喘急，胸痹刺痛，消上中下久痼寒滞。生捣敷水肿，和蜜捣敷汤火伤。以汁灌鼻救卒死。取白用，忌牛肉。（《医方十种汇编·药性摘录》）

○辛苦温，滑泄下焦大肠气滞，散血生肌，调中下气。（《本草分经·大肠》）

○味辛，气温，入手太阴肺，手阳明大肠经。开胸痹而降逆，除后重而升陷。最消痞痛，善止滑泄。（《长沙药解·卷三》）

○薤白辛温通畅，善散壅滞。辛金不至上壅，故痹者下达而变冲和。庚金不至下滞，故重者上达而化轻清。其诸主治，断泄利，除带下，安胎妊，散疮疡，疗金疮，下骨哽，止气痛，消咽肿，缘其条达凝郁故也……伤寒四逆散，方在甘草，治少阴病四逆泄利下重者，加薤白三升，以其行滞而升陷也。（《长沙药

解·卷三》）

○薤白，一名薅子。辛苦滑温，散滞泄满，为胸痹、滞下专药。俗名小蒜。梗，主散滞通中，取白用。（《徐大椿医书全集·药性切用·卷之四中》）

○调中助阳，散血生肌。泄大肠气滞，治泄痢后重、肺气喘急，安胎利产。（《罗氏会约医镜·卷十七·本草中》）

○除风助阳道，去水气，泄大肠滞气，安胎，利产妇久病赤白带。作羹食良，骨哽在咽，食之即下。用蜜捣，涂汤火伤甚效。但发热有火者勿食，不可与牛肉同食。（《陈修园医书四十八种·增补食物秘书》）

○薤白……开胸痹而降逆，除后重而升陷。最消疮痛，善止滑泄。（《医学摘粹·本草类要·热药门》）

○配瓜蒌，治胸痹作痛。配当归，治胎动冷痛。佐川柏，治赤痢不止。和羊肾炒，治产后诸痢。（《得配本草》）

○效用：薤白内服为健胃整肠药，适用于慢性胃卡他、胸闷胀痛、欲吐不得吐、喘息咳唾者，并有祛痰作用。（《现代实用中药》增订本）

○药效：温性祛痰，解凝。用途：胸背痛，喘咳。（《临床应用汉方处方解说》）

【验方举要】

○胸痹之病，喘息咳唾，胸背痛，短气，寸口脉沉而迟，关上小紧数，栝楼薤白白酒汤主之：栝楼实一枚，捣，薤白半斤，白酒七升。左三味，同煮取二升，分温再服。（《金匮要略方论·胸痹心痛短气病脉证治第九》）

○胸痹，不得卧，心痛彻背者，栝楼薤白半夏汤主之：栝楼实一枚，捣，薤白三两，半夏半斤，白酒一斗。上四味，同煮取四升，温服一升，日三服。（《金匮要略方论·胸痹心痛短气病脉证治第九》）

○疗金疮，生肌肉：生捣薤白，以火封之。更以火就炙，令热气彻疮中，干则易之。（《食疗本草》）

○治赤痢：薤、黄柏。煮服之。（《本草拾遗》）

○治诸哽：煮薤白令半熟，以线缚定，手执线头，少嚼薤白咽之，度薤白至哽处，便牵引哽即出矣。（《医学纲目·卷之十五·咽喉·诸物梗喉》）

○薤白粥方：治老人肠胃虚冷，泄痢水谷不止。薤白一升，细切，粳米四合，葱白三合，细切，上相和作羹，下五味椒酱姜，空心食，常服之效。（《养老奉亲书·食治老人泻痢诸方第七》）

○治妊娠胎动，腹内冷痛，薤白一升，当归四两，水五升，煮二升，分二服。（《古今录验》）

【按】

薤白与葱白皆为通阳之品，但薤白长于宣通胸中之阳气以散阴寒之结，又行滞治痢，而葱白则偏于散在外之风寒，通上下之阳。

薏苡仁

Yiyiren

薏苡仁系禾本科植物薏苡 *Coix lacryma-jobi* L.var. *ma-yuen*（Roman.）Stapf 的干燥成熟种仁。常用别名有苡仁、感米、薏珠子、菩提子、必提珠、薏米、米仁、薏仁、苡米等。味甘、淡，性凉。归脾、胃、肺经。功能健脾渗湿，除痹止泻，清热排脓。主要用于治水肿，脚气，小便不利，湿痹拘挛，脾虚泄泻，肺痈，肠痈，扁平疣等病症。常用剂量为9~30克。孕妇慎服。

【各家论述】

○味甘，微寒。主筋急拘挛，不可屈伸，风湿痹，下气。久服轻身益气。（《神农本草经》）

○除筋骨邪气不仁，利肠胃，消水肿，令人能食。（《名医别录》）

○主肺痿肺气，吐脓血，咳嗽涕唾上气。煎服之破五溪毒肿。（《药性本草》）

○性平。去干湿脚气。（《食疗本草》）

○温气，主消渴……杀蛔虫。（《本草拾遗》）

○薏苡仁味甘，寒，无毒。主肺气肺痈。（《珍珠囊补遗药性赋·草部》）

○健脾益胃，补肺清热，去风胜湿。炊饭食，治冷气；煎饮，利小便热淋。（《本草纲目》）

○能去湿利水。以其去湿，故能利关节除脚气，治痿弱拘挛湿痹，消水肿疼痛，利小便热淋，亦杀虫蛕。以其微降，故亦治咳嗽唾脓，利膈开胃。以其性凉，故能清热止烦渴上气。但其功力甚缓，用为佐使宜倍。（《景岳全书·卷四十九·本草正·下》）

○薏苡仁，《本经》云，微寒，主筋急拘挛。拘挛有两等：《素问》注中，大筋受热，则缩而短，缩短故挛急不伸，此是因热而拘挛也，故可用薏苡仁；若《素问》言因寒而筋急者，不可更用此也。凡用之，须倍于他药。此物力势和缓，须倍加用即见效。盖受寒即能使人筋急，受热故使人筋挛，若但热而不曾受寒，亦能使人筋缓，受湿则又引长无力。（《本草衍义》）

○薏苡仁，性燥能除湿，味甘能入脾补脾，兼淡能渗泄，故主筋急拘挛不可屈伸及风湿痹，除筋骨邪气不仁，利肠胃，消水肿，令人能食。总之，湿邪去则脾胃安，脾胃安则中焦治，中焦治则能荣养乎四肢，而通利乎血脉也。甘以益脾，燥以除湿，脾实则肿消，脾强则能食，如是，则以上诸疾不求其愈而自愈

矣。（《本草经疏》）

○薏米，味甘气和，清中浊品，能健脾阴，大益肠胃。主治脾虚泄泻，致成水肿，风湿筋缓，致成手足无力，不能屈伸。盖因湿胜则土败，土胜则气复，肿自消而力自生。取其入肺，滋养化源，用治上焦消渴，肺痈肠痈。又取其味厚沉下，培植下部，用治脚气肿痛，肠红崩漏。若咳血久而食少者，假以气和力缓，倍用无不效。（《药品化义》）

○薏苡味甘气香，入足太阴脾足阳明胃经：燥土、清金、利水、泄湿。补己土之精，化戊土之气，润辛金之燥渴，通王水之淋沥，最泄经络风湿，善开胸膈痹痛。（《长沙药解·卷一》）

○米仁甘淡微寒而力和缓，益胃健脾，渗湿行水，清肺热，杀蚘。（《本草分经·大肠》）

○治水肿泻痢、肺痿、肺痈、咳吐脓血，除脚气疝气，利小便，疗热淋，祛风热痿弱拘挛。按大便燥结，因寒转筋及妊娠均忌。（《罗氏会约医镜·卷十六·本草上》）

○甘淡微凉，健脾清肺，渗湿舒筋，止渴退肿，炒松用。生用则专渗湿热以清肺气。（《徐大椿医书全集·药性切用·卷之四下》）

○苡仁清肺理脾湿。治虚火上乘而见肺热肺痈；因热生湿而见水肿湿痹脚气疝气，泄痢热淋并风湿筋急拘挛等症用，入汤剂须倍他药。若津枯便秘，阴寒转筋及有孕妇女不宜妄用。根杀蚘虫，同糯米炒热，或盐汤煮过用。（《医方十种汇编·药性摘录》）

○薏苡仁，除湿而不如二术助燥，清热而不如芩、连辈损阴，益气而不如参、术辈犹滋湿热，诚为益中气要药。然其味淡，其力缓，如不合群以济，厚集以投，冀其奏的然之效也能乎哉？（《本草述》）

○薏仁最善利水，不至损耗真阴之气，凡湿盛在下身者，最宜用之，视病之轻重，准用药之多寡，则阴阳不伤，而湿病易去。故凡遇水湿之症，用薏仁一二两为君，而佐之健脾去湿之味，未有不速于奏效者也，倘薄其气味之平和而轻用之，无益也。（《本草新编》）

○薏苡下水宽膨，疗肺痈痿咳。（《何氏药性赋》）

○可粥可面，同米酿酒……养心肺上品之药……根煮糜食甚香，去蛔虫大效……汁能堕胎气，叶作饮，气香益中。暑月煎液，暖胃，益气血。初生小儿煎汤浴之，无毒……苏轼小圃薏苡诗：伏波饭薏苡，御瘴传神良，能除五溪毒，不救谗言伤。（《广群芳谱·卷九十九》）

○山药、薏米皆清补脾肺之药。然单用山药，久则失于黏腻，单用薏米，久则失于淡渗，唯等分并用乃可久服无弊。（《医学衷中参西录·上册·医方》）

○薏苡一物而三善备焉，上以清气而利水，下以利水而燥土，中以燥土而清气。益气化于精，水化于气。薏苡化气最清，化水最捷。以清肃之气，舒降酒之令，千支万派，尽归溪壑。故凡诸消渴淋痛，无不效也。（《经证证药录·卷十六》）

○苡仁虽有健脾除湿之功，但大泄精气，孕妇及肾虚体弱者均忌之。（《沈绍九医话·药物及方剂》）

○为消炎、利尿药，并有滋养强壮作用。功能利肠胃，消水肿，祛风湿。（《科学注解本草概要·植物部》）

○治肺气肿，湿性肋膜炎，排尿障碍，慢性胃肠病、慢性溃疡。（《中国药用植物图鉴》）

○效用：为良好之营养剂，有利尿作用。日本产者，有镇痛、镇痉、镇咳等作用，并治赘疣有效；我国产之薏苡仁治疣无著效。（《现代实用中药》增订本）

○薏苡仁，性微寒，味甘，无毒。主肺痿，肺痈吐脓血，咳嗽，又主风湿痹，筋脉挛急，干湿脚气……轻身，胜瘴气……久服令人能食，性缓不妒。（《东医宝鉴·汤液篇·卷一》）

○药效：排脓，利尿，镇痛。用途：浮肿，皮肤粗糙，疣，疼痛。（《临床应用汉方处方解说》）

【验方举要】

○治肺痈咯血：薏苡仁三合捣烂，水二大碗，煎取一碗，入酒少许，分二次服之。（《华佗神方·卷四·治肺痈咯血神方》）

○延年疗牙齿风龋方：薏苡根四两切，以水四升，煮取二升含，冷易之。（《外台秘要·卷二十二·风齿口臭方》）

○集验蛔虫攻心腹痛方：取薏苡根二斤锉，以水七升，煮取三升，先食尽服之虫死尽出。（《外台秘要·卷二十六·蛔虫方》）

○疗腹胀方：薏苡仁炊为饭，气味欲匀，如麦饭煮粥亦好，豉浆粥并任意，无所忌。（《外台秘要·卷七·腹内诸气及胀不下食方》）

○古今录验疗肺痈方：薏苡仁一升，醇苦酒三升，上二味，煮取一升，温令顿服，有脓血当吐。（《外台秘要·卷十·肺痈方》）

○小儿梦中遗尿，薏苡仁一合许，去心不去壳，敲碎，入盐一小撮，同炒黄色。用水二盅，煎至半盅，空心服之，累效。（《医学纲目·卷之三十六·肝之风》）

○薏苡仁散：治筋脉拘挛，久风湿痹。薏苡仁一升，捣散，以水二升，取末数匙作粥，空腹食之。（《医学纲目·卷之十二·诸痹》）

○薏苡仁散，治肺热痿痹筋挛，兼治阳明湿气。薏苡仁一斤，焙研末，水调服。（《症因脉治·卷三·痿证论》）

○治风热牙痛：薏苡根四两，水煎含漱。（《疡医大全·卷之十六》）

○治牙痛：薏苡仁、桔梗各等分，生研为末，水调服。（《疡医大全·卷之十六》）

○预防丹毒复发：用生苡仁30克，水煎服，每日一剂，连续服用一阶段，取其健脾利湿之功效。（《赵炳南临床经验集·医案选·丹毒》）

【按】

药理研究表明，薏苡仁具有抗癌、抑制肌肉收缩、镇静、镇痛、降温解热等作用。临床单用薏苡仁治多种癌症有效，以薏苡仁为主的复方治疗坐骨神经痛、鞘膜积液等亦有满意疗效。

Bohe
薄荷

薄荷系唇形科植物薄荷 *Mentha haplocatyx* Briq. 的干燥地上部分。常用别名有蕃荷菜、南薄荷、升阳菜、薄苛、蔢菝荷等。味辛，性凉。归肺、肝经。功能宣散风热，清头目，透疹。主要用于治疗风热感冒，风温初起，头痛，目赤，喉痹，口疮，风疹，麻疹，胸胁胀闷等病症。常用剂量为3～6克，入煎剂宜后下。

【各家论述】

○去愤气，发毒汗，破血止痢，通利关节。(《药性本草》)

○主贼风，发汗。(治)恶气腹胀满，霍乱，宿食不消，下气。(《新修本草》)

○能引诸药入营卫，疗阴阳毒、伤寒头痛。(《食性本草》)

○治中风失音，吐痰。除贼风。疗心腹胀，下气，消宿食及头风等。(《日华子本草》)

○《主治秘要》云：(薄荷)性凉味辛，气味俱薄，浮而升，阳也。去高颠及皮肤风热。去枝茎，手搓碎用。(《医学启源·卷之下·用药备旨·药类法象》)

○薄荷叶……升也，阳也。其用有二：清利六阳之会首；祛除诸热之风邪。(《珍珠囊补遗药性赋·主治指掌·逐段锦》)

○入手少阴、手太阴、足厥阴……薄荷，辛能发散，凉能清利，专于消风散热。故头痛、头风、眼目、咽喉、口齿诸病，小儿惊热，及瘰疬、疮疥为要药。(《本草纲目》)

○通关节，利九窍，乃手厥阴、太阴经药。清六阳会首，散一切毒风，治伤寒头痛寒热，发毒汗，疗头风脑痛，清头目咽喉口齿风热诸病，除心腹恶气胀满、霍乱，下气消食消痰，辟邪气秽恶，引诸药入营卫，开小儿之风涎，亦治瘰疬痈肿，疮疥风痒瘾疹。作菜食之除口气，捣汁含漱去舌胎语涩，揉汁塞鼻止衄血，亦治蜂螫蛇伤。病新瘥者忌用，恐其泄汗亡阳。(《景岳全书·卷四十八·本草正上》)

○薄荷味辛，清利头目，祛风化痰，骨蒸可服。(《明医指掌·卷一·药性歌》)

○薄荷，辛多于苦而无毒。辛合肺，肺合皮毛，苦合心，而从火化，主血脉，主热，皆阳脏也。贼风伤寒，其邪在表，故发汗则解。风药性升，又兼辛

温，故能散邪辟恶。辛香通窍，故治腹胀满、霍乱。（《本草经疏》）

○薄荷，味辛能散，性惊而清，通利六阳之会首，祛除诸热之风邪。取其性锐而轻清，善行头面，用治失音，疗口齿，清咽喉。同川芎达巅顶，以导壅滞之热。取其气香而利窍，善走肌表，用消浮肿，散肌热，除背痛，引表药入营卫以疏结滞之气。（《药品化义》）

○小儿惊风、壮热，须此引药；治骨蒸劳热，用其汁与众药为膏。（《本草衍义》）

○治一切伤寒头疼、霍乱吐泻、痈疽、疥癞诸疮……野薄荷上清头目诸风，止头痛、眩晕、发热。去风痰，治伤风咳嗽、脑漏鼻流臭涕。退虚劳发热。（《滇南本草》）

○性味辛凉，散风热，清利头目，搜肝肺，宣滞解郁。但辛香耗气，多服损人。苏产者良。（《徐大椿医书全集·上册·药性切用·卷之一中》）

○薄荷，辛散升浮，体温用凉发汗，搜肝气而抑肺盛，宣滞解郁，散风热，通关窍。（《本草分经·肺》）

○薄荷，辛凉，入肝兼入肺，治头痛头风，发热恶寒及心腹恶气，痰结，咽喉口齿眼耳瘾疹，疮疥，惊热，骨蒸、衄血。所用不过三四五分。唯气虚食少，阴虚火盛者忌之。苏产气芳者良。猫伤用汁涂之良。（《医方十种汇编·药性摘录》）

○薄荷能清利头目，轻宣上焦，以助羌防之不逮，于是表邪自无容留之地。（《成方便读·治目之剂·洗肝散》）

○治伤寒头痛寒热、舌胎语涩，疗头风、脑痛、中风失音、皮肤瘾疹、咽喉、眼目、口齿诸病，除胀满、霍乱、宿食，疗血痢、小儿风涎惊痫。按薄荷辛香伐气，虚弱者勿服。（《罗氏会约医镜·卷十六·本草上》）

○利咽喉口齿诸病，治瘰疬、疮疥、风瘙瘾疹。去舌苔语涩，止衄血。涂蜂螫蛇伤，小儿惊热……薄荷去鱼腥……可生食，同薤作齑食相宜。新病瘥人，薄荷勿食，令人虚汗不止，瘦弱人久食，动消渴病。（《广群芳谱·卷九十五》）

○薄荷气味近于冰片，最善透窍。其力内至脏腑筋骨，外至腠理皮毛，皆能透达，故能治温病中之筋骨作疼者。若谓其气质清轻，但能发皮肤之汗，则浅之乎视薄荷矣。（《医学衷中参西录·上册·医方》）

○薄荷……少用则凉，多用则热（如以鲜薄荷叶汁外擦皮肤，少用殊觉清凉，多用即觉灼热）……若少用之，亦善调和内伤，治肝气胆火郁结作疼，或肝风内动，忽然痫痉瘛疭……葛根之凉不如薄荷，而其发表之力又远不如薄荷。（《医学衷中参西录·上册·药物》）

○薄荷，本品辛香凉烈，主辟邪毒，"原能宽中理气，消导顺降者"（本经续疏），故能止痢。亦有宿食恶气扰于内，复感外邪而致者，本品清内行气，散外

透邪，故宜用。《普济方》治血痢方：薄荷叶煎汤单服。（《百药效用奇观》）

○性味：有特异香气，味峻烈，后清凉。效用：为清凉性芳香矫臭制腐药，有镇痉、发汗、解热、驱风、健胃之效，并治感冒鼻塞头痛。（《现代实用中药》增订本）

○药效：发汗，解热，健胃。用途：风热，咽喉痛。（《临床应用汉方处方解说》）

○薄荷，性温，味辛苦，无毒。能引诸药入营卫，发毒汗，疗伤寒头痛，治中风、贼风、头风，通利关节，大解劳之。（《东医宝鉴·汤液篇·卷二》）

【验方举要】

○治紧唇燥裂生疮：薄荷取汁，白蜜各等分，煎服之。（《众妙仙方·卷二·论疮门》）

○治衄血不止：薄荷汁滴之。或以干者水煮，绵裹塞鼻。（《本事方》）

○治头痛：薄荷为末，置之纸条内作捻，凉水蘸湿塞鼻则愈。（《良朋汇集·卷五》）

○固齿方：生熟石膏四两，青盐二两，骨碎补六钱，薄荷八钱。（《客座偶谈·卷四》）

○治中风失音不语及风热烦闷：薄荷生取汁饮之，又煮汁服之。（《东医宝鉴·杂病篇·卷三》）

○治骨蒸热劳：薄荷煮取汁服，或生捣取汁饮，又取汁蒸为膏，和众药服。（《东医宝鉴·杂病篇·卷三》）

【按】

药理研究表明，薄荷具有发汗、解热、抗菌、抗病毒、驱虫、健胃等作用。民间有用薄荷作茶饮者，对暑天少汗者相宜，若已多汗断不可饮，以免耗气伤津。

十七画

Tanxiang
檀香

檀香系檀香科植物檀香 *Santalum album* L.树干的心材。常用别名有白檀香、黄檀香、真檀、浴香等。味辛，性温。归脾、胃、心、肺经。功能行气温中，开胃止痛。主要用于治疗寒凝气滞，胸痛，腹痛，胃痛食少；冠心病，心绞痛等病症。常用剂量为1.5~3克。

【各家论述】

○檀香……消风肿。(《名医别录》)

○主心腹霍乱，中恶，杀虫。(《本草拾遗》)

○热，无毒。煎服止心腹痛，霍乱肾气痛，水磨涂外肾，并腰肾痛处。(《日华子本草》)

○散冷气，引胃气上升，进饮食。(《珍珠囊补遗药性赋》)

○檀香，阳，主心腹痛，霍乱，中恶，引胃气上升，进食。(《医学启源·卷之下·用药备旨·药类法象》)

○治噎膈吐食。又面生黑子，每夜以浆水洗拭令赤，磨汁涂之。(《本草纲目》)

○檀香不特消风肿，抑且能收霍乱功，肾气上攻心气痛，浓煎服饵即能通。(《医经小学·卷之一·药性指掌》)

○《本经》无正文。弘景云，白檀消热肿。脏器主心腹霍乱，中恶鬼气，杀虫。《日华子》云，檀香热无毒，治心痛、霍乱、肾气腹痛……详其所主诸证，亦是芬芳开发，辟恶散结除冷之药也。非上乘沉水者不入药。(《本草经疏》)

○白檀香气味辛温，熏之清爽可爱，凡因冷气上结，饮食不进，气逆上吐，抑郁不舒，服之能引胃气上升，且能散风辟邪，消痛住肿，功专入脾与肺，不似沉香力专主降，而能引气下行也。但此动火耗气，阴虚火盛者切忌。取白洁色白者佳。紫色为紫檀，气寒味咸，专入血分。(《本草求真》)

○白檀香，辛温利气，调脾肺，利胸膈，兼引胃气上升。（《本草分经·肺》）

○调上焦滞气在胸膈咽嗌之间，大有奇功。引胃气上升，进饮食，止腹痛，疗噎膈，除毒肿，辟秽气，逐鬼魅。又治面生黑子，每晚以热水洗拭，磨汁涂之甚良。但香能调气，亦能散气，若气虚及阴虚火盛者，疮毒溃后脓多者，俱忌之。（《罗氏会约医镜·卷十七·本草中》）

○性味辛温，入脾肺气分而兼入肝胃。能引胃气上行，调中解郁，为治膈止吐专药。（《徐大椿医书全集·药性切用·卷之三上》）

○白檀功用，尽于东垣散冷气一语，如弘景消风热肿毒，亦即阳气不能达于阴者，所郁聚为热风，是热之所化耳，无二义也，非谓其治冷又治热也。（《本草述》）

○白檀香辛，温。调脾肺，利胸膈，疗噎膈之吐，止心腹之疼，辟鬼杀虫，开胃进食，能引胃气上升。紫檀香咸平，血分之药。和营气，消肿毒，敷金疮，止血定痛。诸香动火耗气，夏月囊香辟臭，尚谓其散真气而开毛孔，况服之乎？痈疽溃后，诸疮脓多，及阴虚火盛，俱不宜服。（《本草从新》）

○白檀香辛，温，无毒。入手太阴、足少阴。消风热肿毒，除噎膈吐食，止心腹腰肾之痛，杀鬼恶虫蛊之邪。能退霍乱，亦消面黩。紫檀香敷卒肿，涂恶毒，治金疮，疗淋沥。（《本草易读》）

【验方举要】

○解恶毒风肿：白檀香、沉香各一块，重一分，槟榔一枚。上三味各于砂盆中以水三盏细磨取尽，滤去滓，银石铫内煎沸，候温，分作三服。（《圣济总录·檀香饮》）

○治阴寒霍乱：白檀香、藿香梗、木香、肉桂各一钱五分，为极细末。每用一钱，炒姜五钱，泡汤调下。（《本草汇言》）

○治心腹冷痛：白檀香三钱，为极细末，干姜五钱。泡汤调下。（《本草汇言》）

【按】

檀香药材含3%～5%挥发油，檀香液给离体蛙心灌流，离体蛙呈负性肌力作用；其对由四逆汤、五加皮中毒所致心律不齐有拮抗作用。檀香、木香、沉香均为行气止痛良药，它们的区别是，檀香主升而善理上焦之气郁；木香偏于走中焦而调胃肠之气滞；沉香主降，能导气下行，并能纳气平喘。

Gaoben
藁本

藁本系伞形科多年生草本植物藁本 *Ligusticum sinense* Oliv. 或辽藁本 *Lingusticum jeholense* Nakai et Kitag. 的干燥根茎及根。常用别名有鬼卿、地新、微茎、藁板、山园荽等。味辛，性温。归膀胱经。功能祛风，散寒，除湿，止痛。主要用于治疗风寒感冒，巅顶疼痛，风湿肢节痹痛等病症。常用剂量为2~10克。凡血虚头痛及热证均忌用。

【各家论述】

○藁本味辛温，主妇人疝瘕，阴中寒肿痛，腹中急，除风头痛，长肌肤，悦颜色。（《神农本草经》）

○辟雾露润泽，疗风邪亸曳金疮，可作沐药面脂。（《名医别录》）

○治一百六十种恶风鬼疰，注入腰痛冷，能化小便，通血，去头风䵟疱。（《药性本草》）

○治皮肤疵皯，酒齄粉刺，痫疾。（《日华子本草》）

○顶颠痛，用藁本。（《医学启源·卷之上》）

○治寒气郁结于本经，治头痛、脑痛、齿痛……《主治秘要》云：味苦，性微温，气厚味薄而升，阳也，太阳头痛必用之药……顶巅痛，非此不除。（《医学启源·卷之下·用药备旨》）

○藁本除风，主妇人阴痛之用。（《珍珠囊补遗药性赋·总赋》）

○藁本（恶䕡茹、畏青葙子）……升也，阴中之阳也。其用有二：大寒气客于巨阳之经；苦头疼流于巅顶之上，非此味不除……主风入四肢。（《珍珠囊补遗药性赋·主治指掌》）

○头面身体皮肤风湿。（《用药法象》）

○治痈疽，排脓内塞……霍翁曰：风客于胃也。饮以藁本汤而止。盖藁本能去风湿故耳……李杲：头面身体皮肤风湿。好古：督脉为病，脊强而厥。元素曰：藁本乃太阳经风药，其气雄壮，寒气郁于本经，头痛必用之药……与木香同用治雾露之清邪中于上焦。与白芷同作面脂，既治风，又治湿，亦各从其类也。（《本草纲目》）

○疗大寒犯脑痛，连齿颊及鼻面……风湿泄泻，冷气腰疼，妇人阴中风邪肿痛，此足太阳经风痫雾露、瘴疫之要药。（《景岳全书·卷四十八·本草正》）

○藁本，升阳而发散风湿，上通巅顶，下达肠胃之药也。其气辛香雄烈……

又能利下焦之湿，消阴障之气……久利不止。大抵辛温升散，祛风寒湿气于巨阳之经为专功，若利下焦寒湿之证，必兼下行之药为善。（《本草汇言》）

○藁本微温味苦辛，治头痛于巅顶中，太阳寒客能消散，妇女阴寒痛可通。（《医经小学·卷之一·药性指掌》）

○温病头痛，发热口渴或骨疼，及伤寒发于春夏；阳证头痛，产后血虚火炎头痛，皆不宜服。（《本草经疏》）

○藁本一味，能治妇人癫疝，以其升举太阳之气也，但与虚而下坠者非宜。（《济阴纲目·卷之七·论阴挺下脱》）

○藁本善祛风寒湿邪，入太阳而兼治督脉头痛上连巅顶，带浊由清阳下陷，必需之。（《徐大椿医书全集·药性切用·卷之一》）

○治风湿痛痒，头风目肿，泄泻疟痢。（《本草再新》）

○治本经头痛连脑者，脊强而厥，妇人阴肿作痛，胃经风湿泄泻，解酒齄粉刺……若内热头痛，及春夏温暑之病，不宜进也。（《罗氏会约医镜·卷十六·本草》）

○藁本或谓其性颇有类于芎䓖，皆能以治头痛，然一主于肝胆，虽行头目，而不及于巅顶，一主太阳及督，虽其上下皆通，而不兼及肝胆之为异耳。（《本草求真》）

○今人只知藁本为治颠顶头脑之药……故用藁本去风除湿，则中外之痰皆痊，岂特除风头痛而已哉。（《本经逢原》）

○配木香治雾露之清邪中于上焦；配苍术治大实心痛；配白芷末，夜擦旦梳，去头垢白屑。头痛挟虚内热，春夏阳症头痛者禁用。（《得配本草》）

○茶香根（藁本、茶芎头）辛温气分，胸腹痞块奔豚症，肠胃冷气杀蛔虫，头目腰痛有效应。（《草木便方》）

○为镇痉镇痛药，用于各种头痛，对流行性脑脊髓膜炎所引起之剧烈头痛、颈部强直，亦有弛缓之效。又治肠疝痛，能解痉而止痛。（《现代实用中药》增订本）

【验方举要】

○小儿疥癣：藁本煎汤浴之，并以浣衣。（《本草纲目》）

○治鼻上面上赤：藁本研细末，先以皂角水擦动赤处，拭干，以冷水或蜂蜜水调涂。干再用。（《鸡峰普济方·藁本散》）

○治头屑：取藁本、白芷等分为末，夜擦旦梳，头屑垢自去（用食盐水，每晚洗一次，亦效）。（《蒲辅周医疗经验·方药杂谈》）

【按】

藁本含有挥发油，有镇静止痛作用，30%的藁本煎液外用，对多种常见的皮肤真菌有抑制作用。临床用治神经性皮炎有较好疗效。

十八画

Lilu
藜芦

藜芦系百合科多年生草本植物黑藜芦 *Veratrum nigrum* L. 的根茎。常用别名有葱苒、葱葵、丰芦、梨卢、鹿葱等。味辛、苦,性寒,有毒。归肺、胃、肝经。功能涌吐风痰,杀虫。主要用于治疗中风、癫痫、喉痹证见痰涎涌盛者,以及疥癣秃疮等,也可用于杀灭蚊蝇及其幼虫。常用剂量为0.3~0.9克,为丸、散服。外用研末,油调涂,适量。传统认为不宜与细辛、芍药、五参配伍应用。体虚气弱及孕妇忌用。

【各家论述】

○味辛寒有毒。主治蛊毒,咳逆,泄痢肠澼,头疡疥瘙恶疮,杀诸虫毒,去死肌。(《神农本草经》)

○疗呃逆,喉痹不通,鼻中瘜肉,马刀烂疮。不入汤用。(《名医别录》)

○中藜芦毒,葱汤下咽便愈。(《备急千金要方·卷二十四》)

○主上气,去积年脓血泄痢。治恶风疮、疥、癣、头秃、杀虫。(《药性本草》)

○吐上膈风涎,暗风痫病,小儿鮈鮈痰疾。(《本草图经》)

○为末,细调,治马刀疥癣。(《本草衍义》)

○哕逆用吐药,亦反胃用吐法去痰积之义……藜芦则吐风痰者也……《图经》言能吐风病,此亦偶得吐法耳。(《本草纲目》)

○藜芦味辛,最能发吐,肠澼泻痢,杀虫消蛊。取根去头,用川黄连为使,恶大黄,畏葱白,反芍药、细辛、人参、沙参、玄参、丹参、苦参,切忌同用。(《寿世保元·卷一·药性歌括》)

○藜芦苦寒,毒烈,善吐浊痰,兼治疥癣杀诸虫,点痣去瘜肉。(《长沙药解·卷一》)

○反细辛、芍药、诸参、诸酒,若同酒即杀人……有宣壅导滞之力,邪气热痰，闭塞膈上，昏迷不省，用此以吐之，即一时获效，疗虫毒喉痹。按藜芦有毒善吐，凡上焦有老痰，或中虫毒，止可借其宣吐。不然，切勿沾口，以致大损津液也。（《罗氏会约医镜·卷十六·本草》）

○辛寒至苦，入口即吐，善于通顶，令人嚏。虚火慎用。（《徐大椿医书全集·药性切用·卷之二》）

○辛少苦多……宜作散剂以投，勿作汤药致损精液。（《医方十种汇编·药性摘录》）

○藜芦毒，雄黄、葱汁并解之。（《医碥·卷二·杂症·中毒》）

○得雄黄蜜调，点鼻中息肉，和猪脂调，敷反衣恶疮，晒干研末，入麝香少许，吹鼻治诸风头痛。生用令人恶吐……气血虚者禁服。（《得配本草》）

○凡胸中有老痰，或中蛊毒，止可借其宣吐，切勿沾口，大损胃中津液也。若咳逆泄利肠澼等证，苟非实邪壅滞，慎勿轻试，不可因《本经》之言而致惑也。（《本经逢原》）

○俗名山稷……可吐风痰，不入汤药，专主疥虫疮疡。（《医方捷径·卷四》）

○藜芦涌吐风痰，升举阳气；甘草能解藜芦之毒，而和中养胃，此方使风痰消除，肺中气机畅通，则诸证可愈。（《金匮要略诠解》）

【验方举要】

○治头生虮虱，用藜芦末掺之，有灭虱之效。（《仁斋直指方》）

○治风屑极燥痒无时，此乃气虚，风邪侵于皮表而生。用藜芦不拘多少为末，先洗头，须避风，候未至十分干时，用末掺之。须用入发至皮方得，紧缚之两日夜，次日即不燥痒。如尚有些少，可再用一次立效。（《医学纲目·卷之十五·头风痛》）

○治中风不省人事，牙关紧急。用藜芦一两去芦，浓煎防风汤洗过，焙干切，炒微黄褐色，捣末，每半钱温水下，以吐涎为效。如人行三里许，未吐再服。（《医学纲目·卷之十·中风》）

○治癣，用藜芦细捣为末，生油和敷之。（《医学纲目·卷之二十·丹熛燥痤疹》）

○治疸。取藜芦置灰内炮之，少变色，捣为末。水服半钱匕，小便不利，数服。（《医学纲目·卷之二十一·黄疸》）

○治一切疮疽，胬肉突出，不问大小长短，用藜芦一味为末，以生猪脂和，研如膏，涂患处，周日易之。（《外科枢要·卷四·治疮疡各症附方》）

○治身面黑痣，藜芦烧灰五两，水一大碗，淋灰汁于铜器中，重汤煮成黑膏，以针微刺破痣，点之，不过三次，神效。（《良朋汇集·卷五》）

○眼翻出胬肉如血，三月不愈，乃伤风寒也，以生猪脂调藜芦末涂之而愈。（《续名医类案·卷三十二·发背》）

【按】

藜芦在临床上已不常用，但它与一些常用药有配伍禁忌，为了引起重视，历代有关论述较多。药理研究表明，藜芦具明显而持久的降压作用，无急速耐受现象，并使人同时伴有心率减慢，呼吸抑制或暂停。本品毒性较大，但无蓄积中毒现象，对口、鼻、眼黏膜都有刺激作用，主要影响横纹肌，一般中毒死于呼吸停止。

Fupenzi

覆盆子

覆盆子系蔷薇科植物华东覆盆子 *Rubus Chingii Hu.* 的干燥果实。常用别名有覆盆、乌藨子等。味甘、酸，性温。归肾、膀胱经。功能益肾，固精，缩尿。主要用于治疗肾虚遗尿，小便频数、阳痿早泄，遗精滑精等病症。常用剂量为3～10克。肾虚有火，小便短涩者不宜服。

【各家论述】

○主益气轻身，令发不白。（《名医别录》）

○覆盆子味甘辛平，无毒，益气轻身，令发不白。（《备急千金要方·卷二十六》）

○其味甜、酸。五月麦田中得者良。（《食疗本草》）

○主男子肾精虚竭，女子食之有子。主阴痿，能令坚长。（《药性本草》）

○食之令人好颜色，榨汁涂发不白。（《本草拾遗》）

○安五脏，益颜色，养精气，长发，强志。疗中风身热及惊。（《日华子本草》）

○补虚续绝，强阴建阳，悦泽肌肤，安和脏腑，温中益力，疗劳损风虚，补肝明目。（《开宝本草》）

○起阳治痿，固精摄溺，强肾无燥热之偏，固精无凝涩之害。（《本草图解》）

○益肾脏，缩小便。取汁同少蜜煎为稀膏，点服，治肺气虚寒。（《本草衍义》）

○覆盆子甘，肾损精竭。黑须明眸，补虚续绝。（《寿世保元·卷一·本草药性歌括》）

○治肾伤精竭流滑……《本经》易名覆盆，因益肾易收小便，人服之，当覆溺器，由此为誉。（《本草蒙筌》）

○覆盆子，其主益气者，言益精气也。肾藏精，肾纳气，精气充足，则身自轻，发不白也……强阳不倒者忌之。（《本草经疏》）

○覆盆子，方书用之治劳倦虚劳等证，或补肾元阳，或益肾阴气，或专滋精血，随其所宜之主，皆能相助为理也……治劳倦、虚劳、肝肾气虚恶寒，肾气虚逆咳嗽、痿、消瘅、泄泻、赤白浊，鹤膝风，诸见血证及目疾。（《本草述》）

○覆盆子甘平，入肾，起阳治痿，固精摄溺，强肾而无燥热之偏，固精而无

凝涩之害，金玉之品也。（《本草通玄》）

○覆盆子味甘、酸，性微寒……入肾兴阳，治痿软，入肝强筋，种子方中决不可少……益肾补肝，明目兴阳，妇人多食能生子，其功不可尽述，根洗疥癞疮。（《滇南本草》）

○甘酸温而性固涩、补益肝肾、固精明目，起阳痿，缩小便，强肾无燥热之偏，固精无凝滞之害。（《本草分经·肝》）

○起阳固精，补肾伤，缩小便，明目，舒筋，女人多孕……若小便不利者禁之。（《罗氏会约医镜·卷十六·本草》）

○温肾涩精，固脱起阴痿，止尿多，泽肌肤，和脏腑，女子服之多孕。（《医方十种汇编·药性摘录》）

○为固精，缩小便专药。（《徐大椿医书全集·药性切用·卷之二》）

○覆盆，为滋养真阴之药，味带微酸，能收摄耗散之阴气而生精液……凡子皆坚实，多能补中，况有酸收之力，自能补五脏之阴而益精气。凡子皆重，多能益肾，而此又专入肾阴，能坚肾气，强志倍力有子，皆补益肾阴之效也。（《本草正义》）

○止肾脏之虚泄，疗肺气之虚寒，补肝脏，明耳目，壮阳治痿，得益智仁治小便频数，佐破故纸治阳事不起，去皮蒂酒煮用。戒酒、面、油腻。（《得配本草》）

○味酸平寒，无毒。补中益肾，调和脏腑，治风虚损。（《医方捷径·卷四》）

○味甘酸而苦。为强壮剂，治阴萎、遗精、遗尿及多尿症，能节制排尿量，温暖身体，治女子性腺衰弱之不妊，并使营养佳良，皮肤色泽转佳。（《现代实用中药》增订本）

○令人好颜色，久食之佳。（《东医宝鉴·外形篇·卷一》）

○覆盆子益力，又云倍力，末服、丸服皆佳。（《东医宝鉴·外形篇·卷三》）

【验方举要】

○阳事不起，覆盆子，酒浸焙研为末。每旦酒服三钱。（《本草纲目》）

○治肺虚寒：覆盆子，取汁作煎为果，仍少加蜜，或熬为稀饧，点服。（《本草衍义》）

【按】

覆盆子补肝肾，收敛固涩与山茱萸的作用相似，但覆盆子补肝固脱之力不及山茱萸，功效偏于补肾壮阳，治阳痿等男女性功能减退都有较好疗效。据药理研究表明，覆盆子具有雌激素样作用。

礞石

Mengshi

礞石系硅酸盐类矿石，分青礞石与金礞石两种。青礞石系绿泥石片岩（Chlorite-schist），应用较广；金礞石为云母片岩（Mica-schist）。常用别名有酥酥石等。味甘、咸，性平。归肺、肝经。功能下气消痰，平肝镇惊。主要用于治顽痰喘咳，老痰浓稠胶结，痰积惊痫等病症。常用剂量为6~10克；入丸散剂1.5~3克。孕妇慎用。

【各家论述】

○治食积不消，留滞在脏腑，宿食癥块久不瘥，及小儿食积羸瘦，妇人积年食症，攻刺心腹。（《嘉祐本草》）

○甘咸，平，无毒……治积痰惊痫，咳嗽喘急……青礞石，其性下行。肝经风木太过，来制脾土，气不运化，积滞生痰，壅塞上中二焦，变生风热诸病，故宜此药重坠。制以硝石，其性疏快，使木平气下，而痰积通利，诸证自除。汤衡《婴孩宝鉴》言礞石乃治惊利痰之圣药……然止可用之救急，气弱脾虚者，不宜久服。杨士瀛谓其功能利痰，而性非胃家所好，如慢惊之类，皆宜佐以木香。（《本草纲目》）

○青礞石乃肝脾之药也。此药重坠，制以硝石，其性更利，故能消宿食、癥积顽痰，治惊痫、咳嗽喘急。宝鉴言礞石为治痰利惊之圣药，若吐痰在水上以石末掺之，痰即随水而下，则其沉坠之性可知……王隐君谓痰为百病母，不论虚实寒热，概用滚痰丸通治百病，岂理也哉？是以实痰坚积，乃其所宜。然久病痰多者必因脾虚，但知滚痰丸可以治痰，而不知虚痰服此则百无一生矣。（《景岳全书·卷四十九·本草正下》）

○礞石禀石中刚猛之性，体重而降，能消一切积聚痰结。其味辛咸，气平无毒，辛主散结，咸主软坚，重主坠下，故本经所主诸证，皆出一贯也。今世又以之治小儿惊痰喘急，入滚痰丸治诸痰怪证。（《本草经疏》）

○色青入肝，体重降下，为平肝镇惊、消散热痰之神药。治食症腹痛、痰壅喘急。（《罗氏会约医镜·卷之十八·本草下》）

○青礞石重坠下行，化停痰宿谷，破硬块老瘀。其性迅利。不宜虚家。庸工有滚痰丸，方用礞石大黄泄人中气，最可恶也。（《玉楸药解·卷三》）

○青礞石甘咸微毒，质重色青，入肝而平肝下气，软坚化痰，为顽痰癖结之专药。入硝煅尽，石色如金，细研水飞用。（《徐大椿医书全集·药性切用·卷

之五上》）

○礞石禀剽悍之性，而能攻陈积之痰者，以硝石同煅，使其自上焦行散而下。（《成方便读·除痰之剂·礞石滚痰丸》）

○为镇痉、泻下药，并有祛痰作用。功能破癥积，下痰热，消食积。（《科学注解本草概要·矿物部》）

○青礞石，治食不消，留滞在脏腑，宿食癥块，小儿食积羸瘦。（《东医宝鉴·汤液篇·卷三》）

【验方举要】

○滚痰丸，通治痰为百病：礞石、焰硝各二两（煅过，研飞，晒干，一两），大黄（酒蒸）八两，黄芩（酒洗）八两，沉香五钱。为末，水丸梧子大。常服一二十丸，欲利大便则服一二百丸，温水下。（《养生主论·滚痰丸》）

○小儿惊痫，磨水服。急慢惊风，痰壅，为末，姜水下。（《本草易读》）

○金宝神丹：制礞石半斤，赤脂二两，水丸豆大，候干，入坩锅内煅红，收之，每温水下一二丸。治一切积病，滑泄久痢，妇人崩带。（《本草易读》）

【按】

礞石与赭石皆为重坠沉降之品，在平肝镇静、降逆涤痰方面礞石的力量较强，且礞石偏走谷道，为治惊利痰之圣品，而赭石偏走气道，又入血分，长于镇冲逆，熄肝风，又能凉血止血，乃镇肝降逆之良药。

Qumai

瞿麦

瞿麦系石竹科多年生草本植物瞿麦 *Dianthus superbus* L. 或石竹 *Dianthus chinensis* L. 的干燥地上部分。常用别名有巨句麦、大兰、山瞿麦、南天竺草等。味苦，性寒。归心、小肠经。功能利尿通淋，破血通经。主要用于治疗热淋，血淋，石淋，小便不通，淋沥涩痛，月经闭止等病症。常用剂量为10~15克。孕妇忌用。

【各家论述】

○瞿麦味苦寒。主关格诸癃结，小便不通，出刺，决痈肿，明目去翳，破胎堕子，下闭血。(《神农本草经》)

○养肾气，逐膀胱邪逆，止霍乱，长毛发。(《名医别录》)

○八正散，用瞿麦，今人为至要药。若心经虽有热，而小肠虚者，服之，则心热未退，而小肠别作病矣。料其意者，不过为心与小肠为传送，故用此入肠药。按《经》，瞿麦并不治心热。若心无大热，则当止治其心；若或制之不尽，须当求其属以衰之。用八正散者，其意如此。(《本草衍义》)

○穗：主月经不通，破血块排脓。叶：主痔瘘并泻血，作汤粥食，又治小儿蛔虫，及丹石药发。并眼目肿痛及肿毒，捣敷。治浸淫疮并妇人阴疮。(《日华子本草》)

○《主治秘要》云：瞿麦阳中之阴，利小便为君。去枝用穗。(《医学启源·卷之下·用药备旨》)

○瞿麦开通关格，宣癃堕子，更催生……止用实壳，不用茎叶。(《珍珠囊补遗药性赋·草部》)

○瞿麦辛寒，专治淋病，且能堕胎，通经立应。(《寿世保元·卷一·本草药性歌括》)

○能通小便，降阴火，除五淋，利血脉，兼凉药亦消眼目肿痛，兼血药则能通经破血下胎，凡下焦湿热疼痛，诸疡皆可用之。(《景岳全书·卷四十八·本草正》)

○唐与正治吴巡检病不得前溲，卧则微通，立则不能涓滴，医遍用通小肠药不效。唐因问吴，常日服何药？曰：常服黑锡丹。问何人结砂？曰：自为之。唐洒然悟。曰：是必结砂时铅不死，硫黄飞去，铅砂入膀胱，卧则偏重，犹可溲，立则正塞水道，以故不能通。令取金液丹三百粒，分为十服，煎瞿麦汤下之，膀胱得硫黄，积铅成灰，从水道下，犹累如细砂，病遂愈。(《名医类案·卷八》)

○瞿麦，其性阴寒，泄降利水，除导湿退热外，无他用……然必实有实热壅滞者为宜……石顽亦谓妊娠产后小便不利及脾虚水肿者禁用。按，又有老人虚人气化不利而为癃闭溲少等症，亦非湿热蕴积，治宜宣化气分，五苓、八正，徒耗津液，皆为禁药。（《本草正义》）

○瞿麦渗利疏通，善行血梗而达木郁，木达而疏泄之令畅，故长于利水。其它主治，清血淋，通经闭，决痈脓，落胎妊，破血块，消骨鲠，出行刺，拔箭镞，皆其疏决开岩之力也。（《长沙药解·卷四》）

○瞿麦苦寒而性善下，降心火利小肠，逐膀胱邪热，破血利窍决痈，明目通经治淋。（《本草分经·小肠》）

○瞿麦穗性味辛寒，利小肠而降心火，逐膀胱湿热，为通淋要药。（《徐大椿医书全集·药性切用·卷之一》）

○凡下焦湿热疼痛者皆可用之。（《罗氏会约医镜·卷十六·本草》）

○牡丹、蓑草为之使，恶螵蛸，伏丹砂……得蒲黄治产后淋，配蒌仁、鸡子治便秘，配葱白、栀子治热结淋血，煎浓汁服之，下子死腹中。（《得配本草》）

○为利尿剂，治水肿及淋病，适用于血淋、尿痛、尿热涩痛等，对于血淋有特效。又为通经药，及阵缩催进剂，多量用于妊妇，有致流产之弊。（《现代实用中药》增订本）

○为消炎、利尿、通经药，功能开通关格，清热，利水，催生。（《科学注解本草概要·植物部》）

【验方举要】

○治横产。瞿麦一两，以水一大盏，煎至六分，去渣，分作两服，温眼。（《卫生家宝产科备要·卷六》）

○治哽。以瞿麦为末，水调方寸匕服。（《医学纲目·卷之十五·咽喉》）

○治死胎不下。瞿麦不拘分两，熬汁服之，不效，即用鬼臼为末炒，酒冲服即下。（《达生要旨·卷三·胎衣不下》）

○《千金方》治产经数日不出，或子死腹中，母欲死，以瞿麦煎浓汁服之。（《永乐大典·医药集·卷二万二千一百八十二》）

○治目赤肿痛，浸淫等疮，瞿麦炒黄为末，以鹅涎调涂眦头，或捣汁涂之。（《圣惠方》）

【按】

药理研究表明，瞿麦具有利尿、兴奋肠管、杀死血吸虫、降血压及抑制心脏等作用。瞿麦活血通经明显，临床配伍益母草、瓜蒌、石斛、麦冬、生地、牛膝等，治阴虚胃热所致的月经延后，或血涸经闭等，确有显效。

十九画

Chansu
蟾酥
（附：蟾蜍）

蟾酥系蟾蜍科动物中华大蟾蜍 *Bufo bufo gargarizans* Cantor 或黑眶蟾蜍 *Bufo melanostictus* Schneider 的干燥分泌物。常用别名有蟾蜍眉脂、蟾蜍眉酥、癞蛤蟆浆等。味辛，性温。有毒。归心经。功能解毒，止痛，开窍醒神。主要用于治疗痈疽疔疮、咽喉肿痛、中暑吐泻、腹痛神昏，以及用于手术麻醉等。常用剂量为 0.015～0.03 克，多入丸散用；外用适量。孕妇慎用。蟾蜍、蟾头、蟾舌、蟾皮，其肝、胆，均可入药。

【各家论述】

○端午日取眉脂，以朱砂、麝香为丸如麻子大，治小孩子疳瘦，空心服一丸；如脑疳，奶汁调，滴鼻中，甚妙。（《药性本草》）

○酥同牛酥，或吴茱萸苗汁调，摩腰眼，阴囊，治腰肾冷，并助阳气。又疗虫牙。（《日华子本草》）

○齿缝出血及牙疼，以纸纴少许按之，立止。（《本草衍义》）

○疗发背、疔疮，一切恶肿。（《本草纲目》）

○蟾酥，味辛麻，性热，有毒。主治发背痈疽疔肿，一切恶毒。若治风虫牙痛，及齿缝出血，以纸捻蘸少许点齿缝中，按之即止……蟾蜍……消癖气积聚，破坚癥肿胀，治五疳八痢，及小儿劳瘦疳热，杀疳虫，消痈肿鼠瘘，阴疽恶疮。若治破伤风，宜同花椒剉烂，入酒煮熟饮之，通身汗出即愈。（《景岳全书·卷之四十九·本草正》）

○蟾酥，诸家所主，但言其有消积杀虫，温暖通行之功，然其味辛甘，气温散，能发散一切风火抑郁，大热痈肿之候，为拔疔散毒之神药，第性有毒，不宜多用，入发汗散毒药中服者，尤不可多。（《本草经疏》）

○通行十二经络、藏府、膜原、溪谷、关节诸处……疗疳积，消膨胀，解疔

毒之药也。能化解一切瘀郁壅滞诸疾，如积毒、积块、积胀、内疔痈肿之症，有攻毒拔毒之功也。（《本草汇言》）

〇药市将癞蛤蟆，刺取其沫，谓之蟾酥，为修合丹丸之用……人家小儿女之痘者，以水畜养癞蛤蟆五个或七个，使其吐沫，过午取水，煎汤浴之，令痘疮稀。（《清嘉录·卷五》）

〇蟾酥助阳解毒，治疔肿恶毒，疗阴蚀、厉风、猘犬恶伤。外科有夺命之功，然轻用烂人肌肉。（《罗氏会约医镜·卷十八·本草》）

〇蟾酥……能拔一切风火热毒之邪，使之外出。盖邪气着人肌肉，郁而不解，则或见为疔肿发背，阴疮、阴蚀、疽疬恶疮，故必用此辛温以治，盖辛主散，温主行，使邪尽从汗出，不留内入，而热自可以除矣。性有毒，止可外治取效；即或用丸剂，亦止二、三、四厘而已，多则能使毒人。其用作丸投服，亦宜杂他药内，勿单服也。（《本草求真》）

〇蟾酥其性最烈，凡用不过一分。（《本经逢原》）

〇入肌肉，能拔一切风火热毒之邪……入药内服，不得过半分，外合药每次只用三四分。（《医方十种汇编·药性摘录》）

〇蟾酥辛热有毒，疗毒发背，外用能拔，内用能攻。配朱砂白面成锭，葱汤下，治恶疮。配朱砂、麝香、人乳滴鼻中，治脑痈。配广胶、米醋，溶化围肿毒。疔疮毒甚者，合他药服二三厘，取以毒攻毒也。疮毒已溃，欲生肌肉，用之作痛异常。误服头目张大而死。酥能烂人肌肉，不可轻用。蟾酥入目则肿盲，用紫草汁洗点即消。（《得配本草》）

〇蟾酥，善开窍辟恶搜邪，唯诸闭证救急方中用之，以开其闭。然服食总宜谨慎，试以少量置肌肤，顿时起泡蚀烂，其性可知。研末时鼻闻之，即嚏不止，故取嚏药中用之。（《本草便读》）

〇为强心、利尿药。（《科学注解本草概要·动物部》）

〇为强心、镇痛、止血药，对胃痛、腹痛、咳嗽伴起诸疾患有效。外用于痔疾、瘙痒性皮肤病、疔疮恶肿等，又供强心目的之用。（《现代实用中药》增订本）

〇强心、排毒。用途：强心剂（六神丸）之原料，恶性肿瘤。（《临床应用汉方处方解说》）

〇蟾酥，五月五日取干之，东行者良，刮去皮水，酒浸一宿，阴干酥炙，或酒炙，去骨，或烧性用之。（《东医宝鉴·汤液篇·卷二》）

〇蟾蜍性寒，味辛，有毒，破癥结，疗恶疮，杀疳虫，治猘犬伤疮，及小儿面黄癖气。（《东医宝鉴·汤液篇·卷二》）

〇蟾蜍，食之不患热病，生捣绞汁服或烧为末，和水服，并主瘟病发斑。（《东医宝鉴·杂病篇·卷七》）

○蟾蜍，即虾蟆也，主狂犬咬，发狂欲死，作脍食之，勿令知。又取后两腿，捣烂，酒调服亦佳。（《东医宝鉴·杂病篇·卷九》）

○蟾蜍，甘苦凉，清热杀虫，消疳，化毒，平惊，散癖，行湿除黄，止痢，疗温……凡小儿疮家、疫疠，并宜食之，其肝尤良。（《随息居饮食谱》）

【验方举要】

○蟾酥丹：治疗肿，蟾酥一枚，为末，以白面和黄丹，丸如麦颗状，针破患处，以一粒纳之。（《重订严氏济生方·痈疽疔肿门》）

○治疗疮恶肿，蟾酥一钱，巴豆四个（捣烂），饭丸锭子如绿豆大，每服一丸，姜汤下。良久，以萹蓄根、黄荆子研酒半碗服，取行四五次，以粥补之。（《本草纲目》）

○治五疳八痢，面黄肌瘦，好食泥土，不思乳食。用大干蟾蜍一枚，烧存性，皂角，去皮弦一钱，烧存性，蛤粉，水飞，三钱，麝香一钱，为末，糊丸粟米大，每空心米饮下三四十丸，日二服。（《本草纲目》）

○喉痹，真蟾酥……点入对嘴上，即时消散。（《疡医大全·卷之十七》）

○蟾蜍，治小儿疳，杀虫，烧为灰，和水饮服。痔疮、脐疮、口疮，烧为末，敷之。（《东医宝鉴·杂病篇·卷十一》）

【按】

药理研究表明，蟾酥具有强心、升压、中枢兴奋、镇痛、抗肿瘤、抗炎、镇咳、祛痰、平喘，以及局部麻醉、升高白细胞、兴奋横纹肌等作用。临床可用于治疗期前收缩、癌症、白血病、心力衰竭等，还可用于表面麻醉、牙髓失活等。应用蟾酥及其制剂（包括蟾蜍、蟾皮等）应严格掌握剂量，并注意个体差异。必须超量应用时应逐渐加量，并随时观察毒副反应，尤其要注意对心脏的副作用。

鳖甲

Bie jia

鳖甲系鳖科动物鳖 *Trionyx sinensis* Wiegmann 的背甲。常用别名有上甲、鳖壳、团鱼甲等。鳖头、鳖肉、鳖血、鳖卵、鳖脂、鳖甲胶均可入药。鳖甲味咸，性寒。归肝、肾经。功能滋阴潜阳，软坚散结，退热除蒸。主要用于治疗阴虚发热、劳热骨蒸、虚风内动、经闭、癥瘕、久疟疟母、肝脾肿大等病症。常用剂量为10～30克，先煎。脾胃虚寒，食少便溏者慎服，孕妇忌服。

【各家论述】

○鳖甲，味咸平，主治心腹癥瘕、坚积寒热，去痞、息肉、阴蚀、痔、恶肉。（《神农本草经》）

○疗温疟，血瘕，腰痛，小儿胁下坚。（《名医别录》）

○牝痔生肉如鼠乳……鳖甲主之。（《备急千金要方·卷二十三》）

○鳖，主妇人漏下，羸瘦。中春食之美，夏月有少腥气。（《食疗本草》）

○主宿食、癥块、痃癖气、冷瘕、劳瘦，下气，除骨热、骨节间劳热、结实壅塞。治妇人漏下五色羸瘦者。（《药性本草》）

○九肋者佳，煮熟者不如生得者，仍以醯醋炙黄色用。（《本草衍义》）

○味咸，平，无毒……肉主伤中，益气，补不足。（《增广和剂局方·药性总论·虫鱼部·中品》）

○补阴补气。（《本草衍义补遗》）

○去血气，破癥结，恶血，堕胎，消疮肿并扑损瘀血，疟疾，肠痈。（《日华子本草》）

○鳖甲酸平，劳嗽骨蒸，散瘀消肿，去痞除崩。（《寿世保元·卷一·药性歌括》）

○散瘀祛痞，补肾滋阴。（《明医指掌·卷一》）

○鳖甲治崩仍疗疟，癥瘕痃癖用尤奇，又除骨节间劳热，鸡子同餐却不宜。（《医经小学·卷之一·药性指掌》）

○鳖甲能消癥瘕坚积，疗温疟，除骨节间血虚劳热，妇人血瘕，恶血漏下五色，经脉不通，治产难，能堕胎及产后，寒热阴脱，小儿惊痫，斑痘，烦喘，亦消疮肿肠痈，扑损瘀血，敛溃毒，去阴蚀，痔漏，恶肉，然须取活鳖大者，去肉，用醋煮干炙燥用之，若诸煮熟肋骨露出者不堪用。（《景岳全书·下册·卷四十九·本草正》）

○除老疟疟母，阴毒腹痛，劳复、食复……产后阴脱，丈夫阴疮，石淋，敛溃痈。（《本草纲目》）

○鳖甲除阴虚热疟，解劳热骨蒸之药也。（《本草汇言》）

○妊娠禁用，凡阴虚胃弱、阴虚泄泻、产后泄泻、产后饮食不消、不思食及呕恶等证咸忌之。（《本草经疏》）

○鳖甲同柴胡并用，又以诸补阴之药合而攻之也。盖鳖甲乃至阴之物，逢阴则入，遇阳则转。即此二味，原是治阴经之邪热，况又用于纯阴同队之中，有不去阴邪而迅散哉？（《重订石室秘录·卷二·夜治法》）

○暑热伤阴，故改用鳖甲护阴，鳖甲乃蠕动之物，且能入阴络搜邪。（《温病条辨·卷二·中焦篇·青蒿鳖甲汤》）

○方以鳖甲为君者，以鳖甲守神入里，专入肝经血分，能消癥瘕，领带四虫，深入脏络，飞者升，走者降，飞者兼走络中气分，走者纯走络中血分。（《温病条辨·卷三·下焦篇·鳖甲煎丸》）

○色绿属阴，治劳瘦骨蒸，往来寒热……厥阴，血分之病皆治……苦治劳，童便炙……鳖肉凉血补阴，亦治疟痢。恶矾石，忌苋菜、鸡子。（《罗氏会约医镜·卷十八·本草》）

○鳖甲善能攻坚，又不损气，阴阳上下有痞滞不除者，皆宜用之。但宜研末调服，世人俱炙片入汤药中煮之，则不得其功矣……或疑鳖甲善杀痨虫，有之乎？曰：不杀痨虫，何以能痨瘦骨蒸……鳖甲杀虫，而又补至阴之水，所以治骨蒸之病最宜。（《本草新编》）

○鳖居水底，性喜冷，肉能补阴，又有补气也。（《渊鉴类函·卷四百四十一·三元鳖赞》）

○破癥瘕而消凝瘀，调痈疽而排脓血。（《医学摘粹·本草类要》）

○鳖血：养血益阴。鳖头：治脱肛、阴挺。（《徐大椿医书全集·药性切用·卷之六》）

○入肝络而搜邪……养阴退热，搜其经络之结邪。（《成方便读·治疟之剂·鳖甲煎丸青蒿鳖甲汤》）

○化瘀凝……而排脓血。其诸主治下奔肭，平肠痛……调腰痛，敷唇裂，收口疮不敛，消阴头肿痛。（《长沙药解·卷二》）

○鳖甲，入厥阴肝经及冲脉，为阴中之阳，阳奇偶阴，故取双肋为肝经响导……凡骨蒸劳热自汗皆用之，为其能滋肝经之火也。与鳖甲同类，并主阴经血分之病。龟用腹，腹属肾，鳖用肋，肋属肝，然究竟是削肝之剂，非补肝药也。妊妇忌用，以其能伐肝破血也，肝虚无热禁之。（《本经逢原》）

○鳖，一名团鱼，亦名甲鱼。甘平，滋肝肾之阴，清虚劳之热，主脱肛、崩带、瘰疬、癥瘕……宜蒸煮食之，或但饮其汁则益人。多食滞脾，且鳖之阳，聚

于上甲，久嗜令人患发背。孕妇及中虚、寒湿内盛、时邪未净者，切忌之。（《随息居饮食谱·鳞介类·第七》）

○鳖甲，恶矾石、理石，忌薄荷……凡暑邪中于阴分，出并于阳而热，入并于阴而寒者，得此治之，自无不愈。得青蒿治骨蒸，配牡蛎，消积块，佐桃仁、三棱治奔豚气痛，调鸡白敷阴疮……宜煎服，不宜入丸，如误服甲末，久则成鳖瘕，冷劳癥瘕人不宜服。其性燥、血燥者禁用。（《得配本草》）

○不可与鸡子同食。（《医方捷径·卷四》）

○鳖甲、龟板不可用于虚弱之证。（《医学衷中参西录·下册·医话》）

○鳖甲水族……能伏心火归根肾水，以滋木行血，行肝脏疏泄之令，《本经》所以主积痞也。（《经证证药录·卷四》）

○此方妙用全在鳖甲之用灰淋酒煮如胶漆。非但鳖甲消积，酒淋灰汁亦善消积。（《金匮要略诠解·鳖甲煎丸》）

○药效：清热、强壮、解毒。用途：结核热，硬结，增强体质。（《临床应用汉方处方解说》）

○鳖，主劳瘦，能肥人，取肉作羹，常食，又取甲炙，为末，酒服一钱。（《东医宝鉴·外形篇·卷三》）

○鳖肉，主湿痹，煮熟取肉，和五味作羹食之。（《东医宝鉴·杂病篇·卷三》）

○鳖甲治阴蚀疮及阴头痛，取甲烧为末，鸡子白调敷之。（《东医宝鉴·外形篇·卷四》）

○鳖，治酒疸，烹熟如常法，作羹，食数个愈。（《东医宝鉴·杂病篇·卷六》）

【验方举要】

○治肾囊风神方：用鳖甲、蛇床子、白芷等分研末，以香油调敷，极效。（《华佗神方·卷四》）

○《肘后》疗疟方：鳖甲三两炙，捣末，酒服方寸匕；至发时令服。（《外台秘要·卷五》）

○石淋方：鳖甲烧灰捣筛为散，酒服方寸匕，频服数剂，当去石也。（《外台秘要·卷二十七》）

○治梦泄精滑不禁：九肋鳖甲，每服二字，用清酒半盏，童便半小盏，陈葱白七八寸，同煎七分，和渣，日两服。（《医学纲目·卷之二十九》）

○治脱肛：治鳖头黄泥裹煨烟尽为度，研末，掺上肛门即收。（《幼科金针·卷下·第六十五编》）

○治大麻风：九肋鳖甲二两，大蜈蚣五钱。上以盐泥固济候干。火煅存性，二分为末，用巴豆五钱，去皮，顺手用胶枣七枚，去核入巴豆在胶枣中，火烧令焦，存巴豆五分性，将枣、巴豆研烂如泥，入前二味，研匀，醋糊丸绿豆大，每服七丸，虚人四五丸，温齑汁下，下利恶秽。未利，再加三丸。(《古今医统大全·卷之九·厉风门》)

○外痔：鳖甲、五倍子煎汤熏洗。(《疡医大全·卷之二十三》)

○胎毒，鳖甲煅成性，研细，麻油调擦。(《疡医大全·卷之三十》)

○火烧：鳖甲烧灰，香油调擦。(《疡医大全·卷之三十七》)

○久疟、劳疟，鳖甲醋炙研末，每服二钱，酒下，隔夜一服，清早一服，临时一服，无不断者。(《寿世汇编·普济良方·卷一》)

○治疮毒收口方：鳖甲阴阳瓦焙存性，研细末过筛掺之，数日愈。(《寿世汇编·普济良方·卷二》)

○治妇女经闭：鳖甲一个，用陈米醋一斤，炭火炙淬，醋炙得完为度，研细末，每服三钱，煮酒调服。(《良朋汇集·卷七》)

【按】

鳖甲主要成分为动物胶、角蛋白、碘质、维生素D等。临床常用鳖甲治疗肝脾肿大，有一定疗效，并证明其有抑制结缔组织增生及提高血浆蛋白的作用。

二十一画

麝香

　　麝香系鹿科动物林麝 *Moschus berezovskii* Flerov、马麝 *Moschus sifanicus* Przewalski 或原麝 *Moschus moschiferus* Linnaeus 成熟雄体香囊中的干燥分泌物。常用别名有当门子、脐香、麝脐香、香脐子、四味臭等。味辛，性温。归心、脾经。功能开窍醒神，活血通经，消肿止痛。常用于治疗热病神昏，中风痰厥，气郁暴厥，中恶昏迷，经闭，癥瘕，难产，死胎，心腹暴痛，痈肿瘰疬，咽喉肿痛，跌扑伤痛，痹痛麻木等病症。常用剂量为 0.03～1 克，入丸散，不宜入煎剂。外用适量。孕妇忌用。

【各家论述】

　　○麝香味辛温，主辟恶气，杀鬼精物，温疟蛊毒痫痉，去三虫；久服除邪，不梦寤魇寐。（《神农本草经》）

　　○疗中恶，心腹暴痛，胀急痞满，风毒，妇人难产，堕胎，去面䵟，目中肤翳……疗蛇毒。（《名医别录》）

　　○作末服之，辟诸毒热，煞蛇毒，除惊怪恍惚。蛮人常食，似獐肉而腥气……食之不畏蛇毒故也。脐中有香，除百病，治一切恶气疰病。研，以水服之。（《食疗本草》）

　　○味苦、辛，除心痛，小儿惊痫，客忤，镇心安神。以当门子一粒，细研，熟水灌下，止小便利。能蚀一切痈疮脓。（《药性本草》）

　　○论曰：产难者何：胎侧有成形块为儿枕，子欲生时，枕破与败血裹其子，故难产。但服胜金散，逐其败血即自生。若逆生、横生，并皆治之。※胜金散方：麝香一钱，研，以旧青布裹了，烧令赤，急以乳钵研细。为末，取秤锤烧红，以酒淬之，调下一大钱。（《妇人大全良方·卷之十七·郭稽中产难方论第四》）

　　○治蛇、蚕咬……辟蛊气，杀脏腑虫，治疟疾，吐风痰，疗一切虚损恶病。

纳子宫，暖水脏，止冷带下。（《日华子本草》）

○主辟恶气，杀鬼精物……去浊，疗诸凶邪鬼气，中恶。（《增广和剂局方·药性总论·兽部上品》）

○入十二经……通关窍，杀虫虱……忌大蒜。麝香为诸香之最，其气透入骨髓，故于经络无所不入。然辛香之剂，必能耗损真元，用之不当，反引邪入髓，莫可救药，诚宜谨之……凡使，多有伪者，不如不用。（《雷公炮制药性解》）

○通诸窍，开经络，透肌骨，解酒毒，消瓜果食积，治中风，中气，中恶，痰厥，积聚癥瘕……李杲曰：麝香入脾治内病。凡风病在骨髓者宜用之……若在肌肉用之，反引风入骨，如油入面之不能出也。朱震亨曰：五脏之风，不可用麝香以泻卫气，口鼻出血……不可用脑、麝轻扬飞窜之剂……凡血海虚而寒热盗汗者，宜补养之，不可用麝香之散……时珍曰：丹溪谓风病、血病必不可用，皆非通论……非不可用也，但不可过耳。（《本草纲目》）

○能开诸窍，通经络，透肌骨，解酒毒，吐风痰……用热水研服一粒，治小儿惊痫、客忤，镇心安神，疗鼻塞不闻香臭，目疾可去翳膜，除一切恶疮痔漏，肿痛脓水腐肉……斑疹，凡气滞为病者，俱宜用之，若鼠咬、虫咬成疮，但以麝香封之则愈。（《景岳全书·下册·卷四十九·本草正》）

○用真麝香为末，葱管吹入耳内，后将葱塞耳孔内，耳自明矣。（《万病回春·卷之五·耳病》）

○麝香通窍攻风疰，有孕摧生救产难，杀鬼辟邪除腹痛，更安客忤与惊痫。（《医经小学·卷之一·药性指掌》）

○治酒痢，痢成。骨立不食但饮酒，有年矣，与麝香一两止。盖麝香能去酒毒。（《普济方·卷二百一十·泄痢门》）

○消渴消中，皆脾衰而肾败，土不胜水，肾液不上沂，乃成此疾。今诊颖臣，脾脉热极，而肾不衰，当由酒与果实过度，虚热在脾，故饮食兼人而多饮，饮水既多，不得不多溺也，非消渴也。麝香能败酒，瓜果近辄不结，而枳椇即木蜜（枳椇子）亦能消酒毒，屋外有此木，屋中酿酒不热。以其木为屋，其下酿无味，故以二物为药以去酒果之毒。（《名医类案·卷二·消渴》）

○一人口内生肉球有根，线长五寸余，吐球出，方可饮食，以手轻按，痛彻于心，水调生麝香一钱，频服之，三日根化而愈。（《名医类案·卷七·口舌》）

○麝香，其香芳烈，为通关利窍之上药，凡邪气着人，淹伏不起，则关窍闭塞，辛香走窜，自内达外，则毫毛骨节俱开，邪从此而出……今人又用以治中风、中气、中恶、痰厥、猝仆，兼入膏药敷药，皆取其通窍开经络，透肌骨之功耳。（《本草经疏》）

○麝香之用，其要在能通诸窍一语。盖凡病于为壅、为结、为闭者，当责其本以疗之。然不开其壅，散其结，通其闭则何处着手？如风中脏昏冒，投以至宝

丹、活命金丹，其用之为使者，实用之为开关夺路，其功更在龙脑、牛黄之先也。（《本草述》）

○市麝脐宜置诸怀中，以气温之，久而视之，手指按之柔软者真也，坚实者伪也。（《知不足斋丛书·第三十集》）

○内透骨髓，外彻皮毛搜风……治诸血、果积酒积，辟邪解毒，杀虫，在肌肉者，误用之反引风入骨。（《本草分经》）

○一切膏药掺药用之，皆取其开经络，透肌骨之功用。疗鼻塞耳聋……然以走窜为功，消阴耗阳，坏果败酒，劳怯人及孕妇切忌佩带。（《罗氏会约医镜·卷十八·本草》）

1131

○为内透骨髓，外彻毫窍之专药。（《徐大椿医书全集·药性切用·卷之六》）

○治耳聋、目翳、阴冷。（《本草备要》）

○凡邪气著人，淹伏不起，则关窍闭塞，辛香走窜，自内达外，则毫毛骨节俱开，从此而出……及饮酒成消渴者皆用之。（《本经逢原》）

○利骨髓之伏痰，搜至阴之积热，通关窍，开经络，透肌骨，安心神……祛风止痛，消食积，解酒渴，疗一切癥瘕疮痈……阴盛阳虚，有升无降者，禁用。（《得配本草》）

○为兴奋、镇痛、强心药。（《科学注解本草概要·动物部》）

○效用：为兴奋性回苏药，能亢进脑中枢之机能，用于热病中毒时之神经抑制而发昏迷状态，不省人事等重症，以及抽搐、知觉障碍、精神不安等。并有平脑镇痉之功，对于休克时之急救亦有用。（《现代实用中药》增订本）

○麝香入脾治肉……能引药透达……通关透窍，上达肌肤，内入骨髓，与龙脑相同，而香窜过之……虽温，然性属阴，能化阳，通腠理。（《东医宝鉴·汤液篇·卷一》）

○用途：强心，痉挛，神经症，腹痛。（《临床应用汉方处方解说》）

【验方举要】

○肠痔方：以麝香当门子印成盐相和，以手涂痔头上……其痛不可忍者，不过两度，永差。（《外台秘要·卷二十六》）

○治小儿惊啼，发歇不定。川真好麝香研细，每服清水调下一字，日三次。（《幼幼新书·卷第七·蒸忤啼哭》）

○治卒中不省人事，牙关紧急，只是用苏合香丸旋加麝香当门子一二钱，用好麻油调灌之，无不吐痰而苏者。（《志雅堂杂钞·卷上》）

○胜金散：治血裹产难，脉沉者，麝香三钱，盐豉三两，为散，温酒下一钱。（《徐大椿医书全集·下·女科指要·卷四》）

○疔，生磁石一钱，麝香一分，研极细，每用少许膏盖。（《疡医大全·卷之三十四》）

○治气闭耳聋，真麝香为末，以葱管吹入耳内，后将葱塞耳内，耳自明。（《东医宝鉴·外形篇·卷二》）

○疗难产，又催生堕胎，令产易。取麝香一钱，水调下。（《东医宝鉴·杂病篇·卷十》）

○主小儿惊痫，及客忤。取当门子一粒，朱砂相似，细研，熟水和，灌下。（《东医宝鉴·杂病篇·卷十一》）

【按】

现代药理研究表明，麝香具有苏醒神志、强心、升血压、抗炎、抗早孕、抗肿瘤、镇痛、抑菌和雄性激素样作用，使子宫呈明显兴奋状态，且在妊娠状态下，较非妊娠的子宫更敏感。麝香有明显的止痛作用，凡属气滞血瘀之实痛，用之立效。有记载，麝香不可久服，否则令人声哑或神志痴呆，此说尚缺乏系统观察，需要作进一步的研究。

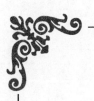

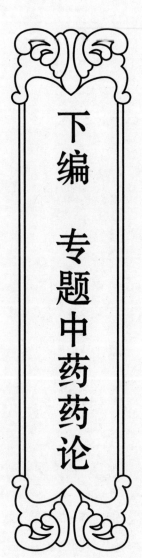

下编 专题中药药论

遣用法则论

四气五味辨

○《序例》药有酸、咸、甘、苦、辛五味，寒、热、温、凉四气。今详之，凡称气者，即是香臭之气。其寒、热、温、凉，则是药之性。且如鹅条中云：白鹅脂性冷。不可言其气冷也，况自有药性。论其四气则是香、臭、臊、腥，故不可以寒、热、温、凉配之。如蒜、阿魏、鲍鱼、汗袜，则其气臊；鸡、鱼、鸭、蛇，则其气腥；肾、狐狸、白马茎、裈近隐处、人中白，则其气臊；沉、檀、龙、麝，则其气香。如此，则方可以气言之。其《序例》中气字，恐后世误书，当改为性字，则于义方允。

夫天地既判，生万物者唯五气尔。五气定位则五味生，五味生则千变万化至于不可穷已。故曰：生物者气也，成之者味也。以奇生则成而偶，以偶生则成而奇。寒气坚，故其味可用以软；热气软，故其味可用以坚；风气散，故其味可用以收；燥气收，故其味可用以散；土者冲气之所生，冲气则无所不和，故其味可用以缓。气坚则壮，故苦可以养气；脉软则和，故咸可以养脉；骨收则强，故酸可以养骨；筋散则不挛，故辛可以养筋；肉缓则不壅，故甘可以养肉。坚之而后可以软，收之而后可以散，欲缓则用甘，不欲则弗用，用之不可太过，太过亦病矣。古之养生治疾者，必先通乎此。不通乎此而能已人之疾者，盖寡矣。（《本草衍义》）

升降浮沉论

○夫药有温、凉、寒、热之气，辛、甘、淡、酸、苦、咸之味也。升、降、浮、沉之相互，厚、薄、阴、阳之不同。一物之内，气味兼有，一药之中，理性具焉。或气一而味殊，或味一而气异。气象天，温热者，天之阳，寒凉者，天之阴。天有阴阳，风、寒、暑、湿、燥、火，三阴三阳上奉之也。味象地，辛、甘、淡者地之阳，酸、苦、咸者地之阴。地有阴阳，金、木、水、火、土、生、长、化、收、藏下应之也，气味薄者，轻清成象，本乎天者亲上也；气味厚者，重浊成形，本乎地者亲下也。

药有升、降、浮、沉，化生、长、收、藏、成，以配四时，春升夏浮，秋收冬藏，土居中化。是以味薄者升而生，气薄者降而收，气厚者，浮而长，味厚者沉而藏，气味平者化而成。但言补之以辛甘温热，及气味之薄者，即助春夏之升浮，便是泻秋冬收藏之药也，在人之身，肝、心是矣；但言补之以酸苦咸寒，及气味之厚者，即助秋冬之降沉，便是泻春夏生长之药也，在人之身，肺、肾是矣。淡味之药，渗即为升，泄即为降，佐使诸药者也。用药者循此则生，逆此则死，纵令不死，亦危困矣。

味薄者升：甘平、辛平、辛微温、微苦平之药是也；气薄者降：甘寒、甘凉、甘淡寒凉、酸温、酸平、咸平之药是也；气厚者浮：甘热、辛热之药是也；味厚者沉：苦寒、咸寒之药是也。气味平者，兼四气四味，甘平、甘温、甘凉、甘辛平、甘微苦平之药是也。（《用药法象》）

归经论

○伤寒有六经之异，杂证亦各归经络，但伤寒传变，而杂证不传耳。然如火郁，本厥阴肝病，久而吞酸，则木克土而传至太阴脾矣。怔忡，本少阴心病，久而喘咳，则火铄金而传至太阴肺矣。病有经络，药亦有经络，某药专入某经，或兼入某经，果识之真而用之当，自然百发百中，倘辨之不明，焉能凿枘相投！如感冒初起，先在太阳，治以羌活、苏叶之类，是其本药，乃兼用防风、柴胡，开其阳明、少阳。阳明、少阳一开，风寒由外入内，轻者尚可奏功，重者转生他患。即他症之应补应散，应寒应热，以此经之病而误用他经之药，徒伤正气，难臻速效。药之经络，可不讲明而切究欤？（《医论三十篇》）

十剂论

○**宣剂** 之才曰：宣可去壅，生姜、橘皮之属是也。时珍曰：壅者，塞也。宣者，布也，散也。郁塞之病，不升不降，传化失常。或郁久生病，或病久生郁，必药以宣布敷散之，如承流宣化之意，不独涌越为宣也。是以气郁有余则香附、抚芎之属以开之，不足则补中益气以运之。火郁微则山栀、青黛以散之，甚则升阳解肌以发之。湿郁微则苍术、白芷之属以燥之，甚则风药以胜之。痰郁微则南星、橘皮之属以化之，甚则瓜蒂、藜芦之属以涌之。血郁微则桃仁、红花以行之，甚则或吐或利以逐之。食郁微则山楂、神曲以消之，甚则上涌下利以去之。皆宣剂也。

通剂 之才曰：通可去滞，通草、防己之属是也。时珍曰：滞，留滞也。湿热之邪留于气分，而为痛痹癃闭者，宜淡味之药，上助肺气下降，通其小便，而泄气中之滞，木通、猪苓之类是也。湿热之邪留于血分，而为痹痛肿注，二便不通者，宜苦寒之药下引，通其前后，而泄血中之滞，防己之类是也。经曰味薄者通，故淡味之药谓之通剂。

补剂 之才曰：补可扶弱，人参、羊肉之属是也。时珍曰：经云不足者补之，又云虚则补其母。生姜之辛补肝，炒盐之咸补心，甘草之甘补脾，五味子之酸补肺，黄柏之苦补肾。又如茯神之补心气，生地黄之补心血；人参之补脾气，白芍药之补脾血；黄芪之补肺气，阿胶之补肺血；杜仲之补肾气，熟地黄之补肾血；芎䓖之补肝气，当归之补肝血之类，皆补剂，不特人参、羊肉为补也。

泄剂 之才曰：泄可去闭，葶苈、大黄之属是也。时珍曰：去闭，当作去实。经云实者泻之，实则泻其子是矣。五脏五味皆有泻，不独葶苈、大黄也。肝实泻以芍药之酸，心实泻以甘草之甘，脾实泻以黄连之苦，肺实泻以石膏之辛，肾实泻以泽泻之咸，是矣。

轻剂 之才曰：轻可去实，麻黄、葛根之属是也。时珍曰：当作轻可去闭。有表闭里闭，上闭下闭。表闭者，风寒伤营，腠理闭密，阳气怫郁，不能外出，而为发热恶寒、头痛脊强诸病，宜轻扬之剂发其汗，而表自解也。里闭者，火热郁抑，津液不行，皮肤干闭，而为肌热烦热、头痛目肿、昏瞀疮疡诸病，宜轻扬之剂以解其肌，而火自散也。上闭有二：一则外寒内热，上焦气闭，发为咽喉闭痛之证，宜辛凉之剂以扬散之，则闭自开；一则饮食寒冷，抑遏阳气在下，发为胸膈痞满闭塞之证，宜扬其清而抑其浊，则痞自泰也。下闭亦有二：有阳气陷下，发为里急后重，数至圊而不行之证，但升其阳而大便自顺，所谓下者举之也；有燥热伤肺，金气膹郁，窍闭于上而膀胱闭于下，为小便不利之证，以升麻之类探而吐之，上窍通而小便自利矣，所谓病在下取之上也。

重剂 之才曰：重可去怯，磁石、铁粉之属是也。时珍曰：重剂凡四。有惊则气乱，而魂气飞扬，如丧神守者，有怒则气逆，而肝火激烈，病狂善怒者，并铁粉、雄黄之类以平其肝。有神不守舍，而多惊健忘，迷惑不宁者，宜朱砂、紫石英之类以镇其心。有恐则气下，精志失守，而畏如人将捕者，宜磁石、沉香之类以安其肾。大抵重剂压浮火而坠痰涎，不独治怯也。故诸风掉眩及惊痫痰喘之病，吐逆不止及反胃之病，皆浮火痰涎为害，俱宜重剂以坠之。

滑剂 之才曰：滑可去著，冬葵子、榆白皮之属是也。时珍曰：著者，有形之邪留著于经络脏腑之间也，便尿浊带、痰涎、胞胎、痈肿之类是矣。皆宜滑药，以引去其留著之物。此与木通、猪苓通以去滞相类而不同。木通、猪苓淡泄之物，去湿热无形之邪；葵子、榆皮甘滑之类，去湿热有形之邪。故彼曰滞，此曰著也。大便涩者，菠薐、牵牛之属；小便涩者，车前、榆皮之属；精窍涩者，黄柏、葵花之属；胞胎涩者，黄葵子、王不留行之属；引痰涎自小便去者，则半夏、茯苓之属；引疮毒自小便去者，则五叶藤、萱草根之属。皆滑剂也。半夏、南星皆辛而涩滑，能泄湿气，通大便。盖辛能润，能走气，能化液也。或以为燥物，谬矣。湿去则土燥，非二物性燥也。

涩剂 之才曰：涩可去脱，牡蛎、龙骨之属是也。时珍曰：脱者，气脱也，血脱也，精脱也，神脱也。脱则散而不收，故用酸涩温平之药，以敛其耗散。汗出亡阳，精滑不禁，泄利不止，大便不固，小便自遗，久嗽亡津，皆气脱也。下血不已，崩中暴下，诸大亡血，皆血脱也。牡蛎、龙骨、海螵蛸、五倍子、五味子、乌梅、榴皮、诃黎勒、罂粟壳、莲房、棕炭、赤石脂、麻黄根之类，皆涩药也。气脱兼以气药，血脱兼以血药及兼气药，气者血之帅也。脱阳者见鬼，脱阴者目盲，此神脱也，非涩药所能收也。

燥剂 之才曰：燥可去湿，桑白皮、赤小豆之属是也。时珍曰：湿有外感有内伤。外感之湿，雨露岚雾，地气水湿，袭于皮肉筋骨经络之间，内伤之湿，生于水饮酒食及脾弱肾强，固不可一例言也。故风药可以胜湿，燥药可以除湿，淡药可以渗湿，泄小便可以引湿，利大便可以逐湿，吐痰涎可以祛湿。湿而有热，苦寒之剂燥之，湿而有寒，辛热之剂燥之，不独桑皮、小豆为燥剂也。湿去则燥，故谓之燥。

湿剂 之才曰：湿可去枯，白石英、紫石英之属是也。时珍曰：湿剂，当作润剂。枯者，燥也，阳明燥金之化，秋令也。风热怫甚，则血液枯涸而为燥病。上燥则渴，下燥则结，筋燥则强，皮燥则揭，肉燥则裂，骨燥则枯，肺燥则痿，肾燥则消。凡麻仁、阿胶膏润之属，皆润剂也。养血则当归、地黄之属，生津则麦门冬、栝楼根之属，益精则苁蓉、枸杞之属。若但以石英为润药则偏矣。古人以服石为滋补故尔。（《本草纲目》）

东垣十二剂

○轻可去实，麻黄、葛根；宣可去壅，生姜、橘皮；泄可去闭，大黄、葶苈；通可去滞，木通、防己；涩可去脱，牡蛎、龙骨；燥可去湿，桑白皮、赤小豆；滑可去着，冬葵子、榆白皮；重可去怯，磁石、铁粉；润可去枯，紫石英、白石英；补可去弱，人参、羊肉。东垣加寒可去热，大黄、芒硝；热可去寒，附子、官桂，为十二。（《理瀹骈文·略言》）

药物七情论

○保升曰：《本经》三百六十五种中，单行者七十一种，相须者十二种，相使者九十种，相畏者七十八种，相恶者六十种，相反者十八种，相杀者三十六种。凡此七情，合和视之。宏景曰：凡检旧方用药，亦有相恶、相反者，如仙方甘草丸，有防己、细辛，俗方玉石散，用栝楼、干姜之类。服之乃不为害，或有制持之者，譬如寇贾辅汉、程周佐吴，大体既正，不得以私情为害。虽尔，不如不用尤良。半夏有毒，须用生姜，取其相畏相制也。宗奭曰：相反为害深于相恶者。谓彼虽恶我，我无忿心，犹如牛黄恶龙骨，而龙骨得牛黄更良，此有以制服故也。相反者则彼我交仇，必不和合，今画家用雌黄、胡粉，相近便自黯妒，可证矣。时珍曰：药有七情。独行者，单方不用辅也；相须者，同类不可离也，如人参、甘草，黄柏、知母之类；相使者，我之佐使也；相恶者，夺我之能也；相畏者，受彼之制也；相反者，两不相合也；相杀者，制彼之毒也。古方多有用相恶、相反者。盖相须、相使同用者，帝道也；相畏、相杀同用者，王道也；相恶、相反同用者，霸道也。有经有权，在用者识悟尔。（《本草纲目》）

脏腑虚实标本用药论

○**肝** 藏血，属木，胆火寄于中，主血，主目，主筋，主呼，主怒。本病：诸风眩晕僵仆，强直惊痫，两胁肿痛，胸肋满痛，呕血，小腹疝痛痃瘕，女人经病。标病：寒热疟，头痛吐涎，目赤面青，多怒，耳闭颊肿，筋挛卵缩，丈夫癫疝，女人少腹肿痛阴病。有余泻之：泻子——甘草；行气——香附、芎藭、瞿麦、牵牛、青橘皮；行血——红花、鳖甲、桃仁、莪术、京三棱、穿山甲、大黄、水蛭、虻虫、苏木、牡丹皮；镇惊——雄黄、金箔、铁落、真珠、代赭石、夜明砂、胡粉、银箔、铅丹、龙骨、石决明；搜风——羌活、荆芥、薄荷、槐子、蔓荆子、白花蛇、独活、防风、皂荚、乌头、白附子、僵蚕、蝉蜕。不足补之：补母——枸杞、杜仲、狗脊、熟地黄、苦参、萆薢、阿胶、菟丝子；补血——当归、牛膝、续断、白芍药、血竭、没药、芎藭；补气——天麻、柏子仁、白术、菊花、细辛、密蒙花、决明、谷精草、生姜。本热寒之：泻木——芍药、乌梅、泽泻；泻火——黄连、龙胆草、黄芩、苦茶、猪胆；攻里——大黄。标热发之：和解——柴胡、半夏；解肌——桂枝、麻黄。

心 藏神，为君火，包络为相火，代君行令，主血，主言，主汗，主笑。本病：诸热瞀瘛惊惑，谵妄烦乱，啼笑骂詈，怔忡健忘，自汗，诸痛痒疮疡。标病：肌热畏寒战栗，舌不能言，面赤目黄，手心烦热，胸胁满痛，引腰背肩胛肘臂。火实泻之：泻子——黄连、大黄；气——甘草、人参、赤茯苓、木通、黄柏；血——丹参、牡丹、生地黄、玄参；镇惊——朱砂、牛黄、紫石英。神虚补之：补母——细辛、乌梅、酸枣仁、生姜、陈皮；气——桂心、泽泻、白茯苓、茯神、远志、石菖蒲；血——当归、乳香、熟地黄、没药。本热寒之：泻火——黄芩、竹叶、麦门冬、芒硝、炒盐；凉血——地黄、栀子、天竺黄。标热发之：散火——甘草、独活、麻黄、柴胡、龙脑。

脾 藏智，属土，为万物之母，主营卫，主味，主肌肉，主四肢。本病：诸湿肿胀，痞满噫气，大小便闭，黄疸痰饮，吐泻霍乱，心腹痛，饮食不化。标病：身体浮肿，重困嗜卧，四肢不举，舌本强痛，足大趾不用，九窍不通，诸痉项强。土实泻之：泻子——诃子、防风、桑白皮、葶苈；吐——豆豉、栀子、萝卜子、常山、瓜蒂、郁金、齑汁、藜芦、苦参、赤小豆、盐汤、苦茶；下——大黄、芒硝、青礞石、大戟、甘遂、续随子、芫花。土虚补之：补母——桂心、茯苓；气——人参、黄芪、升麻、葛根、甘草、陈皮、藿香、葳蕤、缩砂、木香、扁豆；血——白术、苍术、白芍、胶饴、大枣、干姜、木瓜、乌梅、蜂蜜。本湿除之：燥中宫——白术、苍术、橘皮、半夏、吴茱萸、南星、草豆蔻、白芥子；洁净府——木通、赤茯苓、猪苓、藿香。标湿渗之：开鬼门——葛根、苍术、麻黄、独活。

　　肺　藏魄，属金，总摄一身元气，主闻，主哭，主皮毛。本病：诸气膹郁，诸痿喘呕，气短，咳嗽上逆，咳唾脓血，不得卧，小便数而欠，遗失不禁。标病：洒淅寒热，伤风自汗，肩背痛冷，臑臂前廉痛。气实泻之：泻子——泽泻、葶苈、桑白皮、地骨皮；除湿——半夏、白矾、白茯苓、薏苡仁、木瓜、橘皮；泻火——粳米、石膏、寒水石、知母、诃子；通滞——枳壳、薄荷、十生姜、木香、厚朴、杏仁、皂荚、桔梗、紫苏梗。气虚补之：补母——甘草、人参、升麻、黄芪、山药；润燥——蛤粉、阿胶、麦门冬、贝母、百合、天花粉、天门冬；敛肺——乌梅、粟壳、五味子、芍药、五倍子。本热清之：清金——黄芩、知母、麦门冬、栀子、沙参、紫菀、天门冬。本寒温之：温肺——丁香、藿香、款冬花、檀香、白豆蔻、益智、缩砂、糯米、百部。标寒散之：解表——麻黄、葱白、紫苏。

　　肾　藏志，属水，为天一之源，主听，主骨，主二阴。本病：诸寒厥逆，骨痿腰痛，腰冷如冰，足胻肿寒，少腹满急，疝瘕，大便闭泄，吐利腥秽，水液澄澈，清冷不禁，消渴引饮。标病：发热不恶热，头眩头痛，咽痛舌燥，脊股后廉痛。水强泻之：泻子——大戟、牵牛；泻腑——泽泻、猪苓、车前子、防己、茯苓。水弱补之：补母——人参、山药；气——知母、玄参、补骨脂、砂仁、苦参；血——黄柏、枸杞、熟地黄、锁阳、肉苁蓉、山茱萸、阿胶、五味子。本热攻之：下——伤寒少阴证，口燥咽干，大承气汤。本寒温之：温里——附子、干姜、官桂、蜀椒、白术。标寒解之：解表——麻黄、细辛、独活、桂枝。标热凉之：清热——玄参、连翘、甘草、猪肤。

　　命门　为相火之原，天地之始，藏精生血，降则为漏，升则为铅，主三焦元气。本病：前后癃闭，气逆里急，疝痛奔豚，消渴膏淋，精漏精寒，赤白浊，溺血，崩中带漏。火强泻之：泻相火——黄柏、知母、牡丹皮、地骨皮、生地黄、茯苓、玄参、寒水石。火弱补之：益阳——附子、肉桂、益智子、破故纸、沉香、川乌头、硫黄、天雄、乌药、阳起石、舶茴香、胡桃、巴戟天、丹砂、当归、蛤蚧、覆盆子。精脱固之：涩滑——牡蛎、芡实、金樱子、五味子、远志、山茱萸、蛤粉。

　　三焦　为相火之用，分布命门元气，主升降出入，游行天地之间，总领五脏六腑，营卫经络，内外、上下、左右之气，号中清之府，上主纳，中主化，下主出。本病：诸热瞀瘛，暴病暴死，暴喑，躁扰狂越，谵妄惊骇，诸血溢血泄，诸气逆冲上，诸疮疡痘疹瘤核。上热则喘满，诸呕吐酸，胸痞胁痛，食饮不消，头上出汗；中热则善饥而瘦，解㑊中满，诸胀腹大，诸病有声，鼓之如鼓，上下关格不通，霍乱吐利；下热则暴注下迫，水液浑浊，下部肿满，小便淋沥或不通，大便闭结或下痢。上寒则吐饮食痰水，胸痹前后引痛，食已还出；中寒则饮食不化，寒胀，反胃吐水，湿泻不渴；下寒则二便不禁，脐腹冷，疝痛。标病：恶寒战栗，如丧神守，耳鸣耳聋，嗌肿喉痹，诸病附肿，疼酸惊骇，手小指次指不用。实火泻之：汗——麻黄、柴胡、葛根、荆芥、升麻、薄荷、羌活、石膏；吐——瓜蒂、沧盐、齑汁；下——大黄、芒硝。虚火补之：上——人参、天雄、桂心；中——人参、黄芪、丁香、木香、草果；下——附子、桂心、硫黄、人参、沉香、乌药、破故纸。本热寒之：上——黄芩、连翘、栀子、知母、玄参、石膏、生地黄；中——黄连、连翘、生地黄、石膏；下——黄柏、知母、生地黄、石膏、牡丹、地骨皮。标热散之：解表——柴胡、细辛、荆芥、羌活、葛根、石膏。

胆 属木，为少阳相火，发生万物，为决断之官，十一脏之主，主同肝。本病：口苦，呕苦汁，善太息，惕惕如人将捕状，目昏不眠。标病：寒热往来，痁疟，胸胁痛，头额痛，耳痛鸣聋，瘰疬结核马刀，足小指次指不用。实火泻之：泻胆——龙胆、牛膝、猪胆、生蕤仁、生酸枣仁、黄连、苦茶。虚火补之：温胆——人参、细辛、半夏、炒蕤仁、炒酸枣仁、当归、地黄。本热平之：降火——黄芩、黄连、芍药、连翘、甘草；镇惊——黑铅、水银。标热和之：和解——柴胡、芍药、黄芩、半夏、甘草。

胃 属土，主容受，为水谷之海，主同脾。本病：噎膈反胃，中满肿胀，呕吐泻痢，霍乱腹痛，消中善饥，不消食，伤饮食，胃管当心痛支两胁。标病：发热蒸蒸，身后热身前寒，发狂谵语，咽痹，上齿痛，口眼㖞斜，身痛，鼽衄赤齇。胃实泻之：湿热——大黄、芒硝；饮食——巴豆、神曲、山楂、阿魏、硇砂、郁金、三棱、轻粉。胃虚补之：湿热——苍术、白术、半夏、茯苓、橘皮、生姜；寒湿——干姜、附子、草果、官桂、丁香、肉豆蔻、人参、黄芪。本热寒之：降火——石膏、地黄、犀角、黄连。标热解之：解肌——升麻、葛根、豆豉。

大肠 属金，主变化，为传送之官。本病：大便闭结，泄痢下血，里急后重，疽痔脱肛，肠鸣而痛。标病：齿痛喉痹，颈肿口干，咽中如核，鼽衄目黄，手大指次指痛，宿食发热寒栗。肠实泻之：热——大黄、芒硝、桃花、牵牛、巴豆、郁李仁、石膏；气——枳壳、木香、橘皮、槟榔。肠虚补之：气——皂荚；燥——桃仁、麻仁、杏仁、地黄、乳香、松子、当归、肉苁蓉；湿——白术、苍术、半夏、硫黄；陷——升麻、葛根；脱——龙骨、白垩、诃子、粟壳、乌梅、白矾、赤石脂、禹余粮、石榴皮。本热寒之：清热——秦艽、槐角、地黄、黄芩。本寒温之：温里——干姜、附子、肉豆蔻。标热散之：解肌——石膏、白芷、升麻、葛根。

小肠　主分泌水谷，为受盛之官。本病：大便水谷利，小便短，小便闭，小便血，小便自利，大便后血，小肠气痛，宿食夜热旦止。标病：身热恶寒，嗌痛颔肿，口糜耳聋。实热泻之：气——木通、猪苓、滑石、瞿麦、泽泻、灯草；血——地黄、蒲黄、赤茯苓、牡丹皮、栀子。虚寒补气：气——白术、楝实、茴香、砂仁、神曲、扁豆；血——桂心、延胡索。本热寒之：降火——黄柏、黄芩、黄连、连翘、栀子。标热散之：解肌——藁本、羌活、防风、蔓荆。

　　膀胱　主津液，为胞之府，气化乃能出；号州都之官，诸病皆干之。本病：小便淋沥，或短数。或黄赤，或白，或遗失，或气痛。标病：发热恶寒，头痛，腰脊强，鼻窒，足小指不用。实热泻之：泄火——滑石、猪苓、泽泻、茯苓。下虚补之：热——黄柏、知母；寒——桔梗、升麻、益智、乌药、山茱萸。本热利之：降火——地黄、栀子、茵陈、黄柏、牡丹皮。标寒发之：发表——麻黄、桂枝、羌活、苍术、防己、黄芪、木贼。（《本草纲目》）

东垣脏腑温凉补泻之药论

○心温用当归、吴萸、肉桂、苍术、菖蒲，凉用犀角、生地、黄连、连翘、麦冬、朱砂，补用远志、天冬、菟丝、茯神、金银箔、炒盐，泻用苦参、黄连、贝母、前胡、郁金。小肠温用巴戟、茴香、乌药、益智，凉用木通、通草、黄芩、花粉、滑石、车前子，补用牡蛎、石斛、甘草梢，泻用葱白、苏子、续随子、大黄。肝温用木香、肉桂、半夏、肉蔻、陈皮、槟榔、荜拨，凉用鳖甲、黄连、黄芩、草龙胆、草决明、柴胡、羚羊角，补用木瓜、阿胶、川芎、黄芪、山茱萸、酸枣仁、五加皮，泻用青皮、芍药、柴胡、前胡、犀角、桑皮、草龙胆。胆温用橘皮、生姜、半夏、川芎、桂枝，凉用黄芩、黄连、竹茹、柴胡、草龙胆，补用当归、山茱萸、酸枣仁、五味子，泻用青皮、柴胡、黄连、木通、芍药。脾温用香附、砂仁、干姜、官桂、木香、肉蔻仁、益智仁、藿香、丁香、附子，凉用黄连、栀子、石膏、白芍、升麻、连翘、黄芩、苦茶，补用人参、黄芪、白术、茯苓、陈皮、半夏、干姜、麦芽、山药，泻用巴豆、三棱、枳实、赤芍、青皮、山楂、神曲、大黄。胃温用丁香、白蔻仁、草蔻仁、干姜、厚朴、益智仁、吴茱萸，凉用石膏、连翘、滑石、升麻、姜皮、天花粉、黄芩、栀子，补用白术、山药、人参、黄芪、砂仁，泻用大黄、巴豆、枳实、芒硝、厚朴、黑丑。肺温用陈皮、半夏、生姜、款冬花、白蔻仁、杏仁、紫苏子、川椒，凉用知母、贝母、瓜蒌仁、桔梗、天冬、片芩、栀子、石膏，补用人参、黄芪、阿胶、五味子、天冬、沙参、山药、鹿角胶，泻用麻黄、紫苏、防风、桑皮、杏仁、枳壳、葶苈。大肠温用人参、官桂、干姜、半夏、木香、胡椒、吴茱萸，凉用黄芩、槐花、花粉、栀子、连翘、石膏，补用罂粟壳、五倍子、牡蛎、豆蔻、木香、诃子肉，泻用芒硝、大黄、续随子、桃仁、麻仁、枳壳、槟榔、牵牛子、葱白。肾温用沉香、菟丝子、附子、肉桂、破故纸、柏子仁、乌药、巴戟，凉用知母、黄柏、丹皮、地骨皮、元参、生地，补用熟地、杞子、鹿茸、龟板、五味子、肉苁蓉、牛膝、杜仲，泻用泽泻、猪苓、茯苓、琥珀、木通。肾有补无泻，苓、泽乃泻其邪耳。膀胱温用茴香、乌药、肉桂、沉香、吴茱萸，凉用生地、防己、黄柏、知母、滑石、甘草梢，补用益智、菖蒲、续断，泻用车前子、瞿麦、芒硝、滑石、泽泻、猪苓、木通。命门温用附子、肉桂、破故纸、茴香、沉香、乌药、干姜，凉用黄柏、栀子、知母、柴胡、滑石、芒硝，补用肉苁蓉、黄芪、肉桂、沉香、破故纸、菟丝子，泻用乌药、枳壳、黄柏、栀子、大黄、芒硝。按命门在脐下，旧名内肾，在脐下一寸三分，乃生命之原也，非背后第十四椎下命门俞穴也。凉用知母、黄柏者，盖指相火而言耳。唯治泻痢者当贴后命门穴。三焦温用附子、破故纸、当归、熟地、菟丝子、吴茱萸、茴香，凉用知母、草龙胆、木通、车前子、黑山栀、黄柏、地骨皮，补用人参、黄芪、干姜、白术、桂枝、益智仁、甘草，泻用黄柏、栀子、猪苓、泽泻、赤苓、大黄、槟榔。（《理瀹骈文·略言》）

药性指归

○**原本药性气味生成指归** 夫物之生也，必禀乎天；其成也，必资乎地。天布令，主发生，寒、热、温、凉四时之气行焉，阳也；地凝质，主成物，酸、苦、辛、咸、甘、淡五行之味滋焉，阴也。故知微寒、微温者，春之气也；大温热者，夏之气也；大热者，长夏之气也；凉者，秋之气也；大寒者，冬之气也。凡言微寒者，禀春之气以生，春气升而生；言温热者，感夏之气以生，夏气散而长；言大热者，感长夏之气以生，长夏之气软而化；言平者，感秋之气以生，平即凉也，秋气降而收；言大寒者，感冬之气以生，冬气沉而藏。此物之气得乎天者也。天一生水，地六成之；地二生火，天七成之；天三生木，地八成之；地四生金，天九成之；天五生土，地十成之。水曰润下，润下作咸；火曰炎上，炎上作苦；木曰曲直，曲直作酸；金曰从革，从革作辛；土爱稼穑，稼穑作甘。本乎天者亲上，本乎地者亲下。气味多少，各从其类也。凡言酸者，得木之气；言辛者，得金之气；言咸者，得水之气；言苦者，得火之气；言甘者，得土之气。唯土也，寄旺于四季，生成之数皆五，故其气平，其味甘而淡，其性和而无毒。土德冲和，感而类之，莫或不然，固万物之所出，亦万物之所入乎？此物之味资乎地者也。气之毒者必热，味之毒者必辛，炎黄言味而不加气性者何也？盖古文尚简，故只言味，物有味，必有气，有气斯有性，自然之道也。气味生成，原本乎是，知其所自，则思过半矣。

药性主治参互指归 今夫医，譬诸兵焉。料敌出奇者，将之谋也；破军杀贼者，士之力也。审度病机者，医之智也；攻邪伐病者，药之能也。非士无以破敌，非药无以攻邪，故良将养士，上医蓄药。然不知士，何以养？不知药，何以蓄？夫士犹有情实可考，才略可试，尚曰难知。以孔明之明，一马谡用违其才，卒致败衄，悔不可追。况乎药石无情，才性莫测，既非言论之可考，又非拟议之可及，而欲知其的然不谬，非神圣之智，其孰能与于斯？假令尝试漫为，则下咽不返，死生立判，顾不大可惧耶！上古之人，病生于六淫者多，发于七情者寡，故其主治，尝以一药治一病，或一药治数病。今时则不然，七情弥厚，五欲弥深，精气既亏，六淫易入，内外胶固，病情殊古，则须合众药之所长，而又善护其所短，乃能苏凋瘵而起沉疴。其在良医，善知药性，剂量无差，庶得参互旁通，彼此兼济，以尽其才，而无乖剌败坏之弊矣。故作主治参互，俾后之医师，循而求之，共收平定之功，期无夭枉之患，斯作疏意也。昔人云：用药如用兵。旨哉言乎！旨哉言乎！

药性简误指归 夫药石，禀天地偏至之气者也。虽醇和浓懿，号称上药，然所禀既偏，所至必独脱也。用违其性之宜，则偏重之害，势所必至。故凡有益于阳虚者，必不利乎阴；有益于阴虚者，必不利乎阳。能治燥者，必不宜于湿；能治湿者，必不宜于燥。能破散者，不可以治虚；能收敛者，不可以治实。升不可以止升，降不可以疗降。寒有时而不宜于热，热有时而不宜于寒。古人半夏三禁，谓渴家、汗家、血家；仲景呕家忌甘，酒家亦忌甘；王好古论肺热忌人参之属。诸如此类，莫可胜数，苟昧斯旨，吉凶贸焉。人命至重，冥报难逃，医为司命，其可不深思详察也哉！此与十剂互证，十剂对治，反则为误，故作简误以防其失。（《神农本草经疏》）

服药除病

○夫服食药物，轻身益气，颇有其验。若夫延年度世，世无其效。百药愈病，病愈而气复，气复而身轻矣。凡人禀性，身本自轻，气本自长，中于风湿，百病伤之，故身重气劣也。服食良药，身气复故，非本气少身重，得药而乃气长身更轻也。禀受之时，本自有之矣。故夫服食药物除百病，令身轻气长，复其本性，安能延年至于度世？

有血脉之类，无有不生，生无不死。以其生，故知其死也。天地不生，故不死；阴阳不生，故不死。死者生之效，生者死之验也。夫有始者，必有终，有终者必有始。唯无终始者，乃长生不死。人之生，其犹冰也。水凝而为冰，气积而为人。冰积一冬而释，人竟百岁而死。人可令不死，冰可令不释乎？诸学仙术为不死之方，其必不成，犹不能使冰终不释也。（《论衡·卷七·道虚篇》）

药性差别

○药有五味，中涵四气，因气味而成其性，合气与味及性而论，其为差别，本自多途。其间厚薄多少，单用互兼，各各不同，良难究竟。是故《经》曰：五味之变，不可胜穷。此方剂之本也。阴阳二象，实为之纲纪焉。咸味本水，苦味本火，酸味本木，甘味本土，辛味本金，此五味之常也。及其变也，有神明之用焉，今姑陈其略以明之。

第准《经文》，同一苦寒也，黄芩则燥，天冬则润，芦荟能消，黄柏能补，黄连止泻，大黄下通。柴胡苦寒而升，龙胆苦寒而降。同一咸也，泽泻则泻，苁蓉则补，海藻、昆布则消而软坚，马茎、鹿茸则补而生齿。同一酸也，硫黄味酸而热，空青味酸而寒。甘合辛而发散为阳，甘合酸柔收敛为阴。人参、黄芪阳也，甘温以除大热；地黄、五味阴也，甘酸以敛阴精。聊采数端，引以为例，如斯之类，难可枚举。良由气味互兼，性质各异，参合多少，制用全殊。所以穷五味之变，明药物之能，厥有旨哉！顾其用纷错，其道渊微，可以意知，难以言尽，非妙悟，则物不从心。固将拯庶民于夭枉，宜瘳瘵于兹篇。（《本草经疏·续序例上·药性差别论》）

○【东垣】　风升生，味之薄者，阴中之阳，味薄则通。防风、升麻、羌活、柴胡、葛根、威灵仙、细辛、独活、白芷、桔梗、鼠粘子、藁本、川芎、蔓荆子、秦艽、天麻、麻黄、薄荷、前胡。

热浮长，气之厚者，阳中之阳，气厚则发热。附子、乌头、干姜、生姜、良姜、肉桂、桂枝、草豆蔻、丁香、厚朴、木香、益智、白豆蔻、川椒、吴茱萸、茴香、玄胡索、缩砂、红花、神曲。

湿化成，其兼气味。黄芪、人参、甘草、当归、熟地、半夏、苍术、陈皮、青皮、藿香、槟榔、莪术、三棱、阿胶、诃子、杏仁、麦芽、桃仁、紫草、苏木。

燥降收，气之薄者，阳中之阴，气薄则发泄。茯苓、泽泻、猪苓、滑石、瞿麦、车前子、木通、灯草、五味子、桑白皮、犀角、白芍药、天门冬、乌梅、牡丹皮、地骨皮、枳壳、琥珀、连翘、枳实、麦门冬。

寒沉藏，味之厚者，阴中之阴，味厚则泄。大黄、黄柏、黄芩、黄连、石膏、龙胆、生地黄、知母、防己、茵陈、牡蛎、瓜蒌根、朴硝、玄参、山栀、川楝子、香豉、地榆。

天有阴阳，温凉寒热四气是也。温热者天之阳也，寒凉者天之阴也。地有阴阳，辛甘淡酸苦咸六味是也。辛甘淡，地之阳也；酸苦咸，地之阴也。轻清成象，味薄，细茶之类，本乎天者亲上。重浊成形，味厚，大黄之类，本乎地者亲下。味之薄者，为阴中之阳。味薄则通，酸苦咸平是也。味之厚者，为阴中之阴。味厚则泄，酸苦咸寒是也。气之厚者，为阳中之阳。气厚则发热，辛甘温热是也。气之薄者，为阳中之阴。气薄则发泄，辛甘淡平凉寒是也。

清阳发腠理，清之清者也。清阳实四肢，清之浊者也。浊阴归六腑，浊之浊者也。浊阴走五脏，浊之清者也。粥，淡，阳中之阴，所以利小便。茶，苦，阴中之阳，所以清目。

苦药平升，微寒平亦升，甘辛药平降，甘寒泻火，苦寒泻湿热，苦甘泻血热。

【素】 壮火之气衰，少火之气壮。壮火食气，气食少火。壮火散气，少火生气。壮火，姜附之属，少火，升麻、葛根之属。

帝曰：五味阴阳之用如何？岐伯曰：辛甘发散为阳，酸苦涌泄为阴，咸味涌泄为阴，淡味渗泄为阳，六者或收或散，或缓或急，或燥或润，或软或坚，以所利而行之，调其气使其平也。

【垣】 辛能散结润燥，苦能燥湿坚软，咸能软坚，酸能收缓收散，甘能缓急，淡能利窍。

五辣：蒜辣心，姜辣颊，葱辣鼻，芥辣眼，蓼辣舌。

【素】 五味所入：酸入肝，辛入肺，苦入心，咸入肾，甘入脾，是谓五入。

【东垣】 引经药：

太阳经 手，羌活。足，黄柏。

阳明经 手，白芷、升麻。足，石膏。

少阳经 手，柴胡。足，青皮。

太阴经 手，桔梗。足，白芍药。

少阴经 手，独活。足，知母。

厥阴经 手，柴胡。足，青皮。

手太阴肺 南星、款冬花、升麻、桔梗、山药、檀香、粳米、五味子、白茯苓、天门冬、麦门冬、阿胶、桑白皮、葱白、杏仁、麻黄、益智、丁香、白豆蔻、砂仁、知母、栀子、黄芩、石膏。

足太阴脾 草豆蔻、茱萸、砂仁、防风、当归、益智、黄芪、苍术、白术、胶饴、代赭石、茯苓、麻子、甘草、半夏。

通入手足太阴肺脾 升麻、芍药、木瓜、藿香、白芍药、玄胡索、砂仁。

手阳明大肠 升麻、白芷、麻子、秦艽、薤白、白石脂、砂仁、肉豆蔻、石膏。

足阳明胃 丁香、草豆蔻、砂仁、防风、石膏、知母、白术、神曲、葛根、乌药、半夏、苍术、升麻、白芷、葱白。

通入手足阳明 麻黄（酒）、大黄（酒）、连翘、升麻、白术、葛根、石膏、檀香、白芷。

手少阳三焦 川芎、大黄（酒）、柴胡、青皮、白术、熟地、黄芪、地骨皮、石膏、细辛、附子。

足少阳胆 半夏、草龙胆、柴胡。

通入手足少阳 青皮、川芎、柴胡、连翘。

手厥阴心包络 沙参、白术、柴胡、熟地、牡丹皮、败酱。

足厥阴肝 草龙胆、蔓荆子、阿胶、瞿麦、桃仁、山茱萸、代赭石、紫石英、当归、甘草、青皮、羌活、吴茱萸、白术。

通入手足厥阴 青皮、熟地、柴胡、川芎、皂角、苦茶、桃仁。

手太阳小肠 白术、生地黄、羌活、赤茯苓、赤石脂、砂仁。

足太阳膀胱 蔓荆子、滑石、茵陈、白茯苓、猪苓、泽泻、桂枝、黄柏、羌活、麻黄。

通入手足太阳 防风、羌活、藁本、蔓荆子、茴香、黄柏、白术、泽泻、防己、大黄（酒）。

手少阴心 麻黄、桂心、当归、生地黄、代赭石、紫石英、栀子、独活、赤茯苓。

足少阴肾 知母、黄柏、地骨皮、阿胶、猪肤、牡丹皮、玄参、败酱、牡蛎、乌药、山茱萸、天门冬、猪苓、泽泻、白茯苓、檀香、甘草、五味子、吴茱萸、益智、丁香、独活、桔梗、砂仁。

通入手足少阴 细辛、熟地、五味子、泽泻、地榆、附子、知母、白术。

命门 附子、沉香、益智、黄芪。（《医学纲目·卷之三·药性不同》）

药引论

○汤之有引，如舟之有楫。古人用汤，必须置引。如仲景桂枝汤，生姜三两，大枣十二枚，与药等分同用，良可取汗。又如东垣补中益气汤，亦用姜、枣，并无发汗之说，乃姜、枣少用而力薄，故不致渍形以为汗也。即此两汤类推，药引不可不考。古今汤方莫尽，药引无穷，临机取用，各有所宜。如发表用鲜姜，温中用煨姜，解胀用姜皮，消痰用姜汁。调营益卫用大枣，泻火疏风用红枣。补气益肺用龙眼，泻火安神用灯心。表皮用葱叶，表肌用葱白，表里用葱茎。健脾用湖莲，止痢用石莲。治风用桑叶，治湿用桑枝。固肾用莲蕊，涩精用莲须。保胎用陈苎根，安胎用鲜苎根。抑脾用青荷叶，疏土用枯荷梗。补心用新小麦，止汗用浮小麦。清热解烦用青竹叶，利水泻火用淡竹叶。消瘀通经用赤糖，止痛温中用饴糖。安中益脾用陈壁土，止呕和胃用新黄土。消瘀用藕节，止血用侧柏叶。止呃用柿蒂，凉大肠用柿霜。消热痰用竹沥，泻实火用竹茹。导虚火用童便，益真阴用秋石。延年祛病用松黄、松脂，去风舒筋用黄松节。定喘用白葵花，疗痢赤白扁豆花。壮阳用胡桃、蜀椒，暖子宫用艾叶。虚烦用粳米，热渴用芦根。止咳用兰叶，定嗽用梨汁。止血用金墨，疗崩用陈棕。治肠风用石榴皮，治红痢用红曲，治白痢用煨姜，治赤白带浊用韭子、白果。止嗽定喘用枇杷叶，止鼻衄用白茅花。行瘀用百草霜，达生用黄杨脑。探吐用瓜蒂，速产用弩牙。下噎用杵糖，定喘用铅汞。疗黄用铁屎，镇心用辰砂，辟邪用雄黄。润肠用松子仁，治疝用荔橘核。催浆用笋尖、樱桃萼，拔毒用蒲公英，通乳用通草。发麻用紫背浮萍，治心烦不眠用鸡子黄。药引多端，指难遍屈。今以常用之引，聊录数则，举一反三，其唯良工乎？（《医学阶梯》）

引经报使

○小肠膀胱属太阳，藁本羌活是本乡，三焦胆与肝包络，少阳厥阴柴胡强，太阳阳明并足胃，葛根白芷升麻当，太阴肺脉中焦起，白芷升麻葱白乡，脾经少与肺部异，升麻兼之白芍详。少阴心经独活主，肾经独活加桂良。通经用此药为使，岂有何病到膏肓。（《医经小学·卷之一》）

审时用药

○夫四时之气，行乎天地之间，人处气交之中，亦必因之而感者，其常也。春气生而升，夏气长而散，长夏之气化而软，秋气收而敛，冬气藏而沉。人身之气自然相通，是故生者顺之，长者敷之，化者坚之，收者肃之，藏者固之，此药之顺乎天者也。春温夏热，元气外泄，阴精不足，药宜养阴；秋凉冬寒，阳气潜藏，勿轻开通，药宜养阳。此药之因时制用，补不足以和其气者也。

然而一气之中，初中末异，一日之内，寒燠或殊。假令大热之候，人多感暑，忽发冰雹，亦复感寒。由先而感则为暑病，由后而感则为寒病。病暑者投以暑药，病寒者投以寒药，此药之因时制宜，以合乎权，乃变中之常也。此时令不齐之所宜审也。假令阴虚之人，虽当隆冬，阴精亏竭，水既不足，不能制火，则阳无所依，外泄为热，或反汗出，药宜益阴，地黄、五味、鳖甲、枸杞之属是已。设从时令，误用辛温，势必立毙。假令阳虚之人，虽当盛夏，阳气不足，不能外卫其表，表虚不任风寒。洒淅战栗，思得热食及御重裘，是虽天令之热，亦不足以敌其真阳之虚，病属虚寒，药宜温补，参、芪、桂、附之属是已。设从时令，误用苦寒，亦必立毙，此药之舍时从证者也。假令素病血虚之人，不利苦寒，恐其损胃伤血，一旦中暑，暴注霍乱，须用黄连、滑石以泄之；本不利升，须用葛根以散之。此药之舍证从时者也。从违之际，权其轻重耳。

至于四气所伤，因而致病，则各从所由。是故《经》曰："春伤于风，夏生飧泄"，药宜升之燥之，升麻、柴胡、羌活、防风之属是已。"夏伤于暑，秋必痎疟。"药宜清暑益气，以除寒热，石膏、知母、干姜、麦门冬、橘皮、参、茯、术之属是已。邪若内陷，必便脓血，药宜祛暑消滞，专保胃气，黄连、滑石、芍药、升麻、莲实、人参、扁豆、甘草之属是也。"秋伤于湿，冬生咳嗽。"药宜燥湿清热，和表降气保肺，桑白皮、石膏、薄荷、杏仁、甘草、桔梗、苏子、枇杷叶之属是已。"冬伤于寒，春必病温。"邪初在表，药宜辛寒、苦温、甘寒、苦寒以解表邪，兼除内热，羌活、石膏、葛根、前胡、知母、竹叶、柴胡、麦门冬、荆芥、甘草之属是已。至夏变为热病，六经传变，药亦同前，散之贵早，治若后时，热结于里，上则陷胸，中下承气，中病乃已，慎毋尽剂，勿僭勿忒，能事毕矣。（《本草经疏·续序例上·脏气法时并四时所伤药随所感论》）

以意为用论

○用药之法，有不取于气味，特以意为用者，若鱼网虎骨之治骨鲠是也。然网能制鱼，乃鱼之所畏，虎能伏兽，乃兽之所畏。其所制伏既不同，则用之亦异矣。（《普济方·卷六十四·咽喉门》）

用药大要论

○易曰：立天之道，曰阴与阳；立地之道，曰柔与刚。草本虽微，其气味有阴阳之分，体质有刚柔之别。一物一太极也。古人论药性，多言气味，少言体质，盖以地之刚柔，即天地之阴阳所化，言阴阳而刚柔即在其中，后人不悟此理，每每误用。春山先生谓病有燥湿，药有燥润，凡体质柔软，有汁有油者皆润，体质干脆，无汁无油者皆燥。然，润有辛润、温润、平润、凉润、寒润之殊；燥有辛燥、温燥、热燥、平燥、凉燥、寒燥之异。又有微润、甚润、微燥、甚燥之不同。大抵润药得春秋冬三气者多，得夏气者少。燥药得夏秋冬三气者多，得春气者少。燥药得天气多，故能治湿；润药得地气多，故能治燥。药未有不偏者也，以偏救偏，故名曰药，试举其大略言之。

辛润如：杏仁、牛蒡、桔梗、葛根、细辛、前胡、防风、青蒿、紫菀、百部、当归、川芎、桃仁、红花、茺蔚子、白芷、鲜石菖蒲、远志、鲜郁金、蜀漆、僵蚕、芥子、莱菔子、苏子、薤白、生姜、豆豉、葱白、芹菜汁、韭汁之类。

温润如：党参、高丽参、黄芪、甜冬术、苁蓉、枸杞、山萸、菟丝、芦巴、巴戟天、桑椹、金樱子、五味子、桂圆、大枣、胡桃、鹿茸、鹿角、鹿胶、羊肾、海参、淡菜、紫河车之类。大抵温润一类，气温，得天气多，质润，得地气多。受气比他类较全，且味多带甘，秉土之正味，治阴阳两虚者，颇为合拍。

平润如：南北沙参、东洋参、熟地、首乌、芍药、玉竹、百合、沙苑、柏子仁、酸枣仁、甜杏仁、冬瓜仁、麻仁、亚麻仁、黑脂麻、乌梅、蜂蜜、饴糖、阿胶、燕窝、猪肤、鸭肠、人乳之类。

凉润如：干地黄、元参、天麦冬、西洋参、鲜石斛、女贞子、银花、菊花、鲜桑叶、蒲公英、知母、荷叶、竹沥、竹茹、竹叶、淡竹叶、芦根、白茅根、怀牛膝、川贝母、枇杷叶、瓜蒌、花粉、海藻、昆布、柿霜、紫草、白薇、梨汁、蔗汁、荸荠汁、露水、龟板、鳖甲、牡蛎、决明、文蛤、海浮石、童便之类。

寒润如：石膏、鲜地黄、犀角、羚羊角、蚌水、猪胆汁之类。

辛燥如：羌独活、苏叶、荆芥、薄荷、藿香、佩兰、香茹、木香、香附、麻黄、桂枝、牵牛、芫花之类。

温燥如：苍术、厚朴、半夏（半夏虽燥其汁尚滑）、南星、蔻仁、砂仁、益智仁、破故纸、山楂、青陈皮、槟榔之类。

燥热如：附子、肉桂、干姜（肉桂、桂枝、干姜，质虽微润，究竟气厚），炮姜、吴萸、椒目之类。

平燥如：茯苓、琥珀、通草、苡仁、扁豆、山药（体微燥而精尚多）、甘草、神曲、炒谷芽、猪苓、泽泻、川牛膝、萆薢、茵陈、防己、豆卷、蚕砂、车前子、海金砂（车前子精汁颇多，但其性走泄。海金砂质微燥，二者在利尿药中，尚不甚伤阴）之类。

凉燥如：连翘、栀子、霜桑叶、丹皮、地骨皮、钗石斛、滑石、寒水石、柴胡、升麻、蝉蜕、钩藤、槐米、枳实、枳壳、葶苈子之类。

寒燥如：黄连、黄芩、黄柏、木通、苦参、金铃子、龙胆草、大黄、玄明粉、大戟、甘遂之类。

本草体质，大略如此。然，既详其体质，又须辨其气味。大抵气薄者多升多开，味厚者多降多合。辛甘发散为阳，主升；酸苦涌泄为阴，主降。温者多开，寒者多合；泻者多开，补者多合；辛苦辛酸之味多开，酸咸之味多合。辛能散能润，又能通津行水；苦能燥能坚，又能破泄。酸能收之，咸能软之，又能凝之。甘得土之正味，同开则开，同合则合，缓中之力独多，淡得天之全气（淡薄无味象天，寓有清肃之燥气，故功专渗湿），上升于天，下降于泉，渗湿之功独胜。

若夫水族，如龟板、鳖甲诸品，禀乾刚之气，得坎水之精，体刚质柔，味咸而淡，能攻坚软坚，能燥湿清热，能滋阴潜阳，一药三用，阴虚挟湿热者、血燥结块者，用之尤宜。独有草木受气多偏，味难纯一，一药多兼数味，或先苦后辛后甘，或先甘后辛后苦，总以味偏胜者为上，味居后者为真。但须平昔亲尝，方能不误。春山先生从邵子元运之说，谓古今药性，未能画一，如今之元会世运，正当燥火司天，故燥病独多，万物亦从之而变燥，金味辛，火味苦，故药味多变苦辛。愚按元运之说，似难尽凭；而地气不同，确有可据。如论中所辨麦冬本甘，今甘中带辛，杭产者辛味犹少，川产者辛味较多。钗斛本淡，今霍山产者，地近中州，味仍甘淡；川产者味淡微苦；广西云南产者，味纯苦而不甘，以广西云南，居中州西南之边陲，得暖火之气独胜也。所辨实皆不爽，不独时地不同，即种植亦异。如高丽人参，气本微温，今用硫磺拌种，则温性较胜，如此类推，不可枚举。

至用药之法，须知用意。医者意也，以意治病，是为上一乘，不得已而用药，已落二乘，然无情之药，以有知之意用之则灵。古法用药如用兵，用兵有战有守，有奇有正，用药亦然。夫以天地之气，犹囊籥之开合，运行不息，故能化生万物，在人则不能。故其机一停则病，一偏亦病，一息则死。六气之中，寒湿偏于合，燥火偏于开。风无定体，兼寒湿则合，兼燥火则开。暑有热有湿，偏于热者多开，偏于湿者多合。用药治病，开必少佐以合，合必少佐以开。升必少佐以降，降必少佐以升。或正佐以成辅助之功，或反佐以作向导之用。阴阳相须之道，有如此者。燥病治以润，不妨佐以微苦，以微苦属火，火能胜金也。湿病治以燥，不如治以淡，以淡味得天之燥气，功专渗湿也。更有病纯者药纯，病杂者药杂（如泻心黄连诸汤是也）。有病虽杂而生于一源，则立方要有专主；有病虽纯而夹以他病，则立方要有变通。

燥病须防其夹湿，湿病须防其化燥。观其已往，以治其现在；治其现在，须顾其将来。表里寒热虚实，固当分明；标本先后轻重，尤宜权变。

燥病当用膏滋，湿病当用丸散。燥病夹湿，润药用炒，或用水丸；湿病化燥，燥药用蒸，或用蜜丸。欲其速行，则用汤药，取汤以荡之之义；欲缓化，则用丸药，取丸以缓之之义。至于煎法，亦当用意，如阴液大亏，又夹痰涎，则浊药轻煎，取其流行不滞（如地黄饮子是也）；如热在上焦，法当轻荡，则重药轻泡，取其不犯下焦（如大黄黄连泻心汤是也）；如上热下寒，则寒药淡煎，温药浓煎，取其上下不碍（如煎附子泻心汤法）。或先煎以厚其汁，或后煎以取其气，或先煎取其味厚而缓行，或后煎取其气薄而先至（如大承气汤先煎大黄、枳实、厚朴，后下芒硝是也）。欲其速下，取急流水；欲缓其中，用甘澜水。欲其上升外达，用武火；欲其下降内行，用文火。或药后啜薄粥，助药力以取汗；或先食后药，助药性之上升。种种治法，非参以意不可。试观仲景先师一百一十三方，三百九十七法，皆有真意存乎其间。学者以意会意，自有心得，此不过论其大略而已。（《医原·卷下》）

万物各有偏胜论

○无不偏之药，则无统治之方。如方书内所云：某方统治四时不正之气，甚至有兼治内伤产妇者，皆不通之论也。近日方书盛行者，莫过汪讱庵《医方集解》一书，其中此类甚多，以其书文理颇通，世多读之而不知其非也。天下有一方而可以统治四时者乎？宜春者不宜夏，宜春夏者，更不宜秋冬。余一生体认物情，只有五谷作餬，可以统治四时饿病，其他未之闻也。在五谷中尚有偏胜，最中和者莫过饮食，且有冬日饮汤，夏日饮水之别，况于药乎！得天地五运六气之全者，莫如人，人之本源虽一，而人之气质，其偏胜为何如者？人之中最中和者，莫如圣人，而圣人之中，且有偏于任，偏于清，偏于和之异。千古以来不偏者，数人而已。常人则各有其偏，如《灵枢》所载阴阳五等可知也。降人一等，禽与兽也；降禽兽一等，木也；降木一等，草也；降草一等，金与石也。用药治病，用偏以矫其偏。以药之偏胜太过，故有宜用，有宜避者，合病情者用之，不合者避之而已。无好尚，无畏忌，唯病是从。医者性情中正和平，然后可以用药，自不犯偏于寒热温凉一家之固执，而亦无笼统治病之弊矣。

汪按：……无病而服药，有病而议药，此人之大患也……舍病而论药，庸人之通病也。（《温病条辨·卷六》）

草木各得一太极论

○古来著本草者，皆逐论其气味性情，未尝总论夫形体之大纲，生长化收藏之运用，兹特补之。盖芦主生，干与枝叶主长，花主化，子主收，根主藏，木也；草则收藏皆在子。凡干皆升，芦胜于干；凡叶皆散，花胜于叶；凡枝皆走络，须胜于枝；凡根皆降，子胜于根；由芦之升而长而化而收，子则复降而升而化而收矣。此草木各得一太极之理也。（《温病条辨·卷六》）

画龙点睛

○名家治病，往往于众人所用方中加一药味，即可获效，如宋徽宗食冰太过患脾疾，杨吉老进大理中丸，上曰，服之屡矣，杨曰，疾因食冰，请以冰煎此药，是治受病之源也，果愈。杜清碧病脑疽，自服防风通圣散，数四不愈，朱丹溪视之曰，何不以酒制之，清碧乃悟，服不尽剂而愈。张养正治闻教谕羸疾，吴医皆用三白汤无效，张投熟附片二三片，煎服即瘥。缪仲淳治王官寿遗精，闻妇人声即泄，瘠甚欲死，医者告术穷，缪之门人以远志为君，莲须、石莲子为臣，龙齿、茯神、沙苑、蒺藜、牡蛎为佐使，丸服稍止，然终不断，缪加鳔胶一味，不终剂即愈。叶天士治难产，众医用催生药不验，是日适立秋，叶加梧桐叶一片，药下咽即产。嘉定何弁伯患呕吐，医用二妙丸不效，徐灵胎为加茶子四两，煎汤服之遂愈，因其病茶积，故用此为引经药，略识数条，以见治病者，必察理精而运机敏，始能奏捷功也。

吴人畏服重药，马元仪预用麻黄浸豆发蘖，凡遇应用麻黄者，方书麻黄豆卷，使病家无所疑惧。徐灵胎治张某病当用大黄，恐其不服，诡言以雪虾蟆配药制丸，与服得瘥，可想见良工心苦，非拘方之士所能及也。世人袭引火归源之说以用桂附，而不知所以用之之误，动辄误人，今观秦皇士所论，可谓用桂附之准，特录于此。赵养葵用附桂辛热药，温补相火，不知古人以肝肾之火喻龙雷者。以二经一主乎木，一主乎水，皆有相火存其中，故乙癸同源，二经真水不足，则阳旺阴亏，相火因之而发，治宜培养肝肾真阴以制之，若用辛热摄伏，岂不误哉，夫引火归源而用附桂，实治真阳不足，无根之火，为阴邪所逼，失守上炎，如戴阳阴燥之症，非龙雷之谓也（何西池曰附桂引火归源为下寒上热者言之，若水涸火炎之症，上下皆热不知引火归于何处，此说可与秦论相印证）。

（《冷庐医话·卷一·用药》）

用药六论

○**药性变迁论**　古方所用之药，当时效验显著，而《本草》载其功用凿凿者，今依方施用，竟有应有不应，其故何哉？盖有数端焉。一则地气之殊也。当时初用之始，必有所产之地，此乃其本生之土，故气厚而力全。以传种他方，则地气移而力薄矣。一则种类之异也。凡物之种类不一，古人所采，必至贵之种，后世相传，必择其易于繁衍者而种之，未必皆种之至贵者，物虽非伪，而种则殊矣。一则天生与人力之异也。当时所采，皆生于山谷之中，元气未泄，故得气独厚，今皆人工种植，既非山谷之真气，又加灌溉之功，则性平淡而薄劣矣。一则名实之讹也。当时药不市卖，皆医者自取而备之，迨其后有不常用之品，后欲得而用之，寻求采访，或误以他药充之，或以别种代之，又肆中未备，以近似者欺人取利，其药遂失其真矣。其变迁之因，实非一端，药性即殊，即审病极真，处方极当，奈其药非当时之药，则效亦不可必矣。今之医者，唯知定方，其药则唯病家取之肆中，所以真假莫辨，虽有神医，不能以假药治真病也。

药性专长论　药之治病有可解者，有不可解者。如性热能治寒，性燥能治湿，芳香则通气，滋润则生津，此可解者也。如同一发散也，而桂枝则散太阳之邪，柴胡则散少阳之邪；同一滋阴也，而麦冬则滋肺之阴，生地则滋肾之阴；同一解毒也，而雄黄则解蛇虫之毒，甘草则解饮食之毒，已有不可尽解者。至如鳖甲之消痞块，使君子之杀蛔虫，赤小豆之消肤肿，枣仁生服不眠、熟服多睡，白鹤花之不腐肉而腐骨，则尤不可解者。此乃药性之专长，即所谓单方秘方也。然人只知不可解者之为专长，而不知常用药之中，亦各有专长之功。后人或不知之而不能用，或日用而忽焉，皆不能尽收药之功效者也。故医者当广集奇方，深明药理，然后奇证当前，皆有治法，变化不穷。当年神农著《本草》之时，既不能睹形而即识其性，又不可每药历试而知，竟能深知其功能而所投必效，岂非造化相为默契，而非后人思虑之所能及者乎。

药石性同用异论　一药有一药之性情功效，其药能治某病，古方中用之以治某病，此显而易见者。然一药不止一方用之，他方用之亦效，何也？盖药之功用不止一端，在此方则取其此长，在彼方则取其彼长，真知其功效之确，自能曲中病情而得其力。迨至后世，一药所治之病愈多而亦效者，盖古人尚未尽知之，后人屡试而后知。所以历代《本草》所注药性，较之《神农本草经》所注功用，增益数倍，盖以此也。但其中有当有不当，不若《神农本草》字字精切耳！又同一热药，而附子之热与干姜之热迥乎不同。同一寒药，而石膏之寒与黄连之寒迥乎不同。一或误用，祸害立至。盖古人用药之法，并不专取其寒热温凉补泻之性也。或取其味，或取其性，或取其色，或取其形，或取其所生之方，或取嗜好之偏。其药似与病情之寒热温凉补泻若不相关，而投之反有神效，古方中如此者不可枚举。学者必将《神农本草》字字求其精义之所在，而参以仲景诸方，则圣人之精理自能洞晓，而己之立方，亦必有奇思妙想，深入病机，而天下无难治之症矣。

攻补寒热同用论 虚证宜补，实证宜泻，尽人而知之者。然或人虚而证实，如体弱之人冒风伤食之类，或人实而证虚，如强壮之人劳倦亡阳之类。或有人本不虚，而邪深难出；又有人已极虚，而外邪尚伏，种种不同。若纯用补，则邪气益固；纯用攻则正气随脱。此病未愈，彼病益深。古方所以有攻补同用之法。疑之者曰：两药性异，一水同煎，使其相制，则攻者不攻，补者不补，不如勿服。若或两药不相制，分途而往，则或反补其所当攻，攻其所当补，则不唯无益，而反有害，是不可不虑也。此正不然。盖药之性，各尽其能，攻者必攻强，补者必补弱，犹掘坎于地，水从高处流下，必先盈坎而后进，必不反向高处流也。如大黄与人参同用，大黄自能逐去坚积，决不反伤正气；人参自能充益正气，决不反补邪气。盖古人制方之法，分经别脏，有神明之道焉。如疟疾之小柴胡汤，疟之寒热往来，乃邪在少阳，木邪侮土，中宫无主，故寒热无定。于是用柴胡以驱少阳之邪，柴胡必不犯脾胃；用人参以健中宫之气，人参必不入肝胆。则少阳之邪自去，而中土之气自旺。二药各归本经也。如桂枝汤，桂枝走卫以祛风，白芍走营以止汗，亦各归本经也。以是而推，无不尽然。试《神农本草》诸药主治之说，细求之自无不得矣。凡寒热兼用之法，亦同此义。故天下无难治之证，后世医者不明此理，药唯一途，若遇病情稍异，非顾此失彼，即游移浮泛，无往而非棘手之病矣。但必本于古人制方成法而神明之。若竟私心自用，攻补寒热，杂乱不伦，是又杀人之术也。

用药如用兵论 圣人所以全民生也，五谷为养，五果为助，五畜为益，五菜为充。而毒药则以之攻邪，故虽甘草人参，误用致害，皆毒药之类也。古人好服食者，必生奇疾，犹之好战，胜者必有其殃。是故兵之设也以除暴，不得已而后兴；药之设也以疗疾，亦不得已而后用，其道同也。故病之为患也，小则耗精，大则伤命，隐然一敌国也。以草木偏胜，攻脏腑之偏胜，必能知彼知己，多方以制之，而后无丧身殒命之忧。是故传经之邪，而先夺其未至，则所以断敌之要道也。横暴之疾，而急保其未病，则所以守我之岩疆也。挟宿食而病者，先除其食，则敌之资粮已焚；合旧疾而发者，必防其并，则敌之内应既绝。辨经络而无泛用之药，此之谓向导之师；因寒热而有反用之方，此之谓行间之术。一病而分治之，则用寡可以胜众，使前后不相救，而势自衰；数病而合治之，则并力捣其中坚，使离散无所统，而众悉溃。病方进，则不治其太甚，固守元气，所以老其师；病方衰，则必穷其所之，更益精锐，所以捣其穴。若夫虚邪之体，攻不可过，本和平之药，而以峻药补之，衰敝之日，不可穷民力也。实邪之伤，攻不可缓，用峻厉之药，而以常药和之，富强之国，可以振威武也。然而选材必当，器械必良，克期不愆，布阵有方，此又不可更仆数也，孙武子十三篇，治病之法尽之矣！

轻药愈病论　古谚有："不服药为中医"之说，自宋以前已有之。盖因医道失传，治人多误，病者又不能辨医之高下，故不服药，虽不能愈病，亦不至为药所杀。况病苟非死证，外感渐退，内伤渐复，亦能自愈，故云"中医"。此过于小心之法也。而我以为病之在人，有不治自愈者，有不治难愈者，有不治竟不愈而死者。其自愈之疾，诚不必服药，若难愈及不愈之疾，固当服药。乃不能知医之高下，药之当否，不敢以身尝试，则莫若择平易轻浅、有益无损之方，以备酌用，小误亦无害，对病有奇功，此则不止于"中医"矣。如偶感风寒，则用葱白苏叶汤取微汗；偶伤饮食，则用山楂、麦芽等汤消食；偶感暑气，则用六一散、广藿香汤清暑；偶伤风热，则用灯心竹叶汤清火；偶患腹泻，则用陈茶佛手汤和肠胃。如此之类，不一而足，即使少误，必无大害。又有其药似平常，而竟有大误者，不可不知。如腹痛呕逆之症，寒亦有之，热亦有之，暑气触秽亦有之，或见此症而饮以生姜汤，如果属寒不散，寒而用生姜热性之药，与寒气相斗，已非正治，然犹有得效之理，其余三症，饮之必危。曾见有人中暑，而服浓姜汤一碗，覆杯即死。若服紫苏汤，寒即立散，暑热亦无害。盖紫苏性发散，不拘何症，皆能散也。故虽极浅之药，而有深义存焉，此又所宜慎也。凡人偶有小疾，能择药性之最轻淡者，随症饮之，则服药而无服之误，不服药而有服药之功，亦养生者所当深考。（《医学源流论》）

花叶药性论

○徐洄溪曰：凡物之生于天地间，气性如何，则入于人身，其奏效亦如之。盖人者，得天地之和气以生，其气血之性肖乎天地，故以物性之偏者投之，而亦尤不应也。诸花居茎梢之上，翩翩欲舞，其气之轻扬也可知。居至高之位，禀轻扬之气，故多能散头目之邪，以头目居上，合乎上者上之义也。甘菊花气香味平，能散头目之风邪；金银花味苦，则散阳明头目之风热矣。凡芳香之品，皆能治头目肌表之疾。但香则无不辛燥者，唯菊花、银花味清而质轻，气芳而不烈，此温热家所以奉此二花为主药，有桑菊饮、银翘散之剂欤！辛夷花味辛气散，专散脑鼻内之风寒；密蒙花则散眼内之风邪；梅花先春而开，为百花之魁，色白气清，能解先天之痘毒，以从天一之阳，引毒外解也。玫瑰花色赤而香烈，即能疏肝理气矣。至如厚朴花之宽中，为气味浓厚也；芙蓉花之收敛，为质液胶腻也；旋覆花之润利去痰，为花既滴露而生，味又微咸也；月季花之通经，为月月花开月月红也。此实花药之变格。

唐容川曰：草木之叶，多得风气，故多主散，风以散之也。盖叶在四旁，自然专主四肢。故竹叶能清肌肉中之热，荷叶能散皮肤中之热，桑叶能息风，菊叶之解毒，橘叶之疏肝，枇杷叶之理肺，桃叶能散血分之寒热，苏叶能散气分之寒热，无非一"散"字也。豨莶叶大而有毛，则主去周身之风矣。巡骨风、苍耳叶、八角风，皆叶大而有芒角，其得风气也甚于豨莶，则散风之力亦远过于豨莶矣。至艾叶之温胞室，柏叶之清血，此又叶之变格，当舍叶而论形色气味矣。温热家治病，喜用花与叶，以温邪初感，多在上焦，花与叶体轻而主散，所谓"上焦如羽，非轻不举"，即徐之才"轻可去实"义也。

知诸花与叶之皆散，则诸枝之主散可知。唯枝之体较叶为沉，则其散之力亦较叶为进。且草枝、木枝又有轻重之分，故苏枝仅能散肌肉之风寒，桂枝则力能走筋骨、能通心矣。桑枝、桃枝、槐枝，能达四肢，亦此义也。知诸根之皆升，则诸干之为用可知也。故麻黄、柴胡、青蒿、藿香之属，皆主升散。所以升而兼散者，以根在土中，禀浊阴之气，干在土外，禀清阳之气也。麻黄入太阳，柴胡、青蒿入少阳，藿梗祛上焦之湿，又在形色气味之别也。（《医学南针》）

果实药性论

○唐容川曰：物下极则反上，物上极则反下。草木上生果实，为已极矣，故返而下行。实核之性在于内敛，故降而皆收。然果实仁核之主收降，亦有须合形色气味论之，方为确当。麻仁、巴豆、蓖麻子、葶苈，皆能滑利下大便，以有油也。但麻仁无辛烈之性，故但能润降，不能速下；蓖麻子味辛气温，是有气以行其油滑之性，故其行速；巴豆大辛则烈，大热则悍，以悍烈行其滑利，故剽劫不留也；葶苈味苦辛，而性滑利，隐于巴豆、大黄二者之性，故极速降，能大泻肺中之痰饮脓血，诚猛药也。杏仁亦有油，但得苦味，而无辛烈之气，故降而不急；桃仁以花红入血，仁又有生气，故桃仁能破血，亦能生血。故知巴豆、麻仁之降利，即可悟杏仁、桃仁之为用。推之于松子仁，胡桃肉，凡有油者，无不皆然矣。唯偏于苦者利于降，偏于甘者利于补，偏于湿者利于涩耳，而滑利则其本性也。枳壳、陈皮、槟榔、郁金、花椒、苍耳子、蔓荆子，均是子也，而为用各异。枳壳木实，味系纯苦，故理胃气；陈皮辛香，辛则能升，香则能散，故能治脾胃，又能理肺也；槟榔沉降之性，自上而下，故能治小腹疝气，亦能兼利胸膈，以味不烈，降性缓也；郁金乃姜黄之子，气较姜黄为薄，味较姜黄为胜，故行血之功甚于行气。大抵性重且速者，直达下焦，而不能兼利上焦；气味轻且缓者，则皆能降利上焦。以上所举，均气味之轻且缓者。若橘核、楂核、荔枝核，则均专治下焦之气矣。至苍耳有芒而体轻松，蔓荆味辛而气发散，花椒气味辛温，此乃诸子中之变格，不当以诸子为主体，以形色气味为主体矣（如辛味无降、芒刺息风之类）。唐容川曰：同是果实，又有皮肉、仁核之分，皮肉在外，容有升散之理；仁核在内，则专主收降，断无升散。是以牵牛子、车前子皆兼降利；荔枝核、山楂核，皆主降散。白蔻仁、西砂仁，味虽辛，而究在温中以降气；柏子仁、酸枣仁，功虽补，而要在润心以降火。故诸子之降，约分三端：味苦质实者，其降必沉；味辛气香者，降必兼散；味淡气薄者，降必渗利。知此，而诸药之能事毕矣。即非诸子，而具降性之药，不论是根，是身，是金石，其能事亦毕矣。（《医学南针》）

诸根药性论

○今请先论诸根。升麻、葛根、黄芪，均是升药，而所升各有不同。升麻根大于苗，其得气之厚可知，根中多孔窍，其能吸引地中水液，以上达于苗叶也可知；气味辛甘，又合于上升之气味。唐容川曰：合形味论性，皆主于升，故曰升麻，为升发上行之专药，正谓此也。葛根，其根虽深，而身系藤蔓，唯根实而少孔，故葛根力能生津，不若升麻之只能升气也。黄芪，根中虚松有孔道，味较升麻为厚，故升而能补，不若升麻之升而不能补也。即此以推，则羌、独活之能升太阳之气，祛太阳之湿，以根深而气味辛烈也。独活之能入少阴，以色黑而味更辛、气更烈也。葱白入土不深，功专升散者，以气胜于味也。生姜既主升散，又主降饮止呕者，以味胜于气也。白芷之能升散肺胃两经风寒，姜黄之能破结去滞，可类推矣。至牛膝、灵仙、茜草、大黄等，根既坚实，无升达之孔道，味又苦泻，无升发之能力，其主降而不主升，乃根之变革，与升麻等上升之义，不难对勘而知。若甘草、地黄之有味无气，则主静而不主动矣；白术、苍术、野术之有气有味，则静而兼动矣。味胜则静多，气烈则动甚。人参之阳生于阴，冬虫草之阳潜于阴，气不剧烈，味又和平，此乃天地之精气，结成世界之灵品，能升能降，可阴可阳，又不可以常理论矣。故知白术在气分以作用，则远志在血分之为用可悟矣；推之于当归，推之于芎䓖，虽动静广狭之有异，理则一也。知地黄在血分之作用，则天花粉在气分之为用可悟矣；推之于山药，推之于玄参，虽有入脾入肾之各殊，理则一也。知牛膝、大黄等作用，则丹皮之动血，芍药之破结，亦可悟也。（《医学南针》）

用药如用兵

○革车千乘，带甲十万，筹策神机，鬼神猜泣，奇正万全，历古如是，况良医之用药，独不若临阵之将兵乎？奈何世人以卤莽之浮学，应仓卒无穷之疾变，其不眩骇颠仆者寡矣。苟无妙算深谋，成法以统治之，则倒戈败续之不暇，尚何胜之可图哉？

予从事于患难之场，随病察诊，据脉立方，开之劫之，搏之发之，以尽其宜；吐之伸之，汗之下之，以极其当。攻守不常，出没无定。大纲小纪，经纬悉陈。本数末度，条理具设。前乎古人之所隐秘深藏，或不尽意者，不啻胸中自有十万精锐，如太阿之在匣中，其辉未尝耀于外，一旦挥之，有以恐人之耳目。持八阵之奇锋、七擒之利刃，其敌可却，其胜可决，而其安可图，如此而后已。（《古今医统大全·卷之三·翼医通考》）

○用药如用兵，选药如选将，既如上述，然兵非久练，将非素信，犹难操必胜之券也。兵在精而不在多，将在谋而不在勇，用药之法亦然。非习用之药，勿好奇而轻试；非必要之品，弗在好多而杂投；君药直捣其中坚，佐使仅防其窜扰，多至十二三味足矣。若头痛医头，脚痛医脚，多多益善，枝枝节节而为之，则牵制既多，动辄掣肘，安望其有成功也！（《中医历代医话选·第七章·药物方剂》）

药有阴阳配合

○《本草》云：凡天地万物，皆有阴阳，大小各有色类。寻究其理，并有法象。故羽毛之类皆生于阳而属于阴，鳞介之类皆生于阴而属于阳。所以空青法木，故色青而主肝；丹砂法火，故色赤而主心；云母法金，故色白而主肺；雌黄法土，故色黄而主脾；磁石法水，故色黑而主肾。余皆以此推之，例可知也。（《古今医统大全·卷之三·翼医通考》）

药用君臣佐使

○旧说药用一君、二臣、三佐、四使之说，其意以谓药虽众，主病者专在一物，其他则节级相为用，大略相统制，如此为宜，不必尽然。所谓君者，主此一方，固无定本也。《药性论》乃以众药之和厚者定为君，其次为臣为佐，有毒者多为使。此谬论也。设若欲破坚积，大黄、巴豆辈岂得不为君也？

医家有谓上药为君，主养命；中药为臣，主养性；下药为佐使，主治病。大抵养命之药宜多君，养性之药宜多臣，治病之药宜多佐使。此固用药之经，然其妙则未尽也。大抵药之治病，各有所主，主治者君也，辅治者臣也，与君相反而相助者佐也，引经及引治病之药至于病所者使也。如治寒病用热药，则热药君也，凡温热之药皆辅君者也，臣也。然或热药之过甚而有害也，须少用寒凉药以监制之，使热药不至为害，此则所谓佐也。至于五脏六腑及病之所在，各须有引导之药，使药与病相遇，此则所谓使也。余病准此。此用药之权也。二义《素问》俱有，而读者不察，故特发明之，以俟夫智者采云。（《古今医统大全·卷之三·翼医通考》）

百药自神农始

○《淮南子》曰：神农尝百草之滋味，当此之时，一日而遇七十毒。《世本》曰：神农和药济人。则百药自神农始也。《世纪》或云：伏羲尝味百草，非也。梁陶弘景《本草》序曰：神农氏治天下，宣药疗疾，以拯夭伤。高氏小史曰：炎帝尝百药以治病，尝药之时，百死百生。《帝王世纪》曰：炎帝尝味草木，宣药疗疾者，《本草》四卷。至梁陶弘景、唐李世勣等注共二十卷。皇朝开宝中重校定，仁宗嘉祐中命禹锡等集类诸家杂药之说，为《补注本草》。《唐书》于志宁传中，志宁云：班固唯记《黄帝内外经》，不载《本草》，齐《七录》乃称之，世谓神农尝药。黄帝以前，文字不传，以识相付，至桐雷乃载篇册。然所载郡县多汉时张仲景、华佗窜语。其语梁陶弘景此书，应与《素问》同类，其余与志宁之说同也。（《古今医统大全·卷之三·翼医通考》）

药有宣通补泻

○药有宣通补泻轻重滑涩燥湿十种者，是药之大纲大法，而治疗无出于此。体认十种之用，兼之寒热温三法，足可配《孙子兵法》十三篇，能法十三法者，战无不克，医无不效，其异事而同神欤？《本经》未言之，后人未深述之，故调制汤丸多昧于此。今表而出之，从事于医者当体其所属而法其施，悉尽治疗之道云。（《古今医统大全·卷之三·翼医通考》）

用药权变

　　○震泽王文恪公云：今之医者祖述李明之、朱彦修，其处方不出参术之类，所谓医之王道，信之者矣。然病出于变，非术参辈所能效者，则药亦不得不变。可变而不知变，则坐以待亡；变而失之毫厘，则反促其死，均之为不可也。故曰：可与立未可与权。药而能权，可谓妙矣。明之、彦修未尝废权也，世医师其常而不师其变，非用权之难乎？（《古今医统大全·卷之三·翼医通考》）

下工用药无据危生

○罗谦甫云：一千户年七十余，秋间因内伤饮食，被淋雨，泻利暴下。医以药止之，不数日又伤又泻，止而复伤，伤而又泻。逾数月渐羸困，饮食减，少腹痛，肠鸣。一医以养脏汤治之，泻止，添呕吐。又一医用丁香、藿香、人参、橘皮煎生姜数服而呕止。又逾月，终是衰弱，食不进，数日不大便。医曰：气血衰弱，脾胃久虚，津液耗少，以麻仁丸润之可也。一人曰：有牛山人（即草泽用方不明道理，所谓下工者），见证不疑，果决用药，治病速愈（所以用利药毒药以劫病，实者速愈），求疗甚多。遂请视之，曰：此风秘也，用搜风丸利之即愈。仅用一服，利数行而千户毙。呜呼！年高久病，虚证复重泻之，安得不死？所谓下工用药无据（不据理也。）危生，其山人之谓哉！（《古今医统大全·卷之三·翼医通考》）

神农尝百草辨

○《淮南子》云：神农尝百草，一日七十毒。予尝诵其书，每至于此，未始不叹夫孟子所"谓尽信书则不如无书"……果有待乎必尝，则愈疾之功，非疾不能以知之，其神农众疾俱备，而历试之乎？况污秽之药，不可尝者，其亦尝乎？且味固可以尝而知，其气、其性、其行经主治及畏恶反忌之类，亦可以尝而知乎？苟尝其所可尝，而不尝其所不可尝，不可尝者既可知，而可尝者亦不必待乎尝之而后知矣。谓其不尝不可也，谓其悉尝亦不可也。然经于诸药名下不著气性等字，独以味字冠之者，由药入口唯味为先故也。又药中虽有玉石虫兽之类，其至众者唯草为然，故遂曰尝百草耳，岂独尝草哉！夫物之有毒，尝而毒焉有矣，岂中毒者日必七十乎？设以其七十毒偶见于一日而记之，则毒之小也，固不死而可解，毒之大也则死矣，孰能解之？亦孰能复生之乎？先正谓淮南之书多寓言，夫岂不信？（《医经溯洄集》）

滥补有害论

○古圣设立方药，专以治病，凡中病而效者，即为秘方，并无别有奇药也。若无病而服药，久则必有偏胜之害。或有气血衰弱，借药滋补，亦必择和平纯粹之品，审体气之所偏，而稍为资助。如世所谓秘方奇术，大热大补之剂，乃昔人所造以欺人者。若其方偶与其人相合，或有小效，终归大害，其不相合者无不伤生。更有一等怪方，乃富贵人贿医所造者。余曾遇一贵公子，向余求长生方。余应之曰：公试觅一长生之人示我，我乃能造长生之方，若长生者无一人，则天下无长生之方矣。其人有愠色，是时适有老医在其家，因复向老医求得之，乃傲余曰：长生方某先生已与我矣，公何独吝也？余视其方，乃聚天下血肉温补之药，故难其制法，使耳目一新者。余私谓老医曰：先生长生之方从何传授？老医曰：子无见哂，子非入世行道之人耳！凡富贵之人，何求不得，唯惧不能长生纵欲耳！故每遇名医，必求此方，若长生方不知，何以得行其道？我非有意欺彼，其如欲应酬于世，自不得不然耳！后果得厚酬。余固知天下所传秘方，皆此类也。此即文成、五利之余术，万勿以为真可以长生也，速死则有之耳！识此，以醒世之求长生而觅秘方者。

张鸿按：《阅微草堂笔记》云，药所以攻伐疾病，调补气血，而非所以养生。方士所饵，不过草木金石。草木不能不朽腐，金石不能不消化，彼且不能自存，而谓借其余气反长存乎？古诗云：服药求神仙，多为药所误。昔邱处机语元太祖曰：药为草，精为髓，去髓添草，譬如囊中贮金，以金易铁，久之金尽，所有者铁耳！夫何益哉！即神仙何尝不死耶！盖生必有死，物理之常。炼气存神，皆逆而制之者也。逆制之力不懈，则气聚而神亦聚，逆制之力或疏，则气消而神亦消，消则死矣。至吐纳导引之术，虽出丹经，而非丹经所能尽。其分利节度，妙极微芒，苟无口诀真传，但依法运用，如检谱对弈，弈必败，如拘方治病，病必殆。缓急先后，稍一失调，或结为痈疽，或滞为拘挛，甚或精气瞀乱，神不归舍，遂成癫痫。

王世雄按：大热大补之药，服而伤生者，指不胜屈。其初有小效，终归大害，而尚可为之挽救者，余案中所载多矣。唯沈琴痴患类中，广饵热补，渐致四肢拘挛，口不能言，但饮食如故，是痰火风邪尽补入络也。呻吟床蓐者七载，遍治不效而亡。张越钦茂才室，体极阴亏，医者谓阳能生阴，辄与热补，遂至肉脱形消，四肢痿废，是养筋之营液尽烁也，不能下榻者已数年矣。姑举一二以为后人鉴之。（《中医历代医话选·第七章·药物方剂》）

剂型当以宜胃者佳

○熊三拔泰西水法云：凡诸药系草木果蓏谷菜诸部，具有水性者，皆用新鲜物料依法蒸馏得水，名之为露。此之为药，胜诸药物。何者？诸药既干既久，或失本性。如用陈米为酒，酒力无多，若以诸药煎为汤饮，味故不全，间有因煎失其本性者，若作丸散，并其渣滓下之，亦恐未善。（然峻厉猛烈之品，不得不丸以缓之）凡人饮食，盖有三化，一曰火化，烹煮熟烂；二曰口化，细嚼缓咽；三曰胃化，蒸变转化。二化得力，不劳于胃，故食生冷，大嚼急咽，则胃受伤也。胃化既毕，乃传于脾，传脾之物，悉成乳糜，次乃分散，达于周身。其上妙者，化气归筋；其次妙者，化血归脉，用能滋益精髓，长养肢体，调和营卫。所谓妙者，饮食之精华也，故能宣越流通，无处不到。所存糟粕，乃下于大肠焉。今用丸散皆干药合成，精华已耗，又须受变于胃，传送于脾。所沁入宣布，能有几何？其悉成糟粕，下坠而已。若用诸露，皆是精华，不待胃化、脾传，已成微妙。且蒸馏所得，既于诸物体中最为上分，复得初力，则气厚势大。不见烧酒之味酽于他酒乎？按古人丸散汤饮，各适其用，岂可偏废？诸药蒸露，义取清轻，大抵气津枯耗，胃弱不胜药力者，最为合宜。其三化之说，火化、口化，不必具论，胃化一言，深可玩味。盖饮食、药物入胃，全赖胃气蒸变传化，所以用药治病，先须权衡病人胃气及病势轻重，此古人急剂、缓剂、大剂、小剂之所由分也。如骤病，胃气未伤，势又危重，非用大剂急剂不可，杯水车薪，奚济于事？一味稳当，实为因循误人。倘或病人胃气受伤，无论病轻病重，总宜小剂、缓剂，徐徐疏瀹，庶可渐望转机，以病人胃气已伤，药气入胃，艰于蒸变转化，譬如力弱人强令负重，其不颠踣者几希！（《中医历代医话选·第三章·药物方剂》）

百草煎

○百草，凡田野山间者，无论诸品，皆可取用。然以山草为胜，辛香者佳，冬月可用干者，不及鲜者力速，须预为采取之……盖其性之寒者可以除热，热者可以散寒，香者可以行气，毒者可以解毒，无所不用，亦无所不到，汤得药气，则汤气无害，药得汤气，则药力愈行。凡用百草以煎膏者，其义亦以此，此诚外科中最要最佳之法，亦传之方外人者也。※百草煎：百草，治百般痈毒，诸疮损伤，疼痛、腐肉、肿胀，风寒湿气，走注疼痛等。（《成方切用·卷十一·下》）

○论眼痛赤肿，古方用药不同，当分内外；在内汤散，用苦寒辛凉之药，以泻其心；在外点洗，则用辛热辛凉之药，以散其邪。故点药，莫效于冰片，太辛热，以其辛性急，故借以拔出火邪而散其热气。古方用烧酒洗目，或用干姜末，生姜汁点眼者，皆此意也。盖火眼，是火邪上攻于目，故内治用苦寒药，治其本也。然火邪既客于目，众内出外，若外用寒凉以阻逆，则郁火内攻不散矣。故点眼药用辛热，而洗眼用热汤，是火郁即发之而散之，从治法也。世人不知冰片为劫药，而误认为寒，常用点眼，遂至积热入目，而渐昏暗，致翳障。故云：眼不点不瞎是也。又不知外治寒凉，而妄将冷水、冷药、冷物挹洗，当至昏暗者有之。（《秘传眼科七十二症全书·卷一·用药内外不同》）

儿科用药论

○世人以小儿为纯阳也，故重用苦寒。夫苦寒药，儿科之大禁也。丹溪谓产妇用白芍，伐生生之气，不知儿科用苦寒，最伐生生之气也。小儿，春令也，东方也，木德也，其味酸甘，酸味人或知之，甘则人多不识。盖弦脉者，木脉也，经谓弦无胃气者死。胃气者，甘味也，木离土则死，再验之木实，则更知其所以然矣，木实唯初春之梅子，酸多甘少，其他皆甘多酸少者也。故调小儿之味，宜甘多酸少，如钱仲阳之六味丸是也。苦寒之所以不可轻用者何？炎上作苦，万物见火而化，苦能渗湿，人，倮虫也，体属湿土，湿淫固为人害，人无湿则死。故湿重者肥，湿少者瘦；小儿之湿，可尽渗哉！在用药者以为泻火，不知愈泻愈瘦，愈化愈燥。苦先入心，其化以燥也，而重伐胃汁，直致痉厥而死者有之。小儿之火唯壮火可减；若少火则所赖以生者，何可恣用苦寒以清之哉！故存阴退热为第一妙法，存阴退热，莫过六味之酸甘化阴也。唯湿温门中，与辛淡合用，燥火则不可也。余前序温热，虽在大人，凡用苦寒，必多用甘寒监之，唯酒客不禁。（《温病条辨·卷六》）

用药不在多与少

○许嗣宗善医，言病与药，唯用一物攻之，则气纯而愈速。今人多其物以幸其功，他物相制，不能专力。按药用一味为单方，施于轻浅之症，何尝不可？古方莫如《内经》半夏秫米汤、鸡矢醴、雀卵丸，亦并非独用。至孙思邈《千金方》，玉焘《外台秘要》，如淮阴用兵，多多益善。对症施之，其应如响。亦何尝因多药而相制耶！（《中医历代医话选·第七章·药物方剂》）

质地与剂量

○重药轻用，庶不为害；轻药重用，庶能有效。又药质之重者，如金石之品，入应用之分量虽多，而气味犹少。（《中医历代医话选·医论》）

用药贵精

○用药贵乎专精，用一方加入几味，立意须从一路。若既欲其东，又欲其西，是二三其德矣。又不可杂以疲药，而乱章法。方以类聚，物以群分，药之向未合剂者，不得集而用之也。（《中医历代医话选·第七章·药物方剂》）

用药相得之大端

○如麻黄得桂枝则能发汗，芍药得桂枝则能止汗，黄芪得白术则止虚汗，防风得羌活则治诸风，苍术得羌活则止身痛，柴胡得黄芩则寒，附子得干姜则热，羌活得川芎则止头疼，川芎得天麻则止头眩，干姜得天花粉则止消渴，石膏得知母则止渴，香薷得扁豆则消暑，黄芩得连翘则消毒，桑皮得苏子则止喘，杏仁得五味则止嗽，丁香得柿蒂、干姜则止呃，干姜得半夏则止呕，半夏得姜汁则回痰，贝母得瓜蒌则开结痰，桔梗得升麻开提血气，枳实得黄连则消心下痞，枳壳得桔梗能使胸中宽，知母、黄柏得山栀则降火，豆豉得山栀治懊憹，辰砂得酸枣则安神，白术得黄芩则安胎，陈皮得白术则补脾，人参得五味、麦冬则生肾水，苍术得香附开郁结，厚朴得腹皮开膨胀，草果得山楂消肉积，神曲得麦芽能消食，乌梅得干葛则消酒，砂仁得枳壳则宽中，木香得姜汁则散气，乌梅得香附顺气，芍药得甘草治腹痛，吴茱萸得良姜亦止腹痛，乳香得没药大止诸痛，芥子得青皮治胁痛，黄芪得大附子则补阳，知母、黄柏得当归则补阴，当归得生地则生血，姜汁磨京墨则止血，红花得当归则活血，归尾得桃仁则破血，大黄得芒硝则润下，皂角得麝香则通窍，诃子得肉果则止泻，木香得槟榔治后重，泽泻得猪苓则能利水，泽泻得白术则能收湿。此用药相得之大端也。（《中医历代医话选·第七章·药物方剂》）

诸病主药论

六淫病用药论

○风、寒、暑、湿、燥、火为六淫之正病，亦属四时之常病，选药制方，分际最宜清析，举其要而条列之。

风病药 风为百病之长，善行数变。自外而入，先郁肺气，肺主卫，故治风多宣气泄卫药，轻则薄荷、荆芥，重则羌活、防风，而杏、蔻、橘、桔，尤为宣气之通用。且风郁久变热，热能生痰，故又宜用化痰药，轻则蜜炙陈皮，重则栝蒌、川贝，及胆星、竺黄、蛤粉、枳实、荆沥、海粉之属，而竹沥、姜汁尤为化痰之通用。但风既变热，善能烁液，故又宜用润燥药，轻则梨汁、花露，重则知母、花粉，而鲜地、鲜斛尤为生津增液之良药。至主治各经风药，如肺经主用薄荷，心经主用桂枝，脾经主用升麻，肝经主用天麻、川芎，肾经主用独活、细辛，胃经主用白芷，小肠经主用藁本，大肠经主用防风，三焦经主用柴胡，膀胱经主用羌活，前哲虽有此分别，其实不必拘执也。

寒病药 外寒宜汗，宜用太阳汗剂药，里寒宜温，宜用太阴温剂药，固已，唯上焦可佐生姜、蔻仁，中焦可佐川朴、草果，或佐丁香、花椒，下焦可佐小茴、沉香，或佐吴萸、乌药，随证均可酌入。

暑病药 张凤逵《治暑全书》曰，暑病首用辛凉，继用甘寒，终用酸泄敛津。虽已得治暑之要，而暑必挟湿，名曰暑湿；亦多挟秽，名曰暑秽，俗曰热痧；炎风如箭，名曰暑风；病多晕厥，名曰暑厥；亦多咳血，名曰暑瘵；至于外生暑疖热疮，内则霍乱吐利，尤数见不鲜者也。故喻西昌谓夏月病最繁苛，洵不诬焉。用药极宜慎重，切不可一见暑病，不审其有无兼证夹证，擅用清凉也。以予所验，辛凉宣上药，轻则薄荷、连翘、竹叶、荷钱，重则香薷、青蒿，而芦根、细辛尤为辛凉疏达之能品；甘寒清中药，轻则茅根、菰根、梨汁、竹沥，重则石膏、知母、西参……而西瓜汁、绿豆清尤为甘寒清暑之良品；酸泄敛津药，轻则梅干、冰糖，重则五味、沙参、麦冬，而梅浆泡汤尤为敛津固气之常品。若暑湿乃浊热黏腻之邪，最难骤愈。初用芳淡，轻则藿梗、佩兰、苡仁、通草，重则苍术、石膏、草果、知母、蔻仁、滑石，而炒香枇杷叶、鲜冬瓜皮瓤尤为芳淡清泄之良药；继用苦辛通降，轻则栀、芩、橘、半，重则连、朴、香、楝，佐以芦根、灯草，而五苓配三石尤为辛通清泄之重剂。暑秽尤为繁重，辄致闷乱烦躁，呕恶肢冷，甚则耳聋神昏，急用芳香辟秽药，轻则葱、豉、菖蒲、紫金片锭，重则蒜头、绛雪，而鲜青蒿、鲜薄荷、鲜佩兰、鲜银花尤为清芬辟秽之良药，外用通关取嚏，执痧挑痧诸法，急救得法，庶能速愈。暑风多挟秽浊，先郁肺气，首用辛凉轻清宣解，如芥穗、薄荷、栀皮、香豉、连翘、牛蒡、栝蒌皮、鲜茅根、绿豆皮、鲜竹叶等品，均可随证选用，身痛肢软者，佐络石、秦艽、桑枝、蜈蚣草、淡竹茹等一二味可也；继用清凉芳烈药泄热辟秽，如青蒿、茵陈、桑叶、池菊、山栀、郁金、芦根、菰根、芽茶、青萍、灯心等品，秽毒重者，如金汁、甘中黄、大青叶、鲜石菖蒲等亦可随加，如识蒙窍阻，神昏苔腻者，轻则紫金锭片，重则至宝丹等，尤宜急进。暑厥乃中暑之至急证，其人面垢肢冷，神识昏厥，急用芳香开窍药，如行军散、紫雪等最效，神苏后宜辨兼证夹证，随证用药。暑瘵乃热劫络伤之暴证，急用甘凉咸降药，西瓜汁和热童便服，历验如神，鲜茅根煎汤磨犀角汁，投无不效。暑疖乃热袭皮肤之轻证，但用天荷叶、满天星杵汁，调糊生军末搽上，屡多奏效。唯热霍乱最为夏月之急证，急进调剂阴阳药，阴阳水磨紫金锭汁一二锭，和中气以辟暑秽；继用分利清浊药，地浆水澄清调来复丹灌服一二钱，解暑毒以定淆乱最良；次辨其有否夹食夹气，食滞者消滞，如神曲、楂炭、枳实、青皮、陈佛手、陈香团皮、焦鸡金、嫩桑枝等选用，气郁者疏气，如香附、郁金、陈皮、枳壳、白蔻仁、青木香等选用。若干霍乱证，其人吐泻不得，腹痛昏闷，俗名绞肠痧，病虽险急而易愈，急用涌吐法，川椒五七粒和食盐拌炒微黄，开水泡汤，调入飞马金丹十四五粒，作速灌服，使其上吐下泻，急祛其邪以安正，历验如神。

湿病药 《内经》云脾恶湿。湿宜淡渗，二苓、苡、滑是其主药。湿重者脾阳必虚，香砂、理中是其主方；湿着者肾阳亦亏，真武汤是正本清源之要药。他如风湿宜温散以微汗之，通用羌、防、白芷，重则二术、麻、桂，所谓风能胜湿也；寒湿宜辛热以干燥之，轻则二蔻、砂、朴，重则姜、附、丁、桂，所谓湿者燥之也；湿热宜芳淡以宣化之，通用如蔻、藿、佩兰、滑、通、二苓、茵、泽之类，重则五苓、三石亦可暂用以通泄之，所谓辛香疏气、甘淡渗湿也；唯湿火盘踞肝络，胆火内炽，血瘀而热，与湿热但在肺脾胃气分者迥异，宜用苦寒泻火为君，佐辛香以通里窍，如栀、芩、连、柏、龙、荟，清麟丸等，略参冰、麝、归须、泽兰，仿当归龙荟丸法，始能奏效。

燥病药 《内经》云燥热在上。故秋燥一证，先伤肺津，次伤胃液，终伤肝血肾阴，故《内经》云燥者润之。首必辨其凉燥、温燥。凉燥温润，宜用紫菀、杏仁、桔梗、蜜炙橘红等，开达气机为君；恶风怕冷者，加葱白、生姜，辛润以解表；咳嗽胸满者，加蜜炙苏子、百部，通润以利肺；挟湿者，加蔻仁四分拌研滑石，辛滑淡渗以祛湿；痰多者，加栝蒌仁、半夏、姜汁、荆沥等，辛滑流利以豁痰；里气抑郁，大便不爽，或竟不通而腹痛者，加春砂仁三分拌捣郁李净仁、松仁、光桃仁、柏子仁、栝蒌皮、酒捣薤白等，辛滑以流利气机，气机一通，大便自解；后如胃液不足，肝逆干呕，用甜酱油、蔗浆、姜汁等，甘咸辛润以滋液而止呕；阳损及阴，肝血肾阴两亏者，用当归、苁蓉、熟地、杞子、鹿胶、菟丝子等，甘温滋润以补阴，且无阴凝阳滞之弊。温燥凉润，宜用鲜桑叶、甜杏仁、栝蒌皮、川贝等，清润轻宣为君，热盛者，如花粉、知母、芦根、菰根、银花、池菊、梨皮、蔗皮等，酌加三四味以泄热，热泄则肺气自清，肺清则气机流利，每多化津微汗而解；如咳痰不爽，甚则带血者，酌加竹沥、梨汁、藕汁、茅根汁、童便等，甘润咸降以活痰而止血；若痰活而仍带血者，加犀角汁、鲜地黄汁等，重剂清营以止血；胃阴虚燥者，酌加鲜石斛、鲜生地：蔗浆、麦冬等，以养胃阴；便艰或秘者，酌加海蜇、荸荠、白蜜和姜汁一二滴，甘咸辛润滋液润肠以通便。总之，上燥则咳，嘉言清燥救肺汤为主药；中燥则渴，仲景人参白虎汤为主药；下燥则结，景岳济川煎为主药。肠燥则隔食，五仁橘皮汤为主药，筋燥则痉挛，阿胶鸡子黄汤为主药；阴竭阳厥，坎气潜龙汤为主药；阴虚火旺，阿胶黄连汤为主药。生津液以西参、燕窝、银耳、柿霜为主药；养血则归身、生地、阿胶、鸡血藤胶；益精则熟地、杞子、龟胶、鱼鳔、猪羊脊髓，在用者广求之。此总论凉燥、温燥、实燥、虚燥用药之要略也。

火病药　郁火宜发，发则火散而热泄，轻扬如葱、豉、荷、翘，升达如升、葛、柴、芎，对证酌加数味以发散之，《内经》所谓身如燔炭，汗出而散也；透疹斑如角刺、蝉衣、芦笋、西河柳叶，疹斑一透，郁火自从外溃矣。实火宜泻，轻则栀、芩、连、柏，但用苦寒以清之，重则硝、黄、龙、荟，必须咸苦走下以泻之。虚火宜补，阳虚发热，宜以东垣补中益气为主药，李氏所谓甘温能除大热是也；阳浮倏热，宜以季明六神汤为主药，张氏所谓解表已复热，攻里已复热，利小便愈后复热，养阴滋清，热亦不除，元气无所归着，保元、归脾以除虚热是也；阴虚火旺，由心阴虚者，黄连阿胶汤为主药，由肝阴虚者，丹地四物汤为主药，由脾阴虚者，黑归脾汤为主药，由肺阴虚者，清燥救肺汤为主药，由肾阴虚者，知柏地黄汤为主药，由冲任阴虚者，滋任益阴煎为主药；若胃未健者，则以先养胃阴为首要，西参、燕窝、银耳、白毛石斛、麦冬等品是其主药。唯阴火宜引，破阴回阳为君，附、姜、桂是其主药，或佐甘咸如炙草、童便，或佐介潜如牡蛎、龟版，或佐镇纳如黑锡丹，或佐交济如磁朱丸，或佐纳气如坎气、蚧尾，或佐敛汗如五味、麻黄根，皆前哲所谓引火归源、导龙入海之要药。（《通俗伤寒论》）

麻木论治

○麻木，营卫滞而不行之证……丹溪以麻为气虚，木为湿痰败血。于不仁中确分为二，盖麻虽不关痛痒，只气虚而风痰凑之，如风翔浪沸；木则肌肉顽痹，湿痰挟败血阻滞阳气，不能遍运，为病较甚。俱分久暂治之。治麻以气虚为本，风痰为标，用生姜为向导，枳壳开气，半夏逐痰，羌活、防风散风，木通、威灵仙、白僵蚕行经络，手臂用桑枝，足股用牛膝，病减用补中益气汤重加参、芪。治木以桂、附为向导，乌药、木香行气，当归、杞子、桃仁、红花和血，穿山甲、牙皂通经络，病减用八珍汤以培虚。此外如浑身麻木，卫气不行者，神效黄芪汤。皮肤麻木，肺气不行者，芍药补气汤加防风。肌肉麻木，营气不行者，八仙汤。暑月麻木，热伤元气者，人参益气汤。冷风麻痹，足屈不伸者，独活寄生汤。腿足麻木，忽如火灼，属湿热下注，二妙丸加牛膝，不应，加肉桂。手臂麻，属气虚，补中益气汤加桑枝、姜黄。十指麻木，属胃中湿痰败血，二术二陈汤加桃仁、红花，少加附子行经。指尖麻，属经气虚，沈氏桑尖汤。面麻木，属阳气虚，牛皮胶煨化，和肉桂末厚涂之。口舌麻木，吐痰涎，止麻消痰汤，气虚加人参，血虚加当归身。合目则浑身麻木，开眼则止，东垣以为阳衰，湿伏阴分，用三痹汤去乌头，加黄柏、苍术。腹皮麻痹，多煮葱白食之即愈。一块不知痛痒，遇阴寒益甚，属痰挟死血，宜治血行气，二陈汤加川芎、当归、怀牛膝、韭汁，白芥子研末，葱、姜汁调敷外。专因血瘀，四物汤加桃仁、红花。专因气滞，开结舒筋汤。有自头麻至心窝而死。或自足心麻至膝盖而死，麻骨方。妇人因悒郁气结致发麻痹者，当舒郁，逍遥散加香附、川芎。《沈氏尊生书》曰：治麻木须补助气血，不可专用消散。方书有谓大指次指忽然麻木不仁者，三年内须防中风，宜服地黄饮子，或十全大补汤加羌活、秦艽。若古法服愈风汤、天麻丸，开其玄府，漏其真液，适足以招风取中，预防云乎哉！（《类证治裁》）

痞满论治

○经云：太阴所至为痞满。《保命集》曰：脾不能行气于肺胃，结而不散则为痞……痞虽虚邪，然表气入里，热郁于心胸之分，必用苦寒为泻，辛甘为散，诸泻心汤所以寒热互用也。杂病痞满，亦有寒热虚实之不同。如胃口寒滞，停痰痞闷者，辛温泄浊，橘皮半夏汤，或二陈汤加丁香。饮食寒凉，伤胃致痞者，温中化滞，和胃煎加楂肉、麦芽、砂仁，或厚朴温中汤。脾胃阳微，胸不清旷者，辛甘理阳，苓桂术甘汤。中气久虚，精微不化者，升清降浊，补中益气汤加猪苓、泽泻。《医通》曰：升、柴从九地之下而升其清，苓、泻从九天之上而降其浊，所以交否而为泰也。脾虚失运，食少虚痞者，温补脾元，四君子汤、异功散。胃虚气滞而痞者，行气散满，保和汤，或三因七气汤。食滞未除作痞者，专消导，大和中饮，或枳术丸、资生丸。食滞既消，脾气受伤者，宜调补，异功散、养中煎。心脾郁结而成痞者，调其气，归脾汤、治中汤。暴怒伤肝，气逆而痞者，舒其郁，解肝煎。肺失肃降，痰热阻痹者，清理上焦，清肺饮去五味、甘草，加豆豉、栝蒌、山栀、竹茹、枇杷叶、枳壳。气闭化热，不食便秘者，辛润开降，蔻仁、杏仁、麻仁、栝蒌仁、贝母、竹茹、石斛、郁金。或小陷胸汤。热邪里结，恶心中痞者，苦酸泄降，半夏泻心汤去参、甘、枣，加枳、芍、乌梅。暑邪阻气，热渴满闷者（暑邪面垢脉虚，胸闷脘痞），辛凉清上，三物香薷饮、消暑丸加桔梗、竹茹、杏仁、茯苓、滑石、郁金汁。湿邪阻气，呕恶胸痞者（湿邪头胀，舌白不饥，脘痞恶心，脉缓），甘淡渗湿，六一散加芦根、茯苓、杏仁、薏仁、通草、藿梗、半夏、蔻仁，或平胃散。寒热往来，胸胁痞满，和解半表半里，小柴胡汤加枳、桔、栝蒌皮。噎膈痞塞，乃痰与气搏，不得宣通（痰为气激而升，气为痰腻而滞，故痞塞而成噎膈也），连理汤、生姜泻心汤。痰挟瘀血成窠囊作痞，脉沉涩，日久不愈，唯悲哀郁抑之人有之，宜从血郁治，桃仁、红花、丹皮、香附、降香、苏木、韭汁、童便。（《类证治裁》）

嘈杂论治

○嘈证属胃，俗云心嘈，非也……华岫云谓脾属阴主血，胃属阳主气，胃易燥，全赖脾阴以和之，脾易湿，必赖胃阳以运之，合冲和之德，为后天生化之源。若胃过燥，则嘈杂似饥，得食暂止，治当以凉润养胃阴，如天冬、麦冬、玉竹、柏子仁、石斛、莲、枣之品，或稍佐微酸，如白芍、枣仁、木瓜之属。若热病后胃津未复，亦易虚嘈，治当以甘凉生胃液，如生熟地黄、当归、沙参、蔗汁之属，或但调其饮食（凡甘滑之类）。若胃有痰火，或恶心吞酸，微烦少寐，似饥非饥，治宜清火，如黄连、山栀（俱用姜汁炒）及芩、芍、竹茹等，稍佐降痰，如二陈汤及橘红、半夏曲。又有脾胃阳衰，积饮内聚，似酸非酸，似辣非辣，治宜温通，《外台》茯苓饮加减。但由脾虚，饮食不化，吐沫嗳腐，治宜健运，六君子汤加砂仁、鸡内金。或肝火作酸，左金丸。嘈杂醋心，吴茱萸汤。食后嗳腐，保和丸。湿痰阻气，气郁汤。妇女恒郁胸嘈，逍遥散下左金丸。血虚心嘈，宜地黄、白芍、天冬、麦冬、茯神、枣仁等。大抵脉洪数者多火，宜姜汁炒山栀、川连等；脉滑大者多痰，宜导痰汤加芩、栀、竹茹等；脉沉弦者多郁，越鞠丸。又有过用消克药，饥不能食，精神渐减，异功散加白芍、红枣、莲子、枣仁，皆嘈证所当审治者。《医通》曰：嘈杂与吞酸一类，皆由肝气不舒，木挟相火以乘脾土。胃之精微不行，浊液攒聚，为痰为饮，都从木气化酸，肝木摇动中土，中土扰扰不安，故嘈杂如饥，求食自救，得食稍止，止则复作……不必伐肝，但以六君汤为专药，若火盛作酸，加吴茱萸、川黄连。若不开郁补土，务攻其痰，久久致虚，必变反胃、痞满、眩晕等病矣。（《类证治裁》）

不能食论治

○许学士云：不能食者，不可全作脾治，肾气虚弱，不能消食，饮食譬之釜中水谷，下无火力，其何能熟？……火强则转输不息。火者土之母也，虚则补其母，治病之常经。每见世俗一遇不能食者，便投香、砂、枳、朴、曲、菔、楂、芽，甚而用黄连、山栀，以为开胃良方，而夭枉者实多矣。不知此皆实则泻子之法，为脾胃间有积滞，有实火，元气未衰，邪气方张者设也。虚而伐之，则愈虚；虚而寒之，遏真火生化之元，有不败其气而绝其谷乎？且误以参、术为滞闷之品，畏之如砒鸩，独不闻经云，虚者补之，又云塞因塞用乎？又不闻东垣云，脾胃之气，实则枳实、黄连泻之，虚则白术、陈皮补之乎？故不能食皆属脾虚，四君子汤、补中益气汤。补之不效，当补其母，八味地黄丸、二神丸。挟痰宜化，六君子汤；挟郁宜开，育气汤。仇木宜安，异功散加沉香、木香；子金宜顾，甘、桔、参、苓之属。夫脾为五脏之母，土为万物之根，安谷则昌，绝谷则亡，关乎人者，至为切亟，慎毋少忽！（《医宗必读》）

劳瘵论治

○此病治之于早则易，若到肌肉销铄，沉困着床，脉沉伏细数，则难为矣。又此病大忌服人参，若曾服过多者，亦难治。今制一方于后，治色欲证，先见潮热盗汗，咳嗽倦怠，趁早服之。生地黄（酒洗）、甘草（炙）、干姜（炮）备五分，川芎、熟地各一钱，白芍药（炒）一钱三分，陈皮七分，当归、白术各一钱三分，黄柏（蜜水浸炙）七分，知母（蜜水浸拌炒）、天门冬（去心皮）各一钱，生姜三片，水煎，空心温服。若咳嗽盛，加桑白皮、马兜铃、瓜蒌仁各七分，五味子十粒；若痰盛，加姜制半夏、贝母、瓜蒌仁各一钱；若潮热盛，加桑白皮、沙参、地骨皮各七分；若梦遗精滑，加牡蛎、龙骨、山茱萸各七分；若盗汗多，加牡蛎、酸枣仁各七分，浮小麦一撮；若赤白浊，加白茯苓一钱，黄连三分（炒）；若兼衄血咳血，出于肺也，加桑白皮一钱，黄芩、山栀各五分（炒）；若兼嗽血痰血，出于脾也，加桑白皮、贝母、黄连、瓜蒌仁各七分；若兼呕吐血，出于胃也，加山栀、黄连、干姜、蒲黄（炒）各一钱，韭汁半盏，姜汁少许；若兼咯唾血，出于肾也，加桔梗、玄参、侧柏叶（炒）各一钱。若先见血证，或吐衄盛大者，宜先治血。治法：轻少者，凉血止血；盛大者，先消瘀血，次止血凉血。盖血来多，必有瘀于胸膈，不先消化之，则止之凉之不应也，葛可久《十药神书》方，可次第检用。方内唯独参汤，止可用于大吐血后昏倦脉微细气虚者。气虽虚而复有火，可加天门冬一钱。若如前所云阴虚火动，潮热盗汗，咳嗽脉数，不可用。若病属火，大便多燥，然须节调饮食，勿令泄泻。若胃气复坏，泄泻稀溏，则前项寒凉之药难用矣，急宜调理脾胃，用白术、茯苓、陈皮、半夏、神曲、麦芽、甘草等药，俟胃气复，然后用前本病药收功，愈后可合补阴丸常服之，及用葛可久方。（《明医杂著》）

哮症论治

〇哮者，气为痰阻，呼吸有声，喉若曳锯，甚则喘咳，不能卧息……大率新病多实，久病多虚。喉如鼾声者虚，如水鸡者实。遇风寒而发者为冷哮，为实；伤暑热而发者为热哮，为虚。其盐哮、酒哮、糖哮，皆虚哮也。冷哮有二：一则中外皆寒，宜温肺以劫寒痰，温肺汤、钟乳丸、冷哮丸，并以三建膏护肺俞穴；一则寒包热，宜散寒以解郁热，麻黄汤、越婢加半夏汤。如邪滞于肺，咳兼喘者，六安煎加细辛、苏叶。冬感寒邪甚者，华盖散、三拗汤。外感寒，内兼微火者，黄芩半夏汤。热哮当暑月火盛痰喘者，桑白皮汤，或白虎汤加芩、枳、栝蒌霜。痰壅气急者，四磨饮、苏子降气汤，气降痰自清。痰多者吐之，勿纯用凉药，须带辛散，小青龙汤探吐。肾哮火急者，勿骤用苦寒，宜温劫之，用椒目五六钱，研细，分二三次，姜汤调服，俟哮止后，因痰因火治之。治实哮，用百部、炙草各二钱，桔梗三钱，半夏、陈皮各一钱，茯苓一钱半，一服可愈。治虚哮，用麦冬三两，桔梗三钱，甘草二钱，一服可愈。此煎剂内，冷哮加干姜一钱，热哮加元参三钱，盐哮加饴糖三钱，酒哮加柞木三钱，糖哮加佩兰三钱，再用海螵蛸，火煅研末，大人五钱，小儿二钱，黑沙糖拌匀调服，一服除根。其遇厚味而发者，清金丹消其食积。伤咸冷饮食而发者，白面二钱，沙糖二钱，饴糖化汁捻作饼，炙熟，加轻粉四钱，食尽，吐出病根即愈；年幼体虚者，分三四次服，吐后用异功散加细辛。脾胃阳微者，急养正，四君子汤。久发中虚者。急补中，益气汤。宿哮沉痼者，摄肾真，肾气丸加减。总之，哮既发，主散邪；哮定，则扶正为主。（《类证治裁》）

吐血用甘寒苦寒辨

〇方书治吐血有用苦寒者，有戒用苦寒者，观顾晓澜治案，可以得其要矣。治案云：徐氏妇，吐血倾盆，数日不止，目闭神昏，面赤肢软，息粗难卧，危如累卵，脉左沉右洪，重按幸尚有根。此郁火久蒸肺胃，复缘暑热外逼，伤及阳络，致血海不止，危在顷刻。诸药皆苦寒，是以投之即呕，借用八汁饮意，冀其甘寒可以入胃清上，血止再商治法。用甘蔗汁、藕汁、芦根汁各一酒杯，白果汁二匙，白萝卜汁一酒杯，梨汁一酒杯，西瓜汁一酒杯生冲，鲜荷叶汁三匙。七汁和匀，隔水炖热，冲入瓜汁，不住口缓缓灌之。服后夜间得寐，血止神清，唯神倦懒言，奄奄一息，脉虽稍平，右愈浮大无力，此血去过多，将有虚脱之患。经云血脱者益其气，当遵用之。人参七分（秋石水拌），黄芪七分（黄芩水炙黑），归身一钱（炒黑），怀山药一钱半，茯苓三钱，大麦冬钱半（去心），蒸北五味七粒，和入甘蔗汁、梨汁、藕汁。服后食进神健而痊。门人问血冒一证，诸方皆以苦寒折之，今以甘寒得效，何也？曰：丹溪云虚火宜补，此妇孀居多年，忧思郁积，心脾久伤，夏缘暑热外蒸，胃血大溢，苦寒到口即吐，其为虚火可知，故得甘寒而止。若果实热上逆，仲景曾有用大黄法；或血脱益气，东垣原有独参汤法，不能执一也。观此知实火吐血，原当用苦寒，然除实火之外，则概不宜用苦寒矣。今人吐血挟虚者多，而医者动手辄用苦寒，宜乎得愈者少也。吐血戒用苦寒，更有治案可法。吴孚先治何氏女，患吐血咳嗽，食减便溏，六脉兼数，左部尤甚，医用四物汤加黄芩、知母。吴曰：归、芎辛窜，吐血在所不宜；芩、知苦寒伤脾，在所禁用。乃与米仁、玉竹、白芍、枸杞、麦冬、沙参、川断、建莲、百合。二十剂脉稍缓，五十剂而瘳。此方治阴虚咳嗽吐血最良，然必收效于数十剂后，谓非王道无近功乎？（《冷庐医话》）

论治吐血三要

○今之疗吐血者，大患有二。一则专用寒凉之味，如芩、连、山栀、青黛、柿饼灰、四物汤、黄柏、知母之类，往往伤脾作泄，以致不救。一则专用人参，肺热还伤肺，咳逆愈甚。亦有用参而愈者，此是气虚喘嗽，气属阳，不由阴虚火炽所致，然亦百不一二也。宜以白芍药、炙甘草制肝；枇杷叶、麦门冬、薄荷、橘红、贝母清肺；薏苡仁、怀山药养脾；韭菜、番降香、真苏子下气；青蒿、鳖甲、银柴胡、牡丹皮、地骨皮补阴清热；酸枣仁、白茯神养心；山茱萸、枸杞子、牛膝补肾。此累试辄验之方，然阴无骤补之法，非多服药不效。病家欲速其功，医者张皇无主，百药杂试，以致殒命，覆辙相寻而不悟，悲夫！宜行血不宜止血：血不循经络者，气逆上壅也。夫血得热则行，得寒则凝，故降气行血则血循经络，不求其止而自止矣。止之则血凝，血凝必发热恶食，及胸胁痛，病日沉痼矣。宜补肝不宜伐肝……吐血者，肝失其职也。养肝则肝气平而血有所归，伐之则肝不能藏血，血愈不止矣。（《神农本草经疏》）

疮疡五善七恶辨治药论

○疮疡之证，有五善，有七恶。五善见三则差，七恶见四则危。夫善者，动息自宁，饮食知味，便利调匀，脓溃肿消，水鲜不臭，神彩精明，语声清朗，体气和平是也。此属腑证，病微而浅，更能慎起居，节饮食，勿药自愈。恶者，乃脏腑亏损之证，多因元气虚弱，或因脓水过多，气血亏损；或因汗下失宜，荣卫消烁；或因寒凉克伐，气血不足；或因峻厉之剂，胃气受伤，以致真阴虚而邪气实，外似有余而内实不足。法当纯补胃气，多有可生，不可因其恶，遂弃而不治。若大渴发热，或泄泻淋闭者，邪火内淫，一恶也：竹叶黄芪汤；气血俱虚，八珍汤加黄芪、麦门冬、五味、山茱萸；如不应，佐以加减八味丸煎服。脓血既泄，肿毒尤甚，脓色败臭者，胃气虚而火盛，二恶也：人参黄芪汤；如不应，用十全大补汤加麦门冬、五味。目视不正，黑睛紧小，白睛青赤，瞳子上视者，肝肾阴虚而目系急，三恶也：六味丸料加炒山栀、麦门冬、五味；如不应，用八珍汤加炒山栀、麦门冬、五味。喘粗气短，恍惚嗜卧者，脾肺虚火，四恶也：六君加大枣、生姜；如不应，用补中益气汤加麦门、五味；心火刑克肺金，人参平肺散；阴火伤肺，六味丸加五味子煎服。肩背不便，四肢沉重者，脾肾亏损，五恶也：补中益气汤加山茱萸、山药、五味。不能下食，服药而呕，食不知味者，胃气虚弱，六恶也：六君子汤加木香、砂仁；如不应，急加附子。声嘶色败，唇鼻青赤，面目四肢浮肿者，脾肺俱虚，七恶也：补中益气汤加大枣、生姜；如不应，用六君子汤加炮姜；更不应，急加附子，或用十全大补汤加附子、炮姜；腹痛泄泻，咳逆昏愦者，阳气虚，寒气内淫之恶证，急用托里温中汤，复用六君子汤加附子，或加姜、桂温补。此七恶之治法者也。此外更有溃后发热，恶寒作渴；或怔忡惊悸，寤寐不宁，牙关紧急；或头目赤痛，自汗盗汗，寒战咬牙，手撒身热，其脉洪大，按之如无；或身热恶衣，欲投于水，其脉浮大，按之微细，衣厚仍寒，此血气虚极，传变之恶证也。若手足逆冷，肚腹疼痛，泄泻肠鸣，饮食不入，呃逆呕吐，此阳气虚，寒气所乘之恶证也。若有汗而不恶寒；或无汗而恶寒，口噤足冷，腰背反张，颈项强劲，此血气虚极，变痉之恶证也，急用参、芪、归、术、附子救之，间有可生者。（《外科枢要》）

咽喉病证治通论

○自来业喉科者，全不讲脉，所以治之鲜效，今试论之。假如其脉洪大而实，其人气粗而躁，此有余之证，用药则以散风下气、清火消痰。散之者，荆芥、防风、羌活、独活、紫苏是也；下之者，枳壳、枳实、青皮、厚朴、山楂、前胡是也；清之者，山栀、黄芩、黄柏，甚则犀角、黄连；消痰则以胆星、蒌仁、杏仁为主。若脉洪大而浮软无力，或弦缓而涩，其人气委而静，此不足之证，用药则以凉血生血、滋润消痰。凉之者，丹皮、白芍是也；生之者，生地、当归是也；润之者，苡仁、花粉、知母是也；消痰则以贝母、蒌仁、杏仁，兼用山栀、黄芩、黄柏、犀角、黄连。或有纯是阴脉者，或有纯是阳脉者，当以病治病，脉不与焉。即以荆芥、防风、牛蒡、射干、黄芩、枳壳、银花、独活、生地、丹皮、花粉为治，再以保命丹或红内消同服，日用吹药，夜用噙药，无不见效。更有一种热病而服热药，火毒炽甚而发于喉间，大寒大热，疼痛不止，或舌胀而木，伸缩不能，饮食难进，其脉洪实有力，大便不行，宜急下之。若脉洪弦而浮无力，宜凉血行血为主，若过用疏风散火之剂，恐变别证，最称难治。又有一种出外急走远路，脱力而伤肺气，喘息难舒，以致喉痛舌胀，地阁下肿，突如锁喉之状，内视之非重舌，外视之非痰毒，寒热大作，痰涎汹涌，六脉洪大中空，面色发黄而浮，初以防风通圣散探之，或效一二，即以凉血、生血、顺气之药治之。又有似喉证非喉证者，其喉亦痛，牙关紧闭，胸胁痛，四肢挛厥作痛，腹痛，因受有重伤，或用力太过，致瘀血凝滞，当以行血破瘀为要，初起可救，过五六日不治。又如弱证喉癣，虽是肺经之病，亦有兼他经而起者，何以知之？假如喉间红癀作痛，是肺经火盛之故，若颈项之筋，有时或左或右作胀而梗，气闷不快，此怒气伤肝，左关脉必洪大而弦，当清肝火，以舒筋凉血为主，用药则以当归、牛膝，佐以柴胡、黄芩、羚羊，若兼右关微弱而缓，乃脾胃有亏，须兼用白芍、茯苓，此肝脾与肺共病也。喉间红癀作痛，其舌紫色，或生刺作痛，或作木干枯，是心经受亏，无血营养，以致虚火炽盛，且兼思虑过度，郁气所成，左寸脉必浮洪，当以犀角、黄连为主，佐以当归、白芍，此心与肺共病也。喉间红癀作痛，满唇焦裂，口热如烧，或作干呕，是胃经虚火炽盛，右关脉必洪弦且紧，当以山栀、黄芩为主，佐以当归、白芍、山药，此胃与肺共病也。喉间红癀作痛，夜间舌干口苦，汤水不进，或有嗽而无痰，更兼滑精者，是肾水枯竭，虚火上炎，两尺脉必洪数无力，当以山药、知母、黄柏为主，佐以花粉、泽泻、白芍、茯苓，此肾与肺共病也。若夫肺经独病，或吐血而成，或嗜酒而发，或脾泻而生，气血消散，嗽重声哑，喘急痰多，声如曳锯，睡卧不得，六脉洪大而浮，肺部更甚，当以薏仁、山药、贝母、黄芩、蒌仁、牛蒡为主，佐以当归、白芍、熟地、茯苓、丹皮、犀角、黄柏、知母服之，喉痛虽止，然不过待日而已。更有六脉沉隐，神脱气败，饮食不进，步履不前，盗汗自汗如雨，脾气溏泻，死无疑矣。若年老人喉间红瘰作痛，或舌上生刺，或破肿，或水胀，言语不清，六脉微洪，五至有余，饮食、动静、形色、神气如常，此血少火盛，当以黄芩、丹皮、茯苓、熟地、当归、白芍为主，佐以元参、牛蒡、枳壳、银花、花粉、山药、苡仁，甚则加犀角、黄连，不同前论。若小儿痘后或疟后患此，当以犀角、黄连败其热毒，更以凉血、补血、健脾之药佐之，术、草、参、芪，断不可用，此外用药与大人相同。若女人胎前患此者，先以安胎为主，次用凉血为佐，红内消、保命丹忌用，余药无妨。产后一月未满者，当以熟地、当归补血，枳壳、青皮下气，元参、射干、牛蒡、元胡索、银花消肿，少加黄芩、花粉以清热，红内消、保命丹可用，但不宜多，吹药、嚫药忌之。如经期适来，当以破血下血之药为主，凉血者少用，红内消、保命丹、嚫药，服之亦无忌，兹论其大略如此，余详各条。

通治用药：夫喉证向有三十六法，今余列十八证，名目虽简，而治法已备。要之，十八证中，又可以风与痰与火概之。凡遇此证，不论缓急，只以下气消痰为主，次则清火凉血。若不分先后，混乱用药，贻害匪浅。今开用药大概于后，唯高明者临时参用可耳。药用防风、前胡、丹皮、独活各一钱，杏仁、蒌仁、山楂各三钱，车前、木通各八分。两剂后，加山栀、胆星各一钱，生地二钱。如火未熄，加黄芩一钱，以保命丹、红内消同服。误用黄连、半夏、生姜、桔梗之类，难以收功，照前方加羌活、独活，服几剂自愈。牙关难开，须加真北细辛一分。单蛾、双蛾至八九日后，方可用针刺出毒血，未满十日，万不可刺。或有疔疮根脚，红内消不可用，用之反凶。煎药中加地丁草七八钱自愈，保命丹可服。颈间痰毒，须加象贝母、草河车、猴姜。若日久难愈，以虾蟆一个，研好朱砂五分灌于中，泥裹煨，研末服之，自消。

用药禁忌：古有甘桔汤，乃清喉之要剂，今人见有患喉证者，即用之而无疑。嗟乎！此犹抱薪救火，非能愈疾，而更增其疾矣。何以言之？夫喉证乃火毒上升所致，须以降气泻火为要，甘草补中而不泻火，既受其补，则火愈炽，病愈重矣；桔梗引诸药上行，药既上行，则痰与火亦引之而上行，势必喉间壅塞，于病更加重矣。故小儿惊痰，大人痰火，桔梗是最忌者。《本草》云升麻引胃中清气上行，又可代犀角，似乎可用，不知一用则痰火与气，一齐上涌于咽喉之间，四肢逆冷，喘急异常，为害匪浅。若在他证，犹或可用，如锁喉服之，则不治矣。半夏虽消痰，若喉证痰重者误用之，祸不旋踵，盖此乃治脾家湿滞之痰，至于喉证有痰，总不外肺中热火，何可以半夏之燥烈治之乎？老姜辛辣发散，虽喉证亦以发散为主，然过用辛辣之味，则以火益火，大非所宜。此五者与喉证关系甚重，故特表而出之。至别药之中，亦多禁忌，唯业医者审择用之，兹不多赘。（《咽喉脉证通论》）

催生歌

〇一乌（梅）三巴（豆）七胡椒，细研烂捣取成膏，醋调和脐下贴，便令子母见分胞。（《医说·下册·卷九》）

痢疾主药论

○痢出于积滞。积，物积也；滞，气滞也。物积欲出，气滞而不与之出，所以下坠思急，乍起乍止，日夜凡百余度。病家所请，莫不求其止，熟知物积气滞致有如是之证耶？继人但见有上项证候，不论色之赤白，脉之大小，一皆以通利。行之物积，用巴豆、大黄辈；气滞用枳壳、桔梗、青皮、蓬术辈；二者兼济，必能收功，其间佐以黄连阿胶丸效验尤著。盖痢疾多因伤暑，伏热、酒面、炙煿、酝酿而成，其阿胶尤大肠之要药，有热毒留滞则能疏导，无热毒留滞则能安平。市肆或无丸子，即以炒阿胶、当归、青皮、赤茯苓、黄连作剂，入乌梅、浓蜜同煎，最能荡涤恶秽，积滞既去，遍数自疏，嗣是却以木香、茯苓、缩砂、白豆蔻、陈皮、甘草调之，自然喜食，食则糟粕入于大肠，然后真人养脏汤，易简断下汤，可止则止矣。(《仁斋直指方论·卷之二·治痢要诀》)

杂病用药凡例

○头角痛，须有川芎，血枯亦用；颠顶痛，须用藁本；遍身肢节痛，须用羌活，风湿亦用；腹中痛，须用白芍、厚朴；脐下痛，须用黄柏、青皮；心下痛，须用吴茱萸；胃脘痛，须用草豆蔻；胁下痛，须用柴胡，日晡潮热，寒热往来亦用；茎中痛，须用枳壳；血刺痛，须用当归；心下痞，须用枳实，胸中寒痞，须用去白陈皮；腹中窄，须用苍术。破血，须用桃仁，活血，须用当归，补血，须用川芎，调血，须用玄胡索。补元气，须用人参，调诸气，须用木香，破滞气，须用枳壳、青皮。肌表热，须用黄芩，去痰亦用。去痰，用半夏，去风痰，须用南星。诸虚热，须用黄芪，盗汗亦用。脾胃受湿用白术，去痰亦用。下焦湿肿，用汉防己、草龙胆。中焦湿热用黄连；下焦湿热用黄芩。烦渴须用白茯苓、葛根。嗽者，用五味子；咳有声无痰者，用半夏、枳壳、防风；喘者，须用阿胶、天门冬、麦门冬。诸泄泻，须用白芍、白术；诸水泻，用白术、白茯苓、泽泻；诸痢疾，须用当归、白芍药。上部见血，用防风；中部见血，用黄连；下部见血，用地榆。眼暴发，须用当归、黄连、防风；眼久昏暗，用熟地黄、当归、细辛。解利伤风，须用防风为君，白术、甘草为佐；解利伤寒，甘草为君，防风白术为佐。凡诸风，须用防风、天麻。诸疮疡，须用黄柏、知母为君，茯苓、泽泻为佐。疟疾，须用柴胡为君，随所发之时，所属经部分，以引经药导之。（《珍珠囊补遗药性赋·用药发明》）

治烦躁宜用清淡药

○烦躁病有阴有阳，有虚有实。若峻药治之，则恐助其邪，若遽泻之，则反虚其本。所以宜乎清平淡渗，如五苓散，竹叶汤之类，则无颠覆之凶，而有中行之吉。用此而不奏效者，又当察其始病与既病先后之虚实而治之，效斯得矣。

（《古今医统大全·卷之四十七·虚烦门》）

诸病主药

　　○中风卒倒不语，须用皂角、细辛，开关为主。痰气壅盛，须用南星、木香为主。语言蹇涩，须用石菖蒲、竹沥为主。口眼㖞斜，须用防风、羌活、竹沥为主。手足搐搦，须用防风、羌活为主。左瘫属血虚，须用川芎、当归为主。右瘫属气虚，须用参、术为主。诸风，须用防风、羌活为主。伤寒头痛，须用羌活、川芎为主。遍身疼痛，须用苍术、羌活为主。发汗，须用麻黄、桂枝为主。久汗不出，须用紫苏、青皮为主。表热，须用柴胡为主。止汗，须用桂枝、芍药为主。里热，须用黄连、黄芩为主。大热谵语，须用黄芩、黄连、黄柏、栀子为主。发狂大便实，须用大黄、芒硝为主。发渴，须用石膏、知母为主。胸膈膨闷，须用桔梗、枳壳为主。心下痞闷，须用枳实、黄连为主。懊恼，须用栀子、豆豉为主。虚烦，须用竹叶、石膏为主。不眠，须用枳实、竹茹为主。鼻干不得眠，须用葛根、芍药为主。发斑，须用玄参、升麻为主。发黄，须用茵陈、栀子为主。中寒阴症，须用附子、干姜为主。中暑，须用香薷、扁豆为主。中湿，须用苍术、白术为主。泻心火，须用黄连为主。泻肺火，须用黄芩为主。泻脾火，须用芍药为主。泻胃火，须用石膏为主。泻肝火，须用柴胡为主。泻肾火，须用知母为主。泻膀胱火，须用黄柏为主。泻小肠火，须用木通为主。泻屈曲之火，须用栀子为主。泻无根火，须用玄参为主。内伤元气，须用黄芪、人参、甘草为主。脾胃虚弱，须用白术、山药为主。消食积，须用麦芽、神曲为主。消肉积，须用山楂、草果为主。消酒积，须用黄连、干葛、乌梅为主。消冷积，须用巴豆为主。消热积，须用大黄为主。六郁，须用苍术、香附为主。结痰，须用瓜蒌、贝母、枳实为主。湿痰，须用半夏、茯苓为主。风痰，须用白附子、南星为主。痰在四肢经络，须用竹沥、姜汁为主。痰在两胁，须用白芥子为主。老痰，须用海石为主。肺寒咳嗽，须用麻黄、杏仁为主。肺热咳嗽，须用黄芩、桑白皮为主。咳嗽日久，须用款冬花、五味子为主。气喘，须用苏子、桑白皮为主。疟疾，新者宜截，须用常山为主；疟疾久者宜补，须用白豆蔻为主。痢疾初起宜下，须用大黄为主；痢属热积气滞，须用黄连、枳壳为主；里急后重者，须用木香、槟榔为主；久痢白者属气虚，须用白术、茯苓为主；久痢赤者属血虚，须用当归、川芎为主。泄泻须用白术、茯苓为主；水泻须用滑石为主；久泻须用诃子、肉豆蔻为主（或加柴胡、升麻，升提下陷之气，其泻自止）。霍乱，须用藿香、半夏为主。呕吐，须用姜汁、半夏为主。咳逆，须用柿蒂为主。吞酸，须苍术、神曲为主。嘈杂，须用姜炒黄连、炒栀子为主。顺气，须用乌药、香附为主。痞满，须用枳实、黄连为主。胀满，须用大腹皮、厚朴为主。水肿，须用猪苓、泽泻为主。宽中须用砂仁、枳壳为主。积聚，须用三棱、莪术为主。积在左是死血，须用桃仁散结为主；积在右是食积，须用香附、枳实为主；积在中是痰饮，须用半夏为主。黄疸，须用茵陈为主。补阳须用黄芪、附子为主；补阴须用当归、熟地为主；补气须用黄芪、人参为主；补血须用当归、生地为主。破瘀血须用归尾、桃仁为主。提气须用升麻、桔梗为主。痨热痰嗽声嘶，须用竹沥、童便为主。暴吐血，须用大黄、桃仁为主。久吐血，须用当归、川芎为主。衄血，须用枯黄芩、芍药为主。止血须用京墨、韭汁为主。溺血，须用栀子、木通为主。虚汗，须用黄芪、白术为主。眩晕，须用川芎、天麻为主。麻者是气虚，须用黄芪、人参为主。木者是湿痰死血，须用苍术、半夏、桃仁为主。癫属心，须用当归为主。狂属肝，须用黄连为主。痫症，须用南星、半夏为主。健忘，须用远志、石菖蒲为主。怔忡惊悸，须用茯神、远志为主。虚烦，须用竹茹为主。不寐，须用酸枣仁为主。头左痛，须用芎、归为主；头右痛，须用参、芪为主；头风痛，须用藁本、白芷为主；诸头痛，须用蔓荆子为主。乌须黑发，须用何首乌为主。耳鸣，须用当归、龙荟为主。鼻中生疮，须用黄芩为主。鼻塞声重，须用防风、荆芥为主。鼻渊，须用辛夷仁为主。口舌生疮，须用黄连为主。牙痛，须用石膏、升麻为主。眼肿，须用大黄、荆芥为主。眼中云翳，须用白豆蔻为主。翳障，须用蒺藜、木贼为主。内障昏暗，须用熟地黄为主。肺痈肺痿，须用薏苡仁为主。咽喉肿痛，须用桔梗、甘草为主。结核瘰疬，须用夏枯草为主。心胃痛，须用炒栀子为主。腹痛，须用芍药、甘草为主。腹冷痛，须用吴茱萸、良姜为主。止诸痛，须用乳香、没药为主。腰痛，须用杜仲、故纸为主。胁痛，须用白芥子、青皮为主。手臂，须用薄桂、羌活为主。疝气，须用小茴香、川楝子为主。脚气湿热，须用苍术、黄柏为主。下元虚弱，须用牛膝、木瓜为主。痿躄，须用参、芪为主。肢节痛，须用羌活为主。半身不遂，须用何首乌、川乌、草乌为主。诸痛在上者属风，须用羌活、桔梗、桂枝、威灵仙为主；在下者属湿，须用牛膝、木通、防己、黄柏为主。消渴，须用天花粉为主。生津液须用人参、五味子、麦门冬为主。赤白痢，须用茯苓为主。遗精，须用龙骨、牡蛎为主。小便闭，须用木通、车前子为主。大便闭，须用大黄、芒硝为主。便血，须用槐花、地榆为主。痔疮，须用黄连、槐角为主。脱肛，须用升麻、柴胡为主。诸虫，须用使君子、槟榔为主。妇人诸病，须用香附为主。妇人腹痛，须用吴茱萸、香附为主。妇人经闭，须用桃仁、红花为主。妇人安胎，须用条芩、白术为主。妇人产后虚热，须用炒黑干姜为主。妇人产后恶露不行，须用益母草为主。妇人难产，须用芎、归为主。妇人乳汁不通，须用穿山甲为主。妇人吹乳，须用白芷、贝母为主。小儿疳积，须用芦荟、蓬术为主。小儿惊风，须用朱砂为主。诸毒初起，须用艾火灸之为主。发背，须用槐花为主。痈疽，须用金银花为主。败脓不去，须用白芷为主。恶疮，须用贝母为主。疔疮，须用白矾为主。便毒，须用穿山甲、木鳖子为主。鱼口疮，须用牛膝、穿山甲为主。痔疮，须用五倍子为主。杨梅疮，须用土茯苓为主。臁疮，须用轻粉、黄柏为主。杖疮跌伤，须用童便、好酒为主。疥疮，须用白矾、硫磺为主。癜风，须用密陀僧为主。诸疮肿毒，须用连翘、牛蒡子为主。破伤风，须用南星为主。汤烫火烧，须用白矾、大黄为主。犬咬伤，须用杏仁、甘草为主……蛇咬伤，须用白芷为主。中诸毒，须用香油灌之为主。中砒毒，须用豆豉、蚯蚓为主。诸骨哽喉，须用狗涎频服为主。

（《万病回春·卷一》）

治小儿八癖

○一当心下坚痛，大如小杯，名蒸癖，曾青主之；二如板起于胁下抢心名蛇癖，龙骨主之；三夹脐如手，名鱼癖，龟甲主之；四绕脐腹雷鸣名寒癖，干姜主之；五当心如杯，不可摇动，名虫癖，牡丹主之；六心下如盘，名气癖，鳖甲主之；七生于寒热，腰胸痛，状如疟，名血癖，蜚虫主之；八脓出腹中痛，名风癖，蜚蠊主之。※曾青丸：曾青、干姜、蜚虫、紫石英、牡丹、桂心各二分，大黄、龙骨各五六分，蜀漆七分，龟甲、真珠、蜚蠊各三分，细辛六分，附子四分。为末，视上所说，依病所主，皆倍药分，和以蜜，丸如桐子大，空心服四丸，此是五六岁儿所服，若小儿以意量之，日三服，丸子大小量儿与之，服之，当微烦勿怪，腹中诸病皆出，忌猪鱼菜物。(《普济方·卷三百九十二》)

随证用药

〇〔仲〕 夫诸病在脏欲攻之，当随其所得而攻之，如渴者与猪苓汤，余皆仿此。

〔垣〕 头痛须用川芎。如不愈，各加引经药。顶巅痛须用藁木，去川芎。肢节痛，须用羌活。去风湿，亦宜用之。腹痛，须用芍药。恶寒而痛者加桂，恶热而痛者加黄柏。心下痞用枳实、黄连。肌热及去痰者，须用黄芩。肌热，亦用黄芪。腹胀，用姜制厚朴。虚热，须用黄芪，止虚汗亦用。胁下痛，往来寒热，日晡潮热，须用柴胡。脾胃受湿，沉困无力，怠惰好卧，去痰用白术。破滞气，用枳壳，高者用之。夫枳壳者，损胸中至高之气，三二服而已。破滞血，用桃仁、苏木。补血不足，须用甘草。去痰，须用半夏。热痰，加黄芩。风痰，加南星。胸中寒痰痞塞，用陈皮、白术。多用苦寒，则泻脾胃。腹中窄狭，须用苍术。调气，须用木香，补气，须用人参。和血，须用当归。凡血受病者，皆当用当归也。去下焦湿肿及痛，并膀胱有火邪者，必须酒洗防己、草龙胆、黄柏、知母。去上焦湿及热；须用黄芩，泻肺火故也。去中焦湿热与痛，用黄连，泻心火故也。去滞气，用青皮，勿多服，多服则泻人真气。渴者，用干葛、茯苓，禁半夏。嗽者，用五味子。喘者，用阿胶。宿食不消，用黄连、枳实。胸中烦热，须用栀子仁。水泻，须用白术、茯苓、芍药。气刺痛，用枳实，看何部分，以引经药导使之行则可。血刺痛，用当归，详上下用根梢。疮痛不可忍者，用苦寒药，如黄柏、黄芩，详上下根梢用，及引经药则可。眼痛不可忍者，用黄连、当归根，以酒浸煎。小便黄者，用黄柏，数者涩者，或加泽泻。腹中实痛兼热，用大黄、芒硝。小腹痛，用青皮。茎中痛，用生甘草梢。饮水多致伤者，用白术、茯苓、猪苓。胃脘痛，用草豆蔻。凡用纯寒纯热药，必用甘草以缓其力也。寒热相难，亦用甘草调和其性也。中满禁用，经曰：中满者勿食甘。

〔洁古〕 非白术不能去湿，非枳实不能消痞，非天雄不能补上焦阳之虚，非附子不能补下焦阳之虚。

〔垣〕 如脉缓怠惰嗜卧，四肢不收，或大便泄泻，此湿胜，从平胃散。若脉弦气弱自汗，四肢发热，或大便泄泻，或皮毛枯槁，发脱落，从黄芪建中汤。脉虚而血弱，于四物汤中摘一味或二味，以本显症中加之。或真气虚弱，及气短脉弱，从四君子汤。或渴或小便秘涩，赤黄多少，从五苓散去桂，摘一二味加正药中。假令表虚自汗，春夏加黄芪，秋冬加桂。如腹中急缩，或脉弦，加防风。急甚，加甘草。腹中窄狭，或气短者，亦加之。腹满气不转者，勿加。虽气不转。而脾胃中气不和者，勿去，但加厚朴以破滞气，然亦不可多用，于甘草五分中加一分可也。腹中夯闷，此非腹胀，乃散而不收，可加芍药。如肺气短促或不足者，加人参、白芍。中焦用白芍，则于脾中升阳，使肝胆之邪不敢犯也。腹中窄狭及缩急者，去之，及诸酸涩药不可用。腹中疼痛者，加甘草、芍药。稼穑作甘，甘者己也。由直作酸，酸者甲也。甲己化土，此仲景妙法也。腹痛兼发热，加黄芩。恶寒或腹中觉寒，加桂。怠惰嗜卧有湿，胃虚不能食，或沉困，或泄泻，加苍术。自汗，加白术。小便不利，加茯苓，渴亦加之。气弱者，加白茯苓、人参。气盛者，加赤茯苓、缩砂仁。气复不能转运有热者，微加黄连，心烦乱亦加之。小便少者，加猪苓、泽泻，汗多津液竭于上勿加之，是津液还入胃中，欲自行也。不渴而小便秘塞，加炒黄柏、知母。小便涩者，加炒滑石。小便淋涩者，加泽泻。且五苓散治渴，而小便不利无恶寒者，不得用桂。不渴而小便自利，妄见妄闻，乃瘀血证，用炒黄柏、知母以除肾中燥热。窍不利而淋，加泽泻、炒滑石。只治窍不利者，六乙散中加木通亦可。心藏热者，用钱氏导赤散。中满或但腹胀者，加厚朴。气不顺，加橘皮。气滞，加青皮一橘皮三。气短小便利者，四君子汤中去茯苓，加黄芪以补之。如腹中气不转者，更加甘草一半。腹中刺痛，或周身刺痛者，或里急者，腹中不宽快是也，或虚坐而大便不得者，皆血虚也。血虚则里急，或血气虚弱，而目睛痛者，皆加当归身。头痛，加川芎。苦头痛加细辛，此少阴头痛也。发脱落及脐下痛者，加熟地黄。如皮毛肌肉之不伸，无大热不能食而渴者，加葛根半两。燥热及胃气上行，为行脉所逆，或作逆气，而里急者，加炒黄柏、知母。觉胸热而不渴，加炒黄芩。如胸中结滞气涩，或有热者，亦各加之。如食少而小便少者，津液不足也勿利之，益气补胃自行矣。如气弱气短者，加人参。只升阳之剂，助阳之胜，多加参。恶热发热而燥渴，脉洪大者，白虎汤主之。或喘者，加人参。如渴不止，寒水石、石膏各等分少少与之，即钱氏方中甘露散，主身大热而小便数，或上饮下溲，此燥热也。气燥，加白葵花。血燥，加赤葵花。如小便行病增者，此内燥津液不能停，当致津液少加炒黄柏、赤葵花。如心下痞闷者，加黄连一黄芩三，减诸甘药，不能食心下软而痞者，甘草泻心汤则愈。如喘满者加炙厚朴。如胃虚弱而痞者，加甘草。喘而小便不利者，加苦葶苈。如气短气弱而腹微满者，不去人参，去甘草，加厚朴。然不若苦味泄之，而不令大便行。如腹微满而气不转者，加之。如中满者，去甘草，倍黄连，加黄柏，更加三味五苓散少许。此病虽宜升宜汗。如汗多亡阳，加黄芪。四肢烦热肌热，与柴胡、羌活、升麻、葛根、甘草则愈。如鼻清涕恶风，或项背脊强痛，羌活、防风、甘草等分，黄芪倍加，临卧服之。（《医学纲目·卷之三·随症用药》）

〇表虚桂枝、黄芪。表实麻黄、葛根。里虚人参、白术。里实枳实、大黄。（《医学纲目·卷之四·治虚实法》）

起死歌

　　○治一切中风、中气、痰、卒暴死证。暴死南星半夏菖，木香苍术细辛甘。姜煎一剂调苏合，全蝎加时可散痰，先用半星辛角末，鼻中吹入嚏声还。即将前药频频灌，口噤乌梅肉最良。将来共捣辛星末，中指揩牙口自张，记取此歌能济世，何妨死去不回阳。（《古今医统大全·卷之八·中风门》）

中气不足用药论

○中气不足随时加减用药法：如食少不饥，加炒曲。如食已心下痞，别服橘皮枳术丸。如脉弦四肢满闷，便难而心下痞，加甘草、黄连、柴胡。如腹中气上逆者，是冲脉逆也，加黄柏、黄连以泄之。如大便秘燥，心下痞，加黄连、桃仁，少加大黄、当归身。如心下痞夯闷者，加白芍药、黄连。如心下痞腹胀加五味子、白芍药、缩砂仁，如天寒，少加干姜或中桂。如心下痞中寒者，加附子、黄连。如心下痞呕逆者，加黄连、生姜、橘皮。如冬月，不加黄连，少入丁香、藿香叶。如口干咽干，加五味子、葛根。如胁下急或痛，加柴胡、甘草。如胸中满闷郁郁然，加橘红、青皮、木香少许。如头痛有痰，沉重懒倦者，乃太阴痰厥头痛，加半夏、生姜。如腹中或周身间有刺痛，皆血涩不足，加当归身。如哕，加五味子多，益智少。如脉洪大兼见热症，少加黄连、黄芩、生地黄、甘草。如脉缓沉重，怠惰无力者，湿胜也，加苍术、泽泻、人参、白茯苓、五味子。如脉涩觉气滞涩者，加当归身、天门冬、木香、青皮、陈皮。有寒者，加桂枝、黄芪。如食不下，乃胸中胃上有寒，或气涩滞，加青皮、陈皮、木香，此三味为定法。冬天加益智仁、草豆蔻仁、缩砂仁。夏月少用，更加黄连。秋月气涩滞，气不下，更加槟榔、草豆蔻仁、缩砂仁，或少加白豆蔻仁。如春三月食不下，亦用青皮少，陈皮多，更加风药以退寒覆其上。如初春犹寒，更少加辛热以补春气之不足，以为风药之佐，益智、草豆蔻皆可也。如脉弦者，见风热之证以风药通之。如胸中窒塞，或气闭闷乱者，肺气涩滞不行，宜破滞气，青皮、陈皮，少加槟榔、木香，冬月加吴茱萸、人参。如胸中窒塞，闭闷不通者，为外寒所遏，使呼出之气不得伸故也。必寸口脉弦，或微紧，乃胸中有寒，若加之以舌上有白胎滑者，乃丹田有热，胸中有寒明矣。丹田有热者，必尻骨冷，前阴间冷汗，两丸冷，是邪气乘其本，而正气走于经脉中也。若遇寒则必作阴阴而痛，以此辨丹田中有伏火，加黄柏、生地黄，勿误作寒证治之。如秋冬天气寒凉而腹痛者，加半夏或益智或草豆蔻之类。如发热或扪之而肌表热者，此表证也，只服补中益气汤一二服，亦能得微汗则凉矣。如脚膝痿软，行步无力，或疼痛，乃肝肾中伏湿热也，少加黄柏，空心服之。不愈，更增黄柏，加汉防己半钱，则脚膝中气力如故也。如多唾或唾白沫者，胃口上停寒也，加益智仁。如少气不足以息者，服正药二三服，气犹短促者，为膈上及表间有寒所遏，当引阳气上伸，加羌活、独活、藁本最少，升麻多，柴胡次之，黄芪加倍。（《医学纲目·卷之四·治虚实法》）

水病用药论

○治十种水病并根源、症状方法：

一青水，先从左右肋肿起，根在肝。大戟。

二赤水，先从舌根起，根在心。葶苈子。

三黄水，从腰腹起，根在脾。甘遂（微炒）。

四白水，从脚肿起，根在肺。桑白皮。

五黑水，从外肾肿起，根在肾。连翘。

六玄水，从面肿起，根在外肾。芫花（醋炒）。

七风水，从四肢肿起，根在骨。泽泻。

八石水，从肾肿起，根在膀胱。藁本。

九高水，从小腹肿起，根在小肠。巴豆（去皮油）。

十气水，或盛或衰，根在腹。赤小豆。

上十般肿病，各有根源，种种不同。看十种病根，除一味倍多，余九味等分，逐味依法修治，焙为细末，炼蜜丸，如桐子大。用赤茯苓汤吞下三丸。不拘时候，每日三服。忌盐一百二十日，缘盐能化水也。又忌鱼虾、面食，一切毒物及生冷房室，甚效。用此方获瘥后，更用后来补药。

补药方：肉桂（去粗皮）、赤茯苓（去皮）、干姜、莪术（醋煮）、川芎、肉豆蔻、桔梗（各等分）、槟榔。上等分为末。每服三钱，百沸汤点服，空心食前服，午晚各一服。（《医学纲目·卷之二十四·水肿》）

六郁用药论

○六郁治法（气血卫和，百病不生，一有怫郁，诸病生焉）。气：香附、抚芎、苍术。湿：苍术、川芎、白芷。痰：海石、香附、瓜蒌、南星。热：青黛、香附、苍术、川芎、栀子。血：桃仁、红花、青黛、川芎、香附。食：苍术、香附、山楂、神曲、针砂（加醋炒），春加川芎，秋冬加茱萸，夏加苦参。（《医学纲目·卷之四·治虚实法》）

○臂痛治法：东垣云，臂痛有六道经络，以行本经药行其气血者，盖以两手伸直，其臂贴身垂下，大指居前，小指居后而定之。则其臂臑之前廉痛者，属阳明经，以升麻、白芷、干葛行之。后廉痛者，属太阳经，以藁本、羌活行之。外廉痛者，属少阳，以柴胡行之。内廉痛者，属厥阴，以柴胡、青皮行之。内前廉痛者，属太阴，以升麻、白芷、葱白行之。内后廉痛者，属少阴，以细辛、独活行之，并用针灸法，视其何经而取之也。（《医学纲目·卷之十一·诸痹》）

治积要法

○许学士云：大抵治积，或以所恶者攻之，所喜者诱之，则易愈。如硇砂、水银治肉积，神曲、麦芽治酒积，水蛭、䗪虫治血积，木香、槟榔治气积，牵牛、甘遂治水积，雄黄、腻粉治痰积，礞石、巴豆治食积，各从其类也。（《医学纲目·卷之二十五·积块癥瘕》）

中风用药总论

○古法，中血脉，用大秦艽汤；中腑，用小续命汤；中脏，用三化汤。又闭症，用三生饮；脱症，用参附汤。大概顺气化痰为主，二陈汤加乌药、枳壳、竹沥、姜汁。有六经症，再为加减，如无汗拘急，加羌活、防风；有汗体痛，加芍药、桂枝；恶寒身热，加柴胡、黄芩；头痛目眩，加川芎、蔓荆；口眼歪斜，加全蝎、天麻；头眩烘热，加甘菊、细茶；风痰壅盛，加南星、贝母；恍惚谵语，加菖蒲、远志、茯神、枣仁；手足抽搐，亦加僵蚕、天麻；筋急加木瓜；筋挛，加钩藤；在臂，加桂枝；在足，加牛膝。如风邪渐退，痰饮渐消，但半身不遂者，审是血虚，用二陈合四物汤；气虚用二陈合四君子汤，俱加秦艽、续断、竹沥、姜汁。其四肢不举，属湿痰者，三一承气汤泻之；属虚弱者，十全大补汤补之。其大小便不通，属痰湿者，三化汤利之；属津涸者，四物麻仁汤润之。久而真气渐复，邪气未除者，更用羌活愈风汤、史国公及长春浸酒等方……若病状虽减，而未能复元者，审其肝、脾、肾三家，何经气虚血虚，阴虚阳虚，以六味、七味、八味丸、归脾丸、还少丹、虎潜丸服之，再以四君、六君、八珍、十全大补、补中益气、归脾等汤，日服无间，纵有虚风，潜消默夺矣。（《证治汇补·卷之一·用药总法》）

○大率肝火用柴胡、赤芍，胆火用柴胡、胆草，心火用黄连、连翘，肺火用黄芩、山栀，脾火用黄连、白芍，肾火用黄柏、知母，大肠火用条芩、大黄，小肠火用木通、灯心，胃火加石膏、花粉，膀胱火用山栀、泽泻，三焦火用玄参、山栀，此皆治热淫邪胜实火之药也。若稍涉虚者，不拘此法。凡君火炽盛，尺寸脉俱大，用诸寒药直折其火转甚者，须用姜汁炒药，或酒制炒，则火自伏，此寒因热用之法也。凡相火炽盛，两尺俱大，寸脉反静者，不可用寒凉，唯黄柏同肉桂并用，随其性而下行，使心肾之火交于顷刻……凡火过盛，必缓之以生甘草，童便降火甚速，火症见血者宜之。人中白降龙雷之火，阴虚者宜丸药中用之。火起脐下，小腹嘟嘟有声者，阴火也，败龟板主之。火从足底涌泉穴起，用附子末津调抹足心下，加蓖麻子尤验。（《证治汇补·卷之一·火症·用药总法》）

燥证用药

〇主以四物汤加减。如皮肤皱揭，加秦艽、防风；咽鼻焦干，加知母、黄芩；烦渴，加麦冬、花粉；便难，加麻仁、牛膝；痰燥，加贝母、瓜蒌；血燥，加天冬熟地；火燥，壮实者，用清凉饮子以治上焦之燥，用脾约麻仁丸以治中下之燥；虚燥，在肾经者，用地黄汤丸，加天麦冬；在肝脾经者，用加味逍遥散，加麦冬或桔梗，或生地，随证加减，不可胶泥其说也。（《证治汇补·卷之一·燥证用药》）

〇狂主二陈汤，加黄连、枳实、瓜蒌、胆星、黄芩等。如便实火盛，加大黄下之。痰迷心窍，控涎丹吐之。癫亦主二陈汤，加当归、生地、茯神、远志、枣仁、黄连、胆星、天麻等。风痰，加全蝎、白附子。心经蓄热，用牛黄清心丸。因惊而得者，抱胆丸。思虑伤心者，归脾汤，兼用酒服天地膏。因七情郁痰为热者，用郁金七两、明矾三两为末，薄荷汤泛丸，每服二钱，菖蒲姜汤下。（《证治汇补·卷之五·癫狂用药》）

〇上消初起，人参竹叶汤，久则麦冬饮子。中消初起，加减甘露饮，久则钱氏白术散。下消初起，生地饮子，久则小八味丸。若心肾不交，水下火上，无以蒸气而消者，桂附八味丸。若脾胃虚衰，不能交媾水火，变化津液而渴者，参苓白术散。夏月伏暑心胞，患消渴者，香薷散主之。其他如缲丝汤、天花粉、芦根汁、淡竹叶、麦冬、知母、牛乳，皆消渴之神药也，不可不审。（《证治汇补·卷之五·消渴用药》）

经闭用药论

○或因食生冷而经闭者，君以官桂，佐以干姜、木香、厚朴、香附、红花、归尾之类。因坐冷水而经闭者，君以附子，佐以官桂、木香、山楂、桃仁、当归、干姜、川芎之类。黑瘦之妇经闭者，血枯气滞也。治宜补血理气，君以归身、白芍、人参、广皮、香附之类。（《女科切要·卷一·调经门》）

积聚成劳用药论

○夫众疾皆起于虚，虚生百病，积者五脏之所积，聚者六腑之所聚，如斯等疾，多从旧方，不假增损，虚而劳，其弊万端，宜随病加减，聊审其冷热，记其增损之主耳。虚劳而头痛后热，加枸杞、玉竹；虚而欲吐，加人参；虚而不安，亦加人参；虚而多梦纷纭，加龙骨；虚而多热，加生地、牡蛎、地肤子、甘草；虚而冷，加当归、川芎、干姜；虚而损，加肉苁蓉、巴戟天；虚而大热，加黄芩、天冬；虚而多忘，加茯神、远志；虚而惊悸不安，加龙齿、沙参、石英、小草，若冷则紫石英、小草。若热则用沙参、龙齿，不冷不热，亦用之。虚而口干，加麦冬；虚而吸吸，加胡麻、柏子仁、覆盆子；虚而多气兼微咳，加五味子、大枣；虚而身强，腰脊不利，加磁石、杜仲；虚而客热，加地骨皮，黄芪；虚而痰后有气，加生姜、半夏、枳实；虚而小肠利，加桑螵蛸、龙骨、鸡肫皮，聊记增减之一隅，处方准此。（《不居下集·卷之六》）

九积用药论

○食积，心酸腹满，大黄、牵牛之类，甚者礞石、巴豆。酒积，目黄口干，葛根、麦蘖之类，甚者甘遂、牵牛。气积，噫气痞塞，木香、槟榔之类，甚者枳壳、牵牛。涎积，咽如拽锯，朱砂、腻粉之类，甚者瓜蒂、甘遂。痰积，涕唾稠黏，半夏、南星之类，甚者瓜蒂、藜芦。癖积，两胁刺痛，三棱、广茂之类，甚者甘遂、蝎梢。水积，足胫肿满，郁李、商陆之类，甚者甘遂、芫花。血积，打扑朒瘀，产后不月，桃仁、地榆之类，甚者虻虫、水蛭。肉积，赘瘤核疬，腻粉、白丁香砭刺出血，甚者硇砂、信石。九积皆以气为主。（《医碥·卷二·杂证》）

血崩用药论

○赵晴初曰，娄全善《医学纲目》治血崩，类用炭药以血见黑则止也，香矾散用香附醋浸一宿，炒黑为炭存性，每一两入白矾二钱，米饮空心调服。一法用薄荷汤更妙，此气滞者用行气炭止之也。五灵脂散治血崩用五灵脂炒令烟尽为末，每服一钱，温酒调下。一法每服三钱，水酒童便各半盏煎服名抽刀散，此血污者用行血炭止之也。荆芥散治血崩，用麻油点灯多著灯心就上烧荆芥焦色为末，每服三钱，童便调下，此气陷者用升药炭止之也。治崩中不止，不问年月远近，用槐耳烧作炭为末，以酒服方寸匕，此血热者用凉，血炭止之也。如圣散治血崩，棕榈、乌梅各一两，干姜一两五钱，并烧炭存性为细末，每服二钱，乌梅酒调下，空心服，久患不过三服愈，此血寒者，用热血炭止之也。棕榈、白矾煅为末酒调服，每二钱，此血脱者用涩血炭止之也。按同一血崩证，同一用炭药，而条分缕析有如是，治病用药首贵识证，可以一隅三反矣。（《女科精华·卷中·论崩漏》）

妊娠用药论

○凡妊娠面赤，口干舌苦，心烦腹胀或百节酸疼，小便不通。此由恣意饮酒及水果鱼肉，一切腥膻热毒之故，以归凉节命饮治之。饮酒者加葛根一钱，积食加山楂、麦芽各一钱，小便闭加赤苓、腹皮各一钱，葱白饮。※归凉节命饮：苎根、白芍、当归、麦冬各一钱，白术钱半生用，砂仁五分，甘草六分，粘米一撮。（《胎产秘方·卷上》）

○凡妊娠病热呕吐不食，胸中烦躁，宜安胎凉膈饮。如热甚发赤黑斑，小便如血胎欲落将危者，及以栀子石膏汤救之，迟则堕矣。如火热壅极心烦口渴者，宜清心润肺汤。※清心润肺汤：黄芩、栀子、麦冬各二钱，知母、花粉、人参各一钱，甘草五分，犀角三分，姜枣引。按：方内用人参恐火得补而愈炽，治热之方去之为得。（《胎产秘书·卷上》）

○昔丹溪先生定补母安胎之方以补气血为主，以顺气清凉为佐。参术黄芩为安胎之圣药，芎归熟地为补血之良剂；茯苓性降不宜多用；黄芪肥胎不可常加；香附虽快气疏肝，过则耗气无补；砂仁能止呕定痛，多亦行血动胎。此诚先贤之法，诚后学之准绳也。（《胎产秘书·卷上》）

○凡妊娠心惊胆怯。烦闷不安，名曰子烦，宜服竹叶安胎饮。人参三分，白术、条芩、当归各二钱，枣仁、远志各八分，生甘草四分，生地钱半，麦冬一钱，陈皮三分，川芎七分，竹叶十片，姜枣引。有痰加竹沥、姜汁，虚甚加人参倍用，泻加芡实减生地。按：此症亦多在四五个月之时相火用事，或因夏令君火大行，俱能乘肺以致烦躁。汤建中云：因相火者加知母，因君火者川连。（《胎产秘书·卷上》）

○凡妊娠子嗽因外感风寒者，参苏饮去人参半夏加桑叶、杏仁；因火乘金者，二陈汤去半夏加芩、连、枳、桔、贝母；痰而喘者，加蒌仁、前胡、桑叶。如咳嗽吐血不止者，用生地饮，如风火相攻，胸满久嗽者，用百合散。※生地饮：生地三钱、犀角二钱，白芍、知母、天冬、麦冬各一钱，黄芩、桔梗各八分，当归二钱，紫菀钱半，甘草四分，喘加蒌仁一钱。（《胎产秘书·卷上》）

产后用药论

○产后寒热往来应期而发，此由气血并竭，阳虚生外寒，阴虚生内热或昼轻夜重，或日晡潮热，一日二三度，其症虽似乎疟而发无常期，只需生化汤倍当归则身热自退。即或应期而发，症与疟同，亦必以调和气血为主，无用芩连等治热及草果槟榔、山楂等截疟。如汗多，加参芪，热甚倍加当归、川芎。（《胎产秘书·卷下》）

○又如乍寒乍热，发作有期，症类疟也。若以疟治，淹滞难全，神不守舍，言语无伦，病似邪也。若以邪治，危亡可待，去血而大便燥结，苁蓉加于生化，非润肠承气之能通。汗多而小便短涩，六君倍用参芪，得生津助液而可利，加参生化频服，救产后之危。（《胎产秘书·卷下》）

○怔忡惊悸，生化汤加远志。似邪恍惚，安神丸助归脾。因气喘而满闷虚烦，生化汤加木香为佐。因过食而嗳酸恶食，六君子加神曲为良。苏木棱蓬大能破血，青皮、枳实最消膨胀，耗气破血之药，汗吐宣之方，只可施于强壮，岂宜用于产后。（《胎产秘书·卷下》）

用药杂谈

○表汗用麻黄，无葱白不发。吐痰用瓜蒂，无豆豉不涌。去实热用大黄，无枳壳不通。温经用附子，无干姜不热。竹沥得姜汁则行经络。蜜导得皂角能通秘结。半夏、姜汁，可止呕吐。人参、竹叶能止虚烦。非柴胡不能和解表里。非五苓散不能利小便。花粉、干葛，消渴解肌。人参、麦冬、五味，生脉补元。犀角、地黄，止上焦吐衄。桃仁承气破下焦瘀血。黄芪、桂枝，实表虚出汗。茯苓、白术，去湿助脾。茵陈去疸，承气制狂。枳实能除痞满。羌活可治感冒。人参败毒能治春温。四逆疗阴厥。人参白虎能化赤斑。理中、乌梅，能治蚘厥。桂枝、麻黄，治冬月之恶寒。姜附汤止阴寒之泄泻。大柴胡去实热之妄言。太阴脾土恶寒湿，唯干姜、白术以燥湿。少阴肾水恶寒燥，得附子以温润。厥阴肝木藏血荣筋，须白芍、甘草以滋养。此经常用药之大法，唯机变者乃用之无穷也。

（《中医历代医话选·第七章·药物方剂》）

证候主治论

随证用药论

○药性有刚柔，刚为阳，柔为阴，故刚药动，柔药静。刚而动者其行急，急则迅发而无馀，其起疾也速，其杀人也亦暴；柔而静者其行缓，缓则潜滋而相续，其起疾也迟，其杀人也亦舒。无识者好为一偏，其害不可胜言，而中立者因有牵掣之说焉。岂知柔者自迟，不能强之使速；刚者自速，不能强之使迟。迟速并使，迟者必让速者以先行，下咽之后，但见阳药之行阳，不见阴药之行阴。若病宜于阳，则阴药初不见功，而反酿祸于阳药已过之后；若病宜于阴，则阴药未及奏效，而已显受夫阳药反掌之灾。是以中立者亦谬也。总之，对病发药，斯为行所无事。

凡药能逐邪者，皆能伤正；能补虚者，皆能留邪；能提邪出某经者，皆能引邪入于某经。故麻、桂发表，亦能亡阳；苓、泻利水，亦能烁津。于此知无药之不偏矣。唯性各有偏，故能去一偏之病。若造物生药，概予以和平之性，何以去病乎？夫亦在驭之而已。驭之能否，全在医者识证有定见。俾逐邪者辨其之虚不虚，而邪去正自复；补虚者知其邪之尽不尽，而正胜邪难干，斟酌轻重之间，分别后先之次，神明于随证用药四字，方法之能事毕矣，何必朋参、芪而仇硝、黄哉！（《研经言》）

论治气血诸药

○补气：气虚宜补之，如人参、黄芪、羊肉、小麦、糯米之属是也。

○降气调气：降气者，即下气也。虚则气升，故法宜降。其药之轻者如：紫苏子、橘皮、麦门冬、枇杷叶、芦根汁、甘蔗。其重者如：番降香、郁金、槟榔之属。调者和也，逆则宜和，和则调也。其药如木香、沉水香、白豆蔻、缩砂、蜜香附、橘皮、乌药之属。

○破气：破者，损也。实则宜破。如少壮人暴怒气壅之类。然亦可暂不可久，其药如枳实、青皮、枳壳、牵牛之属。盖气分之病，不出三端，治之之法，及所主之药，皆不可混滥者也，误则使病转剧。世多不察，故表而出之……

血虚宜补之，虚则发热、内热。法宜甘寒、甘平、酸寒、酸温，以益营血。其药为熟地黄、白芍药、牛膝、炙甘草、酸枣仁、龙眼肉、鹿角胶、肉苁蓉、甘枸杞子、甘菊花、人乳之属。

血热宜清之、凉之。热则为痈肿疮疖、为鼻衄、为齿衄，为牙龈肿、为舌上出血、为舌肿、为血崩、为赤淋、为月事先期、为热入血室、为赤游丹、为眼暴赤痛。法宜酸寒、苦寒、咸寒、辛凉以除实热。其药为童便、牡丹皮、赤芍药、生地黄、黄芩、犀角、地榆、大小蓟、茜草、黄连、山栀、大黄、青黛、天门冬、玄参、荆芥之属。

血瘀宜通之。瘀必发热发黄，作痛作肿，及作结块癖积。法宜辛温、辛热、辛平、辛寒、甘温以入血通行，佐以咸寒，乃可软坚，其药为当归、红花、桃仁、苏木、桂、五灵脂、蒲黄、姜黄、郁金、京三棱、延胡索、花蕊石、没药、蟅虫、干漆、自然铜、韭汁、童便、牡蛎、芒硝之属。盖血为营阴也，有形可见，有色可察，有证可审者也。病既不同，药亦各异，治之之法，要在合宜。倘失其宜，为厉不浅，差剧三门，可不谨乎！（《本草经疏·续序列上》）

诸经补泻温凉药

○**手太阴肺脏补泻温凉药**

补：人参、黄芪、天门冬、阿胶、紫菀、山药、五味子、瓜蒌、麦门冬、百部、白及、沙参、马兜铃、白茯苓。

泻：葶苈子、防风、通草、枳壳、槟榔、桑白皮、泽泻、琥珀、赤茯苓、紫苏叶、枳实、麻黄、杏仁、萝卜子。

温：干姜、生姜、肉桂、木香、白豆蔻、苏子、半夏、橘红、胡椒、川椒。

凉：片芩、山栀、桔梗、石膏、枇杷叶、玄参、贝母、青黛、羚羊角、竹沥。

本脏报使引经药：白芷、升麻、葱白。

肺病饮食宜忌物：《甲乙经》曰：肺病者，宜食黍、鸡、肉、桃、葱，宜辛物，忌苦物。

手阳明大肠补泻温凉药

补：粟壳、牡蛎、木香、莲子、肉豆蔻、诃子、倍子、龙骨、榛子、砂糖、糯米、石蜜、棕榈子。

泻：大黄、芒硝、牵牛、巴豆、枳壳、枳实、桃仁、槟榔、葱白、麻子仁、续随子、榧实。

温：人参、干姜、肉桂、吴茱萸、半夏、生姜、胡椒、丁香、糯米、桃花石。

凉：条芩、槐花、黄连、大黄、胡黄连、栀子、连翘、芒硝、苦参、石膏。

本腑报使引经药：葛根、升麻、白芷（行上）、石膏（行下）。

足阳明胃腑补泻温凉药

补：白术、人参、黄芪、莲肉、炙甘草、芡实、山药、陈皮、半夏、糯米、蜂蜜、砂糖、白糖、荔枝、林禽、枣子、山楂、麦芽、神曲。

泻：大黄、硝石、牵牛、巴豆、枳实、厚朴、枳壳、三棱、莪术。

温：附子、肉桂、干姜、生姜、丁香、木香、藿香、砂仁、益智、香附、川芎、胡椒、辛夷、肉豆蔻、草豆蔻、白豆蔻、吴茱萸、香薷、糯米、诸糖。

凉：石膏、山栀、大黄、玄明粉、寒水石、黄连、生地黄、知母、黄芩、石斛、玉屑、连翘、滑石、葛根、芦根。

本腑报使引经药：葛根、升麻、白芷（行上）、石膏（行下）。

胃病饮食宜忌物：飞来子云：虚寒宜辛甘，忌苦；实热宜苦淡，忌甘。

足太阴脾脏补泻温凉药

补：人参、白术、黄芪、炙甘草、山药、芡实、陈皮、酒芍、南枣、枸杞、白茯苓、蜂蜜、砂糖、甘蔗、牛肉。

泻：枳壳、枳实、巴豆、葶苈、青皮、大黄、山楂、神曲、麦芽、防风。

温：丁香、木香、干姜、生姜、附子、官桂、砂仁、豆蔻、川芎、益智、茱萸、胡椒、花椒、藿香、良姜、红豆、糯米、晚米、甜酒。

凉：黄连、连翘、大黄、黄芩、寒水石、石膏、山栀、芒硝、西瓜、绿豆、苦茶、玄明粉。

本脏报使引经药：升麻、酒浸白芍药。

脾病饮食宜忌物：《甲乙经》曰：脾病者，宜食粳米、牛肉，宜甘，忌酸。

手少阴心脏补泻温凉药

补：人参、天竺黄、金屑、银屑、麦门冬、远志、山药、川芎、当归、羚羊角、红花、炒盐。

泻：枳实、葶苈、苦参、贝母、玄胡索、杏仁、郁金、黄连、前胡、半夏。

温：藿香、苏子、木香、沉香、乳香、石菖蒲。

凉：黄连、牛黄、竹叶、知母、山栀、连翘、珍珠、芦根、玄明粉、贝母、犀角。

本脏报使引经药：独活、细辛。

心病饮食宜忌物：《甲乙经》曰：心病者，宜食麦、羊肉、杏、韭，宜苦物，忌咸物。

手太阳腑补泻温凉药

补：牡蛎、石斛、甘草梢。

泻：海金沙、大黄、续随子、葱白、荔枝、紫苏。

温：巴戟、茴香、大茴香、乌药、益智仁。

凉：木通、黄芩、滑石、黄柏、通草、山栀子、车前子、茅根、猪苓、泽泻、芒硝。

小肠报使引经药：藁本、羌活（行上）、黄柏（行下）。

足太阳膀胱腑补泻温凉药

补：橘核、龙骨、续断、菖蒲、益智仁、黄芩。

泻：芒硝、猪苓、泽泻、滑石、车前子、瞿麦、木通、萱草根。

温：茴香、肉桂、乌药、沉香、荜澄茄、山茱萸。

凉：黄柏、知母、防己、滑石、地肤子、石膏、甘草梢、生地黄。

膀胱报使引经药：藁本、羌活（行上）、黄柏（行下）。

足少阴肾脏补泻温凉药

补：知母、黄柏、生地黄、熟地黄、龟板、虎骨、覆盆子、牛膝、杜仲、锁阳、山药、鹿茸、枸杞、当归、肉苁蓉、山茱萸。

泻：猪苓、泽泻、琥珀、苦茗、白茯苓、木通。

温：附子、干姜、肉桂、沉香、破故纸、柏实、乌药、硫黄、钟乳、胡芦巴、白马茎、狗肉、阳起石、诸酒、鳗鱼、五味子、巴戟天。

凉：黄柏、知母、生地黄、地骨皮、牡丹皮、玄参。

肾脏报使引经药：独活、肉桂、盐、酒。

肾病饮食宜忌物：《甲乙经》曰：肾病者，宜食大豆、猪肉、粟、藿；宜咸物，忌甘物。

手厥阴心包络补泻温凉药

补：黄芪、人参、肉桂、苁蓉、胡芦巴、鹿血、菟丝子、沉香、故纸、狗肉、诸酒。

泻：大黄、芒硝、枳壳、黄柏、山栀子、乌药。

温：附子、干姜、肉桂、沉香、腽肭脐、川芎、益智仁、豆蔻、补骨脂、狗肉、茴香、硫黄、乌药、钟乳、柏子仁、烧酒。

凉：黄柏、知母、黄连、黄芩、山栀、柴胡、石膏、滑石、腊雪、玄明粉、寒水石。

心包络报使引经药：柴胡、川芎（行上）、青皮（行下）。

手少阳三焦补泻温凉药

补：人参、黄芪、藿香、益智、炙甘草、白术、桂枝。

泻：枳壳、枳实、青皮、萝卜子、乌药、神曲、泽泻。

温：附子、丁香、益智、仙茅、荜澄茄、厚朴、干姜、茴香、菟丝子、沉香、茱萸、胡椒、补骨脂。

凉：石膏、黄芩、黄柏、山栀、滑石、木通、车前子、龙胆草、地骨皮、知母。

三焦报使引经药：柴胡、川芎、青皮。

足少阳胆腑补泻温凉药

补：当归、山茱萸、酸枣仁、五味子、诸酒、胡椒、辣菜、鸡肉、乌梅。

泻：柴胡、青皮、黄连、白芍、川芎、木通。

温：干姜、生姜、肉桂、陈皮、半夏。

凉：黄连、黄芩、柴胡、竹茹、龙胆草。

胆腑报使引经药：柴胡、川芎、青皮。

足厥阴肝脏补泻温凉药

补：木瓜、阿胶、沙参、橘核、酸枣仁、青梅、薏苡仁、山茱萸、猪肉、羊肉、鸡肉、诸酒、诸醋。

泻：柴胡、黄连、白芍、川芎、黄芩、青皮、青黛、龙胆草。

温：木香、肉桂、吴茱萸、杨梅、桃子、杏子、李子。

凉：黄连、黄芩、龙胆草、车前子、胡黄连、柴胡、草决明、羚羊角。

肝脏报使引经药：柴胡、川芎、青皮。

肝病饮食宜忌物：《甲乙经》曰：肝病者，宜食麻、犬肉、李、韭，宜酸物，忌辛物。（《万病回春·卷二》）

诸气药性主治论

○枳壳利肺气多服损胸中至高之气；青皮泻肝气，多服损真气；木香行中下焦气；陈皮泻逆气；紫苏散表气；厚朴泻胃气；槟榔泻至高之气；藿香上行胃气；沉香降真气；麝脑散真气；香附快滞气。

膈塞腹满气：紫苏叶、青皮、大腹皮、厚朴、香附。

气盛少气：麦芽、砂仁、山楂。

气结胸胁不利咳嗽：瓜蒌、桑白皮（炒）。

郁气作痛：青皮、陈皮（去白）、延胡索、木香。

郁气胸膈作痛：香附子（童便浸炒）、川芎。

气盛久郁上下膈间，游走作痛，吞酸刺心嘈杂：细辛、山栀子（炒黑色）。

气郁胸中心下满闷：黄连（姜汁炒）、神曲（炒香）。

气病感寒作喘：苏子、麻黄、杏仁（去皮尖炒）荆芥穗。

病后气肿：大腹皮、五加皮、萝卜子（炒入）。

气病服诸气药不效：用破故纸（引气归肾经即效）。

诸气病木香不可无，然木香味辛，如气郁不达固宜用之，若阴火冲上而用之则反助火邪矣，故必用黄柏、知母而少用（以为使）。

解五脏结气：山栀子（炒黑为末，以姜汁同煎饮其效甚捷）。

开五脏郁气：苍术、香附、川芎、半夏、竹茹、山栀、枳壳、连翘、青皮、黄连、泽泻。

怒气调肝：柴胡、青皮（俱用醋炒）、枳壳、桔梗、白芍、半夏、白芥子、竹茹、木香、萝卜子。

腰疼气：木瓜、破故纸、枳壳。

上焦滞气：桔梗、黄芩、枳壳、香附、砂仁。

中焦滞气：厚朴、枳实、三棱、莪术。

下焦滞气：青皮、木香、槟榔。

水气面目浮：猪苓、泽泻、车前子、木瓜、葶苈、麦门冬。

气块有形：三棱、莪术。

诸气肿甚：用萝卜子甚效。

相火上冲气滞：知柏、芩连、香附（阴虚四物汤加知柏）。

小肠气：茴香、川楝子。

梅核气：桔梗、枳实。（《国医宗旨·卷之一·诸气药性主治》）

各经失血药性主治论

○胃经血：山栀子、大黄，清气加粉葛。

肝经血：条芩（酒炒）、韭汁、童便、牡丹皮、郁金、山茶花、黄柏（蜜炙）、侧柏叶，清气柴胡。

心经血：黄连（炒）、当归、青黛、阿胶、熟地，清气麦门冬。

肾经血：玄参、黄柏、天门冬、麦门冬、贝母、桔梗、百部、远志、熟地，清气知母。

脾经血：百合、葛根、黄芪、黄连、当归、甘草、白术、山药，清气白芍、升麻、山栀子、黄芩、芍药、生地、紫菀、丹参、阿胶。

肺经血：天门冬、片芩、山栀子、百部、犀角，清气石膏。

三焦涌血（血来涌者多出自三焦火盛）：地骨皮，清气连翘。

胆经血（口吐苦汁乃胆经血也）：淡竹叶，清气柴胡。

心胞络血：倍牡丹、茅根（紫黑色唾之小腹胀痛者是也），清气麦门冬。

大肠便血：炒山栀、槐花、地榆、百草霜、条芩，清气连翘。

小肠溺血：炒山栀子、木通、车前子、小蓟、黄连、琥珀、滑石、蒲黄、淡竹叶、藕节，清气赤茯苓。

膀胱尿血：牛膝、茅根、黄柏，清气滑石、琥珀。

积热：加大黄、芒硝、犀角、薄荷、生地、玄参。诸血证阿胶不可无。

瘀血死血：藕节汁、茅根、桃仁、韭汁、红花。吐血不止：加桃仁、红花、大黄。（《国医宗旨·卷二》）

失血引用便览

○经云：善治血者，先清气。盖气清则血和，气浊则血乱故妄行也。血赤色者乃心经血也，倍加当归、熟地黄，以生心血，用青黛以降心火，用阿胶以散心血，用麦门冬以清心气。

小便混浊溺血者。此小肠血也，加炒山栀子以清小肠血，用木通以泻小肠火，用黄连清心以治小肠之源，用琥珀、滑石以通小肠之气，用蒲黄、竹叶、藕节之类以散小肠之血，用赤茯苓以清小肠之气。

吐血青紫色者，乃肝经血也，四物汤内倍牡丹皮引血使归肝经，不致妄行，酒炒条芩以降肝火，用韭汁、童便、侧柏以散肝血，用郁金以达肝气，用蜜炙黄柏滋肾以培肝之源，用柴胡，以清肝之气。（《国医宗旨·卷二·失血》）

伤寒用药大例

○凡证有头疼恶寒发热，是为伤寒，无则皆非也。何则？伤寒则恶寒，伤食则恶食，理固然也。但在冬时，恶寒为甚，其余时月，虽有恶寒亦微，未若冬时之恶寒为甚也。虽四时皆有伤寒，治之不可一概论也。

冬时气寒，腠理微密，非辛甘温不可，故以桂枝等汤以治之。然风与寒常相因，寒则伤荣，恶寒头痛，脉浮紧而无汗，则用麻黄汤开发腠理，以散寒邪，得汗则愈。风则伤卫，头痛恶风，脉浮缓而自汗，则用桂枝汤充塞腠理，以散邪，汗止则愈。经云：辛甘发散为阳是也。若夫荣卫俱伤，又非此二汤所能治也，须大青龙汤，然此汤太峻，又非庸常之可拟也。余亦有代之者。盖冬时为正伤寒，风寒猛冽，触冒之者，必宜辛温散之。其非冬时亦有恶寒头痛之证，皆宜辛凉之剂通表里和之则愈矣。若以冬时所用之药通治之，则杀人多矣。曰：辛凉者何谓也？羌活冲和汤是也，兼能代大青龙汤为至稳。呜呼！此方可代三方，危险之药如坦夷，其神乎哉！世皆所未知也。

过此则少阳阳明二经，在乎半表半里，肌肉之间，脉亦不浮不沉。外证在阳明，则有目疼鼻干不得眠之证，脉似洪而长，以葛根汤、解肌汤、升麻汤之类治之。在少阳，则胸胁痛而耳聋，脉见弦数，以小柴胡汤加减而和之。（本方有加减法。）此二经不从标本从乎中治。余尝以小柴胡汤加葛根芍药，治少阳阳明合病如拾芥，但不使世俗知此。

过去不已，则传阳明之本，为入里，大便实，其外证悉罢，谓无头痛恶寒也。脉见沉实不浮，谵语恶热，六七日不大便，口燥咽干，轻则大柴胡汤，重者三承气汤选用。或曰：邪既入里为实，无非大黄苦寒之药下之，何其用方之杂乎？传来非一，治之则殊。且病有三焦俱伤者，则痞满燥实俱全，宜大承气汤，厚朴苦温以去痞，枳实苦寒以泄满，芒硝咸寒以润燥软坚，大黄苦寒以泄实去热，病斯愈矣。邪在中焦，则有燥实坚三证，故用调胃承气汤，以甘草和中，芒硝润燥，大黄泄实；不用枳实厚朴以伤上焦虚无氤氲之元气。调胃之名，于此立也。上焦受伤，则为痞实，用小承气汤，枳实厚朴除痞，大黄去实；去芒硝则不伤下焦血分之真阴，谓不伐其根也。若夫大柴胡汤，则有表邪尚未除，而里证又急，不得不下，而以此汤通其表里而缓治之。犹有老弱及血气两虚之人不宜用此。

三阳之邪在里为患，春夏秋有不头痛恶寒而反渴者，此则为温病。暑病亦然，比之温者犹加热也，治宜加减小柴胡汤。盖此汤春可治温，夏可治暑，秋能润肺，又宜升麻葛根汤，解肌汤、败毒散。中暑而渴者，小柴胡石膏汤、人参白虎汤，看渴微甚而用之，无不效者。经曰：发热不恶寒者，皆不在伤寒之例矣。（《古今医统大全·卷之十三·伤寒门》）

治痰药论

○**热痰虚痰**　必用天门冬（治咳逆，消火痰清肺）、知母（润肺消炎止咳）、黄芩（泻肺火，治膈上热痰，痰因火上攻，治以降火也）、黄连（治中焦热痰，恶心，兀兀欲吐，恶心欲吐者痰也）、瓜蒌子（润肺降痰。胸有痰者，以肺受火逼，失降下之令，得甘缓润下之剂，则痰自降，治嗽之要药也）、青黛（收五脏郁火，消热痰）、桔梗（下肺气，消痰涎）、柴胡（去诸痰热结实、积聚寒热，推陈致新）、前胡（主痰满胸胁中痞、寒热，推陈致新）、茵陈蒿（化痰利膈，行滞气）、白前（消痰止嗽，保定肺气）、贝母（润心肺，消痰，开郁，治腹结实，心下满，咳逆上气）、款冬花（润心肺，消痰止嗽，治涕唾黏稠，肺痿肺痈）、紫菀（治肺痿吐脓血，消痰止嗽）、马兜铃（治肺热咳嗽，痰结喘促）、兰草（除胸中痰壅，散久积陈郁之气）、连翘（消痰结）、淡竹叶（主胸中痰热咳逆）、桑白皮（消痰，去肺中水气）、竹沥（消虚痰，痰盛虚气食少者用之；痰在四肢非此不开）、荆沥（除痰吐，治头旋目眩，心头痒痒欲吐；痰盛，人气实，能食者宜此）、茗苦茶（去痰热渴疾）、诃黎勒（泄逆气，消火痰，止嗽）、五倍子（含口中治顽痰有功）、苏子（润心肺，消痰气）、乌梅（下气去痰）、恶实（治喉痹，风热痰壅，咽膈不利）。

湿痰实痰　必用白术（治脾胃湿痰，怠惰嗜卧，除胃中热，消虚痰）、苍术（治湿痰、痰饮成窠囊）、茯苓（消膈中水，肺痿痰壅）、半夏（消痰涎，止呕吐，治胸中寒痰痞塞，大肠痰饮，厥头痛）、枳壳（化痰涎，利胸膈）、枳实（主胸膈痰癖，逐停滞，泻痰，能卫墙壁）、橘皮（除膈间痰热，导滞气，去白理肺降痰）、木瓜（下气降痰唾）、大腹皮（下气，治痰膈醋心）、葶苈（治肺壅咳逆喘促，痰饮）、甘遂（主留饮水结胸中）、莞花（治留癖痰饮咳逆）、芫花（主咳逆喉鸣，消胸中痰饮喜唾）、旋覆花（主结气痰饮胁下满，消胸上痰结，唾如胶漆）、槐实（止涎唾）、续随子（除痰饮积聚，利二肠）。

寒痰风痰　必用生姜（治痰嗽，止呕吐；呕吐者痰也）、细辛（破寒痰，开胸中滞）、半夏（见前）、南星（除风痰湿痹，利胸膈）、厚朴（消痰化气）、天雄（通九窍，利皮肤，消风痰）、乌头（主风寒咳逆，消膈上痰，附子功亦同）、益智仁（治胃受寒邪，止呕哕，摄涎唾）、威灵仙（去腹内冷滞心痛、痰饮久积）、神曲（开胃消食，主胸膈痰逆）、巴豆（破留饮痰癖）、砒霜（主诸疟风痰在膈，可作吐药）、大麦芽（化食消痰）、莱菔子（治喘嗽，研末服可吐风痰）、藜芦（主上膈风痰暗风痫病）、白芥子（治胸膈冷痰，痰在胁下，痰在皮里膜外，非此不达）。

　　消克痰积　必用大黄（下留痰宿饮）、槟榔（逐水除痰癖）、巴豆（见前）、砒霜（见前）、山楂（消食积痰）、射干（治咳唾喉痹咽痛，行太阴厥阴之积痰，使结核自消小；结核不痛，痰也）、矾石（消饮止渴，治痰壅）、芒硝（下痰实痞满）、玄明粉（去肠胃宿垢，软积消痰）、卤咸（消痰，磨积块）、硼砂（消痰止嗽，破癥结）、青礞石（治食积痰不消化）、蛤粉（坠痰软坚，热痰能降，湿痰能燥，结痰能软，积痰能消）、食盐（吐胸中痰癖）、瓜蒂（吐惊痫喉风，痰涎塞壅）、常山（主温疟胸中痰结吐逆）。（《古今医统大全·卷之九十四·本草集要》）

治痰药味各有所能

○痰在四肢，非竹沥不能达。痰在胁下，非芥子不能除。痰在皮里膜外，非姜汁、竹沥不能导达。热痰火痰用青黛、黄芩、黄连、天花粉，实者滚痰丸最效。老痰用海石、瓜蒌、贝母、老痰丸之类。风痰用南星、白附子。湿痰用白术、苍术、半夏。食积痰用神曲、山楂、麦芽。酒痰用天花粉、黄连、白术、神曲。痰因火盛逆上者，治火为先，白术、黄芩、石膏之类，中气不足加参、术。痰结核在咽喉咯唾不出，化痰药加成能软坚之味，瓜蒌仁、杏仁、海石、连翘，佐以朴硝、姜汁。二陈汤丹溪谓一身之痰都管治，如要下行加引下药，要上行加引上行药，噫！斯言过矣。按：二陈不过治轻小饮食之湿痰耳。痰势甚者，宜各从其门户，如火炎上者用流金膏、滚痰丸，胶固者老痰丸，饮积者小胃丹之类是也。如此对证，尚有不去，况二陈乎？润下丸降痰最妙，可以常服。小胃丹治痰饮必用之药，实者用之亦二三服而已，虚者便不宜多用。滚痰丸治火痰必用之药，亦不宜多用。竹沥导痰，非姜汁不能行经络。荆沥治痰速效，能食者用之。二沥佐以姜汁，治经络中痰最效。痰中带血者，加韭汁效。海粉热痰能清，湿痰能燥，坚痰能软，顽痰能消，可入丸药，亦可入煎药。南星治风痰湿痰，半夏油炒大治湿痰喘气心痰。石膏坠痰火极效，黄芩治热痰，假其下火也。枳实去痰，有冲墙倒壁之功。五倍子能治老痰，人鲜知之。天花粉治热痰酒痰最效，又云大治膈上热痰。玄明粉治热痰老痰速效，能降火软坚故也。硝石礞石大能消痰结，降痰火，研细末和白糖置于手心，舌舔服甚效。苍术治痰饮成窠囊，行痰极效（即神术丸），又治痰挟瘀血成窠囊。（《古今医统大全·卷之四十三·痰饮门》）

痰证用药论

○川贝降肺经之火痰，杏仁行肺经之寒痰，白附去肺经之风痰，蒌仁涤肺经之结痰，肺经之虚痰，非阿胶不下，肺经之毒痰，非消石不除。若痰湿发于脾经，半夏驱之使不滞，痰气伏于脾经，旋覆推之使不停，血痰结于脾经，冬化开之使不积。又有湿热在脾胃而成痰者，槐角理之，痰自清豁而弗生。实痰留于胃腑而致胀者，玄明荡之，痰自消归于乌有。如因痰而胃痛，蠃壳止之，宿痰而成囊，苍术除之，豁痰迷于心窍，远志为功，破心经之痰郁，赖有蕤仁，礞石滚痰之滞，肝经独爽，铁花开痰之结，肝脏自泰，肾经得青盐，痰火顿息，肾中入蛤粉，痰热皆除。至于肾经之虚痰，牡蛎逆之而见功，肾水泛为痰，熟地补之而奏绩。膈上之痰兼火者，青黛疗之，兼燥者花粉降之。唯大黄能下顽痰于肠胃，枳实能散积痰之稠黏。更有相火逆结之痰，解之者在僵蚕，胁下寒结之痰，豁之者需白芥。经络中之风痰，南星可祛，郁则荆沥导之，结则牵牛散之，热则竹沥行之，惊风而生痰饮，非攻之不退，全蝎之力也。风热多致痰壅，非吐之不平，白矾之力也。常山逐痰积，狼毒开恶痰，槟榔坠痰癖，慈菇吐痰痫，川楝子决风痰之上壅，马兜铃下梅核之痰丸，诸药各有专治，诸痰别有分消。不知痰所从来，不审药所职司，动以川、半为治痰之品，一概混施，未有能济者也。（《得配本草·卷二·草部川贝母条》）

泻火药论

○黄连泻心火，栀子佐之；柴胡泻肝火，川芎佐之；黄芩泻肺火，须用片芩，用桑白皮佐之。若鼠尾条芩，止能泻大肠之火。石膏，泻脾中之实火，虚者忌之。芍药，泻脾火（冬月必须酒炒，制其性之寒酸也）。木通，下行泻小肠火。黄芩、黄连，以猪胆汁炒泻肝胆之火。黄檗、知母，泻肾火，又退劳骨蒸之火。连翘泻六经之邪火。玄参泻无根之游火。青黛，泻五脏之郁火。人中白，泻肝火。黄檗加郁金大能泻膀胱之火。小便降火极速。山栀仁能降火从小便出，其性能曲屈下行，人所不知。（《古今医统大全·卷之十三·火证门》）

○君火者，心火也。可以湿伏，可以水灭，可以直折，唯黄连之属，可以制之。相火者，龙火也，不可以水折之，当从其性而伏之，唯黄檗之属可以降之。噫！泻火之法，岂止如此？虚实多端，不可不察。以脏气司之，如黄连泻心火，黄芩泻肺火，芍药泻脾火，石膏泻胃火，柴胡泻肝火，知母泻肾火，此皆苦寒之味能泻有余之火。若饮食劳倦，内伤九气，与火不两立，为阳虚之病，以甘温之剂除之，如黄芪、人参、甘草之属。若阴微阳强，相火炽盛，以乘阴位，为血虚之病，以甘寒之剂降之，如当归、地黄之属。若心火亢极，郁热内实，为剂制之，如生地黄，玄参之属。若有肾命门火衰，为阳脱之病，以温热之剂济之，如附子、干姜之属。若胃虚过食冷物，抑遏阳气于脾土，为火郁之病，以升散之剂发之，如升麻、干葛、柴胡、防风之属。不明诸此类，而求火之为病，施治何所据依？故于诸经集略其说，以备处方之用，庶免实实虚虚之祸也。（《古今医统大全·卷之九十四·本草集要》）

寒证治例

○**上焦寒者**　必用人参（治肺受寒邪喘嗽）、细辛（温阴经，去内寒，治邪在里之表）、干姜（主用发散寒邪，出汗，去风寒湿痹；利肺气，治肺寒咳嗽；炮之温脾理中，治理寒湿，泄痢胀满及腹中冷痛，中下焦寒湿，又沉寒固冷，肾中无阳，脉气欲绝）、麻黄（主伤寒头痛，发表邪，出汗，去表上寒邪及荣中寒）、藁本（治寒邪结郁及头痛，顶巅痛，大寒犯脑，脑齿痛）、附子（主风寒咳逆邪气，腰脊风寒，阴毒伤寒，中寒四肢厥逆，心腹冷痛，除肾中寒；甚补命门火衰，风邪）、麻黄（主中风伤寒头痛，发汗，止咳逆上气）、白芷（治风痛用，去肺经风热，风头痛，中风寒热解利药也）、苍术（主大风在身面，风眩头痛）、干姜（出汗，散寒邪，去风湿痹）、生姜（散风寒痰嗽）、藁本（太阳经风药，除头风）、杜若（主风入脑户，头肿痛）、天麻（主头风，诸风痹，四肢拘挛）、蔓荆子（主风头痛，脑鸣，头昏闷，散风邪，除目睛痛）、苍耳（主风痛，头寒痛，风湿周痹，四肢拘挛）、秦艽（主风湿周痹，肢节疼痛，身挛急，疗风无问新久）、槐白皮（主中风皮肤不仁）、槐胶（主一切风，化痰，急风口噤，四肢不收，顽痹，或毒风周身如虫行，或破伤风）、桑枝条（治遍身风痒，风气拘挛）、叶（主风痛出汗）、辛夷（主风，头脑痛，解肌）、芥子（治风肿痛及麻痹）、枳壳（治遍身风疹，风痛，大风在皮肤中，如麻豆苦痒，肠风痔疾，通利关节，主皮毛）、沉香（散风治麻痹，骨节不仁，风湿皮肤痒）、龙脑香（主大人小儿风涎闭壅，散气，通利关膈）、瓜蒂（主风痫，喉风，痰涎壅塞）、蜀椒（主大风，汗不出）、葱白（主中风，面目肿，喉痹不通）、皂荚（主风痹，死肌，邪气，阳事不举，佐以白术，除寒湿之圣药，主用发汗行表热则温中行内）、半夏（治形寒饮冷伤肺而嗽）、酒（御风寒冷气）。

中焦寒者　必用威灵仙（去腹中冷滞，去膈上痰水，腰脊冷痛）、仙茅（主心腹冷气，不能食，腰脚气冷挛痹）、良姜（主胃中冷逆冲心，霍乱腹痛）、缩砂蜜（主虚劳冷泻，腹中冷痛）、木香（治心腹积年冷气）、荜澄茄（主心腹冷痛，肾气膀胱冷）、肉豆蔻（治积冷心腹痛，脾胃虚冷吐逆，泄泻之要药）、白豆蔻（主积冷气，胃寒吐逆）、草豆蔻（治风寒客邪在胃口，止呕吐霍乱，去心胃客寒作痛，调散冷气甚利）、桂（温中，治心腹冷痛，下焦寒冷，秋冬下部腹痛经；薄者为桂枝，发表散风寒）、益智仁（治脾胃受寒邪，止呕吐涎唾）、厚朴（温中，治胃中冷逆气）、丁香（温脾胃，止霍乱呕逆，冷气腹痛，壮阳暖腰膝）、胡椒（治心腹冷痛，治冷痢）、蜀椒（除寒湿痹痛，心腹冷，六腑沉寒固冷，阴冷气渐入，阴囊肿满，日夜疼痛）、诃黎勒（主冷气，心腹胀满用之）、大麦芽（治脾胃，破症结冷气）……硼砂（下气，疗宿冷）、白石英（治背膈间久寒，益气）、紫石英（温中）。

下焦寒者 必用菟丝子（治男子女人虚寒腰痛膝冷，茎中寒精自出）、补骨脂（主风虚冷痹，四肢酸疼，阳乘肾冷，精流腰痛）、胡芦巴（治元脏虚冷，腹胁胀满）……柏实（除腰中冷气）、沉香（补命门，壮元阳，暖腰膝，止转筋吐泻冷气）、吴茱萸（治寒邪所隔，气不得上下，脾胃停冷，冷气闭胸，心腹绞痛，下焦寒湿疝痛，诸药不可代）、石钟乳（治脚弱疼冷）、乌药（治膀胱肾间冷气攻冲背膂）、阳起石（治阴痿不起，茎头寒，男子妇人下部虚冷，肾气乏绝，子脏久寒）、石硫黄（至阳之精，治下元虚冷，元气将绝，久患寒泄，脾胃虚弱，垂命欲尽，心腹冷气，咳逆，脚冷痛）、腽肭脐（暖腰脊，助阳气，治脐腹积冷，精衰，脾胃劳极）。（《古今医统大全·卷之九十四·本草集要》）

治血药论

○治血用血药，四物汤之类是也。请陈其气味专司之要。川芎，血中之气药也，通肾经，性味甘寒，能生真阴之虚也。当归分三治，血中主药也，通肝经，性味辛温，能活血，各归其经也。芍药阴分药也，通肝经，性味酸寒，能和血，治血虚腹痛也。若求阴药之属，必于此而取则焉。若治者随经损益，损其一二之所宜，为主治可也。此特论血病而求血药之属耳。若虚血弱，又当长沙血虚，以人参补之，阳旺则生阴血也。若四物者，独能主血分受伤，为气不虚也。辅佐之属，若桃仁、红花、苏木、血竭、牡丹皮者，血滞所宜。蒲黄、阿胶、地榆、百草霜、棕榈炭者，血崩所宜。乳香、没药、五灵脂、凌霄花者，血痛所宜。苁蓉、锁阳、牛膝、枸杞子、益母草、夏枯草、败龟板者，血虚所宜。乳酪，血液特物，血燥所宜。干姜、肉桂，血寒所宜。生地黄、苦参，血热所宜。此特取其证治大略耳，余宜触类而长之也。（《古今医统大全·卷之九十四·本草集要》）

治气药论

○治气用气药，枳壳利肺气，多服损胸中至高之气。青皮泻肝气，多服损真气。木香行中、下焦气。香附快滞气。陈皮泻逆气。紫苏散表气。厚朴泻卫气。槟榔泻至高之气。藿香之馨香上行胃气。沉香升降真气。脑麝散真气。若此之类，气实所宜。其中有行散者，有损泄者，其过剂乎？用之能治气之标，而不能治气之本。其调气有木香，味辛气能上升，如转达而不达，固宜用之。若阴火卫上而用之，则反助火邪矣，故必用黄檗、知母，而少用木香佐之。（《古今医统大全·卷之九十四·本草集要》）

治湿药例

○除湿利小便　必用白术（主寒湿痹，除湿益燥，止下泄，利小便）、苍术（上中下湿俱治，发汗除上焦湿功最大，又益水；炒佐黄柏，行下焦湿）、车前子（利水道，除湿痹）、通草（治五淋，利小便）、泽泻（除湿行水最要药）、猪苓（除湿利水治肿胀，从脚上至小腹大燥，亡津液）、茯苓（利小便水肿淋结，除湿行水之圣药）、琥珀（利小便，通五淋）、枳壳（逐水消胀）、枳实（逐停水，消胀满）、厚朴（温中散气，除湿满）、大腹皮（下气行湿）、郁李仁（主大腹，面目四肢浮肿，利小便）、百合（邪气腹胀，利大小便，除四肢肿）、葶苈（利水道，治皮间邪水，上出面目浮肿，虚者禁之）、紫草（主心腹气，五疸，利九窍，通水道，腹肿胀满）、甘遂（主腹满，面目浮肿，水结胸中，专行水，攻决为用）、海藻（下十二水肿）、昆布（同海藻）、大戟（主十二水肿胀）、泽泻（主水气，四肢面目浮肿）、荛花（下十二水）、芫花（主水肿胀）、商陆（主水胀满）、牵牛（治脚气满水肿）、冬葵子（治淋，利小便）……蜀葵花（治淋，疗水肿）、赤小豆（主下水，止泻，利小便）、瓜蒂（主大水，面目四肢浮肿）……白鸭（主浮肿）、蝼蛄（主十二水病，肿满小便不利）、白颈蚯蚓（主大腹黄疸，下注脚气）、鳢鱼（主湿痹，面目浮肿，下大水）。

脾经湿热　必用黄连（除脾胃中湿热，大抵苦寒之药皆能泻湿热）、黄芩（治胃中湿热）、连翘（降脾胃中湿热）、草龙胆（治下焦湿热）、防己（治腹以下至足湿热，肿脚气，利大小便）、菴䕡子（主腹中水气肿胀留热）、地肤子（主膀胱，利小便）、茵陈蒿（主风湿寒热邪气，热肿脚气，利大小便）、知母（除肢体浮肿，下水）、地骨皮（主风湿周痹）、栀子（治小便赤涩不利，湿热发黄）、黄柏（治膀胱湿热，清小便）、香薷（治伤暑，利小便，散水肿，治水甚捷）……韭（去水气）、桑白皮（去肺中水气，浮肿腹痛，利水道）、滑石（利小水，燥湿，实六腑，降痰火）、文蛤（燥风湿）、桑螵蛸（通五淋，利小便水道）、石龙子（下小便）、鼠妇（主气癃，利小便）、豆豉（主湿热发黄）。

诸寒湿药　必用菖蒲（主见风寒湿痹，四肢不得屈伸）、薏苡仁（主风湿痹，筋骨邪气不仁，利肠消水肿）、川芎（开郁燥湿）、羌活（主湿、湿风）、独活（治两足寒湿痹，不能动止）、枲耳（主风湿周痹，四肢拘挛）、防风（去湿；诸风药俱可治湿，风能胜湿也；湿在上者，宜风药以散之，在下者，宜淡渗药以利之，又风药能去肌表上虚湿）、藁本（治上焦头目湿气，中雾露之气，此既治风又治湿也）、秦艽（主寒湿风痹，下水利小便，治五种黄病）、狗脊（治周痹，寒湿膝痛)、威灵仙（主诸风湿冷，脚疾不能履）、白鲜皮（主黄疸、淋沥、湿痹，死肌不可屈伸起止）、侧子（主湿痹，疗脚气）、半夏（燥脾胃之湿所以化痰）、萆薢（主风寒湿，周痹，腰背痛）、干姜（逐风痹湿）、蘹香子（即小茴香，主干湿脚气）、蛇床子（主四肢顽痹，阴汗湿痒）、槐枝（洗阴囊下湿气痒）、松节（酒浸服，主脚痹软弱，能燥血中之湿）、松实（除风湿痹，腰中重痛）、松叶（亦主湿痹）、五加皮（主男子阴痿、囊湿、腰痛、脚痹）、木瓜实（主脚气水肿湿痹）、杜仲（除阴下湿痒）、蔓荆子（主湿痹拘挛）、秦皮（主风寒湿痹）……吴茱萸（除湿痹及下焦寒湿疝痛）、蜀椒（去寒湿痹痛）、……荆芥（除湿痹）、蓼实（下水气，面目浮肿）、紫苏（治心腹胀满，止脚气，通大小肠）、鸡头实（主湿痹腰脊膝痛）、生大豆（逐水胀，去肿除痹）、大豆黄卷（主湿痹筋挛腰痛）、白石英（除风湿痹，利小便）、五色石脂（主黄疸泄利）、阳起石（治阴寒，囊湿痒）、龙骨（泄利）。(《古今医统大全·卷之九十四·本草集要》)

治湿药论

○古人治湿病案，殊无高论奇方，故仅选此条以为辨证处方之模范。今《临证指南》佳案甚多，良足私淑。其除气分之湿，用滑石、白蔻、杏仁、半夏、厚朴、瓜蒌皮为主；有热则加竹叶、连翘、芦根等，全取轻清之品，走气道以除湿。若湿热甚而舌白目黄，口渴溺赤，用桂枝木、猪苓、泽泻、滑石、茯苓皮、寒水石、生白术、茵陈，此从桂苓甘露饮加减。湿热作痞，神识如蒙，用人参、苓、连、枳实、生干姜、生白芍，此从泻心汤加减。若脘中阻痛，大便不爽，用豆豉、枳实、川连、姜汁、苓、半；热轻则去川连，加郁金、橘红、苡仁、杏仁，此湿伤气痹治法；热甚则用川连、生术、厚朴、橘白、淡生姜渣、酒煨大黄，水法丸服，此治气阻不爽，治腑宜通法。湿伤脾阳腹膨，用五苓散、二术膏。湿热横溃，脉缓腹满，用小温中丸。以及脘痞便溏之用苓桂术甘汤，吞酸形寒之用苓姜术桂汤，虽皆古人成法，而信手拈来，无不吻合。湿温身热神昏，用犀角、元参、连翘心、石菖蒲、银花、野赤豆皮，煎送至宝丹，乃清热通窍芳香逐秽法。更奇者，湿温之头胀耳聋，呃忒鼻衄，舌色带白，咽喉欲闭，谓邪阻上窍空虚之所，非苦寒直入胃中可治，而用连翘、牛蒡、银花、马勃、射干、金汁，此俗人梦想不到者也。不食不寐，腹中便窒，脉迟小涩，谓由平素嗜酒少谷，湿结伤阳，寒湿浊阴，鸠聚为痛，而用炒黑生附子、炒黑川椒、生淡干姜、葱白，调入猪胆汁，此加味白通汤，亦神奇不可思议者也。更有嗜酒人，胸满不饥，三焦皆闭，二便不通，用半硫丸。又有病中啖厚味者，肠胃滞虽下而留湿未解，肛门坠痛，胃不喜食，舌上白腐，用平胃散去甘草，加人参、炮姜、炒黑生附。此二条不因酒肉认作湿热，竟以苦辛温药通阳劫湿，尤觉高超。至如阳伤痿弱，有湿麻痹，虽痔血而用姜、附、茯苓、生术。舌白身痛，足胕浮肿，太溪穴水流如注，谓湿邪伏于足少阴，而用鹿茸、淡附子、草果、茯苓、菟丝，以温蒸阳气，均非浅识所能步武。湿久脾阳消乏，肾真亦惫，中年未育子，用茯、菟、苍术、韭子、大茴、鹿茸、附子、胡芦、补骨、赤石脂，仿安肾丸法，治病调元，化为合璧，益有观止之叹，湿门附此诸案，方法斯为全备。（《古今医案按》）

治燥药例

○**滋血润燥** 必用熟地黄（治老人虚中燥热）、生地黄（治血热便干）、天门冬（清金润肺滋血止嗽）、麦门冬（保肺滋金润燥生血，生脉，止嗽）、栝蒌仁（润燥，止嗽，滋血化痰，解消渴）、天花粉（润燥止渴，活血利水，解毒消痈）、阿胶（养血滋阴，保金润肺，止嗽定喘，固经安胎尤效）、竹叶（清金润燥，益血除烦，利水）、梨（清火滋金，益血润燥，止嗽止渴）、肉苁蓉（人虚而大便燥结者用之）、锁阳（同上）、郁李仁（破血润燥）、杏仁（润心肺，散结润燥）、桃仁（主血结、血燥、润大便）、柏实（润肾燥）、麻子（利小便，润大肠，风热结燥便难，止消渴）……栀子（治胃中亡血亡津液，内无润痒，生虚血）……石蜜（养脾润燥）、猪胆汁（润大便闭）、绿豆（止消渴，除烦躁）、苎根（治天行热病，大渴大狂）。（《古今医统大全·卷之九十四·本草集要》）

诸虚用药

〇髓竭不足，生地、当归；肺气不足，天冬、麦冬、五味子；心气不足，上党参，茯神、菖蒲，肝气不足，天麻、川芎；脾气不足，白术、白芍、益智仁；肾气不足，地黄、远志、丹皮；胆气不足，细辛、枣仁、地榆；神昏不足，朱砂、预知子、茯神。非天雄不能治上焦之阳虚，非附子不能治下焦之阳虚。（《不居集·上集·卷之七》）

血证用药

○凡治血之药，为君为臣，或宜专用，或宜相兼，病有浅深，方有轻重，其间参合之妙，固由乎人，而性用之殊，当知其类。

一血虚之治，有主者宜熟地、枸杞、当归、鹿角胶、炙甘草之属，血虚之治有佐者宜山药、竹茹、杜仲、枣仁、菟丝子、五味子之属。

血有虚而微热者，宜凉补之，以生地、麦冬、白芍、沙参、牛膝、鸡子清、阿胶之属。

血有因于气虚者，宜补其气，以人参、白术、黄芪之属。

血有因于气实者，宜行之降之，以青皮、陈皮、枳壳、乌药、沉香、木香、香附、瓜蒌、杏仁、前胡、白芥子、海石之属。

血有虚而滞者，宜补之活之，以川芎、牛膝、当归、熟地、醇酒之属。

血有寒滞不化，及火不归源者，宜温之，以附子、肉桂、干姜、姜汁之属。

血有乱动不宁者，宜清之和之，以茜根、山楂、丹皮、丹参、贝母、童便、竹沥、竹茹、百合、茅根、侧柏、藕汁、荷叶、柿霜、桑寄生、韭汁、萝卜汁、飞罗面、黑墨之属。

血有大热者，宜寒之泻之，以黄芩、黄连、黄柏、知母、玄参、花粉、石膏、栀子、龙胆草、苦参、桑白皮、香茹、犀角、童便、青黛、槐花之属。

血有蓄而结者，宜破之逐之，以桃仁、红花、苏木、元胡、山棱、莪术、五灵脂、大黄、芒硝之属。

血有陷者，宜举之，以升麻、柴胡、川芎、白芷之属。

血有燥者，宜润之以乳酪、酥油、蜂蜜、天门冬、柏子仁、肉苁蓉、当归、百合、胡桃肉之属。

血有滑者，宜涩之止之，以棕灰、发灰、白及、人中白、蒲黄、松花、百草霜、百药煎、诃子、五味子、乌梅、文蛤、续断、椿白皮之属。

血有涩者宜利之，以牛膝、车前、茯苓、泽泻、木通、瞿麦、益母草、滑石之属。

血有病于风湿者，宜散之燥之，以防风、荆芥、干葛、秦艽、苍术、半夏、白术之属。（《不居集·上集·卷之十三》）

论治奇经之药

○龚商年曰，奇经八脉，为产后第一要领。盖八脉而于下，产后阴分一伤，而八脉自失所司，温补镇摄，在所必先，叶天士先生于奇经之法，尽得精微，如冲脉为病，用紫石英以为镇逆，任脉为病，用龟板以为静摄，督脉为病，用鹿角以为温煦，带脉为病，用当归以为宣补，凡用奇经之药，无不如芥投针。（《女科精华·卷中·论治奇经之药》）

煎服分量论

灌药服药法

○小儿煎药，以银盏约小半盏，药多又加多焉。其或不能灌药，则以匙送下，服药未尽，旋施与之。药性温热，乳食前服；药性寒凉，乳食后少顷服，和平之剂，随意无拘。（《仁斋小儿方论·卷之五》）

煎制药饵必亲信之人

○凡煎制汤液丸散药饵之属，必托亲信之人，而隐微不可不慎也。药饵既以合正，煎制亦须得人。不得其人，则修制不精，虽药难效。每有煎药托以婢仆不谙事者，或用烈火速干，而药汁不出；或有沸溢真汁，而别加茶汤。每制丸药，有不洁净，杂以土灰，该用酒渍，而以水，该用炮炙，而用生。如此之流，咸无取效。此特害之细故尔。甚有仇奸嫉妒，暗藏诡计，或诱婢仆加入砒硇，或乘空便自投虫毒。每见患家医家未知加察，屡被伤生者不可胜言。及至事坏究之，悔以噬脐无及。故曰：煎制必亲信之人。（《古今医统大全·卷之三·翼医通考》）

伤寒药制煎煮法

○**制药法** 伤寒门药之最要者，莫如麻黄、大黄、附子、茱萸之属，其制法不比泛常，是故不可不附於后也。

麻黄：去节，先以滚醋汤略泡片时，捞起放干备用，庶免太发。如冬月严寒，腠理致密，当生用，不必制。

大黄：须锦纹者佳，切片，用酒拌匀燥干备用，不伤阴血。如年壮人实热者，生用不必制。

附子：顶正圆平大者佳，去皮脐，先用盐水姜汁各半盏，用砂锅煮五七沸后，入黄连甘草各半两，再加童便半盏煮七八沸，住火良久捞起，瓷器盛贮，伏地气一昼夜，取出晒干备用，庶无毒。

茱萸：用半熟盐汤泡片时，炒燥备用，庶无小毒。

猪肤：伤寒咽痛下利而烦者用之，和蜜粉煮羹，本草中未载，今人用之不审，通用厚皮，而尚连肉在上者有之，若带肉于上，则反作殃。所谓肤者，唯削薄皮面一层而已。其皮肉之皮亦不可用，方为肤也。

甘澜水：取水一斗置大盆内，以杓扬之，上有水砂数千颗相聚一团，取用之。

潦水：行潦之水，取其急流而有声，亦通达之义也。

大青：要茎叶兼用。

饴糖：即米与麦共熬者，如蜜样佳。

解药法 伤寒治法，无非汗下温凉。有汗之而不止者，即用麻黄而不得其法也；有下之而不止者，即用大黄之不得其法也；有温之而至燥热者，用附子之不得其法也。凡犯此者，必知其解救之法，庶可矣。

用麻黄汗出不止者，将病人头发拔水盆中，足露出外，用炒糯米半斤、龙骨、牡蛎、防风各一两，研为细末，周身扑之，随后秘方用药，免致亡阳之祸。

用大黄后泻泄不止者，以乌梅二个，炒粳米一撮，干姜二钱、人参白术炒备半两，生附皮一钱，甘草一钱、升麻少许、灯心一握，水煎去渣，入炒陈壁土一撮，调服即止，土气以助胃气也。

用附子后身自红者，乃附毒也。用萝卜捣水二盏，入黄连、甘草各半两，煎至八分，去渣入犀角，磨汁三钱饮之，解其附毒，红即退而愈。每见不知解法，迟延即久，耳目口鼻出血而死。如无萝卜汁，用子研汁。无子，用地浆水澄清用。

煎药法 凡煎药者，必以主治为君，先煎一二沸后入诸药，且如用发汗药先煎麻黄一二沸后，入众药同煎。用止汗药先煎桂枝。用和解药先煎柴胡。用下药先煎滚水入枳实。用温药先煎干姜。用血药先煎当归。用破血药先煎桃仁。用利水先煎猪苓。用止泻药先煎白术。用止渴药先煎瓜蒌根。用止腹痛药先煎芍药。用退黄药先煎茵陈。用化斑药先煎石膏。用止呕吐药先煎半夏。用劳伤药先煎黄芪。用解药先煎羌活。用消暑药先煎香薷。用痉药先煎防风。用湿药先煎苍术。

（《古今医统大全·卷之十四·伤寒药方》）

煎药法论

○煎药之法，最宜深讲，药之效不效，全在乎此。夫烹饪禽鱼羊豕，失其调度，尚能损人，况药专以治病，而可不讲乎！其法载于古方之末者，种种各殊，如麻黄汤，先煮麻黄去沫，然后加余药同煎。此主药当先煎之法也。而桂枝汤又不必先煎桂枝，服药后须啜热粥，以助药力，又一法也。如茯苓桂枝甘草大枣汤，则以甘澜水先煎茯苓。如五苓散则以白饮和服，服后又当多饮暖水。小建中汤，则先煎五味，去渣，而后纳饴糖。大柴胡汤，则煎减半，去渣再煎。柴胡加龙骨牡蛎汤，则煎药成，而后纳大黄。其煎之多寡，或煎水减半，或十分煎去二三分，或止煎一二十沸。煎药之法，不可胜数，皆各有意义。大都发散之药及芳香之药不宜多煎，取其生而疏荡；补益滋腻之药，宜多煎，取其熟而停蓄，此其总诀也。故方药虽中病，而煎法失度，其药必无效。盖病家之常服药者，或尚能依法为之，其粗鲁贫苦之家，安能如法制度？所以病难愈也。若今之医者，亦不能知之矣，况病家乎！（《医学源流论·卷上》）

○古人煎药，各有法度。表药以气胜，武火骤煎；补药以味胜，文火慢煎。有只用头煎，不用第二煎者，取其轻扬走上也；有不用头煎，只用第二煎、第三煎者，以煮去头煎，则燥气尽，遂成甘淡之味，淡养胃气，微甘养脾阴，为治虚损之秘诀。又煎药宜各煎各铫，恐彼煎攻伐，此煎补益，此煎温热，彼煎清凉，有大相反者。譬如酒壶冲茶，虽不醉人，难免酒气。（《中医历代医话选·煎药服药法·存存斋医话稿》）

○煎药之法：上焦表散之剂，取气不取味，宜略煎；中下焦药取味不取气，宜浓煎。经所谓"上焦如雾，中焦如沤，下焦如渎"者，即形容其意也。此等文字，无书不载，无人不谈，而医师往往忽略，临时忘嘱，以致治不见效，反疑药误，其实煎未合法也。（《中医历代医话选·煎药服药法·留香馆医话》）

○何西池《医碥》煎药用水歌曰：急流性速堪通便，宣吐回澜水最宜（即逆流水），百沸气腾能取汗，甘澜劳水意同之，黄虀水吐痰和食，霍乱阴阳水可医，新汲无根皆取井，除烦去热补阴施，地浆解毒兼清暑，腊雪寒水热疫奇，更有轻灵气化水，奇功千古少人知，堪调升降充津液，滋水清金更益脾。（《中医历代医话选·煎药服药法·存存斋医话稿》）

○煎药宜炭火：乡农往往以梗柴煎之，火烈而水易干，药性反不易出也，即表散剂亦非所宜。（《中医历代医话选·煎药服药法·留香馆医话》）

○服药法极为重要：服药得法，能收事半功倍之效。大抵病在上者，宜饭后服药，药居饭上，不致走下，使药力四散，则上焦之病自瘥；病在下者宜饭前服药，服药后即食饭，使药居饭下，则药力下达，功效自见。

病系假热真寒，宜热药凉服；假寒真热，宜凉药热服。吐血病药宜凉服；补益药宜膏滋服；久病宜服丸、散。凡此皆服药之效法也，切宜注意。（《中医历代医话选·煎药服药法·士谔医话》）

○煎易沸之药法：医者须预告病家。如知母若至五六钱，微火煎之亦沸；若至一两，几不能煎。然此药最易煎透，先将他药煎十余沸，再加此药，敞开药罐盖，略煎数沸，其汤即成。至若山药、阿胶诸有汁浆之药，龙骨、牡蛎、石膏、滑石、赭石诸捣末之药，亦皆易沸。大凡煎药，其初滚最易沸。煎至将滚时，须预将药罐之盖敞开，以箸搅之。（《中医历代医话选·煎药服药法·医话拾零》）

○煎药法极为重要：煎药得法，病势易瘥；不得其法，善既未见，祸反现焉。此煎药法不可不讲也。大抵外感病之药，类多香透，不宜多煎，多煎则香气过性，往往失其功效。内伤之药，类多补正，煎宜时久，少煎则药力不出、功效不见。煎外感之药宜用急火；煎内伤之药宜用缓火。

旋覆花、枇杷叶等药，俱宜包煎，不包每令致呛，以毛入肺内也。丸、散、末时亦宜包煎，则汤清而不浑腻，易于上口。砂仁、蔻仁必须后入，多煎则失其效用。糯稻根必须去泥，不去泥难以上口。（《中医历代医话选·煎药服药法·士谔医话》）

论服药法

○服药次序：病在胸膈以上者，先食后服药；病在心腹以下者，先服药而后食；病在四肢血脉及下部者，宜空腹而在旦；在头目骨髓者，宜饱满而在夜。虽食前食后，亦停少顷，然后服药，食不宜与药并行，则药力稍为混滞故也。汤液云：药气与食气不欲相逢，食气稍消则服药，药气稍消则进食，所谓食先食后，盖有义在其中也。又有酒服者，饮服者，冷服者，暖服者，服汤有疏有数者，煮汤有生有熟者，各有次第，并宜详审而忽略焉。

清热汤宜凉服，如三黄汤之类，温中药宜熟而热，补中药皆热，利下药宜生温，如承气汤之类。

病在上者，不厌频而少，病在下者，不厌顿而多，少服则滋荣于上，多服则峻补于下。

凡云分再服三服者，要令势力相及，并视人之强弱羸瘦，病之轻重，为之进退增减，不必局于方说，则活泼泼地也。又云：日卒时周时也，从今旦至明旦，亦有止一宿者。（《先醒斋医学广笔记·用药凡例》）

○病之愈不愈，不但方必中病，方虽中病，而服之不得其法，则非特无功，而反有害，此不可不知也，如发散之剂，欲驱风寒出之于外，必热服而暖覆其体，令药气行于荣卫，热气周偏，挟风寒而从汗解。若半温而饮之，仍当风坐立，或仅寂然安卧，则药留肠胃，不能得汗，风寒无暗消之理，而营气反为风药所伤矣。通利之药欲其化积滞而达之于下也，必空腹顿服，使药性鼓动，推其垢浊从大便解。若以饮食杂投，则新旧混杂，而药气与食气相乱，则气性不专，而食积愈顽矣。故《伤寒论》等书服药之法，宜热宜温，宜凉宜冷，宜缓宜急，宜多宜少，宜早宜晚，宜饱宜饥，更有宜汤不宜散，宜散不宜丸，宜膏不宜圆，其轻重大小，上下表里，治法各有当，此皆一定之至理，深思其义，必有得于心也。（《医学源流论·卷上》）

○伤寒、伤暑、温凉诸证，皆邪气欺正气也。用药如对敌，药入则邪渐退，药力尽则邪复炽。必一服周时，即详势诊脉，药对则口夜连进三五服，以邪退病安为主，此法唯张长沙《伤寒论》孙思邈《千金方》中载之。孙云：夏月日五夜三服，冬月日三夜五服，必期病退而后止。如御敌者，愈驱逐愈加精锐，荡平而后班师，此万全之胜算也。自宋以后不传，故取效寡而活人之功疏。予用此法，屡获神效。（《中医历代医话选·煎药服药法·温热暑疫全书》）

○服药之法，无论何病，总以空腹为宜，俾药汁入胃，无所障碍，得以即时输化，见效乃速。凡表散之剂，宜乘热服，倘冷而再温，则香已散，气已泄，必无效矣。若药已凉，须热阳以助其汗，亦补救法也。（《中医历代医话选·煎药服药法·留香馆医话》）

○病在胸膈以上者，先食后服药；病在心腹以下者，先服药后食；病在四肢血脉者，服药宜空腹而在旦；病在骨髓者，服宜饱满而在夜。此用药之常法也。若卒病受邪，败攻治宜速，岂可拘以常法。

凡服利汤，贵在侵早；仍欲稍热，若冷则令人吐呕；又须澄清，若浊则令人心闷。大约分为三服：初与一服，宜在最多，乘病人谷气尚强故也；次与渐少；又次最少。若其疏数之节，当问病人，前药稍散，乃可再服。

凡服补益丸散者，自非衰损之人，皆可先服利汤，泻去胸腹中壅积痰实，然后可服补药……伤寒时气，不拘旦暮，当即亟治，其服药亦不可拘以常法，庶使病易得愈，不致传变……（《中医历代医话选·煎药服药法·圣济总录》）

○余每到病势危笃之家，未诊视，先令急煮水；诊视竣，水即成汤矣，取药煮之，差可济急。

世俗服药之弊有六：有食已而即药者；有药已而即恣饮茶汤者；有药食杂进而恬之不忌者；有才服此医之药，而旋以彼医之药继之者；有明受此医之药，而阴则服彼医之药，不肯明言以欺人者；更有苦于服药，所授汤丸，必潜倾废，中外侍人又为互隐而无可稽穷者。病或偶减，固无论矣，设或偶增，咎将安责？（《中医历代医话选·煎药服药法·言医》）

○病在上为天，煎药宜武，宜清服，宜缓饮，制度宜炒（酒洗浸）。病在下为地，煎药宜文，宜浓服，宜急饮。在上不厌频而少，在下不厌顿而多。少服则滋荣于上，多服则峻补于下。病在心上者，先食而后药。（《医学纲目·卷之四·治上下法》）

○服药有法及有期。病在上，不厌频而少。病在下，则顿而多。病在上，先食而后药，病在下，先药而后食，病在四肢，宜饥食，而服药在旦，病在骨髓，宜饱食，而服药在夜。（《医经小学·卷之一·用药法象》）

○煎药之法各殊：有先煎主药一味，后入余药者；有先煎众味，后煎一味者；有用一味煎汤以煎药者，有先分煎，后并煎者；有宜多煎者（补药皆然）；有宜少煎者（散药皆然）；有宜水多者；有宜水少者；有不煎而泡渍者；有煎而露一宿者；有宜用猛火者；有宜用缓火者。各有妙义，不可移易。今则不论何药，唯知猛火多煎，将芳香之气散尽，仅存浓厚之质。如煎烧酒者，将糟久煎，则酒气全无矣。岂能和营达卫乎？须将古人所定煎法，细细推究而各当其宜，则取效尤捷。

其服药亦有法：古方一剂必分三服，一日服三次；并有日服三次，夜服三次者。盖药味入口，即行于经络，驱邪养正，性过即已，岂容间断？今人则每日服一次，病久药暂，此一暴十寒之道也。又有寒热不得其宜，早暮不合其时，或与饮食相杂，或服药时即劳动冒风，不唯无益，反能有害。至于伤寒及外证、痘证，病势一日屡变，今早用一剂，明晚更用一剂，中间间隔两昼一夜，经络已传，病势益增矣。又发散之剂，必暖覆令汗出，使从汗散，若不使出汗，则外邪岂能内消？此皆浅易之理，医家、病家皆所宜知也。又恶毒之药不宜轻用。昔神农遍尝诸药而成本草，故能深知其性。今之医者，于不常用之药，亦宜细辨其气味，方不至于误用。若耳闻有此药，并未一尝，又不细审古人用法，而辄以大剂灌之。病者服之，苦楚万状，并有因此而死者，而己亦茫然不知其何故。若能每味亲尝，断不敢冒昧试人矣。此亦不可不知也。

张鸿按：三拔泰西水法云，凡诸药系草木果蓏谷菜诸部，具有水性者，皆用新鲜物料，依法蒸馏得水，名之为露。以之为药，胜诸药物，何者？诸药既干既久，或失本性。如用陈米作酒，酒力无多。若以诸药煎为汤饮，味故不全，间有因煎失其本性者。若作丸散，并其渣滓下之，亦恐未善。凡人饮食盖有三化：一曰火化，烹煮熟烂；二曰口化，细嚼缓咽；三曰胃化，蒸变传化。三化得力，不劳于胃，故食生冷、大嚼急咽，则胃受伤也……今用丸药皆干药合成，精华已耗，又须受变于胃，传送于脾，所沁入宣布能有几何，其余悉成糟粕下坠而已。若用诸露，皆是精华，不待胃化脾传，已成微妙，且蒸馏所得，既于诸物体中最为上分，复是初力，则气厚势大焉，不见烧酒之味酽于他酒乎……

王世雄按：凡药之露一宿服者，取秋露水入药，以治暑热也。缘暑为天之阳邪，露乃天之凉气，清凉肃降，炎暑潜消，道本自然，胜诸药石，月令白露降，天气始肃。盖立春以后，地气渐以上升，夏月之露，不从天降，东坡侍露珠夜上秋禾根是也。（《中医历代医话选·医砭》）

眼病点、服药法

○问曰：点服之治，俱各不同，有点而不服药者，有服药而不点者，有点服并行者，何谓乎？曰：病有内外，治各不同，内疾已成，外证若无，不必点之，点之无益，唯以服药内治为主。若外有红丝赤脉，如系初发，不过微邪，邪退之后，又为馀邪，点固可消，服药夹攻犹愈。倘内病始发，而不服药内治，只泥外点者，不唯徒点无益，恐反激发其邪，必生变证之害。若内病既成，外证又见，必须内外并治，故宜点服俱行。但人之性愚拗不同，有执己之偏性，喜于服药而恶点者，有喜于点而恶服者，是皆见之偏也。殊不知内病既发，非服药不除。古云，止其流者，莫若塞其源；伐其枝者，莫若治其根；扬汤止沸，不如灶底抽薪。此皆治本之谓也。若内有病，不服药而愈者，吾未之信也。至于外若有翳，不点不去。古云，物秽当洗，镜暗须磨。脂膏之釜，不经涤洗，焉能洁净？此皆治标之谓也。若外障既成，不点而退者，吾亦未之信也。凡内障不服药而点者，反激其火，耗散气血，徒损无益，反生变证；又有内病成而外证无形，虽亦服药，而又加之以点，此恐点之反生它变。至于外证有翳，单服药而不点，浮嫩不定之翳，服药亦或可退；若翳已结成者，服药虽不发不长，但恐不点，翳必难除，必须内外兼治，两尽其妙，庶病可愈矣。故曰，伐标兼治本，伐本兼治标，治内失外是为愚，治外失内是为痴，内外兼治，是为良医。（《审视瑶函》）

古今权量有异

○今之医者，多善用重剂取效。曰："古方本重，吾已减轻矣。"验之古方诚然。心窍疑之，以为古人秉气素厚也。嗣阅洄溪徐灵胎所著《慎疾刍言》一书内，"论制剂"一篇，始悟今医重剂之悖乎古也。洄溪之言曰：古之权量甚轻，古一两今二钱零，古一升今二合。古一剂今三服，古之医者皆自采鲜药，如生地、半夏之类，其重比干者数倍：故古方虽重，其实无过今之一两者。唯《千金》、《外台》间有重剂，此乃治强实大症亦不轻用也。若宋元以来，每总制一剂，方下必注云：每服或三钱，或五钱，亦无过一两者，此煎剂之方也。末药则用一钱匕，丸药则如桐子大者十丸，加至二三十丸。试将古方细细考之，有如今日二三两至七八两之煎剂乎？皆由医者不明古制，以为权量与今无异，又自疑为太重，为之说曰：今人气薄，当略为减轻，不知已重于古方数倍矣。（《庸闲斋笔记》）

○古时权量甚轻，古一两今二钱零，古一升今二合，古一剂今之三服。试将古方细细考之，有如今日二三两至七八两之煎剂乎？皆由医者不明古制，以为权量与今无异，又自疑为太重，为之说曰：今人气薄，当略为减轻。不知已重于古方数倍矣，所以药价日贵而受害愈速也。又有方中熟地用三四两，余药只用一二钱者，亦从无此轻重悬殊之法。要知药气入胃，不过借此调和气血，所以不在多也。又有病人粒米不入，反用腻膈苦腥膻之药，大浓煎灌之，即使中病，尚难运化，况与病相反之药填塞胃中，即不药死，亦必灌死，小儿尤甚。又不论人之贫富，人参总为不祧之品。人情无不贪生；必竭蹶措处，熟知反以此而丧身。其贫者送终无具，妻子飘零，是杀其身而并破其家也。吾少时见前辈老医，必审贫富而后用药，尤见居心长厚，况是时参价犹贱于今日二十倍，尚如此谨慎，即此等存心，今人已不逮昔人远矣。

张鸿按：古方权量，唯王朴庄考核最精，云古方自《灵》《素》至《千金》《外台》，所集汉晋宋齐诸名方，凡云一两者，准今之七分六厘，凡云一升者，准今之六勺七抄。辨论甚博，详载唐立三《吴医汇讲》。（《中医历代医话选·第三章·药物方剂》）

○从来考古方权量者，人各言殊，大半误以汉制当之耳！岂知经方传仲景，而不自仲景始。《外台》卷一谓桂枝汤为岐伯授黄帝之方，而分两与《伤寒论》悉同。可见经方传自上古，所用权量，亦上古制，非汉制也。《千金》备详神农秤及古药升之制。盖古医权用神农，量用药升，于一代常用权量外，自成一例。

仲景而下，讫于《外台》，所集汉晋宋齐诸方皆然。迨隋唐人兼用大两大升，而后世制方遂有隋代为轻重者，此古权量所由湮也。国朝吴王绳林所考，宗法《千金》，参以考订，定为古一两，当今七分六厘；古一升，当今六勺七抄：洵不刊之论，无间然矣。其书载在《吴医汇讲》中。（《中医历代医话选·第三章·药物方剂》）

○用药剂量：用药分量之轻重，鄙意当视其病以为准，初不能执定某药必重用，某药必轻用。即古方流传，其分量固已酌定，仍必赖用之者增损其间，乃合病机，不独药品之宜加减也。所谓君、臣、佐、使，即别之于分量，故同一方也，有见此证则以此药为君，见他证复以他药为君者。朱应皆云：古方所谓各等分者，非同一分量之谓，谓审病以定药之轻重耳！斯言甚确。

余前治袁姓儿湿温症，案曰：满舌苔薄白而带滑，湿在肺胃之表也；边尖绛赤，心肝营分有热也；中心独灰微涩，胃聚湿而欲化火也……宜清心肝之火导以下行，渗肺胃之湿以佐之，斯湿解而湿亦去矣。药用淡竹叶、灯芯草、石决明、通草、白茯苓、生苡仁、知母、茅根、芦根、碧玉散、鲜竹沥。内以别无痰药，竹沥用四两，分头二煎冲入。有訾余分量太重者，医予不逮，幸甚！录此方案，以志吾过。

犹忆去年邹君鹤俦，病谵语如狂，时欲出门，其力甚大。余疑其痰火上壅，而脉象沉细若无，脉证不符，欲用羚羊、竹沥而不敢，转延余君伯陶决之。余君亦疑不可，乃商酌一方服之，当日稍定。翌日，忽夺门而出，至其相知家酣睡。比醒诊之，脉忽变为滑数而大，乃知昨系热厥伏匿之脉。固用羚羊角，以鲜竹沥磨之，随磨随进。只此三味，计是日磨去羚羊角五钱许，竹沥十三四两，稍有狼戾，亦复不少。此症用之更多，病之轻重固异，然至今思之，治虽幸中，究嫌孟浪。悬壶应世，诚不如以平易药方，轻微分量，免为庸流所诟病耳。（《中医历代医话选·景景医话》）

药剂炮制论

用药制剂凡例

○药剂丸散汤膏，各有所宜，不得违制。

药有宜丸宜散者，宜水煎者，宜酒渍者，宜煎膏者，亦有一物兼宜者，亦有不可入汤酒者，并随药性，不可过越。汤者荡也，煎成清汁是也，去大病用之；散者散也，研成细末是也，去急病用之；膏者熬成稠膏也；液者捣鲜药而绞自然真汁是也；丸者缓也，作成圆粒也，不能速去病，舒缓而治之也；渍酒者以酒浸药也，有宜酒浸以助其力，如当归、地黄、黄柏、知母，阴寒之气味，假酒力而行气血也，有用药细锉如法，煮酒密封，早晚频饮，以行经络，或补或攻，渐以取效是也。

凡诸汤用酒，临熟加之。

细末者，不循经络，止去胃中及脏腑之积，及治肺疾咳嗽为宜；气味厚白汤调，气味薄者煎之和渣服。丸药去下部之病者，极大而光且圆，治中焦次之，治上焦者极小。面糊丸，取其迟化，直至下焦，或酒或醋，取其收敛，如半夏、南星欲去其湿者，以生姜汁稀糊丸，取其易化也，汤泡蒸饼又易化，滴水尤易化，炼蜜丸者，取其迟化而气循经络也，蜡丸者，取其难化而迟取效也。

凡修丸药，用蜜只用蜜，用饧只用饧，勿交杂用；且如丸药，用蜡取其能固护药之气味，势力全备，以过关膈而作效也，今若投蜜相和，虽易为丸，然下咽亦易散化，如何得到脏中，若其更有毒药，则便与人作病岂徒无益，而又害之，全非用蜡之本意。

凡炼蜜，皆先凉去末，令熬色微黄，试水不散，再熬二三沸，每用蜜一斤，加清水一酒杯，又熬一二沸，作丸则收潮气，而不粘成块也。

冬月炼蜜成时，要加二杯水为妙，衍义云：每蜜一斤，只炼得十二两，是其度数也，和药末，要乘极滚蜜和之白内，用捣千百杵，自然软熟，容易作好丸也。

凡丸散药，亦先细切曝燥，乃捣之，有各捣者，有合捣者，其润湿之药，如天门冬、地黄辈，皆先切曝之独捣，或以新瓦慢火炕燥，退冷捣之，则为细末，若入众药，随以和之，少停回润，则和之不均也。又湿药燥，皆大蚀耗，当先增分两，待燥秤之乃准，其汤酒中，不须如此。

凡合丸药，用密绢令细，若筛散药，尤宜精细，若捣丸，必于臼中捣数百过，色理和同为佳。

凡药浸酒，皆须切细，生绢袋盛乃入密封，随寒暑日数，视其浓烈，便可漉出，不须待酒尽也，渣则曝燥微捣，更渍饮之，亦可散服之。

凡合膏，或酒，或水，或油，须令淹浸密覆，全煮膏时，当三上三下，以泄其热势，令药味得出，上之使匝匝沸，下之要沸静良久，乃上之，如有韭白在中者，以两段渐焦黄为度，如白芷、附子者，亦令小黄为度，绞膏要以新布，若是可服之膏滓，亦可以酒煮饮之，可磨之膏渣，亦宜以敷患处，此盖欲兼尽其药力也。

凡汤酒膏中用诸石药，皆细捣之，以新绢裹之，内中，《衍义》云：石药入散，如钟乳粉之属，用水研乳极细，必要二三日乃已，以水漂澄，极细方可服耳，岂但捣细以绢裹之为例耳。

凡煎膏中有脂，先须揭去草膜子，方可用之，如猪脂勿令经水，腊月者尤佳。

凡膏中有雄黄、朱砂辈，皆当令研如面，俟膏毕，乃投入，以物杖搅之，不尔，沉聚在下不匀也。

凡草药烧灰为末，如荷叶、柏、茅根、蓟根、十灰散之类，必烧焦枯，用器盖覆以存性，若如烧燃柴薪，煅成死灰，性亦不存而罔效矣。

凡诸膏腻药，如桃仁、麻仁辈，皆另捣如膏，乃以内成散中，旋次下臼，合研令消散。（《先醒斋医学广笔记·用药凡例》）

○煎药侧例：

凡煎汤剂，必先以主治之为君药先煮数沸，然后下余药，文火缓缓熬之得所，勿揭盖，连罐取起坐凉水中，候温热服之，庶气味不泄，若据乘热揭封倾出，则气泄而性不全矣，煎时不宜烈火，其汤腾沸，耗蚀而速涸，药性未尽出，而气味不纯，人家多有此病，而反责药不效，咎将谁归。

发汗药，先煎麻黄二三沸，后入余药同煎。

止汗药，先煎桂枝二三沸，后下众药同煎。

和解药先煎柴胡，后下众药，至于温药，先煎干姜；行血药先煎桃仁；利水药先煎猪苓；止泻药先煎白术、茯苓；止渴药先煎天花粉、干葛；去湿药先煎苍术、防己；去黄药先煎茵陈；呕吐药先煎半夏、生姜；风药先煎防风、羌活；暑药先煎香薷；热药先煎黄连。凡诸治剂，必有主治为君之药，俱宜先煎，则效自奏也。

凡汤中有麻黄，先另煮二三沸，掠去上沫，更益水如本数，乃内余剂，不尔令人烦。

凡用大黄，不须细锉，先以酒浸令淹浃，密覆一宿，明日煮汤，临熟乃内汤中，煮二三沸便起，则势力猛，易得快利，丸药中微蒸之，恐寒伤胃也。

凡汤中用阿胶、饴糖、芒硝，皆须待汤熟，起去渣，只内净汁中煮二三沸，溶化尽，仍倾盏内服。

凡汤中用完物，如干枣、莲子、乌梅仁、决明子、青葙、蔓荆、萝卜、芥、苏、韭等子，皆劈破研碎入煎，方得味出，若不碎，如米在谷，虽煮之终日，米岂能出哉，至若桃杏等仁，皆用汤泡去皮尖及双仁者，或捣如泥，或炒黄色用，或生用俱可。

凡用砂仁、豆蔻、丁香之类，皆须打碎，迟后入药，煎数沸即起，不尔久久煎之，其香气消散也，是以效少。

凡汤中用犀角、羚羊角，一概末如粉，临服内汤中，后入药，一法，生磨汁入药，亦通。

凡用沉香、木香、乳、没一切香末药味，须研极细，待汤热，先倾汁小盏调香末服讫，然后尽饮汤药。

凡煎汤药，初欲微火令小沸，其水数依方多少，大略药二十两，用水一斗，煮四升，以此为准，然利汤欲生，少水而多取汁，补汤欲熟，多水而少取汁，服汤宜小沸，热则易下，冷则呕涌。

凡汤液，一切宜用山泉之甘冽者，次则长流河水，井水不用。（《先醒斋医学广笔记·用药凡例》）

合药分剂料理法则

○按诸药所生，皆的有境界，秦、汉以前当言列国，今郡县之名后人所改尔。江东以来，小小杂药，多出近道，气力性理不及本邦。假令荆、益不通，则全用历阳当归、钱塘三建，岂得相似！所以疗病不及往人，亦当缘此故也。蜀药及北药虽有去来，亦非复精者；且市人不解药性，唯尚形饰，上党人参，世不复售，华阴细辛，弃之如芥；且各随俗相竞，不能多备诸族，故往往遗漏，今之所存，二百许种尔。众医都不识药，唯听市人，市人又不辨究，皆委采送之家，采送之家传习造作，真伪好恶并皆莫测。所以钟乳醋煮令白，细辛水渍使直，黄芪蜜蒸为甜，当归酒洒取润，螵蛸胶著桑枝，蜈蚣朱足令赤，诸有此等，皆非事实，俗用既久，转以成法，非复可改，末如之何！又依方分药，不量剥除，只如远志、牡丹，才不收半，地黄、门冬，三分耗一，凡去皮除心之属，分两皆不复相应，病家唯依此用，不知更秤取足。又王公贵胜，合药之日，悉付群下，其中好药贵石，无不窃换，乃有紫石英、丹砂吞出洗取，一片动经十数过卖，诸有此例，巧伪百端，虽复监检，终不能觉。以此疗病，固难即效，如斯并是药家之盈虚，不得咎医人之浅拙也。

凡采药时月，皆是建寅岁首，则从汉太初后所记也。其根物多以二月、八月采者，谓春初津润始萌，未冲枝叶，势力淳浓故也，至秋枝叶干枯，津润归流于下。今即事验之，春宁宜早，秋宁宜晚，华实茎叶，乃各随其成熟尔。岁月亦有早晏，不必都依本文也。经说阴干者，谓就六甲阴中干之。又依遁甲法，甲子旬阴中在癸酉，以药著酉地也。实谓不必然，正是不露日暴，于阴影处干之尔，所以亦有云暴干故也。若幸可两用，益当为善。古秤唯有铢两而无分名，今则以十黍为一铢，六铢为一分，四分成一两，十六两为一斤。虽有子谷秬黍之制，从来均之已久，正尔依此用之。今方家所云等分者，非分两之分，谓诸药斤两多少皆同尔。先视病之大小轻重所须，乃以意裁之。

凡此之类，皆是丸散。丸散竟依节度用之，汤酒之中无等分也。

凡散药有云刀圭者，十分方寸匕之一，准如梧桐子大也。方寸匕者，作匕方正一寸，抄散取不落为度。钱五匕者，今五铢钱边五字者以抄之，亦令不落为度。一撮者，四刀圭也。十撮为一勺，十勺为一合。以药升分之者，谓药有虚实轻重，不得用斤两，则以升平之。药升方作，上径一寸，下径六分，深八分，内散药勿按抑之，正尔微动令平调尔。今人分药，不复用此。

凡丸药有云如细麻者，即胡麻也，不必扁扁，但令较略大小相称尔。如黍粟亦然。以十六黍为一大豆也。如大麻子者，准三细麻也。如胡豆者，即今青斑豆是也，以二大麻子准之。如小豆者，今赤小豆也。粒有大小，以三大麻子准之。如大豆者，以二小豆准之。如梧子者，以二大豆准之。一方寸匕散蜜和，得如梧子准十丸为度。如弹丸及鸡子黄者，以十梧子准之。

凡汤、酒、膏、药，旧方皆云㕮咀者，谓秤毕捣之如大豆，又使吹去细末，此于事殊不允当，药有易碎难碎，多末少末，秤两则不复均平。今皆细切之，较略令如㕮咀者，乃得无末而又粒片调和也。

凡丸散药亦先切细，暴燥乃捣之。有各捣者，有合捣者，并随方所言。其润湿药如天门冬、干地黄辈，皆先切暴独捣，令偏碎，更出细擘暴干。若逢阴雨，亦以微火烘之，既燥，小停冷乃捣之。

凡湿药燥皆大耗，当先增分两，须得屑乃秤之为正，其汤酒中不如此也。凡筛，丸药用重密绢令细，于蜜丸易熟。若筛散草药用轻疏绢，于酒中服即不泥。其石药亦用绢筛，令如丸者。

凡筛丸散药毕，皆更合于臼中，以杵捣之数百过，视其色理和同为佳也。

凡汤、酒、膏中用诸石，皆细捣之，如粟米亦可，以葛布筛令调，并以新绵别裹内中。其雄黄、朱砂辈，细末如粉。

凡煮汤，欲微火令小沸，其水数依方多少，大略二十两药用水一斗，煮取四升，以此为准。然则利汤欲生，少水而多取，补汤欲熟，多水而少取，好详视之，不得令水多少。用新布两人以尺木绞之，澄去垼浊，纸覆令密。温汤勿令铛器中有水气，于熟汤上煮令暖亦好。服汤宁令小沸，热易下，冷则呕涌。

凡云分再服三服者，要令势力相及，并视人之强羸、病之轻重，以为进退增减之，不必悉依方说也。

凡渍药酒，皆须细切，生绢袋盛之，乃入酒密封，随寒暑日数，视其浓烈，便可漉出，不必待至酒尽也。滓可暴燥微捣，更渍饮之，亦可散服。

凡建中、肾沥诸补汤滓，合两剂加水煮竭饮之，亦敌一剂新药。贫人可当依此用，皆应先暴令燥。

凡合膏，初以苦酒渍，令淹浃，不用多汁，密覆勿泄。云晬时者，周时也，从今旦至明旦，亦有止一宿者。煮膏当三上三下，以泄其热势，令药味得出，上之使币币沸，乃下之，使沸静良久乃止，宁欲小小生。其中有薤白者，以两头微焦黄为候；有白芷、附子者，亦令小黄色为度。猪脂皆勿令经水，腊月者弥佳。绞膏亦以新布绞之。若是可服之膏，膏滓亦可酒煮饮之；可摩之膏，膏滓则宜以敷病上。此盖欲兼尽其药力故也。

凡膏中有雄黄、朱砂辈，皆别捣细研如面，须绞膏毕乃投中，以物疾搅至于凝强，勿使沉聚在下不调也。有水银者，于凝膏中研令消散、胡粉亦尔。

凡汤、酒中用大黄，不须细锉。作汤者先以水浸令淹浃，密覆一宿，明旦煮汤，临熟乃内汤中，又煮两三沸便绞出，则势力猛，易得快利。丸、散中用大黄，旧皆蒸之，今不须尔。凡汤中用麻黄，皆先别煮两三沸，掠去其沫，更益水如本数，乃内馀药，不尔令人烦。麻黄皆折去节令理通寸锉之，小草、瞿麦五分锉之，细辛、白前三分锉之，丸、散、膏中则细锉也。

凡汤中用完物皆擘破，干枣、栀子、栝楼之类是也。用细核物亦打破，山茱萸、五味子、蕤核、决明子之类是也。细花子物正尔完用之，旋复花、菊花、地肤子、葵子之类是也。米、麦、豆辈亦完用之。诸虫先微炙之，唯螵蛸当中破之。生姜、射干皆薄切之。芒硝、饴糖、阿胶皆须绞汤毕内汁中，更上火两三沸，烊尽乃服之。

凡用麦门冬皆微润抽去心；杏仁、桃仁汤柔挞去皮；巴豆打破，剥其皮刮去心，不尔令人闷；石韦刮去毛；辛夷去毛及心；鬼箭削取羽皮；藜芦剔取根微炙；枳实去其瓤，亦炙之；椒去实，于铛中微熬令汗出，则有势力；矾石于瓦上若铁物中熬令沸，汗尽即止；誉石皆以黄土泥苞使燥，烧之半日，令熟而解散；犀角、羚羊角皆镑刮作屑；诸齿骨并炙捣碎之；皂荚去皮子炙之。

凡汤并丸、散用天雄、附子、乌头、乌喙、侧子，皆塘灰中炮令微坼，削去黑皮，乃秤之。唯姜附汤及膏、酒中生用，亦削皮乃秤之，直理破作七八片，随其大小但削除外黑尖处令尽。

凡汤、酒、丸、散、膏中用半夏，皆且完，用热汤洗去上滑，以手挼之，皮释随剥去，更复易汤，洗令滑尽，不尔戟人咽喉。旧方云二十许过，今六七过便足。亦可煮之，一两沸一易水，如此三四过，仍挼洗毕，便暴干，随其大小破为细片，乃秤之以入汤。若膏、酒、丸、散，皆须暴燥，乃秤之。凡丸、散用阿胶，皆先炙使通体沸起，燥乃可捣，有不沸处，更炙之。

凡丸中用蜡，皆烊投少蜜中，搅调以和药。若用熟艾，先细擘，合诸药捣令散，不可筛者别捣，内散中和之。

凡用蜜，皆先火煎，掠去其沫，令色微黄，则丸经久不坏。掠之多少，随蜜精粗。

凡丸、散用巴豆、杏仁、桃仁、葶苈、胡麻诸有膏腻药，皆先熬黄黑，别捣令如膏，指搌视泯泯尔，乃以向成散稍稍下臼中合研，捣令消散，仍复都以轻疏绢筛，度之须尽，又内臼中，依法捣数百杵也。汤、膏中用亦有熬之者，虽生并捣破之。

凡用桂心、厚朴、杜仲、秦皮、木兰之辈，皆削去上虚软甲错处，取里有味者秤之。茯苓、猪苓削除黑皮。牡丹、巴戟天、远志、野葛等，皆捶破去心。紫菀洗去土。皆毕乃秤之。薤白、葱白除青令尽。莽草、石南、茵芋、泽兰皆剔取叶及嫩茎，去大枝。鬼臼、黄连皆除根毛。蜀椒去闭口者及目熬之。

凡狼毒、枳实、橘皮、半夏、麻黄、吴茱萸，皆欲得陈久者良，其余须精新也。

　　凡方云巴豆若干枚者，粒有大小，当先去心皮，乃秤之，以一分准十六枚。附子、乌头若干枚者，去皮毕，以半两准一枚。枳实若干枚者，去瓤毕，以一分准二枚，橘皮一分准三枚。枣有大小，三枚准一两。云干姜一累者，以重一两为正。

　　凡方云半夏一升者，洗毕称五两为正。蜀椒一升者，三两为正。吴茱萸一升者，五两为正。菟丝子一升，九两为正。菴䕡子一升，四两为正。蛇床子一升，三两半为正。地肤子一升，四两为正。此其不同也。云某子一升者，其子各有虚实轻重，不可通以秤准，皆取平升为正。

　　凡方云用桂一尺者，削去皮毕，重半两为正。甘草一尺者，重二两为正。云某草一束者，以重三两为正。云一把者，重二两为正。云蜜一斤者，有七合。猪膏一斤者，有一升二合也。（《证类本草》）

辨识修制药物法度

○凡药有宜火、宜酒者，有用子、用皮者，有去子，去皮者，有去苗、芦者，有别研入药者，有煎成汤去滓后入者，若此之类，各各不同。今备于前，无复更注于逐方之下。

辰砂、雄黄、雌黄、石硫黄、伏龙肝、太阴玄精石。以上并研。令极细如面，无声为妙。

禹余粮、代赭石、磁石、自然铜、紫石英、云母石、太乙余粮。以上并用火煅，令通红，醇醋淬，如此七次，或十次，方可研令极细如面，或用水飞尤妙。

赤石脂、白石脂、阳起石、青礞石、梁上尘、绛矾、青矾、白矾、石膏、滑石、苏合香油、竹茹、桑寄生、木通、罂粟壳、阿魏、葛根、麻黄、人参、北细辛、地榆、威灵仙、柴胡、前胡、羌活、独活、白薇、紫菀、秦艽、茜根、藁本、升麻、漏芦、防风、桔梗。以上并洗，去苗、芦，细切、晒干，秤用。

木香、沉香、丁香、檀香、白芷、官桂、藿香、荆芥、薄荷、紫苏。诸香药并不可见火，或急用，宜多纸裹怀煣用。

北艾、败酱、喝起草（即苍耳也）、泽兰叶、紫苏、藿香、荆芥、薄荷、香薷、柏叶、茵芋、大青、莽草、檵枝、菴蕳、石楠叶、石苇、枇杷叶。以上并去梗取叶，以纱隔去尘土。唯紫苏、藿香饮药中宜兼嫩梗，大能下气。

黄连、石菖蒲、舶上茴香、北茴香、葫芦巴、破故纸、蛇床子、薏苡仁、紫苏子、菴蕳子、葶苈子、黑牵牛、牛蒡子、芫花。以上并隔纸炒香。

五味子、木鳖子、巴豆、香附、金毛狗脊、骨碎补、石斛、卷柏、甘松、肉苁蓉、当归、川牛膝。并去芦，酒浸半日，不可太过，久则失味。洗净，慢火焙干，切，方秤分两。

五加皮、桂心、海桐皮、黄檗皮、杨梅皮、白鲜皮、杜仲、厚朴、桑白皮。并削去粗皮、细切方用。唯杜仲、厚朴，每一斤用生姜一斤研取自然汁，罨一宿，次日炒令黄色。

甜瓜子、瓜蒌子、冬瓜仁、杏仁、桃仁、郁李仁、酸枣仁、柏子仁、皂角、川椒、山栀、缩砂、白豆蔻、益智、草果、槟榔、大腹子、肉豆蔻、山茱萸、诃子、川楝子、大黄、三棱、蓬莪茂、郁金、狼毒、紫河车、神曲、半夏曲、麦芽、谷芽、白姜、天雄、附子、草乌、川乌。五味并用灰火炮裂，去皮、尖、脐用。

天南星，吴茱萸、半夏二味并用，汤泡七次。

半夏曲、生地黄、熟地黄、滴乳香、延胡索、贝母、山药、川芎、芍药、知母、续断、小蓟根、巴戟、牡丹皮、枸杞根、石莲、乌药、麦门冬、天门冬、远志、黄芩。已上有心者，并搥去心，只取肉焙干秤用。

青橘皮、橘皮，二味用温水洗净，却于砂盆内磨去白，焙干秤。

枳壳、茯苓、茯神、猪苓。以上三味，并去黑皮，细切、焙燥秤。

苍术、白术，二味并去芦，切细焙干，却以麦麸炒令黄燥用。

甘草、甘菊花、旋复花、鹤虱。诸花并去萼、蒂。

血余、童子小便、龙齿、龙骨、虎头骨、虎脊骨、天灵盖、虎前胫骨、龟甲、鳖头、鹿茸。并用酥炙黄用。

紫梢花（即湖泽中鱼生卵于竹木之上，如鯌澈状者是，去木用之）、鹿角胶、阿胶。二味并细切，以蚌粉炒燥如珠方用。

桑螵蛸、真珠母、玳瑁、犀角、羚羊角。诸角宜用马镫先镑取屑，怀燥为末，方可入药。

牡蛎、地龙、乌贼骨、僵蚕、穿山甲、水蛭（伪者以血调面而为之，宜仔细辨认，以盐炒黄）、虻虫、蚖青、红娘子、斑猫、蜈蚣、全蝎、蛇蜕、蝉蜕、石蜥蜴、蛤蚧、乌蛇、白花蛇。二蛇并用酒浸一二百宿，去皮骨，取肉炙香用，仍经久不蛀。

晚蚕沙（炒）、鳖甲（先用淡醋煮去裙，却用酽醋炙令黄脆为妙）、五灵脂、干漆（碎之，炒令烟尽）、猪羊肾及肝（并去脂膜，仍不可经水）……猬皮、露蜂房，并用火烧存性，研为细末用。

鹿角霜、麝香、獭肝，并用研细为末用。

莲蓬、荷叶、棕榈（为墨刷者妙），用荷叶中心蒂者生用。

益母草、鬼臼（去毛用）、鬼箭羽（去骨、取翎用）、五倍子（去心中灰虫）、麒麟竭、安息香（去砂石）、没药、乳香、琥珀，五味并细研。（《妇人大全良方·卷首》）

制药论

○制药之法，古方甚少，而最详于宋之雷教。今世所传《雷公炮炙论》是也。后世制药之法，日多一日，内中亦有至无理者，固不可从。若微妙之处，实有精义存焉。凡物气厚力大者，无有不偏，偏则有利必有害。欲取其利，而去其害，则用法以制之，则药性之偏者醇矣。其制之义，又各不同，或以相反为制，或以相喜为制，而制法又复不同，或制其形，或制其性，或制其味，或制其质，此皆巧于用药之法也。古方制药无多，其立方之法，配合气性。如桂枝汤中用白芍，亦即有相制之理，故不必每药制之也。若后世好奇眩异之人，必求贵重怪僻之物，其法大费工本，以神其说。此乃好奇尚异之人，造作以斯逛富贵人之法，不足凭也。唯平和而有理者，为可从耳！（《医学源流论·卷上》）

炮制药歌

○芫花本利水，非醋不能通；绿豆本解毒，带壳不见功，草果消膨效，连壳反胀胸；黑丑生利水，远志苗毒逢；蒲黄生通血，熟补血运通；地榆医血药，连梢不住红；陈皮专理气，留白补胃中；附子救阴症，生用走皮风；草乌解风痹，生用使人蒙；人言烧煅用，诸石火煅红，入醋堪研末，制度必须工；川芎炒去油，生用痹痛攻，炮煅当依法，方能专化工。

知母桑皮天麦门，首乌生熟地黄分，偏宜竹片铜刀切，铁器临之便不驯。乌药门冬巴戟天，莲心远志五般全，并宜剔去心方炒，否则令人烦躁添。厚朴、猪苓与茯苓，桑皮更有外皮生，四般最忌连皮用，去净方能不耗神。益智麻仁柏子仁，更加草果四般论，并宜去克方为效，不去令人心痞增。何物还须汤泡之，苍术半夏与陈皮，更宜酒洗亦三味，苁蓉地黄及当归。（《珍珠囊补遗药性赋·用药须知》）

炮制浅说

○夫用药如用兵也，兵有勇猛，药有燥烈，烈药经制则纯，勇兵经练则精，兵精破贼不难，药纯治病易愈。苟炮制不妥，犹勇兵之武艺未备也。今人不精于制，而视性之烈燥者，畏之如虎，反诿之曰，非徒无益，唯恐有害。予初续药性，继攻炮制。然药之性，古今之议未远，炮制之法，却有不同。予留心四十余年，深得其法，用之功灵效速，万无一失。如悉烈药之力如勇兵，制药之方如演武也。（《外科全生集·卷三·诸药法制及药性》）

炮制略论

○制药贵在适中：不及则功效难求，太过则气味反失。火制四：煅、炮、炙、炒也。水制三：渍、泡、洗也。水火共制二：蒸与煮也。造法虽多，不离于此。酒制，升提；姜制，发散；入盐，走肾、软坚；用醋制，注肝而住痛；童便制，除劣性而降下；米泔制，去燥性而和中；乳制，润枯、生血；蜜制，甘缓益元；陈壁土制，窃出气骤补中焦；麦麸皮制；抑热性勿伤上膈；黑豆汤、甘草汤渍晒，解毒致冷平和；羊酥油、猪脂油涂烧、渗骨，容易脆断；去穰者，免胀；抽心者，除烦；完物桃仁、枣仁、苏子之类皆要劈破研一起同煎，则滋味得出；香乳、没、檀、蔻仁之类必须煎成加入，一沸即起，则香气不散。大概具陈，初学宜玩焉。（《中医历代医话选·第三章·药物方剂》）

○娄全善《医学纲目》，治血崩类用炭药，以血见黑则止也。香矾散用香附醋浸一宿，炒黑为炭存性，每一两入白矾二钱，米饮空心调服；一法用薄荷更妙。许学士曰：治下血不止，或成五色崩漏，香附是妇人圣药。此气滞者用行气炭止之也。五灵脂散治血崩，用五灵脂炒令烟尽，为末，每服一钱，温酒调下；一法每服三钱，水、酒、童便各半盏，煎服，名抽刀散。此血污者用行血炭止之也。荆芥散治血崩，用麻油点灯，多着灯心，就上烧荆芥焦色为末，每服三钱，童便调下，此气陷者用升药炭止之也。治崩中不止，不问年月远近，用槐耳烧作炭，为末，以酒服方寸匕。此血热者用凉血炭止之也。如圣散治血崩，棕榈、乌梅各一两，干姜一两五钱，并烧炭存性，为细末，每服二钱，乌梅酒调下，空心服，久患不过三服愈，此血寒者用热血炭止之也。棕榈、白矾煅为末，酒调服每二钱，此血脱者用涩血炭止之也。按同一血崩症，同一用炭药，而条分缕析有如是。治病用药，药贵识证，可一隅三反也。炭，原本作灰。（《中医历代医话选·第五章·药物方剂》）

○药之制度，犹食品之调和也。食品之加五味，非调和不能足其味。次药有良毒，不借修治，岂能奏效？假如芩、连、知、柏，用治头面手足皮肤者，须酒炒，以其性沉寒，借酒力可上腾也；用治中焦，酒洗；下焦，生用。黄连去痰水，姜汁拌炒；去胃火，和土炒；治吞酸，同吴茱萸炒。此各以其宜也。大黄用行太阳经，酒浸；阳明经，酒洗。况其性寒力猛，气弱之人须用煨蒸，否则必寒伤胃也。地黄、知母，下焦药也，用之须用酒浸，亦恐寒胃。地黄用治中风，非姜汁浸炒，恐泥隔也。苦参、龙胆酒浸者，制其苦寒也。当归、防己、天麻、酒浸者，助发散之意也。川乌、天雄、附子，其性劣，灰火中慢慢炮之裂，去皮脐及尖，再以童便浸一宿，制其燥毒也。半夏汤泡七次，南星水浸，俱于腊月冰冻二三宿，去其燥性更妙。用治风痰，俱以姜汁浸一宿。南星治惊痫，以黄牛胆酿阴干，取壮其胆气也。吴茱萸味恶，须汤泡七次。麻黄先煮两沸，去沫，免令人烦闷。山栀仁用泻阴火，炒令色变。水蛭、虻虫、斑猫、干漆，非烟尽不能去其毒，生则令人吐逆不已。巴豆性最急劣，有大毒，不去油莫用。大戟、芫花、甘遂、商陆，其性亦暴，非炒用峻利不已。苍术气烈，非米泔浸经宿，燥性不减。凡用金石并子仁之类，须各另研细，方可入剂。但制度得法，而药能施功矣。余见今人索方入市，希图省俭，不顾有误，不唯炮制失宜，抑其真伪未明，多少不合，全失君臣佐使用药之法。大非求药治病之心，使反为致误，伊谁之咎耶！凡事修合，必须选料制度，一如后法，务在至诚，毋得忽也。用火煅者，必于地上取去火毒为妙。倘随症自有制法，不拘此例。（《中医历代医话选·第三章·药物方剂》）

○或问薛生白先生条辨内，有诸证皆退，唯目瞑则惊悸梦惕，余邪内留，胆气不舒，宜酒浸郁李仁、姜汁炒枣仁等一则，即制法得宜，得不嫌其留滞乎？请示之。

答曰：借酒气之湿热，与郁李之滑利，导去湿热之邪，取同气相感之理也。惊悸梦惕，魂不藏肝，枣仁酸先入肝，而能安魂；为虑酸能敛邪，故制以姜汁之辛。辛散为阳，酸敛为阴；一辛一酸，二味相和，得一阴一阳阖辟之道，阴阳阖辟而肝之血气以和，则魂安邪去，无惊惕之患。药虽平淡无奇，制法极臻妙理，然亦不过示人规矩，要随证变化。予却不虑其留滞，防其太温，盖相火寄于肝胆，姜汁、枣仁性皆温热，故当临证审察，或宜佐以凉肝耳？（《中医历代医话选·第三章·药物方剂》）

○药有非制过不可服者，若半夏、附子、杏仁、诸有毒之药皆是也。虽古方中之附子，亦偶生用，实系卤水淹透，未经炮熟之附子，亦非采取即用也。凡此等药，方中虽未注明如何炮制，坊间亦必为制至无毒。若其药本无毒，原可生用者，斯偏方中若未注明制用，皆宜生用。有用斯偏之方者，慎勿另加制法，致失药本无毒，原可生用者，斯偏方中若未注明制用，皆宜生用。有用斯偏之方者，慎勿另加制法，致失药之本性。（《中医历代医话选·第三章·药物方剂》）

采集鉴别论

论采药

〇古方采草药，多用二、八月，此殊未当。二月花已芽，八月苗未枯，采掇者易辨识耳，在药则未为良时。大率用根者，若有宿根，须取无茎叶时采，则津泽皆归其根。欲验之，但取芦菔、地黄辈观，无苗时采，则实而沉；有苗时采则虚而浮。其无宿根者，即候苗成而未有花时采，则根生定而又未衰。如今柴草，未花时采，则根色鲜泽；花过而采，则根色黯恶，此其验也。用叶者，取叶初长足时采（用芽者亦从本说）；用花者，取花初敷时采；用实者，取成熟时采，皆不可限以时月。缘土气有早晚，天时有愆伏。如平地三月花者，深山中须四月花。白乐天《游大林寺》诗云"人间四月芳菲尽，山寺桃花始盛开"，盖常理也，此地势高下之不同也。如筀竹笋，有二月生者，有三四月生者，有五月方生者，谓之晚筀；稻有七月熟者，有八九月熟，有十月熟者，谓之晚稻。一物同一畦之间，自有早晚，此物性之不同也。岭峤微草，凌冬不凋，并汾乔木，望秋先殒；诸越则桃李夏实，朔漠则桃李夏荣，此地气之不同也。一亩之稼，则粪溉者先芽；一丘之禾，则后种者晚实，此人力之不同也。岂可一切拘以定月哉？

（《苏沈内翰良方校释·卷第一·论采药》）

药品异名便考

○莎草根即香附子。蘹香子即小茴香。恶实即牛蒡子。无实子即没石子……紫葳即凌霄花。牡蒙即紫参。卫矛即鬼箭草。莨菪子即天仙子。石蜜即樱桃……北亭砂即硇砂。蚤休即草河车，一名金线重楼。伏龙肝即灶心土。马鸣肝即晚蚕砂。仙灵脾即淫羊藿。羊踯躅即洛羊花。蠡实即马蔺花子。卢橘即枇杷……佛座须即莲花蕊。小草即远志苗。蘼芜即川芎叶。芎䓖即小川芎。景天即慎火草……薰陆香即乳香之总名也。夹砂土成块者，成滴者名乳。鸡舌香即丁香，石枣即山茱萸……神屋即龟板。荭草即天蓼。刘寄奴即六月云。续随子即千金子。黄精即仙遗粮。山精即苍术。血见愁即夏枯草嫩苗。土茯苓即土萆薢。营实即蔷薇子。龙脑香即冰片。海螵蛸即乌贼鱼骨。桑螵蛸即螳螂子，生子桑枝上者为真。女贞实即冬青子……败酱即苦麻菜……假苏即荆芥。铛墨即釜底煤，又名百草霜。鹜肪即鸭肝。文蛤非五倍子虫，乃有斑纹之蛤……天龙即蜈蚣……郁金即姜黄中之细理者。蚰蜒即小全蝎……蜗牛即负壳蜒蚰。水蛭即马蟥蜞。衣鱼即蠹鱼，生于书纸中及衣服中……伏翼即蝙蝠。蝼蛄即土狗……芦荟非象胆，大树中之汁耳。蜻蚨即蜻蜓。缩砂蜜即砂仁。胡粉、韶粉、定粉，俱铅粉之异名。胡麻即黑芝麻，其种自胡地而来。茺蔚子即益母子，一名野天麻。麻实即火麻子。黄卷即黄豆芽。补骨脂即破故纸。飞廉即漏芦。乌龙尾即梁上倒挂尘。旋覆花即金沸草。鲤肠草即旱莲草。大腹子即槟榔之圆大者。两头尖即南白附子两头尖样，北白附子两头圆样……杜衡即马蹄香……地松即天门精又名活鹿草。草果即草豆蔻，乃后人之便名。肉果即肉豆蔻。思仙木即杜仲，方书有思仙续断丸。芸香即芸台，北京香菜是也。芜菁，即蔓青，萝卜叶也。蓬蘽即覆盆蔓，又名寒莓子。威喜即茯苓之别名，方书有威喜丸。（《古今医统大全·卷之九十四·本草集要》）

○本草虽有别名，而取用贵乎通俗，若图务博矜奇，令人模糊费解，危急之际，误事不浅。且书有急救良方、简便奇方之称，皆欲速取其效以救也。若反用疑难名色，岂不与救急之意相悖乎？余谓不独字义务要浅近，而药品之似是而非者，亦当辨别。即如像贝类川贝、姜黄类郁金之类，难以悉举。更有伪杂，如采树枝充桑寄，升樟脑入冰片，染松脂以代血竭，炼白盐以乱秋石之类，若不察真伪而误服之，岂能疗病？又如药引中生姜几片，灯芯几茎之类，余意须下分两为是。盖片有厚薄，茎有短长，过与不及，均难取效。再如煎药，宜各药各铫，不可同他人混杂，恐彼煎攻伐，我煎补益，彼煎温热，我煎清凉，岂不大有相反，譬如酒壶冲茶，虽不醉人，难免酒气。（《愿体医话》）

辨药论治

○中医辨药：注重色、香、味、形；辨性，注重寒、热、温、凉；辨类，分作金、石、草、木；辨味，分出咸、苦、辛、甘；辨用，分为汗、吐、和、下。

论其气，芳香之品，都能舒气行经；芳烈之品，都能开中祛浊。论其味，味厚者走阴，味薄者走阳；辛甘之味无降，苦咸之味无升，酸涩之味无散，甘淡之味无攻。论其形，则诸根皆升，升麻、葛根、黄芪即其例也；诸子皆降，麻仁、葶苈、杏仁即其例也；诸花、诸叶皆散，菊花、金银花、竹叶、荷叶、桑叶即其例也。此不过言其常耳，有不然者，乃其变也。心以治心，筋以治筋，络以治络，皮以治皮，乃其常也，有不然者，乃其变也。凡物之中空者，皆能疏气；有刺者，皆能熄风；有芽者，皆能透发；多汁者，皆能增液。论其色，则色白入肺，色赤入心，色青入肝，色黄入脾，色黑入肾，以其常也，有不然者，乃其变也。（《中医历代医话选·第七章·药物方剂》）

用药宜忌论

妊娠服药禁忌歌

○蚖斑水蛭及虻虫，乌头附子配天雄，野葛水银并巴豆，牛膝薏苡与蜈蚣。三棱芫花代赭麝，大戟蝉蜕黄雌雄，牙硝芒硝牡丹桂，槐花牵牛皂角同。半夏南星与通草，瞿麦干姜桃仁通，硇砂干漆蟹爪甲，地胆茅根都失中。（《珍珠囊补遗药性赋·主治指掌》）

妊妇禁食法

○女人胎妊时，多食咸胎闭塞；妊身多食苦，胎乃动；妊身多食甘，胎骨不相着；妊身多食酸，胎肌肉不成；妊身多食辛，胎精魂不守。（《产经·妊娠》）

论脑、麝、银、粉、巴、硝等不可轻用

○小儿急惊风，古人以其内外热炽，风气暴烈而无所泄，故用脑、麝、麻黄以通其关窍，银、粉、巴、硝以下其痰热，盖不得已而用之，其实为风热盛实者设也。世俗无见，不论轻重，每见发热发搐，辄用脑、麝、蟾酥、铅霜、水银、轻粉、巴豆、芒硝等剂，视之为常，唯其不当用而轻用，或当用而过用之，是以急惊转为慢惊，吐泻胃虚，荏苒时月，惊风之所为难疗者，正坐此也，其为害岂浅哉！以理观之，能用细辛、羌活、青皮、干姜、荆芥之类以为发散，胜如脑麝；能用独活、柴胡、山栀、枳壳、大黄之类以为通利，胜如银、粉、膏、硝，或当用不可无之，亦须酌量勿过剂。（《仁斋小儿方论·卷之二》）

用药宜禁

○【丹】 病虽实胃气伤者勿便攻击论，凡言治者，多借医为喻，仁哉斯言也。真气，民也。病邪，盗贼也。药石，兵也。或有盗起，势须剪除而后已。良将良相，必先审度兵食之虚实，与时势之可否，然后动，动涉轻妄，则吾民先困于盗，次困于兵，民困则国弱矣。行险侥幸，小人所为，万象森罗，果报昭显。其可不究心乎？大凡攻击之药，有病则受之，病邪轻，药力重，则胃气受伤。夫胃气者，清纯冲和之气也，唯与谷肉菜果相宜。盖药石皆是偏胜之气，虽参芪辈为性亦偏，况攻击之药乎。忌，春夏不宜桂枝，秋冬不宜麻黄。药忌，已汗者不可再发，已利者不可再利。病忌，虚人不宜用凉，实人不宜用热。

【东垣】 凡治病服药，必知时禁、经禁、病禁、药禁。夫时禁者，必本四时升降之理，汗下吐利之宜。大法，春宜吐，像万物之发生，耕耨科斫，使阳气之郁者易达也。夏宜汗，像万物之浮而有余也。秋宜下，像万物之收成，推陈致新，而使阳气易收也。冬宜周密，像万物之闭藏，使阳气不动也。夫四时阴阳者，与万物沉浮于生长之门，逆其根，伐其本，坏其真矣。用温远温，用热远热，用凉远凉，用寒远寒，无翼其胜也。故冬不用白虎，夏不用青龙，春夏不用桂枝，秋冬不服麻黄，不失气宜。如春夏而下，秋冬而汗，是失天信，伐天和也。有过则从权，过则更之。经禁者，足太阳膀胱诸阳之首，行于背，表之表，风寒所伤，则宜汗。传入本，则宜利小便。若下太早，则变证百出，此一禁也。足阳明胃经行身之前，病主腹满胀，大便难，宜下之。盖阳明化燥火，津液不能停，若发汗利小便，为重损津液，此二禁也。足少阳胆经行身之侧，在太阳阳明之间，病则往来寒热，口苦胸胁痛，只宜和解。且胆者无出无入，又主发生之气，下则犯太阳，汗则犯阳明，利小便则使发生之气反陷入阴中，此三禁也。三阴非胃实不当下，为三阴无传，本须胃实得下也。分经用药，有所据焉。病禁者，如阳气不足阴气有余之病，则凡饮食及病，忌助阴泻阳。诸淡食及淡味药物，泻阳升发以助收敛；诸苦药皆沉，泻阳气之散浮；诸姜、附、官桂辛热之药及湿面酒大料物之类，助火而泻元气；生冷硬物，能损阳气；皆所当禁也。如阴火欲衰而退，以三焦元气未盛，必口淡。如咸物，亦所当禁也。药禁者，如胃气不行，内亡津液而干涸，求汤饮以自救，非渴也，乃口干也。非湿胜也，乃血病也。当以辛酸益之，而淡渗五苓之类则所当禁也。汗多禁利小便，小便多禁发汗，咽痛禁发汗利小便。若大便快利，不得更利。大便秘涩，以当归、桃仁、麻子仁、郁李仁、皂角仁，和血润肠，如燥药则所当禁者也。吐多不得复吐，如吐而大便虚软者，此上气壅滞，以姜、橘之属宜之。吐而大便不通，则利大便药所当禁也。诸病恶疮，小儿癍后，大便实者，亦当下之，而姜、橘之类，则所当禁也。又如脉弦而服平胃散，脉缓而服黄芪建中汤，乃实实虚虚，皆所当禁也。人禀天地之湿化而生胃也，胃之与湿，其名虽二，其实一也。湿能滋养于胃，胃湿有余，亦当泻其太过也。胃之不足，唯湿物能滋养。仲景云：胃胜思汤饼。而胃虚思食汤饼者，往往增剧。湿能助火，火旺郁而不通，则生大热。初病火旺，不可食湿以助火也。察其时，辨其经，审其病，而后用药，四者不失其宜，则善矣。

【丹】 大病虚脱，本是阴虚，用艾灸丹田者，所以补阳，阳生阴长故也。不可用附子，可多服人参。

【垣】 春宣论，春，蠢也，阳气升浮，草木萌芽，蠢然而动。前哲谓春时人气在头，有病宜吐。又曰：伤寒大法，春宜吐。宣之为言扬也，谓吐之法自上而出也。今世俗往往有疮痍者，膈满者，虫积者，以为不于春时宣泻毒气，不可愈也。医者遂用牵牛、巴豆、大黄、枳壳、防风为丸药，名之曰春宣丸，于二月三月服之，得下利而止。初泻之时，脏腑得通时暂轻快，殊不知气升在上，则在下之阴甚弱，而用利药戕贼真阴，其害何可胜言。况仲景承气汤等下剂，必有大满大坚实，有燥屎转矢气下逼迫而无表证者，方行此法。可下之证未具，犹须迟以待之。泄利之药，其可轻试之乎。予伯考形肥骨瘦，味厚性沉，五十岁轻于听信，忽于三月半购春宣丸服之，下二三行甚快，每年习以为常，至五十三岁时，七月初热甚，无病暴死。此岂非妄用春宣为春泻而致祸耶！自上召下曰宣，宣之一字为吐也明矣。子和已详论之，昔贤岂妄言哉。后之死者，又有数人，愚故表而出之，以为后人之戒……

【罗】 无病服药辨，谚语云：无病服药，如壁里安柱。此无稽之说，为害甚大。夫天之生物，五味备焉，食之以调五脏，过则生疾。故经云：阴之所生，本在五味。阴之五宫，伤在五味。又曰：五味入胃，各随所喜。故酸先入肝，辛先入肺，苦先入心，甘先入脾，咸先入肾，久而增气，气增而久，夭之由也。又云：酸走筋，辛走气，苦走骨，咸走血，甘走肉。五味者，口嗜而欲食之，必自裁制，勿使过焉。至于五谷为养，五果为助，五畜为益，五菜为充，气味合而食之，补精益气。倘用之不时，食之不节，独或生疾，况药乃攻邪之物，无病而可服乎。《圣济经》云：彼修真者，蔽于补养，轻饵药石，阳剂刚胜，积若燎原，为消渴痈疽之属，则天癸绝而阴涸；阴剂柔胜，积若凝冰，为洞泄寒中之属，则真火微而卫散。一味偏胜，一脏偏伤，一脏受伤，四脏安得不病。唐孙思邈言药势有所偏胜，令人脏气不平。裴潾谏唐宪宗曰：夫药以攻病，非朝夕常用之物，况金石性酷烈有毒，又加炼以火气，非人五脏所能禁。至于张皋谏穆宗曰：神虑淡则气血和，嗜欲多而疢疾作，夫药以攻疾，无病不可饵。

用药无据反为气贼。北京按察书吏李仲宽，年五旬，至元己巳春，患风症，半身不遂，麻痹，言语謇涩，精神昏愦。一友处一法，用大黄半斤，黑豆三升，水一斗，同煮豆熟，去大黄，新汲水淘净，每日服二三合。则风热自去。服之过半，又一友云，用通圣散、四物汤、黄连解毒汤相合服之，其效尤速。服月余，精神愈困。遂还真定，归家养病，亲旧献方无数，不能悉录，又增暗哑不能言，气冷手足寒。命予诊视，细询前由，尽得其说。予诊之，六脉如蛛丝细。予谓之曰：夫病有表、里、虚、实、寒、热不等，药有君、臣、佐、使、大、小、奇、偶之制，君所服药无考凭，故病愈甚。今已无救，君自取耳。未几而死。有吏曹通甫妻萧氏，年六旬有余，孤寒无依，春月忽患风疾，半身不遂，言语謇涩，精神昏愦，口眼㖞斜，与李仲宽症同。予刺十二经井穴接其经络，不通。又灸肩井、曲池，详病时月处药，服之尽半。予曰：不须服药，病将自愈。明年春，在张子敬郎中家，见其步行如旧。予叹曰：夫人病痉，得不乱服药之故。由此论之，李仲宽乱服药，终身不救。萧氏贫困，恬憺自如。《内经》曰：用药无据，反为气贼，圣人戒之。一日，姚雪斋举许先生之言曰：富贵有二事，反不如贫贱，有过恶不能匡救，有病不能医疗。噫，李氏之谓欤。（《医学纲目·卷之九·用药宜禁》）

○张氏云：室女月水久不行，切不可用青蒿等凉药。医家多以为室女虚热，故以凉药攻之，殊不知血得热则行，冷则凝也。（《普济方·卷三百三十三·妇人诸疾门》）

○小儿脾胃不和，阴阳二气交错，冷热相制，皆由积之所致……凡儿有是疾，医者不可轻易投砒治之，其砒有大毒，冲胃三焦作渴，引饮水停在脾，脾属四肢亦作浮肿，重则致喘，烦躁虚闷，倦怠不安，砒之为药岂可妄投？宜先与服梨浆饮。（《普济方·卷三百九十一·婴孩癖积胀满门》）

○背痛恶寒，脊强俯仰难，食不下，呕吐多痰……切不可用香燥之药，服之必死，宜薄滋味。（《医学纲目·卷之二十二·呕吐膈气总论》）

攻药不可峻用

○客有病痞者，积于其中，伏而不得下，自外至者，捍而不得纳。从医而问之，曰：非下不可。归而饮其药，既饮而暴下，不终日而向之伏者散而无余，向之捍者柔而不支，胸膈导达，呼吸开利，快然若愈。逾月而痞五作而五下，每下辄愈，然客之气一语而三引，体不劳而汗，股不步而栗，肤革无所耗于前，而其中荥然，莫知其所来。嗟夫！心痞非下之不可已，予从而下之，术未爽也，荼然独何如？

闻楚之南有良医焉，往而问之。医叹曰：子无怪是荼然也。凡子之术固如是荥然也。坐，吾语汝。且天下之理，有甚快于吾心者，其末必有伤；求无伤于终者，则初无望其快于吾心。夫阴伏而阳蓄，气与血不运而为痞，横乎子之胸中者，其累大矣。击而去之，不须臾而除甚大之累，和平之物不能为也，必将搏击振挠而后可。夫人之和气冲然而甚微，泊乎其易危，击搏振挠之功未成，而子之和盖已病矣。由是观之，则子之痞凡一快者，子之和伤矣。不终月而快者五，子之和平之气不既索乎？故体不劳而汗，股不步而栗，荼然如不可终日也。且将去子之痞而无害于和也，子之燕居三月，而后与之药可为也。客归三月，斋戒而复请之。医曰：子之气少复矣。取药而授之曰：服之，三月而疾少平，又三月而少康，终年而复常，且饮药不得亟进。客归而行其说。然其初使人惫然而迟之，盖三服其药而三反之也。然日不见其所攻之效，久较则月异而时不同，盖终岁而疾平。

客谒医，再拜而谢之，坐而问其故。医曰：是医国之说也，岂特医之于疾哉？子独不见秦之治民乎？悍而不听令，堕而不勤事，放而不畏法。令之不听治之不变，则秦之民尝痞矣。商君见其痞也，厉以刑法，威以斩伐，悍厉猛执，不贷毫发，痛划而力锄之。于是乎秦之政如建瓴，流通四达，无敢或拒，而秦之痞尝快矣。自孝公以至二世也，凡几痞而几快矣。顽者已圮，强者已柔，而秦之民无欢心矣。故猛政一快者，欢心一已；积快不已，而秦之四支枯然，徒具其物而已。民心日离而君孤立于上，故匹夫大呼，不终日而百疾皆起。秦欲运其手足肩膂，而瘫然不我应。故秦之亡者，是好为快者之过也。

昔者先王之民其初亦尝痞矣。先王岂不知砉然击去之以为速也？唯其有伤于络也，故不敢求快于吾心。优柔而抚存之，教以仁义，导以礼乐；阴解其乱而除去其滞。旁视而惫然有之矣，然月计之，岁察之，前岁之俗非今岁之俗也。不击不搏，无所忤逆，是以日去其戾气而不婴其欢心。于是政成教达，安乐久而无后患矣。是以三代之治皆更数圣人，历数百年而后欲成。则予之药终年而愈疾，无足怪也。故曰：天下之理，有快于吾心者，其末也必有伤；求无伤于其终，则无望其快吾心。虽然，岂独于治天下哉？客再拜而传其说。（《古今医统大全·卷之三·翼医通考》）

大病小愈当守禁忌

○丹溪云：胃气者，纯清冲和之气，人之所赖以为生者也。若谋虑神劳，动作形苦，嗜欲无节，思想无穷，饮食失宜，药饵违法，皆能致伤。既伤之后，须用调和。恬不知怪，或于病将小愈，而乃恣意犯禁。旧病未除，而新证叠起。吾见医药将日不暇给，而戕贼之胃气无复完全之望，去死近矣。愚见患者小愈，胃气才回，咸谓以为能食者不死，率意恣欲，妄投厚味，唯其不嗜胜人为忧。噫！弗思其也，殊不悟厚味助邪。古人摄养每以寡嗜欲薄滋味为先，况病人伤败之际，而又重伤，其不危殆者寡矣。又见久病之人少愈，而目尚昏，腰尚重，谓病久郁抑，精闭不通，率喻入房以疏郁结，往往一行而病遽起，反至不救者多矣。饮食不节，反轻为重，转安为危者，历历有之。此天下之通弊，唯贤者知之。

（《古今医统大全·卷之三·翼医通考》）

草药不可妄服记

○绍兴十九年三月，英州僧希赐往州南三十里扫塔。有客船自番禺至。舟中士人携一仆病脚弱不能行。舟师闵之曰：吾有一药，能治脚病如神，饵之而瘥者不可胜计。因赛庙饮酒颇醉，乃入山采药渍酒授病者，令天未明服之。如其言，药入口即呻吟，云肠胃极痛如刀割截。迟明死。士人以咎舟师。师恚曰：何有此？即取昨夕所余药自渍酒服之，不逾时亦死。盖由山中多断肠草，人食之辄死。而舟师所取药为根蔓所缠结，醉不择，径投酒中，是以及于祸，则知草药不可妄服也。（《古今医统大全·卷之三·翼医通考》）

药宜预蓄

○夫高医以蓄药为能。仓卒之间，防不可售者所需也。若桑寄生、桑螵蛸、鹿角霜、天灵盖、虎胆、蟾酥、空青、灰腊、雪水之类，如此甚多，不能悉举。唐元澹尝谓狄仁杰曰：下之事上，譬富家贮积以自资也，脯腊朡胰以供滋味，参术芝桂以防疾病。韩退之《进学解》云：玉札丹砂，赤箭青芝，牛溲马勃，败鼓之皮，俱收并蓄，待用无遗者，医师之良也。（《古今医统大全·卷之三·翼医通考》）

治燥用风热药不可太过

○燥病虽为风热之化，施治当审轻重之分，以养血润燥为主，加佐辛凉可也。若或纯用辛凉驱风，苦寒泄热，不无逐末忘本，世多此弊而燥愈增。丹溪云：皮肤皱揭坼裂，血出大痛，或肌肤燥痒，皆火烁肺金，燥之甚也。宜以四物汤去川芎加麦门冬、人参、天花粉、黄柏、五味子之类治之。（《古今医统大全·卷之十九·燥证门》）

温补不可太刚

○《仁斋直指》曰：苟得其养，无物不长；苟失其养，无物不消。人之处世，饮食为上，汤药次之。唯其口腹不充，嗜欲无节，所以脏中停寒而成沉痼。男之流精，女人下带，骨寒脑冷，气乏血衰，呕吐恶心，久泄注下，皆其证耳。治疗之法，唯贵乎温补，不宜太刚，养气血之剂，佐以姜桂，甚加附子为愈。若夫热剂刚燥，急欲回阳。吾恐肾水易涸，虚火烛炎，难保其生，知者审之。（《古今医统大全·卷之二十三·痼冷门》）

内伤饮食用药宜忌

○内伤饮食，付药者、受药者皆以为琐末细事，是以所当重者为轻，利害非细。殊不思胃气者，荣气也，卫气也，谷气也，清气也，资少阳生发之气也。人之真气衰旺，皆在饮食入胃。胃和则谷气上升。谷气者，升腾之气也，乃足少阳胆手少阳元气始发生长万化之别名也。饮食一伤，若消导物的对其所伤之物，既消则胃气愈旺，五谷之精华上腾，乃清气为天者也。精气神气皆强盛，七神卫护，生气不乏，精益大旺，气血周流，则百病不能侵，虽有大风苛毒，弗能害也。此一药之用，其利溥哉！

易水张先生尝戒不可用峻利食药。食药下咽，未免药丸施化，其标皮之力始开，便言空快也，所伤之物已去。若更待一两时辰许，药尽化开，其峻药必有悍性，病去之后，脾胃安得不损乎？脾胃既损，是真气元气败坏，促人之寿。当时用枳术丸一药，清化胃中所伤，下胃不能即去，须待一两时辰许，食则消化。是先补而后化其所，则不峻利矣。因用荷叶烧饭为丸，荷叶一物中央空虚，像震卦之体。震者动也。人感之，生足少阳甲胆也。甲胆者风也，生化万物之根蒂也。《左传》云：履端于始，序则不愆。人之饮食入胃，荣气上行，即少阳甲胆之气也。其手少阳三焦经，人之元气也。手足同法，便是少阳元气生发也。胃气、谷气、元气、甲胆上升之气，一也。异名虽多，止是胃气上升者也。

若内伤脾胃以辛热之物、酒肉之类，自觉不快。觅药于医者。此风习以为常。医者亦不问所伤，付之以集香丸、巴豆大热药之类下之，大便下则物去，遗留食之热性、药之热性，重伤元气，七神不炽。经云：热伤气，正谓此也。其人必无气以动而热困，四肢不举，传变诸疾，不可胜数，使人真气自此衰矣。

若伤生冷硬物，世医或用大黄、牵牛二味大寒药投之，物随药下，所伤去矣，遗留食之寒性、药之寒性，重泻其阳。阳去则皮肤筋肉血脉无所依倚，便为虚损之证。论言及此，令人寒心。夫辛辣气薄之药，无故不可乱服，非此牵牛而已。至真要大论云：五味入口，各先逐其所喜攻。攻者，克伐泻也。辛味下咽，先攻泻肺之正气。正气者，真气元气也。其牵牛之辛辣猛烈，夺人尤甚。饮食所伤，脾胃受邪，当以苦味泻其肠胃可也。肺与元气何罪之有？夫牵牛不可用者有五，此其一也。况胃主血，为物所伤。物者，有形之物也，皆血病。血病泻气，此其二也。且饮食伤于中焦，止合克化消导其食。重泻上焦肺中已虚之气，此其三也。食伤肠胃，当塞因塞用，又寒因寒用，枳实、大黄苦寒之物以治有形是也。反以辛辣牵牛散泻真气，犯大禁四也。殊不知《针经》有云：外来客邪，风寒伤人五脏，若误泻胃气必死，误补亦死。其死也无气以动，故静。若内伤脾胃，反泻五脏必死，误补亦死。其死也阴气有余，故燥。今内伤肠胃，是谓六腑不足之病，反泻上焦虚无肺气。肺者五脏之一数也，为牵牛之类朝损暮损，其元气消耗，此乃暗中折人寿数，犯大禁五也，良可哀哉！

又曰：胃恶热而喜清，大肠恶清冷而喜热。两者不和，何以调之？岐伯曰：调此者，衣服饮食亦有适宜。寒无凄怆，暑无出汗，饮食者，热无灼灼，寒无凄怆。寒温中适，故气将持，乃不致邪辟。详见本经。是必有因用，岂可用俱寒俱热之食药致损者欤？

经云：内伤者，其气口脉反大于人迎一倍、二倍、三倍，分经用药。又曰：上部有脉，下部无脉，其人当吐，不吐者死。如但食不纳，恶心欲吐者，不问一倍二倍，不当止与瓜蒂散吐之，但以指或以物探去之。若所伤之物去不尽者，更诊其脉，问其所伤，以食药去之，以应塞因塞用，又谓之寒因寒用。泻而下降，乃应太阴之用。其中更加升发之药，令其元气上升，塞因塞用，因曲而为之直。何为曲？内伤胃气是也。何为直？而生发胃气是也。因治其饮食之内伤，而使生气增益，胃气完复，此乃因曲而为之直也。

若依分经用药，其所伤之物，寒热温凉，生硬柔软，所伤不一，难立定法，只随所伤之物不同，各立治法，临时加减用之。其用药又当问诸病人从来禀气盛衰，所伤寒物热物。是喜食而食之耶，不可服破气药；若乘饥困而食之耶，当益胃气；或为人所勉勤，强食之，宜损血而益气也。诊其脉候，伤在何脏，方可与对病之药，岂可妄泄天真生气以轻丧身宝乎？且如先食热而不伤，继之以寒物，因后食致前食亦不消化而伤者，当问热食寒食，孰多孰少，则药亦宜合其寒热而与之，则荣卫之气必得周流。但凡一一对证与之，无不取验。

丹溪曰：世之病，内伤为多。但有挟痰者，有挟外邪者，有热郁于内而发者，皆当以补元气为主，看所挟而兼用药。如虚气甚者，补中益气汤少加附子，以行参、耆之功；挟痰者，补中益气加半夏，更以竹沥姜汁传送。

戴氏曰：凡内外兼证，或内伤重而外感轻者，为内伤挟外感证，治宜先补益而后散邪，或以补中益气汤为主治，加散邪药，当以六经脉证参究，加本经药各治之。或外感重而内伤轻者，为外感挟内伤证，治法宜先散邪而后补益，或以辛凉等解散药为君，而以参、术、茯苓、芎、归等药为臣使，是其治也。

有内伤发斑，因胃虚热甚，虚火游行于外，亦有痰者，火则补而降之，痰热则微汗而散之，切不可下。

内伤烦躁，因血少不能润，理宜养阴。烦躁不得眠者，六一散加牛黄。似伤寒烦躁不绝声，汗后复热，脉细数，五七日不睡，补中益气汤倍人参，用竹叶同煎。甚者加麦门冬、五味子、知母。似伤寒至五七日，汗后烦躁吃水者，补中益气加附子。似伤寒三战后，劳乏烦躁昏倦，四君子汤加当归、黄芪、知母、麦门冬、五味子。甚者脉细数无序，三更后吃水至天明，此乃元气虚，加竹沥大剂服之。

内伤病舌黑燥便泄，食在大肠，烦躁夜不安，宜防风当归饮下之。内伤病退后烦渴不解者，有余热在肺，参、苓、甘草少加姜汁冷服，虚甚者用人参汤。（《古今医统大全·卷之二十三·内伤门》）

治嗝噎忌用燥热药

○嗝噎多因饮食不节，痰饮停滞，或因七情过用，脾胃内虚。而古方不察病因，悉指为寒，用辛燥大热之药治之。七情之火，反有所炽；脾胃之阴，反有所耗。是以药助病邪，日以深痼。治此疾也，咽嗌闭塞，胸膈痞闷，此属气滞。然有服耗气药过多，中气不运而致者，当补气而自运。大便结燥如羊粪，此属血虚。若服通剂过多，血液耗竭而愈结，法当补血。有因火逆上，食不得入，关脉洪大有力而数者，为痰饮阻滞，而脉结涩者，当清痰退热，其火自降。亦有脾胃阳大衰，脉沉细而寒者，当以辛热之药温其气，仍以益阴之药养其血，斯故合两全而治之，审矣。

凡食下有碍，觉屈曲而下微作痛，此必有死血有痰然也，宜竹沥、姜汁入药服。

张子和治嗝上有痰者，先以瓜蒂吐之，后用大黄、皂角、黑丑、朴硝等分为末粥丸服。

有因咽塞不宽快，项背转侧不便，似有嗝噎之症，饮食不下，先呕心痛，心痛未发，一身尽黄，先以川芎、桔梗、山栀、细茶、姜汁、韭汁吃，吐痰一二碗，后用导痰汤加羌活、黄芩、红花，人壮可服。

治嗝噎当润养津血为主，降火散结，童便、韭汁、竹沥、姜汁、牛羊乳。气虚入四君子，血虚入四物，有热入解毒，有痰入二陈，切忌香燥之药，宜薄滋味。

子和云：小肠热结，则不善渗；大肠热结，则后不通；膀胱热结，则津液涸。三阳既结，则前后闭，必反而上行，此所以噎，食不下，纵下而复出也。宜先润养，因而治下。或痰涎上阻，轻用苦酸，微微涌之。（《古今医统大全·卷之二十七·嗝噎门》）

温涩药不宜早用

○仲景云：治痢可下者，悉用承气等汤。大黄之寒，其性善走；佐以厚朴之温，善行滞气；缓以甘草之甘。饮以汤液，灌涤肠胃，滋润轻快，积行即止。《局方》用砒、丹、巴、硇，类聚成丸，其气凶暴，其体滞积，气虽行而毒气留连。纵有劫病之效，而肠胃清纯之气宁无损伤之患乎？久而可用温药者，乃用姜附温之。《局方》例用热药为主，涩药为佐，其非理也。故云：通剂宜早，温涩宜迟。此因时制宜之妙用。

凡先泻而后痢者，逆也。又复通之而不已者，虚也。脉微迟者，宜温补；脉弦数者为逆，主死。

腹痛，以白芍甘草为君，当归白术为佐。恶寒者加桂，恶热者加檗皮。腹痛因肺金之气郁在大肠之间，以苦梗发之，后用利药。

初痢腹痛，切不可骤用温药补药，姜、桂、参、术之属，唯久痢气虚胃弱而后用之可也。

后重者，乃积与气堕下之故，兼升兼消，尤当和气，木香槟榔丸、保和丸之类。

身热挟外感不恶寒者，用小柴胡去人参；发热恶寒，身首俱痛，此为表证，宜微汗和解之，以苍术、川芎、陈皮、芍药、甘草、生姜煎服。

发热不止者属阴虚，用寒凉药兼升药温脾药。

温热为痢不渴者，建中汤加苍术、茯苓、煎下保和丸。

湿热下痢，小便涩少，烦渴能食，脉洪大而缓，腹痛后重，桂苓甘露饮送下保和丸。湿多热少，脾胃不和，食少腹痛，后重夜多痢下，胃苓汤送下保和丸。脾胃不和，食少腹胀痛，后重，脉弦紧，平胃散加芍药、官桂、葛根、白术、茯苓，煎下保和丸。气虚面色萎黄，或枯白色，人瘦弱，痢频并痛，后重不食，脉微细或微汗时出，黄芪建中汤。

肛门痛，因热留于下也，木香、槟榔、芩、连加炒干姜。仲景治肛痛，一曰温之，一曰清之。若病久身冷自汗，脉沉细，宜温之（理中汤是也）。初病身热，脉洪大，宜清之（黄芩芍药汤是也）。

下血者，宜凉血活血，当归、黄芩、桃仁之类。有风邪下陷者，宜升提之，盖风伤肝，肝主血故也。湿热伤血者，宜行湿清热。

血痢久不愈者，属阳虚阴脱，用八珍汤加升举之药。甚有阳虚阴脱不能固，阵阵自下血，手足厥冷，脉渐微缩。此为元气欲绝，急灸气海穴，用附子理中汤，稍迟之则死。

下痢久而气血大虚，腹痛频，并后重不食，或产后得此证，用四君子汤加当归、陈皮、糯米煎服。

痢疾下坠异常，积中有紫黑血，而且痛甚者，此为死血证，用桃仁细研及滑石行之。

下痢红多身热，益元散加木通、陈皮、炒芍药、白术汤送下保和丸、香连丸之属。

下痢白多者，用芍药、白术、陈皮、甘草汤送下香连丸。

下痢如豆汁者，湿也。脾胃为水谷之海，无物不受，常兼四脏，故有如五色之相染，当先通利之。此"迎而夺之"之义也。如虚者须审之。

凡痢疾已减十之七八，秽积已尽，糟粕未实，用炒芍药、白术、炙甘草、陈皮、茯苓汤下固肠丸三四十粒。此丸性燥，有去湿实肠之功。若积滞未尽者，不可遽用。

痢后糟粕未尽，或食粥稍多，或饥甚方食，腹中作痛者，以白术、陈皮二味煎服，和之自安。

如气行血和积少，但虚坐努责，此为无血证，倍用当归身、芍药、生地黄，佐之以桃仁泥，和之以陈皮，血生自安。

如力倦气少，脾胃虚而恶食，此为挟虚证，用四君子汤加当、芍补之，虚回而利自止。

凡痢疾之证，要审患人体气厚薄，曾无通泻，及用攻积苦寒之药多寡，诊其脉有力无力，及正气邪气有余不足，对证施治，未为弗效也。今医治痢，峻用下剂及苦寒破滞太过，鲜不以为后艰，况年高与体弱者，遂致元气虚陷，反不能支。胃气既虚，其痢益甚。有脉微阳气下陷入阴中，则脱血阵阵而下者，医尚谓为血痢不已，仍用苦寒，浸至脉绝，四肢厥逆而死者，曷可胜纪？且今世之人患痢疾者，多有脾胃先虚而后积滞，通滞下剂亦唯酌量斯可矣。稍有过之，遂至虚脱，难收桑榆之效，盖有由焉。

久痢体虚气弱，滑脱而痢不止，徒知以涩药止之，诃子、豆蔻、粟壳、白矾、牡蛎固皆用之，亦有不止。殊不知元气下陷，当用升提补气，如参、芪、升麻、陈皮、沉香，佐之以收涩之药，自然奏效。甚者速灸气海、天枢、百会。

禁口痢，胃口热甚故也，用黄连、人参、石菖蒲、石莲子煎服。如吐，强呷之，但得一口下咽便好，用田螺捣如泥纳脐中，引火气下行。胃口热郁，当开以降之，切不误用丁香、砂仁辛热之药，以火济火。

小儿痢疾，用黄连、黄芩、大黄、甘草煎服。赤痢加桃仁、红花，白痢加滑石末同煎。

一小儿八岁下痢纯血，作食积治，苍术、白术、黄芩、芍药、滑石、茯苓、甘草、陈皮、神曲煎汤，下保和丸。

凡下痢纯血者，如尘酱色者，如屋漏水者；大孔开而不收，如竹筒者，唇如朱红者，俱死。如鱼脑髓者，身热脉大者，俱半死半生。

久痢六脉沉弱，诸药不效，以十全大补汤加姜枣，少入蜜煎服。（《古今医统大全·卷之三十六·滞下门》）

治痢温补要合时宜

○《原病式》云：或曰：白痢既非寒病，何故服辛热之药亦有愈者邪？盖辛热之药能开发肠胃郁结，使气宜宣通，流湿润燥，气和而已。此特其一端尔。甚至先曾通泻，或因凉药太多，气虚下陷，脉微沉细，四肢厥冷，即宜温补，升阳益胃汤、干姜理中汤之属是也。夫治初痢者，当以苦寒治之，或略加辛药佐之则可。盖辛能发散开郁，如钱氏香连丸之类是也。至云概不可用热药，亦非治法通变之精妙也。故曰：治痢温补，要合时宜。（《古今医统大全·卷之三十六·滞下门》）

半夏南星治痰辨

○世人泥用二陈汤治痰，不论风寒湿热，一概施治，凡兼痰字，坚执二陈，虽弥年不效，亦不敢更变，甚至佐之南星，其误何可胜言也？自王节斋氏《杂著》之论出而后，医者闻之，其差知，亦未必尽知之也。其曰痰者，病名也。人之一身气血清顺，则津液流通，何痰之有？唯夫气血浊逆，则津液不清，蒸熏成聚而变为痰焉。痰之本，水也，源于肾；痰之动，湿也，主于脾。古人用二陈汤为治痰通用者，所以实脾燥湿，治其标也。然以之而治湿痰、寒痰、痰饮、痰涎，则固是也。若夫痰因火动，肺气不清，咳嗽时作，及老痰郁痰结成粘块，凝滞喉间，吐咯难出，此等之痰，皆因火邪炎上，熏于上焦，肺气被郁，故其津液随气而升，卒为火郁，凝结而成，岁月积久，根深蒂固，名曰老痰，又曰郁痰，而其源即火邪。病在上焦心肺之分，咽喉之间，非中焦脾胃湿痰、冷痰、痰饮、痰涎之比，故汤药难治，亦非半夏、南星、茯苓、苍术、枳壳等药所能治也。唯在开其郁，降其火，清润肺金而消化凝结之痰，缓以治之，庶可效耳。故制老痰丸，用黄芩、海粉、桔梗、瓜蒌、天门冬之类，则二陈汤辈，岂能观效于万一哉？由此观之，半夏非但不能效于老痰，若用之，必反剧者，大抵执泥丹溪有云"二陈汤总治一身之痰"之句，竟不察夫新久寒热，每有用之，痰结成胶，声不清、咳不出者，半夏之过也，或者憾其辨之不早。予观今之例执半夏、南星而治痰者，尤不少矣。（《古今医统大全·卷之四十二·痰饮门》）

燥热药治痰之误

　　○丹溪曰：气之初病，其端甚微。或因饮食不谨；或外触风雨寒暑；或内因七情；或食味过厚，偏助阳气，蕴为膈热；或资禀充实，表密无汗，津液不行，清浊相干。气之为病，或否或痛，或不思食，或噫腐气，或吞酸，或嘈杂，或膨满。不求病源，便认为寒，处以辛香燥热之剂，投以数服，时暂得快，以为神方。厚味依前不节，七情又复相仍，旧病被劫，暂开浊液，易于攒聚。或半月一月，前证复作，如此延蔓，自气成积，自积成痰，此为痰、为饮、为吞酸之由也。医尤不察，复以香燥之药，久服过多，血液俱耗，胃脘枯槁，渐成痞痛膈噎之证，此燥热之误也。若夫用热药，其必挟虚寒之证，或为外束风寒，痰气内郁，可以温散，或先疏导痰滞，必当攻补兼施，要在临病制方，随时增减。河间、子和、丹溪诸家治法靡不精详，或热或寒，或攻或补，究其所属，合其所宜，无施不当矣，何热药之误哉！（《古今医统大全·卷之四十三·痰饮门》）

治嗽不可先用涩药

○凡治咳嗽，当先各因其病根，伐去邪气，而后以乌梅、诃子、五味子、罂粟壳、款冬花之类，其性燥涩，有收敛劫夺之功，亦在所必用，可一服而愈，慎毋越其先后之权衡也。（《古今医统大全·卷之四十四·咳嗽门》）

热药补虚之失

○《局方》例用辛香燥热之剂补虚，是以火济火，不无实实虚虚之祸。若菟丝子丸之治肾虚，金钗石斛丸之治气不足，茴香丸之治肾脏虚冷，玉霜丸之治气虚，养正丹之治诸虚，姜附丸之治脾虚弱，接气丹之治真元虚，四神丸之治五脏虚，苁蓉大补丸之治元脏虚，钟乳白泽丸之治诸虚，三建汤之治气不足。甚者内聚丹剂，悉曰补脾胃、补肾、补五脏、补血气，而方各条之下，曰口苦面黄，曰气促喘急，曰口淡舌涩，曰噫酸，曰舌干，曰溺数，曰水道涩痛，曰唇口干燥，悉是明其热证，如何类聚燥热，而谓可以健脾温胃，而滋肾补气乎？骨碎补丸治肝肾风虚，乳香宣经丸治体虚，换腿丸治足三阴经虚。或因感风而虚，或因虚而感寒，既曰体虚，肝肾虚，足三阴经虚，病非轻小，理宜补养，而自然铜、半夏、威灵仙、荆芥、地龙、川楝、乌药、防风、牵牛、灵芝、草乌、羌活、石南、天麻、南星、槟榔等疏通燥疾之药，俱补剂之大半，果可以补虚乎？地仙丹既曰补肾，而滋补之药、僭燥走窜之药相半用之，肾恶燥，而谓可以补肾乎？假曰足少阴经非附子辈不能自达，八味丸，仲景肾经药也，八两地黄以一两附子佐之，观此，则是非可得而定矣。用滋补药，不过鹿角胶霜、乳酪、参、归之类，详见斑龙论中。或者妄施伏火金石附子燥热等辈，以致血气干涸，心肾不交，故火炎上为痰咳，为咯血，为口干，为五心烦热；水走于下为脚软，为遗精，为赤白浊，为小便滑数，误矣哉！虚劳脉大抵多弦，或浮大，或数，皆虚损之候也。大者易治，血气未定，可饮而止。弦者难治，血气已耗，未易补之。若带双弦，则为贼邪浸脾，为尤难治，加脉数则殆矣。

丹溪治老人虚损，但觉小水短少，即是病进，宜以人参、白术为君，牛膝、芍药为臣，陈皮、茯苓为佐。春加川芎，夏加黄芩、麦门冬，秋加当归，倍生姜。一日一帖，小水长如旧乃止，此老人养生捷法也。少年人虚损，多是酒色无度，耗散太过。凡觉五心热，夜出盗汗，略见咳嗽，便宜滋阴之药，远房室。脾胃弱者，清补脾胃。心肾交养，决无后患，不可峻用寒凉，亦不可峻用辛热锁阳、鹿茸之类。

人年四十以后阴气弱者，脉不洪大，庶可以用温暖，如五精丸、八味丸之类。未登四十之人不可轻服，有误用之，反耗真阴，变生他病，而不能救矣。知命者慎之。（《古今医统大全·卷之四十八·虚损门》）

服药禁忌

○服柴胡，忌牛肉。服茯苓，忌醋。服黄连、桔梗，忌猪肉。服乳石，忌参、术，犯者死。服大黄，巴豆同剂，反不泻人。服皂矾，忌荞麦面。服天门冬，忌鲤鱼。服牡丹皮，忌胡荽。服常山，忌葱。服半夏、菖蒲，忌饴糖、羊肉。服白术、苍术，忌雀、蛤肉、青鱼、鲊、胡荽、大蒜、桃李。服鳖甲，忌苋菜，马齿苋尤甚。服商陆，忌犬肉。服地黄，忌萝卜。服细辛，忌生菜。服甘草，忌菘菜。服粟壳，忌醋。服芫花、甘遂，忌盐、忌甘草。服荆芥，忌驴马肉、黄颡鱼。服柿蒂，忌蟹，犯者木香汤能解。服巴豆，忌芦笋。服牛膝，忌牛肉、牛乳。服蜜及蜜煎果食，忌鱼鲜。服藜芦，忌狐狸肉。若疮毒未愈，不可食生姜、鸡子，犯之则肉长突出作块而白。凡服药，不可杂食肥猪犬肉、油腻、羹脍、腥臊、陈臭诸物。凡服药，不可多食生蒜、胡荽、生葱、诸果、诸滑滞之物。（《先醒斋医学广笔记·用药凡例》）

食忌

○本草云：多食韭，神昏目暗；多食葱，神昏发落，虚气上行；多食莱菔动气；多食芥菜，昏目动风发气。又云：虚人食笋多致疾，浙人食匏瓜多吐泻，马齿苋叶大者，妊妇食之堕胎。此类不可胜数。寻常蔬菜亦足为患。其他可知，养生家所以必慎食物也。

石门赵屏山明经宗藩自宁波旋里，过绍兴，访友于郡城。一仆家在城外，乞假归省。途中买鳝鱼至家，使其妻烹之，适其邻人来视，遂留共食，食毕皆口渴腹痛叫号，移时而死。其身化为血水，仅存发骨。识者谓误食斜耕而然。赵次日俟仆不至，遣人往问，始知其故，遂终身不食鳝。余按鳝身皆圆，斜耕身尾皆扁，口有二须，可以为辨认。然鳝有昂头出水二三寸者，为他物所变，其毒能杀人。养生家宜慎用之。

山谷产菌，种类不一。食之有中毒者，往往杀人，盖蛇虫毒气所蕴也。咸丰五年六月初三日，乌程县施家桥吴如玉之母，山中采菌甚多。族人吴聚昌之妻乞而分之，炒熟以佐夜饭，有子媳与女同食之。二更后，呕吐腹痛，至天明四肢抖缩，肉跳齿咬，四人同时殒命，如玉之母，亦食之而死，鸡食吐出之物，顷刻即毙。剖视腹中，只有硬肝，余皆腐成毒汁。夫山人食菌，本为常事，麦熟及寒露时菌甚多，味极美。苏州有熬成油者，预为持斋过夏之需。取其鲜也。今吴姓家食菌而死者五人，可谓奇惨。乌程杨毅亭封翁炳谦，特为作记刊传以示戒。言若必欲食之，须用银器同煮（须久置待冷试验）。银有青黑色者，断不可食。（按东林山志云：五月雨水浸淫之时，蕈生于山谷。唯淡红色、黄色者无毒可食；寒露生者，色白名寒露蕈，亦无毒可食。其大红者，有毒杀人，人或中之，食粪汁可解。又卫生录云：蕈上有毛，下面光而无纹者，及仰卷赤色者，或色黑及煮不熟者，并不可食。物理小识云：以灯芯和蕈煮，或以银簪淬之灯芯与簪黑色者，即有毒。）清异录云：湖湘习为毒药以中人，其法取大蛇毙之。厚用茅草盖掩，几句则生菌，菌发根自蛇骨出，候肥盛采之，令干捣末，掺酒食茶汤中，遇者无不赴泉壤。世人号为"休休散"，观此则菌之生自蕴毒者，往往有之，服食家可不慎欤。（《冷庐医话·卷五》）

禁用滋降

○痰之为病最多，诸书所载不尽，有等发热昼轻夜重，或为内伤，类乎虚劳，潮热往来，咳嗽吐痰，医以参、芪、柴胡、五味、鳖甲、黄柏滋阴退热之品，殊不知寒补之药，极滞痰气，反延绵而愈剧也。

澄按：葛真人治痨瘵积痰，不用滋阴降火，反以峻悍之剂，驱痰如神，书治痰热壅甚。用沉香消化丸，内有礞石、明矾、南星、枳实、猪牙皂角，何其峻猛，毫不顾忌，真人有见于此而然也。以为积痰不去，壅嗽不除，除得十分之痰，便可望生十分之气血。何则，痰与气血不两立。今气血尽化为痰，是负固也。负固不服，可不平乎？果能平之，则向之为寇者，今皆转为良民矣。积痰一去，则饮食之精华，尽皆生气血矣。气血一复，则虚者可不虚，损者可不损矣。

（《不居下集·卷之八》）

慎药

○乱方之风，于今尤甚，神仙岂为人治病，大率皆灵鬼耳，故有验有不验。余所日击者，都门章子雅患寒热，乱方用人参、黄芪，痰塞而殒。肖山李仪轩老年足痿，乱方用附子、熟地、羌活、细辛等味，失血而亡。彼惑于是者，效则谓仙之灵，不效则谓其人当死，乃假手于仙以毙之也，噫！是尚可与言乎？

药以养生，亦以伤生，服食者最宜慎之……丙申正月，汪忽患身热汗出，自以为阳明热邪，宜用石膏，服一剂热即内陷，肤冷泄泻神昏，三日遂卒。医家谓本桂枝汤证，不当以石膏遏表邪也……壬寅六月科试，天气大热，身弱事冗，感邪遂深，至仲秋疾作，初起恶寒发热，病势未甚，绍台习俗，病者皆饮姜汤，而不知感寒则宜，受暑则忌也。服二钱，暑邪愈炽，遂致不救。又有不辨药品而致误者，归安陈龙光业外科，偶因齿痛，命媳煎石膏汤服之，误用白砒，下咽腹即痛，俄而大剧，询知其误。

世俗喜服热补药，如桂附鹿胶等，老人尤甚，以其能壮阳也，不知高年大半阴亏，服之必液耗水竭，反促寿命，余见因此致害者多矣。

凡服补剂，当审气体之所宜，不可偏一致害。叶天士《景岳全书发挥》云，沈赤文年二十，读书明敏过人，父母爱之，将毕姻，合全鹿丸一料，少年四人分服。赤文于冬令服至春初，忽患浑身作痛，渐渐腹中块痛，消瘦不食，渴喜冷饮，后服酒蒸大黄丸，下黑块无数，用水浸之，胖如黑豆，始知为全鹿丸所化，不数日热极而死。同服三少年，一患喉痹，一患肛门毒，一患吐血咳嗽，皆死。此乃服热药之害也。

医家以丸散治病，不可轻信而服之，吾里有患痞者，求治于湖州某医，医授丸药服之，痞病愈而膨胀以死。又有婴儿惊风，延某医治之。灌以末药不计数，惊风愈而人遂痴呆，至长不愈，其药多用朱砂故也。

世人喜服参术，虚者固得益，实症适足为害。苏州某官之母，偶伤于食，又感风邪，身热不食，医者以年高体虚，发散药中参术投之，病转危殆。其内侄某知医，适从他方至，诊其脉，且询起病之由，曰右脉沉数有力，体虽惫而神气自清，此因伤食之后，为补药所误，当以峻药下之，乃用大黄、槟榔、厚朴、莱菔子之属，一剂病如故，众疑其谬。某谓药力未到，复投二剂，泄去积滞无算，病遂瘳。此可为浪服补药之鉴。

世俗每谓单方外治者，非比内服，可放胆用之，不知亦有被害者。《续名医类案》云：一僧患疮疥，自用雄黄、艾叶燃于被中熏之，翌日遍体焮肿，皮破水出，饮食不入，投以解毒不应而死，盖毒药熏入腹内而散真气，其祸如此……故凡用药，先宜审明阴阳虚实，不得谓外治无害而漫试之。

用药最忌夹杂，一方中有一二味即难见功……陈姓病温，壮热无汗，七日不食，口渴胸痞，咳嗽头痛，脉数，右甚于左，杭医定方，用连翘、瓜蒌皮、牛蒡子、冬桑叶、苦杏仁、黑山栀、象贝、竹叶、芦根，药皆中病，惜多羚羊角、枳壳二味，服一剂，病不减，胸口闷，热转甚，求余诊治。余为其去羚羊角、枳壳，加淡豆豉、薄荷，服一剂，汗出遍体，即身凉能食，复去淡豆豉、牛蒡子加天花粉，二剂全愈。因思，俗治温热病，动手即用羚羊角、犀角，邪本在肺胃，乃转引之入肝心，轻病致重，职是故耳。（《冷庐医话·卷一·慎药》）

金石不宜过服

○《保生要录·论药石》或问曰：夫金石之药，埋之不腐，煮之不烂，用能固气，可以延年。草木之药，未免腐烂，焉有固驻之功？答曰：夫金石之药，其性慓悍而无津液之润，盛壮时未受其害，及其衰弱，毒则发焉。夫壮年则气盛而能制石，滑则行石，故不发也。及其衰弱，则荣卫气涩，则不能行石，弱则不能制石，无所制而行者留积，故人大患焉。无益而损，何固驻之有！或问曰：亦有未虚而石发者乎？答曰：忧恚在心而不能宣，则荣卫涩滞不能行，石热结积而不散，随其积聚发诸痈疮。又有服石之人，倚石热而纵佚，恃石势而行乃不晓者，以为奇效，津液焦枯，猛热遂作，洞釜加爨（生火做饭也），罕不焦然！问曰：金石之为害若此，农皇何以标之于《内经》？答曰：大虚积冷之人，不妨暂服，疾愈而止，则无害矣。又问曰：石势慓悍，脏衰则发，今先虚而服石者，岂能制其势力乎？且未见其害何也？答曰：初服之时，石势未积，又乘虚冷之甚，故不发也。又问曰：草木自不能久，岂能固人哉？答曰：服之不倦，势力相接，积年之后，必获大益。夫攻疗之药，以疾差而见功；固驻之方，觉体安而为效。形神既宁，则寿命日永矣。（《古今图书集成·神异典·卷三百零三》）

丹药之害

○《荆川稗编·丹药之害》：金石伏火丹药，有嗜欲者，率多服之，冀其补助。盖方书述其功效，必曰益寿延年，轻身不老，执泥此说，服之无疑，不知其为害也。彼方书所述，诚非妄语。唯修养之士，嗜欲既寡，肾水盈溢，水能克火，恐阴阳偏胜，乃服丹以助心火。心为君，肾为臣，君臣相得，故能延年。况心不外役，火虽盛而不炎，以不炎火留水，以水制火，水火交炼，其形乃坚，虽非向上修行，亦养形之道也。彼嗜欲者，水竭于下，火炎于上，复助以丹，火烈水枯，阴阳偏胜，精耗而不得聚，血竭而不得行。况复喜怒交攻，抱薪救火，发为消渴，凝为痈疽，或热或狂，百证俱见，此丹药之害也。人既不能绝嗜欲，唯当助以温平之剂，使荣卫交养，有寒证则间以丹药投之，病去则已。或者不知此理，每恃丹石以为补助，实戕贼其根本耳！岂善摄生之道哉！（《古今图书集成·神异典·卷三百零三》）

产后药误须知

○产后勿轻用乌药、香附、木香及耗气顺气等药，用之反增满闷，虽陈皮用不可过五分。

产后勿轻用青皮、厚朴、山楂、枳壳、陈皮消食药，多损胃减食。即枳壳、香砂等丸，亦多损气血。

产后勿用青皮、枳实、苏子以下气定喘，用之元气必脱。

产后浮麦伤胃耗气，五味能阻恶露，枣仁油滑致泻，均为禁忌之品。

产后身热，误用黄芩、黄连、黄柏、栀子，损胃增热，致不进饮食。且黄芩苦寒，无论恶露净与不净，皆非所宜。

产后四日内，未服生化汤以消血块，勿先用人参、芪、术，致块不除。

产后勿轻用牛膝、红花、苏木、枳壳等类以消块，尤忌多用、独用。至于三棱、莪术、枳实、山楂等峻药，更不可用。若误用，旧血骤下，新血亦随之而损，祸不可测也。予每见俗用山楂一味煎汁，以攻血块，致成危证。频服两三帖，必死。

产后勿轻用生地黄以滞血路。

产后不可用大黄、芒硝以通大便，反成膨胀。

产后不可用五苓以通小便，用之愈闭。

产时不可用济坤丹以下胞胎。

不可信《妇人良方》及《产保百问》，俗医多有守此二书以治产，用芎、归、白芍、生地误人实甚，余可知矣。（《胎产心法·卷下》）

产后禁忌

○新产禁补：南濠陈鳌妻新产四五日，患腹痛。恶寒发热。医曰：此元气太虚，正合丹溪所论产后大补气血数语。遂以人参大剂入口，补极发喘而死。殊不知丹溪云，产后以大补血气为主，虽有他症，应末治之。其言治末者。即标本之谓也。今陈氏之妻瘀血未净，恶寒而发热，所谓急则治其标，正合用生化汤以先去其瘀血，且方中倍用当归，则血虚身热者自然渐退。今乃骤然大补是失，丹溪"主末"二字之意矣，此七日以前不可遽进参芪之明验也。（《胎产秘书·卷中》）

○夫产后忧惊劳倦诸症，乘虚易袭。如有气毋专耗气，有食毋专消食，热不可用芩、连，寒不可用附、桂。寒则血块停滞，热则新血流通。至若中虚外感，见三阳表证之多，似可汗也，在产后而用麻黄，则重竭其阳。见三阴里证之多，似宜下也，在产后而用承气，则重亡其阴。耳聋胁痛，乃肾虚、恶露之停，休用柴胡。（《胎产秘书·卷下》）

○产后误用地黄以滞恶露，独用枳壳、枳实以消块痛，致耗元气。产后误用大黄、芒硝以通大便，必成膨胀。产后误用苏木、三棱、莪术以行块，轻则伤新血，重则伤性命。（《胎产秘书·卷下》）

○妊娠药忌歌：蚖斑水蛭地胆虫，乌头附子及天雄。踯躅野葛螻蛄类，乌喙侧子与虻虫。牛黄水银同巴豆，大戟蛇脱及蜈蚣。牛膝藜芦和薏苡，金银锡粉黄雌雄。牙硝芒硝牡丹桂，蜥蜴飞生与蝱虫，代赭蚱蝉胡粉麝，芫花薇蔄草三棱，槐子牵牛并皂角，蛴螬桃核共茅根，干姜硇砂与干漆，茵草伤胎一样同，瞿麦芦茹蟹甲爪，蝟皮赤箭赤头红。马刀石蚕衣鱼辈，半夏南星通草同。凡遇胎前除各味，又能治泼号良工。（《胎产心法·卷上》）

○畏恶反辩：药之相须相使，相恶相反，出北齐徐之才《药对》，非上古之论也。聿考《伤寒》《金匮》《千金方》诸方，相畏相反者多并用。有云相畏者，如将之畏帅，勇往直前，不敢退却；相反者，彼此相忌，能各立其功。圆机之士，又何必胶执于时袭之固陋乎？（《侣山堂类辩·卷下》）

○如化痰之半夏，消食之神曲，宽胀之厚朴，清肠之槐花，凉血之丹皮、茅根，去寒之干姜、桂附，利湿之米仁、通、滑，截疟之草果、常山，皆为犯胎之品，最易误投，医者可不儆惧乎！（《时病论·附论·胎前产后慎药论》）

护生篇保胎须忌饮食

〇牛、犬、羊、驴、马、兔、鳝、蟹、鲤鱼、鳗鱼、鲇鱼、黄鳝鱼、鳅鱼、鸡肉、鸡子、鸭子、雀肉、水鸡、猪头、猪蹄、猪心、猪脑、肝、肠、血、葱、胡椒、子姜、茨菰、香菌、苡仁、蒜、梅子、杏子、地栗、茄子、莴苣、水浆、浆水粥、豆酱不可与霍同食，生冷油面等物，煎炒物。（《仁寿镜·卷二》）

达生篇保胎宜食诸物

○莲子、松子仁、熟藕、橄榄仁（孕妇食橄榄仁至一斤生子，必聪慧而少痘）、芡实、鲫鱼、鸭、鲈鱼、鳗鲤、淡鲞、海参、火腿、猪肚、肺、麻油（多用但不可熬熟）、淡菜、笋、腐皮、苋菜。（《仁寿镜·卷二》）

保胎须戒烈药厚味

○受孕十日、半月之间，即本妇亦不自知，倘遇身体稍有不快，医人切脉难辨为孕，误投破胎、烈药，伤胎甚多。余为力挽者数人，言之深为可怜。又饮食各物，母之所嗜，即胎之所养，如辛、辣、酸、咸，椒、姜、蒜、韭、烧炙、煿火、酒大料等厚味，不知减节，多致难产儿毒诸患。故《达生篇》云：饮食宜淡泊，不宜肥浓，宜轻清，不宜重浊，宜和平，不宜寒热，真至言也……（《仁寿镜·卷三》）

论胎产宜慎药

○雷少逸曰，胎前之病，如恶阻胞阻、胎漏堕胎等证是也。产后之病，如血块血晕等证是也。妇科书中已详，可毋备述，而其最要述者，唯胎前产后用药宜慎。凡治胎前之病，必须保护其胎，古人虽有"有故无殒，亦无殒也"，大积大聚，其可犯也，衰其大半而止之训。奈今人胶执"有故无殒"之句，一遇里急之证，恣意用攻，往往非伤其子，即害其母，盖缘忽略"衰其大半"之文耳。窃揣胎在腹中，一旦被邪盘踞，攻其邪则胎必损，安其胎必碍乎邪，静而筹之，莫若攻下方中兼以护胎为妥，此非违悖《内经》，实今人之气体，不及古人万一也。且不但重病宜慎其药，即寻常小恙，亦要留心，如化痰之半夏，消食之神曲，宽胀之厚朴，清肠之槐花，凉血之丹皮、茅根，去寒之干姜、桂、附。利湿之苡仁，通滑截疟之草果、常山，皆为犯胎之品，最易误投，医者不可不做惧乎。

至于产后之病，尝见医家不分虚实，必用"生化"成方，感时邪者，重用古拜，体实者未尝不可，虚者攻之而里益虚，散之而表益虚，虚虚之祸，即旋踵矣。又有一等病人信虚，医人信补，不分虚实，开口便说丹溪治产后之法，每用大补气血，体虚者未尝不可，倘外有时邪者，得补益剧，内有恶露者，何补弥留，变证叠加，不自知其用补之咎耳。要之胎前必须步步护胎，产后当分虚实而治，毫厘差谬，性命攸关，唯望医者，慎以将之。（《女科精华·卷中·论胎产宜慎药》）

用药宜忌

○或问：药性有相畏、相恶、相反，而古方多有同为一剂而用者，其理何如？曰：若夫彼畏我者，我必恶之；我所恶者，彼必畏我。盖我能制其毒而不得以自纵也。且如一剂之中，彼虽畏我，而主治之能在彼，故其分两当彼重我轻，略将以杀其毒耳；设我重彼轻，制之太过，则尽夺其权而治病之功劣矣。然药性各有能毒，其所畏者畏其能，所恶者恶其毒耳！如仲景制小柴胡汤，用半夏、黄芩、生姜三物同剂，其半夏、黄芩畏生姜，而生姜恶黄芩、半夏，因其分两适中，故但制其慓悍之毒，而不减其退寒热之能也。其性相反者，各怀酷毒，如两军相敌，决不与之同队也。虽然，外有大毒之疾，必用大毒之药以攻之，又不可以常理论也。如古方感应丸用巴豆、牵牛同剂，以为攻坚积药。四物汤加人参、五灵脂辈，以治血块。丹溪治尸瘵二十四味莲心散，以甘草、芫花同剂，而谓妙处在此。是盖贤者真知灼见方可用之，昧者固不可妄试以杀人也！夫用药如用兵，善用者置之死地而后存，若韩信行背水阵也；不善者徒取灭亡之祸耳，可不慎哉！（《中医历代医话选·第五章·药物方剂》）

○术忌桃、李、胡荽、大蒜、青鱼、酢等。巴豆忌芦笋。黄连、桔梗忌猪肉。地黄忌芜荑。半夏、菖蒲忌饴糖、羊肉。细辛忌生菜。甘草忌菘菜。牡丹皮忌胡荽。商陆忌犬肉。常山忌生葱、生菜。空青、丹砂忌生血物。茯苓忌醋。鳖甲忌苋菜。天门冬忌鲤鱼。

古方逐名下，并载此禁忌。谓如理中丸，合忌桃、李、胡荽、大蒜、青鱼、酢、菘菜等物。即使服饵者，当依此法。仓卒治病。不必拘忌。今除药有相反者，已行删去外，所有逐病通行禁忌法，复具如下。

凡风病，通忌五辛、甘滑、生冷、油腻之类。

凡伤寒时气，忌羊肉、杂食；及病差后，尤忌肉食。

凡热病新差及大病之后，食猪肉及肠、血、肥鱼、油腻等。必大下痢，医不能疗也。

又食饼饵、粢黍、饴脯、鲙炙、枣栗诸果及坚实难消之物，必更结热。以药下之，则胃中虚冷，大痢不禁难救。

凡脚气之病，极须慎房室、羊肉、牛肉、鱼、蒜、蕺菜、菘菜、蔓青、瓠子、酒、面、酥油、乳糜、猪、鸡、鹅、鸭。有方用鲤鱼头，此等切禁，不得犯之。并忌大怒及生果子、酸酢之食。又特忌食瓠子、蕺菜之类。犯之一世治不愈。

凡癥瘕、癖积，忌生冷、酥滑物。

凡吐逆下利等，忌生冷、酢、滑腻物。

凡噎塞、胀满及痼冷、诸气，并忌生冷。

凡积热，忌鱼、酒、热面等。

凡咳嗽、咯血、吐血，忌诸热物。

凡痰饮，忌酒、醋。

凡消渴，忌房室。

凡水气，忌羊头、蹄，及盐、一切咸物。

凡服药，不可食生胡荽，诸滑物及果实、犯猪、犬肉、油腻、肥羹、鱼鲙、腥臊等物。（《中医历代医话选·第八章·养生康复》）

药物的相畏、相恶、相反

○王节斋曰：畏，畏其制我，不得自纵；恶，恶其异我，不能自如。此二字不深害。盖彼既畏我，我必恶之；我既恶彼，彼亦畏我；我虽恶彼，彼无忿心；彼虽畏我，我能制彼。如牛黄恶龙骨，而龙骨得牛黄更良；黄芪畏防风，而黄芪得防风其功愈大之类是也。至相反，则两仇不共，共必为害。然大毒治病，又须大毒之药以劫之。甘草、芫花，相反药也，而莲心饮以之治瘰疬；藜芦、细辛，相反药也，而二陈汤以之吐风痰。又四物汤加人参、五灵脂，以消血块；感应丸以巴豆、牵牛同剂，为攻坚破积之需。相反之中，亦有相成之妙。此古人达至理于规矩准绳之外，故用之反以为神，非好奇之私，而以人命为侥幸也。苟无灼见之真，究勿轻于一试。（《中医历代医话选·第七章·药物方剂》）

药物禁忌歌

　　○甘草忌心黑，蟾酥怕赤睛，鹿茸畏铜铁，鳖甲去旁裙，青枳除穰隔，桃杏禁双仁！蛇不连头用，全蝎白似银。（《中医历代医话选·第七章·药物方剂》）

附录一 历代剂量对照表

朝代		年代	一升合市升	一升合毫升数	一斤合市两	一两合市两	一两合克数
周		前1046~前256	0.1937	193.7	7.32	0.46	14.18
秦		前221~前206	0.3425	342.5	8.26	0.52	16.14
西汉		前206~公元25	0.3425	342.5	8.26	0.52	16.14
东汉		25~220	0.1981	198.1	7.13	0.45	13.92
魏		220~265	0.2023	202.3	7.13	0.45	13.92
晋		265~420	0.2023	202.3	7.13	0.45	13.92
南朝	齐	420~589	0.2972	297.2	10.69	0.67	20.88
	梁		0.1981	198.1	7.13	0.45	13.92
	陈		0.1981	198.1	7.13	0.45	13.92
北朝	北魏	386~581	0.3963	396.3	7.13	0.45	13.92
	北齐		0.3963	396.3	14.25	0.89	27.84
	北周		0.2105	210.5	8.02	0.50	15.66
隋	开皇	581~618	0.5944	594.4	21.38	1.34	41.76
	大业		0.1981	198.1	7.13	0.45	13.92
唐		618~907	0.5944	594.4	19.1	1.19	37.3
五代		907~960	0.5944	594.4	19.1	1.19	37.3
宋		960~1279	0.6641	664.1	19.1	1.19	37.3
元		1279~1368	0.9488	948.1	19.1	1.19	37.3
明		1368~1644	1.0737	1073.7	19.1	1.19	37.3
清		1644~1911	1.0355	1035.5	19.1	1.19	37.3

附录二　引用国内参考书目一览表

时代	编著者	书名	出版社	出版时间
春秋战国		黄帝内经素问	人民卫生出版社	1963
		灵枢经	人民卫生出版社	1963
		难经	人民卫生出版社	1979
汉	张仲景	伤寒论	重庆人民出版社	1955
	张仲景	金匮要略	上海人民出版社	1963
	张仲景著 李群堂点校	涪陵古本伤寒杂病论	学苑出版社	2015
	华佗	华佗神方	中外出版社	1979
	华佗著 李聪甫主编	中藏经校注	人民卫生出版社	1990
	吴普等著 清·孙星衍、孙冯翼辑	神农本草经	商务印书馆	1955
	吴普等著 叶志诜撰	神农本草经赞	上海科学技术出版社	1985
	吴普等著 曹元宇辑注	本草经	上海科学技术出版社	1987
	吴普等著 王大观主编	本草经义疏	人民卫生出版社	1990
魏、晋	王叔和	金匮要略方论	人民卫生出版社	1956
东晋	葛洪	肘后备急方	人民卫生出版社	1963
齐、梁	陶弘景	本草经集注	上海群联出版社	1955
北魏		齐民要术	中华书局（排印本）	1956
隋	巢元方著 南京中医学院编著	诸病源候论校释	人民卫生出版社	1980
	不撰人	珍本女科医书辑佚八种	学林出版社	1984
唐	苏敬等	新修本草	群联出版社（影印）	清·光绪十五年
	孙思邈	备急千金要方	人民卫生出版社	1958
	孙思邈	孙真人海上方	人民卫生出版社	1986
	王焘	外台秘要	人民卫生出版社	1958
	昝殷	经效产宝	人民卫生出版社	1956
	昝殷	食医心鉴	北京东方学会（铅印本）	1924
	孟诜　张鼎	食疗本草	人民卫生出版社	1984

时代	编著者	书名	出版社	出版时间
唐	宇妥·元丹贡布宁玛等	四部医典	人民卫生出版社	1983
宋	郭思	千金宝要	人民卫生出版社	1986
	苏轼著 段光周等校释	苏沈内翰良方校释	四川科学技术出版社	1989
	陈直	养老奉亲书	上海科学技术出版社	1988
	窦材	扁鹊心书	上海图书集成印书局	清·光绪二十二年
	齐仲甫	女科百问	上海古籍书店	1983
	宋慈著 杨奉琨校释	洗冤集录校释	群众出版社	1982
	许叔微	普济本事方	上海科学技术出版社	1959
	许叔微	本事方释义	祥记书局	1920
	朱端章	卫生家宝产科备要	清·光绪十三年重刻 人民卫生出版社（影印）	1956
	陈自明	妇人大全良方	人民卫生出版社	1985
	钱乙	小儿药证直诀	江苏科学技术出版社	1983
	张杲	医 说	上海科学技术出版社	1958
	刘昉	幼幼新书	中医古籍出版社	1982
	寇宗奭	本草衍义	商务印书馆	1957
	唐慎微	经史证类备急本草	人民卫生出版社	1957
	陈自明	外科精要	人民卫生出版社	1982
	杨士瀛	仁斋小儿方论	福建科学技术出版社	1986
	杨士瀛	仁斋直指方论	福建科学技术出版社	1989
	朱肱	类证活人书	商务印书馆	1955
	张锐	鸡峰普济方	上海科学技术出版社	1987
	陈言	三因极一病证方论	人民卫生出版社	1957
	赵佶	圣济总录	人民卫生出版社	1962
	朱佐	类编朱氏集验医方	人民卫生出版社	1983
	不撰人	小儿卫生总微论方	上海卫生出版社	1958
	成无己	注解伤寒论	人民卫生出版社	1963
	成无己	伤寒明理论	上海科学技术出版社	1959
金	张子和	儒门事亲	上海卫生出版社	1958
	陈文中	陈氏小儿病源痘疹方论	商务印书馆	1958
元	李杲著 明新安吴勉学校编	兰室秘藏	文盛书局	不详

续表

时代	编著者	书名	出版社	出版时间
元	李杲	东垣试效方	上海科学技术出版社	1984
	李杲	珍珠囊补遗药性赋	上海科学技术出版社	1988
	李杲	内外伤辨	文盛书局	不详
	李杲	医学发明	人民卫生出版社	1959
	李杲	脾胃论	文盛书局	不详
	刘完素	三消论	上海大东书局	1926
	张元素	医学启源	人民卫生出版社	1978
	朱震亨	局方发挥	文盛书局	不详
	朱震亨	格致余论	文盛书局	不详
	朱震亨	金匮钩玄	人民卫生出版社	1980
	朱震亨	丹溪手镜	人民卫生出版社	1982
	朱震亨	丹溪治法心要	人民卫生出版社	1983
	朱震亨	脉因症治	上海科学技术出版社	1958
	葛可久	十药神书	人民卫生出版社影印	1956
	王履	医经溯洄集	江苏科学技术出版社	1985
	杜清碧	伤寒金镜录	上海图书集成印书局	清·光绪二十二年
	许国桢	御药院方	中医古籍出版社	1983
	不撰人	郝近大点校	中医古籍出版社	1988
	齐德之	外科精义	人民卫生出版社	1956
	不撰人	增广和剂局方药性总论	中医古籍出版社	1988
	王好古	此事难知	文盛书局	不详
	王好古	汤液本草	北京中医学社(补刊本)	1923
	忽思慧	饮膳正要	上海涵芬楼(影印明景泰间刊本)	不详
	罗天益	卫生宝鉴	人民卫生出版社	1963
	吴瑞	日用本草	(钱允治刻本)	明·万历四十八年
明	李时珍	本草纲目	人民卫生出版社	1975
	刘文泰等	本草品汇精要	人民卫生出版社	1982
	徐彦纯	本草发挥	大成书局(石印本)	1921
	张介宾	景岳全书	人民卫生出版社	1991
	李中梓	本草通玄	上海广益书局	1916
	卢之颐	本草乘雅半偈	(四库全书本)	不详
	王纶	本草集要	(明刻本)	不详
	缪希雍	神农本草经疏	(池阳周氏校刊本)	1891

时代	编著者	书名	出版社	出版时间
	缪希雍	先醒斋医学广笔记	江苏科学技术出版社	1983
明	韩愸	韩氏医通	江苏科学技术出版社	1985
	许弘	金镜内台方议	江苏科学技术出版社	1985
	薛己	内科摘要	江苏科学技术出版社	1985
	薛己	疠疡机要	人民卫生出版社	1983
	薛己	外科发挥	人民卫生出版社	1983
	薛己	外科枢要	人民卫生出版社	1983
	薛己	正体类要	人民卫生出版社	1983
	薛己	口齿类要	人民卫生出版社	1983
	薛己等	女科撮要	人民卫生出版社	1983
	薛己等	保婴撮要	人民卫生出版社	1983
	薛己	本草约言	（手抄本）	不详
	龚居中	红炉点雪	上海科学技术出版社	1959
	万全	幼科发挥	人民卫生出版社	1957
	皇甫中	明医指掌	人民卫生出版社	1982
	李士材	雷公炮制药性解	上海科学技术出版社	1988
	楼英	医学纲目	人民卫生出版社	1987
	刘纯	医经小学	人民卫生出版社	1986
	刘纯	玉机微义	人民卫生出版社	1986
	刘纯	杂病治例	人民卫生出版社	1986
	刘纯	伤寒治例	人民卫生出版社	1986
	冯时可	上池杂说	杭州三三医社（铅印本）	1924
	冯时可	众妙仙方	中医古籍出版社	1987
	秦景明	症因脉治	上海科学技术出版社	1990
	孙文胤	丹台玉案	上海科学技术出版社	1984
	朱栋隆	四海同春	上海科学技术出版社	1984
	梁学孟	国医宗旨	上海科学技术出版社	1984
	绮石	理虚元鉴	人民卫生出版社	1988
	张介宾	质疑录	上海图书集成印书局	清·光绪二十二年
	易大银	易氏医案	上海图书集成印书局	清·光绪二十二年
	卢复不远氏记	芷园臆草存案	上海图书集成印书局	清·光绪二十二年
	王纶	明医杂著	江苏科学技术出版社	1985
	施沛	祖剂	人民卫生出版社	1983
	孙一奎	医旨绪余	江苏科学技术出版社	1983

续表

时代	编著者	书名	出版社	出版时间
明	张时彻	摄生众妙方	江苏广陵古籍书店(复印)	1980
	江瓘	名医类案	人民卫生出版社	1983
	秦景明	幼科金针	上海中医书局	1955
	万全	万氏妇人科	湖北人民出版社	1983
	王肯堂	证治准绳	上海科学技术出版社	1959
	朱橚	普济方	人民卫生出版社	1958
	陈实功	外科正宗	人民卫生出版社	1956
	龚廷贤	万病回春	人民卫生出版社	1984
	方隅	医林绳墨	商务印书馆	1957
	徐春甫	古今医统大全	人民卫生出版社	1991
	徐春甫	本草集要	人民卫生出版社	1991
	朱橚	救荒本草	人民卫生出版社	1991
	汪机	外科理例	商务印书馆	1957
	申斗垣	外科启玄	人民卫生出版社	1955
	丁凤	医方集宜	(手抄本)	不详
	袁学渊	秘传眼科七十二症全书	(手抄本)	不详
	吴有性	传信适用方	(手抄本)	不详
	吴有性	温疫论	(令德堂新刻本)	1675
	胡慎柔	慎柔五书	上海卫生出版社	1958
	傅仁宇	审视瑶函	上海人民出版社	1977
	虞搏	医学正传	人民卫生出版社	1965
	虞搏	苍生司命	(刊怀德堂版)	1736
	龚廷贤	寿世保元	上海科学技术出版社	1959
	蓝茂	滇南本草	云南人民出版社	1975
	张浩	仁术便览	商务印书馆	1957
	陈嘉谟	本草蒙筌	(叶棐校刻本)	不详
	贾九如	药品化义	北京郁文书店(铅印本)	1904
	倪纯宇	本草汇言	(康熙三十三年刊本)	
	何谏	生草药性备要	广州华兴书局(石印本)	不详
	解缙等	永乐大典医药集	人民卫生出版社	1986
清	傅山	傅青主女科	上海人民出版社	1978
	傅山	傅青主男科	福建科学技术出版社	1984
	刘一仁	医学传心录	河北人民出版社	1975

时代	编著者	书名	出版社	出版时间
清	唐笠山	吴医汇讲	上海科学技术出版社	1983
	徐大椿	慎疾刍言	江苏科学技术出版社	1984
	徐大椿	徐大椿医书全集	人民卫生出版社	1988
	徐大椿	洄溪老人二十六秘方	上海国医书局	1931
	费伯雄	医醇剩义	江苏科学技术出版社	1982
	费伯雄	食鉴本草	上海科学技术出版社	1985
	叶桂	未刻本叶氏医案	上海科学技术出版社	1963
	叶桂	临证指南医案	上海人民出版社	1976
	叶桂	幼科要略	上海科技卫生出版社	1959
	江涵暾	笔花医镜	上海科学技术出版社	1958
	唐宗海	医学见能	上海科学技术出版社	1982
	唐宗海	血证论	上海人民出版社	1963
	冯兆张	冯氏锦囊秘录	千顷堂书局(石印本)	1934
	吴鞠通	温病条辨	人民卫生出版社	1963
	何梦瑶	医碥	上海科学技术出版社	1982
	雷丰	时病论	人民卫生出版社	1972
	吴师机	理瀹骈文	人民卫生出版社	1984
	武之望	济阴纲目	科技卫生出版社	1958
	无撰人	竹林女科证治	(木刻本)	清·光绪九年
	张志聪	侣山堂类辩	人民卫生出版社	1986
	张志聪	本草崇原	上海图书集成印书局	1989
	高世栻	医学真传	人民卫生出版社	1986
	肖赓六	女科经纶	上海卫生出版社	1957
	宋林皋	女科秘书	上海中医书局	1954
	沈尧封	沈氏女科辑要笺正	上海卫生出版社	1958
	何炫	何氏药性赋	学林出版社	1989
	庆云阁	医学摘粹	上海科学技术出版社	1983
	章楠	医门棒喝	中医古籍出版社	1987
	谢元庆	良方集腋	人民卫生出版社	1990
	洪缉菴	虚损启微	人民卫生出版社	1988
	王琢崖	医林指月	上海图书集成印书局	1896
	高鼓峰	医家心法	上海图书集成印书局	1896
	高鼓峰	四明医案	上海科学技术出版社	1962
	亟斋居士	达生篇	上海图书集成印书局	1896

中医百家药论荟萃

时代	编著者	书名	出版社	出版时间
	阎纯玺	胎产心法	中医古籍出版社	1988
	陈莲舫	女科秘诀大全	北京日报出版社	1989
	姚澜	本草分经	上海科学技术出版社	1989
	吴澄	不居集	上海中医书局	1935
	王士雄	回春录新诠	湖南科学技术出版社	1982
	王士雄	温热经纬	人民卫生出版社	1963
	沈源	奇症汇	中医古籍出版社	1981
	张秉成	成方便读	上海科学技术出版社	1958
	张秉成	本草便读	上海卫生出版社	1957
	徐大椿	兰台轨范	上海卫生出版社	1958
	罗国纲	罗氏会约医镜	人民卫生出版社	1965
	陈士铎	重订石室秘录	北京科学技术出版社	1984
	黄元御	长沙药解	锦章书局(石印本)	1955
	黄元御	四圣心源	锦章书局(石印本)	1955
	黄元御	玉楸药解	锦章书局(石印本)	1955
	孙纬才	不费钱的奇验方	上海中华书局	不详
清	陈念祖	陈修园先生医书七十二种	上海锦章书局(石印版)	清·嘉庆九年
	无撰人	增补食物秘书	上海锦章书局(石印版)	清·嘉庆九年
	陈念祖	时方妙用	上海锦章书局(石印版)	清·嘉庆九年
	陈念祖	金匮要略浅注	世界书局	不详
	陈念祖	景岳新方砭	上海飞鸿阁书局(石印本)	1906
	薛雪	湿热条辨	上海锦章书局(石印本)	不详
	悯人居士	普救回生草	(成都成文堂刻本)	1887
	沈达三	经验方	(沈氏刻)	清·光绪丙申年
	孙望林	良朋汇集	(木刻刊印)	清·同治四年
	祝连理	寿世汇编	(香山善怡堂曹藏版)	清·光绪十六年
	文叔来	医方十种汇编	(文成堂藏版)	不详
	上海老德记药房	半半集	(自刻本)	1882
	李用粹	证治汇补	上海卫生出版社	1958
	魏之琇	续名医类案	人民卫生出版社	1984
	夏鼎	幼科铁镜	江苏广陵古籍刻印社	1980
	沈金鳌	幼科释谜	上海科学技术出版社	1959
	吴道源	中国医学大成·女科切要	上海科学技术出版社	1990

时代	编著者	书名	出版社	出版时间
清	张曜孙	珍本医书集成·产孕集	上海科学技术出版社	1986
	陈梦雷等	医部全录	人民卫生出版社	1962
	吴谦等	医宗金鉴	人民卫生出版社	1973
	钱秀昌	伤科补要	千顷堂书局	1955
	曹雪芹 高鹗	红楼梦	人民文学出版社	1982
	李汝珍	镜花缘	人民文学出版社	1982
	吴承恩	西游记	长江文艺出版社	1981
	吴仪洛	成方切用	上海科学技术出版社	1958
	张隐菴	黄帝内经素问集注	上海锦章图书局	不详
	陈复正	幼幼集成	上海科学技术出版社	1962
	何书田	杂症总诀	学林出版社	1986
	喻昌	医门法律	上海科学技术出版社	1983
	章纳川	汤头钱数抉微	山西科学技术出版社	1991
	程国彭	医学心悟	人民卫生出版社	1963
	陆久芝	冷庐医话	上海科学技术出版社	1959
	陆久芝	世补斋医书	（上海陆章豹铅印本）	1950
	杨乘六	医宗己任编	上海卫生出版社	1958
	王泰林	王旭高医书六种	千顷堂书局（石印本）	1934
	蒋介繁	本草择要纲目	上海科学技术出版社	1985
	陈蕙亭	本草撮要	上海科学技术出版社	1985
	周伯度	本草思辨录	上海科学技术出版社	1985
	张璐	本经逢原	上海科学技术出版社	1959
	刘善述	草木便方	重庆出版社	1988
	汪䜣庵	本草易读	人民卫生出版社	1987
	邹澍	本经疏证	上海卫生出版社	1957
	严西亭等	得配本草	上海科学技术卫生出版社	1958
	杨时泰	本草述钩元	上海科学技术卫生出版社	1958
	吴仪洛	本草从新	人民卫生出版社	1990
	汪昂	本草备要	（新刻樊川文成堂藏版）	1862
	祁坤	外科大成	上海卫生出版社	1957
	王洪绪	外科全生集	上海卫生出版社	1956
	郭志邃	痧胀玉衡	上海卫生出版社	1957

续表

时代	编著者	书名	出版社	出版时间
清	赵学敏	本草纲目拾遗	人民卫生出版社	1963
	赵学敏	串雅内编	人民卫生出版社	1956
	赵学敏	串雅外编	人民卫生出版社	1960
	吴道源	女科切要	(海虞吴氏家刻本)	清·乾隆年间
	沈金鳌	要药分剂	上海卫生出版社	1958
	黄宫绣	本草求真	上海科学技术出版社	1959
	唐宗海	本草问答	广益书局(铅印本)	1950
	刘若金	本草述	上海万有书局	1932
	张德裕	本草正义	(木刻本)	1828
	何廉臣	重订广温热论	人民卫生出版社	1960
	王士雄	随息居饮食谱	江苏科学技术出版社	1983
	王学权	重庆堂随笔	(集古阁印行)	不详
	凌奂	本草害利	上海古籍书店(晒印本)	不详
	张耀卿	柳宝诏医案	人民卫生出版社	1965
	程永培	咽喉经验秘传	上海商务印书馆	1957
	叶桂	本草再新	苏州国医学社(铅印本)	1934
	吴继志	质问本草	中医古籍出版社	1985
	唐千顷	仙方合集	(蜀北竹桥斋刊本)	1850
	张志聪	本草崇原	上海图书集成印书局	1896
	徐大椿	神农本草经百种录	人民卫生出版社	1956
	陈士铎	本草新编	(手抄本)	不详
	陈其瑞	本草撮要(珍本医书集成)	世界书局	1936
中华民国	张锡纯	医学衷中参西录	河北人民出版社	1974
	翁元钧	胎产秘书	(合川会善堂慈善会敬刊)	不详
	严鸿志	女科精华	千顷堂书局	不详
	不病人	仁寿镜	重庆中西医局	不详
	郑树珪	七松岩集	河北人民出版社	1959
	王宗显	医方捷径	(博文堂藏版)	1914
	张山雷	疡科纲要	上海科学技术出版社	1981
	裘庆元	三三医书	杭州三三医社	不详
	裘庆元	珍本医书集成	世界书局	1936
	陈存仁	皇汉医学丛书	世界书局	1936
	谢观	中国医学大辞典	商务印书馆	1954
	邹行崖	家庭医师	康健书局	1958

时代	编著者	书名	出版社	出版时间
中华民国	赵贤齐	中国实用药物学	广益书局	1923
	恽铁樵	药盒医学丛书	上海千顷堂书局	1954
中华人民共和国	北京中医医院	赵炳南临床经验集	人民卫生出版社	1975
	中医研究院	蒲辅周医疗经验	人民卫生出版社	1976
	陈可冀等	慈禧光绪医方选议	中华书局	1981
	上海中医学院	程门雪医案	上海科学技术出版社	1982
	湖北省中医研究院	经史百家医录	广东科学技术出版社	1986
	王新华等	中医历代医话选	江苏科学技术出版社	1990
	成都中医学院	伤寒论讲义	上海科学技术出版社	1963
	湖北中医学院	金匮要略讲义	上海科学技术出版社	1963
	秦伯未等	中医临证备要	人民卫生出版社	1963
	秦伯未	谦斋医学讲稿	上海科技出版社	1978
	秦伯未	清代名医医案精华	上海科学技术出版社	1981
	中医研究院	岳美中医案集	人民卫生出版社	1978
	中医研究院	岳美中医话集	人民卫生出版社	1979
	吴中泰	孟河马培之医案论精要	人民卫生出版社	1983
	张赞臣	科学注解本草概要	科学技术卫生出版社	1958
	叶橘泉	古方临床之运用	千顷堂书局	1952
	杜自明	中医正骨经验概述	人民卫生出版社	1959
	冉雪峰	冉注伤寒论	科学技术文献出版社	1982
	丁光迪	中药的配伍应用	人民卫生出版社	1982
	王谓川	金匮心释	四川人民出版社	1982
	刘渡舟等	金匮要略诠解	天津科学技术出版社	1984
	刘渡舟等	伤寒挈要	人民卫生出版社	1983
	黄星垣等	中医急症大成	中医古籍出版社	1987
	张树生	百药效用奇观	中医古籍出版社	1987
	颜正华	临床实用中药学	人民卫生出版社	1984
	唐明邦	本草纲目导读	巴蜀书社	1984
	胡光慈	杂病证治新义	四川人民出版社	1958
	凌一揆	中药学	上海科学技术出版社	1984

续表

时代	编著者	书名	出版社	出版时间
中华人民共和国	江苏新医学院	中药大辞典（上、下）	上海人民出版社	1977
	全国中草药汇编写组	全国中草药汇编	人民卫生出版社	1977
	刘寿山	中药研究文献摘要	科学出版社	1979
	王辉武等	中药新用（一、二）	科学技术文献出版社	1986
	杨今祥	抗癌中草药制剂	人民卫生出版社	1981
	陆钦尧等	益寿中草药选解	人民卫生出版社	1987
	中国医籍提要编写组	中国医籍提要（上）	吉林科学技术出版社	1984
	王浴生主编	中药药理与应用	人民卫生出版社	1983
	邓文龙	中医方剂的药理与应用	重庆出版社	1990
	包锡生	中药别名手册	广东科学技术出版社	1991
	林通国	实用临证中药指南	四川科学技术出版社	1990
	冷方南主编	中国基本中成药（一、二）	人民卫生出版社	1988
	詹文涛主编	长江医话	北京科学技术出版社	1989
	任应秋	中医各家学说	上海科学技术出版社	1980
	广州中医学院	中医方药学	广东人民出版社	1973
	陈瑞华等	实用中药手册	上海科学技术出版社	1991
	方春阳主编	中国医药大成	吉林科学技术出版社	1994
	杨仓良等	毒剧中药古今用	中国医药科技出版社	1991
	雷载权等主编	中华临床中药学	人民卫生出版社	1998
	国家中医药管理局《中华本草》编委会	中华本草	上海科学技术出版社	1999
	王辉武主编	中药临床新用	人民卫生出版社	2001
	国家药典委员会编	中华人民共和国药典2015年版 一部	中国医药科技出版社	2015

附录三 引用国外版权参考书目一览表

国名	编著者	书名	出版社	出版时间
日本	川越正淑	伤寒用药研究	世界书局	1936
	丹波元坚	药治通义	世界书局	1936
	吉益为则	药征	大东书局(铅印)	1936
	村井杬	药征续编	世界书局(铅印本)	1936
	矢数道明	临床应用汉方处方解说	人民卫生出版社	1983
	丹波元坚	杂病广要	人民卫生出版社	1958
	丹波康赖	医心方	人民卫生出版社	1993
朝鲜	许浚等	东医宝鉴	人民卫生出版社	1982
	金礼蒙	医方类聚	人民卫生出版社	1981
	康命吉	济众新编	中医古籍出版社	1981